第 19 版

哈里森内科学——内科学概论与症状体征分册

19th Edition

HARRISON'S PRINCIPLES OF INTERNAL MEDICINE

注 意

医学是一门不断探索的学科。随着新的研究和临床试验不断拓宽我们现有的知识，医学手段和药物治疗也在不断更新。这本书是作者和出版商通过不懈努力、查阅多方资料，为读者提供的完整且符合出版时标准的内容。然而，鉴于难以避免的人为错误或医学科学的多变性，本书作者、出版商或其他参与本书准备和出版的工作人员均无法保证本书的每一方面都是准确和完整的，当然他们对本书中所有错误、纰漏或引用信息所产生的后果也难以承担所有的责任。我们鼓励读者参阅其他资料来验证本书的内容。例如，我们特别建议读者在使用每一种药物时查阅相关产品信息以确保本书内容的信息准确性，确认本书推荐的剂量或使用的禁忌证有无变化，尤其是涉及新的或不常用的药物时。

第 19 版

哈里森内科学——内科学概论与症状体征分册

19th Edition

HARRISON'S PRINCIPLES OF INTERNAL MEDICINE

原　著　Dennis L. Kasper
Anthony S. Fauci
Stephen L. Hauser
Dan L. Longo
J. Larry Jameson
Joseph Loscalzo
主　译　陈　红

北京大学医学出版社

HALISEN NEIKEXUE (DI 19 BAN)——NEIKEXUE GAILUN YU ZHENGZHUANG TIZHENG FENCE

图书在版编目（CIP）数据

哈里森内科学：第19版. 内科学概论与症状体征分册/（美）丹尼斯·L.凯斯珀（Dennis L. Kasper）等原著；陈红主译. —北京：北京大学医学出版社，2019.12

书名原文：Harrison's Principles of Internal Medicine，19/E

ISBN 978-7-5659-2140-7

Ⅰ.①哈… Ⅱ.①丹… ②陈… Ⅲ.①内科学 ②症状—鉴别诊断 Ⅳ.①R5

中国版本图书馆CIP数据核字（2019）第275368号

北京市版权局著作权合同登记号：图字：01-2016-2115

Dennis L. Kasper，Anthony S. Fauci，Stephen L. Hauser，Dan L. Longo，J. Larry Jameson，Joseph Loscalzo

HARRISON'S PRINCIPLES OF INTERNAL MEDICINE，19th Edition

ISBN 978-0-07-180215-0

哈里森内科学（第19版）——内科学概论与症状体征分册

主　　译：陈　红
出版发行：北京大学医学出版社
地　　址：（100191）北京市海淀区学院路38号　北京大学医学部院内
电　　话：发行部010-82802230；图书邮购010-82802495
网　　址：http://www.pumpress.com.cn
E - mail：booksale@bjmu.edu.cn
印　　刷：北京信彩瑞禾印刷厂
经　　销：新华书店
责任编辑：高　瑾　梁　洁　**责任校对：**靳新强　**责任印制：**李　啸
开　　本：889mm×1194mm　1/16　**印张：**39.5　**字数：**1300千字
版　　次：2019年12月第1版　2019年12月第1次印刷
书　　号：ISBN 978-7-5659-2140-7
定　　价：320.00元

二维码资源扫描说明

在观看二维码视频资源之前，请您刮开下面二维码，使用微信扫码激活。

本册图书激活二维码

温馨提示：每个激活二维码只能绑定一个微信号。

译者名单（按姓名汉语拼音排序）

主　译　陈　红

副主译　陈江天　李忠佑

艾丽菲热·买买提（新疆医科大学第一附属医院）
曹成富（北京大学人民医院）
陈　红（北京大学人民医院）
陈江天（北京大学人民医院）
崔渻夏（北京大学人民医院）
扶　宇（北京大学医学部药学院）
付　君（中国人民解放军总医院）
葛　婷（北京大学人民医院）
耿　强（青岛市市立医院）
韩　芳（北京大学人民医院）
侯　昌（北京大学人民医院）
胡　丹（北京大学人民医院）
黄文凤（北京大学人民医院）
黄仲贤（北京大学深圳医院）
姜　珊（中国医学科学院北京协和医院）
蒋子涵（中国医学科学院北京协和医院）
靳文英（北京大学人民医院）
黎梦涵（北京大学人民医院）
李帮清（北京大学人民医院）
李娇娇（中国医学科学院北京协和医院）
李　晶（首都医科大学附属北京朝阳医院）
李　琪（北京大学人民医院）
李素芳（北京大学人民医院）
李　延（北京大学国际医院）
李忠佑（北京大学人民医院）
连　政（北京大学人民医院）
梁会珠（北京大学人民医院）
刘传芬（北京大学人民医院）
刘思宁（北京大学人民医院）
刘雅芬（北京大学人民医院）
刘　扬（北京大学人民医院）
卢长林（首都医科大学附属北京朝阳医院）
吕　萌（北京大学人民医院）
莫晓冬（北京大学人民医院）
聂小燕（北京大学医学部药学院）
覃思蓓（北京大学医学部药学院）
史录文（北京大学医学部药学院）
宋　婧（北京大学人民医院）
宋俊贤（北京大学人民医院）
宋子琪（北京大学人民医院）
苏丽娜（北京大学人民医院）
王晶桐（北京大学人民医院）
王　岚（北京大学人民医院）
王　萌（北京大学人民医院）
王思琦（北京大学人民医院）
王　熙（北京大学深圳医院）
王伊娜（北京大学人民医院）
王　越（北京大学人民医院）
巫凯敏（厦门大学附属心血管病医院）
吴寸草（北京大学人民医院）
吴　东（中国医学科学院北京协和医院）
伍满燕（北京大学人民医院）
熊玮珏（北京大学人民医院）
闫　涵（北京大学人民医院）
尹伊楠（北京大学人民医院）
禹　琛（北京大学人民医院）
张椿英（北京大学人民医院）
张　宁（中国医学科学院北京协和医院）
张昕怡（北京大学医学部药学院）
智　慧（北京大学人民医院）
周　靖（苏州大学附属第一医院）
朱　丽（北京大学人民医院）
祝春素（北京大学医学部药学院）
左　力（北京大学人民医院）

译者前言

《哈里森内科学》是全球范围内水平最高的经典内科学教材，自20世纪50年代问世以来，一直与时俱进，并不断更新出版，亦被翻译成多种语言发行，足以见其巨大的影响力。

在这部医学巨著中，内科学总论与原则及症状与体征相关的章节最应受到关注，因为这些内容是学习和掌握所有内科学知识的必备钥匙。同时，书中高度概括了诸如眼科、耳鼻喉科、皮肤科、妇科等与内科学相关的交叉学科内容。因此，本分册值得广大内科医生阅读，以期为成为兼具渊博知识和专业深度的卓越内科医生奠定基础。除此之外，文中不仅有对临床知识和技能的翔实介绍，也能在字里行间感受到作者对人文关怀和职业精神的重视，尤其值得读者们静下心来品阅及体会。

接到北京大学医学出版社王凤廷社长和内科学事业部高瑾主任的邀请并承担该分册的翻译任务，我感到荣幸之至，同时也感受到了沉甸甸的责任。本书译者团队由来自国内各大院校和教学医院的专家学者组成。然而，真正译著的过程远较预想的艰难，虽对专业知识的描述还算得心应手，但由于医学涉及的文化背景、社会制度、法律伦理等众多客观因素，加之英文原著作者的行文习惯与语境，想要以中文完整呈现的难度极大，译者为了较精确地叙述往往需要参考大量的文献并反复斟酌但即便如此，最终付梓出版后仍难免有瑕疵，还请广大读者朋友们批评指正，容得日后再版时进行更正。

本书中，译者还就一些背景知识编写了注释，更利于读者理解相关的内容。同时也在此提醒广大读者，由于原著的编写背景主要根据美国的医疗实境和经验，尤其是临床决策、缓和医疗与临终关怀等内容，不同文化群体之间的实践差异较大，并不完全适用于国内，但可供参考借鉴。

在此，由衷感谢每位参与翻译和校对的临床医生和院校学者在繁忙本职工作之外不遗余力地付出。您们的辛勤劳动确保本书得以最终成稿。感谢北京大学医学出版社编辑部全体同仁所给予的极大包容和最专业的编校，迄今想起收到编辑们逐字审阅后返回的稿件上密密麻麻的修正建议，仍满怀感动与敬意！最后，感谢麦克劳希尔出版集团同意将本著作引进，并在此对牛晓立女士多年以来的倾力支持真诚致谢！

陈　红

2019年10月

北京

原著序

我们非常荣幸地向读者呈现《哈里森内科学（第19版）》。自从第1版于65年前问世以来，医学的各个领域和医学教育有了突飞猛进的进展，并衍生了许多新的学科。

在保留本书主旨的同时，本版在修订时进行了大范围的修改，以满足读者的不同需求，并使其能够以不同的方法和形式获取和应用知识。目前全球医学教育的焦点已经从经典的结构、功能、疾病转变为整合性的、常常是以病例为基础的学习方法——将基础医学和流行病学与疾病的诊断和治疗实践有机地结合起来。本书的许多更新和改进都体现了现代的医学教育与临床医疗理念。

本版本进行了全面的更新以展现临床医学的经典病理生理基础，并详述了目前可以获得的现代医疗模式下评估症状及有效治疗疾病的前沿方法和工具。同时新增补了丰富的照片、放射影像图、示意图、患者诊治流程图和表格等。使得最新版本同时具有使用的高效性和灵活性。

自《哈里森内科学》第1版于1949年出版以来，医学科学经历了惊人的进展。第1版出版之时，消化性溃疡被认为由应激引起，几乎所有不能切除的肿瘤均会导致患者死亡，风湿性心脏瓣膜疾病发病广泛，乙型病毒性肝炎和人类免疫缺陷病毒（HIV）感染都是未知的。经过此后的数十年，消化性溃疡的感染性病因和治疗方法都已明确；诊断和治疗方法的进展使得2/3的癌症可以获得治愈；风湿性心脏瓣膜疾病已基本消失；冠状动脉粥样硬化性疾病逐渐流行发展——并至少在一定程度上通过危险因素的控制可使其有所减少；乙型病毒性肝炎和其所致的肝硬化和细胞性肝癌成为通过疫苗可以预防的疾病；HIV，这一最初被认为是致命性的世界范围内的灾难，变成了一种可以治愈的慢性疾病。值得注意的是，新兴与复现的疾病成为医学研究与实践的挑战，同时一种新的对于系统概念的理解，如微生物群系，提供了一种全新的、令人兴奋的可用于理解和管理健康与疾病状态的可能方法。

我们要感谢很多人对于本书出版所做出的贡献。首先作者团队进行了卓越的工作，整合大量科学临床数据，创作出一个个对于内科临床疾病富于艺术性的权威描述的章节。在当今这样一个信息爆炸、快速更新的环境下，我们保证本书中所提供的信息都是当前最新的。专家在撰写时还给予了有益的建议和关键点的提示，使得本书重点突出，层次清晰。我们还要对创作团队中的编校人员表示感谢，他们在不同的创作时期时刻关注工作动态并与作者、麦克劳希尔教育集团保持联系，这些编校人员是：Patricia Conrad，Patricia L. Duffey，Gregory K. Folkers，Julie B. McCoy，Elizabeth Robbins，Anita Rodriguez，Stephanie Tribuna。

麦克劳希尔教育集团在本书的出版过程中给予了持续的支持和专业意见。James Shanahanm，麦克劳希尔教育集团专业图书出版部的出版副总监，是创作团队的杰出而富有洞察力的伙伴，指导本书的进展。Kim Davis，本书的副总编辑熟练地确保有多个作者参与的章节中各部分顺畅而高效的整合。Dominik Pucek管理新的视频资源。Jeffrey Herzich 精干地承担起本书的产品经理职责。

总之，我们无比荣幸能够编著《哈里森内科学（第19版）》，并且满怀期望地将她推荐给读者们。我们在编写本书的过程中学习到了很多，也希望读者能够发现她独一无二的教育价值。

作者团队

哈里森内科学（第 19 版）分册系列

- 内科学概论与症状体征分册
- 心血管系统疾病分册
- 呼吸与危重症疾病分册
- 消化系统疾病分册
- 免疫与风湿性疾病分册
- 内分泌与代谢疾病分册
- 血液系统疾病分册
- 泌尿系统疾病分册
- 肿瘤疾病分册
- 神经系统疾病分册

目　录

第一部分　临床医学的整体原则

第一章　内科学实践 …… 1
第二章　全球医学问题 …… 9
第三章　临床医学决策 …… 22
第四章　疾病的筛查及预防 …… 33
第五章　临床药理学原理 …… 39
第六章　妊娠期疾病 …… 56
第七章　外科手术患者的医学评估 …… 64
第八章　缓和医疗和临终照护 …… 69
第九章　老龄化的临床问题 …… 88

第二部分　疾病表现

第十章　疼痛：病理生理和管理 …… 106
第十一章　胸部不适 …… 116
第十二章　腹痛 …… 125
第十三章　头痛 …… 129
第十四章　背部和颈部疼痛 …… 135

第三部分　体温异常

第十五章　发热 …… 151
第十六章　发热和皮疹 …… 155
第十七章　发热伴皮疹相关图集 …… 166
第十八章　不明原因发热 …… 178

第四部分　神经系统功能障碍

第十九章　晕厥 …… 186
第二十章　头晕与眩晕 …… 193
第二十一章　疲劳 …… 197
第二十二章　神经源性乏力与瘫痪 …… 200
第二十三章　麻木、刺痛和感觉丧失 …… 205
第二十四章　步态和平衡障碍 …… 210
第二十五章　步态障碍视频 …… 215
第二十六章　意识错乱与谵妄 …… 215
第二十七章　痴呆 …… 221
第二十八章　失语、记忆丧失及其他局灶性脑病 …… 228
第二十九章　原发性进行性失语症、记忆丧失及其他局灶性脑病 …… 237
第三十章　睡眠障碍 …… 238

第五部分　眼、耳、鼻、喉部疾病

第三十一章　眼部疾病 …… 251
第三十二章　手持式眼底镜的应用 …… 269
第三十三章　神经眼科学视频库 …… 276
第三十四章　味觉和嗅觉障碍 …… 278
第三十五章　听觉障碍 …… 284
第三十六章　咽痛、耳痛和上呼吸道症状 …… 294
第三十七章　疾病的口腔表现 …… 307
第三十八章　疾病的口腔表现图集 …… 315

第六部分　循环及呼吸系统功能异常

第三十九章　呼吸困难 …… 321
第四十章　咳嗽及咯血 …… 326
第四十一章　缺氧和发绀 …… 331
第四十二章　水肿 …… 335
第四十三章　心脏杂音的识别 …… 339
第四十四章　心悸 …… 349

第七部分　胃肠道功能异常

第四十五章　吞咽障碍 …… 350
第四十六章　恶心、呕吐和消化不良 …… 354
第四十七章　腹泻和便秘 …… 361
第四十八章　非自愿的体重下降 …… 374
第四十九章　消化道出血 …… 376

第五十章　黄疸 …………………………… 380
第五十一章　腹部膨隆和腹水 ………………… 387

第八部分　肾及泌尿系统功能异常

第五十二章　尿痛、膀胱疼痛和间质性膀胱炎/膀胱疼痛综合征 ………………… 392
第五十三章　氮质血症与泌尿系统异常 ……… 396
第五十四章　尿沉渣和肾活检图集 ………… 403
第五十五章　水和电解质紊乱 ……………… 415
第五十六章　水、电解质紊乱和酸碱失衡：案例分析 ……………………………… 436
第五十七章　高钙血症和低钙血症 ………… 447
第五十八章　酸中毒和碱中毒 ……………… 451

第九部分　性功能及生殖系统功能异常

第五十九章　性功能障碍 …………………… 463
第六十章　多毛症 ………………………… 471
第六十一章　月经失调和盆腔疼痛 ………… 475

第十部分　皮肤改变

第六十二章　皮肤疾病的诊治 ……………… 481
第六十三章　湿疹、银屑病、皮肤感染、痤疮和其他常见皮肤疾病 ……… 487
第六十四章　内科疾病的皮肤表现 ………… 498
第六十五章　免疫介导的皮肤疾病 ………… 518
第六十六章　药物所致的皮肤反应 ………… 527
第六十七章　光过敏及其他光线相关性皮肤病 ……………………………… 538
第六十八章　内科疾病的皮肤表现图集 ……… 546

第十一部分　血液系统异常

第六十九章　贫血与真性红细胞增多症 ……… 563
第七十章　出血与血栓性疾病 ……………… 573
第七十一章　淋巴结病变与脾大 …………… 581
第七十二章　粒细胞和单核细胞异常 ……… 588
第七十三章　血液系统图谱及外周血涂片分析 ……………………………… 601
索引 …………………………………………… 614

第一部分　临床医学的整体原则

SECTION 1　General Considerations in Clinical Medicine

第一章　内科学实践

The Practice of Medicine

The Editors　著
（陈红　李娇娇　译）

21 世纪的内科医生

> 成为一名医生相比其他行业需要有更大的机会、责任以及义务。在照顾病患时，医生需要专业技术、科学知识以及通晓人情世故……因为患者不是纯粹的症状、体征、功能障碍、器官损害、情绪异常的组合，所以要求医生有策略、同情心以及理解力。患者是人，他们会害怕，并希望得到安慰、帮助以及保证。
>
> ——《哈里森内科学》，1950 年

自从 60 多年前本书的第 1 版问世以来，医学实践发生了很大的变化。分子遗传学、分子及系统生物学、分子病理生理学、先进的新成像技术的出现，以及生物信息学和信息技术的进展，促进了科学信息技术爆炸，从根本上改变了医生定义、诊断、治疗及预防疾病的方式。科学知识的发展日新月异。

电子病历和互联网的广泛使用改变了医生开展医疗服务、获取和交换信息的方式（图 1-1）。当医生们尝试将浩瀚的科学知识融合于日常实践时，有两件事需要铭记于心：第一，医学的最终目的是预防疾病及治愈患者；第二，尽管自此书第 1 版问世以来，科学技术已发展 60 余年，但建立亲密医患关系依然是成功照护患者的核心。

医学的科学性与艺术性

演绎推理及应用技术为解决临床问题奠定了基础。生物化学、细胞生物学、基因组学及新兴成像技术的巨大进步使人们得以观察细胞的细微结构，以及探寻人体最深层的奥秘。随着基因和每种细胞的本质逐渐被人知悉，由此建立了系统生理学的分子学基础。越来越多的医生开始学习不同基因的细微变化如何影响细胞和机体的功能。科研人员正在破译基因调控的复杂机制。临床医生已经对干细胞在正常组织功能、癌症、退行性疾病及其他疾病、疾病治疗领域中的作用有了新的认识。全新的研究领域，包括人类微生物组学研究，对于理解健康和疾病都具有重要意义。从医学的科学性中汲取的知识能够增强医生对复杂疾病过程的理解，并提供治疗和预防的新方法。然而，单纯凭借掌握最先进的实验室技术和使用最新治疗方法的技能，并不能成为一名优秀的医生。

当患者存在具有挑战性的临床问题时，训练有素的内科医生必须从复杂的病史及体格检查中识别出重要的信息，安排合适的实验室、影像学及诊断性检查。从众多检查结果中提取关键信息，以决定给予治疗或者继续观察。随着检查数月的增多，与目前临床问题完全不相关的偶然发现的可能性也逐渐增加。一个经验丰富的临床医生每天都要做很多次判断，即某个临床线索是否值得被继续追踪还是作为一个“次要事件”被忽略，并评估检查、预防性措施是否比疾病本身具有更大风险。医学知识、直觉、经验以及判断共同形成了医学的艺术性，这对于医学实践来说是必要的，因为它是其可靠的科学基础。

临床技能

询问病史　病史应该包括患者生命过程中所有具有临床意义的事件。最近发生的事件应被给予最多的关注。在早期阶段，患者应该有机会诉说他们的病情并不被频繁打断，医生应该在合适的时候表达兴趣、鼓励以及同情心。任何与患者相关的事件，无论多么微不足道或者看似无关紧要，都可能是解决医学问题的关键。一般而言，只有医生让患者感觉舒适时患者才会提供最完整的信息。因此，让患者得到最大程度的放松对于获得完整的病史大有裨益。

信息翔实的病史并不仅仅是症状的有序列表。通过倾听患者以及注意他们描述自己症状的方式，医生可获得宝贵的线索。声音、面部表情、手势和姿势（即“肢体语言”）的变化可以为患者对其症状的感知提供重要线索。由于患者的临床复杂性以及回忆事实

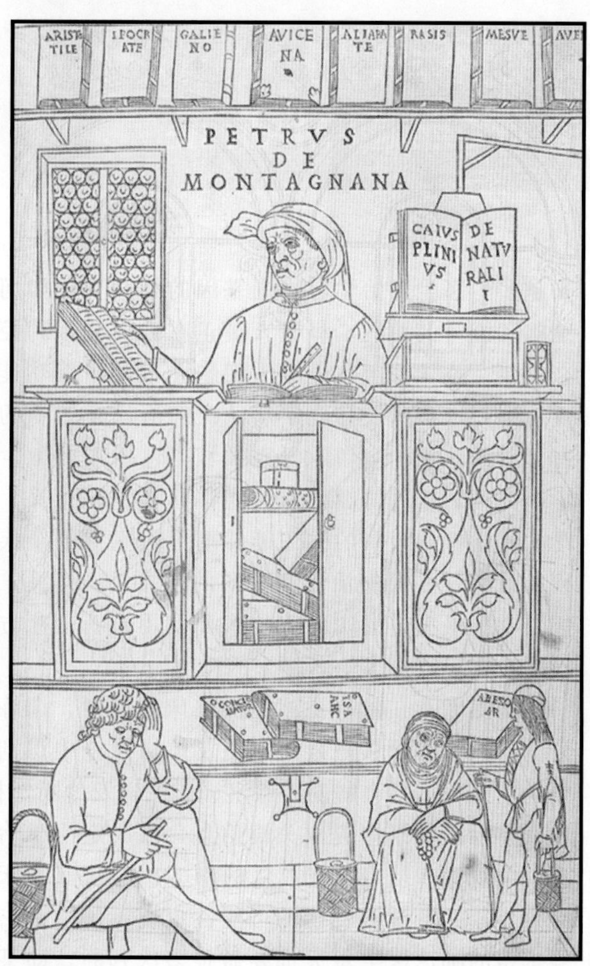

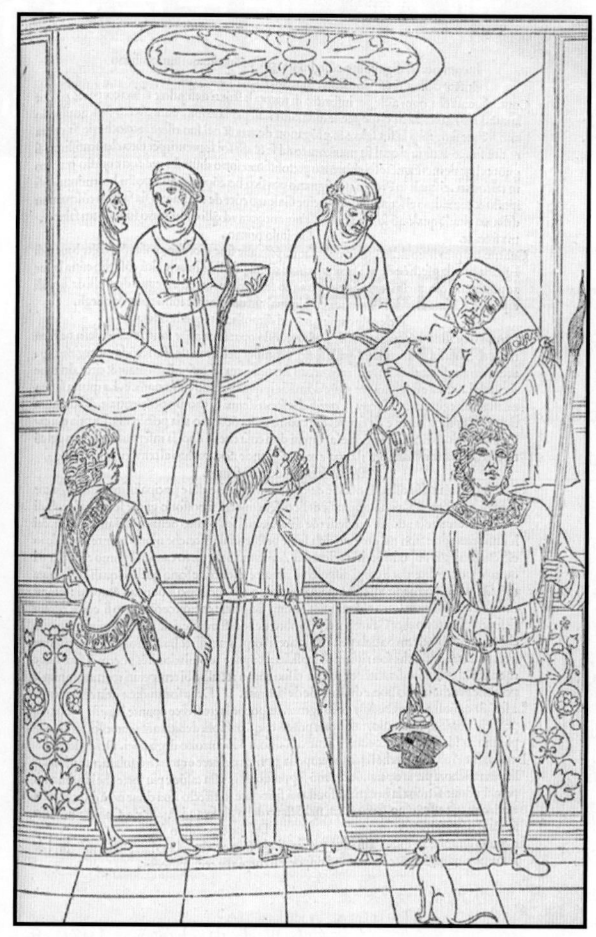

图 1-1　Johannes de Ketham 所著的《医学汇编》(*Fasciculus Medicinae*) 雕版印刷品，是首部图文并茂的印制版医学书籍，展现了文艺复兴早期医生经临床实践获取知识、吐故纳新的方法。本部书籍最初于 1491 年出版，供医学生及临床医生使用，在随后的 25 年间共更新了 6 个版本。左图：Petrus de Montagnana，帕多瓦大学（the University of Padua）著名的医生兼教授，通过查阅自古代至文艺复兴早期的医学文献，编著了一本临床教学案例集。右图：医生及其助手在照护鼠疫患者（引自 *U. S. National Library of Medicine*）

的能力各异，应尽可能证实所报告的病史。社交史也可为判断疾病类型提供重要的视角。家族史不仅能够识别出罕见的孟德尔疾病，还可以揭示常见病的危险因素，如冠心病、高血压以及支气管哮喘。完善的家族史需要询问多位亲属以保证完整性以及准确性。一旦采集到相关信息，应及时更新患者的家族史。在采集病史的过程中，临床医生可观察患者行为，明确体格检查时应重点关注的体征。

临床医生通过循循善诱的方式询问患者病史有助于建立及强化和谐的医患关系，同时还能协助医生了解患者对疾病的看法、对医生和医疗体系的期望，以及疾病所带来的经济负担和对其社交的影响。尽管目前的医疗环境可能会限制患者的就诊时间，但重要的是询问病史的过程不能过于仓促。匆忙的接诊可能会导致患者认为他们所说的对医生来说并不重要，以致保留相关的信息。不能过分强调医患关系的隐私性。

体格检查　体格检查的目的是识别疾病的体征。当这些客观的疾病征象能够证实患者病史中的功能或结构变化时，它们的重要性就会增强。然而，有时候体征可能是疾病唯一的证据。

体格检查应有条不紊且系统全面，同时应考虑患者的舒适度以及隐私。尽管通过病史采集，医生常在体格检查时重点关注患病的器官或部位，但对于初次接诊的患者，必须对其进行全面的客观检查，以发现异常体征。每个患者均应接受系统的体格检查，否则可能在无意中忽略重要的部分。查体的结果应像病史采集一样及时记录，而不是数小时之后，从而避免受到记忆扭曲的影响。熟练掌握物理诊断需要不断积累经验，但其并非是单纯成功发现疾病体征的技术。检查者可检出散在瘀点、微弱的舒张期杂音或小的腹部包块，并非因其视力、听力和手指触觉更敏锐，而在于他们对这些体征保持警觉。由于患者的体征会随时间变化，故必要时可对其进行反复查体。

鉴于目前有很多敏感性高的诊断性检查（尤其是

成像技术)，故可能会导致忽视体格检查。事实上很多患者在就诊之前已经做了很多诊断性检查并且已经知晓结果。但这不应该阻止医生进行全面的体格检查，因为重要的临床发现可因被先前的诊断性检查结果所掩盖而遗漏。体格检查（触诊）同样也提供了一个与患者沟通的机会，并且有助于培养稳定的医患关系。

诊断性检查 医生越来越多地依赖各类实验室检查以解决临床问题。然而，大量的实验室数据并不能免除医生对仔细观察、检查和研究患者的责任。了解诊断性检查的局限性也尤为重要。由于实验室检查具有客观性、复杂性以及高度精确的优势，在不考虑检查本身和检查工具的误检率，以及检查者经验和操作过程中的人为失误的情况下，实验室检查通常可以协助明确诊断。但在诊疗过程中，临床医生必须权衡实验室检查的费用与这些检查可提供的临床信息的价值。

罕有仅进行单项实验室检查。事实上，医生一般会要求进行多项检查，而这么做通常被证明是有用的。例如，肝功能异常可能为一些非特异性症状提供诊断线索，如全身乏力、显著疲劳感，提示为慢性肝脏疾病。有时单项异常（如血清钙水平升高）可提示某种特定疾病（如甲状旁腺功能亢进或恶性肿瘤）。

审慎开展筛查试验（如检测低密度脂蛋白胆固醇）具有巨大潜在价值。只需单个样品就能以相对低的成本方便地获得一组实验室数据。筛查试验结果对于诊断常见疾病，或在提示需要进行其他有效但是通常费用高昂的检查或干预时最为有用。一方面，生化检查联合其他简便的实验室检查（如血常规、尿常规和红细胞沉降率）常作为提示疾病存在的重要线索。另一方面，临床医生必须学会鉴别那些偶然出现、并不一定代表疾病发生的异常筛查结果。若仅发现单项检查结果异常就展开深入的诊断检查工作几乎就是无谓的浪费并且毫无益处。由于多项常规检查是用于筛查目的，故单项或两项数值轻微异常并不能提示异常。然而，即使没有疑诊疾病的理由，通常也会对检测出现异常结果的项目进行复检，以除外实验室误检。如果确定为异常，综合患者临床情况以及其他检查的结果来考虑其潜在的意义非常重要。

技术的发展快速提高了影像学检查的特异性及敏感性。这些检查提供了极其详尽的解剖学信息，并可能成为医疗决策的核心因素。超声检查、各种同位素扫描、CT、MRI 以及正电子发射断层显像已经代替以往陈旧以及更具侵入性的手段，开辟了全新的诊断前景。得益于这些影像学检查的优势以及其诊断的快速性，医生更倾向于安排进行一系列影像学检查。所有的医生均有过这样的经历：在影像学检查中观察到提示非预期诊断的发现。尽管如此，患者必须忍受这些检查，并接受不必要检查所增加的大量花销。此外，对这些预期之外的异常进行进一步探查也伴随着风险和（或）费用的增加，以及对毫不相关或无关紧要的问题做出诊断。训练有素的医生必须要学会合理使用这些有力的诊断工具，时刻思考结果是否会改变治疗方案并使患者获益。

照护患者的原则

循证医学 循证医学是指在数据的支持下所做出的临床决策，优选来自前瞻性随机对照临床试验的数据。这种方法与常常具有偏倚的个人经验完全不同。即便是经验最丰富的临床医生，除非其重视根据大型、客观的研究结果以做出临床决策，否则仍将受到患者近期事件的过度影响。循证医学已经成为日常医学实践中越来越重要的一部分，并且促使许多实践指南发布成功。

实践指南 很多专业组织以及政府机构都会发布官方临床实践指南，以协助医生和其他医务人员做出基于证据、成本-效益以及最适合于特定患者群体和临床环境的诊断和治疗决策。随着循证医学的发展，指南成为管理特定诊断和症状的患者的实用准则。临床指南可以保障患者获得标准的照护，尤其是医疗条件较差地区的患者。这些指南还可保护严谨的医务人员免于被控诉失责，以及避免因过度使用医疗资源而造成的大量社会支出。然而，因临床指南将临床医学的复杂性过度简化，故医生应警惕与此相关的问题。此外，关于患者需行的基本筛查这一问题，不同专家组所制定的推荐检查亦各有考量。如 40 岁以上女性推荐筛查钼靶，或 50 岁以上男性筛查血清前列腺特异性抗原（PSA)。最后，指南正如其名，既不能也不应该被作为每一位患者疾病的唯一解释。医生的挑战性在于有机结合临床实践与专家建议，而不是盲从或受其约束。

医疗决策 医疗决策是临床医生的一个重要责任，其贯穿于诊断以及治疗过程中的每个阶段。决策过程包括安排附加检查、申请会诊，以及进行治疗和判断相关预后。这个过程需要深入理解疾病的病理生理学及自然进程。正如上文所述，医疗决策应遵循临床证据，从而使患者从现有的科学知识中充分获益。明确鉴别诊断不仅需要扎实的知识基础，还需要评估各种疾病相对可能性的能力。应用科学的方法，包括提出假设和采集数据，对于接受或者拒绝特定诊断尤为重要。鉴别诊断分析是反复推敲的过程。当临床医生获得新的临床信息或检查结果时，疑诊疾病的种类可随之减少或增加。

尽管循证医学很重要，但很多医疗决策仍基于卓越的临床判断，其作用难以被定性或者定量。临床医生必须运用所掌握的知识以及经验，来权衡已知的因素以及无法避免的不确定性，从而做出最合理的判断。当缺乏相关的循证依据时，这种信息整合能力尤为重要。一些定量工具对于整合可获取的信息极具价值，包括诊断性检查、贝叶斯定理（Bayes'theorem）以及多元统计模型。诊断性检查可用于减少患者诊断及预后的不确定性，并协助医生决定管理患者状况的最优方式。一系列诊断性检查与病史及体格检查相辅相成。特定试验的准确性可通过其敏感性（真阳性率）、特异性（真阴性率）以及阳性、阴性预测值来判断。贝叶斯定理采用相应检查的特异性及敏感性信息，结合诊断的验前概率，利用数学计算得出相关诊断的验后概率。更为复杂的临床问题可以通过多元统计模型来解决，即使有多个因素单独或共同影响疾病风险、进展及治疗反应，其仍可得出高度精确的信息。比较统计学模型与临床专家诊断的研究发现二者的准确度大致相同，但是前者与真实诊断更为一致。因此，多元统计模型对于缺乏经验的医生尤其有用。关于临床医疗决策的详细内容请参阅第三章。

电子病历 随着对计算机的日益依赖以及信息技术的飞速发展，其在医疗中扮演着重要的角色。通过计算机能获取几乎全球的实验室数据。许多医疗中心现已应用电子病历、电子医嘱，以及条形码药物管理系统。一些系统之间具有交互功能，可以发送潜在医疗错误的提醒或警告信息。

电子病历系统提供了快速的信息获取途径，包括相关数据、病史和临床信息、影像学资料、实验室检查结果以及用药记录，这对于提升医疗服务质量和患者安全无比重要。这些数据可用于监测以及减少照护中不必要的变更，并且提供照护过程和临床结果的实时信息。理想的状态是患者的相关记录能轻易实现跨系统传递。然而，技术限制以及对隐私和成本的顾虑制约着电子病历在许多临床环境中的广泛应用。

尽管应用价值巨大，但信息技术仅仅是一种工具，并且永远不能替代内科医生做出的最佳临床决策。临床知识和对患者需求的理解，辅以定量工具，依旧是医学实践中进行决策的最优方式。

评估预后 临床医生通常使用客观以及易于检测的指标来判断治疗的结果。这些检查可能会过度易化临床情况的复杂性，因为患者通常在合并多种疾病的背景下只呈现出主要的临床问题。举例而言，一名慢性阻塞性肺疾病合并肾功能不全的患者可能表现为胸痛和心肌缺血。鉴于此，结局指标如死亡率、住院时长或再住院率等通常是经过风险校正的。非常重要的一点是患者经常由于主观原因就诊，他们希望能够缓解疼痛，保留或恢复功能，并享受优质的生活。患者的健康状态或生活质量包括躯体舒适度、体育活动能力、个人以及专业职能、性功能、认知功能以及健康的整体感知。上述每一个重要的范畴均可通过结构化的访谈和特殊设计的问卷进行评估。这些评估有利于医生判断患者对其疾病的主观看法和治疗反应，尤其是慢性疾病。在医学实践中应同时考虑并整合主观及客观的结果。

女性健康与疾病 既往的流行病学研究和临床试验主要针对男性，但近期的研究纳入更多女性，且部分研究（如 Women's Health Initiative）仅关注女性健康问题。对于男性和女性均可发生的疾病，其发病率存在显著的性别差异。这一领域仍有许多问题亟待研究，正在进行的研究应加强医生理解病程及预后存在性别差异的疾病的潜在机制。

老年患者的照护 在发达国家，老年人群在总人口中的相对比例在过去的几十年中增长迅速，并且呈持续增长。这些逐渐庞大的人群对医疗服务的需求严重影响着医学实践。医生必须了解和重视与年龄相关的生理储备的下降；适宜剂量、清除率以及对药物反应的改变；老年人对疫苗的反应性降低，如抗流感疫苗；老年人中常见疾病具有不用的表现形式；以及常见于老年人的疾病，如抑郁症、痴呆、衰弱、尿失禁以及骨折。关于老年患者照护的详细内容请参阅第九章。

医疗服务中的过失 1999 年，美国医学研究所（IOM）发布报告号召启动一项庞大的工程，通过设计和落实对医疗服务系统的全面改革，旨在减少医疗过失率，改进医疗安全。至少 5% 的住院患者会发生药物不良反应，并且多药联用会使其发生率升高。任何临床情况下医生的职责都是合理应用有效的治疗措施，并兼顾获益、潜在风险和费用。医院以及医疗组织有责任建设减少风险、保障患者安全的服务体系。使用电子医嘱系统（若不具备此条件时，则应杜绝对手写处方的误读）可减少医疗过失。启动感染控制系统、执行手卫生规范，并且认真监督抗生素的使用可以减少院内感染并发症。许多中心由于经培训的人员严格执行放置和留置中心导管的标准规范，大幅度降低了其感染率。外科感染率以及手术部位错误也可通过采用标准化规范和工作检查清单来减少。患者跌倒可以通过合理使用镇静药，以及合适的病床-椅子、病床-浴室转运辅助设备来预防。总而言之，这些措施以及其他举措每年得以挽救数千人的生命。

医生在知情同意方面扮演的角色 医学伦理学的基本原则要求医生以患者最佳利益为行为准则并且尊重患者的选择。这些要求与知情同意书中的事宜尤为相关。患者须对任何诊断以及治疗程序签署知情同意书。多数患者仅具备有限的医学知识，必须依赖于医生的建议。医生必须采用通俗易懂的方式沟通，充分讨论各种方案并且解释风险、获益及每种选择的可能后果。医生有责任确保每位患者完全理解这些风险以及获益；在谈话过程中鼓励提问非常重要。这正是知情同意的内涵所在。完整、清楚的阐述，以及对计划进行的操作或治疗展开讨论可以极大地缓和住院患者常出现的对未知的恐惧。良好的沟通也有助于消除干预后出现并发症时产生的误解。通常通过非威胁以及支持性的方式反复讨论，以及回答由患者提出的新问题能够加强患者的理解。

应特别注意确保医生在征求患者知情同意时，完全没有或者不涉及明显的个人利益冲突。

面对不良预后与死亡 没有比诊断为无法治愈的疾病更令人沮丧的情境，尤其是当无法避免死亡提前到来时。应该告知患者和家属什么？应采取什么措施得以维持患者生命？如何保障生活质量？

如实面对终末期疾病十分必要。必须给患者提供与医生交流以及询问的机会。睿智和具有洞察力的医生会以这种开放式的对话为基础来评估患者想要了解什么，以及何时想要了解。根据患者的反馈，医生可以把握和患者沟通的节奏。最终，患者必须了解疾病的预期进程，从而进行恰当的计划及准备工作。患者应理解治疗目标（缓解）及其可能的效果并参与决策制定。须顾及患者的宗教信仰。一些患者发现，相较于家庭成员，临床医生更客观，且更理性，故更容易与之分享他们对死亡的感受。

医生应给予患者情感和身心支持，并且必须做到有同情心、从容不迫以及开放。许多情况下，将双手轻轻放在患者身上对医患沟通大有裨益。应该充分控制疼痛，维护患者尊严，避免他们与亲友隔离。这些方面的照护在医院中往往会被忽视，院内侵入性生命维持设备促使医生将注意力集中于致死性疾病，而非患者本身，但在某些情况下，对抗疾病并不能最终战胜疾病。对于终末期疾病，治疗目标应从“治愈”转变为更广义的“照护”。第一时间给予救助是基本原则。对濒死的患者提供医疗照护时，医生必须充分做好告知家属的准备，处理他们悲伤的情绪，有时是愧疚感甚至愤怒。对医生来说，使家属确信所有合理的措施均已进行非常重要。谈话过程中最大的问题是医生往往不知道如何去判定预后。此外，医疗团队中的不同成员可能持有不同意见。医务人员之间良好的沟通非常必要，这样才能将一致的信息呈现给患者，尤其是在最优处理方案尚不明确的时候。必要时应寻求姑息治疗与临终关怀专家的意见，以确保临床医生不会给予患者不切实际的期望。关于临终关怀的详细内容请参阅第八章。

医患关系

> *无论如何强调构建亲密医患关系的重要性均不为过。医患关系是决定患者诊断和治疗的关键因素。医生必须具备人文关怀的素养，因为人文关怀是照护患者的秘诀。*
>
> —Francis W. Peabody，1925 年 10 月 21 日于哈佛医学院演讲

医生应谨记，除躯体症状外，患者常伴有其他各种不适主诉。他们并非只是“案例”“挂号者”或“疾病”。患者不是治疗失败，而是治疗无法使患者获益。这一点在当今技术高度发展的临床医学时代尤为重要。许多患者会感到焦虑以及恐惧。此时医生应该保持自信并且消除疑虑，但是绝不能让人觉得自负或者高高在上。专业的态度、保持热情坦率，有利于缓解焦虑情绪，以及鼓励患者分享他们病史的各个方面。共情和怜悯是医生的基本特质。医生应该考虑疾病发生的背景，不仅是患者本人，还需要顾及他们的家庭、社会以及文化背景。理想的医患关系取决于对患者的全面了解、互相信任以及沟通能力。

住院和门诊 在过去的数十年中，医院环境发生了巨大的变化。急诊科以及重症监护病房逐渐发展用于诊断和治疗重症患者，使他们能从以前致死性的疾病中生存下来。但与此同时，减少患者住院天数及解决门诊患者出现的疑难杂症均会增加医生的工作压力。这种转变不仅是由试图降低医疗费用所驱动，也是因为门诊新技术的进展，如影像学以及用于长期使用抗生素或营养支持的经皮输液装置、微创外科操作，并且有证据显示缩短住院时间通常能改善预后。

在这种情况下，由于临床医生为住院患者提供医疗服务的复杂性增加，出现了以下两个亟待解决的问题。一是医院需要非常专业的医疗专家以提供最佳急诊治疗；二是这些具有不同教育背景、临床技能、医疗责任、临床经验、语言以及“文化”的医疗专家需要进行团队协作。

除传统的病床外，如今的医院还包括多种不同级别的医疗服务，如急诊室、手术室、留观室、重症监护病房以及缓和治疗病房。这种差异化推动了医疗发展新趋势的出现，包括新的临床学科（如急诊医学和姑息医学）以及由住院医生与重症监护医生协同合作提供院内医疗服务。多数住院医生是经医学委员会认证的内科医生，其主要负责为住院患者提供医疗服务，但其工作范围仅限于院内。目前行业标准要求的缩短住院时间意味着多数患者仅在院内接受急症照护，而住院患者的病情日益复杂，促使经过专业培训、拥有特定技能及临床经验的全才出现，从而有助于为住院患者提供最大的临床获益。重症监护医生不仅经医学委员会认证，还需获得重症医学专业的认证，并被允许在重症监护病区为重症患者进行诊治。因此，确保患者的初诊医生与主管医生之间沟通顺畅、信息连续显然是当前内科医学所面临的一项重要挑战。经由患者“亲手递送”以维持临床信息的顺利传递通常较复杂——例如，从门诊至住院部、从重症监护病区至普通病房、从院内至院外。交接过程中众多医务人员的参与可能影响患者与其初诊医生之间传统的一对一关系。但不容置疑的是，患者可以从多位医疗专家的协作诊治中获益。然而，患者的主管医生或初诊医生有责任在整个诊治过程中发挥衔接作用，确保诊疗团队的凝聚力。为应对这一挑战，初诊医生必须足够了解专科医生所擅长的技术、具备的能力及治疗宗旨，并配合患者院内的专职照护人员。此外，无论患者在院内还是院外，一旦其需要医疗服务，初诊医生均需确保其能从临床新技术以及专科医生的诊疗中获益。初诊医生还可以向患者介绍专科医生的职责，以使患者相信接管他们的医生经过最好的医疗培训，并且完全具备诊治临床急症的能力。但初诊医生应对疾病的主要诊治方案承担最终责任，并应使患者及其家属确信这一诊疗方案是经由专科医生与完全知晓病情的内科医生充分沟通后共同制订的。

促进各类医护人员更好磨合的关键是健全跨专业团队合作的机制。尽管医务人员的教育背景、临床技能及医疗责任各不相同，但若想避免为患者提供不恰当的医疗服务，必须统一并强化团队的价值观。这一高效医疗服务中不可或缺的组分已得到广泛认同，多所医学院校已将跨专业团队协作纳入日常教学课程。“医疗之家”这一不断发展的概念，将初级保健医生与专科医生凝聚成一个团队，以确保医疗服务顺利衔接，减轻患者的疾病负担。

理解患者的住院经历　医院对于大部分人来说是令人生畏的场所。住院患者会发现他们被高压气流、按钮、闪烁的灯光所包绕；各种管路和电线侵入；以及会被医疗照护团队成员，包括住院医生、专科医生、护士、助理护士、医生助理、社工、技师、物理治疗师、医学生、实习医生、主治医生和顾问医生，以及许多其他人员所困扰。患者可能被转运至特殊检查室和影像学检查室，其内充斥着闪烁的灯光、陌生的声音和不熟悉的人员；他们有时会被单独安置而无人看管；他们可能必须和另一位患者共用病房。患者的真实就诊体验会受到不利影响已经是临床上司空见惯的情况。若医生可以从患者的角度出发去理解其就诊经历，并且通过努力与患者建立牢固的医患关系来引导整个诊治过程，将有助于减轻患者就诊时的紧张情绪。

医疗照护的发展趋势：对人道主义的挑战　许多医疗服务的发展趋势倾向于为患者提供客观的医疗服务。其中部分发展趋势已在前文中有所提及，包括①大力减少医疗费用；②以降低医疗费用为目的的管理式医疗服务项目逐渐增加，但也限制了患者对医生的选择，或降低了患者持续就诊于同一医生的可能性；③在疾病诊疗的多个方面更加依赖先进技术及计算机化；④大部分重症患者需要更多临床医生共同参与其疾病的诊治。

由于医疗照护系统发生了上述变化，维持医疗服务的人道主义对临床医生来说是一项重大的挑战。美国内科学委员会（The American Board of Internal Medicine），联合美国内科医师学会（Physicians-American Society of Internal Medicine）及欧洲内科学联盟（the European Federation of Internal Medicine），共同发布了 *Charter on Medical Professionalism*，强调了医生与患者缔结的社会契约中的 3 个主要原则：①将患者利益放在首位；②患者自主权；③社会公平。尽管医学院校重点强调医学专业知识教育，但临床医生的个人品质，包括诚信、尊重及同情心也同样重要。实行人道主义的医生应至少具有以下特质：患者可获得由其提供的高质量医疗服务、对患者表现出真诚的关怀、愿意花时间解答患者有关其疾病的各方面问题，以及在诊治不同文化背景、生活方式、生活态度及价值观的患者时不带有偏见。每位临床医生都会遇到情绪极度消极或积极的患者，这对医生来说是不小的挑战。在面对这种患者或遇到此类情形时，临床医生应谨慎应对，并且应有意识地监督并控制自身行为，始终将患者利益最大化作为其行为的主要动机。

医疗服务的另一重点是提高患者的“生活质量”，即对每位患者最关注的问题进行主观评估。这需要临床医生知悉非常详尽，有时候甚至是患者的个人隐私。

这通常要通过与患者进行从容的、逐步的、反复的交流对话才能实现。在实际工作中，时间紧迫常会影响医生与患者的交流沟通，但这并不能降低理解、寻找并满足患者首要诉求的重要性。

扩展医学实践的前沿

“组学”时代：基因组学、表观基因组学、蛋白质组学、微生物组学、宏基因组学、代谢组学、暴露组学…… 2003年春天，人类基因组测序的完成正式开启了基因组时代。然而，在这一里程碑式的成就实现之前，对人类及各种微生物基因组研究的逐渐深入，就已经推动了医学实践的发展。2009年对H1N1流感病毒完成全基因组测序，并迅速确定其为一种可引起潜在致命性大流行的疾病，从而促进有效的保护性疫苗的及时研发及推广，充分说明了这些技术的临床意义。如今，基因表达谱已经成为多种疾病的治疗指导和预后判断依据。应用基因分型提供了一种新的方法来评估某种疾病的风险以及对药物的应答，医生可以更好地掌握特定基因与常见疾病的因果关系，如肥胖和过敏。尽管取得了一些进步，但在诊断、预防以及治疗疾病中运用复杂的基因组学仍处于早期阶段。医生的任务复杂是因为表型不仅仅由基因决定，而是由基因和环境的相互作用决定。事实上，研究人员对基因组学在临床实践中的潜在应用价值已略知一二。

分子医学的其他领域也在飞速发展。表观基因组学主要研究染色质、组蛋白的变化以及影响基因表达的DNA序列甲基化。人体的每一个细胞都有相同的DNA序列，个体细胞表现出的不同表型是表观遗传调控影响基因表达的结果。表观遗传改变与许多癌症和其他疾病的发生相关。蛋白质组学主要研究细胞或器官中的整个蛋白质组及其与疾病的复杂关系，可通过交替剪接、翻译后加工和具有特殊功能的翻译后修饰来增强人类基因组中23 000个基因的功能。循环或细胞中是否存在特定蛋白质可用于诊断和筛查疾病。微生物组学是对人类和其他哺乳动物中定植微生物的研究。人类单倍体基因组有约20 000个基因，而人体内定植和存在的微生物则包含超过300～400万个基因，这些定植微生物对人体健康具有十分重要的意义。事实上，有研究表明定植在人体黏膜和皮肤表面的微生物在免疫系统成熟、代谢平衡和疾病易感性中发挥关键作用。包括使用和过度使用抗生素在内的各种环境因素与成人及儿童的很多疾病如肥胖、代谢综合征、动脉粥样硬化和免疫介导性疾病的发生密切相关。微生物组学是宏基因组学的一部分，后者主要研究环境中能够直接或间接影响人类生物学的物种的基因组。对农场环境中微生物暴露的研究发现，这些微生物可能是农场儿童哮喘发病率较低的原因。代谢组学研究细胞或器官中的代谢物质及其在疾病状态中的变化情况。衰老的过程中可留下明显的代谢痕迹，因此其可用于预测（和预防）器官功能障碍和疾病。疾病相关模式可存在于脂质、碳水化合物、细胞膜、线粒体、细胞和组织的其他重要组分中。最后，暴露组学通过对环境暴露因素进行分类，以明确可对人体健康产生巨大影响的因素，如吸烟、日光、饮食、运动、教育和暴力。以上所有内容均对传统的“一元论”临床思维发起了挑战。不同患者结果的差异以及可被评估的大量变量给识别临床前期疾病和确诊疾病造成了很大的困难。因此，系统生物学和网络医学的应用可使每个患者获取大量信息，并最终为疾病分类提供新的方法。

前沿医学的快速进展铺天盖地地呈现在临床医生眼前。但确保这些强大的技术和新的信息资源可精准地应运用于患者，临床医生在此过程中仍发挥重要作用。由于“组学”领域发展如此迅猛，医生和其他医务人员必须不断学习，以使他们能够运用这些新知识来造福患者。在基因检测前需进行专业咨询以充分知悉检测价值和局限性，以及检测结果对特定患者的临床意义。

医学的全球化 临床医生需意识到疾病及医疗服务已超越国界。环球旅行也成为影响疾病传播的因素之一，从地方性疾病流行地区归来的旅行者引起非流行地区出现特定地方性疾病的情况并不罕见。除此以外，战争、难民迁移以及气候变化等也是造成全球疾病谱发生变化的重要因素。患者可通过多种途径获取异地的专业诊疗服务和参与临床试验，而这些高质量的远程医疗照护使其旅费物有所值。如同影响全球医学领域的其他因素一样，互联网改变了全球医疗信息的交互方式。随着科技的进步，远程医疗及国际会诊（如共享影像学资料和病理切片）已成为现实。关于全球医疗的完整内容，请参阅第二章。

互联网医学 总体而言，互联网对医学实践产生了非常积极的影响。医生及患者可以在世界各地随时通过个人电脑获取海量的资讯。互联网在提供最新资料、临床实践指南、学术会议、期刊内容、教学专著（含本书）以及直接与其他临床医生及医疗专家沟通等方面均具有巨大潜能，有助于拓宽、深化临床医生的知识面，提升其诊疗水平。此外，医学期刊已实现在线浏览，也使临床医生能够快速获取最新知识。通过互联网，医生可以直接且及时地了解医疗卫生行业的最新进展，从而有助于缩短阻碍偏远地区医生及医务人员的信息差距。

另一方面，越来越多的患者开始通过互联网获取与其所患疾病及治疗相关的资讯，并且加入网络互助小组。因此，患者在就诊时往往已了解与其疾病相关的各种繁杂信息。基于这种现象，更促使临床医生时刻更新知识、了解相关领域的最新进展，并像“编辑”一样帮助患者辨析这些看似无穷无尽，实则准确性和有效性均不一致的信息。

值得警惕的是，几乎所有内容都可以轻易规避同行评审发布于网络，但对于正规的学术出版物来说，同行评审是必不可少的过程。因此无论是临床医生还是患者，在网络上搜索医疗信息时都必须认识到这一事实并保持警觉。尽管存在这一局限性，但正确使用互联网正在颠覆临床医生及患者获取信息的途径，也体现了当前人们享有的海量资源，而这是上一代人所无法企及的。

公众期望与责任　在过去的数十年间，公众对健康问题的认知水平迅速提升，对相关知识的了解程度也更加深入。由此导致其对医疗卫生系统及专科医生的期望也随之增加。公众期望他们的医生可以在考虑其特殊需求（医学的艺术性）的同时，精通迅速发展的医学领域专业知识（医学的科学性）。因此，临床医生的责任不仅限于提供合适的医疗服务，还需要在转诊及医疗费用方面令患者满意。

全球多地的联邦及地方政府均愈发要求临床医生在实际诊疗过程中符合其所制定的标准。患者的住院费用由政府，并由第三方进行监管。因此，如果医生的诊治费用或住院时间超出某些“平均”标准，医生必须对其做出合理解释。批准报销的标准越来越取决于有关疾病特点及其复杂程度的医疗记录，而这一情况经由病史及体格检查体现。时兴的“绩效薪酬”改革旨在将医疗报销与医疗质量相关联，以达到提高医疗服务标准并且控制不断攀升的医疗成本的目标。在美国多地，与保险公司签订医疗托管合同（按人头计费）取代了传统按服务计费的医疗合同，将所有医疗服务费用的管理责任直接落到服务提供者，并强调注重预防策略。此外，医生被要求通过继续教育、病历审查、医师资格的审核与再认证，以证明其具备临床胜任能力。

医学伦理与新技术　科技的快速发展推动了新技术在医疗领域中的运用，其影响远远超出疾病的预防、治疗及治愈的传统目标。克隆技术、基因工程、基因治疗、人机交互、纳米技术以及靶向药物的使用，可改变疾病的遗传易感性，通过筛选具有优势表型的胚胎可强化“正常”基因的表述，替换异常组织，从而显著延长人类寿命。经过特定的培训后，临床医生有责任规范这些新技术的合理使用、限制其滥用，并慎重考虑进行此类干预所涉及的伦理问题。

医生是永远的学生　从医学院毕业的那一刻起，显然医生的命运就是“永远的学生”，对于他们而言知识和经验的拼图始终缺少一角。这种认识既令人振奋又使人焦虑。令人振奋是由于医生可以不断将学到的知识应用于患者的治疗中；令人焦虑是因为医生意识到他们永远无法知道想要或需要掌握多少知识。理想情况下，医生会将后一种感觉转化为驱动力，持续提升自己并发挥其作为医生的潜力。通过阅读、参加会议和课程、咨询同事和互联网来不断学习新知识是医生的责任。对于忙碌的医生而言，这通常是一项艰巨的任务；然而，坚持继续学习是成为医生不可或缺的部分，必须给予最高优先级。

作为公民的医生　成为医生是一种荣耀。通过运用个人技能为他人谋求福祉的能力极其崇高。医患关系在权力分配上本身就是不平衡的。鉴于其影响力，医生必须始终意识到自身言行的潜在影响，并且始终努力消除个人偏见和偏好，以找到对患者最为有利的对策。医生还应尽可能在社区中发挥作用，促进社区健康，减少疾病发生。为实现这一目标，医生首先应以身作则，不断为社区无偿地提供其所需的医疗服务。

医学及医务工作者的宗旨均为竭尽全力提供可覆盖贫穷患者的、消除人类疾患的医疗服务。

医学学习　自 Flexner 报告发表以来已有一个世纪，这是一项开创性的研究，它改变了医学教育，强调医学的科学基础以及临床技能的训练。在此信息爆炸的时代，随着模拟医学及信息学逐渐进入人们的视野，许多院校开展了新的课程。这些课程强调终身学习，培养医学生的团队协作能力、沟通能力、基于医疗体系的临床实践能力及专业素养。医学院课程的上述和其他特点为本章中所突出的主题提供了基础，期待医生能够随着经验和学习的积累而不断进步，从胜任到熟练到精通。

如今，医疗实践过程中所需要掌握的知识仍与日俱增，来自医学本身及医学以外的双重压力亦较前增多，从而缩短了规培医生在院内接受医学培训的总时间。持续观察患者病情随时间的变化，并为其提供自始至终的医疗照护所带来的益处，会被医生长时间承受的规培压力及其在照护患者时出现的疲劳相关医疗过失所抵消，因此应严格限制规培医生同时可负责的患者数量，控制轮值当日可进行评估的新患者数量，以及每天在医院内工作的总时间。1980 年，住院医师平均每周在医院工作超过 90 h。1989 年，他们的工作时间限制在每周不超过 80 h。1996—2008 年，住院医师的工作时间进一步缩短约 10%。2010 年，美国毕业生医学教育认证委员会（Accreditation Council for Graduate Medical Student）进一步限制第 1 年住院医师在院值岗的时间（每个轮班 16 h）。这些变化的影响尚在评估，但显示医疗失误因此减少的证据较少。减少工作时间不可避免的后果是患者从一名医生“交接”到另一名医生的次数增加。此过程涉及患者入院时已完成临床评估，由对其十分了解的医生向对患者不甚知悉的医生交接。医生务必谨慎周全地处理这些责任转交，并交换和确认收悉所有相关信息。

研究、教学以及医学实践 医生这个词源于拉丁语中的“教学”。作为教师，医生应该与同事、医学生和相关专业人士以及患者分享资讯和医学知识。医学实践取决于医学知识的总和，而后者又依赖于医生发现科学问题，并通过临床实践对问题进行分析和解释的无限循环。医学进步依赖于通过研究所得到的新信息，改进医疗服务需要转化这些信息。作为其更广泛的社会责任的一部分，如果研究不会造成过度的危险、不适或不便，医生应该鼓励患者参与符合伦理并且已经获得批准的临床研究。但是，从事临床研究的医生必须警惕其研究目标与对患者义务之间的潜在利益冲突。必须始终优先考虑患者的最大利益。

> 解决困扰历代哲学家的自然之谜，追踪疾病的起源，将渊博知识融会贯通，以尽快用于预防及治疗疾病，皆为吾辈之理想。
>
> —William Osler，1849—1919 年

第二章 全球医学问题

Global Issues in Medicine

Paul Farmer，Joseph Rhatigan 著
（陈红 胡丹 宋婧 译）

为什么提倡全球卫生?

全球卫生不是一门学科，而是一系列健康问题的集合。一些学者将全球卫生定义为与改善全人类健康和实现全球卫生公平有关的研究和实践领域，重点是解决跨国问题。尚无一篇综述阐明循证医学在极度贫困地区及跨国应用时存在的主要问题。然而，这是一个充满机遇的时刻，最近，流行病的持续存在、临床指标的改进，以及研究热度的增加推动了大规模临床研究的开展，这些研究旨在明确发展中国家贫困人群存在的健康问题。为确保不错失这一机遇，研究对象应向专家及相关非专业人员据实阐述。本章介绍了解决全球卫生问题的主要研究机构。同时，对于改善迄今为止仍未获得现代医疗服务的人群，本章明确了改善其健康所面临的主要障碍。此外，本章还对贫困地区人群常见的健康问题进行了疾病人口学数据的归纳总结。研究具体问题，特别是人类免疫缺陷病毒/艾滋病（HIV/AIDS），以及结核病、疟疾和主要的“非传染性”慢性疾病（noncommunicable chronic disease，NCD），有助于加强对预防、诊断和护理等障碍以及克服这些障碍的方法的讨论。本章最后运用社会公正的概念讨论了全球卫生公平问题，这些概念曾是国际公共卫生的核心，但在 20 世纪的最后几十年逐渐被人们舍弃。

全球卫生机构简史

对于跨国卫生的关注可以追溯到许多世纪以前，早于黑死病和其他流行病。由美洲 11 个国家于 1902 年成立的泛美卫生局是最早明确处理跨境卫生问题的组织之一，后来更名为泛美卫生组织，其主要目标是控制整个美洲的传染病特别是黄热病，它在南美洲和中美洲的大部分地区呈致命性迅速传播，并且导致了巴拿马运河建设的停止。1948 年，联合国成立了第一个真正的全球性卫生机构：世界卫生组织（WHO）。1958 年，在 WHO 的支持下，由于长期以来对跨境传染病的关注，全球卫生领导者发起了一项运动，被认为是国际卫生领域取得的最大胜利：根除天花。1979 年，尽管冷战仍在继续，让反对者感到意外的是，全球公共卫生官员参与的天花根除运动取得了成功。

1978 年，在阿拉木图（现在的哈萨克斯坦）举行的初级卫生保健国际会议上，来自世界各地的公共卫生官员达成一致目标，即“2000 年人人享有卫生保健”，可通过在世界范围内普及初级卫生保健来实现这一目标。批评者认为，在提议的日期之前实现是不可能的。在随后的几年中，出现了一项提供选择性初级卫生保健的战略，包括四项统称为 GOBI

的廉价干预措施：生长监测、口服补液、母乳喂养和白喉、百日咳、破伤风、脊髓灰质炎、结核病和麻疹的免疫接种。GOBI 后来扩展为 GOBI-FFF，还包括女性教育、食品分配和计划生育。部分公共卫生界人士认为 GOBI-FFF 是实现“人人享有卫生保健”的临时战略，但也有人批评它是对阿拉木图大胆承诺的逃避。

WHO 的影响在 19 世纪 80 年代时逐渐减弱。在 19 世纪 90 年代早期，许多人认为世界银行凭借雄厚财力及其与贫困国家政府的亲密关系（相较 WHO 更为亲密）已超过 WHO 成为在全球医疗领域中最重要的多边机构。世界银行所提倡的宗旨之一是帮助贫困国家确定值得公共资金和国际支持的“高成本-效益”医疗干预措施。同时，世界银行鼓励这些国家进行结构调整（其后被人诟病），其中包括减少在医疗和教育方面的公共支出以刺激经济增长。这种强制性限制措施是此类国家通过世界银行和国际货币基金组织等国际金融机构获取信贷和援助的条件。许多疾病在非洲死灰复燃，包括疟疾、锥虫病和血吸虫病。结核病是一种可治愈的疾病，但仍然是世界范围内成年人的头号传染病杀手。在 20 世纪的最后 10 年，每年有 50 万女性死于分娩，而世界上规模最大的慈善或资助机构很少关注全球卫生公平。

1981 年首次描述的人类免疫缺陷病毒/艾滋病加速了改变。在美国，一系列事件和这种致死性传染病的新发终结了“传染病时代已经过去”的说法。在全球流行病中心的非洲，艾滋病使结核病控制项目变得紧张，疟疾也在继续夺去很多人的生命。在 21 世纪初，仅这 3 种疾病就造成每年近 600 万人死亡。这就需要新的研究、新的政策和新的资助机制。过去的 10 年见证了重要的多边全球卫生筹资机构如全球抗击艾滋病、结核病和疟疾基金的兴起，也见证了如美国总统防治艾滋病紧急救援计划（PEPFAR）和私人慈善组织，如比尔及梅林达·盖茨基金会的双边努力。WHO 拥有 193 个成员国和 147 个国家办事处，故其在传染病跨境传播和其他健康威胁的问题上仍然很重要。在 2003 年严重急性呼吸综合征流行之后，WHO 于 2007 年 5 月加强并实施了《国际卫生条例》，这项条例为 WHO 直接调查任何成员国的广泛全球卫生问题（包括流感大流行）提供了法律依据。

即使对贫困国家健康问题的关注及资源投入日益增加，但因全球医疗卫生机构之间缺乏协同合作，故可能使为建立更加深入和有效医疗体系的努力付之东流。尽管处理范围更广、更复杂卫生问题的需求日益增加，但 WHO 的资金仍然不足。盖茨基金会是全球卫生史上最重要的发展之一，它的迅速发展使一些基金会开始质疑继续在这一领域投资其规模较小的资源是否明智。此时却有可能是所谓的“全球医疗的黄金时代”，但 WHO、全球基金会、联合国儿童基金会（UNICEF）、联合国艾滋病毒/艾滋病联合规划署（UNAIDS）、PEPFAR、盖茨基金会等主要机构的领导人必须协作，建立行之有效的架构，以竭尽全力整合新资源，保障全球医疗公平，并知悉疾病负担和尚未满足的医疗需求。为此，全球卫生领域的新旧参与者均必须将投资的重心集中在疾病探索（相关基础科学研究）、新工具开发（预防、诊断或治疗疾病），以及医疗资源分配模式（确保所有具有医疗需求的人得到公平的医疗资源和服务）上。

全球卫生经济学

政治和经济的考量常常引领着全球卫生干预政策的施行。如前所述，早期控制黄热病的努力与巴拿马运河的建成有关。然而，经济和卫生之间联系的确切性质仍有待讨论。一些经济学家和人口学家认为，改善人口的健康状况必须从经济发展开始，另一些人认为，解决健康问题是穷国发展的起点。无论在哪种情况下，对卫生照顾系统的投资，特别是对传染病的控制，都能提高生产力。问题是在哪里找到必要的资源来启动预期的“良性循环”。

在过去的 20 年里，贫穷国家的医疗支出大幅增加。根据美国华盛顿大学健康指标与评估研究所（IHME）的一项研究，全球卫生发展援助总额从 1990 年的 56 亿美元增加到 2010 年的 282 亿美元。2010 年，主要捐助者包括美国的双边机构，如 PEPFAR、全球基金、非政府组织（NGO）、WHO、世界银行和盖茨基金会。然而，卫生发展援助总额似乎在 2010 年趋于稳定，目前尚不清楚今后 10 年是否会继续增长。

为实现包括消除贫穷、普及小学教育和促进两性平等在内的联合国千年发展目标，需将医疗支出增加至超过 2010 年的水平。为了明确需要干预的程度及持续时间，则急需提高评估疾病全球负担的能力，以及拟定更精准匹配医疗需求的干预措施。

死亡率和全球疾病负担

细化指标是全球卫生的一项重要任务，而直到最近才对全球疾病负担进行了可靠的评估。第一次认真看待这一问题的研究进行于 1990 年，其为《发展中国家疾病控制优先事项》第一次报告和世界银行 1993 年的世界发展报告《投资于健康》奠定了基础。这些努力代表了在了解发展中国家卫生状况方面的重大进展。《投资于健康》尤其具有影响力，它使广大读者熟悉具体卫生干预措施的成本效益分析和伤残调整生命年（DALY）的概念。DALY 现已成为衡量某种特定健康状况对人群影响的标准指标，它结合了绝对寿命损失年和因残疾而导致的寿命损失（DALY 全球疾病负担分析见图 2-1 和表 2-1）。

2012 年，IHME 及其合作机构开始发布 2010 全球疾病负担、伤害和危险因素研究（GBD 2010）的结

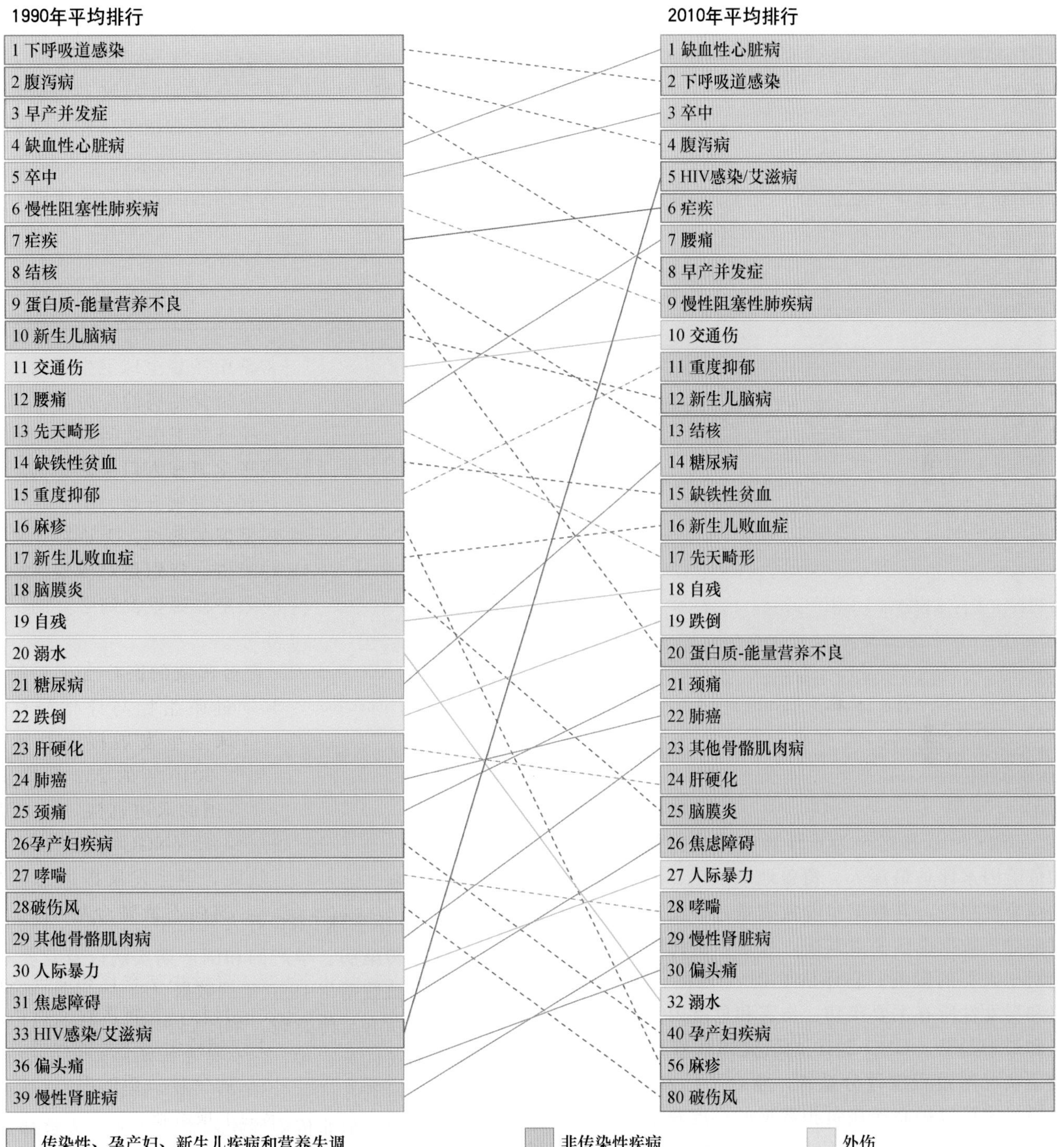

图 2-1　1990 年和 2010 年全球主要疾病负担的 DALY（伤残调整生命年）排行（经允许引自 Murray C，et al：Disability-adjusted life years [DALYs] for 291 diseases and injuries in 21 regions，1990-2010：A systematic analysis for the Global Burden of Disease Study 2010. Lancet 380：2197-2223，2012.）

表 2-1　2010 年疾病负担的主要原因

疾病或外伤	DALY（百万）	占总 DALY 的百分比	疾病或外伤	DALY（百万）	占总 DALY 的百分比
全球			**高收入国家**[b]		
1 缺血性心脏病	129.8	5.2	1 缺血性心脏病	21.8	8.2
2 下呼吸道感染	115.2	4.7	2 腰痛	17.0	6.4
3 脑血管疾病	102.2	4.1	3 脑血管疾病	11.3	4.2
4 腹泻病	89.5	3.6	4 重度抑郁	9.7	3.7
5 HIV 感染/艾滋病	81.5	3.3	5 肺癌	9.2	3.5
6 疟疾	82.7	3.3	6 慢性阻塞性肺疾病	8.6	3.2
7 腰痛	80.7	3.2	7 其他骨骼肌肉病	8.2	3.1
8 早产并发症	77.0	3.1	8 糖尿病	7.3	2.8
9 慢性阻塞性肺疾病	76.8	3.1	9 颈痛	7.2	2.7
10 交通伤	75.5	3.1	10 跌倒	6.8	2.5
发展中国家[a]			**撒哈拉以南非洲**		
1 下呼吸道感染	109.0	5.2	1 疟疾	76.6	13.3
2 腹泻病	88.0	4.2	2 HIV 感染/艾滋病	57.8	10.1
3 缺血性心脏病	85.5	4.1	3 下呼吸道感染	43.5	7.6
4 疟疾	82.7	3.9	4 糖尿病	39.2	6.8
5 脑血管疾病	79.4	3.8	5 蛋白质-能量营养不良	22.3	3.9
6 HIV 感染/艾滋病	77.0	3.7	6 早产并发症	20.0	3.5
7 早产并发症	74.4	3.5	7 新生儿败血症	18.9	3.3
8 交通伤	66.2	3.2	8 脑膜炎	16.3	2.8
9 慢性阻塞性肺疾病	65.6	3.1	9 新生儿脑病	14.9	2.6
10 腰痛	58.4	2.8	10 交通伤	13.9	2.5

[a] 发展中国家指中低收入经济体。参阅资料：worldbank.org/about/country-classifications.

[b] 世界银行将人均收入超过 12 476 美元的国家划分为高收入国家。参阅资料：worldbank.org/about/country-classifications.

DALY，伤残调整生命年

引自 Institute for Health Metrics and Evaluation，University of Washington（2013）. 获取更多数据可登录 www.healthmetricsandevaluation.org/gbd/visualizations/country.

果。GBD 2010 是迄今为止针对全球疾病负担、伤害和危险因素评估最深入、覆盖地域最广、最具可比性的综合性报告，其数据量非常完备，即使是最贫穷国家的健康数据也已涵盖其中，且足以量化评估具体情况对于人群的影响。它评估了 21 个地区、20 个年龄组和男女性所有主要疾病、伤害和危险因素的当前水平和最新趋势。GBD 2010 的研究团队修订并改进了健康状况严重程度评分系统，整合了已发表的数据，并通过家访以提高疾病负担数据的广度及准确性。随着分析方法和数据质量的提高，通过比较 1990 年至 2010 年全球疾病负担的估测数据可确定未来的重要趋势。

全球死亡率

在 2010 年全球 5280 万人死亡中，24.6%（1300 万人）是由传染病、孕产妇和围产期疾病以及营养不良造成的，该数据与 1990 年的数据（34%）相比有显著下降。在所有与传染病、孕产妇和围产期疾病以及营养不良有关的死亡中，76%发生在撒哈拉以南的非洲和南亚。尽管在过去 10 年中，由这些疾病导致的死亡率显著下降，但非传染性疾病造成的死亡人数却急剧上升，成为 2010 年前五位死亡原因。2010 年成人死亡的首要原因是缺血性心脏病，其导致全球 730 万人死亡（占总死亡人数的 13.3%）。在高收入国家，缺血性心脏病导致的死亡占总死亡人数的 17.9%，在

表 2-2　2010 年全球主要死因

疾病或外伤	死亡人数（百万）	占总死亡人数的百分比	疾病或外伤	死亡人数（百万）	占总死亡人数的百分比
全球			**高收入国家**[b]		
1 缺血性心脏病	7.3	13.3	1 缺血性心脏病	1.6	17.9
2 脑血管疾病	5.9	11.1	2 脑血管疾病	0.9	9.9
3 慢性阻塞性肺疾病	2.9	5.5	3 肺癌	0.5	5.6
4 下呼吸道感染	2.8	5.3	4 下呼吸道感染	0.4	4.7
5 肺癌	1.5	2.9	5 慢性阻塞性肺疾病	0.4	4.5
6HIV 感染/艾滋病	1.5	28	6 阿尔茨海默病及其他痴呆	0.4	4.0
7 腹泻病	1.4	2.7	7 结直肠癌	0.3	3.3
8 交通伤	1.3	2.5	8 糖尿病	0.2	2.6
9 糖尿病	1.3	2.4	9 其他心血管及循环系统疾病	0.2	2.5
10 结核	1.2	2.3	10 慢性肾脏病	0.2	2.0
发展中国家[a]			**撒哈拉以南非洲**		
1 脑血管疾病	4.2	10.5	1 疟疾	1.1	12.7
2 缺血性心脏病	4.0	10.1	2HIV 感染/艾滋病	1.0	12.0
3 慢性阻塞性肺疾病	2.4	6.1	3 下呼吸道感染	0.8	9.3
4 下呼吸道感染	2.3	5.9	4 腹泻病	0.5	6.6
5 腹泻病	1.4	3.6	5 脑血管疾病	0.3	4.0
6HIV 感染/艾滋病	1.4	3.4	6 蛋白质-能量营养不良	0.3	4.0
7 疟疾	1.2	2.9	7 结核	0.3	3.6
8 交通伤	1.2	2.9	8 交通伤	0.2	2.8
9 糖尿病	1.1	2.9	9 早产并发症	0.2	2.8
10 结核	1.0	2.6	10 脑膜炎	0.2	2.6

[a]发展中国家指中低收入经济体。参阅资料：worldbank. org/about/country-classifications.

[b]世界银行将人均收入超过 12 476 美元的国家划分为高收入国家。参阅资料：worldbank. org/about/country-classifications.

引自 Institute for Health Metrics and Evaluation，University of Washington（2013）. 获取更多数据可登录 www. healthmetricsandevaluation. org/gbd/visualizations/country.

发展中国家（中低收入国家），缺血性心脏病导致的死亡占总死亡人数的 10.1%。值得注意的是，在撒哈拉以南的非洲地区，缺血性心脏病导致的死亡仅占总死亡人数的 2.6%（表 2-2）。第二大死亡原因是脑血管疾病，占全球死亡人数的 11.1%，在高收入国家占 9.9%，在发展中国家占 10.5%，在撒哈拉以南的非洲占 4.0%。虽然高收入国家的第三位死亡原因是肺癌（占所有死亡人数的 5.6%），但在中低收入国家中，肺癌并没有排在前十位。在撒哈拉以南非洲的 10 个主要死亡原因中，有 6 个是传染病，疟疾和 HIV 感染/艾滋病是造成疾病负担的主要原因。然而，在高收入国家，只有下呼吸道感染排在十大死亡原因之列。

GBD 2010 发现，全球 5 岁以下儿童死亡人数从 1970 年的 1639 万降至 1990 年的 1190 万，2010 年降至 680 万，其降幅超过预期。在 2010 年死亡的儿童中，310 万例（40%）发生在新生儿期。在 5 岁以下儿童死亡中，约 1/3 发生在南亚，约 1/2 发生在撒哈拉以南非洲，<1%发生在高收入国家。

在 2004 年以前，HIV/AIDS 和疟疾造成的全球死亡负担均呈上升趋势，2004 年以后有了显著的改善。全球死于 HIV 感染的人数从 2006 年的 170 万下降至 2010 年的 150 万，同期疟疾死亡人数从 120 万下降至 98 万。尽管有所改善，疟疾和 HIV/AIDS 仍然是特定地区的主要负担，具有全球性影响。尽管疟疾对撒哈拉以南非洲和东南亚以外地区的死亡率影响不大，但它是全球第十一位死亡原因。1990 年 HIV 感染在全球 DALY 中排名第三十三位，但在 2010 年是疾病负担的第五大原因，其中撒哈拉以南非洲承担了绝大部分疾病负担（图 2-1）。

世界人口的寿命正在不断延长：过去 40 年，全球预期寿命显著提高，从 1970 年的 58.8 岁提高到 2010 年的 70.4 岁。这种人口结构的变化，加上非传染性疾病患病率随年龄增长而增加的事实，正在使疾病负担急剧转向非传染性疾病，非传染性疾病的疾病负担已经超过了传染性疾病、孕产妇疾病、营养失调和新生儿疾病。到 2010 年，所有年龄段总死亡人数的 65.5%和总 DALY 的 54%是由非传染性疾病造成的。导致残疾而非死亡的情况和伤害在全球疾病负担中所占比重逐渐增加。

在世界范围内，尽管预期寿命和健康生活年限均有所增加，但伴有残疾的生活年限也有所增加。尽管在发达国家和高收入国家，老年人群中常见疾病（如痴呆和肌肉骨骼疾病）的患病率较高，但 2010 年的估计数据显示，由心血管疾病、慢性呼吸道疾病导致的残疾和传染病的长期影响在中低收入国家更为严重。在大多数发展中国家，人们的寿命较短，残疾和健康状况不佳在一生中所占的比例较大。事实上，全球 50%的疾病负担来源于南亚和撒哈拉以南非洲，这两个地区的总人口只占世界人口的 35%。

健康与财富

不同收入水平的国家在疾病负担（包括传染性和非传染性疾病）方面的明显差异是贫困与健康存在内在联系的有力证明。贫困仍然是全世界卫生状况不佳的最重要根源之一，全球贫困负担仍居高不下。2008 年，全球 67 亿人口中，19%（12.9 亿）的人每天生活费不足 1.25 美元——这是衡量极度贫困的一项标准，另外有 11.8 亿人每天生活费为 1.25～2 美元。2005 年大约有 6 亿儿童生活在极度贫困中，占低收入国家儿童总数的 30%以上。国家卫生指标与各国人均国内生产总值的比较表明，较高的国内生产总值与较好的健康状况间存在明显相关性，只有少数国家例外。许多研究还证实了国家内部以及各国之间贫困与健康的联系。

疾病负担的危险因素

GBD 2010 研究发现，2010 年全球疾病负担的 3 个主要危险因素（按频率排序）是高血压、吸烟（包括二手烟）和饮酒，这与 1990 年相比发生了重大变化，当时儿童期营养不良排在首位。尽管在 2010 年排名第八位，儿童期营养不良仍然是全球 5 岁以下儿童死亡的首要危险因素。如今，肥胖已成为许多发达国家的主要健康问题，也是全球疾病负担的第六大危险因素，这种时代背景下持续的营养不良势必会引发极大的恐慌。低体重仍然是撒哈拉以南非洲地区疾病负担的主要危险因素。无法满足饥民的需要反映出多年来发展项目的失败，必须作为最优先的问题加以处理。事实上，如果没有充足的营养，无论卫生保健计划得到多么慷慨的资助都不会有效。

在 2006 年发表的一份研究特定疾病和伤害如何受环境危险因素影响的报告中，WHO 估计约 1/4 的全球总疾病负担、1/3 的儿童疾病负担和 23%的死亡是由可改变的环境因素造成的。其中许多因素可导致传染病死亡，另一些因素可导致恶性肿瘤死亡。病因学和疾病分类学越来越难以分析。多达 94%的腹泻病可归因于环境因素，其与不安全的饮用水和糟糕的卫生条件有关。在发达国家，使用固体燃料造成的室内空气污染、二手烟暴露和室外空气污染等危险因素可导致 20%的下呼吸道感染，在发展中国家，这一比例高达 42%。各种形式的意外伤害和疟疾是由环境因素造成的首要健康问题。每年约有 400 万儿童死于与不健康环境有关的原因，发展中国家由环境因素造成的婴儿死亡人数是发达国家的 12 倍。

2006 年发布的《发展中国家疾病控制优先项目》(*Disease Control Priorities in Developing Countries*) 第 2 版所涵盖的内容极广，展现了发展中国家对疾病控制的决心。此文件涉及 100 多种干预措施的成本效益分析，其中 21 个章节的内容重点介绍了优化医疗卫生系统的策略。比较相似的干预措施时，必须进行成本效益分析，以确保医生选择最优的治疗方法。然而，分析者往往对成本及治疗有效性的进展并不完全知悉。随着全球卫生资源和目标的增长，成本-效益分析（特别是基于以往证据的分析）不应妨碍全球对提供资源与便捷医疗服务投入的增加，以满足所有具有需求的人们。这也是我们使用“全球健康公平”这一概念的原因。阐释这个观点，不妨纵览 HIV/AIDS 的防治历程，其在过去的 30 年中已成为全球导致成人死亡的首要传染病。

HIV 感染/艾滋病

在资源紧张的环境中应对 HIV/AIDS 的经验教训与讨论包括非传染性疾病在内的其他慢性疾病具有高度相关性，这些慢性疾病已开发出有效的治疗方法。

2011 年，全球约有 3400 万 HIV 感染者，中低收入国家有 800 多万人正在接受抗反转录病毒治疗（ART)，较 2003 年同期增加 20 倍。截至 2011 年底，54%符合治疗标准的患者接受了 ART（这其中有多少患者定期接受 ART 并获得必要的社会支持仍有待观察)。

在美国，ART 已经将 HIV/AIDS 从不可避免的细胞免疫系统缺陷性疾病转变为一种可控制的慢性疾病。据估计，在高收入国家，ART 使每位患者的平均寿命延长了 35 岁，而 1993 年和 2006 年分别 6.8 年和 24 年。这一成功率超过了几乎所有治疗成人癌症或冠心病并发症的成功率。在发展中国家，直到 2003 年才开始广泛提供治疗，接受治疗的患者数量直到 2009 年才超过 40%。在 2003 年之前，人们提出了许多证明在资源有限的环境下不能迅速开展针对 HIV/AIDS 患者的 ART 项目的理由，包括治疗价格相对高昂、干预的复杂性、缺乏实验室监测基础设施以及缺乏经过培训的卫生保健提供者。狭隘的成本效益观点会导致错误的两分法（即仅预防或仅治疗而不是两者都有）常常不会受到质疑。既往存在的和新出现的医疗水平差异不断累积，导致数百万人过早死亡。

在艾滋病抗病毒治疗可获得性的差异引发广泛道德义愤的同时，也催生了艾滋病行动主义。在包括巴西在内的一些中等收入国家，公共医疗已协助缩小了这种差异。其他由 NGO 率先开展的创新项目已在不同地区（如海地和卢旺达）建立了获得 ART 的便捷途径，这些依赖于社区积极参与和支持的途径可取得显著成果（图 2-2）。

在过去 10 年中，在 HIV/AIDS 大流行负担最大的中低收入国家，ART 的治疗率急剧增加。在 2000 年，这些国家很少有 HIV/AIDS 患者接受 ART，而到 2011 年，这些国家有 800 万患者接受 ART，其中大多数符合治疗标准。治疗规模的扩大得益于一系列的进展，包括 ART 成本的大幅下降、治疗方法标准化的发展、资助者的大量投资，以及各国政府对提供 ART 的政治承诺。民间的艾滋病活动团体推动了这一进程。

从 21 世纪初开始，多种因素的综合作用（包括克林顿基金会 HIV/AIDS 项目和无国界医生组织）促成了 ART 仿制药物的普及。2000 年，每位患者每年一线 ART 的费用超过 1 万美元，但目前中低收入国家的一线治疗方案每年人均费用不到 100 美元。与此同时，更容易服用的固定剂量复合剂已变得更加广泛。

与此同时，WHO 也开始倡导在资源有限的地区利用公共医疗资源治疗艾滋病患者。这种途径受到 NGO 建立的健康伙伴基金会及其他团体创建的医疗照护模式的启发，提出以 5 种药物联合标准一线治疗方案，以更复杂（并且更为昂贵）的药物联合作为可选用的二线治疗方案。目前许多国家已发展和实施了标准化的临床方案，对卫生专业人员和社区卫生工作者进行了强化培训。这些努力得到了世界银行、全球基金和 PEPFAR 新的资金支持。2003 年，WHO 和联合国艾滋病规划署宣布，将缺乏 ART 作为全球公共卫生紧急情况，并发起了"3 by 5 倡议（3 by 5 initiative)"，其目标是使 2005 年底发展中国家有 300 万人接受治疗。在此期间，全球用于 HIV/AIDS 治疗的资金大幅增加，从 1996 年的 3 亿美元增加到 2010 年的 150 多亿美元。

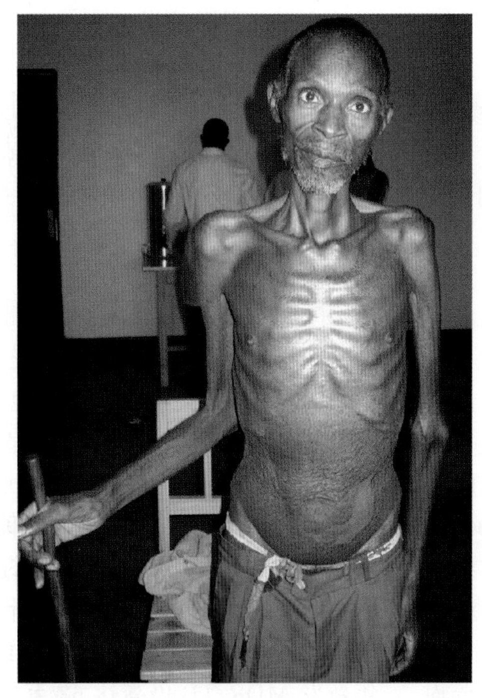

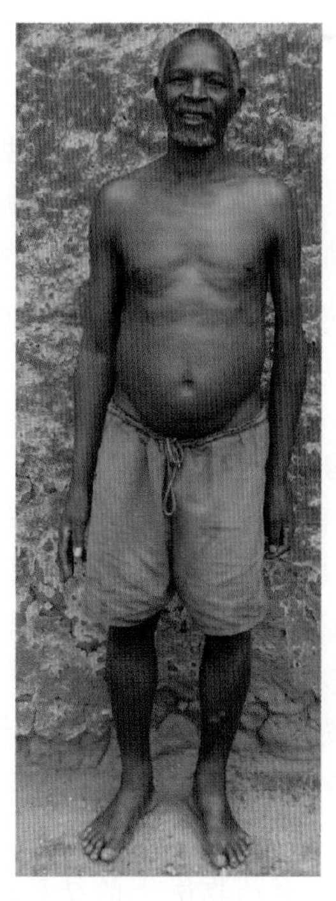

图 2-2 卢旺达一名 HIV/结核分枝杆菌合并感染的患者，治疗前（**左**）和治疗后 6 个月（**右**）

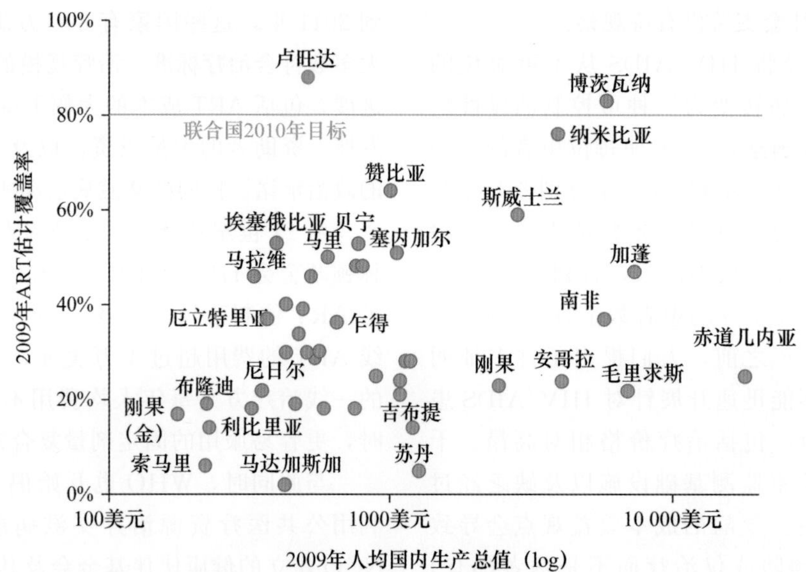

图 2-3　2009 年撒哈拉以南非洲 ART 覆盖率

许多国家设立了与之相符的目标，并致力于利用 HIV/AIDS 预防及治疗之间的协同效应将 ART 纳入其国家艾滋病防治计划和卫生健康体系中。低收入国家正进一步总结政策及其所做努力带来的影响。卢旺达就是一个成功的案例：在过去 10 年中，尽管国民总收入相对较低（图 2-3），但是艾滋病死亡率下降超过 78%，并且几乎普及了 ART。取得这一成功的原因包括强有力的国家领导、以证据为基础的政策、跨部门合作、社区护理以及将 HIV/AIDS 治疗和预防纳入初级卫生保健服务平台。正如本章稍后所介绍的，这些原则可以用于其他情况，包括非传染性疾病。

结核病

据估计，2011 年有 1200 万人患有活动性结核病，140 万人死于结核病。在世界许多地区，结核病与 HIV 感染密切相关：2011 年估计有 870 万新发结核病例，其中 120 万发生在 HIV 携带者中。事实上，非洲南部的结核复燃很大一部分为 HIV 感染合并结核感染。然而据估计，在 HIV 出现之前，发展中国家只有不到一半的结核病患者能得到诊断，更不用说接受治疗。由于结核病普遍未能得到控制和治疗，国际权威机构制定了一项旨在减少结核病疾病负担的战略。20 世纪 90 年代初，世界银行、WHO 和其他国际机构积极推广基于异烟肼和利福平的直接督导下的短程治疗（DOTS 策略）。此策略适用于被动发现的痰涂片阳性结核病患者，且这些患者必须持续接受药物治疗，以期获得治愈。

DOTS 策略对大多数对药物敏感的结核病患者均十分有效，但很快就显现了一些缺点。第一，仅凭痰涂片镜检（一种可追溯到 19 世纪末的方法）来诊断结核病并不敏感。涂片镜检会漏检许多肺结核病例和所有单纯肺外结核病例，大多数儿童活动性结核病也无法检出。第二，被动发现结核病依赖于医疗服务的可获得性，然而结核病高发区往往医疗服务极不均衡。第三，耐多药结核病（MDR-TB）患者被定义为感染了对异烟肼和利福平耐药的结核分枝杆菌菌株；因此，在耐药性已成既定问题的情况下，完全依赖这些药物是不合理的。

美国医院内出现的抗生素耐药危机并不仅限于工业化国家或常见细菌感染。多数结核患者或因结核死亡的患者，其致病菌为对一线抗结核药物敏感的结核杆菌。但在某些情况下，少数结核患者的致病菌为对至少一种一线抗结核药物耐药的结核杆菌。2012 年一篇文献报道，在中国，10%的结核病患者和 26%之前接受过治疗的患者感染了耐多药结核分枝杆菌菌株。这些病例大多数为原发性传播。为了改善以 DOTS 为基础的治疗对 MDR-TB 的治疗效果，全球卫生机构提出 DOTS-Plus，即增加了针对耐药性疾病的诊断方法和治疗药物。即便在资源匮乏地区，也已经试行了 DOT-Plus 方案。在结核肆虐地区（如南非），广泛耐药（XDR）结核分枝杆菌新型菌株已严重威胁“消除结核病计划”的成功，此类菌株对异烟肼、利福平、所有氟喹诺酮类药物和至少 1 种二线静脉注射药物耐药。在过去十年中，这些地区的高 HIV 感染率导致其结核的发病率增加了 1 倍。尽管多数资源拮据地区缺乏检出 MDR 和 XDR 结核病的能力，但据估计，2011 年新发 MDR-TB 仍高达 63 万例。这些耐药病例中约 9%是由 XDR 引起的。很显然，医院和诊所的感染控制不力会导致结核病呈暴发和致命性流行，并使患者感染多种菌株。

慢性结核病和艾滋病的防控：经验与教训

有效干预 MDR-TB 的策略对于耐药性 HIV 感染乃至耐药性疟疾的管理均有一定提示意义。由于反复感染、缺乏有效治疗手段，耐药性疟疾已成为困扰非洲部分地区的慢性疾病之一（见下文“疟疾”）。随着针对结核或丙型肝炎病毒感染新疗法的问世，过去的诸多问题将再次出现。事实上，转变观念（将艾滋病和结核病视为慢性疾病而非单纯的传染性疾病）可以得出许多有意义的结论，其中很多与全球健康有关。

第一，此处讨论的慢性感染是指接受感染病原敏感的最优化多药联合治疗的感染。多药联合适用于许多细菌、真菌、寄生虫或病毒引起的慢性感染。即使是疟原虫所致的急性感染也无法仅凭单药妥善治疗。

第二，艾滋病的预防和照护收费问题给生活在贫困中的人们带来了巨大的负担，他们中的许多人甚至难以负担最低限度的医疗服务或用药。正如对抗经飞沫传播的结核一样，此类医疗服务最好被视为促进公共健康的公益事业。最初，经费补贴的方法需要资助方持续捐赠，但是目前许多非洲国家已设定持续增加全国卫生投入的目标，可保证多个宏大项目的长期顺利运行，卢旺达便是其中的代表。同时，随着本地投入的增加，艾滋病的医疗成本逐步下降。仿制药的出现意味着抗反转录病毒治疗每日的开销仅 0.25 美元，且成本在持续下降。

第三，公共健康试点项目的发展扩大需强化甚至重建包括提供初级保健服务机构在内的整个卫生系统。过去认为缺乏医疗基础设施是妨碍世界最贫困地区施行 ART 的原因。然而，撒哈拉以南非洲和其他 HIV 负担较重的地区亦是结核复燃的区域，重建公共卫生体系将占据抗击艾滋病的资源。

第四，必须解决资源匮乏地区缺乏训练有素的卫生专门人员的问题，尤其是医生和护士。人员缺乏被视为贫穷国家治疗艾滋病失败的原因。在当前人才外流的背景下，诸多医生、护士移民至外国寻求发展机会，使得卫生系统人力不足，难以应对肆虐当地的流行病。WHO 建议每 100 000 人应配备至少 20 名医生和 100 名护士，但是据 WHO 和其他组织的最新报告，许多国家人均医护占比远未达到该目标，特别是撒哈拉以南非洲国家。这些国家中超半数地区每 10 万人口中注册医生数不足 10 名。相比之下，美国和古巴每 10 万人口即分别有 279 名和 596 名注册医生。类似地，大多数撒哈拉以南非洲国家配备的护士人数不足 WHO 推荐最低人数的一半。各国内部在卫生照护人员配备方面还存在深层的不平等现象，医疗卫生人员的城乡差距反映了财富和健康的差距。以马拉维为例，近 90%的人口生活在农村地区，但超过 95%的临床工作者在城镇工作，47%的护士在三级医疗机构上班。即便是接受专门为农村人口提供一线服务训练的社区卫生工作者也常转至市区执业。

医生和护士们离开撒哈拉以南非洲和其他资源贫乏地区的原因之一是缺乏开展业务的条件。为“垂直”（疾病针对性）医疗项目募集资金不仅可用于强化卫生系统建设，还可用于为服务水平低下的地区招募并培训医生和护士，他们可继续协助培训社区卫生工作者，并与其一同监管对社区中艾滋病和其他多种疾病患者的照护。在医生人数充足的地区也应进行此类培训，因为无论发展中国家或是发达国家，基于社区的监管是慢性疾病照护的最高标准。

第五，只有部署“全覆盖服务”方可消除因极端贫困产生的医疗照护不足、患者依从性差的障碍，如为饥饿者提供食品、协助转运患者至诊所、托儿所和住所等。极端贫困使许多患者难以遵守传染或非传染性慢性疾病的疗程。事实上，贫困在多个方面阻碍着慢性疾病治疗和预防计划的推进。在非洲的许多农村地区，饥饿是艾滋病或结核病患者的主要并存状况，缺乏足够的热量摄入就无法有效治疗这些消耗性疾病。

第六，我们需要更新的基础科学成果，致力于探索和开发疫苗、更为可靠及廉价的诊断手段，以及新型治疗药物。这些需求不仅适用于 3 种尚缺乏有效疫苗的重大传染性疾病，也适用于其他大多数被忽视的贫困相关疾病。

疟疾

疟疾是世界第三大传染病“杀手”，给人类造成巨大经济损失，贫困地区儿童（尤其是非洲儿童）死亡率最高。2010 年约有 2.19 亿疟疾病例，其已致 66 万人死亡，其中 86%（约 56.8 万人）为 5 岁以下儿童。贫困国家遭受疟疾负担的情况各异：疟疾总死亡人数的 80%以上发生于 14 个国家，而撒哈拉以南非洲的死亡率最高，全球估计疟疾死亡总人数的 40%以上来自刚果民主共和国和尼日利亚。

基于直接和间接成本的微观经济分析估计，疟疾可能消耗家庭年收入的 10%以上。在肯尼亚农村进行的一项研究表明，旱季和雨季的平均直接成本负担各不相同（分别占家庭总开支的 7.1%和 5.9%）。而在两个季节中，最贫困家庭的这一比例均大于10%。加纳的一项按收入将人口分组的研究突显了这种成本的递减性：应对疟疾仅消耗富裕家庭收入的1%，却消耗贫困家庭收入的34%。

宏观经济分析估计，与非疟疾流行国家相比，疟疾流行国家的人均国内生产总值可减少50%。造成这种差异的原因包括儿童认知发育障碍、教育水平低下、储蓄减少、外国投资减少和工人流动性受限。鉴于这一巨大的成本支出，难怪经济学家Sachs和Malaney会在一篇重要的综述中得出结论："疟疾最繁荣的地方，人类社会的繁荣程度最低。"

遏制疟疾 由于虫媒介体分布和气候差异等原因，医疗资源丰富的国家提供的疟疾控制和治疗方案很少适用于热带（和医疗资源贫乏）地区。2001年，非洲国家领导人签署了WHO遏制疟疾（RBM）运动，这项运动制定了适合撒哈拉以南非洲国家的策略。2008年，RBM伙伴关系启动了全球疟疾行动计划（GMAP）。这一战略将预防和医疗照护结合起来，并警惕出现耐药性问题，号召避免单药治疗方案。GMAP推荐了多个可降低疟疾相关发病率和死亡率的关键方法：使用经杀虫剂处理的蚊帐、室内滞留喷洒技术和以青蒿素为基础的联合治疗（ACT），以及妊娠期间歇性预防性治疗、及时诊断和其他媒介控制措施，如杀幼虫剂和环境管理。

经杀虫剂处理的蚊帐（ITN） ITN是一种有效且性价比高的公共卫生干预措施。纳入针对撒哈拉以南7个非洲国家的对照试验进行的meta分析表明，与不使用ITN的儿童相比，使用ITN的5岁以下儿童寄生虫血症的患病率降低了24%。即使使用未经处理的蚊帐也能将疟疾发病率降低1/4。在个体层面上，ITN的效用不仅仅是对疟疾的防护。多项研究表明，使用ITN可大幅降低5岁以下儿童的全因死亡率，而非仅仅降低疟疾死亡率。此外，由于感染疟疾（尤其是因为贫血）易引起儿童腹泻和呼吸道疾病，而孕妇容易分娩低体重儿，故在使用ITN的人群中其发生率亦降低。在一些地区，ITN还可以预防淋巴丝虫病、皮肤利什曼病、Chagas病和蜱传回归热的传播。在社区层面上，研究人员认为仅在一个家庭中使用ITN即可通过降低蚊子密度来减少在百米之内的家庭被蚊虫叮咬数量。ITN挽回1个DALY所需的成本估算约为29美元，使其成为极具价值的公共卫生投资。

WHO建议所有疟疾流行地区的居民应在睡觉时使用ITN进行防护。2006—2008年，在高负担非洲国家添置了约1.4亿个长效防蚊ITN，使得高负担国家ITN的家庭拥有率增加到31%。虽然RBM伙伴关系取得了一定的成功，但2009年WHO世界疟疾报告指出，5岁以下儿童使用ITN的比例（24%）仍然远远低于世界卫生大会制定的目标（>80%）。ITN的覆盖率增长受限反映出人们没有充分认识到通过提供重要的疾病预防技术来避免贫困人口患病所存在的经济阻碍，以及对推进这项产品构建和贯彻有效平台所面临的挑战。换句话说，这是执行上的失败，而不是缺乏关于如何最好地减少疟疾死亡的知识。

室内滞留喷洒技术 室内滞留喷洒是疟疾流行地区预防传播最常用的干预措施之一。使用包括DDT在内的经WHO批准的杀虫剂进行传播媒介控制，可有效减少甚至阻断疟疾传播。然而，研究表明只有在目标社区中大多数患者（约80%）得到治疗的情况下，喷药才能有效控制疟疾的传播。此外，由于成功的喷洒计划依赖于训练有素的喷洒团队、有效的监测和规划以及基础设施健全的卫生系统，故在缺乏这些条件的情况下室内滞留喷洒很难实施。虽然室内滞留喷洒存在一定局限性，但是WHO仍然推荐将其与ITN联合使用。单靠二者中的任何一种干预都不足以完全预防疟疾的传播。

以青蒿素为基础的联合治疗 氯喹耐药的出现和播散增加了对抗疟联合治疗的需求。为了限制耐药性的蔓延，WHO目前推荐对于无并发症的恶性疟疾只使用ACT（而不是青蒿素单药治疗）。与其他抗疟干预措施一样，在过去几年中ACT的比例有所增加，但在撒哈拉以南非洲的多个国家覆盖率仍然很低。RBM伙伴关系已大力投资相关措施，通过提高公共卫生部门的执行力和构建创新的筹资机制（如疟疾平价药品机制）以显著降低其成本，从而在市场上消除无效的单药治疗，进而增加ACT的可及性。

过去几年中，对抗疟药物和杀虫剂的耐药性比以往更加严重。2009年有报道证实了青蒿素的耐药性。虽然WHO呼吁停止使用青蒿素单药治疗，但许多国家仍在继续推广。持续使用青蒿素单药治疗可增加耐药的概率，这是一种致命的情况，将使疟疾更加难以治理。

2001—2011年，估计全球疟疾死亡人数减少38%，10个非洲国家以及其他地区的疟疾流行国家死亡人数减少≥50%。卢旺达的经验同样具有借鉴意义：2005—2011年，疟疾死亡人数减少85%同样与抗击艾滋病方面取得的成功有关。

随着对病原体、传播媒介和宿主复杂分子机制的了解逐渐深入，仍需要继续探索适宜的预防和治疗策略以应对疟疾。目前人们已经认识到疟疾对经济和社会造成的灾难性破坏，其负面影响与腹泻、HIV/AIDS

和 TB 不相上下。因此，对于易感人群，应推进落实有效的预防和治疗策略，并强化审查分析的力度。

来自全球基金、盖茨基金会、世界银行国际开发协会和美国总统疟疾行动计划的资助，以及公共卫生机构的领导人对于维护预防和治疗取得的获益至关重要。在过去十年呈增长势头的基础上，加上充裕的财政支持、创新性策略，以及行之有效的预防、诊断和治疗工具，总有一天我们可以实现完全消灭疟疾的目标。

非传染性慢性疾病

尽管传染病尤其是 HIV 感染、结核病和疟疾，仍然是撒哈拉以南非洲等资源匮乏地区大多数死亡的原因，但 2008 年全球 63%的死亡是由非传染性慢性疾病（NCD）所致。虽然我们使用 NCD 来概括心血管疾病、癌症、糖尿病和慢性肺病，但这一术语掩盖了这些疾病的重要特征。例如，低收入国家的两种重要的 NCD 为风湿性心脏病（RHD）和宫颈癌，分别是 A 组链球菌和人乳头状瘤病毒感染的慢性后遗症。而这些国家由 NCD 造成的疾病负担增长最为迅速。近 80%由 NCD 引起的死亡发生在中低收入国家，而全球 86%的人口生活在这些国家。WHO 报告显示全球与 NCD 有关的死亡约有 25%（约 570 万人）发生在 60 岁之前，这一数字超过了艾滋病、结核病和疟疾造成的死亡人数的总和。WHO 报告称在几乎所有高收入国家中，2008 年 NCD 死亡约占总死亡人数的 70%。预计到 2020 年，NCD 将占全球疾病负担的 80%，而在发展中国家中每 10 例死亡中就有 7 例为 NCD。近来，提升对传染性疾病的关注度及增加对其的投入资源备受欢迎，尽管其已滞后多时，但现今发展中国家已经背负传染性疾病和非传染性疾病的“双重负担”。

糖尿病、心血管疾病和癌症：全球视角 与结核病、HIV 感染和疟疾（由破坏多个器官的单一病原体引起的疾病）不同，心血管疾病反映的是各种传染性和非传染性疾病对下游单一器官系统的损害。其中部分原因是来自于饮食和劳动条件的快速变化。

其他致病因素由来已久。低收入国家的心血管疾病负担是数十年来忽视卫生系统的后果。此外，针对心血管的研究和资金投入长期以来一直关注在中高收入国家越来越普遍的缺血性心脏病。与此同时，尽管人们在 20 世纪初就意识到它对健康的影响，但直到最近人们才发现感染和营养不良对心血管造成的损害。

将心血管疾病误认为是中高收入国家老年人的问题，导致了全球卫生机构对这些疾病的忽视。即使是东欧和中亚地区，在苏联解体后其心血管疾病死亡人数激增（如 1991—1994 年俄罗斯缺血性心脏病的死亡率近乎翻倍），而这一时期传染性疾病造成的额外死亡仅占 1/20，但当时为数不多的海外医疗援助仍着眼于传染性疾病的防控。

糖尿病 国际糖尿病联盟的报告指出，预计到 2030 年全球糖尿病患者将从 2011 年的 3.66 亿增加至 5.52 亿。目前有相当比例的糖尿病患者生活在发展中国家，由于这些患者主要集中在 40～59 岁，因此，微血管并发症和大血管并发症造成的伤亡人数相当巨大。在全球范围内，这些并发症是导致残疾和生活质量下降的主要原因。仅空腹血糖高就在致残风险中排名第七，并且是全球死亡率的第六大危险因素。GBD 2010 估计，2010 年糖尿病约造成 128 万人死亡，其中 80%发生在中低收入国家。

由于预测发展中国家 NCD 导致的死亡和残疾比例将会上升，人们开始呼吁采取预防措施，包括改善饮食、加强运动和限制烟草使用，同时为心血管病高危人群制订了多药治疗方案。尽管这一议程可以在很大程度上预防 NCD 的大流行，但对非动脉粥样硬化性心脏病患者却几乎没有帮助。

心血管疾病 由于对撒哈拉以南非洲地区卒中和心力衰竭病因的系统研究才刚刚开始，因此对这些地区血压升高的影响因素知之甚少。在低肥胖率且不吸烟的人群中，血压轻度升高在短期内发生不良事件的风险较小。然而这些地区血压持续超过 180/110 mmHg 的患者在很大程度上没有被发现、治疗和控制。在弗雷明汉心脏研究中，随着有效降压药的使用，男性血压超过 210/120 mmHg 的患病率从 20 世纪 50 年代的 1.8%下降至 20 世纪 60 年代的 0.1%。尽管对合理的筛查策略和治疗阈值的争论仍在继续，但以护士为主的农村卫生中心必须能快速获取必要的降压药。

心力衰竭的流行病学反映了危险因素患病率和治疗方面的不平等。据报道自 20 世纪 50 年代以来，心力衰竭的疾病负担一直没有改变，但全球范围内心力衰竭的原因和患病人群的年龄各不相同。心包、心肌、心内膜或瓣膜损伤导致的心力衰竭占全球总住院治疗疾病的 5%。在高收入国家，老年人的冠心病和高血压是心力衰竭的主要病因。例如，美国心力衰竭患者中 60%合并冠心病，70%患有高血压。然而在世界上最贫穷的 10 亿人口中，心力衰竭主要由于儿童和青年因贫困而暴露于风湿性链球菌属和嗜心性微生物（如 HIV、美洲锥虫、肠道病毒、结核杆菌）、未经治疗的高血压和营养不良。这些人群常见的其他导致心力衰竭的原因包括特发性扩张型心肌病、围生期心肌病和心内膜心肌纤维化，但其机制尚不清楚。

与富裕国家临床医生治疗缺血性心肌病所付出的巨大精力形成鲜明对比，在资源匮乏的地区，很少有医生关注年轻的非缺血性心肌病患者。非缺血性心肌病，如由高血压、RHD和慢性肺疾病导致的心肌病，占撒哈拉以南非洲地区心力衰竭病例的90%，包括人们知之甚少的心肌病，如围生期心肌病（在海地农村地区，每300名分娩成功的孕妇就有1人患病）和HIV相关性心肌病。多药治疗方案包括β受体阻滞剂、血管紧张素转化酶抑制剂以及其他药物，可显著降低这些患者的死亡风险并改善其生活质量。HIV感染与结核长期防控的推广经验对于建设心力衰竭患者管理体系具有借鉴意义。

上文中部分从慢性感染性疾病中得到的经验和教训也适用于心血管疾病，尤其是被归于NCD但实际上是由感染性病原体引起的疾病。无论是过去或现在，整合预防和医疗照护同样重要，正如1960年Paul Dudley White教授及其同事在加蓬兰巴雷内Albert Schweitzer医院的附近地区几乎没有发现心肌梗死病例，但是其报告称“二尖瓣狭窄的患病率高至惊人……我们坚信，我们有责任帮助这些患者获取更好的青霉素预防治疗，具有适应证者行心脏外科手术。对于可矫正的先天性心脏缺陷也应如此。”

全世界有1500多万人罹患RHD，每年新增病例超过47万例。在每年240万儿童RHD患者中，估计42%发生在撒哈拉以南非洲。这种疾病可引起心内膜炎或卒中，每年导致34.5万人死亡——几乎全部发生在发展中国家。埃塞俄比亚的研究人员报告称，农村地区的年死亡率高达12.5%。部分原因是自RHD从富裕国家消失以来对RHD的预防就毫无进展，尽管哥斯达黎加、古巴和一些加勒比国家取得了成功，但撒哈拉以南非洲地区中没有任何一个地区根除RHD。针对撒哈拉以南非洲成人急性心力衰竭的一项调查显示，约14.3%的病例由RHD所致。

消灭RHD的策略有赖于在高危人群中主动发现病例，并通过超声心动图证实，以及普及对严重瓣膜损伤患儿进行外科干预。对于条件受限或者无手术设施的地区，通过加强合作推进外科手术项目将有效扩展实施挽救性干预措施的能力，避免于患者夭折及痛苦逝去。长期的目标是建立设施配备精良的区域中心，以提供持续便捷的高质量服务。

来自撒哈拉以南非洲和其他地区三级医疗中心的临床医生一直在呼吁预防和治疗贫困人群的心血管疾病。为应对传染病大流行而重建的卫生服务体系为识别和治疗器官受损的患者，并开展预防贫困人群心血管疾病和其他慢性疾病的工作提供了机会。

癌症 癌症约占全球疾病负担的5%。在2008年1260万癌症病例和760万癌症死亡病例中，中低收入国家占2/3以上。预计到2030年，每年死于癌症的人数将增加400万，发展中国家的癌症死亡人数将比发达国家增长得更快。“西方”生活方式的转变将导致中低收入国家人群乳腺癌、结肠癌和前列腺癌发病率增加，但历史现实、社会文化和行为因素、遗传学以及贫困本身也将对癌症相关死亡率和发病率产生深远影响。每年至少有200万癌症病例（占全球癌症负担的18%）可归因于传染性疾病。在发达国家，传染性疾病导致的癌症<10%，但在中低收入国家，传染性疾病导致的癌症占所有恶性肿瘤的20%。在发展中国家，人乳头状瘤病毒、乙型肝炎病毒和幽门螺杆菌等癌症的传染性原因将继续形成更深远的影响。环境和饮食因素，如室内空气污染和高盐饮食，也会增加某些癌症的发病率（如肺癌和胃癌）。烟草使用（包括吸烟和咀嚼）是肺癌和口腔癌死亡率上升的最重要原因。与很多发达国家减少烟草使用相反，发展中国家的吸烟人数正在增加，特别是女性和年轻人。

由于许多原因，发展中国家恶性肿瘤患者的预后远比发达国家差。就目前的资助状况而言，贫穷国家的卫生系统负担过重，无法及早发现癌症，大多数患者在确诊时已发展为无法治愈的恶性肿瘤。在大多数贫穷国家，只有很少一部分最富有的公民能够得到癌症治疗，而且即使能够得到治疗，其服务的范围和质量往往也低于标准水平。然而，这未必是将来的趋势。仅在10年前，人们还认为MDR-TB和HIV感染在极度贫困地区是无法被治愈的。通过创建创新性项目来降低技术和财政门槛，以对世界最赤贫人口中可治疗的恶性肿瘤提供医疗服务的可行性现已明确（图2-4）。包括墨西哥在内的多个中等收入国家已经扩大了公立资助体系，使癌症照护得以覆盖更为贫困的人群。这种资源投入显著改善了癌症预后，包括儿童白血病和宫颈癌。

预防非传染性疾病 当前全球卫生领域中仍存在错误的论调，包括将预防与治疗措施对立起来，这在某种程度上反映了过时的医疗范式或是对疾病负担、病因，以及国家内部患病风险具有显著差异的片面理解。有时，这些主张还会因既得权益而成为政治争论。例如，2004年WHO发布了《饮食、体育活动和健康全球战略》，其重点是在全球范围内推广健康饮食和定期体育活动，以期减少日益严重的全球肥胖问题。由

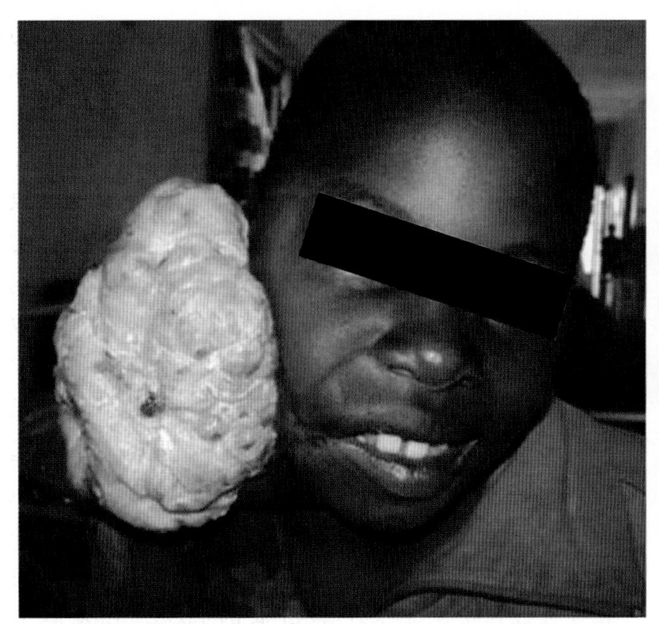

A

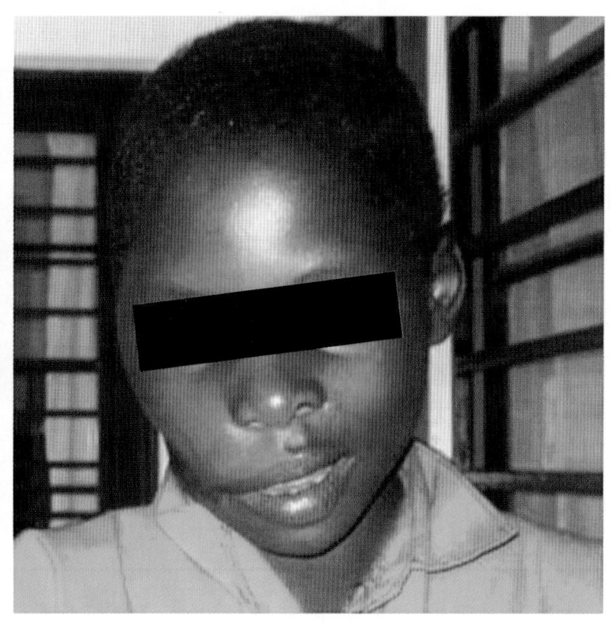

B

图 2-4　罹患胚胎性横纹肌肉瘤的 11 岁卢旺达患者，化疗前（**A**）和化疗及手术后 48 周（**B**）。5 年后，患者身体健康，无疾病表现

于食品工厂和包括美国在内的一些 WHO 成员国的强烈反对，在世界卫生大会上通过这一战略十分困难。虽然全球化产生了许多积极的影响，但其中一个消极的影响是，发达国家和发展中国家都出现了资金充足的游说团体，这些团体极力促进不健康的饮食习惯改变，并增加烟酒的消费。2010 年外国对发展中国家烟草、饮料和食品的直接投资达 903 亿美元——这个数字是当年双边援助机构、WHO、世界银行和所有其他的医疗援助方为应对 NCD 的总资助金额（1.85 亿美元）的 490 倍。尽管 WHO 制定了《2008—2013 年预防和控制非传染性疾病全球战略行动计划》，但在控制 NCD 方面的投入仍然非常少。

据 WHO 估计，80％的心血管疾病和 2 型糖尿病以及 40％的癌症都可以通过更健康的饮食、增加体育运动和避免吸烟来预防。这些估算数据背后还隐藏着巨大的地区差异。尽管一些证据表明，基于人群的措施可以对这些行为产生一些影响，但值得注意的是在所有人群中，不断增加的肥胖水平均没有被逆转。避免吸烟可能是所有行为矫正中最重要却又是最困难的。在 20 世纪，全球有 1 亿人死于与烟草有关的疾病。据预测，21 世纪将有超过 10 亿人死于这些疾病，其中绝大多数死亡发生在发展中国家。2003 年 WHO 发布的《烟草控制框架公约》是一项重大进展，所有缔约国都承诺采取一系列政策措施以降低烟草消费。目前，全球 10 亿烟民中有 80％生活在中低收入国家。如果这种趋势继续下去，到 2030 年与烟草有关的死亡人数将增加至每年 800 万人，其中 80％的死亡发生在中低收入国家。

心理健康

WHO 报告显示，在指定的时间内，全球约有 4.5 亿人受到精神、神经或行为问题的影响，每年大约有 87.7 万人死于自杀。重度抑郁症是当今世界致残的首要原因。每 4 位患者中就有 1 位至少患有 1 种精神、神经或行为障碍，但其中大多数既没有得到诊断，也没有得到治疗。大多数中低收入国家用于精神卫生的支出不足医疗总支出的 1％。

越来越多的方法可有效治疗许多导致精神障碍的主要原因。包括癫痫在内的许多神经疾病的有效治疗由来已久。提供这些治疗的最大障碍之一是缺乏专业人员。例如，大部分撒哈拉以南非洲国家只有极少数精神科医生，且他们多在大城市执业，并不服务于公立机构或生活在赤贫地区的患者。

在少数有幸见到精神病专家或神经科医生的患者中，能够坚持治疗方案的患者很少。多项对已确诊患者进行的调查显示，在表面上接受日常治疗的患者中，贫困患者存在多重障碍阻碍其按处方服药。肯尼亚的一项研究显示，在癫痫门诊中没有一位患者的抗癫痫药物血药浓度达治疗水平，尽管他们都曾开具这些药物。此外，许多患者的血液中根本检测不到这些药物。这同样会妨碍贫困患者获得可靠的胰岛素或抗反转录病毒治疗，也妨碍了他们从抗抑郁药、抗精神病药和抗癫痫药中获益。为了缓解这一问题，一些组织机构建议培训卫生工作者，为需要精神卫生服务的患者提供社区随访支持、咨询服务和转诊。在印度果阿建立

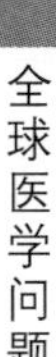

了这样一个项目，他们采用“非专业”顾问，并最终使目标人群中常见精神障碍的发生率显著下降。

《世界精神卫生：低收入国家的问题和重点》报告全面分析了低收入国家精神、行为和社会问题的负担，并将暴力、混乱、贫困和剥夺妇女权利等社会力量导致的精神问题与当前的经济、政治和环境问题联系起来。在该报告发布后的几年里，一些旨在向慢性精神疾病患者提供社区照护的试点项目已经在印度果阿、印度尼西亚班达亚齐、中国农村、海地震后地区及斐济等地启动。其中部分项目是以学校为基础，并尝试将预防与护理联系起来。

总结：迈向科学实践

公共卫生策略主要依靠定量方法——流行病学、生物统计学和经济学。临床实践，包括内科学的临床应用，需借助高速扩展的知识库，且仍需侧重于患者个体的照护，临床干预很少以人群为基础。但是，全球卫生公平取决于避免过去的错误观点：无论是公共卫生还是仅通过临床方法都不足以解决全球卫生问题。要使循证内科学在世界贫困人口中得到有效应用，还有很长的路要走。事实证明 HIV/AIDS 和结核病等复杂传染病很难控制，但并非不可能控制，耐药性和缺乏有效的卫生系统使这类工作难度加大。除了通常所说的“传染病”外，在心血管疾病和精神疾病等慢性病领域，全球卫生仍是一项新兴项目。在资源极度匮乏的环境中解决上述任何一个问题都需要付出更大的努力，以加强卫生系统建设和缓解日益严重的人员危机。

这些努力必须包括建立足够高效的医疗卫生“平台”，以便迅速纳入新的预防、诊断和治疗技术，以应对疾病负担的变化以及主流医疗服务体系下无法满足的需求。随着新技术的引进和临床试验评估，医学研究中心试图解决这种“知与行”之间的差距。但无论在发达国家还是落后国家，这些机构在贫困人群中发挥的作用都是有限的。当这些医学研究中心的学术能力与负责向贫困人群提供卫生服务的公共机构形成有效连接并有效结合时，则能取得巨大的进展。

由于这些原因，在曾经被称为“国际卫生”，现在被称为“全球卫生公平”的领域中，科研工作和临床实践正在迅速发生变化。临床实践与基于人口学研究所推荐的干预措施之间的冲突、分析与行动之间的冲突，以及疾病预防与治疗之间的冲突均可对开展这一工作造成影响。一旦确定了衡量指标，它们将如何有助于减少世界贫困人口的过早发病率和死亡率？同 19 世纪一样，事实证明，人权观点有助于把注意力转向贫困患者的问题，这一观点同样可对提供公平医疗服务的策略带来影响。

许多教学医院正在为对全球卫生感兴趣的医生制订培训计划。在美国和其他富裕国家的医学院，人们对全球卫生的兴趣激增。一项研究表明，超过 25％的医学生在毕业前至少参加过 1 次全球卫生实践。半个世纪甚至十年前，如此高的兴趣水平是无法想象的。

据估计，每年有 1200 万人死于贫困。这些过早死亡中绝大多数发生在非洲，亚洲贫困地区紧随其后。这些死亡大多是因为世界上最贫穷的人无法获益于科学的“果实”。这些死亡包括由疫苗可预防疾病造成的死亡、分娩期间的死亡、可通过抗生素和其他基本药物治愈的传染病造成的死亡、可通过蚊帐或治疗进行预防的疟疾造成的死亡以及水传播疾病造成的死亡。死亡率过高的其他因素为对推进预防、诊断和治疗新手段的力度不够。那些为发现和发展新手段资助经费的机构通常会忽视贫困地区对这些策略的需求。事实上，有人认为解决预后差距所面临的最大挑战是受影响最严重的地区缺乏可实际操作的分配机制。

因此，贯彻落实各类新手段必须紧紧伴随着对其进行公平分配。当推进新的预防和治疗措施却未同时关注其执行或落实时，可出现所谓的偏离效应。即使开发了新手段，在没有公平计划将这些手段提供给最高危人群的情况下，不平等将会加剧——在那些负担得起的人群中发病率和死亡率较低，在那些负担不起的人群中发病率和死亡率持续较高。预防未来出现这种不平等是全球卫生发展最重要的目标。

第三章　临床医学决策

Decision-Making in Clinical Medicine

Daniel B. Mark，John B. Wong　著
（陈红　张宁　译）

引言

对于一名医学生，收集患者病史、进行体格检查，并将这些信息组织成连贯的陈述需要花费数小时，而

经验丰富的临床医生却可在数分钟内做出诊断和制定治疗计划。将临床专家和初学者区分开来的是难以界定的“专业能力”。本章第一部分将概述目前对临床思维这一专业能力的理解，包括它的定义，以及如何增强这种能力。

对医学生来说，正确使用诊断性检查并将其结果整合到患者的临床评估中同样令人困惑。为了“击中”未知的“诊断靶标”，新手医生通常使用“散射”法进行各种检查。相反，专家通常将其检查策略集中在特定的假设诊断上。本章第二部分将针对阐释诊断性检查涉及的基本统计学概念，以及用于临床决策的定量工具进行综述。

循证医学（EBM）是将现有的最佳研究证据与临床判断相结合，应用于个体患者的医疗照护。本章第三部分将对 EBM 的方法学进行概述。

临床思维简介

临床专业能力 定义临床“专业能力”仍然非常困难。国际象棋具有基于技能和表现标准的客观排名系统。同样，田径运动也设有排名系统区分新手和奥运选手。但在医学领域，医生完成培训并通过考核后，没有进一步的测试或基准来确定哪些人达到了最高的临床水平。当然，当遭遇让所有人感到困惑的特别疑难或棘手的病例时，医生会咨询一些临床“精英”，因为他们具有“特殊的解决问题的能力”。然而，即使是最优秀的临床医生通常也无法解释其决策的确切过程与方法，从而限制了他们传授其取得非凡成就所具备的专业能力。此外，临床专业能力不能一概而论，如在诊断和管理中性粒细胞减少症、发热和低血压患者方面，肥厚型心肌病专家未必优于第一年住院医师（甚至可能更差）。

广义的临床专业能力不仅包括认知维度和语言、视觉线索或信息的整合能力，还包括有创性和无创性操作及检查所必需的复杂精细动作技能。此外，“完整”的专业能力还包括与患者有效沟通的能力，以及与医疗团队成员良好协作的能力。总的来说，对于医学专业能力的研究仍然相对较少，且大部分工作主要聚焦于诊断思维，很少关注治疗决策或是操作表现中涉及的技能。因此，本章主要关注临床思维的认知要素。

由于临床思维是在医生大脑中进行的，因此它不容易被观察到，显然也很难进行研究。有一种研究临床思维的方法是通过在某种程度上模拟真实的临床情景，并要求医生在获取大量的临床信息后将其所思所想通过语言进行叙述。另一种研究方法则更加关注医生应该如何诊断及鉴别诊断，而非实际如何诊断。目前多数对于临床思维的理解来源于对非医学问题解决方法的实证研究。由于对这一领域的研究涉及包括认知心理学、社会学、医学教育、经济学、信息学及决策学在内的多种研究角度，因此并不存在单一的综合临床思维模式，且用不同的术语及模式描述相似的临床现象的情况并不罕见。

直觉思维与分析思维 “双加工理论”是现代思维模式的一种，它将认知过程区分为 2 个系统。直觉思维（系统 1）通过模式识别以及其他简化的“经验法则”（如启发式），将当前情景与既往记忆相关联，从而不假思索地迅速做出判断，如“非裔美国女性出现肺门淋巴结肿大考虑结节病”就是一个非常简单的思维定式。由于这种回忆过程通常不需要意志努力，因此临床医生很难阐明其临床决策的依据。分析思维（系统 2）是与之相反的另一种“双加工理论”的思维方式，其速度慢但有条理，且需经过深思熟虑和意志努力。但显而易见的是，以上 2 种系统都是认知体系的理想化极端。而这 2 种系统如何参与不同问题的决策、专家与初学者在运用上述思维方式时的差异，以及在何种情形下运用上述思维方式会导致判断错误仍是目前研究及讨论的重点。

模式识别是一个复杂的认知过程，但很大程度上并不“费脑”。人们可以识别人脸、狗的品种或汽车模型，但不一定能说出是什么特征协助他们顺利识别。同理，经验丰富的临床医生常能迅速识别出相似的诊断模式，但医学生（以及经验丰富的医生在诊治非其专业领域的疾病时）因缺乏足够的诊断模式的知识储备，通常需通过更“费脑”的系统 2 进行分析，并更细致且全面地收集临床数据以明确诊断。

以下 3 例咯血患者的简短场景展示了 3 种不同模式：

- 场景 1：46 岁男性患者主诉咯血。无吸烟史，身体健康，目前正处于病毒性支气管炎恢复期。这种表现模式提示少量带血丝的痰是由急性支气管炎引起的，因此胸部 X 线足以说明没有更严重的疾病。
- 场景 2：46 岁患者主诉咯血，有吸烟史（100 包/年），晨咳加剧，偶有痰中带血丝，符合肺癌的表现模式。后行胸部 X 线和痰细胞学检查，并建议患者进行胸部计算机断层扫描（CT）。
- 场景 3：来自发展中国家的 46 岁咯血患者，心脏听诊可闻及心尖部轻柔的舒张期隆隆样杂音，超声心动图提示风湿性二尖瓣狭窄，并可能有肺动脉高压。

尽管判断迅速，但未经充分思考的模式识别可能造成决策武断：医生错误地认为自己已经做出正确的诊断，并因此未完成临床资料的完整采集，而这些缺失的临床信息很可能提示最初诊断模式的选择并不恰当。例如，一例45岁男性患者近3周出现“流感样”上呼吸道感染（URI），其临床症状包括呼吸困难、咳嗽及咳痰。基于该患者当前的主诉，临床医生使用“URI评估量表”，通过信息采集的标准化提高诊疗质量和效率。在迅速获取相关必要的检查结果，并考虑到该患者未出现发热且胸部检查未见明显异常后，临床医生予患者治疗急性支气管炎的药物，并向患者保证其病情并不严重便让其回家继续药物治疗。随后患者出现夜间严重的呼吸困难，并进展至恶心、呕吐和晕倒。患者被送至急诊时已出现心脏停搏，心肺复苏失败。最后通过尸检明确其死因为后壁心肌梗死，右冠状动脉粥样硬化伴新鲜血栓形成。在诊疗过程中到底哪里出了错呢？错便错在临床医生仅凭临床表现，甚至在进行病史采集之前就断定该患者的病情并不严重。从而相信自己可以使用URI评估量表进行简单的重点检查，未考虑其他的可能性并通过合适的检查进一步明确或除外最初的假设。更重要的是，由于只关注于URI，该医生忽视了患者完整的呼吸困难病史，而这恰恰可能提示该患者存在更严重的疾病，此外他还忽略了对可能促使其做出正确诊断的其他临床表现的进一步挖掘。

启发式，也被称为认知捷径或经验法则，是一种简化的决策策略，即通过忽略部分所获得的数据，以便为期望的判断提供有效的途径。启发式通常属于直觉思维的一部分。但对于启发式在临床决策中的价值，两项主要研究项目却得到不同的结论。“启发式与决策偏倚”项目的研究重点是明确运用启发式解决临床问题如何出现偏倚，他们通过测试心理学本科生的数字直觉发现其直觉违反统计学规则。但旨在探索依赖简单启发式的决策者如何及何时可以做出正确的决策的“简捷启发式”研究项目，则得出了相反的结论。尽管临床思维涉及多种启发式，但本文仅对其中的4种进行阐述。

当对某一特定的患者进行评估时，临床医生常需要权衡患者的症状、体征以及危险因素与他们疑诊的疾病典型表现的相似程度。即在所有可能的诊断中，临床医生通过将患者的表现与代表性病例的表现匹配，从而明确诊断。与模式识别相似，这种认知捷径被称为“代表性启发式”。但是，若临床医生并未考虑可解释患者临床症状的2种鉴别诊断之间患病率（如验前或先验概率）的差异，应用代表性启发式往往会得出错误的结论。例如，一例高血压患者出现头痛、心悸及大汗，临床经验较少的医生可能会基于该症状是嗜铬细胞瘤经典三联征的代表性启发式而考虑嗜铬细胞瘤可能性大。但这么做是不正确的，其原因在于其他引起高血压的病因比嗜铬细胞瘤更常见，且以上三联征也可出现于无嗜铬细胞瘤的患者。缺乏确诊某种疾病的临床经验或疾病出现多种临床表现（如结节病等可累及多个系统的疾病）均可造成误诊。

第二种常用的认知捷径是“可用性启发式”，基于回忆既往类似病例的难易程度，对临床决策产生影响。例如，经验丰富的临床医生可能会回忆起过去几年见过的20例以急性无痛性呼吸困难起病的急性心肌梗死（MI）老年患者。一个临床经验较少的医生在考虑并明确心脏病诊断之前，可能会花很长时间寻找肺部病因。在这种情况下，患者的临床表现并不符合最常见的急性心肌梗死模式，但非典型表现的经验积累以及回忆的能力可指导医生做出诊断。

可用性启发式的错误源于多种来源的回忆偏差。罕见的灾难性情况很可能会被清晰地记住，其记忆强度与未来诊断的可能性不成比例。例如，咽痛患者最终被发现患有白血病，或者腿痛的年轻运动员最终被发现患有肉瘤。当然，那些媒体报道过或最近的经验更容易回忆起来，因此对临床判断的影响更大。

第三种常用的认知捷径是“锚定启发式”（也被称为保守性或黏性），包括预测疾病发生的可能性（锚定），随后在对有关患者的新信息进行解释时，对疾病发生的可能性进行上下调整（与贝叶斯定理所得概率相比），但这种调整并不充分，仍倾向于与锚定概率保持一致。例如，临床医生可能在患者运动铊试验呈阴性时仍然会判断其冠心病的可能性很大，并继续行心导管插入术（见下文“疾病概率的测量指标与贝叶斯定理”）。

第四种启发式指出，临床医生应尽可能以最简单的方式充分解释患者的症状或检查结果（Occam剃刀定律或“简单启发式”）。尽管这是一种很有吸引力且经常被使用的原则，但重要的是要记住，它并不存在生物学基础。简单启发式会出现的错误包括过早地结束导致忽视无法解释的重要症状或发现。

当面对的问题被认为是复杂的或者涉及重要的不熟悉的元素或特征时，即使是经验丰富的医生也会使用分析思维过程（系统2）。在这种情况下，临床医生会更有条不紊地进行所谓的假设-演绎思维模型。刚开始，临床专家会通过分析产生、改进和抛弃诊断假设。

医生根据这些假设决定在采集病史时询问患者的问题，且随时间可能推翻原假设，提出可能性更大的新假设，并根据更合理的假设进行体格检查。脾大吗？肝有多大？有无压痛？是否有可触及的肿块或结节？在检查者解决下一个具体问题之前，必须回答现有的所有问题（以除外其他可能），每个诊断性假设均有相应的可验证的预测结果，以及接下来应解决的问题或进行的步骤。例如，如果体格检查发现的肝大伴压痛是由急性肝炎（假设）所致，则某些特定的肝功能指标会显著升高（预测）。如果检测结果恢复正常，那么这个假设可能就不得不被舍弃，或者进行实质性的修改。

阴性检验结果往往会被忽视，但其与阳性结果同样重要，因为它们往往会降低正在考虑的诊断假设的可能性。活动后未诱发患者的胸部不适或使之加重，可降低其患有慢性缺血性心脏病的可能性。无静息性心动过速和甲状腺肿大，可降低患者是因甲状腺功能亢进继发阵发性心房颤动的可能性。

对疾病的敏锐度可能超过对患病率和上述其他问题的考虑。“必须考虑的诊断”强调了识别那些若得不到诊断及治疗将造成灾难性后果的相对罕见疾病的重要性。例如，临床医生被教导将主动脉夹层作为可能引起急性剧烈胸痛的病因。即便主动脉夹层和心肌梗死的病史并不相同，但因其十分罕见，故除非将它明确列为需常规进行鉴别的疾病，否则诊断主动脉夹层仍十分困难。如果临床医生未能从病史中得出任何夹层的解剖学特征，且患者两臂血压相当，脉搏无异常，则可放心地放弃主动脉夹层的假设。然而，如果胸部X线显示纵隔增宽，则可以维持这一假设，并对患者行适当的影像学检查（如胸部CT、经食管超声心动图）以更全面地评估。在非急性情况下，潜在替代诊断的患病率应在诊断假设的产生中发挥更突出的作用。

研究临床专家思维过程的认知科学家发现，临床专家会将数据分类打包或形成“记忆组块”，存储在短期或工作记忆中，并用于生成诊断假设。由于短期记忆的容量通常为5～9个项目，因此可以积极集成到生成假设中的记忆组块数量也同样有限。由于这个原因，上面讨论的认知捷径在产生诊断假设方面起着关键作用，其中许多假设在形成的同时就被迅速抛弃（由此证明了分析思维与直觉思维的区别在于，后者是一种果断、简单，却十分有用的认知行为）。

有关临床思维的假设-演绎模型的研究难以明确区分专家和新手具备的临床思维的因素。这导致从研究专家解决问题的过程转而至分析他们的知识结构。例如，诊断可能基于新病例与先前单个病例（范例）的相似性。专家们有大量的记忆案例，如对影像学结果的长期视觉记忆。然而，临床医生并不是简单地依靠对特定病例的文字记忆，而是建立了详细的记忆信息或疾病模型的概念网络，以帮助其得出结论。也就是说，临床专业能力包括将症状、体征和危险因素有目的地相互关联的能力，并识别确诊所需的其他信息。

没有单一的理论能够解释专业能力在医学诊断中的所有关键特征。与新手相比，专家在解决问题时拥有更多的知识和更丰富的认知工具。专业能力的一个定义强调了做出明确鉴别的能力。从这个意义上说，专业能力包括对诊断可能性，以及区分一种疾病与另一种疾病特征的有效认识。光靠记忆是不够的。熟记一本医学教科书并不能成为专家。但获得详细和具体的相关信息至关重要。过去的临床医生主要依靠他们自己记忆中的经验。未来的临床医生将能够使用电子工具获得许多临床医生的经验，但是，就像熟记教材一样，仅凭数据并不能立即成为专家。专家会将这些数据融入广泛的内部化知识和经验数据库中，而这些知识和经验是新手（和非专家）无法获得的。

尽管已经做了很多工作来理解医学和其他学科的专业能力，但仍然不确定是否有教学计划可以加速从新手到专家或从有经验的临床医生到顶级临床医生的发展。刻意努力练习（可能是10年或10 000个小时的长时间练习）和私人教练是两种可以提高专业技能的有效策略，通常用于医学以外的领域（如音乐、体育、象棋）。它们在发展和维持或加强医学专业能力方面的作用尚未得到充分的探讨。

诊断与治疗决策

现代医学中最理想的治疗决策是对推荐意见的“个体化”。简而言之，个体化治疗包括结合现有的最佳证据和患者个体的特征（如危险因素），以及其偏好和健康目标，从而为患者制订最优的治疗方案。在操作层面上，个体化具有两种不同并且互补的决策方式：根据具体患者的临床表现和其他特征为其匹配最合适的治疗方法，以及参考患者意见，制定个体化的干预措施，这也常被称为“共同决策”。尽管此概念意义重大，但并不是本章所讨论的内容。

个体化治疗的临床依据并非是医生通过个人经验总结的有效治疗印象。由于样本量较小且事件发生率很低，故从自身的临床经验中得出错误因果推断的概率极高。对于大多数慢性疾病，疗效只能通过对患病群体进行统计学分析来证实，且由此推断出的结论也可能并不是百分百正确。例如，高血压患者使用血管紧张素转化酶抑制剂（ACEI）可避免治疗期间发生卒中；或未经治疗的患者使用 ACEI 也可以预防卒中。事实上，对于许多慢性疾病而言，大多数患者无论采用何种治疗方法，均无不良事件发生；反之一些患者无论选择何种治疗均会发生不良事件。但那些可通过治疗避免不良事件的患者人群无法单独被识别出来。血压下降是非常容易被观察的替代终点，但它与预防卒中之间并没有必然联系。因此，证明治疗效果不能简单地依赖于观察单个患者的结果，而应基于经过审慎研究和正确分析的患者群体的结果。

通过临床试验和完善的疗效研究所得到的最佳临床证据是做出治疗决策的基础。完善的权威临床实践指南综合了这些证据，为临床医生面临的许多治疗决策提供便捷可靠的建议。然而，所有指南中"一刀切"的建议可能并不适用于个别患者。现在人们越来越关注如何最好地调整治疗危害和获益的群体级临床证据，来说明亚群甚至个别患者的绝对风险等级，如使用经过验证的临床风险评分。

临床决策的非临床影响因素

十多年来，对临床医生执业模式变化的研究揭示了影响临床决策过程的因素。这些因素可以从概念上分为 3 个重叠的类别：①与医师个人特点和执业风格相关的因素；②与执业环境相关的因素；③与经济激励相关的因素。

与执业风格相关的因素　为了确保提供高质量的必要护理，医生作为患者的代理人在医疗服务中发挥关键作用。影响医生能否胜任此角色的因素包括其临床知识、实践能力及个人经验。很显然，如果医生不熟悉证据，他们就不能实践循证医学（见下文）。正如预期的那样，专家一般会比普通医生更了解所在领域的证据。除已发表的临床证据及实践指南外，另一类影响医生执业的因素可被统称为"执业风格"。执业风格用以定义临床行为规范。例如，对不同治疗方法有效性的评价、选择诊断性检查的倾向均从不同方面反映了执业风格的差异。个人经验、记忆及对所获得临床证据的理解，共同促进临床医生形成其独特的执业风格。例如，心力衰竭专家比普通医生更有可能使心力衰竭患者达到 ACEI 治疗的目标剂量，因为他们更了解目标是什么（根据大型临床试验的定义），更熟悉特定药物（包括不良反应），并且能够从容应对治疗中可预见的问题（如肌酐水平升高或无症状性低血压）。

除了患者的安全与健康，医生对由误诊或不良结果导致的医疗事故诉讼风险的认知可能会影响临床决策，并产生一种被称为"防御性医疗"的做法。这种做法包括使用边际效益极小的检查及治疗方法，表面上是为了患者在日后出现不良反应时，医生可不被追责。然而，在没有意识到与诉讼风险有关的情况下，随着时间的推移，这种医疗模式可能会成为实践规范的一部分，导致其长期过度使用，如每年对无症状患者进行心脏运动试验。

与执业环境相关的因素　这一类因素与医疗条件和医生的执业环境有关。通过反复观察，人们把"医生将所有可提供的医疗设备及技术均用于患者"这一现象称之为"医生诱导需求"。其他可影响临床决策的环境因素包括当地是否有可提供临床咨询及医疗服务的专家、先进的"高科技"成像技术和医疗设备（如磁共振成像仪和质子束治疗中心），以及碎片化护理模式。

与经济激励相关的因素　经济激励与另外两类影响因素密切相关。财务问题对临床实践既有促进作用，也有抑制作用。一般来说，医生的工资是按服务计算、按人头计算或按基本工资计算。按服务计算时，做得多的医生会得到更多的报酬，从而有意无意地鼓励过度。当服务费用降低（折扣报销）时，医生倾向于增加服务的数量来维持收入。相比之下，在按人头计算时，因每位患者每年支付的医疗费用是固定的，故鼓励医生在管理每位患者时考虑全球人口预算，以期减少使用边际效益低的诊疗措施。然而，这种激励方式可能更容易影响费用高昂的诊疗措施，而对价格低廉的疾病预防措施影响不大。固定工资补偿计划是通过补贴来让医生获得均一的报酬（无论其是否努力工作），尽管可以避免医生过度增加医疗服务的数量以获取更高报酬，但亦可能导致其仅接诊少量患者。

诊断性检查对临床决策的意义

尽管在 20 世纪医学技术已取得巨大进步，但医疗的不确定性仍是医生进行临床决策时需要面临的关键挑战。现代医学所特有的信息过载更增加了战胜这一挑战的难度。如今，医生需要通过阅读近 200 万条信息以指导其临床实践。据估计，医生平均订阅 7 种期刊（每年共发表 2500 多篇新文章）。当然，要使这些信息有用，必须对其适用性进行筛选，然后与特定患者的数据相结合。尽管计算机能够进行信息管理和量化不确定性，但在将信息化决策支持常规纳入临床思维过程以提高医疗服务质量之前，仍有许多亟待解决的实际问题。目前，了解诊断性检查信息的性质可以帮助临床医生更有效地使用这些数据。下面将回顾与诊断性检查相关的重要概念。

诊断性检查：准确度的相关指标

对患者进行检查的目的是为了降低对患者诊断或预后的不确定性，以便进行最佳治疗。虽然诊断性通常被认为是实验室检查（如血常规）或有创性检查（如结肠镜或支气管镜），但所有能够改变医生对患者疾病理解的检查都可以被视为“诊断性检查”。因此，甚至病史和体格检查也可以被看做是“诊断性检查”。在临床医学中，通常将检查结果归纳为 2 种，如阳性或阴性、正常或异常。虽然这种简化会忽略有效信息（如异常程度等），但也更容易阐释检查结果的基本原则（见下文）。

诊断性检查的准确度是根据公认的“金标准”来定义的，“金标准”即推断患者真实患病状态的方法（表 3-1）。评估一项新检查的诊断性能需要确定合适的人群（理想的受试者是能够耐受新检查方法的患者），且所有受试者均行新检查和金标准检查。研究对象选择不当或未进行完整的金标准检查均有可能出现对诊断性检查的评估偏倚。通过对两种检查的比较可确定新检查的准确度。新检查的敏感性或真阳性率是指疾病患者（金标准阳性）中新检查呈阳性的比例。这一指标反映了新检查对患者的识别度。患者中检测结果为阴性的患者所占的比例为“假阴性率”，即（1－敏感性）。在未患病的受试者中，检查结果呈阴性的比例为特异性或真阴性率。这一指标反映了新检查对非患者的识别度。在未患病人群中检测结果为阳性的受试者所占的比例为“假阳性率”，即（1－特异性）。一项完美的检查应具有 100％的敏感性和 100％的特异性，并可以完全区分有无疾病。

表 3-1 诊断性检查准确度的指标

检查结果	是否患病	
	是	否
阳性	真阳性（TP）	假阳性（FP）
阴性	假阴性（FN）	真阴性（TN）
与疾病患者相关的评价指标		
真阳性率（敏感性）＝TP/(TP＋FN) 假阴性率＝FN/(TP＋FN) 真阳性率＝1－假阴性率		
与未患病人群相关的评价指标		
真阴性率（特异性）＝TN/(TN＋FP) 假阳性率＝FP/(TN＋FP) 真阴性率＝1－假阳性率		

计算敏感性和特异性需要选择一个阈值或截断值，超过该值则为阳性。若想让检查更严谨（即提高截断值），可降低检查的敏感性，增加其特异性，若仅作为筛查（即降低截断值），可增加检查的敏感性，降低其特异性。临床上常通过受试者操作特征曲线（ROC 曲线）以图像的形式表示检查方法在识别患病与未患病人群时准确度的动态平衡，其中 y 轴为“敏感性”，x 轴为“1-特异性”。（图 3-1）。曲线上的每个点代表一个潜在的阈值，具有相应的敏感性和特异性值。ROC 曲线下面积常作为衡量检查优劣的量化指标，其值从 0.5（此检查无诊断价值，其诊断疾病的概率与掷硬币相等）到 1.0（诊断疾病的最佳方法）。阈值的选择应取决于治疗对非患者与患者的相对危害和益处。例如，如果治疗是安全有效的，那么为低风险检查选择高敏感性阈值（ROC 曲线右上角）是合适的（如新生儿苯丙酮尿症）。但是，如果治疗造成伤害的风险很大，那么选择一个高特异性的阈值（ROC 曲线左下角）是合适的（如羊膜穿刺术可能导致正常胎儿的治疗性流产）。阈值的选择也可能取决于疾病的发生率，若疾病发生率低，则更需要强调治疗假阳性患者的危害，而若发生率高，则更强调未治疗假阴性患者所错过的获益。

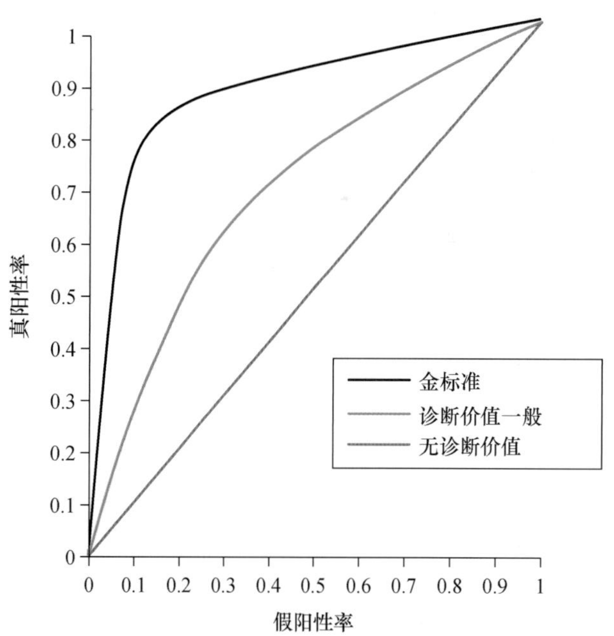

图 3-1 受试者操作特征（ROC）曲线。 ROC 曲线说明了提高检查的敏感性（准确识别出患者）和提高检查的特异性（准确识别出非患者）之间的平衡。当界定检查结果是“阳性”还是“阴性”的标准不同时，检查的诊断价值也存在差异。图中呈 45°的直线代表无诊断价值的检查（检查的敏感性和特异性相等）。ROC 曲线下面积是衡量检查优劣的量化指标。因此，ROC 曲线下面积越大诊断的准确度越高

疾病概率的指标和贝叶斯定理

不幸的是，根本没有完美的检查。在完成所有检查后，患者的真实病情仍不确定。利用贝叶斯定理可以量化这种残留的不确定性，通过这一简单的计算方法，可根据患者的检查结果计算其患病概率，或通过以下 3 个参数计算后验概率，即：疾病的先验概率、检查的敏感性和特异性。先验概率是在进行检查前对诊断可能性的定量估计，通常为该疾病在人群中的患病率，但有时也可能是发病率。对于一些常见疾病（如冠心病），可通过病史、体格检查及检查结果使用列线图和统计模型预测疾病的先验概率。后验概率（也称为检查的预测值）是对诊断可能性的修正，需同时考虑先验概率和检查结果。由阳性检查结果（如阳性预测值）根据贝叶斯定理计算患病概率的公式如下：

$$\text{后验概率}=\frac{\text{先验概率}\times\text{敏感性}}{\text{先验概率}\times\text{敏感性}+(1-\text{先验概率})\times\text{假阳性率}}$$

例如，先验概率为 0.50，诊断性检查结果为阳性（检查敏感性＝0.90，特异性＝0.90），则：

$$\text{后验概率}=\frac{0.50\times0.90}{0.50\times0.90+(1-0.50)\times0.10}=0.90$$

“预测值”这一术语经常被用作后验概率的同义词。但不幸的是，临床医生通常将报告的预测值误认为是检查准确度的内在指标。在对诊断性检查进行评价时，需要通过敏感性及特异性计算样本的预测值，这也是引起概念混淆的原因之一。由于所有后验概率都是受检人群患病率的函数，故除非随后将该检查应用于具有相同患病率的人群，否则此类计算也很有可能具有误导性。因此，最好避免使用“预测值”这一术语，而应使用在得到阳性或阴性检查结果之后提供更多信息的后验概率。

贝叶斯定理的列线图（图 3-2）能够帮助我们从概念上认识它如何估计疾病的后验概率。在该列线图中，通过似然比表示诊断性检查结果的影响因素，即某项检查结果（“阳性”或“阴性”）在患病人群及非患病人群中出现的概率之比，可用于衡量这种检查方法在区分患病与非患病人群时的优劣程度。

对于阳性检查，其似然比为真阳性率与假阳性率之比［或敏感性/(1－特异性)］。例如，敏感性为 0.90，特异性为 0.90 的检查似然比为 0.90/(1－0.90) 或 9。因此，在这个假设的检查中，患病就诊者得到阳性结果的概率是非患病就诊者的 9 倍。大多数医学检查的阳性结果似然比为 1.5～20。数值越大，则疾病的后验概率可能越高。阳性似然比极高（超过 10）的检查，其特异性也极高，因此特异性高的阳性检查有助于确诊疾病。如果敏感性很高但特异性较低，则似然比将显著降低（如敏感性为 90％而特异性为 55％，则似然比为 2.0）。

对于阴性检查，其似然比为假阴性率与真阴性率的比值［或（1－敏感性）/特异性］。较低的似然比值更大程度地降低了疾病的后验概率。非常低的阴性似然比（低于 0.10）通常意味着高敏感性，因此高敏感性的阴性检查有助于“排除”疾病。如上述假设检查的敏感性为 0.9，特异性为 0.9，其阴性检查结果的似然比为 (1－0.9)/0.9 或 0.11，这表示患病就诊者出现阴性结果的可能性约为非患病就诊者的 1/10（或非患病就诊者的可能性是患病就诊者的 10 倍）。

冠心病患者诊断性检查的应用

常用于冠心病诊断的两种检查包括：运动平板试验和运动单光子发射计算机断层成像（SPECT）心肌灌注成像试验。meta 分析显示，运动平板试验阳性（出现 ST 段异常改变）的平均敏感性为 66％，平均特异性为 84％，似然比为 4.1［0.66/(1－0.84)］（因其数值为 2～5，故诊断价值较低）。冠心病先验概率为 10％的患者出现阳性结果后的疾病后验概率仅上升至 30％左右。如果具有 80％冠心病先验概率的患者出现阳性结果，则疾病的后验概率约为 95％。

相反，运动 SPECT 心肌灌注成像检查在诊断冠心病时更准确。简言之，假设由运动诱发的可逆性心肌灌注缺损诊断冠心病的敏感性和特异性均为 90％，则其阳性似然比为 9.0［0.90/(1－0.90)］（因该值介于 5～10，故其可用于确诊疾病）。当疾病的先验概率为 10％时，阳性检查可将患冠心病的概率提高至 50％（图 3-2）。尽管以上两种检查方法得出的后验概率不同（分别为 30％和 50％），但更准确的检查方法并不足以提高确诊率以达到改变患者管理方法的程度，如建议患者进行心导管检查。这是由于更准确的检查方法也不过是让临床医生确定患者罹患冠心病的可能性，与其未患病的可能性一致，均为 50％。对于先验概率为 80％的患者，运动 SPECT 检查可将后验概率增至 97％（运动平板试验可增至 95％）。同样，更准确的检查方法也没有将后验概率提高到足以改变患者管理的程度，且已有的临床数据显示，以上两种检查方法并没有改善疾病诊断的现状。

通常来讲，当先验概率较低（如 20％）时，通过

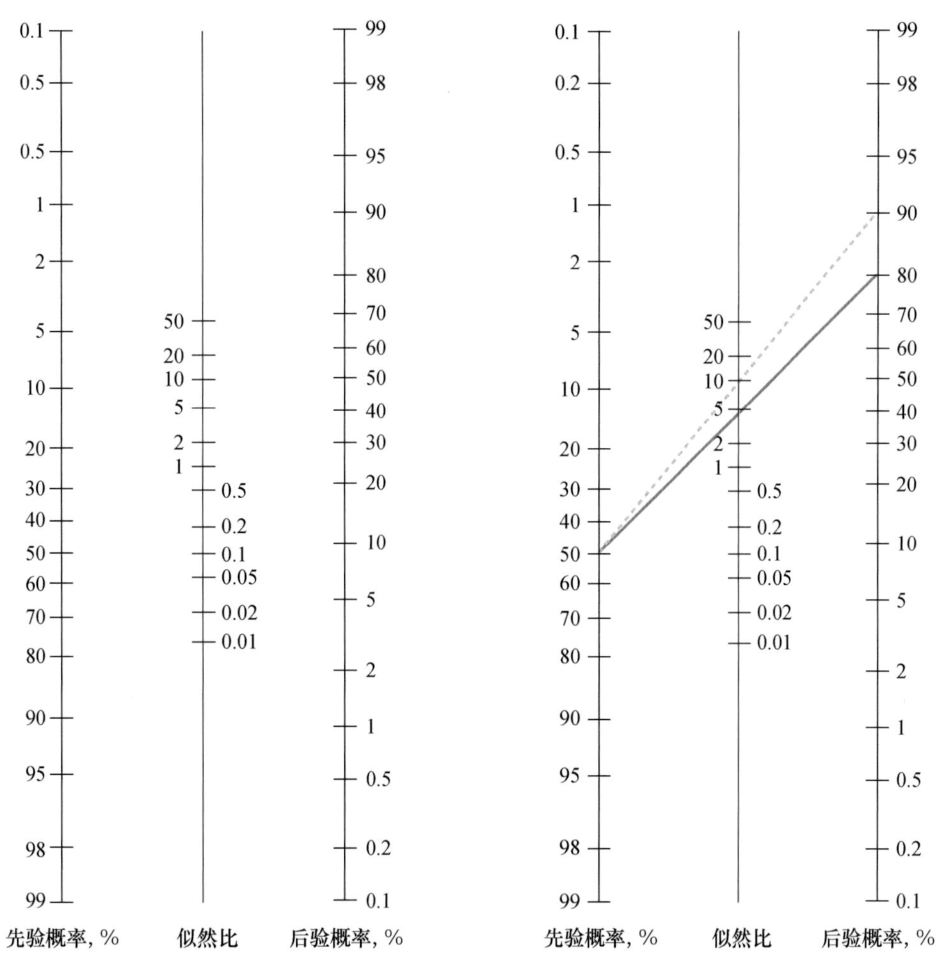

图 3-2 贝叶斯定理列线图通过疾病的先验概率（左列）和阳性似然比（中间列）预测疾病的后验概率（右列）。似然比的计算方法详见正文。在使用此图时，用直线连接先验概率和似然比，并将其延长后，读取对应的后验概率。右图为患冠心病的先验概率为50%的患者，经运动平板试验（似然比为4，绿线）和运动 SPECT 灌注显像（铊）（似然比为9，黄色虚线）所得到的后验概率（引自 Centre for Evidence-Based Medicine：Likelihood ratios. http://www.cebm.net/index.aspx?o=1043）

精确检查得到的阳性结果（如阳性似然比为10）不会将后验概率升至能够诊断疾病的程度（如80%）。对于临床筛查，由于患者通常没有任何症状，故其先验概率往往较低，此时检查的特异性便尤为重要。例如，筛查首次献血且无高危因素的女性是否罹患HIV感染时，尽管检查的特异性高达99.995%，但其HIV感染的阳性似然比仅为67%，原因在于疾病的患病率为0.01%。反过来，如果先验概率较高，但因检查的敏感性很低而得到阴性结果时亦不足以排除疾病。因此，当临床医生无法明确诊断（即先验概率为30%～70%）时，需要采取可显著改变后验概率的检查方法。例如，如果患者冠心病的先验概率为50%，则通过运动平板试验可将其后验概率增加至80%，通过运动SPECT灌注检查可将此概率增至90%（图3-2）。

如上所述，贝叶斯定理所采用的许多简化方法仍值得临床医生加以思考。首先，仅有阳性和阴性两种结果的检查极少，许多检查常得到多种结果（如运动平板试验时ST段压低和运动持续时间）。尽管贝叶斯定理可对这种更具体的检查结果进行校正，但这时计算也会变得更加复杂。同样，在进行多项检查后，前一项检查的后验概率可作为后一项检查的先验概率，但这要求这些检查相互独立，即前一项检查对后一项检查不产生任何影响，而这往往难以实现。

最后，长期以来人们一直认为，敏感性和特异性是与患病率无关的反映检查准确度的指标，且许多文献仍沿用该表述。但是，这种便于统计的假设亦是将临床情况进行简化的结果。例如，跑台运动试验对于冠状动脉单支病变患者敏感性约为30%，而对严重的冠状动脉三支病变患者的敏感性接近80%。因此，根据当地人群疾病的严重程度，对特定决策中使用的敏感性的最佳估计可能会有所不同。住院患者、症状性患者或转诊患者通常比门诊患者有更高的疾病患病率，特别是更严重疾病的患病率。因此，住院患者的检查敏感性可能更高，门诊患者的检查特异性可能更高。

统计学预测模型

尽管贝叶斯定理为临床医生面临的大多数问题提供了极简的解决方法。然而，基于多变量统计学模型的预测可以通过考虑特定患者的特征，更准确地解决这些较复杂的问题。这些模型明确阐释多个彼此之间可能互相重叠的患者特征，并根据其对预测疾病的作用赋以相应的权重。例如，预测冠心病发生概率的 logistic 回归模型考虑了临床检查和诊断性检查中所有相关的独立因素及其意义，而非临床医生脑海中记忆的有限数据或根据贝叶斯定理计算。然而，尽管有这种优势，但预测模型通常在计算上过于复杂，如果没有计算器或计算机则无法应用（当临床医学实现全信息化时可解决这一局限性）。

迄今为止，只有少数预测模型得到了适当的验证（如 Wells 肺栓塞准则）（表 3-2）。在与用于建模的人群不同的另一人群中，对模型进行独立检验极为重要。对于任何未经严格临床试验的新药或新医疗设备，医生应始终对其相关的未经验证的预测模型持质疑态度。

当统计学模型与临床专家直接比较时，其预期结果更加一致，但并不能更加准确。因此，统计学模型最大的作用可能是帮助经验不足的临床医生识别关键的鉴别患者特征，并使预测更加准确。

表 3-2 Wells 肺栓塞临床预测准则

临床特征	分值
深静脉血栓形成的临床表现	3
肺栓塞之外的其他诊断可能性低	3
心率＞100 次/分	1.5
制动≥3 天或近 4 周内手术	1.5
深静脉血栓形成或肺栓塞病史	1.5
咯血	1
恶性肿瘤（6 个月内接受治疗）或姑息性治疗	1
发生肺栓塞的可能性	
得分＞6.0	高
得分 2.0～6.0	中
得分＜2.0	低

正式决策支持工具

决策支持系统

在过去的 40 年里，许多人尝试开发计算机系统来帮助临床决策和患者管理。从概念上讲，计算机很有吸引力，因为它们为当今的医生提供了获取大量信息的便利，还可以通过对结果的准确预测、模拟整个决策过程或提供算法指导来支持治疗决策。使用贝叶斯定理或统计回归模型的基于计算机的预测可为临床决策提供信息，但实际上并不能得出“结论”或“建议”。人工智能系统试图通过计算机模拟来代替人类思维。迄今为止，这种方法只取得了有限的成功。提醒或协议导向系统不进行预测，而是使用现有算法（如指南）来指导临床实践。但总体来说，决策支持系统对实践的影响较小。提醒系统虽然尚未被广泛应用，但已显示出极大的前景，特别是在纠正药物剂量和促进遵循指南方面。例如，飞行员所使用的核对表在最新技术的支持下已作为避免或减少失误的工具。

决策分析

与上面讨论的决策支持系统相比，决策分析是一种在不确定的情况下进行决策的规定性方法。它主要用于涉及重大风险、大量不确定性、强调偏好作用的结果权衡，或者由于特殊特征而缺乏证据的复杂决策。以公共卫生为例，图 3-3 为评估 HIV 感染筛查策略的决策模型。在美国，未意识到自己患病的感染者每年可导致多达 2 万例新发 HIV 感染病例，大约 40%的 HIV 阳性患者在最初诊断的 1 年内由于诊断延迟而发展成艾滋病。通过 CD4 细胞计数、病毒载量监测和联合抗反转录病毒治疗，以及通过减少危险的肌内注射或性行为减少 HIV 传播，均有助于早期识别 HIV 感染，从而可预防其发展为艾滋病。

2003 年，美国疾病控制与预防中心（CDC）提出常规的 HIV 筛查应纳入标准成人医疗服务，并部分引用决策分析模型将 HIV 筛查与常规护理进行比较。假设在人群中存在 1%未发现的 HIV 感染者，对 43 岁的男性和女性进行常规筛查后，人均预期寿命增加 5.5 天，寿命成本增加 194 美元，生命质量调整寿命年每增加 1 年，筛查与常规护理的成本效益比增加 15 078 美元（将人口健康水平提高 1 年的额外成本）。影响研究结果的因素包括：行为矫正对后续性行为的有效性、HIV 感染早期治疗的益处，以及目标人群中 HIV 感染的患病率和发生率。该模型需要超过 75 个

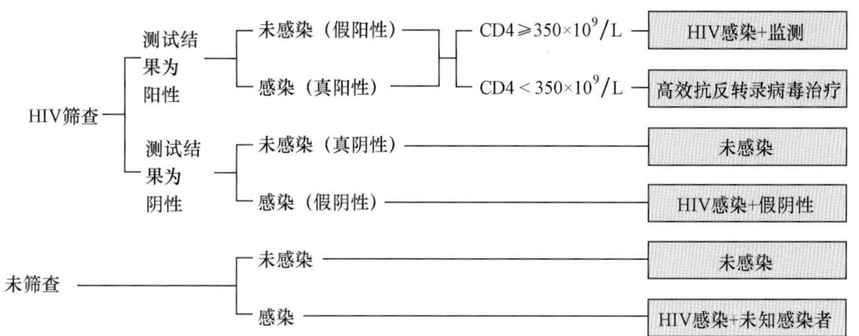

图 3-3　用于评估普通人群 HIV 筛查策略的决策模型的基本框架（经允许引自 G. Sanders）

单独的数据点，在缺乏随机临床试验的情况下，对公共卫生问题提供新的见解，并有助于权衡这种卫生政策的利弊。虽然已经针对选定的临床问题开发出相应的模型，但它们的益处和在个体实时临床管理中的应用还有待证明。

诊断是医疗服务质量的要素

高质量的医疗照护始于准确的诊断。最近，人们对诊断错误进行了反思：过去的观点认为，这些错误是由于临床医生的专业技能不足；现在的观点认为，诊断错误意味着医疗体系中存在可威胁患者医疗安全的隐患。这种观念的转变是否会带来改进诊断的新方法尚无法确定。在美国，每年误诊率达 10%～15%，并可能由此造成 4 万人死亡，这一说法被普遍引用，但这些数字并不精确。

由于“诊断错误”是医疗体系的问题，故其主要通过医疗体系层面的措施来解决，如决策支持系统和其他整合入电子病历的工具。核查清单如上文所述，被建议作为减少一些认知错误的手段，如过早终止。虽然核查清单已被证明在特定医疗环境中是有用的，如手术室和重症监护病房，但其对于避免误诊造成患者不良事件的价值仍有待证明。

循证医学

传统的临床医学被定义为综合医学知识（包括科学证据）、直觉和判断，对患者进行照护的医学实践（详见第一章）。循证医学通过更加重视临床医生获取最新和相关临床研究知识的过程来更新这一概念，从而确定医疗干预是否会改变疾病的进程，以及延长寿命和改善生活质量。遵循以下四个关键步骤，可清楚了解实践循证医学的意义：

① 提出待解决的患者管理问题。

② 检索相关文献和在线数据库，获取适用的研究数据。

③ 评估所采集证据的有效性和相关性。

④ 将此评估与患者特点（包括患者对可能结局的偏好）相结合。

检索和评估全球研究文献，从而确定研究的质量和相关性的过程是相当耗时的，需要专业技能和培训，而大多数临床医生并不具备。因此，找到最近关于待解决问题的系统概述（表 3-3）可能是大多数循证医学搜索的最佳起点。

通常，表 3-3 中列出的循证医学工具有两种提供研究信息的形式。第一种形式被称为原始文献，是同行已发表在医学期刊上的原始研究工作，可通过 MEDLINE 获取其文献摘要。然而，如果未经过 MEDLINE 使用培训，在众多“无关”或“无用”的参考文献中迅速找到关键文献可能十分困难。并且重要的研究也可能被遗漏。第二种形式，即系统综述，其证据级别最高，因为它全面总结了特定主题在特定日期前的可用证据。为了避免综述中的潜在偏倚，应事先明确检索策略，以及纳入和排除标准来查找所有相关的科学研究并对其质量进行评级。这种资源的原型是 Cochrane 系统综述数据库。在适当时，meta 分析可定量总结系统综述结果。接下来的两部分内容将介绍文献中可用的主要临床研究报告类型以及将这些数据汇总到 meta 分析中的过程。

证据来源：临床试验和注册研究

从观察患者中学习的想法和医学本身一样古老。在过去的 50 年里，医生们对如何最好地将原始观察转化为有用证据的理解有了长足的进展。病例报告、个人轶事经验和小型单中心病例研究目前被认为在有效性和普遍适用性上具有严重的局限性，尽管其可形成假设或作为首次不良事件报告，但不能用于制定现代医学的实践标准。可靠证据的主要来源包括随机临床试验和大型观察性注册研究。注册研究或数据库通常关注于临床疾病或综合征（如癌症、冠心病、心力衰竭）、临床操作（如骨髓移植、冠状动脉血运重建）或行政管理过程

表 3-3 循证医学中获取证据的工具

名称	特点	网址	访问途径
Evidence-Based Medicine Reviews	综合电子数据库，包括： 1. The Cochrane Database of Systematic Reviews 2. ACP Journal Club 3. The Database of Abstracts of Reviews of Effectiveness	www. ovid. com	需要订阅。可通过医疗中心图书馆和其他机构获得
Cochrane Library	系列 EBM 数据库，包括 The Cochrane Database of Systematic Reviews，有关于具体健康问题的全文	www. cochrane. org	需要订阅。系统综述的摘要可在线免费获取。一些国家有专设资金用以购买此数据库，使其国民可免费获取资源
ACP Journal Club	收录原创性研究和系统综述。双月刊。1991 年以来所有数据均可通过网站获得，每年进行更新		需要订阅
Clinical Evidence	目录会每月更新，简要概述常用的临床干预措施	www. clinicalevidence. com	需要订阅。英国和发展中国家可免费访问
MEDLINE	美国国家图书馆医学数据库，收录 1966 年以来的论文	www. nlm. nih. gov	在线免费访问

（如用于计费和报销的给付数据）。

根据定义，观察性数据中研究者并不控制患者的照护措施。但仔细采集的前瞻性观察数据可以达到接近主要临床试验数据的证据质量水平。另一方面，回顾性数据（如病历审查）则受限于既往观察者记录的形式和内容，可能不包含所需要的特定研究数据，如给付数据。观察性数据的优势是包括更广泛的患者人群，反之临床试验受限于其严格的纳入和排除标准。此外，当无法进行随机试验时，观察性数据为待研究的问题提供了主要证据。例如，对于未被证实但是广泛用于实践的诊断性检查或干预策略，很难对患者进行随机试验时；根据性别、种族/民族、社会经济地位或居住国进行随机分组被视为不符合伦理时；可能将患者随机分配至具有潜在危害的干预措施组，如吸烟或故意暴饮暴食造成肥胖。

对于特定管理策略而言，高质量的前瞻性观察研究与随机临床试验最重要的不同之处在于前者无法避免治疗选择偏倚。在使用观察性研究的数据比较诊断和治疗策略的差异时，假设在临床实践中存在明显的不确定性，以确保相似患者因其医生不同而接受不同的医疗服务。简言之，这种分析方法假设医疗服务具有显著的随机性（疾病的随机性而非此前提及的统计学随机性）。此时，统计学模型会尝试将严重不平衡的因素调整至同一水平，以保证对不同的治疗方法进行公平比较。如果治疗明显不随机（如所有符合条件的左主干冠心病患者均被推荐行冠状动脉旁路移植术），则统计学校正的混杂因素（偏倚）过多，此时观察性数据无法提供可靠的证据。

一般情况下，会对同时期的治疗方法进行比较，而不是对比目前和以往的治疗方法。例如，将接受当前外科治疗的左主干冠心病患者与接受 20 世纪 70 年代治疗的患者（这些患者仅常规使用药物治疗）进行比较极具误导性，因为“临床治疗”在这期间已经取得了极大的进展。

随机对照临床试验包括精心设计的、可获得最佳观察数据的前瞻性研究，也包括随机分配治疗方法的研究。这种设计避免了由于治疗选择偏倚（内部有效性的主要影响因素）导致的可测定或无法测定的混杂因素。但是，如果招募过程中排除了许多临床实践中常见的患者，则随机试验的外部有效性（普遍适用性）较差。

应用医学证据时需意识到随机试验的质量和对实践的适用性大相径庭。设计此类试验的过程往往涉及许多妥协。例如，旨在获得美国食品药品监督管理局（FDA）批准的研究药物或装置的试验必须满足监管要求，这可能导致研究对象和试验设计均不是临床医生认为有价值的。

meta 分析

希腊语前缀 meta 表示处于发展后期或更高阶段的事物。meta 分析是对现有证据进行定量归纳和总结的研究。虽然偶用于验证非随机研究，但 meta 分析最常用于总结所有评估特定治疗的随机试验。理想情况下，应该检出并纳入未发表的试验以避免发表偏倚（如遗漏可能不会被发表的“阴性结果”试验）。此外，最高质量的 meta 分析是从所有试验中获取并分析每个患者的数据，而不是仅分析每个试验的总结数据。尽管如此，并不是所有已发表的 meta 分析都能为特定问题提供可靠的证据，因此应认真审查其方法学，确保试验设计和分析恰当。对至少包括多项大型且完成程度较高的随机试验在内的研究进行充分的 meta 分析，其结果可能最具说服力。单项试验证据强度不足时，meta 分析尤其有助于发现获益（如 1988 年 ISIS-2 证实急性心肌梗死使用链激酶溶栓治疗的获益，而此获益在 20 世纪 70 年代早期的 meta 分析中已十分明显）。然而，在现有试验规模较小或完成不良的情况下，不应将 meta 分析视为弥补原始试验数据不足的一种方法。

meta 分析通常总结具有临床获益的治疗方法，如比值比或相对风险率。临床医生也应该验正从治疗中可预期获得的绝对风险降低（ARR）。反映治疗的绝对获益的有效指标为预防 1 例不良事件（如死亡、卒中）需要治疗的病例数（NNT）。换言之 NNT 即 1/ARR。例如，如果某种治疗在 5 年的随访中将死亡率从 12%（对照组）下降至 8%（治疗组），其死亡率下降幅度 33%（相对获益），则 ARR 为 12%－8%＝4%，NNT＝1/0.04，或为 25。因此，需要对 25 例患者进行 5 年的治疗，以预防 1 例死亡。如果假设的治疗应用于低风险人群，比如 5 年死亡率为 6%的患者，33%的治疗相对获益将使绝对死亡率减少 2%（从 6%降至 4%），因此在低风险人群中采用相同治疗的 NNT 为 50。尽管结果并非总是准确，但在比较不同研究中 NNT 的预测值时，应考虑到随访时间对预测值计算的影响。

临床实践指南

根据 1990 年美国医学研究所（IOM）的定义，临床实践是根据特定的临床环境，系统制定出的帮助临床医生和患者做出最佳医疗决策的指导意见。这一定义强调了目前制定指南几个关键特征。首先，创建指南基于循证医学。特别是，制定过程的核心是进行系统文献检索，然后综述相关的同行评审文献。其次，指南通常针对某种临床疾病（如成人糖尿病、稳定型心绞痛）或干预措施（如癌症筛查）。最后，根据高质量的临床证据和干预措施所具备的高获益/风险比，明确常规提供的医疗服务项目，从而提升医疗照护质量。指南的目的是“辅助”决策，而不是明确规定在特定情况下应该做出的决策，部分原因是由于仅凭证据永远不足以制定临床决策（如决定是否对患肺炎的绝症患者、痴呆患者或其他方面均健康的 30 岁母亲进行气管插管和抗生素治疗）。

指南是由专家小组编写的叙述性文件，小组成员通常由相关的专业组织确定。这些小组因其代表的利益相关者不同而各不相同。指南文件包含一系列具体的管理建议、支持每项建议的证据数量和质量的汇总、对建议的获益/风险比评估，以及对建议的讨论。由于缺乏证据支持，许多建议仅仅反映指南编写小组的专家共识。指南编写的最后一步是同行评审，然后针对所提供的评阅意见进行最终修订。为了提高指南的可靠性和可信度，IOM 对指南的制定提出了方法学建议。

指南明确了有循证医学证据支持的最佳实践方法，从而提高了医疗质量，且这些实践方法可用于评价医疗质量。例如，入院时服用阿司匹林的急性心肌梗死患者的比例，以及使用 ACEI 的射血分数下降的心力衰竭患者比例。

小结

在这个循证医学的时代，人们很容易认为医务人员面临的所有决策难题即将或已经解决，并且纳入实践指南和计算机提醒系统。然而，循证医学只是为临床医生提供了一个患者管理的理想但并不完备的工具，此外，即便有这些证据支持，医生也应谨记，临床试验结果中以“典型”患者为代表的治疗反应并不能代表实际工作中诊室或医院内特定患者的预期结果。此外，在缺乏足够的随机试验时，meta 分析无法提供医学证据，而且临床医生在实践中遇到的大多数问题都不能在随机试验中得到全面的检验。在可预见的将来，卓越的临床思维能力和个人经验，辅以设计精良的定量检测工具，以及对患者医疗偏好的敏锐感知，均将继续在临床医学与实践中发挥至关重要的作用。

第四章 疾病的筛查及预防

Screening and Prevention of Disease

Katrina Armstrong，Gary J. Martin 著
（李忠佑 连政 译）

医疗照护最基本的目标是预防或尽早发现疾病以使干预措施更为有效。过去 50 年来，这一目标取得了巨大进展。目前有许多针对常见疾病的筛查试验，包

括生化检查（如胆固醇、葡萄糖），生理学检查（如血压、生长曲线），放射学检查（如乳腺钼靶、骨密度）以及细胞学检查（如宫颈涂片）。有效的预防性干预可使多种疾病的死亡率明显下降，特别是感染性疾病。预防性干预手段包括减少高危行为、注射疫苗、应用药物和手术。预防服务（包括筛查试验、预防性干预以及健康咨询）与其他治疗手段有所不同，预防服务通常是对健康人群进行的积极干预，而不是对已经出现症状、体征或者明确诊断的人群。因此，对于筛查试验或者预防性干预的推荐，要求非常高级别的证据来证实这些检查或者干预措施兼具实用性和有效性。

基于人群的筛查和预防策略必须具有极低的风险并且拥有良好的获益风险比，能够发现疾病风险较高的目标人群，使其得以采取多种措施并提高诊断效率。目前，多种类型的数据可用于预测无症状人群的疾病发生率，其中基因数据最引人关注，部分是因为高外显率基因的突变对于疾病的预防具有明确的指导意义。如果女性具有*BRCA1*或者*BRCA2*基因突变（目前确定的最主要的2个乳腺癌易感基因），其发生乳腺癌或者卵巢癌的风险相较其他女性高5～20倍。筛查或预防建议包括预防性卵巢切除以及乳腺磁共振成像（MRI），但是两种措施均被认为对处于平均癌症风险的女性造成的伤害过大。一些女性选择预防性乳腺切除来降低其发生乳腺癌的风险。虽然高外显率基因可预测的常见疾病相对较少（占大多数疾病的5%～10%），但是罕见基因、中度外显率基因以及低外显率基因的突变也对疾病的风险预测具有一定价值。费用较低的全外显子/全基因组测序加速了这些检查在临床实践中的应用。

其他类型"组学"的数据也已经成为重要的疾病预测工具，包括蛋白质组学以及代谢组学。这些领域发展较早，且已应用于临床实践。随着其预测效能以及数据采集可行性的提高，影像学以及其他临床数据也被纳入疾病风险分层。当然，这些数据也可能为疾病的筛查和预防带来一些负面效应，如乳腺钼靶的假阳性风险。在一定程度上，这些数据可与个体的筛查和预防策略相结合，以改善其实用性和有效性。

除了疾病风险预测的进展外，最近还有许多其他因素共同提升了疾病筛查及预防的重要性。新成像技术可用于观察细胞和亚细胞水平的变化，极大地提升了早期发现疾病并改善预后的概率。不断深入了解常见疾病发生和进展的潜在生物学通路，有望转化为预防性干预措施，包括药物预防。此外，筛查和预防性治疗还可以改善健康状况并且降低治疗费用，随着卫生保健支出的持续增长这一问题引起了国家关注。

本章将对初级卫生保健中筛查和预防策略的基本原则进行阐述。对于一些特定疾病，如心血管疾病、糖尿病和癌症的相关建议将会在相应章节中介绍，此处不再赘述。

筛查的基本原则

WHO在1968年发布了疾病筛查的基本原则（表4-1）。

总体来说，当应用于相对常见且疾病负担很大的疾病（表4-2）时筛查最为有效。在美国，死亡率排名前五的疾病分别是心脏病、恶性肿瘤、意外事故、脑血管疾病和慢性阻塞性肺疾病。因此，许多的筛查策略均针对这些疾病。从全球卫生的角度来看，这些疾病亦是主要负担，但是疟疾、营养不良、艾滋病、结核和暴力伤害也同样带来沉重的疾病负担（第二章）。

对一些常见疾病进行有效的早期治疗具有挑战性。举例来说，尽管阿尔茨海默病是美国排名第六位的死亡原因，但其缺乏治愈性治疗措施，也无支持早期治疗可改善预后的证据。对发展中国家而言，缺乏诊断和治疗设施是其最为突出的困境，并且可能会因此改变筛查策略，包括目前一些国家采取的用于宫颈癌筛查的"即查即治"管理流程。对于许多癌症，

表4-1 筛查的原则

筛查的原则
待筛查疾病应是重要的健康问题
疾病应具有相应治疗措施
应具备诊断和治疗的设施
疾病应有潜伏期
疾病应具有相应的筛查或检查手段
筛查应适用于人群
应充分了解疾病的自然病程
对于治疗对象应具有一致观点
筛查出1例患者的费用应与整体医疗支出相平衡

表4-2 终生累积风险

疾病	风险
女性乳腺癌	10%
结肠癌	6%
宫颈癌[a]	2%
女性家庭暴力	上升至15%
白人女性的髋部骨折	16%

[a] 假定为未经筛查的人群

第一部分 临床医学的整体原则

在较长的潜伏期内或者临床前期进行早期治疗可显著增加治愈的机会。例如，结肠息肉切除预防其进展为结肠癌。同样，早期识别高血压及高脂血症并进行治疗干预可降低远期心脑血管事件的风险。反之，肺癌的筛查在过去一直存在困境，因为当被胸部X线发现时大多数肿瘤已经难以治愈。但是，临床前期的长短亦取决于筛查试验的分辨能力，这种情况随着计算机断层扫描（CT）的进展发生了改变。低剂量胸部CT可以更早发现肿瘤，并且最近证实其可使每年吸烟超过30包的人群肺癌死亡率降低20%。由于筛查试验检出疾病与患者进展成为无法治愈的疾病之间的间隔时间较短，这也限制了钼靶筛查对于降低绝经前女性乳腺癌死亡率的有效性。同样，早期发现前列腺癌并不会对死亡率造成影响，因为其进展缓慢，反而是其他合并症，如冠心病，可能最终造成死亡。由于无法确定疾病的自然病程，故对前列腺癌的治疗尚存争议，且筛查前列腺癌的价值也遭到质疑。最后，筛查项目会显著增加经济支出，因此必须充分考虑现有医疗资源及替代策略，以改善健康状况。

评价健康获益的方法

由于筛查试验以及预防性治疗推荐用于无症状人群，因此在实践前对筛查手段或者预防性治疗的风险获益比有着较高的要求。一般来说，对于筛查试验以及预防性治疗，循证医学原则认为随机对照试验（RCT）中的死亡率结果是“金标准”。然而，由于RCT的可行性较差，故观察性研究（如病例对照研究）也常常被用于评估一些干预手段的有效性，如结直肠癌筛查。部分筛查策略，如宫颈癌筛查，只有一些生态学数据提示其可使死亡率明显下降。

无论采用何种研究设计对筛查试验的有效性进行评价，均应以疾病发生率和死亡率作为主要终点，而非患病存活时间。这一点至关重要，因为领先时间偏倚（lead time bias）以及病程长短偏倚（length time bias）会造成生存率因筛查试验而获得改善的假象，但实际上并无效果。出现领先时间偏倚是由于筛查试验发现疾病的时间早于患者表现出临床症状。因此，只简单地将诊断日期提前，而不是推迟死亡日期，使人感觉患者在诊断后的生存时间更长。病程长短偏倚的发生主要由于筛查试验更常用于发现病程进展缓慢的疾病，而非快速进展的疾病。因此，在固定的时间段内，经过筛查的人群在这些进展缓慢的疾病人群中的比例将更大，并显示出其生存率优于未筛查的人群。

多种研究终点被用于评估筛查以及预防性治疗的潜在获益。

① 筛查对疾病发生率或者死亡率的绝对和相对影响。筛查组和非筛查组疾病发生率或者死亡率的绝对差异可用于比较预防性服务的获益程度。瑞典一项针对乳腺钼靶研究（40～70岁）的meta分析显示，12年中筛查组较非筛查组每1000人中可减少1.2人死于乳腺癌。针对结肠癌的筛查研究（50～75岁）显示，在13年中每年行粪便隐血试验（FOBT）在每1000人中可减少约3人死于结肠癌。根据这项分析，结肠癌的筛查较乳腺癌的筛查更能降低女性的死亡率。然而，FOBT筛查的相对影响（结肠癌死亡率约降低30%）与乳腺钼靶筛查的相对影响（乳腺癌死亡率降低14%～32%）相似，提示比较相对影响与绝对影响均非常重要。

② 预防1例患者的疾病发生或死亡所需要筛查的病例数。死亡率绝对差值的倒数是每预防1例患者的疾病发生或死亡需要筛查的病例数。例如，每预防1例患者因骨质疏松引起的髋部骨折，需要对731例65～69岁女性使用双能X线骨密度仪（DEXA）进行筛查并适当治疗。

③ 人群平均期望寿命增加。对各种筛查或者干预性治疗的增加是期望寿命的预估（表4-3）。需要指出的是，期望寿命的增加是整体人群的平均值，而不是个体的。事实上，绝大多数人并未从筛查或者预防性治疗中获益，而只是特定亚组人群具有较大获益。例如，98%的女性不会罹患宫颈癌，因此宫颈涂片对这些人群并无益处，对于2%会发生宫颈癌的女性，宫颈涂片可以增加25年的生存时间。一些研究认为期望寿命延长1个月可作为筛查和预防性策略的合理目标。

表4-3　人群平均期望寿命增加的预估

筛查或预防性治疗	平均增加
乳腺钼靶	
女性，40～50岁	0～5天
女性，50～70岁	1个月
宫颈涂片，18～65岁	2～3个月
35岁吸烟者戒烟	3～5年
40岁男性开始规律锻炼（每周3次，每次30 min）	9个月～2年

评估筛查和预防的危害

与大多数医疗照护措施相同，筛查和预防性治疗同样可能带来不良结果，包括预防性用药以及疫苗的不良反应、筛查试验假阳性、筛查试验对疾病过度诊断、焦虑状态、辐射暴露以及筛查试验或预防性治疗引起的不适。预防性用药与治疗性用药的副作用风险均是FDA审批流程中会考虑的范畴。目前推荐注射的疫苗存在的副作用主要是注射后的不适症状以及轻微的免疫反应。尽管缺少数据支持疫苗与严重不良结果间相关性的因果关系，但这种担忧仍限制着疫苗的应用。

尽管在不同情况下对假阳性的定义有所不同，但几乎所有的筛查试验都存在假阳性的可能。对于一些检查如乳腺钼靶和胸部CT，假阳性是指其发现某些非恶性病变，需要进行活检或短期随访。还有一些检查，如宫颈涂片，假阳性是由于此项检查鉴定出多种癌前状态，其中只有少数会进展为侵袭性肿瘤。这种假阳性风险与过度诊断的风险息息相关，通过筛查试验确定的疾病可能终身不发病。评估筛查导致的过度诊断的程度非常困难，需要对未经筛查的人群进行长期随访以确定疾病随着时间推移真实的发病率。最近的研究提示在乳腺癌患者中，大约有15%～25%的患者通过钼靶筛查被发现；以及15%～37%的前列腺癌患者通过前列腺特异性抗原筛查被检出，其均无任何临床症状。筛查试验同样会引起患者不必要的焦虑，特别是假阳性结果。虽然有许多研究证实筛查试验会为患者带来焦虑的问题，但是还没有数据支持这种焦虑会带来长期的不良结果。一些筛查试验涉及放射技术（如乳腺钼靶、胸部CT），可增加被筛查个体的累积辐射剂量。虽然每次检查暴露的剂量较小，但如果反复暴露在多种放射源中则应重视其后果。一些预防性干预措施（如疫苗接种）和筛查试验（如乳腺钼靶）在进行的过程中可能会造成患者不适，但目前尚无数据证实这些不适会引起长期的不良结果。

权衡风险和获益

在决策进行基于人群的筛查试验或者预防策略前，需要充分权衡获益和风险，包括策略对经济方面的影响。患者的支出除检查或治疗费用外，还包括误工、后续由于假阳性结果或不良反应所导致的费用，以及其他潜在危害所导致的费用。成本-效果分析一般通过计算每存活1年所需的费用，以及校正不同干预措施和疾病状态对生活质量的影响（如质量调整生命年）。一般而言，花费为5万～10万美元/质量调整生命年被认为是成本-效果较好的策略（第三章）。

美国预防服务工作组（USPSTF）是由多名专家组成的独立小组，他们会根据对获益/风险比的评估为筛查试验或预防性策略提供基于证据的建议（表4-4和表4-5）。由于诸多咨询机构会提供有关疾病预防的建议，但各种机构对不同医疗项目的推荐程度不同。例如，几乎所有的咨询机构都会建议对高脂血症和结直肠癌进行筛查，但是对于40岁以下女性进行乳腺癌筛查的一致性较低，并且几乎所有组织都不建议进行前列腺癌的筛查。因指南往往定期更新，故通过不同机构提出的建议不同可反映出指南发布时该地区的疾病数据。例如，许多组织依据2011年NLST研究的结果发布了支持重度吸烟者进行肺癌筛查建议，然而USPSTF直至2014年才开始肺癌筛查。

对于平均风险人群，筛查试验以及预防性治疗的风险和获益目前尚不确定，但对于高风险人群而言获益更为明显。尽管年龄是决定筛查和预防建议最常用的危险因素，但USPSTF也建议伴有其他疾病危险因素（如梅毒）的人群进行筛查试验。另外，鉴于发病风险增加的情况，也建议平均风险人群提早进行疾病筛查。例如，具有明显乳腺癌或结肠癌家族史的人群，最慎重的做法是根据家族中诊断癌症的最小年龄前推10年开始筛查癌症。

尽管知情同意对医疗照护的各个方面都很重要，但当某一特定人群的获益/风险比不确定时，共同决策预防性服务尤为重要。举例来说，包括USPSTF在内的许多专家组织都建议对前列腺癌进行个体化筛查，因为决策过程非常复杂，且很大程度上取决于患者个人情况。一些男性会拒绝筛查，而另一些男性更愿意接受早期筛查所带来的风险。最近有分析表明，许多男性不进行前列腺癌筛查可能会更好，因为考虑到质量调整生命年时，观察等待是首选策略。另外一个共同决策的例子是关于结肠癌筛查方式的选择。对照研究中发现，每年进行FOBT筛查可以减少15%～30%的结肠癌死亡，可弯曲式乙状结肠镜检查则能减少约60%的结肠癌死亡，结肠镜虽然带来与乙状结肠镜相似的获益，但是结肠镜会增加额外的费用和检查风险。这些筛查过程虽然不是在相同的人群中进行直接比较，但估计的社会成本是相似的：每年需花费10 000～25 000美元用于挽救生命。因此，虽然一些患者会选择可弯曲式乙状结肠镜进行筛查，因为它操作简便、快速、风险低；然而也有一些患者倾向于进行无痛的全结肠镜检查。

表 4-4 美国预防服务工作组（USPSTF）针对平均风险成人的筛查建议

疾病	检查	人群	筛查频率
腹主动脉瘤	超声	65～75 岁吸烟男性	1 次
酒精滥用	酒精使用障碍筛查量表	>18 岁	不明
乳腺癌	钼靶联合/不联合临床查体	50～75 岁女性	每 2 年
宫颈癌	宫颈涂片 宫颈涂片和 HPV 检测	21～65 岁女性 30～65 岁女性	每 3 年 如 HPV 阴性则每 5 年
衣原体/淋病	尿液或者宫颈刮片核酸扩增试验	<25 岁性活跃女性	不明
结肠癌	粪便潜血试验 乙状结肠镜 结肠镜	50～75 岁 50～75 岁 50～75 岁	每年 每 5 年 每 10 年
抑郁症	筛查问卷	所有成人	定期
糖尿病	空腹血糖	患有高血压的成人	每 3 年
丙型肝炎	抗 HCV 抗体，随后进行 PCR 确诊	1945—1965 年出生的成人	1 次
HIV	免疫测定或快速 HIV 检测，随后进行确诊试验	15～65 岁	1 次
高脂血症	胆固醇	>35 岁男性 >45 岁女性	每 5 年 每 5 年
高血压	血压	所有成年人	定期
亲密伴侣暴力	筛查问卷	育龄期女性	不明
肥胖	体重指数	所有成人	不明
骨质疏松症	DEXA	>65 岁或>60 岁伴有骨折风险女性	不明

DEXA，双能 X 线骨密度仪；HCV，丙型肝炎病毒；HPV，人乳头状瘤病毒；PCR，聚合酶链反应

引自 the U. S. Preventive Services Task Force 2013. http://www.uspreventiveservicestaskforce.org/adultrec.htm.

表 4-5 针对平均风险成人的预防性治疗建议

治疗	疾病	人群	治疗频率
成人			
免疫接种			
破伤风-白喉		>18 岁	每 10 年
水痘		仅>18 岁易感者	两剂
麻疹-流行性腮腺炎-风疹		育龄期女性	单剂
肺炎球菌		>65 岁	单剂
流感		>50 岁	每年
人乳头状瘤病毒		>21 岁男性，>26 岁女性	此前未接种
带状疱疹		>60 岁	1 次
药物预防			
阿司匹林	心血管疾病	45～79 岁男性，55～79 岁女性	
叶酸	胎儿神经管缺陷	备孕期女性	
他莫昔芬/雷洛昔芬	乳腺癌	乳腺癌高风险女性	
维生素 D	骨折	>65 岁，跌倒风险高	

健康行为咨询

由于预防措施可对疾病产生影响，故充分认识到吸烟、酗酒、饮食和运动是影响发达国家可预防性死亡的主要因素至关重要。最有效的一项预防性卫生保健措施是帮助患者戒烟。然而，在上述方面的努力往往涉及行为改变（如减重、运动、系安全带）或对成瘾状况的管理（如吸烟和饮酒），而这些往往难以干预。尽管这些问题均具有挑战性，但有证据强烈支持卫生保健提供者的咨询在卫生行为改变方面的作用（表 4-6）。教育活动、公共政策改革和基于社区的干预措施也被证实是解决上述问题的重要策略。尽管 USPSTF 基于结论性证据推荐开展规模相对较小的咨询活动，但关于体育锻炼和伤害预防（包括系安全带、戴自行车和摩托车头盔）等领域的咨询已成为初级保健实践的常规内容。

表 4-6　USPSTF 关于预防咨询的建议

内容
酒精和药物滥用
对于携带有害突变的高危女性进行遗传咨询和 *BRCA1/2* 基因检测
营养和饮食
性传播疾病
日光暴露
烟草使用

疾病预防和筛查的实施

实施疾病预防和筛查具有一定的挑战性。目前有许多技术可以帮助医生提供这些服务。设置合适的电子病历提醒系统可以使医生更容易跟踪患者的疾病情况，并且评估所给予的治疗或建议是否符合指南要求。部分系统为患者提供安全访问其病历的途径，可提高患者对常规筛查的依从性。另外，为护士或者其他工作人员提供相关就诊信息的系统对戒烟或者疫苗接种均具有价值。美国卫生保健研究与质量管理处和疾病预防控制中心已经为“将预防付诸实践”工作计划（PPIPP）开发了流程表和电子工具（http://www.uspreventiveservicestaskforce.org/tools.htm）。许多工具根据年龄进行分类，协助患者选择符合其年龄组的项目。表 4-7 总结了根据年龄分层的筛查及咨询项目。

许多患者因慢性疾病而多次就诊，此时也为其他健康问题的“预防措施”咨询提供了机遇。例如，患者常因为高血压或糖尿病就诊，则可在某次就诊时进行乳腺癌筛查，并在下一次就诊时对结肠癌进行筛查。其他患者可能更愿意在某次就诊时集中筛查所有相关项目并接受预防性干预。由于年龄或其他合并症，部分患者放弃一些特殊的筛查或者预防措施是合理的，尽管目前罕有数据证明何时应放弃这些服务。许多筛查项目的获益要在 5～10 年的随访后才会显现，而且几乎没有数据支持对 75 岁以上人群进行持续筛查。此外，对于那些疾病晚期或者预期生存年限较短的患者，将重点从筛查转移到更有可能改善生活质量和延长寿命的干预措施上，将带来相当大的获益。

表 4-7　根据年龄分层的死亡原因和相应预防措施

年龄组	主要死因	筛查及预防措施
15～24 岁	1. 意外事故 2. 凶杀 3. 自杀 4. 恶性肿瘤 5. 心脏疾病	• 建议日常使用车载安全带、自行车/摩托车/越野车头盔（1） • 建议饮食控制及运动（5） • 讨论饮酒后驾驶、游泳、划船的危险性（1） • 评估及更新疫苗注射（破伤风、白喉、乙型肝炎、MMR、风疹、水痘、脑膜炎、HPV） • 询问枪支使用及持有情况（2，3） • 评估物质滥用，包括酒精（2，3） • 筛查家庭暴力（2，3） • 筛查抑郁和（或）自杀/凶杀意念（2，3） • 21 岁后开始宫颈涂片筛查宫颈癌（4） • 皮肤、乳房、睾丸自检（4） • 建议避免紫外线照射，常规使用防晒霜（4） • 测量血压、身高、体重以及 BMI（5） • 讨论烟草对健康的危害，可突出美容及经济相关话题，从而提高年轻吸烟者的戒烟率（4，5） • 筛查衣原体及淋病，对性活跃女性提供避孕咨询，讨论 STD 的预防 • 如有高危性行为史或性传播疾病史，筛查乙型肝炎和梅毒 • HIV 检测 • 继续每年接种流感疫苗

表 4-7 根据年龄分层的死亡原因和相应预防措施（续）

年龄组	主要死因	筛查及预防措施
25～44 岁	1. 意外事故 2. 恶性肿瘤 3. 心脏疾病 4. 自杀 5. 凶杀 6. HIV	同上，并附加如下： ● 重新询问吸烟状态，每次访视均鼓励戒烟（1，2，3） ● 获取详细的恶性肿瘤家族史，应若患者风险显著增高，开展早期筛查/预防计划（2） ● 评估所有心血管危险因素（包括筛查糖尿病和高脂血症），考虑 5 年血管事件风险＞3%的患者使用阿司匹林行一级预防（3） ● 评估长期酗酒、病毒性肝炎或其他导致慢性肝病的危险因素 ● 40 岁时开始考虑个体化钼靶筛查乳腺癌（2）
45～64 岁	1. 恶性肿瘤 2. 心脏疾病 3. 意外事故 4. 糖尿病 5. 脑血管疾病 6. 慢性下呼吸道疾病 7. 慢性肝病和肝硬化 8. 自杀	● 50 岁时开始每年 PSA 检测和直肠指检筛查前列腺癌（非洲裔美国人或有家族史的患者可提前）（1） ● 50 岁时开始筛查直肠癌，可通过粪便隐血试验、可弯曲乙状结肠镜或结肠镜（1） ● 重新回顾和更新 50 岁人群疫苗接种情况，并对所有戒烟者接种肺炎链球菌疫苗 ● 高危人群考虑筛查冠心病（2.5） ● 1945—1965 年出生的人群考虑筛查丙型肝炎（7） ● 60 岁时接种带状疱疹疫苗 ● 50 岁时开始筛查乳腺钼靶
≥65 岁	1. 心脏疾病 2. 恶性肿瘤 3. 脑血管疾病 4. 慢性下呼吸道疾病 5. 阿尔茨海默病 6. 流感和肺炎 7. 糖尿病 8. 肾病 9. 意外事故 10. 脓毒血症	同上，并附加如下： ● 重新询问吸烟状态，每次访视均应鼓励戒烟（1，2，3，4） ● 对 65～75 岁有吸烟史的男性进行 1 次超声检查筛查腹主动脉瘤 ● 对长期吸烟者进行肺功能检查评价慢性阻塞性肺疾病的情况（4，6） ● 对所有绝经后女性（及具有危险因素的男性）筛查骨质疏松症 ● 继续每年接种流感疫苗，65 岁时接种肺炎链球菌疫苗（4，6） ● 筛查痴呆和抑郁症（5） ● 筛查视力及听力疾患、家庭安全问题和虐待老人（9）

注：括号中的数字对应左侧栏中疾病的排名位数

HPV，人乳头状瘤病毒；MMR，麻疹-流行性腮腺炎-风疹；PSA，前列腺特异性抗原；STD，性传播疾病

第五章 临床药理学原理

Principles of Clinical Pharmacology

Dan M. Roden 著

（聂小燕 史录文 张昕怡 祝春素 覃思蓓 扶宇 译）

药物是现代治疗学的基石。然而，医生和非专业人士普遍认为药物治疗结果存在很大的个体差异。尽管人们认为这种个体差异不可预测且难以避免，但事实并非如此。本章旨在介绍应用于现有药物及新药安全、优化使用的临床药理学原理。

药物与特定靶分子相互作用，从而产生有益影响和不良反应。从开始给药到药物在人体内起效之间的事件链可分为两部分，这两部分都会影响药物作用。第一部分指药物向靶分子转运以及从靶分子清除的过程，第二部分指药物作用的过程，前者描述的是药物浓度与时间之间的关系，即药物代谢动力学（pharmacokinetics，简称药代动力学），后者描述的是药物浓度与药效之间的关系，即药物效应动力学（pharmacodynamics，简称药效学），在药物转运至效应部位过程不变的情况下，有多种因素可影响药物作用活性。正如下文将进一步讨论的，药效学的个体差异可能与靶分子本身的功能变异或药物-靶点相互作用产生药理学效应所处的个体生物背景有关。

临床药理学有两个重要目标：①描述药物作用个体差异产生的条件；②研究个体差异产生的机制，优化现有药物的治疗，探索可有效治疗人类疾病的新药机制。临床药理学的首要任务是总结疾病对药物作用的影响以及对不良反应具有异常敏感性的个体或家族的特点，现在的关注点逐渐被明确药物作用个体差异潜在的分子机制所取代。因此，疾病、联合用药或

遗传因素对药物作用的调节可被重新解释为与药代动力学和药效学相关的特定基因表达或功能的变异性。然而，由于最先发现药物作用异常变化的往往是与患者直接接触的医生或其他医务人员，因此，对异常药物反应保持高度警惕是提高药物安全性的关键所在。

早在数十年以前，人们即意识到异常药物反应的家族聚集性，并最早将其定义为药物遗传学（pharmacogenetics）。如今，随着对人类基因组常见和罕见多态性认知的不断深入，我们得以重新阐述个体间特定DNA变异或一组基因变异导致药物作用个体差异的机制，即药物基因组学（pharmacogenomics）。药物基因组学使临床工作者能够将疾病的分子学机制与个体基因组构成结合起来，从而进行个体化、高效、安全的治疗。

确定药物靶点

药物治疗是人类文明的一个古老特征。最早的治疗药物是植物提取物，人类经验证明其对发烧、疼痛或呼吸困难等症状有效。20世纪，这种基于临床症状的经验性药物开发方式逐渐被基于生物基础过程（如细菌繁殖、血压升高）的化合物开发所取代。保罗·埃尔利希（Paul Ehrlich）提出了“魔术子弹（Magic bullet）[①]”的概念，用来描述其对有效治疗梅毒的化合物的研究过程。“魔术子弹”理论抓住了问题的本质——探索生物学基本过程是高效的新疗法的根本。现代药物开发的必要步骤是：首先筛选出具有生物活性的化合物，然后进行一系列复杂的药物化学结构修饰，使化合物对所选靶点具有选择特异性，无“脱靶”效应，同时其药代动力学特性应适合人类使用（如生物利用度稳定、消除半衰期较长，无高危药代动力学特征等）。

现代药物开发的常规起点是发现潜在靶分子的基本生物学特征，如许多恶性黑色素瘤患者存在HMG-CoA还原酶或*BRAF* V600E突变。开发这些分子的靶向化合物不仅彻底改变了对高胆固醇血症或恶性黑色素瘤等疾病的治疗，而且还揭示了疾病的生物学新特征。例如，刚开始维莫非尼（以*BRAF* V600E为靶点）在治疗恶性黑色素瘤中取得了巨大成功，但随后肿瘤普遍复发，这强烈提示仅抑制这一途径不足以控制肿瘤。反过来，许多复杂的疾病不能通过一个靶向“魔术子弹”来治愈，需要用一种药物或多种药物联合攻击多条致病通路。高血压、结核病、HIV感染及许多癌症联合用药策略的成功应用均强调了这种“系统生物学”药物治疗观的潜在价值。

全球视角

事实上，无论何种文化、所患何种疾病，依从性、影响药代动力学或药效学的基因变异及药物相互作用等因素均与药物反应有关。此外，不同文化或种族相关因素对药物反应也有影响。例如，某些可调控药物反应性的特定基因多态性的发生频率通常在不同种族之间存在差异。治疗成本或传统文化也可能对人们选择药物品种、联合用药、非处方药物等产生决定性影响。本章阐述的临床药理学基本原理可用于分析药物治疗有效或无效的潜在机制。

药物治疗的适应证：风险 *vs.* 获益

不言而喻，药物治疗的获益应大于风险。治疗获益大致分为两个方面：缓解症状和延长寿命。人们在权衡风险获益时越来越重视循证医学的原则和技术的应用，如利用大型临床试验和meta分析判断药物治疗在广大患者人群中应用的获益。平衡风险和获益的关系并不是那么简单。越来越多的证据表明，也是临床工作者所熟知的，个别患者可能出现大样本人群研究未发现的药物反应，且通常这些患者因为存在合并症而未被纳入临床试验。此外，在治疗严重的、症状明显的疾病（如心力衰竭或癌症）时，治疗方案可缓解症状，但也可能缩短患者寿命。以上情况表明，处方者与患者的关系是持久而高度个体化的。

不良反应 某些不良反应很常见，且很容易与药物治疗联系起来，因此在临床使用时可在早期被发现。然而，也有一些十分罕见的严重不良反应在广泛应用很多年后仍未被发现。人类至今尚未能满意地解决如何识别罕见却严重的不良反应（可严重影响患者对获益-风险的认识）这个问题。解决这一问题可能的方法包括从深入研究药物作用差异的分子和遗传学基础到扩大上市后监管力度。所有这些方法均不能完

① 译者注：“魔术子弹”是德国科学家、诺贝尔生理学医学奖获得者保罗·埃尔利希（Paul Ehrlich）于1900年提出的一个科学概念。埃尔利希是化学治疗的先驱，并提出化学治疗的概念，他预言可以找到一种药物像子弹击中目标一样，能选择性地作用于人体内病原体而不影响人体本身，埃尔利希将其称之为“魔术子弹”，这为化学治疗药物的发展奠定了理论基础。1909年，埃尔利希发现了用于治疗梅毒的Salversan，这被称为“第一颗魔术子弹”。

全有效地识别所有不良反应，因此医生必须时刻警惕异常症状与患者使用的特定药物或联合治疗药物存在相关性的可能。

治疗指数 药物治疗的疗效和不良反应可通过一系列的剂量-反应关系来描述（图 5-1）。耐受性好的药物产生治疗效果所需的剂量和产生毒性的剂量之间存在很大的差异，可用治疗比率（therapeutic ratio）、治疗指数（therapeutic index）或治疗窗（therapeutic window）来表示。在血浆药物浓度（血药浓度）与效应之间存在类似关系的情况下，通过监测血药浓度，使得药物浓度维持在最低有效浓度以上和最低中毒浓度以下，可对药物治疗进行高效管理。这种监测已广泛用于指导特定药物的治疗，如抗心律失常药物、抗惊厥药物和抗生素。许多临床药理学原理和举例将在下文阐述，它们被广泛应用于治疗学中，并在这些领域中不断发展。

药物代谢动力学原理

药物的吸收（absorption）、分布（distribution）、代谢（metabolism）和排泄（excretion）过程统称为药物处置（drug disposition）。药物处置决定了药物传递到靶分子的浓度。

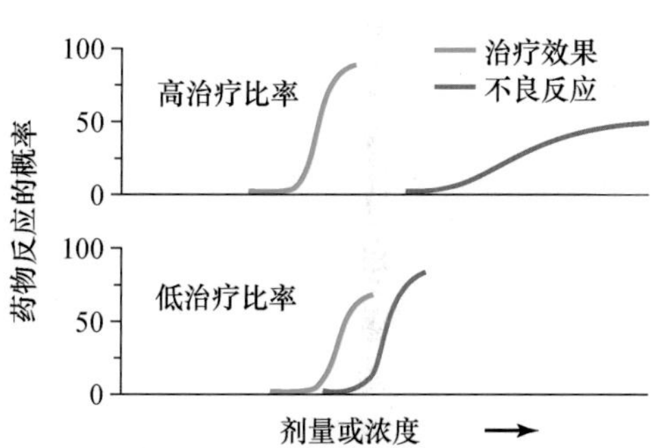

图 5-1 治疗比率的概念。图中线条代表药物剂量与产生治疗效果或不良反应的累积概率的关系。**上图**代表治疗比率高（治疗窗宽）的药物，可见分别代表疗效和不良反应的两条曲线显著分离。**下图**代表治疗比率低（治疗窗窄）的药物，可见分别代表疗效和不良反应的两条曲线距离较近，即在治疗剂量范围内发生不良反应的可能性较大。此外，图中不良反应的剂量-反应曲线非常陡峭是临床最不需要的药物特征，这意味着即使增加很小的剂量也可能会产生明显的毒性反应。当药物浓度（通常指血药浓度）与预期疗效和不良反应之间存在确定的关系时，血药浓度可以直接代替横坐标上的浓度。注意，并非所有患者均会表现出治疗反应（或不良反应），某些效应（特别是一些不良反应）可能与剂量无关

药物吸收和生物利用度

当采用经口服、皮下注射、肌内注射、直肠给药、舌下给药，或直接注射到目标作用部位等方式给药时，进入体循环的药物量均少于经静脉注射给药的药物量（图 5-2A）。通过其他途径进入体循环的药物百分比称为生物利用度。生物利用度＜100％的两个主要原因：①吸收减少；②药物进入体循环前被代谢或清除。少数情况下，药物剂型不稳定、药物成分随时间降解也会导致生物利用度减小，如抗凝药达比加群一旦暴露在空气中，在数周内会迅速降解，从而使实际给药量低于处方量。

药物通过非静脉途径给药时，血药浓度峰值的出现晚于静脉给药，且峰值低于快速静脉注射相同剂量后的峰值，这反映了给药部位对药物的吸收作用（图 5-2）。药物吸收降低的原因包括：药物未完全从剂型中释放、在给药部位被破坏、具有某些理化性质（如不溶性等），使其不能从给药部位完全被吸收。吸收率低的药物可设计为“缓释”或“控释”剂型，减少给药间期血药浓度的波动。

首过效应 经口服给药时，药物在进入体循环前必须穿过肠上皮，进入门静脉系统和肝（图 5-3）。药

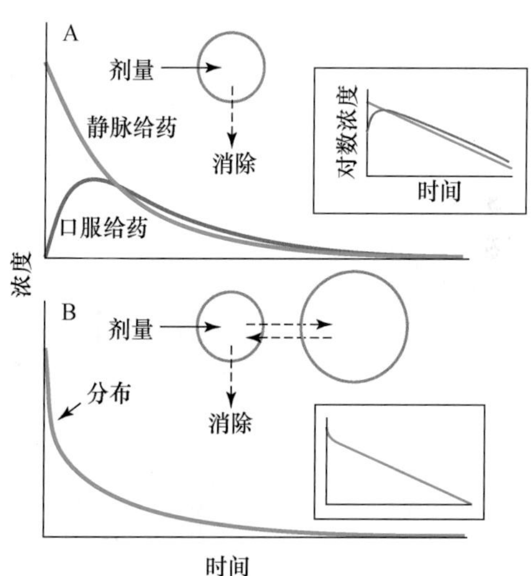

图 5-2 单剂量给药后理想的血药浓度-时间曲线。A. 一室模型中快速静脉推注或口服剂量后药物浓度随时间变化曲线。口服药时曲线下面积明显口服给药时于静脉给药，表明口服给药时生物利用不完全。注意，尽管生物利用不完全，但口服给药后的浓度仍然可能高于静脉注射后某些时间点的浓度。插图中可见浓度随时间的变化在对数图上呈线性下降，这是一级消除的特征，口服和静脉给药具有相同的消除（平行）时间过程。**B.** 药物进出周边室并从中央室消除时中央室浓度下降。初始浓度迅速下降反映的不是药物的消除，而是药物的分布

物进入肠上皮细胞后，可能被代谢、转运至门静脉或排泄至肠腔。排泄至肠腔和代谢过程都会降低生物利用度。药物通过肠上皮细胞屏障后，可能被运送至肝细胞，经肝代谢或胆汁排泄，从而进一步降低药物的生物利用度。这种经肠道和肝消除而减少药物进入体循环的过程被称为体循环前消除（presystemic elimination）、体循环前排泄（presystemic extraction）或首过消除（first-class elimination）。

药物在所有细胞膜（包括肠上皮细胞和肝细胞）上的转运均涉及被动扩散（passive diffusion）和主动转运（active transport），并由特定的药物吸收和外排泵介导。目前被广泛研究的一种药物转运分子是 *MDR1* 基因的表达产物——P 糖蛋白。P 糖蛋白表达于肠上皮细胞的顶端和肝细胞的微管结构（图 5-3）。两个部位中的 P 糖蛋白均可作为外排泵限制药物进入体循环。P 糖蛋白可介导药物从大脑毛细血管网中排出从而限制药物进入脑循环，是血脑屏障的重要组成部分。

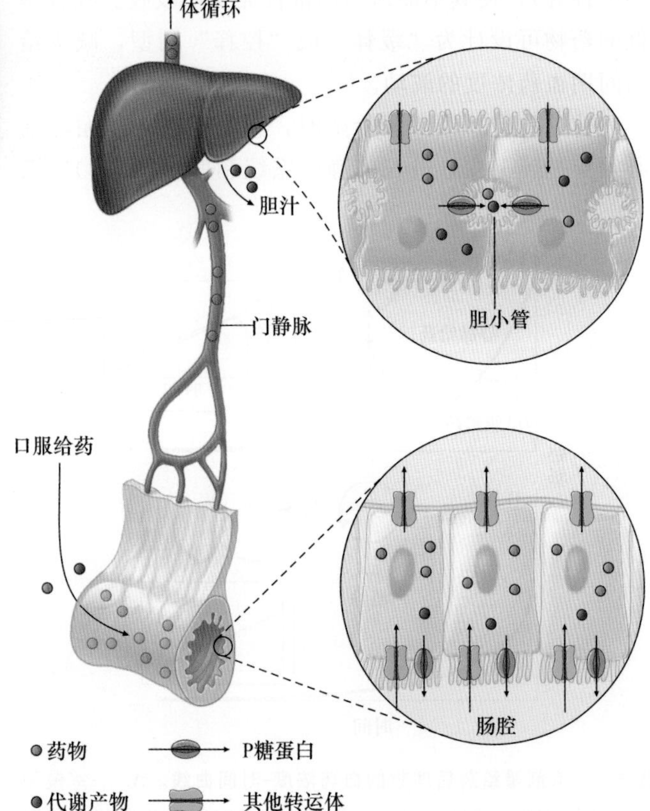

图 5-3　首过消除的机制。药物进入肠上皮细胞后，可经历代谢、排泄至肠腔，或转运至门静脉。类似地，肝细胞可以在药物及其代谢产物进入体循环之前进行代谢和胆汁排泄（经允许引自 DM Roden，in DP Zipes，J Jalife［eds］：Cardiac Electrophysiology：From Cell to Bedside，4th ed. Philadelphia，Saunders，2003. Copyright 2003 with permission from Elsevier）

药物经体内代谢后极性增强，因而比母体药物更容易排泄。药物主要经肝代谢，也可在其他部位代谢，如肾、肠上皮、肺和血浆。“Ⅰ相”代谢主要是化学修饰，通常由细胞色素 P450（CYP）单加氧酶超家族成员完成氧化过程。表 5-1 列出了重要的 CYP 药物代谢

表 5-1　介导药物处置的分子通路

分子	底物[a]	抑制剂[a]
CYP3A	钙通道阻滞剂 抗心律失常药物（利多卡因、奎尼丁、美西律） HMG-CoA 还原酶抑制剂（“他汀类药物”） 环孢素、他克莫司 茚地那韦、沙奎那韦、利托那韦	胺碘酮 酮康唑、伊曲康唑 红霉素、克拉霉素 利托那韦
CYP2D6[b]	噻吗洛尔、美托洛尔 卡维地洛 苯乙双胍 可待因 普罗帕酮、氟卡尼 三环类抗抑郁药 氟西汀、帕罗西汀	奎尼丁（即使是超低剂量） 三环类抗抑郁药 氟西汀、帕罗西汀
CYP2C9[b]	华法林 苯妥英 格列吡嗪 氯沙坦	胺碘酮 氟康唑 苯妥英
CYP2C19[b]	奥美拉唑 美芬妥因 氯吡格雷	奥美拉唑
CYP2B6[b]	依非韦伦	
硫嘌呤甲基转移酶[b]	6-巯基嘌呤 硫唑嘌呤	
N-乙酰基转移酶[b]	异烟肼 普鲁卡因胺 肼屈嗪 部分磺胺类药物	
UGT1A1[b]	伊立替康	
拟胆碱酯酶[b]	琥珀酰胆碱	
P-糖蛋白	地高辛 HIV 蛋白酶抑制剂 许多 CYP3A 底物	奎尼丁 胺碘酮 维拉帕米 环孢霉素 伊曲康唑 红霉素
SLCO1B1[b]	辛伐他汀和其他他汀类药物	

[a] 抑制剂可影响分子通路，因此可能影响底物。[b] 具有重要临床意义的遗传变异；见表 5-2

注：CYP 底物、抑制剂和诱导物的列表可见 *http://medicine.iupui.edu/flockhart/table.htm*

酶，每种药物都可能是列表里一种或多种酶的底物。“Ⅱ相”代谢指药物及其代谢产物与特定内源性化合物的结合反应。Ⅱ相反应相关的酶包括葡萄糖醛基转移酶、乙酰基转移酶、磺基转移酶和甲基转移酶。下文将进一步讨论药物代谢产物重要的药理活性。

生物利用度改变的临床意义 部分药物在进入体循环前可被完全代谢，因此这些药物不能口服给药。硝酸甘油正是由于在进入体循环之前可被完全排泄而导致其不能口服给药。因此，这类药物应通过舌下或经皮给药来避免在进入体循环前被代谢。某些药物体循环前代谢非常显著，但仍然可以通过口服给药，而给药剂量比静脉注射所需剂量高得多。例如，静脉注射维拉帕米的常用剂量为 1～5 mg，而单次口服剂量为 40～120 mg。低剂量阿司匹林可通过肝首过脱酰作用使得门静脉血小板中的环加氧酶暴露于药物，但体循环中药物浓度并未减低，这是一个利用体循环前代谢特点达到治疗目的的例子。

药物代谢动力学的相关概念

大多数药代动力学过程为一级动力学，如药物消除，即药量决定药代动力学过程的速率。有时，消除过程也可以是零级动力学（单位时间内清除量固定），这在临床上很重要（见“剂量选择的原则”）。在最简单的药代动力学模型中（图 5-2A），单次快速静脉推注药物（D）至中央室，药物在中央室的消除遵循一级动力学过程。少数情况下，中央室和其他腔室对应特定生理空间（如血浆容积分布），然而大多数情况下，它们仅作为描述药物分布的数学函数。由于药物消除符合一级动力学，故任意时间（t）与药物浓度（C）的表达式为：

$$C=\frac{D}{V_c}\cdot e^{(-0.69t/t_{1/2})}$$

其中 V_c 指药物进入房室的体积，$t_{1/2}$ 指消除半衰期。基于这种关系，对数血药浓度-时间呈线性（图 5-2A 插图）。半衰期（half-life）指完成 50%一级动力学过程所需的时间，因此，经过 1 个药物消除半衰期后，50%的药物被消除，2 个后为 75%，3 个后为 87.5%，以此类推。实际过程中，一级动力学过程（如消除）经 4～5 个半衰期后可基本完成。

某些情况下，药物除消除外还可通过分布到周边室而从中央室消除。在这种情况下，给药后血药浓度-时间曲线可分为两个（或多个）指数部分（图 5-2B）。一般而言，初始药物浓度的快速下降并不代表药物消除，而是进出周围组织的药物分布（同样是一级动力学过程），而较慢的部分代表药物消除。给药后初始药物浓度迅速下降是静脉给药途径的特点，而非其他给药途径。外周部位的药物浓度取决于药物在这些部位的分布、重分布以及消除三者间的平衡。一旦分布接近完成（4～5 个分布半衰期），血浆和组织中的药物浓度会同步下降。

半衰期的临床意义 消除半衰期不仅决定了药物浓度在单次给药后降至接近无法测定的水平所需的时间，也是药物剂量发生变化后达到稳态血药浓度所需时间的唯一决定因素（图 5-4）。这也适用于开始长期药物治疗（无论是多次口服药物还是连续静脉输注）、长期给药剂量改变或给药间隔变化、停药。

稳态（steady state）是指长期药物治疗时，单位时间内给药剂量与单位时间内药物清除剂量相等。连续静脉输注时，稳态下的血浆浓度保持稳定，而在长期口服给药治疗时，给药间隔血浆浓度会改变，但是给药间隔之间的血药浓度-时间曲线相对稳定（图 5-4）。

药物分布

标准体重为 70 kg 的人体中血浆容量约为 3 L，血容量约为 5.5 L，脉管系统外的细胞外液约为 20 L。与血浆蛋白而不是组织成分广泛结合的药物，如华法林，其药物分布容积接近于血浆容量。相比之下，与组织高度结合的药物，其分布容积远远大于任何生理性腔隙。例如，地高辛和三环类抗抑郁药的分布容积为数百升，远远超过全身容积。这类药物很难通过透析清除，故需谨慎考虑药物过量可能带来的问题。

药物分布的临床意义 某些情况下，药物需要分布到外周部位才能发挥药理作用，如麻醉剂进入中枢神经系统（CNS）方可发挥作用。在这种情况下，药物转运到这些部位和从这些部位消除的时间间隔决定了药物作用时间的长短。

负荷剂量 对于某些药物，紧急情况下需要使用“负荷”剂量来快速提升药物浓度，从而比长期维持治疗见效更快（图 5-4）。然而，达到真正稳态所需的时间仍然仅取决于消除半衰期。

静脉给药的速度 尽管图 5-2 中模拟了单次静脉推注过程，但静脉推注在实践中并不适用，因为可能会引起一过性浓度过高有关的副作用。在实践中通常采用口服或缓慢静脉输注给药。有些药物在注入过快时可致命，所以需要采取特殊的预防措施来防止意外推注导致的不良后果。例如，除非特殊情况且有严密监测时，应避免静脉注射钾溶液＞20 mmol/L。这可将高浓度溶液快速输注引起心脏停搏的风险最小化。

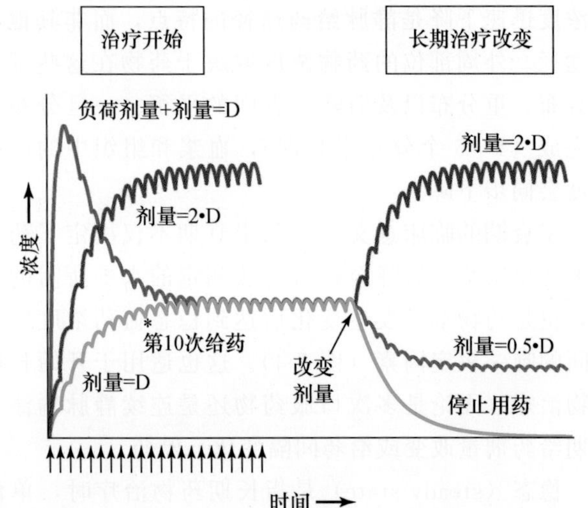

图 5-4 药物累积至稳态。在该模拟图中，给药（箭头所示位置）间隔＝50%消除半衰期。开始治疗后经历约 5 个消除半衰期或 10 次剂量后达到稳态。负荷剂量不会改变最终达到的稳态。剂量加倍可导致稳态血药浓度加倍但累积的过程相同。一旦达到稳态，剂量变化（增加、减少或停药）导致的新稳态在约 5 个消除半衰期后形成。经允许引自 DM Roden，in DP Zipes，J Jalife [eds]：Cardiac Electrophysiology：From Cell to Bedside，4th ed. Philadelphia，Saunders，2003. Copyright 2003 with permission from Elsevier.

在少数情况下，快速静脉给药后引起的瞬时高药物浓度有利于临床治疗。例如，静脉注射咪达唑仑用于镇静时，主要依靠药物分布阶段大脑快速摄取药物，从而迅速发挥镇静作用，随后在药物重分布阶段从脑中排出以达到平衡。类似地，腺苷用于治疗折返性室上性心动过速时必须快速推注，以防止药物在到达房室结之前被红细胞和内皮细胞快速（半衰期为数秒）摄入而消除。

蛋白结合改变的临床意义 许多药物在血浆中部分与血浆蛋白结合。由于只有未结合的（游离）药物可以分布到药理学作用部位，所以药物反应只和血浆游离药物浓度有关，与循环中总血药浓度无关。在慢性肝肾疾病的患者中，药物与血浆蛋白结合减少，药物作用增强。某些情况下（如心肌梗死、感染、手术），急性期反应物可增强药物与血浆蛋白结合，降低药物疗效。这些变化对于高蛋白结合率的药物来说临床意义重大，因为即使与蛋白结合发生很小的变化也可导致游离药物的大幅改变。例如，血浆蛋白结合率从 99%降低至 98%，游离药物浓度将从 1%增加至 2%，即游离药物浓度增加 1 倍。对于具有这种特点的药物（如苯妥英），应监测游离药物浓度。

消除

药物消除使体内药物总量随时间推移而减少。量化药物减少的一个重要方法是假定在一段时间内药物浓度不变，并且体内特定容积的药物已经被“清除”。因此清除率用体积/时间来表示。药物清除包括药物代谢和排泄。

清除率改变的临床意义 虽然达到稳态血药浓度（C_{ss}）所需的时间由药物消除半衰期决定，但稳态血药浓度的大小仅由清除率（Cl）和剂量决定。静脉输注时，计算公式为：

$$C_{ss}=\text{给药速率}/Cl\ \text{或}\ \text{给药速率}=Cl\cdot C_{ss}$$

口服给药时，1 个给药间隔内的平均血药浓度（$C_{avg,ss}$）替代 C_{ss}，如果生物利用度（F）＜1 则剂量（每单位时间的给药量）必须增加：

$$\text{剂量}/\text{时间}=Cl\cdot C_{avg,ss}/F$$

遗传变异、药物相互作用、降低药物代谢酶活性或排泄机制的疾病会导致清除率下降，因此需要减少剂量以避免发生毒性反应。反之，一些药物相互作用和遗传变异会促进药物消除，因此，需要增加药物剂量以维持治疗效果。

药物活性代谢产物

代谢产物可产生与母体药物相似、相同或不同的作用。使用普鲁卡因胺治疗时，普鲁卡因胺的主要代谢产物 N-乙酰普鲁卡因胺（NAPA）的蓄积可能导致明显的 QT 间期延长和尖端扭转型室性心动过速。阿片类镇痛剂哌替啶治疗期间导致的神经毒性可能是由于去甲哌替啶的累积，这在合并肾脏疾病时尤其明显。

前药是非活性化合物，需要经代谢活化才能生成介导药物作用的活性代谢产物，如许多血管紧张素转化酶抑制剂（ACEI）、血管紧张素受体拮抗剂氯沙坦、抗肿瘤药伊立替康、抗雌激素药物他莫昔芬、镇痛药可待因（其活性代谢产物吗啡可能是可待因发挥阿片类药物作用的基础）和抗血小板药物氯吡格雷。药物代谢还与前致癌物的生物活性和特定药物不良反应（如下文将讨论的对乙酰氨基酚肝毒性）相关的活性代谢物有关。

高风险药代动力学的概念

当活性药物只有单一的代谢途径时，任何抑制该途径的情况（疾病、遗传、药物相互作用等）都可能引起药物浓度的急剧变化和药物作用的显著变异。这种高风险药代动力学问题在两种情况下尤为明显。第一种情况是前药的生物活性变异可导致药物作用的显著变化，如降低CYP2D6活性可以阻断可待因的镇痛作用，降低CYP2C19活性可以降低氯吡格雷的抗血小板作用。第二种情况是药物只有单一消除途径。在这种情况下，遗传变异或使用抑制剂导致药物清除降低，均可使药物浓度显著升高，对于治疗窗窄的药物则可能增加剂量相关性毒性的风险。例如，由于CYP2C9与华法林活性S-对映体代谢相关，故CYP2C9等位基因功能缺失的个体出血风险可能会增加。通过多代谢或排泄途径消除的药物，在缺乏其中某一种代谢途径（由于遗传变异或药物相互作用）时对药物浓度或药物作用的影响要小得多。

药效学原理

药物作用的起始　当药物用于紧急处理急性症状时（如血栓形成、休克或癫痫持续状态治疗），我们预期（期望）从药物-靶点作用到产生临床效果之间很少或不出现延迟。

然而，大多数情况下治疗指征并不紧急，药物与其药理学靶点的相互作用与临床效果之间的延迟可以接受。导致这种延迟现象常见的药代动力学机制包括缓慢消除（导致药物缓慢累积至稳态）、药物摄入到周边室或活性代谢产物累积。这种延迟的另一个常见原因是临床效果是药物产生的初始分子效应的下游结果。例如，给予质子泵抑制剂或H_2受体阻滞剂后胃pH值立即升高，但溃疡愈合会延迟。癌症化疗时的治疗效果延迟也是类似道理。

药效的疾病特异性　与患者相比，在未患病的个体中药物可能不产生作用或产生不同程度的作用。此外，伴随疾病将使得对药物的治疗反应（尤其是不良反应）的结果解释变得复杂。例如，高剂量抗惊厥药如苯妥英可引起神经系统症状，这可能与潜在的神经系统疾病相混淆；慢性肺疾病患者接受胺碘酮治疗时的呼吸困难加重可能是由药物、潜在疾病或并发心肺问题导致。因此，慢性肺疾病患者使用胺碘酮仍存在争议。

尽管药物只与特定的分子受体相互作用，但即使维持稳定的血药浓度和代谢产物浓度，药效也可能随时间而发生变化。药物-受体相互作用的生物环境很复杂，可通过改变生物环境来调节药物作用。例如，药物通过阻断离子通道而发挥的抗惊厥和抗心律失常作用通常受膜电位的调节，膜电位本身受诸如细胞外钾离子浓度或局部缺血等因素调节。疾病或药物可上调或下调受体水平，如长期使用β受体阻滞剂可上调β受体密度。虽然这种作用通常不会引起药效抵抗作用，但如果突然停用阻滞剂，可能会产生严重的类激动剂效应（如高血压或心动过速）。

剂量选择的原则

所有药物治疗的理想目标是将有益效应的可能性最大化同时将不良反应的风险最小化。以往在临床对照试验中及上市后应用的药物使用经验确定了给药剂量或血药浓度与这些双重效应之间的关系（图5-1），对启用药物治疗具有重要意义：

① 开始药物治疗时应该确定目标药物效果。某些药物可能难以客观地测定预期效果，或者疗效可能会延迟数周或数月才出现，如癌症及精神疾病的药物治疗。某些对症治疗的药物效果出现较快，如缓解疼痛或心悸的药物，此时患者会报告所选剂量是否有效。在其他情况下，如抗凝或高血压，可通过简单的临床检查或实验室检查重复、客观地评估预期反应。

② 预期毒性的性质通常决定起始剂量。如果药物副作用很小，以极有可能达到疗效的剂量开始长期治疗，当发生不良反应时再减少剂量是可以接受的。但是，如果预期药物毒性严重甚至可能危及生命，则很少使用这种方法，如果使用，医生必须证明治疗的合理性；在这种情况下，以达到预期效果的最低剂量开始治疗更为合适。癌症化疗时，通常使用最大耐受剂量。

③ 如果无法确定剂量和效应之间的关系，则上述考虑因素不适用。这种情况常与某些和药物剂量无关的不良反应有关（见下文）。

④ 如果药物剂量没有达到预期效果，只有在没有毒性且严重毒性可能性很小的情况下才能增加剂量。

无效治疗　如果诊断及处方均无误，药物治疗无效的原因可能包括药物相互作用、未遵医嘱、因药物过期或药物降解导致有效药物剂量过低。在这些情况下，测定血药浓度（如果可行）可有助于判断原因。在高血压及癫痫等疾病的长期治疗中，患者依从性差是特别常见的问题，若没有做出特别说明来让患者为自己的健康负责时，≥25%的患者会出现不遵医嘱的情况。每天多剂量、多次用药方案尤其容易导致患者依从性差。

通过生理学指标或测定血药浓度对治疗反应进行监测需要了解血药浓度与预期效果之间的关系。例如，使用索他洛尔或多非利特治疗期间，可测定QT间期来避免QT间期显著延长，QT间期显著延长预示严重心律失常。此时，在预期血药浓度及疗效峰值（如给药1～2 h后达稳态）时评估心电图是最合适的。万古霉素血药浓度维持在较高水平有肾毒性风险，因此应基于谷浓度（给药前）调整给药剂量。类似地，其他药物（如抗惊厥药）的剂量调整应该在给药间隔期间，即在稳态浓度之前（图 5-4）测量其谷浓度，以确保维持治疗效果。

血药浓度指导治疗 由于药物相互作用、疾病导致的药物消除及分布的改变、药物处置相关的遗传变异等因素的共同作用使得应用相同剂量的患者体内血药浓度的差异很大。因此，如果可以建立血药浓度与有益效应或不良反应间的关系，那么血药浓度测定将成为指导选择最佳剂量的有效工具，尤其是当产生治疗效应和不良反应之间血药浓度范围较窄时。药物监测常用于某些特定种类的药物，包括许多抗惊厥药、抗排异药物、抗心律失常药和抗生素。相反，如果不能建立上述关系（如药物进入血浆外重要作用位点是高度可变的），监测血药浓度可能无法为治疗提供准确的指导（图 5-5A）。

通常，一级消除是指平均、最大和最小稳态血药浓度与给药速率呈线性相关。因此，可以基于稳态下的预期浓度和测量浓度之间的比值来调整维持剂量。例如，如果需要双倍的稳态血药浓度，则剂量应该加倍。但这不适用于按照零级动力学消除（单位时间内以固定量消除）的药物，如苯妥英和茶碱，因其小剂量的增加将导致血药浓度不成比例地增加。

一般而言，最好通过改变药物剂量而不是给药间隔来增加药量（如每 8 h 给药 100 mg 改为每 8 h 给药 200 mg）。然而，只有当最大浓度低于中毒浓度且谷浓度在不希望的时间段内不低于最小有效浓度时，才可接受这种方法。另外，也可以不改变单次给药剂量，而通过改变给药间隔来改变稳态浓度。在这种情况下，在平均稳态浓度附近波动的幅度将发生改变——给药间隔越短，峰浓度和谷浓度之间的差值越小。

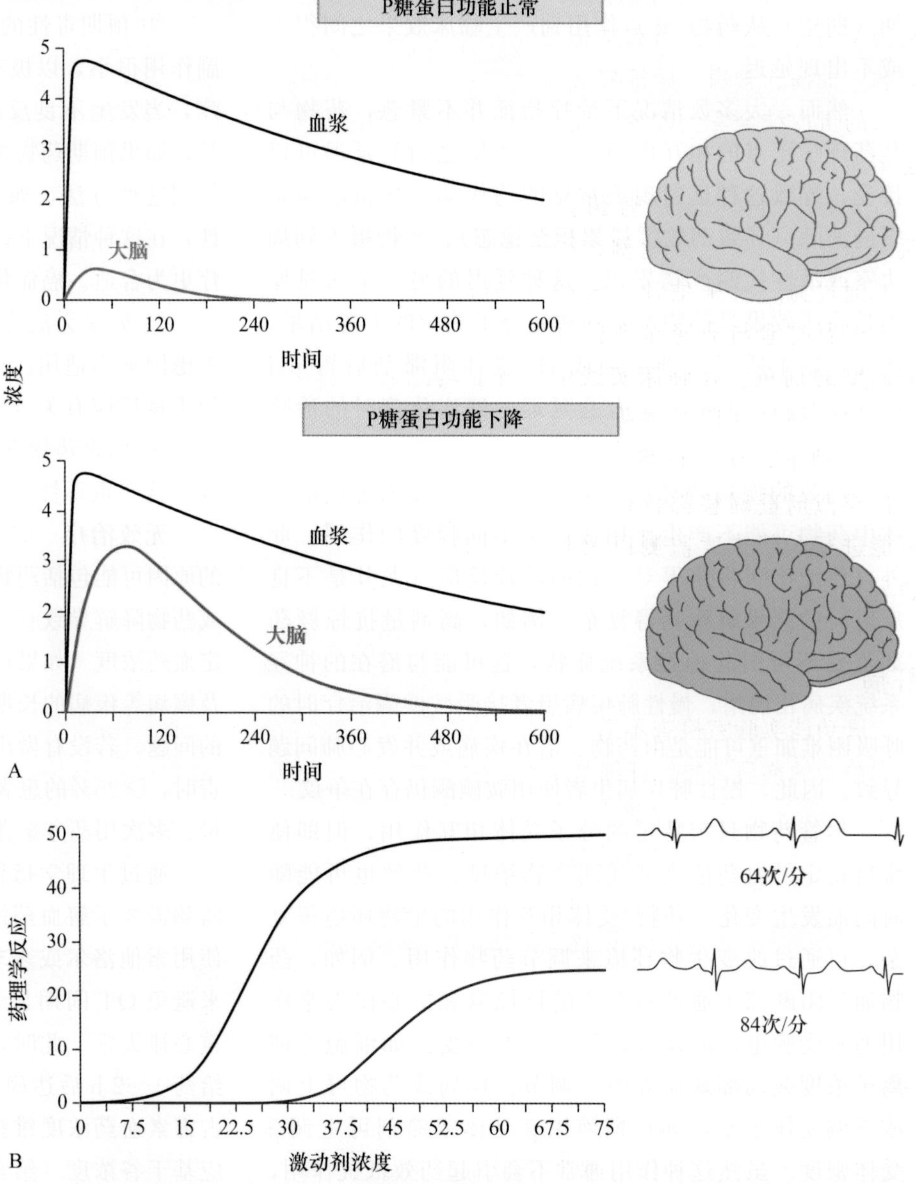

图 5-5 **A.** 外排泵 P 糖蛋白将药物从脑内毛细血管内皮排出，这是构成血脑屏障的关键要素。因此，即使在血药浓度不变的情况下，降低 P 糖蛋白功能（如由于药物相互作用或遗传因素导致基因转录差异）可增加药物向脑中的转运。**B.** 体外 β_1 受体多态性对受体功能的影响。低功能变异（红色）的患者使用受体阻滞剂后心率减慢或血压降低的程度较低

疾病对药物浓度和药物反应的影响

肾病

母体药物及其代谢产物的肾排泄主要是通过肾小球滤过和特定药物转运体来完成。如果药物及其代谢产物主要经肾排泄，并且药物浓度的增加与不良反应有关，那么当患者肾功能不全时，必须降低用药剂量以避免毒性反应。抗心律失常药物多非利特和索他洛尔主要经肾排泄，若这两种药物在应用于肾脏疾病患者时未减少剂量，则会产生 QT 间期延长和心律失常的风险。终末期肾病时，索他洛尔通常于透析后（隔天）给予 40 mg，而正常索他洛尔日剂量为 80～120 mg/12 h。麻醉性镇痛药哌替啶主要经过肝代谢，因此肾衰竭对其血药浓度影响不大，但肾病患者大剂量使用哌替啶时，其代谢产物去甲哌替啶由肾排泄，在肾衰竭时可蓄积，引起中枢神经系统兴奋性症状如易怒、抽搐和癫痫。尿毒症会导致某些药物（如苯妥英）的蛋白结合发生改变，此种情况下，可考虑检测游离药物浓度。

非终末期肾病时，肾药物清除率的变化通常与肌酐清除率的变化成比例，肌酐清除率可以直接测定或通过血肌酐来估计。该估计值综合考虑正常情况下经肾排泄与非肾排泄的药物量，可以估算出所需调整的剂量。在临床实践中，肾衰竭患者大多数剂量调整都是在肌酐清除率反映肾功能障碍严重程度的基础上，使用已发布的推荐剂量或给药间隔。任何类似剂量调整都仅仅是估算近似值给药，应尽可能进行血药浓度监测以及临床观察，进一步优化患者的治疗。

肝病

肝功能实验室检查不适用于指导肝炎或肝硬化等疾病患者的剂量调整。肝细胞功能紊乱，肝结构改变、门静脉分流可降低首过效应、增加药物的口服生物利用度。肝硬化患者口服高首过效应的药物如吗啡、哌替啶、咪达唑仑、硝苯地平时，其生物利用度几乎是肝功能正常患者的 2 倍，因此应减少这类药物的口服剂量。

心力衰竭与休克

组织灌注减少时，心排血量将重新分配以保证心脏和大脑的血液供应，减少其他组织血流量。因此可导致药物分布容积减小，血浆中药物浓度较高，并且在血流灌注最大的组织（脑和心脏）中药物暴露浓度增加使，中枢神经风险或心脏效应增加。同时，肾和肝灌注减少可能会降低药物清除率。严重心力衰竭的另一个后果是肠灌注减少，这可能减少药物吸收，从而导致口服给药的治疗效果降低或消失。

老年人用药

老年患者由于具有多种病因且使用药物的种类较多，故药物相互作用和不良反应发生率更高。另外，衰老还会引起器官功能的改变，特别是涉及药物处置的器官。所以，老年人用药的初始剂量应低于成人常用剂量，并且应该缓慢增加。应尽可能减少药物数量和每日剂量。

即使没有合并肾脏疾病，老年患者肾清除率也可能降低 35%～50%。老年患者用药剂量应根据肌酐清除率进行调整。衰老还会引起肝萎缩、肝血流量减少、肝药物代谢酶活性降低，因此，老年人某些药物的肝清除率会下降。与肝脏疾病情况类似，这些变化难以预测。

老年患者的药物敏感性可能会发生改变。例如，阿片类药物的镇痛作用增强，苯二氮䓬类或其他中枢神经系统抑制剂的镇静作用增强，以及（即使凝血指标控制良好）。由于自我调节功能降低，老年患者对心血管药物敏感性增加。相反，老年患者对 β 受体阻滞剂的敏感性下降。

由于药代动力学和药效学的改变、多药方案频繁使用以及合并症的影响，药物不良反应在老年患者中尤其常见。例如，老年患者使用长半衰期苯二氮䓬类药物与髋部骨折的发生相关，这可能反映了这些药物可增加跌倒的风险（由于镇静作用增强），也可能与老年患者骨质疏松发生率增加有关。非养老院老年人口调查发现，近 1 年内至少发生过 1 次药物不良反应的人数多达 10%。

儿童用药

虽然儿童使用的大部分药物与成人相同，但是很少有研究提供可靠的数据来指导用药。儿童出生后，药物代谢通路以不同的速率成熟，并且儿童的发病机制可能也不同。在实践中，除非有年龄特异性数据支持，一般情况下都根据儿童体重或体表面积换算剂量近似值调整儿童给药剂量。

药物反应的遗传决定因素

遗传变异和人类特征的原理

19 世纪末期，药物代谢过程中特定基因变异与药物浓度乃至药物疗效变化有关的概念得到发展，20 世纪中期，人们发现异常药物反应存在家族聚集性。传统孟德尔遗传学的目的是在多个相关家族成员中识别与不同表型相关的 DNA 变异。然而，准确测定一个以上家族成员的药物反应表型并不常见，更不用说跨家族测定。因此，通常不使用基于家庭的方法来识别和验证与不同药物作用相关的 DNA 变异。

遗传药理学中的候选基因研究 迄今为止，大多数研究都是通过了解调节药物作用的分子机制来识别可能参与药物反应变化的候选基因。很常见的情况是，血药浓度的改变引起药物作用的改变。当血药浓度变化很大（如超过一个数量级时），特别是当它们如图 5-6 所示的呈非单峰分布时，通常提示是由单基因变异引起药物浓度的变化。在这种情况下，最显著的候选基因是那些与药物代谢和消除相关的基因。其他候选基因为编码药物相互作用以产生疗效，或调节药物反应包括发病机制的靶分子的基因。

遗传药理学中的全基因组关联分析 该领域在“无偏倚”方法如全基因组关联（GWA）上取得了一些成功，特别是鉴定与某些药物毒性风险高度相关的单一变异（表 5-2）。GWA 分析已经在 HLA-B 基因座中发现了与抗惊厥药物卡马西平和抗反转录病毒药物阿巴卡韦治疗期间发生严重皮疹高风险相关的变异。一篇针对辛伐他汀相关性肌病的 GWA 分析发现，*SLCO1B1* 中单一的非编码区单核苷酸多态性（SNP）与 60%的肌病风险有关。*SLCO1B1* 编码 OATP1B1，而 OATP1B1 是一种调节辛伐他汀进入肝的药物转运蛋白。GWA 法还表明干扰素基因变异会影响患者对抗白血病及丙型肝炎治疗的应答。用于治疗丙型肝炎的利巴韦林可引起溶血性贫血，这与编码肌苷三磷酸酶的 ITPA 变异有关。

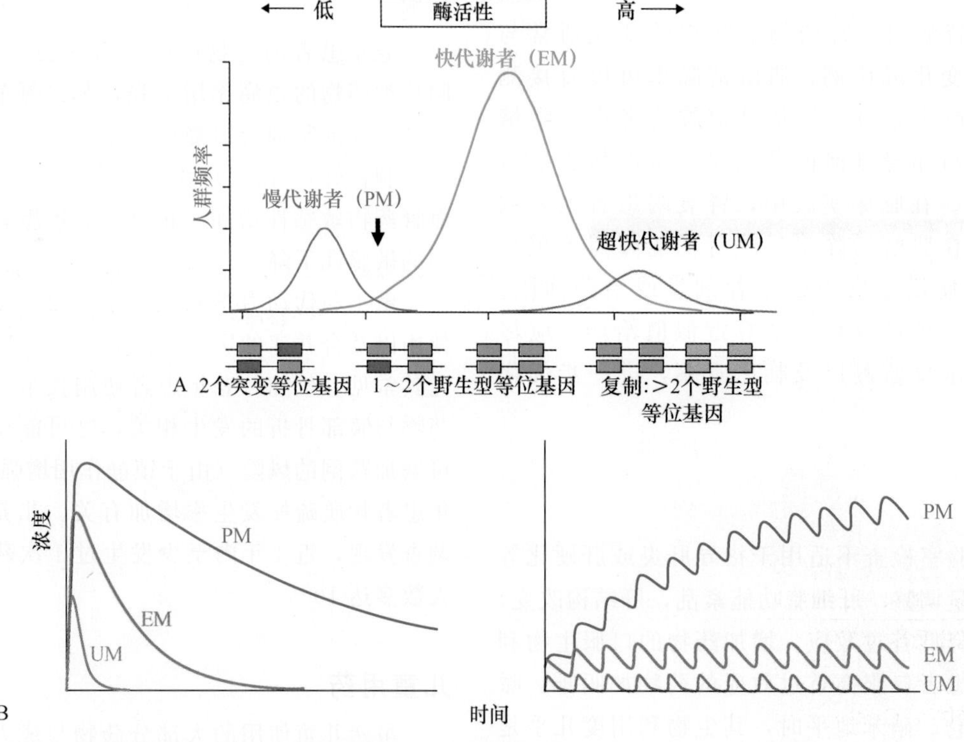

图 5-6 **A.** 给予试验剂量的探针底物后，通过测量尿液中 CYP2D6 代谢产物浓度来评估 290 例受试者 CYP2D6 的代谢活性。粗箭头处明显的反众数关系，将携带 2 个 CYP2D6 功能缺失位点的慢代谢者（PM，红色线条）区分出来，如图下方内含子-外显子结构图所示。携带 1～2 个功能正常等位基因者为快代谢者（EM，绿色线条）。图中灰色线条代表超快代谢者（UM），其具有 2～12 个具有功能的基因拷贝，酶活性最高（引自 M-L Dahl et al：J Pharmacol Exp Ther 274：516，1995）。**B.** CYP2D6 基因型对底物药物处置的预测效果图。单剂量给药时（左侧），活性等位基因数量与血药浓度-时间曲线下面积呈“基因-剂量”反比关系（UM 最小；PM 最大）、表明 UM 清除率最高。此外，PM 消除半衰期最长。右图可见在长期维持治疗期间，这些单剂量差异增大：PM 的稳态浓度明显升高（清除减少），达到稳态所需的时间也明显延长（消除半衰期更长）

第一部分 临床医学的整体原则

影响药代动力学的遗传变异

临床上重要的遗传变异已总结于表5-2。药物处置多峰分布（图5-6）表示，在该底物的代谢过程中，单个基因的变异起主导作用。携带编码功能缺失蛋白的2个等位基因（变异）的个体通常称为慢代谢者（PM）；对于某些基因来说，许多变异均可导致功能缺失，使基因分型在临床实践中的应用复杂化。携带

表5-2　遗传变异与药物反应

基因	药物	遗传变异效应[a]
药物代谢途径中的遗传变异		
CYP2C9	氯沙坦	生物活性和疗效降低（PM）
	华法林	所需剂量降低；出血风险升高（PM）
CYP2C19	奥美拉唑	EM疗效降低
	伏立康唑	
	塞来昔布	PM疗效增加
	氯吡格雷	PM疗效降低
CYP2D6	可待因、他莫昔芬	PM生物活性和疗效降低
	可待因	UM可出现吗啡样不良反应
	三环类抗抑郁药	PM不良反应增加；UM疗效增加
		PMβ受体阻滞作用增加
	美托洛尔、卡维地洛、噻吗洛尔、普罗帕芬	
CYP3A5	他克莫司、长春新碱	药物浓度和疗效降低
二氢嘧啶脱氢酶	卡倍他滨、氟尿嘧啶	可能导致严重毒性（PM）
NAT2	利福平、异烟肼、吡嗪酰胺、肼屈嗪、普鲁卡因胺	（PM）中毒性风险增加
硫嘌呤甲基转移酶（TPMT）	硫唑嘌呤、6-巯基嘌呤	*3A/*3A（PM）：骨髓发育不良风险增加；野生纯合子型：在正常剂量时药物作用可能降低
尿苷二磷酸葡萄糖醛酸转移酶（UGT1A1）	伊立替康	*2B/*2B PM纯合子型：严重不良反应风险增加（腹泻、骨髓发育不良）
其他遗传变异		
葡萄糖-6-磷酸脱氢酶（G6PD）	拉布立酶、伯氨喹、氯喹	G6PD缺乏症患者溶血性贫血风险增加
HLA-B*1501	卡马西平	携带者（1～2个等位基因）严重皮肤毒性风险增加
HLA-B*5701	阿巴卡韦	携带者（1～2个等位基因）严重皮肤毒性风险增加
IL28B	干扰素	丙型肝炎治疗反应改变
IL15	儿童白血病治疗	药物反应改变
SLCO1B1	辛伐他汀	编码药物摄取转运体；非同义单核苷酸多态性变异增加肌病风险
VKORC1	华法林	启动子单倍体型变异导致所需剂量减少
ITPA	利巴韦林	变异调节溶血性贫血的风险
其他遗传组变异（感染原、肿瘤）		
趋化因子C-C基序受体（CCR5）	马拉韦罗	治疗仅对存在CCR5的HIV病毒株有效
C-KIT	伊马替尼	在胃肠道间质瘤中，药物仅在c-kit阳性的病例中使用
表皮生长因子受体（EGFR）	西妥昔单抗	临床试验在EGFR阳性的肿瘤患者中进行
Her2/neu过表达	曲妥珠单抗、拉帕替尼	仅用于肿瘤相关基因过表达时
K-ras突变	帕木单抗、西妥昔单抗	*KRAS*突变时疗效差
费城染色体	白消安、达沙替尼、尼洛替尼、伊马替尼	在费城染色体阴性的慢性粒细胞白血病中疗效下降

[a] 除非另有说明，否则表示药物对纯合子的作用

注：EM，快代谢者（正常酶活性）；PM，慢代谢者（功能降低或功能缺失等位基因的纯合子型）；UM，超快代谢者（酶活性比正常高，如基因复制，图5-6）。更多数据可登录美国食品药品监督管理局：http://www.fda.gov/Drugs/ScienceResearch/ResearchAreas/Pharmacogenetics/ucm083378.htm；或药物基因学研究网络/知识库：http://www.pharmgkb.org.

1个功能等位基因的个体（中间代谢者）与携带2个功能等位基因的个体（快代谢者，EM）可能可以区分开来，也可能无法区分。某些情况下也存在具有极高酶活性（由于基因复制；图5-6）的超快代谢者（UM）。许多广泛使用的药物均可抑制特定的药物处置途径（表5-1），因此接受这些抑制剂的EM其药物反应可与PM一样（拟表型）。编码药物摄取或药物外排泵的基因多态性也可导致药物递送到靶位点的变异性，因此可能影响药物效果。

CYP变异 CYP3A家族成员（CYP3A4，CYP3A5）所代谢的治疗药物种类最多。CYP3A4活性的个体差异较大（高达一个数量级），但其潜在机制尚不明确。在白人而不是非洲裔美国人中，共同存在一个与CYP3A5基因密切相关的功能缺失多态性。抗排异药物他克莫司在非洲裔美国人中疗效降低是由于非洲裔美国人CYP3A5活性相对较高使药物消除更快。据报道，CYP3A5“表达者”长春新碱相关性神经病变风险较低。

CYP2D6代谢的药物数量仅次于CYP3A4。CYP2D6活性呈多态分布，约7%的欧洲和非洲人（但亚洲人中很少）具有PM表型（图5-6）。目前已发现数十种CYP2D6基因的功能缺失变异；PM表型的个体中具有2个功能缺失等位基因。此外，还发现了携带CYP2D6基因多个功能等位基因拷贝的UM。

可待因经CYP2D6生物转化为强效活性代谢产物吗啡，因此在PM中该作用会减弱，在UM中增强。在经CYP2D6代谢的具有β受体阻滞作用的药物中，PM比EM表现出更明显的β受体阻滞作用（如支气管痉挛、心动过缓）。这种现象不仅可在口服β受体阻滞剂如美托洛尔和卡维地洛中出现，也可在眼用噻吗洛尔和钠通道阻滞剂抗心律失常药物普罗帕酮（一种具有β受体阻滞剂性质的CYP2D6底物）中出现。UM可能需要非常高剂量的三环类抗抑郁药物才能达到治疗效果，而服用可待因会由于快速生成吗啡而出现一过性欣快和恶心。他莫昔芬经过CYP2D6介导的生物转化生成活性代谢产物，因此其疗效可能与CYP2D6多态性有关。此外，由于许多5-羟色胺再摄取抑制剂（SSRI），尤其是氟西汀和帕罗西汀同时也是CYP2D6抑制剂，故当其广泛应用于治疗他莫昔芬引起的潮热时可能改变药物疗效。

亚洲人群中CYP2C19的PM表型很常见（20%），而在欧洲人群中比较少见（2%～3%）。经CYP2C19介导的药物代谢多态性的影响已被质子泵抑制剂奥美拉唑证实。其中“标准”剂量的溃疡治愈率在EM中（29%）远低于PM（100%）。因此，了解这种多态性对于开发此类药物非常重要，并且，了解患者的*CYP2C19*基因型可有助于改善治疗效果。CYP2C19参与抗血小板药物氯吡格雷的生物活化，多项大型研究表明，携带功能缺失基因的高加索人使用氯吡格雷时疗效降低（如冠状动脉支架置入后心肌梗死增加）。此外，一些研究发现奥美拉唑和其他质子泵抑制剂也可表现出这种作用。

*CYP2C9*有一些常见的变异类型编码没有催化功能的蛋白质。这些等位基因的变异与苯妥英引起的神经系统并发症发生率增加、格列吡嗪引起的低血糖发生率增加、维持稳定抗凝效果所需的华法林剂量减少有关。血管紧张素受体拮抗剂氯沙坦是一种前药，其经CYP2C9活化，因此，PM和接受CYP2C9抑制剂的患者可能对氯沙坦治疗的反应甚微。

转移酶变异 硫嘌呤甲基转移酶（TPMT）的PM特性是目前研究最广泛的Ⅱ相代谢酶多态性之一。TPMT可代谢抗白血病药物6-巯基嘌呤并使其灭活，而6-巯基嘌呤本身是免疫抑制剂硫唑嘌呤的活性代谢产物。携带导致TPMT失活的等位基因纯合子（300人中有1人出现）个体在接受标准剂量的硫唑嘌呤或6-巯基嘌呤治疗时可能出现严重的致命性全血细胞减少。另一方面，携带编码正常功能TPMP的等位基因纯合子的个体抗炎或抗白血病作用降低。

N-乙酰化由肝N-乙酰转移酶（NAT）介导，此过程反映了两个基因的活性：*NAT-1*和*NAT-2*。这两种酶都可将一个乙酰基从乙酰辅酶A转移到药物上；*NAT-2*多态性与药物乙酰化速率的个体差异有关，并由此定义了“快乙酰化者”和“慢乙酰化者”。慢乙酰化者约占欧洲和非洲人口的50%，但在亚洲人中并不常见。慢乙酰化者使用普鲁卡因胺和肼屈嗪治疗时引发狼疮综合征的风险增加，使用异烟肼引发的肝炎风险也增加。CYP诱导剂（如利福平）也可增加异烟肼相关性肝炎的风险，这可能与乙酰烟肼活性代谢产物的生成有关，而乙酰烟肼是异烟肼的代谢产物。

另一种常见的启动子多态性纯合变异可下调体内尿苷二磷酸葡萄糖醛酸转移酶的转录过程，从而导致良性高胆红素血症（吉尔伯特综合征）。这种基因多态性还与抗肿瘤药物伊立替康引起的腹泻和骨髓抑制增加有关，伊立替康的活性代谢产物通常通过UGT1A1介导的葡萄糖醛酸化来解毒。抗反转录病毒药物阿扎那韦是一种UGT1A1抑制剂，携带

UGT1A1 基因多态性位点的个体在使用阿扎那韦治疗时胆红素水平显著升高。

药物相互作用的靶分子的遗传变异

β_2 受体基因多态性可能与哮喘、充血性心力衰竭及某些预后由 β_2 受体功能决定的疾病的特定表型相关。β_2 受体基因的多态性与患者对吸入型 β_2 受体激动剂的反应相关，而 β_1 受体基因的多态性与心率减慢、血压降低相关（图 5-5B）。此外，在心力衰竭患者中，β_1 受体基因多态性与使用 β 受体阻滞剂布新洛尔治疗时临床结局的差异有关。哮喘患者对 5-脂加氧酶抑制剂齐留通的反应与决定 5-脂加氧酶表达水平的基因的多态性有关。

药物也可与疾病的遗传途径相互作用，引发或加重潜在疾病的症状。在卟啉病中，CYP 诱导剂可增加接近于缺陷酶的酶活性，从而使疾病加剧或引发疾病。最常见于非洲、地中海和南非人群的葡萄糖-6-磷酸脱氢酶（G6PD）缺乏症患者服用抗疟药物伯氨喹和降尿酸药拉布立酶时溶血性贫血的风险增加，而酶水平正常的患者服用此类药物不会引起溶血。控制骨骼肌和其他组织细胞内钙离子的雷诺受体基因突变的患者，在接触特定全麻药物前无症状，但接触之后可能引起罕见的恶性高热综合征。部分抗心律失常药物或其他药物可引起明显的 QT 间期延长和尖端扭转型室性心动过速，在某些患者中，这种不良反应揭示了先前处于亚临床状态的先天性长 QT 综合征。在达到华法林稳态剂量需求发生变异的患者中，高达 50% 的剂量变异可归因于编码华法林作用靶点的 *VKORC1* 基因启动子多态性和介导华法林消除的 *CYP2C9* 编码区多态性。

肿瘤和感染原基因组 用于治疗感染性疾病或肿瘤的药物，其作用可能会受到非人类种系基因组变异的影响。对肿瘤进行基因分型是一种快速发展的治疗方法，可针对潜在突变机制进行靶向治疗，并可避免对无获益的患者进行潜在毒性治疗。曲妥珠单抗可增加蒽环类药物相关性心脏毒性，但对不表达赫赛汀受体的乳腺癌无效。伊马替尼作用于特异性酪氨酸激酶 BCR-Abl1，它是由费城染色体易位产生的，而费城染色体是慢性粒细胞白血病（CML）的典型染色体。BCR-Abl1 不仅参与而且可能是 CML 发病机制的核心，其对于 BCR-Abl1 阳性肿瘤具有显著的抗肿瘤效果。同样，抗表皮生长因子受体（EGFR）抗体西妥昔单抗和帕木单抗在 K-ras（EGFR 通路中的 G 蛋白）没有发生突变的结肠癌中尤其有效。维罗非尼并不抑制野生型 *BRAF*，但对该激酶的 V600E 突变具有抑制作用。

将遗传药理学信息纳入临床实践的前景

尽管有关遗传变异导致各种药物反应差异的报道很多，但随之而来的一个问题是，是否应该以及如何将这些信息应用于临床。事实上，目前 FDA 已经将遗传药理学数据纳入用药信息（“包装说明书”）中以指导临床用药。决定是否根据遗传药理学指导用药取决于多个方面。最重要的一方面是遗传效应的程度和临床重要性，以及将遗传变异与药物疗效改变相关联的证据强度（如临床经验 *vs.* 事后分析 *vs.* 前瞻性随机临床试验），如果临床试验数据的统计学结果可以通过潜在生理学机制得以解释，则其证据强度可增加。成本与预期获益比也可能是其影响因素。

当证据令人信服、没有替代治疗、对于有变异的患者有明确的剂量调整建议时，采用基因分型指导用药就具有强有力的证据支持。例如，HLA-B*5701 与阿巴卡韦引起的严重皮肤毒性。此外的其他情况下，遗传药理学证据则缺乏说服力，包括：基因效应量级较小、遗传变异影响较轻、有其他替代治疗、药效可通过其他方法检测。目前临床试验正在大规模人群中探究在给药之前对已知具有基因多态性特征的药物（如华法林）开展基因检测的效果。由于技术的进步，使得全基因组测序成本降低成为可能。将患者的整个基因组序列整合到他们的电子病历中，可查询许多遗传和药物遗传应用所需的信息，有证据显示，这种方法可减少使用药物基因组变异数据指导临床用药时的逻辑障碍。如果要采取这种模式，仍有许多问题亟待解决（如经济、技术和伦理问题）。虽然将基因组或药物基因组信息应用到临床的障碍很大，但该领域尚处于起步阶段，且发展迅速。理解遗传学对药物作用影响的一个主要作用是在药物开发过程中提高药物的筛选效率，以降低代谢变异性高或可能出现意外毒性作用的药物上市可能性。

药物相互作用

药物相互作用能增强或减弱药物作用，使得治疗复杂化。在血药浓度不发生改变时，药物相互作用可基于药物分布或药物反应的变化而发生。在药物治疗时，任何异常反应的鉴别诊断都必须考虑到药物相互作用。医生在给患者开处方时要意识到患者往往还在使用其他药物，而大多数医生可能没有考虑到患者所有的用药情况。一份详细的用药史应当包括核查、询问患者以往药物治疗情况，必要时可电话咨询药师确定处方。另外，询问用药情况时，患者可能会忽略某些药物，如非处方药、膳食补充剂、局部用药如滴眼液等。相互作用的药品列表可通过电子资源获得。虽然让临床医生记住所有药物相互作用并不现实，但是某些药物能抑制或诱导特定药物的消除通路，故与其他药物发生相互作用的风险很高。表 5-3 列出了部分此类药物，当使用或者停用这类药物时，医生要高度警惕相互作用的产生。

药代动力学相互作用降低药物疗效

在肠道内，药物相互作用可使药物和含铝抗酸剂、高岭土-胶体悬浮剂或胆汁酸螯合剂等结合，降低药物吸收率。某些药物如组胺 H_2 受体拮抗剂或质子泵抑制剂可改变胃内 pH，降低药物溶解度，从而减少药物的吸收，如酮康唑。

某些基因表达与药物消除有关，特别是 *CYP3A* 和 *MDR1*，利福平、卡马西平、苯妥英、圣约翰草、格鲁米特等药物诱导作用能增加 CPY3A 和 MDR1 的表达。另外，吸烟、含氯杀虫剂的暴露（如 DDT）、长期酒精摄入也可诱导其表达。服用诱导剂后，随着基因的表达，2～3 周内血药浓度会下降并降低药效。所以，在诱导剂存在的情况下维持给药剂量不变，当突然停用诱导剂时，清除率降低至给药前的水平，使药物浓度持续增加，会产生严重的毒性反应。药物诱导代谢存在个体差异，这可能与遗传学机制有关。

药物相互作用可抑制前药的活化，降低药物疗效（表 5-1）。

药物相互作用还能减少药物向细胞内作用位点的转移，降低药物疗效。三环类抗抑郁药能减少肾上腺素能神经元对可乐定的摄取，从而影响其抗高血压疗效；中枢神经系统对多种 HIV 蛋白酶抑制剂的通透性降低（伴随病毒进入颅内复制的风险增高），可能是由于 P 糖蛋白介导药物从中枢神经系统外排所致。有研究指出，通过抑制 P 糖蛋白增加进入中枢神经系统的药物浓度，可起到治疗作用。

药代动力学相互作用增强药物疗效

最常见的相互作用增强药效的机制是抑制药物的消除。与药物诱导作用不同，其没有新蛋白质合成，是随药物或抑制剂代谢产物的积聚（药物消除半衰期机制）而产生。通常，相同底物的酶类会竞争同一蛋白质的活性位点，因此，许多 CYP 底物可开发成为抑制剂。然而，某些药物（可能没有某些底物）是特定药物消除通路的强效抑制剂，因此在使用这些药物时，临床医生一定要警惕相互作用的产生。这类物包括胺碘酮、西咪替丁、红霉素以及其他大环内酯类抗生素（如克拉霉素，但不包括阿奇霉素）、酮康唑及其他唑类抗真菌药、抗反转录病毒药物利托那韦以及高浓度的葡萄柚汁（表 5-3）。相互作用产生的影响取决于消除过程被抑制的药物（见上文“高风险药代动力学的概念”）。例如，CYP3A 抑制剂能增加环孢素毒性发生风险，还能增加 HMG-CoA 还原酶抑制剂（如洛伐他汀、辛伐他汀、阿托伐他汀等，但不包括普伐他汀）引起横纹肌溶解的风险，P 糖蛋白抑制剂能增加地高辛治疗导致毒性的风险和凝血酶抑制剂达比加群引起的出血风险。

药物相互作用也有有益的一面，可用于协助治疗疾病。例如，抗病毒药利托那韦是一种强效的 CYP3A4 抑制剂，抗 HIV 治疗时联用利托那韦，并非因为它的抗病毒作用，而是因为它能降低清除率，增强其他抗-HIV 药物的疗效。同样地，环孢素联合钙通道阻断剂应用可降低环孢素的清除率，维持剂量及降低成本。

苯妥英是包括 CYP3A 在内的许多系统的诱导剂，能抑制 CYP2C9 的活性。苯妥英通过抑制 CYP2C9 从而抑制氯沙坦代谢为活性代谢产物，使氯沙坦丧失降压疗效。

葡萄柚汁（不是橙汁）能抑制 CYP3A 的活性，尤其是在高剂量时抑制作用更明显。患者在接受如环孢素、某些 HMG-CoA 还原酶抑制剂治疗时，即使是中度的 CYP3A 抑制也可能增加不良反应发生风险，因此应当避免摄入葡萄柚汁。

奎尼丁、许多安定类药物（如氯丙嗪和氟哌啶醇）、SSRI 如氟西汀、帕罗西汀能显著抑制 CYP2D6 活性。但是，用药数周后，氟西汀和 CYP2D6 底物间的相互作用减弱，不会引起严重的临床后果，这是因为氟西汀半衰期很长，且生成抑制 CYP2D6 的代谢产物很缓慢。

6-巯基嘌呤不仅能通过硫嘌呤甲基转移酶（TPMT）代谢，还可经黄嘌呤氧化酶代谢。当别嘌醇（一种黄嘌呤氧化酶抑制剂）和标准剂量的硫唑嘌呤或 6-巯基嘌呤联用时，可发生致命的毒性作用（骨髓抑制）。

许多药物经肾小管有机阴离子转运系统分泌排出。抑制这些系统的分泌作用可导致体内药物大量蓄积。

表 5-3　产生高危药代动力学相互作用的药物

药物	机制	举例
抗酸剂 胆汁酸螯合剂	减少吸收	抗酸剂/四环素 考来烯胺/地高辛
质子泵抑制剂 H_2 受体拮抗剂	改变胃内 pH	减少酮康唑的吸收
利福平 卡马西平 巴比妥类药物 苯妥英 圣约翰草 格鲁米特 奈韦拉平（CYP3A；CYP2B6）	诱导多种 CYP 和（或）P 糖蛋白	降低以下药物的浓度或疗效 华法林 奎尼丁 环孢素 氯沙坦 口服避孕药 美沙酮、达比加群
三环类抗抑郁药 氟西汀 奎尼丁	CYP2D6 抑制剂	增强许多β受体阻滞剂疗效，降低可待因疗效，可能降低他莫昔芬疗效
西咪替丁	抑制多种 CYP 酶活性	增强以下药物的浓度及疗效 华法林、茶碱、苯妥英
酮康唑、依曲康唑 红霉素、克拉霉素 钙通道阻滞剂 利托那韦	抑制 CYP3A 酶活性	增加某些 HMG-CoA 还原酶抑制剂的浓度和毒性 环孢素、西沙必利、特非那定（目前已经退出市场） 增加茚地那韦的浓度和疗效（与利托那韦联用） 降低环孢素的清除率及剂量要求（与钙通道阻滞剂联用）
别嘌醇	黄嘌呤氧化酶抑制剂	硫唑嘌呤和 6-巯基嘌呤毒性
胺碘酮	抑制多种 CYP 酶及 P 糖蛋白活性	降低以下药物的清除率（毒性风险） 华法林、地高辛、奎尼丁
吉非罗齐（其他贝特类药物）	抑制 CYP3A 酶活性	与某些 HMG-CoA 还原酶抑制剂联用可出现横纹肌溶解
奎尼丁 胺碘酮 维拉帕米 环孢素 依曲康唑 红霉素	P 糖蛋白抑制剂	与 P 糖蛋白底物联用（如地高辛、达比加群）有发生毒性的风险
保泰松 丙磺舒 水杨酸盐	抑制肾小管转运	与水杨酸盐联用增加甲氨蝶呤毒性风险

例如，水杨酸盐能降低肾对甲氨蝶呤的清除率，可能引起甲氨蝶呤中毒。肾小管分泌作用是青霉素消除的重要途径，丙磺舒能抑制该过程，增强青霉素疗效。西咪替丁能抑制肾小管阳离子转运系统，从而降低肾对多非利特的清除率。

非药物分布改变引起的药物相互作用

多种药物联合作用于同一过程中的不同环节产生的效应大于单独产生的效应。抗血栓药物治疗血管疾病时，虽然联合治疗可能会增加出血风险，但临床常常联合使用抗血小板药（血小板膜糖蛋白Ⅱb/Ⅲa 受体拮抗剂、阿司匹林、氯吡格雷）和抗凝药（华法林、肝素）。

非甾体抗炎药（NSAID）可引起胃溃疡，接受华法林治疗的患者如果同时使用 NSAID，上消化道出血的概率会增加 3 倍。

吲哚美辛、吡罗昔康以及某些其他 NSAID 对β受体阻滞剂、利尿剂、ACEI 及其他降压药有拮抗作用。联合使用可能引起轻至重度血压上升。阿司匹林和舒林酸联合使用未出现过血压升高，而与环加氧酶-2（COX-2）抑制剂塞来昔布联用则可导致血压升高。

应用延长 QT 间期的抗心律失常药（如奎尼丁、索他洛尔、多非利特）时，如果同时联用利尿剂，可增加尖端扭转型室性心动过速的发生率，这可能与体内血钾过低有关。在体外，低钾血不仅可直接延长 QT 间期，还可通过增强药物对离子通道的阻断作用来延长 QT 间期。此外，某些利尿剂的电生理学作用也能直接延长 QT 间期。

患者进行补钾治疗时，如果同时联用 ACEI、螺内酯、阿米洛利或氨苯喋啶，可引起钾离子清除率降低，出现严重高钾血症。

西地那非可抑制磷酸二酯酶 5 的活性，使脉管系统中环鸟苷酸（cGMP）失活，从而发挥药效。硝酸甘油和相关硝酸盐类药物可增加体内 cGMP 水平，使血管舒张，故可用于治疗心绞痛。这类硝酸盐类药物和西地那非联合应用会引起严重高血压，对于冠心病患者极其危险。

但是，联合用药也可增加总疗效和（或）降低毒性。有益于治疗的药物相互作用会在特定疾病治疗的相关章节中具体介绍。

药物不良反应

药物在治疗疾病时，不可避免的伴随着不良反应的发生。不良反应可能涉及人体的每个器官系统，给诊断带来一定困难，有时可能会被误诊为潜在的疾病。调查指出，药物治疗一些慢性疾病如精神疾病和高血压时，仅有半数的患者达到治疗目标。因此，最常见的药物“不良反应”可能是治疗无效。

不良反应大致可分为两类：一类是药物预期药理学作用的增强，如抗凝药引起出血、抗肿瘤药物引起骨髓抑制。另一类是与预期药理学作用无关的毒性反应，其主要特点是难以预测（尤其是新药）、通常较为严重，可能是由已知或未知的机制引起。

药物不良反应可能只是增加普通人群中某些常见事件的发生率，这使得鉴别不良反应更加困难，常见的例子如 COX-2 抑制剂罗非昔布增加心肌梗死发病率。药物也可能会导致罕见或严重的不良反应，如血液系统异常、心律失常、严重皮肤反应、肝肾功能不全。新药在审批上市前，仅在少数患者中进行试验，而这些患者的健康状况比实际接受药物治疗的患者更好，且合并疾病更少。由于仅选择少部分具有某些特征的患者进行临床试验，新药上市前通常难以监测到罕见不良反应。事实上，如果监测到罕见不良反应的发生，新药通常不能通过审批。因此，医生在应用新药治疗患者时，要特别小心警惕以往未出现过的不良反应。

阐明潜在不良反应的发生机制有助于研发更安全的药物，保护高危患者人群免于使用此类药物。国家药物不良反应报告系统，如 FDA 不良反应报告系统（疑似不良反应可通过 http://www.fda.gov/safety/medwatch/default.htm 在线呈报），以及英国用药安全委员会[①]等非常有效。发布或报告以往未识别的新发不良反应可在短时间内促进许多同类不良反应上报。

有时，“不良”反应也能用于开发药物新的适应证。如米诺地尔治疗严重高血压时可引起多毛症，其后被开发为促进毛发生长的药物。西地那非最初用于治疗心绞痛，但后来发现它能缓解勃起异常，这不仅增加了西地那非的新用药指征，还增进了人类对勃起组织中磷酸二酯酶 5 的认识。这些实例进一步告诉医生，应注意一些不常见的症状，它们可能是潜在的不良反应。

25%～50%的患者不遵循处方导致服药不当也可能引起不良反应。一些患者在服用非处方药物时，不阅读或不遵循药盒上的说明，导致服药不当。医护人员必须意识到只为患者提供处方及处方说明书并不能保证患者的依从性。

在医院，给药环境相对可控，一般情况下患者依从性较好。虽然如此，用药不当也时常发生，如药品物分配错误、给药剂量错误或将药物误分配给其他患者等。优化药物分及使用系统有助于解决类似问题。

不良反应的范围

患者每次住院平均使用 10 种不同的药物。病情越严重，用药越多，发生不良反应的可能性越大。住院患者用药物种类＜6 种时，不良反应发生率约为 5%，当患者用药＞15 种时，不良反应发生率将＞40%。针对急诊患者的回顾性分析显示其不良反应发生率为 20%。严重不良反应也常见于“草药”及 OTC 治疗，如卡瓦根相关性肝毒性、L-色氨酸相关性嗜酸性粒细胞增多-肌痛、苯丙醇胺相关性卒中，都曾有导致患者死亡的病例报道。

少部分广泛使用的药物可引起很大比例的不良反

① 译者注：我国不良反应报告可通过国家药品不良反应监测系统上报，网址为 http://www.adrs.org.cn/

应。阿司匹林及其他NSAID、镇痛药、地高辛、抗凝药、利尿剂、抗菌药、糖皮质激素、抗肿瘤药、降糖药引起的不良反应约占90%。

与药物主要药理学作用无关的不良反应

药物或CYP酶类产生的活性代谢产物（更常见）可与组织大分子（如蛋白质或DNA）共价结合，导致组织毒性。由于这些代谢产物的活性特点，共价结合位点很靠近合成位点，尤其是肝。

过量使用对乙酰氨基酚是药物引起的肝毒性最常见的原因。正常情况下，活性代谢产物和肝内谷胱甘肽结合而解毒。当谷胱甘肽减少时，代谢产物会和肝内蛋白质结合，引起肝细胞损伤。某些物质（如N-乙酰半胱氨酸）可减少亲电子代谢产物和肝内蛋白质结合，故可用于预防或降低对乙酰氨基酚引起的肝坏死。苯巴比妥、苯妥英可增强药物代谢率，乙醇可消耗谷胱甘肽，它们均可增加对乙酰氨基酚引起肝坏死的风险。正常治疗剂量下也可能发生毒性反应，因此，这类高危患者用药时应慎重。

大多数药物是小分子物质，分子量＜2000 Da，为弱免疫原。药物在体内与蛋白质、碳水化合物或核酸结合后方能产生免疫活性。

药物刺激产生的抗体可通过不同机制介导机体损伤。药物与细胞共价结合后，当抗体攻击药物时，也会同时破坏细胞，如青霉素诱导的溶血性贫血；旁邻细胞可被动吸收抗体-药物-抗原复合体，然后被活化的补体清除，如奎宁及奎尼丁诱导的血小板减少症；当产生抗血小板因子4肽复合体抗体且肝素生成活化血小板免疫复合体时，可发生肝素诱导的血小板减少症。此时血小板减少症会出现“矛盾性”血栓形成，需凝血酶抑制剂治疗。药物或药物活性代谢产物可能会改变宿主组织，使其具有抗原性并诱发自身抗体。例如，肼屈嗪和普鲁卡因胺（或二者的活性代谢产物）能改变核质，刺激抗核抗体的形成，引起红斑狼疮。药物诱导的纯红细胞再生障碍也属于免疫性药物反应。

血清病是由循环系统中药物-抗体复合体在内皮表面沉积所引起。此时，补体激活，局部产生趋化因子，相关复合物沉积部位诱发炎症反应。如关节痛、淋巴结病、荨麻疹、肾小球肾炎、脑炎。外源性蛋白质（疫苗、链激酶、治疗用抗体）及抗生素是常见的诱因。许多药物（尤其是抗菌药、ACEI、阿司匹林）能诱导产生IgE，IgE当肥大细胞膜结合从而引起过敏反应。肥大细胞和药物抗原的结合能启动一系列的生物化学事件，引起介质的释放，这些介质可导致特征性的荨麻疹、喘息、潮红、鼻漏以及高血压（高血压较少发生）。

药物还能诱导产生细胞介导的免疫反应。常见于服用药物与皮肤部位的巯基或氨基类药物作用，或者与致敏淋巴细胞发应，产生皮疹样接触性皮炎。其他类型的皮疹也可由血清因子、药物及致敏淋巴细胞相互作用产生。

药物不良反应的诊治

药源性疾病的临床表现和其他疾病的临床表现很相似。不同的药物可产生相同的临床表现。明确药物在疾病中的作用取决于以下几个方面：了解疾病治疗中药物可能产生的不良反应、鉴定给药和疾病进展的时间关系、熟悉药物引起的常见表现。引入一种新药治疗后出现可疑不良反应应考虑可能是由新药的问题，但也可能是由药物相互作用引起。例如患者长期使用稳定剂量华法林，在加入胺碘酮后，可能发生出血并发症，这并非胺碘酮直接作用引起，而是胺碘酮抑制华法林代谢导致出血。虽然已经发现许多药物和特异性不良反应的相关性，但是新发现仍不断出现，在临床治疗合理的前提下，任何药物都可能是引起不良反应的可疑“分子”。

一般情况下，与药物预期药理学作用相关的疾病比由免疫学及其他机制引起的疾病更容易鉴别。如洋地黄引起患者心律失常、胰岛素引起患者低血糖、抗凝药引起出血等，其很容易和特定药物联系起来，而某些症状如发热、皮疹等，可能由多种药物或其他原因引起，故很难鉴别。

建立不良反应电子列表对不良反应的鉴别有一定帮助。但是，患者个体间不良反应的发生率及严重程度差别很大。因此针对发病率及严重程度方面的详细不良反应列表意义不大。

询问患者药物史对诊断不良反应意义重大。重点应关注非处方药、草药制剂及处方药。任何药物都可能引起不良反应，非处方药和处方药间也可能发生药物相互作用。例如，口服避孕药或环孢素与圣约翰草（一种P糖蛋白诱导剂）联合使用会失效。此外，患者可能同时就诊于多位医生，如果医生不关注患者用药史，就可能发生重复、叠加、拮抗或协同等用药组合。给患者开处方前，每位医生都应当先确定患者近1个月甚至2个月的用药情况。应详细记录患者因无效或不良反应而停药的情况，避免无效治疗或再次暴露的潜在风险。局部用药通常容易被忽略而导致增加额外药物暴露，如主诉为支气管痉挛的患者，除非医生特意询问，否则患者可能不会主动告诉医生自己正在使用眼用β受体阻滞剂。患者既往有不良反应史很常见，因为这类患者对药源性疾病存在易感性，故在引入新药时应当格外注意用药史。

实验室检查包括对药物过敏患者进行血清抗体的检测。药物过敏与细胞血液成分变化有关，如粒细胞缺乏、溶血性贫血及血小板减少。体外试验中，在奎宁和奎尼丁中加入用药后出现血小板减少症患者的血清及补体均能引起血小板聚集。生物化学异常如G6PD缺乏、血清假胆碱酯酶水平异常、基因分型等也有助于诊断不良反应，但这通常是在患者或患者家属发生不良反应以后才进行。

一旦发生疑似不良反应，立即停用可疑药物后不良反应随之消失表明为药源性所致。确定这些药物和不良反应的关系需要将该药物再次暴露，观察不良反应是否会再次发生。但是，只有当确认药物和不良反应的关系有助于未来患者管理，并且再次暴露不会引起过大风险时，才可实施再次暴露试验。对于剂量依赖性不良反应，降低剂量时不良反应可能消失，增加剂量时不良反应可能重新出现。然而，对于过敏性不良反应，再次给予该药物可能会有风险，因为会引起过敏反应。

如果患者同时使用多种药物后发生疑似不良反应，通常能鉴定出最可疑的药物，包括引起不良反应的潜在药物及其他影响清除率的药物。发生疑似不良反应时，立即停止所有用药，如果无法停用所有药物，至少立即停用最可疑的药物，观察患者病情改善情况。剂量依赖性药物不良反应消失的时间取决于浓度下降到引起不良反应阈值以下所需的时间，也就是说，取决于最初的血药浓度及药物消除率和代谢率。半衰期很长的药物及某些与血清浓度不直接相关的药物引起的不良反应可能需要很长时间才能消失。

小结

现代临床药理学旨在通过深入了解药物治疗个体差异的影响因素，以取代经验式药物治疗。实现这一过程需要分子药理学、药代动力学、遗传学、临床试验、经过培训的医生。所有药物反应都有其发生机制，了解这些机制有助于指导应用药物及其衍生物。对药物作用个体差异性认识的快速增长使得临床医生开具药物处方的难度加大。但是，可遵循以下基本原则：

第一，药物治疗应坚持利大于弊的原则。

第二，应使用能够产生预期疗效所需的最小剂量。

第三，尽量减少患者每日用药品种数及剂量。

第四，尽管文献数量快速增加，获取文献也变得更容易。使用电子工具获取文献数据库和无偏倚的观点将越来越常见。

第五，遗传学是药物反应变异性的重要决定因素，可能会成为临床实践的一部分。

第六，增加电子病例及药房系统对处方建议的收录，如未使用推荐药物、使用非推荐药物、潜在剂量错误、药物相互作用或者遗传性药物反应等。

第七，增加或停用某些药物，尤其是容易引起相互作用及不良反应的药物时，医生应特别谨慎。

第八，处方开具者应当仅开具少数几种自己完全熟悉的药物。

第六章　妊娠期疾病

Medical Disorders During Pregnancy

Robert L. Barbieri，John T. Repke　著

（李延　译）

美国每年约有400万人出生，全球每年有超过1.3亿人出生。有相当比例的分娩存在合并症。在过去，很多疾病是妊娠的禁忌证。产科学、新生儿学、产科麻醉学和药学的发展提高了人们对存在合并症的妊娠过程母子平安的预期。成功的妊娠需要重要的生理适应，如心排血量大幅增加。影响妊娠生理适应的情况会增加妊娠不良结局的风险；反过来，在某些情况下妊娠可能对基础疾病产生不利影响。

高血压

在妊娠期，心排血量会增加40%，大部分是由于每搏量的增加。心率在晚期可增加约10次/分。在妊娠中期，外周血管阻力下降，血压下降。妊娠期血压达到140/90 mmHg即被认为是异常升高，与围产期发病率和死亡率升高相关。所有妊娠期女性测量血压均应采取坐位，因为侧卧位测得的血压会偏低。诊断高血压需要2次间隔6 h以上所测量的血压均升高。妊娠期出现的高血压常由先兆子痫、慢性高血压、妊娠高血压或肾脏疾病引起。

先兆子痫

大约5%～7%的孕妇可出现先兆子痫，即在妊娠20周后出现新发高血压（血压>140/90 mmHg）和蛋白尿（24 h尿蛋白>300 mg/24 h，或蛋白-肌酐比值≥0.3）。尽管先兆子痫的具体病理生理学机制尚不明确，但最近的研究发现，胎盘可分泌大量的血管内皮生长因子（VEGF）和转化生长因子β（TGF-β）拮抗剂。这些VEGF和TGF-β拮抗剂损害了内皮和肾小球功能，导致水肿、高血压和蛋白尿。先兆子痫的肾组织学特征是肾小球内皮细胞增生。肾小球内皮细胞肿胀并侵占了血管腔。先兆子痫与脑循环自主调节异常相关，增加了血压轻中度升高时的卒中风险。先兆子痫的危险因素包括初产、糖尿病、肾病或慢性高血压病史、先兆子痫病史、母体极端生育年龄（>35岁或<15岁）、肥胖、抗磷脂抗体综合征和多胎妊娠。低剂量阿司匹林（每日81 mg，妊娠初期末开始用药）可降低高危孕妇患先兆子痫的风险。

2013年12月，美国妇产科医师学会（ACOG）发布了一份报告，总结了妊娠期高血压工作组的相关发现和推荐。报告对先兆子痫的诊断标准做了一些修订，包括：蛋白尿不再是诊断的必要条件；轻度、重度先兆子痫的术语被替换，现在无论是否有严重特征均被称为先兆子痫；胎儿生长受限不再是重度先兆子痫的定义标准。

先兆子痫的严重特征是新发高血压和蛋白尿伴随靶器官损害。包括血压显著升高（>160/110 mmHg）、中枢神经系统功能障碍的表现（头痛、视力模糊、癫痫发作、昏迷）、肾功能不全（少尿或肌酐>1.5 mg/dl）、肺水肿、肝细胞损伤（血清谷丙转氨酶水平高于正常上限的2倍）、血液系统功能障碍［血小板计数<100 000/L或弥散性血管内凝血（DIC）］。HELLP综合征（溶血、肝酶升高、血小板减少）是严重先兆子痫的一种特殊亚型，亦是本病致病与死亡的主要原因。血小板功能障碍和凝血功能异常会进一步增加卒中风险。

治疗 先兆子痫

先兆子痫在产后数周可好转。对于妊娠37周前出现先兆子痫的孕妇，分娩可降低母体发病率，但会使胎儿面临早产风险。先兆子痫的治疗具有挑战性，因为临床医生需要同时平衡母体和胎儿的健康。一般而言，在足月前，患有轻度先兆子痫但无严重特征的孕妇，可通过限制体力活动进行保守治疗，但不建议卧床休息，需要密切监测血压和肾功能，并严密监测胎儿。对于有严重表现的先兆子痫，除非患者有条件在三级医院接受期待治疗，否则建议分娩。对于远未足月的重度先兆子痫，期待治疗对胎儿有一定的益处，但母体需要承担很大风险。

先兆子痫的确定性治疗是胎儿和胎盘的娩出。对于有严重特征的先兆子痫，积极治疗血压>160/110 mmHg可降低脑血管意外的风险。静脉注射拉贝洛尔或肼屈嗪是先兆子痫血压严重升高时最常用的紧急降压药物；拉贝洛尔与母体低血压发作次数减少相关。口服硝苯地平和拉贝洛尔常用于治疗妊娠期高血压。应缓慢降低动脉压，以避免低血压和胎儿供血减少。妊娠中晚期应避免使用ACEI和ARB，因为它们对胎儿发育有不良影响。

硫酸镁是预防和治疗子痫发作的首选药物。大型随机临床试验表明，硫酸镁相比于苯妥英钠和地西泮在降低癫痫发作风险和（可能）降低产妇死亡风险方面更有优势。镁可以通过与中枢神经系统中的N-甲基-D-天冬氨酸（NMDA）受体相互作用来预防癫痫发作。考虑到很难根据疾病严重程度预测子痫发作，故一旦决定继续分娩，大多数诊断为先兆子痫的患者均应使用硫酸镁治疗。患有先兆子痫的女性在以后的生活中更容易患心血管疾病和肾脏疾病。

慢性原发性高血压

妊娠合并慢性原发性高血压与胎儿宫内生长受限和围产期死亡率增加相关。慢性高血压孕妇合并先兆子痫和胎盘早剥的风险增加。患有慢性高血压的女性应进行仔细的孕前评估，既要寻找高血压的可治疗因素，也要确保处方中的抗高血压药物（如ACEI和ARB）与妊娠的不良结局无关。α-甲基多巴、拉贝洛尔和硝苯地平是妊娠期间治疗慢性高血压最常用的药物。目标收缩压130～150 mmHg，舒张压80～100 mmHg。如果妊娠期高血压恶化，有必要评估基线肾功能（见下文），以协助鉴别慢性高血压与合并先兆子痫对肾功能的影响。目前并没有令人信服的数据说明治疗轻度慢性高血压可改善围产期结局。

妊娠期高血压

既往无慢性高血压或蛋白尿，妊娠期或产后24 h内出现的血压升高被称为妊娠期高血压。未进展为先兆子痫的轻度妊娠期高血压与不良妊娠结局或长期不良预后无关。

肾病

正常妊娠表现为肾小球滤过率和肌酐清除率升高，这是由肾血流增加和肾小球滤过压升高所引起的。存在基础肾脏疾病和高血压的患者在妊娠期高血压会恶化。如果并发先兆子痫，则内皮细胞的进一步损伤会造成毛细血管渗漏综合征，使得治疗变得更加棘手。一般来说，存在基础肾脏疾病和高血压的患者可以从积极降压治疗中获益。孕前咨询对这一类患者非常重要，这样可以在孕前进行准确的风险评估和药物调整。总体而言，妊娠前血清肌酐水平＜133 μmol/L（＜1.5 mg/dl）与预后良好相关。当妊娠期肾脏疾病恶化时，内科医生和母胎医学专家之间的密切合作至关重要，这样能够平衡新生儿早产预后与母体肾功能的长期预后，充分权衡后最终做出是否终止妊娠的决定。

心脏疾病

心脏瓣膜疾病

心脏瓣膜疾病是妊娠期最常合并的心脏疾病。

二尖瓣狭窄　二尖瓣狭窄是妊娠期最有可能造成死亡的心脏瓣膜疾病。妊娠会引起血容量增加、心排血量增加、心动过速，造成二尖瓣跨瓣压差升高，使二尖瓣狭窄的女性患者出现肺水肿。中重度二尖瓣狭窄的女性存在症状或肺动脉高压，如果计划妊娠，应在孕前进行瓣膜成形术。妊娠合并长期二尖瓣狭窄的患者最终会出现肺水肿。曾有报道提示低血容量时会发生猝死。严密的心率控制，特别是在分娩期间，可将心动过速和心室充盈时间缩短对心功能的影响降至最低。患有二尖瓣狭窄的孕妇出现心房颤动和其他快速性心律失常的风险增加。建议使用地高辛和β受体阻滞剂治疗严重二尖瓣狭窄和心房颤动。球囊瓣膜切开术可以在妊娠期间进行。分娩后应立即开始观察病情，因为此时血容量会快速变化，需严密监测心脏和容量状态。

二尖瓣反流、主动脉瓣反流和主动脉瓣狭窄　妊娠所造成的外周血管阻力下降可降低二尖瓣反流、主动脉瓣反流或狭窄导致心功能不全的风险。一般来说，二尖瓣脱垂不会给孕妇带来问题。除非非常严重，主动脉狭窄可以耐受妊娠。对于特别严重的主动脉瓣狭窄，可考虑限制活动或行球囊瓣膜成形术。

先天性心脏病

修复性手术显著增加了先天性心脏病手术修复的女性数量。这些女性妊娠期发病率和死亡率高于没有进行手术修复的女性。在妊娠期间，这些患者应当由心脏病专家和了解先天性心脏病的产科医生共同管理。如果母体存在先天性心脏病，则胎儿罹患先天性心脏病的风险增加。推荐使用超声对胎儿先天性心脏病进行产前筛查。房间隔缺损和室间隔缺损未合并肺动脉高压时，妊娠期耐受性良好，但前提是孕妇的孕前心脏状况良好。建议存在心内分流的患者分娩时在静脉输液器上使用空气过滤器。

其他心脏疾病

室上性心动过速是常见的妊娠期心脏合并症。治疗与非妊娠患者相同，胎儿对腺苷、钙通道阻滞剂耐受性尚可。必要时可行药物或电复律改善心功能、减少症状，母体、胎儿对这些治疗耐受性良好。

围产期心肌病是妊娠期不常见的临床疾病，与心肌炎相关且病因不明。治疗目标为缓解症状、改善心功能。很多患者可完全康复，另一些则发展为扩张型心肌病。有报道显示再次妊娠可引起疾病复发，围产期心肌病后基线左心室功能异常的女性应避免妊娠。

特殊类型的高危心脏疾病

马方综合征　马方综合征是常染色体显性遗传病，具有较高的异常妊娠发病率。约有15%合并马方综合征的孕妇在妊娠期出现严重的心血管表现，但几乎全部孕妇可存活。主动脉根部直径＜40 mm与妊娠预后良好相关。提倡预防性使用β受体阻滞剂，但尚未进行大规模临床试验。Ehlers-Danlos综合征（EDS）可能与早产相关，在Ⅳ型EDS中，器官或血管破裂的风险增加，可能导致死亡。

肺动脉高压　重度肺动脉高压的产妇死亡率高，原发性肺动脉高压是妊娠的禁忌证。在这些情况下，建议终止妊娠以保护母体生命。在Eisenmenger综合征，即肺动脉高压合并先天性异常所致的右向左分流中，母体和胎儿的死亡率很高。全身低血压可能发生在失血、长时间Valsalva动作或局部麻醉后；低血压引起的猝死是极其严重的并发症。对这些患者的管理很有挑战性，建议严重病例在分娩时进行有创血流动力学监测。

在肺动脉高压的患者中，阴道分娩比剖宫产术对血流动力学的影响更小，在患者具备明确产科指征时可考虑选用。

深静脉血栓形成和肺栓塞

血液高凝状态是妊娠的特点之一，每500例妊娠中会发生1例深静脉血栓形成。在孕妇中，大多数单侧深静脉血栓形成发生在左下肢，这是由于左髂静脉被右髂动脉压迫，同时子宫压迫下腔静脉。妊娠与促凝血因子（如Ⅴ因子和Ⅷ因子）增加和抗凝物质活性下降相关，包括蛋白C和蛋白S。肺栓塞是美国孕产妇死亡最常见的原因之一。凝血因子Ⅴ Leiden基因突变引起活化蛋白C抵抗可增加妊娠期深静脉血栓形成和肺栓塞的风险。约25%妊娠期间发生深静脉血栓形成的女性携带凝血因子Ⅴ Leiden等位基因。与妊娠期深静脉血栓形成相关的其他基因突变包括凝血酶原G20210A突变（杂合子和纯合子）和亚甲基四氢叶酸还原酶C677T突变（纯合子）。

治疗　深静脉血栓形成

对深静脉血栓形成和疑似肺栓塞的积极诊断和治疗可优化母体和胎儿的预后。一般来说，除了D-二聚体测定外，所有用于非妊娠患者的诊断和治疗方法都可用于妊娠患者，因为即便是正常妊娠D-二聚体测量值也会升高。低分子量肝素（LMWH）或普通肝素抗凝治疗适用于患有深静脉血栓形成的孕妇。在分娩时接受硬膜外麻醉的女性中，LMWH可能与硬脑膜外血肿的风险增加相关。在预产期前4周，LMWH应转换为普通肝素。由于华法林治疗与胎儿斑点状软骨发育不良有关，因此在妊娠早期禁用。在妊娠中晚期，华法林可能会导致胎儿视神经萎缩和智力低下。产后发生深静脉血栓形成时，可使用LMWH治疗7～10天，此后华法林治疗3～6个月。哺乳期非华法林的禁忌证。深静脉血栓形成中高危孕妇进行剖宫产术须进行机械和（或）药物预防。

内分泌疾病

糖尿病

在妊娠期间，胎儿胎盘单位会引起显著的代谢改变，其目的是将葡萄糖和氨基酸转移给胎儿使用，而母亲则使用酮体和甘油三酯来满足代谢需要。这些代谢变化伴随着母体出现胰岛素抵抗，部分原因是胎盘产生类固醇、生长激素变异体和胎盘催乳素。虽然妊娠被称为“加速饥饿”状态，但更准确的描述应为“加速生酮”。妊娠期间，经禁食一夜后，其血糖比非妊娠状态低0.8～1.1 mmol/L（15～20 mg/dl）。这种差异是由胎儿对葡萄糖的利用所造成的。在妊娠早期，空腹可能导致循环血糖浓度低至2.2 mmol/L（40 mg/dl），并可出现低血糖症状。与血糖下降相反，母体禁食后血浆羟丁酸和乙酰乙酸水平可上升至正常值的2～4倍。

治疗　妊娠合并糖尿病

妊娠合并糖尿病与更高的孕产妇和围产期发病率和死亡率有关。对于计划妊娠的糖尿病患者，孕前咨询和治疗非常重要，可以降低胎儿先天畸形的风险并改善妊娠结局。补充叶酸可降低糖尿病母体胎儿神经管缺陷的发生率，这种缺陷在糖尿病母体的胎儿中发生率更高。此外，在器官发生的关键时期优化血糖控制可减少其他先天性异常的发生率，包括骶骨发育不全、骶尾缺如、肾缺如和室间隔缺损。

女性一旦开始妊娠，应比非妊娠状态时更积极地控制血糖。在调整饮食的基础上，加强血糖管理需要更加频繁地监测血糖、增加胰岛素剂量或转换为胰岛素泵。空腹血糖应控制在<5.8 mmol/L（<105 mg/dl），避免空腹血糖>7.8 mmol/L（140 mg/dl）。从妊娠后期开始，定期监测母体血糖控制水平、评估胎儿生长（产科超声）和胎儿胎盘氧合功能（监测胎儿心率或生物物理特征）可优化妊娠结局。无血管疾病的妊娠合并糖尿病患者分娩巨大儿的风险更高，通过临床和超声检查胎儿的生长情况非常重要。巨大儿与母体和胎儿产伤风险增加相关，包括永久性新生儿臂丛神经产伤。妊娠合并糖尿病的患者出现先兆子痫的风险增加，妊娠合并血管疾病出现胎儿宫内生长受限的风险更大，这与胎儿和新生儿死亡风险增加相关。研究显示，糖尿病肾病和增生性视网膜病变患者通过积极的血糖控制和严密的母婴监护可以获得良好的妊娠结局。

随着妊娠的进展，由于胰岛素抵抗，血糖控制会变得越来越困难。由于糖尿病母体的胎儿肺成熟延迟，故除非有胎儿肺成熟的生化证据，否则应避免早产。总的来说，努力控制血糖和避免早产可以帮助母体和新生儿获得最好的总体结局。提前终止妊娠通常只在常规产科适应证（如先兆子痫、胎儿生长受限、胎儿检查结果不佳）、母体肾功能恶化或增生性视网膜病变时进行。

妊娠糖尿病

妊娠糖尿病发生率约为 4%。所有孕妇均应筛查妊娠糖尿病，除非为低风险组。妊娠糖尿病低风险的女性是指年龄<25 岁；体重指数<25 kg/m²；无巨大儿分娩史或妊娠糖尿病史；一级亲属无糖尿病；非高危种族（非洲裔美国人、西班牙裔人、美国土著人）。妊娠糖尿病的诊断可以通过“两步法”进行确定。首先口服 50 g 葡萄糖，在 60 min 时测定血糖水平，如果血糖低于 7.8 mmol/L（<130 mg/dl），则认为试验结果正常。若血糖>7.8 mmol/L（>130 mg/dl）则进一步进行 100 g 口服葡萄糖耐量试验，口服 100 g 葡萄糖后测定空腹血糖、1 h、2 h 和 3 h 的血糖水平。这些时间点的正常血糖浓度分别为<5.8 mmol/L（<105 mg/dl）、10.5 mmol/L（190 mg/dl）、9.1 mmol/L（165 mg/dl）和 8.0 mmol/L（145 mg/dl）。一些中心采用了更为敏感的标准，将<5.3 mmol/L（<95 mg/dl）、<10 mmol/L（<180 mg/dl）、<8.6 mmol/L（<155 mg/dl）和<7.8 mmol/L（<140 mg/dl）作为葡萄糖耐量试验的正常上限。有 2 个升高的血糖值即提示测试阳性。母体和胎儿的不良结局随着血糖的升高而增加，血糖值为连续变量，因此确定妊娠糖尿病的最佳诊断阈值颇具挑战性。

妊娠糖尿病患者出现死产、先兆子痫和分娩大于相应胎龄的胎儿的风险增加，由此可造成出生裂伤、肩难产和包括臂丛损伤在内的产伤。这些胎儿存在低血糖、高胆红素血症和红细胞增多症的风险。妊娠和分娩期间严格控制血糖可以降低这些风险。

治疗 妊娠糖尿病

“两步法”治疗策略是指如果单独饮食干预不能充分控制血糖［空腹血糖<5.6 mmol/L（<100 mg/dl）和餐后 2 h 血糖<7.0 mmol/L（<126 mg/dl）］，则可注射胰岛素，此治疗策略与胎儿产伤风险下降相关。口服降糖药如格列本脲和二甲双胍在单纯营养管理难以控制的妊娠糖尿病中越来越常用，但许多专家仍然倾向于胰岛素治疗。罹患妊娠糖尿病的女性，在此次妊娠后 10 年内被诊断糖尿病的风险为 40%。在有妊娠糖尿病病史的女性中，运动、减重和二甲双胍治疗可降低患糖尿病的风险。所有有妊娠糖尿病病史的女性都应接受糖尿病预防策略指导，并定期评估糖尿病。

肥胖

肥胖孕妇死产、先天性胎儿畸形、妊娠糖尿病、先兆子痫、尿路感染、过期产和剖宫产的风险增加。计划妊娠的女性应在妊娠前尽量达到健康体重。对于那些通过生活方式调整而无法减重的病态肥胖的女性来说，减肥手术可能会使体重减轻并改善妊娠结局。减肥手术后，应推迟受孕 1 年，以避免在代谢状态快速变化期间怀孕。

甲状腺疾病

在妊娠期间，雌激素诱导的甲状腺素结合球蛋白的增加升高了循环中总 T_3 和总 T_4 的水平。循环中游离 T_4、游离 T_3 和促甲状腺激素（TSH）在妊娠期间不受影响。

妊娠期间通常会出现甲状腺增大。女性对妊娠的许多生理学适应与甲状腺功能亢进的细微表现非常相似。母体甲状腺功能亢进的发生率约为 2/1000 例妊娠，患者普遍耐受良好。临床体征和症状会警示医生甲状腺功能亢进的发生。妊娠期甲状腺功能亢进最常见于 Graves 病，但也应考虑自主功能性结节和妊娠滋养层细胞疾病。尽管患者能够耐受轻度的甲状腺功能亢进而无不良后遗症，但严重的甲状腺功能亢进可导致自然流产或早产，甲状腺危象与产妇死亡风险的显著增加相关。

对于有症状和有甲状腺疾病个人史或家族史的女性，可以在妊娠前或妊娠早期检测 TSH 以筛查是否存在甲状腺功能减退。使用这种方法，仍然有约 30% 患有轻度甲状腺功能减退的孕妇未能获得诊断，因此一些人建议对女性进行全面筛查。妊娠期血清 TSH 升高（总甲状腺素正常）的女性所生的孩子在神经心理测验中可能会表现不佳。

治疗 妊娠期甲状腺疾病

甲状腺功能亢进

与丙硫氧嘧啶相比，甲巯咪唑更易穿过胎盘，但与胎儿皮肤发育不全相关。然而，丙硫氧嘧啶可能与肝衰竭相关。一些专家建议在妊娠早期使用丙硫氧嘧啶，之后使用甲巯咪唑。由于放射性碘对胎儿甲状腺存在影响，故女性在妊娠期间不应使用放射性碘进行扫描或治疗。在紧急情况下，可能需要加用β受体阻滞剂治疗。甲状腺功能亢进在妊娠早期最难控制，在妊娠晚期最易控制。

甲状腺功能减退

甲状腺功能减退的治疗目标是维持 TSH 在正常范围，甲状腺素是首选药物。妊娠期间，维持 TSH 在正常范围所需要的甲状腺素剂量会逐渐增加。一项研究显示，在妊娠前维持 TSH 在正常范围所需甲状腺素的平均替代剂量为每日 0.1 mg，妊娠期间则增加至 0.15 mg。由于妊娠第 5 周时甲状腺素的需要量即增加，故可在明确妊娠时就将甲状腺素剂量增加 30%（每周增加 2 片），此后根据 TSH 水平调整剂量。

血液病

妊娠期间可出现生理性贫血，部分原因是血液被稀释，铁和叶酸缺乏是妊娠期间贫血最主要的可纠正因素。

在血红蛋白病的高危人群中，血红蛋白电泳应纳入产前筛查。血红蛋白病与母体和胎儿不良事件发病率和死亡率增加相关。对不同的血红蛋白病有针对性地选择适当的管理方案，总体来说在妊娠和非妊娠女性中管理方案相同。胎儿血红蛋白病的产前诊断并不困难，医生应在女性妊娠前或妊娠早期与准父母讨论相关事宜。

血小板减少症在妊娠期间较为常见。绝大多数病例为良性妊娠期血小板减少症，但鉴别诊断应包括免疫性血小板减少症、血栓性血小板减少性紫癜和先兆子痫。母体血小板减少也可能由 DIC 引起，这是一种消耗性凝血疾病，其特征是血小板减少、凝血酶原时间（PT）延长、活化部分凝血活酶时间（APTT）延长、纤维蛋白降解产物升高和纤维蛋白原浓度降低。多种灾难性产科事件与 DIC 的发生有关，包括死胎滞留、脓毒症、胎盘早剥和羊水栓塞。

神经系统疾病

妊娠期间出现的头痛通常是偏头痛（第十三章），妊娠期间偏头痛可能加重、改善或不受影响。新发或加重的头痛，特别是伴随出现视物模糊，可能提示子痫（见上文）或假性脑瘤（良性颅内高压），第六对脑神经麻痹引起的复视提示假性脑瘤（第二十八章）。癫痫患者的发作风险在产后增加，但在妊娠期间其发作风险尚无一致定论。一般认为，妊娠期间由于身体处于高凝状态，故卒中风险增加。然而研究表明，卒中风险升高主要出现在产后，包括缺血性卒中和出血性卒中。前文概述了肝素治疗的使用指南（见“深静脉血栓形成和肺栓塞”）。华法林可导致胎儿畸形，故应避免使用。

妊娠期出现新发运动障碍提示为妊娠舞蹈症，这是一种与风湿热和链球菌感染相关的风湿性舞蹈病（Sydenham 舞蹈病）类型。舞蹈症可能在再次妊娠时复发。先前存在多发性硬化症的患者随着妊娠的进展复发风险逐渐降低，相反，产后复发风险增加。包括β干扰素在内的疾病改善药物不应用于妊娠合并多发性硬化的患者，但中重度复发可安全地采用糖皮质激素脉冲治疗。最后，某些肿瘤，尤其是垂体腺瘤和脑膜瘤可能在妊娠期间显现，其是由肿瘤生长加速所致，这一过程可能由激素因素驱动。

与妊娠相关的周围神经疾病包括 Bell 瘫痪（特发性面神经麻痹），其在妊娠晚期和产后初期的发病风险为普通人群的 3 倍。糖皮质激素治疗应遵循为非妊娠患者制定的指南。周围神经卡压征在妊娠晚期很常见，可能是由液体潴留所致。腕管综合征（正中神经）首先表现为手部疼痛和感觉异常（通常在夜间加重），随后表现为鱼际肌无力。通常采用保守治疗。手腕夹板可能会有帮助，糖皮质激素注射或腕管外科手术通常作为次要选择。感觉异常性股痛（股外侧皮神经受压）表现为大腿外侧疼痛和麻木，但不伴有肌无力。当得知这些症状为良性并且在妊娠结束后会自行缓解时，患者通常会感到安心。不宁腿综合征是妊娠期最常见的周围神经障碍和运动障碍。铁代谢紊乱为疑似病因，大多数情况下采用期待治疗。

胃肠道和肝病

多达 90% 的孕妇在妊娠早期会出现恶心和呕吐。妊娠剧吐是一种严重类型，可导致液体和营养摄入不足，可能需要住院治疗以防止脱水和营养不良。

克罗恩病可能会在妊娠中期或晚期加重。溃疡性结肠炎可能会在妊娠早期和产后早期恶化。妊娠期间对这些疾病的治疗与非妊娠状态时相似。

胆囊疾病在妊娠期间加重很常见。部分原因是妊娠导致的胆汁和脂肪酸代谢改变。妊娠肝内胆汁淤积症通常发生在妊娠晚期。胆汁淤积可伴随严重瘙痒，并且与胎儿死亡率增加相关。胎盘胆汁盐沉积可能导致子宫胎盘功能不全。因此，一旦诊断肝内胆汁淤积症，应定期进行胎儿监护，一旦孕龄约37周，应计划分娩。研究表明熊去氧胆酸有较好的治疗效果。

急性脂肪肝是一种罕见的妊娠并发症。经常与HELLP综合征（见上文“先兆子痫”）和重度先兆子痫混淆，影像学和实验室检查有助于妊娠期急性脂肪肝的诊断。妊娠期急性脂肪肝一般表现为血清胆红素和血氨水平显著升高，伴有低血糖。妊娠期急性脂肪肝采取支持治疗。有报道提示再次妊娠时可复发。

所有孕妇都应接受乙型肝炎筛查。此信息在分娩后对儿科医生非常重要。所有婴儿均接种乙型肝炎疫苗。携带乙型肝炎表面抗原的母体所生的婴儿，也应在出生后尽快接种乙型肝炎免疫球蛋白，最好在出生后72小时内。建议对高危人群进行丙型肝炎筛查。

感染

细菌感染

除细菌性阴道病外，妊娠期间最常见的细菌感染为泌尿系统感染。许多孕妇存在无症状性细菌尿，最可能的原因是妊娠对输尿管和膀胱平滑肌产生影响并引起尿液潴留，在妊娠晚期子宫增大产生的压迫作用。就其本身而言，无症状性细菌尿与妊娠的不良结局无关。然而，如果不对其进行治疗，则可发生症状性肾盂肾炎。事实上，约75%的妊娠相关性肾盂肾炎是由未经治疗的无症状性细菌尿进展而来。所有孕妇在第一次产检时均应行尿培养进行筛查。随后用亚硝酸盐/白细胞酯酶条对高危女性进行筛查，如有镰状细胞性状或有尿路感染史的女性。所有筛查结果阳性的女性均应接受治疗。出现肾盂肾炎的孕妇需要进行严密监测，包括因妊娠期尿脓毒血症和急性呼吸窘迫综合征风险升高而静脉注射抗生素的住院患者。

妊娠期间出现腹痛和发热是临床上进退两难的问题。首先要考虑的是宫内羊膜感染。虽然羊膜感染多在羊膜破裂后出现，但情况并非总是如此。一般来说，在这种情况下，抗生素治疗不建议作为权宜措施。如果怀疑宫内感染，通常建议诱导分娩同时给予抗生素治疗。子宫内羊膜感染最常见的病原菌是大肠杆菌和B组链球菌等。对于足月或早产的高危患者，推荐分娩期间针对B组链球菌进行常规预防性治疗。青霉素和氨苄西林是首选药物。青霉素过敏的患者如果过敏风险较低，推荐使用头孢唑啉。如果过敏风险高，则建议使用万古霉素。如果已知病原体对克林霉素敏感，则可以使用克林霉素。为降低B组链球菌引起的新生儿发病率，建议对妊娠35～37周的孕妇进行全面筛查，并在感染患者分娩时对其进行抗生素治疗。

产后感染是产妇发病率和死亡率的重要原因。产后子宫内膜炎在剖宫产术后比阴道分娩后更为常见，择期重复剖宫产术的发生率为2%，产程延长行紧急剖宫产术的发生率为10%。为了降低子宫内膜炎的风险，所有接受剖宫产术的患者均应预防性应用抗生素，在皮肤切开前30～60 min给予抗生素比夹闭脐带时给予更好。由于大多数产后子宫内膜炎为多微生物感染，故建议使用青霉素、氨基糖苷和甲硝唑以广谱覆盖病原体。大多数病例在72 h内好转。抗生素治疗产后子宫内膜炎无效的患者，应评估有无感染性盆腔血栓性静脉炎。影像学检查可能有助于明确诊断，诊断主要为临床排除性诊断。感染性盆腔血栓性静脉炎患者通常会出现与发热程度不相称的心动过速，本病对静脉注射肝素反应迅速。

所有孕妇产前应接受淋病和衣原体感染的筛查，如果检测到淋病和衣原体感染，应立即进行治疗。头孢曲松和阿奇霉素是首选药物。

病毒感染

流感 患流感的孕妇更易发生严重并发症和死亡。所有妊娠或计划妊娠的女性都应接种灭活流感疫苗。对于疑诊流感的孕妇，建议立即开始抗病毒治疗。一旦获得高敏感性试验的结果，可重新考虑治疗方案。立即开始治疗可降低入住重症监护室和死亡的风险。

巨细胞病毒感染 在美国最常见的先天性病毒感染为巨细胞病毒感染。多达50%～90%的育龄妇女具有巨细胞病毒抗体，但很少出现巨细胞病毒再激活导致新生儿感染。更常见的情况是，妊娠期间发生初次巨细胞病毒感染，继而产生先天性巨细胞病毒感染的风险。目前针对妊娠期巨细胞病毒感染尚无公认的能有效保护胎儿的治疗措施。此外，很难预测哪些胎儿会遭受危及生命的巨细胞病毒感染。新生儿严重巨细胞病毒感染最常见的特征为瘀点、肝脾大和黄疸。脉络膜视网膜炎、小头畸形、颅内钙化、肝炎、溶血性贫血和紫癜也可能发生。有报道显示巨细胞病毒感染可造成中枢神经系统受累、精神运动发育迟缓，视力、听力和牙齿异常。

风疹 风疹病毒是一种已知的致畸原。妊娠早期风疹病毒感染使胎儿畸形风险很高，但在妊娠晚期风险显著降低。先天性风疹可通过经皮脐血取样检测胎儿血液中的 IgM 抗体进行诊断。所有孕妇和育龄女性都应接受风疹免疫检测。所有对风疹无免疫的非妊娠女性都应接种疫苗。美国先天性风疹的发病率极低。

疱疹病毒感染 妊娠期生殖器疱疹与自然流产、早产、先天性和新生儿疱疹相关。一项对既往无疱疹病毒感染证据的孕妇进行的队列研究表明，约 2%的孕妇在妊娠期间新感染疱疹病毒，其中约 60%无临床症状。感染在妊娠早期、中期、晚期的发生频率相同。如果在妊娠早期发生疱疹病毒血清转化，则病毒传播到新生儿的风险很低。在分娩前不久感染生殖器疱疹的女性，病毒传播给新生儿的风险很高。对于妊娠期间第一次出现生殖器疱疹的患者，在妊娠最后 4 周给予阿昔洛韦可以降低足月时发生活动性生殖器疱疹的风险。

新生儿疱疹病毒感染是毁灭性的。新生儿弥漫性疱疹由于伴随中枢神经系统受累，其死亡率和致病率很高。建议分娩时存在活动性生殖器疱疹的孕妇进行剖宫产术。

细小病毒感染 细小病毒感染（由人类细小病毒 B19 引起）可在妊娠期间发生。其很少引起后遗症，但在妊娠期间感染的易感患者可出现由红细胞再生障碍和严重贫血导致的胎儿水肿的风险。

HIV 感染 儿童 HIV 感染的主要原因是围产期母婴传播。所有孕妇都应进行 HIV 感染筛查。增加母婴传播风险的因素包括孕妇病毒载量高、孕妇 CD4＋T 细胞计数低、分娩时间长、羊膜破裂持续时间长以及存在梅毒或疱疹等其他生殖道感染。在广泛使用抗反转录病毒治疗之前，围产期传播率在 20%左右。对抗反转录病毒治疗反应良好的女性，其传播率约为 1%。测定母体血浆 HIV RNA 拷贝数可指导阴道分娩和剖宫产术的选择。对于接受联合抗反转录病毒治疗且血浆 HIV RNA 拷贝数＜1000 拷贝/ml 的女性，无论分娩方式或羊膜破裂持续时间如何，传播到新生儿的风险约为 1%。这些妇女可在分娩开始后尝试阴道分娩。对于妊娠 38 周前病毒载量≥1000 拷贝/ml 的女性，建议在妊娠 38 周时进行剖宫产术，以降低 HIV 向新生儿传播的风险。为了降低母婴传播的风险，对于 HIV RNA＞400 拷贝/ml 的女性，应在分娩时使用齐多夫定进行治疗。所有感染 HIV 的母体分娩的新生儿在出生后应接受 6 个月的齐多夫定治疗。HIV 阳性的女性可通过母乳传播病毒。在发达国家，不建议感染 HIV 的母亲进行母乳喂养。

接种疫苗

对于计划妊娠的风疹非免疫个体，理想情况下麻疹-流行性腮腺炎-风疹疫苗应在妊娠前至少 3 个月接种，否则在产后立即注射。此外，妊娠不是接种流感、破伤风、白喉和百日咳疫苗的禁忌证，推荐合适的个体接种这些疫苗。

孕产妇死亡率

孕产妇死亡是指在妊娠期间或妊娠结束后 42 天内，由与妊娠有关或妊娠加重的原因而导致的死亡，并非由于意外或偶然原因。从 1935 年到 2007 年，美国孕产妇死亡率从近 600/10 万次分娩降至 12.7/10 万次分娩。孕产妇死亡率存在显著差异，非西班牙裔黑人女性的死亡率最高。2007 年，非西班牙裔白人女性的孕产妇死亡率为 10.5/10 万次分娩，西班牙裔女性为 8.9/10 万次分娩，非西班牙裔黑人女性为 28.4/10 万次分娩。当今造成美国孕产妇死亡最常见的原因是肺栓塞、产科出血、高血压、脓毒症、心血管疾病（包括围产期心肌病）和异位妊娠。

如上所述，美国的孕产妇死亡率约为 12.7/10 万次分娩。在撒哈拉以南非洲和南亚的一些国家，孕产妇死亡率约为 500/10 万次分娩。这些国家孕产妇死亡最常见的原因是出血。孕产妇死亡率高的部分原因是避孕和计划生育服务不完善、缺乏有经验的助产士以及难以收住分娩中心和急诊产科监护病房。孕产妇死亡是一个全球性的公共卫生悲剧，但可以通过投入适当的资源加以缓和。

小结

随着诊断和治疗方式的改进以及治疗不孕不育的进展，更多存在合并症的患者将寻求并需要复杂的产科医疗服务。由内科医生、母胎医学（高危产科）专家和麻醉师组成的小组，将为这些患者提供有关妊娠风险的咨询服务，并在受孕前制订治疗计划，从而使这些女性获得更好的妊娠结局。不能夸大孕前咨询服务的重要性。所有为育龄女性提供医疗服务的医生都有责任考虑到患者的生育计划，并将其作为整体健康评估的一部分。

第七章　外科手术患者的医学评估

Medical Evaluation of the Surgical Patient

Wei C. Lau，Kim A. Eagle　著
（侯昌　译）

心血管和肺部并发症仍是导致接受非心脏手术的患者发病率和死亡率的主要原因。新的循证实践要求内科医生对手术患者进行个体化评估、提供精确的术前风险分层从而指导降低围术期风险的最优策略。本章综述了术前心血管和肺部风险评估，目的是改善中高危患者的预后。同时也介绍糖尿病、心内膜炎及静脉血栓栓塞的围术期管理和预防。

中高危患者的评估

目前已制定简易和标准化的术前筛查问卷（表7-1），旨在识别出可能从更详细的临床评估中获益的中高危患者。与美国心脏病学会（ACC）/美国心脏协会（AHA）指南相一致，中高危患者的术前评估包括详细询问病史、体格检查和静息下12导联心电图（ECG）。病史应聚焦在隐匿性心肺疾病的症状。应确定手术的紧急性，因为真正的紧急手术与不可避免的发病率和死亡率风险升高有关。针对临床评估时发现的具体情况进行相应的术前实验室检查。因此，接受择期手术的任何年龄的健康患者，如果没有合并其他疾病情况都不应要求进行任何检查，除非手术应激的程度可能引起较基线状态的异常变化。

术前心脏风险评估

对接受非心脏手术的患者进行心脏风险评估和危险分层的流程见图7-1。对于主诉为劳力诱发心肺症状加重的患者、无论手术安排如何，仍可从有创性或无创性心脏检查中获益的患者，以及已知罹患冠心病（CAD）或伴有多重危险因素同时具有活动能力的患者，进行活动耐量评估最有助于预测其院内围术期风险。预测围术期事件风险时，活动耐量下降定义为步行4个街区的距离，或以正常速度爬2层楼，或进行相当于4代谢当量（MET）的活动（如搬运7～9 kg的物体、打高尔夫球或双人网球）会出现呼吸困难、心绞痛或极度乏力（表7-2）。

既往研究比较了多种心脏风险指数模型。美国外科医师学会的国家外科手术质量改进计划前瞻性数据库确定了5个围术期心肌梗死（MI）和心脏停搏的预测因子，包括增龄、美国麻醉师学会（ASA）分级、手术类型、功能依赖状态和血清肌酐水平异常。然而，鉴于其准确性和简便性，改良心脏风险指数（RCRI）（表7-3）更受欢迎。RCRI取决于是否存在以下6个预测因素：高危手术、缺血性心脏病、充血性心力衰

表7-1　标准化术前问卷[a]

1. 年龄、体重、身高
2. 你是：
   女性≥55岁或男性≥45岁？
   如果是，是否≥70岁？
3. 你是否正在服用抗凝药？
4. 你是否存在或既往存在以下心脏相关情况？
   心脏病
   过去6个月内心脏病发作
   心绞痛（胸痛）
   心律不齐
   心力衰竭
5. 你是否存在或既往存在以下任何一种情况？
   类风湿关节炎
   肾脏疾病
   肝脏疾病
   糖尿病
6. 你平躺时是否呼吸困难？
7. 你是否正在接受氧疗？
8. 你是否存在慢性咳嗽、咳分泌物？
9. 你是否有肺部疾病？
10. 你或任何与你有血缘关系的家庭成员是否在使用麻醉剂后出现除恶心以外的不适？
    如果是，请描述：
11. 如果女性，你目前是否可能怀孕？
    妊娠检测：
    请列出末次月经日期：

[a] 密歇根大学健康系统患者信息表。问题2～9回答为“是”的患者应接受更详细的临床评估。

经允许引自KK Tremper，P Benedict：Anesthesiology 92：1212，2000

表7-2　通过功能状态评估心脏风险

风险	
高	• 成人日常活动受限
↑	• 无法行走4个街区或爬2层楼或达到4 MET水平
	• 不爱活动但活动不受限
↓	• 爱活动：很容易地完成剧烈活动
低	• 完成常规的剧烈运动

引自LA Fleisher et al：Circulation 116：1971，2007.

第一部分　临床医学的整体原则

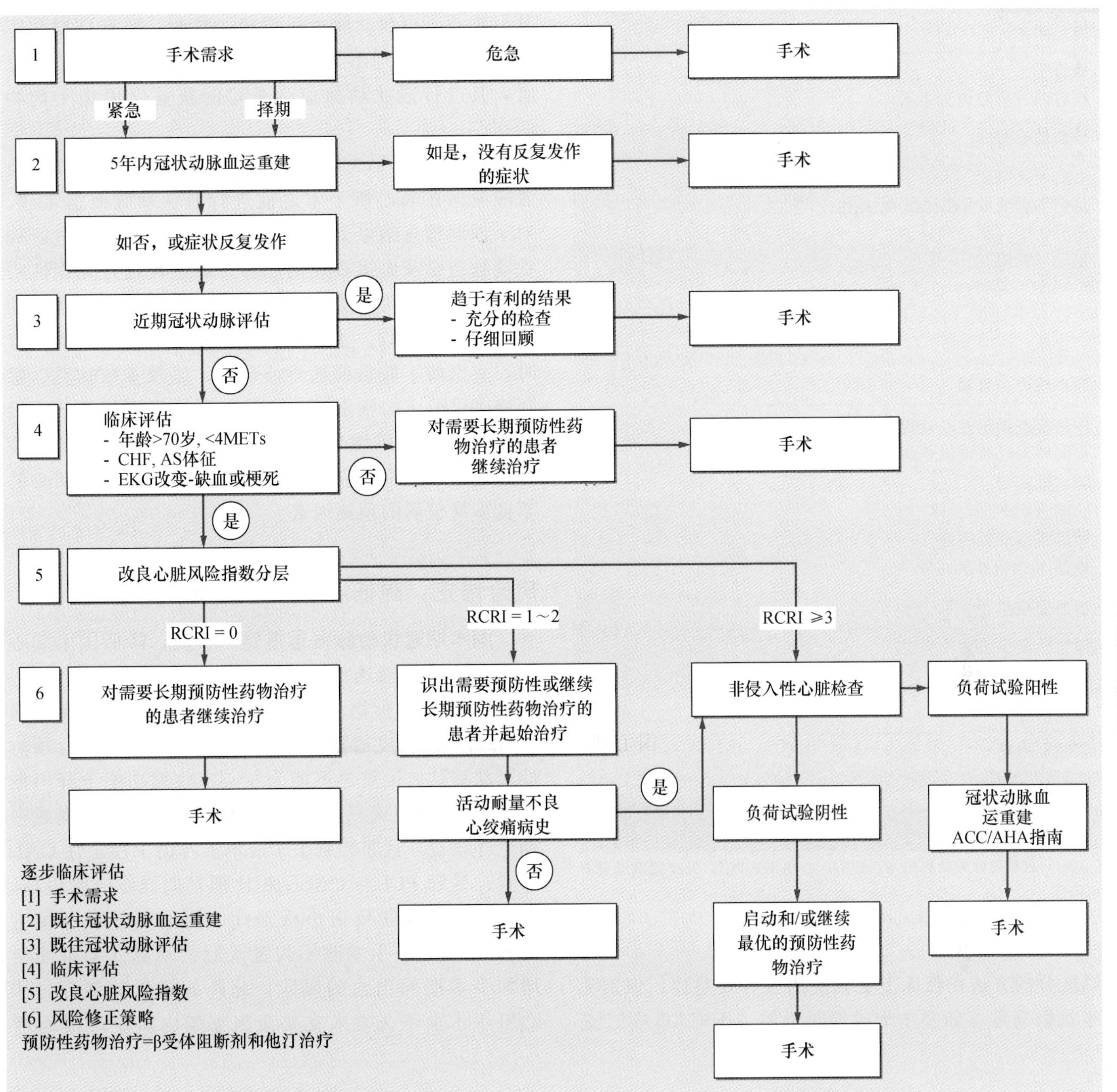

图 7-1 接受非心脏手术的患者心脏风险评估与分层的流程图。 RCRI，改良心脏风险指数（经允许引自 LA Fleisher et al：Circulation 116：1971，2007）

竭、脑血管疾病、糖尿病和肾功能不全。每个预测因素赋值 1 分，进而以此来预测主要心脏事件（定义为心肌梗死、肺水肿、心室颤动或原发性心脏停搏，以及完全性心脏传导阻滞）的风险。存在 0、1、2、3 或更多临床预测因素，出现这 4 种主要心脏事件之一的估算发生率分别为 0.4%、0.9%、7% 和 11%（图 7-2）。RCRI 0 分提示心脏事件的发生风险为 0.4%～0.5%；RCRI 1 分为 0.9～1.3%；RCRI 2 分为 4%～7%；RCRI≥3 分为 9%～11%。RCRI 的临床用途是识别具有≥3 个预测因素的心脏并发症极高危（≥11%）患者，其可能获益于采用无创性心脏检查进行进一步风险分层或启动术前预防性药物治疗。

用于风险分层的术前无创性心脏检查

支持术前将无创性心脏检查广泛应用于所有接受大手术患者的证据较少。相反，根据临床风险分类加

表 7-3　改良心脏风险指数中的临床指标
高危手术
血管手术
腹腔内或胸腔内大手术
缺血性心脏病
心肌梗死病史
目前考虑为缺血性心绞痛
需要舌下含服硝酸甘油
运动试验阳性
ECG 可见病理性 Q 波
既往有 PCI 和（或）CABG 病史，近期出现缺血性心绞痛症状
充血性心力衰竭
体格检查提示左心衰竭
夜间阵发性呼吸困难病史
肺水肿病史
心脏听诊 S_3 奔马律
肺部听诊双侧啰音
胸部 X 线提示肺水肿
脑血管疾病
短暂性脑缺血发作病史
脑血管意外病史
糖尿病
胰岛素治疗
慢性肾功能不全
血肌酐＞2 mg/dl

CABG，冠状动脉旁路移植术；ECG，心电图；PCI，经皮冠状动脉介入治疗

引自 TH Lee et al：Circulation 100：1043，1999.

以区分的方法在临床上更具实用性和效益比。识别无症状但高危（如左主干或等同于左主干 CAD 或三支病变 CAD 和左心室功能下降）的患者有潜在获益，其可获益于冠状动脉血运重建。然而，现有证据并不支持积极地鉴别出无症状但合并严重 CAD 的中危患者，其进行冠状动脉血运重建的获益仅稍优于药物治疗。

RCRI 评分≥3 且负荷试验提示严重心肌缺血的患者应考虑在非心脏手术之前进行冠状动脉血运重建。对于预期检查结果为强阳性、可满足指南推荐进行冠状动脉造影及血运重建的患者，最适合进行无创性心脏检查。对于功能受限的患者，药物激发试验比运动负荷试验更有效。鉴定患者围术期 MI 和死亡的风险时，多巴酚丁胺负荷超声心动图，以及双嘧达莫、腺苷或多巴酚丁胺核素灌注显像的阴性预测值极佳（接近 100%），但阳性预测值较差（＜20%）。因此，检查阴性结果非常可靠，反之阳性结果仅是围术期心脏不良事件较弱的预测因素。

风险修正：降低心脏风险的预防策略

围术期冠状动脉血运重建　目前，降低围术期心血管风险的可能选择包括冠状动脉血运重建和（或）围术期预防性药物治疗。通过冠状动脉旁路移植术（CABG）或经皮冠状动脉介入治疗（PCI）进行预防性冠状动脉血运重建不能为左心室收缩功能下降但没有左主干 CAD 或三支病变 CAD 的患者带来短期或中期生存获益，且非心脏手术前不推荐用于稳定性 CAD 患者。尽管 PCI 与 CABG 相比围术期操作风险更低，但如果使用双联抗血小板治疗（阿司匹林和噻氯吡啶），于非心脏手术前不久置入冠状动脉支架可能会增加手术期间出血的风险。此外如果提前停药，非心脏手术前不久置入支架会因支架内血栓形成而增

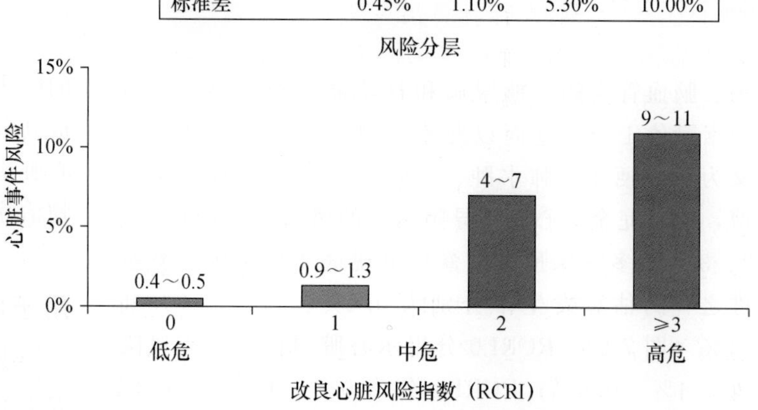

图 7-2　基于 RCRI 的风险分层：通过衍生的简易指数以及前瞻性验证，对接受非心脏大手术患者心脏事件风险的预测。心脏事件包括心肌梗死、肺水肿、心室颤动、心脏停搏和完全性心脏传导阻滞（引自 TH Lee et al：Circulation 100：1043，1999）

加围术期心肌梗死和心脏性死亡的风险。建议尽可能将非心脏手术推迟至冠状动脉裸支架置入后 30～45 天，药物涂层支架置入后 365 天进行。对于 PCI 术后必须早期接受非心脏手术（＞14 天）的患者，球囊扩张不置入支架是合理的，因为对于这部分患者双联抗血小板治疗并非必要。最近一项临床研究进一步表明 6 个月后裸金属支架和药物涂层支架将不再构成威胁。

围术期预防性药物治疗 使用 β 受体阻滞剂、HMG-CoA 还原酶抑制剂（他汀类药物）、抗血小板药物和 α_2 受体激动剂进行围术期预防性药物治疗的目标是减少围术期交感神经兴奋、缺血和炎症，上述过程可在围术期被触发。

β 受体阻滞剂 围术期使用 β 受体阻滞剂应基于对患者围术期临床和手术特定心脏风险的全面评估（RCRI≥2）。对于伴或不伴轻中度气道反应性疾病的患者，在手术及围术期应使用心脏选择性 β 受体阻滞剂并滴定剂量至维持目标心率 60～80 次/分且无低血压。对于 RCRI≥2 且无 β 受体阻滞剂长期适应证的患者，可在手术当天术前静脉给药，目标心率为 60～80 次/分且无低血压，术后继续使用＞7 天（最好 30 天）。除非必要，应避免突然在围术期停用 β 受体阻滞剂，因为会增加心肌梗死和心绞痛的发生风险。如果患者围术期不能吞咽或吸收药片，应用静脉制剂替代口服药物。POISE 研究结果表明，尽管接受美托洛尔而非安慰剂的患者心脏性死亡、非致死性心肌梗死或心脏停搏的发生率降低，但患者因快速大剂量负荷使用美托洛尔导致的死亡和卒中发生率增加。POISE 研究强调了明确的风险/获益评估的重要性，且对于进行非心脏手术的患者术前应谨慎起始和滴定 β 受体阻滞剂至治疗作用。纳入 POISE 研究的一项 meta 分析进一步表明 β 受体阻滞剂过量实际上是有害的。

ACC/AHA 指南推荐如下：①进行手术且正在接受 β 受体阻滞剂的活动性心脏病患者应继续使用 β 受体阻滞剂；②进行血管手术的高心脏风险（定义为 CAD 或术前检查发现心脏缺血）患者推荐使用 β 受体阻滞剂并滴定剂量至维持适宜的心率和血压；③对于进行血管手术的高危患者（RCRI≥2），使用 β 受体阻滞剂是合理的；④进行中等风险手术的已知 CAD 或高危患者（RCRI≥2），使用 β 受体阻滞剂是合理的；⑤对于从未接受过 β 受体阻滞剂治疗的患者，禁止在没有剂量滴定的情况下不加区别地使用高剂量 β 受体阻滞剂。

HMG-CoA 还原酶抑制剂（他汀类药物） 许多前瞻性和回顾性研究支持围术期预防性使用他汀类药物以减少动脉粥样硬化患者的心脏并发症。ACC/AHA 指南支持围术期他汀类药物对接受非心脏大手术的中危患者的心脏保护作用。对于接受非心脏手术并正在服用他汀类药物的患者应继续他汀类药物治疗以降低围术期心脏风险。对于进行血管手术的患者，无论是否具备临床危险因素（RCRI≥1），使用他汀类药物是合理的。

血管紧张素转化酶抑制剂（ACEI） 由于诱导麻醉后可产生循环不良反应，有证据支持非心脏手术前 24 h 停用 ACEI 和 ARB。

口服抗血小板药物 关于围术期使用阿司匹林和（或）噻氯吡啶以减少心脏风险，目前尚缺乏基于循证证据的推荐。接受双联抗血小板治疗的患者围术期出血和需要输血的发生率显著增加。对于近期接受冠状动脉支架植入术的患者，在大手术前 5～7 天停用噻氯吡啶和阿司匹林可将围术期出血和需要输血的风险降至最低，但同时其发生急性冠脉综合征和亚急性支架内血栓的潜在风险相应增高。如果临床医生选择在手术前停用抗血小板药物，术后应尽早重新开始使用。

α_2 受体激动剂 一些关于围术期 α_2 激动剂（可乐定和米伐泽醇）的前瞻性和回顾性 meta 分析显示其可降低 CAD 患者进行非心脏手术的心脏性死亡率。因此，对于已知 CAD 或 RCRI 评分≥2 的患者，围术期高血压控制可考虑使用 α_2 受体激动剂。

钙通道阻滞剂 尚缺乏支持使用钙通道阻滞剂作为降低非心脏大手术围术期风险的预防策略的证据。

麻醉剂 现代麻醉的安全使用降低了死亡风险，尤其是接受低风险手术的低危患者（表 7-4）。吸入麻

表 7-4 常见非心脏手术的死亡率风险分级

高危	• 紧急大手术，尤其是老年人 • 主动脉和其他非颈动脉大血管手术（血管腔内和非血管腔内） • 长时间手术伴大量的体液转移和（或）失血
中危	• 胸腔大手术 • 腹腔大手术 • 颈动脉内膜切除术 • 头/颈部手术 • 骨科手术 • 前列腺手术
低危	• 眼、皮肤和表浅部位手术 • 内镜下操作

经允许引自 LA Fleisher et al：Circulation 116：1971，2007

醉剂具有可预测的循环和呼吸效应：动脉压的降低均呈剂量依赖性，通过降低交感神经张力，引起全身血管舒张、抑制心肌和减少心排血量。吸入麻醉剂还会引起呼吸抑制，以剂量依赖的方式减弱对高碳酸血症和低氧血症的反应；此外，这类药物对心率的影响差异较大。神经肌肉阻滞延长也会增加术后肺部并发症的风险，主要是由于肺功能残气量减少、膈肌和肋间肌功能丧失、肺不张及因通气-灌注不匹配引起的动脉低氧血症。

多项 meta 分析表明接受神经轴麻醉（硬膜外麻醉或脊髓麻醉）的患者肺炎和呼吸衰竭发生率低于接受全麻（吸入麻醉）的患者。然而，两种麻醉方法在心脏事件方面没有显著差异。纳入随机对照试验的 meta 分析显示术后硬膜外麻醉＞24 h 可缓解疼痛。然而对于接受全身抗凝预防静脉血栓栓塞（见下文）的患者，必须考虑硬膜外血肿的风险和术后留置硬膜外导管。

术前肺部风险评估

围术期常出现肺部并发症并导致显著的发病率和死亡率。美国医师学会的指南推荐如下：

① 接受非心脏手术的所有患者均应评估肺部并发症风险（表 7-5）。

表 7-5　肺部并发症的易感危险因素

1. 上呼吸道感染：咳嗽、呼吸困难
2. 年龄＞60 岁
3. 慢性阻塞性肺疾病
4. 吸烟
5. 美国麻醉医师协会分级≥2
6. 功能依赖
7. 充血性心力衰竭
8. 血清白蛋白＜3.5 g/dl
9. 阻塞性睡眠呼吸暂停
10. 感觉障碍（意识错乱、谵妄或精神状态改变）
11. 胸部检查异常发现
12. 饮酒
13. 体重下降
14. 肺切除前肺功能阈值
    a. FEV_1＜2 L
    b. MVV＜50％预计值
    c. PEF＜100 L 或 50％预计值
    d. PCO_2≥45 mmHg
    e. PO_2≤50 mmHg

FEV_1，第 1 秒用力呼气量；MVV，最大自主通气量；PEF，呼气流量峰值；PCO_2，二氧化碳分压；PO_2，氧分压

引自 A Qaseem et al：Ann Intern Med 144：575-580. GW Smetana et al：Ann Intern Med 144：581，2006. DN Mohr et al：Postgrad Med 100：247，1996.

② 接受紧急或长时间（3～4 h）手术；主动脉瘤修复；血管手术；腹部、胸部、神经系统、头或颈部大手术和全身麻醉的患者均应被视为具有较高的术后肺部并发症风险。

③ 肺部并发症高风险患者应进行用力肺功能测定、深呼吸练习、鼓励咳嗽、体位引流、拍背和震动、吸痰和下床活动、间歇正压通气、持续气道正压、术后恶心呕吐或腹胀选择性使用鼻胃管以降低术后风险（表 7-6）。

④ 术前肺功能测定和胸片检查不应常规用于预测术后肺部并发症的发生风险，但可能适合于慢性阻塞性肺疾病或哮喘的患者。

⑤ 肺切除前肺功能测定对于判断患者是否能够耐受冠状动脉旁路移植术具有一定价值，但是对于胸腔之外的手术尚缺乏能够判定进行手术的风险不可接受的肺功能阈值。

⑥ 肺动脉留置导管、完全肠外营养（相对于不补充）应用或完全肠内营养对减少术后肺部并发症并无益处。

围术期管理和预防

糖尿病

许多糖尿病患者会合并症状性或无症状性 CAD，

表 7-6　减少围术期肺部并发症的风险因素修正

术前

- 术前戒烟至少 8 周直至术后至少 10 天
- 进行适当的肺扩张运动训练
- 如有适应证，吸入支气管舒张剂和（或）糖皮质激素
- 如有适应证，控制感染和分泌物
- 适当减重

术中

- 限制麻醉时间
- 如有适应证，避免使用长效神经肌肉阻滞药物
- 预防误吸并维持最佳的支气管舒张

术后

- 采取优化吸气能力的措施，包括：
  排出分泌物
  早期下床活动
  鼓励咳嗽
  选择性使用鼻胃管
  充分镇痛，但避免过量使用麻醉药

引自 VA Lawrence et al：Ann Intern Med 144：596，2006，and WF Dunn，PD Scanlon：Mayo Clin Proc 68：371，1993.

并且由于自主神经功能障碍可能存在隐匿性心肌缺血。证据支持围术期输注胰岛素强化血糖控制以达到接近正常的血糖水平（90～110 mg/dl），而非中等血糖控制（120～200 mg/dl）。必须同时平衡低血糖并发症的风险。手术当天早晨不应给予口服降糖药物。围术期高血糖应静脉输注或皮下注射短效胰岛素进行治疗。通过饮食控制血糖的患者可以进行手术，但术后需密切监测血糖水平。

感染性心内膜炎

与 ACC/AHA 指南相一致，对于先天性心脏病或心脏瓣膜疾病、人工瓣膜、二尖瓣脱垂或其他心脏结构异常的患者围术期应预防性应用抗生素。

静脉血栓栓塞

围术期静脉血栓栓塞的预防应遵循已发布的美国胸科医师学会（ACCP）指南。不建议将阿司匹林作为血栓预防的单一药物。低剂量普通肝素（≤5000 U 皮下注射每日 2 次）、低分子量肝素（如依诺肝素 30 mg 每日 2 次或 40 mg 每日 1 次）或戊多糖（磺达肝癸钠 2.5 mg 每日 1 次）适用于中危患者；普通肝素（5000 U 皮下注射每日 3 次）适用于高危患者。弹力袜和充气式加压装置是抗凝治疗的有益补充。

第八章　缓和医疗和临终照护

Palliative and End-of-Life Care

Ezekiel J. Emanuel　著

（李忠佑　姜珊　译）

流行病学

据美国疾病预防控制中心数据显示，2010 年美国有 2 468 435 人死亡（表 8-1），其中大约 73%的死者>65 岁。大多数发达国家的流行病学死亡率相似，心血管疾病和癌症是导致死亡的主要原因，这是自 1900 年以来的一个显著变化，那时因心脏病死亡的人数仅占总死亡人数的 8%，因癌症死亡的人数占<4%。根据 2010 年的数据，艾滋病没有列入死亡原因的前 15 位，其仅造成美国 8369 人死亡，即便在 35～44 岁的人群中，心脏病、癌症、慢性肝病和意外事故所造成的死亡都要高于艾滋病。

据估计，在发达国家大约 70%的死亡出现在某种疾病或状况后，这使得人们能够为可预见的死亡做好准备。癌症已经成为临终照料的范例，但它并不是唯一具有可识别和预测的终末期的疾病。由于心力衰竭、慢性阻塞性肺疾病（COPD）、慢性肝衰竭、痴呆和很多其他疾病都有可识别的终末期阶段，因此这类疾病终末期的系统照护方法应该成为所有医学专业的一部分。无论预后如何，许多受病痛折磨的患者都可以从缓和医疗中获益。理想情况下，缓和医疗应被视为所有患者综合照护的一部分。护理人员、医生和患者通过协商预立照护计划以及组建由医生、护士及其他照护者构成的专业团队，均可提升缓和医疗的质量。

20 世纪以来，随着发达国家预期寿命的快速增加，个人、家庭和整个社会在解决人口老龄化需求方面面临着新的挑战。这些挑战包括临终前更复杂的疾病问题以及解决这些问题所需要的技术。仅能延长寿命但不可治愈疾病及恢复健康的技术使得许多美国人开始寻求其他临终照护方法，以减轻疾病终末期患者的痛苦。美国在过去的数十年中，因遵循患者及其亲属的意愿，最终逝世的地点发生了很大变化。1980 年，近 60%的美国人在医院离世。2000 年这一趋势逐渐转变，约 31%的美国人在医院离世（图 8-1）。对于因癌症和 COPD 离世的患者，以及较年轻和更高龄的患者这种转变更为显著。这与过去十年临终照护的发展密不可分，2008 年美国大约 39%的患者在离世前接受了这种照护。目前接受临终关怀服务的患者中癌症患者约占 36.9%。接受临终关怀服务的患者大约 79%在院外离世，其中 42%选择在家离世。此外，2008 年美国医学专业委员会（ABMS）首次为临终关怀和缓和医疗提供认证。许多罹患严重疾病的患者可以在家里或门诊接受治疗，使得住院时间缩短。因此，最佳的缓和医疗和临终照护应是在不同的环境中，包括非机构环境，均能确保提供适宜的服务。

临终关怀和缓和医疗模式

临终关怀和缓和医疗的核心是跨学科团队的工作模式，通常包括疼痛和症状控制、患者的灵性和心理照护，以及在患者患病和去世期间对家庭照护者的支持。

表 8-1 美国和英国的十大死亡原因

死亡原因	美国			英国	
	死亡人数	总数百分比	年龄≥65 岁人群的死亡人数	死亡人数	总数百分比
所有死亡	2 468 435	100	1 798 276	499 311	100
心脏病	597 689	24.2	477 338	141 362	28.3
恶性肿瘤	574 743	23.3	396 670	142 107	28.5
慢性下呼吸道疾病	138 080	5.6	118 031	27 132	5.4
脑血管疾病	129 476	5.2	109 990	35 846	7.2
意外事故	120 859	4.9	41 300	11 256	2.3
阿尔茨海默病	83 494	3.4	82 616	8859	1.8
糖尿病	69 071	2.8	49 191	4931	1.0
肾炎、肾炎综合征、肾病	50 476	2.0	41 994	4102	0.8
流感和肺炎	50 097	2.0	42 846	26 138	5.2
故意自伤	38 364	1.6	6008	3671	0.7

引自 National Center for Health Statistics（data for all age groups from 2010），http://www.cdc.gov/nchs；National Statistics（England and Wales，2012），http://www.statistics.gov.uk.

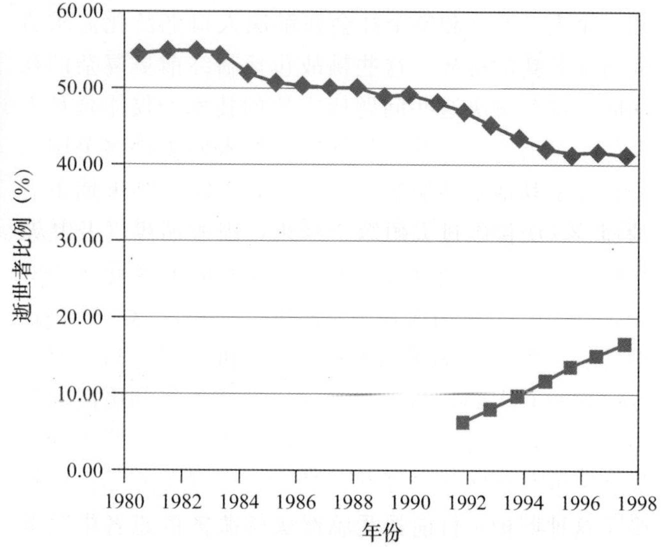

图 8-1 过去 20 年逝世地点的变化趋势图。◆患者医院内死亡的比例；■临终关怀登记的逝世者比例

临终患者可能处于多种疾病的终末期，通常伴有多种需要缓解的症状，这就需要在不同的照护环境下提供无创性治疗方案。确保优质缓和医疗和临终照护的基础包括以下 4 个方面：①躯体症状；②心理症状；③社会需求包括人际关系、照护和经济问题；④生存或精神需求。

首先应全面地筛查和评估这四方面的需求，再根据相关评估结果与患者和（或）家属讨论并确定照护目标。干预措施旨在改善或控制症状及满足需求。尽管医生有责任提供特定干预措施（尤其是技术性操作），并协调各种治疗方法，但他们并没有义务提供所有的治疗。任何一方面症状和需求的处理失败都有可能影响善终，一个协调良好、有效沟通的跨学科团队在临终关怀服务中尤为重要。根据环境的不同，跨学科团队的核心成员一般包括医生、护士、社会工作者、牧师、护士助理、物理治疗师、丧亲咨询师和志愿者。

评估和照护计划

综合评估 综合评估的标准模式应重点关注患者受疾病影响的 4 个方面的状况：躯体、心理、社会和精神方面。躯体和精神症状的评估应采用强调症状的改良版。问题应侧重于描述症状和辨别痛苦的来源，并衡量这些症状对患者生活质量的影响程度。标准化评估至关重要。目前有 21 种仅针对癌症症状的评估工具。进一步研究和验证这些评估工具，尤其是纳入患者的意见，可以提高其有效性。具有良好心理测量特性以评估各种症状的工具包括记忆症状评估量表（Memorial Symptom Assessment Scale，MSAS）、鹿特丹症状检查表（Rotterdam Symptom Checklist）、Worthing 化疗问卷调查（Worthing Chemotherapy Questionnaire）以及计算机症状评估工具。使用这些工具比较费时，可能对疾病初期或科研调查更有用。更简化的工具对不耐受全面评估的患者更为有效。适用的简化工具包括简明记忆症状评估量表（Condensed Memorial Symptom Assessment Scale）、埃德蒙顿症状评估系统（Edmonton Symptom Assessment System）、安德森症状评估量表（M. D. Anderson Symptom Assessment Inventory）和症状困扰量表（Symptom Distress Scale）。使用这些工具量表可以确保全面评估，而不只是关注疼痛和某些躯体症状。对于临终患者应避免进行有创性检查，即使是微创检查也应谨慎权衡利弊。可省略会引起不适且不太可能提供有用信息的体格检查。

对于社会需求方面，医务人员应评估患者的重要人际关系状况、经济负担、照护需求和获得医疗资源的方式。相关的问题包括：是否经常有人让您感到亲近？这个疾病对您的家人有什么影响？疾病如何影响您们的关系？在日常生活中如吃饭、行走，您需要多少帮助？在获得医疗照护方面存在困难吗？在生存需求方面，医务人员应评估患者的痛苦程度、情绪稳定感和安宁感，以及对“生而为人的意义”的感悟。有助于评估的问题包括：自患病以来，您认为自己在多大程度上悟得了人生的真谛？目前这个阶段什么事情对您而言最为重要？此外，询问患者对其照护的看法也十分有用：您觉得医生和护士对您足够尊重吗？根据我们提供的信息，您是否清楚您的疾病将会出现什么情况？您获得的医疗照护与您的预期相符吗？如果在这些方面中发现任何问题，须进行更深入的评估。

沟通　尤其是当疾病危及生命时，患者会出现许多情感爆发和潜在冲突的时刻，统称为“坏消息”状况，此时共情和有效的沟通技巧必不可少。这些时刻包括与患者和（或）家人沟通有关最终诊断、患者预后、所有治疗失败的可能性，更多地关注症状控制和缓解而不再强调治愈和延长生命、临终照护计划的讨论和患者离世相关事宜。尽管这些谈话可能很困难并引发紧张情绪，但研究表明，患者死亡前期的家庭会议可以使患者更早地向临终关怀阶段过渡，而不是继续过度治疗，这有利于提高患者的生活质量和减轻家属的丧亲之痛。

正如外科医生为重要手术做计划和准备、研究人员为展示科研成果做演练一样，照护重症或晚期疾病患者的医生和卫生保健提供者可制订一种实用的方法来共享重要信息和规划干预措施。此外，家属认为医生对传达坏消息的准备充分程度和告知地点都极为重要。例如，美国在重症监护室（ICU）为患者做重要决定的家庭中有27%希望可以在更好更私密的空间中与医生交流，而48%的家庭认为牧师在场会让他们感到安心。

条理清晰且能有效传达坏消息的方法为七步法则，简称为P-SPIKES，包括：①为讨论做准备（*p*repare）；②营造（*s*et up）一个合适的环境；③从患者（*p*atient）和（或）家属了解的内容开始讨论；④确定他们如何能够更好地理解新信息（*i*nformation）以及他们想了解多少信息；⑤相应地提供所需的新知识（*k*nowledge）；⑥注意顾及情绪（*e*motional）反应；⑦分享（*s*hare）下一步的照护计划。表8-2总结了这些步骤，以及每个步骤的建议用语和基本原理。进一步研究患者对传达坏消息的沟通方式的反应可以为更有效的沟通方式提供循证依据。

持续目标评估　提供优质缓和医疗和临终照护服务的主要障碍包括难以提供准确的预后评估，以及患者和家属因不良预后产生的抵触情绪。对于这些难题有两种切实可行的解决方法：一种是不管预后如何，均并行缓和医疗和治愈性治疗。这种方法使缓和医疗不再传递治疗失败、无有效治疗或“放弃希望”的信息。将缓和医疗与治愈性治疗相结合的基本原则是将持续目标评估作为患者常规评估的一部分，这种评估大多数是在患者与医生交流时进行的。另外，实践经验发现，在临床过程中设立一个标准点来推进照护目标和预立照护计划颇有成效。例如，一些肿瘤科要求对于所有东部肿瘤合作组（ECOG）评分≤3分的患者、每日≥50%的时间躺在床上或者发生肿瘤转移的患者，应询问他们关于照护目标和对预立医疗照护的偏好。

照护的目标非常多，包括治愈特定疾病、延长生命、缓解症状、延缓无法治愈性疾病的进程、在不影响家庭的情况下适应逐渐恶化的功能状态、找到内心的安宁或个人价值，以一种给所爱的人留下美好回忆的方式离世。明确照护目标可以通过七个步骤：①确保医疗信息和其他信息尽可能翔实，并可被所有相关人员理解（见上文）；②在确定相关和现实目标的同时，了解患者和（或）家属的期望；③与患者和家属分享所有选择；④在他们不断改变期望时，以同理心作出回应；⑤制订计划，强调为达成现实目标可以做些什么；⑥贯彻执行计划；⑦定期审查和调整计划，每次会诊时都要考虑是否应与患者和（或）家属核实照护目标。这些步骤中的每一步都不需要死记硬背，它们整合起来可为与患者及其家属就照护目标进行互动沟通提供有效框架。如果患者或家属提出不切实际的目标会使沟通更具挑战性。对此的一种策略是协助他们重新关注更现实的目标，并建议他们尽管可以期望最好结果，但也要慎重地为其他结果做准备。

预立照护计划・实践　预立医疗计划是为了避免将来患者丧失决策能力时不能做医疗决定而提前制订医疗照护计划的过程。2010年的一项针对2000—2006年死亡的60岁及以上老年人的研究发现，42%的人需要在生命的最后几天做出医疗决定，但70%的人缺乏决策能力。在那些缺乏决策能力的人中，大约1/3没有预先医疗指示。在理想情况下，这种预先医疗指示应该在出现医疗危机或进入疾病终末期之前形成，然而各种各样的困难会妨碍这一过程。民意调查显示，80%的美国人支持预立医疗计划和生前遗嘱，然而仅有33%～42%的人真正完成了这项任务，其他国家的

表 8-2 告知坏消息的步骤——P-SPIKES 法则

首字母	步骤	谈话目的	准备、问题或指导语
P	准备	为与患者和（或）家属的互动做好心理准备	复习需要传达的信息。计划如何提供情感支持。演练互动中的关键步骤和短语
S	交谈环境	确保为一场严肃且可能充满情绪化的讨论提供合适的环境	确保患者、家庭和适当的社会支持 投入足够的时间 保护隐私，防止他人或呼机打扰 带一盒纸巾
P	患者的理解和准备	在告知前了解患者及其家属对疾病的认知程度，以及他们是否能知悉即将告知的信息 让患者和家属与医生一同努力缓解紧张的氛围	从开放式问题开始，鼓励参与。可以使用的短语： 您对您的病情了解多少？ 当您第一次出现 X 症状时，您认为会是什么疾病？X 医生让您来这里的时候和您说了什么？ 您认为会发生什么？
I	邀请并了解患者对信息的需求	了解患者和（或）家属想要哪些信息，以及他们希望对不良信息有哪些限制	可以使用的短语： 如果这种情况很严重，您想知道吗？ 您想让我告诉您身体状况的所有细节吗？如果不想，您想让我和谁说？
K	对病情的理解程度	向患者和（或）家属提供坏消息或其他信息	不要只是把信息交代给患者和家属，要随时确认患者和家属的理解情况 可以使用的短语： 不得不告诉您这件事，我感到很难过，但是…… 不幸的是，检查结果…… 很遗憾这个消息不太好……
E	共情和探索	确定情绪的原因。例如，预后不良 共情患者和（或）家属的感受 通过开放式问题来询问	对坏消息的强烈反应是正常的 理解患者和家属的感受 提醒他们这种痛苦的感觉是正常的 给他们时间回应 提醒患者和家属你不会放弃他们 可以使用的短语： 我想这对您们来说很难 您看起来很沮丧。告诉我您的感受 我希望能告诉您一个好消息 我们会尽我们所能帮助您
S	总结和计划	为患者和家属介绍下一步计划，包括额外的检查或干预	未知和不确定会增加焦虑。建议制订一个有计划的目标。为患者和（或）家属提供接受（或拒绝）这个目标的理由 如果患者和（或）家属还没有准备好进入下一步讨论，可安排下一次随访

引自 R Buckman：How to Break Bad News：A Guide for Health Care Professionals. Baltimore，Johns Hopkins University Press，1992.

完成率更低。大多数患者希望由医生启动预立医疗计划，并等待医生引导相关话题。患者也希望与家属讨论预立医疗计划。然而抱有不切实际期望的患者更倾向于积极治疗。只有不到 1/3 的卫生保健提供者为自己完成了预立医疗计划。因此，良好的第一步应该是卫生保健提供者首先完成自身的预立医疗计划，这使得他们能意识到在这个过程中的关键选择和特别需要关注的问题，由此他们可以真切地告诉患者，他们已经提前做好了医疗计划。行为经济学的经验表明，形成这种社会规范有助于让人们认为完成预立医疗计划是可接受的，甚至是值得期待的。

进行预立医疗计划的关键步骤包括：①引入主题；②组织讨论；③核实患者和家属已经讨论过的计划；④记录计划；⑤定期更新计划；⑥执行预先指示（表 8-3）。预立医疗计划的两个主要障碍是引入话题和组织有效讨论。将预立医疗照护计划作为常规事宜可有效地引入此话题，值得注意的是，这一行为与购买保险或制定遗产计划相似，适用于所有患者。最困难的案例是涉及年轻人发生意外或突发急性脑损伤。

组织集中讨论是一种核心的沟通技巧。确定医疗决策委托人并建议其参与到预立医疗计划的讨论过程中。选定一个执行清单，首选已经过评估及阐释、能够可靠且有效地表达患者偏好的工作表，指导患者及其委托人据此表制订照护计划。这类工作表对于一般和特定疾病均适用。与患者和代理人讨论并以一个情景为例说明如何考虑相关问题。从患者容易确定其照护意愿的情景开始（如持续植物状态）往往有助于整个计划的制订。一旦确定患者对于这种情况的治疗意愿，

表 8-3 预立医疗计划的步骤

步骤	需达到的目标和采取的措施	可使用的短语和要点
预立医疗计划的介绍	询问患者对预立医疗计划了解多少，以及是否已经完成预先指示	我想和您谈的话题，是我和我的患者都会讨论的主题。关于预立医疗计划。事实上，我认为这是一个非常重要的事情，我自己已经制订了预立医疗计划。您的家人有预立医疗计划或生前遗嘱吗？
	表明你作为一名医生已经完成了预立医疗计划	您有没有想过，如果您的病情严重到无法表达时，您想要获得什么样的照护？这就是预立医疗计划的目的
	表明无论预后如何，你都会与所有患者讨论预立医疗计划	即使您属于目前所讨论的健康状况以外的情况，也不会影响我和您谈及此话题我之所以现在来和您讨论，是因为这对每个人都非常有意义，无论其健康状态或是年龄如何
	解释制订预立医疗计划的目的，保证你和委托人了解患者的意愿	为患者和家属准备多份预立医疗计划文件，包括在候诊室
	为提供患者相关资料，包括你倾向使用的预立医疗照护计划	知晓美国不同州属的文件资源（可登记 www.nhpco.org）
	建议患者指定医疗决策代理人，并且请决策代理人参加下次谈话	
与患者展开情景讨论	明确讨论的目标是在患者失去决策能力的情况下遵从患者的意愿	使用具有典型情景式的结构化工作表
	引出患者与健康照护相关的总体目标	讨论可以先从假定患者处于持续植物状态，或其他情景如从导致严重残疾的急性事件苏醒，询问患者此时对医疗干预的偏好，如机械通气、人工营养、CPR 和损伤较小的措施如输血和抗生素
	引出患者在特殊或常见的场景下，对特定医疗措施的偏好	
	帮助患者确定拒绝和接受医疗干预措施的界限	
	确定患者对代理人所起作用的意愿	
回顾患者的偏好	在患者做出医疗措施决策后，需要重复确认其一致性，以及代理人充分了解相关的内容	
记录患者偏好	正式完成预先医疗指示，并有见证人签名。为患者和代理人提供一份复印件 将一份复印件归档入患者的医疗记录中，并在病程记录中进行总结	
更新指示	随着患者健康状况出现重大变化，定期与患者一起回顾预先指示并作出调整	
实施指示	只有当患者无法进行医疗决策时，该指示才会生效 再次阅读指示以确定其内容 根据指示与代理人讨论具体措施	

CPR，心肺复苏

建议患者和代理人进行讨论并完成其他情况下的工作表。在适当的时候，建议他们让其他家庭成员参与讨论。随访时应详细了解患者的意愿，核实并解决任何不一致的地方。患者和代理人在文件上签字后，将归档进入医疗文件中，并确保向相关家属和医疗照护网点提供复印件。由于患者的意愿可能发生变化，因此必须定期审查这些文件。

文件类型 预立医疗计划的文件有 3 种类型，第一类包括生前遗嘱或预立指示，这类法律意见书叙述了患者对直接照护的决策；其中一些非常详尽，描述了不同情况和供患者选择的干预措施。这类文件既用于一般患者，也可针对特定疾病类型的患者，如癌症或艾滋病。第二类是缺乏具体指示的声明，包括对不愿接受生命维持治疗的笼统声明及患者对不同干预措施的价值评估表，这种表格可为其临终关怀的具体讨论指明方向。这种方式存在隐患，因为当需要对特定治疗做出关键决策时，需要由患者以外的其他人评估决定是否符合患者的愿望。第三类预立指示允许患者自主任命医疗委托人（有时又被称为长期医疗代理律师），并由其做出医疗决策。这类指示往往包括生前预嘱和任命委托人两项声明，而非仅有其中之一，并且应明确指出当患者意愿和代理人的选择发生冲突时以谁为优先。“5 个愿望”

(Five Wishes) 和医疗指示就是这种组合形式。美国一些州属已经试行"生命维持治疗医嘱 (POLST)",以患者和医生的沟通为基础,根据患者面临的治疗现状,提供相应的临终关怀指导,并将其用不同的颜色加以区分。完成预立医疗计划文件的程序因州属法律而异。

法定文件不同于法律文件,人们可能会混淆两者的概念。起草法定文件须履行相关州属法律。拟定法律意见书则反映患者的意愿。两者都是合法的,前者依据州属法律,后者依据普通法或宪法。

译者按: *"5 个愿望" (Five Wishes) 由美国的一个非营利组织发布,旨在协助人们制订预先医疗指示,于 1996 年推出第一版,并对其进行多次修订,使其在尽可能多的国家作为具有约束力的法律文件使用。文件包含 5 个部分,涵盖临终照护的各个方面。第一部分是指定在患者丧失行为能力情况下的医疗照护代理人。第二部分讨论其愿意接受的照护,详尽覆盖各项可能的急救措施。这两部分的法律约束力取决于司法管辖区的认可。其后三个部分主要探讨灵性和个人的需求,包括患者对舒适度的要求、自身希望如何被其他人所治疗以及最后表达患者希望家属和亲友知晓的事务,甚至包括葬礼或追悼会的细节以及其个人日记。*

法律层面 美国最高法院裁定,患者有权决定拒绝和终止包括生命维持手段在内的医疗干预措施,精神不健全的患者可通过提供"清晰和令人信服的证据"来行使这一权利。因预立医疗照护计划允许患者提供此类证据,故评论家赞同这些证据受宪法保护。多数评论家认为,每个州应当承认所有表述清晰的预立医疗照护指示,无论其是否按"官方"的格式进行书写。许多州属已经明确颁布法律来执行州外医疗指示。如果患者没有使用法定表格,建议将法定表格附在正在使用的"预立医疗指示"上。通过美国国家临终关怀和缓和医疗组织 (National Hospice and Palliative Care Organization) 的"Caring Connections"网站 (*http://www.caringinfo.org*),可免费获取为卫生保健提供者、患者以及家属提供的特定表格。

2014 年 1 月,德克萨斯州法官 R. H. Wallace 裁定,对一名妊娠 23 周的脑死亡女性终止生命支持治疗。这是在这位孕妇的家属和医院争执数月之后决定的。这家医院提出德克萨斯州的法律规定必须给予孕妇生命维持治疗,但法官支持这名孕妇的家属,认为患者从法律的角度上来讲已经死亡,故此项规定不再适用。

自 2013 年起,无论是州立法、州司法,还是美国最高法院,均规定预立指示在所有州属和哥伦比亚特区都是合法的。许多州属都具有各自的法定形式。马萨诸塞州和密歇根州没有生前遗嘱法,但均有医疗代理人法。其中 27 个州属的法律规定,如果女性处于妊娠期则生前遗嘱无效。无论如何,除阿拉斯加州以外的其他州属均颁布为医疗照护法律制定的持久委托书,允许患者指定一位有权终止生命维持治疗的决策代理人。只有阿拉斯加州的法律禁止代理人进行终止生命维持治疗的决定。2010 年的《平价医疗法案》(Affordable Care Act) 是医疗改革立法的一个主要争议点,因为其早期版本包括为预先医疗计划咨询提供医疗保险补偿。但这些规定已被撤销,因为被谴责这将影响对老年人照护的配给。

干预措施

躯体症状及其对症治疗

人们非常重视帮助临终患者缓解疼痛。一些机构将疼痛作为第五大生命体征来强调其重要性。退伍军人管理局等大型卫生保健系统,以及联合委员会等认证机构也支持这种观点。尽管将疼痛作为第五大生命体征具有重要的象征意义,但尚无数据和文献证明这能够改善临床实践中的疼痛管理。缓和医疗除了评估和治疗疼痛,同时还需要管理其他的症状。症状的发生率与疾病等多种因素有关。在疾病终末期患者中,最常见的躯体和精神症状包括疼痛、疲劳、失眠、厌食、呼吸困难、抑郁、焦虑、恶心和呕吐。在临终的前几天,经常会出现谵妄。针对癌症晚期患者的调查显示,他们平均会经历 11.5 种不同的躯体和精神症状(表 8-4)。

表 8-4 终末期患者常见的躯体及精神症状

躯体症状	精神症状
疼痛	焦虑
疲劳和乏力	抑郁
呼吸困难	绝望
失眠	无意义感
口干	易激惹
厌食	注意力不集中
恶心、呕吐	意识错乱
便秘	谵妄
咳嗽	性欲减退
四肢肿胀	
瘙痒	
腹泻	
吞咽困难	
头晕	
尿便失禁	
手/足麻木或刺痛感	

通常可通过病史和体格检查评估确定这些症状的病因。在某些情况下，影像学或其他检查手段可帮助预防风险、发现潜在的不适和不便，特别是对重症患者，更有利于实现理想的缓和医疗实践。

疼痛·发生率 临终患者疼痛的发生率差异很大。在晚期癌症患者中发生率为36%～90%。针对不同疾病且生存期≤6个月的住院患者的SUPPORT研究显示，22%的患者主诉中重度疼痛，这些患者的照护者认为其中50%的患者在临终前有类似程度的疼痛。一项meta分析发现，在进展期、转移或晚期癌症患者中疼痛发生率为58%～69%；接受抗肿瘤治疗的患者中为44%～73%；治疗后的患者中仍有21%～46%患者伴有疼痛。

病因 伤害性疼痛是痛觉感受器受到直接的机械或化学刺激，向大脑发出正常的神经信号。它往往是局部疼痛、阵痛、痉挛。典型的例子是骨转移引起的疼痛。内脏疼痛是由胃肠道、呼吸和其他器官系统的痛觉感受器引起，是一种深部的绞痛，通常与胰腺炎、心肌梗死或脏器肿瘤侵袭有关。神经性疼痛是由神经信号紊乱引起，常被患者描述为灼烧感、过电感或电击样疼痛，典型的例子为卒中后疼痛、臂丛神经肿瘤侵袭和疱疹性神经痛。

评估 疼痛是一种主观体验。与患者所处环境、认知和生理状况有关，相同的损伤或疾病可以表现不同程度的疼痛主诉及对疼痛缓解的需求。系统的疼痛评估包括以下内容：①疼痛类型：阵痛、痉挛、灼烧感等；②周期性：持续性，伴或不伴加重或损伤；③部位；④强度；⑤缓解因素；⑥治疗效果；⑦功能影响；⑧对患者的影响。可采用多种经验证的疼痛评估方法，如视觉模拟量表（Visual Analogue Scale）、简明疼痛评估量表（Brief Pain Inventory），以及任意一种全面症状评估工具中关于疼痛的组分。定期的重新评估对于评价干预效果至关重要。

干预 疼痛的干预措施必须个体化，目标是预防慢性疼痛和减少爆发性疼痛。无须质疑临终患者的疼痛主诉，药物治疗是疼痛治疗的基石。如果药物无效，则需要非药物干预，包括放疗和麻醉或神经外科手术，如周围神经阻滞或硬膜外注射药物，此时疼痛医学专业咨询是必要的。

药物治疗遵循WHO的止痛三阶梯原则，包括非阿片类镇痛药、弱效阿片类药物和强效阿片类药物，可添加服用佐剂药物（详见第十章）。非阿片类镇痛药，尤其是非甾体抗炎药（NSAID）是治疗轻度疼痛的首选药物。其机制主要是抑制外周前列腺素类和减少炎症反应，可能也有中枢神经系统（CNS）作用。NSAID具有天花板效应。布洛芬的总剂量为1600 mg/d，分4次服用，每次400 mg，其出血和肾功能损害的风险最小，是初始用药的优选。对于有严重消化道出血史或其他出血史的患者，应避免使用。对于有轻度胃炎或胃食管反流病（GERD）病史的患者，应采用质子泵抑制剂等抑酸治疗。对有消化道出血史的患者可使用对乙酰氨基酚替代治疗，其安全性良好，最高剂量可达4 g/d，每次1 g。因转移性肿瘤或其他原因造成肝功能异常和大量饮酒的患者应减少剂量。

如果非阿片类镇痛效果不佳，应选用阿片类药物。阿片类药物机制是作用于CNS中的μ阿片受体，激活痛抑制神经元。这类药物大多是受体拮抗剂。用于控制急性疼痛后期症状的激动剂/拮抗剂混合药物不应用于治疗临终患者的慢性疼痛，弱效阿片类药物如可待因，可作为此类患者的初始治疗。但是，如果无法缓解疼痛，推荐使用强效阿片类药物，如吗啡，每4 h给予5～10 mg。非阿片类镇痛药应与阿片类镇痛药联合使用，因为前者能增强阿片类药物的镇痛作用。

对于持续性疼痛，阿片类药物应按照其镇痛维持时间，全天规律定时给药，不应只在患者疼痛时才给予止痛药，目标是预防患者疼痛发作。另外还应为患者提供用于治疗爆发性疼痛的解救药物，如液体吗啡，一般为基础阿片类药物总剂量的20%，并应告知患者使用解救药物并不能避免下一次应用常规剂量的止痛药。如果在24 h后患者的疼痛仍然得不到控制，并且在下一次剂量开始之前出现爆发性疼痛，应该予患者使用解救药物，患者每日使用的阿片类药物剂量可增至与所使用的解救药物总量相同，中度疼痛患者可增加原剂量的50%，重度疼痛可增加1倍。

镇痛的初始治疗从阿片类药物缓释制剂开始是不合适的。相反，应从短效制剂起始，让医生了解患者在开始的24～48 h需要多少剂量阿片类药物。一旦通过短效制剂获得满意的止痛效果，应改用缓释制剂。即使采用稳定的缓释制剂方案，患者也可能会出现偶发性疼痛，如在活动中或服药前。在这种可预测性的疼痛发作之前，应使取短效药物。另外，患者可能有长效阿片类药物的“剂末失效”，虽然不太常见，这意味着如果每12 h服药1次，8 h后会出现疼痛，在这种情况下，推荐每隔8 h服用1次可持续12 h的药物。

由于阿片受体的差异，阿片类药物之间的交叉耐受性并不完全，患者使用不同的阿片类药物可能会出现不同的不良反应。因此，如果患者疼痛未得到缓解或者有较多副作用，建议更换阿片类药物，新阿片类药物起始剂量应是原阿片类药物剂量的50%～75%。

不同于NSAID，阿片类药物没有天花板效应，因此，无论患者服用多少毫克均无最大剂量。合适的剂量即为缓解疼痛所需的剂量。这是临床医生应向患者和家属解释的重点。在临终患者中成瘾或过度呼吸抑制的可能性很小。对阿片类药物副作用的顾虑不应影响疼痛控制不佳时增加阿片类药物剂量，也不应成为使用阿片类拮抗剂的理由。

阿片类药物的不良反应应当提前预防与治疗。几乎所有的患者都有便秘的副反应，这会加重患者的衰弱（见下文）。如果未有效预防便秘常会影响阿片类药物使用的依从性。甲基纳曲酮可通过阻断外周阿片受体而非中枢阿片受体来靶向治疗阿片类药物引起的便秘。在安慰剂对照试验中，给予甲基纳曲酮 24 h 内可引起轻泻。与阿片类药物类似，服用甲基纳曲酮的患者约 1/3 会出现恶心和呕吐，但与便秘的长期影响不同，患者通常在 1 周内可耐受。因此，当开始服用阿片类药物时，通常会预防性使用镇吐药，如甲氧氯普胺或 5-羟色胺受体拮抗剂，并于 1 周后停用。奥氮平也具有止吐作用，可有效对抗谵妄或焦虑，具有一定的增重作用。

嗜睡是阿片类药物的常见不良反应，通常会在 1 周内消失。在用药期间，嗜睡可以用精神兴奋剂如右旋安非他明、哌甲酯和莫达非尼来治疗。莫达非尼具有每日给药的优势。前期试验表明，多奈哌齐可能对阿片类药物引起的嗜睡有所帮助，也可缓解疲劳和焦虑。吗啡和大多数阿片类药物的代谢物经肾清除，对于肾衰竭患者，可能需要调整剂量。

需要长期镇痛治疗的重症患者很少会成瘾。对药物成瘾的顾虑不应成为临终患者停用止痛药的理由。患者和家属可能会由于担心成瘾或依赖而拒绝服用阿片类药物。医生和卫生保健提供者应向患者和家属保证，按照处方要求服用阿片类药物并不会成瘾，而且这种担心不应阻碍患者按时规律服药。但是，其他家属可能将药物转移或非法销售，因此有必要就阿片类药物的安全储存向患者和照护人员提供建议。与患者和家属签订协议会有所帮助，否则可能需要辅以安保设备。

耐受性是指在病情无变化及疼痛程度相同的情况下需要增加止痛药物剂量。在疾病晚期患者中，阿片类药物的剂量需求增加通常是由于疾病进展而不是耐受性。躯体依赖是阿片类药物突然戒断所表现的症状，不应与成瘾相混淆。

辅助镇痛药是指可协同增强阿片类药物镇痛效果的非阿片类药物。非阿片类药物在治疗神经性疼痛方面尤为重要。加巴喷丁和普瑞巴林为钙通道 $\alpha 2$-δ 配体，是目前由各种原因引起的神经性疼痛的一线治疗方法。加巴喷丁以 100～300 mg 每日 2 次或每日 3 次起始，每 3 天增加剂量 50%～100%。通常每日有效剂量为 900～3600 mg，分 2～3 次给药。加巴喷丁联合去甲替林可能比单用加巴喷丁更有效。加巴喷丁潜在的不良反应是意识错乱和嗜睡，特别是老年人群。普瑞巴林具有与加巴喷丁相同的作用机制，但其消化道吸收更有效，以 75 mg 每日 2 次起始并增加至 150 mg 每日 2 次，最大剂量为 225 mg 每日 2 次。卡马西平是第一代药物，已被随机试验证实其治疗神经性疼痛的有效性。其他可能有效的抗惊厥佐剂包括托吡酯（25～50 mg 每日 1 次或每日 2 次，增量至 100～300 mg/d）和奥卡西平（75～300 mg 每日 2 次，增量至 1200 mg 每日 2 次）。糖皮质激素，优选地塞米松每日 1 次可减轻引起疼痛的炎症反应，同时改善情绪、精力和食欲。其主要不良反应包括意识错乱、睡眠障碍和液体潴留。糖皮质激素对骨痛、胃肠道扩张或肝引起的腹痛尤为有效。其他药物，包括可乐定和巴氯芬亦可有效缓解疼痛。这些辅助药物应与阿片类药物辅助使用（而非替代）。美沙酮由于其半衰期在许多患者中不可预测，应谨慎使用。其作用于 NMDA 受体，可治疗复杂的疼痛综合征和神经性疼痛有用。美沙酮通常用于一线阿片类药物（吗啡、羟考酮、氢吗啡酮）无效或不可用时。

放射治疗可以用于单纯转移病灶引起的骨痛。多发性转移造成的骨痛可通过放射性药物治疗，如锶-89 和钐-153。双膦酸盐［如帕米膦酸二钠（每 4 周 90 mg）］和降钙素（每日鼻喷 1～2 次，每次 200 IU）也能缓解骨痛，并可持续数天。

便秘・发生率 在需要缓和医疗的患者中便秘的发生率高达 87%。

病因 尽管高钙血症和其他因素均可引起便秘，但最常见的可预测原因是为缓解疼痛和呼吸困难使用阿片类药物，以及使用三环类抗抑郁药，以上药物均具有抗胆碱能作用，同时重症患者中普遍存在活动减少和进食下降。如果未及时治疗，便秘会引起明显的疼痛和呕吐，还会伴随意识错乱和谵妄。当使用阿片类药物和其他已知可引起便秘的药物时，应预先给予相关干预。

评估 医生应评估患者既往排便习惯，包括频率、大便性状和排便量。应进行腹部和直肠检查以排除粪便嵌塞或急腹症。目前有多种便秘评估量表可供使用，但在《缓和医学杂志》（Journal of Palliative Medicine）上发布的指南并未建议将其用于常规临床实践。疑似粪便嵌塞时，除腹平片之外，一般不需要其他放射性检查。

干预 治疗的目的是重建令患者舒适的排便习惯，缓解因便秘引起的疼痛和不适，这应作为临终患者治疗便秘的主要目标。虽然增加运动量、补充足够的水分和高纤维饮食对治疗便秘可能会有帮助，但对于大多数重症患者而言其效果十分有限。若因动力障碍诱发便秘，高纤维饮食可能会加重脱水。应用阿片类药物过程时纤维补充是禁忌。主要的治疗药物包括刺激性和渗透性泻药、粪便膨松剂、补液和灌肠剂（表 8-5）。在预防阿片类药物和其他药物引起的便秘时，应使用泻药和粪便膨松剂（如番泻叶和多库酯钠）。如果经数天治疗后仍未排便，则有必要进行直肠指诊清除粪便嵌塞并留置栓剂。对于粪便嵌塞或胃淤积的患者，应用奥曲肽减少肠液分泌会有帮助。对于疑似胃肠道动力障碍引起的便秘，甲氧氯普胺可能有效。

表 8-5 便秘的治疗药物

干预	剂量	注意事项
刺激性泻药		这类药物可直接刺激肠蠕动并减少结肠对水分的吸收
西梅汁	120～140 ml/d	作用持续时间 6～12 h
番泻叶	2～8 片口服每日 2 次	
比沙可啶	5～15 mg/d 口服或灌肠	
渗透性泻药		这类药物不会被吸收。它们可以将水分吸住并潴留在胃肠道中
乳果糖	15～30 ml 口服 4～8 h 1 次	乳果糖可导致胃肠积气、腹胀
氢氧化镁（乳剂）	15～30 ml 口服	乳果糖作用持续时间 1 d，镁制剂作用持续时间 6 h
柠檬酸镁	125 ～ 250 ml/d 口服	
粪便膨松剂		这类药物可增加水分的分泌，增加水分浸入粪便发挥软化作用
多库酯钠（古来时）	300 ～ 600 mg/d 口服	作用持续时间 1～3 d
多库酯钙	300 ～ 600 mg/d 口服	
栓剂和灌肠剂		
比沙可啶	10～15 mg 灌肠每日 1 次	
磷酸钠灌肠剂	灌肠每日 1 次	固定剂量，4.5 盎司（1 盎司=29.57 ml），Fleet 灌肠液

恶心 • 发生率 高达 70% 的晚期癌症患者会出现恶心，恶心的定义为想要呕吐的主观感受。

病因 恶心和呕吐都是由以下 4 个部位之一受到刺激所引起：胃肠道、前庭系统、化学感受器触发区（CTZ）和大脑皮层。恶心的治疗主要针对每个部位的受体：胃肠道包含机械感受器、化学感受器和 5-羟色胺 3 型（5-HT_3）受体；前庭系统可能含组胺和乙酰胆碱受体；CTZ 含化学感受器、多巴胺 2 型受体和 5-HT_3 受体。最可能由大脑皮层介导恶心是应用化疗药物或其他有害刺激物之前的预期性恶心。

恶心的具体原因包括代谢变化（肝衰竭、肾衰竭导致的尿毒症、高钙血症）、肠梗阻、便秘、感染、胃食管反流病、前庭疾病、脑转移瘤、药物（包括抗生素、非甾体消炎药、质子泵抑制剂、阿片类药物和化疗药物），以及放射治疗。焦虑也会引起恶心。

干预 关于恶心的药物治疗，应通过仔细的病史采集和体格检查明确其解剖学和受体因素进行针对性用药。当找不到单一的特定病因时，许多人主张起始使用多巴胺拮抗剂，如氟哌啶醇或丙氯拉嗪。丙氯拉嗪通常比氟哌啶醇镇静效果好。当怀疑胃肠道动力下降时，甲氧氯普胺是有效的治疗方法。当疑诊胃肠道炎症时，可应用糖皮质激素如地塞米松。对于化疗和放疗后的恶心，推荐使用 5-HT_3 受体拮抗剂（恩丹西酮、格拉司琼、多拉司琼、帕洛诺司琼）。研究表明，与其他 5-HT_3 受体拮抗剂相比，帕洛诺司琼具有更高的受体亲和力和临床优势。临床医生应尝试对化疗后的恶心进行预防性处理，而不应在症状出现后再治疗。目前的临床指南建议根据特定化疗药物引起的呕吐风险调整治疗强度。当怀疑为前庭因素（如“晕动病”或迷路炎）时，抗组胺药物如美克洛嗪（其主要不良反应为嗜睡）或抗胆碱能药物如东莨菪碱可能有效。对于预期性恶心，苯二氮䓬类药物如劳拉西泮被认为有效，与抗组胺药一样，嗜睡和意识错乱是其主要不良反应。

呼吸困难 • 发生率 呼吸困难是一种主观体验。在不同的死亡原因中呼吸困难发生率不同，在肺癌、慢性阻塞性肺疾病和心脏病的临终患者中其发生率为 80%～90%。呼吸困难是最令人痛苦的躯体症状之一，甚至比疼痛更令人痛苦。

评估 呼吸困难与疼痛同样是一种主观体验，可能与客观指标 PO_2、PCO_2 或呼吸频率并无联系。因此，通过脉搏血氧仪或血气分析测量血氧饱和度对治疗的指导作用有限。尽管现有的评估方法存在局限性，但医生应定期评估和记录患者呼吸困难的主诉及其强度。指南推荐使用视觉或模拟呼吸困难评测量表评估症状的严重程度和治疗效果。造成呼吸困难可纠正或可治疗的潜在原因包括感染、胸腔积液、肺动脉栓塞、肺水肿、哮喘和肿瘤侵犯气道。但是，在进行诊断步骤之前，对生存期有限的患者必须认真权衡诊断和治疗的风险/获益比。通常情况下，呼吸困难的具体病因很难确定，往往是无法治疗的基础疾病进展的结果。由呼吸困难和窒息感引起的焦虑可显著加重呼吸困难症状，形成负性强化循环。

干预 当诊断出可逆性或可治疗的病因时，只要治疗（如反复积液引流或使用抗凝剂）的不良反应轻于呼吸困难，均应给予治疗。也可实施更为积极的治疗如支气管病变处支架置入，但前提是明确证实呼吸困难是由局部肿瘤浸润所致，并且患者和家属均理解这类操作的风险。通常治疗方案是基于症状表现来制订的（表 8-6）。应根据呼吸困难程度和密切监测指导药物剂量调整。小剂量阿片类药物可降低呼吸中枢的敏感性和提高对症状的耐受性。如果患者未用阿片类药物，可以起始使用弱效阿片类药物；如果患者已经在使用阿片类药物，则应使用吗啡或其他强效阿片类药物。对照试验不推荐临终患者使用阿片类药物雾化治疗呼吸困难，酚噻嗪和氯丙嗪与阿片类药物联合使用可能会有所帮助。如果伴随焦虑症状，苯二氮䓬类药物可能有效，但此类药物不能作为一线治疗，也不能单独用于治疗呼吸困难；如果患者有慢性阻塞性肺疾病或哮喘史，吸入支气管扩张剂和糖皮质激素可能有效；如果患者因心力衰竭而出现肺水肿，则建议服用利尿药如呋塞米治疗；减轻过量的分泌物可使用东莨菪碱经皮或静脉注射。吸氧治疗存有争议，对于明确的低氧血症患者，吸氧有效性的数据结果并不一致，但对于非低氧血症患者来说，吸氧并未带来额外获益。使用面罩或鼻塞的无创正压通气可帮助一些患者缓解症状。吸氧可引起部分患者及其家属的不适，但对另一部分人则有助于缓解其症状。医务人员可以采取的非药物干预措施还包括让患者坐直，清除烟雾或其他刺激物如香水，确保吸入新鲜湿润的空气，尽量减少其他可能增加焦虑的因素。

表 8-6 呼吸困难的药物治疗

干预	剂量	注意事项
弱效阿片类		适用于轻度呼吸困难的患者
可待因（或可待因联合 325 mg 对乙酰氨基酚）	30 mg 口服每 4 h 1 次	适用于从未使用过阿片类药物的患者
氢可酮	5 mg 口服每 4 h 1 次	
强效阿片类		适用于既往未使用过阿片类药物的中重度呼吸困难患者
吗啡	5～10 mg 口服每 4 h 1 次 基础剂量的 30%～50% 每 4 h 1 次	适用于已使用阿片类药物止痛或治疗其他症状的患者
羟考酮	5～10 mg 口服每 4 h 1 次	
氢吗啡酮	1～2 mg 口服每 4 h 1 次	
抗焦虑药		每小时给 1 次药直至患者症状缓解，然后给予维持剂量
劳拉西泮	0.5～2.0 mg 口服/SL/静脉注射每 1 h 1 次，随后每 4～6 h 1 次	
氯硝西泮	0.25～2.0 mg 口服每 12 h 1 次	
咪达唑仑	0.5 mg 静脉注射每 15 min 1 次	

疲劳 • 发生率 90%以上的临终患者会出现疲劳和（或）乏力。疲劳是癌症治疗中最常见的症状之一，也是多发性硬化、慢性阻塞性肺疾病、心力衰竭和艾滋病在缓和医疗中最常见的症状之一。疲劳通常被认为是最令人痛苦的症状之一。

病因 造成临终患者疲劳的原因可包括如下情况：基础疾病；疾病诱发因素如肿瘤坏死因子和其他细胞因子；继发性因素，如脱水、贫血、感染、甲状腺功能减退和药物不良反应等。除了热量摄取不足，肌肉流失和肌酶变化也在疾病晚期出现疲劳的过程中发挥重要作用。中枢神经系统变化亦非常重要，尤其是网状激活系统，这一假设基于针对疲劳的研究，其研究对象包括接受颅内放疗、处于抑郁状态或患有慢性疼痛但无恶病质及其他生理学改变的患者。最后，抑郁和其他精神问题也会导致疲劳。

评估 疲劳和疼痛、呼吸困难一样是主观感受，缺乏客观改变（甚至体重亦无明显变化）。因此，评估必须依靠患者主诉。评估疲劳的量表，如埃德蒙顿功能评估工具（Edmonton Functional Assessment Tool）、疲劳自评量表（Fatigue Self-Report Scales）和 Rhoten 疲劳量表，通常用于研究而不适用于临床。在临床实践中，对患者状态的简易评估，如 Karnofsky 功能状态评分或 ECOG 评分中的问题“一天中患者有多长时间在床上？”也许才是最好的评估方法。ECOG 功能状态评分结果范围为 0～4 分：0＝正常活动；1＝伴有症状但非卧床不起；2＝需卧床，但卧床时间＜

50%；3＝卧床时间超过半天；4＝始终卧床。这样的量表允许随着时间的推移进行反复评估，并与整体疾病的严重程度和预后相关。欧洲缓和医疗协会于2008年发表的综述中介绍了多种较长的评估工具，一般含9～20个项目，包括Piper疲劳量表、多维疲劳量表（Multidimensional Fatigue Inventory）和简明疲劳量表（BFI）。

干预 有些患者的疲劳是由可逆性因素引起的，如贫血，但对绝大多数患者而言，临终的疲劳无法被“治愈”。治疗的主要目的是改善症状，协助患者和家属调整治疗预期。行为干预应避免指责患者缺乏活动，并对患者及其家属进行教育，使之知晓基础疾病引起的生理学改变可造成患者的活动耐量下降。理解这个问题是生理而不是心理原因可以帮助患者改变对体力活动的期望。实际上这意味着减少日常活动，如家务劳动、烹饪或家庭外的社交活动，并使躺在长榻上接待客人可以被理解。同时，实施运动治疗和物理治疗可提高内啡肽水平，减少肌肉消耗，降低抑郁发生的风险。此外，确保适当水化而不加重水肿有助于缓解疲劳。停止使用加重疲劳的药物包括心脏病药物、苯二氮䓬类药物、某些抗抑郁药物或阿片类药物（如果疼痛得到良好控制）可能有所帮助。随着临终期进入最后阶段，疲劳可能会使患者免受进一步的痛苦，而持续的治疗可能是有害的。

遗憾的是很少有药物靶向治疗疲劳和乏力。糖皮质激素可以增加活力和改善情绪。地塞米松因其每日给药1次和盐皮质激素活性较小的优势而作为优选。通常可在第一个月内见效。精神兴奋剂如右旋安非他明（5～10 mg口服）和哌甲酯（2.5～5 mg口服）也可以增加活力，然而一项随机试验显示哌甲酯与安慰剂相比在改善癌症患者疲劳方面并没有获益。哌甲酯应该在早晨和中午给药，以降低失眠风险。用于治疗发作性睡病的莫达非尼在治疗严重疲劳方面显示出一些前景，并且具有每日给药1次的优点，它治疗临终阶段疲劳的效果尚未确定。经验证据提示左旋肉碱可以改善疲劳、抑郁和睡眠中断。同样，一些研究表明人参可以缓解疲劳。

精神症状及管理

抑郁症·发生率 抑郁症在临终期呈现出矛盾的情况。许多人认为抑郁症对于正在接近死亡的重症患者来说是正常现象。人们经常说，“你不会感到沮丧吗？”然而，抑郁症并不是疾病晚期的必然组成部分，而且会造成不必要的痛苦。尽管悲伤、焦虑、愤怒和易怒是对严重疾病的正常情绪反应，但通常具有适当的强度和时限。持续的悲伤和焦虑，伴有躯体功能障碍症状则提示存在严重的抑郁症。虽然高达75%的临终患者具有情绪困扰和抑郁症状，但＜30%的患者存在重度抑郁。抑郁症不仅限于癌症患者，而在终末期肾病、帕金森病、多发性硬化和其他疾病晚期的患者中也同样存在。

病因 既往有抑郁症病史、抑郁症或双相情感障碍家族史、既往自杀未遂均与临终患者罹患抑郁症的风险增加相关。其他症状如疼痛和疲劳，亦伴随较高的抑郁症发生率；未受到控制的疼痛会加剧抑郁症，抑郁症反过来亦可能使患者疼痛更加痛苦。终末期使用的许多药物，包括糖皮质激素，以及一些抗癌药物，如他莫昔芬、白细胞介素2、干扰素α和长春新碱，也与抑郁症的发生相关。据报道，疾病晚期如胰腺癌、特定的卒中和心力衰竭与较高的抑郁症发生率有关，尽管仍存在争议。最后，抑郁症可能是由于失去某一角色或功能、社会孤立或孤独感所致。

评估 诊断重症患者抑郁症十分复杂，因为DSM-V（精神疾病诊断和统计手册）标准中的许多植物性症状（失眠、厌食和体重减轻、疲劳、性欲减退和难以集中注意力）与临终过程有关。因此，对重症患者抑郁症的评估应该集中在烦躁的情绪、无助、绝望、缺乏兴趣、愉悦和注意力。简单的问题“您经常感到沮丧和忧郁吗？”（反馈“非常频繁”或类似回答）和“您大部分时间都感到沮丧吗？”适合作为筛查工具。视觉模拟量表（Visual Analog Scales）也可用于筛查。

干预 医生必须治疗任何可能引起或加重抑郁症的躯体症状，如疼痛。培养患者对遭受许多失落的适应能力也会有所帮助。非药物干预包括集体或个人心理咨询，以及行为治疗如放松和想象亦有效果，尤其是联合药物治疗。

药物治疗仍然是患者治疗的核心。临终和普通抑郁症患者的治疗药物相同。对于预后不良的患者，或伴有疲劳，或阿片类药物引起嗜睡的患者，首选精神兴奋剂。精神兴奋剂起效相对较快，可在数天内起效，而选择性5-羟色胺再摄取抑制剂（SSRI）则需数周。右旋安非他明或哌甲酯应在早晨和中午服用，起始剂量为2.5～5.0 mg，与治疗疲劳的起始剂量相同，剂量可以增加至15 mg每日2次。莫达非尼的起始剂量为100 mg每日1次，如果在低剂量下没有效果，则可增加至200 mg每日1次。匹莫林是一种非苯丙胺类精神兴奋剂，滥用的可能性最低。分别于早晨和中午从18.75 mg起始用药，其同时也可作为抗抑郁药。由于它可通过口腔黏膜吸收，因此更适合于肠梗阻或吞咽困难的患者。如果长期使用，必须监测肝功能。精神兴奋剂也可以与传统抗抑郁药物联合使用，在抗抑郁药起效后，必要时在数周后逐渐减量。精神兴奋剂可导致不良反应，特别是起始治疗之初出现焦虑、失眠和少见的偏执，这可能需要降低剂量或停止治疗。

米氮平是突触后5-羟色胺受体拮抗剂，是一种非常具有前景的精神兴奋剂。应从睡前7.5 mg起始。它具有镇静、止吐和抗焦虑的特性，几乎没有药物相互作用。其体重增加的副反应也可能有益于重症患者。其剂型为口腔崩解片。

对于预后仅有数月或更长的患者，SSRI类药物包括氟西汀、舍曲林、帕罗西汀、西酞普兰、艾司西酞普兰和氟伏沙明，以及5-羟色胺-去甲肾上腺素再摄取抑制剂，如文拉法辛，均因不良反应相对较少并且疗效良好作为首选治疗药物。由于这些药物在低剂量时即可对重症患者有效，因此应使用健康成人常规起始剂量的一半。氟西汀的起始量为10 mg/d。在大多数情况下，可每日1次给药。选择使用哪种SSRI应由以下因素决定：①患者既往使用特定药物的成功或失败经验；②特定药物发挥疗效时的不良反应；③达到稳定药物水平所需的时间。例如，对于以疲劳为主要症状的患者，具有亢奋作用的SSRI（氟西汀）是合适的；对于以焦虑和失眠为主要症状的患者，使用镇静效应更强的SSRI（帕罗西汀）更为适合。

非典型抗抑郁药只推荐在某些情况下使用，且需要在专家的指导下应用。曲唑酮是一种有效的抗抑郁药物，但具有镇静效果，可导致直立性低血压，并且在罕见情况下可造成异常勃起。因此应在需要镇静效果时使用，并通常用于失眠患者，剂量从25 mg起始。安非他酮除抗抑郁作用外，还具有兴奋作用，适用于伴有疲劳的抑郁症患者。然而，它可以引起癫痫发作，应避免用于伴有中枢神经系统肿瘤或终末期谵妄风险的患者。最后，苯二氮䓬类药物阿普唑仑起始剂量为0.25～1.0 mg每日3次，可有效治疗伴有焦虑和抑郁的重症患者。尽管其有效且作用迅速，但它与许多药物有相互作用，并可能导致谵妄，特别是在重症患者中，因为它与苯二氮䓬-γ-氨基丁酸（GABA）受体复合物有较强的结合力。

除非作为治疗疼痛的佐剂，否则不推荐使用三环类抗抑郁药。同样，单胺氧化酶（MAO）抑制剂因其不良反应和危险的药物相互作用而不被推荐使用。

谵妄（参阅第二十四章）·发生率 在死亡前的数周或数月内谵妄并不常见，尽管其可能被大量漏诊。然而，谵妄在离世前数小时和数天内相对常见。高达85%的癌症患者在濒死期会出现谵妄。

病因 谵妄是一种以认知和意识改变为特征的全脑功能障碍。在此之前通常会出现焦虑、睡眠模式改变（特别是昼夜颠倒），以及注意力下降。与痴呆不同，谵妄为急性发作，以意识和注意力波动为特征，并且呈可逆性改变，然而对于濒死患者其可逆性更多是理论上而非实际情况。谵妄可能见于痴呆患者，事实上，痴呆患者亦更容易出现谵妄。

谵妄的诱因包括肝衰竭或肾衰竭、低氧血症或感染引起的代谢性脑病；电解质失衡如高钙血症；副肿瘤综合征；脱水；原发性脑肿瘤、脑转移瘤或肿瘤的软脑膜扩散。在临终期患者中，谵妄通常是由治疗的副作用所致，包括对脑转移瘤的放射治疗，以及药物治疗包括阿片类药物、糖皮质激素、抗胆碱能药物、抗组胺药物、镇吐药、苯二氮䓬类药物和化疗药物。病因可能为多因素，如脱水可能会诱导阿片类药物引起谵妄。

评估 终末期患者新出现的定向力障碍、认知障碍、嗜睡、意识水平波动、伴或不伴有躁动的妄想症都应考虑到谵妄。谵妄必须与急性焦虑和抑郁以及痴呆鉴别，其主要特征是意识改变，这种改变在焦虑、抑郁和痴呆中不常见。虽然以明显意识错乱和激越为特征的"高活动型"谵妄更为常见，但患者也应对以睡眠-觉醒颠倒和警觉意识下降为特征的"低活动型"谵妄进行评估。

在某些情况下，使用正规评估工具如简易精神状态检查表（MMSE（无法鉴别痴呆和谵妄）。谵妄评定量表（Delirium Rating Scale）（可鉴别痴呆和谵妄）对于区分谵妄以及其他状态更为有用。必须仔细核查患者的药物清单。尽管如此，仅有不到一半的临终患者为可逆性病因引起的谵妄。由于大多数临终患者出现谵妄时已经非常接近死亡，并且可能在家中发生，因此进一步的诊断性评估，如腰椎穿刺和神经放射学检查通常并不适当。

干预 临终关怀最重要的目标之一是让临终患者在清醒时与他们所爱的人道别。谵妄，特别是最后几天的激越，对家属和照护者来说是痛苦的。丧亲之痛难以释怀的一个重要因素是亲眼目睹了亲人临终前所遭受的诸多痛苦。因此，应积极治疗临终期谵妄。

在谵妄出现早期，如昼夜颠倒和精神状态的轻微改变，医生应该告知家属此时应确定他们想说的话都已经说完，并告知家属谵妄是死亡前非常常见的。

如果怀疑药物是引起谵妄的原因，应停止使用非必需的药物。其他可逆性原因，如便秘、尿潴留和代谢异常均应积极治疗。应采取旨在提供熟悉环境的支持性措施，包括仅限于与患者熟悉的亲友探访，避免新的情境体验；如有可能，通过提供时钟和日历帮助患者恢复定向力；以及温和地纠正患者的幻觉或认知错误。

药物治疗的重点是使用抗精神病药物，在极端情况下可使用麻醉药物（表 8-7）。氟哌啶醇仍然是一线治疗。通常低剂量 1～3 mg/d，每 6 h 1 次可有效控制谵妄，但是一些患者则需要高达 20 mg/d。可以通过口服、皮下注射或静脉注射给药。不推荐肌内注射注射，除非这是控制患者的唯一方法。新型非典型抗精神病药，如奥氮平、利培酮和喹硫平在完全缓解癌症患者的谵妄方面显示出卓越的疗效，这些药物比氟哌啶醇的不良反应更少，并且可给临终患者带来其他获益，包括抗抑郁、抗焦虑和体重增加。由于此类药物很少引起躁动且导致肌张力障碍的风险较低，因此推荐应用于预期寿命较长的患者。由于它们通过多种途径代谢，可用于肝肾功能不全的患者。奥氮平的缺点是只能通过口服给药，而且需要 1 周的时间才能达到稳态，一般剂量为 2.5～5 mg 口服每日 2 次。氯丙嗪（10～25 mg，每 4～6 h 1 次）在需要镇静的情况下是有效的，除口服外还可静脉注射或灌肠。多巴胺阻滞引起肌张力障碍是抗精神病药物的副作用，但是用于治疗临终谵妄时罕有相关报告。如果患者出现肌张力障碍，应给予苯扎托品。当谵妄是由酒精或镇静剂戒断所致，可将抗精神病药与劳拉西泮联合使用减少激越。

如果对一线药物治疗没有反应，则应通过专业咨询更换其他药物。如果患者在使用二线抗精神病药物治疗后无改善，则可使用丙泊酚或咪唑唑仑等麻醉剂进行镇静。据估计，在临终期多达 25%的患者会出现谵妄，特别是活动过多型谵妄伴有肌阵挛或抽搐，可能需要镇静。

表 8-7　谵妄的治疗药物

干预	剂量
抗精神病药	
氟哌啶醇	0.5～5 mg 每 2～12 h 1 次，口服/静脉注射/皮下注射/肌内注射
硫利哒嗪	10～75 mg 每 4～8 h 1 次，口服
氯丙嗪	12.5～50 mg 每 4～12 h 1 次，口服/静脉注射/肌内注射
非典型抗精神病药	
奥氮平	2.5～5 mg 每日 1 次或每日 2 次，口服
利培酮	1～3 mg 每 12 h 1 次，口服
喹硫平	50 mg 每日 1 次，口服
抗焦虑药	
劳拉西泮	0.5～2 mg 每 1～4 h 1 次，口服/静脉注射/肌内注射
咪达唑仑	1～5 mg/h 持续注射，静脉注射/皮下注射
麻醉剂	
丙泊酚	0.3～2.0 mg/h 持续静脉注射

只有当患者的暴力行为威胁到自己或他人时才考虑使用身体约束。应用约束后需反复评估，尽早解除约束。

失眠 • 发生率　睡眠障碍定义为入睡或维持睡眠困难，每周至少 3 个晚上出现睡眠问题，或睡眠问题导致日间生活受影响，其见于 19%～63%的晚期癌症患者，其他终末期疾病包括艾滋病、心脏病、慢性阻塞性肺疾病和肾病的患者约有 30%～74%经历过失眠。

病因　癌症患者的睡眠节律可能会发生改变，如 I 期睡眠增加。失眠的其他病因是合并躯体疾病（如甲状腺疾病）和精神疾病（如抑郁症及焦虑症）。药物包括抗抑郁药、精神兴奋剂、类固醇和 β 受体激动剂是造成睡眠障碍的重要原因，咖啡因、酒精以及多种含有咖啡因和抗组胺成分的非处方药，均可导致睡眠障碍。

评估　评估应包括入睡、睡眠维持和早醒相关的特定问题，其将为病因和治疗提供线索。应询问患者既往睡眠情况，筛查抑郁症和焦虑症，并询问甲状腺疾病的相关症状。咖啡因和酒精是导致睡眠问题的主要原因，应询问过去使用这些物质的具体情况。过量饮酒和戒酒都可能引起睡眠障碍。

干预　干预措施主要包括改善睡眠卫生习惯（鼓励规律睡眠时间、减少夜间干扰、避免咖啡因和其他兴奋剂和酒精）、治疗焦虑症和抑郁症，以及治疗失眠本身。对于伴有失眠和焦虑症的抑郁症患者，具有镇静作用的抗抑郁药如米氮平会有所帮助。在老年人中，睡前使用曲唑酮，以 25 mg 起始效果良好，其辅助睡眠的用药剂量低于抗抑郁治疗所需剂量。相较于传统苯二氮䓬类药物，唑吡坦可降低患者谵妄的发生率，但尚未得到明确证实。当使用苯二氮䓬类药物时，短效药物（如劳拉西泮）优于长效药物（如地西泮），应观察使用这类药物的患者是否有意识错乱和谵妄加重的迹象。

社会需求与对策

经济负担 • 发生率　死亡会给患者和家庭带来巨大的经济负担，从而造成痛苦。作为发达国家中最不完善的医疗保险体系之一，美国约 20%临终患者及其家庭将收入的 10%以上用于支付超出医疗保险覆盖范围之外的医疗费用。10%～30%的家庭需出售资产、使用储蓄或抵押贷款来支付患者的医疗费用。在美国，近 40%临终患者的医疗费用对其家庭来说是中等或巨大的经济负担。

患者可能会减少并最终停止工作。在 20%的病例中，临终患者的家属也停止工作以提供照护。造成经济负担的根本原因是患者身体功能下降和照护需求增加，如家务管理、护理和个人照护的需求。更体弱和贫穷患者承受着更大的经济负担。

干预 这种经济负担不应作为一个私人问题而被忽视。它与许多不良的健康结局有关，包括放弃积极治疗、拒绝延长生命，以及考虑安乐死或医生协助自杀。经济负担增加了临终患者家属和照护者的心理压力，而贫穷与许多不良的健康结局有关。重要的是，最近的研究发现“与医生进行临终谈话的晚期癌症患者在生命最后一周的医疗费用显著降低。更高的成本与更差的死亡质量有关”。如有可能，应尽早让社会工作者参与进来，以确保患者家庭获得所有可及的福利。许多患者、家属和照护者不了解可供选用的资源，如长照护理保险、暂托服务、家庭医疗休假法案（FMLA）和其他援助。其中一些项目（如暂托服务）可能是正式临终关怀计划的一部分，但其他一些项目（如 FMLA）则无需纳入临终关怀计划。

人际关系・发生率 解决个人问题、终结与在世亲属的羁绊是临终患者的普遍需求。当被询问更倾向于猝死还是疾病后死亡时，受访者通常会选择前者，但很快就会转向后者，由此反映出道别的重要性。没有机会与离世的亲人道别的家属往往会经历更加艰难的悲伤过程。

干预 对重症患者的照护需努力增加其与家人、朋友的相处机会和时间，以满足其对人际关系的需求。家属和密友可能需要不受探视时间限制，包括在患者住处留宿，除非是受严格限制的环境。医生和其他卫生保健提供者能够促进和缓解患者与其他家庭成员之间的紧张关系。对于不知道如何记录或保存与患者相关记忆片段的家属，无论是通过提供剪贴簿或记忆盒等物品，还是通过向他们提供建议和信息资源，都会获得真挚的感谢。拍摄照片和制作视频对有年幼子女或孙子的临终患者特别有帮助。

家庭照护者・发生率 重症患者的照护将其家庭置于沉重的负担之中。家属经常需要提供交通和家庭照护以及其他服务。通常，有偿的专业人员如家庭保健护士和临终关怀工作人员是家庭照护的补充；只有大约 1/4 的照护工作完全由有偿的专业人员完成。院外死亡增加的趋势将增加对家庭临终照护的依赖。家庭成员越来越多地被要求提供身体护理（如移动和给患者洗澡）和医疗护理（如评估症状和提供药物），以及情感关怀和支持。

在临终患者的家庭照护者中，3/4 为女性：妻子、女儿、姐妹，甚至儿媳。由于许多女性为丧偶者，故女性很少能依靠家庭提供照顾援助，而更多是需要有偿援助。大约 20%的临终患者报告在护理和个人照护方面的大量需求未能得到满足。照护工作对家庭照护者的影响巨大，丧亲者和当前照护者的死亡率均高于对照组的非照护者。

干预 必须询问患者未得到满足的需求，并设法确保通过家庭支持或在可能的情况下通过有偿的专业服务来达到这些需求。教堂或其他社区团体可提供社区援助，医疗团队可致电特定的社区援助人员（由患者或其家属指定），告知其前来提供援助。应通过本地资源或覆盖全国范围的团体如美国家庭护理者协会（www.nfcacares.org）、美国癌症协会（www.cancer.org）和阿尔茨海默病协会（www.alz.org）寻求专门为家庭照护者提供支持的资源。

灵性需求与对策

发生率 宗教和灵性对临终患者来说很重要。近 70%的患者报告称他们在临终时会更接近于宗教或灵性解脱，许多患者可在祷告等宗教或灵性活动中得到安慰。然而，约 20%的临终患者变得不那么虔诚，经常因患绝症而感到受骗或被背叛。对于其他患者，其需求在于感悟人生的意义和目的，这与宗教和灵性的需求不同，甚至可能相悖。当被问到相关需求时，患者和照护者常希望他们的专业照护者更关注宗教和灵性需求。

评估 卫生保健提供者经常犹豫是否让自己参与到患者的宗教、灵性活动和生存体验，因为这可能看起来是很私人的，或者与当前的疾病无关。但医生及照护团队至少应该能够发现患者的灵性需求。已有为医生了解患者灵性需求而制作的筛查问卷。灵性痛苦可以放大其他类型的痛苦，甚至伪装成顽固性的躯体疼痛、焦虑或抑郁。综合评估中的筛查问题通常足矣。更为深入的评估和干预不适合医生进行，除非照护团队中没有其他成员。无论是来自医疗机构还是来自患者所在社区的牧师照护都可能会有所帮助。

干预 目前尚无法明确如何促进宗教活动、寻找灵性资源、探索生命真谛，以及改善临终关怀的质量。很显然对医生来说，一个主要的措施是询问灵性和宗教在患者生活中的作用和重要性。这将有助于患者感觉被倾听，并帮助医生确定具体的需求。在一项研究中，只有 36%的受访者表示有神职人员照护会感到安慰。然而，相当一部分临终患者的宗教和灵性需求增加，这意味着应询问患者个人如何满足这一需求。一些证据支持通过具体的方法可满足患者的灵性需求，包括为临终患者设立支持团体和强化患者尊严及生命真谛的个体化治疗。

终末期管理

终止和拒绝生命维持治疗

法律层面 近几个世纪以来，拒绝或终止维持生命的治疗是符合伦理的。目前，美国和大多数发达国家的法律共识认为，在道德、宪法或普通法层面上，患者有权拒绝医疗干预。美国法院还认为，无行为能力的患者有权拒绝相关医疗措施。对于那些无行为能力且未完成预先医疗指示的临终患者，直系亲属可以行使这种权利，尽管在某些州属可能会受到限制，但这主要取决于患者的意愿是否明确及具有说服力。美国法院限制家属对有意识、无行为能力但并非临终患者行使终止维持生命治疗的权利。理论上讲，患者拒绝药物治疗的权利可受到以下 4 个对抗性利益的限制：①保护生命；②防止自杀；③保护第三方如儿童；④维护医疗执业的诚信。但是，在实践中这些利益不能优先于具有行为能力/无行为能力患者的预先指示。

对于有指定代理人但未明确表达他们意愿或未完成预立医疗指示的无行为能力患者，建议采用以下 3 个标准来指导终止医疗干预的决策。第一，一些评论员建议可以终止特殊护理，仅实施普通照护。由于普通与特殊护理的界限太模糊，法院和评论员普遍认为，不应以此作为终止治疗的正当理由。第二，许多法院主张使用替代判断标准，即代理人应设法想象无行为能力的患者如果自己能决策时他们会怎么做。然而，多项研究表明，许多代理人，甚至是亲密的家属均无法准确预测患者想要什么。因此，替代判断更像是一种猜测游戏，而不是一种满足患者意愿的方式。第三亦是最佳标准认为，代理人应权衡治疗的获益和风险，并选择那些获益大于负担的治疗策略。临床医生应该清晰而客观地解释治疗的益处和负担，这对代理人的决策起着关键的作用。然而，即使这些信息很清楚，不同的个体对患者最佳利益的看法也可能大相径庭，家庭内部也可能存在分歧，甚至有明显的冲突。因为没有简单的方法来权衡获益与负担，主要取决于患者的个人价值观，故这一标准已受到批判。例如，对于某些人来说，即使没有精神活动，活着也是一种存在；而对于另外一些人来说，这种活着可能是最糟糕的。在实际中，医生认为依靠家属做出的决定一般是最好的决策，但如果医生认为要求治疗的决定并不获益，医生也会拒绝执行。

实践 目前临终患者拒绝或终止维持生命的医疗措施已是标准做法。超过 90%的美国患者离世前并未进行心肺复苏（CPR），许多人也放弃了其他可能维持生命的干预措施。例如，1987—1988 年在 ICU 心肺复苏的实施率为 49%，但 1992—1993 年仅为 10%。平均而言，每位死亡的 ICU 患者停止了 3.8 次医疗干预，如升压药物、输血等。然而，在医院内高达 19%的死亡患者临终前 48 h 还接受了插管、机械通气和手术等治疗措施。但是，各家医院之间和 ICU 之间的实践差异很大，这表明医生偏好是重要的影响因素，而非客观数据。

终止机械通气是最具挑战性的干预措施，包括直接拔除气管插管和逐步减低呼吸机通气频率两种方法。1/3 的 ICU 医生更倾向于使用逐步终止法，13%的医生使用直接拔管法，大多数医生会同时使用这两种方法。2008 年美国胸科学会临床指南指出，无正确的单项终止机械通气流程，医生应熟练掌握并应用上述两种方法，但具体选择哪种方式应该仔细评估利弊及患者和照护者的意愿。判断是否有可能终止机械通气的主要因素包括医生对患者生存可能性的评估、认知受损的预测以及对使用生命支持的意愿。一些人推荐逐步终止机械通气，鉴于其不会造成患者上呼吸道阻塞及因为分泌物或喘鸣引起的痛苦，但是这样会延长死亡过程，且无法让患者完全摆脱气管插管的困扰，也不能让家属很好的陪伴。为确保清醒或半清醒患者拔管前的舒适性，应停用神经肌肉阻滞剂并给予镇静及镇痛药。在停用神经肌肉阻滞剂时，患者表现出不适是正常的，可以增加镇静剂和镇痛药的剂量，这也可使患者能与其家人相互交流。常用的做法是在拔管前注射咪达唑仑（2～4 mg）或劳拉西泮（2～4 mg），然后在逐步下调支持条件期间注射 5～10 mg 吗啡后连续注射吗啡（50%单次剂量/h）。对于上呼吸道分泌物较多的患者，可以静脉注射东莨菪碱（100 μg/h）。对于存在呼吸窘迫或疼痛症状的患者，应额外注射吗啡或加快输注速度。已经服用镇静剂和阿片类药物的患者需要更高的吗啡剂量。尽可能消除家属在患者停止呼吸机支持后出现呼吸困难、躁动不安等常见症状时的焦虑，并告知他们呼吸机停止后生存时间的不确定性，高达 10%的患者在机械通气停止后非预期存活 1 天或更长时间。

无效照护

从20世纪80年代后期开始，一些认为医生应满足临终患者家属终止无效治疗的要求。尽管并没有“无效治疗”的客观定义或标准，但提出了几种类型。“生理无效”是指干预不会产生生理作用。有人将“无效”定性为治疗后“无法减轻患者对重症医疗护理的完全依赖”。“当医生（通过个人经验、同事之间相互分享的经验或者参考已发表的经验性数据）得出一项治疗方案至少对既往100例患者均无效的结论”，即为量化的无效医疗。这个术语掩盖了关于何时治疗“不获益”的主观判断。患者的意愿和目标决定了是否选择治疗，以获得额外6周生命或1%的生存概率。此外，医生对何时为治疗无效的预测明显偏离了“无效性定量”的定义。当住院医师认为心肺复苏在“定量”上无效时，却有1/5以上的患者具有>10%存活离院的概率。大多数研究标榜根据无效性进行决策均基于不充分的数据，无法为临床决策提供统计置信度。“无效性定量”很少适用于ICU。许多人拒绝将无效性作为停止医疗服务的标准，而是将无效性视为家属和卫生保健提供者之间需要仔细协商的冲突和分歧。

由于缺乏无效性定量评估的共识，许多医院采取基于过程的决策路径来解决关于“无效性”的争议，同时加强与患者和代理人的沟通，包括关注利益和替代方案，而不是站在对立的立场并列出大量的选项。一些医院已经实施了“单方面拒绝心肺复苏（DNR）”政策，允许临床医生在无法与家属达成共识的情况下，对在医学上认为复苏无效的患者实施DNR。这种政策无法取代谨慎、耐心的沟通和协商，但协商并不总能达成一致。过去15年，在如美国德克萨斯州、弗吉尼亚州、马里兰州和加利福尼亚州等15个州属均颁布了所谓的医疗无效法，如果医生拒绝患者或家属要求维持生命的干预措施时，法律为医生提供了免责的“安全港”。例如在德克萨斯州，当医疗团队和家属之间不能通过伦理咨询解决终止医疗措施的分歧时，医院应设法协助患者转移到愿意为其提供治疗的机构。如果10天后仍得不到解决，医院和医生可以单方面终止无效医疗。家庭成员可以向州法院上诉。早期数据表明，这项法律增加了伦理委员会关于医疗无效性的咨询，尽管大多数家属同意终止治疗，但仍有约10%～15%拒绝。自该法律通过的7年里，德克萨斯州已经有大约12起案件进入司法程序。截至2007年，伦理委员会就医疗无效案件进行了974次磋商，其中65次是驳回家属要求，做出终止治疗的判决，其中27名患者终止治疗，其余的转移到其他机构或在等待转移时死亡。

安乐死与医生协助自杀

安乐死和医生协助自杀的定义见表8-8。终止维持生命的治疗及提供阿片类药物控制症状不应与安乐死或医生协助自杀相混淆，其在医学界是符合伦理的，在法律上是合法的。

法律层面 安乐死在荷兰、比利时和卢森堡是合法的。澳大利亚北部地区1995年合法化安乐死，但在1997年被废除。安乐死在美国任何一个州均不合法。在瑞士，某些情况下非专业人士可以合法协助自杀。医生协助自杀在美国的4个州属是合法的：俄勒冈州、佛蒙特州和华盛顿州已通过立法，蒙大拿州已通过法院裁决。在管辖区内医生协助自杀是合法的，医生处方中必需的药品须满足多条标准及完成包括等待期在内的整个流程。其他国家和美国其他州属，医生协助自杀和安乐死被定性为非法或违反普通法。

实践 只有不到10%～20%的临终患者会考虑安乐死和（或）医生协助自杀。在荷兰和俄勒冈州，使用这种干预措施的患者中，70%以上为癌症晚期；2013年，俄勒冈州医生协助自杀用于HIV感染/AIDS的患者仅占1.2%，7.2%为肌萎缩侧索硬化患者。在荷兰，安乐死或医生协助自杀的死亡比例从2001年的2.8%下降到2005年的1.8%左右。2013年（具有完整数据的最后1年）俄勒冈州约71名患者（仅占所有死亡人数的0.2%）死于医生协助自杀，但这一数据有可能被低估。在华盛顿州，从2009年3月（允许医生协助自杀的法律生效）到2009年12月，36人死于致命剂量的处方。

表8-8 安乐死和医生协助自杀的定义

项目	定义	法律状态
自愿主动安乐死	在患者知情同意的情况下，主观采用药物或其他干预手段导致患者死亡	荷兰、比利时
非自愿主动安乐死	在患者有决策能力但没有同意的情况下，主观采用药物或其他干预措施导致患者死亡，如患者可能没有被询问过	没有地区
被动安乐死	停止或撤除维持患者生命的治疗，让患者离世（终止维持生命治疗）	所有地区
医生协助自杀	医生为患者提供药物或其他干预措施，并知悉患者可以利用其完成自杀	俄勒冈州、荷兰、比利时、瑞士

疼痛并不是患者要求或者对安乐死和（或）医生协助自杀的主要原因。在俄勒冈州，不到25%的患者认为疼痛控制不满意是希望医生协助自杀的原因。抑郁、绝望、过度顾虑丧失尊严、自主性或成为家庭负担，似乎是患者希望安乐死或医生协助自杀的主要因素。超过75%的人认为丧失自主性或尊严以及不能从事喜欢的活动是希望医生协助自杀的原因；40%的人认为成为家庭负担是主要原因。荷兰的一项研究表明，伴有抑郁症的癌症晚期患者要求安乐死的可能性高出4倍，而且证实安乐死与其疼痛控制不足无关。有意思的是，尽管痛苦情绪是患者要求安乐死和医生协助自杀的重要因素，但是很少有患者接受心理治疗。例如，俄勒冈州仅有5.9%的患者接受了精神评估。

安乐死和医生协助自杀并不能确保无痛、快速的死亡。荷兰的数据表明，在多达20%的病例中会出现技术和其他问题，包括患者从昏迷中苏醒、没有进入昏迷状态、药物反流至胃以及经历长时间的死亡过程。俄勒冈州的数据显示，1997—2013年，22名患者（约5%）在服用处方药后出现反流，1名患者苏醒，没有癫痫发作的案例。医生协助自杀中问题更为多见，有的时候需要医生干预并实施安乐死。

在医生的整个职业生涯中，无论安乐死是否合法，12%～54%的医生都会收到患者安乐死或医生协助自杀的请求。医生处理此类请求的能力至关重要。尽管这一要求具有挑战性，但也可以提供一个解决巨大痛苦的机会。在收到安乐死和（或）医生协助自杀的请求后，医疗照护人员应通过共情且开放式的问题明确患者的需求，并协助其解决产生这一需求的根本问题，如“究竟为什么您会做出这个选择?”。道德上的反对或支持往往会适得其反，这会给人一种妄加判断或是赞同患者悲观主义的印象。卫生保健提供者必须向患者保证继续提供照护的承诺。应该告知患者替代方案和争议较小的选项，如症状控制和终止不必要的治疗，协助了解安乐死和（或）医生协助自杀的现实情况，因为患者可能对这些选择的有效性以及法律含义存在误解。抑郁、绝望、其他痛苦的精神以及躯体症状，以及经济负担可能是促使其产生这种想法的原因，这些原因本身应该被积极的评估与治疗。经过这些干预措施并明确选择后，大多数患者开始采用另一种方式，即拒绝生命维持治疗，其中可能包括拒绝补充营养及水分。

临终照护

大多数非医学专业人士在面对真正死亡过程的经验有限。他们常常不知道最后几个小时和之后会发生什么。如果计划让患者在家中离世，家属和其他照护人员必须做好准备。

在生命的最后几天，患者通常会感到极度乏力和疲劳并一直卧床，这会导致压疮。然而，为濒死患者翻身必须权衡翻身可能引起的潜在不适。患者因黏膜干燥和吞咽困难而停止进食和饮水，这时仔细进行口腔护理、给予唇部润滑油和人工泪液可以替代尝试给患者喂食。随着咽反射消失和吞咽困难，患者可能会出现口腔分泌物积聚，在呼吸时发出咔嗒音，有时被称为“死亡的喉鸣”。东莨菪碱可以减少分泌物。患者还会经历呼吸改变，如出现呼吸暂停或潮式呼吸。血管内容量及心排血量减少会引起心动过速、低血压、肢端厥冷和网状青斑（皮肤斑点）。患者可能伴有尿失禁及大便失禁，但后者并不常见。意识和神经功能的改变一般将引向两种不同的死亡过程（图8-2）。

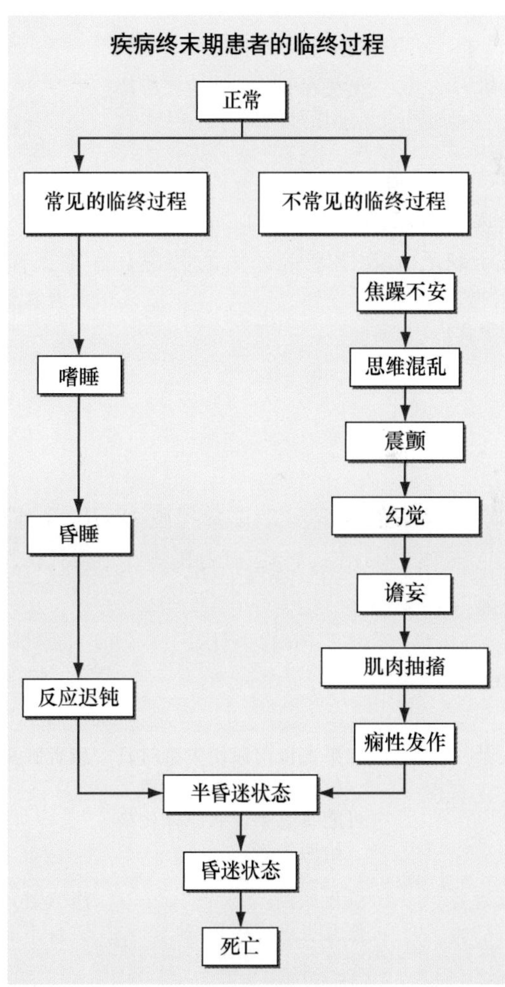

图8-2　疾病终末期患者生命最后数日内的临终过程（引自FD Ferris et al：Module 4：Palliative care，in Comprehensive Guide for the Care of Persons with HIV Disease. Toronto：Mt. Sinai Hospital and Casey Hospice，1995，http://www.cpsonline.info/content/resources/hivmodule/module4complete.pdf.）

这些临终改变都可能给患者和家属带来极大的痛苦，需要安慰他们并给予针对性干预（表 8-9）。应告知家属可能发生的变化，为他们提供相关的资讯以协助预先处理和减少患者痛苦。家属及照护者需要理解患者是因为临近死亡才停止进食，而不是由于停止进食而引起死亡，这可减少他们的焦虑。与此同时，告知家属和照护者可能出现“濒死喉鸣”，这并不意味着窒息、哽咽或疼痛，以减轻他们对这种呼吸音的担忧。

表 8-9　患者临终前数日或数小时的变化与处理

患者情况变化	可能的并发症	家属可能的反应以及可能关心的问题	建议与干预
极度疲劳	卧床不起可导致压疮发生，进而导致感染、恶臭、疼痛以及关节痛	患者懒怠，并且放弃生机	抚慰家属及照护者，任何干预对临终时的疲劳均无理想的效果，且不应去抵抗 必要时使用气垫床
厌食		患者放弃；患者将会饱尝饥饿之苦，甚至饿死	抚慰家属及照护者，患者未进食是由于他们已在弥留之际，此时不进食本身并不会导致痛苦和死亡 强迫饲喂，无论是经口、肠外或者肠内并不会减轻患者症状或延长寿命
脱水	黏膜干燥（见下文）	患者会饱受干渴之苦，且会脱水致死	抚慰家属及照护者，临终时脱水不会导致痛苦，因为患者在出现任何痛苦症状前已失去意识 静脉补液可导致肺水肿和周围水肿，并因此加重呼吸困难，延长死亡过程
吞咽困难	无法吞服姑息性治疗所使用的口服药		勿强迫经口喂食 停用还在使用的非必要药物，包括抗生素、利尿剂、抗抑郁药、导泻药 倘若无法吞服片剂药物，将必要的药物（镇痛药、止吐药、抗焦虑药和拟精神药物）改为口服溶液，或经口颊、舌下、直肠黏膜途径给药
“濒死喉鸣”（聒噪的呼吸音）		患者窒息和无法通气	抚慰家属及照护者，患者此种情况由口咽内分泌物导致，而并非窒息 使用东莨菪碱减少分泌物（0.2～0.4 mg 皮下注射每 4 h 1 次或 1～3 贴片每 3 日 1 次） 改变患者体位以助于引流 勿给予患者吸痰，因吸痰会导致患者及家属的不适，而且通常无助于改变现状
呼吸暂停 潮式呼吸 呼吸困难		患者窒息	抚慰家属及照护者，患者在无意识的情况下不会感受到窒息或缺氧 间断性呼吸暂停是临终前的一种常见变化 可使用阿片类药物或抗焦虑药治疗呼吸困难 吸氧并不能有效缓解呼吸困难的症状，并且会延长死亡过程
尿便失禁	如果离世前尿便失禁时日较长可导致皮肤破溃 可能将感染性病原体传染给照护者	患者脏臭，令人排斥。	提醒家属及照护者应用一般防护 经常更换床单被褥 如果腹泻或排尿量较多，建议使用尿布、导尿管或直肠管
激越或谵妄	昼夜颠倒 伤及自己或照护者	患者处于极度痛苦中，且不能安宁死去	抚慰家属及照护者，患者易激惹及谵妄状态并不意味着躯体的痛苦 根据患者的预后与治疗目标，考虑评价其谵妄的原因及调整药物方案 使用氟哌啶醇、氯丙嗪、地西泮或咪达唑仑可控制症状
黏膜干燥	口唇干裂、口腔溃疡、念珠菌病可导致疼痛 口腔异味	患者恶臭，令人排斥。	食用苏打清洗口腔或人工唾液每 15～30 min 1 次 局部使用制霉菌素治疗念珠菌感染 凡士林涂抹口唇及鼻腔黏膜，每 60～90 min 1 次 眼用润滑剂每 30 min 1 次或人工泪眼每 4 h 1 次

家属和照护者也可能对终止治疗感到很内疚，担心是他们“杀死了”患者。这种想法可能会导致他们对医疗措施如鼻饲管的需求，但这些措施可能无效。在这种情况下，医生应提醒家属和照护者临近死亡的必然性和缓和医疗的目标。此时进行干预可能延长患者死亡过程并导致痛苦。医生还应强调终止治疗是合法及符合伦理的，并不是家属造成了患者的死亡。而且这种安慰可能需要反复多次给予。

听觉和触觉可能是最后丧失功能的感觉器官。无论情况是否如此，都可以鼓励家属和照护者与濒死的患者沟通。即使患者并无意识，也要鼓励他们直接与患者交谈，并握着患者的手或其他方式表达情感，这或许也是其为患者“做些什么”的强烈欲念获得释放的有效方法。

当患者计划在家中离世时，医生必须告知家属和照护人员如何判断患者已经死亡。主要症状是心脏功能和呼吸的停止、瞳孔固定、身体冰凉、肌肉松弛及可能发生尿失禁。需要提醒家属和照护人员即使患者死亡，眼睛可能处于睁开状态，因为眶后脂肪垫耗尽可导致眼眶向后塌陷，使得眼睑难以覆盖眼球。当患者处于濒死状态或已经死亡时，医生应制订计划以便家属或照护者联系相关人员。如果未制订计划，他们可能会惊慌失措地拨打急救电话，从急救人员抢救复苏至送入院，会引发一连串不必要的问题。应告知患者家属及其照护者联系临终关怀医院（如果有）、责任医生或缓和医疗团队的值班医务人员。还应告知他们，除非国家要求所有人死亡者均需要召集法医外，一般不需要通知法医。除非怀疑犯罪，否则医疗团队也不需要联系法医。

即使是做好充分准备的家庭也会在患者死后经历震惊、失落及心烦意乱的情绪。他们需要时间来接受这一事实并得到安慰。卫生保健提供者可以为家属书写一张/封有意义的丧亲卡或信件，目的是交流患者的情况，可以是认可患者的人生价值、肯定照顾患者的优良美德以及表达对家庭困境的关心。一些医生会去参加患者的葬礼，尽管这超出了医疗职责，但医生的出现可以为悲伤的家庭提供支持，也让其自身获得宽慰。

配偶死亡是存活配偶健康不良，甚至死亡的一个强预测因素。应提醒死者配偶的责任医生提高警惕，便于其及时发现死者配偶需要专业干预的症状。

落实缓和医疗服务

向患者提供缓和医疗的最佳路径取决于患者的意愿、附近具备的照护者和专业服务，以及机构资源和报销情况。临终关怀是缓和医疗服务的主要模式，但并非唯一模式。在美国，很多临床关怀（41.5%）在患者家中进行。2012 年在疗养院提供的临终关怀大约为 17%。Medicare（美国老年医疗保险制度，见译者按）住院保险（Part A）负责支付临终关怀服务。必须由 2 名医生评估，如果患者的病情按照正常发展预期寿命≤6 个月。预期寿命仅是依据常规推出的概率性问题，患者不一定在 6 个月内死亡，而是推测在这种情况下约半数患者不会存活超过 6 个月。患者可以签署一份临终关怀登记表，表明他们放弃与严重疾病相关的治愈性治疗，但仍然可以接受其他合并症的医疗服务。患者也可以撤销登记，以后重新登记。Medicare 关于临终关怀计划的给付金可在随后撤销以保障常规 Medicare 的权益。对临终关怀机构支付相关费用按照每日（或按人头）给付，而不是按服务计费。支付的费用包括医生对照护团队医疗指示的服务；注册护士和持证实习护士的定期居家护理；家庭保健和家政服务；牧师服务；社会工作者的服务；丧亲咨询以及医疗设备、用品和药物费用。无针对性的治疗应被排除在外，目标是每一种治疗都是针对于症状（而不是逆转疾病）。即使处于临终关怀给付期间，附加的临床照护，包括初级保健医生的服务，也由 Meidicare（Part B）支付。2010 年 3 月签署的医疗改革法案《平价医疗法案》（Affordable Care act），由美国卫生和公共服务部收集 Medicare 关于临终关怀报销的数据，目的是改革支付比例以计入整个医疗过程中的资源利用。这项立法还要求对从事临终关怀的医生或护士资格进行额外的评估和审查。最后，立法建立了 Medicare 与临终关怀并行的示范项目，对患者在临终关怀期间继续享有 Medicare 常规给付的资格进行监测和评估。

截至 2012 年，临终关怀的平均登记时间约为 71.8 天，中位数为 18.7 天。如此短的时间内难以在患者家中为其提供高质量的缓和医疗服务，也由于临终关怀服务的初期评估要求较多资源，为临终关怀服务提供者带来了经济压力。医生应该让此类患者尽早接受临终关怀服务，以使患者具有更多的时间接受缓和医疗。

临终关怀一直是美国为终末期患者提供缓和医疗的主要方法。虽然正在努力确保缓和医疗在不同机构和时间上的连续性。但是医院、日间护理中心、门诊以及疗养院更多的是提供缓和医疗咨询服务，较少提供缓和医疗病房。对于非临终机构患者的缓和治疗咨询费用可由 Medicare（Part B）作为其他咨询费用报销。许多人认为无论患者的预后如何，都应该给他们提供缓和医疗。患者及其家属和医生均不应在“治愈性治疗与缓和医疗”之间进行对比并做出决策，因为做出这种决定性转变而欣然接受死亡几乎是不可能发生的。

未来方向

结局评价

大多数用于验证结果的方法无法应用于临终照护，因为缓和医疗并不认为死亡是一种不良结局。同样地，接受临终关怀的家庭和患者也并不追求现有生活质量评估中所涉及的方面。症状控制、家庭关系的亲密程度，以及丧亲之痛均难以衡量，也很少作为经细致完善或被广泛采用的结局衡量标准的主要关注点。但是，临终照护的结局与其他任何医疗领域的结局一样重要。目前正在开发特定的工具用于评估临终关怀，如简短的临终关怀清单和临终需求筛查工具（NEST）；结局评价工具，如缓和医疗结局量表（Palliative Care Outcomes Scale）；预后判断工具，如姑息预后指数（Palliative Prognostic Index）。临终关怀领域正在进入循证指导实践及基于临床试验不断发展的时代。

译者按：Medicare 是美国的老年保健医疗制度。这是美国政府为 65 岁以上的老年人提供的廉价医疗费用减免制度，其依据 1965 年《社会保障修正案》建立。Medicare 包括四个部分，分别为住院保险（Part A）、补充性医疗保险（Part B）、医疗优势计划（Part C）以及处方药计划（Part D）。

第九章　老龄化的临床问题

Clinical Problems of Aging

Luigi Ferrucci，Stephanie Studenski　著
（张宁　译）

虽然对内科学的深入掌握是基础，但对老年人群的合理照护要从高龄对疾病的多维度影响来分析，包括临床表现、预后及治疗反应。年轻成人中，个体疾病往往具有明确的病理生理学机制和危险因素。但同样的疾病在老年人中的病理生理学机制可能不够明确，且往往是稳态失衡的结果。在老年人中，疾病病因和临床表现多无特异性，且个体差异很大。因此，老年患者的诊治疗需要了解衰老对人体生理学的影响，并从老年综合征、残疾、社会背景和护理目标等更广泛的角度综合分析。例如，老年患者护理计划的优劣性是同龄老年个体预期寿命差异大的重要原因，而该差异通过步行速度等简单而廉价的测量方法即可评估。对预期剩余寿命的估计可指导相关预防措施和其他长期干预措施，有助于优化替代治疗方案。

人口统计学

在 20 世纪，人口老龄化作为一种全球性现象首次登上历史舞台。由于人口老龄化影响到生活、政府、社会以及家庭和社区等诸多方面，目前我们面临着新的影响医疗保健的社会和经济挑战。图 9-1 强调了美国人口结构的现状及预期变化。儿童总人数保持相对稳定，但老年人数呈爆炸性增长，尤其是高龄老年人口的增长最为显著。例如，80～89 岁年龄段的人口数量在 1960—2010 年增长超过 3 倍，预计在 1960—2050 年期间，其人口数量将增加 10 倍以上。女性寿命长于男性数年，且预计未来寿命的性别差异还将进一步增大。

人口老龄化的速度因地理位置而异。在 20 世纪，欧洲、澳大利亚和北美洲的老年人口比例最大，但亚洲和南美洲的老龄化速度最快，预计到 2050 年左右，这些地区的人口结构将与“老年”国家相似（图 9-2）。在老年人中，高龄老年人（即＞80 岁）是人口中增长最快的部分（图 9-3），预计在未来 50 年，大多数国家

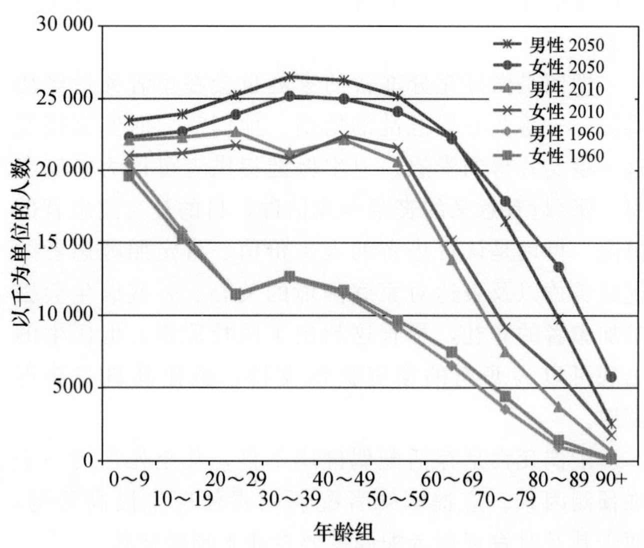

图 9-1　1960—2050 年美国人口结构的变化（引自 United Nations World Population Prospects：The 2008 Revision，http://www.un.org/esa/population/publications/wpp2008/wpp2008_highlights.pdf.）

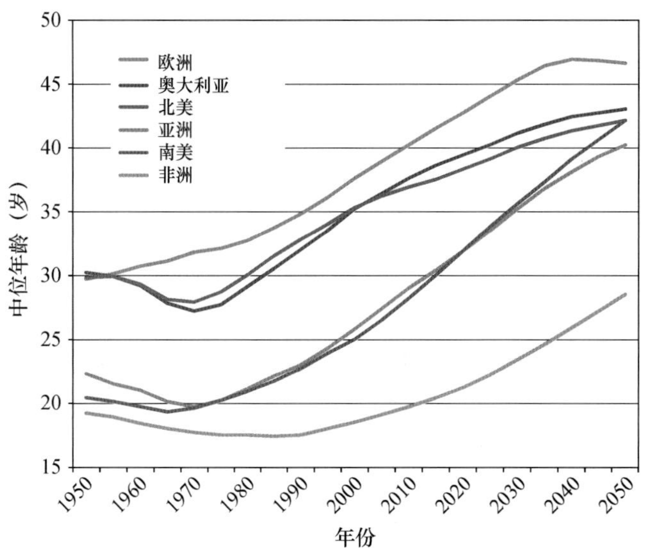

图 9-2 不同地区的老龄人口情况（引自 United Nations World Population Prospects：The 2008 Revision，http://www.un.org/esa/population/publications/wpp2008/wpp2008_highlights.pdf.）

的人口老龄化速度将加快。目前暂无证据表明人口老龄化的速度有下降趋势。

人口老龄化与健康

多种慢性疾病的患病率会随着年龄的增长而增加。尽管有些老年人比其他老年人更容易同时患有多种慢性疾病，但老年人同时患有多种慢性疾病的情况并不少见（图 9-4）。功能性问题导致的基础性日常生活活动（ADL）困难或需要协助（表 9-1）会随着年龄的增长而增加，并且在女性中更为常见。近几十年来，年龄相关的残疾率有所下降，尤其是高龄老年人。图 9-5 所示的估计值是指独立洗澡有严重困难或需要帮助的人口百分比，其他基础性 ADL 数据也显示类似的趋势。尽管年龄相关的残疾率逐渐下降，但与人口老龄化的压倒性趋势相比，其下降幅度微不足道。因此，美国和其他国家的残疾人口正在迅速增长。认知障碍（如记忆问题）的发生率也会随着年龄的增长而增加（图 9-6）。慢性疾病和残疾导致医疗保健资源的使用率增加。医疗保健支出随年龄的增长而增加，其中残疾导致的医疗保健支出增加更多，而老年人生命的最后一年是医疗保健支出最高的阶段。然而，新的医疗技术和昂贵的药物对医疗成本的影响比人口老龄化本身更大。接诊大量老年患者的全科医生和内科医生几乎没有接受过老年医学方面的专门培训。

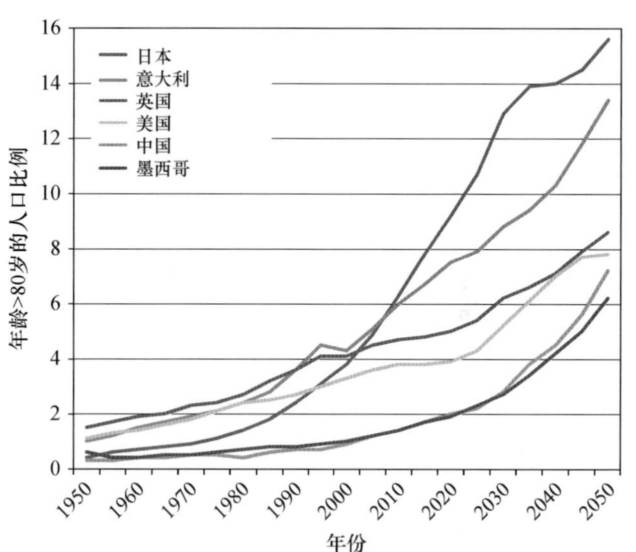

图 9-3 不同国家 1950—2050 年年龄＞80 岁人口的比例。人口老龄化的速度将加快（引自 United Nations World Population Prospects：The 2008 Revision，http://www.un.org/esa/population/publications/wpp2008/wpp2008_highlights.pdf.）

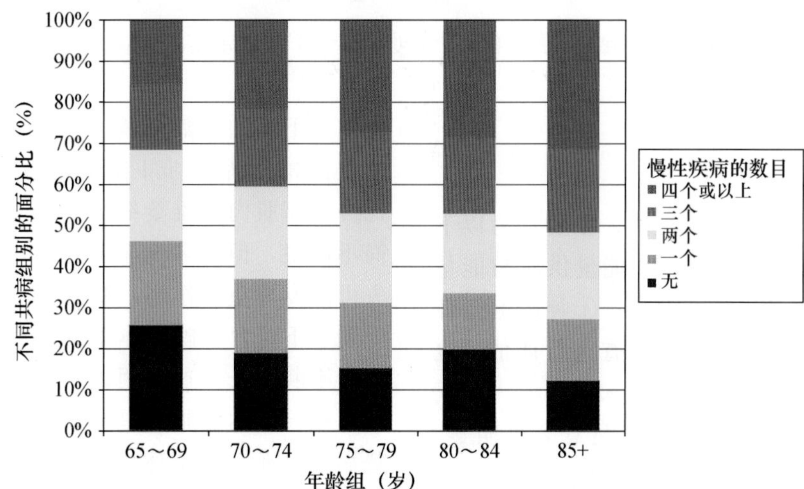

图 9-4 1999 年美国纳入医疗保险（PartA 和 PartB）的≥65 岁居住人口共病的患病率情况（引自 JL Wolff et al：Arch Intern Med 162：2269，2002.）

表 9-1	日常生活的基础性活动和工具性活动
基础性日常生活活动：自理能力	
• 个人卫生 • 穿衣脱衣 • 吃饭 • 从床转移至轮椅及返回 • 自主控制大小便 • 使用马桶 • 四处活动（对应于卧床状态）	
工具性日常活动：非基础功能所必须，但可以使个体在社区中独立生活	
• 轻体力家务活 • 做饭 • 吃药 • 购买杂货和衣物 • 使用电话 • 管理钱财 • 使用科技产品[a]	

[a] 应考虑到老年人一生中接触到的科技事物不足，其对科技产品的应用能力不高。

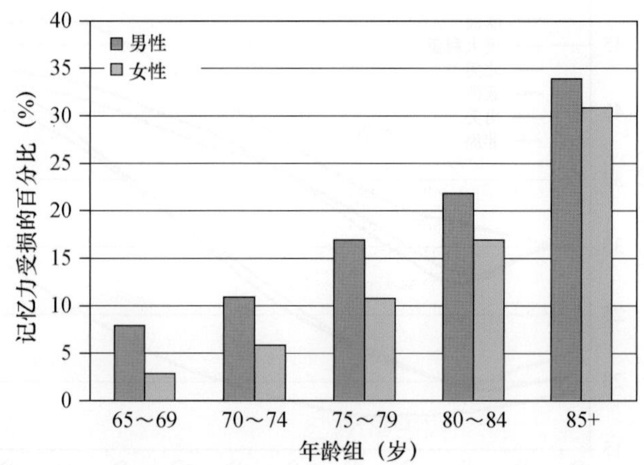

图 9-6　不同年龄组记忆受损的发生率。"中度或重度记忆受损"的定义是 20 个单词可复述≤4 个（引自 Health and Retirement Survey. Accessed November 15，2013，at aoa. gov/agingstatsdotnet/Main _ Site/Data/2000 _ Documents/healthstatus. aspx.）

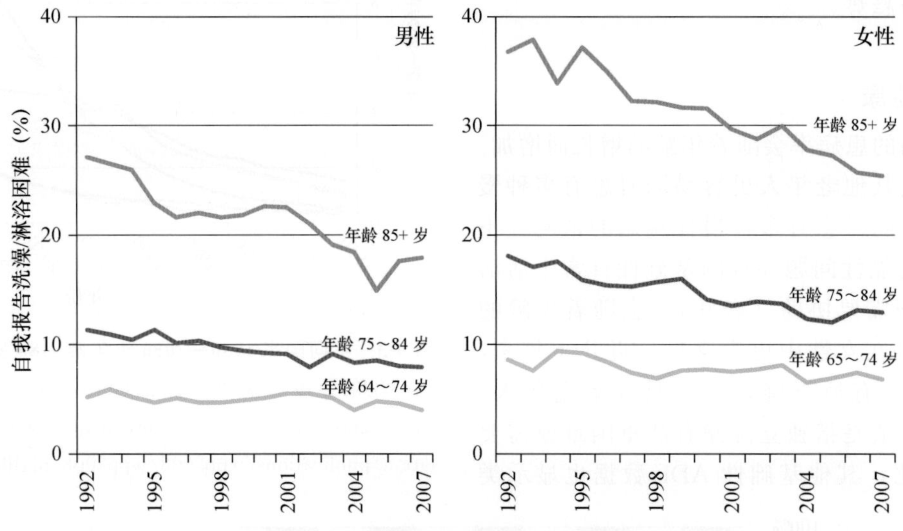

图 9-5　1992—1997 年自我报告洗澡/淋浴障碍（严重困难）的发生率（引自 Medicare Current Beneficiary Survey 1992-2007.）

衰老的全身效应

衰老相关的系统性改变是广泛的，主要分为以下 4 个方面（图 9-7）：①身体成分；②能量供应与能量需求的平衡；③维持稳态的信号网络；④神经退行性变。每一方面都可通过常规的临床检查进行评估，也可通过更为详细的检查技术评估（表 9-2）。

身体成分　身体成分的变化可能是衰老最明显、最不可避免的影响（图 9-8）。在人的一生中，体重会在儿童期、青春期和成年期逐渐增加，一直持续到中年后期。在 65～70 岁，男性的体重往往会下降，而女性体重下降的年龄则稍晚。以肌肉和内脏器官为主的体重在 30 岁后稳步下降。在肌肉变化中，快收缩肌肉比慢收缩肌肉纤维萎缩更严重。这种变化的具体机制尚不清楚，但有多项证据表明，运动神经元进行性丢失可能发挥重要作用。脂肪量在中年趋于上升，在老年趋于下降，反映了体重变化的趋势。腰围在人的一生中不断增长，这说明内脏脂肪也在人的一生中不断地累积，而内脏脂肪是造成肥胖相关病理性结果的罪魁祸首。在某些个体中，脂肪也会在肌肉中累积，影响肌肉的质量和功能。随着年龄的增长，纤维结缔组织在许多器官系统中趋于增多。在肌肉中，纤维结缔

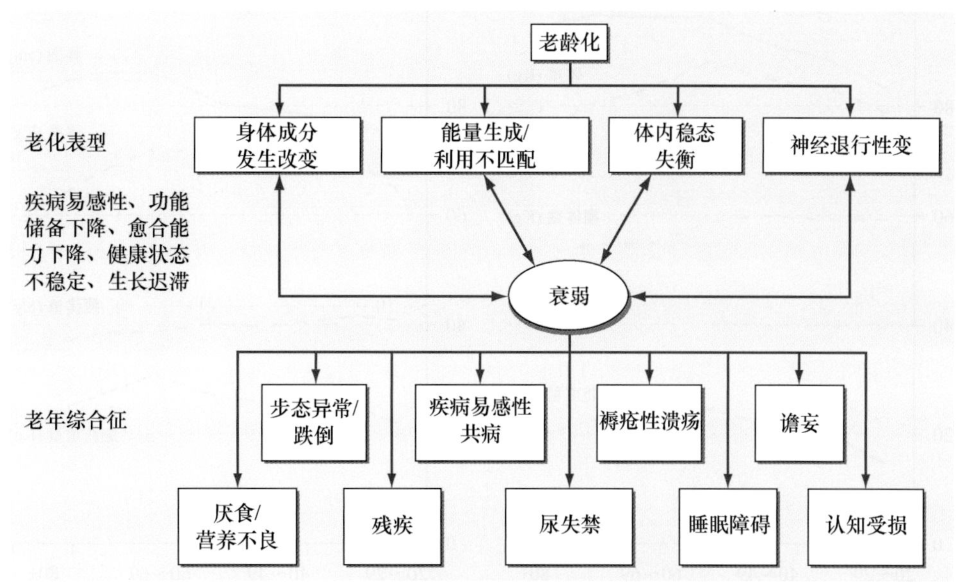

图 9-7　衰老、衰弱和老年综合征的一体化示意图

表 9-2　四个老化表型的评估示例

评估方法	身体成分	能量代谢	稳态调控	神经退行性变
自我报告		关于躯体活动、乏力或疲劳感、活动耐力的调查问卷		
体格检查	肌肉力量评估（等长及等张） 人体测量（体重、身高、BMI、腰围、上臂围和腿围、皮肤皱褶）	以表现为基础的身体功能检查		对步态、平衡、反应时间及协调能力的客观评估 标准神经系统检查，包括整体认知评估[a]
实验室检查	生物标志物（24 h 尿肌酐、3-甲基组氨酸）		营养标志物（如维生素、抗氧化物） 基线标志物及激素水平 炎症因子（如 ESR、CRP、IL-6、TNF-α）	
影像学检查	CT 和 MRI，DEXA	磁共振波谱		MRI、fMRI、PET 及其他动态成像技术
其他	水下称重法	静息代谢率 平板试验步行过程中耗氧量测定 躯体活动的客观测量（加速仪、双标记水法）	应激反应 对刺激试验的反应，比如糖耐量试验、地塞米松试验及其他	诱发电位 神经电图及肌电图

[a] 简易精神状况检查量表；蒙特利尔认识评估量表

BMI，体重指数；CRP，C 反应蛋白；DEXA，双能 X 射线吸收法；ESR，红细胞沉降率；fMRI，功能性磁共振成像；IL-6，白介素-6；PET，正电子发射断层显像；TNF-α，肿瘤坏死因子 α

组织的形成也影响肌肉的质量和功能。综上所述，肌肉的量变和质变共同导致肌肉强度下降，最终影响肌肉的运动能力。肌肉强度随年龄增长而下降，其不仅影响肌肉的功能状态，同时也是老年人死亡率的一个强有力的独立预测因子（图 9-9）。骨发生进行性去矿化和结构改变可导致骨强度下降。骨强度的下降会增加骨折风险。年龄对骨量影响的性别差异是由于峰值骨量的差异和性腺激素对骨的影响。总的来说，与男性相比，女性更容易在年轻时丢失骨量并达到骨量阈值的下限，从而增加骨折风险。

所有这些身体成分的变化都可以归因于合成、降解和修复之间的紊乱，从而导致组织重塑异常。这种身体成分的变化不仅受年龄和疾病的影响，还受生活方式的影响，如体育活动和饮食。身体成分变化在临

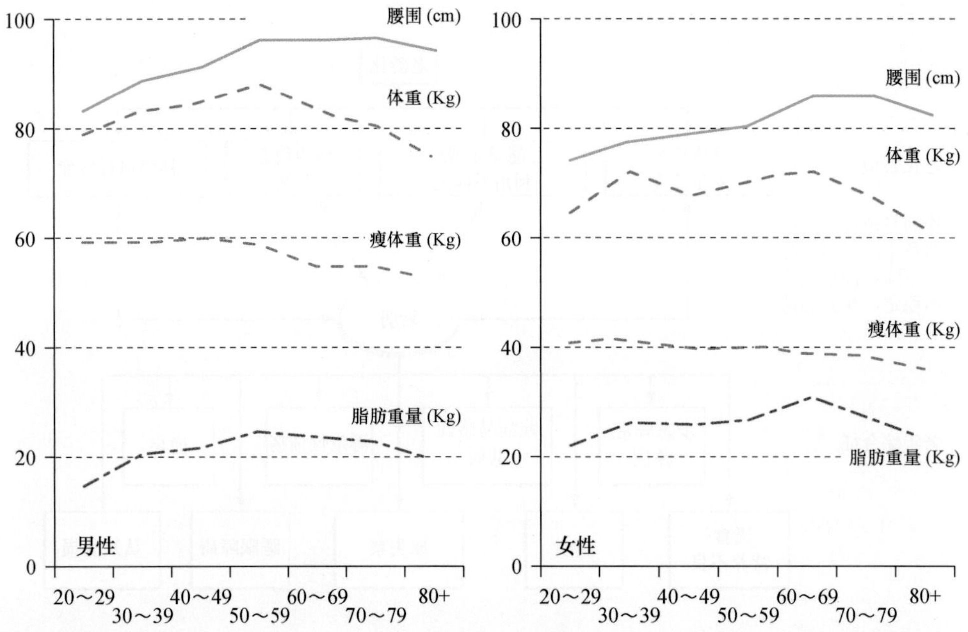

图 9-8 巴尔的摩纵向研究（Baltimore Longitudinal Study）对 1167 名受试者生命周期中体重、身体组分和腰围的纵向变化的预估。 瘦体重（LBM）和脂肪重量通过双能 X 射线吸收法测量（引自 The Baltimore Longitudinal study of Aging 2010；unpublished data.）

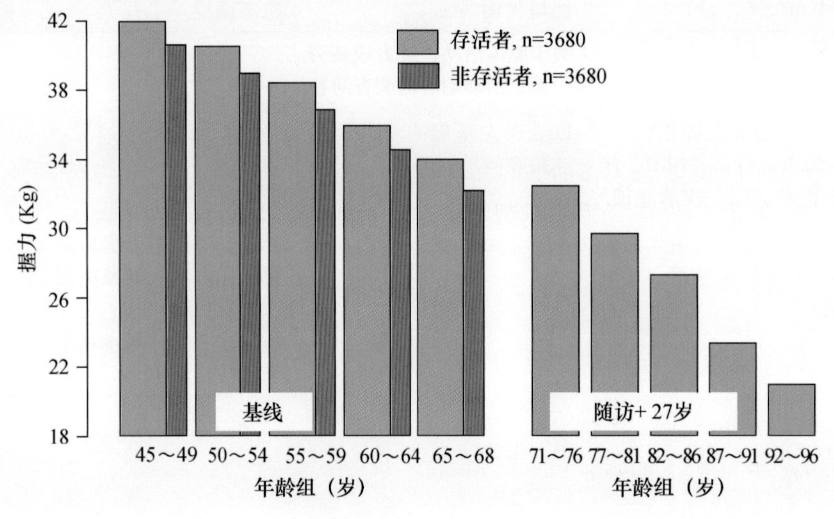

图 9-9 肌肉强度的横向和纵向变化（27 年后随访）（引自 T Rantanen et al：J Appl Physiol 85：2047，1998.）

床上可根据体重、身高、体重指数［BMI；体重（kg）除以身高的平方（m^2）］以及腰围，或者用更精确的双能 X 射线吸收仪、CT 或 MRI 来评估。在 20～30 岁的健康男性和女性中，瘦体重平均占体重的 85%，骨骼肌约占瘦体重的 50%。随着年龄的增长，瘦体重的百分比和肌肉所占的百分比均迅速下降，这些变化对身体健康和机能都有重要的影响。

能量供应与能量需求之间的平衡 ATP 水解过程所释放的能量为每个活细胞提供生命所需的基本能量。然而，ATP 极不稳定，存在 6 s 就会被迅速分解，因此 ATP 在源源不断地重新合成。虽然 ATP 可以通过无氧糖酵解合成，但人体使用的大部分能量通过有氧代谢产生。因此，耗氧量是能量消耗常用的间接估算法（间接测热法）。目前尚无方法测量真正的“运动耐量”，即在一定时间内机体所能产生的最大能量。因此，运动耐量常由运动平板试验中的峰值耗氧量间接估计（MVo_2 峰值）。纵向研究表明，随着年龄的增长，MVo_2 的峰值逐渐下降（图 9-10），久坐和患有慢性疾病者，MVo_2 的峰值下降速度更快。

大部分能量以“静息代谢率”（RMR）的形式消耗，即在适中温度环境和后吸收状态下静止时消耗的能量。在健康的男性和女性中，RMR 会随着年龄的增长而下降，但这种下降只能部分解释瘦体重中高代谢活性组织代谢率的下降的原因（图 9-11）。然而，由

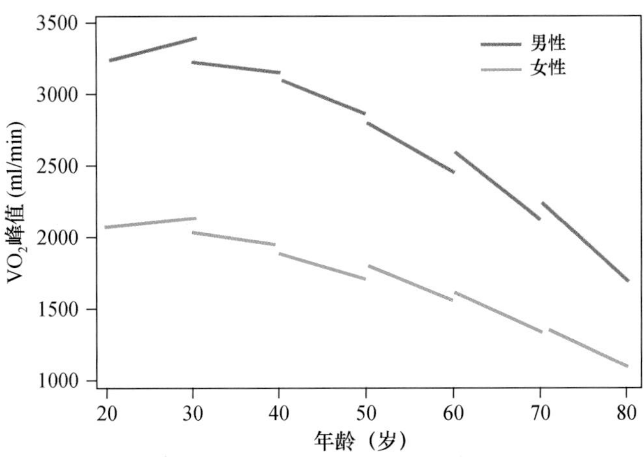

图 9-10 巴尔的摩纵向研究（Baltimore Longitudinal Study）中受试者有氧运动能力的纵向变化（引自 JL Fleg：Circulation 112：674，2005.）

于疾病导致体内稳态失衡需要额外的能量来进行代偿。事实上，观察性研究已经证实：①健康状况差和严重疾病状态下的老年人，其 RMR 高于同年龄同性别的健康个体；②高 RMR 是死亡的一个独立危险因素，并参与导致严重疾病患者常伴有的体重下降。以上研究结论的具体原因尚不完全清楚，但涉及运动生物力学特征的变化，老年、疾病和身体劳损可增加活动（如步行）的能量消耗。总的来说，患有多种慢性疾病的老年人能量供应减少，但静息和体育活动时却需要消耗更多的能量。因此，患病老年人可能需要消耗掉所有可用的能量来维持最基本的 ADL，继发出现的疲劳和活动限制可能会导致其久坐不动。能量状态可以通过简单地询问患者在日常活动（如散步或穿衣）中感觉到的疲劳程度来进行临床评估。在步行试验或运动平板试验中的运动耐量结合肺活量测定，可以更精确地评估能量状态。

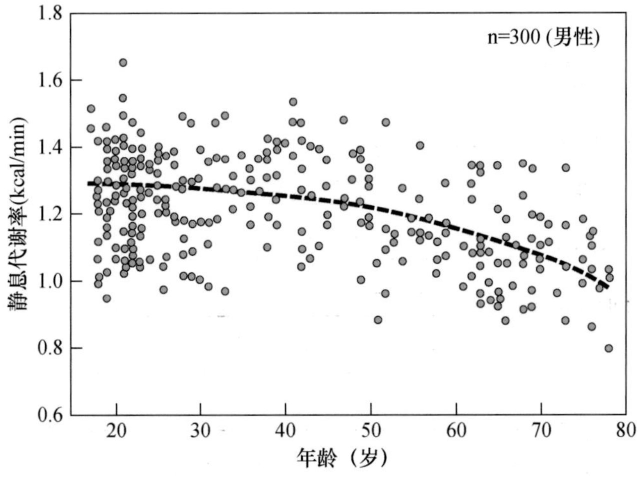

图 9-11 衰老过程中静息代谢率的变化（引自 Baltimore Longitudinal Study of Aging. 的未发表数据）

参与稳态调节的主要信号通路包括激素、炎症介质和抗氧化剂，这些均显著受到衰老的影响。性激素水平［如男性的睾酮（图 9-12）和女性的雌激素］会随着年龄的增长而下降，而其他激素系统可能仅发生轻微变化（表 9-3）。大多数老年人，即使是身体功能健全的老年人，也易出现轻度的促炎性状态，其特点是促炎性标志物水平升高，包括白介素-6（IL-6）和 C 反应蛋白（CRP）（图 9-13）。衰老也被认为与氧化应激损伤增加有关，因为其活性氧类生成增加，或抗氧化能力减弱。由于激素、炎症标志物和抗氧化剂构成的信号网络很复杂，单个生物标志物的水平可能很好地反映体内平衡反馈环路中的适应性变化，而非真正的致病因素。因此，单分子替代治疗策略可能是无效的，甚至适得其反。这种信号网络和反馈环路的存在可能有助于解释针对衰老相关问题的单激素“替代治疗”收效甚微的原因。目前该领域的研究重点是多种激素失调。例如，睾酮、脱氢表雄酮（DHEA）和胰岛素样生

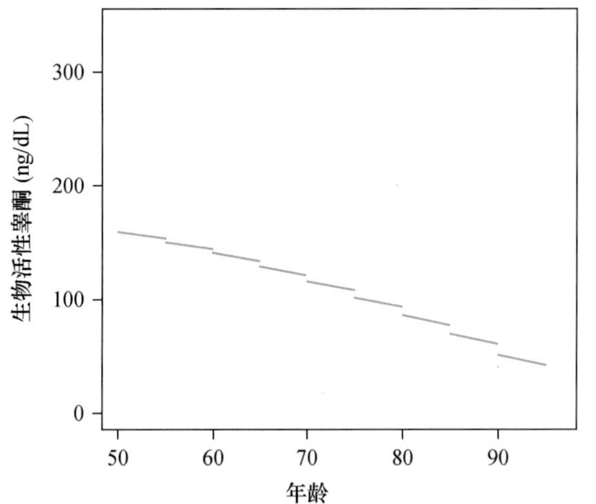

图 9-12 巴尔的摩老龄化纵向研究（Baltimore Longitudinal Studyof Aging，BLSA）中血浆生物活性睾酮浓度的纵向变化。图表绘制基于 584 名＞50 岁的男性的总计 1455 个数据点。每位受试者的平均随访时间为 3.2 年（引自 BLSA 中的未发表数据）

表 9-3 衰老过程中下降、保持不变及升高的激素

下降	无变化	升高
生长激素	催乳素	胆囊收缩素
黄体生成素（男性）	促甲状腺素	黄体生成素（女性）
胰岛素样生长因子	甲状腺素类	卵泡刺激素
睾酮	肾上腺素	皮质醇
雌激素	胰高血糖素样肽 1	催乳素
脱氢表雄酮	抑胃肽	去甲肾上腺素
孕烯醇酮		胰岛素
25-羟维生素 D		甲状旁腺素
醛固酮		
血管活性肠肽		
褪黑素		

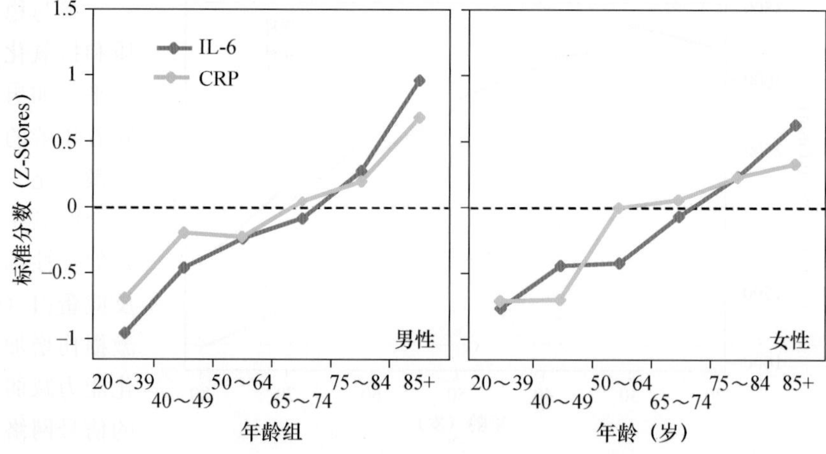

图 9-13 衰老过程中白介素-6（IL-6）和 C 反应蛋白（CRP）水平的变化。数据以标准分数（Z 分数）的形式表示（引自 L Ferrucci et al：Blood 105：2294，2005.）

长因子 1（IGF-1），当单独考虑其中任一种时并不能预测死亡率，但联合三者则可以高度预测寿命。这种联合效应在充血性心力衰竭中尤为明显。类似地，多种微量元素，如维生素（尤其是维生素 D）、矿物质（硒和镁）和抗氧化剂（维生素 D 和维生素 E），也参与调节代谢的各个方面。这些微量营养素的低水平与加速衰老和不良预后有关。然而除了维生素 D，尚无确切的证据表明补充维生素对健康有积极的影响。不幸的是，目前还没有标准来检测和量化稳态失调这一普遍现象。

神经退行性变 长期以来，人们普遍认为神经元在出生后不久即不可再生，并且其数量在人的一生中会不断减少。然而，动物实验，甚至一些人体研究结果表明，海马的神经发生在整个生命中都处于低水平。随着年龄的增长，60 岁以后会出现脑萎缩。萎缩在大脑的不同部位以不同的速度进行（图 9-14），且通常伴有炎症反应和小胶质细胞活化。年龄相关脑萎缩可能导致年龄相关的认知和运动功能下降。脑萎缩也可能是一些衰老相关脑疾病的原因，如轻度认知障碍，其患者在认知测试中有轻度但可检测到的损伤，但日常活动中没有严重的残疾。目前已发现轻度认知障碍时，脑萎缩主要发生于前额叶皮质和海马，但这些并不具有特异性，其临床诊断价值尚不清楚（图 9-15）。大脑中的其他神经生理学也会随着年龄的增长不断发生变化，最终可能导致认知功能下降。功能成像研究表明，一些老年人负责高级认知功能的大脑区域之间的协调能力下降，而且这种协调能力下降与认知功能低下有关。在健康的年轻个体中，执行认知功能（如解决问题、决策）相关的大脑活动非常局域化，相反，在健康的老年人中，大脑皮质的激活模式则较为分散。脑病理学通常与特定的疾病有关：淀粉样斑块和神经纤维缠结被认为是阿尔茨海默病的病理学特征。然而，许多老年人在其死亡前一年进行的评估提示认知能力正常，但尸检可发现这些病理学标志物。

综上所述，大脑随年龄的变化趋势表明，一些神经生理学表现属于代偿性适应，而不是年龄相关衰退的主要原因。由于大脑具有重组和代偿能力，广泛的神经退行性变可能并没有明显的临床表现。因此，只

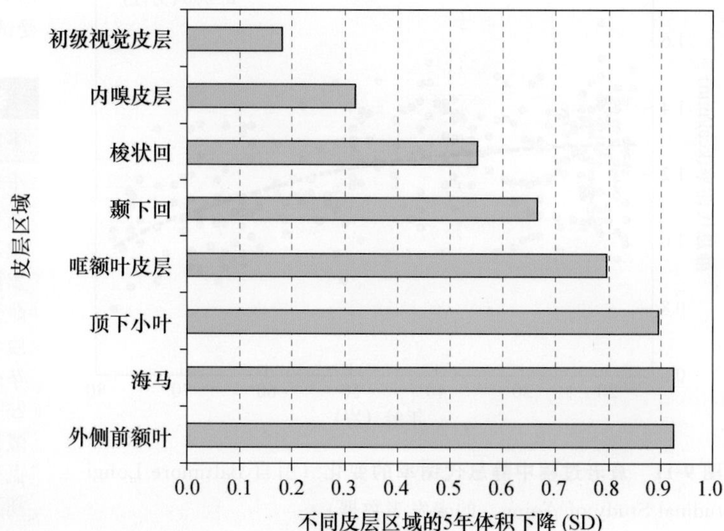

图 9-14 不同大脑区域的 5 年体积平均缩小情况，以标准差为（SD）计量单位。初级视觉皮层的体积平均缩小最少，前额叶、顶下小叶和海马体积平均缩小最显著（引自 N Raz et al：Ann N Y Acad Sci 1097：84，2007.）

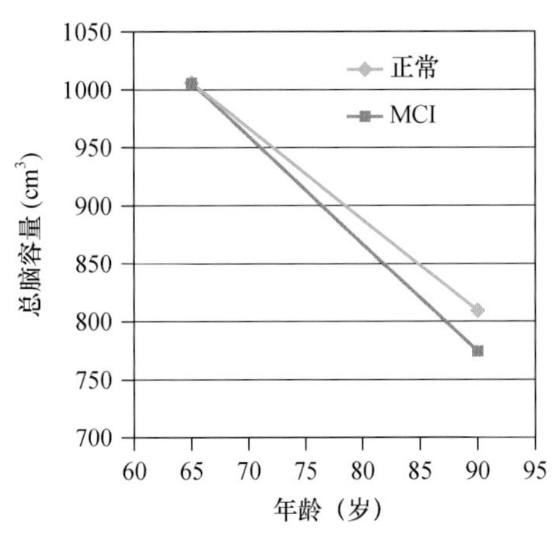

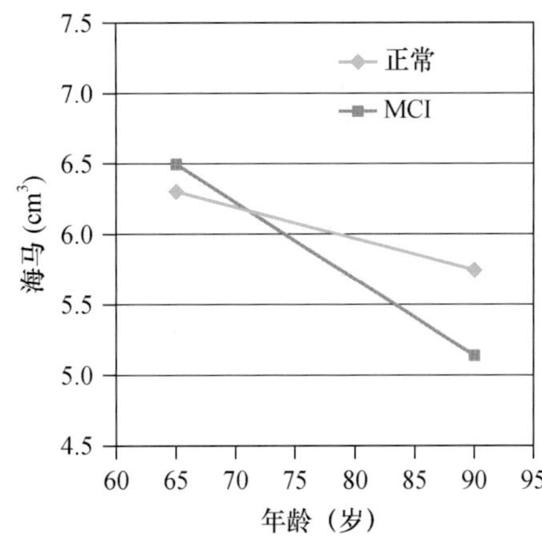

图 9-15　正常衰老和轻度认知功能受损（MCI）人群大脑区域容积的纵向变化（引自 I Driscoll et al：Neurology 72：1906，2009.）

有仔细检查才能早期发现问题。临床上，皮质和皮质下的变化反映在“软化灶”、非特异性神经系统体征的高患病率，非特异性神经系统体征通常表现为行动缓慢和不稳定的认知功能。这些运动功能变化可通过“双重任务”被显著诱发出来，即同时进行认知和运动任务。例如，在简易双重任务中，如果一位老年人因为说话而不得不停止走路时，我们可以预测其跌倒的风险增加。完成双重任务的能力下降被认为是整体中枢加工能力下降的标志。除了大脑，脊髓在 60 岁以后也会发生改变，包括运动神经元数量减少和髓鞘损伤。存活下来的运动神经元通过增加其分支复杂性并供应较大的运动单元进行代偿。随着运动单元的增大，从 30 岁开始，它们的数量以每年约 1%的速度减少。这些较大的运动单元可导致精细运动控制能力和手部灵活性下降。年龄相关的变化也累及自主神经系统，从而影响心血管和内脏功能。

全身性改变相互并存且相互影响·衰老表型　全身作用的共同最终通路。尽管不同个体描述衰老相关的全身性改变各异，但事实上，这些变化平行发展，并可通过正、负反馈相互影响。一些系统性相互作用已被很好地阐释，但还有一些尚在研究中。例如，身体成分与能量平衡和信号传导的相互作用。瘦体重的比例较高可增加机体的能量消耗、改善胰岛素敏感性和碳水化合物代谢。高脂肪含量，尤其是内脏脂肪的增加，是代谢综合征的罪魁祸首，且与低睾酮水平、高性激素结合球蛋白水平，以及促炎性标志物（如 CRP 和 IL-6 水平）增加有关。信号改变可以影响神经退行性变，胰岛素抵抗和脂肪因子（如瘦素和脂连蛋白）与认知功能下降有关。结合运动神经元的减少和运动单元功能障碍，炎症状态以及睾酮和 IGF-1 水平的降低与肌肉质量和力量的加速下降有关。系统间的正常协调也受到年龄的影响。正常情况下，下丘脑作为新陈代谢的能量调节中枢，可通过激素信号协调整个机体的生理学反应。衰老相关的下丘脑变化会改变这种生理学调节机制。中枢神经系统（CNS）还参与调节交感神经和副交感神经的适应性活动，因此年龄相关的 CNS 退行性变可能会影响自主神经功能。

衰老导致的表型特征为疾病易感性增加、共病风险高、应激反应减退（包括急性疾病后的愈合能力和恢复能力下降）、“老年综合征”（特点是临床表现单一，但由多因素导致）、对治疗反应的改变、残疾高风险、丧失自理能力以及由此带来的心理学和社会学后果。此外，这些衰老的进程可能会干扰特定疾病的典型病理生理学机制，从而改变预期的临床表现导致误诊。临床上，患者可能只在一个方面表现出明显的问题，但由于系统相互作用，衰老相关的四个主要系统性变化都应该评估并辅助治疗。当患者表现为衰老相关的多系统病变时，他们往往会出现极高的疾病易感性和恢复能力丧失，这种情况被称为衰弱。

衰老表型的生物学基础　随年龄增长而发生的变化涉及多个生理系统。虽然它们经常被单独阐释，但它们很可能是某一种机制的进行性障碍，该机制可影响细胞生理学基本的内在机制。未来研究的一个重要目标是将人类的衰老表型与主要从细胞或动物模型研究中得到的衰老理论联系起来。如果衰老的主要理论能够运用到对人类的评估中，那么就有可能验证这样一种假设，即衰老过程与衰老表型的所有领域都相关，无论年龄大小。对衰老生物学机制的回顾可为纵向研究的工作假说提供至少是理论层面的优秀模板。哺乳动物衰老的机制包括基因组不稳定性、端粒缩短、表观遗传学改变、蛋白质稳态丧失、营养失调、线粒体功能障碍、细胞衰老、干细胞耗竭和细胞间通信的改变。

衰弱　衰弱是一种生理综合征，其特征为储备功能和抗应激功能降低，是多个生理系统功能累积下降的结果，易导致不良预后且死亡风险高。“表型”以体重下降、疲劳、握力减弱、体育活动减少和步态缓慢为特征，且显示出良好的内在一致性和较高的预测效度，并已被用于许多临床和流行病学研究中。另一种方法称为衰弱指数，用来评估累积的生理功能负荷。衰弱指数与结构化临床评估（老年综合评估）结合可应用于临床实践，数据丢失率低，并可预测社区老年人的生存率，以及急诊患者的生存率、住院时长和出院地点。大量的文献表明，无论何种定义的衰弱老年人均存在 4 个主要过程的明显变化：身体成分、稳态失调、能量衰竭和神经退行性变——衰老表型的特征。典型的临床病例是一名患有肌少症性肥胖的老年女性，其表现为体脂增加和肌肉减少（身体成分变化）；极低的运动耐量和极度疲劳（能量衰竭）；胰岛素水平高、IGF-1 水平低、热量摄入不足、维生素 D、维生素 E 和类胡萝卜素水平低（稳态失调）；记忆障碍、步态缓慢和平衡性差（神经退行性变）。这名女性患者可表现出所有衰弱的表现，包括合并多种疾病、残疾、尿失禁、跌倒、谵妄、抑郁和其他老年综合征的高风险。对于该患者，由特定“衰老理论”相关的生物学进程推断其衰老表现会比由生物学年龄来推断更早期一些。

未来对具有强大临床转化潜力的老年医学研究的目标在于根据生物学衰老的一些强有力的生物标志物证明上述假设的患者生物学年龄大于仅从时间估计的年龄。通过 4 个主要的潜在过程建立衰弱的概念是朝着这个方向迈进的一步，这源于越来越多的证据，以及对衰老表型异质性和动态性的认识。衰老是普遍存在的，但具体过程的发生率差异很大，衰老表型的出现具有广泛的异质性。因此，问题不在于老年患者是否衰弱，而在于衰弱的严重程度是否超过临床和行为相关的临界值。由此来说，将衰弱的概念抽象为 4 个主要过程是理解衰弱的一个环节，该分类基于多种证据且认可衰老表型的动态进程中存在异质性。例如，充血性心力衰竭与低能量利用率、多发性激素紊乱和促炎性状态有关，从而加重衰弱的程度。帕金森存在其他病是一个神经退行性变的例子，它在晚期会影响身体成分、能量代谢和稳态信号，导致与衰弱极为相似的综合征。糖尿病对衰老和衰弱尤为重要，因为它会损害身体成分、能量代谢、体内平衡和神经元完整性。因此，大量研究发现，2 型糖尿病是导致衰弱及其诸多后果的强危险因素。由于疾病和衰老会相互作用，因此对疾病仔细适当的治疗对于预防或减少衰弱至关重要。

衰老过程、衰老表型和衰弱的后果

虽然衰弱的病理生理学机制仍未阐明，但其后果已在前瞻性研究中得到验证。以下 4 个主要后果对临床实践十分重要：①对应激原的无效或不全稳态调节；②多种共存疾病（共病）和多重用药；③身体残疾；④老年综合征。以下将分别进行简要介绍。

抗应激能力下降 衰弱可被视为多种生理功能储备的逐渐丧失。在早期阶段和没有应激的情况下，轻度衰弱的老年人可表现为正常。然而，他们处理应激情况的能力下降，如急性疾病、外伤、外科手术或化疗。需住院时间的急性疾病与营养不良和不活动有关，这有时可能使残余肌肉质量达不到行走的最低要求。即使恢复营养，能量储备也可能不足以充分重建肌肉。老年人对感染的耐受能力下降，部分原因是他们相比于年轻人对疫苗接种或感染性因素暴露建立动态炎症反应的能力更差。此时，感染趋向于全身化、严重化，且缓解更慢。就应激耐受性而言，评估个体衰弱表现有助于估计以下方面：①个体对激进治疗的耐受程度及对抗感染治疗的反应；②照护人员预估及预防住院并发症的能力；③整体预后。因此，可以调整治疗计划以提高耐受性和安全性，卧床休息和住院治疗应谨慎，应积极预防、预测和管理感染。

共病和多重用药 老年与许多慢性疾病的发病率高有关（图 9-4）。因此，存在多种临床情况的个体百分比也随着年龄而增加。对于衰弱老年人，合并症的发生率高于单种疾病伴发疾病谱的发生率。衰弱和共病症可能相互影响，因此多种疾病导致衰弱，而衰弱增加对疾病的易感性。

临床上，对患有多种疾病的患者的诊断和治疗极具挑战。标准诊断标准可能无法提供信息，因为存在其他令人困惑的症状和体征。一个典型的例子是同时缺铁和维生素 B12，产生明显的正细胞性贫血。存在其他疾病时，许多药物和手术治疗方案的风险/获益比可能会降低。药物治疗计划会变得更加复杂，因为合并疾病可能影响吸收、分布容积、蛋白质结合，尤其是许多药物的消除，导致治疗水平的波动，以及药物剂量不足或过量的风险增加。随着衰老，肾和肝的变化会影响药物排泄，而常规的临床检查可能无法检测到这种变化。目前已有估计老年患者肾小球滤过率的公式，而肝排泄变化的估计仍然是一个挑战。

患有多种疾病的患者通常会使用多种药物，特别是当他们就诊于多学科医生时。药物不良反应、药物-药物相互作用和依从性差的风险会随处方药物的数量和衰弱的严重程度而增加。减少药物不良事件的一般原则如下：①始终要求患者携带所有使用的药物，包括处方药、非处方药、维生素补充剂和草药制剂（“棕色袋试验”）；②筛查不必要的药物，无明确适应证的药物应停用；③根据药物种类和用法用量简化方案，尽量避免频繁更换，并尽可能使用单日剂量方案；④尽可能避免使用昂贵或不在医疗保险范围内的药物；⑤尽量减少绝对必要的药物数量，并始终检查可能的相互作用；⑥确保患者或护理人员了解给药方案，并提供清晰的书面说明；⑦安排定期药物审查。

残疾和从突发致残的受损中恢复 自我护理和家庭管理中残疾的患病率随着年龄增长急剧增加，女性往往高于男性（图 9-5）。老年人的身体和认知功能可反映其整体健康状况，并且能比其他生物医学措施更准确地预测医疗保健利用水平、体制化程度和死亡率。因此，评估功能和残疾以及预测残疾风险是老年医学的基石。无论其定义标准如何，衰弱都是残疾的强危险因素。由于这种强相关性，目前将身体功能和活动性作为衰弱的标准。但是，在储备和代偿耗竭之后，残疾发生在衰弱过程的后期。在衰弱发展早期，身体成分变化、适应性降低、稳态失调和神经退行性变可以在不影响日常功能的情况下开始。与年轻人的残疾相反，(可找到明确的主导原因，衰弱老年人的残疾几乎均为多因素。这通常涉及多处衰老进程的紊乱，即使诱发因素与单一因素。脂肪量过多、肌肉力量差、瘦体重减少、健康状况不佳、能量效率降低、营养摄入不足、抗氧化微量营养素循环水平低、促炎性标志物水平高、神经系统功能障碍和认知功能障碍都会导致残疾。衰弱老年人残疾的多因素性质降低了其代偿能力并干扰功能恢复。例如，小腔隙性卒中导致年轻高血压患者平衡问题时可以通过站立和行走使双脚进一步分开来克服，这是一种需要大脑适应、增强肌肉和高能量供应的策略。同样的小腔隙性卒中可能会导致已神经退行性变和衰弱的老年人发生灾难性残疾，而这种老年人的代偿能力较弱。因此，旨在预防和减少老年人残疾的干预措施应关注致病因素和代偿系统两方面。在腔隙性卒中的情况下，促进运动功能的干预措施包括预防卒中、平衡康复和力量训练。

根据经验，对老年人残疾病因的评估和干预策略的制订应始终考虑导致衰弱的 4 个主要衰老过程。最受欢迎的残疾评估方法之一是由美国医学研究所（1992）提出的国际损伤、残疾和障碍分类（世界卫生组织，1980）修订版。这种分类通过 4 个步骤推断出因果关系：病理学（疾病）、损伤（疾病的身体表现）、功能限制（整体功能，如行走、抓取、爬楼梯）和残疾（在环境中履行社会职责的能力）。在实践中，功能限制和残疾的评估可以通过以下方式进行：①关于执行基本自我护理或较复杂 ADL 的能力的自我报告问卷；②评估特定方面的基于表现的身体功能评估，如平衡、步态、手部灵活性、协调性，灵活性和耐力。表 9-4 提供了可用于评估老年人身体功能的标准工具的简明列表。2001 年，WHO 正式批准一种新的分类系统，即国际功能、残疾和健康分类（ICF）。在 ICF 分类中，健康参数依据机体功能和结构指标及活动和社会参与水平两方面分为生物、个体及社会 3 个维度。正文中既纳入了个体的功能和残疾程度，也包含一系列环境因素，并开发了针对身体机能、活动水平和社会参与的一套详细代码。ICF 系统在欧洲被广泛应用，并且在美国越来越受欢迎。无论使用何种分类系统，医疗保健提供者都应该尝试确定可修正因素，以尽量减少残疾。本章将讨论其中的许多因素。本章未涉及衰老相关的重要问题，包括痴呆（详见第二十七章）和其他认知障碍，包括失语症，记忆丧失和其他局灶性脑疾病（详见第二十八章）。

老年综合征 老年综合征一词包括老年人常见；对功能和生活质量产生有害影响；具有多因素病理生理学机制，通常涉及与主要症状无关的系统；具有常规临床表现的临床症状。老年综合征包括尿失禁、谵妄、跌倒、压疮、睡眠障碍、进食或喂食困难、疼痛和情绪低落。此外，痴呆和身体残疾有时也被认为是老年综合征。在这种情况下，综合征一词可造成误导，因为它最常用于描述具有单一病因的症状和体征模式。相比之下，老年综合征这一术语指的是“当多个系统中的损伤累积效应使老年人易感性增大时发生的多因素健康状况。”根据这一定义，老年综合征反映了个体易感性与暴露于应激原或刺激之间复杂的相互作用。该定义较好地佐证了如下观念：老年综合征应被视为多种衰弱表型的结果，且它们病因中的共同危险因素很少。事实上，在不同衰老表型组合及不同发生率的背景下，几乎所有老年综合征患者均存在……实际上，在各种组合和频率中，实际上所有老年综合征的特征均为身体成分变化、能量缺口、信号失衡和神经退行性变。例如，逼尿肌（膀胱）活动度差是一种多因素老年症状，可导致衰弱老人尿潴留。其特征在于逼尿肌损失、纤维化和轴突变性。促炎性状态和缺乏雌激素导致膀胱肌肉损失和逼尿肌活动度差，而慢性尿路感染可能导致逼尿肌过度活动，这些因素都可能导致尿失禁。

由于篇幅有限，本章只涉及谵妄、跌倒、慢性疼痛、尿失禁和厌食症。有兴趣的读者可以参考老年医学教科书了解其他老年综合征。

谵妄 （详见第二十六章）谵妄是一种注意力不集中的急性疾病，随着时间的推移而波动。谵妄发生于 15%～55%的住院老年患者。谵妄以前被认为是短暂且可逆的，是老年人手术、慢性疾病或感染的正常结

表 9-4 老年患者的功能评估工具

评估工具	评估方式	具体活动/参考文献	备注
日常生活活动能力独立性指数	自我报告	无法完成洗澡、穿衣、如厕、移动、控制大小便及进食，或需要他人协助完成上述动作 文献：S Katz et al：JAMA 185：914，1963	简短易行，但是主观性强
工具性日常生活活动能力量表	自我报告	无法拨打电话、乘坐汽车或公共交通工具、购物、做饭、做家务、服药及理财 文献：MP Lawton et al：Psychopharmacol Bull 24：609，1988	简短易行；内含性别偏倚和文化偏倚项目
功能独立性评定	多学科团队共识	运动功能（进食、梳洗、洗澡、穿衣、如厕、控制大小便、移动、步行及爬楼梯）；认知功能（听力、理解力、语言表述能力、社交能力、问题处理能力及记忆力） 文献：RA Keith et al：Adv ClinRehabil 1：6，1987	由经过培训的医疗专家进行
Barthel 指数	专业评估	独立完成或需要协助完成进食、床椅间转移、梳洗、往返厕所、洗澡、行走、爬楼、穿衣、控制大小便 文献：FI Mahoney et al：Md State Med J 14：61，1965	由经过培训的医疗专家进行
行动能力问卷	自我报告	步行 0.25 英里（1 英里＝1609.344 米）和（或）爬楼非常困难	简短易行
简易体能状态量表	客观衡量	步行 4 m 需要的时间、从椅子上反复站起 5 次，以双脚并拢站立、半前后位站立、前后位站立顺序各保持平衡 10 s 文献：JM Guralnik et al：J Gerontol 49：M85，1994	需经培训
Berg 平衡量表	客观衡量和专业评估	完成 14 项与平衡相关动作的能力 文献：KO Berg et al：Arch Phys Med Rehabil 73：1073，1992	通常由物理治疗师应用
步行速度	客观衡量	测量步行 4 m 的速度 文献：S Studenski：J Nutr Health Aging 13：878，2009	简易实用，但是仅限于具有行走能力者
6 分钟步行试验	客观衡量	6 分钟步行的距离 文献：GH Guyatt：Can Med Assoc J 132：919，1985	活动和行走能力/耐力的良好评定指标
长距离走廊行走（400 m）	客观衡量	快步行走 400 m 的时长 文献：AB Newman et al：JAMA 295：2018，2006	相比 6 分钟步行试验难度更大

果。谵妄可能与痴呆风险显著增加有关，并且是发病率、住院时间延长和死亡的独立危险因素。在高龄老年人中，这些相关性极强。图 9-16 为用于评估和管理住院老年患者谵妄的流程。谵妄的临床表现不一，但共同特征如下：①意识水平迅速下降，难以集中、转移或维持注意力；②痴呆无法解释的认知改变（语无伦次、记忆缺失、定向障碍、幻觉）；③有提示认知障碍、衰弱和合并症的病史。谵妄最强的诱发因素是痴呆，以及任何与慢性或一过性神经系统功能障碍（神经系统疾病、脱水、饮酒、精神活性药物）和感觉（视觉和听觉）剥夺相关的其他疾病，这些相关性表明，谵妄是一种脑功能易感性状态（神经退行性变或一过性神经元损伤），它妨碍了在应激事件时避免失代偿。许多应激情况被认为是诱发因素，包括手术；麻醉；持续性疼痛；阿片类药物、麻醉剂或抗胆碱能药物治疗；睡眠剥夺、固定；缺氧；营养不良；代谢和电解质紊乱。通过针对诱发因素的筛查和预防策略，可以减少谵妄的发生和降低严重程度。意识模糊评估法是一种简单且经过验证的院内筛查工具。治疗的三大支柱包括：①立即识别和治疗诱发因素；②停用可能促进谵妄发作的药物；③支持治疗，包括纠正缺氧、脱水、改善营养、制动及环境因素。在谵妄特殊病房接受治疗的患者是否比不接受治疗的患者有更好的结果仍然存在争议。应避免身体束缚，因为它们往往会增加躁动和外伤。应尽可能避免药物治疗，因为在某些情况下可能会延长或加重谵妄。首选的治疗方法是低剂量氟哌啶醇。在患有急性疾病或其他应激条件下的患者中，仍然难以减少谵妄。基于膳食补充剂或在术前和术后小心使用止痛药和镇静剂的干预措施仅取得部分成功。

跌倒和平衡障碍 步态不稳和跌倒是老年人的严重问题，因为其不仅可导致受伤，还可导致活动受限、医疗保健利用率增加，甚至死亡。与所有老年综合征一样，平衡障碍和跌倒往往是多因素的，并且与导致衰弱的衰老系统障碍密切相关。肌肉力量差、基底神经节和小脑的神经损伤、糖尿病和周围神经病变都是

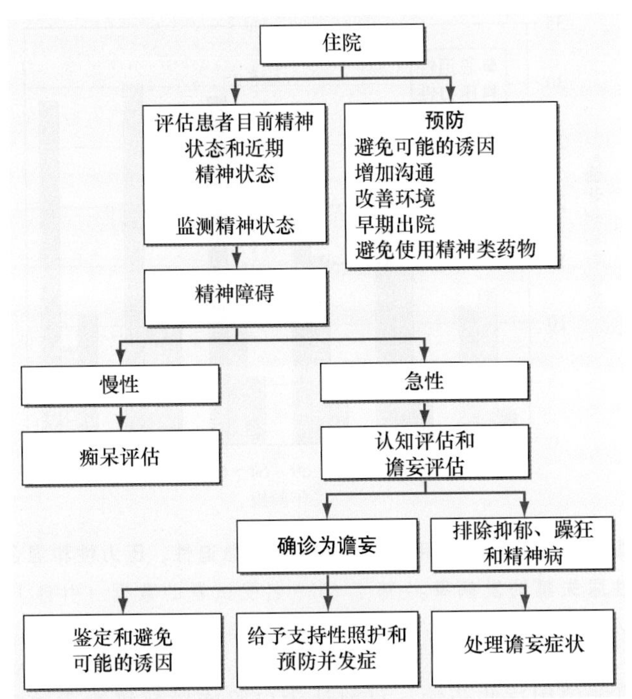

图 9-16 评估和管理住院老年患者谵妄的流程图（引自 SK Inouye：N Engl J Med 354：1157，2006.）

跌倒公认的危险因素。因此，评估和管理需要跨越整个衰弱谱系的结构化多系统方法。因此，预防或减少步态不稳和跌倒的干预通常需要联合使用医疗、康复和环境改变方法。美国老年病学会发布的跌倒评估和管理指南建议询问所有老年人跌倒和感知步态不稳的情况（图 9-17）。具有多次跌倒病史的患者以及持续一次或多次创伤性跌倒的患者应接受步态和平衡评估，以及有针对性的病史采集和体格检查来检测感觉、神经系统、脑、心血管和肌肉骨骼的影响因素。干预方法取决于所确定的因素，但通常包括药物调整、物理治疗和家居改造。针对降低跌倒风险策略的 meta 分析发现，多因素风险评估和管理以及单独针对性治疗运动是有效的。每日补充 800 IU 维生素 D 也有助于减少跌倒，尤其是维生素 D 水平低的老年人。

持续性疼痛 多种原因的疼痛是老年人在初级护理中报告的最常见症状，在急性护理、长期护理和姑息治疗中也很常见。急性疼痛和癌性疼痛不在本章详细介绍。持续性疼痛可导致活动受限、抑郁、睡眠障碍和社会隔离，并增加药物引起不良事件的风险。持

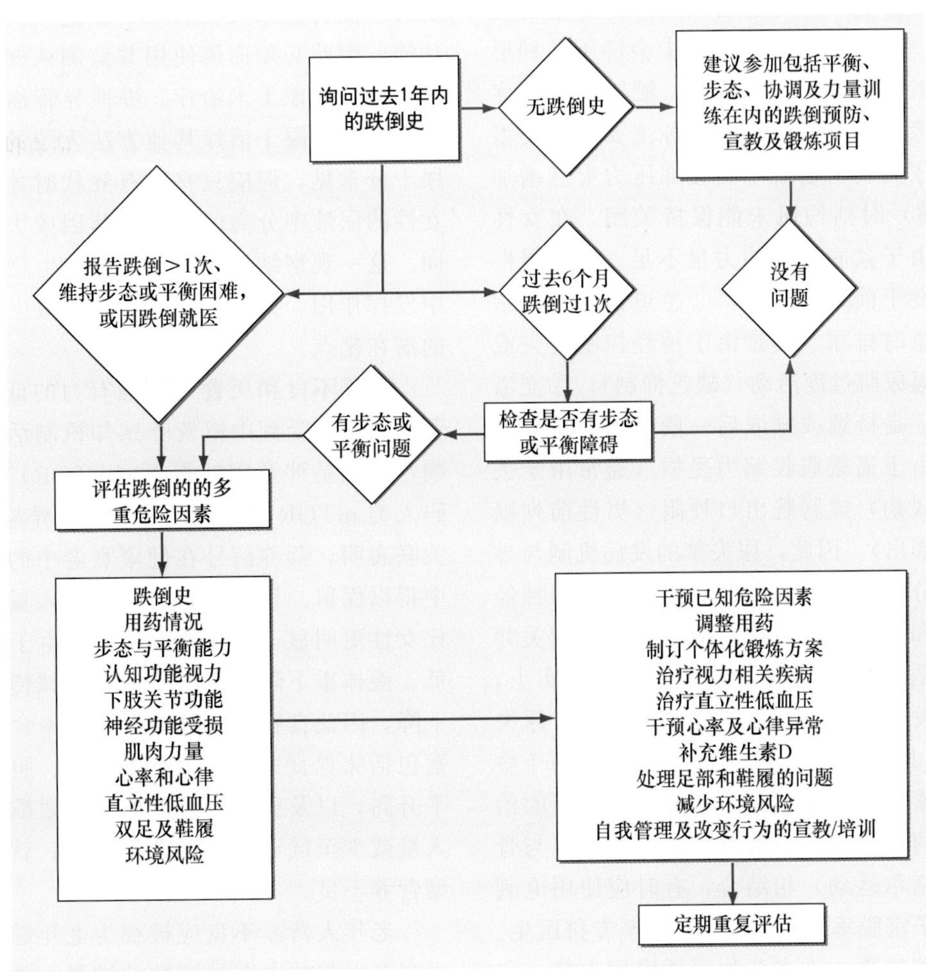

图 9-17 评估和管理老年患者跌倒的流程图（引自 American Geriatrics Society and British Geriatrics Society：Clinical Practice Guideline for the Prevention of Falls in Older Persons. New York，American Geriatric Society，2010.）

续性疼痛最常见的原因是肌肉骨骼异常，但也经常发生神经性疼痛和缺血性疼痛，以及多种并发原因。骨骼的机械和结构的改变常会导致身体其他部分的继发性问题，尤其是软组织或肌筋膜部分。结构化病史应采集有关疼痛的性质、严重程度和时间特点的信息。体格检查应侧重于背部和关节、触发点和关节周围区域，及可能的神经根痛模式和周围血管疾病的证据。根据WHO的建议（第十章），药物治疗应遵循最新进展，并且必须监测好发于该人群的中枢神经系统不良反应。对于持续性疼痛，常规镇痛方案是合适的，并且应该与非药理学方法相结合，如夹板、体育锻炼、热疗和其他方式。可以使用多种辅助镇痛药，如抗抑郁药和抗惊厥药，然而，对反应时间和警觉性的影响可能限制剂量，特别是在患有认知障碍的老年人中。关节或软组织注射可能会有所帮助。患者教育和共同参与目标设定十分重要，因为疼痛通常不能被完全消除，而是被控制到功能最大化且不良反应最小化的可耐受水平。

尿失禁 尿失禁，即无意识漏尿，在老年人（特别是女性）中非常普遍，并对生活质量产生深远的负面影响。大约50%的美国女性在一生中会经历某种形式的尿失禁。年龄增长、白人、分娩、肥胖和合并症都是尿失禁的危险因素。尿失禁的3种主要临床类型如下：①压力性尿失禁，是由于当腹部压力突然增加（如咳嗽或打喷嚏）时括约肌未能保持关闭。在女性中，这种情况是由于盆底肌肉的力量不足，而在男性中，其几乎均继发于前列腺手术；②急迫性尿失禁指无法在有突发尿意时排尿。其是由于神经控制丧失或局部刺激引起的逼尿肌过度活动（缺乏抑制）；③充溢性尿失禁，其特征是持续或排尿后一段时间的尿液滴沥。这种情况是由于逼尿肌收缩力受损（通常由于去神经支配，如糖尿病）或膀胱出口梗阻（男性前列腺肥大和女性膀胱膨出）。因此，尿失禁的发病机制与导致衰弱、身体成分变化（膀胱和盆底肌萎缩）和神经退行性变（中枢和外周神经系统）的衰老系统相关并不令人惊讶。衰弱是尿失禁的强危险因素。事实上，老年女性更容易发生混合性（急迫性+压力性）尿失禁（图9-18）。与其他老年综合征类似，尿失禁源于叠加在应激诱发因素上的易感状态。因此，尿失禁的治疗应同时解决这两个问题。一线治疗是膀胱训练与骨盆肌肉运动（凯格尔运动）相结合，有时应使用电刺激。疑有阴道或子宫脱垂的女性应该转诊至专科医生。应检查并治疗尿路感染。许多药物可诱发尿失禁，包括利尿剂、抗抑郁药、镇静催眠药、肾上腺素能受体激动剂或阻滞剂、抗胆碱能药和钙通道阻滞剂。应尽可能停用这些药物。目前认为口服或局部雌激素治疗可减轻绝经后女性尿失禁的症状，但这一观点仍存有争议。托特罗定、达利那新和非索罗定等抗毒蕈碱药物对于混合性尿失禁有效，但这些药物都会影响认知功能，因此必须谨慎使用并监测认知状态。在某些情况下，应考虑手术治疗。慢性导管插入术有许多不良反应，应仅限于治疗其他方法无效的慢性尿潴留。菌尿十分常见，但应只有在有症状时才治疗。从尿失禁女性的尿液中分离的细菌群落因尿失禁类型不同而不同。这一观察结果表明，膀胱微生物群可能在尿失禁中发挥作用。如果是这样，这种微生物群将成为治疗的潜在靶点。

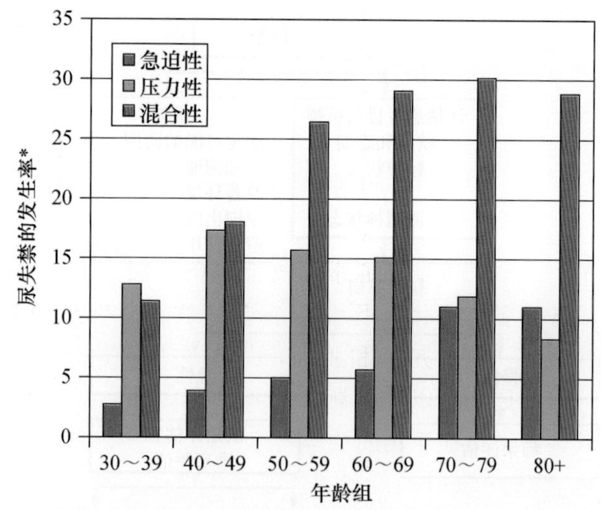

图9-18 不同年龄组女性（3552名）急迫性、压力性和混合性尿失禁的发病率。* 基于3553名受试者的数据（引自JL Melville et al：Arch Intern Med 165：537，2005.）

营养不良和厌食 有强有力的证据表明，健康哺乳动物寿命受到中枢营养感知机制活性变化的极大影响，特别是涉及雷帕霉素（mTOR）网络的那些。编码人类mTOR的基因的多态性变异与长寿有关。这种关联表明，营养信号在健康衰老中的作用可能在人类中得以保留。正常衰老与食物摄入量下降有关，男性比女性更明显。在某种程度上，由于体育活动水平较低、瘦体重下降和蛋白质周转率减慢可导致能量需求下降，因此食物摄入量减少。减少食物摄入的其他因素包括味觉丧失、胃顺应性降低、胆囊收缩素循环水平升高，以及男性瘦素增加伴低睾酮水平。当食物摄入量减少至低于能量需求水平时，就会导致能量缺乏型营养不良。

老年人营养不良应被视为老年综合征，因为它是由衰老引起的内在易感性的结果，并且由多种原因引起。许多老年人倾向于单调饮食，缺乏食用足够的新鲜食物、水果和蔬菜，因此摄入的重要微量营养素不足。老年人营养不良与多种不良健康结果相关，包括肌肉功能受损、骨量减少、免疫功能障碍、贫血、认知功能降低、伤口愈合不良、手术恢复延迟，以及跌倒、残疾和死亡的风险增加。尽管存在这些潜在的严重后果，但营养不良往往未受到重视，因为体重减轻往往会被患者和医生忽视。肌肉萎缩是体重减轻和营养不良的常见特征，通常与皮下脂肪的减少有关。体重减轻的主要原因是厌食症、恶病质、肌肉减少症、吸收不良、代谢亢进和脱水，几乎均为多原因组合。上述很多原因可以被检测和纠正。癌症仅占老年人体重减轻和厌食症病例的10%～15%。其他重要原因包括近期采取长期护理措施、急性疾病（通常伴有炎症）、住院卧床休息1～2天、抑郁症、导致厌食和恶心的药物（如地高辛和抗生素）、吞咽问题、口腔感染、牙齿问题、胃肠道疾病、甲状腺和其他激素问题、贫困和孤立、难以获取食物。体重减轻也可能由脱水引起，可能与出汗过多、腹泻、呕吐或液体摄入减少有关。早期识别最为重要，需要仔细监测体重。应教导患者或护理人员在家中定期记录体重，每次就诊时也应对患者进行称重，并在病历中连续记录体重。如果怀疑营养不良，正式评估应从标准化筛查工具开始，如迷你营养评估、营养不良通用筛查工具或简化营养食欲调查问卷。迷你营养评估包括有关食欲、进食时间、进餐频率和味觉的问题。对于老年人未来体重减轻≥5%，其敏感性和特异性>75%。可应用多种营养补充剂，并应及早使用以防止更严重的体重减轻及其后果。当老年患者营养不良时，应尽量宽松饮食，放宽饮食约束。应在两餐之间给予营养补充剂，以避免在进餐时干扰食物摄入。有限的证据支持使用这药物来治疗体重减轻。最常用于老年人的两种抗厌食药物是甲地孕酮和屈大麻酚，两者都可以增加体重。然而，其增益主要是脂肪，而不是肌肉，且两种药物都有严重的副作用。屈大麻酚是一种用于姑息治疗的有效药物。几乎没有证据表明超重老年人减肥会延长寿命。70岁以后减肥应该限于极度肥胖的人，并且应该始终遵循临床指导。

衰老表型如何影响疾病表现

老年人的常见疾病可能出现意想不到的非典型临床特征。大多数与年龄相关的临床表现、进展和治疗反应的变化是由于疾病病理生理学与年龄相关的系统失调的相互作用。一些疾病，如帕金森病（PD）和糖尿病，可直接影响衰老系统，因此对衰弱及其后果具有灾难性影响。

帕金森病 大多数PD始发于60岁以后，并且发病率逐渐增加直至约80岁。长期以来，人们一直认为大脑老化与PD相关。黑质纹状体系统随衰老而恶化，并且许多老年人易发展为轻度运动障碍，其特征在于运动迟缓和弯腰体位，其类似于轻度PD。有趣的是，在PD中，发病年龄较大与步态、平衡、姿势和认知障碍更严重和更快衰退有关。PD的这些与年龄相关的运动和认知表现往往对左旋多巴或多巴胺激动剂的治疗反应差，特别是在高龄老年人中。相比之下，发病年龄与其他典型PD症状的严重程度和进展无关，如震颤、僵硬和运动迟缓，也不影响这些症状对左旋多巴的反应。老年人PD特征的模式表明，晚期PD可能反映了易感脑区正常细胞代偿机制的失效，并且这种易感性因年龄相关的神经退行性变而增加，使得PD症状对左旋多巴治疗尤为抵抗。除运动症状外，老年PD患者会出现肌肉量减少（肌肉减少症）、饮食失调和健康水平低下。因此，PD是衰弱及其后果的强危险因素，包括残疾、合并症、跌倒、尿失禁、慢性疼痛和谵妄。老年PD患者使用左旋多巴和多巴胺能激动剂需要复杂的给药方案。因此，优选缓释制剂。多巴胺能药物和抗胆碱能药物都会增加意识混乱和幻觉的风险。通常应避免使用抗胆碱能药物。多巴胺能药物的认知副作用为剂量限制性。

糖尿病 糖尿病的发病率和患病率均随年龄增长而增加。在≥65岁的人群中，患病率约为12%（非洲裔美国人和西班牙人患病率较高），这反映了人口老龄化和肥胖流行的影响。糖尿病会影响导致衰弱的4个主要衰老系统。肥胖（特别是内脏肥胖）是胰岛素抵抗、代谢综合征和糖尿病的强危险因素。糖尿病与肌肉量减少和肌肉萎缩加速有关。糖尿病患者RMR升高且身体状况差。糖尿病与多种激素失调、促炎性状态和过度氧化应激有关。最后，糖尿病诱导的神经退行性变涉及中枢和外周神经系统。鉴于这些特征，糖尿病患者更易衰弱，并且发生身体残疾、抑郁、谵妄、认知障碍、尿失禁、创伤性跌倒和持续性疼痛的风险较高了。因此，对老年糖尿病患者的评估应始终包括对这些情况的筛查和危险因素评估。

在年轻和成年患者中，主要的治疗目标是严格的血糖控制，旨在使血红蛋白A1c水平达到正常值（即≤6%）。然而，通过使用不太激进的血糖控制目标可获得最佳风险/效益比。事实上，在随机临床试验中，严格的血糖控制与较高的死亡率相关。因此，血红蛋白A1c更合理的目标是7%或略低于7%。治疗目标在衰弱老年人中可进一步改变，这些老年人具有低血糖并发症且预期生存时间<5年，其预期寿命不足5年，

此类患者 HbA1c 的控制目标应放宽（如 7%～8%），每 6～12 个月进行监测。老年糖尿病患者的低血糖症状尤难识别，因其出现自主神经系统症状的血糖阈值较年轻糖尿病患者低，尽管两种人群的代谢反应和神经系统损伤类似。低血糖的自主神经系统症状常可被β受体阻滞剂掩盖。相比于健康的、活动水平较高的老年人，衰弱老年人出现严重低血糖的风险更高。对于 2 型糖尿病的高龄患者，严重低血糖的发作次数与更高的死亡风险、更严重的微血管并发症及更高的痴呆风险有关。因此，疑诊低血糖或有低血糖发作史的患者（尤其是衰弱或残疾患者），需较宽松的血糖控制目标，并需对其进行低血糖相关教育和密切临床随访。氯磺丙脲的半衰期较长，特别是在老年人中，故应该避免使用，因为它与低血糖高风险相关。二甲双胍应慎用，且仅限于无严重肾功能不全的患者。肾功能不全应通过估算的肾小球滤过率来评估，在肌肉量减少的高龄患者中，可通过收集 24 h 尿液来直接测量肌酐清除率。饮食和运动等生活方式的改善以及少量减肥可以预防或延缓高风险人群的糖尿病，并且比二甲双胍治疗更有效。在饮食和运动研究中，2 型糖尿病的风险可降低 58%，这种影响在所有年龄段和所有种族中均相似。标准治疗加二甲双胍可使风险降低 31%。

老年人护理路径

改变病理生理学和共病对临床决策的影响　老年人更容易出现疾病的非典型表现和共病情况，这对医疗实践和临床决策高质量循证依据的产生有重要影响。随机临床试验（高质量证据的基础）倾向于排除具有非典型表现、共病或功能限制的老年人。在多数条件下，临床试验参与者的平均年龄比该病患者人群的平均年龄小 20 岁。临床实践指南和护理质量指标一次只关注一种情况，并且通常不考虑共病情况对每组建议的安全性和可行性的影响。这些以疾病为中心的建议往往会导致医疗支出分散。因此，关于患有多种慢性病的老年人的临床决策必须权衡多个影响因素，包括患者的意愿和偏好、多种疾病之间潜在的有益和有害的相互作用及其治疗方法、预期寿命和实际问题，如运输、对检查或治疗的合作能力。

为老年人提供医疗保健的组织　衰老复杂的生理学机制导致多种共存的医疗问题和功能性后果，这些问题通常为慢性、反复发作和缓解。结合老龄化的社会问题（如丧偶或缺乏护理人员），这些医疗和功能因素使老年人有时必须利用非医疗服务来满足功能需求。这些医疗、功能和社会因素的最终结果是老年人会在各种情况下使用许多医疗保健和社会支持服务。因此，无论是全科医生还是专家，内科医生都有责任熟悉患者所能使用的设备和服务的具体范畴。

对于许多情况，医疗保险报销需要基于特定适应证的医嘱，因此医院医生或转诊医生必须熟悉资格要求。表 9-5 总结了常见护理的服务类型和支付来源。在住院期间出现新的残疾的老年人有资格获得康复服务。住院患者的康复需要每天至少 3 h 的积极康复活动，并且仅限于特定诊断。急症后照护中提供越来越多的康复服务，其所需的服务强度不那么严格。急症后照护也用于复杂的护理服务，如提供和监督长期肠外用药或伤口护理。根据现行政策，医疗保险仅在符合条件的医疗、护理或康复服务时才涵盖急症后照护。此外，医疗保险不承担养老院护理，并且必须使用个人资产支付养老院护理，直到所有资源都被消耗完时才属于医疗保险的范围。

医疗补助是一种州-联邦合作伙伴关系，其最大的单项支出是养老院护理。因此，在养老院中对个人护理的长期日常辅助的需求会消耗大部分州医疗补助预算以及个人资产。因此，慢性养老院护理的替代方案对于州、患者和家庭来说非常有意义。一些州已经推出了医疗补助计划资助的日托计划，有时是基于“全

表 9-5　老年患者的照护类型

类型	服务内容	支付来源
医院急症照护	普通照护环境无法提供的内科、外科和精神科服务	医疗保险、医疗补助和个人保险
急诊室	复苏、稳定病情、分诊、处理	医疗保险、医疗补助和个人保险
住院康复	在医院内为特定疾病提供基于团队、医生督导下的强化康复治疗	医疗保险、医疗补助和个人保险
门诊	长期、紧急或预防性服务	医疗保险、医疗补助和个人保险
急症后照护	住院后的内科、护理和康复服务，通常在医院或养老院	符合医疗保险条件者给付长达 100 天
长期照护	住宿项目，为生活可自理的人群提供日常护理服务	医疗补助、个人付费和长期照护保险
生活辅助	住宿项目，为依赖家庭管理的人群提供基础护理和家政服务	个人付费
家庭健康照护	为社区人群提供护理及康复服务	医疗保险、医疗补助
日间项目	规定时间内在指导下提供护理服务	个人付费

方位高龄照护计划”（PACE）模式。在这种情况下，具备享受 Medicare 和 Medicaid 双重医疗保险或长期养老院照护条件的老年人可获得整合的就医及功能方面的服务，以及参加日托项目。

对于大多数老年人，护理人员必须在工作日的晚上和周末提供帮助。根据现行政策，家庭保健服务不在家中提供长期功能性援助，而针对活动受限、无法离家的老年人可提供短期医疗和康复照护。一些私人或公共社区机构都可以提供家政和家庭护理服务，以帮助有功能需求的老年人，但这可能有收入要求或可能需要昂贵的个人费用。

在过去十年中，多种生活辅助设备如雨后春笋般涌现。这些辅助设备不提供传统养老院般的 24h 照护监督及个人生活协助等服务，但两者的差别正逐渐模糊。大多数生活辅助设备可提供餐饮、发药及家政服务，但需要居民有能力自行前往就餐场所。此外，大多数类型只接受居民及其家人的个人支付，因此对于经济能力有限的老年人来说很难获得。一些州正在探索低成本住宿护理服务的覆盖范围，如家庭护理院。

协同照护模式 老年人护理的复杂性和分散性导致成本增加和医源性并发症的风险增加，如漏诊、药物不良事件、功能进一步恶化，甚至死亡。这些严重后果使人们对通过医疗团队进行的协同照护产生浓厚兴趣，其目标是减少不必要的成本并预防不良事件。表 9-6 列出了 2009 年美国医学研究院报告中推荐的基于证据的护理协同模式。尽管现代信息技术并未在特定照护团队中被提及，但这一技术确保了跨地区医务工作者可共享一致且便捷的信息资源。所有团队计划均旨在预防和管理慢性和复杂问题。来自临床试验或准实验研究的证据支持每种模式的益处，并且一些模式的数据足以进行 meta 分析。研究之间或照护类型之间获益的证据并不总一致，但证据支持其可提高照护质量、生活质量、功能、生存率和医疗保健成本及使用。一些照护模式为疾病特异性，并且集中于常见的慢性病，如糖尿病、充血性心力衰竭、慢性阻塞性肺疾病和卒中。使用这些模型的一个挑战是大多数老年人同时具有多种疾病，因此需要来自多个项目的服务，而这些项目可能无法互通。

大多数照护模式在当今的医疗保健系统中很难实

表 9-6 基于循证医学的老年患者护理协调模式（美国医学研究所，2009 年）

模型	团队成员	服务内容
跨学科初级护理“医疗之家”	初级护理医师、社工、护士、护师及其他照护工作协调人员	跨学科协调医疗和社会需求
个案管理	护士或社工	对患者和家属进行教育和宣传，在某些情况下，负责医疗提供者和护理机构的交流
疾病管理	护士	特殊慢性病的健康教育和随访支持
预防家访	医生、护士、社工及其他	在家中进行身体、心理、功能和社会状况的结构化评估，并提出护理和预防建议
老年门诊综合评估和管理	医生、护士、社工及其他（如药师、康复治疗师、心理医师）	在门诊进行身体、心理、功能和社会状况的结构化评估，并提出护理和预防建议。某些项目还负责执行这些建议
药品管理	药师	审查和建议有关的所有用药方案
慢性病自我管理	护士、健康教育者或其他工作人员	针对特定慢性病的健康教育和指导
预防性康复	康复治疗师	在家中或门诊对残疾老年人进行预期评估、治疗性运动和辅助技术
照护提供者服务	社工、心理医师及其他卫生专业人员	为患有慢性功能性和精神卫生问题的老年人提供教育、咨询和转诊建议
出院/过渡协调	护士、护师	出院前后对患者及家属进行护理规划及教育
家庭护理	医生、护士、药师	给予可替代住院或缩短住院时间的诊断性检查和治疗
养老院照护	护师或助理医师	定期评估和护理规划，以及对慢性病护理工作者的培训
医院谵妄综合照护	医生、护士	在医院内预防、筛查、管理谵妄
老年住院患者的综合评估和管理	医生、护士、社工及其他（如药师、康复治疗师、心理医师）	专门为住院患者设置，如老年急性护理（ACE）病房或多学科小组，为医疗、心理健康、功能和社会需求提供评估和建议。ACE 病房和一些小组负责执行建议

经允许引自 C Boult et al：J Am Geriatr Soc 57：2328，2009.

施，因为非医生服务不予报销，非“面对面”就诊情况下医生的工作亦不予报销。因此，退伍军人事务部医疗保健系统、医疗保险管理服务提供者和其他赞助机构开发了多种模式。医疗保险开发了一系列示范项目，其可扩大证据基础并为决策者服务。近来，人们一直致力于通过责任医疗组织（accountable care organization）和患者为中心的“医疗之家”推动协同照护。但是，此类照护的流程及目的必须从关注具体疾病的特异性指标发展为关注非特异性指标。如优化功能状态，重点关注对患者重要的结果，并尽量减少不适当的照护。

老年人的疾病筛查和预防

在老年人中，对于所有无症状患者，预防性检查和干预措施的建议不太一致。指南未能解决健康状况和预期寿命对建议的影响，尽管预防的益处明显受到预期寿命的影响。例如，在大多数类型的癌症中，筛查对预期寿命≤5岁的患者没有益处。目前仍需要开展更多研究为适合于年龄和预期寿命的预防服务建立适当的证据基础。改善健康行为，尤其是增加身体活动和改善营养，可能具促进健康衰老的最大潜力。

疾病筛查

- 骨质疏松症：65岁以后应至少测量1次骨矿物质密度（BMD）。几乎没有证据表明定期监测BMD可以提高对骨折的预测能力。由于双能X射线吸收测定精度的限制，评估之间的最小间隔应为2～3年。
- 高血压：应每年至少测量1次血压或高血压患者应测量更多次。
- 糖尿病：应每3年检查1次血清葡萄糖和血红蛋白A1c，肥胖或高血压患者应测量更多次。
- 脂代谢紊乱：糖尿病或任何心血管疾病患者应每5年或更长时间检测血脂清。
- 结直肠癌：年龄不超过75岁应定期进行粪便潜血试验和乙状结肠镜或结肠镜检查。对于>75岁者，无相关共识指南。
- 乳腺癌：乳房X线检查应在50～74岁之间每2年进行1次。对于>75岁者，无相关共识指南。
- 子宫颈癌：宫颈涂片应每3年进行1次，直至65岁。

预防性干预

- 流感：每年进行疫苗接种。
- 带状疱疹：50岁后接种1次带状疱疹疫苗。
- 肺炎：65岁时接种肺炎球菌疫苗。
- 心肌梗死：患有心血管疾病或心血管疾病风险较高的患者应每日服用阿司匹林。
- 骨质疏松症：补钙1200 mg/d和维生素D≥800 IU。

运动　定期体育运动的概率会随着年龄的增长而降低，在老年人中最低。这种情况是不幸的，因为增加体育活动对老年人有明显的益处，可改善身体功能、肌肉力量、情绪、睡眠和代谢风险。一些研究表明，运动可以改善认知和预防痴呆，但这种关联性仍然存在争议。有氧运动或力量训练在年老体弱的人群中均可行且有益。定期中等强度的运动可以减缓与年龄相关的身体功能下降。美国疾病控制与预防中心建议老年人每周至少进行150 min中等强度的有氧运动（如快走），并应参加肌肉强化运动，这些运动涉及所有主要肌群（腿部、臀部、背部、腹部、胸部、肩部和手臂），每周至少2天。在没有禁忌证的情况下，强度更大且更持久的运动可带来更多益处。至少在锻炼计划开始时，身体衰弱和久坐不动的人可能需要监督指导，以避免跌倒和运动相关的损伤。

营养　老年人极具出现营养不良，许多影响老年患者的问题可以通过改变饮食来解决。如上所述，营养感知是与多种动物模型（包括哺乳动物）不同寿命相关的主要因素。雷帕霉素治疗是唯一与长寿有关的药物干预，可影响营养感知。然而，几乎没有基于老年人不同健康结果的个体化饮食调整的循证指南。即使存在指南，老年人也往往不遵从饮食建议。对老年人同样有效的健康饮食基本原则如下：

- 鼓励食用水果和蔬菜。它们富含微量营养素、矿物质和纤维。全谷物也是很好的纤维来源。请记住，其中一些食品价格昂贵，因此低收入者无法获得。
- 强调良好的水化必不可少。每日液体摄入量应至少1000 ml。
- 鼓励食用脱脂和低脂的乳制品、豆类、家禽和瘦肉。鼓励每周至少吃1次鱼，因为强有力的流行病学证据表明食用鱼类与降低阿尔茨海默病的风险有关。
- 能量摄入（卡路里）与总体能量需求相匹配，以保持健康的体重和BMI（20～27 kg/m^2）。仅在BMI>27 kg/m^2时才建议适度（5%～10%）热量限制。
- 限制食用高热量、高糖和高盐食物。
- 限制摄入饱和脂肪酸和胆固醇含量高的食物。
- 限制饮酒量（每天1杯或更少）。

- 在饮食中添加维生素 D 强化食品和（或）维生素 D 补充剂。很少接触 UVB 辐射的老年人维生素 D 不足的风险较高。
- 确保饮食中含有足够的食物摄入的镁、维生素 A 和维生素 B12。
- 监测每日蛋白质摄入量，健康老年人的摄入量应为 1.0～1.2 g/kg。经常运动或患有慢性疾病者，建议每日摄入更多的蛋白质（即≥1.2～1.5 g/kg），特别是伴有慢性炎症时。在患有严重肾病的老年人中［即估算的肾小球滤过率为 30 ml/(min·1.73 m^2)］，未进行血液透析者应限制蛋白质摄入。

第二部分　疾病表现
SECTION 2　Cardinal Manifestations and Presentation of Diseases

第十章　疼痛：病理生理和管理

Pain：Pathophysiology and Management

James P. Rathmell，Howard L. Fields　著
（张宁　李素芳　译）

医学旨在保护和恢复健康，减轻痛苦。了解疼痛对于这两个目标至关重要。由于疼痛被普遍认为为疾病的信号，故是让患者引起医生注意的最常见症状。疼痛感觉系统的功能是保护机体并维持体内平衡。这可通过对疼痛的察觉、定位和识别潜在或实际的组织损伤过程来实现。由于不同的疾病会产生特征性组织损伤模式，因此患者疼痛的性质、时程和位置提供了重要的诊断线索。医生有责任提供快速有效的疼痛缓解措施。

疼痛感觉系统

疼痛是一种局限在身体某部位令人不快的感觉。它通常也被认为是穿透性或组织破坏性过程（如刺伤、灼伤、扭转、撕裂、挤压）和（或）身体或情绪反应（如恐惧、恶心、令人厌恶）。此外，任何中高强度的疼痛均伴随着焦虑和逃避或终止感觉的冲动。这些特点说明了疼痛的双重性：既是感觉又是情感。当为急性时，疼痛特征性伴随行为唤醒和应激反应，包括血压、心率、瞳孔直径和血浆皮质醇水平升高。另外，往往会出现局部肌肉收缩（如肢体屈曲、腹壁僵硬）。

外周机制

初级传入伤害性感受器　周围神经由 3 种不同类型神经元的轴突组成：初级感觉神经元、运动神经元和交感神经节后神经元（图 10-1）。初级感觉神经元的胞体位于椎孔内的背根神经节中。初级感觉神经元轴突有两个分支：一支投射至脊髓，另一支投射至外周的神经支配组织。初级传入神经可根据其直径、髓鞘化程度和传导速度进行分类。Aβ 是直径最大的传入纤维，对轻触和（或）移动刺激最敏感，主要存在于支配皮肤的神经中。正常人的 Aβ 纤维受到刺激时并不会产生疼痛。除此以外，还有两种初级传入神经纤维：直径稍小且具有髓鞘的 Aδ 纤维和无髓鞘（C）轴突（图 10-1）。这些纤维见于分布在皮肤和深部躯体和内脏结构的神经内。但分布于角膜等组织的传入神经仅包含 Aδ 和 C 纤维。多数 Aδ 和 C

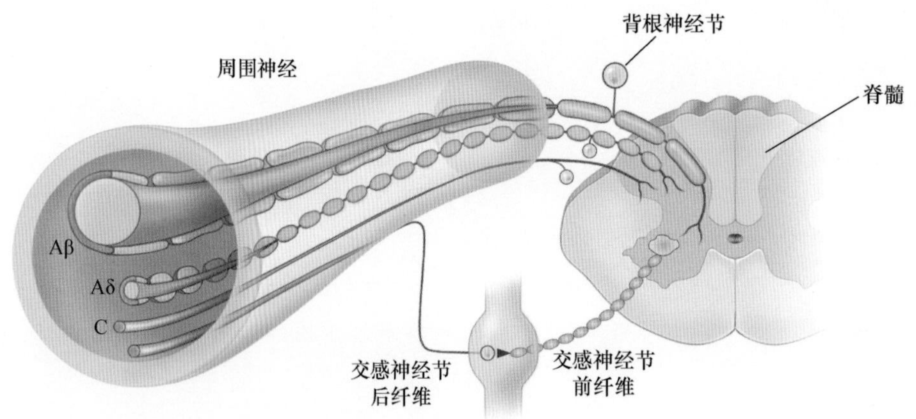

图 10-1　皮肤神经传导的经典结构。图示中存在两种不同功能的轴突：初级传入神经纤维及其位于背根神经节内的胞体，以及交感神经节后纤维及其位于交感神经节内的胞体。初级传入神经包括直径最大的有髓鞘的 Aβ 纤维、直径稍小且有髓鞘的 Aδ 纤维和无髓鞘的 C 纤维。所有交感神经节后纤维均无髓鞘

纤维仅对强烈（疼痛）刺激作出最大反应，并在受到电刺激时产生疼痛的主观体验，因此将其称为初级传入伤害性感受器（疼痛感受器）。当 Aδ 和 C 纤维轴突中的传导被阻断时，机体对疼痛刺激的察觉能力完全被消除。

初级传入伤害性感受器可以对多种不同类型的伤害性刺激做出反应。例如，大多数伤害性感受器可以感受热刺激、严寒、强烈的机械变形（如捏掐）、pH 变化（特别是酸性环境）和化学刺激物，包括三磷酸腺苷（ATP）、血清素、缓激肽和组胺。

致敏 当对受损或炎症组织施加强烈、反复或持续刺激时，将降低激活初级传入伤害性感受器的阈值，并使之对任何强度的刺激均产生更高频的神经冲动。炎症介质如缓激肽、神经生长因子、部分前列腺素和白三烯均参与其中，被称为致敏。致敏可发生于周围神经末梢水平（外周致敏），亦可发生于脊髓背角（中枢致敏）。外周致敏发生于受损或炎症组织内，当炎症介质激活伤害性感受器的细胞内信号传导通路时，促进化学门控通道及电压门控通道的合成、转运并嵌入细胞膜上。这些改变可增加末梢伤害性感受器的兴奋性，并降低其对机械、热及化学刺激产生神经冲动的阈值。炎症反应时由伤害性感受器产生的神经冲动可增加脊髓背角神经元的兴奋性，这被称为中枢致敏。伤害性刺激及其继发的致敏作用可使机体在受到无害性刺激时产生痛觉（即痛觉超敏）。致敏作用具有重要的临床意义，并参与压痛、酸痛及痛觉过敏（对于同等程度的伤害性刺激产生更强烈的疼痛，如中等强度的压力即可引起剧烈疼痛）的产生。日常生活中致敏的典型事例是轻柔地拍击或用热水淋浴晒伤的皮肤即可引起严重的皮肤疼痛。

致敏对深部组织的疼痛和压痛尤为重要。尽管空腔脏器扩张时会产生明显的不适，但内脏通常对有害性机械刺激和热刺激相对不敏感。然而，当深部组织受到可产生炎症介质的疾病过程的影响时，其对机械刺激将变得非常敏感，尤其是关节或空腔脏器。

大多数支配内脏的 Aδ 和 C 传入纤维在正常无损伤以及无炎症的状态下对刺激完全不敏感。也就是说，它们无法被已知的机械刺激或热刺激激活，且不会自发产生神经冲动。然而，当存在炎症介质时，这些传入神经对机械刺激变得敏感。此类传入神经被称为沉默的伤害性感受器，这一特征可以解释在病理条件下相对不敏感的深层结构是如何成为剧烈疼痛及压痛的来源。在致敏过程中，低 pH、前列腺素、白三烯和其他炎症介质如缓激肽均发挥重要作用。

伤害性感受器诱发的炎症 初级传入伤害性感受器也具有神经效应器功能。多数伤害性感受器含有多肽介质，当它们被激活时，此类物质便由外周神经末梢释放（图 10-2）。以 P 物质为例，其是一种 11-氨基酸肽。P 物质由初级传入伤害性感受器释放，具有多种生物活性。它是一种强效血管扩张剂，可使肥大细胞脱颗粒，亦是白细胞的化学性趋化因子，并增加炎症介质的产生及释放。非常有趣的是，关节中 P 物质

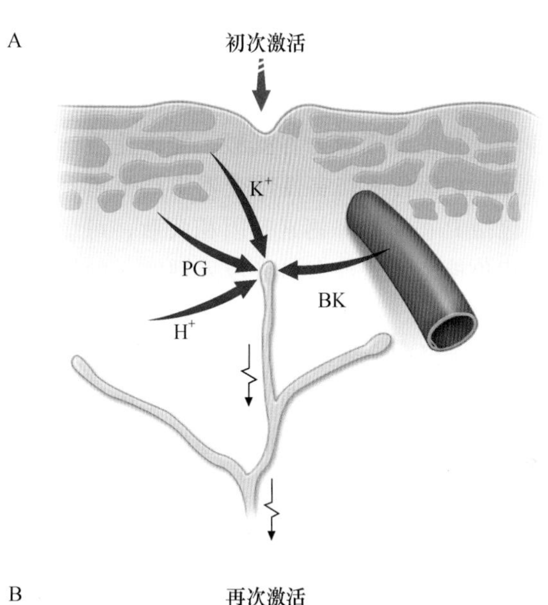

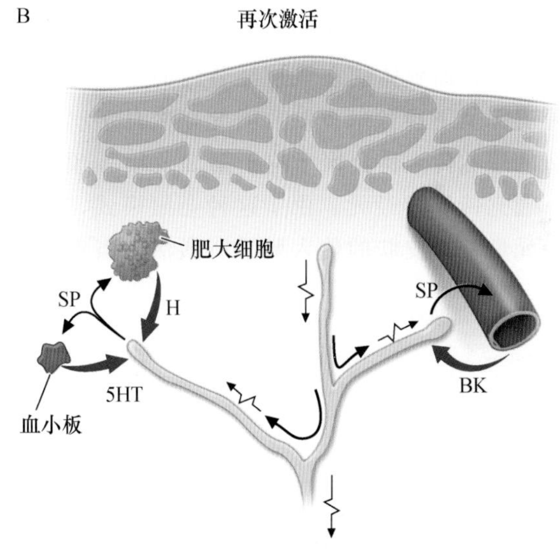

图 10-2 诱发初级传入伤害性感受器被激活、致敏，以及传递致敏作用的事件。A. 高强度的压力刺激及其激发的细胞损伤可直接激活初级传入伤害性感受器。细胞损伤引起 pH 值降低（H^+ 释放），从而释放 K^+，并促进前列腺素（PG）和缓激肽（BK）的合成。前列腺素可增加末梢感受器对缓激肽和其他可诱发疼痛物质的敏感性。**B.** 再次激活。被激活的末梢神经所产生的神经冲动不仅可传递至脊髓，还可传递其他神经末梢，造成肽类物质的释放，如 P 物质（SP）。P 物质可引起血管神经源性水肿，进一步促进 BK 的积聚。P 物质还可诱发肥大细胞释放组胺（H），以及血小板释放 5-羟色胺（5-HT）

耗竭可降低实验模型中关节炎的严重程度。初级传入伤害性感受器不仅是组织损伤诱发伤害的被动信使，还通过这些神经效应器的功能在组织保护中发挥积极作用。

中枢机制

脊髓和牵涉痛 初级传入伤害性感受器的轴突通过背根进入脊髓，止于脊髓灰质的背角（图 10-3）。初级传入轴突的末端与脊髓神经元相接，将痛觉信号传递至大脑负责感知疼痛的部位。当初级传入神经被伤害性刺激激活时，其末端将释放可激活脊髓神经元的神经递质。其主要成分为谷氨酸，能迅速激活脊髓背角神经元。初级传入伤害性感受器末端也可释放肽类物质，包括 P 物质和降钙素基因相关肽，可缓慢但持久激活背角神经元。每个初级传入神经元的轴突连接许多脊髓神经元，并且每个脊髓神经元可接收来自多根初级传入神经的会聚输入。

多根传入神经集中于同一脊髓痛觉传导神经元是产生牵涉痛的基础，具有重要的临床意义。接收来自内脏及深部肌肉骨骼结构传入信息的脊髓神经元，同样接收来自皮肤的传入信息。会聚模式取决于分布于某一结构的传入神经所属背根神经节的脊髓节段。例如，分布于膈肌的传入神经来源于第 3 及第 4 颈神经背根神经节，而胞体同在该神经节内的初级传入神经还支配肩部及下段颈部皮肤。因此，来自于肩部皮肤或膈肌的感觉传入将会聚于位于第 3 及第 4 颈椎节段的同一痛觉传导神经元。由于这种会聚模式，以及脊髓神经元最常被皮肤的传入刺激所激活，当来源于深部组织的传入刺激激活脊髓神经元时，病变常被患者误定位至大致与同一脊髓节段所支配的皮肤区域相应的位置。因此，膈肌周围炎症的患者通常报告肩部不适。这种由损伤部位产生的痛觉的异常定位即被称为牵涉痛。

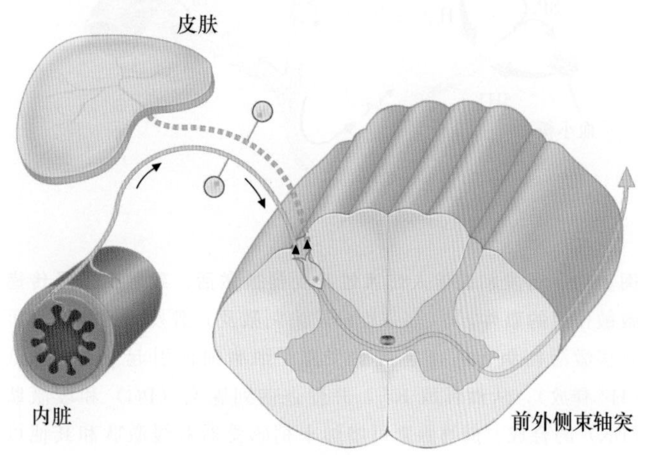

图 10-3 牵涉痛的会聚-投射假说。根据这一假说，内脏伤害性感受器的传入纤维与分布于皮肤的伤害性感受器传入纤维会聚于同一痛觉传导神经元，故大脑无法明确疼痛的真实来源，并错误地将痛觉“投射”至相应的皮肤区域

痛觉的上行传导通路 绝大多数与初级传入伤害性感受器相连的脊髓神经元轴突位于对侧丘脑。这些轴突构成对侧脊髓丘脑束，位于脊髓前外侧白质、延髓侧缘、脑桥侧部及中脑。脊髓丘脑束是人体重要的痛觉传导通路，其阻断会引起永久性痛觉缺失及温度感知障碍。

脊髓丘脑束轴突上行传导至丘脑的多个区域。自这些丘脑部位投射至大脑皮层不同区域的痛觉信号具有显著差异，并产生不同的痛觉体验（图 10-4）。一类丘脑神经元投射至躯体感觉皮层，此类投射仅介导痛觉，如疼痛部位、强度及性质。其他丘脑神经元可投射至与情绪反应相关的大脑皮层区域，如扣带回及包括岛叶在内的其他额叶部位。这些传导至额叶的通路可促进疼痛相关情感和不愉快情绪的产生。疼痛相关的情绪会使患者感到痛苦，并使之通过行为极力缓解疼痛。由此产生的恐惧也将与疼痛如影随形。因此，损伤或手术切除可由疼痛刺激激活的额叶区域可消除疼痛相关的情绪症状，并最大程度地保留患者识别有害刺激、感知疼痛的能力。

疼痛调节

强度相似的损伤在不同情况下以及对不同个体所产生的疼痛具有显著差异。例如，运动员即便发生严重骨折也仅感受到轻度疼痛。第二次世界大战中 Beecher 的经典研究揭示了许多参与战争的士兵并未受到因创伤所致疼痛的困扰，但同等程度的疼痛往往会使普通民众极度不适。此外，即便只给出“经治疗能够缓解疼痛”的暗示，亦能显著减轻患者症状（安慰剂效应）。另一方面，许多患者对轻微损伤（如静脉穿刺）即感极度恐惧且无法忍受，甚至在缺乏伤害性刺激时预想疼痛便可产生痛觉。给予“无效的药物可加重疼痛”的暗示能加重患者所感知的疼痛强度（反安慰剂效应）。

预想及其他心理因素可显著影响患者所感知的疼痛强度，这一现象能通过大脑环路可调节痛觉传导通路的活性来解释。其中一条环路与下丘脑、中脑及延髓相连，并通过下行通路选择性地调节脊髓痛觉传导神经元（图 10-4）。

人类大脑成像研究已证实，这一疼痛调节环路在

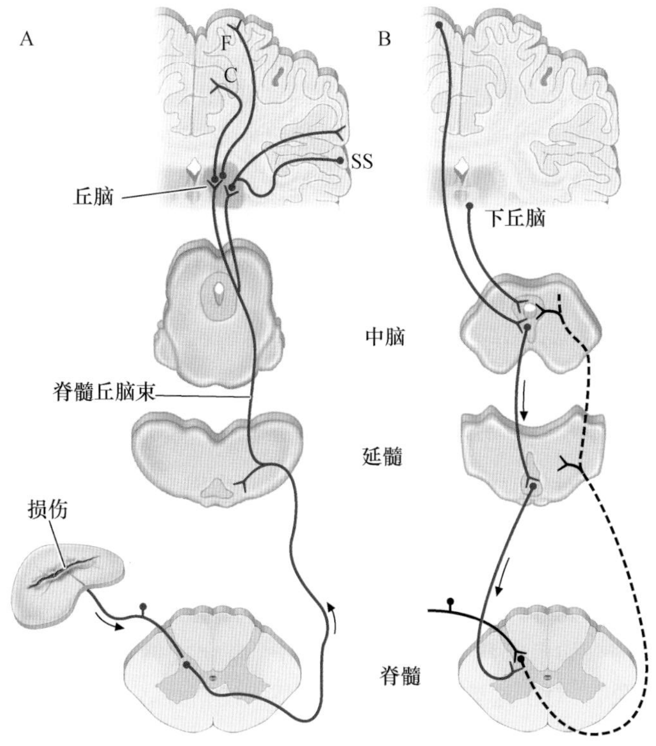

图 10-4 痛觉传导及调节通路。A. 伤害性刺激的传导系统。伤害性刺激激活初级传入伤害性感受器的外周末梢，经换能转变为神经冲动。随后将信号经外周神经传递至脊髓，并在此处与主要的痛觉上行传导通路（脊髓丘脑束）的轴突形成突触，再经丘脑换元，投射至前扣带回（C）、额岛叶（F）和躯体感受器皮层（SS）。**B.** 痛觉调节网络。来自额叶和下丘脑的传入神经可激活中脑内的神经元，后者可调节经延髓神经元换元的脊髓痛觉传导神经元

转移患者注意力、给予其正向建议及阿片类镇痛药物的治疗过程中起到缓解疼痛的作用（图 10-5）。此外，构成该通路的每个结构均存在阿片受体，并对直接使用阿片类药物敏感。对于动物来说，该下行调节系统的病变会降低系统使用阿片类药物（如吗啡）所产生的镇痛作用。与阿片受体共同存在于该疼痛调节环路中的核心成分还有内源性阿片肽，如脑啡肽和 β-内啡肽。

激活内源性阿片类物质诱导的痛觉调节系统最可靠的方式是暗示患者疼痛已缓解，或诱导患者产生更强烈的情绪，转移其对引起疼痛的损伤的注意力（如在受到严重威胁或处于竞技比赛期间）。事实上，可缓解疼痛的内源性阿片类物质能在手术后及给予安慰剂以缓解疼痛的过程中自行释放。

疼痛调节环路既可以加重疼痛，亦可以镇痛。延髓内的痛觉抑制性及痛觉促进性神经元均投射至脊髓痛觉传导神经元，并控制其神经元活性。由于痛觉传导神经元可被调节性神经元激活，因此从理论上来讲，

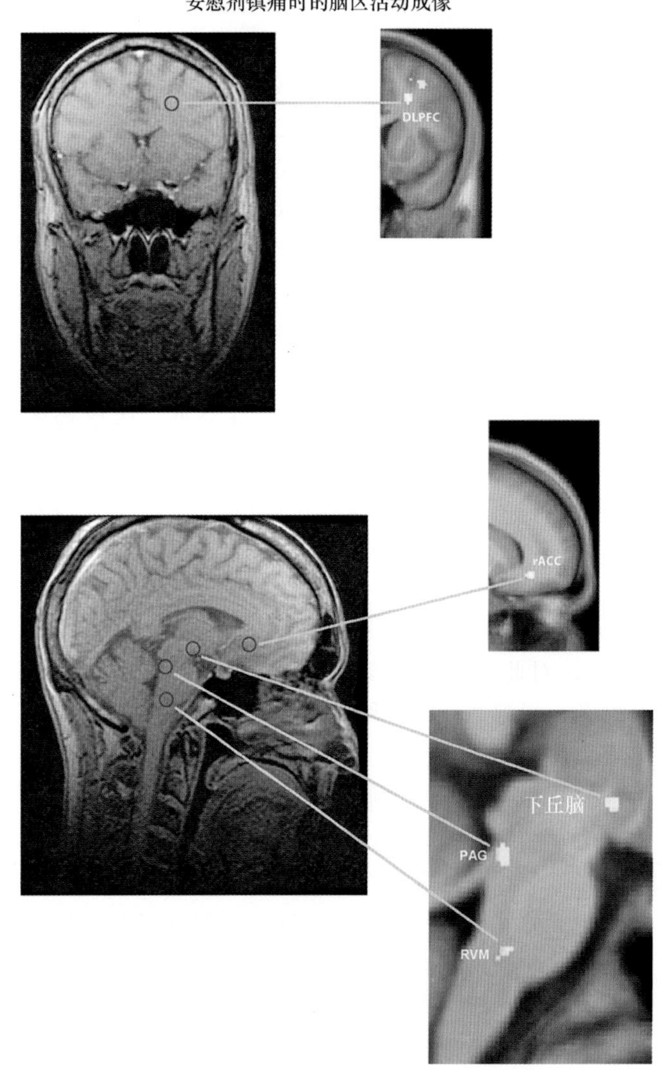

图 10-5 功能磁共振成像（fMRI）显示安慰剂效应可激活与阿片能下行痛觉调节通路有关的脑区。 上图：冠状位 fMRI 显示安慰剂可增强背侧前额叶皮质（DLPFC）的活动。下图：矢状位 fMRI 显示安慰剂效应可激活前扣带回的前喙部（rACC）、延髓头端腹内侧区（RVM）和导水管周围灰质（PAG）及下丘脑。纳洛酮可降低所有与安慰剂效应相关的脑区活动。由此证明，安慰剂的镇痛机制与阿片能下行抑制系统有关（经允许引自 F Eippert et al：Neuron 63：533，2009.）

其可能在缺乏外周伤害性刺激的条件下产生痛觉信号。事实上，已有人类功能成像研究表明偏头痛患者该环路的兴奋性增加。还有研究发现疼痛可被某些暗示诱发或被患者因对疼痛的设想加重，这可用中枢环路具有促进疼痛加剧的作用来解释，这也为人们进一步明确心理因素是如何参与慢性疼痛的过程提供了思路框架。

神经病理性疼痛

外周或中枢伤害感受性通路的损伤通常可引起痛

觉丧失或障碍。但自相矛盾的是，这些通路的损伤或功能障碍亦可产生疼痛。例如，糖尿病神经病变时常见的外周神经损伤或带状疱疹感染时常见的初级传入神经受损均可造成受损神经所支配的皮肤区域出现牵涉痛。中枢神经系统（CNS）损伤也可产生疼痛，如某些累及脊髓、脑干或包含中枢伤害感受性通路的部分丘脑的创伤或血管损伤可继发疼痛。这种神经病理性疼痛通常剧烈且对常规镇痛治疗无效。

神经病理性疼痛常表现为异常的烧灼感、刺痛感或电击样痛，即便是非常轻微的触碰亦可诱发疼痛。这些特征在其他类型的疼痛中十分罕见。体格检查时可发现患者疼痛部位的感觉丧失，这也是该类疼痛的典型表现。痛觉过度（hyperpathia），即非伤害性或轻微的伤害性刺激即可产生极为严重的疼痛，这也是神经病理性疼痛的特征之一；患者常抱怨极轻微的动作刺激便可诱发剧烈疼痛（痛觉超敏，allodynia）。对此，带状疱疹后神经痛伴有显著痛觉超敏的患者，局部采用5%利多卡因贴剂卓有成效已引起临床关注。

参与神经病理性疼痛的机制众多。与致敏的初级传入伤害性感受器相似，受损的初级传入神经（包括伤害性感受器）对机械性刺激高度敏感，并且在缺乏刺激的情况下也能产生神经冲动。受损神经纤维敏感性及自发冲动的增加部分归因于其钠通道浓度增高。受损初级传入纤维亦可对去甲肾上腺素敏感。有趣的是，阻断脊髓痛觉传导神经元的正常传入通路也可自发性激活该神经元。因此，中枢及外周神经系统的过度激活均可引起神经病理性疼痛。

交感神经参与疼痛的维持 周围神经损伤的患者偶尔会出现受损神经所支配的皮肤区域的自发性疼痛。这种疼痛的性质通常被描述为烧灼样疼痛。一般情况下，疼痛在损伤后的数小时至数天甚至数周后延迟出现，并伴四肢水肿、关节周围骨质丢失以及远端关节的关节炎样改变。对支配受累肢体的交感神经进行局部麻醉以阻断该神经可缓解疼痛。受损的初级传入伤害性感受器对肾上腺素敏感，且能被交感神经相关离子外流的刺激所激活。这一系列损伤继发的自发性疼痛及交感神经功能障碍表现被称为复杂区域疼痛综合征（CRPS）。当其继发于明确的神经损伤时，则被称为CRPS Ⅱ型［也被称为创伤后神经性疼痛，若程度严重，则被称为灼性神经痛（causalgia）］；若无明显的神经损伤但存在相似的临床表现，则被称为CRPS Ⅰ型（也被称为反射性交感神经营养不良）。包括骨折、软组织创伤、心肌梗死及卒中在内的多种损伤均可诱发CRPS。针对CRPS Ⅰ型的治疗通常为对症治疗，但若症状持续存在，则需进行详细的体格检查以寻找周围神经损伤的证据。尽管CRPS的病理生理学机制尚未明确，但目前已知悉阻断交感神经系统可以迅速缓解急性疼痛及炎症表现。这意味着当存在炎症反应时，交感神经兴奋能够激活未受损的伤害性感受器。临床医生应仔细查找创伤后疼痛且存在炎症反应的患者是否有交感神经过度兴奋的表现，并且排除其他明显的病因。

治疗 急性疼痛

对任何疼痛的理想治疗是消除病因。因此，虽然可以立即开始治疗，但始终应在治疗开始前尽力明确潜在病因。有时，治疗潜在疾病并不能立即缓解疼痛。此外，某些情况非常痛苦以至于必须快速有效镇痛（如术后状态、烧伤、创伤、癌症或镰状细胞危象）。对于这类患者，镇痛药是一线治疗，所有医疗从业者都应该熟悉其使用。

阿司匹林、对乙酰氨基酚和非甾体抗炎药（NSAID）

由于这些药物用于治疗相似的临床情况，并具有相似的作用机制（表10-1），因而被放在一起进行叙述。这些药物均可抑制环加氧酶（COX），并且除对乙酰氨基酚外，均具有抗炎作用，尤其是在较高剂量下。它们对于轻中度头痛和肌肉骨骼痛特别有效。

由于对常见类型的疼痛有效并且无需处方即可获得，因此COX抑制剂是迄今为止最常用的镇痛药。它们经胃肠道吸收良好，在偶尔使用的情况下副作用很小。长期使用时，胃部刺激是阿司匹林和NSAID的常见副作用，并且是限制给药剂量最常见的问题。阿司匹林对胃部刺激最为严重，可能导致胃黏膜糜烂和溃疡，引起出血或穿孔。由于阿司匹林不可逆地使血小板环加氧酶乙酰化，从而干扰血液凝固，因此消化道出血风险显著增加。年龄较大和胃肠道疾病病史会增加阿司匹林和NSAID的风险。除了NSAID众所周知的胃肠道毒性之外，对于长期使用这些药物的患者而言，肾毒性也是重要问题。肾功能不全高风险的患者，尤其是那些因长期使用利尿剂或急性血容量不足引起血管内容量显著减少的患者，用药时应密切监测。NSAID还可使部分个体血压升高。必要时长期使用NSAID需要

表 10-1 可缓解疼痛的药物

通用名	剂量，mg	给药间隔	备注
非麻醉镇痛药：常用剂量和给药间隔			
阿司匹林	650 PO	q4h	具有肠溶包衣片剂
对乙酰氨基酚	650 PO	q4h	副作用少见
布洛芬	400 PO	q4～6h	无需处方
萘普生	250～500 PO	q12h	效应延长可能是由于半衰期长
非诺洛芬	200 PO	q4～6h	肾病患者禁用
吲哚美辛	25～50 PO	q8h	胃肠道副作用常见
酮咯酸	15～60 IM/IV	q4～6h	可肠外给药
塞来昔布	100～200 PO	q12～24h	对关节炎有效
伐地考昔	10～20 PO	q12～24h	2005 年从美国市场撤出

通用名	肠外给药剂量，mg	口服剂量，mg	备注
麻醉镇痛药：常用剂量和给药间隔			
可待因	30～60 q4h	30～60 q4h	恶心常见
羟考酮	—	5～10 q4～6h	常为与对乙酰氨基酚或阿司匹林的复方制剂
吗啡	5 q4h	30 q4h	
吗啡缓释制剂	—	15～60 bid/tid	口服缓释制剂
氢吗啡酮	1～2 q4h	2～4 q4h	较硫酸吗啡短效
左啡诺	2 q6～8h	4 q6～8h	较硫酸吗啡更长效；口服吸收良好
美沙酮	5～10 q6～8h	5～20 q6～8h	由于半衰期长，故镇静延长；起始剂量≤40 mg/d，剂量递增不应超过每 3 天一次
哌替啶	50～100 q3～4h	300 q4h	口服吸收不良；去甲哌替啶是其毒性代谢产物；不建议常规使用
布托啡诺	—	1～2 q4h	鼻内喷雾
芬太尼	25～100 μg/h	—	72 h 透皮贴剂
丁丙诺啡	5～20 μg/h		7 d 透皮贴剂
丁丙诺啡	0.3 q6～8h		肠外给药
曲马多	—	50～100 q4～6h	兼具阿片类/肾上腺素能作用

通用名	摄取抑制		镇静强度	抗胆碱能强度	体位性低血压	心律失常	平均剂量，mg/d	剂量范围，mg/d
	5-HT	NE						
抗抑郁药[a]								
多塞平	++	+	高	中等	中等	弱	200	75～400
阿米替林	++++	++	高	最强	中等	是	150	25～300
丙咪嗪	++++	++	中等	中等	高	是	200	75～400
去甲替林	+++	++	中等	中等	低	是	100	40～150
地昔帕明	+++	++++	低	低	低	是	150	50～300
文拉法辛	+++	++	低	无	无	无	150	75～400
度洛西汀	+++	+++	低	无	无	无	40	30～60

通用名	口服剂量，mg	给药间隔	通用名	口服剂量，mg	给药间隔
抗惊厥药和抗心律失常药[a]					
苯妥英	300	每日/qhs	氯硝西泮	1	q6h
卡马西平	200～300	q6h	加巴喷丁[b]	600～1200	q8h
奥卡西平	300	bid	普瑞巴林	150～600	bid

[a] 抗抑郁药、抗惊厥药和抗心律失常药未经美国食品药品监督管理局（FDA）批准用于治疗疼痛

[b] FDA 批准加巴喷丁用于带状疱疹后神经痛，最高剂量达 1800 mg/d

5-HT，5-羟色胺；NE，去甲肾上腺素

定期进行血压监测和治疗。虽然高剂量时具有肝毒性，但是对乙酰氨基酚很少会引起胃部刺激，并且不会干扰血小板功能。

经肠外给药的 NSAID（包括酮咯酸和双氯芬酸）的应用扩展了这类化合物在治疗急性严重疼痛中的有效性。对于许多患有急性严重头痛和肌肉骨骼痛的患者，这两种药物均可快速起效，并且疗效强度足够替代阿片类药物。

COX 主要分为两大类：COX-1 呈组成型表达，COX-2 在炎症状态下被诱导。COX-2 选择性药物具有与非选择性 COX 抑制剂相似的镇痛强度，并较少造成胃部刺激。相比于非选择性 NSAID，使用 COX-2 选择性药物不会降低肾毒性的风险。另一方面，COX-2 选择性药物在治疗急性术后疼痛方面具有显著优势，因其不会影响凝血功能。非选择性 COX 抑制剂通常在术后禁用，因为其抑制血小板介导的血液凝固，由此造成手术部位出血增加。COX-2 抑制剂（包括塞来昔布）会伴随心血管风险增加。除阿司匹林外，这可能是 NSAID 的类效应。这些药物禁用于冠状动脉旁路移植术后早期，且老年人群和具有心血管疾病史或显著危险因素的患者应慎用。

阿片类镇痛药

阿片类药物是目前最有效的缓解疼痛的药物。在所有镇痛药中，其有效范围最广，且能最可靠和有效地快速缓解疼痛。虽然副作用较常见，但大多数是可逆的，恶心、呕吐、瘙痒和便秘是最常见和令人烦恼的副作用。在标准镇痛剂量下，呼吸抑制并不常见，但可能危及生命。阿片类药物相关副作用可使用麻醉拮抗剂纳洛酮迅速逆转。许多医生、护士和患者对使用阿片类药物存在一定程度的担忧，这是由于他们对阿片类药物成瘾的过度恐惧。事实上，合理的医疗用途下麻醉剂成瘾的可能性极低。对急性剧烈疼痛的患者，医生应该毫不犹豫地使用阿片类镇痛药。表 10-1 列出了最常用的阿片类镇痛药。

阿片类药物通过在中枢神经系统中发挥作用来产生镇痛效果。其激活抑制疼痛的神经元并直接抑制疼痛传导神经元。大多数市售的阿片类镇痛药作用于相同的阿片受体（μ 受体），主要区别在于作用强度、起效速度、作用持续时间和最佳给药途径。一些副作用是由于各种药物特有的非阿片类代谢产物的蓄积。其中一个突出的例子是去甲哌替啶，其为哌替啶的代谢产物。使用较高剂量哌替啶时（通常＞1 g/d），去甲哌替啶的蓄积可引发过度兴奋和癫痫发作，并且纳洛酮无法逆转。肾衰竭患者去甲哌替啶的蓄积会增多。

静脉注射阿片类药物可以最迅速地缓解疼痛；口服给药缓解明显较慢。由于存在呼吸抑制的风险，阿片类药物给药后必须密切观察患者是否出现任何形式的呼吸困难；监测氧饱和度非常有用，但是仅限于具备监测仪持续监测的环境中。阿片类药物引起的呼吸抑制通常伴有镇静和呼吸频率减低。氧饱和度的下降反映严重的呼吸抑制，需要立即干预以预防危及生命的低氧血症。应维持辅助通气，直至阿片类药物引起的呼吸抑制得到缓解。当使用大剂量阿片类药物或用于肺功能受损的患者时，阿片类拮抗剂纳洛酮应随时备用。阿片类药物的效应与剂量相关，然而对于减轻疼痛和引发副作用的剂量，患者之间的差异很大。当阿片类药物与其他中枢神经系统抑制剂（最常见的是苯二氮䓬类药物）联用时，协同造成呼吸抑制非常普遍。因此，初始治疗要求逐渐滴定至最佳剂量，以及间隔给药。最重要的原则是充分缓解疼痛。这需要确定药物是否已经充分缓解疼痛，并反复重新评估以确定最佳给药间隔。医生在使用阿片类药物管理严重疼痛时，最常犯的错误是处方的剂量不足。由于许多患者不愿意抱怨，故剂量不足会造成本来可以避免的痛苦。如果在峰值效应的预期时间并未发挥镇静作用，医生应该毫不犹豫地重复初始剂量以实现令人满意的疼痛缓解。

对于实现充分缓解疼痛，一个创新性的方法是采用患者自控镇痛（PCA）。PCA 通过微处理器控制的输液装置可以持续注射所需阿片类药物的基础剂量，以及在患者按下按钮时给予预先设定的附加剂量。患者可将剂量滴定至理想水平。这种方法最广泛地用于术后镇痛，但也可用于持续剧烈疼痛的住院患者。PCA 还可用于短期家庭照护的顽固性疼痛患者，如由转移癌引起的疼痛。

知悉 PCA 装置小剂量、重复性给药可实现镇痛至关重要，对于严重疼痛的患者，转换为 PCA 装置之前必须首先使用负荷剂量控制疼痛。推注剂量（通常是吗啡 1 mg 或氢吗啡酮 0.2 mg 或芬太尼 10 μg）其后可按需重复给药。为防止过量使用，PCA 装置设定每次推注后进入"锁定期"（5～10 min），并且限定每小时的给药总剂量。虽然一些人主张同步持续泵入或基础输注 PCA 药物，但这会增加呼吸抑制的风险且此项技术并未显示出能够提高总体疗效。

新的给药途径扩展了阿片类镇痛药应用。最重要的是实现椎管内给药，可通过椎管内或硬膜外导管输注阿片类药物。阿片类药物直接进入毗邻脊髓的椎管内或硬膜外间隙，采用相对较小的剂量即可获得局部镇痛效应。事实上，通过鞘内注射吗啡产生局部镇痛所需的剂量（0.1～0.3 mg）仅是经静脉给药产生同等镇痛效果所需剂量（5～10 mg）的小部分。采用这种给药方式可以最大限度地减少镇静、恶心和呼吸抑制等副作用。这种方法已在分娩过程中被广泛使用，并用于缓解术后疼痛。目前常用椎管内植入式药物输注系统持续鞘内给药，尤其是癌症相关疼痛的治疗，其通过全身给药充分控制疼痛需达到镇静剂量。阿片类药物也可以经鼻腔内（布托啡诺）、直肠和经皮（芬太尼和丁丙诺啡）或经口腔黏膜（芬太尼）给药，从而避免无法口服药物的患者频繁注射引起的不适。芬太尼和丁丙诺啡透皮贴剂具有血药浓度稳定的优势，可最大限度提高患者舒适度。

目前用于治疗阿片类药物相关副作用的外周阿片受体拮抗剂为爱维莫潘（Entereg）和甲基纳曲酮（Rellistor）。爱维莫潘为口服制剂，其吸收有限，作用仅局限于肠腔内；甲基纳曲酮经皮下给药，几乎不进入中枢神经系统。这两种药物均与外周 μ 受体结合起效，从而抑制或逆转阿片类药物在这些外周部位的作用。两种药物的作用仅限于中枢神经系统外的受体部位。因此，这些药物可以逆转由外周受体介导的阿片类镇痛药的不良反应，而不会逆转镇痛效果。爱维莫潘已被证明可有效缩短接受阿片类镇痛药控制术后疼痛的患者在腹部手术后发生持续性肠梗阻的时间。甲基纳曲酮被证实可有效缓解长期服用阿片类镇痛药所引起的便秘。

阿片类药物联合 COX 抑制剂　当联用时，阿片类药物和 COX 抑制剂具有累加效应。由于每种药物可以使用较低剂量来实现相同程度的疼痛缓解，并且其副作用并不叠加，所以这种组合可用于降低剂量相关副作用的严重程度。然而，阿片类药物与对乙酰氨基酚的固定比例组合也会带来风险。疼痛加剧造成的剂量递增或是耐受性增加引起阿片类药物效应下降可导致对乙酰氨基酚摄入量增加至具有肝毒性。虽然对乙酰氨基酚相关的肝毒性并不常见，但仍然是肝衰竭的重要原因。因此，许多医生弃用阿片类药物-对乙酰氨基酚复方镇痛药，以避免随着镇痛药剂量增加而暴露过量对乙酰氨基酚的风险。

慢性疼痛

管理慢性疼痛患者面临着知性与情感的双重考验。患者的问题通常难以被明确诊断，这类患者需要医生付出大量时间，并经常出现情绪波动。探究患者潜在致病因素的传统方法通常徒劳无功。另一方面，心理评估和行为治疗往往奏效，尤其是在具备多学科协作的疼痛管理中心。遗憾的是，尽管这种方法有效，但仍然未在目前的医学实践中被充分应用。

多种因素可引起、延续和加剧慢性疼痛。首先，患者单纯患有造成疼痛且目前尚无法治愈的疾病，包括关节炎、肿瘤、慢性每日头痛、纤维肌痛和糖尿病神经病变。其次，可能存在由疾病引发的继发性延续因素，并且在疾病消退后持续存在，包括感觉神经损伤、交感神经传出纤维活动、痛性反射性肌肉收缩（痉挛）。最后，各种心理状况均可能加剧甚至引起疼痛。

应格外关注患者病史中的特定方面。由于抑郁症是慢性疼痛患者最常见的情感障碍，因此应询问患者的情绪、食欲、睡眠状况和日常活动。简单的标准化问卷（如 Beck 抑郁量表）可作为筛查工具。应谨记重度抑郁症是常见的、可治愈的，并且是潜在的致死性疾病。

其他提示患者慢性疼痛的主诉是由严重情感障碍所致的线索包括多发的不相关部位疼痛；呈反复发作形式，但是之间毫无联系，疼痛开始于童年时期或青春期；疼痛始于情感创伤时，如丧亲或丧偶；曾有躯体虐待或性虐待史；既往或当前物质滥用。

体格检查时，应格外留意患者是否有保护疼痛区域的动作，以及由于疼痛而避免特定的动作或姿势。发现疼痛的机械性特点对于诊断和治疗均具有意义。对疼痛部位应进行深压检查，以确定是否局限于肌肉、韧带结构或关节。慢性肌筋膜疼痛非常普遍，并且在这些患者中，深压触诊可能会发现非常局限的触发点，其为肌肉中坚实的条索或结节。将局部麻醉剂注入这些触发点后疼痛缓解可支持此项诊断。疼痛具有神经病理性特点提示神经损伤，如感觉损伤、皮肤感觉异常敏锐（痛觉超敏）、乏力、肌肉萎缩，或腱反射消失。提示交感神经系统受累的证据包括弥漫性肿胀、皮肤颜色和温度改变，以及患侧皮肤感觉超敏和关节压痛。交感神经阻滞后疼痛缓解可支持此项诊断，然而一旦这种情况转为慢性，则交感神经阻滞的疗效反应程度和持续时间大相径庭。对于 CRPS 综合管理中反复交感神经阻滞的意义尚未可知。

评估慢性疼痛患者的指导原则是在启动治疗之前同时评估情绪和器质性病变。应同时处理这些因素，而不是等待排除器质性病变之后再解决情绪问题。这在某种程度上可提升患者的依从性，因其使得患者确信精神心理评估并不意味着医生质疑主诉的可靠性。即使已经发现造成患者疼痛的器质性病变，继续探寻其他因素仍是明智之举。举例而言，骨转移引起疼痛的肿瘤患者可能同时由于神经损伤加剧疼痛，或伴有抑郁情绪。最佳治疗是发现所有因素并给予治疗。

治疗　慢性疼痛

一旦完成评估流程，并明确了可能的诱发和加重因素，应制订清晰的治疗计划。该过程的一个重要部分是确定具体以及实际的功能恢复目标，如夜间安睡、具备购物能力，或者重返工作岗位。需要多学科综合协作包括药物治疗、咨询、物理治疗、神经阻滞，甚至手术以提升患者的生活质量。对于顽固性疼痛患者，一些较新且相对有创的手段可有所帮助，包括在影像学引导下进行干预，如对急性根性疼痛患者硬膜外注射糖皮质激素；关节突关节相关的慢性颈部和背部疼痛患者小关节射频消融治疗。对于严重持续性疼痛患者，采取保守治疗无效时，于椎管内脊髓背柱上方放置电极（脊髓电刺激）或者植入鞘内给药系统已被证实可显著获益。用于预判患者对手术反应良好的标准仍在逐步完善之中，目前这些方法一般仅限于传统药物治疗无效的患者。任何有创性操作之前，应将患者转至多学科协作的疼痛中心进行全面评估。然而，并非所有慢性疼痛的患者均必须进行转诊。对于一些患者而言，单纯药物管理足以缓解其疼痛。

抗抑郁药

三环类抗抑郁药（TCA），尤其是去甲替林和地昔帕明（表 10-1），也可用于治疗慢性疼痛。尽管 TCA 被研发用于治疗抑郁症，但其具有多种与剂量相关的生物活性，包括在各种慢性临床病症中的镇痛作用。虽然机制尚不清楚，但是 TCA 的镇痛作用起效更快，并且产生镇痛效应的剂量低于治疗抑郁症通常所需的剂量。此外，患有慢性疼痛并且无抑郁症的患者可通过抗抑郁药获得疼痛缓解。有证据表明 TCA 可增强阿片类药物的镇痛作用，因此可辅助用于治疗严重持续性疼痛（如恶性肿瘤）。表 10-2 列举了一些使用 TCA 治疗有效的疼痛情况。TCA 对于管理神经性疼痛尤其具有价值，如糖尿病神经病变和带状疱疹后神经痛，其几乎没有其他治疗选择。

表 10-2　三环类抗抑郁药治疗有效的疼痛情况
带状疱疹后神经痛[a]
糖尿病神经病变[a]
紧张性头痛[a]
偏头痛[a]
类风湿性关节炎[a,b]
慢性腰背痛[b]
癌症
中枢性卒中后疼痛

[a] 对照试验证实具有镇痛疗效；[b] 对照研究提示获益但并非镇痛

TCA 用于缓解疼痛时可出现明显的副作用（表 10-1）。其中一些副作用（譬如直立性低血压、嗜睡、心脏传导阻滞、记忆功能受损、便秘和尿潴留）尤其多见于老年患者，并且多种 TCA 可增加阿片类镇痛药的副作用。相比于 TCA，选择性 5-羟色胺再摄取抑制剂如氟西汀（Prozac）的副作用更少且更轻，但是其缓解疼痛的效果逊色许多。文拉法辛（Effexor）和度洛西汀（Cymbalta）备受关注，其为可同时阻断 5-羟色胺和去甲肾上腺素再摄取的非三环类抗抑郁药，并保留 TCA 的大部分疼痛缓解作用，而副作用呈选择性 5-羟色胺再摄取抑制剂的特质。这些药物对于无法耐受 TCA 副作用的患者尤其有用。

抗惊厥药和抗心律失常药

这些药物主要用于神经病理性疼痛患者。苯妥英（Dilantin）和卡马西平（Tegretol）最早被发现具有缓解三叉神经痛的效果。这种疼痛呈现骤发、短暂、触电样性质的特征。实际上，抗惊厥药对此类锐痛尤其有效。新型抗惊厥药加巴喷丁（Neurontin）和普瑞巴林（Lyrica）对多种神经病理性疼痛均有疗效。此外，由于副作用较少，这些新型抗惊厥药通常作为一线用药。

长期阿片类药物治疗

长期阿片类药物治疗被批准用于恶性肿瘤引起的疼痛。尽管非癌性疼痛患者使用阿片类药物尚存争议，但显而易见的是，对于许多患者，阿片类药物是唯一能够显著减轻疼痛的方法。这是因为阿片类药物是最强效且最广谱的镇痛药。尽管首次使用阿片类药物镇痛导致药物成瘾极为罕见，但长期使用阿片类药物可能会出现一定程度的药物耐受及躯体依赖。此外，动物研究表明长期使用阿片类药物可加重疼痛症状。因此，在开始进行阿片类药物治疗之前，应首先明确是否具备其他替代治疗，并向患者充分解释阿片类药物的局限性及风险。临床医生还应注意某些阿片类药物具有激动剂-拮抗剂双重效应（如布托啡诺和丁丙诺啡）。在临床实践的角度看，这意味着对其他阿片类药物产生躯体依赖的患者可能出现戒断症状，从而进一步加重疼痛。

长期口服阿片类药物的门诊患者均期望使用长效镇痛药物，如左啡诺、美沙酮、吗啡缓释制剂或芬太尼透皮贴剂（表 10-1）。上述药物制剂的药代动力学特性有利于维持稳定的血药浓度，从而将与高峰血药浓度相关的副作用最小化（如镇静作用），并有助于降低与血浆阿片类药物浓度快速下降相关的疼痛反弹。尽管长效阿片类制剂可显著减轻持续性疼痛患者的症状，但对于间断发作剧痛的患者，周期使用短效镇痛药物的镇痛效果更好且副作用更小。几乎所有使用阿片类药物的患者均会出现便秘，临床医生应通过相应治疗缓解这一症状。如上文中对急性疼痛治疗的论述，当前治疗便秘的最新进展是开发外周起效的阿片类拮抗剂，从而在不干扰镇痛效果的情况下缓解阿片类药物相关性便秘。

在 20 世纪 90 年代末引入羟考酮控释剂不久后，羟考酮相关的急诊就诊率及死亡率激增，从而引起公众对处方类镇痛药物滥用的重视。在过去十年中，处方类镇痛药物的滥用程度呈上升趋势，因此美国疾病预防控制中心已将处方类镇痛药物滥用列为流行病。这一现象的出现很大程度上是由于处方类镇痛药的非医疗使用，以阿片类药物最为常见。药物相关性死亡的人数与日俱增，现已成为美国仅次于交通事故的第二大死因。2011 年，美国国家药品控制政策办公室制定了一项政策，从多个方面对处方药滥用进行管理，包括处方药监管机制（许可处方开具者决定患者是否需要接受由多人提供的处方，并通过法律效力消除临床处方滥用）。由于这种更加严格的监管制度，故除非为了短暂缓解患者因疾病或创伤所致的疼痛，许多临床医生在开具处方类阿片类镇痛药物时会更加谨慎。目前，临床医生仍可自主决策对特定患者进行长期阿片类药物治疗。合理筛选和监测接受长期阿片类药物治疗的患者的实用指南见表 10-3。

治疗神经病理性疼痛

对于患有神经病理性疼痛的患者，个体化治疗非常重要。应采取以下基本原则指导治疗：①快速缓解疼痛；②尽量减少药物副作用。例如，对于带状疱疹后神经痛和显著皮肤感觉超敏的患者，局部利多卡因（Lidoderm 贴剂）可以立即缓解疼痛而无副作用。抗惊厥药（加巴喷丁或普瑞巴林；见上文）或抗抑郁药（去甲替林、地昔帕明、度洛西汀或文拉法辛）可作为神经病理性疼痛患者的一线药物。全身使用的抗心律失常药物如利多卡因和美西律疗效不佳；尽管静脉输注利多卡因可以对不同类型神经性疼痛的患者起到镇痛作用，但是其缓解通常是短暂的，一般在输注停止后仅持续数小时。口服利多卡因同源物美西律耐受性差，可频繁引起胃肠道不良反应。目前对于慢性疼痛的一线用药尚缺乏共

表 10-3　长期阿片类药物治疗（COT）用于慢性非癌性疼痛的患者选择和监测指南

患者选择
• 进行病史采集、体格检查和必要的辅助检查，包括药物滥用、误用或成瘾风险评估 • 如果疼痛为中重度，对功能或生活质量产生不利影响，并且潜在的治疗获益超过潜在的危害，可考虑尝试进行 COT • 开始 COT 之前和治疗中应进行并记录风险与获益评估，包括病史、体格检查和必要的辅助检查
知情同意和管理计划的使用
• 应获得知情同意。与患者就 COT 的持续讨论应包括目标、预期、潜在风险和 COT 的替代方案 • 考虑使用书面的 COT 管理计划，记录患者和临床医生的责任和期望，并协助患者教育
启动和滴定
• 阿片类药物的初始治疗应被视为试验性治疗，以确定 COT 是否适宜 • 阿片类药物的选择、初始剂量和滴定应根据患者的健康状况、先前阿片类药物暴露情况、治疗目标达成程度，以及预测或观察到的危害来个体化进行
监测
• 应定期或根据情况变化重新评估 COT 患者。监测应包括疼痛强度和功能水平的记录、实现治疗目标的进度评估、不良事件情况以及对处方治疗的依从性 • 接受 COT 的患者若处于高风险或涉及异常用药行为，临床医生应定期进行尿检药物筛查或获取其他信息，以确认依从 COT 照护计划 • 接受 COT 的患者若风险不高且无已知异常用药行为，临床医生应考虑定期进行尿检药物筛查或获取其他信息，以确认依从 COT 照护计划

经允许引自 R Chou et al：J Pain 10：113，2009.

识。但是，由于缓解疼痛需要相对高剂量的抗惊厥药，因此产生镇静效应非常普遍。TCA也同样存在镇静的问题，但是5-羟色胺/去甲肾上腺素再摄取抑制剂（SNRI，如文拉法辛和度洛西汀）的镇静作用较弱。由此，对于高龄患者或日常需要进行高强度脑力劳动的患者，这些药物应考虑为一线用药。反之，阿片类药物应作为二线或三线药物。尽管阿片类药物对于许多疼痛状况非常有效，但其具有镇静作用，并且镇痛效应趋于随时间而减弱，造成用药剂量增加，偶尔还会由于躯体依赖导致疼痛恶化。可以联合使用不同类别的药物以优化疼痛控制。

值得强调的是，许多患者特别是慢性疼痛患者就医，主要是因为只有医生才能提供缓解疼痛所需的药物。所有医生的主要责任是尽量减少患者的躯体和情绪不适。熟悉疼痛机制和镇痛药物是实现这一目标的关键步骤。

第十一章 胸部不适

Chest Discomfort

David A. Morrow 著
（伍满燕 译）

胸部不适是患者就诊于急诊或门诊的最常见原因之一。评估非创伤性胸部不适具有挑战性，因其可能的原因各种各样，其中少数是不应被忽视的危重症。将急性胸部不适患者的初始诊断性评估和分诊分为以下3类很有帮助：①心肌缺血；②其他心肺原因（心包疾病、主动脉急症和肺部疾病）；③非心肺原因。虽然快速识别高危疾病是初步评估胸部不适的优先事项，但将其纳入常规检查策略可能带来不必要检查的负面影响。

流行病学和自然病程

胸部不适是美国第三大常见的急诊就诊原因，导致每年600万～700万急诊就诊人数。超过60%的就诊患者需要住院接受进一步检查，其余患者在急诊室接受额外的检查。在接受评估的患者中，最终诊断为急性冠脉综合征（ACS）的患者<25%，大多数未经选择人群的患病率为5%～15%。在其余病例中，最常见的诊断是胃肠道疾病（图11-1），其他危及生命的心肺疾病不到10%。大多数短暂性急性胸部不适的患者可以排除ACS或其他急性心肺疾病，但原因尚不明确。因此，在没有严重病因的情况下，用于评估胸部不适的医疗资源和时间相当多。然而，仍有2%～6%的胸部不适患者被认为是非缺血性病因而于急诊出院后被确定为漏诊的心肌梗死。漏诊心肌梗死患者的30天死亡风险是同期住院患者的两倍。

一项纳入超过35万例患者的研究显示，不明原因的非心肺源性胸部不适的患者出院后1年的死亡率<2%，与普通人群经年龄校正后的死亡率无显著差异。在排除ST段抬高或明确非心源性胸痛患者的大型人群中，低危急性胸痛患者的30天主要心血管事件的估计发生率为2.5%。

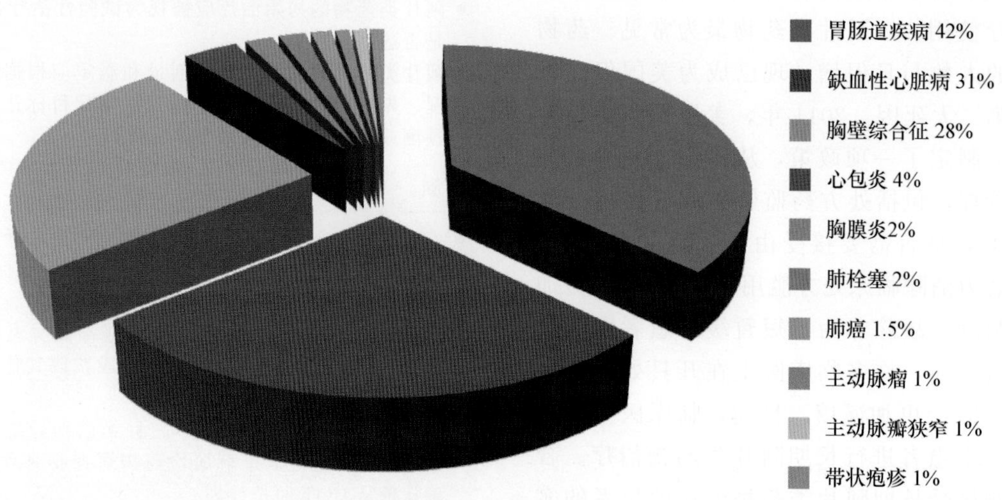

图 11-1 非创伤性急性胸痛患者出院诊断的分布图（图中数据引自 P Fruergaard et al：Eur Heart J 17：1028，1996.）

胸部不适的病因

胸部不适的主要原因见表 11-1。其他有助于鉴别病因的病史、体格检查和诊断性检查参见下文“临床诊治路径”。

心肌缺血/损伤

心肌缺血引起的胸部不适被称为心绞痛，是具有胸部症状患者的主要临床问题。心肌需氧和供氧失衡促使心肌缺血发生，导致供氧不足无法满足心脏的代谢需求。心肌耗氧量可因心率、室壁应力和心肌收缩力的增加而升高，而心肌供氧量则由冠状动脉血流和冠状动脉氧容量决定。当心肌缺血足够严重且持续时间较长（至少 20 min）时，会发生不可逆的细胞损伤从而导致心肌梗死。

粥样硬化斑块阻塞一支或多支心外膜冠状动脉是缺血性心脏病最常见的原因。稳定性缺血性心脏病通常由冠状动脉逐渐发生动脉粥样硬化性狭窄引起。稳定型心绞痛表现为体力活动时需氧量增加引起缺血发作，休息时缓解。缺血性心脏病最常在一个或多个动脉粥样硬化斑块破裂或侵蚀继发冠状动脉血栓形成时变为不稳定性。不稳定性缺血性心脏病的临床分类包括心肌损伤型和无心肌损伤型，以及 ST 段抬高型和非 ST 段抬高型。当发生急性冠状动脉粥样硬化性血栓形成时，冠状动脉内血栓部分阻塞通常可导致非 ST 段抬高型心肌损伤。不稳定性缺血性心脏病以静息、最小体力活动时出现缺血症状或逐渐加重为特征，其在无可检测到的心肌损伤时被归类为不稳定型心绞痛，有心肌坏死时被归类为非 ST 段抬高型心肌梗死（NSTEMI）。冠状动脉血栓急性完全闭塞通常会发生透壁心肌缺血，表现为心肌坏死伴有心电图 ST 段抬高，被称为 ST 段抬高型心肌梗死（STEMI）。

临床医生应该意识到，不稳定的缺血性症状也可见于心肌需氧量增加（如强烈的情绪应激或发热）或贫血、缺氧或低血压导致的供氧量减少。然而，急性冠脉综合征这一术语通常是指急性冠状动脉粥样硬化血栓形成导致的缺血，包括不稳定型心绞痛、NSTEMI 和 STEMI。为指导治疗策略，已推广标准化心肌梗死分类体系以区分急性冠状动脉血栓引起的心肌梗死（1 型）与继发于其他氧供需失衡的心肌梗死（2 型）。

其他导致稳定性和不稳定性缺血性心脏病的因素（如内皮功能障碍、微血管疾病和血管痉挛）伴或不伴冠状动脉粥样硬化是导致某些患者心肌缺血的主要原因。此外，非动脉粥样硬化过程（包括先天性冠状动脉畸形、心肌桥、冠状动脉炎和辐射诱发的冠状动脉疾病）可以导致冠状动脉阻塞。同时，与心肌需氧量剧增和心内膜下血流量不足有关的情况（如主动脉瓣疾病、肥厚型心肌病或特发性扩张型心肌病）可在有或无潜在阻塞性冠状动脉粥样硬化的患者中诱发心肌缺血。

缺血性胸部不适的特征 稳定性缺血性心脏病、不稳定型心绞痛或心肌梗死可表现为缺血性胸部不适，其与“心绞痛”的临床特征均极为相似。例外的是，这些综合征相关症状的发作模式和持续时间不同（表 11-1）。Heberden 最初将心绞痛描述为一种“窒息和焦虑”的感觉。心肌缺血引起的胸部不适通常表现为疼痛、沉重感、压榨感、压迫感或紧缩感。然而，在绝大多数患者中，不适的性质非常模糊，可能描述为轻微的发紧，或仅仅是不舒服的感觉，有时为麻木或烧灼感。不适的发生部位多位于胸骨后，但通常可放射至左前臂尺侧面，右臂、双臂、颈部、下颌或肩部也可受累。这些缺血性胸部不适的表现和其他相关特征，以及鉴别其他原因所致的胸部不适参见下文“临床诊治路径”。

稳定型心绞痛通常呈逐渐加重，经过数分钟达到最大强度，休息或含服硝酸甘油数分钟可缓解。典型的稳定型心绞痛常由特定水平的活动或情绪应激诱发。根据定义，不稳定型心绞痛表现为自限性心绞痛，这种胸部不适呈劳力相关，但发作频率会增加，诱发的体力活动强度逐渐减低，甚至在静息时发作。与心肌梗死相关的胸部不适通常更严重，持续时间更长（一般≥30 min），且休息后不缓解。

心源性胸痛的机制 缺血性胸痛的神经通路尚不清楚。缺血性发作可激活局部化学感受性受体和机械感受性受体，进而刺激腺苷、缓激肽或其他激活交感神经和迷走神经传入纤维末梢的物质释放。传入纤维经 T1～T5 交感神经节和相应脊髓段的胸根末梢将脉冲传送至丘脑。在脊髓内，心脏交感神经传入脉冲与来自胸壁结构的脉冲会聚，这种会聚可能是心源性胸痛的基础。此外，心脏迷走神经传入纤维经延髓孤束核内突触下行至颈上脊髓丘脑束，这条路径可能导致表现于颈部和下颌的心绞痛。

其他心肺原因

心包疾病及其他心肌疾病 由感染性或非感染性因素引起的心包炎可导致急性或慢性胸部不适。心包

表 11-1 急性胸部不适主要原因的典型临床特征

系统	疾病	发病/持续时间	性质	部位	相关特征
心肺系统					
心脏	心肌缺血	稳定型心绞痛：由劳力、寒冷或应激诱发；持续 2～10 min 不稳定型心绞痛：发作频率增加或静息发作 心肌梗死：通常＞30 min	压迫样、紧缩感、压榨样、沉重感或烧灼感	胸骨后；通常放射至颈部、下颌、肩部或双臂；有时为上腹部	疼痛时出现 S_4 奔马律或二尖瓣反流杂音（罕见）；严重缺血或心肌梗死并发症时出现 S_3 或肺部啰音
	心包炎	可变；数小时至数天；可能为阵发性	胸膜炎性；锐痛	胸骨后或心尖；可能向左肩放射	坐位前倾可能减轻；心包摩擦音
血管	急性主动脉综合征	突发的持续性疼痛	撕裂样或刀割样	前胸部，通常向背部放射，位于肩胛骨之间	与高血压和（或）潜在的结缔组织病有关；主动脉瓣关闭不全杂音；无脉
	肺栓塞	突发	胸膜炎性；大面积肺栓塞可能表现为沉重感	通常在栓塞侧	呼吸困难、气促、心动过速和低血压
	肺动脉高压	可变；通常由劳力诱发	压迫样	胸骨下	呼吸困难及静脉压升高的征象
肺	肺炎或胸膜炎	可变	胸膜炎性	单侧，通常为局限性	呼吸困难、咳嗽、发热、肺部啰音，偶尔可闻及胸膜摩擦音
	自发性气胸	突发	胸膜炎性	气胸侧	呼吸困难，气胸侧呼吸音减低
非心肺系统					
胃肠道	胃食管反流	10～60 min	烧灼感	胸骨下、上腹部	餐后平卧位加重；使用抗酸剂可缓解
	食管痉挛	2～30 min	压迫样、紧缩感、烧灼感	胸骨后	与心绞痛非常相似
	消化性溃疡	持久；餐后 60～90 min	烧灼感	上腹部、胸骨下	用餐后或使用抗酸剂可缓解
	胆囊疾病	持久	绞痛或酸痛	右上腹部，有时为背部	可能随餐发作
神经肌肉	肋软骨炎	可变	酸痛	胸骨	关节肿胀、发热和触痛；体格检查时可通过局部施压再现疼痛
	颈椎间盘疾病	可变；可为突发	酸痛；可包括麻木	手臂和肩部	颈部活动后可能加剧
	创伤或劳损	通常持续	酸痛	局限于劳损区域	通过活动或触诊可再现疼痛
	带状疱疹	通常持久	锐痛或烧灼感	沿皮区分布	疼痛部位可见水疱疹
精神	神经官能症	可变；可为短暂或持久	可变；通常表现为紧缩感和呼吸困难，伴恐慌感或厄运感	可变；可能为胸骨后	情境因素可能诱发症状；有惊恐发作史、抑郁症

脏面和大部分壁面对疼痛不敏感。因此，心包炎的疼痛主要与胸膜炎症有关，感染性心包炎常累及胸膜更容易出现胸痛。由于这种胸膜相关性，心包炎的不适通常是胸膜炎性痛，随呼吸、咳嗽或体位变化而加剧。此外，由于膈神经与起源于 C3～C5 的躯体感觉纤维对膈肌感觉供应的重叠，胸膜心包炎的疼痛可放射至

肩部和颈部。外侧膈肌的胸膜面受累可导致上腹痛。

急性炎症和其他非缺血性心肌病也会引起胸部不适。Takotsubo 应激性心肌病通常可突然出现胸痛和气短。这种心肌病最易被识别，因其由情绪或躯体应激事件触发，并可出现与急性心肌梗死相似的心电图异常改变，包括 ST 段抬高和心肌损伤标志物水平升高。观察性研究表明，50 岁以上的女性更容易出现应激性心肌病。急性心肌炎的症状多种多样。胸部不适可能由心肌炎性损伤或心室功能不全引起的室壁应力严重增加所致。

主动脉疾病 急性主动脉夹层（图 11-1）是胸部不适较少见但又极其重要的原因，因为某些未及时识别或未治疗的特定病例将进展成灾难性后果。急性主动脉综合征包括一系列与主动脉壁中膜破裂相关的急性主动脉疾病。主动脉夹层包含主动脉内膜撕裂，导致与中膜分离并形成独立的假腔。穿透性溃疡是指主动脉粥样斑块通过内膜延伸至主动脉中膜的溃疡，可能引起中膜内夹层或外膜破裂。壁内血肿是不具有内膜瓣的主动脉壁内血肿，影像学检查中没有明显的内膜撕裂，也没有假腔。壁内血肿由营养血管破裂或少见的穿透性溃疡引起。

胸部不适是所有急性主动脉综合征类型的亚型表现，通常为突发的剧烈疼痛，有时为“撕裂样”疼痛。累及升主动脉的急性主动脉综合征往往导致前胸正中部疼痛，而降主动脉综合征最常伴有背痛。因此，起于升主动脉并延伸至降主动脉的夹层往往会导致前胸痛，并放射至肩胛骨之间的背部。累及升主动脉的近端夹层（Stanford 分型 A 型）具有发生严重并发症的高风险，这些严重并发症可能影响临床表现，包括：①冠状动脉的主动脉开口受累，导致心肌梗死；②主动脉瓣破裂，导致急性主动脉瓣关闭不全；③血肿破裂进入心包间隙，导致心包压塞。

了解急性主动脉综合征的流行病学有助于保持对这类相对罕见疾病的意识（估计的年发病率为 3/100 000）。非创伤性主动脉夹层在无高血压或与主动脉中膜弹性或肌肉成分恶化有关的情况下（包括妊娠、主动脉瓣二叶畸形或遗传性结缔组织疾病，如马方综合征和 Ehlers-Danlos 综合征）非常罕见。

尽管主动脉瘤通常无症状，但胸主动脉瘤压迫邻近结构可引起胸痛和其他症状。这种疼痛往往是稳定且深部的，偶尔可为剧烈疼痛。无论是感染性还是非感染性主动脉炎，在没有主动脉夹层的情况下，均为胸部或背部不适的罕见原因。

肺部疾病 肺部疾病和肺血管疾病引起的胸部不适常伴随呼吸困难，并常产生胸膜炎性症状。

肺栓塞 肺栓塞的年发病率约为 1/1000，可导致突发性呼吸困难和胸部不适。通常为胸膜炎性，肺栓塞导致胸部不适的可能原因包括：①邻近肺梗死的胸膜脏面受累；②肺动脉扩张；③与急性肺动脉高压相关的右心室室壁应力和（或）心内膜下缺血。与小的肺栓塞相关的胸痛通常位于外侧且为胸膜炎性，被认为与上述第一种机制有关。相反，巨大肺栓塞可导致剧烈的胸骨后疼痛，酷似心肌梗死，可能与第二种和第三种机制有关。大面积或较大面积的肺栓塞可能出现晕厥、低血压和心力衰竭的症状。其他有助于识别肺栓塞的典型特征参见下文“临床诊治路径”。

气胸 原发性自发性气胸是胸部不适的罕见原因，据统计，美国每年男性发病率为 7/100 000，女性发病率<2/100 000。危险因素包括男性、吸烟、家族史和马方综合征。症状常突然发作，呼吸困难可能非常轻微。因此，就诊有时会延迟。继发性自发性气胸可见于有潜在肺部疾病的患者，如慢性阻塞性肺疾病、支气管哮喘或囊性纤维化，常引起更严重的症状。张力性气胸是由胸腔内滞留空气引起的急症，可导致严重血流动力学紊乱。

其他肺实质、胸膜或血管疾病 大多数引起胸痛的肺部疾病（包括肺炎和恶性肿瘤）均是由于胸膜或其周围结构受累。胸膜炎被描述为针刺样疼痛，可因吸气或咳嗽加重。相反，慢性肺动脉高压可表现为与心绞痛极为相似的胸痛，提示某些患者发生右心室心肌缺血。反应性气道疾病同样会导致伴有呼吸困难的胸部紧缩感而不是胸膜炎。

非心肺原因

胃肠道疾病 胃肠道疾病是非创伤性胸部不适最常见的原因，通常会产生难以与更严重病因（包括心肌缺血）区分的症状。尤其是食管疾病，可以模拟心绞痛的性质和部位。胃食管反流和食管运动障碍比较常见，应在胸痛的鉴别诊断中予以考虑（图 11-1 和表 11-1）。胃酸反流常常引起烧灼感。相反，食管痉挛通常表现为胸骨后强烈挤压感，酷似心绞痛，可通过硝酸甘油或二氢吡啶类钙通道阻滞剂缓解。食管损伤也可引起胸痛，如严重呕吐导致的 Mallory-Weiss 撕裂或食管破裂（Boerhaave 综合征）。消化性溃疡的疼痛位于上腹部，但可放射至胸部（表 11-1）。

胆道疾病包括胆囊炎和胆囊结石，发作时与急性心肺疾病相似。尽管这些疾病引起的疼痛常局限于右上腹部，但位置是可变的，可位于上腹部，并放射至背部和下胸部。这种胸部不适有时可牵涉至肩胛骨，罕见于肩部，提示膈肌刺激。胆道疾病引起的疼痛通常持续数小时，并自发消失，发作间期无症状。胰腺炎引起的疼痛往往位于上腹部并放射至背部。

肌肉骨骼疾病和其他原因 任何涉及胸壁以及胸壁神经、颈部神经或上肢神经的肌肉骨骼疾病都可能导致胸部不适。肋软骨炎导致的肋软骨连接处压痛（Tietze 综合征）相对常见。颈神经根炎表现为上胸部和四肢长期或持续疼痛不适。颈部活动会加剧疼痛。少数情况下，颈肋压迫臂丛可引起胸痛，累及左肩的肌腱炎或滑囊炎与心绞痛的放射痛相似。肋间肌痉挛或带状疱疹可导致沿皮节分布的疼痛。

神经官能症 在因胸部不适就诊于急诊的患者中，多达 10%有惊恐障碍或相关疾病（表 11-1）。症状包括与焦虑或呼吸困难有关的胸部紧缩感或胸痛。这些症状可以是持久的或短暂的。

表 11-2 胸部不适患者评估的注意事项

1. 胸部不适是否由于急性且危及生命的情况，是否需要紧急评估以及治疗？	
不稳定性缺血性心脏病　主动脉夹层　气胸　肺栓塞	
2. 如果不是，那么胸部不适的原因是否是可能导致严重并发症的慢性疾病？	
稳定型心绞痛　主动脉瓣狭窄　肺动脉高压	
3. 如果不是，那么胸部不适的原因是否是可能需要特殊治疗的急症？	
心包炎　肺炎/胸膜炎　带状疱疹	
4. 如果不是，那么胸部不适的原因是否是另一种可治疗的慢性疾病？	
胃食管反流	颈椎间盘疾病
食管痉挛	肩关节炎或脊柱关节炎
消化性溃疡	肋软骨炎
胆囊疾病	其他肌肉骨骼疾病
其他胃肠道疾病	焦虑状态

引自 Dr. Thomas H. Lee for the 18th edition of Harrison's Principles of Internal Medicine.

临床诊治路径：胸部不适

由于急性非创伤性胸部不适患者存在广泛的潜在原因以及严重并发症风险的异质性，因此临床初诊的重点包括评估：①患者的临床稳定性；②患者存在危及生命病因的可能性。急性心肺疾病是需主要关注的高危情况，包括 ACS、急性主动脉综合征、肺栓塞、张力性气胸和心包炎伴压塞。在可引起胸痛的非心肺疾病中，食管破裂的诊断可能最具紧迫性。患有这些疾病的患者最初表现良好，但可能会迅速恶化。其他非心肺疾病患者在完成诊断性检查期间具有更好的预后。对于需要紧急评估的急性持续性胸痛患者，快速并有针对性地评估严重的心肺疾病尤其重要。对于慢性胸痛或胸痛已缓解的门诊患者，应合理进行一般诊断评估（参见下文“胸部不适的门诊评估”）。表 11-2 列出了可用于胸部不适患者临床评估的相关问题。

病史

非创伤性胸部不适的评估主要依靠临床病史和体格检查来指导后续的诊断性检查。临床医生应评估胸痛的性质、位置（包括放射部位）、发作形式（包括发作和持续时间）以及所有诱发或缓解因素。伴随症状也有助于确诊。

胸痛的性质 仅依据胸部不适的性质不足以确诊。然而，胸痛的特征在初步诊断和评估严重心肺疾病（表 11-1）包括 ACS（图 11-2）时至关重要。压迫感或紧缩感与缺血性胸痛的典型表现一致。然而，临床医生必须记住，一些具有缺血性胸部不适的患者否认“疼痛”，而是主诉呼吸困难或模糊的焦虑感。胸痛严重程度的诊断准确度差。询问胸部不适与既往确定的缺血性症状的相似性很有帮助。心绞痛不常为锐痛，如刀割样痛、刺痛或胸膜炎性痛。然而，患者有时用“尖锐”这个词来表达胸部不适的程度，而不是性质。胸膜炎性不适提示有胸膜病变，包括心包炎、肺栓塞或肺实质病变。少数情况下，心包炎或大面积肺栓塞的胸痛为稳定的、严重的压迫感或酸痛感，很难与心肌缺血区分。急性主动脉夹层患者常描述为“撕裂样”疼痛。然而，急性主动脉急症也常伴有严重的针刺样疼痛。烧灼样疼痛提示可能为胃食管反流或消化性溃疡，但也可见于心肌缺血。食管疼痛特别是痉挛，可能出现与心绞痛相似的严重压榨感。

胸痛的部位 胸骨后向颈部、下颌、肩部或手臂放射是缺血性胸部不适的典型表现。有些患者的缺血性症状仅表现为放射部位酸痛。然而，高度局限的疼痛（如指尖大小的疼痛）对心绞痛来说极罕见。胸骨后疼痛需考虑食管疼痛。然而，其他胃肠道疾病以腹部或上腹部疼痛最剧烈，可能放射至胸部。心绞痛也可位于上腹部。但是，仅出现在下颌

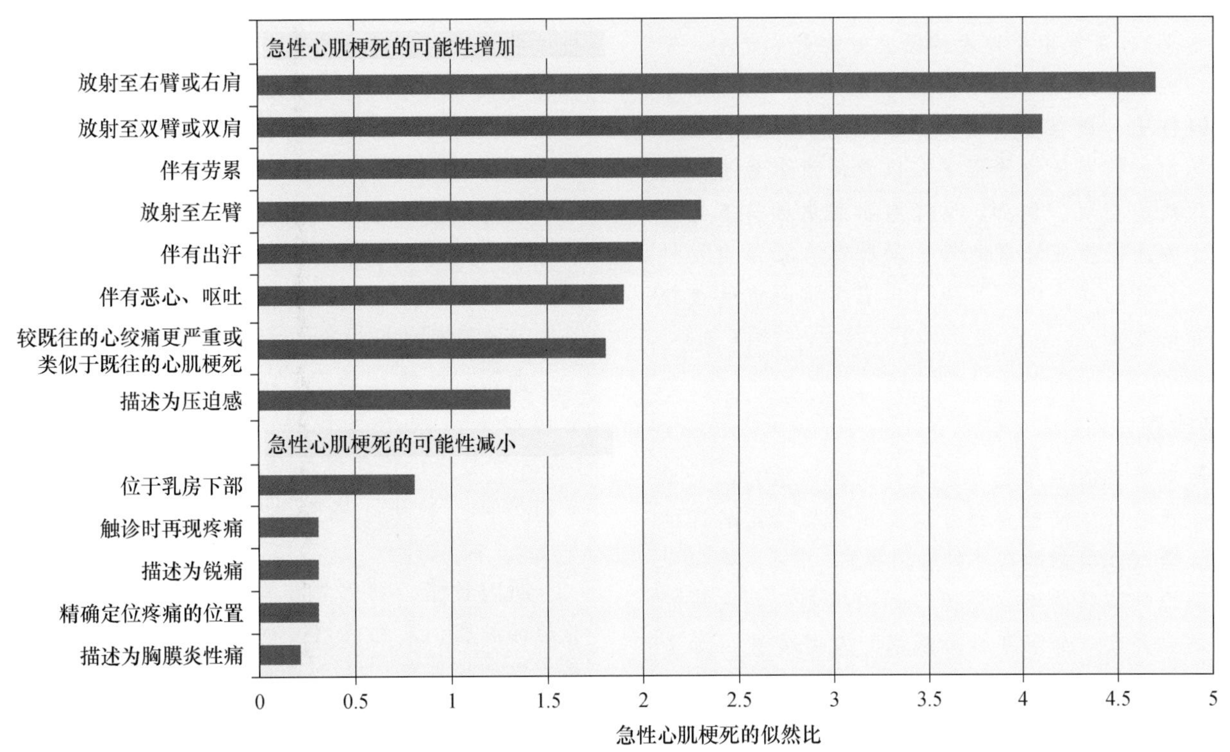

图 11-2 胸痛特征与急性心肌梗死可能性的关系（图中数据引自 CJ Swap，JT Nagurney：JAMA 294：2623，2005）

以上或上腹部以下的疼痛极少是心绞痛。放射至背部特别是肩胛骨之间的剧烈疼痛应立即考虑急性主动脉综合征。向斜方肌脊放射是心包疼痛的特征，通常不提示心绞痛。

发作形式 心肌缺血性胸部不适通常可持续数分钟，于活动时加重，休息时缓解。相反，起病即达到峰值强度的疼痛更倾向于主动脉夹层、肺栓塞或自发性气胸。一过性疼痛（仅持续数秒）很少源于缺血。同样，如果没有其他临床表现，如心电图异常、心脏生物标志物升高或临床并发症（如心力衰竭或低血压），长期（数小时至数天）且持续强度不变的疼痛不太可能提示心肌缺血。心肌缺血和胃酸反流都可能在早晨出现，后者是由于没有食物来中和胃酸。

加重和缓解因素 心肌缺血性疼痛的患者往往喜欢休息、坐下或停止行走。然而，临床医生应该意识到心绞痛的“Warm-up”现象，即一些患者继续进行相同甚至更大程度的运动时心绞痛得到缓解。疼痛强度随着上肢和颈部活动而改变不太可能为心肌缺血，而是提示肌肉骨骼疾病。心包炎的疼痛通常在仰卧位时加重，直立位或前倾位减轻。酒精、某些食物或仰卧位可能加剧胃食管反流。坐位可缓解疼痛。

进食后加重多提示胃肠道疾病，如消化性溃疡、胆囊炎或胰腺炎。消化性溃疡常在进食后 60～90 min 出现症状。然而，在严重冠状动脉粥样硬化的情况下，进食后血流量在内脏血管系统的重新分配可触发餐后心绞痛。胃酸反流和消化性溃疡的胸部不适在抑酸治疗后可迅速减轻。与对心绞痛的影响相反，体力活动不能改变胃肠道疾病引起的胸痛症状。服用硝酸甘油数分钟内缓解的胸部不适提示心肌缺血，但诊断的敏感性和特异性不高。硝酸甘油也能迅速缓解食管痉挛。硝酸甘油给药后超过 10 min 才缓解的胸部不适一般不是由心肌缺血所致，也不是由严重的缺血引起，如急性心肌梗死。

伴随症状 心肌缺血的伴随症状包括大汗、呼吸困难、恶心、疲劳、虚弱和呃逆。此外，这些症状可作为心绞痛的等危症单独存在（即患者出现心肌缺血的症状但无典型的心绞痛表现），多见于女性和老年人。在胸痛的鉴别诊断中，呼吸困难可出现在多种病因中，因此不具有鉴别价值，但呼吸困难的存在又是重要的，因其提示心肺疾病。突发的严重呼吸窘迫应考虑肺栓塞和自发性气胸。咯血可见于肺栓塞或为严重心力衰竭时的带血泡沫痰，但通常提示肺实质为胸部不适的病因。晕厥或晕厥前兆应迅速考虑造成血流动力学不稳定的肺栓塞或主动脉夹层，以及缺血性心律失常。尽管恶心和呕吐提示胃肠道疾病，但也可见于心肌梗死（下壁心肌梗死更为常见），可能由于迷走神经反射的激活或左心室受体的刺激，其为 Bezold-Jarisch 反射的一部分。

既往史 既往史有助于评估冠状动脉粥样硬化和静脉血栓栓塞的危险因素，以及使患者易患某种特定疾病的情况。例如，结缔组织病史如马方综合征提示临床医生应怀疑急性主动脉综合征或自发性气胸。仔细的病史询问可能引出有关抑郁或既往惊恐发作的线索。

体格检查

除对患者的临床稳定性进行初步评估外，对胸部不适患者的体格检查还可以提供胸痛特定病因的直接证据（如单侧肺部呼吸音消失），并可以确定急性心肺源性胸痛的潜在诱因（如未控制的高血压）、相关的合并症（如阻塞性肺疾病）及并发症（如心力衰竭）。然而，由于不稳定性缺血性心脏病患者的体格检查结果可能完全正常，故一次正常的体格检查并不能放松警惕。

一般情况 患者的一般情况有助于建立对疾病严重程度的初步印象。急性心肌梗死或其他急性心肺疾病的患者通常表现出焦虑、痛苦、面色苍白、发绀或出汗。揉搓或紧握胸口的患者可能会用握紧的拳头抵住胸骨来描述他们的疼痛（Levine征）。一些情况下，体型外观也有助于诊断，如马方综合征患者或自发性气胸典型的年轻、瘦高患者。

生命体征 显著的心动过速和低血压是胸部不适潜在原因的重要血流动力学后果的标志，应迅速对最严重的情况进行排查，如急性心肌梗死伴心源性休克、大面积肺栓塞、心包炎伴心包压塞以及张力性气胸。急性主动脉急症通常伴有严重高血压，但当累及冠状动脉或心包膜时，可能与严重低血压有关。窦性心动过速是次大面积肺栓塞的重要表现。呼吸急促和低氧血症提示肺部疾病。低热可见于心肌梗死、血栓栓塞和感染，因此是非特异性的。

肺部 肺部查体可以定位胸部不适的原发性肺部原因，如肺炎、哮喘或气胸。严重缺血/栓塞引起的左心室功能不全，以及主动脉夹层的急性瓣膜并发症可导致肺水肿，这是提示高危的指标。

心脏 颈动脉搏动在急性心肌缺血患者中一般为正常，但其是心包压塞或急性右心室功能不全的特征性表现。心脏听诊可闻及第三心音或第四心音（更常见），反映心肌收缩或舒张功能不全。二尖瓣反流的杂音或室间隔缺损的响亮杂音可能提示 STEMI 机械并发症。主动脉瓣关闭不全的杂音可能是近段主动脉夹层的并发症。其他杂音可提示导致缺血的潜在心脏疾病（如主动脉瓣狭窄或肥厚型心肌病）。心包摩擦音反映心包炎症。

腹部 腹部触诊时的局部压痛有助于鉴定造成胸部不适的胃肠道原因。单纯急性心肺疾病很少伴有腹部体征，除非具有慢性心肺疾病或严重右心室功能不全导致的肝淤血。

血管 脉搏减弱可反映慢性动脉粥样硬化，这会增加冠心病的可能性。然而，急性肢体缺血（特别是上肢）伴无脉和面色苍白可提示主动脉夹层的严重并发症。单侧下肢肿胀应怀疑静脉血栓栓塞。

肌肉骨骼 肋软骨和胸肋关节引起的疼痛可伴有局部肿胀、发红或明显的局部压痛。这些关节触痛的定位性良好，是非常有用的临床体征，虽然在没有肋软骨炎的情况下深部触诊亦可诱发疼痛。触诊胸壁往往会引起各种肌肉骨骼疾病患者的疼痛，但需注意胸壁压痛并不能排除心肌缺血。上肢感觉障碍可能提示颈椎间盘疾病。

心电图

心电图对评估非创伤性胸部不适至关重要。心电图是鉴别持续性缺血与其他疾病的继发性心脏并发症的关键。指南推荐在就诊 10 min 内进行心电图检查，其主要目标是识别 ST 段抬高型心肌梗死，这些患者可能需要紧急干预以恢复闭塞的冠状动脉血流。ST 段压低和对称性 T 波倒置至少 0.2 mV 可用于检测无 STEMI 时的心肌缺血，也预示着死亡和复发缺血的风险更高。疑诊 ACS 的急诊评估建议连续监测心电图（每 30～60 min 复查 1 次）。此外，临床疑诊缺血且标准 12 导联心电图未能诊断的患者，应考虑行右胸导联心电图。尽管静息心电图具有一定的价值，但在一些研究中，其诊断缺血的敏感性低至 20%。

ST 段和 T 波异常可见于多种疾病，包括肺栓塞、心室肥大、急性和慢性心包炎、心肌炎、电解质失衡和代谢紊乱。值得注意的是，惊恐障碍相关的过度通气也可导致非特异性 ST 段和 T 波异常。肺栓塞最常出现窦性心动过速，但也可导致心电图电轴右偏，表现为 $S_{I}Q_{III}T_{III}$。在 ST 段抬高的患者中，弥漫性 ST 段抬高与特定冠状动脉解剖分布不一致和 PR 段压低有助于鉴别心包炎和急性心肌梗死。

胸部 X 线

当患者出现急性胸部不适时，应常规进行胸部平片检查，当门诊患者出现亚急性或慢性胸痛时，应选择性进行胸部平片检查。胸片最大的用处是鉴别肺部病变，如肺炎或气胸。ACS 患者胸片通常没有异常表现，但肺水肿时胸片可见异常。其他异常表现包括主动脉夹层患者可见纵隔扩大，肺栓塞患者可见汉普顿驼峰（Hampton's hump）或韦特马克氏征（Westermark's sign），慢性心包炎患者可见心包钙化。

心肌损伤标志物

急性胸痛患者的实验室检查主要是心肌损伤相关的检测。心肌损伤可以通过检测受损心肌细胞释放的循环蛋白来评估。由于蛋白的释放需要时间，心肌损伤后初次检测的生物标志物可能在正常范围内，即使在 STEMI 患者中也是如此。与肌酸激酶同工酶（CK-MB）相比，心肌肌钙蛋白具有更高的心脏组织特异性，因此肌钙蛋白是诊断急性心肌梗死首选的生物标志物，所有疑诊 ACS 的患者都应该进行肌钙蛋白检测，并在 3～6 h 后重复检测。6 h 后再次检测没有必要，除非胸痛的起病时间不明确或者胸痛症状持续。对于未疑诊 ACS 的患者，没有必要检测肌钙蛋白，除非需要进行风险分层（如肺栓塞或心力衰竭）。

随着心肌肌钙蛋白检测技术的发展，分析敏感性不断提高，肌钙蛋白的可检测浓度大大低于以前可检测的水平。这使心肌损伤的早期发现成为可能，提高了心肌梗死诊断的总体准确性，并改善了疑诊 ACS 患者的风险分层。当代技术检测的肌钙蛋白阴性具有较高的阴性预测值，是急诊评估胸痛患者的有力工具。1～2 h 内检测出肌钙蛋白浓度的变化是仍在探索且具有前景的快速排除诊断方法。然而，肌钙蛋白的检测敏感性增高也会带来问题：相比于既往敏感性较低的检测，非 ACS 的心肺疾病患者中心肌损伤的比例增加。这些协助医生确诊 ACS 的重要评估方法随着心肌坏死检测技术的发展将带来其他方面的问题。此外，连续观察肌钙蛋白浓度的变化有助于区分急性病因造成的心肌损伤，以及潜在结构性心脏病、终末期肾病或干扰抗体所致的长期升高。缺血引起急性心肌损伤时肌钙蛋白的变化趋势呈特征性上升和（或）下降模式且至少一次检测值＞参考值上限第 99 百分位数可诊断心肌梗死。其他非缺血性心肌损伤（如心肌炎）也可导致心肌损伤，但不应诊断为心肌梗死。

其他实验室评估包括 D-二聚体检测，可帮助排除肺栓塞。当结合临床病史和检查来诊断心力衰竭时，检测 B 型利尿钠肽可有助于诊断。B 型利尿钠肽也可以评估 ACS 患者和肺栓塞患者的预后情况。其他急性心肌缺血或 ACS 潜在的生物标志物，如髓过氧化物酶，尚未纳入常规应用。

综合决策辅助工具

目前已经开发出多种临床诊断流程用于在评估和处理急性非创伤性胸痛患者时辅助临床决策。这些决策辅助工具是依据其对以下两种密切相关但不完全相同事件可能性的预测能力来辅助临床进行决策：①最终诊断为 ACS 的可能性；②短期随访期间发生重大心脏事件的可能性。这类决策辅助工具最常用于识别 ACS 临床概率低的患者，这些患者可进行早期缺血激发试验或急诊出院。Goldman 和 Lee 开发了第一种决策辅助工具，通过心电图和危险因素（包括高血压、肺部啰音和已知缺血性心脏病）将患者归为 4 种风险类别，其主要心血管并发症可能性为＜1%至＞16%。ACI-TIPI 评分系统可结合年龄、性别、胸痛和 ST 段异常来评估 ACS 发生的概率。其他最近开发的决策辅助工具如图 11-3 所示。这些工具的共同元素包括：①ACS 的典型症状；②年龄；③已知动脉粥样硬化及其危险因素；④缺血性心电图异常；⑤肌钙蛋白水平升高。由于特异性非常低，这类决策辅助工具的整体诊断性能较差（受试者操作特征曲线下面积 0.55～0.65），但它们可以帮助识别 ACS 发生概率非常低的患者（如＜1%）。然而，这样的决策辅助工具（或单一临床因素）不够敏感，而且相关的证据不充分，不能作为临床决策的唯一凭据。

临床医生要注意区分上述工具和对确诊 ACS 的患者进行预后分层的风险评分工具（如 TIMI 和 GRACE 风险评分）。后者风险评分的目的不是诊断性评估。

缺血激发试验

运动心电图（负荷试验）通常用于初始评估显示 ACS 低风险或临界风险且未发现导致胸部不适具体原因的患者的风险分层。早期运动试验对于观察

HEART评分		
病史	高度疑似 中度疑似 轻度疑似	2 1 0
心电图	ST段明显压低 非特异性异常 正常	2 1 0
年龄	≥65岁 45～<65岁 <45岁	2 1 0
危险因素	≥3个危险因素 1～2个危险因素 无	2 1 0
肌钙蛋白（血清）	≥3倍正常上限值 1～3倍正常上限值 <正常上限值	2 1 0
	总分	
	低危：0～3 非低危：≥4	

北美胸痛诊治原则	
高危标准	是/否
典型心肌缺血症状	
心电图：急性心肌缺血改变	
年龄≥50岁	
已知冠心病	
肌钙蛋白（血清）>正常上限值	
低危：全部为“否” 非低危：任一为“是”	

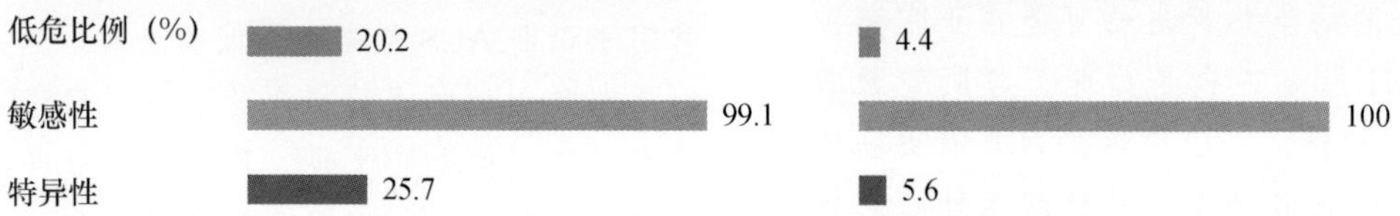

	HEART评分	北美胸痛诊治原则
低危比例（%）	20.2	4.4
敏感性	99.1	100
特异性	25.7	5.6

图 11-3 决策辅助工具联合肌钙蛋白的连续检测用于评估急性胸痛的示例（图中数据引自 SA Mahler et al：Int J Cardiol 168：795，2013）

8～12 h 后无高危表现的患者是安全的，有助于完善预后评估。例如，在发病后 48 h 内进行运动测试的低风险患者中，没有缺血证据的患者在 6 个月内的心脏事件发生率为 2%，而具有明显缺血证据或结果不明确的患者的心脏事件发生率为 15%。无法运动的患者可以通过核灌注成像或超声心动图进行药物激发试验。需要注意的是，一些专家认为，对没有直接临床证据支持的低风险患者进行常规负荷检查可能会造成不必要的医疗开销。

专业协会指南将持续性胸痛列为负荷试验的禁忌证。对于持续性胸痛但心电图及生物标志物不支持心肌缺血诊断的患者，可进行静息心肌灌注显像，显像结果没有任何灌注异常可大大降低冠心病的可能性。在一些医疗机构中，早期心肌灌注显像与其他检查一样作为评估 ACS 低或临界风险患者常规策略的一部分。灌注显像正常的患者可以较早出院，如果有必要可在门诊行负荷试验，从而提高管理效率。静息灌注显像异常的患者不能区分新旧心肌损伤，必须进行进一步的住院评估。

其他无创性检查

可选择性应用其他无创性胸部影像学检查，为胸部不适患者提供更多的诊断和预后信息。

超声心动图 超声心动图在胸部不适患者中无需作为常规检查。然而，在诊断不明确的患者中，尤其是那些非诊断性 ST 段升高、症状持续或血流动力学不稳定的患者，超声心动图发现局部室壁运动异常可能是心肌缺血的证据。超声心动图可用于诊断心肌梗死机械并发症或心包压塞。经胸超声心动图对主动脉夹层的敏感性较差，尽管有时可在升主动脉内检测到内膜瓣。

CT 血管造影 CT 血管造影已逐渐成为评估急性胸部不适患者的手段。冠状动脉 CT 血管成像是一项检测闭塞性冠状动脉疾病的敏感技术，尤其是在主要心外膜冠状动脉的近 1/3 段。CT 有助于提高对 ACS 低中危患者的管理效率，它的主要优点是对无重大疾病的阴性预测值较高。此外，增强 CT 可检测到急性心肌损伤的局灶，即增强减少的区域。

同时，CT 血管造影可以排除主动脉夹层、心包积液和肺栓塞。冠状动脉 CT 血管造影在 ACS 低危患者中的应用要充分权衡 CT 检查的辐射暴露风险和非诊断性异常结果导致的额外检查。

MRI 心脏磁共振成像（CMR）是持续发展且具有多功能的影像技术，用于心脏和胸部血管系统的结构和功能评估。CMR 能准确测量心室大小和功能，并可作为药物激发灌注成像的选择。钆增强 CMR 可以早期发现心肌梗死，并准确地定义心肌坏死区域，且可提示心肌病的类型，这对于鉴别缺血性和非缺血性心肌损伤非常有用。虽然 CMR 通常不适用于急性胸部不适的紧急评估，但在没有明确冠心病的情况下，CMR 可作为心肌肌钙蛋白水平升高患者心脏结构评估的一种有效方法。CMR 冠状动脉造影尚处于探索阶段。MRI 也可以高度准确地评估主动脉夹层，但由于 CT 和经食管超声心动图通常更实用，因此其很少作为首选的检测手段。

急性胸部不适的临床路径

可靠地识别少数由严重病因导致的急性胸部不适患者，同时避免多数低风险患者接受不必要的检查和增加其急诊或住院评估，这本身就具有极大的挑战性。因此，许多医疗中心已采用临床路径来加快对非创伤性胸痛患者的评估和管理，通常是专门的胸痛病房。这些路径通常旨在：①快速识别、分类和治疗高危心肺疾病（如 STEMI）；②准确识别低危患者，这些患者可在病房安全接受低强度监测、接受早期运动负荷检查或出院；③通过更有效和更系统的快速诊断方案安全降低与过度检查和非必要住院有关的医疗成本。在一些研究中，在胸痛病房采用临床路径驱动的照护决策可降低医疗费用和住院评估总时间，同时未增加不良临床结局。

胸部不适的门诊评估

胸痛在门诊很常见，普通人群终生患病率为 20%～40%。在心肌梗死患者中，超过 25%的患者在前一个月有过初级保健就诊经历。诊断原则与急诊相同，但急性心肺病因的验前概率明显较低。因此，检查强度较低，主要强调病史、体格检查和心电图。此外，当在门诊中应用决策辅助工具时，针对严重心肺疾病高患病率环境开发的决策辅助工具阳性预测值较低。但是一般来说，如果高度怀疑 ACS 并考虑肌钙蛋白检测，则应将患者转至急诊进行评估。

第十二章　腹痛

Abdominal Pain

Danny O. Jacobs，William Silen　著
（靳文英　苏丽娜　译）

正确阐释急性腹痛的病因具有很大挑战性。少数临床情况需要非常缜密地判断，因为最细微的症状和体征可能预示最灾难性的临床后果。对于每一个急性腹痛的案例，临床医生均必须区分哪些情况需要紧急干预，哪些不需要，而且最好采用非手术治疗。仔细采集病史和完善体格检查对于鉴别诊断至关重要，并可保障迅速完成诊断性评估（表 12-1）。

表 12-2 中列出部分病因分类，虽然不完整，但其为评估腹痛患者提供了具有诊断意义的框架。

入院时腹痛最常见的原因是急性阑尾炎、非特异性腹痛、泌尿系统相关疼痛和肠梗阻。“急腹症”的诊断是不可接受的，因为其经常为误诊并造成错误的暗示。大多数出现急性腹痛的患者为自限性。然而，须谨记疼痛的严重程度并不一定与潜在疾病的严重程度相关。症状最剧烈的“急腹症”可能不需要手术干预，而症状最轻微的腹痛可能预示着亟待纠正的病变。所有近期出现腹痛的患者都需要早期、彻底的评估和准确的诊断。

腹痛的部分机制

壁腹膜炎症 壁腹膜炎症的疼痛特点为持续酸痛，并直接位于炎症部位，因为疼痛由供应壁腹膜的躯体神经传导，所以通过疼痛点判断腹壁炎症病变的位置是可靠的。疼痛的强度取决于在一定时间内腹膜表面接触的物质类型和数量。例如，少量无菌酸性胃液突然释放到腹腔内引起的疼痛大大强于等量被严重污染的中性粪便引起的疼痛。含有活性酶的胰液会比等量不含活性酶的无菌胆汁引起更严重的疼痛和炎症。血

表 12-1	采集患者病史的关键信息
年龄	
疼痛发作的时间和方式	
疼痛的特点	
疼痛持续时间	
疼痛部位和放射部位	
伴随症状以及其与疼痛的关系	
恶心、呕吐和厌食	
腹泻、便秘或其他肠道习惯改变	
月经史	

表 12-2 腹痛的重要病因

腹部疾病	
壁腹膜炎症	血管因素
细菌污染	栓塞或血栓形成
阑尾穿孔或其他内脏穿孔	压力或扭转闭塞
盆腔炎性疾病	血管破裂
化学刺激	镰状细胞贫血
穿孔性溃疡	腹壁
胰腺炎	肠系膜扭转或牵拉
痛经	肌肉创伤或感染
空腔脏器机械性梗阻	内脏表面受牵拉，如出血
小肠梗阻或大肠梗阻	肝或肾包膜
胆道梗阻	炎症
输尿管梗阻	阑尾炎
	伤寒
	中性粒细胞减少性小肠结肠炎或"盲肠炎"
腹外疾病	
心肺	胸膜痛
急性心肌梗死	气胸
心肌炎、心内膜炎、心包炎	脓胸
充血性心力衰竭	食管疾病，包括痉挛、破裂或炎症
肺炎（尤其是下肺叶）	
肺栓塞	生殖器
	睾丸扭转
代谢性因素	
糖尿病	急性肾上腺功能不全
尿毒症	家族性地中海热
高脂血症	卟啉病
甲状旁腺功能亢进	C1 酯酶抑制剂缺乏（血管神经性水肿）
神经/精神因素	
带状疱疹	脊髓或神经根受压
脊髓痨	功能障碍
灼性神经痛	精神疾病
感染或关节炎相关脊神经根炎	
中毒	
铅中毒	
昆虫或动物咬伤	
黑寡妇蜘蛛咬伤	
蛇咬伤	
机制不明	
麻醉剂戒断	
中暑	

液对腹膜通常只是一种轻微的刺激物，尿液对腹膜的刺激也较温和，所以只要血液和尿液不是短时间内大量积聚在腹腔内，很少会引起腹痛症状。细菌污染如盆腔炎或远端小肠穿孔可引起轻微腹痛，随着细菌增殖可导致大量炎症介质被释放引起剧烈疼痛。上消化道溃疡穿孔时胃液进入腹腔的速度不同，患者的表现也会完全不同。因此，炎症物质刺激腹膜的速度很重要。

无论是触诊还是咳嗽、打喷嚏等运动引起的腹膜压力或张力的变化都会加重腹膜炎症的疼痛。腹膜炎患者的特点是喜欢安静地躺在床上尽量避免运动，反之绞痛患者则可能于不适时激烈地扭转。

腹膜刺激的另一个特征是腹部肌肉紧张性反射痉挛，局限于受累的节段，其强度取决于神经系统的完整性、炎症的位置以及炎症进展的速度。由于上覆脏器的保护作用，阑尾穿孔或小腹膜囊穿孔引起的痉挛可能很轻或不存在。在反应迟钝、严重疾病、身体虚弱、免疫抑制或精神病患者中，轻微腹痛或不伴有腹痛或肌肉痉挛可能为严重的腹部急症。缓慢进展的腹壁炎症也常常会极大地减轻肌肉痉挛的程度。

空腔脏器梗阻 空腔脏器的腔内梗阻常可引起间歇性腹痛或绞痛，其疼痛部位相对于腹膜炎刺激痛较广泛。然而，无痉挛相关的不适不能误诊为非空腔脏器病变，因为空腔脏器膨胀也常产生持续性疼痛，极少数为阵发性疼痛。

小肠梗阻常表现为定位不清、阵发性脐周或脐上疼痛。随着肠道的扩张和肌张力的消失，腹痛症状可能会减轻。如果肠系膜根部受到牵拉出现绞窄性肠梗阻，疼痛可能会扩散到下腰部区域。结肠梗阻的绞痛强度较轻，通常位于脐下区，常放射至腰部。

急性胆道扩张会产生一种持续但不是绞痛的疼痛，因此，胆绞痛是一个错误的术语。急性胆囊扩张常引起右上腹疼痛，并放射至右胸后区或右肩胛区，但放射至中线附近也不少见。胆总管扩张常引起上腹部疼痛，并可放射至上腰部区域。然而二者往往变异较大，故不能仅依靠放射痛来完全区分。通常无典型的肩胛下疼痛或腰部放射痛。与胰头癌类似，胆道的慢性扩张可不引起疼痛或者只在上腹部或右上腹有轻微的酸痛感。胰管扩张引起的疼痛与胆总管扩张引起的疼痛相似，但除此之外，其常因仰卧而加重，因直立而减轻。

膀胱梗阻通常引起耻骨上区钝性、低强度疼痛。反应迟钝的患者出现膀胱梗阻可能没有疼痛主诉，而坐立不安是其唯一表现。相反，急性膀胱内输尿管梗阻的特点是耻骨上和剧烈胁腹痛，可放射至阴茎、阴囊、大腿内侧。肾盂输尿管结合部梗阻表现为肋椎角附近的疼痛，而输尿管其余部分梗阻与胁腹痛有关，胁腹痛常常延伸至同侧胁腹部。

血管因素 人们常误认为腹部血管因素相关疼痛呈现突发并且剧烈的特征。特定疾病过程（如肠系膜上动脉栓塞或血栓形成）及腹主动脉瘤即将破裂必然伴随弥漫性剧烈疼痛。而同样常见的是，肠系膜上动脉闭塞的患者出现血管完全闭塞或腹膜炎症状之前，仅有 2～3 天持续性轻微疼痛或弥漫性痉挛性疼痛。早期不明显的不适是由肠道蠕动过强所致，而非腹膜炎症。事实上，持续的弥漫性腹痛（如与生理表现不相称的疼痛）但无压痛和强直是肠系膜上动脉闭塞的典型特征。当腹痛放射至骶部、胁腹部或生殖器时，应始终警惕可能存在腹主动脉瘤破裂。这种疼痛可能会持续一段时间，直到发生血管破裂。

腹壁 由腹壁引起的疼痛通常是持续性疼痛。活动、长时间站立和腹部高压力会加重腹部不适和相关的肌肉痉挛。腹直肌鞘血肿（最常见于抗凝治疗中）可在下腹部扪及肿块。如果同时累及身体其他部位的肌肉，通常要注意鉴别其他可能引起同一区域腹痛的腹壁肌炎。

腹外疾病牵涉痛

明确诊断由胸腔、脊柱或生殖器引起的腹部疼痛可能非常棘手，因为急性胆囊炎或溃疡穿孔等上腹部疾病可能与胸腔内并发症相关。一个相当重要但往往被遗忘的理论是，每一个腹痛患者都应考虑到胸腔内疾病的可能，尤其是上腹部疼痛。

针对心肌梗死或肺梗死、肺炎、心包炎或食管疾病（最常被误诊为腹部急症的胸内疾病）的系统性问诊和检查往往能提供足够的线索来做出正确的诊断。肺炎或肺梗死引起的膈胸膜炎可引起右上腹疼痛和锁骨上区疼痛，锁骨上区放射痛应与肝外胆道急性扩张引起的肩胛下疼痛相鉴别。关于腹痛病因的最终诊断可能需要经过数小时谨慎周密的观察，在此期间反复询问和检查有利于诊断或提供正确的诊断思路。

与腹腔内疾病不同，胸源性牵涉痛常伴有受累侧胸腔出现呼吸浅慢等呼吸受限表现。此外，由胸源性牵涉痛引起的腹部肌肉痉挛在吸气相会减轻，而腹部疼痛则会持续整个呼吸阶段。触诊腹部的牵涉痛区域通常也不会加重疼痛，而且在很多情况下似乎还能减轻疼痛。

胸部疾病和腹部疾病经常共存，可能很难或不能区分。例如，胆道疾病患者在心肌梗死时常常有上腹部疼痛，或者既往有心绞痛的患者在胆绞痛时可能表现为心前区或左肩疼痛。关于疼痛放射至先前患病区域的解释，请参阅第十章。

脊柱的牵涉痛通常涉及神经根压迫或刺激，其特征是可被某些运动加剧，如咳嗽、打喷嚏或牵拉，并伴随受累皮节感觉过敏。睾丸或精囊产生的腹部疼痛通常会因这些器官轻微受压而加重，腹部不适表现为定位不清的钝痛。

代谢性疾病相关的严重腹痛

代谢因素引起的疼痛几乎可类似于所有其他类型的腹腔内疾病。多种机制在其中发挥作用。在某些情况下，代谢性疾病本身可能伴有腹腔内疾病，如高脂血症继发胰腺炎，如果忽略了代谢性疾病的可能，则会导致不必要的剖腹探查手术。与血管神经性水肿相关的 C1 酯酶缺乏常与严重腹痛相关。当腹痛的病因不明时，必须考虑代谢性因素。腹痛也是家族性地中海热的特征。

鉴别诊断往往较困难。卟啉病和铅中毒引起的疼痛通常很难与肠梗阻的疼痛区分开来，因为严重的肠蠕动亢进是两者共同的主要特征。尿毒症或糖尿病的疼痛为非特异性，疼痛和压痛的位置和强度经常变化。糖尿病性酸中毒可由急性阑尾炎或肠梗阻引起，因此如果不能通过纠正代谢异常而迅速缓解腹痛，则应怀疑潜在器质性病变。黑寡妇蜘蛛咬伤会产生剧烈疼痛和腹部以及背部肌肉僵硬，腹腔内疾病很少累及背部。

免疫功能低下

评估和诊断免疫抑制或其他免疫缺陷患者腹痛的原因非常困难，这包括接受过器官移植、正在接受免疫抑制剂治疗自身免疫性疾病、化疗或糖皮质激素治疗或艾滋病患者以及老年人。在这些情况下，正常的生理反应可能缺失或被掩盖。此外，特殊感染也可能引起腹痛，病原体包括巨细胞病毒、分枝杆菌、寄生虫和真菌。这些病原体可影响所有消化器官，包括胆囊、肝、胰腺以及胃肠道，引起胃肠道隐匿性或症状性穿孔。同时应考虑念珠菌或沙门氏菌感染引起的脾脓肿，尤其是左上腹或左胁腹部疼痛的患者。无结石的胆囊炎是艾滋病患者较为常见的并发症，常与隐孢子虫病或巨细胞病毒感染有关。

在化疗后骨髓抑制的患者中，中性粒细胞减少性小肠结肠炎常被认为是引起腹痛和发热的原因。同时应考虑急性移植物抗宿主病。对这些患者的最佳管理需要密切随访，包括进行一系列检查，以确定治疗潜在疾病不需要手术干预。

神经性因素

损伤感觉神经的疾病可能引起灼性神经痛，其通常局限于受损周围神经的分布区域。正常的无痛性刺激（如触摸或体温变化）也可引起患者疼痛，甚至在静息时也频繁出现。无规律分布的皮肤痛点可能是存在陈旧性神经损伤的唯一征象。即使轻触诊也会加重疼痛，但腹肌不会僵硬，且呼吸不会受到干扰。腹胀不常见，疼痛与进食无关。

由脊神经或脊神经根引起的疼痛为突发突止，呈刺痛（详见第十四章），其可由带状疱疹、关节炎、肿瘤、椎间盘髓核突出、糖尿病或梅毒所致，与进食、腹胀或呼吸变化无关。严重的肌肉痉挛（如脊髓痨相关的胃危象）较常见，但腹部触诊不会减轻也不会加重肌肉痉挛。脊柱运动可使疼痛加剧，而且通常局限于少数几个皮节，感觉过敏很常见。

功能性原因引起的疼痛不符合上述情形。疾病的发病机制尚不清楚。肠易激综合征（IBS）是一种以腹痛和肠道习惯改变为特征的功能性胃肠道疾病。诊断基于临床标准和排除明显的结构异常。腹痛的发作往往由应激引起，疼痛的类型和部位有很大差异。恶心和呕吐很少见。局部压痛和肌肉痉挛不一致或不存在。IBS或相关功能障碍的病因尚不清楚。

表 12-3 根据腹痛部位的鉴别诊断

右上腹	上腹	左上腹
胆囊炎 胆管炎 肺炎/肺脓肿 胸膜炎/胸膜痛 膈下脓肿 肝炎 Budd -Chiari 综合征	消化性溃疡 胃炎 胃食管反流 胰腺炎 心肌梗死 心包炎 主动脉瘤破裂 食管炎	脾梗死 脾破裂 脾脓肿 胃炎 胃溃疡 胰腺炎 膈下脓肿
右下腹	**脐周**	**左下腹**
阑尾炎 输卵管炎 腹股沟疝 异位妊娠 肾结石 炎性肠病 肠系膜淋巴结炎 盲肠炎	早期阑尾炎 肠胃炎 肠梗阻 主动脉瘤破裂	憩室炎 输卵管炎 腹股沟疝 异位妊娠 肾结石 肠易激综合征 炎性肠病
弥漫性非局限性腹痛		
肠胃炎 肠系膜缺血 肠梗阻 肠易激综合征 腹膜炎 糖尿病	疟疾 家族性地中海热 代谢性疾病	

临床诊治路径：腹痛

很少有腹部疾病需要摒弃固有的诊治程序进行紧急手术干预，无论患者的情况如何。腹腔内出血的患者（如动脉瘤破裂）必须立即手术，但在这种情况下，只需要数分钟来评估问题的严重性。此时必须清除所有障碍获得足够的静脉通道进行补液治疗并开始手术。这些患者中有许多人因等待不必要的检查而死于放射科或急诊室，如心电图或CT。如果出现腹腔内大出血，则应无视任何禁忌证立即手术。幸运的是，这种情况相对少见。这种做法并不适用于消化道腔内出血，其可通过其他方法进行治疗（详见第四十九章）。完整详尽的病史无可取代，其远比任何实验室检查或放射成像检查更具价值。获取这样的病史记录费时费力，也因此不太受欢迎，即使在大多数病例中仅凭病史就能做出合理准确的诊断。

在急性腹痛的病例中，大多数诊断较易，而在慢性疼痛的病例中，成功诊断并不常见。肠易激综合征是引起腹痛最常见的原因之一，必予牢记。疼痛部位有助于缩小鉴别诊断范围（表12-3），然而，患者病史中事件的时间顺序往往比疼痛的位置更为重要。如果医生足够耐心和从容地询问恰当的问题并认真倾听，通常能从患者病史中得出诊断。应注意腹外疾病。做出明确诊断或制订明确治疗计划之前，不应停止使用麻醉剂或止痛药，充分镇痛不会干扰诊断。

女性患者准确的月经史至关重要。重要的是要记住正常的解剖关系可以被妊娠子宫显著改变。妊娠期间可能会发生腹痛和盆腔疼痛，而其并不需要手术干预。一些值得注意的实验室数值（如白细胞增多）可能是妊娠的正常生理变化。

在检查中，对患者进行简单的关键视诊（如面容、卧床体位和呼吸活动）可提供有价值的线索。收集的信息量与检查者的亲切耐心成正比。一旦对腹膜炎患者进行粗鲁检查，下一位检查者几乎不可能做出准确的评估。对疑似腹膜炎的突然松开深部触诊的手来引起反跳痛是残忍和不必要的。同样的信息也可以通过轻柔的腹部叩击（轻微的压力诱发反跳痛）获得，这种手法可以更加精确地定位。要求患者咳嗽会引发真正的反跳痛，而不需要把手放在腹部。此外，对于无真正反跳痛的紧张或焦虑患者，反跳痛将使其惊恐并诱发保护性痉挛。如果触诊过于剧烈使随意肌痉挛叠加在不随意肌强直上时，就会错过可触及的胆囊。和获取病史一样，查体应给予足够的时间。腹部体征可能很轻微，但是如果与症状一致，则可能非常有意义。在盆腔腹膜炎的病例中，腹部体征可能几乎或完全不存在，因此对每一位腹痛患者都必须进行仔细的盆腔和直肠检查。在没有其他腹部症状的情况下，盆腔或直肠压痛可提示存在手术指征的疾病，如阑尾炎穿孔、憩室炎、卵巢囊肿扭转等。应格外关注是否有蠕动音、性质和频率。然而，腹部听诊是腹痛患者体格检查中最不容易有阳性发现的检查之一。在正常蠕动音时可发生绞窄性小肠梗阻或阑尾炎穿孔。相反，当肠梗阻的近端明显扩张和水肿时，即使没有腹膜炎，蠕动音也可能失去肠鸣音的特征而变得微弱或缺失。“寂静腹”通常是突发严重化学性腹膜炎的表现。

实验室检查对于评估腹痛患者非常有价值。然而，除少数情况外，很少能根据其确定诊断。白细胞增多不应作为决定是否手术的唯一因素。内脏穿孔可能出现白细胞计数＞20×10^9/L，但胰腺炎、急性胆囊炎、盆腔炎、肠梗阻也可伴随白细胞显著增多。正常的白细胞计数在腹腔脏器穿孔的病例中亦并不罕见。贫血的诊断可能比白细胞计数更有帮助，尤其是结合病史。

尿液分析可显示水合状态或排除严重肾病、糖尿病或尿路感染。血尿素氮、葡萄糖和血清胆红素水平可能有助于诊断。除胰腺炎外，许多疾病如穿孔性溃疡、绞窄性肠梗阻和急性胆囊炎可使血清淀粉酶水平升高。因此，血清淀粉酶的升高并不能排除手术指征。

腹部平片、正位片或侧位片在肠梗阻、溃疡穿孔和其他情况下具有诊断价值。急性阑尾炎或绞窄性外疝的诊断无需腹部X线。少数情况下，钡剂或水溶性造影剂上消化道显影可揭示部分肠梗阻。如有结肠梗阻应避免口服硫酸钡。另一方面，在疑似结肠梗阻（无穿孔）的情况下，造影剂灌肠具有诊断意义。

在无创伤的情况下，腹腔灌洗已被CT和腹腔镜取代作为诊断工具。经证实，超声造影在胆囊或胰腺肿大、胆结石、卵巢肿大或输卵管妊娠中均有应用。腹腔镜在诊断盆腔疾病方面特别有用，如卵巢囊肿、输卵管妊娠、输卵管炎和急性阑尾炎。

放射性同位素肝胆亚氨基二乙酸扫描（HIDA）有助于鉴别急性胆囊炎或胆绞痛与急性胰腺炎。CT可显示胰腺肿大、脾破裂、结肠或阑尾壁增厚、肠系膜或阑尾系膜条纹密度增高影（憩室炎或阑尾炎的特征）。

有时，即使在最有利的情况下，具备所有有效的辅助检查和最好的临床技能，在初始检查时也无法确诊。尽管如此，经验丰富、思虑周全的内、外医生即便缺乏明确的定位诊断，仅凭患者的临床表现亦可明确手术干预的时机。如果诊断有疑问，经过反复询问和检查并观察等待往往会发现疾病的真实性质并找到正确的诊疗方向。

第十三章　头痛

Headache

Peter J. Goadsby，Neil H. Raskin　著
（王岚　王萌　译）

头痛是患者就诊最常见的原因之一，在全球范围内其致残率高于其他神经系统疾病。随着对与各种头痛综合征相关的神经系统传导通路的解剖学、生理学及药理学理解的逐渐深入，临床上已形成审慎的诊疗方法，并基于此方法对头痛进行诊治。本章将重点介绍针对头痛患者的一般处理原则。

概述

国际头痛学会（www.ihs-headache.org/）制定的分类系统将头痛分为原发性或继发性（表13-1）。原发性头痛指以头痛及其伴随症状即为疾病本身（无法归因于某一确切病因），而继发性头痛则指由外源性疾病引起的头痛（国际头痛学会头痛分类委员会，2013）。原发性头痛常导致患者残疾及生活质

表 13-1　头痛的常见病因

原发性头痛		继发性头痛	
类型	%	类型	%
紧张性头痛	69.0	系统性感染	63.0
偏头痛	16.0	头部外伤	4.0
特发性刺痛	2.0	血管性疾病	1.0
运动性头痛	1.0	蛛网膜下腔出血	<1.0
丛集性头痛	0.1	颅内肿瘤	0.1

引自 After J Olesen et al：The Headaches. Philadelphia，Lippincott Williams & Wilkins，2005.

量下降。轻度的继发性头痛十分常见但预后较好，如由上呼吸道感染引起的头痛。危及生命的头痛相对罕见，但临床医生仍需保持警惕以及时识别此类患者并予其正确的治疗。

头痛的解剖学和生理学基础

疼痛通常在外周伤害性感受器受到组织损伤、内脏扩张或其他因素刺激时出现（详见第十章）。在这种情况下，痛觉是由健康神经系统介导的正常生理反应。疼痛也可出现在外周或中枢神经系统（CNS）痛觉传导通路受损或通路被异常激活时。头痛的发生可能涉及上述一种或两种机制。能够产生疼痛的头颅结构包括：头皮、脑膜中动脉、硬脑膜窦、大脑镰和大脑动脉近端。室管膜、脉络丛、软脑膜静脉和大部分脑实质不能产生痛觉。

原发性头痛主要累及的病变部位如下：

- 颅内大血管和硬脑膜以及分布于这些结构的三叉神经感觉末梢
- 三叉神经脊束核尾段，延伸到上颈髓的后角，也接受第一和第二颈神经根的输入（三叉神经颈髓复合体）
- 延髓的痛觉中枢如丘脑腹后外侧核和大脑皮质
- 大脑的痛觉调节系统（如下丘脑和脑干结构）在痛觉传导通路的各个阶段调节三叉神经伤害性感受器的信号传入

三叉神经在颅内大血管和硬脑膜的神经分布被称为三叉神经血管系统。头面部自主神经症状（如流泪、结膜充血、鼻出血、鼻漏、眶周肿胀、耳胀满感和上睑下垂）常见于三叉神经自主性头痛，包括丛集性头痛和发作性偏头痛，也可见于偏头痛，儿童也可出现上述症状。这些自主神经症状反映了颅内副交感神经通路的激活，功能成像研究也证实在偏头痛和丛集性头痛中存在自主神经系统激活引起的血管变化。此外，这些症状经常被误认为是颅窦炎的表现，从而导致过度诊断及治疗不当。偏头痛和其他类型的原发性头痛并非“血管性头痛”，这些疾病并不都存在血管变化，也无法根据血管变化预测治疗效果。偏头痛作为一种脑部疾病，目前已在临床上得到充分认识并被予以最佳诊疗。

急性新发头痛的临床评估

新发的严重头痛患者与慢性复发性头痛患者的鉴别诊断存在很大差异。在新发的严重头痛患者中，发现潜在危重疾病的可能性远远高于慢性复发性头痛的患者。因此，新发头痛的患者需要得到及时的评估并予以适当的治疗。这类患者需要考虑的危重疾病包括脑膜炎、蛛网膜下腔出血、硬膜外或硬膜下血肿、青光眼、肿瘤和化脓性鼻窦炎。当患者出现相应症状及体征时（表 13-2），迅速诊断及治疗至关重要。

在对患者进行临床评估时，必须先对其进行细致的神经系统查体。通常有异常体征或新发头痛史的患者应进一步完善计算机断层扫描（CT）或磁共振成像（MRI）。CT 及 MRI 作为初步筛查颅内病变的检查方法，其敏感性无明显差异。在某些情况下，患者还需要进行腰椎穿刺（LP），除非能明确除外恶性可能。急性头痛的全面评估还包括触诊脑动脉搏动、头部被动运动及影像学检查评估颈椎、监测血压和尿常规检查评估心血管及肾功能、完善眼底检查、眼压测量和验光评估眼部情况。

由于头痛和抑郁症具有相关性，因此临床医生应同时对患者的心理状态进行评估。仅有情绪变化很少引起病情复杂的头痛，所以评估的目的在于识别合并症，而非寻找病因。值得注意的是，尽管具有抗抑郁作用的药物在预防性治疗紧张型头痛和偏头痛方面也是有效的，但上述的每种症状都必须得到最佳治疗。

耳部及牙髓手术后可能诱发潜在的复发性头痛。因此，由病灶或创伤引起的头痛可能会导致原本处于静止期的偏头痛综合征再次出现。此时，若不能解决根本的病因，临床上对头痛的治疗基本无效。

与头痛相关的潜在危重疾病详见下文。颅内肿瘤是引起头痛的罕见病因，且在严重头痛患者中并不常见。绝大多数表现为严重头痛的患者，其病因通常为良性病变。

继发性头痛

继发性头痛的诊疗重点是诊治引起头痛的潜在病因。

表 13-2 提示可能存在危重疾病的头痛症状
突发性头痛
初发严重头痛
出现“最剧烈”头痛
头痛之前出现呕吐
数天或数周内亚急性加重
弯腰、提物、咳嗽诱发的头痛
头痛可影响睡眠或睡醒时即出现
存在已知的全身性疾病
55 岁以后起病
发热或原因不明的全身性症状
神经系统检查异常
局部压痛，如颞动脉区压痛

脑膜炎

急性严重头痛伴颈强直及发热提示脑膜炎，此时必须进行腰椎穿刺检查协助诊断。眼球运动往往会显著加重此类患者的头痛症状。当脑膜炎以头痛、畏光、恶心及呕吐为主要临床表现时，很容易被误诊为偏头痛，而这可能提示了某些患者潜在的生物学特征。

颅内出血

急性严重头痛伴颈强直但无发热则需考虑蛛网膜下腔出血可能。动脉瘤破裂、动静脉畸形或脑实质出血可仅表现为头痛。若出血量很小或出血位置低于枕骨大孔，头部 CT 检查可无明显异常，但这种情况较为罕见。因此，临床上可能需行腰椎穿刺检查以明确诊断蛛网膜下腔出血。

颅内肿瘤

约 30%的颅内肿瘤患者主诉为头痛，其头痛症状通常是无法描述的间歇性深部钝痛，强度中等，活动或体位改变时可加重，并可伴恶心及呕吐。相较于颅内肿瘤患者，上述症状更常见于偏头痛患者。约 10%颅内肿瘤患者的头痛症状会影响其正常睡眠。若呕吐先于头痛数周出现，则高度提示为位于后颅窝的颅内肿瘤。若患者有闭经或溢乳病史，则需警惕分泌泌乳素的垂体腺瘤（或多囊卵巢综合征）引起头痛的可能。恶性肿瘤患者新发头痛需考虑脑转移和（或）癌性脑膜炎可能。于弯腰、提物或咳嗽后突然出现的头痛提示患者可能存在后颅窝肿物、Chiari 畸形或脑脊液（CSF）减少。

颞动脉炎

颞动脉炎（巨细胞动脉炎）（详见第三十一章）是一种动脉炎症性疾病，常累及颅外颈动脉。好发于老年人，其年发病率为每 10 万 50 岁及以上的人中有 77 人患病。平均发病年龄为 70 岁，而女性患者占 65%。约半数未经治疗的颞动脉炎患者因病变累及眼动脉及其分支而失明。毫不夸张地说，巨细胞动脉炎引起的缺血性视神经病变已成为 60 岁以上患者迅速进展为双目失明的主要原因。及时应用糖皮质激素治疗可有效预防这种并发症，因此迅速识别本病至关重要。

典型症状包括头痛、风湿性多肌痛、咀嚼暂停、发热和体重减轻。头痛是主要的临床表现，常伴有全身不适和肌肉酸痛。头痛可为单侧或双侧，50%患者的疼痛部位可暂时定位，但可能是在颅骨的任何部位甚至全颅。疼痛程度通常在症状出现数小时后达峰，偶尔也会表现为突发剧烈疼痛。疼痛很少呈搏动性，几乎均呈钝痛，也可合并与偏头痛时出现的锐痛类似的阵发性针刺样疼痛。多数患者指出其头痛的部位位于颅骨外表面，而非源于颅内深部（偏头痛的疼痛部位）。患者可出现明显的头部压痛，且由于疼痛而无法完成梳头动作或将头枕于枕头上。头痛常于夜间加重，处于寒冷环境亦可引起头痛加剧。其他临床表现还包括颞动脉处皮肤发红、痛性结节或皮肤红色带状条纹，以及颞动脉压痛，枕动脉压痛较为少见。

红细胞沉降率（ESR）升高较为常见，但并非总升高。因此，即便 ESR 正常也不能排除巨细胞动脉炎可能。当临床高度怀疑本病时，应行颞动脉活检，并立即给予泼尼松 80 mg/d 治疗 4～6 周。老年人偏头痛的患病率远远高于颞动脉炎。偏头痛患者经泼尼松治疗后经常出现头痛症状较前缓解的表现。因此，临床医生在判断患者的治疗反应时必须足够谨慎。

青光眼

青光眼可出现伴有恶心和呕吐的头痛。头痛常以重度眼痛起病。查体可见患者结膜充血，伴瞳孔固定且轻度散大（详见第三十一章）

原发性头痛

原发性头痛是在没有任何外源性病因的情况下出现头痛及相关临床表现的疾病。最常见的原发性头痛即偏头痛、紧张性头痛和三叉神经自主神经性头痛，尤其是丛集性头痛。

慢性每日头痛

慢性每日头痛（CDH）的广义诊断是指患者每月至少有 15 天出现头痛。CDH 并非一个单独的疾病名称，它涵盖了包括原发性及继发性头痛的多种头痛综合征（表 13-3）。总体而言，由于这类患者致残比例相当高，因此在这里特别强调这一疾病。人群调查显示，约有 4%的成人存在每日或近乎每日头痛。

表 13-3 慢性每日头痛的分类

原发性		继发性
>4 h/d	<4 h/d	
慢性偏头痛[a]	慢性丛集性头痛[b]	创伤后 头部创伤 医源性 感染性
慢性紧张性头痛[a]	慢性阵发性半侧颅痛	炎症性，如巨细胞动脉炎 结节病 白塞综合征
连续性半侧颅痛[a]	SUNCT/SUNA	慢性 CNS 感染
新发每日持续性头痛	睡眠性头痛	药物过量使用性头痛[a]

[a] 可能合并药物使用过量。[b] 有些患者头痛可能>4 h/d

CNS，中枢神经系统；SUNA，短期单侧神经性头痛发作伴颅神经自主神经症状；SUNCT，短期单侧神经性头痛发作伴结膜充血和流泪

临床诊治路径：慢性每日头痛

治疗 CDH 患者首先应明确其头痛是否为继发性头痛，若是，则应针对其病因进行治疗（表 13-3）。当潜在病因诱发原发性头痛进一步加重时，明确病因对于临床医生来说具有挑战性。对于原发性头痛患者，通常可根据其头痛类型的诊断指导治疗。预防性治疗药物如三环类药物阿米替林或去甲替林，剂量可用至 1 mg/kg，此剂量对于因偏头痛或紧张性头痛，或继发性原因诱发潜在原发性头痛的 CDH 患者非常有效。三环类药物应以低剂量起始（10～25 mg/d），且可在睡醒前 12 h 用药，以避免引起日间嗜睡。抗惊厥药物如托吡酯、丙戊酸盐、氟桂利嗪（美国不可获得）和坎地沙坦也可有效缓解偏头痛。

药物难治性致残性原发性慢性每日头痛的管理

药物难治性头痛的治疗很困难。目前已有许多有前景的神经调节方法（如枕神经刺激）似乎可以调节偏头痛患者的丘脑功能，并且在慢性丛集性头痛、短期单侧神经性头痛发作伴颅神经自主神经症状（SUNA）、短期单侧神经性头痛发作伴结膜充血和流泪（SUNCT）、连续性半侧颅痛的治疗方面也显示出应用前景。单脉冲经颅磁刺激已在欧洲应用于临床治疗，并且在美国被批准用于治疗具有先兆的偏头痛。

药物过量使用性头痛

过量使用镇痛药物治疗头痛可增加头痛发作频率，显著影响预防性治疗药物的效果，并引起每日头痛或近乎每日头痛的难治状态被称为药物过量使用性头痛。部分患者在停用镇痛药后头痛的严重程度和频率方面均得到明显改善。然而许多患者停用镇痛药物后，即使在某种程度上感觉到临床症状的改善，但其头痛仍持续存在，这一现象在既往经常使用阿片类或巴比妥类药物的患者中尤为常见。残留头痛可能是潜在原发性头痛的临床表现，这在易患偏头痛的患者中最为常见。

药物过量使用性头痛的管理：门诊患者 对于药物过量使用性头痛患者，必须减少或停止镇痛药物的使用。一种方法是每 1～2 周将药物剂量减少 10%。除此以外，某些患者可以立即停用镇痛药物，这一措施已被证实并无临床禁忌。以上两种措施均可通过停药前 1～2 个月内记录的用药日志来协助完成，这有助于明确用药中存在的问题。如果患者可以耐受，使用小剂量非甾体抗炎药（NSAID，如萘普生 500 mg 每日 2 次）将有助于减轻镇痛药物减量后的残留头痛。对于每日头痛的患者，每日服用 1 次或 2 次半衰期较长的 NSAID 通常不会出现问题。然而，随着 NSAID 用药频次增加和作用时间缩短，仍然可能出现药物使用过量的问题。一旦患者大幅减少镇痛药物的使用，应予其预防性药物。必须强调的是，预防性药物通常不会在镇痛药物过度使用的情况下起作用。最常见的对治疗无反应的原因是在频繁使用镇痛药物的同时使用预防性药物。对于一些患者，停用镇痛药物非常困难，一般解决此问题最好的方法是直接告知患者停药初始阶段将不可避免地出现某种程度的疼痛。

药物过量使用性头痛的管理：住院患者 一些患者需要住院治疗才能戒断药物。这些患者通常在门诊停药失败或者患有严重疾病（如糖尿病）而使门诊戒断药物困难。入院排除禁忌证后，医生在首日即要求患者完全停用镇痛药物，并根据情况辅以止吐及补液治疗。可乐定可用于治疗阿片类药物的戒断症状。对于在清醒期出现急性无法耐受的疼痛的患者，静脉注射 1 g 阿司匹林（美国未批准）被证实有治疗效果。肌内注射氯丙嗪可以在夜间使用。此外，患者必须充分水化。入院后 3～5 天，随着戒断症状逐渐缓解，可以静脉使用二

氢麦角胺（DHE）。连续 5 天，每 8 h 应用 1 次 DHE 可以显著缓解症状，从而为开始预防性治疗做好准备。同时可能需要应用 5-HT_3 拮抗剂如昂丹司琼或格拉司琼，或神经激肽受体拮抗剂阿瑞吡坦来预防出现严重恶心症状。使用多潘立酮（美国未批准）口服制剂或栓剂可能有助于缓解症状。避免使用具有镇静作用或其他副作用的止吐药有助于此类患者的治疗。

新发每日持续性头痛

新发每日持续性头痛（NDPH）是一种特殊的临床综合征，其病因列于表 13-4。

临床表现 NDPH 患者的头痛症状大部分不会持续整日，且患者能够明确回忆起发病时的表现。其头痛通常突然出现，但发病过程较为和缓。临床上普遍认为这类综合征的病程上限通常为 3 天。患者通常可回想起头痛发作的确切日期和情况。新发持续性头痛不会减轻。临床医生首先应鉴别该综合征为原发性还是继发性。蛛网膜下腔出血是继发性头痛中最严重的病因，因此必须根据病史或合适的检查予以排除。

继发性 NDPH·低脑脊液容量性头痛 这类综合征的头痛与体位改变相关：始于患者坐位或站立位，并于平卧位时消失。头痛的部位位于枕额部，通常呈钝痛，但也可呈搏动性疼痛。慢性低脑脊液容量性头痛的患者通常每日均出现头痛，头痛不会在睡醒时即出现，但会在日间加重。平卧数分钟通常可缓解头痛症状，而当患者恢复直立姿势后数分钟至 1 小时即可再次出现头痛。

持续性低脑脊液容量性头痛最常见的原因是腰椎穿刺后脑脊液漏。腰椎穿刺后头痛通常在操作后 48 h 内出现，但也可在 12 日内延迟出现，其发病率为 10%～30%。含有咖啡因的饮料可以暂时缓解头痛。除腰椎穿刺外，其他诱发事件包括硬膜外注射或剧烈的 Valsalva 动作（如提物、紧张、咳嗽、在飞机上清理咽鼓管或多次性高潮）。自发性脑脊液漏也是诱因之一，因此无论是否存在明显诱因，对于存在特征性头痛病史的患者均应考虑此诊断可能。随着与诱因的间隔时间逐渐延长，其体位性症状可能逐渐隐匿，也有诱因发生数年后才明确诊断的病例。头痛症状是由低容量而非低颅压引起：尽管以低脑脊液压力（常为 0～50 mmH_2O）为主要表现，但临床上已有脑脊液压力高至 140 mmH_2O 的案例。

体位性心动过速综合征（POTS）可出现类似于低脑脊液容量性头痛的直立性头痛，是需要进行鉴别的疾病之一。

钆增强成像的 MRI 是明确脑脊液漏来源的首选影像学方法（图 13-1）。表现为显著的弥漫性脑膜强化有助于明确诊断。有时可在 MRI 上观察到 Chiari 畸形，在这种情况下，后颅窝减压手术通常会加重头痛。具有 T2 加权像的脊柱 MRI 可提示脑脊液漏，脊柱 MRI 可见脊髓脑膜囊肿，其在这些综合征中的作用尚未被阐明。脑脊液漏的来源可以通过脊柱 MRI 的适当序列、CT 或 MR 脊髓造影明确。^{111}In-DTPA 脑脊液显像目前已较少应用于临床，且不能直接识别脑脊液漏的部位，但根据^{111}In-DTPA 示踪剂早期排空到膀胱或全脑示踪剂显像缓慢可间接提示存在脑脊液漏。

低脑脊液容量性头痛的初始治疗是卧床休息。对于持续性疼痛的患者，静脉注射咖啡因（500 mg 加入 500 ml 生理盐水，2 h 内给药）非常有效。给

表 13-4	新发每日持续性头痛的鉴别诊断
原发性	继发性
偏头痛型	蛛网膜下腔出血
无特征型（紧张型）	低脑脊液容量性头痛 高脑脊液压力性头痛 创伤后头痛[a] 慢性脑膜炎

[a] 包括感染后原因

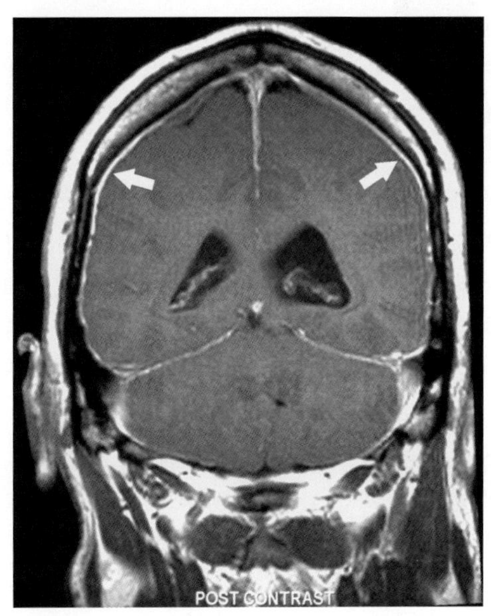

图 13-1 低脑脊液容量性头痛的患者注射钆剂后行磁共振成像显示弥漫性脑膜强化

第十三章 头痛

药前应行心电图检查以筛查患者是否存在心律失常。在开始明确脑脊液漏来源的检查之前，应至少给予2次咖啡因输注。由于静脉注射咖啡因是安全有效的，因此许多患者无需进行进一步的检查。如果静脉注射咖啡因无效，使用腹带可能有助于减轻症状。如果可以确定脑脊液漏出的部位，自体血块填补（blood patch）通常是有效的。血块填补对治疗腰椎穿刺后头痛也有效。在这种情况下，通常根据经验将腰椎穿刺的位置作为留置“血块补片”的位置。对于难治性疼痛患者，口服茶碱是一种有效的替代治疗，但它起效比咖啡因慢。

高脑脊液压力性头痛　脑脊液压力升高被认为是导致头痛的原因之一。脑成像通常可协助明确病因，如颅内占位性病变。由于脑脊液压力升高引起的NDPH可能表现出特发性颅内高压（假性肿瘤）的症状，但无视觉障碍，更重要的是，患者的眼底检查并无明显异常。持续升高的颅内压可诱发慢性偏头痛。这些患者的典型症状为醒来时即出现头痛，随时间逐渐改善，平卧位可加重头痛，且常伴视觉障碍。当存在视乳头水肿时诊断相对简单，但即使没有眼底改变的患者也必须考虑此诊断可能。即使没有明确的眼部受累表现，患者也应进行常规的视野检查。早晨或夜间头痛也是阻塞性睡眠呼吸暂停或高血压控制不佳的典型表现。

怀疑脑脊液压力升高的患者需要进行头颅影像学检查以评估病情。MRI作为初始评估最有效，包括MR静脉造影。若无禁忌证，应行腰椎穿刺测量脑脊液压力，这项检查适用于有症状的患者，以便确定脑脊液减少20～30 ml时对颅压的影响。脑脊液减少可降低颅压并改善头痛症状，对本病具有诊断意义。

初始治疗为乙酰唑胺（250～500 mg每日2次）。头痛可能会在数周内改善。如果无效，可选择使用托吡酯。此外，许多方法可能在此情况下具有治疗效果，包括使用碳酸酐酶抑制剂、减轻体重和稳定神经元细胞膜，还可通过调节磷酸化作用缓解症状。对药物无反应的严重残疾患者需要进行颅压监测，并可能需要进行脑脊液分流。

创伤后头痛　创伤性事件可诱发头痛，并可在事件发生后持续数月至数年。创伤这一术语的含义非常广泛：头部外伤后可能出现头痛，感染也可能诱发头痛，常见的病因为以流感样症状为主要表现的病毒性脑膜炎或寄生虫感染。头痛可伴头晕、眩晕及记忆受损。此症状可在数周后缓解，亦可在外伤后持续数月甚至数年。通常情况下，这类患者的神经系统查体无明显异常，CT或MRI也无异常发现。慢性硬膜下血肿在某些情况下可能与其表现相似。颈动脉夹层和蛛网膜下腔出血及颅内手术后也可出现创伤后头痛，其潜在的原因可能是创伤性事件累及脑膜从而引发头痛症状，并持续多年。

其他原因　一项病例研究结果表明，1/3 NDPH患者的头痛始于以发热、颈强直、畏光和明显不适为主要表现的短暂性流感样症状之后。评估通常无法找到明显的头痛病因。尚无明确证据证实持续的Epstein-Barr（EB）病毒感染在NDPH中发挥作用。一个混杂因素是许多患者在疾病急性期进行了腰椎穿刺检查，因此对于这些患者，必须考虑医源性低脑脊液容量性头痛可能。

治疗　以经验性治疗为主。三环类抗抑郁药（特别是阿米替林）及抗惊厥药（如托吡酯、丙戊酸钠和加巴喷丁）已被报道有治疗效果。单胺氧化酶抑制剂苯乙肼适用于部分经仔细筛选的患者。头痛通常在治疗后3～5年内好转，但其致残性可能相对较高。

初级医疗照护和头痛管理

多数头痛患者首先就诊于初级医疗机构。初级医疗机构医生的任务是从绝大多数原发性头痛中识别出极少数严重的继发性头痛和不太严重的继发性头痛（表13-2）。

若患者并未出现任何值得临床医生警惕的症状或体征，临床医生应在明确诊断后予患者适宜的治疗。根据诊疗常规，若不能明确诊断原发性头痛，进一步的检查应侧重于鉴别引起头痛的危重疾病或验证初步诊断。

治疗开始后，临床医生必须对患者进行随访，以确定头痛的治疗是否有效。并非所有治疗均可有效治疗头痛，但总的来说，严重的头痛会迅速进展且更容易被识别。

当初级医疗机构的医生拟诊原发性头痛时，需注意超过90%的以头痛为主要表现的首诊患者患有偏头痛。

总而言之，没有明确诊断的患有除偏头痛或紧张性头痛之外的原发性头痛的患者，或者对疑诊头痛类型的2种及以上标准治疗没有反应的患者应考虑转诊至专科医生。在实际操作中，转诊的门槛也取决于初级医疗机构医生在头痛药物方面的应用经验，以及上级医疗照护的可获得性。

第十四章　背部和颈部疼痛

Back and Neck Pain

John W. Engstrom，Richard A. Deyo　著
（付君　译）

以下几点强调了背部和颈部疼痛在现今社会中的重要性：①美国背部疼痛的医疗费用高达 1000 亿美元/年，其中约 1/3 为直接医疗费用，2/3 为间接费用（工资和生产力的损失）；②背部症状是 45 岁以下患者最常见的致残原因；③腰背痛是美国第二大就诊病因；④70%的人在一生当中某个时刻会经历背痛。

脊柱解剖

脊柱前部由圆形的椎体组成，经椎间盘分隔且通过前、后纵韧带连接。椎间盘由中央的髓核和周围的软骨环、纤维环组成，椎间盘占脊柱高度的 25%，且允许骨性椎体之间有相互运动（图 14-1 和图 14-2）。随着年龄的增长，髓核脱水且纤维环退变，最终导致椎间盘高度下降。颈椎和腰椎的椎间盘最大且活动度最高。脊柱前部的主要作用是减震（走路和跑步等产生的身体冲击力），脊柱后部的主要作用是保护椎管内的脊髓和神经根。

脊柱后部主要由椎弓和棘突组成，每个椎弓则由前方成对的圆形椎弓根和后方成对的椎板构成，椎弓外侧是两个横突，后方是棘突，同时两侧各有一对上下椎小关节面。同侧的上关节面与下关节面组成一个关节突关节。脊柱后部是肌肉和韧带的主要附着点。附着在棘突、横突和椎板上的肌肉收缩就像滑轮和杠杆系统一样，使脊柱可进行前屈、后伸和侧向弯曲等活动。

神经根损伤（神经根病）是颈部、手臂、腰部、臀部和下肢疼痛常见的病因（图 23-2 和图 23-3），神经根在颈椎的走行高于相应椎体节段（如 C7 神经根走行于 C6～C7 节段），而在胸、腰椎则低于相应椎体节段（如 T1 神经根走行于 T1～T2 节段）。颈神经根出口前在椎管内走行距离短。相反，由于脊髓终端位于 L1 或 L2 椎体水平，因此腰神经根在椎管内走行距离长，从上一节段至椎间孔出口之间的任何位置都有可能损伤腰神经根。例如，L4/5 椎间盘突出不仅可压迫 L5 神经根，也可以压迫穿过的 S1 神经根（图 14-3）。腰神经根在椎管内可移动，但最终会通过狭窄的侧隐窝和椎间孔（图 14-2 和图 14-3）。脊柱的神经成像必须包括矢状面和横断面以评估侧隐窝或椎间孔内的神经根压迫。

对疼痛敏感的脊柱结构包括：椎体骨膜、硬脊膜、

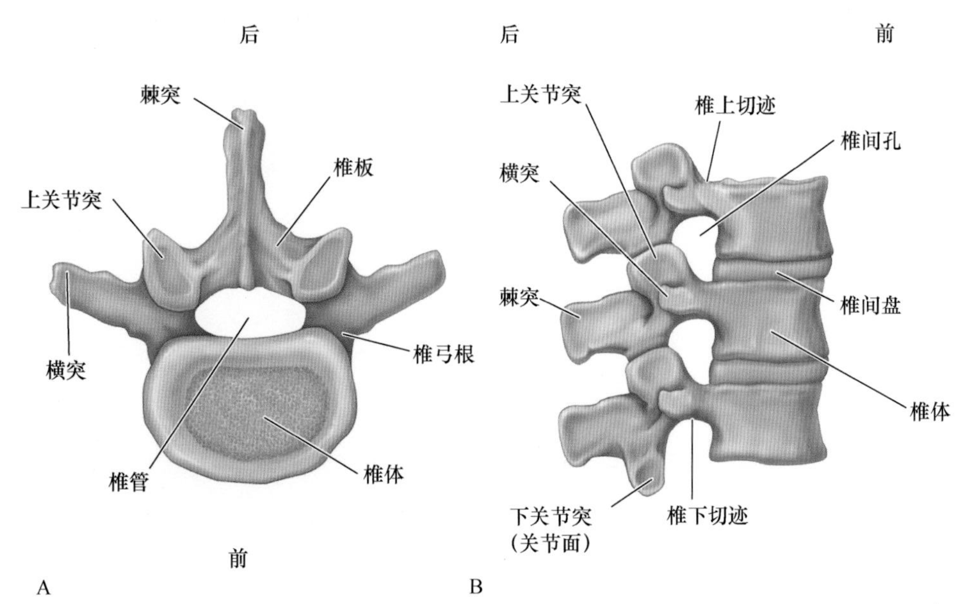

图 14-1　椎体解剖学（经允许引自 A Gauthier Cornuelle，DH Gronefeld：Radiographic Anatomy Positioning. New York，McGraw-Hill，1998）

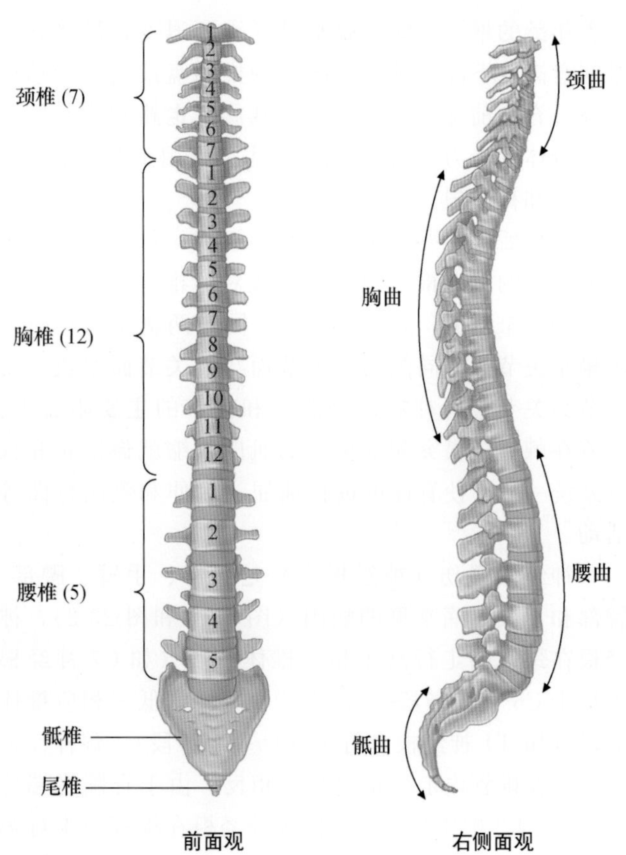

图 14-2 脊柱解剖学（经允许引自 A Gauthier Cornuelle，DH Gronefeld：Radiographic Anatomy Positioning. New York，McGraw-Hill，1998）

关节突关节、椎间盘纤维环、硬膜外静脉和动脉，以及纵韧带。上述结构的病变可解释多种不伴有神经受压的背痛。在正常情况下，椎间盘髓核对疼痛不敏感。

临床诊治路径：背部疼痛

背部疼痛的类型

明确患者主诉的疼痛类型是必要的第一步，也需要关注其潜在严重疾病的危险因素。背部疼痛最常见的病因包括：神经根病、骨折、肿瘤、感染或内脏牵涉痛（表 14-1）。

局部疼痛是由疼痛敏感结构损伤引起的压迫或刺激感觉神经末梢产生，疼痛部位常位于受累背部附近。

背部牵涉痛可能由腹部或盆腔脏器引起，患者通常主诉腹部或盆腔疼痛，伴背部疼痛且常受体位变化的影响。也有一些患者仅主诉背部疼痛。

脊柱疼痛常位于背部或放射至臀部/下肢，上腰椎疾病常引起腰椎局部、腹股沟或大腿前侧的牵涉

图 14-3 椎间盘突出压迫 L5 和 S1 神经根（经允许引自 AH Ropper，MA Samuels：Adams and Victor's Principles of Neurology，9th ed. New York，McGraw-Hill，2009）

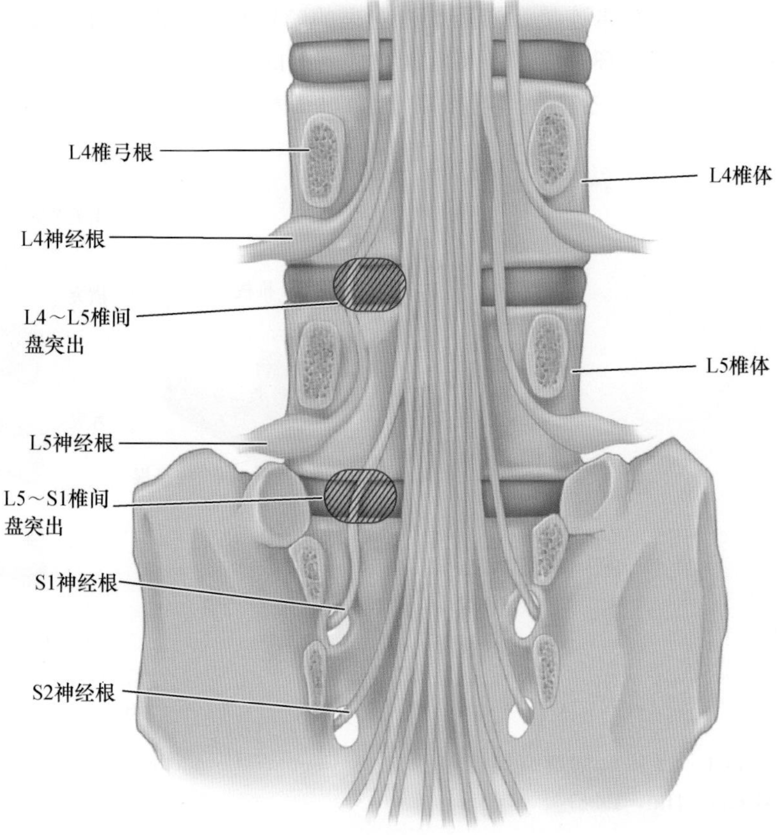

表 14-1 急性腰背痛：重要结构性病因的危险因素

病史
休息或晚上疼痛加重
既往肿瘤病史
慢性感染病史（尤其是肺、泌尿系统、皮肤）
创伤病史
失禁
年龄>70 岁
静脉毒品注射史
糖皮质激素使用史
快速进展性神经功能障碍病史
体格检查
不明原因的发热
不明原因的消瘦
脊柱叩击痛
腹部、直肠或盆腔肿物
股骨滚动试验；跟骨叩击征
直腿抬高-反向直腿抬高试验阳性
进展性局灶神经功能障碍

痛，下腰椎疾病常引起臀部、大腿后侧、小腿或足部的牵涉痛。牵涉痛可以解释跨越多个皮区且无神经根受压证据的疼痛综合征。

神经根痛通常为锐痛，并从腰部放射至下肢的神经根分布区（见下文“腰椎间盘疾病”）。咳嗽、打喷嚏或腹部肌肉自主收缩（提重物或用力排便）可诱发放射痛。牵拉神经和神经根的体位可能会加重疼痛。伸直腿坐立位可牵拉坐骨神经和 L5、S1 神经根，因为这些神经从髋部后方通过。股神经（L2、L3 和 L4 神经根）从髋部前方通过，因此坐立位时不会受到牵拉。尽管烧灼痛或过电感常提示神经根病，但是仅根据疼痛的描述很难区别牵涉痛和神经根病。

肌肉痉挛性疼痛尽管起源部位不清，但是通常与多种脊柱疾病相关。痉挛的病因包括异常体位、椎旁肌紧张和椎旁区域钝痛或剧痛。

判断疼痛是否有潜在严重病因时，掌握与背痛发作相关的情况非常重要。一些涉及事故或工伤的患者可能出于补偿或心理因素而夸大对疼痛的描述。

背部体格检查

建议背部体格检查包括腹部和直肠查体，腹部脏器牵涉性背痛在腹部触诊［胰腺炎、腹主动脉瘤（AAA）］或肋脊角叩诊时可被诱发（肾盂肾炎）。

正常脊柱包括颈椎和腰椎前凸、胸椎后凸，这些正常脊柱序列的扩大可能导致胸椎后凸过度或腰椎前凸过度。脊柱视诊可发现脊柱侧弯（脊柱侧凸）。椎旁肌明显不对称提示肌肉痉挛，棘突压痛阳性提示受累椎体或邻近的疼痛敏感性结构损伤。

椎旁肌痉挛可以引起脊柱前屈受限，并导致腰椎前凸变小。腰椎疾病患者通常髋关节屈曲正常，但是腰椎屈曲受限且有时伴有疼痛。向脊柱受累节段对侧的侧向弯曲会拉伸受损组织，引起疼痛加重和活动受限。神经根受压、关节突关节疾病或其他椎体骨性病变时，脊柱过伸受限（俯卧位或站立位）。

髋部疾病的疼痛可能会混淆腰椎疾病的疼痛，髋关节疼痛可通过髋、膝关节屈曲时髋关节内外旋转或者下肢伸直时用检查者手掌叩击足跟诱发（跟骨叩击征）。

直腿抬高试验（SLR）是针对神经根疾病的床旁简易检查。患者取仰卧位，在下肢伸直状态下被动屈曲髋关节，牵拉 L5 和 S1 神经根及坐骨神经，进一步被动背伸踝关节可加剧对神经根的牵拉。健康人至少可屈曲 80°而不会引起疼痛，但大腿后侧肌肉紧绷感和牵拉感很常见。如果查体可再现患者平素的背部或下肢疼痛，则为 SLR 试验阳性。在仰卧位和坐立位同时引出 SLR 征有助于判定体征的可重复性。患者可能主诉疼痛位于腰部、臀部、大腿后侧或下肢，关键特征是再现患者平素的疼痛。SLR 交叉试验阳性是指一侧大腿抬高会引起对侧下肢或臀部的疼痛。对于椎间盘突出的患者，SLR 交叉试验的敏感性较低但是特异性高于 SLR 试验。患者靠检查床站立，保持膝关节伸直时被动伸展下肢可引出反向 SLR 征。反向 SLR 可牵拉 L2～L4 神经根、腰骶丛和股神经，若患者出现背部或下肢痛则为阳性。上述试验中神经或神经根病变始终位于疼痛侧。

神经系统查体包括局部肌无力或肌肉萎缩、局部反射改变、下肢感觉减退或脊髓损伤的征象。检查肌力时，检查者需要注意非肌肉性肌无力，非肌肉性肌无力常见于疼痛或者疼痛合并真性肌力减弱。未合并疼痛的非肌肉性肌无力几乎都是由于患者在查体过程中并未用出全力。对于无法确定的病例，肌电图（EMG）检查可以明确由神经组织损伤导致的肌无力。特定节段腰骶神经病变的表现见表 14-2。

表 14-2 腰骶神经根病：神经系统表现

腰骶神经根	体格检查			疼痛分布区
	反射	感觉	运动	
L2[a]	—	大腿前侧上部	腰大肌（屈髋）	大腿前侧
L3[a]	—	大腿前侧下部 膝关节前侧	腰大肌（屈髋） 股四头肌（伸膝） 大腿内收	大腿和膝关节前侧
L4[a]	股四头肌（膝关节）	小腿内侧	股四头肌（伸膝）[b] 大腿内收	膝关节、小腿内侧、大腿前外侧
L5[c]	—	足背面 小腿外侧	腓骨肌（足外旋）[b] 胫前肌（足背伸） 臀中肌（髋关节外展） 足趾背伸	小腿外侧、足背、大腿后外侧、臀部
S1[c]	腓肠肌/比目鱼肌（踝关节）	足跖面 足外侧面	腓肠肌/比目鱼肌（足跖屈）[b] 拇长展肌（伸足趾）[b] 臀大肌（伸髋）	足底，小腿后侧、大腿后侧、臀部

[a] 反向直腿抬高试验阳性表现，见“背部体格检查”；[b] 这些肌肉绝大部分的神经支配来自该神经根；[c] 直腿抬高试验阳性表现，见“背部体格检查”

实验室、影像学和肌电图检查

非特异性急性（病程<3 个月）腰背痛（ALBP）的初步评估很少需要进行实验室检查。应从病史和检查中寻找潜在严重疾病的危险因素，尤其是感染、肿瘤或骨折等。如果存在表 14-1 中的危险因素，则需要进行实验室检查（血常规、红细胞沉降率和尿常规等）。若无危险因素，则进行保守治疗（见下文“治疗”）。

若怀疑骨折位于脊柱后方结构、颅颈和颈胸交界部、C1 和 C2 椎体、椎管内骨折或脊柱移位，则 CT 优于常规 X 线检查。CT 已逐渐成为中重度急性脊柱创伤的主要筛查方式。磁共振成像（MRI）或 CT 脊髓造影是评估涉及脊柱的大多数严重疾病的首选影像学检查。MRI 在软组织结构显影方面更优，而 CT 脊髓造影则是椎管外侧隐窝的最佳成像方式，且可被幽闭恐怖症患者更好地耐受。

美国年度人口调查显示，尽管脊柱影像学检查、阿片类药物使用、封闭注射和脊柱手术迅速增加，但近年来背部疼痛患者的功能受限逐渐恶化，而不是逐步改善。这表明应更有选择性地使用各种诊断方法和治疗措施。

脊柱影像学检查通常会发现一些疑似与临床相关的异常，从而引起医生和患者警觉，并采取进一步的检查和不必要的治疗。随机试验和观察性研究均表明，这种影像学的“级联效应”可能将患者引向其他不必要的医疗照护。基于上述部分证据，美国医师学会在其推广的“ChoosingWisely”项目中建议审慎地进行脊柱影像学检查，旨在减少不必要的医疗照护措施。成功减少不必要的影像学检查通常需要多方面的努力，其中包括由临床专家对医生开展继续教育和实施计算机化决策支持，由此识别患者近期进行的相关影像学检查，并要求对影像学检查医嘱进行适应证审批。其他策略还包括审核与反馈每位医生开具影像学检查的频率和适应证符合率，以及对无影像学检查适应证的患者更快速地安排物理治疗或咨询。

报告影像学结果时，指出对正常和不伴有疼痛的个体也常出现的某些退行性改变的做法可能有一定帮助。一项观察性研究报道，这种策略可降低反复影像学检查、阿片类药物治疗和转诊至物理治疗的概率。

电生理检查可用于评估外周神经系统功能的完整性。对于神经根损伤导致的局部感觉丧失，其感觉神经传导检查结果正常，这是由于神经根位于背根神经节的神经胞体附近。背根神经节（如神经丛或外周神经）远端神经组织的损伤会引起感觉神经信号减弱。针电极肌电图可通过检测肌肉分布中（节段性）的去神经支配或神经再支配变化来作为神经传导检查的补充。对不同神经根和神经支配的多个肌肉进行取样，肌肉受累的模式可提示造成伤害的支配神经根。当肌无力的临床评估受限于疼痛或无法用力时，针电极肌电图可提供运动神经纤维损伤的客观信息。当感觉神经根损伤或刺激是疼痛源时，肌电图和神经传导检查将为正常。

背部疼痛的病因（表 14-3）

腰椎间盘疾病

腰椎间盘疾病是急性、慢性或反复发作腰腿痛的常见病因（图 14-3 和图 14-4）。椎间盘疾病最常发生在 L4～L5 或 L5～S1 水平，但是偶尔也会累及上腰椎。诱因往往不明，但是超重个体风险增高。椎间盘突出在 20 岁之前并不常见，且在椎间盘纤维化的老年人中也极少见。在一些易患椎间盘疾病的患者中，复杂的遗传因素也可能发挥作用。疼痛可能仅局限于腰部，也可放射至腿部、臀部或髋部。打喷嚏、咳嗽或日常运动可能导致髓核脱垂，挤压磨损和脆弱的纤维环向后突出。对于严重的椎间盘疾病，髓核可能突出纤维环（突出）或被挤压成活动碎片至椎管内。

椎间盘损伤导致背痛的机制存有争议。内层纤维环和髓核通常无神经支配。破裂髓核内促炎性细胞因子的炎症反应和产生可能引发或延续背痛。伤害性（疼痛）感觉神经纤维向患病椎间盘内的生长可能是一些慢性“椎间盘源性”疼痛的原因。椎间盘突出所致神经根损伤（神经根病）通常是炎症反应，但是外侧突出可能在侧隐窝或椎间孔内形成压迫。

椎间盘破裂可能无症状或引起背痛、异常姿势、脊柱运动受限（特别是屈曲）、局部神经功能受损或根性疼痛。皮节区感觉减退、腱反射减弱或消失比疼痛更能提示特定的根性病变。运动改变（局部肌无力、肌肉萎缩或肌束震颤）的发生率低于局部感觉或反射的改变。症状和体征通常为单侧，但是也有双侧受累的情况，多发生于大的中央型椎间盘突出压迫多个神经根或引起椎管内神经根炎症反应时。特定神经根病

表 14-3　背部/颈部疼痛的病因

腰椎间盘疾病
脊柱退行性疾病
腰椎管狭窄症伴或不伴神经源性跛行
椎间孔或侧隐窝狭窄
椎间盘-骨赘复合物
关节面或钩椎关节肥大
椎间盘侧突
脊柱病（骨关节炎）和脊柱滑脱
脊柱感染
椎体骨髓炎
硬膜外脓肿
化脓性椎间盘炎（椎间盘炎）
脑膜炎
蛛网膜炎
肿瘤（转移性肿瘤、血液系统肿瘤、原发性骨肿瘤）
骨折
创伤/跌倒、机动车事故
非创伤性骨折：骨质疏松症、肿瘤浸润、骨髓炎
轻微创伤
扭伤/拉伤
挥鞭伤
代谢性脊柱疾病
骨质疏松症-甲状旁腺功能亢进、制动
骨硬化症（如 Paget 病）
先天性/发育性疾病
脊柱滑脱
脊柱侧后凸
脊柱隐裂
脊髓栓系
自身免疫性炎性关节病
背痛的其他病因
内脏疾病牵涉痛（如腹主动脉瘤）
体位改变
精神病、诈病、慢性疼痛综合征

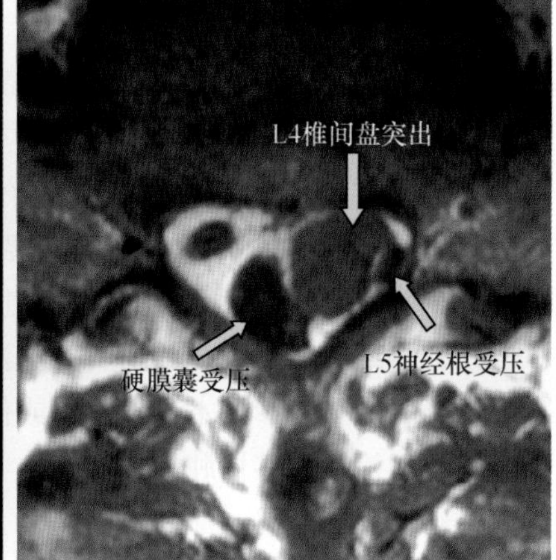

图 14-4　左侧 L5 神经根病。A. 左侧矢状位 T2 加权图像显示 L4～L5 椎间盘突出。**B.** 轴位 T1 加权图像显示中央型椎间盘突出，硬膜囊向内移位且左侧侧隐窝内左侧 L5 神经根位向后移位

变的临床表现总结见表 14-2。

鉴别诊断应涵盖各种严重以及可治疗的疾病，包括硬膜外脓肿、血肿、骨折或肿瘤。发热、不受体位影响的持续性疼痛、括约肌异常或伴有脊髓疾病征象一般提示腰椎间盘疾病之外的病因。年龄＞60 岁或双侧 S1 神经根病患者的踝反射消失可能是正常表现。深反射或局部感觉缺失可能表明神经根损伤，但也必须考虑其他伴行神经的损伤。例如，膝腱反射消失可能是由于股神经病变或 L4 神经根损伤。足部和小腿下部外侧感觉缺失可能是由于腓总神经或外侧坐骨神经病变或 L5 神经根损伤。局部肌肉萎缩可能反映脊髓前角细胞、神经根、周围神经损伤或失用性改变。

腰椎 MRI 扫描或 CT 脊髓造影是确定病变位置和类型所必需的，脊柱 MRI 可以清楚显影椎管内和邻近的软组织解剖结构。CT 脊髓造影可以最佳地显示侧隐窝或椎间孔的骨性病变。神经影像学表现与症状（特别是疼痛）的相关性并不简单。纤维环或椎间盘突出物的对比度增强是公认的背痛常见来源。然而，许多研究发现无症状的成人也存在类似的征象。无症状的椎间盘突出也非常多见，亦可以表现为对比度增强。此外，椎间盘突出症患者无论接受药物治疗还是手术治疗，10 年后突出持续存在与临床疗效无关。总之，MRI 表现为椎间盘突出、纤维环撕裂或关节突关节肥大是常见的意外发现，这些发现本身不应决定背痛患者的治疗决策。

当病史、体格检查、影像学检查结果和肌电图一致时，诊断神经根损伤才最为稳妥。CT 和肌电图对神经根损伤定位的相关性为 65%～73%。多达 1/3 的无症状成人通过 CT 或 MRI 检查可发现腰椎间盘突出。

腰椎间盘疾病的治疗见下文。

马尾综合征（CES）提示在椎管远端至 L1～L2 脊髓终端内的多个腰骶神经根损伤，可能发生腰背痛、下肢无力和反射消失或膀胱功能障碍。必须鉴别脊髓下部疾病（圆锥综合征）、急性横贯性脊髓炎和吉兰-巴雷综合征。同时，亦有可能发生脊髓圆锥和马尾同时受累。CES 通常由腰骶椎间盘破裂突出、腰骶椎骨折、椎管内血肿（如凝血功能障碍患者行腰椎穿刺）、压迫性肿瘤或其他软组织肿物所致。治疗选择包括手术减压，有时需要急诊手术尝试恢复或保留运动和括约肌功能或放射治疗转移性肿瘤。

退行性疾病

腰椎管狭窄症（LSS）通常无症状。典型症状为神经源性跛行，主要表现为行走或站立引起的背部和臀部或腿部疼痛，并且坐立位能够缓解，下肢症状通常呈双侧。与血管源性跛行不同，LSS 症状通常在站立未行走时发作。不同于椎间盘疾病，LSS 症状通常可于坐立位缓解。神经源性跛行的患者可在助行器辅助下步行很远，并且可以轻松地坐着蹬踩固定单车。这些脊柱屈曲体位可增加前后椎管直径并降低脊柱内静脉高压，最终使疼痛缓解。当椎管狭窄合并神经椎间孔狭窄和神经根病时，可能会出现局部肌无力、感觉减退或反射改变。严重的神经功能障碍（包括瘫痪和尿失禁）很少发生。

LSS 本身通常是无症状的，症状严重程度与椎管狭窄程度之间的相关性尚不确定。LSS 可为获得性（75%），也可能为先天性，或者两者兼具。一些先天性疾病（软骨发育不全、特发性脊柱侧凸）以短而粗的椎弓根为特征，从而引起椎管和侧隐窝狭窄。导致椎管狭窄的后天因素包括退行性疾病（脊椎病、脊椎前移、脊柱侧凸）、创伤、脊柱手术、代谢或内分泌失调（硬膜外脂肪增多症、骨质疏松症、肢端肥大症、肾性骨营养不良、甲状旁腺功能减退症）和 Paget 病。MRI 是明确异常解剖结构的最佳影像学检查（图 14-5）。

症状性 LSS 的保守治疗包括非甾体抗炎药（NSAID）、对乙酰氨基酚、运动疗法和急性疼痛发作的对症治疗。没有足够的证据支持常规应用硬膜外注射糖皮质激素。当药物治疗不能充分缓解症状以允许患者恢复日常活动或存在局部神经系统症状时，应考虑手术治疗。大多数接受内科治疗的神经源性跛行患者并不会随着时间的推移而改善。手术治疗可在 6 周内明显缓解背部和腿部疼痛，且疼痛缓解持续至少 2 年。但是，多达 1/4 的患者于初次手术后 7～10 年在相同节段或相邻节段复发椎管狭窄，反复发作的症状通常可通过第二次手术减压有效缓解。

椎间孔狭窄伴神经根病变是骨关节炎过程的常见后果，可造成腰椎管狭窄（图 14-1 和图 14-6），包括骨赘形成、椎间盘侧方突出、椎间盘骨赘钙化、关节突关节肥大、钩椎关节肥大（颈椎）、椎弓根先天性缩短或常为上述过程组合出现。肿瘤（原发性或转移性）、骨折、感染（硬膜外脓肿）或血肿是其他需要考虑的因素。上述疾病可能由于对椎间孔或侧隐窝的压迫而产生单侧神经根症状或体征，其症状与椎间盘源性的神经根病无法区分，但治疗方法可能因具体病因而有所不同。仅凭病史和神经系统查体无法区分这些疾病，需要脊柱神经成像检查（CT 或 MRI）来识别解剖学病因。查体和肌电图的神经系统发现有助于将

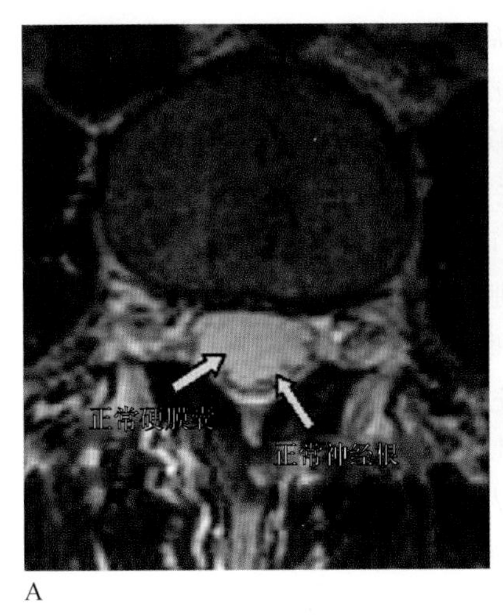

A

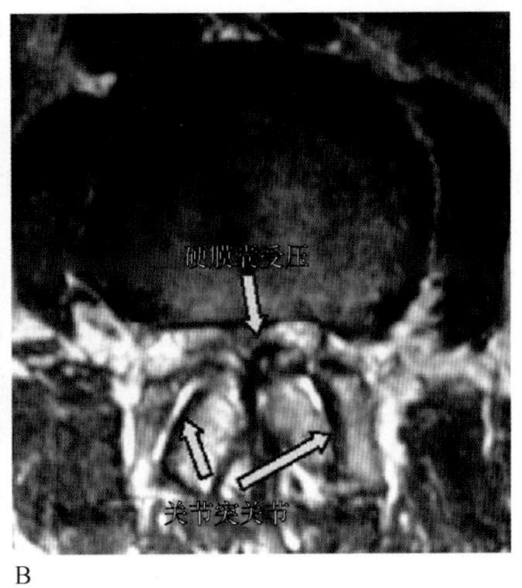

B

图 14-5　腰椎轴位 T2 加权像。A. 腰椎管内的硬膜囊正常，硬膜囊透亮。患者仰卧位时腰椎神经根显影为硬膜囊后方的黑点。**B.** 重度腰椎管狭窄以及部分关节突关节肥大导致硬膜囊未能很好显影

A

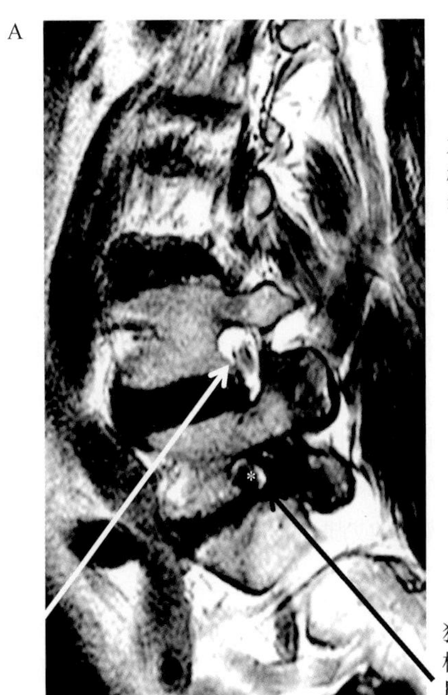

B

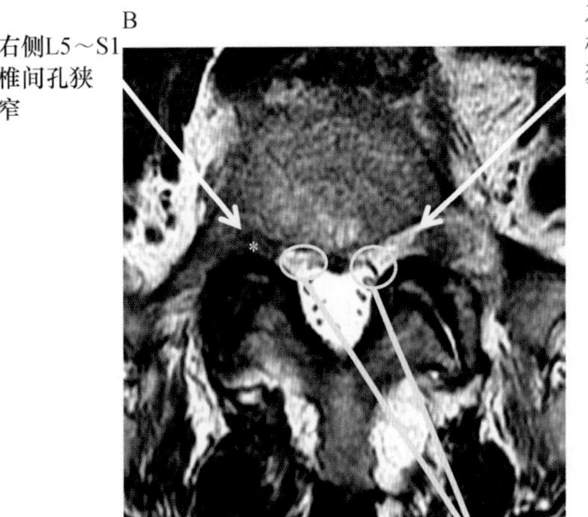

图 14-6　腰椎轴位 T2 加权像。A. 矢状位 T2 加权像，右侧 L4～L5 椎间孔内 L4 神经根周围有正常的高信号；右侧 L5～S1 椎间孔内 S1 神经根周围高信号消失。**B.** 轴位 T2 加权像，双侧侧隐窝正常，左侧椎间孔正常，右侧椎间孔重度狭窄。＊右侧 L5～S1 椎间孔重度狭窄

放射科医师的注意力引导到特定的神经根，特别是在轴位图像上。对于关节突关节肥大，外科椎间孔切开术可长期缓解 80%～90% 患者的腿部和背部疼痛症状。治疗性关节突关节阻滞对疼痛控制的有效性仍存争议。与脊柱解剖无关的腰椎或颈椎神经根病的其他病因包括感染（带状疱疹、莱姆病）、癌性脑膜炎、神经根撕脱或牵拉伤（严重创伤）。

脊柱病和脊椎滑脱

脊柱病或骨关节炎性脊柱病通常发生在晚年，主要累及颈椎和腰骶椎。患者常主诉为随运动而增加的背痛伴僵硬，且在不活动时症状较轻。临床症状和放射学检查结果之间通常并非直接相关。当 X 线、CT 或 MRI 表现较轻微时，疼痛可非常显著，反之无症状患者可以观察到明显的脊柱退行性疾病。骨赘形成或联合椎间盘骨赘可能导致或促进中央椎管狭窄、侧隐窝狭窄或椎间孔狭窄。

脊椎滑脱是指椎体、椎弓根和上关节面向前滑脱并远离后方结构。脊椎滑脱可能与脊柱炎、先天性畸形、脊柱退行性疾病或其他机械性肌无力原因（如感染、骨质疏松症、肿瘤、创伤和既往手术）有关。滑脱可能无症状，也可引起腰背痛和下肢放射痛、神经

根损伤（最常见为 L5 神经根）、症状性椎管狭窄或严重情况下造成 CES。在向前“滑脱”的节段毗邻区域可诱发出压痛（最常见 L4 在 L5 上滑脱，或偶见 L5 在 S1 上）。颈椎或腰椎的任何节段水平都可能发生局部前滑脱或后滑脱，并且可能是颈痛或腰背痛的来源。颈椎或腰椎过伸过屈位行 X 线平扫可显示异常脊柱节段的活动。保守治疗（如休息、物理治疗）后疼痛不缓解和进行性神经功能障碍、姿势畸形、滑脱＞50％或脊柱侧凸等需要考虑手术治疗。

肿瘤

背部疼痛是全身性癌症患者中最常见的神经系统症状，占其临床表现的 20％。原因通常为椎体转移性肿瘤，但也可能是椎间孔转移性肿瘤（尤其是淋巴瘤）、癌性脑膜炎或脊髓转移性肿瘤。癌性背痛往往为持续性钝痛，休息时无缓解，夜间加重。相反，机械性腰背痛通常可随休息而有所改善。怀疑脊柱转移性肿瘤时的首选检查是 MRI、CT 和 CT 脊髓造影。一旦发现转移，1/3 的患者在全脊柱成像中可发现其他部位肿瘤病灶。MRI 是软组织显像的首选检查，但可以最快速进行的影像学检查是最佳的检查方式，因为患者病情可能会在没有干预的情况下迅速恶化。只有不足 5％的患者在明确诊断时已经不能通过治疗恢复行走能力。因此，早期诊断至关重要。

感染/炎症

脊柱骨髓炎常由葡萄球菌引起，但其他细菌或结核杆菌（Pott 病）也可能致病。感染的主要来源通常为尿路、皮肤或肺部，静脉注射药物是公认的危险因素。当发现化脓性骨髓炎时，应考虑细菌性心内膜炎的可能性。脊柱骨髓炎最常见的临床表现为休息后无法缓解的背痛、受累节段的脊柱压痛和红细胞沉降率升高。少数患者也会出现发热或全血白细胞升高。MRI 和 CT 对早期诊断骨髓炎具有敏感性和特异性，在紧急情况下 CT 可能更易行，且严重背痛患者可以更好地耐受 CT 检查。椎间盘也可能受到感染（椎间盘炎）的影响，极少数会受到肿瘤的影响。

脊髓硬膜外脓肿常表现为背痛（运动或触诊时加重）、发热、神经根病或脊髓压迫症状。上述症状中两种及以上的亚急性进展应该高度怀疑脊髓硬膜外脓肿。脓肿可能累及多个脊柱节段，脊柱 MRI 是最佳的成像方式。

腰椎粘连性蛛网膜炎伴神经根病多由蛛网膜下腔炎症所致的纤维化引起。纤维化的结果是神经根粘连且表现为腰腿疼痛伴局部运动、感觉或反射变化。蛛网膜炎的病因包括多次腰椎手术、慢性脊柱感染（尤其是发展中国家结核病）、脊髓损伤、鞘内出血、脊髓造影（罕见）、鞘内注射（糖皮质激素、麻醉剂或其他药物）和异物。MRI 可表现为神经根聚集成团或蛛网膜内脑脊液分隔。在脱髓鞘性多发性神经病或肿瘤浸润中也可出现神经根聚集成团状。治疗通常不能令人满意。目前已经尝试过微创粘连松解术、背根神经节切断术、背根神经节切除术和硬膜外糖皮质激素注射等治疗，疗效均差强人意。用于缓解疼痛的脊髓背束刺激的治疗效果亦大相径庭。

创伤

主诉背部疼痛且下肢制动的患者可能存在脊柱骨折或脱位，L1 水平以上的骨折有脊髓受压的风险。在影像学检查结果反馈之前，必须注意限制背部或颈部活动以防造成脊髓或神经根的进一步损伤。椎体骨折常在没有外伤的情况下发生，与骨质疏松症、长期应用糖皮质激素、骨髓炎或肿瘤浸润等有关。

扭伤和拉伤 腰背部扭伤、拉伤和机械诱发性肌肉痉挛是指与举重物、跌倒或突然减速（如车祸）相关的轻微自限性损伤。这些术语常被滥用且没有明确描述特定的解剖病变。疼痛通常局限于腰背部，不会放射至臀部或腿部。椎旁肌肉痉挛的患者通常可表现出异常姿势。

创伤性脊柱骨折 大多数腰椎椎体创伤性骨折是由前柱楔形变或压迫损伤引起。在严重创伤的情况下，患者可能会出现骨折移位或累及椎体和后柱结构的“爆裂性”骨折。创伤性脊柱骨折多由高处跌落、车祸时突然减速或直接损伤引起。神经系统损伤很常见，且建议早期手术治疗。在闭合性损伤患者中，胸部、腹部或骨盆 CT 扫描重建可能会发现相关的椎体骨折。

代谢性病因

骨质疏松症和骨硬化 长期制动、骨软化症、女性绝经后、肾病、多发性骨髓瘤、甲状旁腺功能亢进、甲状腺功能减退、转移癌或长期应用糖皮质激素可加速骨质疏松并弱化椎体，引起压缩性骨折和疼痛。在影像学检查所观察到的压缩性骨折中高达 2/3 并无症状。非创伤性脊柱骨折最常见的病因是绝经后或老年性骨质疏松症。第一次椎体骨折后 1 年出现其他椎体骨折的风险为 20％。发热、体重减轻、T4 水平以上骨折或存在上述情况应该警惕老年性骨质疏松症以外的病因。压缩性骨折的唯一表现可以是背部局部疼痛或运动后加剧神经根痛，并且可通过触诊受累脊柱的棘突复现疼痛。

急性疼痛往往可以通过对乙酰氨基酚或阿片类药物联合对乙酰氨基酚缓解。NSAID 的作用存有争议。支具固定可以改善疼痛和功能障碍。抑制骨吸收的药物，特别是双膦酸盐类（如阿仑膦酸盐）已被证明可降低骨质疏松性骨折的风险，且为预防其他部位骨折的首选治疗方法。尽管骨折风险增加，但仅有不足 1/3 的压缩性骨折患者接受了充分的抗骨质疏松症治疗，而无骨折病史且风险较低的患者却进行了充分治疗。鉴于经皮椎体成形术（PVP）和椎体后凸成形术的空白对照研究对于治疗与疼痛相关的骨质疏松性压缩性骨折的阴性结果，这类手术并不常规推荐。

骨硬化是一种常由 Paget 病引起的异常骨密度升高症，常规 X 线检查较易识别，且可明确背部疼痛的来源。既往体健的老年人可伴随碱性磷酸酶升高。脊髓或神经根压迫可来源于骨性压迫。将 Paget 病作为患者背部疼痛原因的诊断应是排除性诊断。

自身免疫性炎性关节病

自身免疫性炎症性脊柱疾病可表现为隐匿发作的腰部、臀部及颈部疼痛。例如类风湿性关节炎、强直性脊柱炎、反应性关节炎、银屑病关节炎、炎性肠病。

先天性腰椎畸形

腰椎峡部裂是指椎弓峡部（位于椎弓根与椎板交界处附近的节段）存在的骨缺损，其病因常为先天性腰椎峡部的应力性微骨折。青少年发生率高达 6%。峡部裂（通常为双侧）可通过 X 线平扫、CT 或骨扫描来观察，而且患者通常无临床症状。症状可出现于单次损伤、反复轻微损伤或生长突增期。腰椎峡部裂是青少年持续性腰背痛最常见的原因且常与运动损伤相关。

脊柱侧凸是指脊柱在冠状面（侧位）存在异常弯曲。脊柱后凸侧弯会伴随脊柱前凸。脊柱异常弯曲可能由先天性脊柱发育异常和成人期退行性脊柱疾病引起，或因神经肌肉疾病逐渐进展。这种畸形可以发展至步行或肺功能受累。

隐性脊柱裂是指一个或多个椎弓后侧闭合失败，其脑膜和脊髓正常。缺损处可有凹痕或小脂肪瘤。大多数病例并无症状且在评估背部疼痛时发现。

尽管脊髓病也可能是其初始表现，但脊髓栓系综合征通常表现为进行性马尾神经紊乱（见下文）。患者常为青年人，主诉为会阴或肛周疼痛，有时伴有轻微损伤。MRI 表现为低位圆锥（低于 L1 和 L2 节段）和短而增厚的终丝。

内脏疾病的牵涉痛

胸部、腹部或骨盆疾病可以对同节段脊髓后部支配的患病器官产生牵涉痛。有时背痛可能是首发且唯一的临床表现。上腹部疾病产生的牵涉痛一般在下胸部或上腰区（T8 至 L1 和 L2 间），下腹部疾病牵涉至中腰区（L1～L2），骨盆疾病牵涉到骶骨区域。无局部体征（脊柱触诊疼痛、椎旁肌肉痉挛），并且日常脊柱活动很少或不出现疼痛。

腹部疾病伴下胸部或腰部疼痛　胃或十二指肠后壁肿瘤通常会产生上腹部疼痛，但若延伸至腹膜后，则可出现背部中线或脊柱旁疼痛。进食高脂食物偶尔会引起胆道疾病相关背痛。胰腺疾病可产生右侧或左侧椎旁背痛。腹膜后结构的病理性变化（出血、肿瘤、肾盂肾炎）可产生脊柱旁疼痛，且放射至下腹部、腹股沟或大腿前部。髂腰肌区肿物可以产生单侧腰部疼痛伴腹股沟、阴唇或睾丸放射痛。接受抗凝治疗的患者突然出现腰痛提示存在腹膜后出血。

一些腹主动脉瘤破裂（AAA）患者仅表现为腰背痛。AAA 的典型临床三联征包括：腹痛、休克和背痛，发生率<20%。老年吸烟男性伴背痛是典型的高危患者。由于 AAA 的症状和体征缺乏特异性，因此可能造成漏诊。误诊包括非特异性背痛、憩室炎、肾绞痛、败血症和心肌梗死。仔细腹部查体发现搏动性肿块（发生于 50%～75%的患者）具有重要意义。疑似 AAA 的患者应使用腹部超声、CT 或 MRI 评估。

妇科和泌尿系统疾病伴骶部疼痛　盆腔器官很少引起腰背痛，但是累及宫骶韧带的妇科疾病除外，其可引起骶骨区域牵涉痛。子宫内膜异位症或子宫癌均可侵犯宫骶韧带。子宫内膜异位症相关的疼痛通常发生在经前期且可伴随痛经持续存在。子宫错位可能导致宫骶韧带牵拉（子宫后倾、下降和脱垂）或长时间站立后产生骶部疼痛。

月经期疼痛有时表现为骶骨区域不固定的抽搐性疼痛并放射至腿部。肿瘤侵犯神经所导致的疼痛通常持续并呈进行性加重，夜间休息不可缓解。少数可见盆腔肿瘤放疗后因组织晚期放射性坏死而产生骶部疼痛。腰背痛放射至单侧或双侧大腿在妊娠最后几周很常见。

腰骶部疼痛的泌尿系统原因包括慢性前列腺炎、前列腺癌伴脊柱转移和肾或输尿管疾病。膀胱和睾丸的病变通常并不造成背痛。传染性、炎症性或肿瘤性肾疾病及肾动静脉血栓形成可引起同侧腰骶部疼痛。脊柱疼痛亦可能是肾结石所致的输尿管梗阻症状。

背部疼痛的其他原因

姿势性背痛 非特异性慢性腰背痛（CLBP）患者即使进行详细检查也未能发现特定的解剖病变。这些患者主诉在久坐或久立后定位不清的弥漫性背部疼痛，休息时可缓解。加强锻炼椎旁和腹部肌肉有时很有帮助。

精神疾病 CLBP 也见于寻求经济补偿、诈病者或合并物质滥用的患者。许多 CLBP 患者在背部疼痛发生前具有精神疾病（抑郁、焦虑状态）或儿童创伤史（躯体或性虐待）。现已在术前采取心理评估以排除具有显著心理障碍的患者，这些患者进行脊柱手术预后不良。

特发性腰背痛

少数情况下，腰背痛的原因始终无法明确。有些患者经历多次椎间盘手术，但疼痛和功能障碍仍持续存在。对于仅有背部疼痛而没有明确的神经系统体征或 CT/MRI 显示轻微椎间盘突出的患者，其最初的手术适应证遭到质疑。现已基于神经系统体征、心理因素、生理学研究和影像学研究开发出评分系统，以尽可能减小手术失败的可能性。

治疗　背部疼痛

背痛患者群体的健康照护：临床照护系统角度

控制医疗照护费用的压力持续增加，尤其是当前昂贵的开销并非建立于可靠的证据之上。医生、患者、保险公司和政府医疗照护供给方需要共同努力，保障背部疼痛患者获得经济有效的医疗服务。

美国的调查显示，尽管近年来脊柱影像学检查、阿片类药物处方、注射用药和脊柱手术的数量迅速增加，但背痛患者的功能限制却日益恶化。这表明更有选择性地使用诊断和治疗方法可能是适当的。

脊柱影像学通常可显示引起医生和患者警觉的可疑临床相关异常，并促使进行进一步的检查和不必要的治疗。随机试验和观察性研究都表明，这种影像学的“级联效应”可能导致不必要的医疗照护措施。基于上述部分证据，美国医师学会在其推广的“Choosing Wisely”项目中建议审慎地进行脊柱影像学检查，旨在减少不必要的医疗照护措施。成功减少不必要的影像学检查的方法包括由临床专家对医生开展继续教育，或实施计算机化决策支持，由此发现患者近期内相关的影像学检查，避免重复检查，并对执行影像学检查的医嘱进行适应证审批。其他策略还包括审核与反馈医生开具影像学检查的频率和适应证符合率，以及对没有影像学检查的患者更快速地安排物理治疗或咨询。报告影像学结果时，指出对正常和不伴有疼痛的个体也常出现的某些退行性改变的做法可能有一定帮助。一项观察性研究报道，这种策略可降低反复影像学检查、阿片类药物治疗和转诊患者进行物理治疗的概率。

越来越多长期使用阿片类药物导致合并症（包括过量服用、依赖、成瘾、跌倒、骨折、事故风险和性功能障碍）的证据使人们正努力减少其在治疗慢性疼痛（包括背痛）中的使用（详见第十章）。对大剂量应用、过早开具药物、联合应用阿片类和苯二氮䓬类药物设置自动警示可以提高药物使用的安全性。推进慢性疼痛的替代治疗（如个体化定制的运动计划和认知行为疗法）也可能减少阿片类药物的处方。

脊柱融合手术花费庞大，地域差异极大，并且手术量快速增长促使人们密切关注适应证的合理性。一些保险公司已经开始限制最具争议的适应证进入保险覆盖范围，如不伴神经根病变的腰背痛。最后，对患者和公众进行关于影像学与过度治疗风险的教育非常必要。在澳大利亚获得成功的媒体宣传活动为这种做法提供了一个成功的示例。

无神经根病的 ALBP

ALBP 被定义为持续时间＜3 个月的腰背痛。预计超过 85% ALBP 且无腿部疼痛的成人患者可以完全康复。大多数患者仅仅具有“机械性”症状（即疼痛在运动时加重，休息时缓解）。

初始评估应除外需要紧急干预的严重脊柱病因，包括感染、癌症或创伤。引起 ALBP 严重病变的危险因素见表 14-1。若无危险因素，则实验室和影像学检查是不必要的。除非怀疑脊柱骨折、肿瘤或感染，出现症状的第一个月内很少需要进行 CT、MRI 或脊柱平片检查。

ALBP 的预后通常很好。许多患者并未就医即可自行改善。即使在初级照护机构中，2/3 的患者报告在 7 周之后疼痛显著改善。除非经过严格的前瞻性试验，否则这种自发性改善可能会误导临床医生和研究人员对治疗干预措施疗效的认识。许多过去常用但已知无效的治疗方法，包括卧床休息、腰椎牵引和尾椎切除术已基本被弃用。

临床医生应该安抚患者，告知其病情很可能会改善，并指导他们进行自我照护。教育是治疗的重要组成部分。进行有关预后、治疗方法、活动矫正和预防未来恶化等教育可增加患者满意度和随访的可能性。症状无法被充分解释的患者可能会要求进一步诊断性检查。一般而言，应避免卧床休息以缓解严重症状，或最多保持卧床 1～2 天。多项随机试验表明，卧床休息不会加快恢复速度。通常情况下，最好的活动建议是尽早恢复正常的身体活动，避免繁重的体力劳动。早期活动对 ALBP 的益处包括维持心血管功能、改善椎间盘和软骨营养、提高骨骼和肌肉力量，以及增加内啡肽水平。特定的背部锻炼或早期剧烈运动对急性背痛没有显示出益处，但可能对慢性疼痛有用。使用加热垫或毯子有时亦有帮助。

循证指南推荐非处方药如对乙酰氨基酚和 NSAID 作为治疗 ALBP 的一线药物。既往体健的患者试用对乙酰氨基酚后短时内亦可继续使用 NSAID。理论上，NSAID 的抗炎作用优于对乙酰氨基酚，其可抑制诱发 ALBP 多种病因的炎症改变，然而实际上，并没有临床证据支持 NSAID 的优越性。若患者既往存在合并症（如肾功能不全、肝硬化、既往胃肠道出血、使用抗凝药物或类固醇、心力衰竭），NSAID 诱发肾毒性和胃肠道毒性的风险增加。骨骼肌松弛剂（如环苯扎林或美索巴莫）或许有效，但镇静是其常见的副作用。限制仅在夜间使用肌肉松弛剂对于背部疼痛干扰睡眠的患者而言是备选的治疗方案。

尚无有力证据支持使用阿片类镇痛药或曲马多作为 ALBP 的一线治疗，其最好用于无法耐受对乙酰氨基酚或 NSAID 的患者，或是严重顽固性疼痛的患者。如同肌肉松弛剂一样，这类药物通常是镇静剂，因此仅在夜间使用合理有效。短期阿片类药物使用的副作用包括恶心、便秘和瘙痒。长期服用阿片类药物的风险包括对疼痛超敏、性腺机能减退和药物依赖。跌倒、骨折、驾驶事故和粪便嵌塞亦是伴随的风险。阿片类药物疗程超过 16 周的临床疗效尚未得到证实。

没有证据支持口服或注射糖皮质激素用于不伴神经根病的 ALBP。同样，治疗神经源性疼痛的加巴喷丁或三环类抗抑郁药等均不被推荐用于 ALBP 患者。

ALBP 的非药物治疗包括脊柱矫正、运动、物理治疗、按摩、针灸、经皮神经电刺激和超声波。脊椎矫正治疗大致相当于传统医学治疗，对于希望避免或无法耐受药物治疗的患者可能是有用的替代方案。几乎没有证据支持使用物理治疗、按摩、针灸、激光治疗、治疗性超声波、紧身内衣或腰椎牵引。虽然对于慢性疼痛很重要，但临床证据一般不支持 ALBP 的背部锻炼。关于 ABLP 进行冰敷或热敷的价值尚无令人信服的证据。然而，许多患者报告冰或冷冻凝胶包可以暂时缓解症状，并且热敷可能在第 1 周后产生短期疼痛减轻。当患者主动参与尝试各种缓解症状的方法时，通常会报告其对接受的照护满意度有所提升。

无神经根病的 CLBP

CLBP 被定义为持续＞12 周的腰背痛，其占背痛医疗总费用的 50%。危险因素包括肥胖、女性、高龄、既往背痛史、脊柱活动受限、腿部放射性疼痛、心理困扰程度高、自评健康状况不良、体育活动少、吸烟、工作失意，以及伴有弥漫性疼痛。一般而言，推荐用于 ALBP 患者的治疗方法也可能对 CLBP 患者有效。然而，在这种情况下，阿片类药物或肌肉松弛剂的长期获益尚不清楚。

证据支持使用运动治疗，这可以作为 CLBP 的主要治疗手段之一。有效的锻炼方案通常包括逐步增量有氧运动、负重运动和伸展运动的组合。鼓励患者有时非常具有挑战性，在这种情况下，设有监督的锻炼计划可以提高患者依从性。通常而言，运动耐受性是首要目标，而减轻疼痛是次要目标。在监督下强化体育锻炼或“力竭运动”疗法对患者重返工作岗位、改善步行距离和减轻疼痛方面效果显著。此外，一些瑜伽动作已经在随机试验中进行了评估，可能对部分患者有所帮助。脊椎矫正治疗和按摩对 CLBP 的长期益处尚未得到证实。

治疗 CLBP 的药物包括对乙酰氨基酚、NSAID 和三环类抗抑郁药。有关三环类抗抑郁药物的试验揭示其对无抑郁症证据的患者也有益。试验并不支持选择性 5-羟色胺再摄取抑制剂（SSRI）对 CLBP 的疗效。然而，抑郁症在慢性疼痛患者中很常见，应该给予适当的治疗。

认知行为治疗是建立在心理和社会因素，以及躯体病理学在慢性疼痛和残疾的发生中发挥重要作用的证据之上。认知行为治疗包括识别和改变患者对疼痛和残疾的看法。一项系统综述表明，在短期缓解疼痛方面，此类治疗比空白对照组更为有效。

然而，长期结果仍不明确。行为治疗的作用可能与运动治疗相似。

背痛是寻求补充治疗和替代治疗的最常见原因。治疗背痛最常见的方法是脊椎矫正治疗、针灸和按摩。大多数补充治疗和替代治疗的作用仍不清楚。生物反馈还未进行设计严格的研究。无论脊椎矫正治疗或是经皮神经电刺激（TENS），其对于 CLBP 的疗效均缺乏令人信服的证据。最近严谨的关于针灸的临床试验表明，实施针灸治疗并不优于“假针灸”干预的对照组，但二者均较常规照护更具优势。然而，这种“假针灸”也具有疗效，是否完全由于安慰剂效应尚不确定。一些有关按摩治疗的试验令人鼓舞，但这方面的研究还没有脊椎矫正治疗或针灸那么深入。

硬膜外糖皮质激素注射、关节突关节注射和触发点注射均已被用于治疗 CLBP。然而，在不伴有神经根病变的情况下，没有证据表明这些方法具有成效。

注射操作有时亦可用于诊断，以帮助确定背部疼痛的解剖来源。不建议使用椎间盘造影术来明确某个椎间盘是疼痛的来源。关节突关节注射糖皮质激素后疼痛缓解通常被作为关节突关节是疼痛来源的证据。然而，这种反应是安慰剂效应或是糖皮质激素全身吸收的可能性难以被排除。

另一种治疗慢性背痛的方法是电热治疗和射频治疗。盘内治疗利用特别设计的导管或电极采用这两种形式的能量对椎间盘内神经进行热凝和破坏。目前的证据不支持使用这些盘内治疗。

射频去神经有时被用来破坏引起疼痛的神经，这种技术已经被用于治疗关节突关节疼痛（目标神经来源于主背支内侧），以及椎间盘来源的背痛（交通支）和神经根性背痛（背根神经节）。对于关节突关节和椎间盘源性疼痛，一些小型试验得出了相互矛盾的结果。一项针对慢性牙根痛患者的试验发现，射频阻断背根神经节的神经支配与对照的假手术组没有差异。目前尚未对这些治疗进行充分仔细的研究以得出其对 CLBP 价值的结论。

手术治疗无神经根病的 CLBP 已在少数欧洲随机试验中进行了评估。每项研究都纳入背部疼痛和椎间盘退行性变但无坐骨神经痛的患者。四项试验中有三项显示腰椎融合手术的效果并不优于高度结构化、严格的康复治疗结合认知行为治疗。第四项试验显示，融合手术比非计划性“常规照护”更有优势，然而另一项试验也表明其疗效劣于结构化的康复方案。鉴于相互矛盾的证据，无神经根病的 CLBP 的手术适应证一直存在争议。美国和英国的指南均建议，对于已经进行最优非手术治疗方案（包括物理和心理综合治疗）的患者，若仍持续存在严重背痛且考虑外科手术治疗者，应考虑脊柱融合术。

腰椎间盘置换术被 FDA 批准用于需要进行 L3～S1 水平单节段手术的非复杂患者。人工椎间盘通常两侧为金属盘，中间是聚乙烯垫。促使这些器械上市的试验将其与脊柱融合术进行了比较，并显示人工椎间盘“不劣于”后者。人工椎间盘更有可能出现严重并发症。对于 CLBP，这种治疗仍然存在争议。

强化的多学科康复计划包括每日或增加频次的物理治疗、锻炼、认知行为治疗、工作环境评估和其他干预措施。对于对其他治疗方法没有反应的患者，这种项目可能带来益处。系统综述表明虽然证据有限，但是其获益递增。

一些研究者顾虑 CLBP 可能经常会被过度治疗。对于没有神经根病的 CLBP，最新英国指南明确不建议使用 SSRI、任何形式的注射治疗、TENS、腰部支撑、牵引术、关节突关节射频去神经治疗、椎间盘内电热治疗或射频热凝术。美国医师学会和美国疼痛学会指南也不推荐这些治疗方法。另一方面，运动治疗和治疗抑郁症可能有用，但未被充分使用。

腰背痛伴神经根病

背痛伴神经根病的一个常见原因是椎间盘突出伴刺激神经根，造成背痛和腿部放射痛。当疼痛在坐骨及 L5/S1 水平时称坐骨神经痛。腰椎间盘突出合并神经根病的急性腰背痛和腿痛的预后一般较好，大多数患者可在几个月内表现出明显的疼痛缓解。一系列影像学研究表明，2/3 的患者突出的椎间盘可在 6 个月后自发恢复。尽管如此，在自然愈合进程中仍有多种重要的治疗方案用于缓解症状。

建议恢复正常活动。随机试验证据表明，卧床休息对治疗坐骨神经痛和背痛无效。对乙酰氨基酚和 NSAID 对减轻疼痛有用，但严重的疼痛可能需要短期使用阿片类镇痛药。

硬膜外糖皮质激素注射在缓解因椎间盘突出引起的坐骨神经痛方面具有一定作用。然而，就减少随后的手术干预而言，似乎并没有益处。提倡诊断性神经根阻滞以确定疼痛是否起源于特定的神经根。然而，即使神经根并非引起疼痛的来源，其症状也会得到改善，这可能是由于安慰剂效应，或是产生疼痛的病变位于周围神经的远端，或由于药物全身吸收。诊断性神经根阻滞的作用仍存有争议。

对于临床检查或肌电图证实的神经根损伤导致的进行性运动无力的患者，需要进行手术干预。对于伴有CES或脊髓压迫的患者，建议急诊手术，其通常表现为排便或膀胱功能障碍、鞍区感觉减弱、躯干感觉减弱、双侧腿部无力或痉挛。

手术对于最佳保守治疗后存在神经根痛的患者也是一个重要的选择。坐骨神经痛可能是脊柱手术最常见的原因。由于患有椎间盘突出和坐骨神经痛的患者通常在数周内会快速改善，因此大多数专家不建议手术，除非患者对持续6～8周的最佳非手术治疗反应不良。随机试验表明，对于这类未获得改善的患者，与非手术治疗相比，手术可以更快地缓解疼痛。然而，其后1～2年随访发现，坐骨神经痛患者无论是否进行手术均具有相同程度的疼痛缓解和功能改善。因此，两种治疗方法都是合理的，患者的偏好和需求（如快速回到工作岗位）会强烈影响决策。一些患者希望尽快缓解，并且愿意接受手术风险。而另一些患者倾向于规避风险并对症状更为耐受，如果知悉最终极可能有所改善，他们将会选择观察等待。

通常手术方法为部分切除半椎板，并移除脱垂的椎间盘（椎间盘切除术）。伴有显著的脊柱不稳定（如退行性脊柱滑脱）时，应考虑对所累及的腰椎节段进行融合。近年来，椎间融合术相关的医疗支出急剧增加。目前尚缺乏大型前瞻性随机试验对融合术和其他类型的外科手术干预进行比较。在一项研究中，对于行椎间盘切除术后仍有持续性腰背痛的患者，脊柱融合并未优于结合认知干预和运动的保守治疗。在过去十年中，人工椎间盘已在欧洲获批使用，但是在美国其应用仍然存在争议。

颈肩部疼痛

颈部疼痛十分常见，其通常由颈椎和颈部软组织疾病引起。颈椎引起的颈部疼痛通常可由运动诱发，并且可能伴有局部压痛和运动受限。上文中关于腰背痛病因的许多叙述也适用于颈椎病。下文将突出强调二者的不同之处。臂丛神经、肩关节或周围神经引起的疼痛可能与颈椎疾病相混淆（表14-4），但病史和检查通常可识别疼痛的起源位置。颈椎创伤、椎间盘疾病或伴有椎间孔狭窄的椎关节病可无症状或引发疼痛，并造成脊髓病、神经根病或两者兼具。腰背痛严重病因的危险因素同样适用于颈部疼痛，其特征是伴有脊髓病变（失禁、感觉平面、腿部痉挛）的神经系统体征。Lhermitte征是患者颈部屈曲时有过电感并从脊髓向下放射，提示颈髓受累。

颈椎创伤

颈椎创伤（骨折、半脱位）有脊髓受压的风险。机动车事故、暴力犯罪或跌倒占颈髓损伤的87%。立即固定颈部对于最大限度地减少因不稳定的颈椎节段活动而导致的脊髓损伤是必不可少的。是否进行影像

表14-4　颈神经根病：神经系统表现

颈神经根	体格检查			疼痛分布区
	反射	感觉	运动	
C5	肱二头肌	三角肌外侧	菱形肌[a]（手贴紧髋部肘关节向后伸展） 冈下肌[a]（肘关节屈曲上臂外旋） 三角肌[a]（上臂侧抬30°～45°）	上臂外侧、肩胛骨内侧
C6	肱二头肌	拇指/食指 手背/前臂外侧	肱二头肌[a]（屈曲肘关节） 旋前圆肌（前臂旋前）	前臂外侧、拇指/示指
C7	肱三头肌	中指 前臂背侧	肱三头肌[a]（伸直肘关节） 伸腕/伸指肌[a]	上臂后侧、前臂背侧、手背
C8	手指屈肌	小指掌侧 手和前臂内侧	拇短展肌（拇指外展） 第一背侧骨间肌（示指外展） 小指展肌（小指外展）	第4和5指、手和前臂内侧
T1	手指屈肌	腋下和手臂内侧	拇短展肌（拇指外展） 第一背侧骨间肌（示指外展） 小指展肌（小指外展）	上臂内侧、腋窝

[a] 这些肌肉从颈神经根获得大部分的神经支配

学检查取决于伤害的性质。根据 NEXUS 标准诊断为低危者，通常其中线部位没有压痛、中毒、无神经功能缺失或剧烈创伤性疼痛，此类患者存在颈椎严重创伤性损害的可能性较小。加拿大颈椎规则建议＞65岁、有肢体感觉异常或存在危险损伤机制（如自行车与树木或停放的汽车碰撞、从＞1 m 或 5 层楼坠落、潜水事故）的患者应在颈部创伤后进行影像学检查。这些实践指南非常实用，但必须根据个人情况量身定制。例如，对于严重骨质疏松症、应用糖皮质激素或癌症患者，即使轻度创伤也可能需要进行影像学检查。CT 是严重创伤后急性骨折检查的首选诊断方法，X 线平扫可用于较小程度的创伤。当怀疑椎动脉或颈髓创伤性损害时，优选通过 MRI 进行磁共振血管造影探查。

挥鞭伤是由颈部的快速屈曲和伸展所致，通常见于车祸。确切的损伤机制尚不清楚。这种诊断不应适用于骨折、椎间盘突出、头部损伤、局灶性神经系统异常或意识改变的患者。高达 50%挥鞭伤患者在 1 年后仍主诉持续性颈部疼痛。澳大利亚医保系统取消对疼痛患者的赔偿后，挥鞭伤后 1 年恢复的预后也有所改善。颈椎影像学检查并不具成本效益比，但在受伤后症状持续＞6 周时可用于检查是否存有椎间盘突出。初始症状严重者长期预后不良。

颈椎间盘病变

下颈椎间盘突出是引起颈部、肩部、手臂或手部疼痛及麻木的常见原因。最常见的临床表现为颈部疼痛、僵直和活动受限。颈神经根病中颈椎间盘突出约占 25%。颈部过伸和侧向旋转可使同侧椎间孔变窄，将引出神经根症状（Spurling 征）。在年轻人中，颈椎间盘破裂引起的急性神经根受压通常由外伤所致。颈椎间盘突出通常发生在侧隐窝附近的后外侧。颈神经根损伤伴随的反射、感觉和运动改变的典型表现见表 14-4。虽然典型表现对临床有很大帮助，但由于以下原因存在许多例外情况：①相邻神经根之间的感觉功能存在重叠；②只有一部分神经根受损时才会出现明显的症状和体征；③疼痛的位置是最易变的临床特征。

颈椎病

颈椎骨关节炎可引起颈部疼痛，并向头后方、肩部或手臂放射，也可引起枕后区头痛（由 C2～C4 神经根支配）。骨赘、椎间盘突出、关节突关节或钩椎关节肥大可以单独或共同挤压椎间孔内的一个或多个神经根。这些原因加起来占神经根型颈椎病的 75%。最常受累的神经根是 C7 和 C6。因骨赘、后纵韧带骨化（OPLL）或中央型椎间盘突出造成的椎管狭窄可压迫颈髓而同时产生神经根病和脊髓病的体征（脊髓神经根病）。当颈髓受累伴轻度或无颈部疼痛时，要考虑其他诊断包括肌萎缩侧索硬化、多发性硬化、脊髓肿瘤或脊髓空洞症。即使患者仅有腿部症状或体征，也应考虑颈椎病的可能性。MRI 是确定包括脊髓在内的颈部软组织解剖异常的首选检查，但 CT 平扫足以评估骨刺、椎间孔狭窄、侧隐窝狭窄或 OPLL。肌电图和神经传导检查可以定位和评估神经根损伤的严重程度。

颈部疼痛的其他原因

颈椎关节突关节类风湿性关节炎（RA）可引起颈部疼痛、僵硬及活动受限。寰枢关节滑膜炎（C1～C2；图 14-2）可能损伤寰椎横韧带，使寰椎轴向向前移位（寰枢椎半脱位）。多达 30%的 RA 患者影像学表现为寰枢椎半脱位。脱位程度与侵袭的严重程度有关。当出现半脱位时，全面的评估对于发现脊髓损伤的早期症状很重要。极少数患者出现高位脊髓受压导致四肢瘫痪、呼吸功能不全和死亡。当出现脊髓损伤或脊柱不稳定时，应考虑手术治疗。MRI 是首选的成像方式。强直性脊柱炎可引起颈部疼痛和较少见的寰枢椎半脱位，需要手术治疗来防止脊髓受压。

急性带状疱疹在水疱爆发之前可表现为枕后部或颈部急性疼痛。在上文所述的引起腰背痛的原因中，肿瘤转移至颈椎、感染（骨髓炎和硬膜外脓肿）和代谢性骨病也可能是引起颈部疼痛的原因。冠状动脉缺血（颈性心绞痛综合征）也可引起颈部放射痛。

胸廓出口综合征

胸廓出口包括第 1 肋骨、锁骨下动脉及静脉、臂丛、锁骨和肺尖。这些结构的损伤可导致由姿势或运动引起的肩部和锁骨上周围区域的疼痛，分类如下。

真性神经型胸廓出口综合征（TOS）是由臂丛主干或 C8、T1 神经根的腹侧支受压造成的少见疾病，最常见为由连接 C7 过长横突与第 1 肋之间的异常软组织束所致。疼痛轻微或无疼痛。症状包括手部内在肌无力和萎缩，以及第 5 指掌侧感觉减退。颈椎前后位 X 线显示 C7 横突过长（异常软骨束的解剖学标志），肌电图和神经传导检查可确诊。治疗包括手术切除异常束状结构。手部肌无力和肌萎缩通常无法恢复，但手术可以阻止继续进展。

动脉型 TOS 是由于颈肋压迫锁骨下动脉，导致动脉狭窄后扩张，在某些情况下继发血栓形成。患肢血压降低，手部表现为栓塞症状。无神经系统症状。超声可无创确诊。治疗方法包括溶栓或抗凝（伴或不伴血栓清除术），以及手术切除压迫锁骨下动脉的肋骨。

静脉型 TOS 是由于锁骨下静脉血栓形成，导致手臂肿胀和疼痛。静脉可能被颈肋或异常的斜角肌压迫。诊断性检查可选择静脉造影。

有争议的 TOS 占诊断 TOS 患者的 95%，其慢性手臂和肩膀疼痛较显著，但原因不明。查体无敏感性和特异性表现或这种疾病的特异性标志可造成诊断的不确定性。手术治疗有争议的 TOS 还存有异议。多学科疼痛管理是一种保守治疗方法，但往往疗效不佳。

臂丛和神经

臂丛或手臂外周神经损伤引起的疼痛有时可类似于包括颈椎神经根病变在内的颈椎源性牵涉痛。臂丛主干下端肿瘤浸润可引起肩部或锁骨上区疼痛并向下放射至手臂、第 4、5 指或前臂内侧麻木以及尺神经和正中神经支配的手部肌无力。延迟辐射损伤可有类似表现，但疼痛不常出现，且不严重。另一个需要考虑的病因是肺上沟瘤，特别是并发 Horner 综合征时。肩胛上神经病可引起严重的肩痛、冈上肌无力和冈下肌萎缩。急性臂神经炎常与神经根病变混淆。突发严重肩痛或肩胛痛数天后，通常会出现上臂丛支配的近端手臂和肩带肌无力。发病前可存在感染、接种疫苗或微小手术。较长的胸神经可能受累而形成翼状肩胛骨。臂神经炎也可表现为孤立的膈肌麻痹，伴或不伴上肢其他神经受累。恢复时间可能需要 3 年。

偶发的腕管综合征会产生疼痛和感觉异常，并延伸至前臂、手臂和肩膀，类似于 C5 或 C6 神经根病变。桡神经和尺神经病变可分别类似于 C7 和 C8 处神经根病。肌电图和神经传导检查能准确定位病变部位至神经根、臂丛或外周神经。

肩关节

肩关节疼痛有时会与脊柱疼痛类似。如果不存在神经根病的症状和体征，则鉴别诊断包括机械性肩痛（肌腱炎、滑囊炎、肩袖撕裂、脱位、粘连性滑囊炎或肩峰下的肩袖撞击）和牵涉痛（膈下刺激、心绞痛、肺上沟瘤）。机械性疼痛通常在夜间加重，与局部肩部压痛相关，并且可因被动外展、内旋或手臂伸展而加重。肩部疾病引起的疼痛可能会放射至手臂或手部，但不存在局部神经系统体征（感觉、运动或反射变化）。

治疗　无神经根病的颈部疼痛

关于颈部疼痛治疗的证据不及腰背痛完善，但其治疗方法在很多方面都非常相似。如腰背痛一样，急性颈部疼痛通常呈自发性缓解。治疗目标通常是促进快速恢复正常功能并在康复过程中缓解症状。

支持挥鞭伤相关疾病非手术治疗的证据通常质量有限，因此既不支持也不反对用于症状缓解的常规治疗方法。轻柔的颈椎关节活动与锻炼相结合可能是有益的。目前证据不足以支持或反对常规使用针灸、颈椎牵引、TENS、超声波、电热治疗或按摩。一些患者使用柔软的颈托可获得适度缓解，其风险或成本很小。

对于非创伤性颈部疼痛的患者，有或没有关节活动的锻炼均是有效的。锻炼通常包括肩部转动和颈部伸展，在急性和慢性颈部疼痛患者中使用肌肉松弛剂、镇痛药和 NSAID 的证据质量较低且一致性不如腰背痛。

利用对压痛部位、局部穴位或预先确定网格点进行低强度激光来治疗颈部疼痛存在争议。2009 年的一项 meta 分析表明，对于急性和慢性颈部疼痛，这种治疗方式可比空白治疗提供更大程度的疼痛缓解，但还需要与其他保守和更为廉价的治疗干预进行比较。

虽然一些外科研究已证实了颈椎前路椎间盘切除术和融合术的作用，但这些研究的实施都不是十分严格。一项系统综述表明，无有效临床证据支持颈椎融合术或颈椎间盘关节成形术治疗无颈神经根病的颈部疼痛患者。同样，也没有证据支持射频神经切断术或颈椎小关节封闭治疗无神经根病的颈部疼痛患者。

治疗　伴神经根病的颈部疼痛

由椎间盘疾病引起的急性神经根病伴颈部疼痛的自然病程较短，并且许多患者的症状在没有特殊治疗的情况下即可改善。虽然没有关于 NSAID 治疗颈部疼痛的随机试验，但是 NSAID 和（或）对乙酰氨基酚联用或不联用肌肉松弛剂是合理的初始治疗方案。其他常用的非手术治疗还包括阿片类镇痛药、口服糖皮质激素、颈椎牵引以及硬或软的颈托固定制动。然而，目前尚无随机试验确定这些治疗的有效性。软颈托可通过限制诱发疼痛的自发和反射性颈部运动发挥一定治疗作用。

与腰神经根病一样，硬膜外糖皮质激素注射可以缓解颈神经根病的症状，但尚未对此问题进行严谨的研究。如果颈椎神经根病是由颈椎病伴有椎间孔狭窄骨性压迫所引起，则需要定期随访以评估病情进展变化，并考虑手术减压。

手术治疗可以迅速缓解疼痛，但尚不清楚长期疗效是否比非手术治疗更佳。颈椎间盘手术的适应证包括进行性根性运动功能障碍、保守治疗无效的功能限制性疼痛或脊髓压迫。

手术治疗包括单纯颈椎前路椎间盘切除术、椎板切除术联合椎间盘切除术或椎间盘切除融合术。术后融合处周围节段发生神经根病或脊髓病的风险约为每年 3%，每 10 年 26%。虽然这种风险有时被认为是手术的晚期并发症，但也可能反映退行性颈椎间盘疾病的自然病程。

第三部分　体温异常

SECTION 3　Alterations in Body Temperature

第十五章　发热

Fever

Charles A. Dinarello，Reuven Porat　著
（智慧　译）

下丘脑是人体的体温调节中枢。位于视前区-下丘脑前部和下丘脑后部的神经元接收两种信号：一种是通过外周神经传递的来自皮肤热/冷感受器的信息；另一种信号则来自于灌注此区域血流的温度。下丘脑体温调节中枢通过整合以上两种信号维持正常体温。在中性温度环境中，代谢率将产生多于人体所必需的热量以维持核心体温为 36.5℃～37.5℃。

下丘脑体温调节中枢可以通过皮肤和肺散热来平衡肌肉和肝代谢活动中产生的多余热量，从而维持体温恒定而不受外界温度的影响。根据针对 18～40 岁健康人群的研究，该人群的平均口腔温度为 36.8℃±0.4℃，早上 6 点时体温最低，下午 4～6 点体温较高。早上 6 点的最高正常口腔温度为 37.2℃，下午 4 点的最高正常口腔温度为 37.7℃（这些数值定义为健康人群的第 99 百分位）。根据这些研究，人们将发热定义为早上体温＞37.2℃或夜间体温＞37.7℃。正常的体温日变异程度通常为 0.5℃，然而发热性疾病患者恢复期的体温日变异程度可能高达 1.0℃。这类疾病患者在患病期间仍可维持体温昼夜变化的特点，但其体温普遍升高。体温日变异程度通常在幼儿期达到恒定，而随着年龄的增长，老年人反而不易表现出发热，甚至在严重感染时仅表现为低热。

直肠温度通常比口腔温度高 0.4℃。对于呼吸道感染及呼吸急促的患者，经口呼吸可能是导致其口腔温度偏低的原因。食管下段温度几乎可以等同于核心温度。鼓膜温度计通过测量鼓膜和附近耳道的辐射热，显示温度的绝对值（未校准模式）或根据临床研究中测得辐射热与实际核心温度相关联的列线图，将绝对值自动计算为相对应的核心温度值（校准模式）。以上两种测量方式虽然便捷，但相比于直接测量口腔或直肠温度，其变异性更大。一项针对成人的研究显示，鼓膜温度计未校准模式下测得的体温低于校准模式，并且与直肠温度相比低 0.8℃。

月经期女性在排卵前 2 周的晨起体温通常偏低，随后在排卵时升高约 0.6℃并维持此体温直至月经来潮。此外，餐后体温可升高。妊娠及内分泌功能障碍也可造成体温变化。

发热与超高热

发热是指体温的升高超过其正常日变异程度，并伴下丘脑体温调定点的上移（如从 37℃上调至 39℃）。这种体温调定点从“常温”升至发热水平的变化，与将家用恒温器调至更高温度以升高房间温度类似。一旦下丘脑体温调定点上移，血管运动中枢的神经元即被激活并引起血管收缩。手、足部的血管首先开始收缩，将外周血液分流至内脏，从根本上减少了皮肤散热，患者此时会出现畏寒。多数发热患者在体温升高 1℃～2℃时可能会开始寒战，寒战可增加肌肉产热，但当机体储热机制足以有效升高血液温度时，则不会出现寒战。肝产热（非寒战性产热）同样可升高核心体温。此外，行为调节（如穿用更多的衣服或被子）可通过降低散热而升高体温。

储热（血管收缩）和产热（寒战或非寒战性产热增加）的过程一直持续到下丘脑神经元附近的血液温度达到新的体温调定点。一旦达到该温度，下丘脑将通过与维持正常体温时相同的产热-散热平衡机制使体温保持在发热水平。当下丘脑体温调定点再次下移（由致热原浓度降低或使用解热药引起），机体通过出汗和血管舒张持续散热直至体温再次达到新的体温调定点。行为调节（如脱去衣服）有助于散热。

体温＞41.5℃称为高热。严重感染的患者可出现这种异常高热，但高热更多见于中枢神经系统出血的患者。抗生素问世之前，由于因各种感染性疾病所致的发热鲜有体温超过 41.1℃，因此推测这种自然的“体温上限”是由具有中枢解热作用的神经肽所介导。

罕见情况下，局部创伤、出血、肿瘤或下丘脑本身功能异常可引起下丘脑体温调定点升高。下丘脑性

发热这一术语有时被用于描述由下丘脑功能异常引起的体温升高。然而，多数下丘脑损伤的患者表现为体温低于正常，而非高于正常。

尽管大多数体温升高的患者可归为发热，但在某些情况下，体温升高并不是发热而是超高热（中暑）。超高热的特征是体温失控性升高，超过机体散热的能力，但下丘脑体温调定点无改变。与感染所引起的发热不同，超高热的发生机制不涉及致热原分子。外源性热暴露和内源性产热是超高热导致体内温度升高并危及生命的两种发病机制。尽管存在生理性体温调节机制，也可通过某些行为调节体温，但产热过度仍易引起超高热。例如，在炎热环境工作或锻炼可以快速产生无法通过外周散热机制代偿的热量。

由于超高热可迅速致命，且具有对解热药无反应的特点，所以鉴别发热和超高热具有重要的临床意义。然而，紧急情况下可使鉴别这两种疾病十分困难。例如，脓毒症的患者可迅速出现发热（高热），且体温可超过 40.5℃。因此临床上通常根据核心体温升高之前的诱因（如热暴露史或可干扰体温调节的药物使用史）协助诊断超高热。此外，中暑综合征或口服抑汗药物的患者可表现为皮温升高但皮肤干燥，但发热的患者则因血管收缩而表现为皮温降低。解热药不能降低超高热患者的体温，然而对于发热患者，甚至是高热患者，足量阿司匹林或对乙酰氨基酚通常可在一定程度上降低体温。

发热的发病机制

致热原

任何可以引起发热的物质均被称为致热原，外源性致热原来自于体外，多为微生物产物、微生物毒素或微生物本身（包括病毒）。经典的外源性致热原为革兰氏阴性杆菌产生的脂多糖（内毒素）。革兰氏阳性杆菌产生的致热原包括金黄色葡萄球菌肠毒素及 A/B 组链球菌毒素（也被称为超抗原）。一种从中毒性休克综合征患者的金黄色葡萄球菌分离株中获得的葡萄球菌毒素被认为具有重要临床意义。给予实验动物静脉注射浓度为 1～10 μg/kg 的葡萄球菌或链球菌产物时，便会引起动物出现发热。人体内的内毒素是一种高度致热原性分子：予受试者静脉注射 2～3 ng/kg 内毒素即可引起发热、白细胞增多、急性相蛋白，以及全身不适症状。

致热性细胞因子

细胞因子是调节免疫功能、炎症反应及造血过程的小分子蛋白质（分子量 10 000～20 000 Da）。例如，对于多种感染性疾病，细胞因子白介素-1（IL-1）和 IL-6 可能是引起白细胞增多伴中性粒细胞绝对值升高的原因。此外，部分细胞因子也可引起发热，这些细胞因子此前被称为内源性致热原，现在则统称为致热性细胞因子，包括 IL-1、IL-6、肿瘤坏死因子（TNF）和睫状神经营养因子（IL-6 家族成员）。干扰素（IFN），尤其是 IFN-α，也是一种致热性细胞因子，因此当使用 IFN-α 治疗肝炎时，发热是其引起的显著副作用之一。每种致热性细胞因子均由一个独立的基因编码，并且对实验动物及人类均有致热作用。当予受试者静脉注射低剂量（10～100 ng/kg）IL-1 和 TNF 时，可致其发热，然而对于 IL-6 则需要予 1～10 μg/kg 的剂量才能使受试者出现发热。

许多细菌及真菌的产物均可诱导致热性细胞因子的合成及释放。然而，非感染性疾病也可以出现发热症状，如炎症反应、创伤、组织坏死以及抗原-抗体复合物诱导机体产生 IL-1、TNF 和（或）IL-6，这些细胞因子可独立或协同作用，诱发下丘脑体温调定点上移至发热水平。

细胞因子上调下丘脑体温调定点

发热时，下丘脑组织和第三脑室内的前列腺素 E_2（PGE_2）水平升高。在血管性室周器官（终板血管器）——在下丘脑调节中心周围扩张的毛细血管网附近，PGE_2 的浓度最高。以上器官受损将会降低致热原引起机体发热的能力。然而多数动物实验未能证实致热性细胞因子可以穿透血脑屏障，从外周血液循环进入脑组织内。由此看来，外源性致热原及致热性细胞因子均是通过与上述毛细血管内皮相互作用，从而启动体温调定点上移，继而引起发热。

引起发热的关键事件如图 15-1 所示。骨髓细胞和内皮细胞是产生致热性细胞因子的主要细胞类型。致热性细胞因子（如 IL-1、IL-6 和 TNF）由以上细胞释放并进入血液循环。尽管这些循环内的细胞因子是通过诱导 PGE_2 的合成而使机体发热，但其也可以诱导外周组织中的 PGE_2 增加，从而使机体发热伴非特异性肌肉疼痛及关节痛。有研究认为部分体循环 PGE_2 可逃脱被肺组织破坏，并通过颈内动脉进入下丘脑。但正是因为脑内 PGE_2 浓度升高故启动体温调定点的上移，使核心体温升高。

PGE_2 有 4 种受体，每种受体可通过不同的信号传导通路传递信号。在这 4 种受体中，第 3 种受体（EP-3）是发热所必需的：若敲除小鼠该受体的基因，注射 IL-1 或内毒素并不引起发热，但敲除其他 PGE_2 受体的基因则不会影响发热的产生。虽然 PGE_2 对发热至关重要，但它并非神经递质。但是，从下丘脑内皮脑组织侧释放的 PGE_2 可激活神经胶质细胞上的 PGE_2 受体，这种刺激可以引起神经递质环腺苷酸（cAMP）的快速释放。如图 15-1 所示，神经胶质细胞释放的 cAMP 可激活从体温调节中心延伸到该区域的神经元末梢。cAMP 升高被认为可直接或间接地（通过诱导神经递质的释放）引起下丘脑体温调定点改变。下丘脑内皮上具有针对不同微生物产物的受体。这些受体被称为 Toll 样受体，且在许多方面与 IL-1 受体类似。IL-1 受体和 Toll 样受体共用同一信号传导通路。因此，直接激活 Toll 样受体或 IL-1 受体均可诱导 PGE_2 的产生并引起发热。

中枢神经系统（CNS）内产生的细胞因子

CNS 出血、创伤或感染引起的高热可归因于脑组织内细胞因子的产生。CNS 病毒性感染可诱导小胶质细胞及神经元（可能）产生 IL-1、TNF 和 IL-6。在实验动物中，相比于系统注射细胞因子，直接将细胞因子注射至其脑实质或脑室中引起发热所需的注射浓度要低得多。因此，CNS 内产生的细胞因子可以避开室周器官并上调体温调定点。CNS 中的细胞因子很可能是 CNS 出血、创伤或感染引起高热的原因。

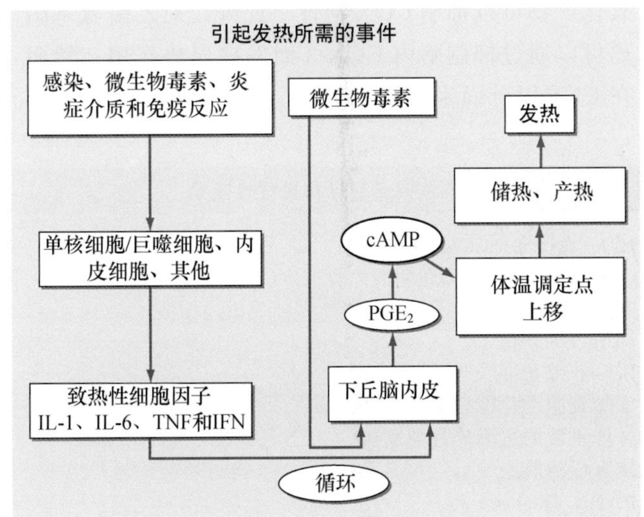

图 15-1　引起发热所需的事件流程图。 cAMP，环腺苷酸；IFN，干扰素；IL，白介素；PGE_2，前列腺素 E_2；TNF，肿瘤坏死因子

临床诊治路径：发热

体格检查

首先应明确患者在发热前是否存在包括接触其他感染性疾病患者或病原携带者在内的诱发因素。使用电子温度计测量口腔、鼓膜或直肠温度可获得可靠的体温数据，但需注意应持续测量同一部位的体温以监测病情变化。此外，临床医生应谨记新生儿、老年患者、慢性肝/肾衰竭的患者、服用糖皮质激素或接受抗细胞因子治疗的患者对发热的反应相对迟钝，因此这些患者可能存在活动性感染但无发热症状。

实验室检查

实验室检查包括全血细胞计数及分类，血细胞的分类计数可通过人工完成，也可以使用能够精确识别幼稚细胞、带状细胞、毒性颗粒及 Döhle 小体的仪器进行检测，以上细胞形态均提示细菌感染。某些病毒感染可能会引起中性粒细胞减少。

由于发热患者循环中细胞因子（如 IL-1 和 TNF）的水平通常低于可检测的最低限，或其水平与发热并不平行，因此检测循环细胞因子无助于诊治。对于低热或可疑发热的患者，最有价值的检查是 C 反应蛋白和红细胞沉降率。这些与炎症反应相关的指标尤其有助于诊断隐匿性疾病。此外，由于 IL-6 可促进 C 反应蛋白的生成，因此检测循环中的 IL-6 也有助于临床诊断。

接受抗细胞因子治疗的患者的发热

长期接受以抗细胞因子为基础的治疗的患者，常因其对感染的抵抗力减低而患有感染性疾病。接受抗 TNF 治疗的患者即使潜在结核分枝杆菌感染试验阴性，仍有可能发生活动性结核感染。随着抗细胞因子治疗愈加广泛地被用于降低克罗恩病、类风湿性关节炎或银屑病患者体内 IL-1、IL-6、IL-12 或 TNF 的活性，临床医生应始终牢记这些治疗可能会降低患者对发热的反应。

抑制细胞因子活性所引起的典型临床不良反应是降低患者对常见致病菌及机会性致病菌的抵抗能力。据报道，使用中和 TNF-α 药物的患者出现机会性感染的概率与 HIV-1 感染的患者类似（如新发/

再激活的结核杆菌感染，伴结核播散）。

在几乎所有报道的抗细胞因子治疗相关的感染病例中，发热都是其临床症状之一。然而，这些患者对发热反应的迟钝程度尚未明确。此外，在接受大剂量糖皮质激素或抗炎药物（如布洛芬）治疗的患者中亦观察到类似情况。因此，对于接受抗细胞因子治疗且出现低热的患者，临床医生应予以重视，并对这些患者进行早期严格的诊断性评估。

治疗 发热

发热的治疗时机

发热多与自限性感染性疾病有关，如普通病毒感染。在这些感染性疾病的治疗过程中使用解热药并非禁忌。然而，尚无明确的临床证据证实解热药可以延长病毒/细菌性感染的病程，亦无证据支持发热可以促进机体清除感染或增强人体免疫系统功能。简言之，常用的解热药治疗发热及其相关症状并不会造成危害，也不会延缓普通病毒或细菌感染治愈的病程。

然而对于细菌感染性疾病，尤其是在缺乏病原体培养阳性的临床证据时，停用解热药有助于评估特定抗生素的有效性。此外，常规使用解热药还会掩盖病情，使临床医生无法察觉到治疗不充分。在某些情况下，停用解热药还有助于诊断特殊类型的发热性疾病。例如，体温-脉搏分离（相对心动过缓）可见于伤寒、布鲁菌病、钩端螺旋体病、某些药物诱发的发热以及人工热。如前所述，新生儿、老年人、慢性肝/肾衰竭以及长期口服激素治疗的患者，即便存在感染亦可无发热症状。感染性休克患者可出现低体温。

某些感染具有发热与体温正常呈周期性间隔出现的特征性表现形式。例如，间日疟原虫感染每隔3天出现一次发热，而疟原虫感染每隔4天出现一次发热。另一种周期性发热见于疏螺旋体感染，其症状为持续数日发热后恢复体温正常数日，随后又出现持续数日的发热。持续3～10日发热后出现3～10日体温正常期的周期性发热（Pel-Ebstein热型）见于典型霍奇金淋巴瘤或其他淋巴瘤。周期性中性粒细胞减少症的患者表现为每21天出现一次发热，伴中性粒细胞减少。家族性地中海热患者发热无明显周期性。然而，与特异性快速实验室检查相比，热型对于诊断的价值有限，甚至不具有诊断价值。

通过抗细胞因子治疗缓解自身免疫性疾病和自身炎症性疾病引起的发热

大多数自身免疫性疾病以及几乎所有自身炎症性疾病均会出现反复发热。尽管发热是自身免疫性疾病的临床表现之一，但反复发热则提示自身炎症性疾病（如成人/青少年 Still 病、家族性地中海热以及高 IgD 综合征，表 15-1）的存在。除反复发热以外，中性粒细胞增多和浆膜炎也是自身炎症性疾病的临床特点。与以上疾病相关的发热可以通过阻断 IL-1β 的活性而得到明显缓解。由此可见，抗细胞因子治疗能有效缓解自身免疫性疾病和自身炎症性疾病引起的发热。此外，尽管自身炎症性疾病的发热由 IL-1β 介导，但解热药同样具有治疗作用。

解热药物的作用机制

降低体温调节中心 PGE_2 的水平可以直接下调体温调定点，从而达到退热的效果。PGE_2 的合成依赖于结构性表达酶环加氧酶（COX）。COX 的底物是从细胞膜上释放的花生四烯酸，这一释放过程是合成 PGE_2 的限速步骤。因此，COX 抑制剂可以作为强效解热药物。药物的退热作用与其抑制脑内 COX 的能力直接相关。对乙酰氨基酚在外周组织中是一种弱效 COX 抑制剂，并且无抗炎活性，但对乙酰氨基酚在脑组织中可被细胞色素 P450 氧化，其氧化产物可以抑制 COX 活性。此外，对乙酰氨基酚还可以通过抑制脑内 COX-3 而发挥退热作用。然而在 CNS 以外尚未发现 COX-3。

表 15-1 以发热为特点的自身炎症性疾病
成人/青少年 Still 病
Cryopyrin 蛋白相关周期性综合征（CAPS）
家族性地中海热
高 IgD 综合征
Behcet 综合征
巨噬细胞活化综合征
补体正常的荨麻疹性血管炎
抗合成酶肌炎
PAPA[a] 综合征
Blau 综合征
痛风性关节炎

[a] 包括化脓性关节炎、坏疽性脓皮病及痤疮

口服阿司匹林和对乙酰氨基酚具有同样的退热作用。非甾体抗炎药（NSAID 如布洛芬）和特异性 COX-2 抑制剂也具有很好的退热作用。长期使用大剂量的解热药（如阿司匹林或 NSAID）不会降低正常核心体温。因此，PGE_2 不具有调节正常体温的作用。

糖皮质激素的退热作用主要表现在以下两方面。首先，与 COX 抑制剂类似，糖皮质激素可通过抑制细胞膜释放花生四烯酸所需的磷脂酶 A_2 的活性来减少 PGE_2 的合成。其次，糖皮质激素可以阻断致热性细胞因子 mRNA 的转录。有限的实验证据表明，布洛芬和 COX-2 抑制剂可降低 IL-1 诱导的 IL-6 生成，并可能参与 NSAID 的退热作用。

发热的治疗方案

治疗发热的首要目的是下调上移的下丘脑体温调定点，其次是增强散热。使用解热药缓解发热的同时，也可以减轻头痛、肌痛及关节痛等全身症状。

口服阿司匹林和 NSAID 可有效退热，但可出现累及血小板及胃肠道的不良反应。因此，首选的解热药为对乙酰氨基酚。由于阿司匹林会增加儿童患 Reye 综合征的风险，因此必须使用对乙酰氨基酚或口服布洛芬退热。如果患者不能口服解热药，则可以使用 NSAID 肠外制剂以及各种解热药的直肠栓剂。

对于以下患者，高度建议予其积极退热治疗。既往存在心肺或 CNS 功能受损的患者，发热可增加其需氧量（即超过 37℃后每增加 1℃耗氧量增加 13%），从而使原有疾病进一步加重。既往有热性/非热性惊厥的患儿应积极进行退热治疗。但是引起热性惊厥的原因尚不明确，且对于易出现热性惊厥的患儿，体温升高的绝对值与热性惊厥发作并不相关。

对于高热患者，使用降温毯有助于降低体温，但不建议在不使用口服退热药的情况下使用降温毯。此外，对于高热伴 CNS 疾病或创伤（CNS 出血）的患者，降低其核心温度可减轻体温升高导致的脑损伤。

第十六章　发热和皮疹

Fever and Rash

Elaine T. Kaye，Kenneth M. Kaye　著
（智慧　译）

对临床医生来说，诊断急性起病的发热伴皮疹具有挑战性。但是，不同的出疹特征以及与之相一致的临床综合征有助于医生迅速诊断，并快速制订治疗方案或控制重症感染的干预措施，以挽救患者生命。本章内容中所涉及的典型皮疹图例见第十七章。

临床诊治路径：发热伴皮疹

应采集发热伴皮疹患者的详尽病史，其内容包括：患者的免疫状态、近 1 个月内服用的药物、特殊旅行史、疫苗接种史、宠物及其他动物接触史、动物（包括节肢类动物）叮咬史、近期饮食、心脏病病史、假体材料使用史、近期与其他病患接触史及性传播疾病暴露史。此外还需询问患者皮疹开始出现的部位、分布及其进展速度。

应对患者进行全面的体格检查，需密切关注患者的皮疹，精确掌握其典型特征。首先，明确患者的皮疹类型至关重要。斑疹被定义为局部肤色改变（即压之可褪色的红斑），与皮面相平。丘疹是指凸出皮面、直径＜5 mm 的实性皮损；斑块为表面呈扁平隆起，直径＞5 mm；结节多为圆形且直径＞5 mm 的皮损。荨麻疹（风团、风疹团）表现为淡粉色的丘疹或斑块，皮疹增大时呈环状（戒指样）外观，典型（非血管炎性）荨麻疹为暂时性皮损，通常在 24 h 内消退。水疱（＜5 mm）和大疱（＞5 mm）是局限性隆起性皮损，内含液体。脓疱是含有脓液的隆起性皮损；水痘和单纯疱疹等水疱性病变可能会进展为脓疱。非可触性紫癜是由皮下出血引起的病变，与皮面相平。若皮疹直径＜3 mm 称为瘀点，直径＞3 mm 则称为瘀斑。可触性紫癜是血管壁炎症（血管炎）继发出血导致的隆起性皮损。溃疡是指至少累及真皮浅层的皮肤缺损，焦痂（黑斑）是覆以黑色痂皮的坏死性病变。

皮疹的其他特征包括外形（如环形或靶形）、排列及分布（如躯干或四肢）。

皮疹的分类

本章将对全身性疾病相关的皮疹进行综述，涵盖与发热伴皮疹相关的最常见及最重要的疾病，并根据皮疹的形态及分布对其进行分类。为迎合临床实用性的需求，本章将以最典型的疾病表现作为分类的依据。然而，皮疹的形态可随病情的进展而发生变化，且出疹性疾病的临床表现繁杂多样。例如，落基山斑疹热的典型皮疹最初表现为分布于四肢且压之可褪色的红色斑疹，但有时其皮疹分布可能并非以肢端为主，甚至在外周无皮疹表现。

发热出疹性疾病可以根据皮疹的类型进行分类：分布于躯干的斑丘疹、分布于外周的皮疹、融合成片的脱屑性红斑、水疱样皮疹、荨麻疹样皮疹、结节样皮疹、紫癜样皮疹、溃疡或焦痂样皮疹。根据以上标准进行分类的疾病见表 16-1，其中很多疾病也会在文中重点阐述。

分布于躯干的斑丘疹

分布于躯干的皮疹即病变主要分布在躯干，是最常见的皮疹类型。麻疹通常在发病后 2～3 天出疹，皮疹自发际线逐渐向下发展至全身，但不累及手掌和足底。皮疹最初为散在的皮肤红斑，之后随皮疹进展而相互融合。Koplik 斑（即颊黏膜上 1～2 mm 的白色或蓝色斑点，伴外周红晕）是麻疹的典型表现，通常在出现症状的最初 2 天内出现。临床上应注意与 Fordyce 斑（异位皮脂腺）鉴别，后者无外周红晕，可见于健康人的颊黏膜。此外，Koplik 斑出现的时间可能与麻疹的出疹时间短暂重叠。

风疹（德国麻疹）同样自发际线向下发展，但是不同于麻疹，随着风疹扩散至新的区域，先前受累区域的皮疹会消退，且风疹常伴皮肤瘙痒。Forchheimer 斑（软腭瘀点）可见于风疹患者，也可见于传染性单核细胞增多症和猩红热患者，故其并非风疹的特异性表现。成人风疹患者常伴耳后及枕骨下淋巴结肿大和关节炎。由于风疹可致严重的先天性畸形，故孕妇应避免与风疹患者接触。此外，以埃可病毒和柯萨奇病毒为主的许多肠道病毒也可导致类似风疹或麻疹的非特异性发热及出疹症状。Epstein-Barr（EB）病毒所致的传染性单核细胞增多症或原发性 HIV 感染患者可表现为咽炎、淋巴结肿大和非特异性斑丘疹。

传染性红斑（第五病）由人类细小病毒 B19 感染所致，好发于 3～12 岁儿童。皮疹常在热退后出现，表现为双颊鲜红色红斑（“掌掴”样）伴口周苍白圈。次日患者躯干及四肢可见更多弥漫性皮疹（常伴皮肤瘙痒），之后迅速进展为花边样网状红斑，并可能在 3 周内反复出现（尤其是当温度发生变化时）。本病的成人患者常伴发关节炎，在妊娠患者中则可能会引起胎儿水肿。

幼儿急疹（玫瑰疹）由人类疱疹病毒 6 感染所致，常见于 3 岁以下儿童。与传染性红斑类似，皮疹通常在热退后出现。典型特征为直径 2～3 mm 的玫瑰粉色斑丘疹，皮疹很少相互融合，最初可见于躯干但有时也可见于四肢（不累及面部皮肤），并且常于 2 日内消退。

尽管药疹可表现为包括荨麻疹在内的多种皮损，但以出疹性药疹（详见第六十六章）最为常见，且通常很难与病毒感染所引起的皮疹相鉴别。药物诱发的皮疹通常更加密集，且伴随更加严重的皮肤瘙痒，但仅凭这些特点不足以将其与病毒感染相关皮疹相鉴别。新药物接触史及无脏器衰竭表现有助于区别药物相关性皮疹和其他出疹性疾病。停用药物后，皮疹仍可能持续存在长达 2 周。此外，特定人群更易出现药疹。例如，50%～60% 的 HIV 感染者在使用磺胺类药物时可出现皮疹。在 EB 病毒感染所致的单核细胞增多症患者中，90% 会在使用氨苄西林时出现皮疹。

对于出现躯干斑丘疹的患者，还应考虑立克次体病。流行性斑疹伤寒常见于存在体虱暴露的战争或自然灾害地区。地方性斑疹伤寒或钩端螺旋体病（后者因螺旋体感染所致）可在有啮齿类动物繁殖的城市地区出现。其他立克次体病也可引起斑疹热综合征，对在美国以外的疾病流行区的居民或旅行者，若其出现相关的临床症状，应考虑此类疾病。伤寒是一种由伤寒沙门氏菌引起的非立克次体病，同样常见于有在美国以外地区旅行史的患者。登革热是由蚊传播的黄病毒引起的疾病，好发于热带或亚热带地区。

部分分布于躯干的斑丘疹特征鲜明。例如，莱姆病的皮疹表现为游走性红斑，其典型表现为单发或多发的环形斑块。未经治疗的游走性红斑通常在 1 个月内消退，但也可能持续存在超过 1 年。南方蜱相关性皮疹样疾病（STARI）具有游走性红斑样皮疹，但比莱姆病轻，好发于非莱姆病流行地区。急性风湿热的皮疹表现为边缘性红斑，其典型特征为可扩张融合且具有迁移性的一过性环形皮损。

胶原血管病可出现发热及皮疹的表现。系统性红斑狼疮患者的典型皮疹为位于双颊（面颊疹）、边界清晰的蝶形红斑以及其他皮肤表现。Still 病表现为位于躯干以及四肢近端的一过性橙红色皮疹，常在发热达

表 16-1 伴有发热及皮疹的疾病

疾病	病因/病原体	描述	易感人群/流行病学因素	临床表现
分布于躯干的斑丘疹				
急性脑膜炎球菌血症[a]	—	—	—	—
伴嗜酸性粒细胞增多及全身症状的药疹（DRESS），又被称为药物诱发的超敏反应综合征（DIHS）[b]	—	—	—	—
麻疹（第一病）	副粘病毒	皮疹自发际线向下扩散，并逐渐相互融合成片，通常不累及手掌及足底；皮疹持续时间≥3天；可见 Koplik 斑	未获得免疫的人群	咳嗽、结膜炎、鼻炎以及严重的四肢乏力
风疹（德国麻疹，第三病）	披膜病毒	皮疹自发际线向下扩散，先前出现的皮疹会随之消退；可见 Forschheimer 斑	未获得免疫的人群	淋巴结肿大、关节炎
传染性红斑（第五病）	人类细小病毒 B19	双颊可见鲜红色“掌掴样”皮疹，继之以花边样网状红斑，后者可在 3 周内反复出现；罕见情况下，在手、足部可出现“手套-袜套”样丘疹性紫癜	最常见于 3～12 岁儿童，好发于冬、春季	低热；成人患者可出现关节炎；热退疹出
幼儿急疹（玫瑰疹，第六病）	人类单纯疱疹病毒 6	躯干及颈部弥漫性斑丘疹；通常在 2 天内消退	好发于 3 岁以内的儿童	热退疹出；与波士顿疹（埃可病毒 16）具有相似的临床表现；可能出现热性惊厥
原发性 HIV 感染	HIV	非特异性弥漫性斑疹及丘疹；少数情况下可出现荨麻疹、口腔疱疹及生殖器溃疡	近期感染 HIV 的患者	咽炎、淋巴结肿大、关节痛
传染性单核细胞增多症	Epstein-Barr 病毒	弥漫性斑丘疹（发生率为 5%；在使用氨苄西林的患者中，发生率可达 90%）；部分患者可出现荨麻疹、瘀点；50% 的患者可出现眶周水肿；25% 的患者可出现软腭瘀点	青少年，青年	肝脾大、咽炎、颈部淋巴结肿大、非典型淋巴细胞增多，异嗜性抗体
其他病毒疹	埃可病毒 2、4、9、11、16、19、25；柯萨奇病毒 A9、B1、B5 等	可出现类似风疹或麻疹的多种类型的皮损	好发于儿童，也可见于成人	非特异性病毒感染症状
药疹	药物（抗生素、抗惊厥药、利尿剂等）	对称分布于躯干及四肢的鲜红色斑疹及丘疹，伴严重的皮肤瘙痒；皮疹可相互融合成片	既往已致敏的患者可于再次接触该类药物后 2～3 天出疹；其他患者在 2～3 周后出疹（但也可以出现在病程中的任意时间，甚至在停用药物后的短期内出现）	临床症状多变，可见发热及嗜酸性粒细胞增多
流行性斑疹伤寒	普氏立克次体	斑丘疹自腋下向躯干扩散，最后累及四肢；通常不累及面部、手掌及足底；皮疹最初可表现为压之褪色的斑疹，随后融合成片，同时伴瘀点形成；复发性斑疹伤寒（Brill-Zinsser 病）皮疹可迅速消退	有体虱暴露史；可能在 30～50 年后出现复发性斑疹伤寒	头痛、肌痛；未接受治疗的患者死亡率为 10%～40%；复发性斑疹伤寒患者临床表现较轻微

表 16-1 伴有发热及皮疹的疾病（续）

疾病	病因/病原体	描述	易感人群/流行病学因素	临床表现
地方性（鼠型）斑疹伤寒	莫氏立克次体	斑丘疹，通常不累及手掌及足底	有鼠/猫蚤暴露史	头痛、肌痛
恙虫病	恙虫热立克次体	自躯干开始的弥漫性斑疹；叮咬部位可见焦痂	流行于南太平洋、澳大利亚及亚洲地区；通过恙螨幼虫叮咬传播	头痛、肌痛、局部淋巴结肿大；未治疗的患者死亡率高达30%
立克次体斑疹热	康氏立克次体（南欧斑疹热）、澳洲立克次体（北昆士兰蜱传斑疹伤寒）、西伯利亚立克次体（西伯利亚蜱传斑疹伤寒）及其他	通常可在被叮咬部位见到焦痂；斑丘疹（水疱及瘀点较为罕见）自四肢近端向躯干及面部扩散	有蜱暴露史；康氏立克次体在地中海地区及印度、非洲流行；澳洲立克次体在澳大利亚流行；西伯利亚立克次体在西伯利亚、蒙古流行	头痛、肌痛、局部淋巴结肿大
人单核细胞埃立克体病[c]	沙费埃立克体	累及躯干及四肢的斑丘疹（发生率为40%）；可见瘀点	蜱传播疾病；好发于美国东南部、中西部的南部，以及大西洋中部地区	头痛、肌痛、白细胞减少
钩端螺旋体病	钩端螺旋体	斑丘疹；结膜炎；部分患者可出现巩膜出血	暴露于被动物尿液污染的水源	肌痛；无菌性脑膜炎；暴发型：出血性黄疸热（Weil病）
莱姆病	伯氏疏螺旋体（美国唯一的病原体）、包柔氏疏螺旋体、伽氏疏螺旋体	丘疹逐渐扩大为环形红斑，皮疹中央为正常皮肤（游走性红斑；平均直径为15 cm），有时可呈同心环形皮损，或出现中心硬化或水疱；部分患者可表现为多发性继发性游走性红斑	被带菌的硬蜱叮咬	头痛、肌痛、寒战或突发畏光；部分患者在数周至数月内还可出现CNS疾病、心肌病、关节炎
南方蜱相关性皮疹样疾病（STARI，Master病）	尚未明确（可能是包柔氏螺旋体）	与莱姆病类似的游走性红斑，不同之处包括：多发性继发性皮损较少见；皮疹更小（平均直径约8 cm）；多不累及躯干皮肤	被带菌的美洲花蜱叮咬（孤星蜱）；常见于非莱姆病流行区，包括美国南部	相比于莱姆病：全身症状更少，但蜱叮咬部位可反复出现症状，无其他莱姆病相关后遗症
伤寒	伤寒沙门氏菌	一过性压之褪色的红色斑疹和丘疹，直径2～4 mm，常见于躯干皮肤（玫瑰斑）	摄入被污染的水或食物（美国罕见）	各种腹痛及腹泻；头痛、肌痛、肝脾大
登革热[d]	登革病毒（4种亚型；黄病毒）	50%的患者会出现皮疹；起初为弥漫性皮肤潮红；病程中期会出现自躯干向四肢及面部离心性扩散的斑丘疹；部分患者会出现皮肤瘙痒及感觉过敏；部分患者在热退后肢端可出现瘀点	常见于热带及亚热带地区；通过蚊传播	头痛、肌肉骨骼疼痛（"断骨热"）；白细胞减少；有时可出现双相热（"马鞍型"）
鼠咬热	小螺旋菌	叮咬部位可见焦痂；躯干及四肢皮肤可见斑点状紫色、红棕色皮疹	鼠咬史；主要见于亚种；美国罕见	局部淋巴结肿大；若不进行治疗可出现反复发热
回归热	疏螺旋体属	发热后期出现躯干皮疹；部分患者可出现瘀点	有蜱或体虱暴露史	反复发热、头痛、肌痛、肝脾大
游走性红斑（风湿热）	A组链球菌	呈波浪状分布于躯干及四肢近端皮肤的多环形环状红色斑丘疹或斑块；在数小时内迅速进展后消退	风湿热患者	咽炎后出现多关节炎、心脏炎、皮下结节、舞蹈症

表 16-1 伴有发热及皮疹的疾病（续）

疾病	病因/病原体	描述	易感人群/流行病学因素	临床表现
系统性红斑狼疮（SLE）	自身免疫性疾病	通常为光暴露区域皮肤的斑疹或丘疹；盘状狼疮（局部皮肤萎缩、脱屑及颜色变化）；甲周毛细血管扩张；颊部蝶形红斑；血管炎相关性荨麻疹、可触性紫癜；部分患者还可出现口腔溃疡	常见于中青年女性；暴露于阳光可使病情恶化	关节炎；心脏、肺、肾、血液系统疾病及血管炎
Still 病	自身免疫性疾病	分布于躯干及四肢近端的一过性红色斑丘疹，直径 2～5 mm，常于发热达峰时出现；皮疹可迅速消退	儿童及青年	高热、多关节炎、脾大；红细胞沉降率＞100 mm/h
非洲锥体虫病	布氏锥虫/冈比亚锥虫	点状或环形红斑及丘疹（锥虫病疹），主要分布于躯干部皮肤；伴皮肤瘙痒；在皮疹出现前数周，被采采蝇叮咬的部位可出现下疳	非洲东部（布氏锥虫）或西部（冈比亚锥虫）的采采蝇叮咬	出血性淋巴结肿大，继而出现脑膜脑炎；Winterbottom 征（颈后淋巴结肿大），为冈比亚锥虫病的典型表现
隐秘杆菌性咽炎	溶血性隐秘杆菌（棒状杆菌属）	累及躯干及四肢近端皮肤的弥漫性红色斑丘疹；可出现皮肤脱屑	儿童及青年	渗出性咽炎、淋巴结肿大
西尼罗热	西尼罗病毒	累及躯干、四肢及头颈部皮肤的斑丘疹；20%～50%的患者会出现皮疹	有蚊叮咬史；罕见于输血或器官移植	头痛、乏力、肌痛，及神经系统感染表现（脑炎、脑膜炎、弛缓性麻痹）
分布于外周的皮疹				
慢性脑膜炎球菌血症、播散性淋球菌感染[a]、人类细小病毒 B19 感染[c]	—	—	—	—
落基山斑疹热	立克次体	皮疹自手腕及脚踝部皮肤向心性扩散；疾病晚期可累及手掌及足底皮肤；皮疹最初表现为压之褪色的斑疹，逐渐进展为瘀点	接触带菌的蜱；全球流行，但多见于美国东南部及美国西南部的中部	头痛、肌痛、腹痛；未治疗的患者死亡率可高达 40%
二期梅毒	苍白密螺旋体	10%的患者伴随一期梅毒硬下疳表现；可见弥漫性黄铜色脱屑性丘疹，以手掌及足底为著；成人患者不出现水疱；部分患者可出现扁平湿疣、黏膜斑及脱发	性传播	发热、全身症状
奇昆古尼亚热	奇昆古尼亚病毒	斑丘疹；以上肢及面部为著，但也可累及躯干及下肢皮肤	被埃及伊蚊/白纹伊蚊叮咬；主要见于非洲及印度洋地区	严重的游走性多关节痛，尤其是累及小关节时（如手关节、腕关节及踝关节）
手足口病	柯萨奇病毒 A16 是最常见的病原体	口腔内出现痛性水疱、溃疡；手、足部出现直径 0.25 cm 的丘疹，边缘可见红斑，后皮损进展为痛性水疱	好发于夏、秋季；常见于 10 岁以下的儿童；多个家庭成员均可患病	一过性发热

表 16-1 伴有发热及皮疹的疾病（续）

疾病	病因/病原体	描述	易感人群/流行病学因素	临床表现
多形性红斑（EM）	感染、药物或特发性病因	靶形皮损（中心性红斑，周围是正常皮肤或为另一环形红斑），直径不超过 2 cm；对称分布于膝部、肘部、手掌及足底皮肤；向心性扩散；表现为丘疹，有时可出现水疱；当病变广泛侵及黏膜时，为重症多形性红斑	单纯疱疹病毒或肺炎支原体感染；药物服用史（如磺胺类药物、苯妥英、青霉素）	50%的患者年龄＜20岁；病变严重或重症多形性红斑患者常出现发热，此时易与 Stevens-Johnson 综合征混淆（但重症多形性红斑患者无明显的皮肤剥脱表现）
鼠咬热（哈佛希尔热）	念珠状链杆菌	分布于手掌、足底及四肢的斑丘疹；关节处皮肤病变较重；皮疹有时可分布于全身；可表现为瘀点；也可出现脱屑	鼠咬史，食用被污染的食物	肌痛；关节炎（50%）；部分患者会出现反复发热
细菌性心内膜炎	链球菌、葡萄球菌等	亚急性病程：可见 Osler 结（位于手指/脚趾掌侧皮肤的痛性粉色结节）；黏膜及皮肤可见瘀点；裂片状出血 急性病程（如金黄色葡萄球菌感染）：可见 Janeway 损害（无痛性红斑或出血性斑疹，常见于手掌及足底皮肤）	心脏瓣膜疾病（如草绿色链球菌感染），经静脉使用药物	新出现的心脏杂音或原有杂音发生改变
融合成片的脱屑性红斑				
猩红热（第二病）	A 组链球菌（致热性外毒素 A、B、C）	弥漫性、压之褪色的红斑，自面部向躯干及四肢扩散；口周苍白圈；皮肤呈“砂纸”样改变；皮疹于皮肤皱褶处密集呈线状（帕氏线）；白色黏膜疹逐渐进展为“草莓”舌；起病的第二周可出现皮肤脱屑	好发于 2～10 岁儿童，常继发于 A 组链球菌感染性咽炎	发热、咽炎、头痛
川崎病	特发性病因	皮疹与猩红热（猩红热样皮疹）或多形性红斑相似；口唇皲裂、“杨梅”舌；结膜炎；手足水肿；病程晚期可出现皮肤脱屑	8 岁以下儿童	颈部淋巴结肿大、咽炎、冠状动脉血管炎
链球菌相关中毒性休克综合征	A 组链球菌［与致热性外毒素 A 和（或）B 或某些 M 型毒素相关］	通常表现为猩红热样皮疹	可见于重度 A 组链球菌感染（如坏死性筋膜炎、菌血症、肺炎）的患者	多器官功能衰竭、低血压；死亡率为 30%
金黄色葡萄球菌相关中毒性休克综合征	金黄色葡萄球菌（与中毒性休克综合征毒素 1、内毒素 B 及其他内毒素相关）	累及手掌的弥漫性红斑；黏膜表面也可见明显红斑；起病后 7～10 天可出现皮肤脱屑	产毒性金葡菌的定植	高热（体温＞39℃）、低血压、多器官衰竭
葡萄球菌性烫伤样皮肤综合征	金黄色葡萄球菌，Ⅱ组噬菌体	弥漫性痛性红斑，常伴大疱及脱屑；Nikolsky 征	产毒性金葡菌的定植；见于 10 岁以下儿童（发生于新生儿期被称为 Ritter 病）或肾功能不全的成人	皮肤敏感；可见鼻腔及结膜分泌物
剥脱性红皮病综合征	银屑病、湿疹、药疹以及蕈样真菌病是其潜在病因	弥漫性红斑（常伴脱屑）散在分布在基础疾病的皮损中	常见于 50 岁以上成人；男性多见	发热、寒战（即温度调节功能障碍）；淋巴结肿大

表 16-1 伴有发热及皮疹的疾病（续）

疾病	病因/病原体	描述	易感人群/流行病学因素	临床表现
DRESS（DIHS）	芳香酯类抗惊厥药；其他药物，包括磺胺类药物、米诺环素	斑丘疹（类似出疹性药疹），有时可进展为剥脱性红皮病；重度水肿，面部为著；可见脓疱	因遗传因素无法对芳烃氧化物（抗惊厥药）进行解毒的人群，以及乙酰化作用缓慢（磺胺类药物）的患者	淋巴结肿大、多器官衰竭（尤其是肝）、嗜酸性粒细胞增多、可见非典型淋巴细胞；与脓毒症的临床表现相似
Stevens-Johnson 综合征（SJS）、中毒性表皮坏死松解症（TEN）	药物（占全部病因的 80%；通常为别嘌醇、抗惊厥药、抗生素）、感染、特发性病因	红斑或紫癜性斑疹，有时靶形或弥漫性红斑可进展为皮肤大疱，伴表皮全层剥脱、坏死；可见 Nikolsky 征；病变累及黏膜表面；TEN（>30%的表皮坏死）是受累皮肤面积最大的病变类型；SJS 累及的表皮面积<10%；SJS/TEN 重叠时则累及 10%～30%的表皮	儿童少见；多见于 HIV 感染、SLE、某些 HLA 亚型、乙酰化作用缓慢的患者	脱水、有时因缺乏正常的皮肤完整性而继发脓毒症；死亡率高达 30%
水疱样或脓疱样皮疹				
手足口病[f]；葡萄球菌性烫伤样皮肤综合征；TEN[b]；DRESS[b]	—	—	—	—
水痘	VZV	以红斑为基底的斑疹（2～3 mm）逐渐进展为丘疹、水疱（有时呈脐形），呈“玫瑰花瓣上露珠”样；形成脓疱后结痂；皮损呈簇状分布；可累及头皮、口腔；伴严重的皮肤瘙痒	常见于儿童；10%的成人易患该病；好发于冬、春季；由于水痘疫苗的普及，美国水痘的发病率降低 90%	乏力；健康患儿的全身表现较轻；成年及免疫功能低下的患儿症状较重，且可出现并发症
假单胞菌“热浴池”毛囊炎	铜绿假单胞菌	毛囊发红伴瘙痒，腋下、臀部、腹部可见丘疹、水疱或脓疱，以浴袍遮盖部位为著；也可表现为手掌或足底皮肤单发的痛性结节（后者被称为“假单胞菌热足综合征”）	在热浴池中洗浴或在水温较高的泳池内游泳；常暴发性流行	耳痛、眼痛和（或）咽痛；可不出现发热；通常呈自限性病程
天花	重型天花病毒	分布于舌及上颚的红色斑疹可逐渐进展为丘疹及水疱；分布于皮肤的斑疹可逐渐进展为丘疹、水疱，1 周后可形成脓疱，随后结痂；病变自面部逐渐向心性扩散至躯干、四肢；可通过以下特征与水痘鉴别：①任一受累部位的皮损均处于同一阶段；②皮疹主要分布在面部及四肢皮肤（包括手掌及足底）	未接种天花疫苗并接触天花患者的人群	有发热、头痛、背痛、肌痛前驱症状；50%的患者会出现呕吐
原发性单纯疱疹病毒（HSV）感染	HSV	起初为皮肤红斑，后迅速进展为典型的痛性簇状水疱、脓疱后破溃，以黏膜表面病变为著；出疹部位：HSV-1 感染常表现为牙龈口腔炎，HSV-2 感染常累及生殖器皮肤；复发性 HSV 感染临床表现较轻微（如不累及口腔黏膜的唇疱疹）	HSV-1 病毒原发性感染多见于儿童和青年，而性生活活跃的成年人常为 HSV-2 感染；复发性感染通常无发热表现	局部淋巴结肿大

表 16-1 伴有发热及皮疹的疾病（续）

疾病	病因/病原体	描述	易感人群/流行病学因素	临床表现
播散性疱疹病毒感染	水痘-带状疱疹病毒（VZV）或 HSV	累及全身皮肤的疱疹可逐渐进展为脓疱及溃疡；患者的皮损与 VZV 和 HSV 感染类似。皮肤播散性带状疱疹：＞25 个皮损自受累皮肤向外扩散。HSV：广泛的进行性皮肤黏膜病变，可无播散表现，出现湿疹（疱疹性湿疹）的病变部位有时可发生皮疹的播散；皮肤黏膜性 HSV 感染也可累及内脏；皮肤病变有助于诊断新生儿播散性病毒感染，但极少数患者也可不出现皮疹表现	免疫抑制或湿疹患者；新生儿	部分患者可出现内脏器官受累（如肝、肺）；新生儿患者则更易出现严重的临床表现
立克次体痘	小蛛立克次体	在被螨叮咬的部位可见焦痂；累及面部、躯干、四肢的全身性皮疹，也可能出现在手掌及足底皮肤；丘疹及斑块（2～10 mm）＜100 个；皮损顶端形成水疱，可能会逐渐发展为脓疱	可见于城市；经鼠螨传播	头痛、肌痛、局部淋巴结肿大；临床表现轻微
急性全身性脓疱病	药物（多为抗惊厥药或抗生素）；也可由病毒感染引起	在出现红斑、水肿的皮肤上可见小的无菌性非毛囊性脓疱；病变自面部及身体皱褶处开始，逐渐累及全身皮肤	在开始药物治疗后 2～21 天出现，取决于患者是否曾被该药物致敏	急性发热、脓疱、白细胞增多
播散性创伤弧菌感染	创伤弧菌	初期为红斑性皮损，后进展为出血性大疱，继而形成坏死性溃疡	常见于肝硬化、糖尿病及肾衰竭的患者；有饮用/食用被污染的海水/海鲜的病史	低血压；死亡率为 50%
坏疽性臁疮	铜绿假单胞菌，其他革兰氏阴性杆菌、真菌	硬化斑块进展为出血性大疱或脓疱，伴皮肤脱屑，继而形成焦痂；可见红晕；好发于腋下、腹股沟及肛周皮肤	常见于中性粒细胞减少的患者；在假单胞菌菌血症患者中发病率为 28%	脓毒症的临床表现
荨麻疹样皮疹				
荨麻疹性血管炎	血清病，通常由感染（包括乙型肝炎病毒、肠道病毒、寄生虫）或药物引起；结缔组织病	红斑性、水肿性"荨麻疹样"斑块，伴皮肤瘙痒及皮温升高；与荨麻疹的不同之处在于：典型病变持续＞24 h（最多可达 5 天），且因出血使皮损压之不褪色	血清病（包括乙型病毒性肝炎）、结缔组织病的患者	发热表现多变；关节痛/关节炎
结节样皮疹				
播散性感染	真菌感染（如念珠菌病、组织胞浆菌病、隐球菌病、孢子丝菌病、球孢菌病）；分枝杆菌	皮下结节（可达 3 cm）；分枝杆菌感染多表现为皮损有波动感及渗液；曲霉菌、毛霉菌感染则多表现为坏死性结节（分布于四肢、眶周及鼻部皮肤）	免疫力低下人群（如骨髓移植受者、化疗患者、HIV 感染者、长期大量饮酒者）	随受累器官不同而出现不同的临床表现
结节性红斑（间隔性脂膜炎）	感染（如链球菌、真菌、分枝杆菌、耶尔森氏菌）；药物（如磺胺类、青霉素类、口服避孕药）；结节病；特发性病因	大的紫色非溃疡性皮下结节；伴剧烈压痛；常见于下肢，但也可累及上肢皮肤	好发于女童及 15～30 岁女性	关节痛（50%）；根据病变情况可出现不同的临床表现

表 16-1 伴有发热及皮疹的疾病（续）

疾病	病因/病原体	描述	易感人群/流行病学因素	临床表现
Sweet 综合征（急性发热性嗜中性皮病）	耶尔森氏菌；上呼吸道感染；炎症性肠病；妊娠；恶性肿瘤（通常为血液系统肿瘤）；药物（G-CSF）	痛性红色或蓝色水肿性结节，类似于水疱；常累及面部、颈部、上肢皮肤；下肢皮肤病变可与结节性红斑相似	女性多发，多于 30～60 岁起病；20%的患者存在恶性肿瘤（这类患者中男女发病率相同）	头痛、关节痛、白细胞增多
杆菌性血管瘤病	汉氏巴尔通体、五日热巴尔通体	皮疹类型多样，包括红斑、表面光滑的丘疹样皮肤结节；脆性外生皮损；红斑（可伴皮肤干燥、脱屑）；皮下结节（可能呈红斑样）	免疫抑制人群，尤其是 HIV 感染进展期患者	部分患者可表现为肝/脾紫癜；病变有时可累及多个器官；可出现菌血症
紫癜样皮疹				
落基山斑疹热、鼠咬热、心内膜炎[f]；流行性斑疹伤寒[e]；登革热[d,e]；人类细小病毒 B19 感染[e]	—	—	—	—
急性脑膜炎球菌血症	脑膜炎双球菌	病变初期为粉色斑丘疹，后进展为瘀点；瘀点迅速增多，有时可融合成片，并形成水疱；躯干及四肢皮肤最常受累；也可见于面部、手、足部皮肤；若出现 DIC 则可见暴发性紫癜（见下文）	好发于儿童、脾切除或补体缺乏（C5～C8）的患者	低血压、脑膜炎（有时可出现上呼吸道感染的前驱症状）
暴发性紫癜	严重 DIC	大片不规则瘀斑，后进展为出血性大疱，随后出现黑色坏死性皮损	脓毒症患者（如脑膜炎球菌血症）、恶性肿瘤或严重创伤；脾切除的患者易患脓毒症	低血压
慢性脑膜炎球菌血症	脑膜炎双球菌	反复出现多种皮疹类型，包括粉色斑丘疹；结节（下肢常见）；瘀斑（有时病变中心可形成水疱）；中心呈淡蓝灰色的紫癜	补体缺乏的患者	发热，有时呈间歇性；关节炎、肌痛、头痛
播散性淋球菌病	淋球菌	丘疹（1～5 mm）在 1～2 天内进展为出血性脓疱，病变中心可见灰色坏死；出血性大疱罕见；病变（通常＜40 个）分布于外周关节近端（常见于上肢）	性生活活跃的人群（女性多见），部分患者存在补体缺乏	低热、腱鞘炎、关节炎
肠道病毒性瘀斑性皮疹	常由埃可病毒 9 或柯萨奇病毒 A9 引起	播散性瘀斑性皮损（也可表现为斑丘疹、水疱或荨麻疹）	常呈暴发性流行	咽炎、头痛；埃可病毒 9 感染可出现无菌性脑膜炎
病毒性出血热	虫媒病毒（包括登革病毒）及沙粒病毒	瘀斑性皮疹	流行地区的居民或旅行者，有其他病毒暴露史	发热、休克、黏膜或胃肠道出血三联征
血栓性血小板减少性紫癜/溶血性尿毒症综合征	特发性、由产生志贺毒素的细菌（如大肠杆菌 *O157*：*H7*）引起的血性腹泻、缺乏 ADAMTS13（裂解 von Willebrand 因子）、药物（如奎宁、化疗、免疫抑制剂）	瘀斑	大肠杆菌 *O157*：*H7* 感染性胃肠炎患者（尤其是儿童），以及化疗、HIV 感染、自身免疫性疾病的患者、妊娠/产后的女性	发热（并非全部出现）、微血管病性溶血性贫血、血小板减少、肾功能不全、神经系统异常；凝血功能正常

表 16-1 伴有发热及皮疹的疾病（续）

疾病	病因/病原体	描述	易感人群/流行病学因素	临床表现
皮肤小血管炎（白细胞碎裂性血管炎）	感染（包括A组链球菌感染、病毒性肝炎）、药物、特发性病因	呈点状分布在下肢及其他重力依赖部位的可触性紫癜性皮损；可进展为水疱或溃疡	可出现于多种疾病，包括结缔组织病、冷球蛋白血症、恶性肿瘤、过敏性紫癜（HSP）；儿童多见	发热（并非全部出现）、乏力、关节痛、肌痛；部分患者可出现系统性血管炎；HSP常出现肾、关节及胃肠道受累症状
溃疡或焦痂样皮疹				
恙虫病、立克次体斑疹热、鼠咬热[e]；立克次体痘、坏疽性脓皮病[g]	—	—	—	—
兔热病	土拉弗朗西斯菌	溃疡淋巴结型：红斑、痛性丘疹，逐渐进展为坏死性痛性溃疡伴边缘凸起；35%的患者可出现皮疹（斑丘疹、水疱性丘疹、痤疮样疹或荨麻疹；结节性红斑；或多形性红斑）	暴露于蜱、苍蝇或被感染的动物	发热、头痛、淋巴结肿大
炭疽	炭疽杆菌	伴皮肤瘙痒的丘疹逐渐扩大并进展为1～3 cm无痛性溃疡，外周为水疱，继而形成中心性焦痂伴皮肤水肿；可遗留瘢痕	暴露于被感染的动物或动物制品，或接触炭疽孢子	淋巴结肿大、头痛

[a] 参见“紫癜样皮疹”。[b] 参见“融合成片的脱屑性红斑”。[c] 人单核细胞埃立克体病及边虫病（由嗜粒细胞无形体感染所致；常见于美国中西部及东北部），皮疹罕见。[d] 参见“紫癜样皮疹”-“病毒性出血热”中登革出血热/登革热休克综合征。[e] 参见“分布于躯干的斑丘疹”。[f] 详见“分布于外周的皮疹”。[g] 参见“水疱样或脓疱样皮疹”

CNS，中枢神经系统；DIC，弥散性血管内凝血；G-CSF，粒细胞集落刺激因子；HLA，人白细胞抗原

译者注：历史上，人们曾对认识到的六类儿童期出疹性疾病按照其临床特征进行编号分类。此举成形于100余年前，现在与彼时的认识相差甚远。其中，4类为病毒性感染，分别为第一病，麻疹；第三病，风疹（德国麻疹）；第五病，传染性红斑；第六病，幼儿急疹；1类为细菌性感染，第二病，猩红热。目前，随着认识深入已经不再提及第四病Ritter病，其形成机制并非由传统感染因素所致

引自Viral exanthems in childhood-infectious (direct) exanthems. Part 1: Classic exanthems. Journal der DeutschenDermatologischen Gesellschaft 7 (4): 309-316, 2008.

峰时出疹。

分布于外周的皮疹

这类皮疹主要分布于外周皮肤，或由外周（肢端）向躯干皮肤扩散。由于治疗不及时会严重影响疾病预后，所以早诊早治对落基山斑疹热的患者至关重要。其皮损由斑疹逐渐进展为瘀点，自手腕及脚踝逐渐向躯干扩散，但仅在疾病末期才会累及手掌及足底。二期梅毒疹可见于全身皮肤，但以手掌及足底最为显著，尤其对于性生活活跃的患者，可根据此特点将其与玫瑰糠疹相鉴别。奇昆古尼亚热是一种通过蚊叮咬传播的疾病，常见于非洲及印度洋地区，临床表现为斑丘疹，以及严重的多关节小关节炎。手足口病常由柯萨奇病毒A16感染导致，其临床特点为分布于外周及口腔内的痛性水疱，通常可在家庭成员内暴发流行。多形性红斑主要对称分布于肘部、膝盖、手掌、足底或面部皮肤。对于重症患者，其皮损通常呈弥漫性分布并且累及黏膜表面。心内膜炎患者的皮疹通常出现于手和足部皮肤。

融合成片的脱屑性红斑

皮疹最初常表现为弥漫性红斑，继而出现脱屑。皮疹由A组链球菌或金黄色葡萄球菌的毒素介导。猩红热通常有咽炎的前驱症状，患者表现为面部潮红、“草莓”舌以及在皮肤皱褶处呈线状分布的密集瘀点（帕氏线）。川崎病（详见第六十四章）患儿可出现口唇皲裂、“杨梅”舌、结膜炎、淋巴结肿大，有时还可出现心脏病表现。链球菌相关中毒性休克综合征的临床表现包括低血压、多器官功能衰竭，且常伴严重的A组链球菌感染（如坏死性筋膜炎）。金黄色葡萄球菌相关中毒性休克综合征也可表现为低血压和多器官功能衰竭，但通常仅伴有金黄色葡萄球菌的定植而无严重的金黄色葡萄球菌感染。葡萄球菌性烫伤样皮肤综合征好发于儿童以及免疫功能低下的成人。在出现发

热及乏力的前驱症状时即伴有广泛分布于全身的皮肤红斑，其典型特征为病变皮肤有深压痛。在表皮剥脱阶段，轻轻推压水疱一侧可使疱液沿推压方向移动（Nikolsky 征阳性）。在轻症患者中可出现类似猩红热的猩红热样皮疹，但无草莓舌或口周苍白圈等表现。与葡萄球菌性烫伤样皮肤综合征的表皮表面剥脱不同，中毒性表皮坏死松解症被认为是皮损面积最大的 Stevens-Johnson 综合征，表现为表皮全层的剥脱，可导致严重疾病。剥脱性红皮病综合征（详见第六十四章和第六十六章）是一种严重的全身毒性反应，常见病因包括湿疹、银屑病、药物反应或蕈样真菌病。伴嗜酸性粒细胞增多及全身症状的药疹（DRESS）常由抗癫痫药及抗生素引起（详见第六十六章），病程初期与出疹性药物反应相似，但可进展为剥脱性红皮病，并伴有多器官功能衰竭，与其相关的死亡率约 10%。

水疱样或脓疱样皮疹

水痘具有高度传染性，好发于冬季、春季。在病程的任一时间点，受累部位均可见处于不同病情发展阶段的水痘疹。免疫力低下患者的水痘疹可能缺乏特征性红斑基底，或呈出血性表现。假单胞菌“热浴池”毛囊炎的皮疹特点与水痘相似，伴皮肤瘙痒。通常于热浴盆中洗浴或在泳池中游泳后暴发，病变常累及被浴袍/泳衣遮盖的皮肤。天花的皮疹与水痘相似，但其在特定皮肤范围内的皮疹均处于同一发展阶段。天花疹主要分布在面部及四肢皮肤，而水痘疹则主要分布在躯干。单纯疱疹病毒感染的典型皮疹为以红斑为基底的簇状水疱。原发性疱疹病毒感染常伴发热及毒性反应，而复发性感染的症状则较轻微。立克次体痘好发于城市，其特点是皮疹最初为疱疹，随后发展为脓疱。其可通过鼠螨叮咬部位的焦痂以及以丘疹/斑块为基底的水疱与水痘相鉴别。对于出现急性发热且正在服用新药，尤其是服用抗惊厥药或抗菌药的患者，应警惕急性全身性脓疱病（详见第六十六章）。对于患有脓毒症及出血性大疱的免疫抑制患者，需警惕播散性创伤弧菌感染或由铜绿假单胞菌引起的坏疽性脓皮病。

荨麻疹样皮疹

典型荨麻疹（“风团”）患者通常有超敏反应但不伴有发热，而发热伴荨麻疹样皮疹常见于荨麻疹性血管炎。与病程最多 24 h 的典型荨麻疹患者不同，荨麻疹性血管炎患者的皮疹可持续存在 3～5 天。病因包括血清病（通常由药物诱发，如青霉素、磺胺类药物、水杨酸类或巴比妥类药物）、结缔组织病（如系统性红斑狼疮或干燥综合征），以及感染（如乙型肝炎病毒、肠道病毒或寄生虫）。恶性肿瘤（尤其是淋巴瘤）也可能引起发热及慢性荨麻疹（详见第六十四章）。

结节样皮疹

免疫力低下的患者出现结节样皮损通常意味着播散性感染。播散性念珠菌病（常见于热带念珠菌感染）患者可能会出现发热、肌痛及结节样皮疹三联征。播散性隐球菌病患者的皮损类似于传染性软疣。若出现结节坏死则应警惕曲霉菌病或毛霉菌病的可能。结节性红斑表现为下肢痛性结节。对于出现多发性结节及斑块的患者，应考虑 Sweet 综合征（详见第六十四章），其皮损通常具有水肿性以至于其呈水疱或大疱样外观。Sweet 综合征常见于患有感染性疾病、炎症性肠病或恶性肿瘤的患者，药物也可诱发。

紫癜样皮疹

急性脑膜炎球菌血症好发于儿童，表现为瘀点样皮疹，病变初期可呈压之褪色的斑疹或荨麻疹。该病需与落基山斑疹热相鉴别。埃可病毒 9 感染可以出现与急性脑膜炎球菌血症相似的临床表现，由于无法迅速进行鉴别，因此对于出现类似症状的患者应被视为细菌性脓毒症进行治疗。暴发性紫癜的瘀斑范围广泛，提示存在严重弥散性血管内凝血的风险，病因可能是感染性疾病，也可能是非感染性疾病。慢性脑膜炎球菌血症的皮疹呈多形性，亦包括瘀点。紫癜样结节可见于双下肢，病变与结节性红斑相似，但无剧烈触痛。播散性淋球菌病的皮疹为散在的出血性脓疱，皮疹数目有限，通常位于关节附近。根据皮疹的外观及分布很难区分慢性脑膜炎球菌血症和播散性淋球菌病。对于有相关旅行史以及瘀点样皮疹的患者，需考虑病毒性出血热可能。血栓性血小板减少性紫癜与溶血性尿毒症综合征密切相关，两者均是以发热及瘀点为表现的非传染性疾病。皮肤小血管炎（白细胞碎裂性血管炎）的典型皮肤表现为可触性紫癜，其病因多种多样（详见第六十四章）。

溃疡或焦痂样皮疹

若在广泛分布的皮疹中观察到溃疡或焦痂，可为疾病诊断提供重要的线索。例如，在某些合适的情况下，焦痂的出现有助于诊断恙虫病或立克次体痘。对于其他疾病（如炭疽），溃疡或焦痂可能是其唯一的皮肤表现。

第十七章 发热伴皮疹相关图集

Atlas of Rashes Associated with Fever

Kenneth M. Kaye，Elaine T. Kaye 著
（智慧 译）

发热伴皮疹相关的鉴别诊断范围十分广泛，因此即便对于医术精湛且极富经验的临床医生，明确诊断也相当棘手。迅速识别皮疹的关键特征从而缩小鉴别诊断范围可以使患者获得恰当的治疗，有时甚至可以挽救患者生命。本图集列举了多种由感染性疾病所致皮疹的高清图片，且此类皮疹的出现常常伴随发热。

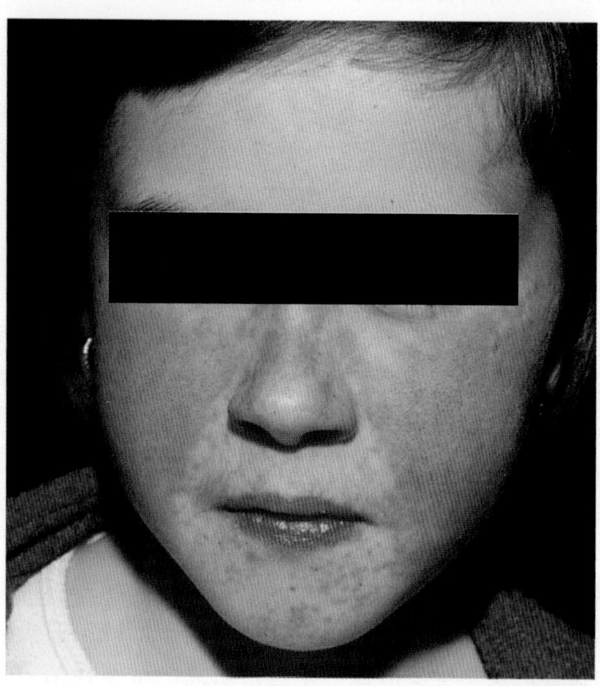

A

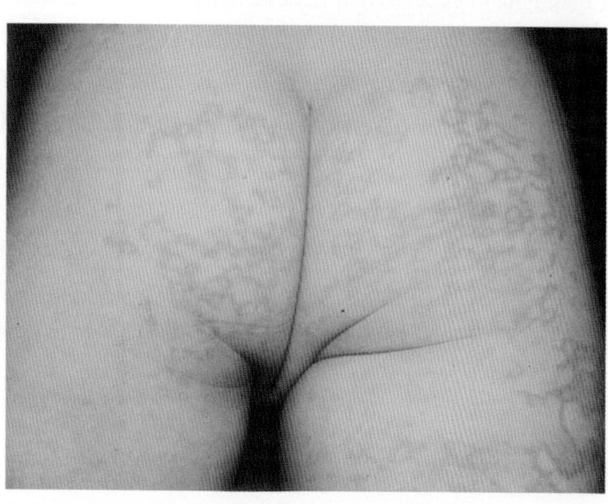

B

图 17-1 A. 由细小病毒 B19 引起的传染性红斑（又称第五病），患者面部红斑呈"掌掴样"。**B.** 传染性红斑花边样网状红斑（图 A 引自 K Wolff，RA Johnson：Fitzpatrick's Color Atlas and Synopsis of Clinical Dermatology，6th ed. New York，McGraw-Hill，2009.）

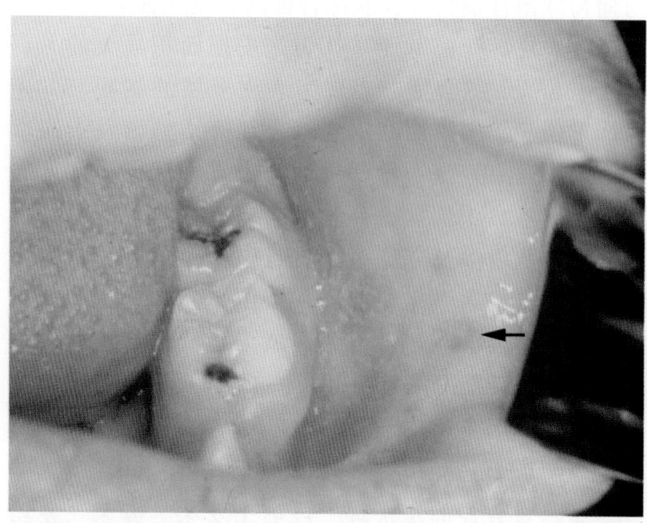

图 17-2 Koplik 斑，为颊黏膜上白色或淡蓝色皮疹，伴红晕。多于麻疹出疹前 2 天出现，并可短暂重叠。红晕（箭头）可区分 Koplik 斑和 Fordyce 斑（异位皮脂腺），后者通常见于健康人群口腔内（引自 the Centers for Disease Control and Prevention.）

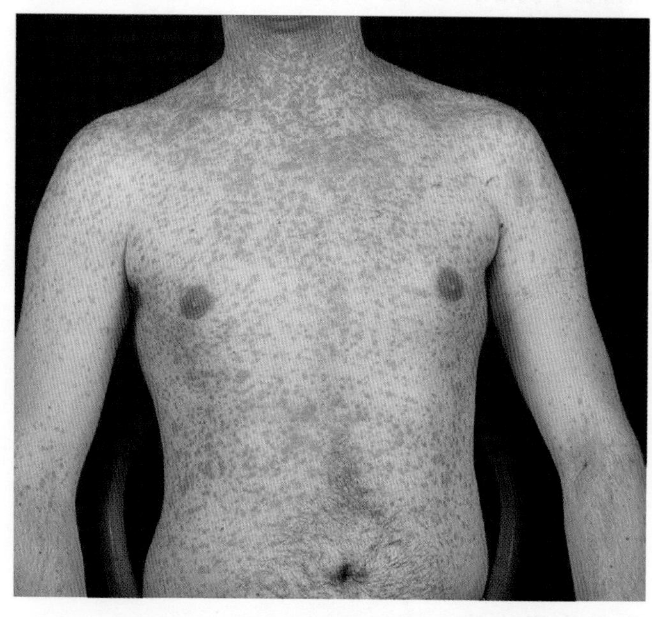

图 17-3 麻疹患者的皮肤红斑于面部及颈部融合成片，2～3 天后扩散至躯干以及上肢，皮疹之间可见正常皮肤（引自 K Wolff，RA Johnson：Fitzpatrick's Color Atlas and Synopsis of Clinical Dermatology，5th ed. New York，McGraw-Hill，2005.）

第三部分 体温异常

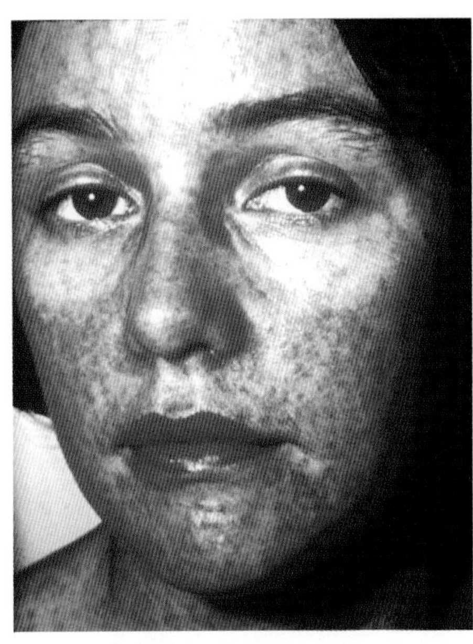

图 17-4　风疹患者面部红斑自发际线开始向下播散，且皮疹消退的顺序与其出现的顺序一致（经允许引自 Stephen E. Gellis，MD）

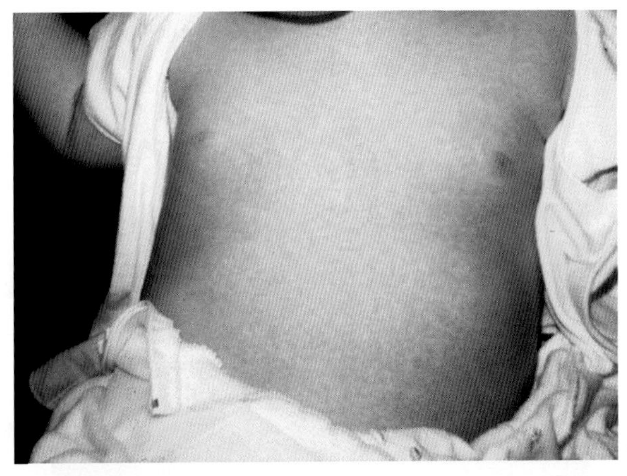

图 17-5　幼儿急疹（玫瑰疹）常见于幼儿。呈弥漫性斑丘疹，热退疹出（经允许引自 Stephen E. Gellis，MD）

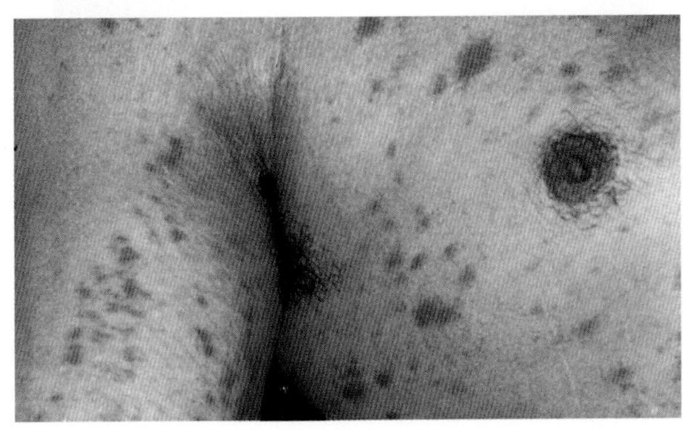

图 17-6　原发性 HIV 感染者躯干及上肢的红色斑疹和丘疹（引自 K Wolff，RA Johnson：Color Atlas and Synopsis of Clinical Dermatology，5th ed. New York，McGraw-Hill，2005.）

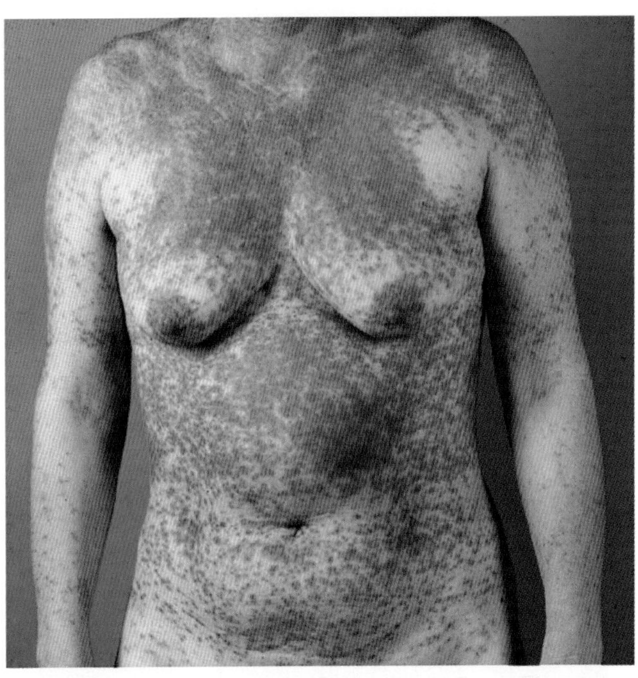

图 17-7　药疹。主要表现为鲜红色斑疹和丘疹，部分融合成片，对称分布于躯干以及四肢。本图为氨苄西林所致药疹（引自 K Wolff，RA Johnson：Color Atlas and Synopsis of Clinical Dermatology，5th ed. New York，McGraw-Hill，2005.）

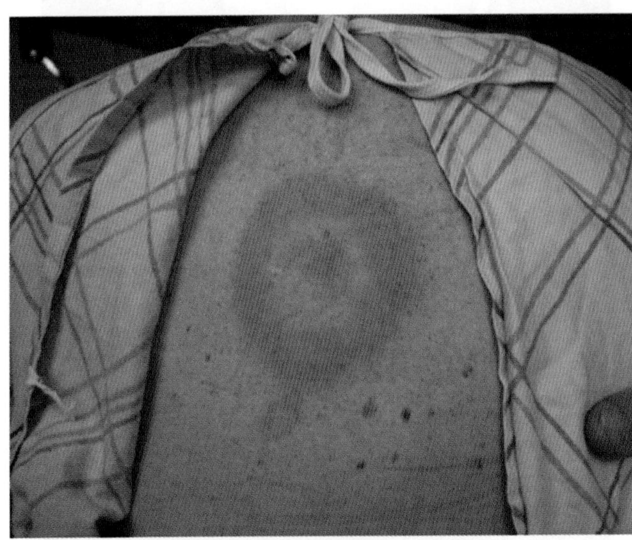

图 17-8　游走性红斑是莱姆病的早期皮肤表现，其主要特征为环形红斑，常以蜱咬部位为中心红斑灶（引自 RP Usatine et al：Color Atlas of Family Medicine，2nd ed. New York，McGraw-Hill，2013. Courtesy of Thomas Corson，MD.）

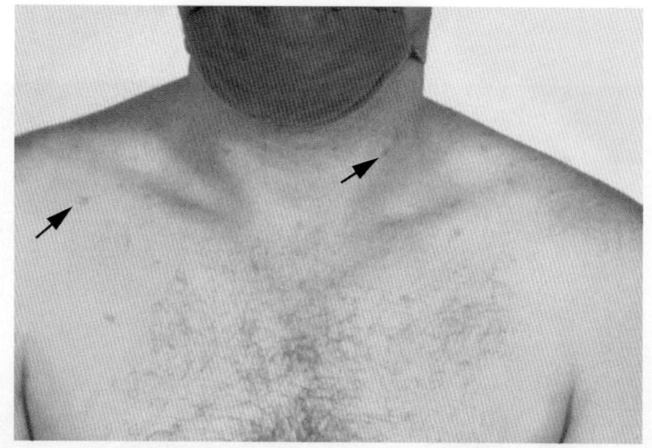

图 17-9　玫瑰疹表现为分布于躯干的红斑，是伤寒的典型表现（引自 the Centers for Disease Control and Prevention.）

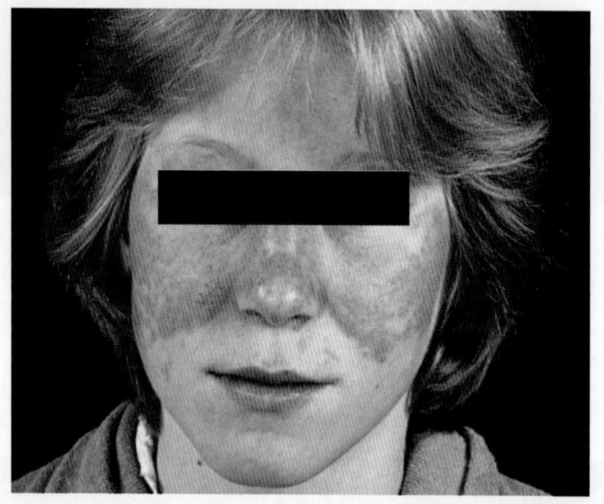

图 17-10　系统性红斑狼疮表现为明显的颊部红斑以及轻微脱屑，常累及其他阳光暴露部位（引自 K Wolff，RA Johnson：Fitzpatrick's Color Atlas and Synopsis of Clinical Dermatology，6th ed. New York，McGraw-Hill，2009.）

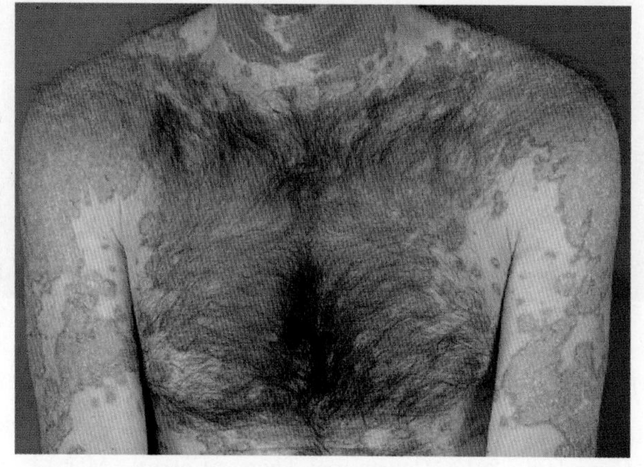

图 17-11　亚急性红斑狼疮患者上胸部鲜红色红斑以及轻度水肿且相互融合的丘疹及斑片（引自 K Wolff，RA Johnson：Fitzpatrick's Color Atlas and Synopsis of Clinical Dermatology，6th ed. New York，McGraw-Hill，2009.）

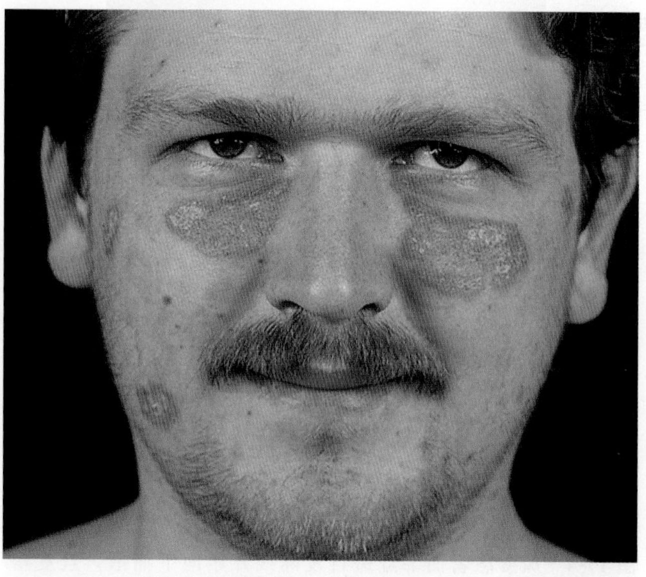

图 17-12　慢性盘状红斑狼疮。为紫红色、有色素沉着的萎缩性斑片，常伴毛囊堵塞（可能导致瘢痕形成），是皮肤型狼疮的典型表现（引自 K Wolff，RA Johnson，AP Saavedra：Fitzpatrick's Color Atlas and Synopsis of Clinical Dermatology，7th ed. New York，McGraw-Hill，2013.）

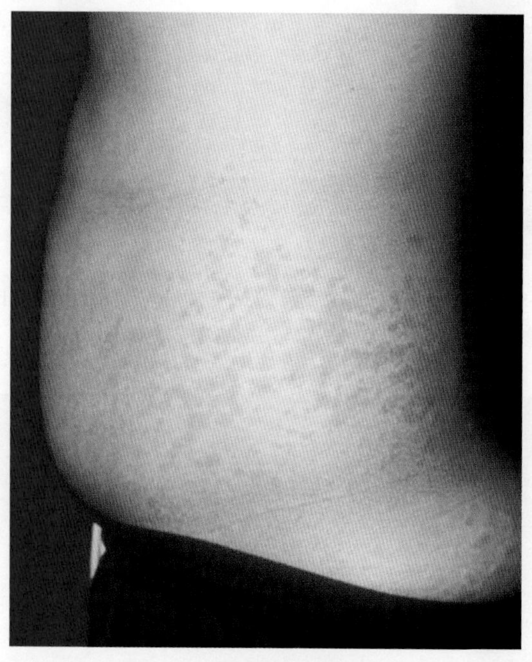

图 17-13　Still 病皮疹。典型表现为一过性红色斑丘疹，常见于四肢近端及躯干，于体温达峰时出现（经允许引自 Stephen E. Gellis，MD）

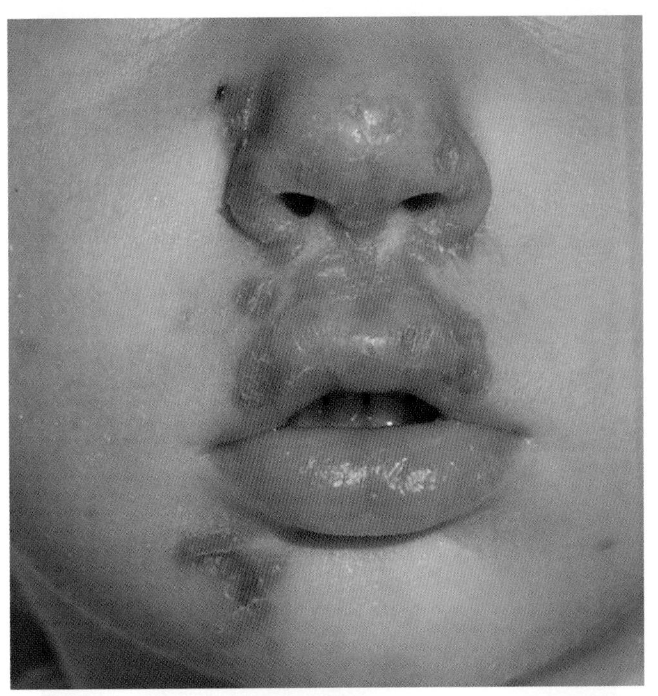

图 17-14 脓疱病是由浅表 A 型链球菌或金黄色葡萄球菌感染所致，表现为蜜黄色厚痂及红斑性水疱破溃（引自 K Wolff，RA Johnson：Fitzpatrick's Color Atlas and Synopsis of Clinical Dermatology，6th ed. New York，McGraw-Hill，2009.）

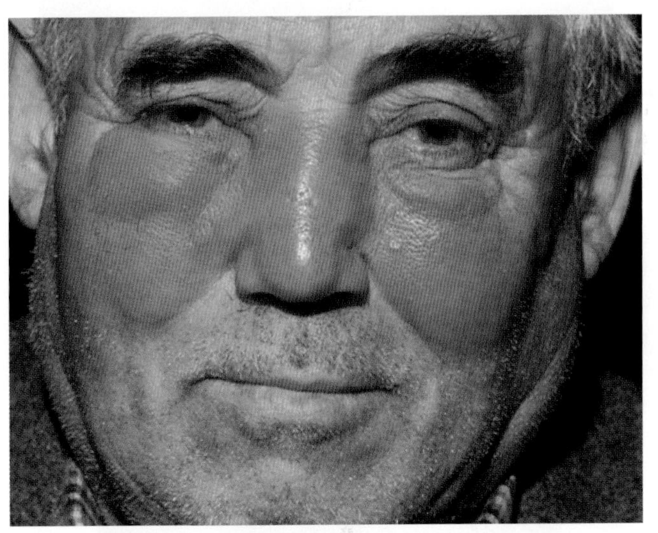

图 17-15 丹毒是由 A 型链球菌感染真皮表层所致，皮疹主要表现为边界清晰的红斑，伴皮肤水肿及皮温升高（引自 K Wolff，RA Johnson，AP Saavedra：Fitzpatrick's Color Atlas and Synopsis of Clinical Dermatology，7th ed. New York，McGraw-Hill，2013.）

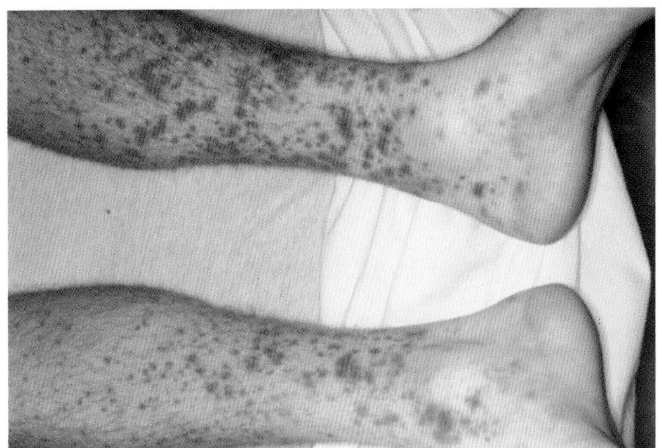

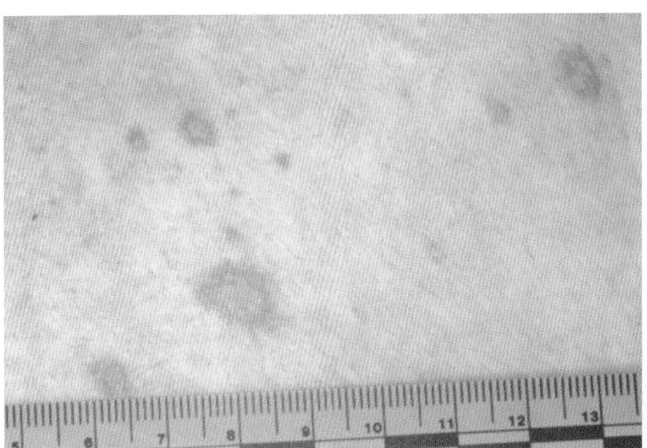

图 17-16 上图：一位年轻的落基山斑疹热患者小腿及足底的瘀点样皮损。**下图**：同一患者的皮损特写（经允许引自 Lindsey Baden，MD）

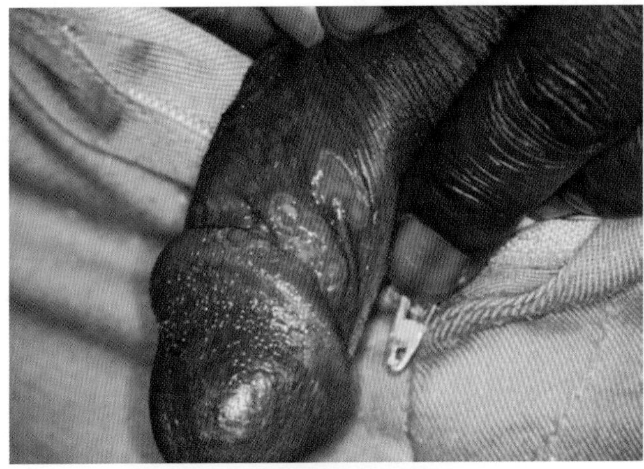

图 17-17 一期梅毒。无痛性硬下疳（引自 M. Rein and the Centers for Disease Control and Prevention.）

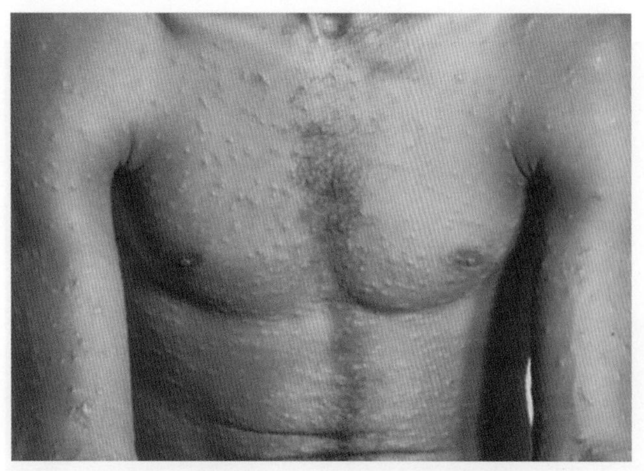

图 17-18 二期梅毒。皮疹表现为躯干鳞屑性丘疹

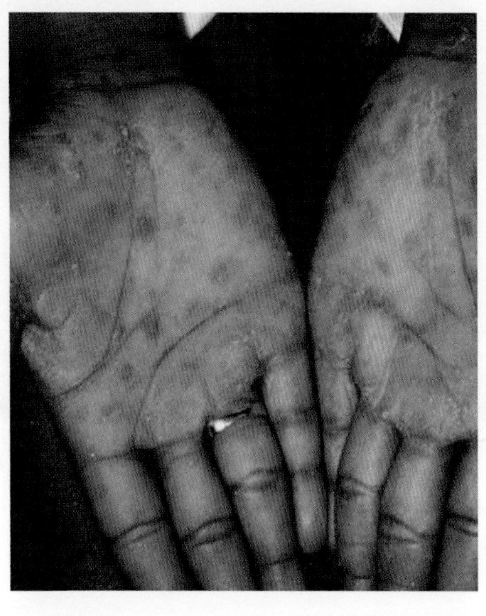

图 17-19 二期梅毒。常累及手掌及足底，为质硬的红褐色丘疹，表面可有鳞屑

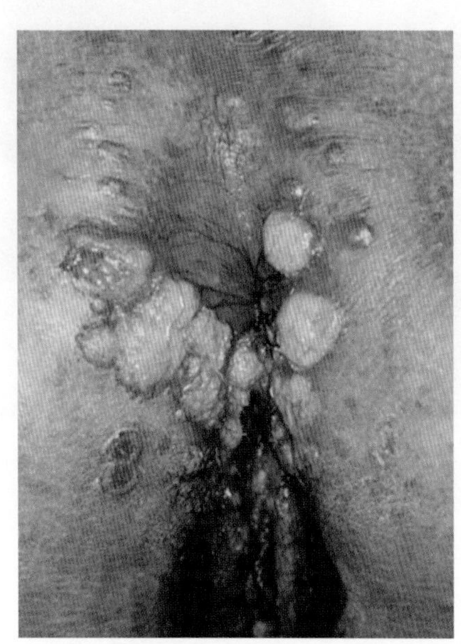

图 17-20 扁平湿疣为疣状、糜烂斑片状皮疹，好发于潮湿及皮肤摩擦部位，可见于二期梅毒

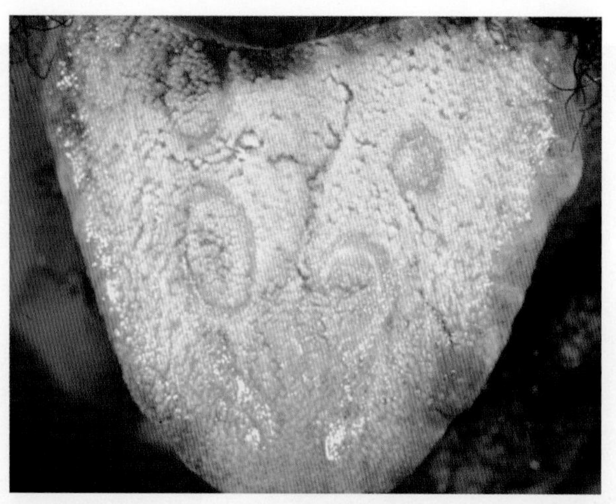

图 17-21 二期梅毒患者**舌黏膜斑**（经允许引自 Ron Roddy）

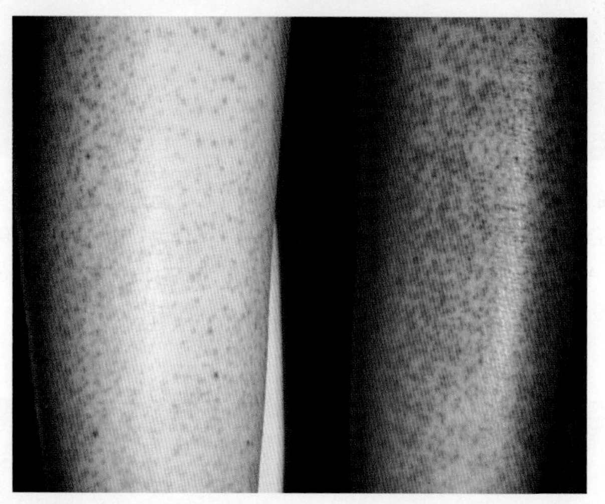

图 17-22 非典型麻疹患者的**瘀点样皮疹**（经允许引自 Stephen E. Gellis，MD）

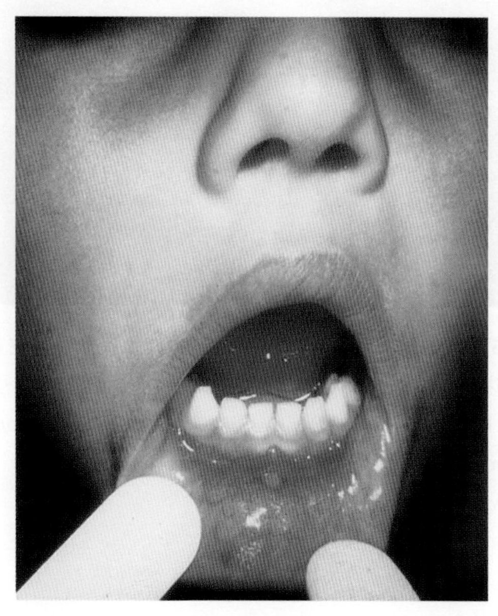

图 17-23 手足口病患者口腔内的**痛性水疱及溃疡**（经允许引自 Stephen E. Gellis，MD）

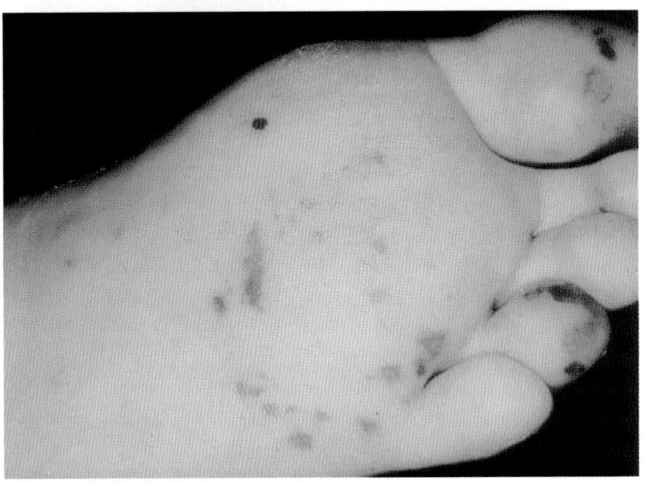

图 17-24　败血症菌栓伴由急性金黄色葡萄球菌心内膜炎引起的出血及梗死（经允许引自 Lindsey Baden，MD）

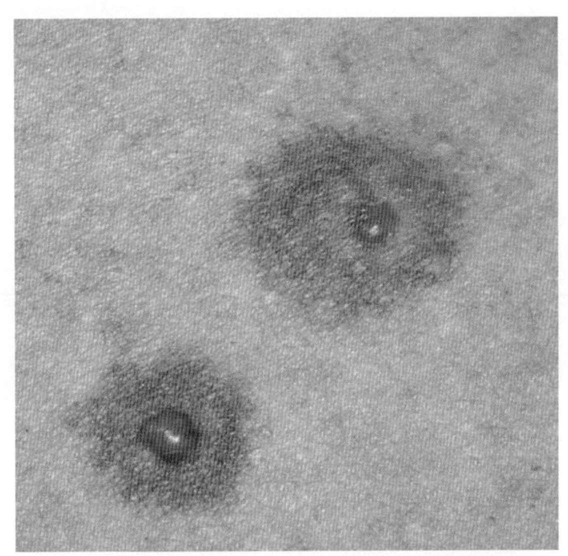

图 17-25　多形性红斑的特征性皮损为靶形或虹膜形红斑，有时可见中心性水疱。该皮疹常见于机体对感染（特别是单纯疱疹病毒或肺炎支原体）或药物的超敏反应（引自 K Wolff，RA Johnson：Fitzpatrick's Color Atlas and Synopsis of Clinical Dermatology，6th ed. New York，McGraw-Hill，2009.）

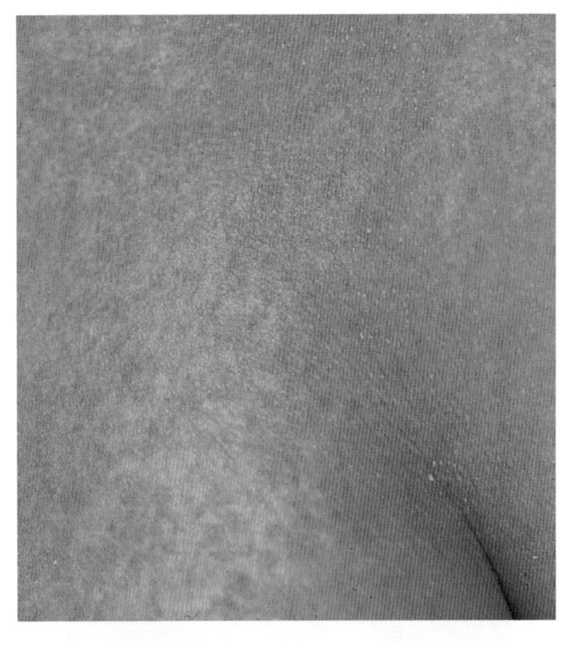

图 17-26　猩红热皮疹。针尖大小的点状红斑逐渐融合（瘢痕样），在皮肤皱褶处皮疹密集呈线状分布（帕氏线）（引自 K Wolff，RA Johnson：Color Atlas and Synopsis of Clinical Dermatology，6th ed. New York，McGraw-Hill，2009.）

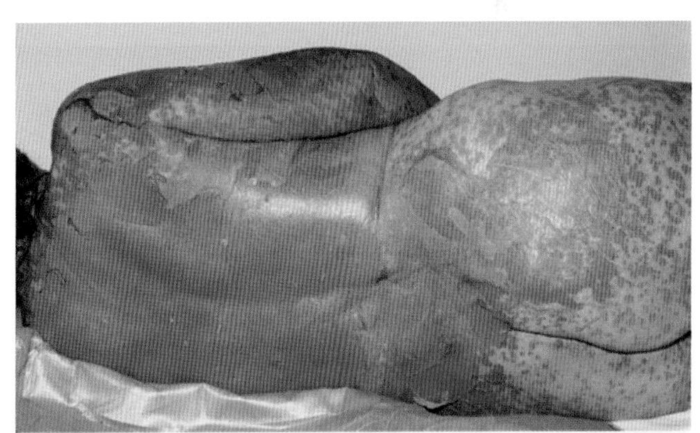

图 17-27　中毒性表皮坏死松解症患者，**红斑逐渐发展为大疱**，导致增厚表皮脱落。该图为磺胺类药物所致皮疹（引自 K Wolff，RA Johnson：Color Atlas and Synopsis of Clinical Dermatology，5th ed. New York，McGraw-Hill，2005.）

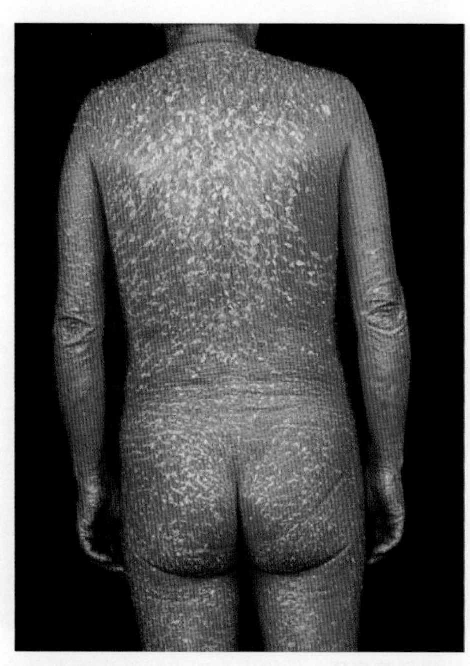

图 17-28 银屑病以及剥脱性红皮病综合征患者**弥漫性红斑及脱屑**（引自 K Wolff，RA Johnson：Color Atlas and Synopsis of Clinical Dermatology，6th ed. New York，McGraw-Hill，2009.）

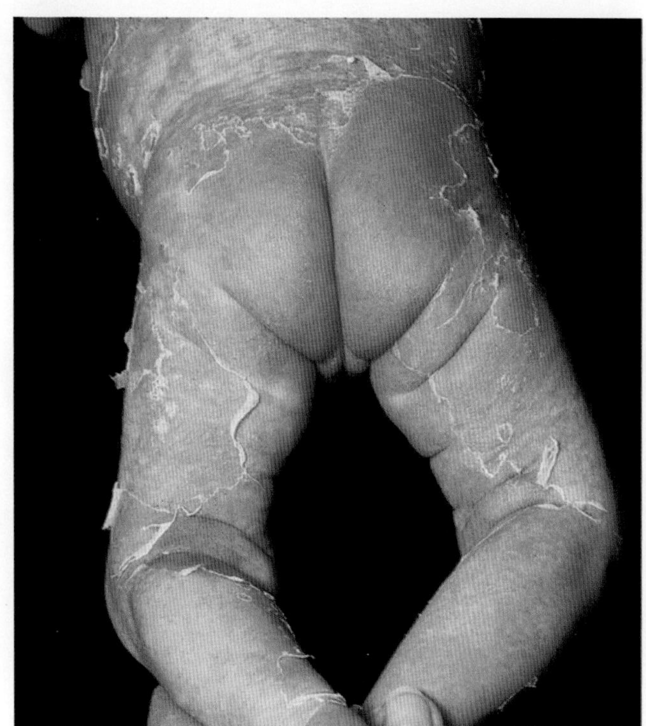

图 17-29 **葡萄球菌性烫伤样皮肤综合征患儿**表现为全身表皮脱落（引自 K Wolff，RA Johnson：Color Atlas and Synopsis of Clinical Dermatology，6th ed. New York，McGraw-Hill，2009.）

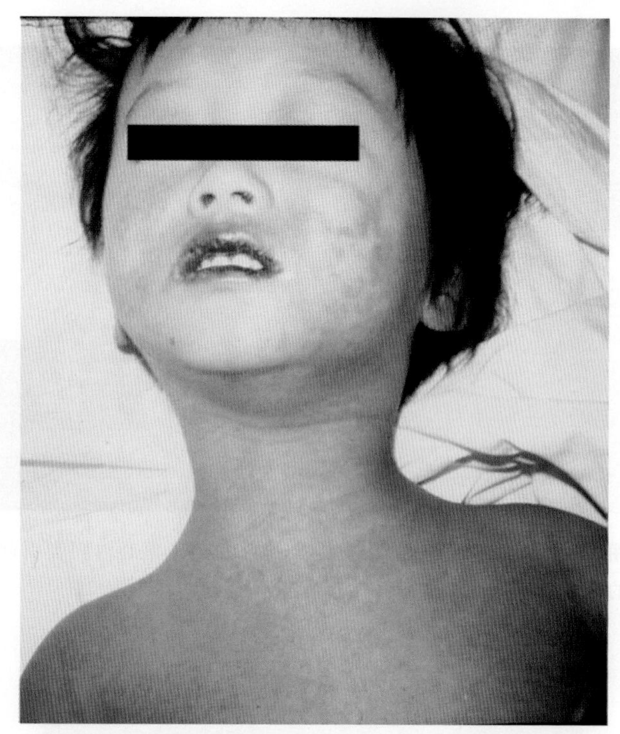

图 17-30 **嘴唇皲裂及皮肤红斑**是川崎病患者的典型表现（经允许引自 Stephen E. Gellis，MD）

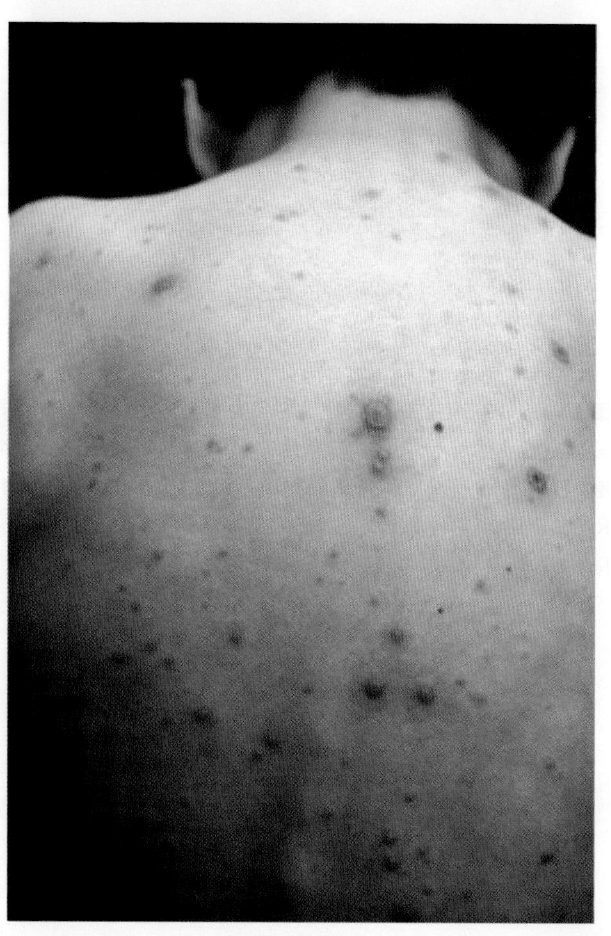

图 17-31 处于不同阶段的**水痘疹**：以红斑为基底的水疱及脐形水疱，随病情进展而破溃、结痂（引自 the Centers for Disease Control and Prevention.）

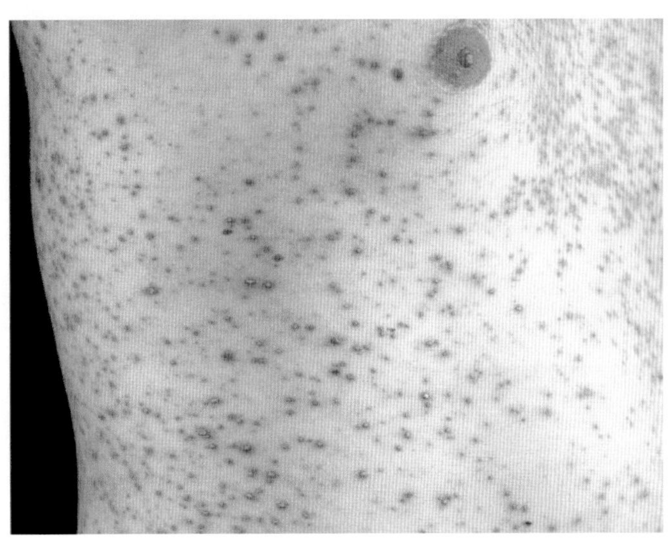

图 17-32 处于不同阶段的**播散型带状疱疹**，包括类似水痘的脓疱及结痂。可见该病与单纯疱疹或带状疱疹的皮损不同，并非呈集簇性分布（引自 K Wolff，RA Johnson，AP Saavedra：Color Atlas and Synopsis of Clinical Dermatology，7th ed. New York，McGraw-Hill，2013.）

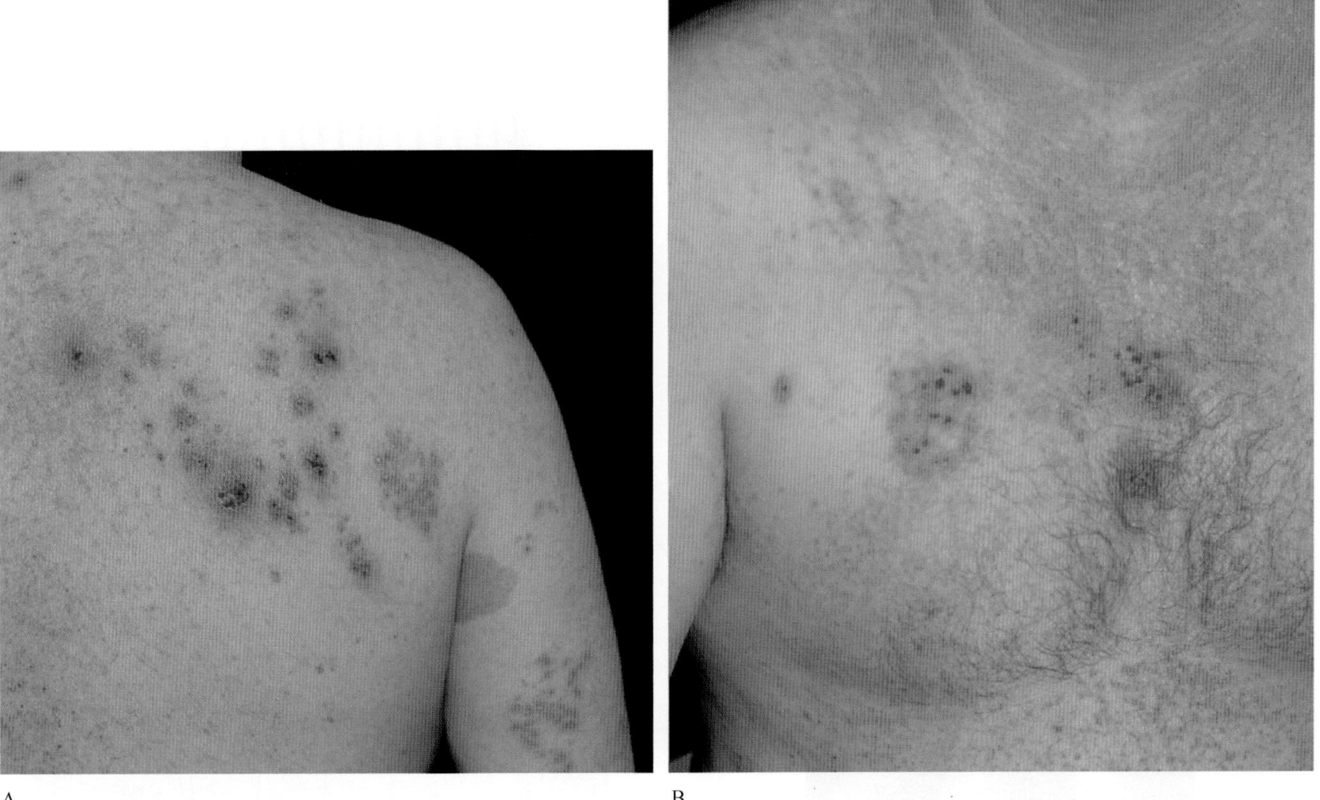

图 17-33 **带状疱疹**可见于长期服用泼尼松的患者。如图所示在患者后背及上肢 T2 神经支配的皮肤区域（**A**）及右侧胸部皮肤（**B**）上有呈集簇状分布的水疱及结痂（引自 K Wolff，RA Johnson：Color Atlas and Synopsis of Clinical Dermatology，6th ed. New York，McGraw-Hill，2009.）

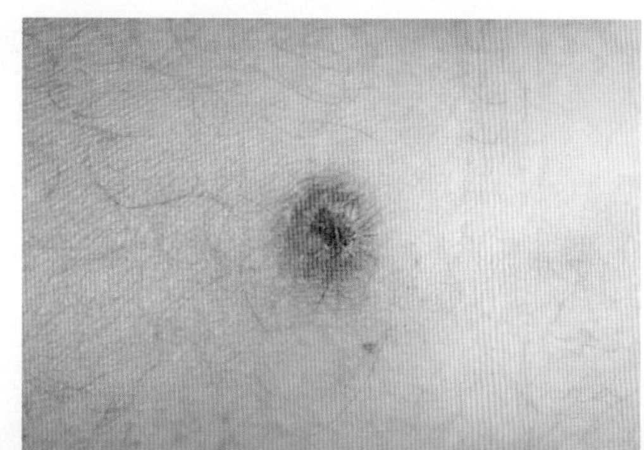

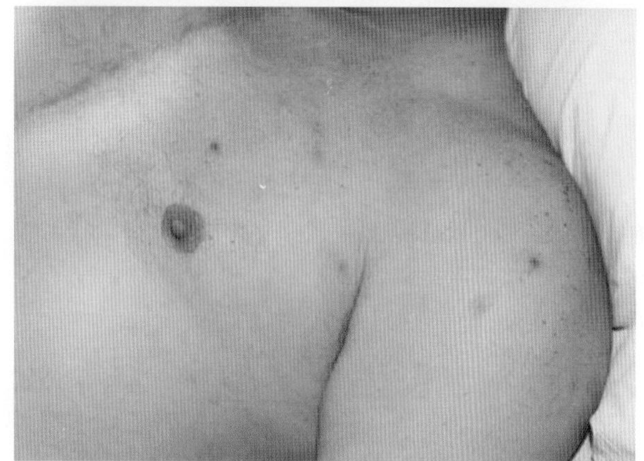

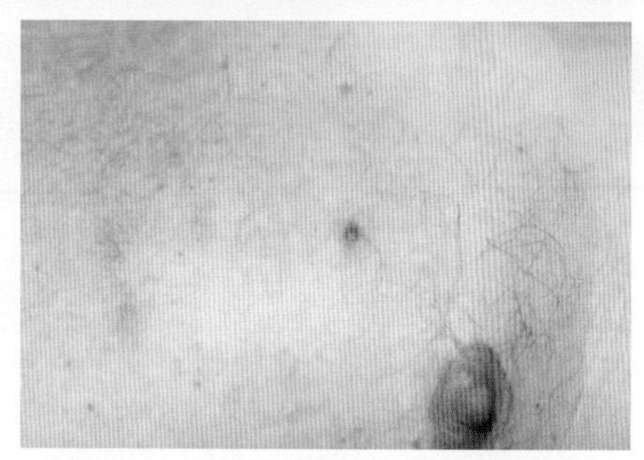

图 17-34 **上图**：立克次体痘患者螨虫叮咬部位可见焦痂。**中图**：同一患者躯干丘疹水疱样皮疹。**下图**：同一患者的皮损特写（引自 A Krusell et al：Emerg Infect Dis 8：727，2002.）

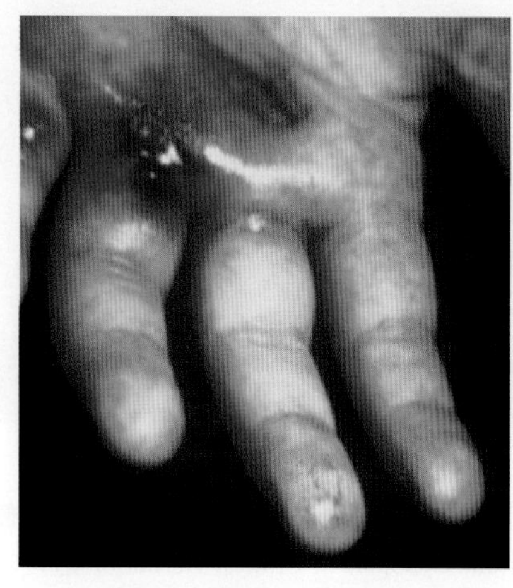

图 17-35 中性粒细胞减少症合并铜绿假单胞菌血症患者的**坏死性脓疮**

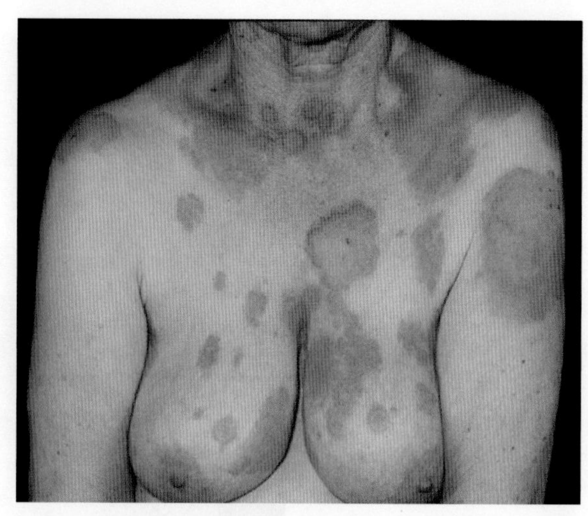

图 17-36 **荨麻疹**的典型表现为离散分布且可相互融合的水肿性红色斑疹和斑片状皮损（引自 K Wolff，RA Johnson，AP Saavedra：Color Atlas and Synopsis of Clinical Dermatology，7th ed. New York，McGraw-Hill，2013.）

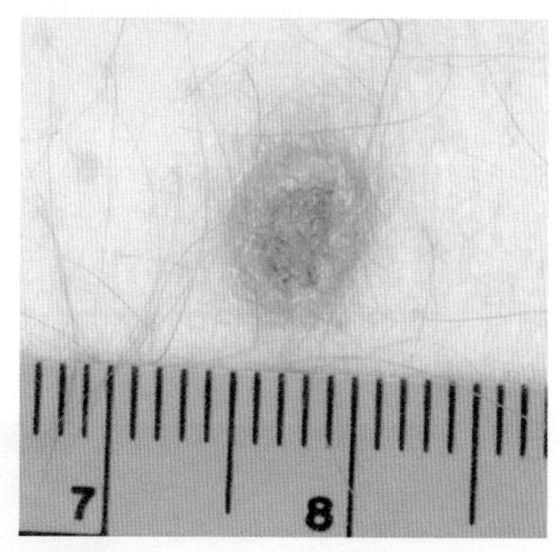

图 17-37 **播散性隐球菌感染**。一名肝移植受者出现与图示相似的 6 处皮肤病变。活检及血清抗原检测证实为隐球菌感染。该皮损的重要特征为类似于传染性软疣的呈良性病变的疣状丘疹，中央可见脐状凹陷（经允许引自 Lindsey Baden，MD）

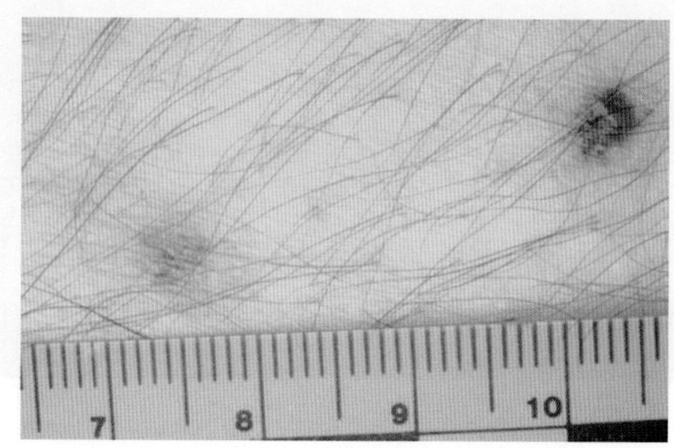

图 17-38 **播散性念珠菌病**。接受诱导化疗的白血病患者伴中性粒细胞减少时出现红斑性痛性结节（经允许引自 Lindsey Baden，MD）

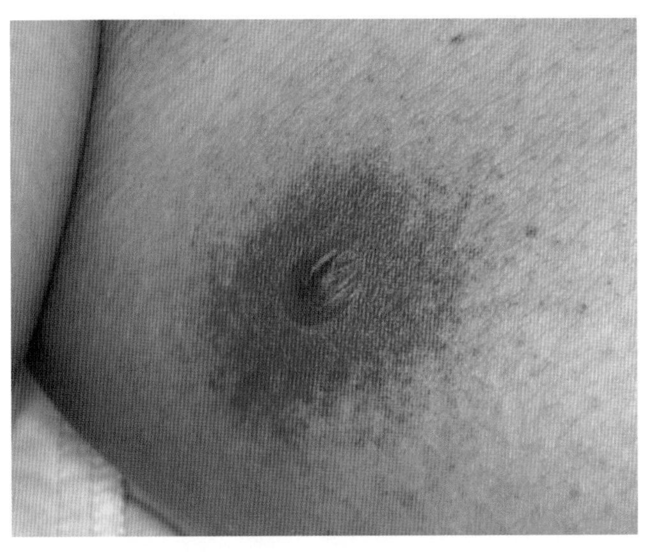

图 17-39 播散性曲霉菌感染。该中性粒细胞减少症患者在接受造血干细胞移植后出现多处坏死病灶。图示的病灶位于大腿内侧，直径约数厘米。活检证实为烟曲霉引起的梗死（经允许引自 Lindsey Baden，MD）

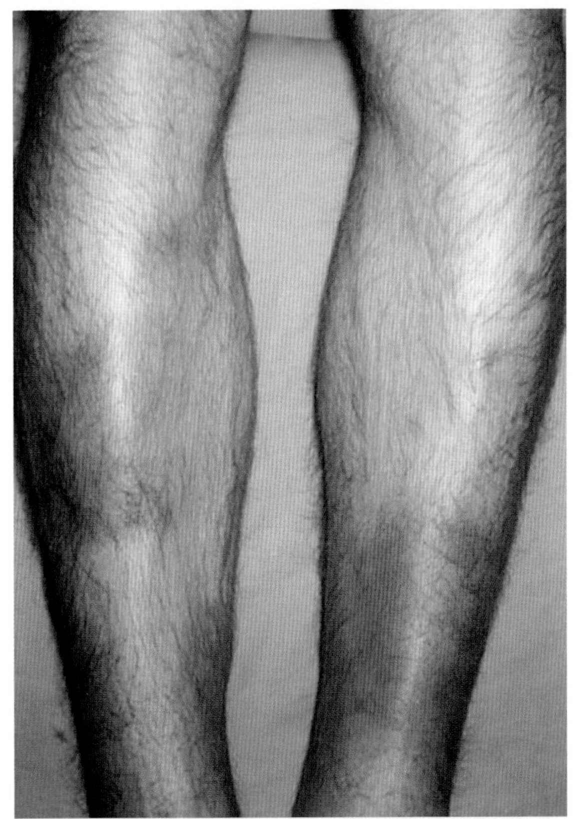

图 17-40 结节性红斑是一种脂膜炎，其特征通常表现为痛性深层结节及片状红斑，病变常见于下肢（经允许引自 Robert Swerlick，MD）

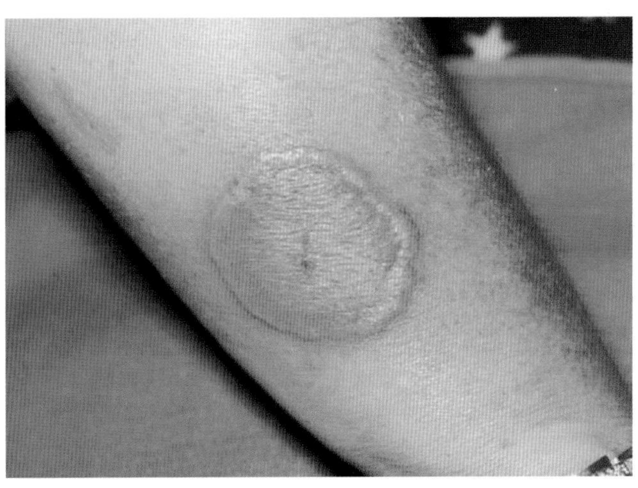

图 17-41 Sweet 综合征表现为硬化性红斑，边缘有假水疱形成（经允许引自 Robert Swerlick，MD）

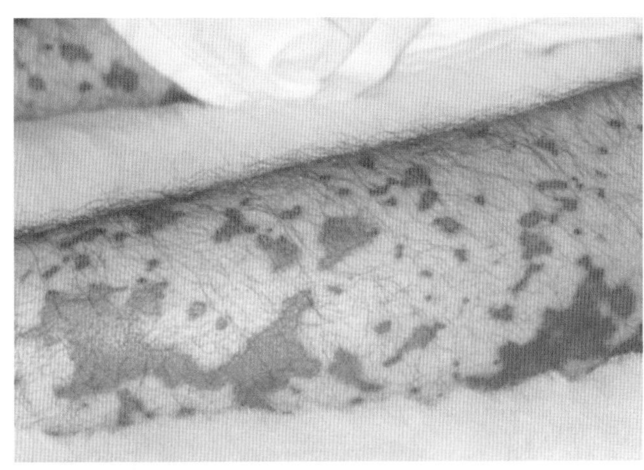

图 17-42 暴发性脑膜炎球菌血症患者出现广泛的角状紫癜斑（经允许引自 Stephen E. Gellis，MD）

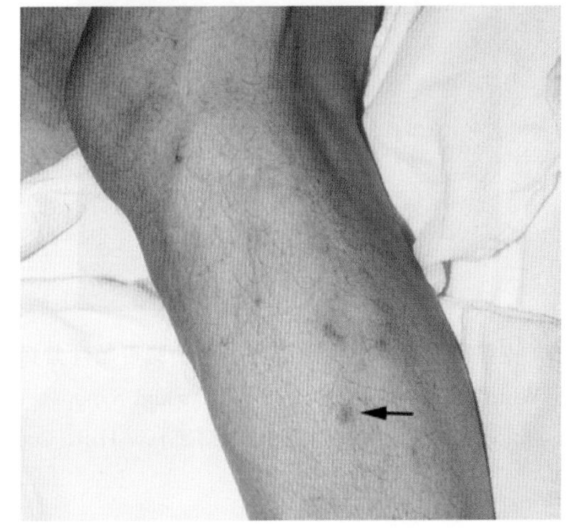

图 17-43 慢性脑膜炎球菌血症患者下肢的**红色斑丘疹**（箭头）

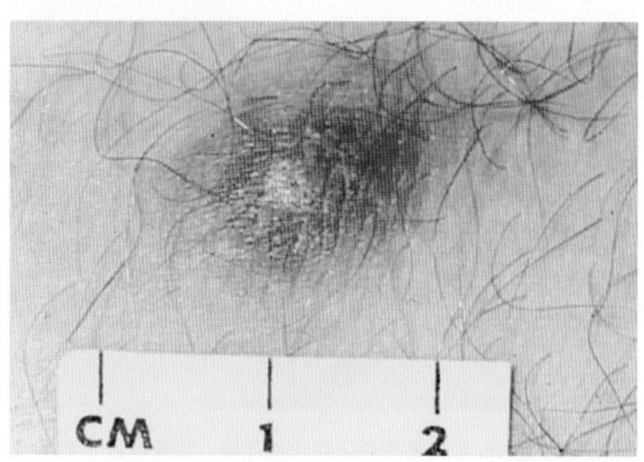

图 17-44　播散性淋球菌血症的皮肤表现为出血性丘疹及离心分布的脓疱，脓疱中心为紫癜（经允许引自 Daniel M. Musher, MD）

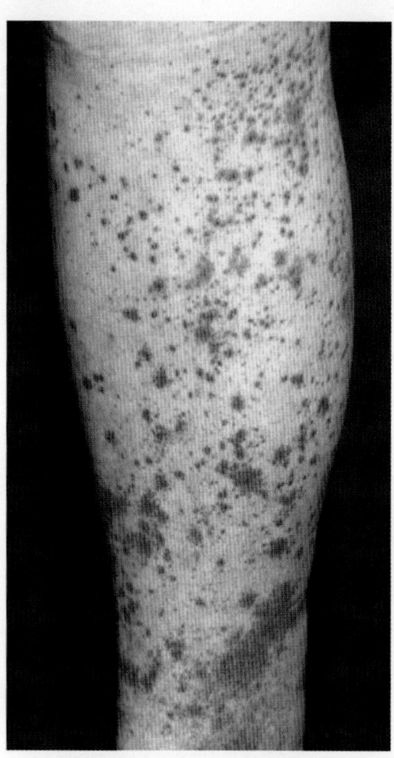

图 17-45　皮肤小血管超敏性血管炎患者小腿可触性**紫癜性丘疹**（引自 K Wolff, RA Johnson: Color Atlas and Synopsis of Clinical Dermatology, 6th ed. New York, McGraw-Hill, 2009.）

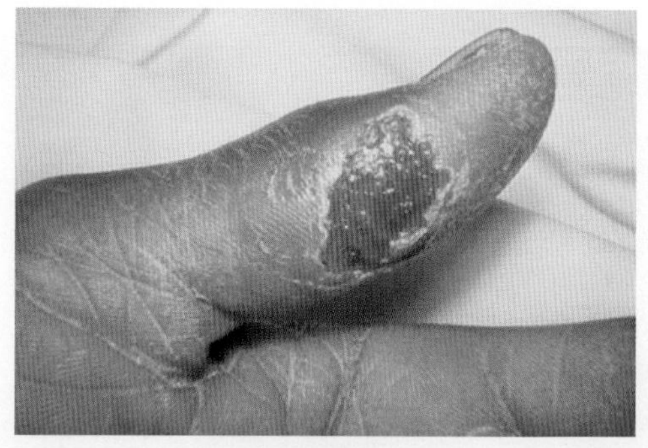

图 17-46　兔热病患者拇指上的坏死性溃疡（引自 the Centers for Disease Control and Prevention.）

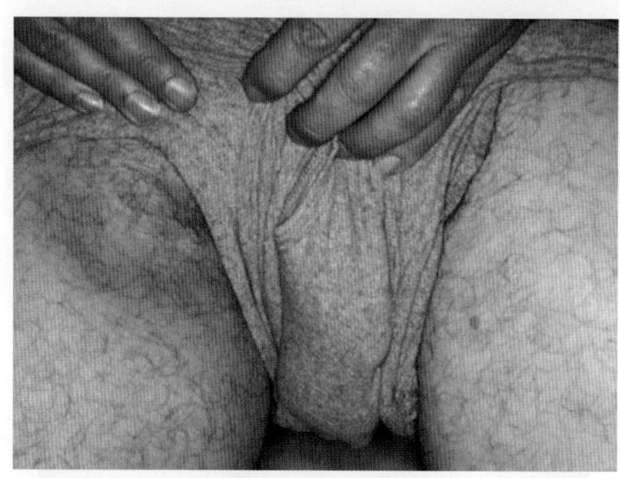

图 17-47　50 岁男性高热患者足部小溃疡愈合后，出现大的腹股沟淋巴结肿大。后确诊为兔热病（经允许引自 Lindsey Baden, MD）

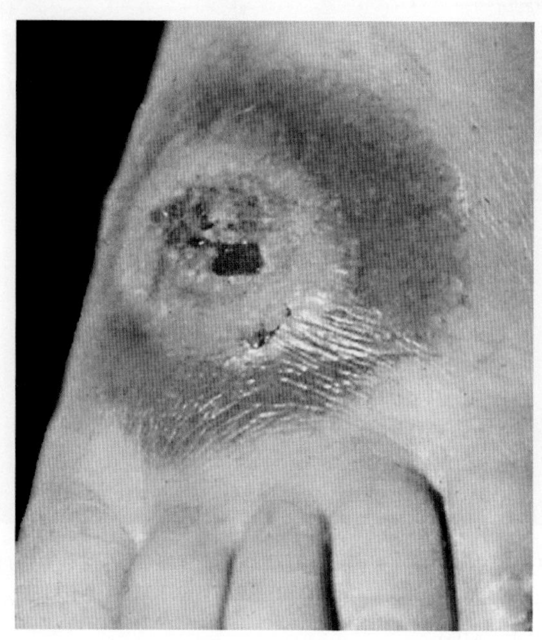

图 17-48　痛性锥虫性下疳出现于被采采蝇叮咬的足背皮肤处。经由破溃处抽取的脓液明确为布鲁氏锥虫感染（经允许引自 Edward T. Ryan, MD. N Engl J Med 346: 2069, 2002）

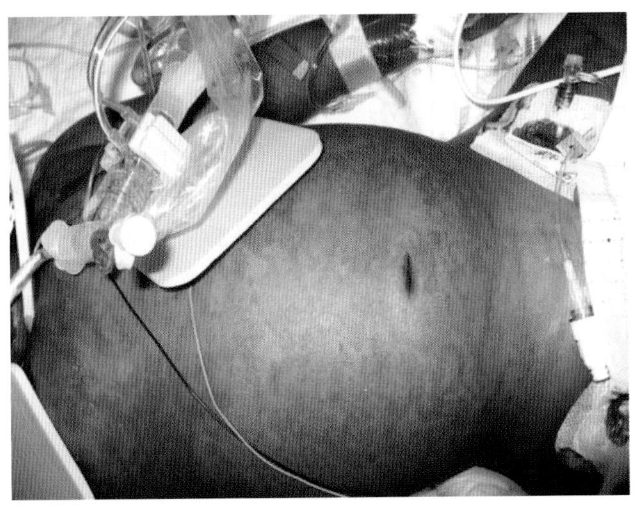

图 17-49 伴嗜酸性粒细胞增多和全身症状/药物诱导的超敏综合征（DRESS/DIHS）。本例患者在服用苯巴比妥后，早期表现为皮肤脱屑，随后进展为全身皮疹，同时伴有淋巴结肿大及肝大（经允许引自 Peter Lio，MD）

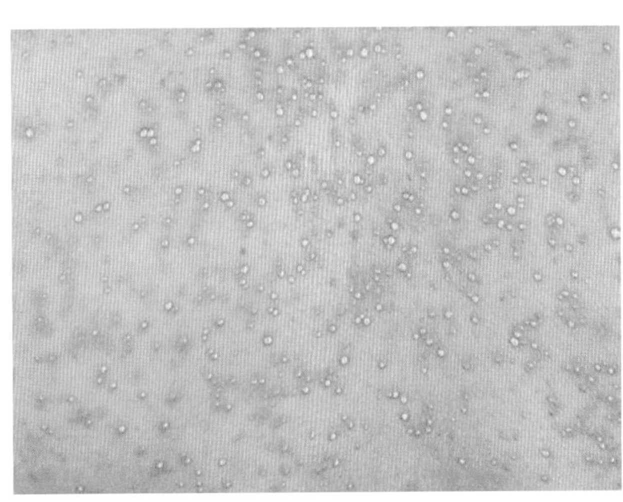

图 17-50 急性全身性脓疱病（AGEP）患者的皮损表现为以红斑为基底的**许多小的、非毛囊性脓疱**。皮疹开始于身体皱褶处，并逐渐累及躯干和面部（引自 K Wolff，RA Johnson：Color Atlas and Synopsis of Clinical Dermatology，6th ed. New York，McGraw-Hill，2009.）

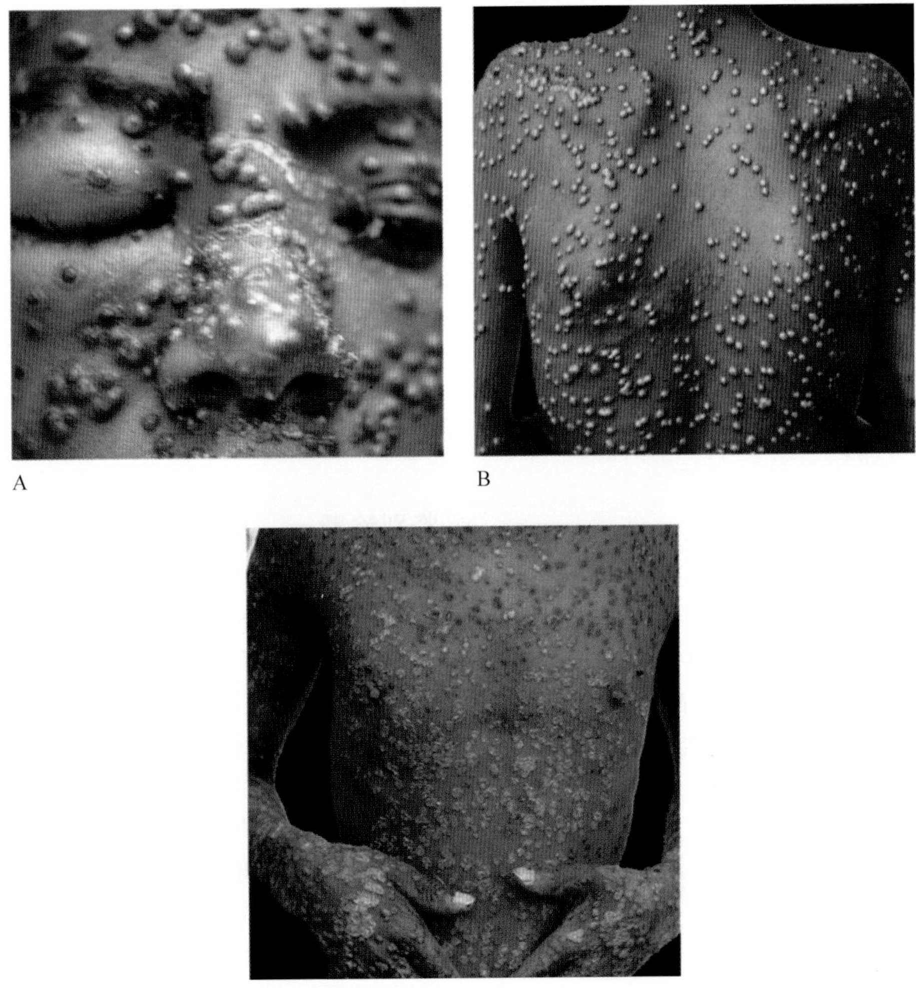

图 17-51 天花表现为面部多发脓疱，相互融合（**A**），也可见于躯干（**B**）。脓疱形态均一，处于同一病变阶段。**C.** 躯干、上肢及手部可见皮损结痂、愈合（引自 K Wolff，RA Johnson：Color Atlas and Synopsis of Clinical Dermatology，6th ed. New York，McGraw-Hill，2009.）

第十八章 不明原因发热

Fever of Unknown Origin

Chantal P. Bleeker-Rovers，Jos W. M. van der Meer 著
（刘雅芬 王越 译）

定义

临床医生通常将最初没有明确病因的发热称为不明原因发热（FUO）。大多数发热性疾病在诊断前热退，或逐渐出现典型的临床表现以明确诊断。对于长期发热，在完善评估和诊断性检查后仍病因不明者，应诊断为 FUO。本章重点介绍成人患者典型的 FUO。

FUO 最初在 1961 年由 Petersdorf 和 Beeson 定义为发热持续＞3 周，体温两次≥38.3℃，经过 1 周住院评估仍不能确诊的疾病。目前，如果病情需要，大多数患者会住院，而不仅仅是为了明确诊断，因此在定义中去除了住院评估的要求。定义也进一步排除了免疫缺陷患者，因针对这些患者的诊断和治疗方案完全不同。为使不同地域的 FUO 患者具有最佳的可比性，建议将定量标准（评估 1 周后仍病因不明）改为定性标准，并要求进行一系列特异性检查。因此，FUO 被定义为：

①至少 2 次发热＞38.3℃；

②病程持续≥3 周；

③无免疫缺陷相关疾病史；

④经过系统全面的病史采集、体格检查和下列必要检查仍未明确病因：红细胞沉降率（ESR）、C 反应蛋白（CRP）；血小板计数；白细胞计数和分类；血红蛋白、电解质、肌酐、总蛋白、碱性磷酸酶、谷丙转氨酶、谷草转氨酶、乳酸脱氢酶、肌酸激酶、铁蛋白、抗核抗体和类风湿因子水平；蛋白电泳；尿液分析；血培养（3 套）；尿培养；胸部 X 线；腹部超声；结核菌素皮肤试验（TST）。

病因学和流行病学

由于导致 FUO 的疾病谱的变化、抗菌药物的广泛使用以及新诊断技术的应用，不同时代 FUO 的病因也不同。例如，由于早期行 CT 和超声，由腹腔脓肿和肿瘤导致的发热所占的比例已经下降。此外，由于血培养和超声心动图技术的进步，感染性心内膜炎导致的发热所占的比例也在下降。相反，在 40 年前，某些病因如急性 HIV 感染还是未知的。

表 18-1 汇总了过去 20 年间多项有关 FUO 的大型研究结果。总的来说，在西方国家，感染占 FUO 病例的 20%～25%，其次是肿瘤和非感染性炎症性疾病（NIID），后者包括风湿性疾病、血管炎综合征和肉芽肿性疾病。在非西方国家，感染是引起 FUO 更为常见的原因（43% *vs.* 22%），而 NIID 和肿瘤导致的病例比例相似。在非西方国家的患者中，多达 50%的感染病例是由结核引起，而在美国和西欧并不常见。在不久的将来，诊断为 NIID 的 FUO 患者数量可能不会减少，因为在这些疾病中，发热可能先于更典型的临床表现或血清学证据数月出现。此外，许多 NIID 只有在长期随访和除外其他疾病后才能诊断。

在西方国家，最近的研究表明，FUO 中未诊断的病例有所增加。导致较高诊断失败率的重要原因是由于患者就诊时间较早，且诊断技术如 CT 和 MRI 的广泛应用，故常常 3 周内就已明确病因，只有更难诊断的病例才能符合现有的 FUO 诊断标准。此外，大多数未诊断的 FUO 患者一般状况良好，对于病情稳定的患者，在排除对治疗和预后结果有直接影响的疾病的前提下，常采用相对不积极的诊断方法。这一情况可能在反复发热的患者中更常见，因为这些患者在不发热时没有症状。在反复发热的患者中（定义为反复发热，间隔热退时间至少 2 周，且潜在疾病已显著缓解），明确病因的概率＜50%。

鉴别诊断

FUO 的鉴别诊断广泛，但重要的是要牢记 FUO 往往是常见病的非典型临床表现，而并非是罕见病。表 18-2 概述了 FUO 可能的病因。心内膜炎、憩室炎、脊柱骨髓炎和肺外结核的非典型临床表现在感染性疾病中很常见。Q 热和 Whipple 病相当罕见，但也应时刻谨记其可能为 FUO 的病因，因其临床表现可为非特异性。居住在农村或有心脏瓣膜疾病、主动脉瘤或植入人工血管史的患者，若接触过动物或动物制品，应完善 Q 热的血清学检测。对于出现难以解释的中枢神经系统、肠道或关节症状的患者，应进行聚合酶链反应（PCR）检测惠普尔养障体。旅行或曾居住于热带或美国西南部的患者应考虑感染性疾病，如疟疾、利什曼病、组织胞浆菌病或球孢菌病等。发热伴心内

表 18-1 过去 20 年大型研究中 FUO 的病因

第一作者（国家，发表年份）	患者人数（入组时间）	相应患者例数所占百分比				
		感染	非感染性炎症性疾病	肿瘤	其他	不明原因
西方国家						
De Kleijn et al.（Netherlands，1997）	167（1992—1994）	26	24	13	8	30
Vanderschueren et al.（Belgium，2003）	185（1990—1999）	11	18	10	8	53
Zenone et al.（France，2006）	144（1999—2005）	23	26	10	15	26
Bleeker-Rovers（Netherlands，2007）	73（2003—2005）	16	22	7	4	51
Mansueto et al.（Italy，2008）	91（1991—2002）	32	12	14	10	32
Efstathiou et al.（Greece，2010）	112（2001—2007）	30	33	11	5	21
总计	**772**	**22**	**23**	**11**	**9**	**36**
其他国家						
Tabak et al.（Turkey，2003）	117（1984—2001）	34	29	19	4	14
Saltoglu et al.（Turkey，2004）	87（1994—2002）	59	18	14	2	7
Ergonul et al.（Turkey，2005）	80（1993—1999）	52	16	18	3	11
Chin et al.（Taiwan，2006）	94（2001—2002）	57	7	9	9	18
Colpan et al.（Turkey，2007）	71（2001—2004）	45	27	14	6	9
Hu et al.（China，2008）	142（2002—2003）	36	32	13	5	14
Kucukardali et al.（Turkey，2008）	154（2003—2004）	34	31	14	5	16
Ali-Eldin et al.（Egypt，2011）	93（2009—2010）	42	15	30	0	12
总计	**838**	**43**	**23**	**16**	**4**	**13**

表 18-2 FUO 的病因[a]

感染	
普通细菌	腹腔脓肿、附件炎、根尖肉芽肿、阑尾炎、胆管炎、胆囊炎、憩室炎、心内膜炎、子宫内膜炎、硬膜外脓肿、血管导管感染、人工关节感染、人工血管感染、感染性关节炎、感染性肌坏死、脑脓肿、肝脓肿、肺脓肿、软化斑、乳突炎、纵隔炎、感染性动脉瘤、骨髓炎、盆腔炎性疾病、前列腺炎、肾盂肾炎、门静脉炎、肾脓肿、化脓性静脉炎、鼻窦炎、椎间盘炎、黄色肉芽肿性尿路感染
特殊细菌	放线菌病、非典型分枝杆菌感染、猫抓热（巴尔通体病）、布鲁菌病、弯曲杆菌感染、肺炎衣原体感染、慢性脑膜炎球菌血症、埃利希体病、淋球菌血症、军团菌病、钩端螺旋体病、利斯特菌病、虱传回归热（包柔螺旋体）、莱姆病、类鼻疽（类鼻疽假单胞菌）、支原体感染、诺卡菌病、鹦鹉热、Q 热（贝纳柯克斯体）、立克次体病、小螺菌感染、念珠状链杆菌感染（兔咬热）、梅毒、蜱传回归热（达氏疏螺旋体）、结核、兔热病、伤寒和其他沙门菌感染、Whipple 病（惠普尔养障体）、耶尔森病

表 18-2 FUO 的病因[a]（续）

真菌	曲霉菌病、芽生菌病、念珠菌病、球孢菌病、隐球菌病、组织胞浆菌病、糠秕马拉色菌感染、副球孢子菌病、耶氏肺孢子菌肺炎、孢子丝菌病、接合菌病
寄生虫	阿米巴病、巴贝虫病、包虫病、片形吸虫病、疟疾、血吸虫病、类圆线虫病、弓蛔虫病、弓形虫病、旋毛虫病、锥虫病、黑热病
病毒	科罗拉多蜱传热、柯萨奇病毒感染、巨细胞病毒感染、登革热、EB 病毒感染、汉坦病毒感染、肝炎（甲、乙、丙、丁、戊型）、单纯疱疹病毒感染、HIV 感染、人疱疹病毒 6 型感染、细小病毒感染、西尼罗病毒感染
非感染性炎症性疾病	
系统性风湿和自身免疫性疾病	强直性脊柱炎、抗磷脂综合征、自身免疫性溶血性贫血、自身免疫性肝炎、白塞病、冷球蛋白血症、皮肌炎、Felty 综合征（关节炎-脾大-粒细胞减少综合征）、痛风、混合性结缔组织病、多肌炎、假性痛风、反应性关节炎、复发性多软骨炎、风湿热、风湿性关节炎、干燥综合征、系统性红斑狼疮，Vogt-Koyanagi-Harada 综合征（伏格特-小柳-原田综合征/葡萄膜大脑炎综合征）
血管炎	变应性血管炎、嗜酸性肉芽肿性多血管炎、巨细胞血管炎/风湿性多肌痛、肉芽肿性多血管炎、过敏性血管炎、川崎病、结节性多动脉炎、大动脉炎、荨麻疹性血管炎
肉芽肿性疾病	特发性肉芽肿性肝炎、结节病
自身炎症性疾病	成人 Still 病、Blau 综合征（早发肉芽肿关节炎、眼葡萄膜炎、皮疹）、CAPS[b]（冷卟啉相关周期热综合征）、克罗恩病、DIRA（白细胞介素 1 受体拮抗剂缺乏）、家族性地中海热、噬血细胞综合征、高 IgD 综合征（HIDS，又称甲羟戊酸激酶缺乏症）、青少年特发性关节炎、PAPA 综合征（无菌性化脓性关节炎、坏疽性脓皮病、痤疮综合征）、PFAPA 综合征（周期性发热、口腔炎、咽炎、腺炎综合征）、复发性特发性心包炎、SAPHO 综合征（滑膜炎、痤疮、脓疱病、骨质增生、骨髓炎）、Schnitzler 综合征（慢性荨麻疹、发热、骨关节疼痛、淋巴结肿大）、TRAPS（肿瘤坏死因子受体相关周期热综合征）
肿瘤	
恶性血液病	淀粉样变性、血管免疫母细胞性淋巴瘤、Castleman 病、霍奇金淋巴瘤、嗜酸细胞增多综合征、白血病、淋巴瘤样肉芽肿病、恶性组织细胞增生症、多发性骨髓瘤、骨髓增生异常综合征、骨髓纤维化、非霍奇金淋巴瘤、浆细胞瘤、系统性肥大细胞增生症、镰状细胞病血管闭塞危象
实体瘤	大多数实体瘤和转移瘤会引起发热。最常引起 FUO 的为乳腺癌、结肠癌、肝细胞癌、肺癌、胰腺癌和肾细胞癌
良性肿瘤	血管平滑肌脂肪瘤、肝海绵状血管瘤、颅咽管瘤、Gardner 综合征皮样瘤坏死
其他	
	ADEM（急性播散性脑脊髓炎）、肾上腺皮质功能不全、动脉瘤、胸导管异常、主动脉夹层、主动脉肠瘘、无菌性脑膜炎（Mollaret 综合征）、心房黏液瘤、摄入啤酒酵母、Caroli 病（先天性肝内胆管扩张症）、胆固醇栓塞、肝硬化、复杂性局灶性癫痫持续状态、周期性中性粒细胞减少症、药物热、Erdheim-Chester 病（脂质肉芽肿病）、外源性过敏性肺泡炎、Fabry 病（弥漫性体血管角质瘤）、人为性发热、吞火者肺炎、伪装热、Gaucher 病（葡萄糖苷脂贮积症）、Hamman-Rich 综合征（急性间质性肺炎）、桥本脑病、血肿、过敏性肺炎、高甘油三酯血症、下丘脑垂体功能减退症、特发性正常颅压脑积水、炎性假瘤、Kikuchi 病、线性 IgA 皮病、肠系膜纤维瘤病、金属烟雾热、牛奶蛋白过敏、肌强直性肌营养不良、非细菌性骨炎、有机粉尘毒性综合征、脂膜炎、POEMS 综合征（多发性周围神经病、器官肿大、内分泌紊乱、M 蛋白血症、皮肤改变）、聚合物烟雾热、心肌损伤综合征、原发性胆汁性肝硬化、原发性甲状旁腺功能亢进症、肺栓塞、坏疽性脓皮病、腹膜后纤维化、罗道病、硬化性肠系膜炎、硅栓塞、亚急性甲状腺炎、Sweet 综合征（急性发热性嗜中性皮肤病）、血栓病、肾小管间质性肾炎和葡萄膜炎综合征（TINU 综合征）、溃疡性结肠炎
体温调节障碍	
中枢性	脑肿瘤、脑血管意外、脑炎、下丘脑功能障碍
外周性	无汗性外胚层发育不良、运动性体温过高、甲状腺功能亢进、嗜铬细胞瘤

[a] 本表包含了文献报道的所有 FUO 的病因。[b] CAPS 包括慢性婴儿神经、皮肤和关节综合征（CINCA，也被称为新生儿起病的多系统炎症性疾病，或 NOMID）、家族性寒冷性自身炎症性综合征（FCAS）和 Muckle-Wells 综合征

膜炎体征且血培养阴性的患者很特殊。血培养阴性的心内膜炎可能是由于细菌难以培养，如营养变异细菌、HACEK 细菌群［副流感嗜血杆菌、副嗜沫嗜血杆菌、聚集杆菌属（伴放线杆菌、嗜沫聚集杆菌）、心杆菌属（人心杆菌）、啮蚀艾肯菌和金氏金杆菌］、贝纳柯克斯体、惠普尔养障体和巴尔通体。非细菌性栓塞性心内膜炎是一种无菌性血栓性疾病，为副肿瘤现象之一，尤其多见于腺癌。无菌性心内膜炎也可见于系统性红斑狼疮和抗磷脂综合征。

在 NIID 中，大血管炎、风湿性多肌痛、结节病、

家族性地中海热和成人Still病是FUO较为常见的病因。遗传性自身炎症性疾病非常罕见，常出现于年轻患者。Schnitzler综合征可出现在任何年龄，虽不常见，但若FUO患者出现荨麻疹、骨痛和单克隆丙种球蛋白血症时往往较易诊断。

尽管大多数肿瘤可有发热，但恶性淋巴瘤仍是迄今为止导致FUO最常见的肿瘤。有时发热比体格检查发现淋巴结肿大更早出现。

在FUO的其他病因中，药物引起的发热和运动引起的体温过高相对常见。几乎所有的药物都会引起发热，甚至在长期使用后才出现。药物引起的发热包括DRESS（药物反应伴嗜酸性粒细胞增多和全身症状，图17-49），通常伴有嗜酸性粒细胞增多和广泛淋巴结肿大。容易引起药物热的药物包括别嘌醇、卡马西平、拉莫三嗪、苯妥英钠、柳氮磺吡啶、呋塞米、抗菌药物（尤其是磺胺类、米诺环素、万古霉素、β-内酰胺类和异烟肼）、某些心血管药物（如奎尼丁）和某些抗反转录病毒药物（如奈韦拉平）。运动引起的体温过高的特点是持续半小时至数小时中等强度至剧烈运动后出现体温升高，但不伴有CRP或ESR升高，这些患者通常在体温升高时出汗。所有患者均应鉴别人为性发热（患者人为因素引起的发热，如静脉注射受污染的水），其在从事医疗卫生行业的年轻女性中更为常见。伪装热的患者体温正常，但伪造体温计的温度。在不同的身体部位（直肠、耳部、口腔）同时进行测量能迅速识别。鉴别伪装热的另一线索是脉搏和体温不匹配。

既往关于FUO的研究表明，老年患者比年轻患者更易确诊。在许多情况下，老年患者的FUO是由常见疾病的不典型临床表现引起，其中巨细胞动脉炎和风湿性多肌痛最为常见。结核感染是老年患者最常见的感染性疾病，其发病率远高于年轻患者。由于这些疾病中许多都可被治疗，因此明确老年患者发热的原因十分必要。

临床诊治路径：不明原因发热

第一阶段诊断性检查

图18-1为针对FUO患者的诊断流程。诊断流程中最重要的一步是通过反复、全面的病史采集、体格检查和上述列举的必要检查寻找获得的诊断线索（PDC）。PDC是指所有可能指向诊断的定位体征、症状和异常表现。尽管PDC经常误导临床医生，但只有在这些线索的帮助下才能列出所有可能的诊断。病史应包括热型（持续或反复）和病程、既往史、用药史、家族史、冶游史、发病地区、旅行史、旅行或业余爱好相关的环境暴露史、动物接触史。应进行全面的体格检查，特别注意眼、淋巴结、颞动脉、肝、脾、既往手术部位、所有皮肤和黏膜。在开始进一步的诊断性检查前，应停用抗菌药物和糖皮质激素，因其会掩盖病情。例如，在抗菌药物治疗期间获取的血培养和其他培养均不可靠；在糖皮质激素治疗期间，无论淋巴结肿大的原因如何，肿大的淋巴结通常都会缩小。尽管超声会出现很多假阳性结果，且胸部X线的敏感性相对较低，但这些简单、价格低廉的检查对所有FUO患者来说仍然是必要的，以便将易于诊断的疾病与难以诊断的疾病区分开。腹部超声优于腹部CT，因其成本较低且无副作用。

在没有PDC的情况下，罕有能够通过生化检查（除诊断FUO所需的必要检查）直接诊断的疾病。除了必要检查所含的项目，其他免疫血清学检测的诊断率相对较低。如果没有指向特异性免疫相关疾病的PDC，这些检查通常会产生假阳性，而非真阳性结果，诊断价值极其有限。鉴于许多患者没有特异性症状，且检查成本相对较低，故筛查冷球蛋白对FUO患者具有一定价值。

实验室应保留多套血液标本并延长培养时间，以确保苛养微生物（如HACEK细菌群）有足够的生长时间。检测不常见的微生物与实验室的沟通非常重要。当病史提示为不常见的微生物（如组织胞浆菌或军团菌）时，应使用特殊培养基。在没有PDC的情况下（如临床上高度怀疑心内膜炎），FUO患者进行3次以上血培养或1次以上尿培养是无用的。只有当先前收集的标本处于抗菌药物治疗期间或停药后1周内，反复血培养或尿培养才具有意义。应立即对发热伴头痛待查的患者行脑脊液（CSF）微生物学检查，包括单纯疱疹病毒（HSV，尤其是HSV-2）、新型隐球菌和结核分枝杆菌等。在中枢神经系统结核中，CSF通常表现为蛋白浓度升高、葡萄糖浓度降低和单核细胞增多。大多数患者的CSF蛋白浓度为100～500 mg/dl，80%患者的CSF葡萄糖浓度＜45 mg/dl，大部分CSF细胞计数为100～500个/μl。

对于没有提示特殊感染的PDC的患者，不应进行微生物血清学检查。TST包含在必要检查项目

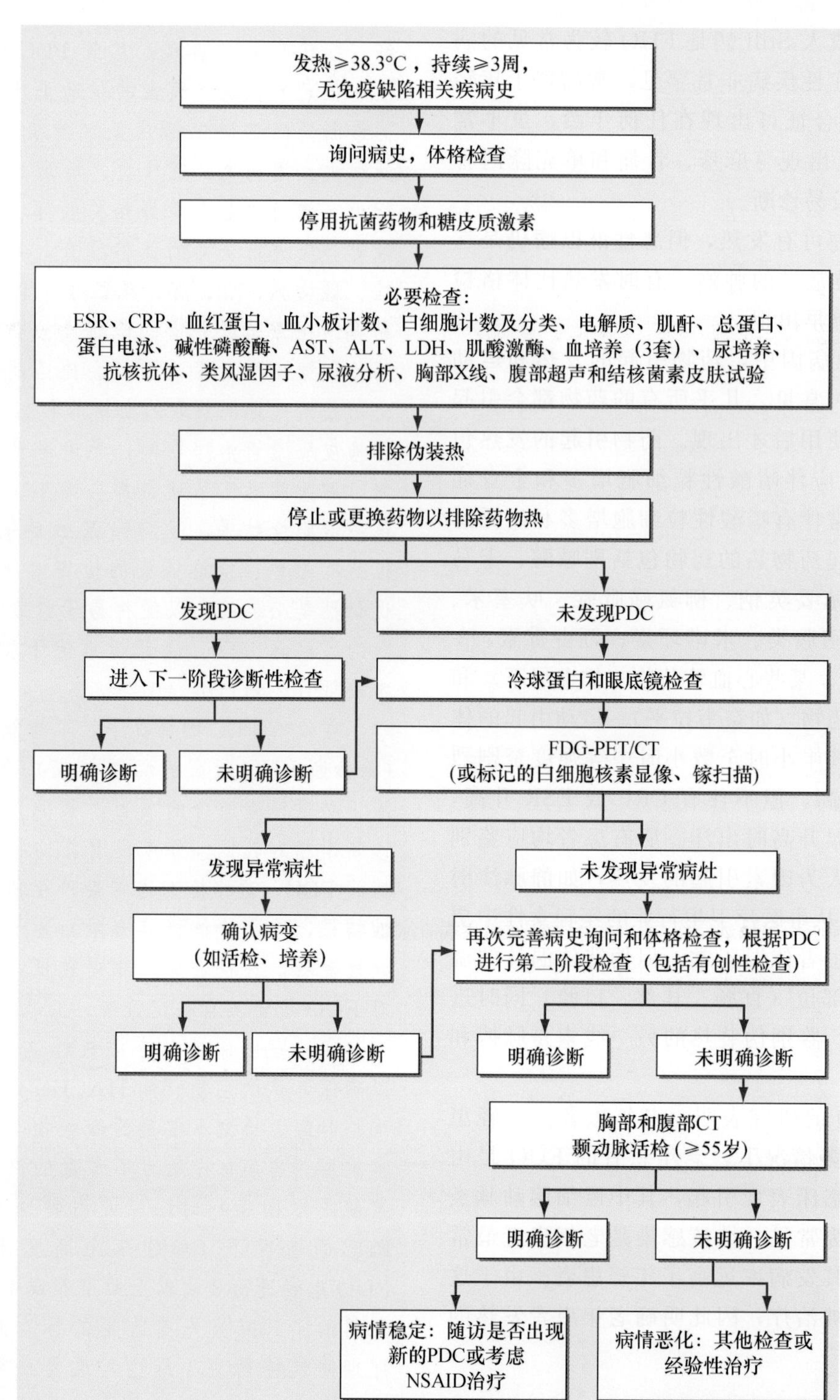

图 18-1 FUO 的诊断流程。ALT，谷丙转氨酶；AST，谷草转氨酶；CRP，C 反应蛋白；ESR，红细胞沉降率；FDG-PET/CT，氟-18-脱氧葡萄糖（FDG）正电子发射断层扫描结合低剂量计算机断层扫描；LDH，乳酸脱氢酶；PDC，获得的诊断线索（所有可能指向诊断的定位体征、症状和异常表现）；NSAID，非甾体抗炎药

中，但在粟粒性结核、营养不良或免疫抑制患者中，可能出现假阴性结果。虽然 γ-干扰素释放试验不易受先前接种卡介苗或非结核分枝杆菌感染的影响，但其敏感性与 TST 相似，因此，TST 或 γ-干扰素释放试验阴性并不能排除结核。粟粒性结核诊断尤其困难。例如，肝或骨髓活检标本中的肉芽肿性疾病应考虑结核。如怀疑粟粒性结核，肝活检标本的抗酸染色涂片、培养和 PCR 的诊断率仍为最高，也可考虑进行骨髓、淋巴结或其他受累器官活检。

在没有 PDC 的情况下，超声心动图、窦道造影、胃肠道造影或内镜评估以及支气管镜的诊断率非常低。因此，这些检查不应作为筛查手段。

鉴定病史、体格检查和必要检查项目获得的所有PDC后，应列出最为可能的少数诊断。由于大多数检查仅对明确诊断具有PDC的患者有所帮助，因此进一步的诊断流程应限于确认或排除已列出的可能诊断的特异性检查。在诊断FUO的过程中，许多不同的诊断线索在初始检查时会被遗漏，常常在随后进行的仔细检查中才被发现。因此，在缺乏PDC时，应反复进行病史采集及体格检查。首先要排除人为性发热及伪装热，特别是实验室检查无炎症迹象时。所有药物（包括非处方药和营养品）应在诊断早期停用，以排除药物热。如果停药后发热超过72 h，则不太可能由该药物所致。对于没有PDC或仅有误导性PDC的患者，由眼科医生进行眼底镜检查可能对早期诊断非常有用。若第一阶段的诊断性检查无法明确诊断，尤其是存在ESR或CRP升高时，应进行放射性核素显像。

反复发热 对于反复发热的患者，应进行全面的病史采集、体格检查和完善必要检查。应寻找与已知可引起反复发热的疾病相匹配的PDC（表18-3）。在发热期间，患者应返院，以便在症状期重复进行病史采集、体格检查和实验室检查。进一步的检查如核素显像（见下文）应在发热期间进行，因

表 18-3 反复发热的病因[a]

感染	
普通细菌	根尖肉芽肿、憩室炎、前列腺炎、结肠肿瘤或持续局灶感染所致的复发性菌血症、复发性蜂窝织炎、复发性胆管炎或胆囊炎、复发性肺炎、复发性鼻窦炎、复发性尿路感染
特殊细菌	巴尔通体病、布鲁菌病、慢性淋病、慢性脑膜炎球菌血症、虱传回归热（包柔螺旋体）、类鼻疽（类鼻疽假单胞菌）、Q热（贝纳柯克斯体）、沙门菌病、小螺菌感染、念珠状链杆菌感染、梅毒、蜱传回归热（达氏疏螺旋体）、兔热病、Whipple病（惠普尔养障体）、耶尔森病
真菌	球孢菌病、副球孢子菌病
寄生虫	巴贝虫病、疟疾、弓形虫病、锥虫病、黑热病
病毒	巨细胞病毒感染、EB病毒感染、单纯疱疹病毒感染
非感染性炎症性疾病	
系统性风湿和自身免疫性疾病	强直性脊柱炎、抗磷脂综合征、自身免疫性溶血性贫血、自身免疫性肝炎、白塞病、冷球蛋白血症、痛风、多肌炎、假性痛风、反应性关节炎、复发性多软骨炎、系统性红斑狼疮
血管炎	嗜酸性肉芽肿性多血管炎、巨细胞血管炎/风湿性多肌痛、过敏性血管炎、结节性多动脉炎、荨麻疹性血管炎
肉芽肿性疾病	特发性肉芽肿性肝炎、结节病
自身炎症性疾病	成人Still病、Blau综合征、CAPS[b]（冷吡啉相关周期热综合征）、克罗恩病、DIRA（白细胞介素1受体拮抗剂缺乏）、家族性地中海热、噬血细胞综合征、高IgD综合征（HIDS，又称甲羟戊酸激酶缺乏症）、青少年特发性关节炎、PAPA综合征（无菌性化脓性关节炎、坏疽性脓皮病、痤疮综合征）、PFAPA综合征（周期性发热、口腔炎、咽炎、腺炎综合征）、复发性特发性心包炎、SAPHO综合征（滑膜炎、痤疮、脓疱病、骨质增生、骨髓炎）、Schnitzler综合征、TRAPS（肿瘤坏死因子受体相关周期热综合征）
肿瘤	
	血管免疫母细胞性淋巴瘤、Castleman病、结肠癌、颅咽管瘤、霍奇金淋巴瘤、非霍奇金淋巴瘤、恶性组织细胞增生症、间皮瘤
其他	
	肾上腺皮质功能不全、主动脉肠瘘、无菌性脑膜炎（Mollaret综合征）、心房黏液瘤、摄入啤酒酵母、胆固醇栓塞、周期性中性粒细胞减少症、药物热、外源性过敏性肺泡炎、Fabry病、人为性发热、伪装热、Gaucher病、过敏性肺炎、高甘油三酯血症、下丘脑垂体功能减退症、炎性假瘤、金属烟雾病、牛奶蛋白过敏、聚合物烟雾热、肺栓塞、硬化性肠系膜炎
体温调节障碍	
中枢性	下丘脑功能障碍
外周性	无汗性外胚层发育不良、运动性体温过高、嗜铬细胞瘤

[a] 本表包含了文献报道的所有反复发热的病因。[b] CAPS包括慢性婴儿神经、皮肤和关节综合征（CINCA，也被称为新生儿起病的多系统炎症性疾病或NOMID）、家族性寒冷性自身炎症性综合征（FCAS）和Muckle-Wells综合征

为在非发热期间可能并无异常表现。对于反复发热>2年的患者，发热不太可能由感染或恶性肿瘤引起。只有患者存在感染、血管炎综合征、恶性肿瘤相关PDC或病情恶化时，才应考虑针对该方向进行进一步诊断性检查。

核素显像 核素显像是一种基于组织功能变化来呈现身体各部位病灶的无创性检查。临床上核素显像对FUO患者的诊断具有重要意义。临床上常用的核素显像是^{67}Ga枸橼酸盐显像、^{111}In或^{99m}Tc标记的白细胞显像。CT、MRI和超声等影像学检查也可以明确局灶感染和炎症。然而，由于在疾病早期缺乏实质性的病理改变，故早期无法检测到感染性和炎症性病灶。此外，鉴别活动性感染和愈合过程中的残留改变或术后改变导致的炎症性病变也很重要。最后，CT和MRI通常只能提供身体某个部位的信息，但核素显像可提供全身的影像。

氟脱氧葡萄糖正电子发射断层扫描 氟-18-脱氧葡萄糖（FDG）正电子发射断层扫描（PET）已逐渐应用于诊断FUO。FDG可在糖酵解率高的组织中聚集，包括肿瘤细胞以及活化的白细胞，因此其可对急性和慢性炎症进行成像。脑、心脏、肠道、肾和膀胱对FDG的正常摄取可能掩盖其病灶。由于体内细胞因子的激活可上调骨髓细胞中的葡萄糖转运蛋白，因此发热患者的骨髓摄取常会非特异性地增高。与传统核素显像相比，FDG-PET具有分辨率高、对轻症慢性感染的敏感性高、中轴骨准确度高的优点。血管炎患者的血管对FDG的摄取可增加。FDG的摄取机制不能区分感染、无菌性炎症和恶性肿瘤。然而，由于这些疾病均是FUO的病因，故FDG-PET可用于指导进一步检查（如靶向活检），协助明确最终诊断。与CT的结合（FDG-PET/CT）可提高解剖分辨率，进一步提高该成像方法的准确度。

FDG-PET和FDG-PET/CT有助于FUO最终诊断的概率分别为40%和54%。一项研究表明，FDG-PET对于CRP和ESR正常的FUO患者的诊断没有帮助。针对FUO患者进行的两项前瞻性研究表明，FDG-PET优于^{67}Ga枸橼酸盐显像，二者诊断率相似或前者更胜一筹，且结果可在数小时内获取。一项研究表明，对于FUO患者的诊断，FDG-PET的敏感性显著高于^{111}In标记的白细胞显像（86% *vs.* 20%）。

虽然核素显像无法直接提供明确的诊断，但其往往能确定异常代谢灶的具体解剖位置，有助于活检和培养等其他诊断技术及时明确诊断和治疗。对于许多疾病（包括血管炎和淋巴瘤），糖皮质激素治疗可迅速消除病理性FDG摄取。因此，应停止或推迟使用糖皮质激素直到完成FDG-PET。研究结果以及FDG-PET的优势表明，对于具备此项技术的医院，FUO患者的诊断应采取FDG-PET/CT取代传统的核素显像技术。相比于CT和传统核素显像技术，FDG-PET/CT的价格相对昂贵，从而限制了其应用。然而，对于FUO，早期进行FDG-PET/CT的性价比较高，有助于早期诊断、减少诊断相关的住院时间，避免不必要或毫无帮助的检查。

后期诊断性检查

在某些情况下，需要行有创性检查。核素显像发现的异常通常需要通过活检标本病理和（或）培养来明确。如果发现淋巴结肿大，即使淋巴结难以触及，仍有必要进行淋巴结活检。对于皮肤病变，应进行皮肤活检。一项研究表明，根据PDC或异常FDG-PET结果行肺楔形切除、扁桃体组织学检查和腹膜活检，可以明确诊断。

如果核素显像和PDC指导的组织学检查或培养仍未能明确诊断，应考虑第二阶段的诊断性检查（图18-1）。3项研究表明，胸部和腹部CT对FUO患者的诊断率约为20%。胸部CT的特异性约为80%，腹部CT的特异性为63%～80%。尽管腹部CT的特异性相对较低，且FDG-PET显示正常后完善胸部CT的诊断意义也有限，但由于胸腹部CT具有无创性和高敏感性的特点，因此可用于后期诊断筛查。在没有PDC的情况下，骨髓穿刺几乎无用。随着FDG-PET在检测淋巴瘤、肿瘤和骨髓炎方面越来越敏感，筛查骨髓活检的价值可能会进一步降低。多项研究表明，FUO患者巨细胞动脉炎的患病率很高，在老年患者中患病率高达17%。巨细胞动脉炎常累及大动脉，多数情况下可经FDG-PET诊断。然而，对于年龄≥55岁的患者，仍建议在诊断的后期进行颞动脉活检：由于这些血管的直径较小，且其上覆盖的大脑FDG摄取水平较高，因此FDG-PET诊断颞动脉炎具有局限性。以往肝活检常作为FUO患者的一种检查手段。最近的两项研究表明，在诊断后期行肝活检仅对1例患者有益。此外，肝功能异常不能作为FUO患者肝活检的指征。肝活检是一种有创性操作，可能导致并发症甚至死亡。因此，除非存在肝病的PDC，否则不应将其用于FUO患者的筛查。

对于完善上述所有检查后仍诊断不明的发热患者，检查的最后一步具有很低的诊断率，其费用和带来的不适对患者来说代价极高。建议重新全面采集病史、体格检查，回顾实验室检查和影像学检查结果（包括外院的结果）。诊断延迟通常是由于无法识别已有信息中的PDC。对于发热原因持续不明的患者，等待新的PDC出现可能优于进行更多的检查。只有当患者病情恶化而没有新的PDC时，才应进行进一步检查。

治疗 不明原因发热

除非上述检查均未能明确病因且病情迅速恶化，FUO患者应避免经验性应用抗生素、糖皮质激素或抗结核药物治疗。

抗生素和抗结核治疗

抗生素或抗结核治疗可能使标本难以培养出苛养菌或分枝杆菌。然而，血流动力学不稳定或中性粒细胞缺乏是经验性应用抗生素的指征。若结核菌素皮肤试验阳性或免疫反应阴性的肉芽肿性疾病且结节病可能性不大时，应开始经验性抗结核治疗，尤其是很难早期诊断的粟粒性结核。如果经验性抗结核治疗6周仍有发热，应考虑其他诊断。

秋水仙碱、非甾体抗炎药和糖皮质激素

秋水仙碱对预防家族性地中海热的发作非常有效。但一旦发作，秋水仙碱可能无效。当怀疑家族性地中海热时，急性期对秋水仙碱的反应并不是完全可靠的诊断依据，但经秋水仙碱治疗后大多数患者在数周至数月内发热频率和严重程度均有显著改善。若完善后期检查后仍然发热且病因不明，非甾体抗炎药（NSAID）对症支持治疗可能有所帮助。NSAID对于部分成人Still病患者的治疗效果十分显著。对于巨细胞动脉炎和风湿性多肌痛，糖皮质激素的效果同样显著。然而，早期经验性使用糖皮质激素可减少明确诊断的机会，如对于恶性淋巴瘤，特异性治疗和能够挽救生命的治疗更为合适。NSAID和糖皮质激素的退热作用会掩盖病情，使感染或淋巴瘤发生播散。因此，除非已经基本排除感染性疾病和恶性淋巴瘤，同时炎症性疾病可能性极大且病情持续进展危及生命，否则应避免使用NSAID和糖皮质激素。

阿那白滞素

在局部和全身炎症反应中，白细胞介素（IL）-1是关键的细胞因子。特异性IL-1靶向药物揭示了越来越多疾病的炎症过程由IL-1介导。阿那白滞素是一种天然的IL-1受体拮抗剂重组物（IL-1Ra），可以拮抗IL-1α和IL-1β的活性。对于许多自身炎症综合征，阿那白滞素均非常有效，如家族性地中海热、冷吡啉相关周期热综合征、肿瘤坏死因子受体相关周期热综合征、高IgD综合征和Schnitzler综合征。在越来越多的其他慢性炎症性疾病中，拮抗IL-1活性均非常有效。对于后期诊断性检查仍未确诊的FUO患者，可以考虑经验性应用阿那白滞素。尽管大多数没有基础疾病的慢性炎症性疾病患者可以通过糖皮质激素控制病情，但单用IL-1拮抗剂也可平稳控制病情，同时还可避免糖皮质激素导致的代谢、免疫和胃肠道副作用。

预后

近几十年来，FUO的死亡率持续下降。当然，这是因为大多数发热是由可治疗的疾病所致，且FUO的死亡风险取决于其潜在疾病。一项研究表明（表18-1），37例无法确诊的FUO患者在至少6个月的随访期间均未发生死亡，36例诊断明确的患者中，4例在随访期间死亡，死因包括感染（1例）和恶性肿瘤（3例）。其他研究也表明，恶性肿瘤导致了大多数FUO相关的死亡。非霍奇金淋巴瘤的死亡率极高。非恶性FUO的死亡率很低。无法明确诊断的FUO患者预后良好证明潜在致死性疾病非常罕见，病情稳定的患者极少需要经验性使用抗生素、抗结核药或糖皮质激素。然而，对于欠发达地区，感染仍然是FUO的主要原因，其预后可能有所不同。

第四部分 神经系统功能障碍
SECTION 4 Nervous System Dysfunction

第十九章 晕厥
Syncope

Roy Freeman 著
（陈江天 张椿英 译）

晕厥是由急性全脑血流受损引起的短暂的自限性意识丧失。晕厥发作迅速、持续时间短、可自发且完全恢复。晕厥需和其他原因引起的一过性意识丧失相鉴别，包括癫痫、椎基底动脉缺血、低氧血症和低血糖。尽管意识丧失前可能没有任何预警症状，但晕厥先兆很常见。典型的晕厥先兆包括眩晕、头晕、疲劳、乏力、视觉或听觉障碍。晕厥的病因可分为三大类：①神经介导性晕厥（反射性或血管迷走神经性晕厥）；②直立性低血压；③心源性晕厥。

神经介导性晕厥包括一组功能性疾病，其特点是维持心血管稳态的反射调节发生一过性改变。发作性血管扩张（或血管收缩张力消失）与心动过缓以不同组合方式出现可导致血压控制短暂失调。相反，由自主神经衰竭导致的直立性低血压，其心血管稳态的反射调节被缓慢破坏。心源性晕厥可能是由于心律失常或结构性心脏病引起心排血量下降。这三种病因导致的晕厥的临床特点、病理生理学机制、治疗方法和预后有很大不同。

流行病学和自然病程

晕厥是一种常见的症状，约占急诊就诊病因的3%、住院病因的1%。在美国，每年晕厥相关住院费用约为24亿美元。在普通人群中，晕厥的终身累积发生率约为35%。青年人的高峰发病年龄为10～30岁，中位高峰发病年龄为15岁。神经介导性晕厥是该人群晕厥的主要病因。老年人在70岁之后会出现一个晕厥发病高峰。

在基于人群的研究中，神经介导性晕厥是最常见的晕厥病因。女性发病率略高于男性。年轻患者常有一级亲属家族史。结构性心脏病或心律失常导致的心血管疾病是第二大原因，特别是急诊患者及老年患者。由于压力感受器反射的反应性、心脏顺应性、前庭交感神经反射会随着年龄增加而减弱，故直立性低血压的发生率也随年龄而升高。直立性低血压在福利机构老年人群中的发生率（54%～68%）明显高于社区居住人群（6%），可能是因为福利机构中合并神经系统疾病、生理功能受损及使用血管活性药物的患者更多。

对于所有年龄群体，发生一次晕厥的预后通常良好。特别是年轻群体非心源性晕厥及不明原因晕厥通常具有很好的预后。然而，由结构性心脏病或者原发性致心律失常性疾病引起的心源性晕厥，其心脏性猝死及其他原因死亡的风险较高。类似地，年龄或相关合并症引起的直立性低血压性晕厥患者死亡率也较高（表19-1）。

病理生理学

直立体位可对人体产生独特的生理性应激。大多数晕厥发生于直立体位。直立体位可导致下肢及内脏循环储存500～1000 ml血液。静脉回心血量及左心室充盈下降可导致心排血量及血压下降。这些血流动力学变化可诱发代偿性反射调节，由颈动脉窦及主动脉弓的压力感受器启动，导致交感神经输出增加、迷走神经反射活性下降（图19-1）。反射调节可增加外周阻力、回心血量及心排血量，因而限制血压下降。若反射调节无效，如在直立性低血压中血压缓慢下降以及神经介导性晕厥中血压一过性下降，会引起脑灌注下降。

表19-1 提示需住院或严密评估晕厥的高危特征
提示冠状动脉缺血的胸痛
充血性心力衰竭的临床征象
中重度瓣膜疾病
中重度结构性心脏病
缺血的心电图表现
室性心律失常病史
QT间期延长（>500 ms）
反复窦房传导阻滞或窦性停搏
持续性窦性心动过缓
双支或三支阻滞或室内传导阻滞伴QRS波时限≥120 ms
心房颤动
非持续性室性心动过速
猝死家族史
预激综合征
心电图呈Brugada波
晕厥时伴有心悸
休息或运动时发生晕厥

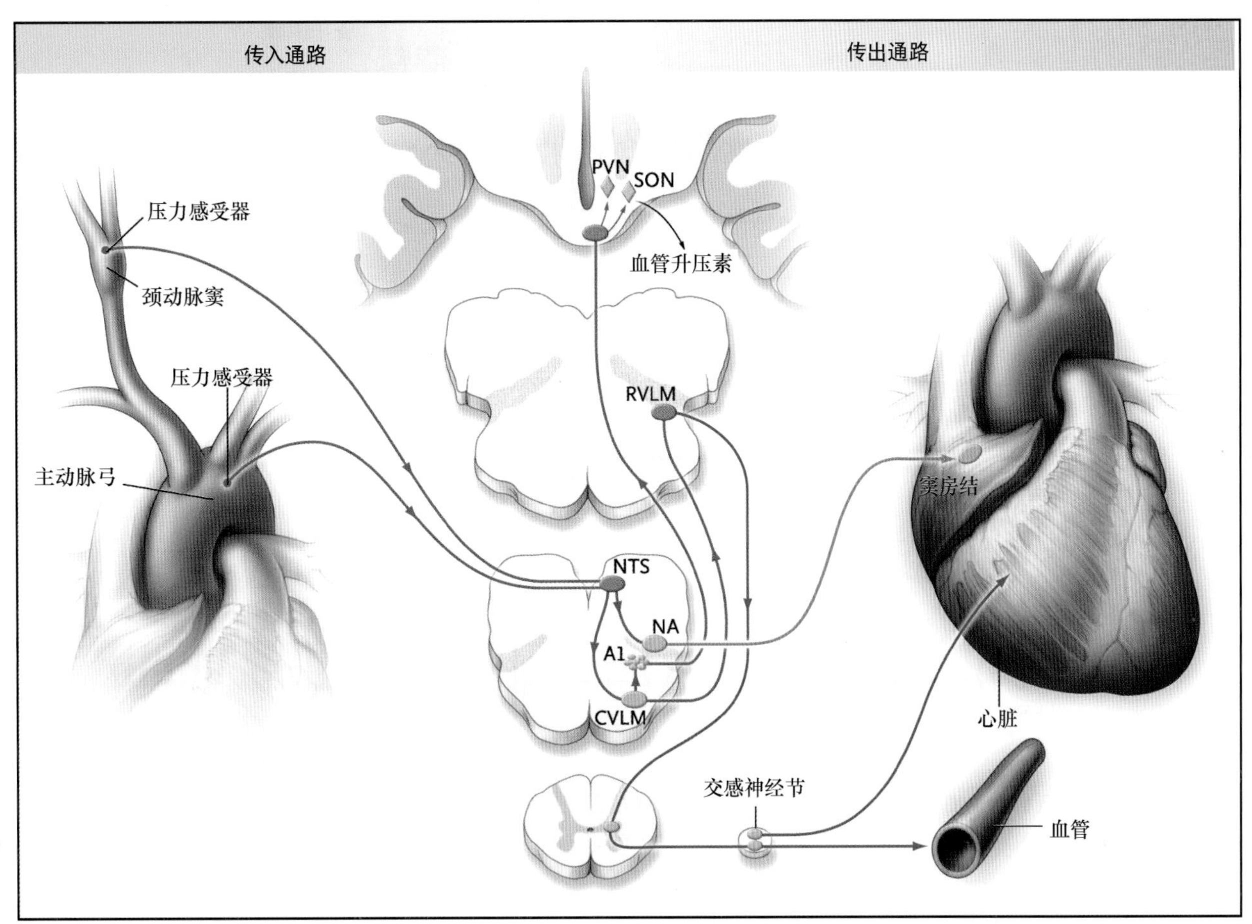

图 19-1　压力感受器反射。动脉压下降释放位于颈动脉窦及主动脉弓的压力感受器（即舌咽神经和迷走神经传入纤维的终端），这导致由这些机械感受器通过舌咽神经和迷走神经向延髓背内侧中孤束核（NTS）的传入神经冲动减少。压力感受器传入活动的减少使得迷走神经向窦房结的输入减少，该过程由 NTS 和疑核（NA）之间的连接调控。交感神经传出活动的增加是通过 NTS 向尾侧延髓腹外侧核（CVLM）的投射（兴奋性通路）及从 CVLM 至头侧延髓腹外侧核（RVLM）的投射（抑制性通路）来调控。因此，低血压时 RVLM 前交感神经元的激活主要是由于抑制下降。当血压持续下降时，可通过延髓腹外侧的 A1 型去甲肾上腺素能细胞投射调控血管升压素的释放。此投射可激活下丘脑室旁核（PVN）和视上核（SON）大细胞区域内的血管升压素合成神经元。图中蓝色代表交感神经元，绿色代表副交感神经元（引自 R Freeman：N Engl J Med 358：615，2008.）

晕厥由全脑灌注减低引起，因此可反映脑血流自主调节障碍。脑血流自身调节依赖于肌源性因素、局部代谢，以及较小程度上受自主神经的血管控制功能影响。自主调节反应的潜伏期为 5～10 s。通常情况下每 100 g 脑组织的脑血流量为 50～60 ml/min，当脑灌注压为 50～150 mmHg 时，脑血流量保持相对稳定。脑血流停止 6～8 s 可引起意识丧失，当血流降至每 100 g 脑组织 25 ml/min 时，可引起意识受损。

从临床角度看，收缩压下降至≤50 mmHg 可引起晕厥。血压的决定因素——心排血量和全身血管阻力的下降是晕厥的病理生理学机制。心排血量下降的常见原因包括有效循环血容量下降、胸内压增加、大块肺栓塞、缓慢性或快速性心律失常、心脏瓣膜疾病及心肌功能障碍。全身血管阻力下降的原因包括中枢或外周自主神经系统疾病、抗交感神经药物及神经介导性晕厥导致的一过性下降。由过度通气引起的低二氧化碳血症可导致脑血管阻力增加，也可能参与晕厥的发作。

晕厥患者可能出现两种模式的脑电图（EEG）改变。第一种是“慢-平-慢”模式（图 19-2），在这种模式中，高振幅慢 δ 波代替正常背景活动波，随后 EEG 波形突然变平坦，即大脑皮层活动的停止或减弱，随后恢复为慢波，最后变为正常活动波形。第二种模式为“慢波”模式，特点为仅有慢波活动的上升与下降。在慢-平-慢模式中出现的波形平坦是更为严重的脑灌注不足的标志。尽管在一些晕厥发作中有肌强直运动或其他形式肌肉运动出现，但 EEG 痫样放电很少能被监测到。

分类

神经介导性晕厥

神经介导性（反射性或血管迷走神经性）晕厥是

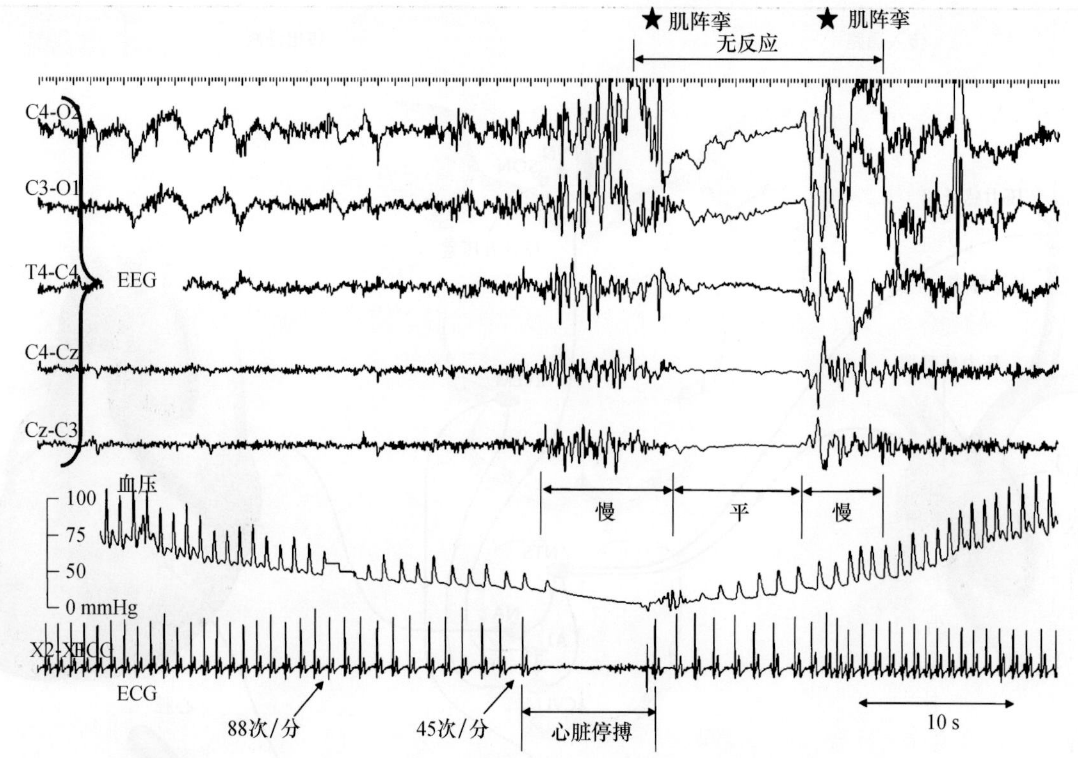

图 19-2　血管迷走性晕厥的脑电图（EEG）。典型血管迷走性晕厥在直立倾斜试验过程中 1 min 的 EEG 呈“慢-平-慢”模式。图中显示指测逐搏血压、心电图（ECG）及部分 EEG 通道。收缩压下降至 50 mmHg 时脑电图变慢，随后心率接近 45 次/分。心脏停搏持续 8 s。EEG 以相似间期变平坦，但是略有延迟。患者出现一过性意识丧失，持续 14 s。在 EEG 变平前后有肌阵挛（图片经允许引自 W Wieling et al：Brain 132：2630，2009.）

复杂的中枢和外周自主神经系统反射弧的最终通路。神经介导性晕厥时，自主神经传出活动突发一过性改变，同时副交感神经传出增加且交感神经受抑制（血管减压反应），导致心动过缓、血管扩张和（或）血管收缩张力下降。由此引起的血压下降可使脑灌注下降至低于自主调节可代偿的下限（图 19-3）。神经介导性晕厥的诱发需要功能性自主神经系统参与，这与自主神经衰竭所诱发的晕厥有所不同（见下文）。

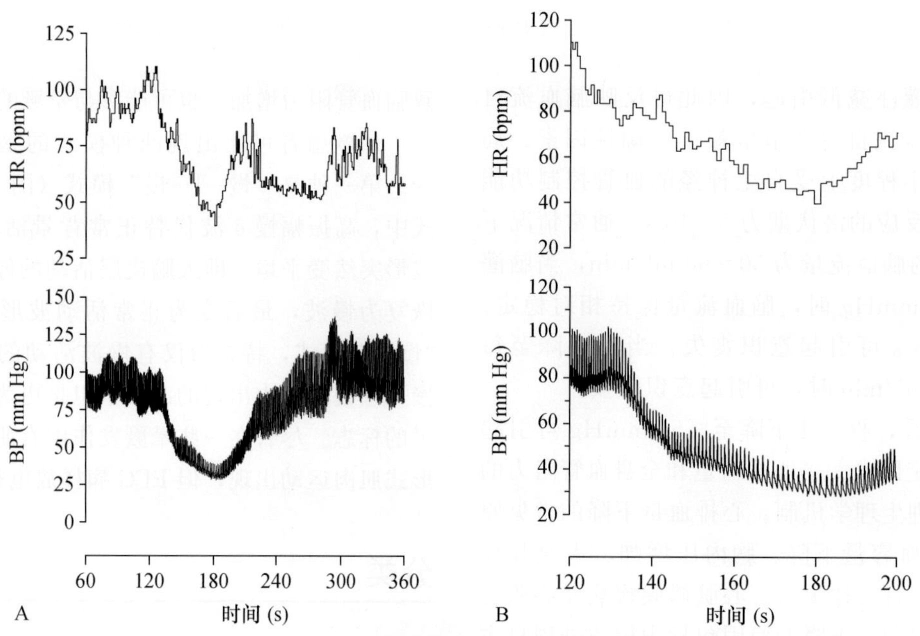

图 19-3　A. 阵发性低血压-心动过缓反应是神经介导性晕厥的特征。图中显示直立于倾斜台上 5 min（从 60 s 至 360 s）内的无创性逐搏血压和心率。**B.** 将同一段记录放大显示晕厥发生过程中的 80 s（从 120 s 到 200 s）。BP，血压；bpm，次/分；HR，心率

反射弧传入神经的多种诱发因素可导致血管迷走神经性晕厥。在一些情况下，诱因可被明确定位，如颈动脉窦、胃肠道或膀胱。但是，诱因通常很难被识别，且常为多因素。在这些情况下，可能为不同传入通路汇合于延髓的中枢自主神经系统，并于此处整合神经冲动，调控血管减压-心动过缓反应。

神经介导性晕厥的分类 神经介导性晕厥可根据传入神经及诱发因素进一步分类。血管迷走神经性晕厥（常见）由情绪紧张、疼痛和（或）直立应激诱发；情境反射性晕厥有特殊定位的刺激因素，这些刺激可诱发反射性血管扩张及心动过缓，进而导致晕厥发生。大多数情境反射性晕厥的潜在机制及病理生理学机制已明确。传入刺激可来源于肺部、胃肠道系统、泌尿生殖系统、心脏和颈动脉（表 19-2）。过度通气可导致低二氧化碳血症、脑血管收缩及胸内压升高，从而使回心血量下降，这在许多情境反射性晕厥的发生过程中发挥重要作用。在这些疾病中，反射弧的传入通路各不相同，但通过迷走神经和交感神经的传出通路是相似的。

神经介导性晕厥也可根据主要传出通路进行分类。血管减压型晕厥是指主要由于交感神经传出减少及血管收缩障碍导致的晕厥；心脏抑制型晕厥是指主要由于迷走神经传出增加引起心动过缓或心脏停搏导致的晕厥；混合型晕厥则是交感神经和迷走神经改变共同导致的晕厥。

神经介导性晕厥的特点 除眩晕、头晕、乏力等直立不耐受症状外，神经介导性晕厥还可能出现自主神经激活的先兆表现，包括多汗、苍白、心悸、恶心、过度通气和打呵欠。晕厥过程中可能出现近端及远段肌阵挛（通常为无节奏及多灶性），使癫痫发生的可能性增加。患者通常双眼睁开且向上斜。瞳孔通常扩大，可能出现眼球飘忽不定。可能出现呼噜音、呻吟、哼哼及打鼾。可能出现尿失禁，很少出现大便失禁和发作后意识错乱，尽管偶有报道视听幻觉、濒死感或灵魂出窍。

尽管已知部分易感因素及诱发因素（如静止站立、温暖环境、血容量减少、酒精摄入、低氧血症、贫血、疼痛、见血、静脉穿刺和情绪紧张），但不同个体对相同刺激性因素的敏感性差异很大的原因尚不清楚。神经介导性晕厥可能存在遗传因素，多项研究报道晕厥患者一级亲属的晕厥发病率较高，但目前没有明确的基因或遗传学标志物，且这些研究并没有排除环境、社会、文化因素的作用。

表 19-2 晕厥的病因

A. 神经介导性晕厥

- 血管迷走神经性晕厥
  - 害怕、痛苦、焦虑、情绪紧张、见血、不愉快的场景或气味、直立应激
- 情境反射性晕厥
  - 肺部
    - 咳嗽性晕厥、管乐器演奏者晕厥、举重者晕厥、打喷嚏性晕厥、特定动作[a,b]、气管插管
  - 泌尿生殖系统
    - 排尿性晕厥、泌尿生殖道插管、前列腺按摩
  - 胃肠道
    - 吞咽性晕厥、舌咽神经痛、食管刺激、胃肠道插管、直肠检查、排便性晕厥
  - 心脏
    - Bezold-Jarisch 反射、心脏流出道梗阻
  - 颈动脉窦
    - 颈动脉窦敏感、颈动脉窦按摩
  - 眼
    - 眼球压迫、眼部检查、眼科手术

B. 直立性低血压

- 特发性中枢和外周神经系统退行性疾病导致的原发性自主神经失调—“共核蛋白病”
  - 路易体病
    - 帕金森病
    - 路易体痴呆
    - 单纯性自主神经衰竭
  - 多系统萎缩（Shy-Drager 综合征）
- 外周自主神经系统疾病导致的继发性自主神经失调
  - 糖尿病
  - 遗传性淀粉样变性（家族性淀粉样多发性神经病）
  - 原发性淀粉样变性（AL 型淀粉样变性；免疫球蛋白轻链型）
  - 遗传性感觉和自主神经性神经病（HSAN）（尤其是Ⅲ型家族性自主神经异常）
  - 特发性免疫介导的自主神经性神经病
  - 自身免疫性自主神经节病
  - 干燥综合征
  - 副肿瘤性自主神经性神经病
  - 人免疫缺陷病毒（HIV）性神经病
- 餐后低血压
- 医源性（药物诱发）
- 血容量不足

C. 心源性晕厥

- 心律失常
  - 窦房结功能障碍
  - 房室传导阻滞
  - 室上性心动过速
  - 室性心动过速
  - 遗传性离子通道病
- 结构性心脏病
  - 心脏瓣膜疾病
  - 心肌缺血
  - 梗阻性或其他心肌病
  - 心房黏液瘤
  - 心包积液和心脏压塞

[a] 过度通气 1 min，随即突然压迫胸部

[b] 蹲位过度通气（20 次呼吸），迅速站起，然后做 Valsalva 动作

治疗　神经介导性晕厥

安抚、避免诱因及水盐扩容是管理神经介导性晕厥的基石。四肢等长对抗动作（下肢交叉、用力握手及上肢紧张）可通过增加中心血容量及心排血量来升高血压。这些动作可通过维持自我调节区域的压力以避免或延迟晕厥的发生。随机对照试验的结果支持这种干预措施。

氟氢可的松、缩血管药物及β受体阻滞剂被广泛应用于难治性患者，但目前尚无一致性的随机对照试验证据证实任何一种治疗神经介导性晕厥药物的有效性。由于血管扩张是大多数晕厥的主要病理生理学机制，因此心脏起搏器治疗效果较差。例外的情况是，对于年龄>40 岁、晕厥伴心跳停搏或严重心动过缓的患者，以及由于颈动脉窦综合征而具有明显心脏抑制的患者，双腔起搏器可能有所帮助。

直立性低血压

直立性低血压的定义为：站立或平板直立 3 min 内收缩压下降≥20 mmHg 或舒张压下降≥10 mmHg，其是一种交感神经缩血管功能（自主神经）衰竭的表现（图 19-4）。在很多（并不是所有）情况下，心率并没有因为血压下降而代偿性增加。自主神经部分衰竭时，心率会有一定程度上升，但不足以维持心排血量。直立性低血压的一种变异型是“延迟”型直立性低血压，其在直立 3 min 后发生，这可能反映了交感神经肾上腺素能功能障碍的轻微或早期阶段。在一些情况下，直立性低血压发生于直立后 15 s 内（所谓的“即刻”型直立性低血压），提示心排血量与外周血管阻力之间的一过性不匹配，并不是自主神经衰竭的表现。

直立性低血压的典型症状为突然变换体位后出现头晕、眩晕、晕厥先兆，但是也可能没有症状或出现非特异性症状，如全身乏力、疲劳、认知缓慢、双腿屈曲或头痛。可能出现视物模糊，原因可能是视网膜或枕叶缺血。颈部疼痛常位于下枕部、后颈部及肩部（“晾衣架型头痛”），其原因可能是颈部肌肉缺血，这可能是唯一的症状。患者可报告直立后呼吸困难（可能由于肺尖过度通气导致的通气灌注不匹配）或心绞痛（冠状动脉正常时出现心肌灌注不足）。劳累、长时间站立及周围环境温度升高可能会导致症状加重。晕厥可能有一些预警症状，也可能突然发生，突发晕厥提示有癫痫或心源性病因可能。

由于自主神经衰竭，直立性低血压患者可能会出现仰卧位高血压。在一些病例研究中，其占 50%。直立性低血压可能出现于开始降压治疗后，仰卧位高血压可能出现于开始治疗直立性低血压后。但在部分情况下，这两种状态的相关性与治疗无关，部分原因可能是交感输出残余的压力感受器反射异常，特别是中枢自主神经衰退的患者。

神经源性直立性低血压的病因　神经源性直立性

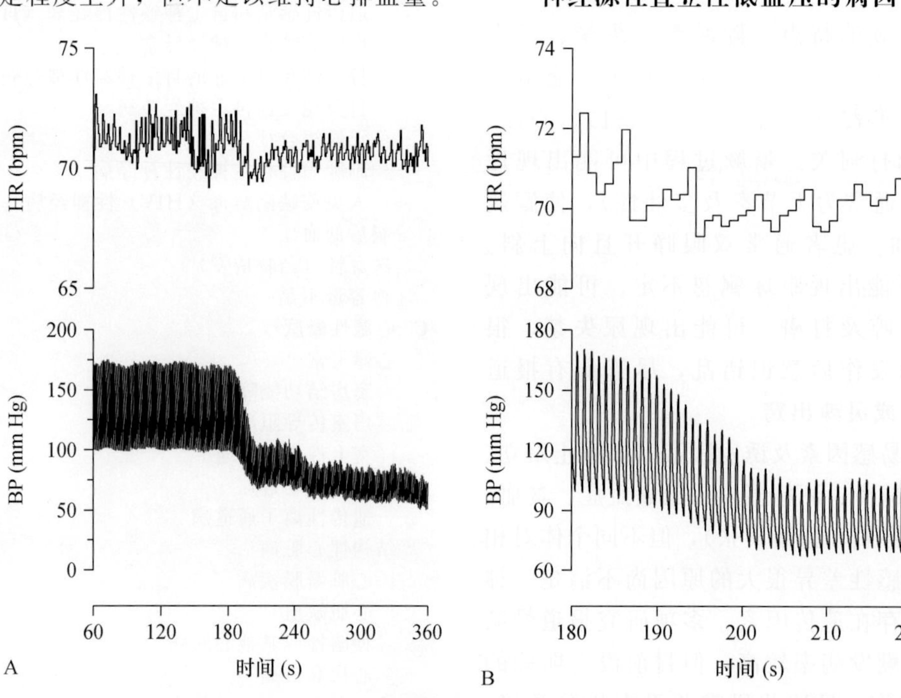

图 19-4　A. 血压逐渐下降不伴有心率代偿性增加，是自主神经衰竭引起直立性低血压的特点。图中显示平板直立 5 min 后（从 60 s 至 360 s）的血压和心率变化。**B.** 将同一段记录放大显示事件发生过程中的 40 s（从 180 s 到 200 s）。BP，血压；bpm，次/分；HR，心率

低血压的病因包括中枢及外周自主神经系统异常。这些疾病中直立性低血压通常伴随不同程度的器官（膀胱、肠道、生殖器官及汗腺分泌系统）自主神经功能异常（表 19-2）。

原发性自主神经退行性疾病包括多系统萎缩（Shy-Drager 综合征）、帕金森病、路易体痴呆，以及单纯性自主神经衰竭。由于 α-突触核蛋白的存在，这些疾病往往被统称为“突触核蛋白病”。α-突触核蛋白是一种小分子蛋白，主要存在于路易体病（帕金森病、路易体痴呆及单纯性自主神经衰竭）的神经元胞浆及多系统萎缩的胶质细胞内。

外周自主神经功能异常也可能伴随小纤维外周神经病变，如糖尿病、淀粉样变性、免疫介导的神经病变、遗传性感觉和自主神经性神经病（HSAN；尤其是Ⅲ型家族性自主神经功能异常）、炎症性神经病变。少数情况下，外周神经病变相关性直立性低血压可伴有维生素 B_{12} 缺乏、神经毒物暴露、HIV 及其他感染、卟啉症。

自主神经衰竭患者及老年人容易受进餐相关血压下降的影响。大量进餐、高碳水化合物饮食及酒精摄入可加重血压下降。但餐后晕厥的机制并不清楚。

直立性低血压常为医源性。一些药物可降低血管阻力（如治疗高血压及前列腺肥大的 α 受体阻滞剂、抗高血压药物、硝酸盐类及其他血管扩张剂、三环类及酚噻嗪类）。由利尿剂及其他因素（出血、呕吐、腹泻及液体摄入减少）引起的医源性血容量不足可导致有效循环血容量减少、直立性低血压及晕厥。

治疗　直立性低血压

首先是去除可逆性因素（通常为血管活性药物）。其次是非药物干预措施，包括告知患者从仰卧位至站立位时需缓慢变换体位；提醒患者大量进餐可引起低血压；指导患者学习等长对抗动作提升血管内压（见上文）；抬高床头减少仰卧位高血压。通过增加饮水及盐摄入可增加血容量。如果非药物治疗失败，应考虑药物干预，包括醋酸氟氢可的松及血管收缩药，如米多君、L-二羟基苯基丝氨酸及伪麻黄碱。难治性患者需要其他治疗措施，包括溴吡斯的明、育亨宾、醋酸去氨加压素（DDAVP）及促红细胞生成素。

心源性晕厥

心源性（或心血管性）晕厥是由心律失常或结构性心脏病引起的晕厥。两种情况可同时存在，因为结构性心脏病使心脏更易出现异常心电活动。

心律失常　导致晕厥的缓慢性心律失常包括严重的窦房结功能障碍（如窦性停搏或窦房传导阻滞）和房室传导阻滞（如莫氏Ⅱ型、高度及完全性房室传导阻滞）。窦房结功能障碍引起的缓慢性心律失常通常伴房性快速性心律失常，即快-慢综合征。快-慢综合征患者发生晕厥的常见原因是心动过速终止后出现长时间停搏。一些药物也可引起严重的心动过缓导致晕厥发生。由心动过缓或心脏停搏引起的晕厥被称为阿-斯发作。

室性快速性心律失常往往可导致晕厥发作。室性心动过速引起晕厥发作的可能性部分取决于心室率。心率 <200 次/分极少引起晕厥。室性心动过速时的血流动力学异常与无效心室收缩、充盈时间缩短引起的舒张期充盈下降、房室失同步及同时存在心肌缺血相关。

与心脏电生理异常及心律失常发生相关的多种疾病由离子通道亚单位基因突变引起。这些疾病包括长 QT 综合征、Brugada 综合征、儿茶酚胺敏感性多形性室性心动过速。长 QT 综合征是一种遗传异质性疾病，与心脏复极时间延长及易患室性心律失常相关。长 QT 综合征患者发生晕厥和猝死常与一种特殊的多形性室性心动过速相关，此类型室性心动过速可进展为心室颤动，多被称为尖端扭转型室性心动过速。长 QT 综合征与编码钾离子通道 α 亚单位、钾离子通道 β 亚单位、电压门控钠离子通道及锚定蛋白 B（ANK2，一种骨架蛋白）的基因突变相关。Brugada 综合征的典型特点是无结构性心脏病、右心室心电图异常及特发性心室颤动。该病也具有遗传异质性，尽管大多数与钠离子通道亚单位，即 *SCN5A* 基因突变相关。儿茶酚胺敏感性多形性室性心动过速是一种遗传异质性疾病，运动或应激可诱发室性心律失常、晕厥或猝死。获得性 QT 间期延长亦可引起室性心律失常和晕厥，通常与药物相关。

结构性心脏病　结构性心脏病（如心脏瓣膜疾病、心肌缺血、肥厚型或其他心肌病、心脏肿物如心房黏液瘤、心包积液）可通过影响心排血量导致晕厥发生。结构性心脏病也可参与晕厥的其他病理生理学机制。例如，结构性心脏病可能使心律失常更易发生；使用利尿剂和（或）血管扩张剂治疗心力衰竭可能导致直立性低血压；主动脉狭窄及肥厚型心肌病等结构性心脏病可能由于心室收缩强度增加而诱发不适宜的血管扩张。

治疗　心源性晕厥

心源性晕厥的治疗取决于潜在疾病。心律失常治疗包括针对窦房结病变及房室传导阻滞的心脏起搏，以及针对房性或室性快速性心律失常的射频消融、抗心律失常药物及心脏复律除颤器。此类疾病最好经由该领域内掌握专业技能的医生进行管理。

临床诊治路径：晕厥

鉴别诊断

患者具有典型特点时较易做出晕厥诊断，但多种可造成一过性真性或假性意识丧失的疾病可能混淆诊断。

全身或局部发作癫痫可能与晕厥相混淆，但二者具有一些不同的特点。强直-阵挛是全身发作癫痫的标志，但肌阵挛或其他运动可出现于90%的晕厥中。与晕厥相关的肌阵挛可为多灶性或全身性，其常无规律且持续时间短暂（<30 s），可出现轻微的屈曲或伸直姿势。局部或局部复杂性发作伴继发性全身发作多伴有前驱症状，通常是异味、恐惧、焦虑、腹部不适或其他内脏感觉。这些现象应当与晕厥的前驱症状相鉴别。

癫痫发作的自主神经表现（自主神经性癫痫）可能给诊断带来困难。自主神经性癫痫发作可有心脏、胃肠道、肺、泌尿生殖系统、瞳孔和皮肤表现，与晕厥的前驱症状相似。此外，自主神经性癫痫的心血管表现包括临床症状明显的心动过速或心动过缓，严重时可引起意识丧失。伴随非自主神经性癫痫有助于鉴别。

意识丧失伴癫痫通常持续时间超过5 min，并伴有发作后嗜睡和定向障碍，但晕厥患者的定向力在发作后即刻恢复。晕厥和癫痫发作后均可出现肌肉疼痛，尽管癫痫后肌肉疼痛的时间更长、程度更重。与晕厥不同的是，癫痫很少由情绪或疼痛诱发。两种情况均可出现小便失禁，但晕厥极少出现大便失禁。

低血糖可引起一过性意识丧失，常见于使用胰岛素治疗的1型及2型糖尿病患者。即将低血糖或已经低血糖的临床特点包括震颤、心悸、焦虑、大汗、饥饿及感觉异常，这些症状是由于自主神经激活以对抗低血糖，尤其是饥饿，并不是晕厥的典型先兆症状。低血糖可使神经功能受损，产生疲劳、乏力、头晕、认知及行为异常。严格控制血糖可能导致诊断困难。反复发作低血糖可导致对抗调节反应受损，使低血糖的标志性预警症状消失。

猝倒症患者在情绪激动，特别是生气或大笑时可突发局部或完全性肌张力丧失。与晕厥不同，这些患者在整个发作过程中意识始终是清楚的，通常持续30 s～2 min。无前驱症状。猝倒症可见于60%～75%的发作性睡病患者。

临床问诊及询问目击者常可将晕厥与因前庭功能障碍、小脑疾病、椎体外系功能障碍及其他步态异常引起的跌倒区分开来。如果跌倒伴有头部创伤、创伤后综合征、所经历事件记忆缺失和（或）意识丧失，会使诊断更加困难。

广泛性焦虑症、惊恐障碍、重度抑郁症和躯体化障碍患者可有明显的意识丧失。反复晕厥且无前驱症状的患者应当考虑这些诊断的可能。尽管反复多次跌倒，但这些患者很少受伤。发作过程中没有明显的血流动力学改变。然而，由恐惧、应激、焦虑、情绪刺激诱发的血管迷走神经性晕厥所引起的一过性意识丧失可伴有低血压和（或）心动过缓。

初始评估

初始评估的目的是确定一过性意识丧失是否由晕厥引起并明确病因，同时评估未来发作及出现严重危害的风险（表19-1）。初始评估应包括详细的病史、充分询问目击者及全面的体格检查及神经系统查体。测量仰卧位及站立3 min后的血压和心率明确是否存在直立性低血压。疑诊为心律失常或心脏病引起的晕厥时，应完善心电图。相关心电图异常包括心动过缓或心动过速、房室传导阻滞、缺血、陈旧性心肌梗死、长QT综合征或束支传导阻滞。初始评估能够明确约50%的晕厥病因，并对患者心脏死亡风险进行分层。

实验室检查　基线实验室血液检查对明确晕厥病因几乎无帮助。若疑似心肌梗死、贫血及继发性自主神经衰竭等特殊疾病时应当予血液检查。

自主神经系统检查　自主神经系统检查包括直立倾斜试验，可在专科中心进行。自主神经检查有助于揭示自主神经衰竭的客观证据及明确神经介导性晕厥的易感性。检查内容包括交感自主神经系统功能（如深呼吸及Valsalva动作时的心率变异性）、交感胆碱能功能（如体温调节出汗反应及定量催汗轴突反射试验）及交感肾上腺素能功能（如使用逐搏血压监测仪监测直立倾斜试验及Valsalva动作中的血压反应）。直立倾斜试验中的血流动力学异常（图19-3及图19-4）可用于鉴别由自主神经衰竭引起的直立性低血压及由神经介导性晕厥引起的心动过缓和低血压。同样，直立倾斜试验可用于识别即刻型或延迟型直立性低血压引起的晕厥。

临床症状提示颈动脉窦晕厥且年龄>50岁、反复发作病因不明的晕厥患者应进行颈动脉窦按摩。此检查需在持续心电图及血压监测下进行，颈动脉杂音、斑块或狭窄是检查禁忌证。

心脏评估 高度怀疑心律失常性晕厥的患者应行心电监护。对患有严重结构性心脏病或冠心病、非持续性室性心动过速、三支阻滞、QT间期延长、Brugada波心电图或有心脏性猝死家族史的患者（表19-1），其发生致命性心律失常的可能性较大，应在院内进行心电监护。晕厥反复发作的患者（每周≥1次）推荐院外Holer监测，而怀疑心律失常但心脏性猝死风险较小的患者，推荐循环记录仪。循环记录仪可以是体外式（推荐用于发作频率>1次/月的患者）或植入式（推荐用于发作频率较低的患者）。

既往有心脏病史、体检或心电图发现异常的患者应行超声心动图检查。主动脉狭窄、肥厚型心肌病、心脏肿瘤、主动脉夹层及心包压塞可通过超声心动图做出诊断。超声心动图结果可用于基于左心室射血分数的风险分层评估。

运动中或运动后晕厥的患者应行具有心电图及血压监测的平板运动试验。平板运动试验可帮助诊断运动相关性心律失常（如心动过速相关性房室传导阻滞）和运动诱导的恶化性血管扩张。

存在结构性心脏病及心电图异常的患者，若无创性检查无法明确诊断，应行心脏电生理检查。电生理检查的敏感性及特异性较低，在前期检查具有高度提示性时方可进行。目前此检查很少用于晕厥患者的评估。

精神评估 不明原因的反复晕厥患者可筛查是否存在精神疾病。直立倾斜试验可再现疑为精神疾病引起的晕厥发作，试验过程中往往可出现明显症状、但无血流动力学异常。

第二十章 头晕与眩晕

Dizziness and Vertigo

Mark F. Walker，Robert B. Daroff 著
（陈江天 葛婷 译）

头晕是一种用于描述包括眩晕、先兆晕厥、接近晕厥和失衡等各种感觉在内的不确切的症状。当描述旋转或其他运动的感觉时，头晕又称眩晕。眩晕可能是生理性的，发生于持续头部旋转时或旋转后，也可能是病理性的，由于前庭功能障碍。先兆晕厥一词通常是指脑灌注不足引起的晕厥前感觉，但也可以用于描述失衡。诊断的难点在于患者往往难以区分这些不同的症状，其主诉并不能可靠地提示潜在的病因。

头晕有很多可能的原因。血管因素导致的晕厥前头晕可继发于心律失常、直立性低血压、药物作用或其他原因。这种晕厥先兆的感受持续时间各异，其可能持续加重至发生意识丧失，或在意识丧失前随着脑血流纠正而缓解。晕厥先兆和晕厥的相关内容详见第十九章，对出现短阵头晕或站立位发生头晕的患者进行评估时，应始终考虑到此点。

前庭性头晕（眩晕或失衡）的原因可能是由于外周病变影响迷路或前庭神经，或累及中枢前庭通路。其既可能是阵发性，也可能是由于固定的单侧或双侧前庭病变。急性单侧病变引起眩晕是由于来自两个迷路的前庭输入突然不平衡。双侧病变是因为头部运动引起视觉失衡和不稳定。头晕的其他原因包括非前庭失衡、步态障碍（如感觉神经病引起的本体感觉丧失、帕金森病）和焦虑。

评估头晕患者时需要考虑的问题包括：①是否危险（如心律失常、短暂性脑缺血发作/卒中）？②是前庭的问题吗？③如果是前庭病变，是外周还是中枢性？仔细的病史询问和查体通常能提供充分的信息来回答这些问题，并决定是否需要进一步检查或转诊专科医生。

临床诊治路径：头晕

病史

当患者出现头晕时，第一步是准确地描述症状的性质。存在前庭病变时，症状取决于病变是单侧还是双侧，是急性、慢性还是进行性。眩晕是一种感觉自身或环境在运动的幻觉，表明来自两个迷路或其中枢通路的前庭输入不对称，通常为急性。对称的双侧前庭功能减退会引起失衡而不是眩晕。由于患者对其症状描述的模糊性，仅凭症状特点进行诊断通常是不可靠的。病史询问应密切关注其他特征，包括是否为第一次发作、本次和以前发作的持续时间、诱发因素和伴随症状。

头晕可根据发作持续时间进行划分。短暂头晕（数秒）的常见原因包括良性阵发性位置性眩晕（BPPV）和直立性低血压，这两种疾病均由头部和身体位置的改变诱发。前庭偏头痛发作和梅尼埃病通常持续数小时。当发作持续数分钟时，应考虑后循环的短暂性缺血发作，同时也应考虑偏头痛和其他原因。

眩晕的伴随症状可能有助于区分外周性前庭病变和中枢性病变。单侧听力丧失和其他耳源性症状（耳痛、压力感、充盈感）通常指向外周性原因。由于听觉通路在进入脑干后可迅速变为双侧，故中枢性病变不太可能导致单侧听力丧失，除非病变位于听神经根入脑区。复视、麻木、肢体共济失调等症状提示脑干或小脑损伤。

体格检查

由于头晕和失衡可能是多种神经系统疾病的表现，在评估这些患者时，神经系统检查非常重要。应特别注意评估眼球运动、前庭功能和听力。应观察眼球运动的范围以及双侧眼球运动是否一致。外周眼动障碍（如颅神经病变、眼肌无力）通常不对称。应检查追踪（跟随一个平稳移动的目标的能力）和扫视（在两个目标之间准确来回看的能力）。追踪不良或不准确的扫视（辨距不良）通常提示中枢病变，常累及小脑。最后，应检查不自觉的眼球来回运动，即自发性眼震。眼球震颤是最常见的痉挛类型，其为在一个方向上的缓慢移动（慢相）与在相反方向上的快速跳动（快相）交替，从而重置眼睛在眼眶中的位置。除了急性前庭病变（如前庭神经炎），如果较易观察到原发性眼球震颤，可能提示中枢病变。有两种形式的眼球震颤是小脑通路病变的特征，一种是快速向下的垂直眼球震颤（下降型眼球震颤），另一种是凝视方向改变的水平眼球震颤（凝视诱发型眼球震颤）。相反，外周病变通常引起单向水平眼球震颤。使用 Frenzel 眼镜（带有凸透镜的自动照明眼镜，可模糊患者的视觉，使检查人员看到放大的眼睛）可以帮助检测外周性前庭性眼球震颤，因其可降低患者通过注视而抑制眼球震颤的能力。表 20-1 列出有助于鉴别外周性和中枢性眩晕的关键点。

表 20-1 外周性和中枢性眩晕的特征

- 急性外周病变引起的眼球震颤为单向，表现为病变侧眼球由颞倒转向鼻侧时产生快速跳动。眼球震颤随凝视而改变方向是由于中枢病变
- BPPV 存在短暂性垂直-扭转混合性眼球震颤，但主要是单纯垂直或单纯扭转性眼球震颤
- 外周病变引起的眼球震颤可以被注视所抑制，而中枢性眼球震颤不受抑制
- 急性长时间眩晕的患者无头部脉冲症状提示中枢病变
- 单侧听力丧失提示外周性眩晕。复视、构音障碍和肢体共济失调等症状提示中枢病变

最有效的外周前庭功能的床旁测试是头部脉冲试验，以小幅度（20°）的快速头部旋转评估眼前庭反射（VOR）。当患者注视一个目标时，头部会向左或向右旋转。如果 VOR 减弱，旋转后会有反方向的追赶扫视（如向右旋转之后向左扫视）。头部脉冲试验可以识别单侧（旋转后追赶扫视向减弱侧）和双侧前庭功能减退（旋转后追赶扫视向双侧）。

所有发作性头晕的患者（特别是由体位改变诱发的患者）都应该接受 Dix-Hallpike 试验。患者取头部转动 45°的坐位，检查者托住患者头部后侧，使患者降低至仰卧位，头后伸约 20°，同时观察有无眼球震颤。如果看到短暂的上视扭转性眼球震颤，则可确诊为后半规管 BPPV。如果 15～20 s 后未出现眼球震颤，则将患者抬高至坐位，头部转向另一侧重复上述操作。同样，Frenzel 眼镜可能会提高试验的敏感性。

动态视敏度可用于评估前庭功能。视敏度于患者头部静止和头部来回转动（约 1～2 Hz）时由检查者测量。头部运动时，如果在近视力表格或 Snellen 表格上视敏度相差 1 行或以上则提示前庭功能障碍。

辅助检查

辅助检查的选择应该基于病史和查体结果。当怀疑有前庭功能障碍时，应该进行听力测定。单侧感音神经性听力丧失支持外周病变（如前庭神经鞘瘤）。以低频听力丧失为主是梅尼埃病（又称内耳眩晕病）的特点。眼震电图描记或视频眼震电图包括自发性眼球震颤的记录（如果存在）和位置性眼球震颤的测量。冷热试验可评估两个水平半规管的反应。检测通常包括记录扫视和追踪，以评估中枢性眼部运动功能。如果怀疑中枢性前庭病变，神经系统成像非常重要。此外，不明原因的单侧听力丧失或前庭功能减退应该进行内耳道磁共振成像以排除神经鞘瘤。

鉴别诊断与治疗

前庭症状的治疗应以诊断为依据。简单使用前庭抑制药物治疗头晕往往并无帮助，而且可能会使症状恶化并延长恢复时间。下面将介绍最常见的前庭疾病的诊断和特异性治疗方法。

急性持续性眩晕（前庭神经炎）

急性单侧前庭病变可引起持续性眩晕、恶心、呕吐、振动幻视（视觉场景的移动）和失衡。这些症状是由于来自两个迷路或其中枢连接的输入突然不对称，模拟了连续头部旋转。与 BPPV 不同，即使头部保持不动，持续性眩晕仍然存在。

当患者出现急性前庭综合征时，最重要的问题是病变是可能危及生命的中枢性病因（如小脑或脑干梗死或出血），还是影响前庭神经或迷路（前庭神经炎）的外周性病因。应关注任何提示中枢功能障碍的症状或体征（复视、乏力或麻木、构音障碍）。自发性眼球震颤的方式可能会有所帮助（表 20-1）。如果头部脉冲试验正常，不太可能是急性外周性前庭损伤。仅凭症状和查体常无法明确排除中枢性病变。因此，具有血管危险因素的老年急性前庭综合征患者，即使没有中枢性病变的证据，也应评估卒中的可能性。

大多数前庭神经炎的患者可自行恢复，但如果在症状出现后 3 天内给予糖皮质激素可以改善预后。抗病毒药物未被证实有益，除非提示存在带状疱疹（RumsayHunt 综合征），一般不给予抗病毒药物。前庭抑制药物可以减轻急性症状，但在最初数天后应避免使用，因为其可能会妨碍中枢性代偿和恢复。应鼓励患者尽快恢复正常活动，且前庭康复治疗可加快恢复。

良性阵发性位置性眩晕

BPPV 是复发性眩晕的常见原因，其发作短暂（<1 min，通常为 15～20 s），通常由头部位置相对于重力方向的变化诱发，如躺下、在床上翻身、从仰卧位站起来、抬头向上看等。BPPV 发作是由于游离的耳石（碳酸钙晶体）从椭圆囊脱落进入其中一个半规管，通常为后半规管。当头部位置发生变化时，重力作用会导致耳石在半规管内移动，产生眩晕和眼球震颤。对于后半规管 BPPV，眼球震颤为向上跳动和扭转（眼上极向患侧耳跳动）。少数情况下，耳石可进入水平半规管，在患者侧躺时导致水平眼球震颤。上（前）半规管受累罕见。BPPV 的治疗方法是利用重力将耳石从半规管中移出。对于后半规管 BPPV，最常用的是 Epley 手法（图 20-1）。对于更多难治性 BP-

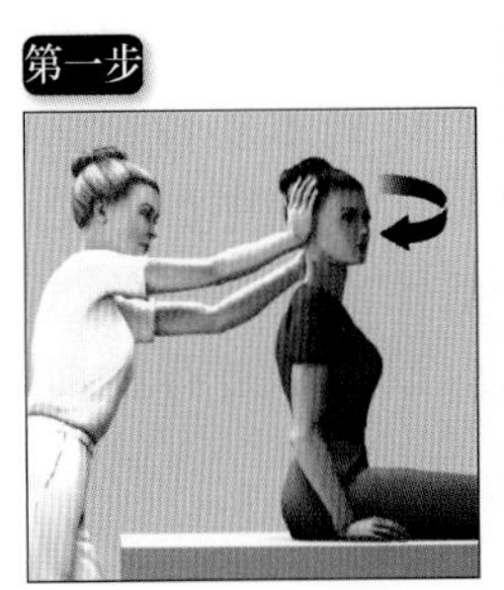

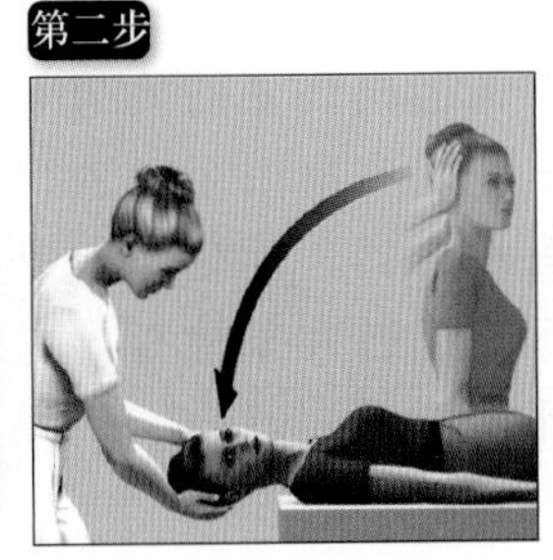

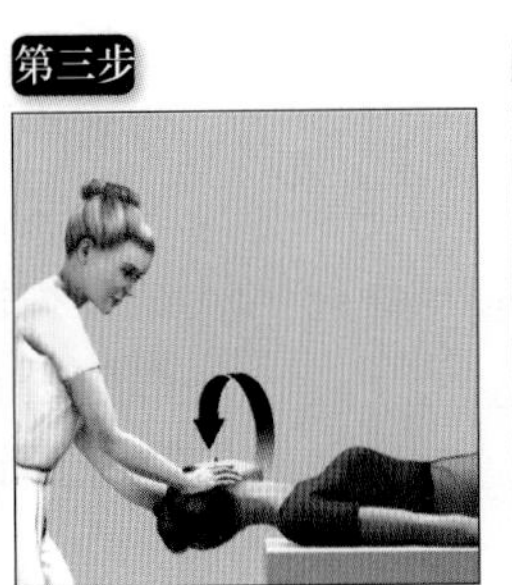

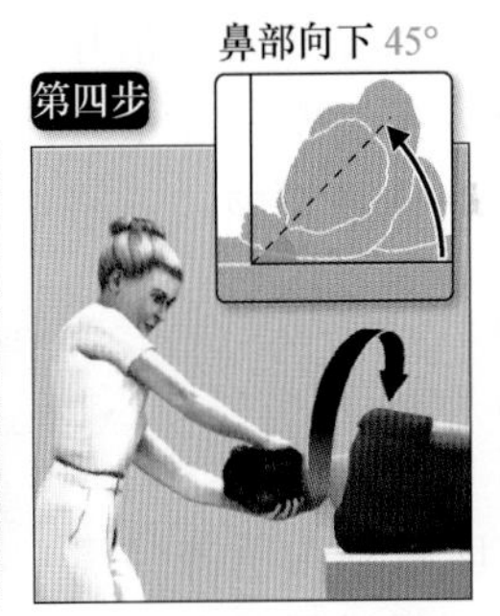

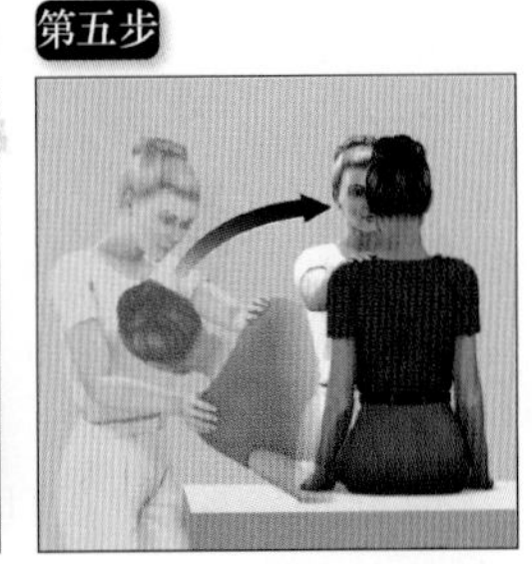

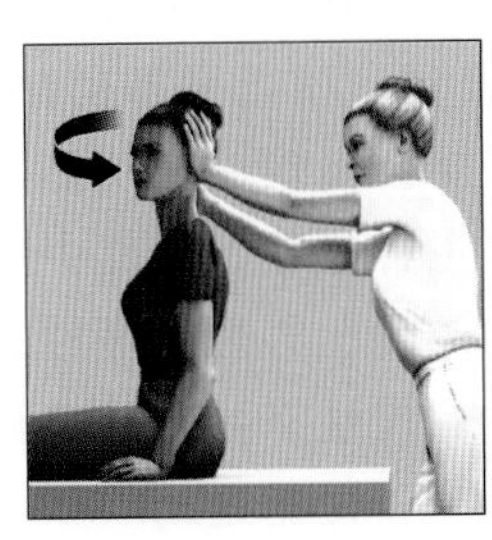
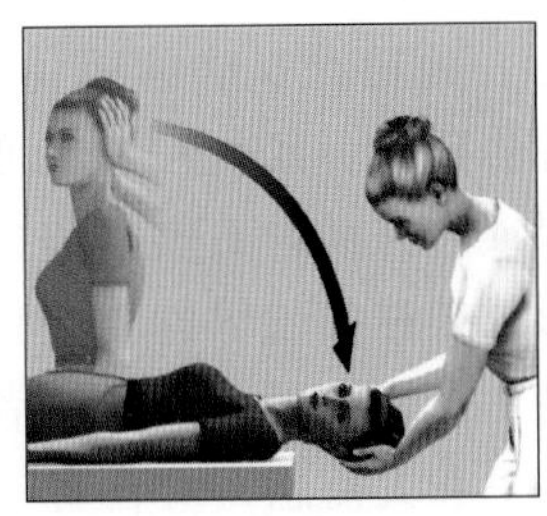
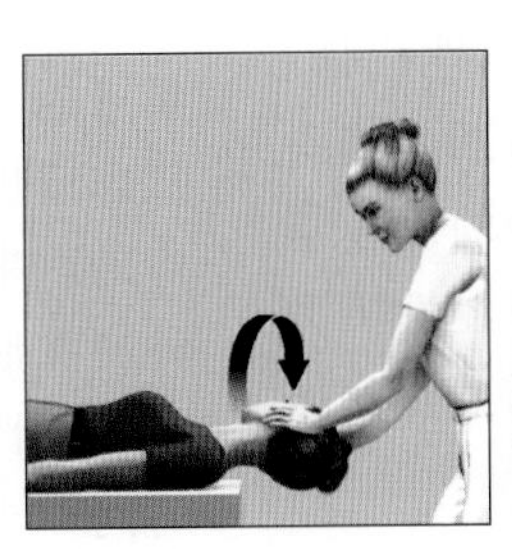
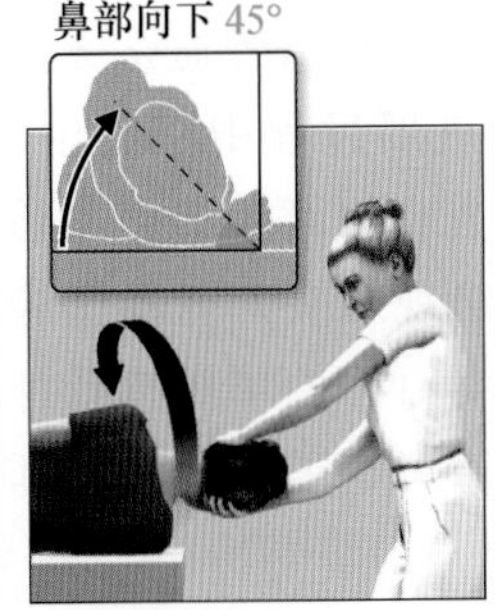

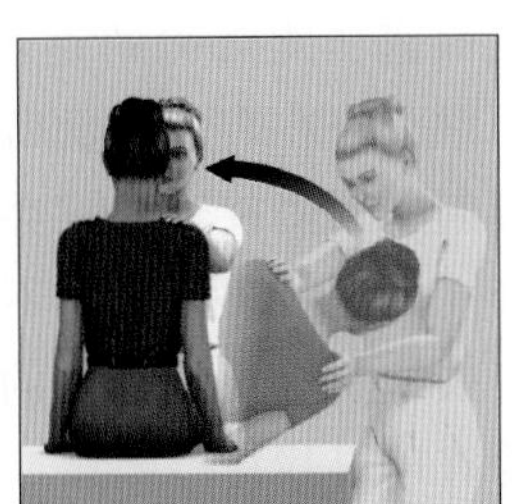

图 20-1　改良 Epley 手法　治疗右侧（上图）或左侧（下图）后半规管良性阵发性位置性眩晕。**第一步**：患者取坐位，头部向患侧耳部旋转 45°。**第二步**：保持头部转动，将患者降低到头部悬空的位置，保持至少 30 s，直到眼球震颤消失。**第三步**：不抬起头部，向另一侧旋转 90°，保持 30 s。**第四步**：患者朝同方向侧卧，同时头部再旋转 90°，此时鼻部向下 45°，再保持 30 s。**第五步**：嘱患者坐在桌子上，短暂休息后重复这一手法以确认治疗成功（引自 http://www.dizziness-and-balance.com/disorders/bppv/movies/Epley-480x640.avi.）

PV，患者可以学习这种手法，以便在家自行操作。Epley 手法演示可登录网站获取（http://www.dizziness-and-balance.com/disorders/bppv/bppv.html）。

前庭性偏头痛

前庭症状在偏头痛患者中经常出现，有时可作为头痛先兆，但通常独立于头痛。眩晕的持续时间可能为数分钟至数小时不等，一些患者还会经历更长时间的失衡（持续数日至数周）。运动敏感性和视觉运动敏感性（如看电影）在前庭偏头痛患者中很常见。治疗前庭性偏头痛通常用预防性治疗偏头痛的药物，但缺乏来自对照研究的数据支持。止吐药可能有助于减轻发作时的症状。

梅尼埃病

梅尼埃病的发作包括眩晕和听力丧失，以及患侧耳的疼痛、压力或充盈。低频听力丧失和耳源性症状是区分梅尼埃病和其他外周性前庭病变以及前庭性偏头痛的关键。发作时的听力测定可显示特征性非对称性低频听力丧失。听力在两次发作之间通常可改善，尽管最终可能会出现永久性听力丧失。梅尼埃病被认为是由内耳淋巴液过多导致，因此也被称为膜迷路积水。疑似梅尼埃病的患者应转诊至耳鼻喉科做进一步评估。利尿剂和限制钠摄入是最初的治疗方法。如果病情持续，下一步治疗方案通常是在中耳注射庆大霉素。完全消融手术（前庭神经切断、迷路切开术）很少开展。

前庭神经鞘瘤

前庭神经鞘瘤（有时被称为听神经瘤）和小脑桥脑角的其他肿瘤可引起缓慢进展的单侧感音神经性听力丧失和前庭功能减退。这些患者通常无眩晕，因为在前庭功能障碍的逐步进展过程中存在中枢性代偿。通常只有在有足够的听力丧失时才能做出诊断。当头部向受累侧旋转时，会出现对头部脉冲试验的反应下降。如上所述，对于不明原因的单侧感音神经性听力丧失或前庭功能减退的患者，需要进行内耳道磁共振检查以寻找神经鞘瘤。

双侧前庭功能减退

双侧前庭功能丧失的患者一般不出现眩晕，因为双侧前庭功能同时丧失，故不存在前庭输入不对称。症状包括失去平衡（特别是在黑暗中，因为此时前庭输入最为关键）以及头部运动（如步行或坐车）时的振动幻视。双侧前庭功能减退可能的类型包括：①特发性和进行性；②神经退行性疾病的一部分；③医源性，由于耳毒性药物的使用（最常见庆大霉素或其他氨基糖苷类抗生素）。其他原因包括双侧前庭神经鞘瘤（神经纤维瘤病 2 型）、自身免疫性疾病、表皮肺铁末沉着病、脑膜感染或肿瘤，也可发生于外周多神经病变患者，这些患者的前庭功能丧失和本体感觉受损都可能导致平衡不良。最后，单侧病变如前庭神经炎和梅尼埃病可能依次累及双耳，导致双侧前庭病变。

查体结果包括头部运动时失去稳定视力而导致的动态视敏度（见上文）下降、两个方向的头部脉冲反应异常以及 Romberg 征，且对冷热试验的反应降低。双侧前庭功能减退的患者应该转诊进行前庭康复治疗。不建议使用前庭抑制药物，因为其会加重失衡。神经科医生的评估不仅对确诊很重要，而且对考虑可能阐明病因的其他相关神经异常也很重要。

中枢性前庭病变

引起眩晕的中枢病变通常累及脑干或小脑的前庭通路。它们可能是独立的病变，如缺血性或出血性卒中、脱髓鞘或肿瘤，也可能是包括前庭小脑在内的神经退行性疾病。亚急性小脑退化可能是由于包括副肿瘤在内的免疫过程。表 20-1 列出了有助于鉴别中枢性前庭病变的病史和查体的重要特征。因为可能是危及生命的卒中或出血，急性中枢性眩晕是一种医疗急症。所有怀疑中枢性前庭病变的患者都应进行脑部磁共振检查，并应该转诊进行全面的神经学评估。

心身性头晕/眩晕

心理因素在慢性眩晕中发挥重要作用。首先，头晕可能是一种精神疾病的躯体表现，如重度抑郁症、焦虑或惊恐障碍。其次，患者可能会出现前庭功能障碍的后果或合并症，如焦虑和自主神经症状。其中一种特殊形式被称为恐惧性姿势性眩晕、心理生理性眩晕或慢性主观性眩晕。这些患者有慢性（数月或更长时间）头晕和失衡感，对自身运动和视觉运动（如看电影）的敏感性增加，在超市等复杂的视觉环境中移动时症状加剧（视觉眩晕）。虽然可能有急性前庭病变（如前庭神经炎）的病史，但其神经听力学检查和前庭测试正常或提示代偿性前庭功能受损，说明持续的主观性头晕不能用原发性前庭病变解释。焦虑障碍在慢性头晕患者中尤为常见，且在很大程度上可增加发病率。因此，使用抗焦虑药物［选择性5-羟色胺再摄取抑制剂（SSRI）］和认知行为治疗可能会有所帮助。前庭康复治疗有时也是有益的。一般应避免使用前庭抑制药物。当患者说“我头晕得厉害，不敢出门”（广场恐惧症）时，应怀疑这种情况。

治疗　眩晕

表20-2列出了抑制眩晕的常用药物。这些药物可用于短期控制活动性眩晕，如急性前庭神经炎的前几天或急性发作的梅尼埃病。但是，它们对慢性头晕的帮助较小，而且可能阻碍中枢性代偿。一个例外是苯二氮䓬类药物可以减轻心身性头晕和相关焦虑，尽管SSRI类药物通常是这类患者的首选。

前庭康复治疗可促进中枢的适应过程以代偿前庭功能减退，也有助于适应运动敏感和其他心身性头晕的症状。常用的方法是采取一系列循序渐进的锻炼，逐步提高凝视的稳定性和平衡性。

表20-2　眩晕的治疗

药物[a]	剂量[b]
抗组胺类	
美克洛嗪（氯苯甲嗪）	25～50 mg 3次/日
茶苯海明（乘晕宁）	50 mg 1～2次/日
异丙嗪（非那根）	25 mg 2～3次/日（也可直肠给药或肌内注射）
苯二氮䓬类	
地西泮	2.5 mg 1～3次/日
氯硝西泮	0.25 mg 1～3次/日
抗胆碱能药	
东莨菪碱[c]	透皮贴
物理治疗	
手法复位[d]	
前庭康复	
其他	
利尿剂和（或）低盐饮食（1 g/d）[e]	
治疗偏头痛的药物[f]	
甲泼尼龙[g]	第1～3天100 m/d； 第4～6天80 mg/d； 第7～9天60 mg/d； 第10～12天40 mg/d； 第13～15天20 mg/d； 第16～18、20和22天10 mg/d
选择性5-羟色胺再摄取抑制剂[h]	

[a] 所有列出的药物均经美国食品药品监督管理局（FDA）批准，但大多数未获批用于治疗眩晕

[b] 常用成人口服（除非另有说明）的起始剂量；可逐渐增加剂量至维持剂量

[c] 仅用于晕动症

[d] 用于良性阵发性位置性眩晕

[e] 用于梅尼埃病

[f] 用于前庭性偏头痛

[g] 用于急性前庭神经炎（发病3天内给药）

[h] 用于心身性眩晕

第二十一章　疲劳

Fatigue

Jeffrey M. Gelfand，Vanja C. Douglas　著
（耿强　禹琛　译）

疲劳是临床上最常见的症状之一。疲劳是许多全身性、神经性和精神性疾病的突出表现，尽管在极少数患者中尚不能确定其病因。疲劳是人类固有的生理和心理上的一种疲倦、迟钝和疲惫的主观体验。在临床医学中，疲劳最常用的定义为难以开始或维持自发的精神或身体活动。几乎所有患过自限性感染的人都经历过这种普遍的症状，而通常只有当疲劳病因不明或症状严重程度与预期的相关诱因不匹配时，疲劳才会引起医生的注意。疲劳应与肌无力区分开来，后者是神经肌肉力量的减弱（详见第二十二章）。当进行直接肌力测试时，大多数主诉为疲劳的患者并不是真正的乏力。根据定义，疲劳也不同于嗜睡和劳力性呼吸困难，尽管患者可能会用疲劳这个词来描述这两种症状。当患者出现疲劳症状时，临床医生的任务包括找出潜在病因（如果存在）并建立联合治疗，其目的是避免昂贵而徒劳的诊断检查，并进行有效治疗。

流行病学及全球问题

由于对疲劳的定义不同，以及不同研究中使用不同的调查工具，故很难得到疲劳全球负担的精确数字。美国国家心理健康研究所对美国普通人群进行的一项大型调查显示，疲劳的时点患病率为6.7%，终身患病率为25%。在欧洲和美国的初级保健诊所中，接受调查的患者中10%～25%存在长期疲

劳（持续时间>1 个月）或慢性疲劳（持续时间>6 个月）的症状，但只有少数患者表示疲劳是就医的主要原因。在一项针对印度女性的社区调查中，12%表示存在慢性疲劳。相比之下，由美国疾病控制与预防中心定义的慢性疲劳综合征的患病率较低。

鉴别诊断

精神疾病 疲劳是许多重度精神疾病的常见躯体表现，包括抑郁症、焦虑和躯体形式障碍。超过 3/4 不明原因的慢性疲劳患者伴有精神症状。即使疲劳在一些系统性和神经系统综合征中被视为疾病的独立表现，合并的精神症状或疾病仍然可能与之相互作用。

神经系统疾病 具有疲劳症状的患者常主诉感到乏力，但经过仔细检查，这些患者很少存在客观的肌无力。若存在客观肌无力，则肌无力可定位于中枢神经系统、外周神经系统、神经肌肉接头或肌肉，并给予适当的随访管理（详见第二十二章）。肌力的易疲劳性是一些神经肌肉疾病如重症肌无力的主要表现，其临床表现为肌肉在反复收缩时产生的力量明显减小，由此可与疲劳区分开来。疲劳是多发性硬化中最常见和最棘手的症状之一，可见于近 90%的患者。多发性硬化的疲劳感在疾病发作间期会持续存在，而且并不一定与磁共振成像显示的疾病活动相关。疲劳也越来越多地被认为是许多其他神经退行性疾病的一个棘手特征，包括帕金森病、中枢神经自主功能障碍和肌萎缩侧索硬化症。卒中后疲劳是一种描述比较详细但了解甚少的疾病，其患病率存在很大差异。间歇性疲劳可能是偏头痛的前驱症状。创伤性脑损伤也常导致疲劳，通常伴有抑郁症和睡眠障碍。

睡眠障碍 阻塞性睡眠呼吸暂停是导致白天过度嗜睡与疲劳的重要原因，应进行夜间多导睡眠图检查，特别是对伴有明显打鼾、肥胖或其他阻塞性睡眠呼吸暂停预测因子的患者。现代社会普遍存在的累积性睡眠剥夺是否会导致临床上显著的疲劳尚不清楚（详见第二十九章）。

内分泌疾病 疲劳（有时伴有真性肌无力）可为甲状腺功能减退的先兆症状，尤其是存在脱发、皮肤干燥、不耐寒、便秘和体重增加的情况下。伴不耐热、出汗和心悸的疲劳则是甲状腺功能亢进的典型表现。肾上腺功能不全也可以不明原因的疲劳为主要症状，且常与厌食、体重减轻、恶心、肌痛和关节痛有关。低钠血症和高钾血症也可导致疲劳。轻度高钙血症可导致相对模糊的疲劳，而重度高钙血症可导致昏睡、木僵和昏迷。低血糖和高血糖都能引起嗜睡，常伴有意识错乱；慢性糖尿病，尤其是 1 型糖尿病，常伴有与葡萄糖水平无关的疲劳。库欣病、醛固酮减少症和性腺功能减退也可有疲劳表现。

肝肾疾病 慢性肝衰竭和慢性肾脏病都会导致疲劳。超过 80%的血液透析患者伴有疲劳症状，这使得疲劳成为慢性肾脏病患者最常见的症状之一。

肥胖 肥胖伴随的疲劳和嗜睡独立于阻塞性睡眠呼吸暂停。接受减重手术的肥胖患者，其日间嗜睡状况的改善速度快于单纯减重和睡眠呼吸暂停得到缓解带来的预期改善速度。肥胖患者常见的其他因素也可能是导致疲劳的原因，包括抑郁症、缺乏运动和糖尿病。

营养不良 虽然疲劳可能是营养不良的一个特征性表现，在其他慢性疾病如癌症相关性疲劳中，营养状况也可能是其重要的合并症和促成因素。

感染 在更广泛的感染综合征范围内，急性和慢性感染通常会导致疲劳。对于原因不明的疲劳，特别是长期或慢性疲劳，在评估未确诊的感染是否是其病因时，应以病史、体格检查和感染危险因素为指导，尤其应注意结核病、HIV、慢性乙型和丙型肝炎及心内膜炎的风险。传染性单核细胞增多症可导致急性疾病之后持续数周至数月的长期疲劳，但 EB 病毒感染则很少会导致无法解释的慢性疲劳。

药物 许多药物、药物使用、药物戒断和长期饮酒都会导致疲劳。在这种情况下，较易导致疲劳的药物包括抗抑郁药、抗精神病药、抗焦虑药、阿片类药物、抗痉挛药、抗癫痫药和β受体阻滞剂。

心血管和肺 疲劳是充血性心力衰竭和慢性阻塞性肺疾病患者报告的最棘手的症状之一，并会对患者的生活质量产生负面影响。

恶性肿瘤 疲劳，尤其是伴有原因不明的体重减轻的疲劳，可能是隐匿性恶性肿瘤的迹象，但当没有其他迹象或症状时，恶性肿瘤很少被确定为原因不明的慢性疲劳患者的病因。40%的癌症患者在确诊时伴有癌症相关性疲劳，而超过 80%的患者在病程后期伴有疲劳。

血液系统 慢性或进行性贫血可伴有疲劳，有时还可出现劳力性心动过速和呼吸困难。贫血也可能在慢性疾病中导致疲劳。无贫血而血清铁蛋白水平低也可能引起疲劳，补铁治疗之后疲劳症状可逆转。

全身炎症/风湿性疾病 疲劳是许多慢性炎症性疾病的突出症状，包括系统性红斑狼疮、风湿性多肌痛、类风湿性关节炎、炎症性肠病、抗中性粒细胞胞质抗体（ANCA）相关血管炎、结节病和干燥综合征，但疲劳通常不是孤立的症状。

妊娠 女性在妊娠和产后的各个阶段均常报告疲劳。

原因不明的疾病 慢性疲劳综合征和纤维肌痛将慢性疲劳作为综合征定义的一部分。上述两种疾病的病理生理学机制均尚未知悉。特发性慢性疲劳是用于描述在缺乏足够的临床特征，且不满足慢性疲劳综合征诊断标准的情况下原因不明的慢性疲劳综合征。

临床诊治路径：疲劳

关注症状性质、起病模式、病程、伴随症状及缓解疲劳的方式的详细病史对于诊断疲劳综合征、判定诊断是否适当、判断症状为急性或慢性，以及确定疲劳症状主要为精神性、躯体性或二者兼具，以便指导进一步评估和治疗。应系统回顾患者，以区分疲劳、日间过度嗜睡、劳力性呼吸困难、运动不耐受和肌无力。若患者伴有发热、寒战、盗汗或体重减轻，应警惕隐匿性感染或恶性肿瘤。务必仔细回顾患者对处方药、非处方药、中草药、毒品以及酒精的使用情况。应围绕发病症状及潜在诱因进行检查。社会史非常重要，需关注患者工作压力、工作时间、社会支持网络，以及对包括亲密伴侣暴力事件之内的家庭事务进行筛查。应询问睡眠习惯和睡眠卫生。疲劳对患者日常功能的影响，对于了解患者的经历、判断康复情况和治疗成功具有重要意义。

疲劳患者的体格检查应基于病史和鉴别诊断。需进行详细的精神状况检查，应特别注意抑郁症和焦虑症的症状。需要进行正规的神经系统检查，以确定是否存在客观的肌无力。这通常是简单的动作试验，然而少数疲劳患者主诉难以对抗阻力，且有时反映产生完全对抗的力量需要其付出巨大心力。在对抗性试验中，患者会在瞬间内释放全部力量，随即失去力量无法抵抗检查者施加的外力。这种类型的乏力通常被称为突发性乏力，可能与疼痛相关，亦可无关。这与运动束或下运动单元损伤引起的乏力不同，这类患者由于无法生成足够的力量去抵抗外力，因此检查者仅用较轻的力量就可随意活动患者肢体。少数情况下，患者可呈现疲劳性乏力，首次试验时力量充沛，但是不间歇重复试验可变为无力。这通常提示神经肌肉传导异常，疲劳性乏力患者不会表现为突发性无力。如果无法通过体格检查来确定是否存在肌无力，肌电图进行传导检查是具有诊断价值的辅助检查。

常规体格检查应包括筛查心肺疾病、恶性肿瘤、淋巴结病、器官肿大、感染、肝衰竭、肾疾病、营养不良、内分泌异常和结缔组织病。对于原因不明的慢性疲劳，常规体格检查的诊断效率相对较低。一项前瞻性分析显示仅有2%的案例通过体格检查找到病因。然而，如果进行详细的神经和精神心理状态评估，则可能获得较高的诊断效率，可揭示75%～80%疲劳患者潜在的病因。此外，体格检查是对患者主诉进行全面和系统性掌握的过程，也有利于协助建立医患之间的信任关系。

仅有约5%的病例可通过实验室检查确定慢性疲劳的原因。除了少数标准筛查项目，实验室评估应基于病史和体格检查。大量的检验项目更可能出现假阳性结果，从而需要进一步阐释和造成不必要的检查，应予以避免并代之以频繁的临床随访。合理的筛查路径包括完整的血细胞计数和分类（用于筛查贫血、感染和恶性肿瘤）、电解质（包括钠、钾和钙）、葡萄糖、肾功能、肝功能和甲状腺功能。还应考虑检测HIV和肾上腺功能。关于慢性疲劳综合征，指南建议将红细胞沉降率（ESR）作为评估项目之一，但是除非数值极高，否则在缺乏其他特征的情况下，这种非特异性检查无法阐明病因。常规进行抗核抗体（ANA）检测并不具有诊断意义，健康成人中亦常出现低滴度阳性。其他检查，如全身显像扫描除导致不适体验、潜在风险和医疗开销之外，往往还揭示无关的意外发现，由此造成诊治时间不必要的延长。

治疗 疲劳

治疗疲劳的首要任务是治疗引起疲劳的潜在病因，因为其中有些疾病可以治愈，还有些可以得到缓解。遗憾的是，在许多慢性疾病中，传统治疗模式对于缓解疲劳效果不明显，此时评估其他潜在的病因尤为重要，因为疲劳可能为多因素所致。当患者出现抑郁症状时，抗抑郁药治疗可能有助于治疗慢性疲劳，并且在多模式治疗下最为有效。然而，抗抑郁药也会导致疲劳，如果效果不明显则应该停用。认知行为治疗也被证明对慢性疲劳综合征和癌症相关疲劳有所帮助。2011年，英国针对慢性疲劳综合征患者人群开展的大型随机对照试验PACE研究结果表明，分级运动治疗（最常用步行）可适度改善患者步行时间和疲劳的主观感受。应注意目标心率以避免过度负荷。精神兴奋药如苯丙胺类、莫达非尼、阿莫非尼在某些临床情况下可以帮助提高警觉度和注意力，并减少日间嗜睡，这可能有助于缓解少数患者的疲劳症状，但在治疗外伤后脑损伤、帕金森病、多发性硬化的随机试验中其被证明无效。

由于对疲劳症状的生物学机制知之甚少，因此限制了更有效治疗手段的发展。初步数据表明在某些患者中，促炎性细胞因子如白介素-1β（IL-1β）和肿瘤坏死因子α（TNF-α）等可能参与介导疲劳。因此，细胞因子拮抗剂可能成为未来的干预措施。

预后

相较于原因不明的慢性疲劳，需要医学评估的严重急性疲劳更有可能找到明确的药物、神经系统或精神病性原因。对于原因不明的慢性疲劳，通常最终会做出精神疾病的诊断或仍为原因不明。对原因不明的慢性疲劳患者进行纵向随访时发现既往漏诊的严重或威胁生命的致病原因非常罕见。原因不明的慢性疲劳得以完全缓解亦不常见，至少在短期之内，但是通过多学科协作的治疗方法可改善其症状，从而大幅提高患者的生活质量。

第二十二章 神经源性乏力与瘫痪

Neurologic Causes of Weakness and Paralysis

Michael J. Aminoff 著
（王熙 译）

正常运动功能的实现涉及肌肉的协同运动，整个过程受大脑皮层、基底节、小脑、红核、脑干网状结构、前庭外侧核和脊髓的调节。运动系统功能障碍可引起乏力或瘫痪（将在本章进行讨论）、共济失调或运动异常。乏力是指一个或多个肌肉所能产生的力量减弱，须将其与易疲劳性增加（即无法维持对于相同年龄、性别和体格的人来说正常的动作）、由关节疼痛或僵硬导致的活动受限，以及因严重的本体感觉丧失而无法提供关于运动方向及力量相关的反馈信息所继发的运动功能受损相鉴别。此外，乏力应与运动迟缓（需要更多的时间才能产生运动所需的力量）和失用症进行鉴别，后者是指在不存在明显运动或感觉障碍的情况下，出现后天习得的、有目的性的、熟练能力的运用行为障碍（详见第二十八章）。

瘫痪是指严重肌无力以致肌肉无法收缩，而轻瘫则指程度稍轻的乏力。此外还有偏瘫、下肢瘫痪和四肢瘫痪来分别指代累及单侧肢体、双下肢及四肢的不同瘫痪类型。

乏力的分布特点有助于病变的定位诊断。上运动神经元所导致的乏力通常累及上肢伸肌、外展肌以及下肢屈肌，而下运动神经元所致的乏力则取决于是否累及前角细胞、神经根、肢体神经丛或外周神经元——以上水平的病变才会表现为其支配肌肉的乏力。肌病性乏力往往表现为近端肌肉明显受累，而神经传导受损导致的乏力没有特定的受累模式。

乏力通常伴随其他神经系统异常，这些异常有助于明确病变部位（表 22-1）。

肌张力是指肌肉对于被动伸展的抵抗力，肌张力升高有以下几种类型。痉挛状态是与上运动神经元疾病相关的肌张力升高，它与肢体的运动速度相关，在速度达到最大值后出现肌张力的瞬间释放（“折刀”现象），并且通常影响抗重力肌群（即上肢屈肌和下肢伸肌）；强直状态是指肌肉在整个运动过程中出现的肌张力亢进（“铅管样”或“塑料样”张力），其对屈肌和伸肌的影响程度相同，有时对侧肢体的随意运动同样

表 22-1 不同类型乏力的体征特点

体征	上运动神经元	下运动神经元	肌源性	心因性
肌萎缩	无	重度	轻度	无
肌束震颤	无	常见	无	无
肌张力	痉挛性	减弱	正常/减弱	可变/增高
病变分布	锥体系/局部	远端/节段性	近端	可变/与日常活动度不匹配
腱反射	亢进	减弱/消失	正常/减弱	正常
巴宾斯基征	阳性	阴性	阴性	阴性

可引起齿轮样张力改变（加固现象）。强直状态可见于某些锥体外系疾病，如帕金森病。此外，伸展过度（或非自主抗拒）是指在肌肉放松过程中所出现的不规则的肌张力增强，通常贯穿整个运动过程，同时累及屈肌和伸肌，常见于额叶病变。而乏力伴肌张力下降（肌肉松弛）或肌张力正常可见于运动单位疾病，一个运动单位包括一个单一的下运动神经元及其支配的所有肌纤维。

肌肉体积一般不受上运动神经元病变的影响，但随着疾病进展最终会出现轻微的失用性萎缩。相反，下运动神经元病变常以肌肉萎缩为主要表现，并引起肌肉乏力，且可能发生进展性肌肉疾病。

肌肉牵张反射（即腱反射）亢进常见于上运动神经元疾病，但在急性损伤后某一时期内可能会出现腱反射减弱甚至消失。腱反射亢进通常（但并非总是）伴随皮肤反射（如腹壁反射）消失，而足底伸肌反射（巴宾斯基反射）阳性尤为常见。在与特定神经反射相关的下运动神经元受损时，可出现腱反射减弱，而肌源性乏力的患者往往在疾病晚期时才出现腱反射减弱的表现。在神经肌肉接头疾病中，反射反应会受到受累肌肉先前随意运动的影响，如在 Lambert-Eaton 肌无力综合征中，随意运动可增强原本减弱的腱反射；而重症肌无力患者原本正常的腱反射在随意运动后减弱。

尽管远端肌肉乏力更可能是神经源性，而对称性近端肌肉乏力则提示为肌源性，但临床上仍很难将神经源性（下运动神经元）和肌源性肌肉乏力相鉴别。此外，肌束震颤（由于运动单位的自发放电，肌肉出现可见或可触及的抽搐）和早期萎缩提示神经源性乏力。

发病机制

上运动神经元乏力　病变位于上运动神经元或其向下传导至脊髓的轴突（图 22-1）可通过降低下运动神经元的活性而引起乏力。通常远端肌群比近端肌群临床表现更重，且只有在病变较为严重或累及双侧时才出现肢体的轴向运动。典型表现为痉挛状态，但急性期不会有该表现。快速重复动作可变缓慢且拙劣，但仍可维持正常节律。当病变累及皮质延髓时，表现为下面部及舌肌瘫痪，而眼外肌、上面部、咽部和下颌部肌肉通常正常。双侧皮质延髓受累时会导致假性延髓麻痹：构音障碍、吞咽困难、发声困难和情绪不稳，伴随双侧面部肌无力和下颌挺举。肌电图（EMG）可显示在上运动神经元乏力时，运动单位的放电频率

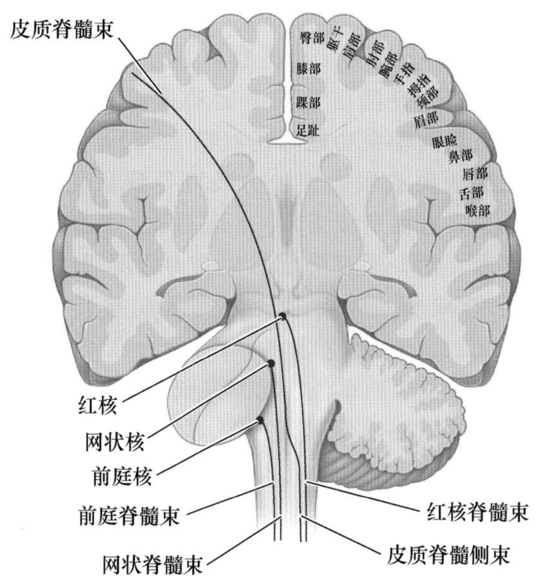

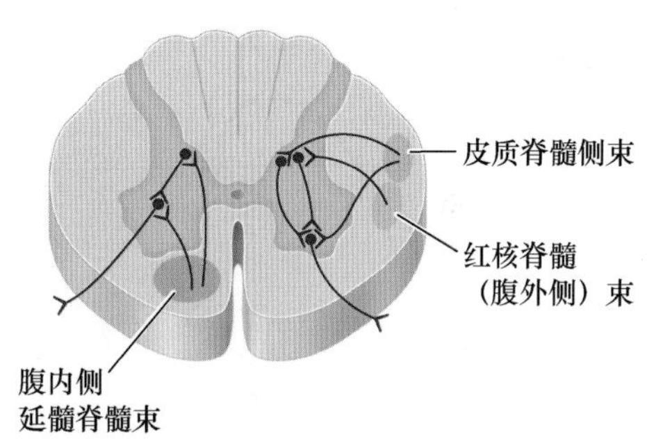

图 22-1　皮质脊髓束与延髓脊髓束的上运动神经元通路。上运动神经元的胞体位于初级运动皮层的第 V 层（中央前回或 Brodmann 4 区）以及运动前区和辅助运动皮层（6 区）。初级运动皮层的上运动神经元具有躯体投射特征（图中右侧示）。

上运动神经元的轴突向下穿过皮层下白质和内囊后肢。锥体系或皮质脊髓系统的轴突向下穿过中脑大脑脚、基底部和延髓锥体部。在颈髓交界处，大部分皮质脊髓束轴突会交叉进入对侧脊髓侧束的皮质脊髓束，但有 10%～30% 仍然留在同侧脊髓前侧。皮质脊髓束的神经元突触位于运动前区中间神经元，但是某些神经元（尤其是颈膨大或连接远端肢体肌肉的运动神经元）可以与下运动神经元直接建立单突触连接，集中分布于手部肌肉的下运动神经元，以参与精细动作的完成。皮质延髓束与皮质脊髓束相似，但其主要支配脑干运动核

延髓脊髓束的上运动神经元可以影响肌肉的强度和张力，但不属于锥体系的一部分。下行的腹内侧延髓脊髓束主要起源于中脑顶盖（顶盖脊髓通路）、前庭核（前庭脊髓通路）和网状结构（网状脊髓通路）。这些通路可以影响轴向和近端肌肉，参与姿势的维持及协调四肢及躯干的运动。腹外侧延髓脊髓束主要起源于红核（红核脊髓通路），协助远端肢体肌肉。有时将延髓脊髓系统称为锥体外系上运动神经元系统。图中分别用圆圈和分叉表示神经元胞体和轴突末端

减少幅度最大。

下运动神经元乏力 此类型乏力的发病机制是由于脑干运动核、脊髓前角的下运动神经元或其传递至相应骨骼肌的轴突功能障碍（图 22-2），其中 α 运动神经元的缺失或肌肉连接中断可导致活化肌纤维的数目减少，进而造成乏力。γ 运动神经元的缺失不会导致乏力，而会通过降低肌梭张力以降低肌张力，并致腱反射减弱。腱反射消失提示肌梭传入纤维受累。

当病变累及运动单位，尤其是前角细胞疾病，可能出现自发放电并继发肌束震颤。同样，α 运动神经元或其轴突的病变也可导致肌纤维去神经支配并出现自发放电。这些单个肌纤维的放电（或称之为纤颤电位）无法被 EMG 记录到。乏力可引起运动单位募集延迟或减少，且在特定放电频率下被激活的运动单位少于正常数量。

神经肌肉接头相关乏力 神经肌肉接头障碍可引起不同程度及不同部位的乏力。同样，其激活的肌纤维数量也随着病情进展而变化，这取决于剩余神经肌肉接头的状态。肌力受病变肌肉先前运动的影响。例如重症肌无力患者无论经何种治疗，其肌力仍会因病变肌肉持续或反复地收缩而下降。因此，易疲劳性乏力提示可能存在神经肌肉接头相关疾病，这是由于无法激活肌纤维所致的功能障碍。

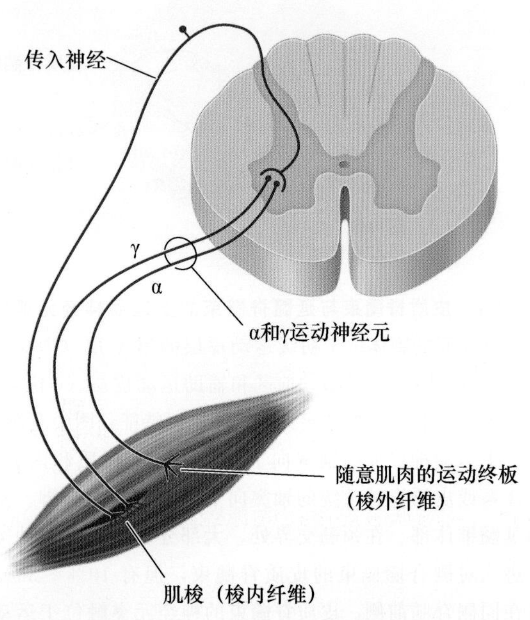

图 22-2 下运动神经元可分为 α 和 γ 两种类型。 α 运动神经元的体积较大且数量较多，其主要支配运动单位的梭外纤维。α 运动神经元丢失或其轴突中断会导致下运动神经元乏力。γ 运动神经元体积较小，数量较少，其功能是支配梭内纤维，维持正常的张力与牵张反射。α 运动神经元主要接收来自大脑皮层运动神经元和初级肌梭传入神经的兴奋性输入。α 和 γ 运动神经元可同时接收来自其他下行的上运动神经元通路、节段性感觉输入和中间神经元的兴奋性输入。α 运动神经元接收来自 Renshaw 细胞中间神经元的直接抑制，且其他中间神经元可间接抑制 α 和 γ 运动神经元。

图示为肌肉牵张（腱）反射所需要的功能结构。轻拍肌腱可以拉伸肌梭（主要由 γ 运动神经元激活）从而激活初级肌梭传入神经元，这些神经元可以刺激脊髓中的 α 运动神经元，产生一次短暂的肌肉收缩，即腱反射

肌源性乏力 肌源性乏力主要是由运动单位中被激活的肌纤维数量或收缩力下降所致。肌营养不良、肌炎或肌纤维坏死均会导致许多运动单位内的肌纤维数量减少。EMG 可表现为每个运动单位的动作电位幅度降低，因而它们需要更快地募集才能达到所需的力量强度。部分肌源性乏力是由于肌纤维的收缩力丧失或Ⅱ型（快速）肌纤维的相对选择性参与。这些类型的病变可能不影响单个运动单位的动作电位，且可检测出电活动与肌力不符的表现。

心因性乏力 某些乏力可能并无器质性病变，但临床表现多样、与客观证据不符，且病变分布特点无法根据神经解剖学进行解释。在进行查体时，患者本应收缩主动肌却收缩了拮抗肌，且患者乏力的严重程度与其日常活动情况不符。

轻偏瘫 轻偏瘫是由颈中部脊髓以上的上运动神经元受损引起，多数病变位于枕骨大孔以上。其他神经系统异常可有助于病灶的定位诊断。例如，语言功能障碍提示大脑皮层病变，视野缺损提示同侧大脑半球的皮层或皮层下病变，而面部、上肢及下肢的“单纯运动性”偏瘫通常是由位于内囊后肢、大脑脚和脑桥上部的小的离散病变引起。一些脑干病变会导致“交叉麻痹”，表现为同侧脑神经异常症状及对侧轻偏瘫。无脑神经受累表现或面瘫提示病变位于高位颈部脊髓，尤其是伴有 Brown-Séquard 综合征时。

急性或发作性轻偏瘫通常是由于局灶性结构性病变，尤其是在病变范围迅速扩大或炎症进展时。亚急性轻偏瘫的病程可达数天或数周，主要与硬膜下血肿、感染或炎症性疾病相关（如脑脓肿、真菌性肉芽肿或脑膜炎、寄生虫感染、多发性硬化及结节病），或与原发性和转移性肿瘤相关。艾滋病患者可能由于弓形虫感染或原发性中枢神经淋巴瘤而发生亚急性轻偏瘫。慢性轻偏瘫的病程常持续数月，并且多由肿瘤或脑血管畸形、慢性硬膜下血肿或退行性疾病引起。

明确急性轻偏瘫（图 22-3）首先需完善头颅 CT 及实验室检查。如果头颅 CT 表现正常，或显示为亚急性或慢性轻偏瘫，则可以根据患者的伴随症状进行

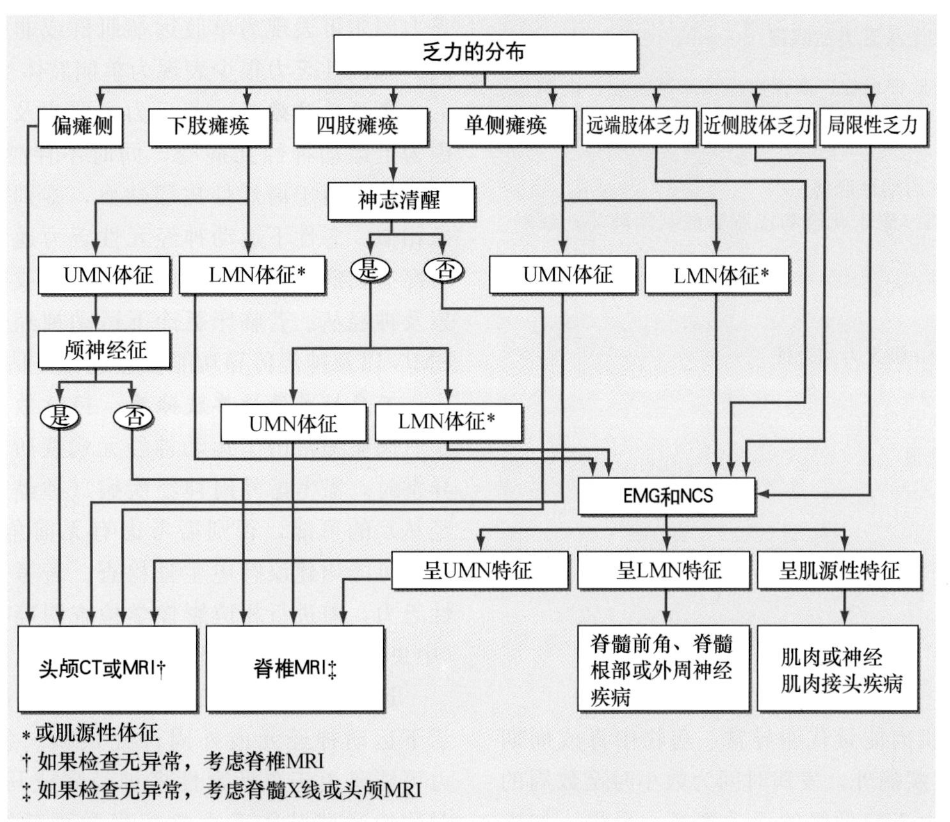

图 22-3 乏力患者的初诊流程图。CT，计算机断层扫描；EMG，肌电图；LMN，下运动神经元；MRI，磁共振成像；NCS，神经传导检查；UMN，上运动神经元

头颅和（或）颈椎（包括枕骨大孔）MRI 检查。

下肢瘫痪 急性下肢瘫痪多因椎管内病变，但若起病时出现下肢肌肉迟缓和反射消失，可能很难明确进行病灶定位。下肢皮肤感觉丧失通常提示胸段脊髓损伤，分离性感觉障碍可见于脊髓中央管综合征或下肢反射亢进而上肢反射正常。脊髓成像（图 22-3）可以直观地反映压迫性病变、梗死（通常不伴有本体感觉障碍）、动静脉瘘及其他血管异常，或横贯性脊髓炎。

可引起急性下肢瘫痪的大脑半球疾病包括大脑前动脉缺血（无法完成耸肩动作）、上矢状窦或皮层静脉血栓形成以及急性脑积水。

马尾综合征也可表现为下肢瘫痪，腰部创伤、中线椎间盘突出或椎管内肿瘤等均可能出现马尾综合征，虽然括约肌通常会受累，但髋关节屈曲和大腿前外侧的感觉功能多为正常。快速进展的前角细胞疾病（如脊髓灰质炎病毒或西尼罗病毒感染）、外周神经病变（如吉兰-巴雷综合征）或某些肌病引起下肢瘫痪较为罕见。

亚急性或慢性痉挛性下肢瘫痪主要由上运动神经元疾病引起。当合并下肢感觉丧失和括约肌受累时，应当考虑慢性脊髓疾病。如出现累及大脑半球的症状，则需要考虑矢状窦旁脑膜瘤或慢性脑积水的可能。长期下肢瘫痪但不伴痉挛状态提示病因可能是下运动神经元或肌源性。

为明确诊断通常先行脊柱 MRI，但当患者存在上运动神经元疾病相关征象且伴有嗜睡、意识错乱、癫痫或其他大脑半球受累症状时，应首先进行头颅 MRI 检查。当临床考虑潜在的神经肌肉疾病时，完善电生理检查可协助明确诊断。

四肢瘫痪或全身乏力 全身乏力可能是由中枢神经系统或运动单位疾病造成。虽然四肢瘫痪与全身乏力从医学术语的角度上来讲可相互替代，但前者多用于形容上运动神经元相关疾病，后者则用于描述运动单位相关疾病。中枢神经系统疾病造成的乏力常伴有意识或认知功能的改变，并且伴肌痉挛、反射亢进和感觉异常。然而，多数神经肌肉因素导致的全身乏力并不影响心理功能，但可伴肌张力减低与伸肌反射减弱。表 22-2 列举了发作性乏力的主要病因，缺乏客观证据的全身乏力患者需考虑其有无慢性疲劳综合征的可能。

急性四肢瘫痪 数分钟内起病的四肢瘫痪可能是由于上运动神经元疾病（如缺氧、低血压、脑干或颈髓缺血、创伤或全身代谢异常）或肌肉疾病（如电解

表 22-2　发作性全身乏力的病因

1. 电解质紊乱，如低钾血症、高钾血症、高钙血症、高钠血症、低钠血症、低磷血症、高镁血症
2. 肌肉疾病
   a. 离子通道病（周期性麻痹）
   b. 肌肉代谢缺陷（碳水化合物或脂肪酸利用障碍；线粒体功能异常）
3. 神经肌肉接头相关疾病
   a. 重症肌无力
   b. Lambert-Eaton 肌无力综合征
4. 中枢神经系统疾病
   a. 脑干短暂性缺血发作
   b. 短暂性全脑缺血
   c. 多发性硬化
5. 缺乏自发行为
   a. 焦虑
   b. 疼痛或不适
   c. 躯体化障碍

质紊乱、先天性肌肉能量代谢异常、药物中毒或周期性麻痹）。除上述疾病外，发病时间为数小时至数周的四肢瘫痪可能是由于较低级的运动神经元受损，如吉兰-巴雷综合征。

对于反应迟钝的患者，应首选头颅 CT 进行评估。若存在上运动神经元异常的症状及体征但患者神志清楚时，应行颈髓 MRI 进行初步评估。若考虑患者为下运动神经元、肌源性或未知来源引起的乏力，首选检查为肌酶及电解质、EMG 和神经传导功能检查。

亚急性或慢性四肢瘫痪　上运动神经元疾病如慢性脊髓病、多发性硬化、颅内或脊髓肿瘤、慢性硬膜下血肿以及各种代谢性、毒性和感染性疾病所致的四肢瘫痪病程可达数周甚至数年。某些下运动神经元疾病同样可以造成慢性神经源性乏力（肢体远端肌肉的乏力症状往往较严重）或肌源性乏力（常为近端肢体受累）。

当反应迟钝患者出现四肢瘫痪急性加重时，应首选头颅 CT。同样，对于存在上运动神经元受累征象但神志清楚的患者出现急性加重时，可首选颈髓 MRI。若怀疑为大脑半球、脑干或颈髓病变进展时，应先对怀疑部位进行影像学检查。若为下运动神经元、肌源性或未知起源引起的四肢瘫痪，首选实验室检查以明确血清肌酶及电解质水平，EMG 和神经传导功能检查有助于定位诊断。

单肢瘫痪　单肢瘫痪通常是由较低级的运动神经元受累引起，伴或不伴感觉异常。上运动神经元相关乏力偶尔可表现为单肢远端肌群或非抗重力肌群的瘫痪。肌源性乏力很少表现为单侧肢体受累。

急性单肢瘫痪　若乏力主要累及肢体远端，且考虑为上运动神经元病变，同时不伴感觉异常或疼痛，则可能是由于局灶性皮层缺血，鉴别诊断与急性轻偏瘫相似。急性下运动神经元性乏力通常伴有感觉丧失与疼痛，病变常定位于单侧神经根或外周神经，偶尔累及神经丛。若临床疑诊下运动神经元性乏力，应行 EMG 以及神经传导功能检查进行评估。

亚急性或慢性单肢瘫痪　持续数周或数月的乏力及肌肉萎缩常由下运动神经元病变所致。当伴随感觉异常时，需考虑外周神经疾病（神经束、神经根或神经丛）的可能，否则需考虑有无前角细胞疾病可能。上述可能均建议行电生理检查。若考虑上运动神经元性乏力，需进行相应影像学检查明确有无离散的皮质（中央前回）或脊髓损伤。

远端肢体乏力　2 个及以上肢体远端肌群受累提示下运动神经元或外周神经疾病。急性下肢远端乏力可能是由于急性毒性多神经病或马尾综合征引起。对称性远端肢体乏力的病程常可延续数周、数月或数年，当伴有肢体麻木时需考虑外周神经病变可能。前角细胞疾病可于远端肢体起病，但通常为非对称性乏力，且不伴肢体麻木。肌源性乏力很少表现为远端肢体乏力。电生理检查有助于疾病的定位诊断（图 22-3）。

近端肢体乏力　对称性盆腔或肩胛带肌乏力通常由肌病引起。神经肌肉接头相关疾病，如重症肌无力，可表现为对称性近端肌无力，且常伴有上睑下垂、复视或球麻痹，其严重程度可在一天内波动。前角细胞疾病常以非对称性近端肢体乏力为主要表现，但是在家族性疾病中可表现为对称性乏力。上述疾病均不会引起肢体麻木，应先行血清肌酸激酶水平检测及电生理检查以评估病情。

局限性乏力　某些乏力可能不属于以上任何一种类型，如局限于眼外肌、半面肌、延髓或呼吸肌的乏力。若为单侧局限性乏力，则常因下运动神经元或外周神经疾病，如面瘫。局限性四肢乏力通常是由于外周神经病变，如神经卡压。对称性眼外肌或延髓性麻痹常由肌病或神经肌肉接头相关疾病所致。双侧面瘫伴反射消失提示吉兰-巴雷综合征可能。对称性乏力进行性加重伴疲劳是神经肌肉接头相关疾病的典型表现。非对称性延髓麻痹的病因通常是运动神经元疾病。局限性呼吸肌无力并不常见，通常与运动神经元疾病、重症肌无力或多发性肌炎/皮肌炎相关。

第二十三章　麻木、刺痛和感觉丧失

Numbness, Tingling, and Sensory Loss

Michael J. Aminoff　著
（黄仲贤　译）

正常的躯体感觉就是机体持续监测过程的反映，正常情况下人们仅能意识到少量来自躯体感觉的信息。相反，异常的感觉（尤其是痛觉）能引起患者的警觉和重视。医生应当能通过患者的描述识别出异常的感觉，知悉其类型并推测其可能的来源部位，以及明确其临床意义。疼痛于第十章单独叙述。

阳性症状及阴性症状

感觉异常的症状可分为两类：阳性症状和阴性症状。典型的阳性症状是刺痛（疼痛和针刺感）；其他阳性感觉表现包括瘙痒，以及其他被描述为戳破感、束带感、闪电样迫击感（剧烈刺痛感）、酸胀感、刀割样、扭转样、牵拉感、推挤感、紧缩感、烧灼感、火辣样、触电样或摩擦样等感受。这些症状通常是痛苦的。

阳性表现通常由于沿外周或中枢分布的感觉通路上阈值降低或兴奋性增高的部位生成连串神经冲动。感觉异常的性质和严重程度取决于异位冲动的数量、生成速率、时间和分布，以及冲动起源的神经组织的类型和功能。由于阳性表现代表感觉通路的过度活动，所以并不一定伴随体格检查时的感觉障碍。

阴性表现代表感觉功能的丧失，常呈以麻木为典型表现的感觉减弱或消失，神经系统查体时可出现显著的感觉异常。对于累及外周感觉的疾病，在体格检查发现感觉缺失之前至少有一半支配特定部位的传入轴突可能已经丧失功能或功能减低。但是，如果为缓慢感觉丧失，即使仅剩少数有功能的感觉纤维，皮肤感觉的缺失可能并不会引起患者注意，临床医生也难以通过查体发觉异常表现。若为快速的感觉丧失，患者将出现明显的阳性表现和阴性表现。感觉神经传导试验或躯体感觉诱发电位可以发现亚临床程度的感觉异常。

虽然感觉功能的症状可以为阳性或阴性，但在体格检查中通常更重视对阴性表现相关体征的检查。

相关术语

感觉异常和感觉迟钝是常用于描述阳性感觉症状的术语。感觉异常通常是指刺痛或疼痛-针刺感，但也可能包括除疼痛外的其他各种异常感觉，有时亦指自发意识到的异常感觉。感觉迟钝则更为通用，可用于描述包括疼痛在内所有类型的异常感觉，且无论是否存在明显的刺激。

还有一组术语用于描述检查中发现的感觉异常。感觉减退是指皮肤对特定类型刺激的感觉减少，如压力、轻触、热或冷刺激。感觉缺失是指对上述刺激及针刺完全丧失皮肤感觉。痛觉减退或痛觉缺失指机体对疼痛的感知程度（伤害感受）减少或消失。感觉过敏指轻触即觉疼痛或敏感性增加。与之类似，痛觉超敏描述的是机体感知到非疼痛性刺激会产生痛觉，甚至剧烈疼痛。使用振动音叉引发痛觉便是一个典型示例。痛觉过敏指的是轻微的伤害性刺激即可使机体产生剧烈疼痛。而痛觉过度是一个更广泛的术语，涵盖了感觉过敏、痛觉超敏和痛觉过敏所涉及的全部临床表现，其定义为对感觉刺激的阈值升高伴感知延迟，然而一旦机体感受到这种刺激，便会产生过度疼痛。

肌梭、肌腱和关节的深度感觉障碍会影响本体感受（位置觉）。临床表现包括平衡障碍（特别是闭眼或在黑暗中）、完成精确运动时动作笨拙及步态不稳，以上表现统称为感觉性共济失调。通过体格检查可发现（但并不总能发现）的异常体征包括关节位置觉、振动觉和受累肢体腱反射减弱或缺失。Romberg 征（闭目难立征）阳性指患者在闭眼并双脚并拢站立时出现显著摇晃或倾倒。在累及深感觉的严重去传入的情况下，患者无法独立行走或站立，甚至无法坐下。患者可出现手和手指伸出后的连续不随意运动（假性手足徐动症），闭眼时症状更明显。

感觉的解剖学

皮肤感受器可根据兴奋它们的刺激类型进行分类。它们由裸露的神经末梢（包括应答于组织损伤性刺激的伤害性感受器和应答于非损伤性温度刺激的温度感受器）和包以被膜的神经末梢（由皮肤的物理性变化激活的多种机械性感受器）组成。每种类型的感受器都有其对特定刺激的敏感性、感受范围的大小和清晰程度，以及适应性特点。

外周神经干的传入纤维穿过背根并进入脊髓背角（图 23-1）。主要传导伤害性感受、瘙痒、温度觉及触觉的小纤维（无髓鞘和细髓鞘）多突触投射从这里交叉至对侧脊髓的前索和侧索并上行，经脑干到达丘脑的腹后外侧（VPL）核，最终投射到顶叶皮质的中央后回（详见第十章），这就是脊髓丘脑通路或前外侧

图 23-1 **主要的躯体感觉通路**。脊髓丘脑束（痛觉、温度觉）和后索-内侧丘系系统（触觉、压力觉、关节位置觉）。图中对自上行的前外侧束（脊髓丘脑束）至延髓、脑桥、中脑的核团的分支以及神经束的终末核团进行了标示（引自 AH Ropper，MA Samuels：Adams and Victor's Principles of Neurology，9th ed. New York，McGraw-Hill，2009）

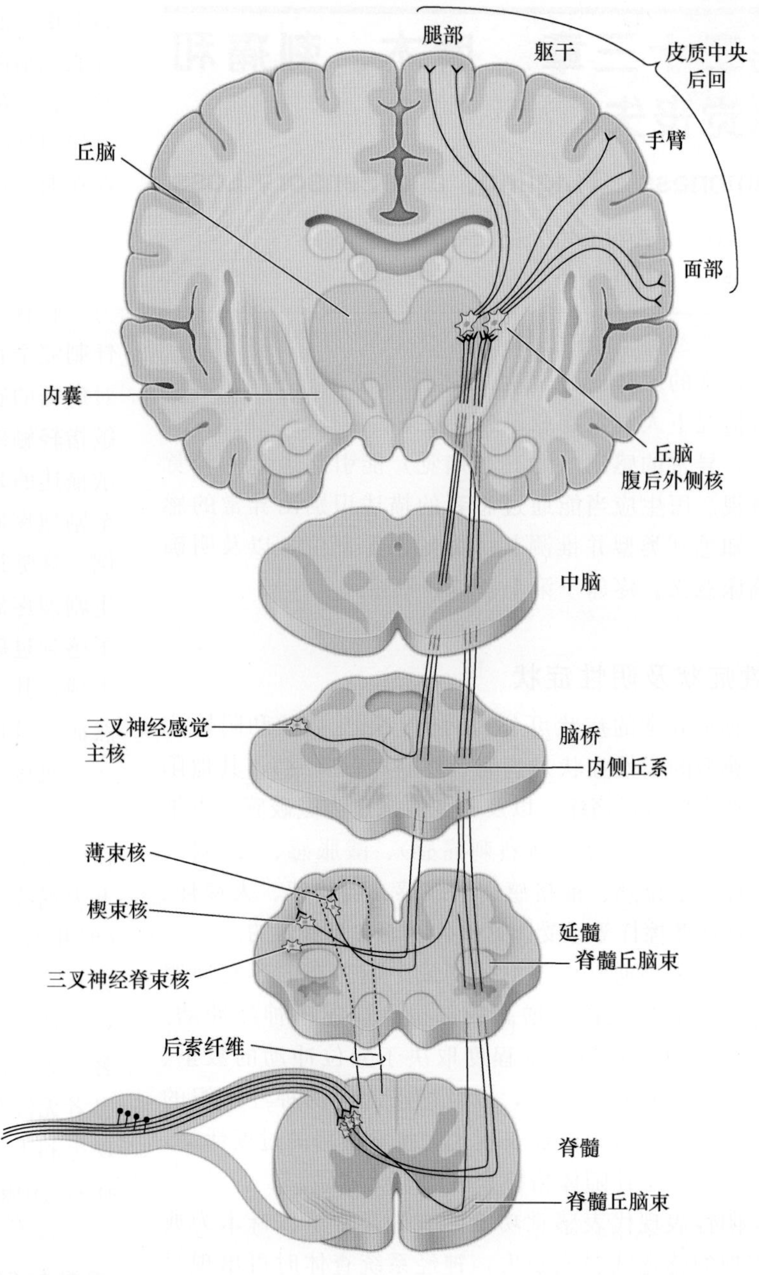

系统。主要传导触觉、位置觉及运动觉的大纤维在同侧脊髓的后索和后外侧索纵向投射，在延髓下段的薄束核或楔束核形成第一个突触。二级神经元的轴突在位于延髓内侧的内侧丘系、脑桥被盖、中脑和 VPL 核的突触中交叉上行。三级神经元投射到顶叶皮质以及其他皮质区域。该系统被称为后索-内侧丘系通路（简称丘系）。虽然构成脊髓丘脑系统和丘系的纤维类型和功能已众所周知，但仍有许多其他的纤维（特别是与触觉、压力和位置觉相关的纤维）在脊髓前外侧象限以向同侧和对侧弥漫性分布的模式上行。这解释了为何脊髓后索完全性损伤时，查体仅发现轻微感觉丧失。

神经传导通路研究和神经活检是研究外周神经系统的重要手段，但无法评估皮肤感受器、游离神经末梢或神经干中无髓鞘/薄髓鞘的神经纤维的功能或结构。真皮及表皮中的上述结构可通过皮肤活检进行评估。

感觉的临床检查

感觉的检查主要是检查初级感觉（痛觉、触觉、振动觉、关节位置觉和温度觉）（表 23-1）。检查者须根据患者的反应进行判断，这使得对检查结果的解释更加复杂。此外，某些检查可能，不适用于部分患者。例如，对昏迷患者进行感觉检查，其项目减至仅观察患者对掐捏或另一种伤害性刺激能否作出快速移开的反应。进行双侧查体是必要的。对疑诊却不能配合查体的患者，可能无法进行皮肤感觉的检查，但可通过留意患者完成平衡动作及精细动作的最佳表现来了解

表 23-1 初级感觉的检查

感觉类型	检查工具	激活的神经末梢	传导纤维的大小	中枢通路
痛觉	针刺	皮肤伤害性感受器	小	SpTh、D
温度觉、热觉	热的金属物品	皮肤温觉感受器	小	SpTh
温度觉、冷觉	冷的金属物品	皮肤冷觉感受器	小	SpTh
触觉	棉花、细毛刷	皮肤机械性感受器，以及裸露的神经末梢	大和小	Lem、D和SpTh
振动觉	音叉（128 HZ）	机械性感受器，尤其环层小体	大	Lem、D
关节位置觉	特定关节的被动活动	关节囊及肌腱末端、肌梭	大	Lem、D

D，同侧和对侧前外侧索的弥漫性上行投射；Lem，同侧后索和内侧丘系投射；SpTh，对侧脊髓丘脑投射

其本体感觉功能。

对以感觉功能异常为主诉的患者，查体应从受累区域的中心开始，范围逐渐向外呈放射状扩散，查至感觉正常处为止。检查者需明确所有感觉异常的分布，并将之与神经根和外周神经支配区域对比（图 23-2 和图 23-3）。部分患者的感觉异常症状与解剖定位不符，或查体未见明显异常及体征与症状严重不一致时，检查者需考虑患者感觉异常的症状是否为心因性或情境性。对无神经系统症状的患者的感觉检查可以适当简化，其内容只需包括手足部皮肤针刺、触觉和振动觉检查，以及对姿势和步态的评估，包括 Romberg 征。姿势和步态的评估也有助于评价运动系统和小脑功能的完整性。

初级感觉 痛觉检查通常使用一根洁净的针（要求用后即扔），嘱患者闭眼，专注感受刺激的刺痛感或不适感，而不仅仅是压力觉或触觉。痛觉减退区域的

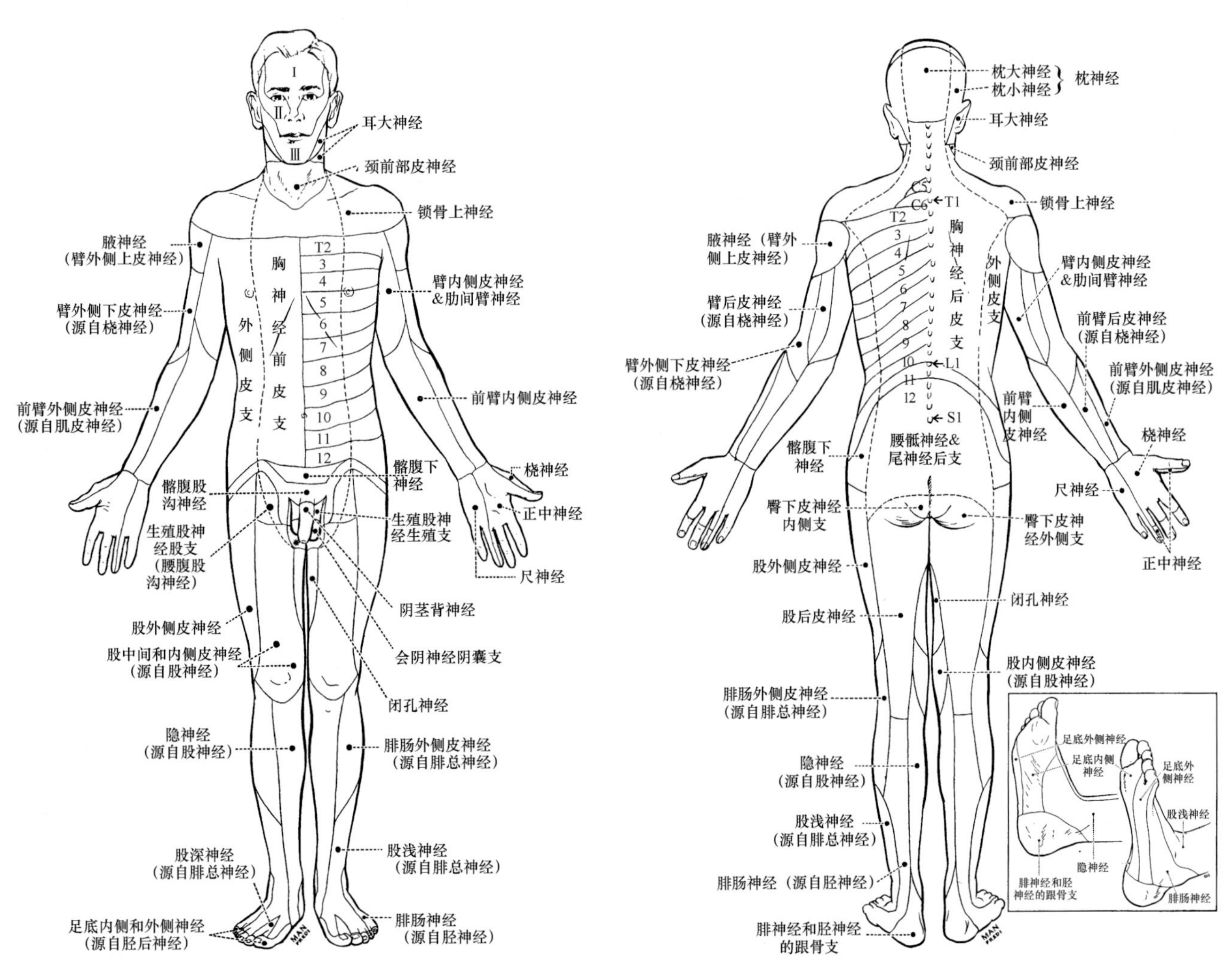

图 23-2 外周神经支配的皮肤区域（经允许引自 W Haymaker，B Woodhall：Peripheral Nerve Injuries，2nd ed. Philadelphia，Saunders，1953）

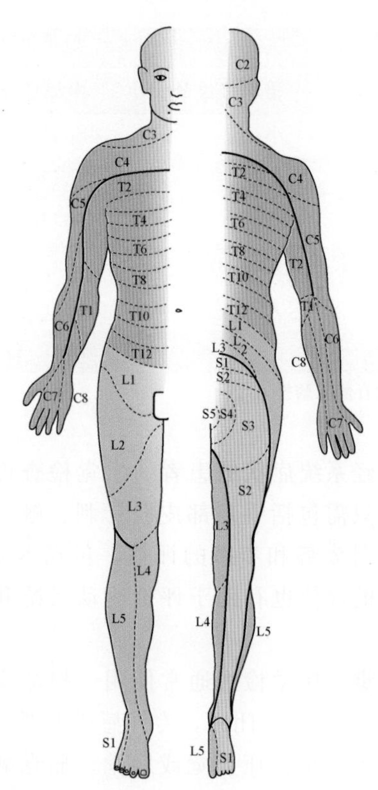

图 23-3　脊髓感觉神经根的体表分布（皮肤）（经允许引自 D Sinclair：Mechanisms of Cutaneous Sensation. Oxford，UK，Oxford University Press，1981）

检查应该以症状最明显的位置为中心，向外呈放射状扩散。对冷热温度觉的最佳检查方式是利用装有相应温度的水的小容器进行检查，另一种检查冷觉的方法是让患者在室温下触摸金属物体，如使用音叉接触皮肤。将音叉或其他金属物体在温水中浸泡至理想温度可用于测试热觉。由于每种感觉对应不同的感受器，因此需对冷、热两种温度觉均进行检查评估。触觉检查通常使用一缕棉花或细毛刷，其目的是尽量减少检查物对皮肤的压力。一般来说，最好避免在毛发浓密的皮肤上进行触觉检查，因为每个毛囊周围都有大量的感觉末梢。嘱患者闭眼，一旦感觉到刺激时立即示意，并定位接触部位。

关节位置检查是一种针对本体感觉的检查，嘱患者闭眼，在大脚趾和大拇指的远端指间关节进行。首先将患者手指（脚趾）在两侧固定，被动移动被测关节的远端，同时近端关节保持固定，嘱患者指出关节位置的变化或移动的方向。如果判断错误，则需要测试更近端的关节。近端关节位置觉检查主要在肩部进行，嘱患者伸展手臂并闭上眼睛，将两个示指放在一起。正常人可准确地做到且误差不超过 1 cm。

振动觉检查利用以 128 HZ 的振动音叉完成。在体表骨性标志处进行，自肢体远端开始；在进行足部振动觉检查时，常于大脚趾远端趾骨的背侧表面和踝关节的内踝关节面进行，手部检查是在手指远端指骨背侧进行。如感觉异常，应对更近端部位进行检查。患者和检查者同一部位的振动阈值可以进行比较，以便于控制变量。

定量感觉检查　目前已有市售的有效感觉检查设备。定量感觉检查在评价皮肤感觉相关的临床试验中发挥至关重要的作用。应用最广泛的为对触觉、振动觉及温度觉的阈值测定。

皮质感觉　最常用的皮质功能检查包括两点辨距觉、触觉定位、双侧同时刺激以及图形觉和实体觉检查。对于意识清楚、查体合作且初级感觉正常的患者，出现上述感觉检查的异常提示顶叶皮质或丘脑皮质投射系统损伤。如果初级感觉异常，上述皮质的辨别功能通常也会出现障碍。由于特定顶叶区域的损伤很可能是单侧的，所以应比较肢体两侧相对应的部位。

两点辨距觉检查使用特殊的卡尺完成，可将两点距离设定为 2 mm 至数厘米，然后同时置于双侧被试部位。正常人指尖可以分辨出间距约 3 mm 的两点。

触觉定位通过使用检查者的指尖或棉花对被检者施以短暂轻微的压力。嘱患者闭眼，指出被接触的部位。同时刺激双侧的同一部位（如两手手背）可用于确定一侧肢体的触觉是否持续消失（触觉消失或忽略）。图形觉指患者闭上眼睛时仍可识别检查者用指尖在其手掌上画出的字母或数字的能力。此处再次强调患者自身对比的重要性。不能识别上述检查中画出的数字或字母则被称为皮肤图形觉缺失。

实体觉是指患者通过触摸识别常见物体形状、质地和大小的能力。最常用的标准物体为钥匙、回形针和硬币。实体觉正常的患者应能在闭眼时分辨面值不等的硬币。患者每次只能用一只手触摸物体。如果其中一只手无法识别，则把物体放在另一只手进行比较。对于常见物品和硬币，若其中一只手无法辨别但对侧手可以辨别，则认为异常侧存在实体觉缺失。

感觉异常的定位

异常的感觉症状和体征可由不同层次的神经系统损伤引起，涉及顶叶皮层到外周感受器各个环节。关注其分布和性质是定位其来源最重要的方法。临床上主要关注感觉异常的范围、构成、对称性、性质和严重程度。

尚无对体格检查中无异常发现的感觉迟钝的合理解释。举例来说，沿肢端分布（手和足）的刺痛性感觉迟钝可由全身性疾病引起，如继发于通气过度，或由乙酰唑胺等药物诱发。肢体远端感觉迟钝可能是多神经病变发展的早期事件，也可能提示脊髓疾病，如维生素 B_{12} 缺乏所造成的脊髓疾病。肢体远端感觉迟钝有时并没有明确的病理学基础。相反，与特定外周神经结构分布相对应区域的感觉迟钝表明该结构的损伤。例如，仅限于小指及与之相邻的半侧环指的感觉迟钝可以明确地提示尺神经损伤，病变常位于肘部。

神经与神经根 在局灶性神经干损伤中，感觉异常的范围很容易被界定，且病变边界清晰（图 23-2 和 23-3）。神经根（“根性”）病变通常伴随着沿相关神经干支配区的深部疼痛。当第五腰椎（L5）或第一骶骨（S1）神经根受压（如椎间盘破裂）时，常表现为坐骨神经痛（与坐骨神经干相关的神经根性痛）（详见第十四章）。当病变仅累及单个神经根时，由于相邻的神经根支配区域广泛重叠，患者可能仅表现为轻微的感觉缺失，或无感觉异常。

仅单神经病变亦可出现受累神经支配范围以外的症状，但检查时的异常通常仅局限于对应的解剖范围内。当存在多个单神经病变时，患者的症状和体征可出现在由不同神经支配的独立区域，而当更多的神经受累时，如果出现感觉丧失的区域相互融合，可能会出现类似多神经病变的表现。对于多神经病变，感觉缺失常呈自肢体远端的节段性、对称性分布。患者首先表现为感觉迟钝，随后出现麻木，病变部位自脚趾开始对称性向上进展。当感觉迟钝累及膝部时，通常也会在指尖出现症状。这一过程取决于神经纤维的长度，这种感觉缺失通常被称为“手套-袜套”样。上颈髓或脑干病变也可同时累及手和足部，但通常可出现躯干较高水平的感觉障碍，并且可能存在其他中枢病变的证据，如括约肌受累或上运动神经元病变的体征（详见第二十二章）。尽管大多数多神经病变为全感觉性，累及所有感觉，但可能由于神经纤维的大小不一，会发生选择性感觉功能障碍。小纤维多神经病变的特征是烧灼样、痛样感觉迟钝，伴有针刺觉和温度觉障碍，但不影响本体感觉、运动功能和深肌腱反射。不一定受累及触觉，当病变不累及触觉时，这种感觉模式被称为感觉分离。感觉分离也可能发生在脊髓损伤和小纤维神经病变。大纤维多神经病变的特点是振动觉和位置觉丧失，无法维持平衡，肌腱反射消失以及多种运动功能障碍，但保留大部分皮肤感觉。如果合并感觉迟钝，则其性质通常为刺痛感或呈带状。

感觉性神经病变（或神经节病变）的特点是以非长度依赖性的方式发生的广泛但不对称的感觉丧失，因此它可能发生在肢体近端或远端，也可能累及上肢、下肢或同时累及上下肢。肢体疼痛和麻木随时间逐渐进展为感觉性共济失调和各种感觉受损。这种情况通常由于副肿瘤性或特发性病因，或与自身免疫性疾病有关，尤其是 Sjögren 综合征。

脊髓 如果脊髓被切断，所有切断水平以下的感觉都会丧失。膀胱和肠道功能以及运动功能也会丧失。半侧脊髓离断可出现 Brown-Séquard 综合征，即病变平面以下对侧痛觉和温度觉消失，同侧本体感觉消失及肌力减低（图 23-1）。

双足麻木或感觉异常可能是由脊髓损伤引起，尤其是当感觉丧失的平面向上延伸到躯干时。当出现累及四肢的感觉异常时，除非是由外周神经病变引起的，否则病变可能位于颈髓或脑干。若出现上运动神经元体征（详见第二十二章），则支持中枢损伤的诊断；位于躯干、呈带状分布的感觉过敏可有助于病变的定位。

分离性感觉丧失可反映脊髓中的脊髓丘脑束受累，尤其是在单侧感觉丧失且躯干病变水平较高时。双侧脊髓丘脑束受累见于累及脊髓中央的病变，如脊髓空洞症，即出现分离性感觉丧失，表现为针刺觉和温度觉障碍，但轻触觉、位置觉和振动觉相对正常。

脊髓后索或后神经根进入区域的功能障碍可引起躯干周围的带状感觉异常，或单个或多个肢体的压迫感。颈髓病变累及后索的患者弯曲颈部有时会出现一种类似电击的感觉，并放射至背部和腿部（Lhermitte 征），常见于多发性硬化、颈椎病或近期颈髓区域接受射线照射者。

脑干 交叉式感觉障碍，即一侧面部和对侧躯体受累，可定位于延髓外侧。此处的微小损伤就可能损害同侧下行的三叉神经束和支配对侧上下肢和半侧躯干的脊髓丘脑束上行纤维。脑桥和中脑被盖的病变会损伤内侧丘系和脊髓丘脑束纤维交汇处，导致对侧全部感觉丧失。

丘脑 半侧感觉异常伴有由头到足的刺痛性麻木，常提示病变位于丘脑，也可能位于前顶叶区。如为急性起病，尤其是病变局限于丘脑时，提示病因可能是小卒中（腔隙性脑梗死）。当病变影响到 VPL 核团或周围白质时，可能会出现丘脑疼痛综合征，也被称为 Déjerine-Roussy 综合征，表现为剧烈持续的单侧疼痛。

皮质 当顶叶病变累及皮质或下层的白质时，最突出的症状是对侧偏瘫、注意力缺失以及避免使用患侧手和手臂的倾向。在皮质感觉检查（如两点辨距觉、图形觉检查）中常出现异常，但患者的初级感觉通常完好。前顶叶梗死可表现为伪丘脑综合征，伴对侧从头至足的初级感觉丧失，可出现感觉迟钝或麻木，少数情况下也会出现疼痛。

局灶性感觉性癫痫发作 这种发作通常是由中央后回或中央前回病变引起。局灶性感觉性癫痫发作的主要症状是刺痛，但也可能出现其他更复杂的感觉，如急促感、温暖感或无运动时的运动感。症状通常为单侧，起始于上肢或手、面部或足部，且病变的扩散方式与皮质层支配不同身体部位的分布一致，如杰克逊癫痫。发作持续时间不定，可能只持续数秒，亦可持续 1 h 或更长时间。可伴有局灶性运动，通常而言，局灶性运动会随着意识丧失及强直性阵挛而全身泛化。

第二十四章 步态和平衡障碍

Gait and Balance Disorders

Lewis Sudarsky 著

（李忠佑 巫凯敏 译）

患病率、发病率和死亡率

步态和平衡障碍在老年人中很常见，并伴有跌倒和受伤的风险。65 岁以上人群中 15% 患有步态障碍。到 80 岁时，1/4 的人需要使用器械来辅助行走。在 85 岁及以上的人群中，步态障碍的患病率接近 40%。在流行病学研究中，步态障碍一直被认为是跌倒和受伤的主要危险因素。

相当多的老年人自诉曾有失衡感，并且曾经遭遇跌倒以及对跌倒感到恐惧。前瞻性研究显示每年 65 岁以上人群中有 30% 会发生跌倒。衰弱老年人和照护机构中人群发生跌倒的比例更高。每年 75 岁以上人群中有 8% 遭受严重的跌倒相关性伤害。其中，髋部骨折可导致住院治疗，可能造成患者需要入住照护机构，并且伴随后续每年死亡风险增加。除了残疾人外，也存在由于焦虑和担心跌倒而导致功能受限的人群。近 1/5 的老年人因顾虑跌倒而主动限制自身的活动。随着行走功能的丧失，生活质量下降，发病率和死亡率也随之增加。

解剖和生理

直立的双足步态依赖于姿势控制和运动探索二者相辅而成。这些功能区广泛分布于中枢神经系统内。双足行走的生物力学机制十分复杂，且任一层面的神经系统损伤均易造成这些功能受累。位于脑干、小脑和前脑的命令及控制中枢可调节脊髓模式发生器的作用来促使行走的发生。在切断脊髓后，四足动物会产生“虚拟运动”，但这一能力在灵长类动物中并不明显。灵长类动物行走行为的生成依赖位于脑桥被盖区、中脑和丘脑下部的运动中枢。运动协同作用是通过网状结构以及脊髓腹内侧核的下行传导通路来实现。大脑皮层的控制为行走设定了方向及目的，并参与躲避障碍物，以及形成与环境和地形相符的运动程序。

姿势控制需要在整个步态周期中维持身体质心在支撑面上。机体通过无意识的姿势调整以维持站立平衡：在干扰后 110 ms 可测得下肢肌肉开始出现长潜伏期反应。质心前移为行走提供了推进力，但未能维持质心在稳定范围内则会导致跌倒。这种动力学平衡的解剖学机制尚不明确，但前庭核及小脑中线均参与动物的平衡控制。当以上结构受损时，将导致患者站立及行走出现平衡障碍。

站立平衡取决于机体对环境、支撑面与重力的身体重心位置具有高质量感觉信息。姿势控制的感觉信息主要由视觉系统、前庭系统以及肌梭和关节中的本体感受器生成。健康状况良好时的感觉传入信息通常绰然有余，但如果三条传入通路中有两条受损就足以损及站立平衡。老年人的平衡障碍有时是因为外周感觉系统中的多种损伤（如视力丧失、前庭功能障碍、外周神经病），这使得维持平衡稳定性所需的传入信息质量严重下降。

患有神经退行性疾病相关认知障碍的老年患者特别容易跌倒和受伤。关于使用注意力来管理步态和平衡的文献越来越多。行走通常被认为是无意识和自动的，但是在有跌倒病史的衰弱老年人中，步行的同时关注认知任务（双任务步行）的能力可能受到损害。执行功能受损的老年患者在注意力分散时可能特别难以管理维持动态平衡所需的注意力信息。

步态障碍

步态障碍可能归因于衰弱、乏力、关节炎和骨骼结构畸形，其中神经源性病因至关重要，并可因此致残。临床实践中所见的各类步态异常就是涉及维持步态功能庞大神经系统网络的外在反映。行走功能极易受到不同程度神经系统疾病的影响。步态障碍可基于其生理学和生物力学异常进行分类。这种分类方法的一大问题是许多异常步态看起来基本相似。这种重叠反映了适应失衡风险和平衡能力下降的共同模式。临床观察到的步态障碍必须被视为神经系统功能障碍和功能性适应的结果。异常步态的特征往往被适应性反应所掩盖。下文总结了一些常见的异常步态模式。步态障碍也可根据病因进行分类（表 24-1）。

谨慎步态

术语“谨慎步态”用于描述患者行走时步幅小、质心低，就好像在光滑路面上行走一样。这种步态障碍既常见且无特异性。从本质上讲，它是对感知到的姿势威胁的调整。这可能与对跌倒的恐惧相关。在超过 1/3 的患有步态障碍的老年患者中可以观察到这种步态。物理治疗通常可以改善行走的步态，直到随访观察能够揭示更特异的病因。

僵硬步态

痉挛性步态的特征表现为下肢僵直、肌张力失调，以及倾向于出现划圈样步态、足尖曳地。这种异常步态提示皮质脊髓束（对肌肉）的支配减弱以及脊柱反射的过度激活。患者行走时足尖着地。在极端情况下，因内收肌群的肌张力增高，可出现双下肢交叉状态。对这类患者进行体格检查时可见上运动神经元病变的体征。此外，患者的鞋子常呈不均匀磨损外观。疾病可起源于大脑或脊髓。

颈椎病所致的脊髓病变是老年人痉挛性步态或痉挛-共济失调步态的常见原因。脱髓鞘疾病和创伤则是年轻患者脊髓病变的主要原因。针对不明原因的慢性进行性脊髓病变，实验室检查和影像学检查二者结合有助于确诊。家族史可提示遗传性痉挛性截瘫，目前可对该疾病相关的常见突变进行基因检测。与人类 T 细胞嗜淋巴细胞反转录病毒 1（HTLV-1）相关的热带痉挛性瘫痪在加勒比海和南美洲的部分地区流行。诊断此病之前应通过适当的检查除外结构性病变，如肿瘤或脊髓血管畸形。

脑源性痉挛往往呈不对称性，通常累及上肢，并且伴有构音障碍。常见原因包括血管疾病（卒中），多发性硬化和围生期神经系统损伤（脑瘫）。

其他僵硬步态的病因包括肌张力障碍和僵人综合征。肌张力障碍是一种以持续性肌肉收缩引起重复扭转运动和异常姿势为特征的疾病。通常具有遗传学基础。肌张力障碍性痉挛可导致跖屈和足内翻，有时伴有躯干的扭转。在自身免疫性僵人综合征中，腰椎的过度前凸和拮抗肌的过度活动可限制躯干和下肢运动并造成呆板或固定姿势。

表 24-1　步态障碍的病因

病因	病例数	百分比
感觉障碍	22	18.3
脊髓病变	20	16.7
多发性梗死	18	15.0
帕金森病	14	11.7
小脑变性	8	6.7
脑积水	8	6.7
中毒/代谢性因素	3	2.5
精神心理因素	4	3.3
其他	6	5.0
不明病因	17	14.2
总计	120	100

经允许引自 J Masdeu，L Sudarsky，L Wolfson：Gait Disorders of Aging. Lippincott Raven，1997

帕金森病和冻结步态

帕金森病非常多见，55 岁以上的人群中有 1%受累。前倾屈曲体态和摇晃步态是其典型特征。患者有时候会加速行走（慌张步态）、由于重心移位表现为后冲或躯干与头部连带小步转弯。美国国立卫生研究院（NIH）工作组将冻结步态定义为“短暂发作性的步态受阻，表现为患者意欲步行却在起始时无法迈步”。在患病满 5 年的帕金森病患者中，26%可出现冻结步态，并且最终大多数患者会出现冻结步态。随着疾病的进展，将会出现姿势不稳定和跌倒，其中一些跌倒是由冻结步态诱发的。

冻结步态较常见于帕金森病相关性神经退行性疾病，如进行性核上性麻痹、多系统萎缩和皮质基底节变性。患有这些疾病的患者经常出现轴向僵硬、姿势不稳定以及摇晃、冻结步态，而缺乏帕金森病特征性的搓丸样震颤。发病的第 1 年内出现跌倒提示进行性核上性麻痹。

多动性运动障碍也会形成特征性和具有识别度的步态障碍。在亨廷顿病中，全身肌肉在无法预知下不受控制地运动，使其表现为舞蹈样动作。迟发性运动障碍是许多怪异、刻板样步态障碍的病因，多见于长期使用抗精神病药和其他阻断 D_2 多巴胺受体药物的患者。

额叶步态

额叶步态（有时也被称为步态失用症）常见于老年人，并且具有多种病因。该术语用于描述伴有平衡障碍或者其他更高级脑功能障碍所表现的摇晃、冻结步态。典型特征包括支撑面基底增宽、短步幅、拖步而行以及起步和转弯的困难。许多患者表现为起步困难，形象地被称为"滑动离合器"综合征或步态"点火失败"。"下肢帕金森综合征"这一术语也用于描述此类患者。患者通常肌力正常，能够在不需要同时站立并保持平衡的情况下迈步行走。不同于失用症，这种疾病被认为是一种更高水平层面受累的运动控制障碍（详见第二十八章）。

额叶步态最常见的病因是血管疾病，特别是皮质下小血管疾病。病变常见于额叶白质深部和半卵圆中心。步态障碍可能是高血压伴有大脑半球白质深部缺血病灶（Binswanger病）患者的突出特征。这一临床综合征包括智能改变（不同程度）、构音障碍、假性延髓麻痹（情绪脱抑制）、肌张力增高和下肢反射亢进。

成人交通性脑积水也可出现这种步态障碍。病程早期可能并不表现为具有诊断意义的三联征（步态不稳、智力障碍和尿失禁）。MRI显示脑室扩大、导水管周围的流动空隙增宽，以及不同程度的脑室周围白质改变。腰椎穿刺或脑脊液动力学检查对于确诊脑积水必不可少。

小脑性共济失调步态

小脑疾病会显著影响步态及平衡。小脑共济失调步态的特征为支撑面增宽、躯干侧向不稳定、足部位置不稳定，且当患者试图在窄基底支撑面下行走时将失去平衡。转弯时难以保持平衡是疾病常见的早期特征。患者无法沿足跟到足尖行走，且当其处于窄基底支撑面下或保持足跟接足尖的站姿时，会出现躯干左右摇摆。在日常生活中，患者的跌倒倾向差异极大。

老年患者小脑性共济失调的原因包括卒中、创伤、肿瘤和神经退行性疾病，如多系统萎缩和各种类型的遗传性小脑变性。脆性X染色体突变位点短段重复扩增（脆性X染色体前突变）与老年男性的共济失调步态相关。酒精性小脑变性可通过病史进行筛检，并且通常由MRI确诊。在共济失调的患者中，MRI可揭示其小脑萎缩的程度和形态。

感觉性共济失调

如前文所述，平衡依赖于来自视觉、前庭系统和本体感受器的高质量传入信息。当这些信息丢失或质量不良时，运动过程中的平衡就会受损并且导致平衡障碍。脊髓痨型神经梅毒的感觉性共济失调就是经典的例子。与之相似的是累及大纤维的神经病变。维生素 B_{12} 缺乏是导致脊髓和外周神经系统中大纤维感觉丧失的可治愈性病因。这些患者的下肢关节位置觉和振动觉减弱，闭眼后站立不稳，走路时需经常低头看脚，且黑暗中行走障碍。表24-2比较了感觉性共济失调、小脑性共济失调和额叶步态。一些衰弱老年患者表现为由多重感觉缺陷共同作用的不平衡综合征。这些患者的本体感觉、视觉和前庭感觉均存在障碍，从而对姿势支持造成影响。

神经肌肉疾病

罹患神经肌肉疾病的患者通常存在步态异常，有时甚至是其特征性表现。远端肢体无力（外周神经病）时，患者会通过增加抬腿高度代偿垂足，并且受重时重心由足跟转移至足底。如前所述，神经病变可能伴随某种程度的感觉失衡。罹患肌病或肌营养不良的患者最为典型的表现是近端肢体无力。髋部肌群无力可造成运动过程中骨盆呈一定程度过度摆动。

中毒和代谢紊乱

酒精中毒是急性行走障碍的最常见原因。药物和代谢紊乱所致的慢性中毒会损害运动功能和步态。精神状态可能发生变化，检查可发现扑翼样震颤或肌阵挛。这些患者静态平衡可受到干扰，极易失去平衡。

表24-2　小脑性共济失调、感觉性共济失调和额叶步态的特点

特点	小脑性共济失调	感觉性共济失调	额叶步态
支撑面	宽基底	窄基底，双目下视	宽基底
速度	可变	慢	非常慢
步幅	不规律，蹒跚	规律，但有路径偏差	短步幅，走路摇晃
闭目站立试验	+/−	不稳，跌倒	+/−
跟胫试验	异常	+/−	正常
起步	正常	正常	犹豫
转弯	不稳	+/−	犹豫，分多步走
姿势稳定性	+	+++	++++ 从椅子上起来时姿势协同作用差
跌倒	晚期表现	经常	经常

慢性肾病和肝衰竭患者的平衡障碍特别明显，其中扑翼样震颤可能会损及姿势支持。镇静药物（特别是精神抑制药物和长效苯二氮䓬类药物）会影响姿势控制并增加跌倒的风险。识别这些疾病尤其重要，因为其通常是可被治疗的。

精神心理性步态障碍

精神心理性疾病在神经系统疾病的诊疗实践中非常多见，并且常累及步态。一些极度焦虑或恐惧症的患者行走时手臂外展并且异常谨慎，就像在冰上行走一样。这种不恰当的过度谨慎步态与患者感觉不安全时为防止失平衡而调整出的步态不同。抑郁症患者主要表现为缓慢、精神运动迟缓和无目的步幅。癔症步态障碍表现最令人惊异。躯体形式障碍和转换障碍的患者可观察到呈怪异扭转姿势，其肌肉耗损巨大能量（无法站立和行走）、极度缓慢动作，并且随着时间进程出现颠覆性变化。

临床诊治路径：缓慢进展的步态障碍

在回顾病史时，询问失能的发生和进展非常有用。对于不稳定步态的初步认识通常始于跌倒之后。逐步进展或急骤加重的病情提示血管疾病。步态障碍可能伴随尿急和尿失禁，特别是在颈椎病或脑积水的患者中。重要的是回顾影响步态和平衡的酒精和药物使用情况。根据神经系统检查的定位信息有助于缩小可能的诊断范围。

观察步态可即刻判断出患者残疾的程度。关节炎和止痛步态通过观察就可得到诊断，其可能同时存在神经系统和骨科问题。有时可观察到特征性步态异常，但是如前所述，各类步态障碍通常看起来大致相似。可采用固定距离对患者进行计时观察，记录步频（每分钟步数）、速度和步幅。观察患者从椅子上站立起来的过程可较好地评估患者的平衡功能。

脑影像学检查可对未确诊的步态障碍患者提供有用信息。MRI 对脑血管病变或脱髓鞘疾病非常敏感，亦是筛查隐匿性脑积水的极佳手段。反复跌倒的患者存在硬膜下血肿的风险。如前所述，许多步态和平衡障碍的老年患者在脑室周围区域和半卵圆中心可见白质异常。虽然这些病变可能只是偶然发现，但是面积庞大的白质病变最终会影响大脑对运动的控制。

平衡障碍

定义、病因及临床表现

平衡是指维持均衡的能力——方向相反的物理力量相互抵消的状态。在生理学中，此术语是指相对于重力和支撑面控制质心的能力。实际上，人们不会时刻去察觉自身的质心，但是每个人（特别是体操运动员、花样滑冰运动员和平台潜水员）均在移动中管理质心。平衡障碍表现为站立和行走时保持姿势困难，以及主观上的不平衡感，亦是头晕的一种形式。

小脑和前庭系统负责组织维持直立姿势所需的抗重力反应。这些反应在生理上是复杂的，并且它们所涉及的解剖学机制尚不清楚。功能丧失引起的平衡障碍可发生在多个层面，包括小脑、前庭、躯体感觉以及更高水平的平衡障碍。

罹患小脑性共济失调的患者尽管其平衡感明显受损，但是通常不会出现头晕。神经系统检查可见各种小脑体征。姿势补偿早期可以防止跌倒，但随着疾病进展，跌倒是不可避免的。神经退行性共济失调的进展情况通常由不能稳定行走的年数来衡量。

前庭疾病（详见第二十章）的症状和体征分为三类：①眩晕（主观上不适当的知觉或运动错觉）；②眼球震颤（眼球不自主运动）；③站立平衡受损。并非每个患者均会出现所有表现。耳毒性药物相关的前庭疾病患者可无眩晕或明显的眼球震颤表现，但患者站立和行走时平衡受损，并且无法在黑暗中辨认方向。前庭疾病可通过相关实验室检查进行筛查。

躯体感觉疾病也可引起平衡障碍和跌倒。通常为主观上对平衡具有不安全感和畏惧跌倒。闭眼会影响姿势控制（Romberg 征），这些患者也难以在黑暗中辨认方向。自身免疫性亚急性感觉神经病的患者就是典型的例子，这有时亦是副肿瘤性疾病的表现。躯体补偿策略使这些患者能够在几乎无本体感觉的情况下行走，但是需要主动视觉监控。

神经系统较高层面疾病引起平衡障碍的患者难以在日常生活中维持平衡并且可能出现跌倒。他们对于平衡障碍的警觉性会下降。服用镇静药物的患者也归属这一范畴。前瞻性研究发现，痴呆和镇静药物可显著增加跌倒的风险。

跌倒

跌倒在老年人中很常见。每年 65 岁以上的社区老人中有30%出现过跌倒。健康老年人在正常衰老过程中也会出现平衡功能的轻微下降。感觉系统、注意力、运动反应时间的轻微缺陷都会增加跌倒的风险，并且随处潜在环境危害。很多老年人跌倒是由于绊倒或者滑倒，通常称之为机械性跌倒。跌倒本身并不是神经系统的问题，但其需要进行适当的神经系统评估。鉴别伴有意识丧失（晕厥、癫痫）的跌倒至关重要，因为这需要进一步的评估和干预。大多数前瞻性研究显示，仅少数个体会经历多次跌倒事件。这些反复跌倒的人群通常伴有需要治疗的步态和平衡障碍。

跌倒模式：事件描述 患者跌倒的过程往往充满疑问或不完整，通过追溯病史难以确定其潜在的机制或病因。患者和家属对引起跌倒的原因所能提供的资讯非常有限。外伤会使体格检查变得复杂。虽然没有关于跌倒的分类标准，但是临床中多种常见的模式可为诊断提供线索。

猝倒发作和瘫倒 猝倒发作是指不伴意识丧失的突然倒地。对因肌张力缺乏而倒地患者的诊断极具挑战性。患者可能会报告其下肢突然“放弃”支撑他们，家属则可能描述这类患者“重重地摔倒”。直立性低血压可能是此类跌倒的一个病因，并且这种可能性应进行彻底评估。在极少数情况下，第三脑室的胶样囊肿可能间歇堵塞孟氏孔，继而引起猝倒发作。另外，瘫倒更常见于伴有血管危险因素的老年患者，不应将其与椎基底动脉缺血发作混淆。

倾倒发作 一些患者尽管抗重力肌肉的张力仍存在，却出现像“树干”一样倾倒的跌倒模式，如同姿势防御完全被解除。这种跌倒可始终朝向一致的方位。小脑病变的患者可向病变侧倾斜并翻倒。前庭系统或其中枢通路病变的患者可向侧面倾倒。进行性核上性麻痹患者往往向后倾倒。一旦进展至姿势不稳定，晚期帕金森病患者就会出现这种类型的跌倒。

冻结步态导致的跌倒 帕金森病及其相关疾病的另一种跌倒模式是由冻结步态所致。患者足部在地板上不动而质心持续移动，引起出现难以恢复的平衡失调。这一系列事件将会导致患者向前跌倒。当患者试图转弯和改变方向时，也可能出现冻结步态。同样地，罹患帕金森病伴有慌张步态的患者，亦可发现其脚步无法跟上质心的移动，因而向前跌倒。

感觉缺失相关的跌倒 罹患躯体感觉、视觉或前庭疾病的患者容易跌倒。这些患者在昏暗环境中或不平坦的地面上行走时尤为困难。他们经常反映主观上的不平衡感、对跌倒的忧虑和恐惧。体格检查可明显发现关节位置觉和振动觉缺失。基于康复的干预措施可能对这些患者特别有效。

乏力和衰弱 抗重力肌无力的患者难以从椅子上站起来，在行走时容易疲劳，并且在被干扰后难以保持平衡。跌倒后，这些患者通常无法起身，并且可能需要长时间躺在地板上直至援助到达。这种状况通常是可以治疗的。阻力训练可以增加肌肉质量和腿部力量，即使对于八十多岁和九十多岁的人也是如此。

跌倒的危险因素

最有效的方法是在出现严重外伤之前预先识别高风险患者。高风险人群包括精神状态改变的住院患者、疗养院照护群体、痴呆以及服用影响注意力和警觉性药物的患者。帕金森病和其他步态障碍患者的跌倒风险也增加。表24-3概述了一项纳入前瞻性研究的meta分析，其汇总了跌倒的主要危险因素。通常情况下，部分主要危险因素均可能被治疗或减轻。其中，最重要的可被纠正的危险因素是过度用药。

治疗 减少跌倒和受伤风险的干预措施

对于发生跌倒的患者，应积极明确步态障碍的病因和潜在机制。应记录体位变化后血压和脉搏的变化。评估患者从椅子上站起和行走的安全性。一旦确诊，即可进行特定治疗。即使没有发现神经系统疾病，通常也建议对跌倒风险因的老年患者采取治疗干预。进行家访时发现居住环境危害会有所帮助。推荐采取各种可以提高安全性的修正措施，包括改进照明条件、安装扶手杆和防滑地面。

康复治疗旨在提高肌肉力量和平衡稳定性，并使患者更能抵抗伤害。采用负重和器械进行高强度阻力训练有助于改善肌肉质量，即使是在衰弱的老

表24-3 跌倒风险因素的meta分析：16项对照研究的总结

危险因素	平均相对危险度（OR）	范围
乏力	4.9	1.9～10.3
平衡障碍	3.2	1.6～5.4
步态障碍	3.0	1.7～4.8
视觉障碍	2.8	1.1～7.4
移动受限	2.5	1.0～5.3
认知障碍	2.4	2.0～4.7
功能状态受损	2.0	1.0～3.1
直立性低血压	1.9	1.0～3.4

OR，回顾性研究中得出的比值比；RR，前瞻性研究中得出的相对危险度

经允许引自J Masdeu，L Sudarsky，L Wolfson：Gait Disorders of Aging. Lippincott Raven，1997

年患者中。实现患者姿势和步态方面的改善应转化为减少其跌倒和受伤的风险。感觉平衡训练是另一种改善平衡稳定性的方法。家中坚持每天 10～20 min 的锻炼计划可在数周内获得明显改善，并且这种益处可保持 6 个月以上。这种策略对于前庭和躯体感觉平衡障碍患者尤其有效。太极拳锻炼已被证明可以降低帕金森病患者跌倒和受伤的风险。

第二十五章 步态障碍视频

Video Library of Gait Disorders

Gail Kang，Nicholas B. Galifianakis，Michael D. Geschwind 著
（巫凯敏 译）

步态和平衡障碍是跌倒、意外事故和致残的主要原因，尤其是在晚年生活中，并且往往是神经系统疾病的先兆。早期诊断至关重要，特别是对于可治疗的疾病，因为其有助于采取预防措施来防止危险的跌倒，并且有助于逆转或改善潜在病因。在本视频中，介绍了由帕金森病、其他锥体外系疾病、共济失调引起的步态障碍，以及其他常见的步态障碍。

视频 25-1

第二十六章 意识错乱与谵妄

Confusion and Delirium

S. Andrew Josephson，Bruce L. Miller 著
（李琪 禹琛 译）

意识错乱是一种理解力、条理性和思维能力下降的精神和行为状态，是医学中最常见的问题之一，大量患者因此前往急诊就医、住院或请求院内会诊。谵妄是一个用来描述急性精神错乱状态的术语，其仍然是致病和死亡的主要原因，仅在美国每年的相关医疗费用就超过 1500 亿美元。尽管为了早期预警谵妄状态已经付出诸多努力，却仍常无法被识别，其往往是患者潜在严重内科疾病或神经系统疾病的认知功能表现。

谵妄的临床特征

许多术语都用于描述谵妄患者，包括脑病、急性脑衰竭、急性精神错乱状态以及术后或重症监护病房（ICU）精神病。谵妄具有多种临床表现，但其被定义为相对急性的认知功能降低，且在数小时或数天内呈波动性改变。谵妄的标志性特征是注意力缺失，也可出现包括记忆、执行功能、视觉空间和语言在内的所有认知功能均有不同程度的受累。一些患者可能出现伴随症状包括睡眠-觉醒周期的改变、幻觉或妄想等知觉障碍、情感变化以及心率和血压不稳定等自主神经功能表现。

谵妄是一种只能在床旁做出的临床诊断。根据不同的心理运动特征，可将谵妄分为两种亚型——活动过度型和活动减少型。与严重酒精戒断相关的认知综合征（即震颤性谵妄）是活动过度型的典型例子，其以明显的幻觉、躁动和反应过度为特征，通常伴有危及生命的自主神经不稳定表现。与之形成鲜明对比的是活动减少型，以苯二氮䓬类药物中毒为例，患者表现为沉默寡言，呈显著冷漠以及精神运动迟缓。

这种谵妄亚型分类非常实用，但患者常常处于极度活动过度型和活动减少型之间的某个范围，有时是在二者之间波动。因此，临床医生必须认识到谵妄的广泛表现，以识别出全部具有这种潜在可逆性认知障碍的患者。活动过度型的患者具有特征性严重激越、震颤、幻觉和自主神经不稳定，因而很容易被识别。在内科病房和 ICU 中，沉默的活动减少型谵妄患者往往容易被忽视。

必须强调谵妄是可逆的，因为其许多病因（如全身感染和药物效应）非常容易被纠正。谵妄对远期认知的影响在很大程度上仍未可知。一些谵妄状态可持续数周、数月甚至数年。一些患者的持续谵妄及其高复发率可能由于对潜在病因的初始治疗不足。在其他情况下，谵妄会造成永久性神经元损伤和认知能力下降。即使患者的谵妄状态完全消失，也可能会留下后遗症。患者谵妄后对事件的回忆差异很大，从完全失忆到反复再现意识错乱期间令人恐惧的情境，与创伤

后应激障碍患者所见的情形相似。

危险因素

有效的谵妄一级预防策略是识别出高风险患者，包括准备择期手术或住院的患者。尽管目前尚无被广泛认可应用于无症状患者筛查的单一有效的评分系统，但谵妄具有多个已被充分认识的危险因素。

两个最具一致性的危险因素是年龄增长和基线认知功能障碍。年龄超过 65 岁或在认知标准化测试中得分较低的患者在住院时发生谵妄的概率将近 50%。年龄和基线认知功能障碍是否为独立危险因素仍不确定。其他易感因素包括感觉剥夺，如既往伴有听力和视力损害，以及总体健康状况不良的表现，包括卧床状态、营养不良和合并内科或神经系统疾病。

院内谵妄的风险包括留置膀胱导管、身体约束、睡眠和感觉剥夺，以及使用三种或以上新药。避免这些危险因素仍然是谵妄预防和治疗的关键组成部分。术后谵妄的手术和麻醉相关的危险因素包括特定的手术操作（如涉及心肺旁路的手术）、术后即刻镇痛不充分或过度，以及使用特定药物（如吸入麻醉药）。

由于谵妄和痴呆两种状态之间存在显著重叠，导致二者的关系变得复杂，而且有时难以将两种状态区分开来。痴呆和先前存在的认知功能障碍是谵妄的主要危险因素，至少 2/3 的谵妄病例发生在伴有潜在痴呆的患者中。帕金森病的一种痴呆形式称为路易体痴呆，其特征为病程波动，表现为明显的幻视、震颤麻痹和注意力缺陷，临床上类似于活动过度型谵妄，这类患者特别容易发生谵妄。老年人谵妄通常反映大脑受损，由于潜在的神经退行性疾病，大脑非常脆弱。因此，出现谵妄有时预示着既往未被识别的脑功能紊乱的开始。

流行病学

谵妄较为常见，但因对谵妄的定义标准不同，其报告的发病率有很大差异。住院患者谵妄发病率估计范围为 18%～64%，老年患者和接受髋关节手术的患者谵妄的发生率更高。ICU 老年患者的谵妄发生率尤其高，接近 75%。多达 1/3 的住院谵妄患者没有被识别，在 ICU 环境中，由于严重的全身疾病和镇静，患者的认知功能障碍往往难以识别，因此谵妄的诊断尤其困难。ICU 谵妄应被视为器官功能障碍的重要表现，与肝、肾或心力衰竭相似。在非急诊环境中，近 1/4 的疗养院患者和 50%～80%的临终患者存在谵妄。这些估算强调了老年患者出现这种认知综合征的频率非常高，预计老年患者的数量在未来几十年还会增长。

谵妄发作曾被认为是一种预后良好的短暂状态。但现在谵妄被认为是一种发病率高、死亡率高的疾病，且往往是严重潜在疾病的最初表现。最近对谵妄患者住院死亡率的估计为 25%～33%，与脓毒症患者的死亡率相似。与年龄匹配的非谵妄住院患者相比，住院期间发生谵妄的患者在发病后数月内的死亡率高 5 倍。谵妄住院患者的住院时间更长，更有可能出院后转入疗养院，也更有可能在随后发生谵妄和认知能力下降。因此，这种情况可对经济造成巨大的影响。

发病机制

谵妄的发病机制和解剖学尚不完全清楚。注意力缺陷是谵妄的神经心理学特征，其功能定位广泛分布于脑干、丘脑、前额皮质和顶叶。局灶性病变，如缺血性卒中极少引起健康人发生谵妄。右顶叶和内侧丘脑背侧病变是最常被报告的部位，提示这些区域对谵妄发病的重要性。大多数情况下，谵妄是由皮层和皮层下区域的广泛紊乱引起，而并非由局部神经解剖学原因引起。谵妄患者的脑电图（EEG）数据通常显示对称性慢波，这是支持诊断弥漫性脑功能障碍的非特异性表现。

多种神经递质异常、促炎性因子和特定基因可能在谵妄的发病中发挥作用。乙酰胆碱缺乏可能是一个关键因素，而具有抗胆碱能作用的药物也可能导致谵妄。痴呆患者易发生谵妄，而阿尔茨海默病和路易体痴呆或帕金森病痴呆的患者由于其基底前脑生成乙酰胆碱的神经元退化，故被认为处于慢性胆碱能缺乏状态。此外，其他神经递质也可能参与这种弥漫性脑障碍。例如，多巴胺的增加也会导致谵妄。帕金森病患者接受多巴胺能药物治疗后会出现谵妄样状态，出现幻视、情绪波动和意识错乱的表现。

不是所有存在相同损害的个体都会出现谵妄的征象。低剂量抗胆碱能药物可能对健康年轻人并没有认知改变的效应，但会导致存在潜在痴呆的老年人产生强烈的谵妄。然而，即使是健康的年轻人，在服用非常高剂量的抗胆碱能药物后也会出现谵妄。易感个体的神经受损导致谵妄的概念是目前最为公认的发病机制。因此，如果既往无认知障碍的健康个体在遭遇相对较小的应激（如择期手术或住院）下出现谵妄，那么应该考虑患者可能存在潜在的未被发现的神经疾病，如神经退行性疾病、既往多次卒中，或其他弥漫性脑病。在这种情况下，谵妄可以被看做是“对大脑的负荷试验”，通过暴露于已知的刺激因素时，如全身感染、麻醉和精神药物，可揭示大脑储备减少，并预示其严重且可治疗的潜在疾病。

临床诊治路径：谵妄

由于谵妄是在病床边做出的临床诊断，所以在评估可能出现意识错乱状态的患者时，仔细询问病史和体格检查是必要的。筛查工具可以帮助医生和护士识别谵妄患者，包括谵妄评定方法（CAM）（表 26-1）、器质性脑综合征量表、谵妄分级量表；以及 ICU 版 CAM 和谵妄检测评分。如果患者满足如下情况，采用已被验证的 CAM 可诊断谵妄：①急性发作和病程波动。②注意力不集中。③思维紊乱。④意识水平改变。这些量表可能无法识别所有的谵妄患者，由于临床特征的多样性，所有急性精神错乱的患者无论其表现如何都应被推定为谵妄。病程在数小时或数天内波动，且可能在夜间恶化（即日落模式）是典型的谵妄表现，但不是诊断的必要条件。观察患者通常会发现意识水平的改变或注意力缺陷。有时还会出现一些其他特征，包括睡眠-觉醒周期改变、幻觉或妄想等思维障碍、自主神经不稳定和情感变化。

表 26-1　谵妄评定方法（CAM）诊断流程[a]

谵妄的诊断须满足特征 1 和特征 2，以及特征 3 和特征 4 中之一。
特征 1. 急性起病及病程波动
以下问题回答“是”则满足这一特征： 是否有证据表明患者基线精神状态发生急性变化？这种（异常）行为是否在白天波动（即发作和缓解交替出现）或在严重程度上有增有减？
特征 2. 注意力不集中
以下问题回答“是”则满足这一特征： 患者是否难以集中注意力，如容易分心或难以记住正在说什么？
特征 3. 思维混乱
以下问题回答“是”则满足这一特征： 患者的思维是否紊乱或不连贯，如漫无边际或不相干的交谈，思绪是否不清晰或不合逻辑，或者不可预测地从一个主题转换到另一个主题？
特征 4. 意识水平的改变
以下问题中除“警觉”以外，任何问题回答“是”则均满足这一特征：患者总体的意识水平：警觉（正常）、警戒（高度警惕）、嗜睡（昏昏欲睡，容易唤起）、昏睡（难以唤醒）或昏迷（无法唤醒）？

[a] 相关信息通常来自可靠的报告者，如家庭成员、护理人员或护士

引自 SK Inouye et al：Clarifying confusion：The Confusion Assessment-Method. A new method for detection of delirium. Ann Intern Med 113：941，1990

病史

在神志不清、意识水平改变或注意力受损的患者中，很难引出准确的病史。因此，来自配偶或其他家庭成员等间接来源的信息非常宝贵。病史中最重要的三个部分是患者的基线认知功能、当前疾病的病程和当前用药。

发病前的认知功能可以通过间接途径获知，如果需要，也可以通过查看门诊记录来评估。谵妄的定义是指认知水平相对于基线水平在数小时到数天内出现相对剧烈的变化。因此，如果不了解患者的基线认知功能，几乎不可能做出急性精神错乱状态的诊断。如果没有这方面的信息，许多痴呆或抑郁症患者可能会在单次初步评估中被误诊为谵妄。只有通过与家庭成员的交谈才能确定那些表现为活动减少、冷漠、精神运动迟缓的患者与平素的不同。目前已经证实许多经过验证的工具可以通过间接信息准确诊断认知功能障碍，包括改良 Blessed 痴呆评定量表和临床痴呆评定量表。基线认知障碍在谵妄患者中很常见。即使部分患者并没有认知障碍病史，但仍然应该高度怀疑先前未被发现的潜在神经系统疾病。

明确认知功能变化的时间进程不仅对谵妄的诊断非常重要，而且对关联疾病的发生与潜在可治疗病因（如近期用药变化或全身感染症状）也很关键。

药物仍然是引起谵妄的常见原因，特别是具有抗胆碱能或镇静作用的药物。据估计，近 1/3 的谵妄是继发于药物治疗，尤其是老年人。用药史应包括患者服用的所有处方药物、非处方药物和草药，以及最近在剂量或配方上的任何变化，包括用仿制药替代原研药。

病史的其他重要部分包括筛查器官衰竭或全身感染症状，这些症状往往导致老年人谵妄。滥用药物、酗酒或吸毒史在年轻的谵妄患者中很常见。最后，询问患者和亲属谵妄可能伴随的其他症状（如抑郁症）可能有助于确定治疗目标。

体格检查

谵妄患者的体格检查应包括仔细筛查感染迹象，如发热、呼吸急促、肺实变、心脏杂音和颈部僵硬。应评估患者的液体状况：脱水和导致低氧血症的容

量超负荷均与谵妄相关，而且通常很容易纠正。观察患者皮肤外观对于判断病因有一定帮助，在肝性脑病患者中可观察到黄疸，低氧血症可见发绀，以及曾静脉注射药物的针眼。

神经系统检查需要仔细评估精神状况。谵妄患者常表现为病程波动，因此仅凭单个时间点进行评估可能会漏诊。一些（但不是全部）患者可表现出典型的日落模式，即在夜间病情恶化。在这些情况下，仅在早晨查房时进行评估可能错判。

大多数谵妄患者都存在意识水平的改变，从高度警觉到嗜睡或昏迷，在床旁即可进行评估。对于意识水平相对正常的患者，应常规检查注意力缺陷，因为这种缺陷是谵妄的典型神经心理学特征。询问病史时可以评估患者注意力。回答离题、想法零碎或无法遵循复杂命令往往提示注意力问题。已有一些正式的神经心理学测试来评估注意力，但是在患者床旁进行数字广度测试更为简便且相当敏感。在这项测试中，以两位数开始，患者被要求连续重复较长的随机数字串，每个数字间隔 1 s。健康成人可以重复 5～7 组数字，然后才会出现犹豫或出错；除非存在听力或语言障碍，否则数字广度≤4 组通常提示注意力缺陷，许多谵妄患者的数字记忆仅为≤3 组。

更为正式的神经心理学测试可以帮助评估谵妄患者，但这些测试对于住院患者通常过于繁琐和费时。简易精神状态检查表（MMSE）可提供有关定向、语言和视觉空间技能的信息。然而，在 MMSE 中，许多测试内容的执行过程（包括倒着拼写“world”和数字的连续减法）都会受到谵妄患者注意力缺陷的影响，使得测试不可靠。

其他神经学检查的筛查应着重于识别新发的局灶性神经缺陷。局灶性卒中或孤立性占位病变是谵妄的罕见病因，但是合并广泛脑血管疾病或神经退行性疾病的患者无法耐受微小的新发损伤而出现认知功能改变。应筛查患者神经退行性疾病的其他征象，如震颤麻痹，其不仅见于帕金森病，也见于阿尔茨海默病、路易体痴呆和进展性核上性麻痹等其他痴呆性疾病。运动检查中存在多灶性肌阵挛或扑翼样震颤并不特异，但通常提示为代谢性或毒性因素引发的谵妄。

病因学

通过仔细的病史和体格检查，一些病因很容易被识别出来，而另一些则需要通过实验室检查、影像学或其他辅助检查加以确认。多种不同的损伤因素都可以引发谵妄，许多患者的病因往往为多因素。常见的病因见表 26-2。

处方药、非处方药和中草药都能引起谵妄。具有抗胆碱能特性的药物、麻醉剂和苯二氮䓬类药物是最常引发谵妄的药物，但几乎所有药物均能引起易感患者的认知功能障碍。老年痴呆患者在接受相

表 26-2　常见的谵妄病因

常见的谵妄病因
毒物
处方药：特别是具有抗胆碱能特性的药物、麻醉剂和苯二氮䓬类药物
滥用药物：酒精中毒和酒精戒断、阿片类物质、摇头丸、LSD、GHB、PCP、氯胺酮、可卡因、“浴盐”、大麻及其合成物
毒物：吸入剂、一氧化碳、乙二醇、农药
代谢性因素
电解质紊乱：低血糖、高血糖、低钠血症、高钠血症、高钙血症、低钙血症、低镁血症
体温过低和高热
肺衰竭：低氧血症和高碳酸血症
肝衰竭/肝性脑病
肾衰竭/尿毒症
心力衰竭
维生素缺乏：维生素 B_{12}、硫胺素、叶酸、烟酸
脱水和营养不良
贫血
感染
全身感染：尿路感染、肺炎、皮肤软组织感染、败血症
中枢神经系统感染：脑膜炎、脑炎、脑脓肿
内分泌疾病
甲状腺功能亢进、甲状腺功能减退
甲状旁腺功能亢进
肾上腺皮质功能不全
脑血管疾病
全脑低灌注
高血压性脑病
局灶性缺血性卒中和出血（罕见）：尤其是非显性顶叶和丘脑病变
自身免疫性疾病
中枢神经系统血管炎
狼疮脑病
神经副肿瘤综合征
癫痫相关疾病
癫痫持续状态
间歇性发作，持续时间较长
肿瘤性疾病
弥漫性脑转移瘤
脑胶质瘤病
癌性脑膜炎
中枢神经系统淋巴瘤
住院治疗
临终谵妄

GHB，γ-羟基丁酸；LSD，麦角酸二乙酰胺；PCP，苯环己哌啶

对较低剂量的药物治疗后即可能发生谵妄，而易感性较小的个体只有在接受非常高剂量的相同药物治疗时才会出现谵妄。这一观察强调了将近期用药变化的时间（包括剂量和配方）与认知功能障碍联系起来的重要性。

在年轻患者中，使用违禁药物和毒品是谵妄的常见原因。除了经典的滥用药物，近期随着亚甲基二氧基甲基苯丙胺（MDMA，摇头丸）、γ-羟基丁酸（GHB）、“浴盐”、合成大麻，以及苯环己哌啶（PCP）样药物氯胺酮的获取途径更加容易，出现急性医疗事件的年轻谵妄患者有所增加。许多常见的处方药，如口服麻醉剂和苯二氮䓬类药物亦经常被滥用，并且极易在市面上买到。酒精滥用导致血中酒精浓度过高可引起意识错乱，但更为常见的是酒精戒断所致的活动过度型谵妄。所有谵妄病例都应考虑酒精和苯二氮䓬类药物戒断，因为即使患者每天只少量饮酒，在住院时也可能出现相对严重的戒断症状。

代谢异常如涉及钠、钙、镁或葡萄糖的电解质紊乱均可引发谵妄，轻度异常即可造成易感个体发生严重的认知障碍。其他常见的代谢性病因包括肝肾衰竭、高碳酸血症和低氧血症、维生素 B_1 和 B_{12} 缺乏，包括中枢神经系统血管炎在内的自身免疫性疾病以及内分泌疾病，如甲状腺和肾上腺疾病。

全身感染常引起谵妄，尤其多见于老年人。一种常见的情况是患有痴呆的患者发生尿路感染时出现急性认知功能下降。肺炎、蜂窝织炎等皮肤感染和败血症也会引发谵妄。所谓的感染性脑病常见于重症监护室，可能是由于促炎性细胞因子的释放及其弥漫性脑效应。中枢神经系统感染如脑膜炎、脑炎和脓肿是谵妄较为少见的病因。然而，鉴于这些疾病若不能得到及时治疗，则死亡率很高，因此临床医生必须始终保持高度警惕。

对于一些谵妄的易感人群，暴露于医院陌生环境本身即可诱发谵妄。这一病因常参与多因素性谵妄的发生，当全面检查除外其他病因后，临床医生应考虑此诊断。可通过相对简单的方法明确最令患者不适的院内环境因素，从而对此类谵妄进行预防及干预。

谵妄的脑血管病因通常是由于心力衰竭、感染性休克、脱水或贫血引起的全身低血压所致的全脑低灌注。右侧顶叶和内侧丘脑背侧的局灶性卒中很少会导致谵妄。更为多见的情况是自身脑储备减少的患者出现新发局灶性卒中或出血而引起意识错乱。在这些患者中，有时难以区分新发脑血管损伤所致的认知功能障碍与卒中后住院伴发的感染、代谢和药物性因素引发的谵妄。

由于谵妄病程常呈现波动性，当考虑潜在病因时，间歇性癫痫可能被忽略。非惊厥性癫痫持续状态和复发性局灶性或全身发作性癫痫随后出现的意识错乱均可引发谵妄。脑电图检查对明确诊断至关重要。起源于占位或梗死部位的致痫灶，其病性放电的扩散能够解释相对局限的病变造成的整体认知功能障碍。

患者临终时在姑息治疗中出现谵妄很常见。这种情况有时被描述为终末期躁动，必须识别并积极治疗，因为其为患者和家人在其生命终结时感到不适的一个重要原因。同时应谨记这些患者也可能存有其他更常见的引起谵妄的病因，如全身感染。

实验室检查及诊断评估

符合成本效益的谵妄诊断评估流程应是通过病史和体格检查指引进一步的检查。由于潜在病因的数量庞大，目前还没有一种既定的诊断流程适用于所有谵妄患者，表 26-3 详细介绍了一种分步诊断流程。如果已明确诱发因素（如药物）则可能不需要进一步检查。然而，如果在初始评估中没有发现可能的病因，则应积极寻找潜在原因。

所有谵妄患者应进行基本的实验室检查，包括全血细胞计数、电解质、肝肾功能。对于老年患者，进行包括胸片、尿常规和尿培养，以及血培养在内的全身感染筛查非常重要。对于较年轻的患者，血清和尿液药物和毒理学检查可能是合理的早期检查项目。针对其他自身免疫、内分泌、代谢和感染性病因的附加实验室检查适用于初次检查后诊断仍不明确的患者。

多项研究表明，脑成像对谵妄患者往往没有帮助。然而，如果最初的检查结果未找到明确病因，大多数临床医生会迅速对患者进行脑成像检查，以排除结构性病因。计算机断层扫描（CT）可以识别大占位和出血，但不太可能有助于确定谵妄的病因。磁共振成像（MRI）能够识别大多数急性缺血性卒中，并提供神经解剖学细节，为感染、炎症、神经退行性病变和肿瘤提供线索，这使其成为首选的检查方法。由于 MRI 技术受到可获得性、成像速度、患者配合和禁忌证的限制，如果谵妄的病因仍不明确，许多临床医生首选 CT，之后再考虑 MRI 检查。

表 26-3 谵妄患者的分步评估

初始评估
- 用药史（包括非处方药和草药）
- 一般体格检查及神经系统检查
- 全血细胞计数
- 电解质分析包括血钙、血镁、血磷
- 肝功能检查，包括白蛋白
- 肾功能检查

以初步评估为指导的进一步一级评估
- 全身感染筛查
  - 尿常规及尿培养
  - 胸片
  - 血培养
- 心电图
- 动脉血气分析
- 血清和（或）尿液毒理学检查（年轻患者应在早期进行）
- MRI 弥散钆增强成像（首选）或 CT
- 怀疑中枢神经系统感染：脑成像后腰椎穿刺
- 怀疑为癫痫相关病因：脑电图（EEG）（如高度怀疑，应立即进行）

二级评估
- 维生素水平：维生素 B_{12}、叶酸、维生素 B_1
- 内分泌实验室检查：促甲状腺激素（TSH）、游离 T_4；皮质醇
- 血氨
- 血沉
- 自身免疫相关血清学检查：抗核抗体（ANA）、补体水平；p-ANCA、c-ANCA。考虑多种血清学检测
- 感染相关血清学检查：快速血浆反应素环状卡片试验（RPR）；如果高度怀疑真菌或病毒感染则检测真菌和病毒血清学；HIV 抗体
- 腰椎穿刺（如果尚未进行）
- 常规或钆增强 MRI（如果尚未进行）

c-ANCA，胞质抗中性粒细胞胞质抗体；CNS，中枢神经系统；CT，计算机断层扫描；MRI，磁共振成像；p-ANCA，核周抗中性粒细胞胞质抗体

所有疑似中枢神经系统感染的患者，在进行相关的神经影像学检查后必须立即进行腰椎穿刺。脑脊液检查在鉴别炎症和肿瘤方面非常有用。因此，对于其他相关检查为阴性的谵妄患者均应考虑腰椎穿刺。在谵妄的诊断检查中，脑电图并非常规，但如果考虑患者存在癫痫相关的病因，则脑电图仍是非常必要的检查项目。

治疗 谵妄

谵妄的管理始于对潜在诱发因素进行干预（如全身性感染的患者应给予适当的抗生素，并审慎地纠正潜在的电解质紊乱）。这些治疗往往能迅速逆转病情。盲目地针对谵妄症状使用药物只会延长患者处于昏迷状态的时间，并可能掩盖重要的诊断信息。

相对简单的支持性照护对于治疗谵妄患者非常奏效。护理人员和家人重新布置起居环境（包括患者视野内可见时钟、日历和朝向外部环境的窗户）可减少意识错乱的发生。应向有需要的患者提供眼镜和助听器，以防止感官隔离。通过保持合理的睡眠-觉醒周期可以在很大程度上解决日落现象。白天应让患者在光线充足的房间进行活动或锻炼，防止打瞌睡。夜间在安静和黑暗的环境以及避免工作人员干扰可以确保患者得到适当的休息。这些睡眠-觉醒周期干预在 ICU 环境中尤其重要，因为日常持续 24 h 的活动通常会诱发谵妄。尽可能更多地模仿家庭环境也被证明有助于治疗甚至预防谵妄。保持全天都有亲朋好友来访可以减少因不断出现的工作人员和医生的新面孔给患者带来的焦虑。允许住院患者使用家里的床上用品、衣服和床头柜，使医院的环境不那么陌生，也可以减少患者出现意识错乱。简单易行的标准化护理实践，包括保证适宜的营养支持和容量状态，以及管理尿失禁和皮肤皲裂也有助于减轻不适及其引起的不安。

在某些情况下，患者会对其自身安全以及医务人员的安全构成威胁，需要进行急性管理。床边警报器和私人看护比身体约束更为有效，也更少让患者难以接受。应避免采用药物手段抑制，但如必要时，按需给予非常低剂量的典型或非典型抗精神病药物非常有效。近来，老年人使用抗精神病药物与死亡率上升有关强调了正确使用这些药物的重要性，而且这些药物只能作为最后手段。苯二氮䓬类药物常因其镇静作用而加剧意识错乱。虽然许多临床医生仍然使用苯二氮䓬类药物来治疗急性意识错乱，但其使用应该仅限于由酒精或苯二氮䓬类药物戒断引起的谵妄。

预防

鉴于谵妄的高发病率和伴随的医疗成本显著增加，制订有效的策略来预防住院患者的谵妄极为重要。成功识别高危患者是第一步，随后启动适当的干预措施。用于管理诱发谵妄的危险因素（包括睡眠-觉醒周期紊乱、制动、视力受损、听力受损、睡眠剥夺和脱水等）的简易标准化流程已被证实有效。最近 ICU 的临床试验聚焦于镇静剂的应用，如右美托咪啶（较少导致危重患者发生谵妄），以及制订谵妄患者的管理指南，指导临床医生对暂停镇静剂和接受重新定向治疗的患者进行日间唤醒试验。所有医院和医疗照护系统都应努力降低谵妄的发病率。

第二十七章　痴呆

Dementia

William W. Seeley，Bruce L. Miller　著
（卢长林　尹伊楠　译）

痴呆是一种由多种病因引起的综合征，在美国，超过500万人罹患本病，每年因此产生的医疗费用总额为157亿～2150亿美元。痴呆被定义为获得性的认知功能受损，可影响患者的日常生活。情景记忆是最常受累的认知功能，表现为无法回忆特定时间和地点发生的事件。10%的70岁以上人群及20%～40%的85岁以上人群存在记忆丧失。除记忆外，痴呆也可损伤其他认知功能，如语言、空间视觉、行为、计算、判断及解决问题的能力等。同时还可伴有神经精神异常及社交障碍，如抑郁、淡漠、焦虑、幻觉、妄想、激起、失眠、睡眠障碍、强迫行为或去抑制等。痴呆患者的病程因病而异，阿尔茨海默病（AD）患者的病情进展缓慢，缺氧性脑病患者的病情则较为稳定，而路易体痴呆患者的病情呈波动性。AD是痴呆最常见的病因，多数AD患者以情景记忆受损起病，但对于其他可引起痴呆的病因（如额颞叶痴呆）记忆丧失并非其特征性表现。

痴呆的功能解剖学

痴呆综合征是由特定的大规模神经网络破坏所致，受损突触和神经元的位置及严重程度与其临床特征密切相关（详见第二十八章）。行为、情绪和注意力受上行去甲肾上腺素能、5-羟色胺能及多巴胺能通路调节，而胆碱能通路对维持正常的注意力及记忆功能至关重要。不同类型痴呆缺失的相关神经递质亦不相同，因此明确诊断能够指导临床医生为患者提供有效的药物治疗。

AD最先累及患者内侧颞叶的内嗅皮层，延及海马，随后累及外侧和后侧颞叶及顶叶新皮层，最终造成更广泛脑区的功能减退。血管性痴呆与多发片状皮层及皮层下区域的局灶性损伤，以及脑白质纤维束分布网络中的节点离断相关。AD通常表现为与其解剖结构相一致的功能障碍，即先出现情景记忆功能丧失，随后出现失语及定向力障碍。反之，额颞叶痴呆（FTD）或亨廷顿病（HD）等先累及额叶及皮层下区域的疾病，则更易出现判断力、情绪、执行控制力、运动及行为等方面的异常，很少以记忆丧失起病。

额叶-纹状体通路的病变可对行为产生特定且可预知的影响。背外侧前额叶皮层与尾状核之间存在神经连接。累及尾状核、背外侧前额叶皮层及其之间脑白质纤维束的病变均可引起患者执行力障碍，表现为组织及规划能力欠佳、认知灵活性减退，以及工作记忆受损。外侧眶额皮层与腹内侧尾状核之间存在神经投射，累及该系统的病变可造成患者出现冲动、注意力分散及去抑制。伏隔核接受来自前扣带回及其邻近的内侧前额叶皮层的神经传入，损伤该系统可导致冷漠、言语贫乏、情感迟钝甚至无动性缄默。皮层纹状体系统还包括经苍白球及丘脑的结构性神经投射，以上区域的损伤同样可以引起与皮层或纹状体损伤类似的临床综合征。

痴呆的病因

年龄增长是导致痴呆的最强的单一危险因素。50岁以上人群失能性记忆丧失的患病率随年龄增长而升高，且通常与尸检标本中AD的显微镜下特征性改变相关。但某些百岁老人也可以具有正常的记忆功能，并无痴呆的典型临床表现。因此，痴呆究竟是否是人类衰老的必然结局目前尚无定论。

表27-1列举了多种痴呆的病因。每种疾病的发生率取决于患者的年龄、医疗保障、国籍以及种族或宗教背景。AD是西方国家人群出现痴呆最常见的病因，占全部痴呆患者的半数以上。痴呆的第二大常见病因是血管性痴呆，好发于高龄或缺乏医疗保障的人群，此类患者往往未经治疗控制血管相关的危险因素。血管性脑损伤常合并神经退行性疾病，因此即便是神经病理学家也难以评估脑血管疾病对患者个体认知障碍的具体作用。帕金森病（PD）伴痴呆也很常见，并可见于帕金森病发病数年后，被称为PD相关性痴呆（PDD），也可能早于或与运动异常同时出现，如路易体痴呆（DLB）。65岁以下的痴呆患者最常见的病因是FTD而非AD。酒精及处方药导致的慢性中毒也是造成痴呆的重要病因，且通常是可治疗的。表26-1中所列的其他疾病虽不常见但也很重要，因为其中许多疾病是可逆的。对痴呆的病因还可按可逆和不可逆进行分类，以协助鉴别诊断。但当出现针对神经退行性疾病的有效治疗方法时，这种二分法将不再适用。

一项纳入1000例记忆障碍患者的研究指出，19%的患者其认知障碍的病因是可逆的，23%的患者存在可能与其记忆障碍相关的可逆因素。3种最常见的可逆性病因包括抑郁症、正常压力脑积水（NPH）和酒精依赖。药物副作用也是常见的病因，临床医生在接

表 27-1 痴呆的鉴别诊断

<table>
<tr><th colspan="2">痴呆的常见病因</th></tr>
<tr><td>阿尔茨海默病
血管性痴呆
  多发脑梗死
  弥漫性脑白质病（Binswanger病）</td><td>酒精中毒[a]
帕金森病痴呆（PDD）/路易体痴呆（LBD）
毒品/药品中毒[a]</td></tr>
<tr><th colspan="2">痴呆的少见病因</th></tr>
<tr><td>维生素缺乏
  维生素 B_1：Wernicke 脑病[a]
  维生素 B_{12}（亚急性联合变性）[a]
  烟酸（糙皮病）[a]
内分泌及其他器官功能不全
  甲状腺功能减退症[a]
  肾上腺皮质功能不全及库欣综合征[a]
  甲状旁腺功能减退/亢进[a]
  肾衰竭[a]
  肝衰竭[a]
  呼吸衰竭[a]
慢性感染
  HIV
  神经梅毒[a]
  乳头多瘤空泡病毒（JC 病毒）（进行性多灶性白质脑病）
  结核、真菌及原虫[a]
  Whipple 病[a]
脑外伤及弥漫性脑损伤
  慢性创伤性脑病
  慢性硬膜下血肿[a]
  缺氧后遗症
  脑炎后遗症
  正常压力脑积水[a]
颅内压降低
肿瘤性疾病
  脑原发肿瘤[a]
  脑转移瘤[a]
  副肿瘤性/自身免疫性边缘系统脑炎[a]</td><td>中毒
  毒品、药品及麻醉剂中毒[a]
  重金属中毒[a]
  有机化合物中毒
精神疾病
  抑郁症（假性痴呆）[a]
  精神分裂症[a]
  分离性障碍[a]
退行性疾病
  亨廷顿病
  多系统萎缩
  遗传性共济失调（部分类型）
  额颞叶退行性变
  多发性硬化
  成人唐氏综合征伴阿尔茨海默病
  关岛型帕金森病-痴呆-肌萎缩侧索硬化（ALS）综合征
  朊病毒（Creutzfeldt-Jakob 病及 Gertmann-Sträussler-Scheinker 病）
其他
  结节病[a]
  血管炎[a]
  常染色体显性遗传性脑血管病伴皮质下梗死及白质脑病（CADASIL）等
  急性间歇性卟啉病[a]
  复发性非惊厥性癫痫[a]
儿童及青少年的其他病因
  泛酸激酶依赖型神经退行性疾病
  亚急性硬化性全脑炎
  代谢异常（肝豆状核变性、脑白质营养不良、脂质贮积病、线粒体基因突变等）</td></tr>
</table>

[a] 具有潜在可逆性

诊每位患者时都应考虑此病因（表 27-1）。

衰老往往伴随着情景记忆能力的轻微下降，这种令人沮丧却常常闹笑话的经历被称为良性老年性健忘。尽管临床上可能很难区分良性健忘与更严重的记忆丧失，但良性意味着它并不会进行性加重，或严重到影响日常生活。正常人在 85 岁时，应当能够学习和回忆与其 18 岁时相比约一半的内容（如单词表上的单词等）。尚未严重影响日常生活的认知障碍常被称为轻度认知损伤（MCI）。预测 MCI 向 AD 进展的危险因素主要包括明显的记忆丧失、痴呆家族史、载脂蛋白 ε4（Apo ε4）等位基因的存在、海马体积小、AD 样皮质萎缩、脑脊液 Aβ 水平低、tau 蛋白水平升高以及正电子发射断层显像（PET）可见颅内淀粉样蛋白沉积征象。

退行性痴呆主要包括 AD、DLB、FTD 及相关疾病、HD 及朊病毒疾病［如 Creutzfeldt-Jakob 病（CJD）］。这些疾病都与特定蛋白质的异常聚集有关，如 AD 中的 $Aβ_{42}$ 和 tau 蛋白；DLB 中的 α-突触核蛋白；FTD 中的 tau 蛋白、分子量为 43 kDa 的 TAR DNA 结合蛋白（TDP-43）或肉瘤融合蛋白（FUS）；HD 中的亨廷顿蛋白，以及 CJD 中错误折叠的朊病毒蛋白（PrP^{sc}）（表 27-2）。

临床诊治路径：痴呆

临床医生首先应明确以下 3 个主要问题：①患者的最佳诊断是什么？②痴呆综合征的病因是否是可治疗/可逆？③医生能够帮助减轻照护者的负担吗？痴呆诊疗方法的概览见表 27-3。退行性痴呆通常可根据发病症状、神经心理学、神经精神病学、神经病学检查及影像学特征与其他疾病相鉴别（表 27-4）。

病史

询问病史时应重点关注发病症状、症状的持续时间及进展速度。急性或亚急性意识错乱可能是由于谵妄（详见第二十五章），应完善相关检查明确患者有无中毒、感染或代谢异常。老年人在数年内出现缓慢进展的记忆丧失需考虑 AD。近 75% 的 AD 患者以记忆相关症状起病，其他早期症状包括难以完成处理经济事物、开车、购物、遵守指令等日常行为以及表达能力和定向力障碍。性格改变、去抑制、体重增加及强迫性暴食则提示 FTD，而非 AD。FTD 患者还可表现为淡漠、强迫、缺乏同理心、语言流畅性及单字理解力的快速丧失，但其记忆与视觉空间能力相对正常。幻视、震颤麻痹、谵妄、对精神兴奋性药物敏感性增加、快速眼动睡眠（REM）行为障碍（RBD，即 REM 期骨骼肌失迟缓），以及替身综合征（即妄想熟悉的人被冒充者替代）等表现则提示 DLB。

表 27-2　退行性痴呆的分子机制

痴呆类型	分子机制	致病基因（染色体）	易感基因	病理表现
阿尔茨海默病	Aβ/tau	*APP*（21），*PS*-1（14），*PS*-2（1）（<2%的人群携带上述突变，以 *PS*-1 最为常见）	Apo ε4（19）	淀粉样斑块、神经纤维缠结、神经毡细丝
额颞叶痴呆	Tau	*MAPT* 外显子及内含子突变（17）（占家族性病例的 10%左右）	H1 *MAPT* 单体型	神经元及胶质细胞中可见不同形态及分布的 Tau 蛋白包涵体
	TDP-43	*GRN*（占家族性病例的 10%）、*C9ORF72*（占家族性病例的 20%～30%），*VCP* 罕见，*TARDBP* 极罕见		神经元及胶质细胞中可见不同形态及分布的 TDP-43 蛋白包涵体
	FUS	*FUS* 极罕见		神经元及胶质细胞中可见不同形态及分布的 FUS 包涵体
路易体痴呆	α-突触核蛋白	*SNCA*（4）极罕见	未知	神经元 α-突触核蛋白包涵体（路易小体）
Creutzfeldt-Jakob 病	PrP^{sc}	*PRNP*（20）（15%以上的患者携带此显性突变）	129 号密码子为甲硫氨酸或缬氨酸纯合子	PrP^{sc} 沉积，大脑全层海绵样变性

表 27-3　痴呆患者的评估

常规项目	选择性项目	可能有帮助的项目
病史	心理测试	脑电图
体格检查	胸片	甲状旁腺功能
实验室检查	腰穿	肾上腺功能
甲状腺功能（TSH）	肝功能	尿液重金属检测
维生素 B_{12}	肾功能	动态红细胞沉降率
全血细胞计数	尿液毒物检测	血管造影
电解质	HIV	脑组织活检
CT/MRI	载脂蛋白 E	SPECT
	RPR/VDRL	PET
		自身抗体检测
病因分类		
可逆性病因	不可逆/退行性痴呆	精神疾病
如：	如：	抑郁症
甲状腺功能减退症	阿尔茨海默病	精神分裂症
维生素 B_1 缺乏	额颞叶痴呆	分离性障碍
维生素 B_{12} 缺乏	亨廷顿病	
正常压力脑积水	路易体痴呆	
硬膜下血肿	血管性痴呆	
慢性感染	脑白质病	
脑肿瘤	帕金森病	
药物中毒		
自身免疫性脑病		
	相关的可治疗性因素	
	抑郁症	激越
	痫性发作	照护不足
	失眠	药物副作用

TSH，促甲状腺素；VDRL，性病研究实验室试验（检测梅毒）

对于既往有脑卒中病史且病情呈不规则逐渐进展的患者需考虑血管性痴呆。血管性痴呆还常见于合并高血压、心房颤动、周围血管疾病及糖尿病的患者。由于血管性痴呆的常见危险因素如糖尿病、高胆固醇血症、高同型半胱氨酸血症，以及缺乏运动等同样也是 AD 的危险因素，因此临床上通常难以鉴别脑血管疾病患者痴呆的病因——究竟是由于 AD、血管性痴呆，还是二者兼有。此外，许多因血管病变造成痴呆的患者，其病程并不符合逐渐进展的特点。病情进展迅速且出现运动强直及肌阵挛常提示 CJD。癫痫常见于脑卒中或脑部肿瘤患者，但也可见于 AD 患者（特别是早发性 AD）。步态异常见于血管性痴呆、PD/DLB 或 NPH。对于具有高危性行为史及静脉使用毒品者，应完善相关检查明确是否存在中枢神经系统感染，特别是针对 HIV 和梅毒的筛查。对于有反复头颅外伤史的患者，需警惕慢性硬膜下血肿、慢性创伤性脑病（好发于拳击手、橄榄球运动员等从事身体接触的运动员，以进行性加重的痴呆为典型表现）、低颅压或 NPH。亚急性严重遗忘及精神疾病伴磁共振成像（MRI）可见内侧颞叶 T2 相/液体衰减反转恢复序列（FLAIR）相高信号提示副肿瘤性边缘系统脑炎，尤其对于长期吸烟或有其他肿瘤危险因素的患者，更应警惕本病。自身免疫相关疾病［如电压门控钾离子通道（VGKC）或 N-甲基-D-天冬氨酸（NMDA）受体抗体介导的脑病］可能出现与副肿瘤性边缘系统脑炎类似的病程及影像学表现，伴或不伴特征性运动异常（如肌纤维颤动见于抗 VGKC 者、面臂肌张力障碍发作见于抗 NMDA 者）。酗酒可导致营养不良及维生素 B_1 缺乏。素食、肠道放疗、自身免疫因素、既往胃部手术史，以及因消化

表 27-4 常见痴呆的鉴别

疾病	首发症状	精神状态	神经精神	神经系统查体	影像学检查
AD	记忆丧失	情景记忆丧失	易激惹、焦虑、抑郁	最初可正常	内嗅皮层及海马萎缩
FTD	淡漠、判断力/洞察力及语言能力下降、强迫性暴食	执行力和（或）语言能力障碍；绘图能力保留	淡漠、去抑制、暴食、强迫行为	可能存在垂直凝视麻痹、中轴性强直、肌张力障碍、异己肢现象或 MND	额叶、岛叶和（或）颞叶萎缩；后侧顶叶通常不受累
DLB	幻视、快速眼动睡眠行为障碍、谵妄、替身综合征、震颤麻痹	绘图及执行力受损；无记忆丧失；易出现谵妄	幻视、抑郁、睡眠障碍、妄想	震颤麻痹	后侧顶叶萎缩；海马较 AD 患者大
CJD	痴呆、情感障碍、焦虑、运动障碍	症状多样，执行力、局灶皮质功能及记忆力受损	抑郁、焦虑、部分患者可出现精神疾病	肌阵挛、肌强直、震颤麻痹	弥散/FLAIR MRI 见皮层沟回、基底节区或丘脑区域高信号
血管性痴呆	常为突发；症状多样，常出现淡漠、跌倒、局部肌无力	执行力、认知功能减退；记忆力可正常	淡漠、妄想、焦虑	常见运动迟缓、痉挛；也可无明显异常	皮层和（或）皮层下梗死，合并脑白质病

不良或胃食管反流长期使用抗组胺药物均可引起维生素 B_{12} 缺乏。特殊职业如电池厂、化工厂工人需警惕重金属中毒。临床医生还需详细询问患者的服药情况，尤其是对于使用镇静及镇痛药物的患者，需警惕其慢性药物中毒。HD 以及家族性 AD、FTD、DLB 或朊病毒病的患者具有常染色体显性遗传家族史。情绪障碍史、近期亲人去世，或抑郁症状（如失眠或体重减轻）常提示可能为抑郁相关性认知功能障碍。

体格检查及神经系统查体

全面的全身及神经系统体格检查对明确痴呆的诊断至关重要。通过查体，临床医生还能进一步了解神经系统受累的其他体征，并寻找可能提示导致认知障碍的系统性疾病的临床证据。典型的 AD 在进展至疾病晚期之前通常不出现运动系统受累表现，但 FTD 患者则经常表现为中轴性强直、核上性凝视麻痹及运动神经元病，如肌萎缩侧索硬化（ALS）。DLB 患者可能以新发的帕金森综合征（静止性震颤、齿轮样强直、运动迟缓、慌张步态）起病，但幻视或痴呆仍为本病患者最常见的首发症状。低位脑干症状（RBD、胃肠道及自主神经功能障碍）可能在帕金森综合征及痴呆之前数年甚至数十年出现。皮质基底节综合征（CBS）表现为非对称性运动不能及肌强直、肌张力障碍、肌阵挛、异己肢现象、锥体外系症状，以及前额叶功能障碍（如伴或不伴运动性失语的言语不利）、执行功能障碍、失用症及行为异常。进行性核上性麻痹（PSP）可表现为原因不明的跌倒、中轴性强直、吞咽困难和垂直凝视麻痹。CJD 则表现为广泛肢体强直、无动性缄默以及明显的惊恐敏感性肌阵挛。

偏瘫或其他局灶性神经功能障碍提示血管性痴呆或颅内肿瘤。痴呆合并脊髓病变及外周神经病变需考虑维生素 B_{12} 缺乏。其他类型的维生素缺乏、重金属中毒、甲状腺功能异常、莱姆病或血管炎亦可引起外周神经病变。对于伴随皮肤干冷、脱发和心动过缓的患者，需考虑甲状腺功能减退。重复性刻板动作伴波动性意识错乱边缘系统、颞叶或额叶癫痫。听力减退或失明的老年患者可能出现与痴呆类似的意识错乱及定向力障碍。身材矮小或患有肌病的年轻患者出现严重双侧感觉神经性听力丧失时，应考虑线粒体疾病。

认知功能与神经精神疾病相关检查

简单的筛查方法，如简易精神状态检查量表（MMSE）、蒙特利尔认知评估（MOCA）和认知量表（Cognistat），可用于痴呆的初步诊断及病情进展的评估。但采用以上方法诊断早期痴呆的敏感性不高，且无法鉴别各类痴呆综合征。MMSE 用于评估患者认知功能，总分 30 分，每答对一题可得 1 分。此量表主要对以下方面进行评估：定向力（如识别季节/日期/月/年/楼层/医院/城镇/州/国家）；记忆力（如对 3 样物品进行命名及复述）；回忆力（如 5 分钟后回忆前述的 3 样物品）；语言能力（如命名铅笔和手表/重复绕口令/按要求执行分 3 步完成的命令/按要求书写/写一个句子或复制一个图案）。

然而，大多数 MCI 患者及部分临床症状典型的 AD 患者，其床旁筛查结果可能为阴性，并需要进行更具挑战性且更全面的神经精神系统检查。若痴呆的病因仍不明确，应对患者进行有针对性的专业评估，包括对患者的工作记忆及情景记忆、执行功能、语言能力以及视觉空间力和感知力进行评价。AD 患者早期可表现为情景记忆、分类列举（“在 1 min 内尽可能多地命名动物”）和视觉建构能力的受损。通过要求患者在相隔一段时间后（事先确定具体时间）复述一长串单词或一系列图片，医生往往可首先发现患者语言或视觉情景记忆的障碍。FTD 患者最早出现的症状为执行控制力或语言（言语或命名）功能异常，但也有部分患者以严重的社会-情感缺陷为主要表现。与 AD 患者相比，PDD 及 DLB 患者的视觉空间功能受损更加严重，但情景记忆的受损程度更轻。血管性痴呆患者往往同时存在执行力和视觉空间功能障碍，并伴有显著的精神运动迟缓，而谵妄患者最突出的表现为注意力、工作记忆和执行力受损，并因此难以对此类患者的其他认知功能进行评估。

此外，还应对患者进行功能评估，以了解疾病对患者记忆力、社交、爱好、判断力、着装和进食等日常活动的影响，从而有助于临床医生及患者家属共同协商、制订治疗方案。

神经精神疾病相关检查对疾病的诊断、预后和治疗都很重要。AD 的早期阶段以轻度抑郁、回避社交、易怒及焦虑为最突出的精神改变，但直至疾病的中晚期，患者的核心社交能力均可维持正常。当 AD 进展至中晚期阶段，患者可能出现妄想、激越及睡眠障碍。FTD 患者在疾病早期即可表现出淡漠、暴饮暴食、强迫、去抑制、欣快及缺乏同理心等显著的人格变化。DLB 患者则以幻视、妄想（与身份及地点相关）、RBD 及白天嗜睡为主要表现。这类患者不仅会出现认知功能的波动性变化，其觉醒功能也会出现显著的波动性改变。血管性痴呆的患者也可出现精神症状，如抑郁、焦虑、妄想、去抑制或淡漠。

实验室检查

如何选择合适的实验室检查对痴呆进行评估是一件复杂的事情，且需根据患者的个人情况进行调整。但临床医生必须完善相关检查，避免漏诊可逆或可治疗的疾病，尽管因此类疾病引起的痴呆并不常见。由于单一检查的临床意义均较小，对于痴呆的病因筛查需包含多项检查内容。由于难以评估实验室检查的成本/效益比，许多针对痴呆的实验室筛查流程并不提倡进行多项检查。但为了最大限度地避免遗漏可治疗的病因，即便是阳性率仅有 1%～2%的检查也具有临床意义。表 27-3 列举了多种针对痴呆的筛查方法。美国神经病学学会推荐的常规检查项目包含全血细胞计数、血清电解质、肾及甲状腺功能、维生素 B_{12} 水平及神经影像学检查（CT 或 MRI）。

神经影像学检查（尤其是 MRI）有助于排除颅内原发性和转移性肿瘤、定位梗死或炎症区域、明确硬膜下血肿、筛查 NPH 及弥漫性脑白质病。此类检查还有助于定位脑萎缩的部位。海马及颞叶皮层萎缩常见于 AD 患者（图 27-1）。局灶性额叶、岛叶和（或）前颞叶萎缩提示 FTD。DLB 患者的脑萎缩表现并不明显，且主要累及杏仁核，而非海马。多数 CJD 患者的磁共振弥散加权成像（DWI）中可见局限于皮质带和基底节区的扩散受限。广泛脑白质病变与血管性因素相关（图 27-2）。交通性脑积水伴侧脑室额角呈圆球状（大脑凸面的脑沟/脑回扩张）、脑裂增宽但无显著皮质萎缩，以及其他图 27-3 显示的特征提示为 NPH。单光子发射计算机断层显像（SPECT）和 PET 可见 AD 患者颞顶部低灌注或低代谢表现，以及 FTD 患者的额颞叶无血流灌注，但这些变化通常提示脑萎缩，因此许多患者也可仅通过 MRI 检查而被发现。近期的研究表明，淀

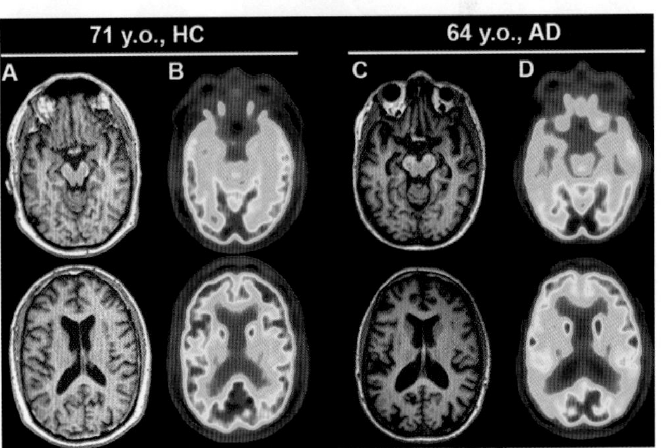

图 27-1 阿尔茨海默病（AD）。71 岁健康人（**A**）与 64 岁 AD 患者（**C**）的轴位 T1 加权磁共振成像。可见 AD 患者内侧颞叶体积缩小。相同患者的氟代脱氧葡萄糖正电子发射断层显像（**B 和 D**）可见 AD 患者双侧颞叶后部的葡萄糖代谢减低，符合本病典型表现。HC，健康对照（引自 Gil Rabinovici，University of California，San Francisco and William Jagust，University of California，Berkeley）

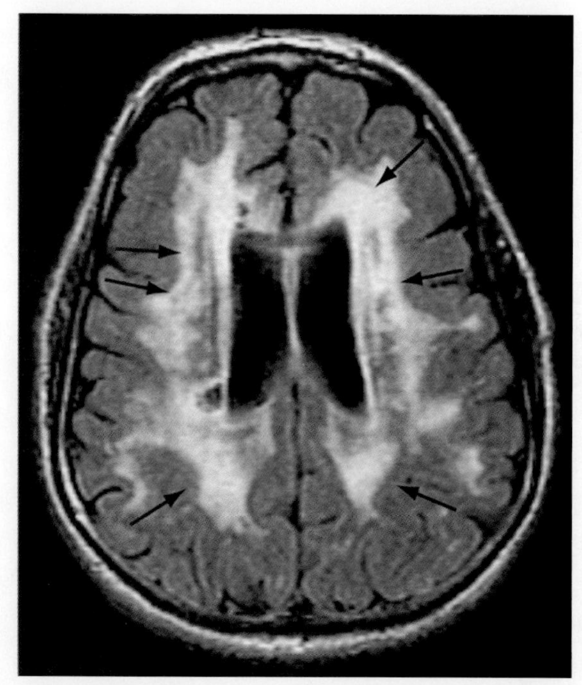

图 27-2　弥漫性脑白质病。侧脑室层面的轴位 FLAIR 相 MRI 可见多个高信号区域（箭头），累及脑室周围白质、放射冠和纹状体。这种现象常见于血管性痴呆患者，也可见于部分认知功能正常者

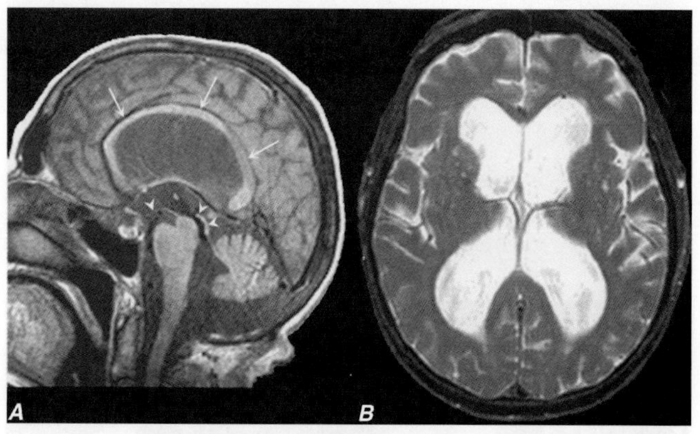

图 27-3　正常压力脑积水。A. 矢状位 T1 加权磁共振成像可见侧脑室扩张，胼胝体伸展（箭头），第三脑室底部凹陷（单箭头），以及导水管增宽（双箭头）。侧脑室、第三脑室和第四脑室均显著扩张，而导水管通畅是交通性脑积水的典型表现。**B.** 轴位 T2 加权磁共振成像可见侧脑室扩张。本例患者成功进行了脑室腹腔分流术

粉样蛋白成像有望用于诊断 AD，匹兹堡化合物-B（PiB）（仅限研究使用）和^{18}F-AV-45（Florbetapir，美国食品药品监督管理局于 2013 年批准上市）均为具有诊断价值的放射性配体，可用于检测与淀粉样脑血管病或 AD 神经炎性斑块相关的淀粉样变（图 27-4）。然而，由于这些表现同样可见于认知功能正常的老年人（约 25％的 65 岁患者），因此淀粉样蛋白成像也可用于在无 AD 样痴呆综合征表现的患者中检测亚临床或偶发性 AD。目前，淀粉样蛋白成像的主要临床价值在于除外影像学检查阴性的痴呆患者罹患 AD。一旦临床实现疾病修饰治疗，那么利用这些生物标志物有助于在出现不可逆性脑损伤之前筛选适合治疗的人群。同时，对无症状老年人进行脑淀粉样蛋白检测的意义也是研究的热点。MRI 灌注与结构/功能连接研究也具有成为疗效监测手段的潜力。

在评估痴呆时，并不需要常规进行腰椎穿刺检查，但当临床医生怀疑中枢神经系统感染或炎症时，则需要对患者进行此项检查。不同类型的痴呆患者脑脊液中 $A\beta_{42}$ 和 tau 蛋白的水平不同，低 $A\beta_{42}$ 及 tau 蛋白轻度升高则高度提示 AD。是否应将腰椎穿刺列为痴呆诊断中的常规检查尚存争议，但当前用于诊断 AD 时的敏感性和特异性并不足以作为常规检查。规范的心理测试有助于评估认知障碍的严重程度、揭示疾病相关的心理因素，并为跟踪疾病进展提供范式。脑电图（EEG）也并非常规检查，但有助于诊断 CJD（反复出现弥漫性高振幅尖波或“周期性尖慢复合波”）或潜在的非惊厥性癫痫（痫样放电）。除诊断血管炎、可治疗的肿瘤及特殊感染外，不建议进行脑组织活检（包括脑膜）。以中枢神经系统症状为主要表现的全身性疾病（如结节病）通常可以通过淋巴结或实质器官活检，而非脑组织活检来明确诊断。若临床疑诊脑血管炎或脑静脉血栓形成时，应对患者进行磁共振血管造影。

治疗　痴呆

痴呆管理的主要目标是治疗可逆性病因，以及为患者及其照护者带来安慰、提供支持。针对潜在病因的治疗主要包括：给予甲状腺功能减退患者甲状腺素替代治疗；给予维生素 B_1、维生素 B_{12} 缺乏或血清同型半胱氨酸升高的患者补充维生素治疗；给予机会性感染的患者抗菌素；给予 HIV 感染者抗病毒治疗；对 NPH 患者进行脑室分流术；给予中枢神经系统肿瘤的患者合适的手术治疗和（或）放化疗。停用损害认知功能的毒物或药物通常可改善病情。如果患者的认知障碍源自精神疾病，则应给予积极治疗以改善认知障碍或在情绪状态得到充分控制、焦虑症状得到有效缓解后，明确认知障碍是否仍持续存在。退行性疾病的患者也可出现抑郁或焦虑状态，但通常可经治疗而改善。抗抑郁药［如选择性 5-羟色胺再摄取抑制剂（SSRI）及 5-羟色胺

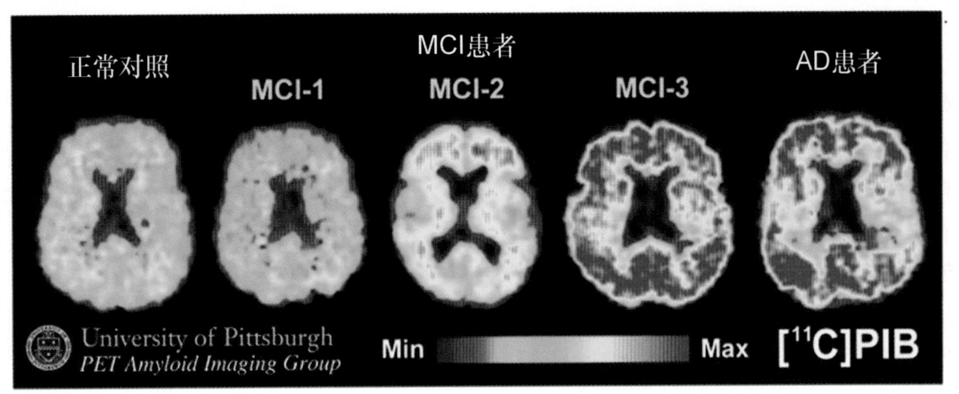

图 27-4 使用淀粉样蛋白成像介质——匹兹堡化合物-B [(^{11}C) PIB] 进行的 PET 显像。正常对照（左），3 例轻度认知功能障碍（MCI）的患者（中），轻症 AD 患者（右）。部分 MCI 患者与正常对照相近，部分与 AD 患者相近，还有部分介于二者之间（引自 William Klunk and Chester Mathis，University of Pittsburgh）

去甲肾上腺素再摄取抑制剂（SNRI）] 具有抗焦虑作用且很少出现认知障碍的副作用，是这类患者主要的治疗药物。抗惊厥药可用于控制痫性发作，以左乙拉西坦最为有效，但目前仍缺乏针对 AD 相关痫性发作的随机研究。

激越、幻觉、妄想和意识错乱是治疗的难点。这些行为问题是成立并规范化管理照护机构的主要原因。在使用药物治疗此类行为异常之前，临床医生应积极寻找可纠正的环境及代谢因素，如饥饿、缺乏运动、牙痛、便秘、泌尿系统或呼吸道感染、电解质紊乱和药物中毒等，以上问题无需使用精神治疗药物即可纠正。吩噻嗪类和苯二氮䓬类药物可用于改善行为问题，但易出现镇静、僵直、运动障碍等副作用，但有时会出现相反的去抑制效应（苯二氮䓬类药物）。尽管副作用明显，但是第二代抗精神病药物 [如喹硫平（起始剂量，每日 12.5～25 mg）] 可用于控制患者的激越、攻击行为及精神错乱。当患者对治疗无反应时，通常不应提高药物剂量或使用抗胆碱能药物及镇静剂（如巴比妥类、苯二氮䓬类药物）。诊断及治疗抑郁症具有重要的临床意义，且治疗可始于低剂量 SSRI（如艾司西酞普兰，起始剂量每日 5 mg，目标剂量每日 5～10 mg），并在用药期间监测疗效及毒性作用。有时胆碱酯酶抑制剂可用于缓解淡漠、幻视、抑郁及其他精神症状，尤其对于 DLB 患者而言，可避免其应用其他毒性更强的药物。

胆碱酯酶抑制剂可用于治疗 AD（常用多奈哌齐、卡巴拉汀、加兰他敏）和 PDD（常用卡巴拉汀）。近期研究的热点聚焦于使用 $A\beta_{42}$ 抗体治疗 AD。尽管最初的随机对照研究以失败告终，但有研究证实其对轻症患者有效。因此，研究人员已经开始针对轻症患者及 AD 高风险的无症状人群进行研究，如携带常染色体显性遗传基因突变的患者或脑脊液及淀粉样影像学生物标志物检查提示亚临床 AD 的健康老年人。美金刚可用于治疗中重度 AD 患者，其主要获益在于改善患者独立完成穿衣及梳洗的行为，从而减轻其照护者的负担。针对中重度 AD 患者，多项研究表明美金刚联合胆碱酯酶抑制剂的治疗方案可延缓患者进入疗养院的时间，但也有其他研究并不支持将美金刚纳入治疗方案。

现已证明某些预防性策略可以减少住院患者谵妄的发生率，主要包括不断定向、进行认知行为练习、改善睡眠、提供视力及听力辅助以及纠正脱水。

非药物行为治疗在痴呆的管理中具有重要地位，其主要目标是使患者的生活舒适、简单，且安全。准备清单、日程表、日历和标签在疾病早期阶段可能会对患者有所帮助。建立熟悉的日常行为模式、步行和简单的体育锻炼有助于改善患者症状。对于许多痴呆患者，其日常活动能力的受损程度轻于事件记忆的受损程度，因此他们仍然可以参加诸如散步、打保龄球、跳舞、唱歌、进行宾果游戏及打高尔夫等活动。痴呆患者常常难以接受失去对其所熟悉事务的控制，如无法驾驶汽车、做饭及处理经济事务。他人的帮助可能会被患者报以怨言，甚至让患者出现抑郁或愤怒的情绪。此时若照护者对患者产生敌意，往往会适得其反，甚至对患者造成伤害。在这种情况下，照护者给予安抚、分散注意力或采用冷静、积极的言论与患者进行交流可能会更有效。患者终将承认并接受由他人完成财务管理及驾驶等日常事务的现实。安全也是需要重点关注的问题，不仅包括驾驶安全，还包括厨房、浴室、卧室以及楼梯等区域的安全。这些区域需要被监管，并确保其尽可能安全。痴呆患者刚搬入养老院、生活照料中心或疗养院时可能会出现意识错乱及激越。反复安抚患者、向患者说明情况，以及逐步将其介绍给他人认识均有助于患者顺利过渡。提供一些患者所喜爱的活动也有助于其融入新环境。

临床医生必须特别注意患者家庭成员和照护者是否存在沮丧和抑郁情绪。其中，以其照护者出现内疚及倦怠的情绪最为常见。患者的家庭成员常常会感到不堪重负和无助，并可能将这种沮丧的情绪传递给患者、其他家庭成员及医务人员。因此，临床医生应鼓励照护者充分利用日托机构和临时托管服务。痴呆相关的教育和咨询也同样重要。地区及美国国家互助小组，如阿尔茨海默病协会（www.alz.org）均可为痴呆患者提供充分帮助。

第二十八章　失语、记忆丧失及其他局灶性脑病

Aphasia, Memory Loss, and Other Focal Cerebral Disorders

M. Marsel Mesulam　著
（苏丽娜　译）

人类大脑皮层总面积约 2.5 m²，其中包含近 200 亿个神经元。初级感觉及运动皮层占整个大脑皮层的 10%，其余为选择性模态（单模态）、多模态、旁边缘系统和边缘系统脑区，统称为联络皮质（图 28-1）。联络皮质负责协调认知、情感和行为的整合过程。对这些功能进行系统检查是对联络皮质及其相关疾病进行有效临床评估的必要条件。据目前所知，尚无“听力理解”、“空间感知”或“记忆储存”的中枢。

认知和行为功能（区）由彼此交联的大型神经网络共同调节，这些神经网络包含相互连接的皮层和皮层下组织。解剖学上与临床实践相关性最强的五大神经网络包括：①语言相关的外侧裂区；②负责空间定位的顶额叶区；③进行人脸及物体识别的枕颞区；④存储记忆的边缘区；⑤控制认知和行为的前额叶区。

左脑外侧裂失语症

左脑外侧裂是对语言至关重要的区域，其中一个

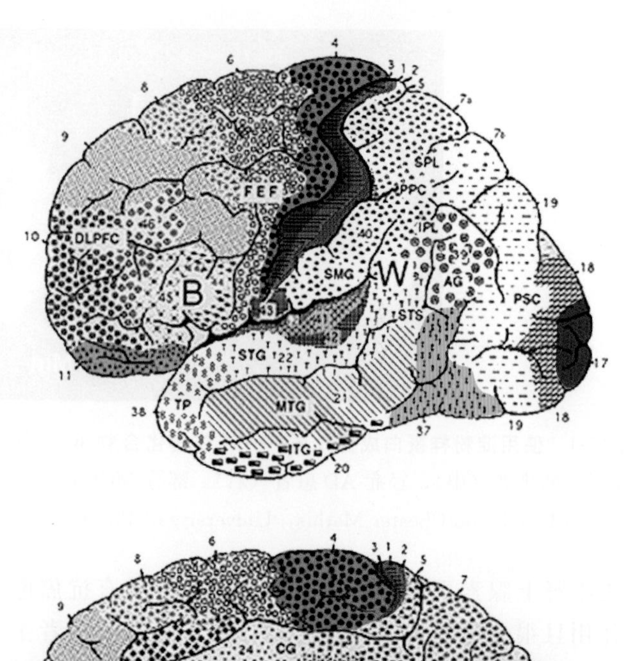

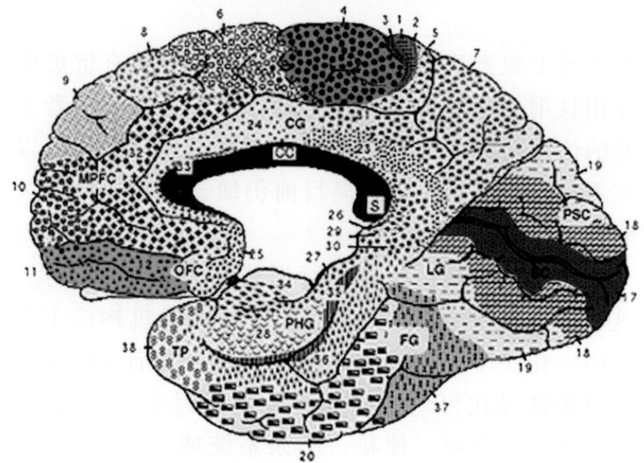

图 28-1　大脑半球外侧面（上）和内侧面（下）。图中数字是按照大脑细胞结构归类的 Brodmann 分区。17 区对应初级视觉皮层，41～42 区对应初级听觉皮层，1～3 区对应初级躯体感觉皮层，4 区对应初级运动皮层。大脑皮层的其余部分包含联联络皮质。AG，角回；B，Broca 区；CC，胼胝体；CG，扣带回；DLPFC，背外侧前额叶皮质；FEF，额叶视区（运动前区皮质）；FG，梭状回；IPL，顶下小叶；ITG，颞下回；LG，舌回；MPFC，内侧前额叶皮质；MTG，颞中回；OFC，眶额叶皮质；PHG，海马旁回；PPC，后顶皮质；PSC，纹状体周围皮质；SC，纹状皮质；SMG，缘上回；SPL，顶上小叶；STG，颞上回；STS，颞上沟；TP，颞极皮质；W，Wernicke 区

语言中枢位于额下回被称为 Broca 区。此区域的病变表现为发音障碍、说话不流畅及语句结构组织障碍。另一个语言中枢被称为 Wernicke 区，其具体位置尚不明确，但传统上认为其包括颞叶后部。脑血管意外累及此区域时患者可表现为不能理解话语或书面语句，且不能用有意义的单词和语句表达自己的想法。这两个语言中枢之间存在神经投射，且与相邻的额叶、顶叶和颞叶相关联。该神经网络病变会导致语言障碍，即失语症。失语症的临床特点是缺乏正常的语言功能，如找词、选词、理解及拼写或语法。单纯的构音障碍

和缄默症不是失语症。在约90%的右利手患者和60%的左利手患者中，失语症只发生在左脑出现病变之后。

临床检查

语言的临床检查应包括对命名、口语表达、理解、复述、阅读和书写功能的评估。命名障碍是失语症患者最常见的症状。当被要求说出一个常见物体的名字时，患者可能想不出合适的词，只能提供对物体的间接描述（如“写作的东西”），或者说出错误的词（错语）。如果患者说出不正确但相关的词（如把“铅笔”说成“钢笔”），这种命名错误称为语义性错语；如果这个词接近正确答案，但在语音上不准确（如把“铅笔”说成“枪笔”），这种命名错误称为音素性错语。当检查者提供一个物体时，大多数失语症患者不能说出正确的名称，但当检查者提供物体名称时，患者可以指向正确的物体，这称为单向（基于提取的）命名障碍。如果患者既不能说出正确的名字也不能识别正确的物体，则称为双向（基于理解的）命名障碍。如果口语表达时语量、语句长度和语调均正常，则被称为“流利”的自然语言；如果口语表达时语量减少、言语不连贯，平均句长小于4个单词，则被称为“非流利”的语言。检查者还应该注意语法的完整性，包括177个词序（语法）、时态、后缀、前缀、复数和所有格。对患者理解能力的检查可以通过评估其交流能力来完成，如询问患者是非问题（如“狗会飞吗?”“夏天下雪吗?”）、让患者指出符合语言描述的物体（“这个房间里的光源在哪里?”）或要求患者对某一单词给出口头定义。复述能力可通过让患者重复单个词、短句或一串词语来评估，用绕口令来评估复述能力更适用于构音障碍及言语重复的患者，而非失语症患者。检查时必须确保句长不超过患者的注意力持续时间。否则，复述失败就会被误认为是由于注意力持续时间（工作记忆）短，而非失语症的表现。阅读能力主要通过评估有无朗读和理解障碍。失读症是指无法大声朗读或理解单个词汇和简单语句；失写症（或书写困难）是指获得性拼写障碍。

脑血管意外（CVA）可诱发急性失语症，而缓慢起病的失语症则可见于神经退行性疾病。表28-1所列的症状与脑血管意外最相符，其特点是病变部位的灰质和白质突然同时被损害。进行性神经退行性疾病具有细胞、层次和区域特异性，可导致不同类型的失语症，本章将分别对其进行描述。下文介绍的综合征是理想化的情况，仅出现单一综合征的情况在临床上较为罕见。

Wernicke 失语　对听到及见到的单词和句子的理解均有障碍。患者言语流畅，但多为错语、赘述。错语时患者会说出一系列新词，称为“杂乱性失语症”。患者的言语中，很少包含实质性名词。因此，语量丰富却没有信息含量。例如，患者试图描述他的妻子如何不小心扔掉了一些重要的东西，如他的假牙，他可能这样描述：“她说我们不再需要它了，和它一起在楼下的是我的牙齿……牙……我的牙医。它们碰巧在那个袋子里……看到了吗？……我的两个……我用的两片牙医……都不见了。如果她全都扔了……她去拜访她的一些朋友的话就不能扔掉它们了。”

手势和手语并不能改善与此病患者的交流。患者可能没有意识到他或她表达的语言是无法让人理解的，因此当检查者未能理解患者表达的严重错乱的言语时，患者可能会表现出愤怒和不耐烦。对于某些患者，这种类型的失语症可能与严重激越和偏执有关。当检查者向患者下达与中轴肌群相关的命令时，患者可以理解并遵循命令运动相应肌肉。患者能按指示快速闭眼、

表 28-1　失语症及脑血管意外中常见的相关情况的临床特点

	理解能力	复述能力	命名能力	流利程度
Wernicke 失语症	受损	受损	受损	正常或增加
Broca 失语症	正常（除语法外）	受损	受损	降低
完全性失语症	受损	受损	受损	降低
传导性失语症	正常	受损	受损	正常
经皮质性非流利型失语症（前循环）	正常	正常	受损	受损
经皮质性流利型失语症（后循环）	受损	正常	受损	正常
孤立性失语症	受损	模仿言语	受损	无目的性言语
命名性失语症	正常	正常	受损	正常（除找词停顿外）
纯词聋	口头言语理解障碍	受损	正常	正常
单纯性失读症	阅读理解障碍	正常	正常	正常

起身或翻身，却不能理解简单的问题（如“你叫什么名字?”）是 Wernicke 失语症的特征，这有助于将其与耳聋、精神疾病或诈病相鉴别。Wernicke 失语症患者不能用有意义且恰当的词语来表达自己的想法，也不能理解任何形式的话语。因此，这种失语症既有言语表达障碍，也有理解障碍。复述、命名、阅读和书写也可出现障碍。

Wernicke 失语症最常见的病变部位时语言神经网络的后部，最常见的病因是大脑中动脉下段栓塞，尤其是位于颞叶后部或角回分支的栓子，其他病因包括脑出血、颅脑外伤和脑肿瘤。Wernicke 失语症常同时伴随右侧偏盲或右上象限偏盲，也可能伴随右侧鼻唇沟轻度变浅，但其他体格检查往往未见明显异常。情绪激动的患者讲话出现错乱性词语、新逻辑语句但神经系统查体无阳性体征时，易使临床医生疑诊原发性精神疾病，如精神分裂症或躁狂症，但通过获得性失语症的其他特点，以及既往无精神疾病病史常有助于其与原发性精神疾病相鉴别。预后方面，患者语言功能无法完全恢复。

Broca 失语症 患者讲话不流利且费力，常因找词反复中断讲话，并常伴构音障碍。语句内缺乏功能性词汇，但有大量语意恰当的名词。语序不当等会导致患者出现特征性的语法缺失。患者讲话呈电报式，语言简洁但信息量很大。一位 Broca 失语症患者对其病史的描述如下：“我看了……医生，医生先让我…去医院。医生……让我在他身边。两天后，医生送我回家。”

患者可能只能以不同的语调发出一个咕哝或单个单词（“是”或“不是”）来表达自己是赞同还是反对。除了语言的流利程度受影响外，命名和复述能力也会受损。除对被动语态或嵌入从句这类语法复杂的句子不能理解外，患者对口头语言的理解能力正常，因此 Broca 失语症不仅是“表达”或“运动”障碍，它还可能涉及语法理解障碍。Broca 失语症患者常伴随流泪、易沮丧的表现，且情绪极度抑郁。但不同于 Wernicke 失语症，Broca 失语症的患者对其疾病的自知力正常。患者即使存在自然言语的严重构音障碍，但其在唱歌时，发音相对正常且清楚。这种分离现象已被用于开发针对 Broca 失语症的特殊治疗方法（旋律语调疗法）。其他神经系统损伤包括右侧面肌无力、偏身轻瘫或偏瘫，以及颊面失用症，表现为无法执行涉及口咽部和面部肌群的运动指令（如患者无法演示吹灭火柴或用吸管吸东西的动作）。Broca 失语症最常见的病因是 Broca 区梗死（额下回；图 28-1 中的“B”），以及由于大脑中动脉上段闭塞而导致的外侧裂周围和岛叶皮质梗死。大的占位性病变如肿瘤、脑出血和脓肿也可能是 Broca 失语症的病因。在脑卒中导致的 Broca 失语症中，语言功能的恢复一般在 2～6 个月内达到高峰，此后的恢复程度有限。语言治疗的效果较 Wernicke 失语症更佳。

传导性失语症 患者讲话流利，但含有大量发音错误的词语，对口头言语的理解能力正常，但复述能力严重受损，伴音素性错语及拼写障碍。患者无法大声朗读，但阅读理解能力正常。病灶不影响 Broca 区和 Wernicke 区的功能，但可能导致二者功能分离。少数情况下，短暂的 Wernicke 失语症会迅速发展为传导性失语症。传导性失语症患者的言语表达含有大量发音错误的词语，因此出现言语表达障碍，但并不如 Wernicke 失语症患者所表现的严重。传导性失语症相关的神经系统体征因病变部位的不同而异。

经皮质性失语症：流利型与非流利型 经皮质性流利型失语（后循环）的临床特征与 Wernicke 失语症相似，但其复述能力正常。病损将正常的语言中枢与其他颞顶叶相关区域离断。患者可出现偏盲等神经系统表现。脑血管病变（如后分水岭区梗死）和 Wernicke 区后侧颞顶叶皮质肿瘤是这类型失语常见的病因。经皮质性非流利型失语（前循环）的临床特征与 Broca 失语症相似，但其复述能力正常且无明显的语法缺失。神经系统查体可正常，但也可出现右侧偏瘫。病变部位会将正常的语言中枢与前额叶脑区离断，通常累及大脑中、前动脉供血区之间的前分水岭区，或由大脑前动脉供血的辅助运动皮质。

完全性失语症和孤立性失语症 完全性失语症是 Broca 区和 Wernicke 区均出现功能障碍的表现，通常是因左侧大脑半球内、大脑中动脉分布区的脑卒中所致。表现为言语表达不流利及语言理解能力严重受损。相关神经系统体征包括右侧偏瘫、偏身感觉障碍和同侧偏盲。孤立性失语症是两种经皮质性失语症的综合表现。表现为理解能力严重受损，以及无目的言语。患者可能会鹦鹉学舌地复述听到的谈话片段（模仿言语），这表明与复述相关的神经机制至少部分完整。此症状是语言中枢与其他脑区分离时病理性功能异常的表现。Broca 区和 Wernicke 区往往不受累，但其周围的额叶、顶叶和颞叶皮质往往受累。病灶呈斑片状，可能与缺氧、一氧化碳中毒或完全性分水岭区梗死有关。

命名性失语症 这种失语症被认为是语言中枢“功能障碍最轻”的综合征。发音、理解和复述能力均正常，但命名、找词和拼写能力受损。因找词而中断讲话并不多见，因此患者语言表达虽流利，但言辞错乱、迂回，且没有信息含量。病灶可位于左脑语言中枢的任何位置，包括颞中回和颞下回。命名性失语是一种最常见的语言障碍，可见于头部外伤、代谢性脑病和阿尔茨海默病。

纯词聋 最常见的病因是双侧或左侧大脑中动脉（MCA）卒中累及颞上回。病变中断听觉联络皮质到语言神经网络的信息流。患者理解书面语言没有困难，并且能很好地用口头或书面语言进行表述。由于右侧半球的初级听觉皮层和听觉联络皮质未受损，所以患者能理解环境声音并作出反应。但因听觉信息无法传递到语言中枢，故此信息无法被解码为神经性语言，患者对正常语言的反应如同接收到外星语言，难以破译。患者不能复述，但可以命名物体。随患病时间的延长，纯词聋患者会自学唇语，随之改善其临床症状。患者可能并无其他神经系统症状及体征，但急性期常伴随激动的偏执反应。脑血管病变是其最常见的病因。

单纯性失读症（不伴有失写症） 该病相当于视觉上的“纯词聋”。病变［通常是左侧枕叶皮质和胼胝体后部（即胼胝体压部）的联合损伤］中断了视觉传入神经到语言中枢的通路。患者常有右侧偏盲症状，但核心语言中枢不受影响。患者能听懂并进行口语表达、命名左半视野中的物体、复述和书写。然而，因文字的视觉信息（仅呈现整个左半视野的内容）无法到达语言神经网络，因此当患者被要求阅读最简单的句子时，却表现得像文盲。左半视野的物体可以被准确地命名，因为它们激活了右脑的非视觉联络区，随后通过位于胼胝体压部后侧的经胼胝体通路进入语言中枢。单纯性失读症患者尽管可以完成颜色匹配，但无法命名颜色，即颜色命名障碍。单纯性失读症最常见的病因是大脑后动脉供血区的血管病变，或累及视神经放射和胼胝体压部交叉神经的左侧枕叶皮质浸润性肿瘤。由于大脑后动脉向边缘系统的颞叶内侧供血，因此患者也可出现遗忘，但由于边缘系统的病变是单侧受累，故通常为短暂遗忘。

失用症和失语症 失用症是一种复杂的运动障碍，不能归类于锥体、锥体外系、小脑或感觉功能障碍，也不是由患者无法理解任务的性质所致。语言失用症是患者在单词音节的音长、流利程度和重音方面出现发音异常，吟诵这些单词可以改善发音。失用症可发生于累及 Broca 区后部的脑血管意外，以及 tau 蛋白病相关的额颞叶变性（FTLD）。失语症是一种严重的急性语言失用症，表现为口语表达的流利程度严重受损（通常是缄默症）。这种失语症一般都能恢复，在此过程中会出现声音嘶哑。患者写作、阅读和理解能力正常，因此这不是真正的失语综合征。失语症的病因可能是累及 Broca 区或皮层下的脑血管意外中断了以上结构与其他脑区的连接。病灶偶尔位于额叶内侧，可能累及左脑的辅助运动皮质。在没有真实物体的情况下，命令患者执行特定的动作（“咳嗽”、“划火柴”）或表演使用生活中常用工具（梳子、锤子、吸管或牙刷）的动作时，患者若不能完成动作就可诊断为“意念运动性失用”。患者通过演示多种动作并确定可识别出正确的动作来具备明确其要执行命令的能力。有些失用症患者会模仿检查者所演示的动作，且当他们拿到真实物体时并无失用表现，这表明运动所必需的感觉运动传导通路是完好的。某些形式的意念运动性失用是由于语言中枢与锥体运动系统的分离，因此患者可以理解执行复杂动作的命令，但命令不能传至相应的运动皮层。颊面失用症指面部和口咽部肌群的运动失用。肢体失用症指四肢运动失用。意念运动性失用几乎全部由左脑病变引起，通常与失语综合征有关，尤其是 Broca 失语症和传导性失语症。由于患者使用真实物体的功能正常，意念运动性失用本身不会严重影响日常生活。胼胝体前部病变的患者表现为局限于身体左侧的意念运动性失用，此症状亦被称为交感神经运动障碍。严重的交感神经运动障碍（即外星人手综合征）伴随左手运动去抑制的典型表现。意念性失用是指患者在执行目的性运动的顺序上存在缺陷，但其执行各部分的单独动作时并无困难。例如，当患者被要求拿笔写字，正常顺序是摘下笔帽、把笔帽放至笔的另一端、将笔尖朝向纸、写字，但本病患者完成上述动作的顺序可被打乱，且患者可能试图用笔的另一端写字，甚至用摘下的笔帽写字。这些运动顺序障碍常被认为是由意识错乱和痴呆所致，而非因失语症相关的局灶性病变。肢体运动性失用症指使用工具或物体时动作笨拙，其病变不能归因于感觉、锥体、锥体外系或小脑功能障碍，而可能是由于运动前皮质局灶性病变或皮质基底变性。

Gerstmann 综合征 失算症（简单的算术障碍）、书写困难、手指命名障碍（无法命名手指如示指和拇指）以及左右混淆（无法分辨自己或检查者的手、脚或手臂是在身体的左侧还是右侧）统称为 Gerstmann 综合征。诊断时，应重点明确患者的手指命名障碍及左右混淆并非临床较多见的失语症的表现，以及患者并无失语症。当 Gerstmann 综合征急性起病和孤立发病时，通常与左脑顶下小叶（尤其是角回）的损伤有关。

语用学和语气 语用学指的是语言的表达态度、情感，以及字面意思以外的隐喻含义（如“绿拇指”指的不是手指的实际颜色）。语用学的组分之一——语气，是指影响表达态度和言语蕴含信息的重音和语调的变化。例如，“他很聪明”和“他聪明吗?”两句话虽包含相同的词汇和句子结构，但由于语气不同，所传达的信息大相径庭。与 Broca 区相对应的右脑区域受损时，在口语中使用恰当语气的能力就会下降。尽管患者的语法正确、用词准确，但语气单一，而不能向他人传递其紧张情绪及情感。此类患者会给人留下抑郁或冷漠的错误印象。右脑或额叶病变也可造成语用学其他组分的功能障碍，尤其是推断隐喻信息的能力受损。

皮质下失语症 语言中枢的皮质下部分（如左脑的纹状体和丘脑）受损也可引起失语症。由此产生的综合征包括语言各方面功能障碍的组合，但很少符合表 28-1 中描述的特定模式。在脑血管意外患者中，伴有构音障碍的命名性失语症，或伴有偏瘫的流利型失语症，均应怀疑皮质下病变。

进行性失语症 由累及主要血管的脑血管意外引起的失语症往往突然起病，且在发病时即出现最大程度的功能障碍。这是“经典”失语症的表现。由神经退行性疾病引起的失语症通常起病隐匿，但持续进展。其神经病理学特点不仅限于灰质受累，还可累及特定结构层和细胞类型。因此，其临床解剖学模式并不同于表 28-1 所述。

原发性进行性失语症（PAA）的临床表现与诊断

多种神经退行性综合征［如典型的阿尔茨海默型（遗忘型）和额叶型（行为型）痴呆］会随着疾病的进展而逐渐造成语言功能障碍。在这类疾病中，失语症是综合征的表现之一。当神经退行性语言障碍相对独立出现并成为患者就诊的主要原因时，即可诊断 PAA。

PPA 患者的语言功能 PPA 患者的语言障碍略不同于 CVA 所致的失语症。目前认为 PPA 有 3 种主要的亚型。语法错乱型 PPA 的特点是口语表达不流利、语法错乱，但词语理解能力正常。它与 Broca 失语症或经皮质运动性失语症最为相似，但通常无右侧偏瘫或构音障碍，且语法障碍更为严重。神经元缺失（灰质萎缩）最严重的部位包括左侧额下回，即 Broca 区所在位置。此病的神经病理学特征通常是 tau 蛋白病相关的额颞叶变性（FTLD），亦可以是阿尔茨海默病（AD）的非典型病理表现。语义型 PPA 的特点是口语表达流利、语法正确，但单个词汇理解能力和双向命名能力严重受损。CVA 不会出现此类失语症。与 Wernicke 失语症或经皮质感觉性失语症不同，此类型 PPA 患者的语言包含信息量，且其复述能力正常，在不是患者无法理解的词汇时，其理解能力也相对正常。萎缩病变最严重的部位在左前颞叶，表明该区域在词汇理解中发挥至关重要的作用，尤其是表示具体物像的词汇。神经病理通常是与转录反应 DNA 结合蛋白 TDP-43（分子量 43 kDa）异常沉淀相关的额颞叶变性。少词型 PPA 的特点是语法和理解能力正常，但在自然言语过程中频繁出现严重的找词停顿、命名障碍、言语迂回和简化。萎缩病变最严重的部位位于颞顶叶交界处和后侧颞叶，与传统的 Wernicke 区位置部分重叠。但是，Wernicke 失语症所表现出的理解能力障碍并不见于此类型患者，这可能是由于 PPA 患者的脑白质未经 CVA 反复损伤而相对完整。与 Broca 失语症或语法错乱型 PPA 相比，这类患者语言的流利程度存在变异性，故患者在进行短句对话时的表现可与正常人完全一样。少词型 PPA 与表 28-1 中的命名性失语症类似，但通常表现为持续时间更长且更频繁的找词停顿。患者还可出现对短语和词汇复述能力低下，这与表 28-1 所列的传导性失语症类似。在所有 PPA 亚型中，AD 的病理表现最常见于少词型 PPA，但 FTLD 也可能是其病因。除了这 3 种主要亚型外，PPA 还可表现为纯词聋或 Gerstmann 综合征。

忽视及其相关症状的额顶叶神经网络

适应性空间定向由 3 个主要皮层结构的大型神经网络支配。扣带回皮质提供对外界空间进行主动定位的通路，后顶叶皮质获取重要外源性事件的感觉运动表征，而额叶视野制定注意行为的运动策略（图 28-2）。该神经网络的皮层下部分包括纹状体和丘脑。损伤此网络会分散大脑对外部空间的注意力，造成偏侧空间忽略、同时失认症和寻物失败。以自我为中心（egocentric）和以客观事物为中心（allocentric）的平衡可能会被打破，导致患者寻路、躲避障碍物和穿衣能力障碍。

偏侧空间忽略

病变对侧的偏侧空间忽略是该神经网络皮质或皮质下区域受损的表现。传统观点认为偏侧空间忽略意味着顶叶病变，但这是错误的。根据一种空间认知模型，右脑将注意力集中在所有外部空间，而左脑则主要将注意力集中在对侧的右半空间。由于右脑的整体注意机制可以代偿左脑对侧空间注意力的丧失，因此，左脑病变不会引起明显的对侧空间忽略。但因左脑不包含同侧注意机制，故右脑病变可导致严重的对侧（左侧）空间忽略。该模型与临床实践相符，右脑损伤

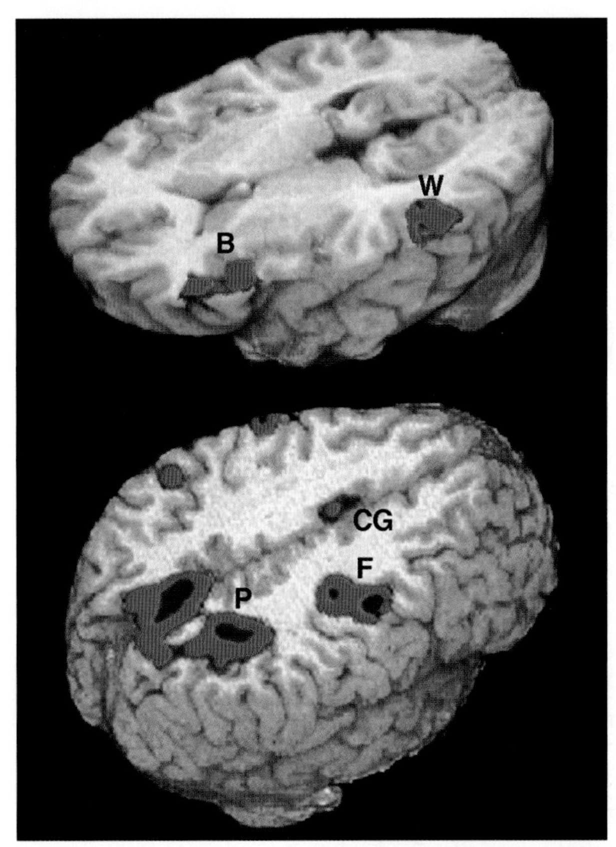

图 28-2　神经系统功能完好的受试者语言和空间注意力的功能磁共振成像。红色和黑色区域表示被明显激活的任务相关脑区。（**上图**）受试者被要求判断两个词是否为同义词。该语言任务同时激活了语言中枢的 2 个中心——Broca 区（B）和 Wernicke 区（W）。被激活区域仅限于左脑。（**下图**）受试者被要求将空间注意力转移到外围目标上。这项任务同时激活了注意力中枢的 3 个中心：后顶叶皮质（P）、额叶视区（F）和扣带回（CG）。被激活的区域主要为右脑（经允许引自 Darren Gitelman，MD）

后出现的病变对侧空间忽视较左脑损伤后更常见、更严重，且持续时间更长。即便是左利手患者出现左脑病变，也鲜有右侧空间忽略。

临床检查　病情严重的患者可能无法独立完成穿衣服、刮胡子或清洁左半身；吃不到放在盘子左侧的食物；无法阅读语句的左半部分。在被要求复制一幅简单的线描时，患者无法复制图像左边的细节；在被要求进行书写时，患者往往会在左边留下异常宽的空白。同时双侧刺激和视觉目标消除是评估忽视的两种有效的床旁检查。在同时双侧刺激检查时，检查者同时给予患者视觉、听觉、感觉的单侧或双侧刺激。在右脑损伤后患者可敏锐感受任一单侧刺激但会将双侧刺激认为是右侧刺激，这被称为熄灭现象，是偏侧空间忽略的典型感觉系统受累表现。在目标检测任务中，目标字母（如 A）和其他干扰项（如字母表内的其他字母）被打乱分布于 21.5～28.0 cm 的纸上，且患者被要求圈出全部目标字母。偏侧空间忽略的患者存在搜索（运动）障碍，表现为无法查找位于左侧的目标字母（图 28-3A）。由于偏盲患者可自由地将头和眼睛转向左侧，并不足以导致目标搜索失败，故目标搜索失败可反映空间注意力缺陷，而不仅仅是感觉传入障碍。某些偏侧空间忽略患者可能否认其存在偏瘫，甚至否认瘫痪肢体是自己的，这种现象被称为病感失认症。

Balint 综合征、同时失认症、穿衣失用症、结构性失用症以及寻路障碍

Balint 综合征是空间注意力神经网络受损导致的严重空间定向障碍，病变以顶叶为著。Balint 综合征表现为无法通过眼肌的有序运动扫视周围环境（动眼神经失用症）、无法准确地触及可见目标（视神经共济失调），以及视野中心及周边信息整合功能障碍（同时失认症）。患有同时失认症的患者表现为“只见树木，不见森林”。例如，向患者展示一盏台灯并要求患者说出此物体的名字，他可能会看到它的圆形底座，而将其称之为烟灰缸。部分同时失认的患者可能诉其所见物体会突然消失，这可能表明这类患者在短暂的注视点移位后，无法再次凝视先前的注视点。移动及注意力分散的刺激可显著加剧视觉障碍。此外，同时失认症亦可单独出现。

改良版字母消除任务（见上文）可用于诊断同时失认症。在此任务中，目标字母（如 A）有大小两种，大目标：小目标为 7.5～10 cm：2.5 cm，并将其嵌入其他干扰字母中。同时失认症患者呈倾向于忽视大目标的典型表现，这与直觉相悖（图 28-3B），其原因在于识别大目标所需的信息并不局限于视线的直接范围，而需要跨多个注视点的视觉信息集成。更难搜寻大目标亦证实该病患者的视觉钝化并非由于视觉功能受损，且病变位于中枢而非外周。图 28-3B 所示的检查本身并不足以诊断同时失认症，某些额叶综合征患者也可表现为对大目标的忽视，其原因可能是他们缺乏思维灵活性，而不能意识到两种目标只是表面形式不同的相同字母。

双侧顶叶病变可导致自我中心与非自我中心空间整合障碍。穿衣失用症是此病的典型特征之一。这类患者无法将身体的轴线与衣服的轴线对齐，会努力地抓着衣服的下缘把衣服颠倒着穿，或将手臂伸入衣服的褶皱而不是袖子中。病灶累及后顶叶皮质时，患者难以临摹简单的线描，这被称为结构性失用，且病灶

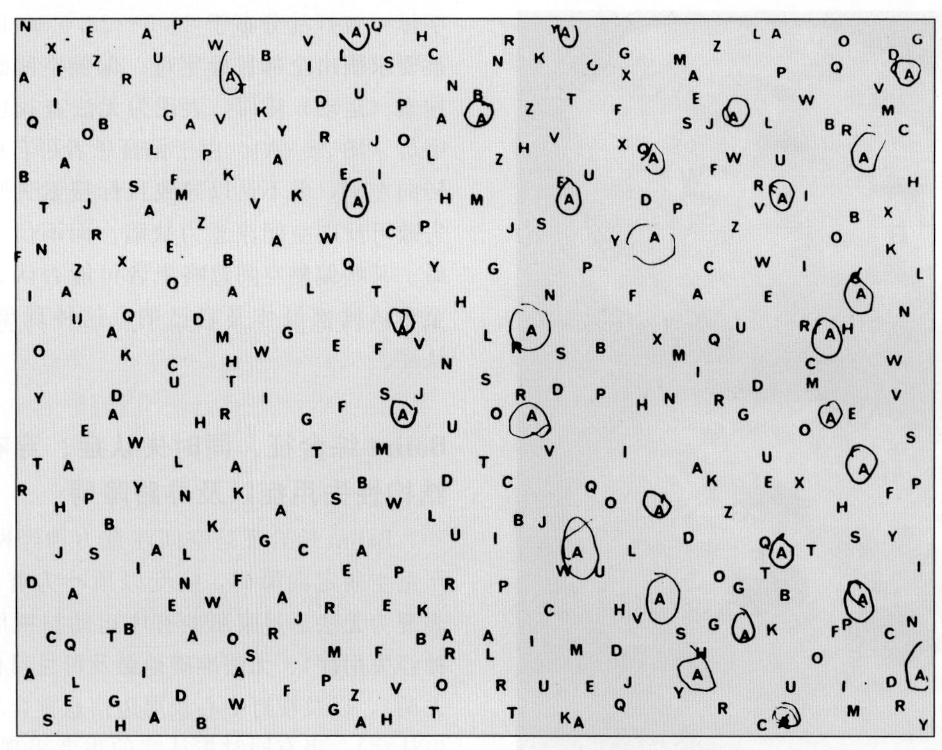

A

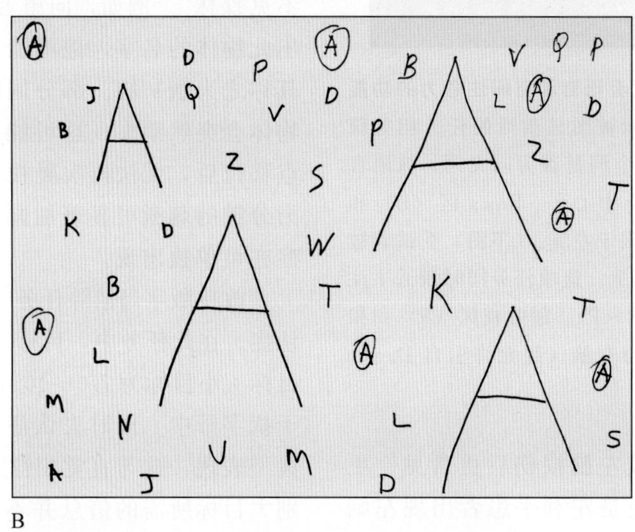

B

图 28-3 A. 右脑额顶叶巨大占位的 47 岁男性患者，当被要求圈出所有的 A 时，他仅能圈出位于右侧的 A，即左侧偏侧空间忽略的特征表现。**B.** 退行性痴呆病史 2 年的 70 岁女性，其能够圈出大部分的小目标，但忽略大目标，即同时失认症的特征表现

位于右脑时症状会更严重。部分病灶位于右脑的患者仅难以描绘图形的左侧，呈偏侧空间忽略的表现，而其他类型的患者则普遍在复制图形轮廓和三维立体结构方面存在障碍。寻路障碍也属于该类疾病，即患者无法根据外部物体和地标对自己进行定位。

空间定向障碍的病因　位于右脑的脑血管病变及肿瘤是偏侧空间忽略的常见病因。根据病变部位的不同，偏侧空间忽略的患者也可出现偏瘫、偏身感觉减退及偏盲，但并非所有患者均出现上述症状。大多数患者在发病后前几周会出现偏侧空间忽略的显著改善。Balint 综合征、穿衣失用症和寻路障碍多见于双侧背侧顶叶病变；急性起病的空间定向障碍常见于大脑中动脉和后动脉供血区之间的分水岭梗死、低血糖和矢状窦血栓形成。

后部皮质萎缩综合征是一种进行性加重的空间定向障碍，最常见于一种 AD 的变异型——即在顶枕叶皮质及上丘出现异常浓集的神经纤维变性。患者表现为进行性加重的偏侧空间忽略或 Balint 综合征，常伴穿衣失用症和结构性失用症。AD 或 FTLD 的病理学改变可致皮质基底综合征，也可致进行性加重的左侧空间忽略综合征。以上两种综合征均会引起寻路障碍。

负责面容及物体识别的枕颞叶中枢

面容失认症患者无法辨认熟悉的面孔，有时甚至无法辨认镜中的自己。由于患者很容易分辨出两张脸是否相同，故这并非知觉障碍。尽管面容失认症患者不能仅依赖视觉信息识别出熟悉的面孔，但若允许其听到这个人的声音，患者通常可根据听觉线索进行正确识别。因此，面容失认症的功能缺陷具有模式特异性，提示患者存在可抑制其他完整多模态范式激活的病变，这种抑制作用可通过相关视觉传入神经完成。面容失认症患者的典型表现是能识别出人脸或汽车，但无法识别是谁的面容，或者识别汽车是哪个品牌。这反映了患者对同类对象、不同个体的特征存在视觉识别障碍。当出现更普遍的识别障碍，甚至进展为无法对常见物品进行基本识别时，即为视觉对象失认症。命名障碍的患者不能说出物体的名称，但能描述其用途。相反，视觉对象失认症患者既不能说出物体的名称，也不能对其用途进行描述。面容及物体识别障碍也可见于 Balint 综合征中的同时失认症，即统觉失认症，它与颞下叶病变引起的联想失认症不同。

病因

急性起病的面容失认症和视觉对象失认症的典型病因是双侧大脑后动脉梗死。相关的神经功能障碍包括视野缺损（尤其是上象限盲）和中枢性色盲（全色盲）。病变很少仅累及单侧。在此情况下，面容失认症与右脑病变有关，而物体失认症则常见于左脑病变。前、下颞叶皮质的退行性疾病可导致进行性加重的面容及物体失认症。进行性面容及物体失认症伴流利型失语症即被称为语义性痴呆。语义性痴呆的患者不能识别面容及物体，且不能理解用于形容物体的词义。该病需与语义型 PPA 相鉴别，后者在理解表示物体的词汇、命名面容及物体方面存在严重障碍，但对面容及物体的识别能力相对正常。

与记忆和遗忘相关的边缘系统

边缘区和边缘旁区（如海马、杏仁核和内嗅皮质）、丘脑前核和中核、纹状体内侧部和基底部以及下丘脑共同构成边缘系统。该神经网络的行为关联包括协调情绪、动机、自主神经和内分泌功能。边缘系统的另一特殊且与临床关系最密切的功能是负责近期事件和经历的陈述性（外显）记忆。该功能异常时即出现遗忘状态。在无动机、注意力、语言或视觉空间功能缺陷时，持续性完全性遗忘状态常见于双侧边缘系统受损，病灶通常位于海马-内嗅复合体或丘脑。边缘系统的损伤并不一定会造成记忆受损，但可令患者无法进行连贯回忆。即便存在边缘系统病变，患者的信息片段仍完整，并形成所谓的内隐记忆。例如，遗忘状态的患者能够习得新的运动或知觉技能，即使他们对学习这些技能的经历并不记得。

遗忘状态患者存在多种记忆紊乱模式，包括逆行性遗忘和顺行性遗忘。逆行性遗忘是指无法回忆起发病前的经历。逆行性遗忘更易累及近期事件，而非较久远、记忆较牢固的事件。就诊于急诊室的患者诉其不记得自己的身份，但他能记起前一天发生的事情，这表明其记忆障碍的原因并非神经系统疾病。第二种也是最重要的一种遗忘状态，即顺行性遗忘，表现为无法存储、维持和回忆新知识。患者无法记住他们数小时前吃了什么，或者他们最近经历过的一件重要事件的细节。在急性期，患者还可能用不准确的、捏造的、不可信的信息来填补记忆空白，这就是所谓的虚构。这类患者忘记其存在遗忘，因此在问诊时，他们往往会否认自己存在记忆障碍。虚构更常见于累及额叶神经网络的潜在病变，如 Wernicke-Korsakoff 综合征或创伤性头部外伤。

临床检查

遗忘症患者几乎均存在定向障碍，尤其是时间定向障碍，且对当前新闻知之甚少。顺行性遗忘可通过以下方法进行检查：首先检查者朗读 4～5 个单词，最多 5 遍，或者直到患者可以毫不犹豫地即刻重复检查者所读的所有单词。然后让患者进行其他任务，5～10 min 让患者回忆以上单词。顺行性遗忘患者无法顺利回忆，甚至可能忘记他们被要求记单词这件事。在无法回忆单词的患者中，给予其多项选择，若患者能准确地识别这些单词，则表明其记忆障碍不严重，而主要影响记忆的提取阶段。逆行性遗忘可用与自身或历史事件相关的问题来评估。顺行性遗忘往往比逆行性遗忘更明显。极少数情况下，颞叶癫痫或单纯疱疹性脑炎相关的遗忘可能以逆行性遗忘为主。即使边缘系统正常，毒性代谢性脑病和某些类型的额叶损伤也会导致继发性记忆障碍，以损伤记忆编码和提取为著。此类记忆障碍需与遗忘状态相鉴别，其鉴别点在于常伴随无法完成注意力相关任务的表现。

病因：包括阿尔茨海默病（AD）

神经系统疾病包括肿瘤（位于蝶骨翼、胼胝体后部、丘脑、内侧颞叶）、脑梗死（大脑前动脉和大脑后动脉供血区）、脑外伤、单纯疱疹性脑炎、Wernicke-Korsakoff脑病、副肿瘤性边缘系统脑炎，以及退行性痴呆（如AD和Pick病）均可出现遗忘状态。这些疾病的共同特点是病变累及双侧边缘系统的一个或多个结构。左侧海马病变偶可表现出遗忘，但其记忆障碍往往是短暂的。根据神经系统疾病的性质和定位，患者也可能出现视野缺损、眼球运动障碍或小脑功能障碍。AD及其前驱期的轻度认知障碍（MCI）是进行性记忆障碍最常见的病因。内嗅皮质和海马早期发生神经纤维变性是AD的典型病理表现，也是情景记忆早期受损的原因。随着疾病的进展，神经纤维变性扩散至更多新皮质区，并伴语言、运动能力和视觉空间功能受损。

短暂性全面性遗忘是一种独特的综合征，好发于中老年人。患者可出现急性定向障碍，反复追问他们是谁，他们在哪里，他们在做什么，其特征是顺行性遗忘（无法记住新信息）合并逆行性遗忘（忘记发病前发生的近期事件）。该综合征通常在24～48 h内好转，随后被因逆行性遗忘影响的时期填补，虽然患者对发病期间发生的事件有持续性记忆丧失。约20%的患者会复发。偏头痛、颞叶癫痫和大脑后循环低灌注均是暂时性遗忘的常见病因。由于缺乏神经系统症状及体征，故易被误诊为精神疾病。

负责执行功能和行为的前额叶神经网络

额叶可分为运动-前运动、背外侧前额叶、内侧前额叶和眶额叶。“额叶综合征”和“前额皮质”是指后三种结构。这部分的大脑皮质是灵长类动物（尤其是人类）系统进化最伟大的部位。背外侧前额叶、内侧前额叶和眶额叶，以及与之相连的皮质下结构（如尾状核头部和丘脑背内侧核）共同构成了一个巨型神经网络，协调着人类认知和行为极为复杂的各个方面。

前额叶网络在多任务处理以及整合思想与情感的行为中发挥重要作用。前额叶皮质病变损伤认知行为，即所谓“执行功能”。前额叶病变最常见的表现为两种相对不同的综合征。额叶意识障碍综合征的患者表现为缺乏主动性、创造性和好奇心，且普遍存在情感冷淡、冷漠和缺乏同情心。额叶去抑制综合征的患者表现为社交极度活跃，伴判断力、洞察力、预判能力，以及遵守行为准则的能力严重缺失。此类患者智力健全但缺乏基本感知，这种分离现象是额叶去抑制综合征的典型表现。尽管所有基本的记忆功能均正常，但患者无法从经验中学习。当一些行为反复导致灾难性后果时，患者会继续那些不恰当的行为，并且没有任何情感上的痛苦、内疚或后悔。这种行为异常可能只在基本不受外界环境影响的现实生活中出现，在医生办公室内，患者的这种行为异常就表现地不明显。在医生办公室内询问患者“如果他们在剧院里发现了火灾，或者在路上发现一个贴着邮票、写着地址的信封，他们会怎么做”，患者能机智地回答这些问题，但在现实生活场景中，患者可能仍会表现得非常愚笨，因此在医疗环境中进行此检查没有太大的意义。综上，即使患者在诊室内精神状态很正常，医生也必须做好基于病史诊断额叶疾病的准备。

临床检查

可引出发育过程中的原始反射，又称额叶释放征，如抓握反射（由轻触手掌引发）和吸吮发射（由轻触嘴唇引发），主要见于累及额叶运动前区的巨大结构性病变以及代谢性脑病。绝大多数额叶病变和额叶行为综合征患者并不会出现以上原始反射。额叶病变会损害各种与注意力相关的功能，包括工作记忆（短暂储存和处理信息）、注意力集中的时间、存储信息的扫描和提取、抑制即刻发生但不恰当的反应，以及思维灵活性。数字广度减小（正常广度：正向7位，反向5位）可反映工作记忆受损。逆序背诵全年月份的速度变慢（正常为少于15 s）也是工作记忆受损的征象。非失语症患者在1 min内说出以字母a、f或s开头的单词的流利度下降（正常≥12个），表明其检索和提取长期存储记忆的能力受损。在“go-no go”任务中（规则是听到一声敲击就竖起手指，但听到两声敲击就保持手指静止），患者无法抑制对“no go”刺激的反应是该病的特征。患者还可出现思维灵活性差（在排序或匹配任务中，测试从一个标准转换到另一个标准的能力）；不相关的刺激会进一步分散患者的注意力；患者可表现出明显的固执及保守。概括相似性及解释谚语的能力也可受到损害。

注意缺陷会扰乱新信息的有序储存及检索，从而导致继发性记忆障碍。通过观察可发现其潜在神经机制的不同，即重度遗忘患者不能记起数分钟前发生的事情，但在数字广度测试中，他们可表现出正常（即便非更优）的工作记忆能力。

病因：外伤、肿瘤及额颞叶痴呆

意识障碍综合征与背外侧或背内侧前额叶皮质损

伤有关，而去抑制综合征则与眶额皮质或腹内侧额叶皮质损伤有关。这些综合征几乎仅见于双侧病变。前额叶皮质的单侧病变在进展至对侧前可能不会出现症状，这就解释了为什么血栓栓塞性脑血管疾病极少出现额叶综合征。额叶综合征的常见病因包括头部外伤、动脉瘤破裂、脑积水、肿瘤（包括转移瘤、胶质细胞瘤、镰状或嗅沟脑膜瘤）和局灶性退行性疾病。行为变异型额颞叶痴呆（bvFTD）是临床最常见的 FTLD，可导致进行性额叶综合征。行为异常可有多种表现，从冷漠到入店行窃、强迫性赌博、生活不检点、严重缺乏常识、新的仪式行为以及饮食偏好的改变，通常会导致对甜食的喜爱增加或对特定食物的执着。在许多 AD 患者中，神经纤维变性最终累及前额叶皮质，引起部分额叶综合征的症状，但其几乎均存在严重记忆障碍的典型表现。罕见情况下，bvFTD 综合征可以单独出现在某些病理特点为非典型 AD 的疾病中。

尾状核或丘脑背内侧核（前额叶的皮质下部分）的病变也可导致额叶综合征。这是退行性基底神经节疾病（如帕金森病和亨廷顿病）相关的精神状态变化会出现额叶综合征部分症状的原因之一。累及双侧大脑半球的多灶性病变，即使没有单个大到足以引起特定的认知障碍（如失语及忽视）的病灶，也可共同中断前额叶皮质的连接，从而导致整合（执行）功能障碍。因此，额叶综合征是各种双侧多灶性脑病（包括代谢性脑病、多发性硬化和维生素 B_{12} 缺乏症等）最常见的单发行为异常。许多临床诊断为额叶综合征的患者，其病变往往并不位于前额叶皮质，而在前额叶皮质下及其与其他脑区的连接通路内。为了避免对没有证据证明额叶皮质疾病的患者做出“额叶综合征”的诊断，建议使用“额叶神经网络综合征”的诊断，以体现出疾病相关病灶可能位于该神经网络中的任何位置。额叶疾病患者的鉴别诊断存在一定的困难：意识障碍和淡漠可能被误诊为抑郁症，而去抑制综合征可能被误诊为特发性躁狂或行为异常。当可治疗的肿瘤不断增大时，可延长进行适当干预的期限。

高级脑功能障碍患者的治疗

脑损伤可能会使患者的感觉状态和情感表达分离，所以一位表面上看起来滑稽幽默的患者可能患有潜在的抑郁症且急需治疗。如果必须使用镇静剂来控制激越，则倾向于使用非典型抗精神病药（因其锥体外系副作用较小）。痴呆症老年患者使用抗精神病药需要权衡潜在的利弊。

由急性神经系统病变引起的认知障碍具有自限性。发病后前几周患者的认知功能恢复最快，但其恢复时间可能持续 2 年，尤其对于单侧脑损伤的年轻患者。部分患者以原发损伤部位远隔区域的脑功能障碍（神经机能联系不能）起病。这些患者病情好转可反映或部分反映出远隔区脑功能恢复正常。其他机制可能涉及病灶周围存活神经元的功能重组或同源神经结构的功能代偿，如 Wernicke 失语症患者右侧颞上回功能恢复。认知康复训练已用于治疗高级皮质功能障碍。尽管相关的对照研究较少，但一些研究表明，偏侧空间忽略和失语症患者进行康复训练可获益。判断患者是否有驾驶能力具有一定挑战性，特别是在痴呆的早期阶段。诊断神经退行性疾病不足以要求患者停止驾驶。路考及来自家庭成员的陈述可能有助于节省对此重要活动进行决策的时间。

本章中描述的某些神经功能障碍极其复杂，不仅使患者和家属感到困惑，同样令临床医生感到迷茫。因此急需进行系统的临床评估以确定神经功能障碍的性质，并向患者和家属做出通俗易懂的解释。对大脑皮层病变的患者进行启发式治疗需要充分了解健康人群及患者神经网络与大脑功能之间相互联系的原理。

第二十九章　原发性进行性失语症、记忆丧失及其他局灶性脑病

Primary Progressive Aphasia, Memory Loss, and Other Focal Cerebral Disorders

Maria Luisa Gorno-Tempini，Jennifer Ogar，Joel Kramer，Bruce L. Miller，Gil Rabinovici，Maria Carmela Tartaglia　著
（卢长林　尹伊楠　译）

语言与记忆功能对人至关重要。经验丰富的临床医生可以通过识别不同类型的语言和记忆功能障碍找到对神经系统疾病进行解剖学定位及诊断的蛛丝马迹。此视频阐述了典型语言功能障碍（包括失语症）、记忆功能障碍（包括遗忘），以及其他临床常见的认知功能障碍。

视频 29-1

第三十章 睡眠障碍

Sleep Disorders

Charles A. Czeisler，Thomas E. Scammell，Clifford B. Saper 著
（韩芳 闫涵 译）

医生在接诊时，最常听到患者抱怨其存在睡眠紊乱。在美国，超过半数的成人至少间断出现过睡眠障碍，仅有30%的美国人表明其能持续获得充足睡眠。据医学研究机构估计，有5000万～7000万美国人患有慢性睡眠觉醒障碍，并因此对其日常生活功能及躯体、精神健康产生负面影响。在过去的20年里，由于睡眠障碍和睡眠不足对整体健康的影响，睡眠医学领域已发展出相应的亚专科。

睡眠与觉醒的生理

在时间充足的情况下，尽管入睡时间、睡眠持续时间以及睡眠结构存在个体差异，但多数健康的年轻成人每晚的睡眠时间为7～8 h。在美国，成人更倾向于每晚一次长时睡眠，尽管受某些文化的影响，成人的睡眠被分成一次午睡和一次短时夜间睡眠两部分。这种睡眠模式会随年龄的改变而发生变化，婴幼儿的睡眠时间较老年人更多。

基于脑电图（EEG）、眼电图（EOG，描绘眼动轨迹）和颈部、下颌、腿部测量的体表肌电图（EMG）的特征模式，可将人的睡眠分为几个阶段。这种通过持续记录电生理参数来定义睡眠和觉醒的方法，即多导睡眠记录。

多导睡眠记录将睡眠分为两种基本睡眠时相：①快速眼动（REM）睡眠。②非快速眼动（NREM）睡眠。NREM睡眠又分三期：N1、N2和N3期，其特征为觉醒阈值递增和皮层EEG慢波增多。REM睡眠的EEG表现为低幅的混合频率波，类似于NREM睡眠的N1期，其EOG表现为快速眼球运动爆发，类似于清醒时睁眼看到的表现。REM睡眠EMG的典型特征是脑干介导的肌肉弛缓，表现为全部骨骼肌的肌肉活动几近消失。

人类睡眠的结构

成人正常的夜间睡眠表现为由不同睡眠时期构成的整夜睡眠（图30-1）。人在入睡后的45～50 min内，通常先进入NREM睡眠的N1～N3期。N3期（也称为慢波睡眠）主要出现在夜间前1/3的时间内，占整夜睡眠时间的15%～25%。睡眠剥夺可增加入睡速度以及慢波睡眠的密度和数量。

第一次REM睡眠通常发生在入睡后2 h。NREM和REM睡眠在夜间以平均90～110 min的周期（“次

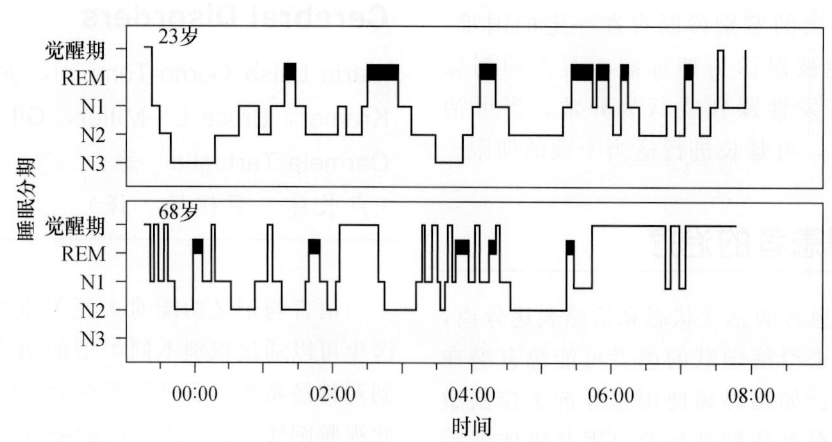

图30-1 睡眠-觉醒结构。觉醒期、NREM睡眠的3个阶段（N1～N3）以及REM睡眠（实线）在夜间交替出现，图示为年轻和老年男性的典型图。老年人的睡眠特征包括N3期慢波睡眠减少、频繁自发觉醒、入睡提前和早醒。NREM，非快速眼动；REM，快速眼动（引自Sleep and Circadian Disorders，Brigham and Women's Hospital）

昼夜”睡眠周期）交替出现。总而言之，健康年轻成人的 REM 睡眠占其总睡眠的 20％～25％，NREM 睡眠 N1 期占 50％～60％。

年龄会显著影响睡眠分期的组成（图 30-1）。N3 期睡眠是童年时期的主要睡眠时相，其比例在青春期时开始下降，并在 20～30 岁这一阶段持续。成年后，N3 期睡眠继续减少，至老年期完全消失。NREM 期的其余部分则逐渐碎片化，伴随着 NREM 期睡眠的觉醒次数增多。因此对于老年人来说，其觉醒时间增多并非由于难以入睡，而是由于觉醒次数增多。对婴儿而言，REM 睡眠可能占到总睡眠时间的 50％，当出生后第一年 REM-NREM 周期性睡眠模式发育成熟后，REM 睡眠的比例显著下降，此后，REM 期占整个睡眠时间的比例为 25％。

睡眠剥夺会损害认知功能，在要求受试者持续保持警觉时尤为明显。自相矛盾的是，相较于年轻人，急性睡眠剥夺较少诱发老年人出现神经行为功能受损，从而使老年人能维持正常的反应时间，并可通过减少注意力分散而保持警觉。然而，由于白天入睡的能力会随年龄的增长而下降，因此老年人很难在熬一整夜后通过日间睡眠的补充来恢复。

在睡眠剥夺后，通常 NREM 睡眠先恢复，随后是 REM 睡眠。然而，由于 REM 睡眠倾向于出现在整夜睡眠的后半程，因此睡眠中断（如被闹钟惊醒）会导致选择性 REM 睡眠剥夺。这将增加 REM 睡眠压力，导致在夜间睡眠过程中首次 REM 期睡眠过早出现。某些疾病（详见下文）同样会导致碎片化睡眠，因此患者在进行诊断性多导睡眠监测的前几夜，保证充足的睡眠（至少每晚 8 h）非常重要。

越来越多的证据表明睡眠不足可以导致血糖不耐受，并可能与糖尿病、肥胖、代谢综合征的发生有关，还可能损害免疫功能、加速动脉粥样硬化，增加心脏疾病和卒中风险。基于这些原因，美国医学研究所将睡眠不足和睡眠障碍称为“一个被忽视的公共卫生问题”。

脑神经环路对觉醒和睡眠的调节

睡眠和觉醒受两个主要的神经系统支配。上行觉醒系统（图 30-2 中标注为绿色）由自脑桥上段延伸至下丘脑和基底前脑的簇状神经细胞构成，可激活大脑皮层和丘脑（对感觉信息向皮层的传递十分必要），以及其他前脑区域。上行觉醒神经元利用单胺类物质（去甲肾上腺素、多巴胺、5-羟色胺和组胺）、谷氨酸或乙酰胆碱作为神经递质激活目标神经元。其他位于下丘脑的促觉醒神经元利用肽类神经递质食欲肽（也被称为下丘脑分泌素，图 30-2 中标记为蓝色）来增强其他觉醒细胞群的活性。

喙侧脑桥和中脑下部水平觉醒系统的损伤可导致昏迷，这表明此水平上行觉醒系统的作用对于维持觉醒至关重要。损害觉醒系统的下丘脑分支可导致明显嗜睡，但是通常不会造成昏迷。食欲肽神经元特异性缺失将诱发发作性睡病（见下文）。

睡眠期间可通过抑制来自促眠系统内神经细胞群的神经传入以关闭上行觉醒系统（图 30-2 中红色标记）。位于视前区、外侧下丘脑和脑桥的神经元可通过 γ-氨基丁酸（GABA）抑制觉醒系统。许多促眠神经元本身可被觉醒系统的传入神经抑制。促觉醒与促眠系统的相互抑制形成了类似于电气工程中“触发器开关”的神经环路。该类型的触发器倾向于在避免中间状态下完成开（觉醒）和关（睡眠）状态之间的快速切换。这种相对迅速的觉醒与睡眠状态之间的转换，与在人和动物的 EEG 中观察到的一致。

位于腹外侧视前核的神经元是关键的促眠位点之一，但会随着年龄增长而逐渐减少，从而失去维持睡眠状态的能力（睡眠片段化）。阿尔茨海默病中也会出现腹外侧视前核神经元的损伤，这可能导致患者睡眠质量变差。

NREM 睡眠和 REM 睡眠的转换受脑干内类似的开关调控。位于中脑下部的 GABA 能“终止 REM 睡眠”（REM-Off）神经元被证实可抑制“启动 REM 睡眠”（REM-On）神经元。“启动 REM 睡眠”神经元群包括能够抑制“终止 REM 睡眠”神经元的 GABA 能神经元（从而满足 REM 睡眠的“触发器开关”模式），以及在中枢神经系统中广泛投射的谷氨酸能神经元，此类神经元能形成与 REM 睡眠相关的关键环境。“启动 REM 睡眠”神经元向中脑及延髓投射，激活抑制性（含 GABA 和甘氨酸）中间神经元，继而引起运动神经元超极化，出现 REM 睡眠的肌肉弛缓。投射至前脑的“启动 REM 睡眠”神经元可能对梦境的产生至关重要。

REM 睡眠的转换需要胆碱能传入神经，此类神经倾向于将睡眠时相转换为 REM 睡眠，而单胺能（去甲肾上腺素和 5-羟色胺）传入神经则抑制 REM 睡眠的出现。因此，能够增强单胺能的药物（如 5-羟色胺或去甲肾上腺素再摄取抑制剂）可缩短 REM 睡眠。而促进 REM 睡眠肌张力降低的神经元损伤可导致 REM 睡眠行为异常，即患者将其梦境中的动作进行演绎（见下文）。

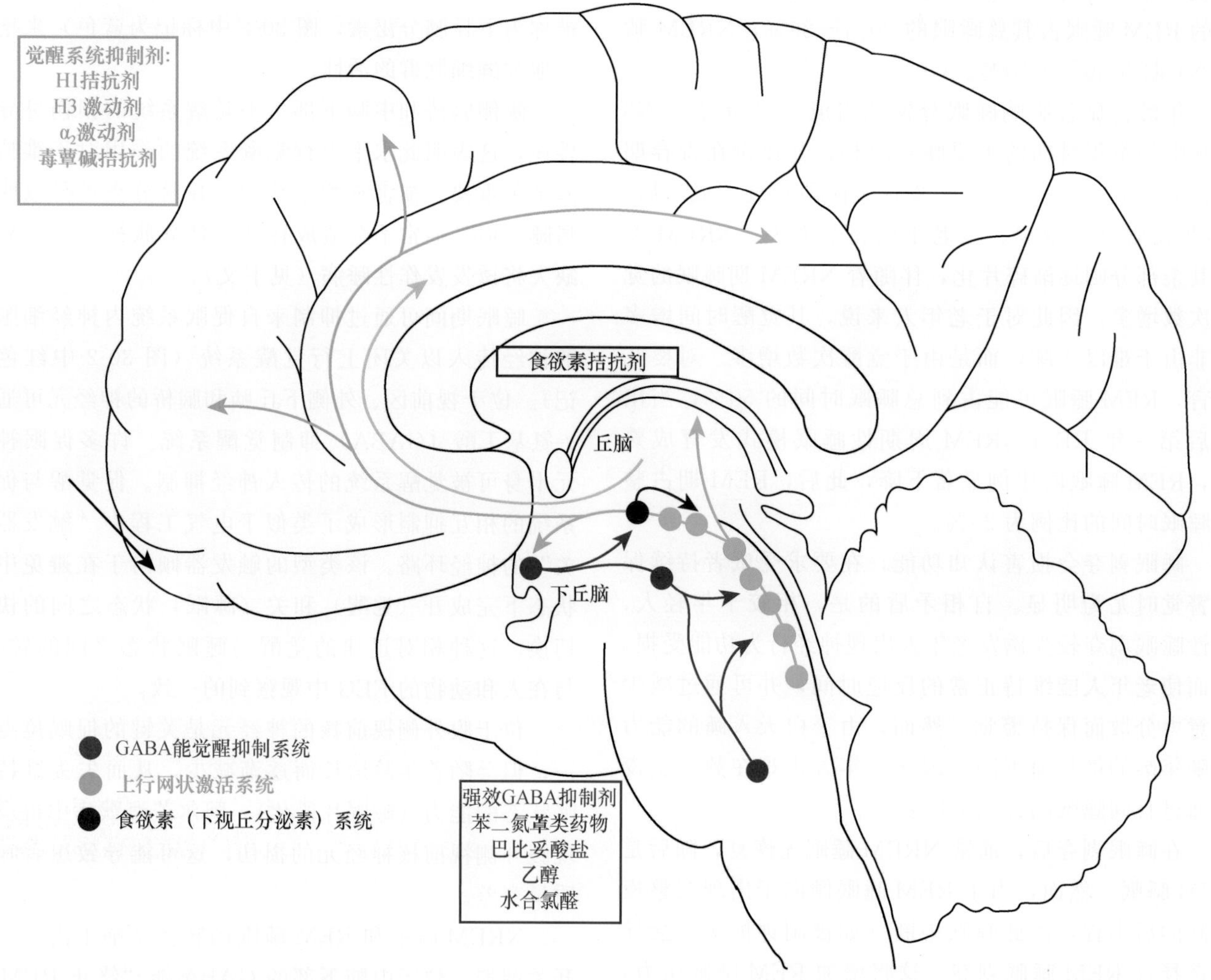

图 30-2　失眠药物与觉醒-睡眠系统的关系。大脑觉醒系统（绿色）包括脑干中的单胺能、谷氨酸能和胆碱能神经元，激活下丘脑、丘脑、前脑基底和大脑皮质神经元。下丘脑的食欲肽神经元（蓝色）在发作性睡病患者中缺失，该神经元可通过激活其他觉醒系统的成分来增强和稳固觉醒。促眠系统（红色）由视前区、外侧下丘脑和脑干的 GABA 能神经元组成，导致睡眠发生。治疗失眠的药物，包括阻断觉醒系统神经递质（绿色和蓝色）和增强促眠系统 GABA 的效应（红色）

睡眠-觉醒周期由稳态、非稳态和昼夜节律共同驱动

随着清醒的时间逐渐延长，睡眠驱动逐渐增加，继之更深的慢波睡眠和睡眠时相的延长，这表明存在一种调节睡眠的稳态机制。目前人们对睡眠稳态的神经化学机制知之尚少，但随着清醒时间的延长，部分脑区的腺苷水平升高。而腺苷可能通过 A1 受体，直接抑制许多促觉醒脑区的活性。此外，腺苷还可通过 A2a 受体促眠。使用咖啡因抑制此受体是人们缓解困乏的主要方式。其他体液因子如前列腺素 D_2 也参与此过程。腺苷和前列腺素 D_2 均能够激活腹外侧视前核促眠神经元。

非稳态是机体应对稳态机制无法调节的威胁时出现的生理反应（如出现躯体危险或心理威胁）。这些应激反应可严重影响对睡眠的需求和睡眠的能力。例如，失眠是一个非常常见的疾病，可伴随焦虑和其他精神障碍。应激引起的失眠普遍存在，几乎所有人都会在人生的某个阶段经历失眠。对慢性失眠患者进行正电子发射断层扫描（PET）可见其上行觉醒系统的过度激活，同时投射到前脑的边缘系统（如扣带回和杏仁核）。边缘系统不仅接受觉醒系统的神经投射，还向觉醒系统发出兴奋性传出纤维，从而形成焦虑和觉醒的恶性循环，使患者更加难以入睡。失眠的治疗依赖于使用能抑制上行觉醒系统的传出神经（图 30-2 中绿色和蓝色）或增强促眠系统的传出神经（图 30-2 中红色）的药物。行为干预（认知行为治疗和睡眠卫生）可通过减少睡眠时前脑边缘系统的活动获得与药物治疗类似、甚至更优的效果。

睡眠还受强大的昼夜节律信号调节，该信号源于

下丘脑视交叉上核（SCN）。SCN 向下丘脑的关键位点发出神经投射，维持 24 h 节律，以指导包括觉醒-睡眠周期在内的行为及身体机能的运行。

昼夜节律的生理

觉醒-睡眠周期是人类最明显的 24 h 生物节律。内分泌系统、体温调节、心脏、肺、肾、免疫、胃肠道和神经行为功能也存在显著的日间变异性。在分子水平上，内源性昼夜节律被自身维持的转录/翻译反馈机制所驱动。评估人类昼夜节律时，区分被周期性环境或行为改变诱发的日间因素（如直立体位导致的血压升高和心率增快）和内源性振荡过程驱动的昼夜节律（如肾上腺皮质的昼夜变异和当环境和行为条件改变时松果体持续分泌褪黑素）十分重要。

虽然体内大多数细胞都有生物钟，以调节各种各样的生命过程，但多数此类生物钟不能维持彼此同步，因此需要外界的亮-暗周期协助，以产生有效的 24 h 节律。SCN 的神经元彼此连接，产生近似 24 h 的同步神经活动节律，继而将节律性传递至身体的其余部分。损毁双侧 SCN 将导致内源性昼夜节律消失，包括觉醒-睡眠行为和内分泌及代谢系统的节律。内源性神经振荡器从基因上决定了人类的昼夜节律是 24.15 h，正常情况下，通过视网膜上固有的光敏感神经节细胞向 SCN 发出神经投射，维持与环境中的亮-暗周期同步。人类天生对光照的变化敏感，尤其是较短波长（460～500 nm）的可见光。昼夜节律的微小变化可导致青年人日间行为的巨大变化（与习惯晚睡晚起的人相比，习惯早睡早起的人的昼夜节律将缩短），而年龄相关的睡眠觉醒时间前移可能基于稳态睡眠调节的变化。

睡眠的时间和睡眠结构直接与内源性节律起搏器的传出神经偶联。矛盾的是，在内源性昼夜节律中，倾向于觉醒的节律在惯常的睡眠时间之前达到高峰，而倾向于睡眠的节律则在惯常的觉醒时间前达峰。机体设定这种节律是为了降低随着正常觉醒日的增多而增加的睡眠倾向，并通过睡眠习惯减少嗜睡。内源性昼夜节律起搏器的失调可以导致失眠、警觉性下降，并损害倒夜班者和飞行员在工作生活中的表现。

与睡眠分期相关的行为和生理

多导睡眠分期与特定睡眠分期和状态中行为变化相关。在介于清醒和深睡眠间的过渡时期（N1 期），人尚可对微弱的听觉和视觉信号做出反应。在 NREM 睡眠 N1 期，短期记忆的形成被抑制，这可以解释为什么人在过渡期睡眠中醒来时缺乏警觉性。在睡眠剥夺后，即便人们尝试保持觉醒，这种转化亦能干扰行为性觉醒（见下文“倒夜班综合征”）。

从 REM 睡眠中醒来，人们能回忆起超过 80%生动的梦境，这一现象在后半夜尤为明显。NREM 期睡眠被中断时人们也能回忆起梦境的内容。某些疾病发生在特定睡眠期，这将在下文“异态睡眠”中进行叙述。这些疾病包括深 NREM 睡眠期（N3 期）常见的梦游、夜惊和遗尿（尿床），好发于儿童；以及好发于老年人的 REM 睡眠行为异常，主要表现为无法维持低肌张力，以及经常大喊大叫、乱踢乱打或者演绎全部的梦境内容。

所有的重要生理过程都受到睡眠的影响。血压和心率在 NREM 睡眠下降，N3 期尤为明显。在 REM 睡眠中，眼部运动的爆发与受自主神经系统调节的血压、心率变应性增加有关。心律失常可能选择性发生在 REM 睡眠中。呼吸功能也会发生改变。与放松的清醒状态相比，NREM 睡眠的呼吸频率更慢，但是更规律（尤其是 N3 期），而在 REM 睡眠眼动爆发时，呼吸变得不规则。在 NREM 睡眠中，分钟通气量下降与代谢率的下降不成比例，导致 PCO_2 水平轻度升高。

在睡眠中，内分泌功能同样会发生变化。N3 期与男性生长激素的分泌有关。整体睡眠与促进男性和女性的催乳素分泌有关。睡眠对于黄体生成素（LH）的分泌具有复杂的作用：在青春期，睡眠与 LH 分泌增加有关，对于青春期后的女性，在月经周期的卵泡早期，睡眠会抑制 LH 分泌。睡眠起始（也可能是 N3 期）与促甲状腺激素和促肾上腺皮质激素-皮质醇轴被抑制有关，这两个系统协同作用以影响昼夜节律。

无论是昼行性还是夜行性动物，其松果体分泌的褪黑素均主要在夜间分泌，这反映了松果体的活性受 SCN 与支配松果体的交感神经系统之间神经环路的直接调节。褪黑素的分泌不依赖睡眠，但光照可通过经视网膜、SCN 至松果体的神经投射抑制褪黑素的分泌。当睡眠周期与内源性褪黑素分泌保持一致时睡眠效率最高。当内源性褪黑素分泌不足时（如下午或晚上，或患有迟发型睡眠觉醒节律障碍的患者想睡觉时），摄入外源性褪黑素可以促进入睡，并提高睡眠效率。但是在内源性褪黑素分泌水平较高时，外源性褪黑素并不能提高睡眠效率。这可以解释为什么褪黑素通常对于原发性失眠的患者效果不佳。

睡眠伴随着体温调节功能的改变。NREM 睡眠与视前区的温感觉神经元放电增多有关，导致体温下降。相反地，皮温升高但不增加核心体温可使 NREM 睡眠增多。REM 睡眠则与体温调节反应下降有关。

睡眠障碍和觉醒异常

临床诊治路径：睡眠障碍

患者可由于以下原因就诊：①白天嗜睡或者疲倦；②夜间入睡困难或维持睡眠困难（失眠）；③睡眠过程中的异常行为（异态睡眠）。

仔细询问病史非常重要。持续时间、严重程度和症状，以及患者自身对其睡眠问题对白天功能影响程度的评估尤为关键。由于有些患者对发生在夜间的严重打鼾并不知晓，或未告知医生其在工作或开车时出现嗜睡等症状，所以来自患者伴侣和家庭成员的信息非常有助于临床诊断。临床医生还应该询问患者何时去睡觉、几点睡着及醒来、睡眠期间是否会醒来、早晨是否感觉自己得到充分的休息，以及白天是否有短暂的小睡。根据主诉，询问有关打鼾、其他人目击的呼吸暂停、腿部不自觉抖动，睡眠时的动作、抑郁、焦虑和睡眠时的行为可能有助于临床决策。体格检查能够发现与主诉相关的气道狭窄、扁桃体肥大或者神经系统、内科疾病。

临床医生需要警惕的是，癫痫可仅出现在睡眠期间，其表现与原发性睡眠障碍相似，临床上容易将这两种疾病混淆。这类睡眠相关性癫痫通常发生在 NREM 睡眠，并以广泛性强直-阵挛性发作的形式出现（有时会伴有尿失禁和咬舌），或者部分复杂性癫痫发作时可出现刻板动作。

完成 1～2 周的睡眠日志有助于确定患者的睡眠时间及次数。睡眠日志也可包括与睡眠相关的警觉性水平、工作时间和包括咖啡因及促眠药物在内的药物、酒精摄入的信息。

多导睡眠监测对于诊断多种睡眠障碍十分必要，包括睡眠呼吸暂停、发作性睡病、周期性腿动等。在睡眠中心进行传统多导睡眠监测可以同时进行睡眠分期、呼吸动力和气流监测、血氧饱和度监测、肢体运动、心律和其他参数的测量。家庭睡眠监测通常仅关注呼吸系统参数，对于中重度睡眠呼吸暂停患者的诊断非常有价值。多次睡眠潜伏期实验（MSLT）可用于衡量患者日间嗜睡的程度，为诊断发作性睡病及某些引起嗜睡的疾病提供关键证据。觉醒维持试验可衡量患者在白天维持觉醒的能力，用于评估药物改善因发作性睡病和阻塞性睡眠呼吸暂停等疾病引起的嗜睡的效果。

评估日间嗜睡

超过 25%的成人存在持续的日间嗜睡，影响白天学习、工作、驾驶及应对其他需要警惕性的情况。嗜睡的学生难以在课堂上保持清醒并在学校表现优秀；嗜睡的成人难以保持清醒并集中精力工作。超过一半的美国人会在驾驶时睡着。每年约 120 万机动车驾驶事故是由于司机打瞌睡，造成约 20%严重人员伤亡。甚至不需要驾驶员睡着，只要注意力不集中、反应能力下降就足以造成交通事故。24 h 不睡觉和血液酒精浓度为 0.10 g/dl 造成反应时间延长的效果一样。

识别并明确嗜睡程度十分困难。首先，患者的主诉可能是“瞌睡”“疲乏”或“累”，且这些词语对于不同的患者可能有不同的含义。为便于临床判断，最好使用术语“嗜睡”描述对睡眠的倾向性，而“疲劳”最好用于描述生理机能和精神状态的下降，但无睡眠倾向。患者久坐时出现嗜睡是最有力的证据，但是疲劳可能与更剧烈的活动有关。嗜睡通常发生于影响睡眠次数和质量的疾病，或影响觉醒的神经调节机制的疾病，而疲劳在炎症性疾病中更常见，如癌症、多发性硬化、纤维肌痛、慢性疲劳综合征或内分泌系统疾病（如甲状腺功能减退或 Addison 病）。其次，嗜睡可影响判断力，与醉酒时的行为类似，因此患者对自身功能受损程度的认知有限。最后，患者可能并不愿承认嗜睡是个问题，因为他们可能已经不再熟悉保持高度警惕的感觉，且嗜睡有时会被当做缺乏动力或不良睡眠习惯而轻视。

表 30-1 对日间过度嗜睡患者的诊断和治疗进行了概述。

为明确嗜睡对白天功能的影响，询问患者白天睡觉的次数非常有用，无论其是否有意。患者需要指出睡眠的具体地点，是在驾驶过程中，还是其他与安全有关的地点；在工作时或在学校出现嗜睡（及嗜睡对工作和学习表现的影响），以及嗜睡对社交和家庭生活的影响。临床上常用标准化问卷，如 Epworth 嗜睡问卷评估嗜睡程度。

获知患者白天嗜睡的病史通常较容易，但有时需对其进行客观量化。MSLT 能够定量评价患者在安静状态下的嗜睡倾向。经整夜多导睡眠监测明确患者有充足的夜间睡眠后，可进行此项检查。MSLT 是每隔 2 h 进行 1 次 20 min 的小睡实验，共 5 次。患者被指导尝试入睡，主要观察终点是平均睡眠潜伏期和 REM 睡眠的出现。平均睡眠潜伏期＜8 min 被认为是存在重度日间嗜睡的客观证据。REM 睡眠通常仅发生在夜

表 30-1 重度日间嗜睡患者的评估

病史和体格检查	诊断性评估	诊断	治疗
早晨清醒困难，周末或假期需要睡回笼觉以缓解嗜睡	睡眠日志	睡眠不足	睡眠教育和行为调整，以增加睡眠
肥胖、打鼾、高血压	多导睡眠监测	阻塞性睡眠呼吸暂停	持续气道正压通气；上气道手术（如悬雍垂腭咽成形术）；口腔矫治器；减重
猝倒、入睡时幻觉、睡瘫症	多导睡眠监测和 MSLT	发作性睡病	促觉醒药物（如莫达非尼、哌甲酯）；抑制 REM 睡眠的抗抑郁药（文拉法辛）；羟丁酸钠
不宁腿、在睡眠期间出现踢腿动作	评估既往是否存在内科疾病（如缺铁或肾衰竭）	不宁腿综合征伴或不伴周期性腿动	治疗易感因素；多巴胺激动剂（如普拉克索、罗匹尼罗）
镇静剂、兴奋剂戒断、头部外伤、全身炎症、帕金森病和其他神经退行性病变、甲状腺功能减退、脑病	详细询问病史，并进行包括神经系统检查在内的查体	由于药物或内科疾病导致的嗜睡	更换药物、治疗潜在疾病、考虑使用促觉醒药物

间睡眠，但在 MSLT 中出现≥2 次 REM 睡眠即支持发作性睡病的诊断。

为了患者本人及公共安全，医生有责任提醒嗜睡患者避免开车。医生至少应该告知此类患者，他们开车时发生交通事故的危险性增加，并建议其在嗜睡症状得到有效缓解之前不要驾驶机动车。此建议对于专职司机尤其重要，并且需要在这类患者的病历中进行记录。

睡眠不足

睡眠不足可能是日间嗜睡最常见的原因。成人每晚需要 7.5～8 h 睡眠，但在美国成人平均睡眠时间是 6.75 h。只有 30%的美国成人能获得充足的睡眠。睡眠不足在倒夜班者、身兼多职和经济状况差的人群中尤其常见。多数青少年需要≥9 h 的睡眠，但是由于睡眠时相后移，或者因社会压力不得不晚睡早起，实际上并不能满足睡眠需求。夜间接受光照、看电视、玩游戏、使用社交媒体、发短信和使用智能手机通常会延迟睡觉时间，但其去工作和上学的时间是固定的。与其他原因造成嗜睡的典型表现一样，慢性睡眠不足的患者可能会感到注意力不集中、易激惹、缺乏动力、抑郁，以及难以学习、工作和驾驶。最佳睡眠时间存在显著个体差异，所以询问患者在没有限制、安享假期时的睡眠时间十分有用。一些患者可能认为睡眠时间短是正常的或者有利的，他们甚至认为不应该多睡觉，尤其当咖啡和其他刺激物掩盖其嗜睡症状时。记录睡眠时间和日常警觉水平的两周睡眠日志对于诊断非常有帮助，并能够提供很多有价值的反馈信息。有规律地延长睡眠时间至最佳时长能够缓解嗜睡和其他症状。随着生活习惯的改变，延长睡眠需要承诺和调整，但是为了提高日间警觉性，这些改变都是值得的。

睡眠呼吸暂停综合征

睡眠中呼吸障碍是引起日间过度嗜睡和夜间睡眠紊乱的常见且严重的原因。在美国，至少 24%的中年男性和 9%的中年女性会在每晚的睡眠中出现至少数十次呼吸气流的下降或停止，其中 9%的男性和 4%的女性每晚有超过 100 次呼吸暂停。这种周期现象是由于气道塌陷（阻塞性睡眠呼吸暂停）、呼吸动力消失（中枢性睡眠呼吸暂停），或以上因素的共同作用（混合性睡眠呼吸暂停）。对这些问题的认识不足和不恰当的治疗可导致患者日间警觉性下降，增加睡眠相关机动车事故、抑郁症、高血压、心肌梗死、糖尿病、卒中的发生率，并增加死亡率。睡眠呼吸暂停在肥胖男性和老年人中尤其常见，但据估计，多数患者并未得到确诊。这是非常遗憾的，因为目前已具备许多行之有效的治疗手段。

发作性睡病

发作性睡病的特征是难以维持觉醒、REM 睡眠障碍，以及夜间睡眠紊乱。所有患者都存在日间嗜睡。这种嗜睡通常较严重，但有时比较轻微。与睡眠中断的患者不同（如睡眠呼吸暂停），发作性睡病患者通常在休息后感觉清醒，但经过大半天便感到困倦。此外，他们也会表现出 REM 睡眠紊乱的典型症状。REM 睡眠的特点是做梦和肌张力下降，发作性睡病患者具有以下特点：①意识清醒时突然出现肌张力下降，通常由强烈的情绪诱发（猝倒；视频 30-1）；②入睡时（入睡时幻觉）或在快清醒时（清醒时幻觉）出现睡梦样幻觉；③清醒时肌张力下降（睡瘫）。在出现严重猝倒时，患者可能因为一个笑话而大笑，然后突然摔倒，不能活动但是意识清醒，持续 1～2 min。比较轻微的发作可出现轻度面部、颈部肌力下降。发作性睡病是慢性嗜睡的常见原因，在美国发病率为 1/2000。发作性睡病通常于 10～20 岁发病，且一旦出现，便终生存在。

视频 30-1　1 例典型的严重猝倒。患者正在听笑话，突然肌张力丧志而猝然倒地。肌电图（右侧 4 个记录电极）可见在瘫痪期间肌肉的活动性下降。脑电图（上部 2 个电极）表明患者在这一过程中是清醒的。

发作性睡病是由于产生食欲肽（又称下丘脑分泌素）的下丘脑神经元缺失引起。针对小鼠和犬类的研究首先证实，食欲肽或其受体基因无义突变引起的食欲肽信号缺失可导致嗜睡和猝倒，这与在发作性睡病患者中观察到的症状一致。尽管基因突变很少引起发作性睡病，但很快有研究发现，发作性睡病患者脑脊液的食欲肽水平极低，甚至难以检测到，且尸检证实患者下丘脑内产食欲肽神经元几乎全部消失。正常情况下，食欲肽有助于维持长期觉醒状态，抑制 REM 睡眠，所以缺乏这种激素可导致日间嗜睡频繁发生，伴 REM 睡眠和片段化（图 30-3）。

大量证据表明，自身免疫过程可能导致选择性缺失食欲肽神经元。特定人类白细胞抗原（HLA）会增加患自身免疫疾病的风险，且已知发作性睡病与 HLA 基因关系密切。90％患者携带有 HLA DQB1＊06：02，而普通人群携带率只有 12％～25％。研究者目前提出一种假设，即携带 DQB1＊06：02 的人，因可对流感、链球菌或其他感染产生免疫反应，故通过分子模拟可能同时损伤食欲肽神经元。此机制可解释欧洲接受甲型 H_1N_1 流感疫苗（Pandemrix）接种的儿童，其发作性睡病的新发率增加 8～12 倍。

发作性睡病可继发于神经系统疾病，如肿瘤、卒中等直接损伤食欲肽神经元，或者影响其神经投射的情况极为罕见。

诊断　发作性睡病通常依据慢性嗜睡伴猝倒和其他症状的病史进行诊断。许多疾病可引起患者乏力，但对于真正的猝倒，患者能够描述明确的功能性乏力（如口齿不清、丢掉水杯、跌坐在椅子上），且这种肌无力可由情绪诱发，如听到笑话时发自内心的大笑、意外见到朋友时的惊喜或极度愤怒。约半数发作性睡病的患者会出现猝倒，且猝倒在其他疾病中几乎不会发生，因此其非常有助于疾病的诊断。相反地，偶发性入睡时幻觉和睡瘫在正常人群中的发生率约 20％，因此这些症状对于诊断并不特异。

当疑诊发作性睡病时，应该通过夜间多导睡眠监测和 MALT 来确诊。多导睡眠监测可以排除其他导致嗜睡的疾病，如睡眠呼吸暂停，而 MSLT 可以提供嗜睡和 REM 睡眠紊乱的客观证据。在 MSLT 的 5 次小睡期间，多数发作性睡病患者可在 8 min 之内入睡，且最少有 2 次小睡出现 REM 睡眠。异常 REM 睡眠还表现为夜间入睡后 15 min 内出现 REM 睡眠，这种情况在按时睡觉的正常成人中非常少见。为避免干扰 MSLT，进行此检查前 3 周应停用抗抑郁药，前 1 周应停用兴奋剂/酒精。除此之外，还应鼓励患者在检查前 1 周保证每晚充足的睡眠，以消除睡眠不足对检查结果的影响。

治疗　发作性睡病

发作性睡病的治疗主要是控制症状。多数患者感到睡觉不踏实，临床医生应鼓励患者尽可能获得更多的睡眠，并且在下午小睡 15～20 min。对于部分轻症患者，小睡可有效控制其症状，但是多数患者

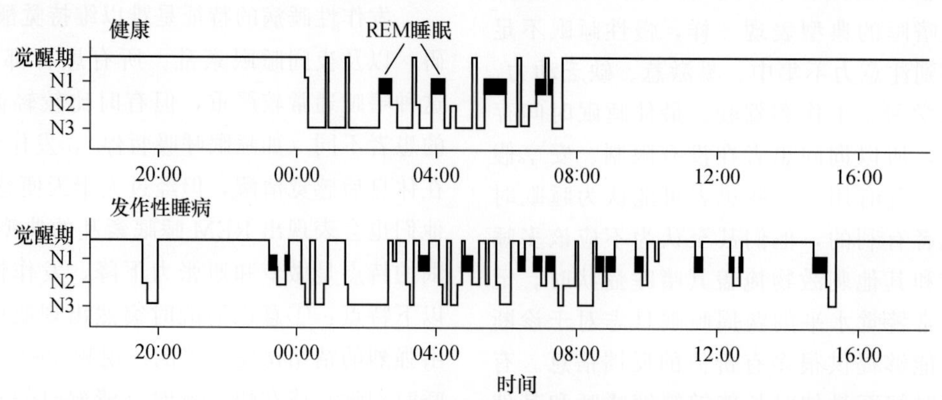

图 30-3　健康人和发作性睡病患者的多导睡眠监测记录。发作性睡病患者在夜间入睡后快速进入 REM 睡眠，且可见中度睡眠片段化。健康人能够自早 8 点保持觉醒至午夜，而发作性睡病患者则在日间出现频繁入睡，表现为多次日间小睡，且出现 REM 睡眠

还需要接受促觉醒药物治疗。与苯丙胺类药物相比，莫达非尼因副作用少、半衰期长，故被作为治疗发作性睡病的常用药物，对于多数患者而言，每日晨起口服 200～400 mg 即可。哌甲酯（10～20 mg 每日 2 次）或右苯丙胺（10 mg 每日 2 次）也有一定疗效，但同时具有拟交感神经的副作用，使用期间还需考虑焦虑和潜在的药物成瘾问题。以上药物都有缓释剂型，以延长药物作用时间及简化用药。每晚服用 2 次羟丁酸钠（GHB）能够有效缓解患者的警觉，但可造成患者出现镇静过度、恶心和意识错乱。

由于抗抑郁药能够强效抑制 REM 睡眠和猝倒，并增强去甲肾上腺素和 5-羟色胺的效能，故常被用于减少猝倒的发生。服用文拉法辛（37.5～150 mg，每日早晨 1 次）和氟西汀（10～40 mg，每日早晨 1 次）通常十分有效，三环类抗抑郁药如普罗替林（10～40 mg/d）或氯米帕明（25～50 mg/d）是治疗猝倒的潜在药物，但是他们具有抗胆碱能作用，可引起镇静和口干，使之较少应用于临床治疗（目前尚无经 FDA 批准用于治疗发作性睡病的抗抑郁药）。入睡时及入睡后 3～4 h 分别服用 1 次羟丁酸钠对减少猝倒发生同样非常有效。

评估失眠

失眠患者通常抱怨其睡眠质量差，表现为入睡困难和睡眠难以维持。失眠患者并不满意其睡眠，并感觉这种状态已经对其正常的工作、学习及社交活动能力造成损害。患者通常存在疲劳、情绪不佳、易激惹、各种不适和认知功能受损。

慢性失眠是指失眠超过 3 个月，约 10%的成人可出现此疾病，且好发于女性、老年人、社会经济能力低下者和有内科疾病、精神疾病的患者，以及物质滥用者。超过 30%的成人患有急性或短期失眠，通常由应激性生活事件诱发，如严重疾病或残疾、失业、药物及物质滥用。如果急性失眠导致不良习惯的出现，如增加夜间光照暴露时间、频繁看表或者白天多次小睡，均可继发慢性失眠。

多数失眠发生于成年期，但许多患者较易感并会在失眠之前出现睡眠不安，这表明其睡眠较平常更浅。临床研究和动物模型表明，失眠与睡眠时某些脑区的活动有关，而正常情况下，这些脑区仅在觉醒时才被激活。多导睡眠监测较少用于评估失眠，它可证明患者主观陈述的睡眠潜伏期延长和多次清醒的真实性，但通常不能提供更多信息。许多失眠患者睡眠时的脑电图可见快波（β 波）活动增加，而快波活动通常仅出现在觉醒时，这可以解释为什么患者觉得自己总在夜间感到清醒。MSLT 也很少用于评估失眠，因为尽管患者感到乏力，但多数失眠患者白天并不容易入睡，且 MSLT 检查通常可见此类患者的平均睡眠潜伏期更长。

许多因素可以导致失眠，因此仔细询问病史对选择针对原发病因的治疗方案非常重要。对失眠患者的评估应该集中在明确其易感因素以及加重和持续的原因。

精神生理因素 许多失眠患者对事物有负性预期，且会条件反射地对睡眠造成影响。这些患者在白天会担心晚上出现失眠，且当他们预期自己在晚上会出现失眠时，越接近入睡时间，其焦虑的情绪越强烈。当患者尝试入睡时，他们可能会频繁看表，但这样只会增加其焦虑和沮丧的情绪。在新环境下，由于缺乏这种负性相互作用，患者可能会发现他们比在自己卧室里更容易入睡。

不良的睡眠卫生 失眠患者有时会养成适得其反的行为习惯，从而加重失眠。这些习惯包括白天小睡，从而降低夜间的睡眠欲望；不规律的睡眠-觉醒作息，导致昼夜节律紊乱；在将要去睡觉时摄入促觉醒物质（如咖啡、烟草）；在将要去睡觉时，参与紧急或应激事件（如与伴侣吵架、回复工作邮件和信息、睡觉前使用智能手机或平板电脑）；习惯在卧室进行除睡眠和性行为以外的活动（如看电视或工作），使卧室与觉醒或紧张情绪产生联系。

精神状态 约 80%具有精神障碍的患者存在睡眠障碍，且约半数慢性失眠的发生与精神疾病有关。抑郁状态是典型的与早醒有关的疾病，但也可影响入睡和睡眠维持。躁狂和轻躁狂可以干扰睡眠，且通常会导致睡眠总量的下降。焦虑状态可以导致思维奔逸和穷思竭虑，从而影响睡眠，且当患者在半夜出现思维活跃时可能需要格外警惕。惊恐发作可以发生在睡眠期间，并需要与其他异态睡眠鉴别。失眠在精神分裂症和其他精神疾病中非常普遍，通常引起睡眠片段化、深 NREM 睡眠减少，有时还可导致睡眠倒错。

药物和物质滥用 多种精神活性药品可以影响睡眠。咖啡因的半衰期是 6～9 h，可以干扰睡眠长达 8～14 h，取决于摄入剂量、代谢差异和个体对咖啡因的敏感程度。在临近睡眠时间时服用处方药（如茶碱、兴奋剂、抗抑郁药、糖皮质激素）可导致失眠。相反地，停用镇静药物（如酒精、催眠药物或苯二氮䓬类药物）亦可引起失眠。睡前摄入酒精可以缩短睡眠潜伏期，但是通常在 2～3 h 内出现反弹性失眠。短效苯二氮䓬类药物，如阿普唑仑也可产生类似作用。

内科疾病 很多内科疾病会影响睡眠。类风湿疾病或者神经系统疾病引起的疼痛经常影响睡眠。呼吸系统疾病也可使患者出现睡眠质量差，如哮喘、慢性阻塞性肺疾病、囊性纤维化、充血性心力衰竭或限制性肺部疾病和其他症状在夜间加重的疾病，此类疾病可因气道顺应性的昼夜差异及体位改变导致夜间阵发性呼吸困难。许多女性可由于绝经期激素水平的变化而出现睡眠质量差。胃食管反流也是睡眠困难的常见原因。

神经系统疾病 痴呆（详见第二十七章）通常与睡眠不佳有关，其原因有很多，包括白天多次小睡、昼夜节律改变，以及大脑促眠功能下降。事实上，由于会给照护者带来更重的负担，因此失眠和夜间梦游是对痴呆患者进行制度化管理的主要原因之一。相反地，对于认知功能受损的老年人，片段化睡眠和睡眠质量变差与认知功能下降有关。帕金森病患者可由于肌肉强直、痴呆和其他因素而出现睡眠不佳。致死性家族性失眠是罕见的神经退行性疾病，其病因是由于朊蛋白基因突变。尽管失眠是其常见的早期表现，多数患者可伴发其他明显的神经系统症状，如痴呆、肌阵挛、构音障碍或自主神经功能障碍。

治疗 失眠

治疗失眠的目的是改善生活质量，延长寿命。随着睡眠质量的改善，患者自觉日间疲劳减轻，认知功能改善，精力更充沛。治疗失眠的同时可改善相关并发症。例如，在确诊抑郁症时即开始治疗失眠通常能够增强抗抑郁药物的治疗效果，降低复发风险。睡眠不足可增加对疼痛的感知，所以对于急性、慢性疼痛的管理也需要改善其睡眠状况。

治疗方案的拟定应针对所有可疑病因：建立良好的睡眠卫生习惯、治疗内科疾病、通过行为疗法治疗焦虑和负性情绪、通过药物治疗和（或）心理治疗缓解精神疾病。行为疗法应作为一线治疗方法，随后可考虑按需给予促眠药物。

治疗内科疾病和精神疾病

如果病史提示有内科疾病或者精神疾病继发失眠的可能，则应该治疗原发病，如缓解疼痛、改善呼吸困难、改变或调整服药时间。

改善睡眠卫生习惯

医生应该花更多的精力来改善患者的睡眠卫生习惯，避免其在入睡前出现适得其反的觉醒行为。患者应该建立规律的睡眠和觉醒时间，即便在周末，从而有助于将睡眠模式与昼夜节律同步化。分配给睡眠的总时间不应长于其实际睡眠时间。在睡觉前 30 min 内，患者应该养成放松的习惯，包括泡热水澡、听音乐、冥想，或者使用其他放松的技巧。卧室应该避免放置电视、电脑、收音机、智能手机、游戏机和平板电脑。一旦躺在床上，患者应该避免思考任何令人紧张或使人清醒的事情，如两性关系问题或者工作问题。如果不能在 20 min 内入睡，应起床并在昏暗的灯光下阅读，或听使人放松的音乐，从而转移对焦虑事件的注意力。但应尽量避免暴露于人工灯光，包括电视机、手机、电脑发出的灯光，因为这些光亮可以抑制褪黑素的分泌并使人清醒。

表 30-2 从一些关键方面简述了养成良好睡眠卫生习惯的方法，以改善失眠。

认知行为疗法（CBT）

CBT 是治疗失眠的各种治疗方法的组合。经专业培训的治疗师通过使用认知心理学技巧，减少患者对睡眠的过度担忧，重塑其对失眠及其继发的日间症状的认知。治疗师同样会指导患者进行放松，如逐渐放松肌肉或者冥想，以减少自发觉醒、侵入性思维和焦虑。

失眠的药物治疗

若经过针对以上原因的治疗后，失眠的问题仍不能得到解决，通常需要在夜间或间断地使用药物治疗。各种镇静药物都可以改善睡眠。

抗组胺药（如苯海拉明）是首选的非处方药。间断使用有一定获益，但是频繁使用很快就会出现耐受以及抗胆碱能副作用，如口干和心悸，因此限制了此类药物的使用，尤其是对老年人。

表 30-2 改善失眠患者睡眠卫生习惯的方法

有帮助的行为	应避免的行为
仅在床上睡觉或发生性行为 ● 如果不能在 20 min 内入睡，可以起床去阅读，或者在昏暗的灯光下做其他放松的活动，之后再返回床上	避免干扰睡眠生理的行为，包括： ● 小睡，尤其是下午 3 点以后 ● 太早入睡 ● 午餐后喝咖啡
将睡眠质量放在首位 ● 每天都在同一时间睡觉和起床 ● 确保环境适合休息（舒适的床、安静且黑暗的卧室）	在睡觉前 2～3 h 应避免： ● 进食油腻 ● 抽烟或喝酒 ● 剧烈运动
建立持之以恒的睡眠习惯。例如： ● 睡觉之前有 20～30 min 放松时间（如听轻音乐、冥想、瑜伽、愉快的阅读） ● 泡个热水澡	当尝试睡觉时，避免： ● 解决问题 ● 思考生活琐事 ● 思考白天发生的事

苯二氮䓬类受体激动剂（BzRA）是有效且耐受性良好的失眠治疗药物。它可与 $GABA_A$ 受体结合从而增强 GABA 的突触后效应。$GABA_A$ 受体在脑内广泛存在，因此 BzRA 可以减少全脑的神经元活动，并可增强特异性促眠 GABA 能通路的活性。经典的 BzRA 包括劳拉西泮、三唑仑和氯硝西泮，而新型药物（包括唑吡坦和扎来普隆）对于 $GABA_A$ 受体的 α1 亚型具有选择性亲和力。

通常应根据所需的药物持续作用时间来选择具体的 BzRA。扎来普隆（5～20 mg）在此类药物中的临床使用最广泛，其半衰期为 1～2 h。唑吡坦（5～10 mg）和三唑仑（0.125～0.25 mg）的半衰期为 2～4 h。艾司佐匹克隆（1～3 mg）的半衰期为 5～8 h，而替马西泮（15～30 mg）的半衰期为 8～20 h。总的来说，当药物剂量保持低值且血药浓度在清醒时最低（通过使用最短效制剂），其药物的副作用可以忽略不计。对于慢性失眠患者，推荐间断使用此类药物，除非因慢性失眠未得到治疗会产生更严重的后果。

杂环类抗抑郁药（曲唑酮、阿米替林和多塞平）是最常用的 BzRA 替代药物，这些药物没有成瘾性并且费用较小。曲唑酮（25～100 mg）是最常用的三环类抗抑郁药，因其半衰期短（5～9 h）且抗胆碱能活性较低。

治疗失眠的药物目前已成为最常见的处方药，但应谨慎使用此类药物。所有的镇静药物均可增加老年人摔伤及意识错乱的风险，因此当需要使用这些药物时，应以最低剂量作为起始剂量。早晨使用镇静药物会影响驾驶和判断力，且在选择用药时应该考虑到药物的持续作用时间。苯二氮䓬类药物有成瘾和滥用的风险，尤其是对于有酒精和镇静药物滥用病史的患者。与酒精类似，一些促眠药物会加重睡眠呼吸暂停。镇静药物也能诱发睡眠中出现复杂行为，如梦游和夜食，尽管这种情况更可能在使用更大剂量的药物时出现。

不宁腿综合征

不宁腿综合征（RLS）患者会出现无法控制的腿部活动。许多患者伴有大腿、小腿的蚁爬感或令人不愉快的深部瘙痒感，更严重的 RLS 患者会出现上肢不适。对于大多数患者来说，这些感觉迟钝和不宁在晚上和前半夜更加明显。这些症状在静止时出现且使得在飞机上静坐或者坐着看电影成为令人痛苦的事情。这种感觉可以通过活动、拉伸、按摩得到暂时缓解。这种夜间不适经常影响睡眠，因此患者可能会出现日间嗜睡。RLS 非常普遍，5%～10%的成人罹患该病，且好发于女性和老年人。

RLS 的病因繁多。缺铁是最常见的可治疗的病因，当铁蛋白水平＜50 ng/ml 时，应考虑补铁治疗。外周神经病变和尿毒症患者也可出现 RLS，且妊娠或使用咖啡因、酒精、抗抑郁药、锂剂、抗精神病药物、抗组胺药时，可能会使症状进一步加重。遗传因素及许多基因（*BTBD9*、*MEIS1*、*MAP2K5*/*LBXCOR* 和 *PTPRD*）的多态性均与 RLS 有关，尽管目前其致病机制尚未明确。约 1/3 的患者（尤其是发病年龄早的患者）具有家族发病的倾向。

RLS 的治疗应主要针对其潜在病因，如缺铁。其他治疗主要针对症状，多巴胺激动剂是最常用的治疗药物。多巴胺 $D_{2/3}$ 受体激动剂，如普拉克索（0.25～0.5 mg 每晚 7 点用药 1 次）或罗匹尼罗（0.5～4 mg 每晚 7 点用药 1 次）可以作为一线治疗药物。RLS 加重的表现为日间症状出现得更早，以及身体的其他部位也出现类似症状，可发生于约 25%服用多巴胺激动剂的患者。多巴胺激动剂的其他副作用包括恶心、晨起镇静、奖赏行为增加，如赌博和性行为增多。阿片类药物、苯二氮䓬类药物、普瑞巴林及加巴喷丁都具有治疗效果。多数不宁腿综合征患者可伴有周期性腿动症状，但反之不成立。

周期性腿动综合征

周期性腿动综合征（PLMD）即腿部有节律地抽动，并对睡眠造成影响。表现为类似于三屈曲反射的大脚趾有节律地伸展而踝部背屈，每次持续 0.5～5.0 s，在 NREM 睡眠每隔 20～40 s 发作 1 次，发作周期持续数分钟至数小时。PLMD 可以通过包括记录胫前及其他肌肉活动的多导睡眠监测明确诊断。EEG 可见因 PLMD 所致的短暂觉醒频繁出现，从而干扰睡眠，导致失眠和日间嗜睡。PLMD 与 RLS 的病因相同，且可使用与治疗 RLS 相同的药物减少腿动的发生频率，如多巴胺激动剂。最新的基因研究证实基因多态性与 RLS/PLMD 的发生有关，表明这两种疾病可能具有共同的病理生理学基础。

异态睡眠

异态睡眠指睡眠导致的或睡眠期间出现的异常行为或经历。NREM 睡眠中可出现多种异态睡眠，从短暂且意识错乱的觉醒到梦游和夜惊。患者的主诉通常与行为本身有关，但是异态睡眠可以干扰睡眠持续性，导致白天警觉性轻度下降。发生在REM睡眠的两种主要异态睡眠包括：REM睡眠行为异常（RBD）和梦魇。

梦游 梦游症患者的自主运动可以从简单到复杂。患者会有夜行、随地小便、进食、走出家门、开车等行为，此时患者仅有极少的意识。完全清醒非常困难，偶有患者能对试图使其清醒的晃动或暴力行为做出反应。梦游始于N3期，通常在前半夜发生，且即使在患者运动时，其EEG通常表现出深NREM睡眠的慢波皮质活动。梦游好发于儿童和青少年。约15%的儿童偶有梦游，1%持续到成人时期。通常梦游在整晚只发作1次，但1%～6%的患者会出现梦游反复发作。尽管1/3患者具有家族聚集发病的倾向，但其原因尚不明确。睡眠不足可加重梦游，继而导致NREM睡眠、酒精摄入及应激的增加。当患者的梦游加重时，应考虑以上原因。小型研究证实抗抑郁药和苯二氮䓬类药物对治疗梦游有效，放松技巧和催眠也有助于减少梦游。患者及其家属应提高房屋的安全性（如移除玻璃门，搬走低矮的桌子以避免患者被绊倒），使梦游的继发性伤害减至最小。

睡眠惊恐 该病好发于儿童，常在NREM-N3期的前几小时内出现。儿童常在睡眠中坐起并开始惊叫，同时出现伴大汗、心动过速、瞳孔放大及过度通气的自主觉醒。患者很难被唤醒，且次日清晨醒来后很难回忆起夜间发生的事情。治疗方法包括安抚患者父母，告知其为自限性良性疾病，与梦游类似，且可以通过避免睡眠不足而缓解。

夜间磨牙 磨牙是一种非自主性牙齿之间的剧烈摩擦，10%～20%的人在夜间会出现此症状。患者通常对此毫无意识。常于17～20岁时起病，且在40岁前自发缓解。男女患病率相同。许多患者在进行口腔检查时确诊，且因损害轻微而无需治疗。更严重的患者需要带牙齿保护器，防止牙齿损伤。减压或生物反馈有时可有效缓解精神紧张诱发的磨牙。也有报道称苯二氮䓬类药物可用于治疗该病。

遗尿症 尿床与梦游和夜惊一样，是儿童常见的异态睡眠。在5～6岁之前，尿床被认为是发育过程中的正常表现，且通常在青春期时自行缓解，在青少年时期，有1%～3%的人群仍有这种情况，但成人罕见。遗尿症主要采用锻炼膀胱功能和行为治疗。对成人患者，辅以去氨加压素（0.2 mg临睡前用药1次）、氯化奥昔布宁（5 mg临睡前用药1次）或丙咪嗪（10～25 mg临睡前用药1次）对症治疗。对于发病前6～12个月尚可控制排尿的患者，其出现遗尿的重要原因包括泌尿系统感染或畸形、马尾病变、情绪异常、癫痫、睡眠呼吸暂停以及使用某些药物。

REM睡眠行为异常（RBD） RBD（视频30-2）与其他异态睡眠不同，见于REM睡眠期。据患者或者其伴侣所述，表现为睡眠期间出现激动或暴力行为。清醒后，患者常可讲述与行为相关的梦境内容。正常的REM睡眠期间，骨骼肌几乎处于瘫痪状态，但RBD患者在多导睡眠监测中可见REM睡眠出现肢体运动，持续数秒至数分钟。运动可非常夸张，且经常伤害自身或同床伴侣。

视频30-2 快速眼动睡眠相关行为障碍的典型暴力行为

RBD好发于老年人，且多数已经或即将合并神经退行性疾病。针对RBD的随访研究发现，半数患者在12年内会出现共核蛋白病，如帕金森病或路易体痴呆，有时还会发生多系统萎缩，20年内则有超过80%的患者会出现共核蛋白病。RBD还可见于服用抗抑郁药的患者，某些患者由于服用这些药物可能掩盖了早期神经退行性疾病的症状。共核蛋白病可能造成脑干内用于调节REM睡眠时肌肉弛缓的神经元减少，从而导致患者在此睡眠时期出现肌肉运动。RBD亦见于30%的发作性睡病患者，但因其潜在病因不同，故并不增加发生神经退行性疾病的风险。

氯硝西泮（0.5～2 mg临睡前用药1次）对治疗多数RBD患者有效（目前尚无经FDA批准用于治疗RBD的药物）。每晚服用9 mg褪黑素也能预防该病。

昼夜节律性睡眠障碍

一些患者既无失眠，亦无嗜睡，但存在睡眠节律紊乱，而非入睡障碍。睡眠节律紊乱可以是生物性因素（即因昼夜起搏器异常引起），也可为环境/行为因素（即因与环境同步化失败引起）。有效治疗的目标是将睡眠的昼夜节律与适宜的时间同步化。

睡眠时相后移障碍 睡眠时相后移障碍（DSWPD）的特征包括：①患者诉入睡及醒来的时间总是晚于所期望的时间；②每日实际睡眠时间几乎相同；③在习惯性延迟的睡眠时间开始进行多导睡眠监测的结果为正常睡眠（除入睡时间延迟）。DSWPD患者表现出异常延迟的内源性生物节律，可通过测量进行评估。在灯光昏暗的环境中，松果体褪黑素随内源性生物节律开始分泌至血液和唾液中，光照则会抑制褪黑素的分泌。DSWPD 患者暗光褪黑素分泌起点（DLMO）通常出现在夜间 8～9 点（即在习惯性入睡时间前 1～2 h），较正常人晚。该病好发于年轻成人。生物钟时相后移的原因包括：①由基因决定的内源性生物节律起搏器的固有周期异常延长；②起搏器时相前移的能力下降；③在觉醒期建立稳态睡眠驱动的速度较慢；④先前的睡眠-觉醒周期不规律，其特征为患者数夜在午夜后仍频繁地暴露于人造光中（处于个人、社交、读书和工作原因）。多数情况下，难以鉴别上述具体原因，因为无论是行为诱发还是生物性驱动的节律时相延迟均可表现为 DLMO 的节律时相后移，从而导致患者难以在其期望的时间入睡。DSWPD 是一种自我持续状态，可能持续数年，且即便尝试重建正常的睡眠时间也无法改善 DSWPD。治疗方法包括早晨使用富含蓝光的光疗和（或）晚上服用褪黑素，尽管复发的概率很高，但这种方法对部分患者有效。生物节律性睡眠障碍患者很容易与入睡困难的失眠患者相鉴别，因 DSWPD 患者表现为昏暗灯光下褪黑素分泌的延迟。

睡眠时相前移综合征　睡眠时相前移综合征（ASWPD）与 DSWPD 正好相反。好发于老年人，其中 15%的患者诉其睡眠无法持续至早上 5 点以后，30%的患者抱怨自己每周至少数次出现觉醒时间过早。即便参加社交活动，ASWPD 的患者也会在傍晚出现困倦。ASWPD 患者的睡眠-觉醒时间可影响其正常的社交活动。由于 ASWPD 患者表现为暗光下褪黑素的分泌时间前移，因此很容易与因早醒而失眠的患者进行鉴别。

除年龄相关的 ASWPD 外，曾有报道指出早发的家族性 ASWPD。两例家族性 ASWPD 均为常染色体显性遗传，此综合征是由于生物钟基因的错义突变（其中一例位于 *PER2* 基因的酪蛋白激酶结合域，另一例位于酪蛋白激酶 Iδ），从而改变了节律周期。明亮的灯光和（或）夜间使用富含蓝光的光疗，可将昼夜节律起搏器重置为更晚的时间，有益于 ASWPD 患者的治疗。

非 24 小时睡眠-觉醒周期障碍（N24SWRD）　N24SWRD 发生于患者昼夜节律起搏器无法接收来自外界环境刺激的初级同步化传入神经信息（如环境的亮-暗循环），正如许多盲人无光感觉或当节律起搏器发挥最大的时相前移能力仍不能平衡地球固有的 24 h/日的模式与其内源性生物节律的差异，从而造成 24 h 周期的消失。罕见情况下，自我选择暴露于人造光可能在无意间使患者获得＞24 h 的昼夜节律周期。N24SWRD 患者难以维持节律起搏器的传出信息与固有的 24 h 制之间的平衡。患者的典型表现为持续推迟的睡眠倾向日益严重，延迟至与当地时间相匹配之后又逐渐超出该时相。当 N24SWRD 患者内源性昼夜节律超出当地环境的时间时相时，会同时出现夜间失眠和白天嗜睡。相反地，当其内源性昼夜节律与当地环境同步时，上述症状缓解。N24SWRD 患者的症状可间隔数周，甚至数月才出现，这取决于其内在的非同步化节律及 24 h/日的周期。夜间服用低剂量褪黑素（0.5 mg）可以改善睡眠，部分患者还可诱导其昼夜节律起搏器的同步化。

倒夜班综合征　在美国，有超过 700 万的工人需要上夜班，无论是持续上夜班，还是根据安排间断上夜班。还有更多的人在早 4 点～早 7 点通勤，白天正常工作，而在其余时间睡觉。除此以外，每周都有上百万的“白日”工人和学生需要熬夜或早起工作或学习以完成任务、开长途车、参加体育比赛或者参与娱乐活动。这些活动均会导致睡眠不足和昼夜节律失调。

昼夜节律系统通常无法适应因熬夜工作产生的昼夜颠倒或早起（早 4 点～早 7 点）所需的睡眠时相前移。这些行为会导致所期望的工作-休息作息与节律起搏器之间的失衡，使多数患者出现异常的日间睡眠。过长的工作时间（每日或每周）、连续的工作和学习日之间的休息不足，以及经常出差都与疾病发生相关。睡眠不足、工作开始前清醒时间延长，以及昼夜节律失调均可导致工作表现和警觉性下降，反应时间延长，并增加工作表现不佳的风险，由此造成夜班工作者和其他睡眠不足者发生安全事故的风险更高。睡眠紊乱可使出现致死性工作事故的风险加倍。长期倒夜班者发生乳腺癌、结直肠癌、前列腺癌，以及心脏疾病、胃肠道疾病和生殖系统疾病的概率更高。世界卫生组织已将倒夜班列为潜在致癌因素之一。

睡眠始于局部脑区，随后逐渐蔓延至全脑，伴随着感受阈值升高及意识丧失。困倦时，人们可能尝试在清醒和 N1 期睡眠之间的过渡期持续执行常规且熟悉的动作，以努力保持清醒，但无法对来自外界环境的信息输入进行正确处理。机动车驾驶员如果不能察觉到嗜睡的预警信号，则极易发生睡眠相关的交通事故。当原本清醒的大脑不自主地被睡意占据时，将造成灾难性的后果。这种睡眠相关的注意力缺失通常仅持续数秒，但偶可持续更长时间。睡眠相关致死性高速路交通事故在清晨和下午的发生率明显升高，这与日常节律中出现睡眠倾向的两个高峰吻合。

住院医师是另外一类因睡眠不足及昼夜节律紊乱而造成事故和其他严重不良后果风险升高的人群。反复安排住院医生连续工作≥24 h 可产生与酒精中毒类似的精神运动能力损害，ICU 住院医师在夜间工作时出现注意力缺失的风险加倍，可显著增加 ICU 严重医疗事故的发生率，其中误诊的风险可增加 5 倍。20%的住院医师曾有与疲劳相关的医疗失误，并因此给患者带来伤害，还有 5%承认其疲劳相关的错误造成了患者死亡。此外，连续工作>24 h 可增加发生皮外伤的风险，且通勤路上出现交通事故的风险也增加超过 2 倍。因此，2008 年美国医学研究所得出以下结论，即住院医生持续工作超过 16 h 将对其个人及其患者造成危害。

5%～15%从事夜间工作或很早起床的人更难在晚上工作时保持清醒，且整日都将感到困倦，这类人符合慢性严重倒夜班综合征（SWD）的诊断。患者在夜间工作或凌晨起床时会出现极度嗜睡，而在日间睡眠时出现失眠，临床医生可通过这一典型的临床表现进行诊断。该疾病与发生睡眠相关事故的风险升高有关，且伴随某些与倒夜班相关的疾病。慢性严重 SWD 患者在工作时会出现极度困倦。事实上，他们在夜间工作时的睡眠潜伏期平均仅 2 min，与发作性睡病或者严重睡眠呼吸暂停患者的平均日间睡眠潜伏期相当。

治疗　倒夜班综合征

夜班工作者会频繁摄入咖啡因以促进觉醒。但这并不能完全预先阻止睡眠，也不能避免其出现睡眠相关的表现失常。体位改变、运动，及有策略地进行小睡有时可以降低疲劳相关失误的发生风险。适当的暴露于蓝光或者自然白光可以直接增加警觉性，促进机体更快适应倒夜班。

每晚倒夜班前 30～60 min 服用莫达非尼（200 mg）或阿莫非尼（150 mg）可有效治疗 SWD 患者的夜间过度嗜睡。尽管经莫达非尼和阿莫非尼的治疗能显著改善工作表现、减轻嗜睡倾向、降低注意力涣散带来的风险，但患者仍极度嗜睡。

针对倒夜班工作者疲劳风险的管理，应推进睡眠相关知识的教育，增强患者对睡眠缺乏和熬夜工作的危害的认识，以及对常见睡眠疾病的筛查。工作安排应该尽量减少：①夜班；②轮换夜班的频率；③连续夜班的次数；④夜班的持续时间。

时差综合征　每年有超过 6000 万人需从一个时区飞往另一个时区，并经常导致日间嗜睡、入睡困难的失眠和夜间频繁觉醒，且在后半夜尤其常见。这些症状通常是一过性的，根据跨越的时区数、飞行方向和旅行者的年龄及其倒时差的能力不同，症状可持续 2～14 天。在目的地进行更多户外活动的旅行者与较长时间待在酒店房间者相比，能够更快地适应时差的改变，这可能是由于暴露于明亮的（户外）光线。避免先前睡眠不足以及在彻夜旅行之前的下午进行多次小睡可以降低延长觉醒时间的难度。实验室研究表明，低剂量褪黑素可以提高睡眠效率，但仅在内源性褪黑素水平低下（即在生物学白天）时有效。

除了跨时区旅行相关的时差外，许多患者存在被称为社交性时差的行为模式，即在周末和休假时睡觉及起床的时间相较工作日晚 4～8 h。这种反复出现的睡眠-觉醒周期时间的交替在青少年和年轻成人中普遍存在，且与入睡困难型失眠、学习成绩下降、抑郁症状发生风险增加及日间过度嗜睡有关。

昼夜节律对疾病的影响

据报道，美国前三位致死性疾病（即急性心肌梗死、心脏性猝死和卒中）发生的时间均存在明显的昼夜节律。血小板聚集性在清晨升高，与这些心血管疾病高发的时间吻合。反复昼夜节律紊乱伴有长期睡眠不足（如倒夜班）将引起胰岛素分泌不足，造成餐后血糖升高。倒夜班工作者空腹血糖的升高亦可导致其发生糖尿病的风险升高。存在睡眠呼吸暂停的倒夜班患者血压高于日间工作者。进一步了解节律在慢性疾病（如粥样硬化性疾病）发生急性病情变化时可能的作用有助于提高对这一病理生理学过程的认识。

疾病的诊治过程还受收集临床数据的时间的影响。例如血压、体温、地塞米松抑制试验，以及血清皮质醇激素水平均存在日间变异性。据报道，化疗的时机会影响治疗效果。此外，药物的毒性和疗效也存在日间变异性。例如，在不同的时间给予实验动物相同的毒物可观察到其死亡率相差超过 5 倍。麻醉剂对给药时机尤为敏感。最后，在我们这个全天候的社会体系中，24 点/7 点工作制造成人们的需求逐渐增多，临床医生必须认识到与此相关的公共健康风险。

第五部分　眼、耳、鼻、喉部疾病

SECTION 5　Disorders of Eyes, Ears, Nose, and Throat

第三十一章　眼部疾病

Disorders of the Eye

Jonathan C. Horton　著
（尹伊楠　王熙　译）

人类视觉系统

视觉系统可极为高效、快速地从环境中捕获信息，以协助指导行为。视觉的产生始于角膜和晶状体对图像的捕捉，并聚焦于眼球后部的光敏感膜（即视网膜）上。视网膜作为将光能转换为神经信号的外周传感器，实际上是大脑的一部分。光可被两种光感受器中的色素所吸收：视杆细胞和视锥细胞。人类的视网膜中有1亿个视杆细胞和5000万个视锥细胞，其中视杆细胞在黑暗（暗视觉）环境下工作，而视锥细胞则在光照（明视觉）环境下发挥作用。特化的视锥系统可感知色彩，并形成高分辨率的视觉，绝大部分视锥细胞位于视网膜上感受中央10°视野的黄斑上。在黄斑的中央有一小凹被称为中央凹，此处仅有集中排列的视锥细胞，可形成最敏锐的视觉。

光感受器接触光后发生超极化，激活内核层的双极细胞、无长突神经细胞和水平细胞。通过这种复杂的视网膜环路完成感光反应后，所有的感觉信号最终会汇集至共同的终末通路，即神经节细胞。这些细胞将投射至视网膜上的视觉图像转换为一系列连续的、不断变化的动作电位，这些动作电位沿着初级视觉通路传导至大脑的视觉中枢。每个视网膜上有100万个神经节细胞，因此其视神经有100万个神经纤维。

神经节细胞轴突在视网膜内层的神经纤维层中走行，在视盘处离开眼球，经视神经、视交叉和视神经束到达大脑视觉中枢。大部分神经纤维的突触位于外侧膝状体（即丘脑中继核），外侧膝状体内的细胞则继续向初级视觉皮层进行投射。这种视神经-膝状体-皮质感觉传入系统为视觉感知提供了重要的神经学基础。虽然外侧膝状体是视网膜主要的神经投射靶点，但不同种类的神经节细胞向其他皮质下视核的投射也参与其他功能。调节瞳孔收缩和昼夜节律的神经节细胞对一种新的视觉色素——黑色素敏感。瞳孔对光反射由位于中脑的前橄榄核传入神经介导，前橄榄核发出神经投射至Edinger-Westphal核，后者又通过调节睫状神经节的中间神经元对虹膜括约肌产生副交感神经作用。昼夜节律由向视交叉上核的视网膜投射维持，而视觉定位和眼球运动则由向上丘的视网膜投射完成。视觉稳定和视动力反射由一组小的视网膜作用靶点调控，这些靶点被统称为脑干附属光学系统。

眼球必须时刻不停地在眼眶内转动，以保持其视觉目标位于中央凹。这种运动被称为中心凹注视或注视，该运动由精细的传出运动系统调控。每个眼球的运动都由6块眼外肌控制，受动眼神经（Ⅲ）、滑车神经（Ⅳ）和外展神经（Ⅵ）支配。这些控制眼球运动的核团活性由脑桥及中脑协调，以便在头部和身体发生移动时顺利完成视觉追踪、扫视和凝视。额叶和顶枕叶皮质的大块区域通过核上性传入神经的下行传导来调控这些位于脑干的眼动中枢。

视觉功能的临床评估

屈光状态

在接诊视力下降的患者时，第一步是确定其病因是否为屈光不正。对于正视眼而言，来自无穷远处的平行光线完美地聚焦在视网膜上。遗憾的是，目前只有少数人能享受这种状态。近视眼患者由于球径过长，光线汇聚到视网膜前方的焦点上，因此近处的物体能够看得很清晰，但看清远处的物体则需要在眼睛前方加一个发散透镜。远视眼患者则由于球径过短，因而需要聚光透镜来弥补眼球的屈光不足。散光患者的角膜表面并非完美的球形，因而需要一个圆柱形矫正镜片。作为眼镜或隐形眼镜的替代治疗，激光原位角膜磨削术（LASIK）或屈光性角膜切削术（PRK）可通过改变角膜的屈光度治疗屈光不正。

从中年开始，随着眼内的晶状体无法增加其折射力以适应视近距离物体，可出现老花眼。为缓解老花眼，正视眼患者必须使用阅读镜，而已经佩戴眼镜进行距离校正的患者，通常会改用双焦眼镜。唯一的例外是近视患者，他们可以简单的通过摘下先前的矫正眼镜，以在视近物时维持清晰视力。

屈光不正通常发展缓慢，在青春期后病情稳定，但某些异常情况下除外。例如，糖尿病急性发作可引起突发性近视，其原因是高血糖引起晶状体水肿。通过针孔光阑试验检查视力是筛查屈光不正的有效方法。如果透过针孔测得的视力优于裸眼视力，那么患者需要屈光治疗以获得最佳矫正视力。

视力

视力的测定方法采用斯内伦视力表，测试距离为 6 m。为了方便，可用罗森鲍姆图（即斯内伦视力表的缩放版）放置在距患者 36 cm 处进行视力测定（图 31-1）。所有患者的双眼经屈光矫正后均应能够读出 6/6 m 的内容。老花眼患者在进行罗森鲍姆图测定时需佩戴阅读镜以保证测定结果准确。如果患者双眼均未达到 6/6 的视力，则需要进一步寻找其视力缺陷的原因。而当视力低于 6/240 时，则应当记录手指计数、手部运动、有无光感觉以反映其视力情况。美国国税局法将失明定义为，视力更好的眼睛其最佳矫正视力在 6/60 或以下，或双眼的视野在 20°或以下。美国各州驾驶法对视力的要求并不相同，但大部分州要求驾驶者至少一只眼睛的矫正视力在 6/12 以上才被允许驾驶，而患有同侧偏盲的患者则禁止驾驶。

瞳孔

瞳孔检查应在昏暗环境中，嘱患者注视远处的目标时完成。如果瞳孔对光反射灵敏，因单侧瞳孔收缩（缩瞳）并不存在，故无需对另外一只瞳孔进行重复检查。正因如此，以往常用的缩写 PERRLA（即瞳孔等大、等圆以及对光反射灵敏），其最后一步检查其实是多余的。然而，若一侧瞳孔对光反射减弱甚至消失，检查对侧瞳孔极为重要。瞳孔的光-调节反射异常可见于神经梅毒（阿·罗瞳孔）、中脑背侧病变（Parinaud 综合征）和异常的神经再生（动眼神经麻痹、Adie 强直性瞳孔）。

当眼睛丧失光感，即使接受直接光刺激也不会产生瞳孔对光反射。如果视网膜或视神经仅部分受损，将出现患侧的直接瞳孔对光反射弱于健侧的间接瞳孔对光反射。摆动闪光试验（图 31-2）可诱发相对性瞳孔传入缺陷（Marcus Gunn 瞳孔），这是球后视神经炎或其他视神经疾病的一个非常重要的体征，有时甚至是该类疾病唯一的客观表现。在双侧视神经病变中，若双侧视神经受累程度一致，则不会出现瞳孔传入

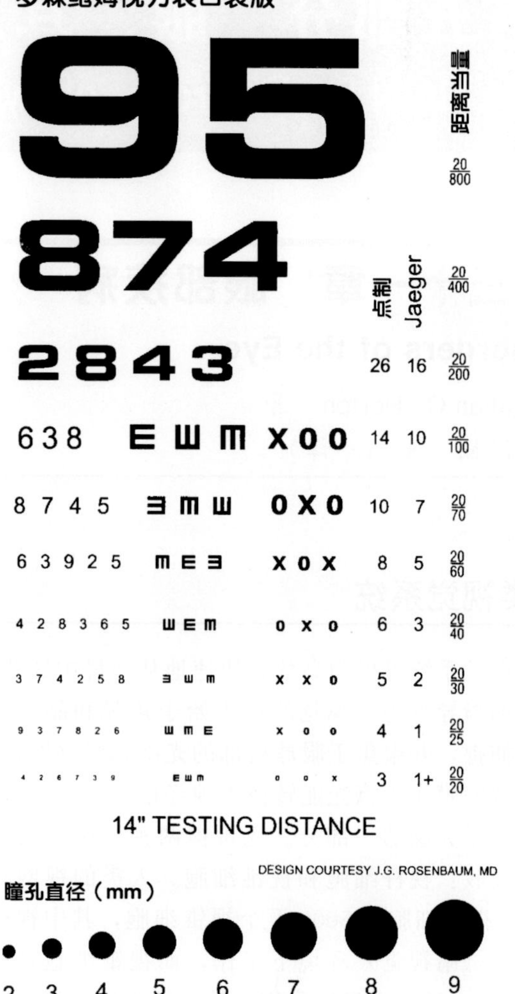

图 31-1 罗森鲍姆图是斯内伦视力表用于测定近处视力的缩放版。当记录视力时，斯内伦距离当量应带有标记表示视力是在近距离而非 6 m 处进行的测定，否则应使用 Jaeger 数字系统报告视力

缺陷。

正常人群多存在双侧瞳孔大小的细微差异，但往往不超过 0.5 mm。当外界光环境发生改变但双侧瞳孔大小仍相对不对称时，可考虑诊断为生理性瞳孔大小不等。若瞳孔大小的差异随着环境变暗而增大，则多提示存在虹膜扩张肌交感神经麻痹。霍纳综合征由瞳孔缩小、同侧上睑下垂和无汗三联征所构成，但无汗往往是非持续性体征，其常见的病因包括脑干卒中、颈动脉夹层和肿瘤侵犯交感神经，但大部分的病例为特发性。

瞳孔大小差异随光线变强而增加提示副交感神经麻痹。首先需要考虑的是有无动眼神经麻痹，若患者眼球运动功能完好，或没有上睑下垂及复视时，则可以排除该诊断。眶内睫状神经节受损可导致急性瞳孔扩张（肌源性），常见的原因包括感染（带状疱疹、流

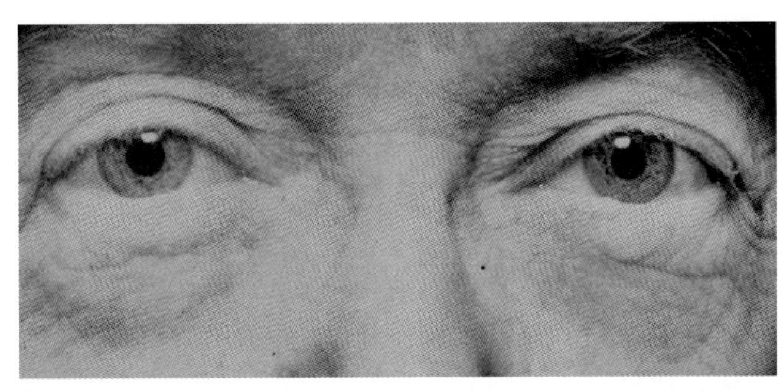
A

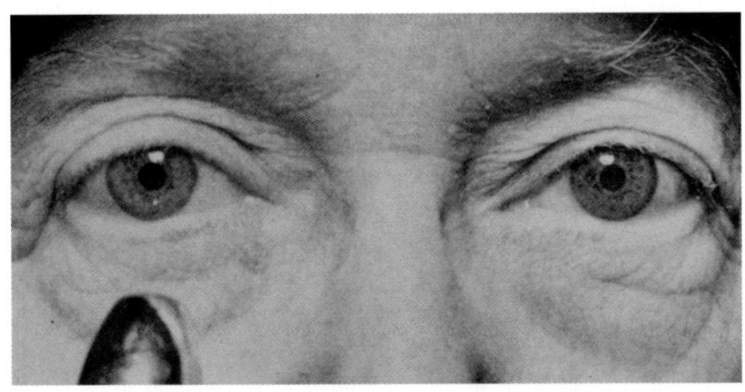
B

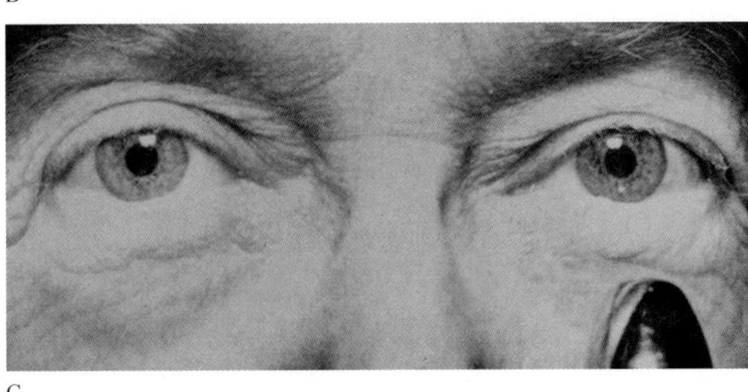
C

图 31-2　左眼相对性瞳孔传入缺陷（Marcus Gunn 瞳孔）的表现，患者注视远处目标。A. 背景光线暗时，双侧瞳孔扩大且等大。**B.** 用手电筒照射右侧瞳孔时引起双侧瞳孔强烈收缩。**C.** 将手电筒移至左侧会引起双侧瞳孔扩大，但其直径比 **A** 图中小，而将手电筒转回至健康的右眼，则会导致双眼对称性收缩至 **B** 图中的外观。图中可见双侧瞳孔始终保持等大，而左眼由于视网膜/视神经的损伤，其对手电筒光线的收缩反射较右眼弱（引自 P Levatin：Arch Ophthalmol 62：768，1959. Copyright © 1959 American Medical Association. All rights reserved）

感病毒）、外伤（钝性、穿透性、手术）和缺血（糖尿病、颞动脉炎）。当虹膜括约肌失去神经支配后，直接瞳孔对光反射往往较迟钝，但其间接对光反射相对灵敏。当去除对侧瞳孔的光刺激时，患侧瞳孔的恢复较正常瞳孔延迟，因此称之为“强直性瞳孔”。在 Adie 综合征中，强直性瞳孔往往伴随着下肢腱反射的减退或消失，这种良性疾病好发于健康的年轻女性，被认为是一种轻微的自主神经紊乱。强直性瞳孔还与 Shy-Drager 综合征、节段性少汗症、糖尿病和淀粉样变性相关。此外，无任何临床症状的健康人偶尔也会出现强直性瞳孔。通常在患者每只眼睛中滴入一滴稀释的（0.125%）毛果芸香碱可确诊该病。强直性瞳孔患者由于去神经支配所致的高敏感性，会出现瞳孔急剧收缩，而正常人则无以上表现。无意或有意使用抗胆碱药物（阿托品、东莨菪碱滴剂）滴眼所致的药物性瞳孔扩张也可出现瞳孔散大。在这种情况下，正常强度（1%）的毛果芸香碱不会引起瞳孔收缩。

全身用药可对双侧瞳孔造成相同影响，其中镇静药物（吗啡、海洛因）会使瞳孔缩小，抗胆碱药物（东莨菪碱）会使瞳孔扩大。用于治疗青光眼的副交感神经药物（毛果芸香碱、去甲溴铵）也会导致瞳孔缩小。对于原因不明的瞳孔异常患者，裂隙灯检查有助于排除虹膜的手术创伤、异物、穿孔损伤、眼内炎症、虹膜粘连、闭角型青光眼或钝性外伤所致虹膜括约肌破裂等病因。

眼球运动与直视

眼球运动的检查主要通过让患者睁开双眼、追踪主要视野内的某个小目标如小手电筒来进行评估。正常的眼球运动是流畅、对称、完全的且可向各个方向运动，不伴有眼球震颤。通过嘱患者在两个固定目标之间来回看以评估患者的扫视或快速眼球运动功能。正常情况下，眼球应快速、准确地通过一次跳跃将注视点转移至目标物体。在患者正前方约 1 m 处，检查者直接拿着一个小手电筒即可评估患者的双眼直视情况。如果视线笔直，则其角膜光反射将位于瞳孔的正中央。为了更精确地检测眼球直视，可以对患者进行覆盖试验。检查者指导患者观察远处一个固定的小目标，当一只眼睛在进行观察时，突然遮住患者的另外一只眼睛，如果观察眼移至目标，则说明其并非直视；如果观察眼不移动，则对另外一只眼睛重复同样的测试，若两只眼睛均不发生移动，则说明它们为水平直视。如果主要注视的视线为直视，但患者仍主诉复视，则应当将患者头部倾斜或朝复视的方向转动后再行覆盖试验。在此过程中，检查者可以通过覆盖试验发现小至 1°～2°的眼偏差（斜视）。但对于垂直复视的患者，其微小的偏差很难被发现，较易漏诊。斜视偏差的程度可以通过在非直视眼前面放置一个棱镜，覆盖另一只眼后，测量抵消眼球运动所需的角度来衡量。可用于恢复双眼直视的方法包括临时 Fresnel 压贴塑料棱镜、棱镜眼镜或眼部肌肉手术。

立体视觉

立体视锐度由每只眼睛通过对物体的偏振成像而

产生的视网膜视差所决定。目前最普遍的院内测量方法所测定出的敏感度范围为 40～800 秒弧，正常的立体视锐度为 40 秒弧，如果患者达到该水平则可确保其双眼视觉为水平对齐，并且每只眼睛的视力都是完整的。随机点立体图不能单独对每只眼睛进行深度评估，但是能很好地筛查儿童斜视和弱视。

色觉

视网膜包含 3 种视锥细胞，分别含有对不同峰值光谱敏感的视色素：红色（560 nm）、绿色（530 nm）和蓝色（430 nm）。其中红色和绿色视锥色素基因由 X 染色体编码，蓝色视锥色素则由 7 号染色体编码，后者的基因突变极为罕见，但有约 8%的男性由于红绿视锥色素基因突变而伴有先天性 X 连锁色盲。受累个体并非是真正的色盲，相反，他们只是与正常个体感知颜色以及将原色结合匹配为特定颜色的方式不同。异常的三色视者同样也有 3 种视锥细胞，但是其中某种视锥色素的突变（通常是红色或绿色）会导致对光谱峰值的敏感度改变，从而导致组成不同颜色的原色产生改变。二色视者只有 2 种锥体细胞，因此只能接受基于 2 种原色的颜色组合。异常色三色视者和二色视者均可以有 6/6 的视力，但是其辨色能力会有所下降。石原彩色板可以用于检测红绿色盲。测试板上包含有一个隐藏的数字，只有红绿色盲的患者才能看到，由于红绿色盲几乎全是 X 连锁遗传，因此仅对男性儿童进行筛查是可行的。

石原彩色板虽然通常用于筛查先天性色盲，但目前也用于对获得性色觉缺陷的检测。获得性色觉缺陷通常是由黄斑或视神经病变引起，如有视神经炎病史的患者在其视力恢复正常后的很长一段时间内仍会有视觉色彩饱和度的降低。此外，色盲还可以由双侧枕叶腹侧部的卒中引起（中枢性色盲），此类患者只能感知灰色，且难以识别人脸（面孔失认症）。枕叶梗死有时可引起颜色失认症，患者能区别出不同的颜色但无法叫出它们的名字。

视野

从眼球至枕叶的视觉系统中任意部位受损都可以引起视野缺损。通过面对面使用手指粗略定位视野缺损的部位，随后将其与视觉通路的局部解剖学相关联可对病变部位进行精确定位（图 31-3）。定量视野绘图由计算机驱动的视野镜完成，通过在视野内放置一个光强可变的固定目标进行检查（图 31-3A）。静态视野镜通过建立光阈值的自动输出为检测视野中的暗点提供了一种灵敏的方法，有利于对青光眼和大脑假性肿瘤等慢性疾病患者进行一系列的视觉功能评估。

视野分析的关键在于判断病变是位于视交叉前、视交叉还是视交叉后。如果视野暗点仅局限于单侧眼球，病变一定位于视交叉前，累及视神经或视网膜。视网膜病变产生视野缺损的位置在光学上与其眼底位置相对应，如下颞区视野缺损是由上鼻部视网膜脱离造成，而黄斑受损则会引起中央暗点（图 31-3B）。

视神经疾病会造成特有的视野缺损模式。青光眼会选择性破坏进入视盘上颞极或下颞极的轴突，造成形状似土耳其弯刀样的弓状暗点——从盲点延伸至水平子午线的固定曲线（图 31-3C）。这种类型的视野缺损反映了颞部视网膜神经纤维层的排列模式。此外，弧形或神经纤维层样暗点还可以由视神经炎、缺血性视神经病变、视盘硬膜和视网膜分支动脉或静脉阻塞引起。

视盘的整个上极或下级受损会造成沿水平子午线垂直分布的视野缺损（图 31-3D）。这种类型的视野缺损是典型的缺血性视神经病变，但同样也可以由视网膜血管阻塞、晚期青光眼和视神经炎引起。视神经中大约有一半的神经纤维来自黄斑中的神经节细胞。乳头黄斑样纤维受损会造成包含有盲点和黄斑的哑铃状暗点（图 31-3E）。如果损伤是不可逆的，那么最终会在视盘的颞部出现苍白。从哑铃状暗点发展而成的颞部苍白可由视神经炎、营养性视神经病变、毒性视神经病变、Leber 遗传性视神经病变（LHON）、Kjer 型视神经萎缩和压迫性视神经病变造成。值得注意的是，在大部分正常人中，视盘的颞侧会比鼻侧略白，因此，有时很难确定眼底检查中所见到的颞部苍白是否为有临床意义的病理改变。视盘的鼻缘苍白是视神经萎缩的一种非典型表现。

在视交叉处，鼻神经节细胞的纤维会进入到对侧视束，交叉后的神经纤维较未交叉的纤维更容易受到压迫的损害。因此，鞍区较大病变会引起单眼暂时性偏盲。视交叉前的肿瘤（如鞍结节的脑膜瘤）会造成以一只眼睛的视神经病变和另一只眼睛的颞上区视野缺损为特征的交界性暗点（图 31-3G）。垂体瘤、脑膜瘤、颅咽管瘤、神经胶质瘤或颅内动脉瘤形成的视交叉对称性压迫会造成双颞侧偏盲（图 31-3H）。双颞侧偏盲起病隐匿，往往会被患者忽视，而且除非对双眼分别进行检查，否则医生也难以通过查体发现此体征。

由于视束、外侧膝状体、视辐射和视觉皮层任意位置的损伤均可以引起同侧偏盲（如对侧眼的颞侧偏盲和同侧眼的鼻侧偏盲），因此视交叉后的病变很难精确地定位（图 31-3I）。视交叉后的单侧病变不会影响

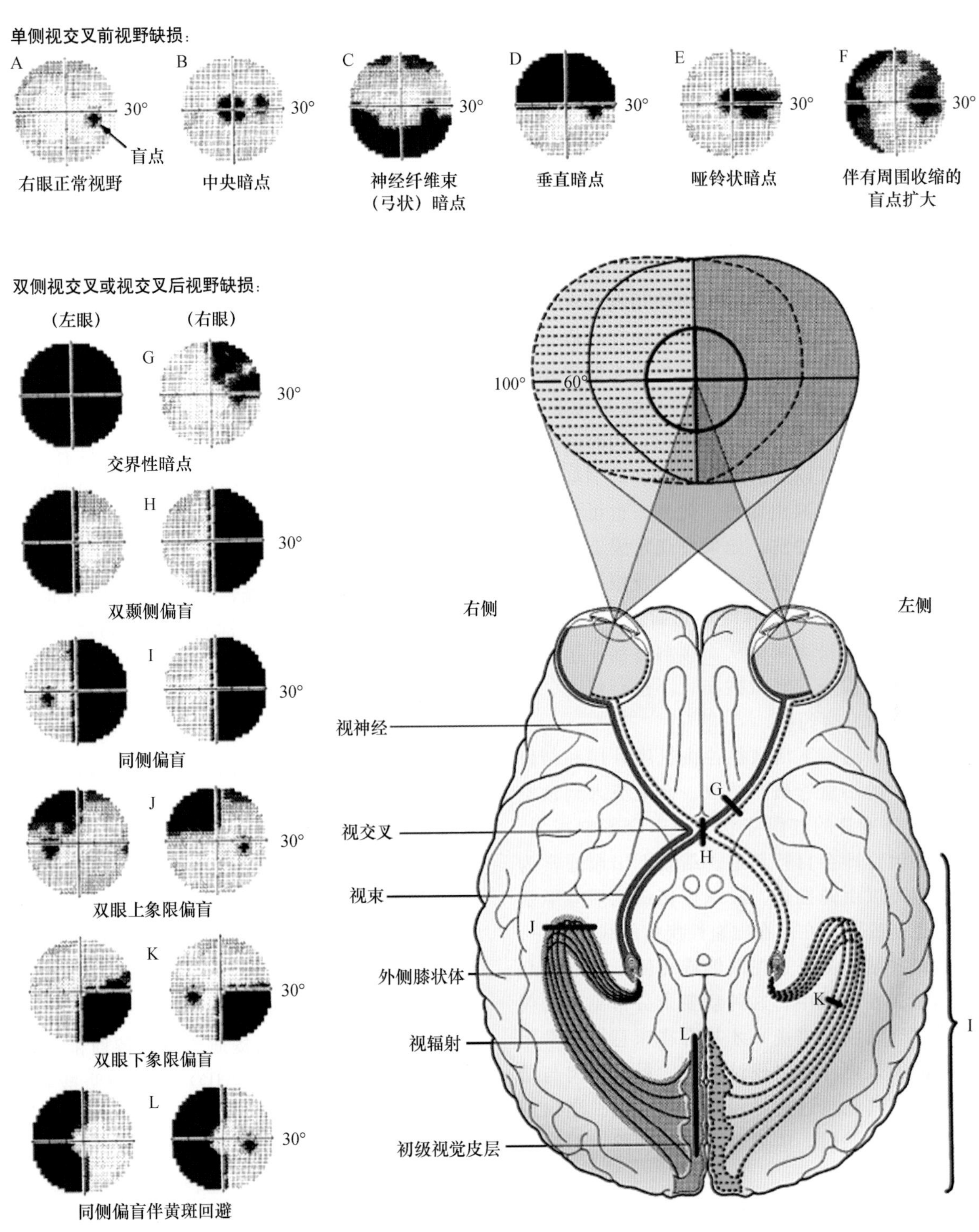

图 31-3 大脑腹侧视图以及视野损失与视觉通路病变位置的关联模式。双眼视野的部分重叠形成120°的中央双目视野及双侧40°的单眼视野。图中的视野图采用计算机驱动的视野计算（Humphrey Instruments，Carl Zeiss，Inc.）。它使用灰度格绘制视网膜对中央30°光照的敏感度，黑色表示视野缺损。常见的右眼单侧视交叉前视野缺损如图所示。按照惯例，视野图总是左边记录左眼视野，右边记录右眼视野，就像患者所看到的世界一样

双眼视力，但患者只能读出视力检查表上的半侧字母。视辐射病变往往会导致每只眼不匹配或不协调的视野缺损。颞叶的视辐射受损（Meyer 环）会造成上象限的同侧偏盲（图 31-3J），而顶叶的视辐射受损会导致下象限的同侧偏盲（图 31-3K）。初级视觉皮层病变可以引起密集的对称性视野偏盲。供应枕叶的大脑后动脉闭塞是引起完全性同侧偏盲的常见原因。某些患者在枕叶卒中后会出现伴有黄斑回避的视野偏盲，这是因为枕叶顶部的黄斑血供是由大脑中动脉的侧支供应的（图 31-3L）。损毁双侧枕叶会导致皮质盲，这种情

形与双侧视交叉前的视力丧失的区别在于，前者有正常的瞳孔反射和眼底。

疾病

眼红或眼痛

角膜擦伤 使用钴蓝色光线的裂隙灯观察滴入荧光素后的眼球可以有效了解角膜擦伤的情况。在无裂隙灯时，使用带有蓝色滤光片的电诊笔同样可以进行检查。角膜上皮下方基底膜上出现黄色荧光即提示存在角膜上皮损伤。检查是否存在眼内异物尤其重要，在检查结膜穹隆时，应将下眼睑往下拉，同时将上眼睑外翻。发现异物后可以局部滴入表面麻醉剂如丙美卡因后使用湿润的棉签取出即可。此外，也可使用大量生理盐水或人工泪液冲洗。如果发现角膜上皮存在擦伤，则在患侧眼处使用抗生素软膏以及眼罩，同时滴入1滴中等强度的睫状肌麻痹药物如1%的盐酸环喷托酯可以有效地放松睫状体从而缓解疼痛。第二天应当再次进行眼部检查，轻微擦伤可不进行修补、使用抗生素或睫状肌麻痹药物。

结膜下出血 结膜下出血往往由巩膜外层和结膜之间潜在空隙中的小血管破裂造成。血液流入到该空隙中会产生十分显著的红眼症状，但不会影响视力，且往往不需要治疗即会自行消退。结膜下出血通常为自发性，但也可以由钝挫伤、眼球擦伤或剧烈咳嗽引起，有时这也是提示存在潜在出血性疾病的线索之一。

结膜黄斑 结膜黄斑是在颞侧或鼻侧出现的凸起性结膜小结节。在成人中，这种病变十分常见，仅仅在发生炎症时（结膜黄斑炎）才具有临床意义。常年在户外暴露的工人更容易出现该体征。翼状胬肉与结膜黄斑类似，但其已越过边缘侵犯角膜表面。当出现眼球刺激或模糊症状时，应当对其进行切除，但容易复发是一个常见的问题。

睑缘炎 即眼睑出现的炎症，最常见的形式是合并有酒糟鼻或脂溢性皮炎，眼睑的边缘会有大量葡萄球菌的繁殖。仔细检查可以发现其外观呈脂样和溃疡，并且睫毛上会附着许多结痂的鳞屑。治疗方法包括严格保证眼睑卫生、使用热敷或婴儿洗发水清洗睫毛。外麦粒肿（外睑腺炎）是指浅表的Zei腺或位于睑缘的Moll腺的葡萄球菌感染。化脓性感染后由于睑板内分泌油脂的睑板腺增生，会逐渐形成内麦粒肿。局部使用如杆菌肽/多黏菌素B眼膏类抗生素可以起到治疗效果，在慢性或严重睑缘炎时，有时需要使用全身抗生素如四环素类或阿奇霉素。睑板腺囊肿是睑板腺内的一种无痛慢性肉芽肿性炎症，可以在眼睑处产生一种豌豆状结节，切开引流或局部注射糖皮质激素可以产生良好的效果。当眼睑出现无法愈合的溃疡时应当警惕基底细胞癌、鳞状细胞癌或睑腺癌的可能。

泪囊炎 即泪道引流系统的炎症，往往表现为溢泪（流泪）或眼部针刺感。轻压泪囊可以引起泪小点疼痛，以及黏液或脓液的回流。泪囊炎通常发生在泪道阻塞后。治疗通常采用局部或全身性抗生素，随后进行探查、使用硅胶支架插管或手术以恢复通畅。内翻（眼睑翻转）或外翻（眼睑下垂或外翻）也会导致溢泪和眼部刺激。

结膜炎 结膜炎是眼睛发红、发炎最为常见的原因，它往往有轻微的疼痛，并且视力只有轻微下降。最常见的病因是腺病毒感染，它会引起水样分泌物、轻微的异物感和畏光。细菌感染往往产生更多的黏液脓性渗出物。轻度感染性结膜炎通常使用局部广谱抗生素如10%的磺胺醋酰、多黏菌素-杆菌肽或甲氧苄啶-多黏菌素复合制剂。涂片和培养物通常用于严重、耐药或复发性结膜炎患者。为防止传染，应告诫患者勤洗手，不要触摸眼睛，避免与他人直接接触。

过敏性结膜炎 这种情况通常容易被误诊为感染性结膜炎。典型症状为瘙痒、发红和溢泪。眼结膜会增厚并且出现巨大的鹅卵石样乳头状突起。隐形眼镜或任何异物的慢性刺激也可导致鹅卵石样乳头状突起的形成。特应性结膜炎多发生在特应性皮炎或哮喘患者中。过敏性结膜炎引起的症状可以通过冷敷、局部血管收缩剂、抗组胺药物和肥大细胞稳定剂（如色甘酸钠）来缓解。局部糖皮质激素溶液可以显著缓解免疫介导的结膜炎，但由于易并发青光眼、白内障和继发性感染，长期使用糖皮质激素有待商榷。因此局部使用非甾体抗炎药（NSAID）（如酮咯酸氨丁三醇）是更好的选择。

干燥性角膜结膜炎 即干眼症，常伴有烧灼异物感、针刺感和畏光表现。在轻症情况下，眼睛外观十分正常，但是用润湿的滤纸（Schirmer带）来测量眼泪的产生是存在问题的。多种全身性药物包括抗组胺药物、抗胆碱能药物和精神药物可以通过减少泪液分泌导致眼睛干燥。直接累及泪腺的疾病（如结节病和干燥综合征）也会导致干眼症。此外，眼部放射治疗后、脑神经Ⅴ或Ⅶ受损也能引起干眼表现。角膜感觉缺失尤其危险，因为在角膜受损时不会有正常的疼痛感和眨眼反射来警示患者。干眼症可以通过频繁使用人工泪液和眼部润滑剂来缓解症状。在严重的情况下，泪小点可能会被堵塞或麻痹，从而减少泪液流出。

角膜炎 角膜炎是一种威胁视觉的疾病，因为它存在角膜混浊、瘢痕和穿孔的风险。在世界范围内，引起角膜炎失明的两大原因是衣原体感染引起的沙眼和营养不良引起的维生素 A 缺乏。在美国，隐形眼镜在角膜感染和溃疡的发病中发挥重要作用，因此眼部感染严重的患者不应该常戴隐形眼镜。在评估角膜时，区分浅表感染（角膜结膜炎）和更深更严重的溃疡十分重要，后者往往伴有更严重的视力丧失、疼痛、畏光、发红和分泌物。裂隙灯检查会显示角膜上皮破裂、基质混浊浸润或脓肿，前房有炎症细胞反应。在严重的情况下，脓液会沉淀在前房底部形成前房积脓，在将角膜脓液进行革兰染色、吉姆萨染色和分泌物培养后应立即进行经验性抗生素治疗。对于角膜炎患者，真菌感染同样需要考虑，这在温暖潮湿的气候中很常见，尤其当植物或蔬菜损伤角膜时。

单纯疱疹 疱疹病毒是角膜炎致盲的主要病因。美国大多数成人的血清中都有单纯性疱疹病毒的抗体，这表明他们既往感染过该病毒。原发性眼部感染一般由单纯疱疹病毒 1 型而非 2 型引起，其表现为单侧滤泡性上睑结膜炎，除非眼周皮肤或结膜出现明显的囊泡，很容易与腺病毒性结膜炎相混淆。荧光素染色显示的树突状角膜上皮溃疡是疱疹病毒感染特征性表现，但该表现仅在少数原发性感染中可见。复发性眼部感染由潜伏的疱疹病毒复燃引起，病毒在角膜上皮的爆发可以导致特征性树突疱疹，角膜间质的受累可导致水肿、血管化和虹膜睫状体炎。疱疹性角膜炎可以使用局部抗病毒药物、睫状肌麻痹药物和口服阿昔洛韦治疗，局部使用糖皮质激素可有效减轻角膜瘢痕，但必须非常谨慎地使用，因为存在角膜融解和穿孔的危险，局部使用糖皮质激素还可导致延长感染和诱发青光眼的风险。

带状疱疹 潜伏的水痘病毒再激活会导致局部的痛性水泡性皮炎，即带状疱疹病毒感染。带状疱疹累及三叉神经的任意分支都可能出现眼部症状，尤其常见于鼻部形成囊泡时，这提示鼻睫神经（V1）受累（Hutchinson 征）。带状疱疹同样会形成角膜树突，这很难与单纯疱疹区别开来。间质角膜炎、前葡萄膜炎、眼压升高、眼运动神经麻痹、急性视网膜坏死、带状疱疹后瘢痕和神经痛是其他常见的带状疱疹后遗症。使用抗病毒药物和睫状肌麻痹药物能有效地治疗眼部带状疱疹病毒感染，在严重的情况下，可以额外使用糖皮质激素以防止角膜瘢痕引起的永久性视力丧失。

表层巩膜炎 该病为表层巩膜（即结膜和巩膜之间的一层薄结缔组织）所产生的炎症。表层巩膜炎与结膜炎表现类似，但前者表现更为局限，且通常没有溢液的表现。大多数表层巩膜炎都为特发性，但某些可以在自身免疫性疾病中出现。巩膜炎是一种病灶更深、炎症程度更重的疾病，通常与某些结缔组织疾病如类风湿关节炎、系统性红斑狼疮、结节性多动脉炎、肉芽肿性多血管炎（Wegener 肉芽肿）或复发性多软骨炎。巩膜炎症和增厚可呈弥漫性或结节性。在前巩膜炎中，眼球可呈紫色，并且患者诉有严重的压痛和疼痛。而后巩膜炎的疼痛和红肿表现可以不明显，但通常有眼球突出、脉络膜积液、眼球运动能力和视力的下降。表层巩膜炎和巩膜炎均应使用 NSAID 治疗，若无效，则需要局部或全身使用糖皮质激素，尤其是在自身免疫过程十分活跃的情况下。

葡萄膜炎 主要累及眼球前部结构，又称为虹膜炎或虹膜睫状体炎。诊断需要通过裂隙灯检查发现炎症细胞漂浮在房水或沉积在角膜内皮（角蛋白沉淀）以明确。前葡萄膜炎主要发生在结节病、强直性脊柱炎、幼年类风湿性关节炎、炎性肠病、银屑病、反应性关节炎和白塞病，它还与疱疹病毒感染、梅毒、莱姆病、丝虫病、结核病和麻风病有关。尽管前葡萄膜炎可发生在诸多疾病中，但其发生的病因尚未明确。因此，实验室评估通常用于复发性或严重的前葡萄膜炎患者。治疗的目标主要是通过正确的局部使用糖皮质激素来减少炎症和瘢痕的产生。扩张瞳孔可缓解疼痛和预防粘连的形成。

后葡萄膜炎 后葡萄膜炎需要通过眼底检查评估玻璃体、视网膜或脉络膜的炎症来诊断。相较于前葡萄膜炎，后葡萄膜炎更易合并系统性疾病。有些患者会出现眼前段、眼后段葡萄膜炎症，即全葡萄膜炎。后葡萄膜炎是自身免疫性疾病的一种表现，如结节病、白塞病、Vogt-Koyanagi-Harada 综合征和炎症性肠病，此外如弓形虫病、盘尾丝虫病、囊虫病、球孢子菌病、弓蛔虫病和组织胞浆菌病、微生物感染如念珠菌、卡氏肺囊虫、隐球菌、曲霉、疱疹和巨细胞病毒，以及其他类疾病如梅毒、莱姆病、肺结核、猫抓病、Whipple 病和布鲁菌病同样可以引起该疾病。在多发性硬化中，慢性炎症改变可以逐渐累及视网膜的边缘部位（睫状体扁平部炎或中间葡萄膜炎）。

急性闭角型青光眼 在以眼红、眼痛为主要表现的疾病中，该病较为少见却常被误诊。亚洲人群患闭角型青光眼的风险极高，且前房狭窄的眼睛更易患病，因为其眼轴长度短（远视）且随着白内障的发展晶状体逐渐变大。当瞳孔中度扩张时，周围虹膜通过前房角阻止液体的流出，导致眼压突然升高，从而造成眼痛、针刺感、角膜水肿、眼斑和视线模糊。有些患者会因恶心、呕吐或头痛症状而使眼部症状被忽视，且在腹部或神经系统检查中毫无收获。急性闭角型青光眼的诊断需要通过测量急性发作时的眼压或前房角镜来进行，后者是一种使用镜像镜片观察房角狭窄的检查技术。急性闭角型青光眼的治疗采用乙酰唑胺（口服或静脉注射）、局部β受体阻滞剂、前列腺素类似物、α_2受体激动剂和毛果芸香碱来诱导瞳孔缩小。如果上述治疗效果不佳，可采用激光在虹膜周围开一小孔以减轻瞳孔阻塞。许多医生不愿意常规扩瞳来进行眼底检查，因为这样有导致闭角型青光眼的风险，但事实上该风险相对较小，并且远小于对患者的潜在益处，因为某些隐藏的眼底病变只有通过完全扩大瞳孔才能观察到。此外，药物扩张后形成的单眼房角关闭很少对眼睛造成永久性损伤，并且这种无意的刺激性试验可以帮助有房角狭窄的患者确定是否能受益于预防性激光虹膜切除术。

眼内炎 即由细菌、病毒、真菌或寄生虫引起的眼睛内部结构感染，通常是由于远处的血源性播散。慢性病、糖尿病或免疫抑制患者，尤其是有静脉留置导管或血培养阳性病史的患者发生内源性眼内炎的风险最大。虽然大多数患者都有眼痛和针刺感，但有时视力丧失是唯一的症状。心脏瓣膜疾病或牙脓肿中的菌栓脱落至视网膜循环中形成的脓毒性栓塞可导致眼内炎。白色视网膜中心出血被称为Roth斑（图31-4），是亚急性细菌性心内膜炎的病理学特征，但也可出现于白血病、糖尿病和许多其他疾病中。眼内炎也能是眼部手术的并发症，尤其是青光眼滤过术，有时可在手术后数月甚至数年发生。任何不明原因眼内感染或炎症应考虑是否有异物或无法识别的球部创伤。

短暂或突发视力丧失

一过性黑矇 是指视网膜短暂的缺血性损伤，由于神经组织的代谢率很高，视网膜血流中断数秒即会导致短暂的单眼失明，故称为一过性黑矇。患者描述有视力的迅速下降，就像有窗帘忽然下降的感觉，但有时只影响部分视野。一过性黑矇通常由视网膜小动脉内的栓子引起（图31-5），如果栓子破裂或通过血管，则血流恢复后患者的视力能迅速恢复正常，而不造成永久性损伤。长期血流中断则会造成视网膜内部的梗死。眼底镜检查可以显示视网膜分支小动脉供应区域的白化和水肿情况，视网膜中央动脉完全闭塞导致血流停止时，视网膜呈乳白色，中央凹呈樱桃红色（图31-6）。栓子由胆固醇（Hollenhorst斑块）、钙化或血小板纤维蛋白碎片组成，其最常见的来源是颈动脉或主动脉中的动脉粥样硬化斑块，此外栓子也可能来源于心脏，尤其是心脏瓣膜疾病、心房颤动或室壁

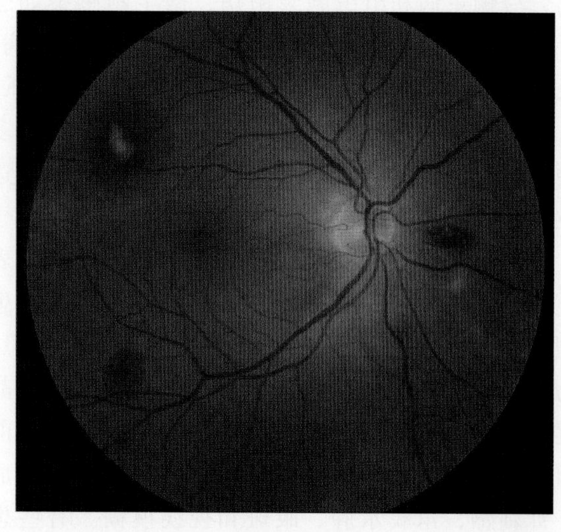

图31-4 Roth斑、棉絮状斑和视网膜出血。图为1例48岁肝移植患者因免疫抑制而引起念珠菌血症

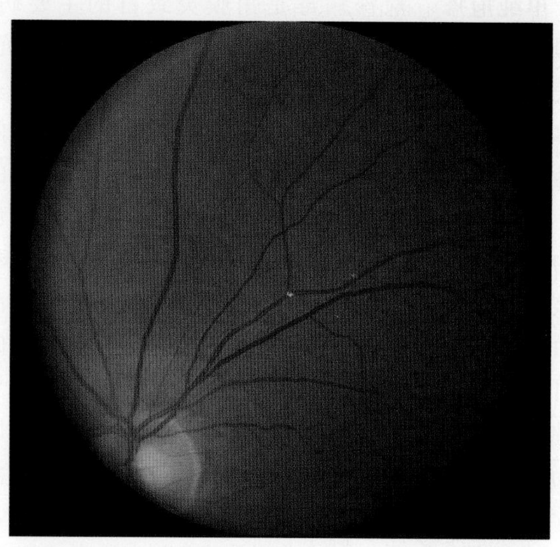

图31-5 Hollenhorst斑块阻塞于视网膜小动脉分叉处提示该患者有来自于颈动脉、大动脉和心脏的栓子脱落

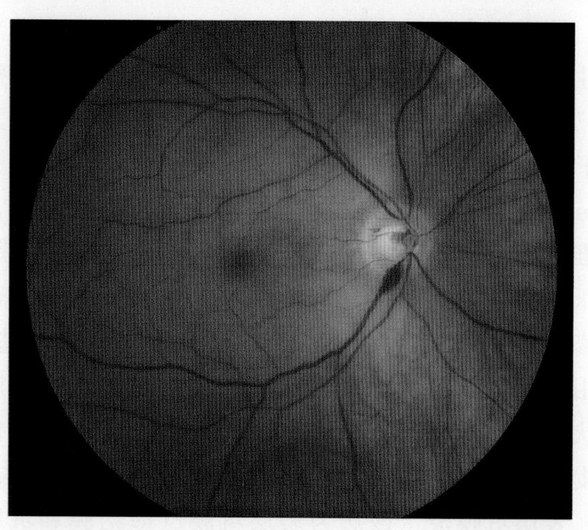

图31-6 视网膜中央动脉阻塞。患者为78岁老年男性，其右眼手指计数视力下降。视盘上可见裂片样出血，黄斑处呈轻微乳白色，中央凹呈樱桃色

运动异常的患者。

在极少数情况下，一过性黑矇是由于患者的同侧颈动脉严重狭窄和经 Willis 环侧支血流不畅造成的视网膜中央动脉灌注压低所致。在这种情况下，当全身血压下降或颈动脉狭窄轻微恶化时，就会出现一过性黑矇。有时会伴随对侧运动或感觉功能丧失，表明合并半球性脑缺血。

视网膜动脉闭塞在少数情况下也可与视网膜偏头痛、红斑狼疮、抗心磷脂抗体、抗凝血物质缺乏状态（蛋白 S、蛋白 C 和抗凝血酶缺乏）、妊娠、静脉吸毒、血液病、异常蛋白血症和颞动脉炎等病理状态相关。

显著的系统性高血压可导致视网膜小动脉硬化、碎片状出血、神经纤维层局灶性梗死（棉白斑）和脂质及液体渗漏（硬渗出物）进入黄斑（图 31-7）。在高血压危象中，视网膜小动脉血管痉挛和视网膜缺血会导致突然视力丧失。此外，急性高血压状态下，视盘的缺血性肿胀可以导致视力丧失。急性高血压性视网膜病变的患者应通过降低血压来治疗，但血压不宜急剧下降，因为突然低灌注有导致视盘梗死的风险。

视网膜中央静脉或邻近的分支闭塞可以导致长时间的视觉模糊，这与一过性黑矇患者描述的症状类似，静脉表现为充血和静脉炎，伴有大量的视网膜出血（图 31-8）。在某些患者中，静脉血流可自发恢复，而其他患者则发展为明显阻塞伴有广泛的视网膜出血（“血和雷”现象）、梗死和视力丧失。静脉闭塞通常为特发性，但高血压、糖尿病和青光眼是典型的危险因素。红细胞增多症、血小板增多症或其他导致潜在高凝状态的因素应予以纠正；阿司匹林治疗可能是有益的。

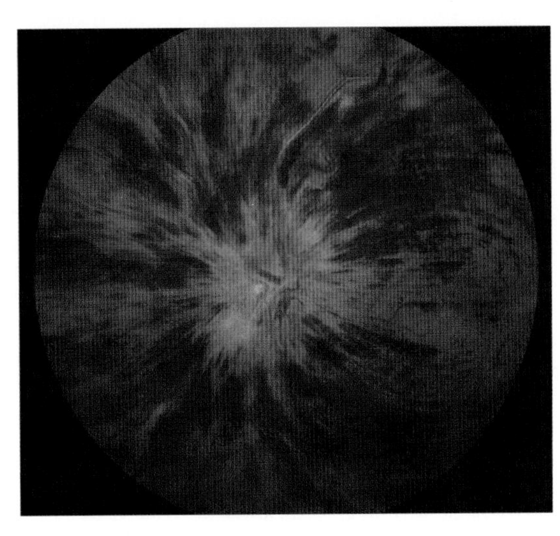

图 31-8　视网膜中央静脉阻塞可以产生大量的视网膜出血（“血和雷”现象）、缺血和视力丧失

前部缺血性视神经病变（AION）　该病由供应视盘的后睫状动脉血流不足引起。它表现为突发的无痛性单眼视力丧失，有时会伴有口吃。视盘会出现肿胀，周围伴有神经纤维层碎片状出血（图 31-9）。AION 可分为两种类型：动脉型和非动脉型。其中非动脉型更为常见。虽然目前尚未有明确的病因，但糖尿病和高血压是常见的危险因素，视盘结构拥挤和视杯缩小会促进非动脉型 AION 的发展。该病目前尚无有效的治疗方法。大约有 5%的患者，尤其是年龄＞60 岁的患者会发展成为伴有巨细胞（颞）动脉炎的 AION。早期识别动脉型 AION 十分有必要，以便立即使用大剂量糖皮质激素防止第二只眼睛失明。有的患者会出现风湿性多肌痛的症状。红细胞沉降率和 C 反应蛋白水平通常会升高。对于怀疑为动脉型 AION 导致视力丧

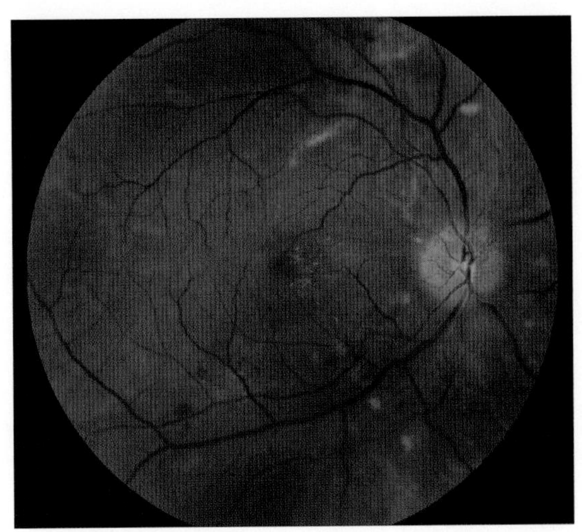

图 31-7　高血压性视网膜病伴视盘模糊、散在性出血、棉絮斑（神经纤维层梗死）和中央凹渗出，来自于 1 例 62 岁肾衰竭伴收缩压 220mmHg 的男性患者

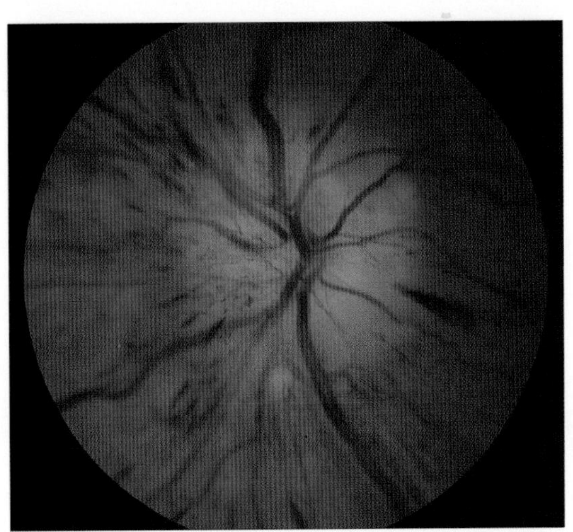

图 31-9　颞动脉炎所致的前部缺血性视神经病变。来自 1 例 67 岁的女性患者，其伴有急性视盘水肿、碎片状出血、视力丧失，红细胞沉降率达 70 mm/h

失的患者，进行颞动脉活检明确诊断是有必要的，糖皮质激素可立即开始使用，无需等待活检完成。在颞动脉活检阴性的情况下，动脉型 AION 难以诊断，但这种情况很少发生。活检样本要求至少为 3 cm 的动脉节段，并且从样本中制备足够数量的组织切片也很重要。

后部缺血性视神经病变 该病是急性失明的一个少见病因，在严重贫血和低血压时容易出现。曾有病例报告术后（尤其是心脏或腰椎手术）严重失血、失血性创伤、胃肠道出血，以及肾透析时可出现该病。眼底通常正常，但如果病变向前延伸足够长至球部，则可能出现视盘肿胀。一些患者可以通过及时输血和逆转低血压来挽救视力。

视神经炎 这是一种常见的视神经炎性疾病。ONTT 试验中，患者的平均年龄为 32 岁，其中 77% 为女性，92%的患者存在眼部疼痛（尤其是当眼球运动时），35%的患者存在视盘肿胀。在大多数患者中，脱髓鞘事件均为球后，眼底在最初检查中表现为正常（图 31-10），而在随后的数月中逐渐进展为视盘苍白。

事实上，所有患者在单次发作视神经炎后，即使没有治疗，视力也会逐渐恢复。这一规律十分可靠，故第一次视神经炎发作后如果视力没有很好地改善，则需要对该诊断进行怀疑。静脉高剂量使用甲泼尼龙（每 6 h 250 mg，共 3 天），然后口服泼尼松[1 mg/(kg·d)，共 11 天]对发病后 6 个月时最终视力的影响没有差别，但视觉功能恢复得更快。因此，当视力损失严重时（低于 20/100），通常建议静脉注射后续贯为口服糖皮质激素。

对一些患者来说，视神经炎是一个独立事件。然而，ONTT 试验显示视神经炎后 15 年临床确诊的多发性硬化的累积概率为 50%。对于每一个首次发作视神经炎的患者均建议进行脑磁共振扫描。如果初始影像上出现两个或两个以上斑块，应考虑治疗以防止额外的脱髓鞘病变。

Leber 遗传性视神经病变

该疾病好发于年轻男性，导致单眼渐进性、无痛的严重中央视力丧失，数周到数年后，另一侧眼也会出现同样的过程。通常，视盘会表现为轻度充血伴有表面毛细血管扩张，但荧光素血管造影无血管渗漏，最终出现视神经萎缩。Leber 视神经病变由编码烟酰胺腺嘌呤二核苷酸脱氢酶（NADH）亚基 4 的线粒体基因密码子 11778 的点突变引起。导致这种疾病的其他突变也已经被确认，大多数是在编码参与电子传递的蛋白质的线粒体基因中。导致 Leber 神经病变的线粒体突变是由母亲遗传给所有孩子，但通常只有儿子才会出现症状。

中毒性视神经病变 该病可导致急性视力丧失，伴双侧视盘肿胀及中心暗点。可由暴露于乙胺丁醇、甲醇、乙二醇（防冻剂）或一氧化碳导致。在中毒性视神经病变中，视力丧失也可逐渐进展并出现视神经萎缩（图 31-11），但不伴有急性视盘水肿。多种药物被认为可能引起中毒性视神经病变，但证据尚不充分。以下是部分潜在的有害药物或毒素：二硫仑、乙氯维诺、氯霉素、胺碘酮、单克隆抗 CD3 抗体、环丙沙星、洋地黄、链霉素、铅、砷、铊、D-青霉胺、异烟肼、依米丁、西地那非、他达拉非、伐地那非和磺胺类药物。饥饿、吸收不良或酗酒可导致潜在的视力丧

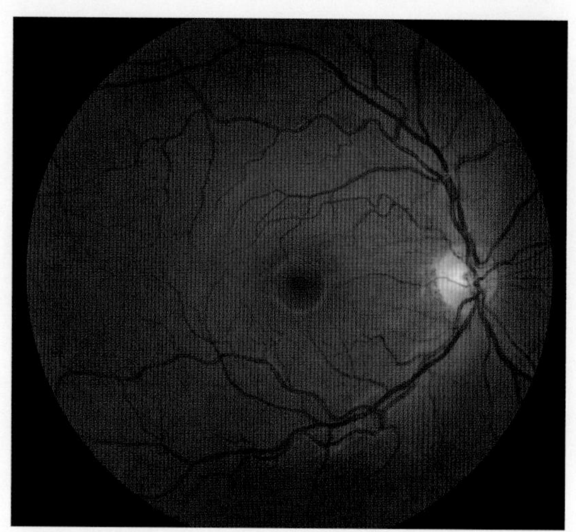

图 31-10 球后视神经炎最初的特征为眼底检查正常，因此出现“医生什么也看不见，患者什么也看不见”的情况。严重或反复发作后可出现视神经萎缩

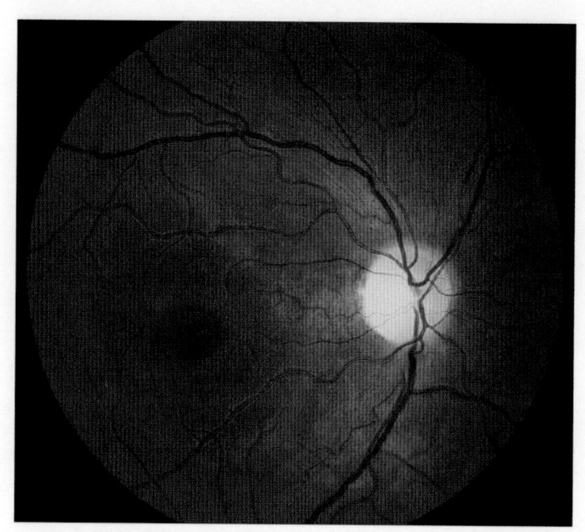

图 31-11 视神经萎缩并非一种特定的诊断，而是指由许多眼病尤其是视神经病变引起的视盘苍白、小动脉狭窄和神经纤维层破坏

失。对于不明原因的双侧中央暗点及视神经苍白者，应检查其维生素 B_1、维生素 B_{12} 及叶酸水平。

视乳头水肿 视乳头水肿提示双侧视盘因颅内压升高而肿胀（图 31-12）。头痛是一种常见但并非一成不变的伴随症状。所有其他类型的视盘肿胀（如视神经炎或缺血性视神经病变）应称为“视盘水肿”以避免混淆。单纯眼底检查很难将视乳头水肿与其他类型的视盘水肿区分开来。一过性视物模糊是视乳头水肿的典型症状，可为单侧或双侧，一般持续数秒，也可持续更长时间。视物模糊可随姿势变化出现或自发出现。当视物模糊时间延长或自发出现时，表明视乳头水肿更严重。视力不会受视乳头水肿的影响，除非视乳头水肿严重、长期存在或伴有黄斑水肿及出血。视野检查可见盲点扩大和周边视野收缩（图 31-3F）。持续性视乳头水肿可出现视神经萎缩，周围视野逐渐丧失。在这种情况下，视盘肿胀减轻意味着神经坏死而非好转。

需进行神经影像学检查以排除颅内病变。磁共振血管造影可用于鉴别硬脑膜静脉窦闭塞及动静脉分流。如果神经影像学检查呈阴性，则应通过腰椎穿刺测量蛛网膜下腔压力。若压力升高而脑脊液正常提示假性脑瘤（特发性颅内高压）。大多数患者为年轻、女性且肥胖。碳酸酐酶抑制剂（如乙酰唑胺）可通过减少脑脊液生成来降低颅内压。减肥至关重要，对于饮食控制不能减重的患者应考虑进行减重手术。如果视力丧失严重或呈进展性，应立即进行分流术以防止失明。有时突发性视乳头水肿导致的失明需急诊手术。

视盘玻璃疣 视盘玻璃疣为视乳头内的可折射沉积物（图 31-13）。它们与视网膜的玻璃疣无关，后者

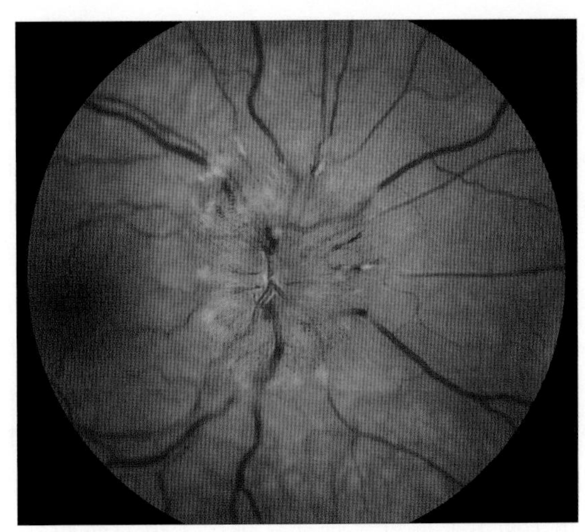

图 31-12 视乳头水肿指颅内压升高引起的视盘水肿。该名年轻女性患者出现急性视乳头水肿，伴出血及棉絮点，此为四环素治疗痤疮的一种罕见副作用

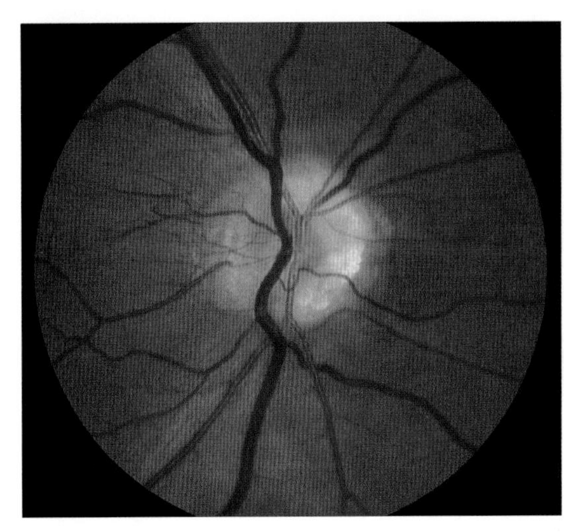

图 31-13 视盘玻璃疣钙化，视盘内可见不明病因的桑椹样沉积物，引起“假性视乳头水肿”

见于年龄相关的黄斑变性。视盘玻璃疣最常见于北欧血统的人群中。玻璃疣可表现为视盘表面的发光颗粒，但在许多患者中，它们隐藏在表面之下，导致假性视乳头水肿。识别视盘玻璃疣非常重要，以避免误诊为视乳头水肿。超声或 CT 对上述视盘玻璃疣较敏感，因为其中含钙。在大多数患者中，视盘玻璃疣是被偶然发现且无明显损害，但也可产生视觉障碍。视野检查可见盲点扩大及弓形暗点。随年龄增长，视神经萎缩逐渐进展，玻璃疣更易暴露在视盘表面。视神经玻璃疣患者更容易出现出血、脉络膜新生血管膜及前部缺血性视神经病变。目前尚无治疗方法。

玻璃体变性 所有人随年龄增长均可出现玻璃体变性，并可引起视觉症状。玻璃体内可出现浑浊，在视网膜上形成阴影。当眼睛移动时，这些散在的漂浮物会同步移动，但因玻璃体凝胶的惯性可有轻微滞后。玻璃体对视网膜的牵引可引起机械刺激，导致闪光感。与双侧皮质性偏头痛引起的持续性闪光感相比，这种闪光感短暂且局限于单侧。玻璃体收缩会导致视网膜突然脱离，伴飞蚊症及闪光感。这一过程被称为玻璃体脱离，是老年人常见的退行性疾病，若不损伤视网膜则为无害性。飞蚊症及闪光感的患者应进行仔细的眼底检查以筛查周围撕裂及小孔，存在上述病变者行激光治疗可预防视网膜脱离。视网膜血管破裂可导致玻璃体出血及视力突然丧失，眼底镜检查可见眼底被血液覆盖。应进行超声检查以评估眼内是否有视网膜撕裂或脱离。如果出血不能自行缓解，可手术切除玻璃体。玻璃体出血也可源于糖尿病、镰状细胞贫血和其他缺血性眼病患者视网膜表面的新生血管。

视网膜脱离 在视网膜脱离区域的周围视野中会出现飞蚊症、闪光及暗点（图 31-14）。如果视网膜脱

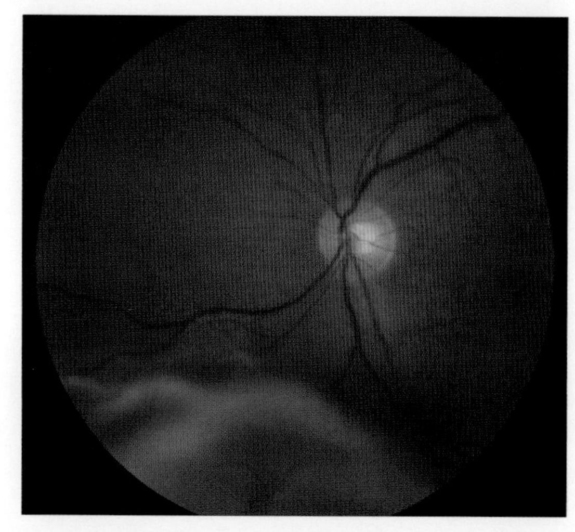

图 31-14 **视网膜脱离**表现为视网膜组织抬高、有皱褶。该患者中央凹未受累，因此视力正常，但下方脱离导致上方暗点

离累及中央凹，则会导致瞳孔缺损、视力降低。通常视网膜脱离始于周围视网膜的裂孔、瓣或撕裂处（孔源性视网膜脱离）。视网膜周围变薄（格子状变性）者尤其易发。一旦视网膜出现裂口，液化的玻璃体便可自由进入视网膜下间隙，将视网膜与色素上皮分离。视网膜表面的玻璃体牵引结合视网膜后的液体通道必然会导致视网膜脱离。有近视、外伤或白内障摘除病史的患者视网膜脱离的风险最大。散瞳眼底镜检查可确诊。

典型偏头痛 典型偏头痛常伴有持续约 20 min 的视觉先兆。在典型发作中，视野中心存在一个干扰物并向周围移动，遗留一个短暂的暗点。暗点的边界有闪烁的、舞动的或曲折的边缘，类似于一个城市的堡垒，因此称为闪光暗点。患者对症状的描述差异很大，可能与一过性黑矇混淆。偏头痛的症状通常持续时间较长，累及双眼，而一过性黑矇发作时间较短，且为单侧。偏头痛症状在黑暗中或闭眼时仍可见。一般局限于左半或右半视野范围内，但有时两侧视野可同时受累。患者往往有长期的固定发作史。视觉症状消失后，大多数患者会出现头痛。

短暂性脑缺血发作 椎基底动脉供血不足可导致急性同侧视觉症状。许多患者感觉其症状出现在左眼或右眼，而实际上是出现在双眼的左半或右半视野中。视觉皮层供血中断会导致视觉突然模糊或变灰，偶尔会出现闪光感或其他类似于偏头痛的表现。皮质缺血性发作的持续时间比偏头痛短，常见于老年患者，且不伴头痛。患者可伴有脑干缺血的相关症状，如复视、眩晕、麻木、乏力及构音障碍。

卒中 当大脑后动脉到视觉皮层的血液供应长期中断时会出现卒中。检查中唯一的阳性发现是同侧视野缺陷。枕叶卒中通常由椎基底动脉系统血栓、栓塞或夹层所致。脑叶出血、肿瘤、脓肿和动静脉畸形是导致偏盲性皮层视觉丧失的其他常见原因。

假性（功能性、非器质性）视力丧失 见于癔症或诈病者。后者占绝大多数，通过假装失明寻求同情、特殊待遇或经济利益。当病史不典型、缺乏查体表现或相互矛盾、检查结果前后不一，并有相应动机时，应考虑该诊断。欺诈以要求赔偿可导致假性视力丧失。

慢性视力丧失

白内障 白内障是因晶状体混浊导致视力下降的一类疾病。大多数白内障随年龄增长而缓慢进展，导致视力逐渐受损。有眼外伤、葡萄膜炎或糖尿病病史的患者白内障的形成更快。白内障可由多种遗传疾病引起，如强直性肌营养不良、神经纤维瘤病 2 型、半乳糖血症等。放射治疗和糖皮质激素治疗具有诱发白内障的副作用，此类白内障常位于后囊下。用眼底镜或裂隙灯进行检查时，可见眼底反射的光线出现异常。

白内障唯一的治疗方法是手术摘出浑浊的晶状体。全球每年都有数以百万计的白内障手术。手术通常在门诊局部麻醉下进行，将塑料或硅胶人工晶状体放置在后房中的空晶状体囊内以替代天然晶状体可使视力迅速恢复。95%以上接受白内障摘出术的患者可以获得视力的改善，部分患者白内障摘出后留在眼睛中的晶状体囊最终变浑浊，导致继发性视力丧失。具体手术操作为在晶状体囊内用激光开一个小口，称为晶状体后囊切开术。

青光眼 青光眼是一种缓慢进展的隐匿性视神经病变，通常与眼内压的慢性升高有关。除白内障外，青光眼是最常见的致盲原因，在非洲裔中尤为普遍。眼压升高进而损伤视神经的具体机制目前尚不清楚。进入视盘颞下部及颞上部的轴突首先受到损伤，视野检查中表现为典型的神经纤维束或弓形暗点。当神经纤维被破坏时，视盘边缘收缩，视盘内的生理性视杯增大（图 31-15）。这一过程被称为病理性视杯增大。杯盘直径之比（即杯盘比）在正常人中范围较宽，因而单单通过杯盘比增大难以准确诊断青光眼。连续随访将有助于诊断，在生理性视杯增大者中，视杯往往保持稳定，而在青光眼患者中则逐渐增大。进行性视杯增大、弓形暗点及鼻侧阶梯状缺损可诊断青光眼。光学相干断层显像可见神经纤维层中沿弓状路径的相应神经纤维受损。

约 95%的青光眼患者具有开放的前房角。大多数患者的眼压升高，但其原因尚不清楚，遗传性青光眼

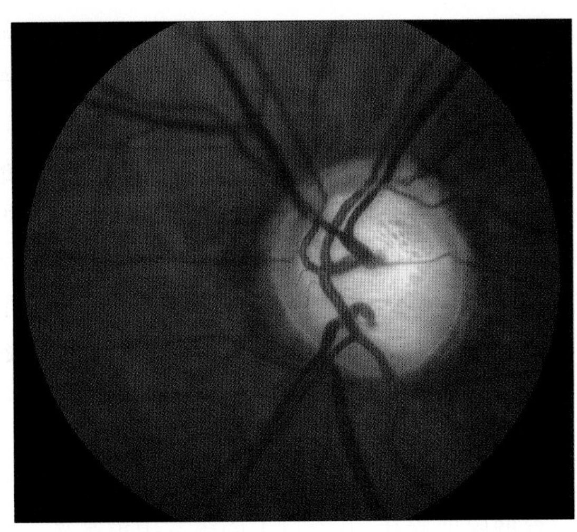

图 31-15　青光眼导致病理性视杯。患者视盘边缘损伤、视杯扩大。该患者杯盘比约为 0.8

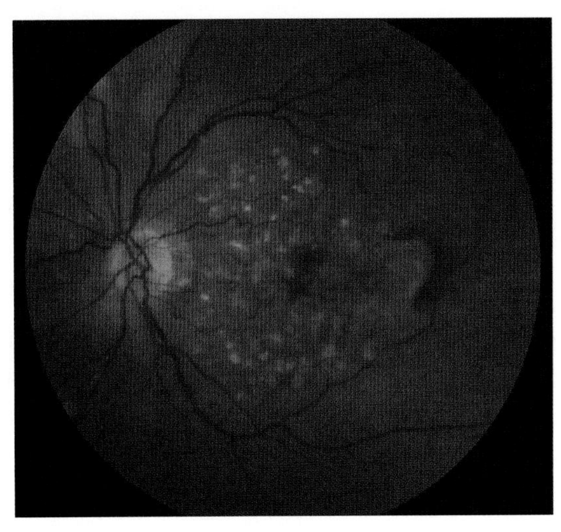

图 31-16　年龄相关性黄斑变性。图中可见黄斑中散在的黄色玻璃疣（干性）和从视网膜下新生血管膜到中央凹的新月形新鲜出血斑（湿性）

患者与基因突变有关。约 1/3 的开角型青光眼患者眼压在正常范围内（10～20 mmHg）。对于此类正常或低压力型青光眼，高度近视是其危险因素。

慢性闭角型青光眼和慢性开角型青光眼通常无症状，只有急性闭角型青光眼会因眼压的突然升高而导致眼睛发红或疼痛。在所有类型的青光眼中，仅在疾病终末期才会累及中央凹视力。因此，青光眼患者在明确诊断之前可能已经发生不可逆性损伤。筛查青光眼的关键手段是对杯盘比及眼压的测量。青光眼可应用局部肾上腺素能激动剂、胆碱能激动剂、β 受体阻滞剂和前列腺素类似物进行治疗。从滴眼液中吸收进入循环的 β 受体阻滞剂可导致心动过缓、低血压、心脏传导阻滞、支气管痉挛及抑郁症等副作用。局部应用或口服碳酸酐酶抑制剂可通过减少房水生成从而降低眼内压。前房角小梁网的激光治疗可改善房水流出。如果药物或激光治疗无法避免青光眼引起的视神经损伤，则必须通过外科手术（小梁切除术）等引流房水。

黄斑变性　黄斑变性是老年人进行性、无痛性双侧中央视力丧失的主要原因，可分为非渗出（干）性和渗出（湿）性。炎症在上述两种形式的黄斑变性中都很重要，其易感性与补体因子 H 基因突变相关，补体因子 H 是补体旁路途径的抑制剂。非渗出性过程始于视网膜色素上皮细胞下被称为玻璃疣的细胞外沉积物的累积。在眼底镜检查中它们为多形性，但通常表现为黄斑中聚集的小的黄色病变（图 31-16）。随着时间的推移，它们会逐渐增多、增大并融合。视网膜色素上皮细胞局部脱离、萎缩可影响光感受器功能从而引起视觉丧失。用维生素 C 和 E、β 胡萝卜素和锌治疗可以延缓非渗出性性黄斑变性。

渗出性黄斑变性仅发生于少数患者中，由来自脉络膜的新生血管通过 Bruch 膜的缺陷并在视网膜色素上皮或视网膜下增殖而产生。血管渗出导致视网膜抬高、视物变形及模糊。这些症状通常为渐进性，但视网膜下脉络膜新生血管膜的出血有时会引起急性视力丧失。由于新生血管位于视网膜下方，故在眼底检查中很难发现。荧光血管造影和光学相干断层显像是一种在横截面上获取视网膜图像的技术，可用于其检测。新生血管严重或反复出血可导致纤维化、圆形（盘状）黄斑瘢痕形成及中央视力的永久性丧失。

渗出性黄斑变性可以通过眼内注射血管内皮生长因子拮抗剂进行治疗，如贝伐珠单抗、雷珠单抗及阿柏西普。这些抗体可通过阻断血管内皮生长因子的作用使新生血管膜退化，从而改善视力。

中央性浆液性脉络膜视网膜病变　主要见于 20～50 岁的男性。脉络膜的浆液性渗出导致视网膜色素上皮和神经感觉视网膜小的局部脱离，由此导致急性或慢性视物变形及视物模糊。由于分离的视网膜是透明且仅略微升高，故使用直接检眼镜难以发现。光学相干断层显像可见视网膜下方液体，荧光素血管造影可见染料流入视网膜下空间。中心性浆液性脉络膜视网膜病变的原因尚不清楚。如果脱离的视网膜重新附着上，其症状可能会自行好转，但反复脱离也很常见。激光光凝术可使部分患者获益。

糖尿病视网膜病变　该疾病原本属于罕见疾病，直到 1921 年胰岛素的问世显著延长了糖尿病患者的预期寿命，目前该病已成为美国患者致盲的主要原因。糖尿病患者需要数年才会出现视网膜病变，但最终几乎每位患者均会出现。定期进行眼底检查对糖尿病患者至关重要。在晚期糖尿病视网膜病变中，新生血管的增殖可导致玻璃体出血、视网膜脱离及青光眼（图 31-17）。在病程中的适当时间进行全视网膜激光光凝术可以避免大多数并发症的发生。

视网膜色素变性 这是一组不同的视锥-视杆细胞营养不良的统称，主要表现为进行性夜盲、视野环状暗点、视力丧失以及视网膜电图（ERG）异常。该病可为散发性，或呈常染色体隐性、显性或 X 连锁遗传。该病患者视网膜周围的不规则黑色色素沉积被称为骨细胞样色素沉着，因为它们与松质骨的骨针相似（图 31-18）。该名称实际上是不恰当的，因为视网膜色素变性并不是炎症过程。该病大多数是由视紫红质、视杆细胞感光色素或外周蛋白（位于光感受器外段的糖蛋白）的基因突变所致。维生素 A（15 000 IU/d）可轻度延缓视网膜色素变性患者的 ERG 恶化，但对视力或视野没有改善作用。

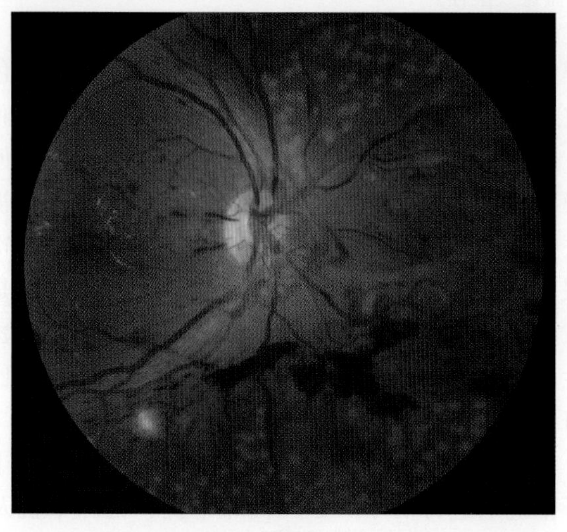

图 31-17 增生型糖尿病视网膜病变。25 岁男性，糖尿病病史 18 年，图中可见视盘新生血管、视网膜及玻璃体出血、棉絮斑和黄斑渗出。周围的圆形斑点为近期行全视网膜光凝术所致

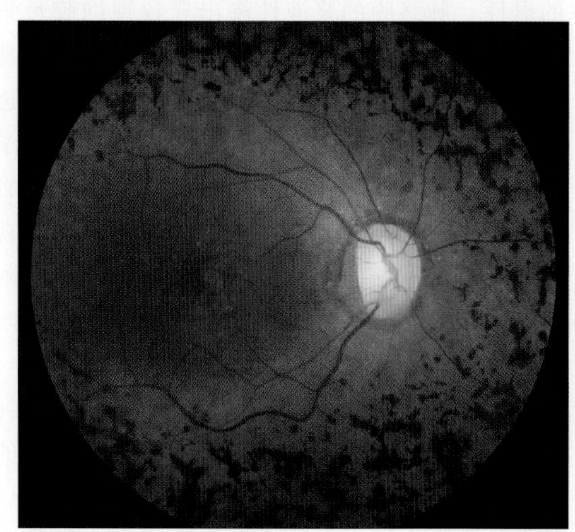

图 31-18 视网膜色素变性中黑色色素团块称为骨细胞样色素沉着。患者有周围视野丧失，中央（黄斑）视力不受影响

Leber 先天性黑矇是一种罕见的视锥细胞营养不良性疾病，通过基因治疗替代缺失的 RPE65 蛋白可使视力得到一定改善。部分视网膜色素变性与罕见的全身性遗传疾病有关，如橄榄体脑桥小脑萎缩、Bassen-Kornzweig 病、Kearns-Sayre 综合征及 Refsum 病。长期使用氯喹、羟氯喹及酚噻嗪类药物（尤其是硫利达嗪）可导致类似于视网膜色素变性的毒性视网膜病变。

视网膜前膜 视网膜前膜是一种纤维细胞组织，它横跨视网膜的内表面生长，导致黄斑变形从而引起视物变形及视力减退。视网膜检查可见起皱的玻璃纸样膜。视网膜前膜在 50 岁以上的患者中最常见，通常为单侧病变。大多数病例为特发性，部分与高血压性视网膜病变、糖尿病、视网膜脱离或创伤有关。当视力降低到 6/24 时建议进行玻璃体切除术及膜剥离以减轻黄斑损害。视网膜前膜的收缩有时会导致黄斑裂孔，但大多数黄斑裂孔是由中央凹局部的玻璃体牵引引起。玻璃体切除术可改善部分患者的视力。

黑色素瘤及其他肿瘤 黑色素瘤是眼部最常见的原发性肿瘤（图 31-19）。它可引起闪光感、暗点扩大及视力丧失。小的黑色素瘤通常难以与良性脉络膜色素痣鉴别，需连续随访以判断是否出现恶性生长模式。黑色素瘤的治疗存在争议，主要的治疗选择有眼球摘除术、局部切除及放射治疗。眼部转移性肿瘤多于原发性肿瘤。乳腺癌和肺癌具有扩散到脉络膜或虹膜的倾向，白血病和淋巴瘤也常侵入眼组织。有时眼科检查仅可见玻璃体内的细胞碎片而被误认为慢性后葡

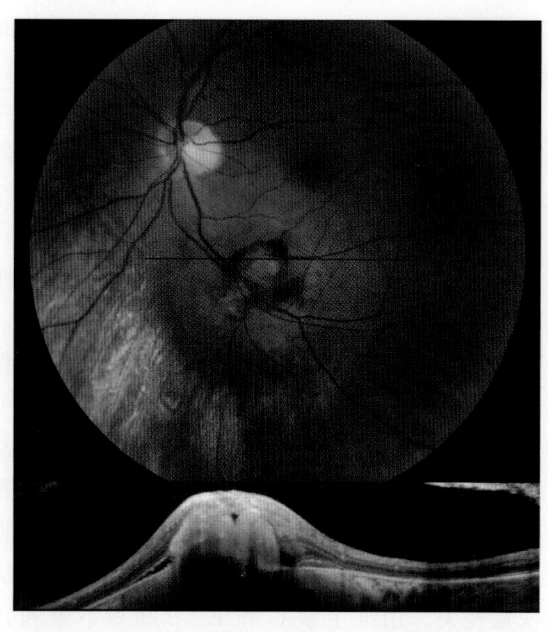

图 31-19 脉络膜黑色素瘤。下眼底可见深色肿块伴表面出血。黑线处为光学相干断层扫描的平面，可见视网膜下肿瘤

膜炎。球后肿瘤如视神经（脑膜瘤、脑胶质瘤）或视交叉肿瘤（垂体腺瘤、脑膜瘤）可引起渐进性视力丧失，检查除视盘苍白外常无特殊发现。梗死或出血导致的垂体腺瘤急性扩张可引起急性球后视力丧失伴头痛、恶心及眼运动神经麻痹。病因未明的视野缺损或视神经萎缩者需进行 CT 或 MRI。

眼球突出

当双侧眼球不对称时，需首先明确哪只眼睛是异常的，究竟是一侧眼球内陷，还是另一侧眼球突出。眼球缩小或霍纳综合征可表现为眼球内陷。真性眼球内陷常见于外伤后、球后脂肪萎缩或眶底骨折。可利用 Hertel 眼球突出计测量眼球在眼眶内的位置，这是一种手持仪器，记录角膜前表面相对于眼眶外侧缘的位置。如果无该仪器，可令患者头部前屈并向下看来判断相对位置。此方法可发现仅 2 mm 的眼球突出。进展性眼球突出提示眶内占位性病变，通常需进行 CT 或 MRI。

Graves 眼病　这是成人眼球突出的首要原因。该病眼球突出往往为不对称性，甚至可能为单侧。眼眶炎症及眼外肌尤其是内直肌和下直肌充血是眼球突出的原因。该病的主要症状包括角膜暴露、眼睑退缩、结膜充血、凝视受限、复视以及视神经压迫导致的视力丧失。Graves 眼病是一种临床诊断，但实验室检查也有所帮助。血清刺激甲状腺免疫球蛋白水平多升高，眼眶成像通常显示眼外肌增大。Graves 眼病可口服泼尼松（60 mg/d）治疗 1 个月，在随后数月内逐渐减量。激素停用后症状加重较为常见。局部润滑剂、晚上闭合眼睑、保湿以及眼睑手术有助于减少眼部组织的暴露。放射治疗无效。对于严重的症状性眼球突出或视神经压迫导致视力下降的患者，应行眼眶减压术。对于复视患者，棱镜或眼肌手术有助于改善症状。

眼眶假瘤　这是一种特发性炎症性眼眶综合征，可通过明显的疼痛症状与 Graves 眼病相鉴别。其他症状包括复视、上睑下垂、眼球突出和眼眶充血。结节病、肉芽肿性多血管炎及其他类型的眼眶血管炎或胶原血管病的相关检查均为阴性。影像学常见眼肌肿胀（眶肌炎）伴肌腱增大。在 Graves 眼病中眼肌肌腱通常不受累。Tolosa-Hunt 综合征可被认为是眼眶假性肿瘤通过眶上裂进入海绵窦。眼眶假瘤的诊断较困难。眼眶活检可见淋巴细胞、浆细胞和嗜酸性粒细胞脂肪浸润。系统使用糖皮质激素治疗的显著效果可辅助诊断。

眼眶蜂窝织炎　该病会引起疼痛、眼睑红斑、眼球突出、球结膜水肿、运动受限、视力下降、瞳孔传入障碍、发热及白细胞增多。它通常起源于鼻旁窦，尤其是由筛窦通过内侧眼眶层进行播散。对疑似眼眶蜂窝织炎的患者应注意近期有无上呼吸道感染、慢性鼻窦炎、黏稠黏液分泌物以及口腔疾病的病史。应进行血培养，虽然结果常为阴性。对于大多数患者静脉注射广谱抗生素的经验性治疗有效。部分眼眶蜂窝织炎病情严重，可伴明显眼球突出、失明、脓毒性海绵窦血栓形成及脑膜炎。为避免上述情况，应在疾病早期积极治疗，尽早进行影像学检查，并应用覆盖耐甲氧西林金黄色葡萄球菌（MRSA）的抗生素进行治疗。若在应用抗生素的同时仍出现视神经功能恶化，可及时手术引流眼眶脓肿或鼻旁窦炎。

肿瘤　眼眶肿瘤可引起无痛性进行性眼球突出。最常见的原发性肿瘤包括海绵状血管瘤、淋巴管瘤、神经纤维瘤、神经鞘瘤、皮样囊肿、腺样囊性癌、视神经胶质瘤、视神经脑膜瘤及泪腺良性混合瘤。主要的转移性肿瘤包括乳腺癌、肺癌和淋巴瘤。通过细针抽吸进行诊断并尽早进行放射治疗有助于保持视力。

颈动脉海绵窦瘘　通过眼眶前入路，该病可引起突眼、复视、青光眼和螺旋状、动脉化的结膜血管。直接瘘管通常由创伤引起。由于高流量、高压力分流可引起明显的临床症状，故该病较易诊断。间接瘘或硬脑膜动静脉畸形常为自发性，尤其是在老年女性中，由于症状不突出故较易漏诊。患者可表现为轻微的眼球突出、复视、眼肌增大和眼部充血，而被误诊为 Graves 眼病。头部闻及杂音有助于诊断。影像学可见眼眶内扩张的眼上静脉。颈动脉海绵窦分流可通过血管内栓塞消除。

眼睑下垂

上睑下垂　指眼睑异常下垂。单侧或双侧眼睑下垂可为先天性，由上睑提肌发育不全或其腱膜的嵌入导致。获得性眼睑下垂进展非常缓慢，患者可能无明显自觉症状。与既往照片进行对照有助于确定起病时间。询问病史时应注意既往外伤史、眼部手术史、佩戴角膜接触镜、复视、各种系统性症状（如吞咽困难、外周肌无力等）以及眼睑下垂家族史。重症肌无力患者的症状具有波动性，多以晚间为著。应进行的检查主要针对眼球突出、眼睑肿块或畸形、炎症、瞳孔不等或运动受限等。上睑下垂的程度可由凝视时测量睑裂的宽度来确定，若患者通过额肌上抬眉毛进行代偿，则其程度会被低估。

机械性上睑下垂　该病多见于眼睑皮肤和皮下脂

肪的拉伸和冗余（皮肤松弛症）的老年患者。这些下垂组织的额外重量导致眼睑下垂。眼睑由于感染、肿瘤、创伤或炎症而扩大或变形也属于机械性上睑下垂。

腱膜性上睑下垂 该病为获得性，由连接上睑提肌和睑板的腱膜肌腱裂开或拉伸导致。较常见于老年患者，可能由于这部分患者的结缔组织弹性丧失。腱膜性上睑下垂也是感染、钝性创伤、白内障手术及佩戴角膜接触镜等所致的眼睑肿胀的常见后遗症。

肌源性上睑下垂 病因包括重症肌无力及一系列罕见肌病。慢性进行性眼外肌麻痹是一组由线粒体DNA突变导致的系统性疾病，主要表现为对称性、慢性进行性眼睑下垂及眼球运动受限。由于所有眼球运动同步下降，故复视一般出现较晚。Kearns-Sayre综合征患者存在视网膜色素异常及心脏传导异常，外周肌肉活检可见特征性"破碎红纤维"。眼咽肌营养不良是一种特殊的常染色体显性遗传病，中年起病，以上睑下垂、眼球运动受限和吞咽困难为主要表现。另一种常染色体显性遗传病强直性肌营养不良则表现为上睑下垂、眼球麻痹、白内障及色素性视网膜病变，伴有肌肉萎缩、肌强直、额秃及心脏异常。

神经源性上睑下垂 可影响支配Müller肌或上睑提肌的神经的疾病均可引起神经源性上睑下垂，瞳孔检查可帮助判断具体哪一肌肉受累。Horner综合征患者患侧瞳孔缩小，眼球运动无异常。动眼神经麻痹患者患侧瞳孔扩大或正常。如果瞳孔正常但伴有眼球向内、向上、向下活动受限，则倾向于不累及瞳孔的动眼神经麻痹。极少数情况下，病变会影响动眼神经核复合体的中央亚核而引起双侧眼睑下垂，但瞳孔及眼球运动不受累。

复视

首先需确定当遮盖另一侧眼时，患侧眼复视是否仍存在，若仍存在则应诊断为单眼复视。复视通常由眼部本身的问题导致，因此一般不引起严重并发症。角膜畸变（如角膜圆锥、翼状胬肉）、屈光不正、白内障及视网膜中央凹牵引等可引起单眼复视。精神疾病也可出现复视症状。遮蔽一侧眼时另一眼复视减轻者称为双眼复视，是由眼位异常引起。询问病史时应注意复视的性质（图像是并排的还是部分垂直移位的）、发病方式、持续时间、发作间歇、昼夜变化以及相关的神经系统及全身症状。若患者在检查过程中出现复视，运动测试可显示与患者症状相关的异常，但微小的眼球运动受限难以被发现，如轻度左侧外展神经麻痹的患者虽然左侧注视时会出现水平复视，但其眼球运动大致正常，在此情况下使用遮蔽法进行检查敏感性更高，当患者向右侧转头时可显示出最大的固定偏移。

部分无症状患者在常规体检时进行遮盖法检查可发现眼球偏移。如果眼球运动正常且眼校准异常在所有注视方向上均相等，则诊断为斜视。该病患病率约为1%，融合在婴幼儿期即被破坏。为避免出现复视，视觉可被非固定眼所抑制，从而导致部分患儿视力受损（弱视）。

双眼复视由多种因素引起，如感染、肿瘤、代谢、退行性病变、炎症和血管性病变。需确定复视是神经源性还是由眼部病变引起眼球旋转受限而导致。眼眶假瘤、肌炎、感染、肿瘤、甲状腺疾病和肌肉嵌顿（爆裂性骨折所致）可导致限制性复视。该类疾病通常是经由其他相关症状而发现的，在复视检查中不应忽视高分辨率眼眶成像检查。

重症肌无力 重症肌无力是复视的主要原因。复视往往为间歇性且可变，不局限于任何单眼运动神经分布。瞳孔一般正常，可伴有上睑下垂。许多患者仅有眼部受累，无全身肌力减低表现。如静脉注射依酚氯铵后眼睑或眼部肌无力暂时改善则可确诊。血液中抗乙酰胆碱受体或MuSK蛋白抗体的检测可协助诊断，但其在单纯眼型重症肌无力患者中往往呈阴性。食物中毒或伤口引起的肉毒中毒可出现类似眼肌无力表现。

除限制性眼眶疾病和重症肌无力外，支配眼外肌的颅神经损伤是导致双眼复视最常见的原因。

动眼神经 第三颅神经支配内/下/上直肌、下斜肌、上睑提肌以及虹膜括约肌。动眼神经完全瘫痪可引起瞳孔扩大、上睑下垂，由于失去对外直肌和上斜肌的对抗，可使眼球向下、向外。早期或部分动眼神经麻痹的诊断较为困难，眼睑下垂、瞳孔扩张以及动眼神经支配的眼部肌无力均可出现。在麻痹的进展阶段及时进行系列检查可减少漏诊。动眼神经麻痹伴瞳孔受累，特别是伴有疼痛时，提示有压迫性损伤，如肿瘤或Willis动脉瘤，应进行神经影像学检查、CT或磁共振血管成像，有时需行介入动脉造影检查以排除动脉瘤。

中脑动眼神经核损伤的表现不同于神经本身损伤。患者可出现双侧上睑下垂，因为双侧上睑提肌均由中央亚核支配。同时伴有对侧上直肌肌力降低，因为它是由对侧动眼神经核支配。偶尔可出现双侧上直肌肌力均减弱。孤立性核动眼神经核麻痹较罕见，神经系统检查常可见脑梗死、出血、肿瘤或感染导致的脑干损伤。

动眼神经束周围结构的损伤可引起众多综合征。在 Nothnagel 综合征中，小脑上脚损伤可导致同侧动眼神经麻痹和对侧小脑共济失调。在 Benedikt 综合征中，红核损伤导致同侧动眼神经麻痹和对侧震颤、舞蹈症及手足徐动症。Claude 综合征同时包含上述两种综合征的特征，即红核和小脑上脚的损伤。此外，在 Weber 综合征中，大脑脚损伤可导致同侧动眼神经麻痹伴对侧偏瘫。

在蛛网膜下腔，动眼神经容易受到动脉瘤、脑膜炎、肿瘤、梗死和压迫的影响。在脑疝中，动眼神经被夹在小脑幕边缘和颞叶钩回之间。动眼神经麻痹也可由脑疝导致的中脑扭转和出血引起。海绵窦动眼神经麻痹主要由颈动脉瘤、颈动脉海绵窦瘘、海绵窦血栓形成、肿瘤（垂体腺瘤、脑膜瘤、转移瘤）、带状疱疹病毒感染以及 Tolosa-Hunt 综合征引起。

孤立性不累及瞳孔的动眼神经麻痹的病因尚不明确，大多数可能由从脑干到眼眶间某个部位的微血管梗死引起。患者可出现疼痛感。糖尿病、高血压和血管疾病是主要的危险因素。通常数月后症状可自行好转。如果与上述情况不符，应重新考虑微血管动眼神经麻痹的诊断。动眼神经受到创伤或压迫（肿瘤、动脉瘤）时常出现异常再生。新的神经纤维与提肌和直肌的连接不当时，患者向下凝视或内收时可出现眼睑上抬。眼球内收、向上及向下时也会出现瞳孔收缩。微血管梗死引起动眼神经麻痹后不会出现异常再生现象。

滑车神经 第四颅神经起源于中脑，位于动眼神经复合体的尾部。神经纤维从脑干背侧伸出并交叉，支配对侧上斜肌。上斜肌主要使眼球向内向下转动。因此，滑车神经麻痹会导致眼球上斜和外旋。患者常出现垂直复视，尤其是在阅读或向下看时。头部向患侧转动时复视加重，回转时好转即为头部倾斜试验阳性，是该病的基本特征之一。

孤立性滑车神经麻痹的病因与上述动眼神经麻痹病因相同（动脉瘤除外）。滑车神经在闭合性头部创伤中容易受损。小脑幕游离缘在此震荡过程中会撞击滑车神经。大多数孤立性滑车神经麻痹均为特发性，故被诊断为微血管性（此为排除诊断）。多数患者在数月内可自行好转。底部向下的棱镜（粘贴式 Fresnel 透镜，可佩戴于患者眼镜上）可作为一种暂时性缓解复视的措施。如果神经麻痹未好转，可通过减弱下斜肌肌力使眼球重新恢复平衡。

展神经 第六颅神经支配外直肌。展神经麻痹可引起水平复视，注视患侧时加重。核损伤可引起不同的表现，因为展神经核含有通过内侧纵束投射到对侧动眼神经复合体内直肌亚核的中间神经元。因此，展神经核病变可导致同侧外直肌和对侧内直肌肌力下降，引起完全性侧向凝视麻痹。脑桥背侧损伤导致的 Foville 综合征可出现侧向凝视麻痹、同侧面神经麻痹和对侧皮质脊髓束损伤所致的轻偏瘫。腹侧脑桥损伤所致的 Millard-Gubler 综合征除眼部表现外均与上述相似，但只出现外直肌肌力减弱，无凝视麻痹，因为展神经核并未受损。展神经麻痹最常见的病因是梗死、肿瘤、出血、血管畸形和多发性硬化。

经过腹侧脑桥后，展神经沿斜坡向前，经岩部顶端硬脑膜进入海绵窦。通过蛛网膜下腔的部分易受脑膜炎、肿瘤（脑膜瘤、脊索瘤、癌性脑膜炎）、蛛网膜下腔出血、外伤、动脉瘤及动脉扩张的影响。在岩部顶端，乳突炎可导致耳聋、疼痛和同侧展神经麻痹（Gradenigo 综合征）。在海绵窦中，神经可能会受到颈动脉瘤、颈动脉海绵窦瘘、肿瘤（垂体腺瘤、脑膜瘤、鼻咽癌）、疱疹病毒感染和 Tolosa-Hunt 综合征的影响。

单侧或双侧展神经麻痹是颅内压升高的典型表现。眼底检查如发现视乳头水肿则可确诊。其机制仍存在争议，可能与脑干腹-背侧移位有关。上述机制也可解释 Chiari 畸形或颅内压低（如腰椎穿刺、脊髓麻醉或自发性硬脑膜脑脊液漏）导致的展神经麻痹。

展神经麻痹的治疗旨在迅速纠正潜在病因，然而多数情况下病因并不明确。如上所述，对于孤立性滑车神经或动眼神经麻痹，大多数病例可能由微血管梗死导致，因为它们经常发生于糖尿病或其他血管危险因素的情况下。部分病例可能为感染后单神经炎（如病毒性流感后）。覆盖一侧眼睛、用胶带封住一侧镜片或使用临时棱镜可缓解复视直至麻痹症状消失。若不能完全恢复，可进行眼部肌肉手术以调整眼球平衡。仍不能改善者应重新评估其隐藏的病因（如脊索瘤、癌性脑膜炎、颈动脉海绵窦瘘、重症肌无力）。颅底肿瘤易被忽略。

多发性眼运动神经麻痹 该病不应归因于一次影响多对颅神经的自发性微血管事件。这种巧合确有发生，尤其是在糖尿病患者中，但应首先除外其他可能的病因。神经影像学检查应关注海绵窦、眶上裂和眶尖，因为 3 条眼运动神经走行于这些部位附近。在糖尿病或免疫受损的宿主中，真菌感染（曲霉、毛霉、隐球菌）是多发性神经麻痹的常见原因。对于全身性恶性肿瘤患者需考虑癌性脑膜炎。即便重复进行脑脊液检测，细胞学检查仍可能为阴性。癌症相关性 Lambert-Eaton 肌无力综合征也可引起眼肌麻痹。巨细胞（颞）动脉炎也可表现为复视，由眼外肌缺血性麻痹导致。Fisher 综合征是 Guillain-Barré 综合征的一种眼部表型，可引起眼球麻痹、屈光不正及共济失调，一般共济失调较轻微，反射正常。抗神经节苷脂抗体（GQ1b）可见于约 50%的患者。

影响凝视的核上性疾病 这些疾病往往被误诊为复合性眼运动神经麻痹。例如，Wernicke 脑病会导致眼球震颤和水平、垂直凝视的部分缺失，类似于展神经合并动眼神经麻痹。该病常见于营养不良或酗酒患者，应用维生素 B_1 可改善。梗死、出血、肿瘤、多发性硬化、脑炎、血管炎和 Whipple 病也是核上性凝视麻痹的重要原因。垂直凝视尤其是向下扫视障碍是进行性核上性麻痹的早期特征，随后会出现平滑跟踪障碍。帕金森病、亨廷顿病和橄榄体脑桥小脑退化也可影响垂直凝视。

大脑皮层的额叶视区参与向对侧的扫视。半球性卒中后，眼通常偏向患侧，随后可逐渐缓解。癫痫通常会产生相反的效果，即眼睛共轭偏离刺激焦点。顶叶病变使朝向患侧移动的顺畅追踪受损。双侧顶叶病变可导致 Bálint 综合征，其特征是眼-手协调（视觉性共济失调）、自主眼球运动（眼性失用症）和视觉空间定向障碍（同时性失认症）。

水平凝视 由皮质下行的调控水平凝视的信号最终在脑桥水平汇集。脑桥旁网状结构中的神经元负责调控同侧的共轭凝视，它们可直接投射到同侧展神经核。脑桥旁网状结构或展神经核的病变可引起同侧共轭凝视麻痹。任一部位的病变都会产生几乎相同的临床综合征，但有以下例外：前庭刺激（眼-头运动或热灌注）可使脑桥旁网状结构病变的患者产生共轭凝视，而展神经核损伤者则不能。

核间性眼肌瘫痪 由自脑桥展神经核上行至中脑动眼神经核的内侧纵束损伤引起，因此称为“核间”。将共轭信号从展神经中间神经元传递到对侧内直肌运动神经元的神经纤维受损导致侧向凝视时眼睛不能内收。例如，患有左侧核间眼肌瘫痪（INO）的患者左眼内收运动减慢或消失（图 31-20）。双侧内侧纵束损伤的患者会出现双侧核间性眼肌瘫痪。多发性硬化是最常见的病因，肿瘤、卒中、外伤或所有脑干病变也可能引起上述症状。一个半综合征是由内侧纵束和同侧展神经核的联合损伤引起，患者仅存的水平眼球运动为对侧眼球外展。

垂直凝视 受中脑调控。垂直凝视障碍中受影响的神经环路尚未完全阐明，但内侧纵束的头端间质核和 Cajal 间质核的损伤可导致上注视、下注视或所有垂直眼球运动的核上性轻瘫。基底动脉远端缺血是最常见的病因。反向偏斜是指眼睛的垂直错位，在所有

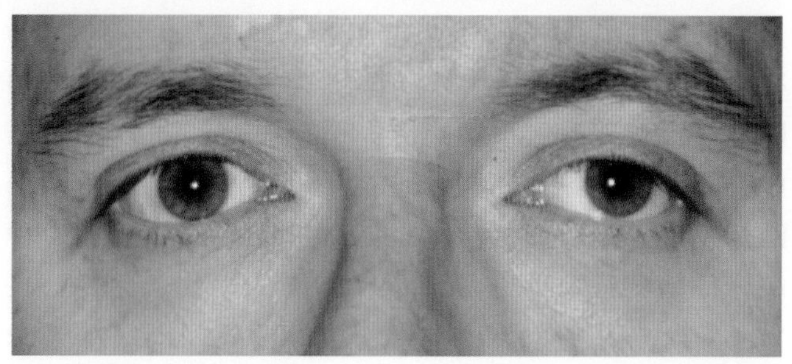
A

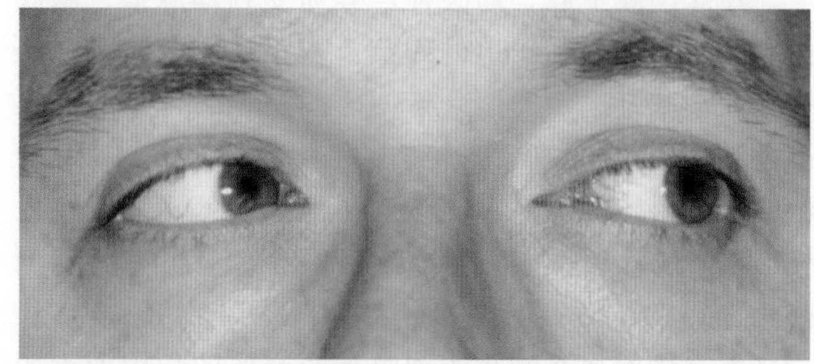
B

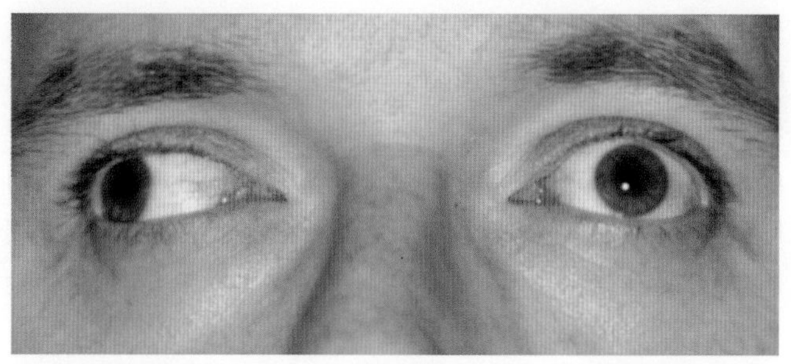
C

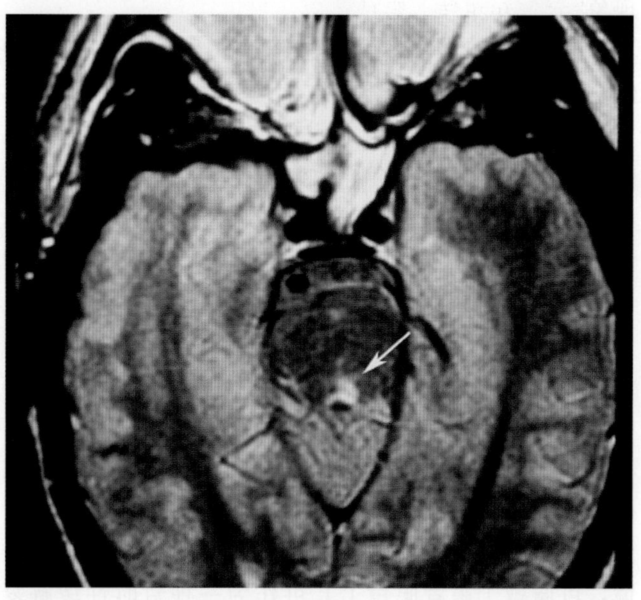
D

图 31-20 左核间眼肌瘫痪（INO）。**A.** 在凝视的主要位置眼部表现正常。**B.** 向左水平凝视完好。**C.** 向右水平凝视时左眼不能内收。轻症患者眼球可部分内收或比正常人慢。眼球震颤一般见于外展侧眼。**D.** 脑桥 T2 加权磁共振成像可见左内侧纵束中有脱髓鞘斑块（箭头）

注视位置均恒定。这一现象的定位价值很小，因为脑干及小脑多个区域的病变均可引起反向偏斜。

Parinaud 综合征 也称中脑背侧综合征，这是一种核上性垂直凝视障碍，由后连合受损引起。这是导水管狭窄导致脑积水的典型症状。松果体区或中脑肿瘤、囊尾蚴病和卒中也可引起该综合征。其特征包括上视不能（有时影响下视）、上视时出现会聚-回缩性眼球震颤、眼向下偏斜（“落日”征）、眼睑回缩（Collier 征）、反向偏斜、假性展神经麻痹及瞳孔近光分离。

眼球震颤 这是一种有节奏的眼球振荡，在生理学上由前庭和视动力刺激引起，在病理学上可由多种疾病引起（详见第二十章）。出生时或儿童时期的眼及视神经异常可引起复杂的眼球震颤，伴不规则摆动或跳动，如白化病、Leber 先天性黑矇及双侧白内障。这种眼球震颤通常被称为先天性感觉性眼球震颤。但这一术语并不恰当，因为即使是先天性损伤的儿童，其眼球震颤也要到出生后数周才会出现。先天性运动性眼球震颤与先天性感觉性眼球震颤相似，均在感觉视觉系统没有任何异常的情况下出现。先天性运动性眼球震颤患者的视力也会降低，可能是眼球震颤本身造成的，但很少低于 20/200。

急动性眼球震颤 其特征是缓慢偏离目标、随后快速纠正的眼跳。按照惯例，眼球震颤是以快速阶段命名的。急动性眼球震颤可以是向下、向上、水平（左或右）和扭转。眼球震颤的模式可能随注视位置而变化。部分患者无特殊不适，部分出现视力模糊或振动幻视。细微的眼球震颤可能难以通过肉眼观察到，可利用眼底镜进行观察。

凝视诱发性眼球震颤 这是最常见的一种急动性眼球震颤。当眼球位置偏斜时，它们会倾向于回到最初的位置。患者通过纠正性眼跳来维持偏离的眼球位置。许多正常人有轻微的眼球震颤。药物（镇静剂、抗惊厥药、酒精）、肌肉轻瘫、重症肌无力、脱髓鞘疾病以及桥小脑角、脑干和小脑损伤均可引起眼球震颤。

前庭性眼球震颤 由迷路（梅尼埃病）、前庭神经或脑干前庭核功能障碍引起。周围性前庭性眼震通常离散发作，伴恶心及眩晕，可能伴有耳鸣及听力下降。头部位置的突然变化可诱发或加重症状。

下跳性眼球震颤 源于颅颈交界区的病变（Chiari 畸形、颅底凹陷症）。脑干或小脑卒中、锂或抗惊厥药中毒、酗酒和多发性硬化也可引起。上跳性眼球震颤与卒中、脱髓鞘或肿瘤对桥脑被盖的损伤有关。

眼阵挛 这种罕见的眼球运动紊乱由连续的眼跳构成。当眼跳局限于水平面时，称为“眼球扑动”。它可由病毒性脑炎、外伤或神经母细胞瘤、乳腺癌及其他恶性肿瘤的癌旁效应引起。也有报道见于健康人中，呈良性短暂性发作。

第三十二章　手持式眼底镜的应用

Use of the Hand-Held Ophthalmoscope

Homayoun Tabandeh，Morton F. Goldberg　著
（巫凯敏　译）

对人体视网膜的检查为直接研究神经、血管和结缔组织提供了独特的机会。许多系统性疾病具有视网膜表现，这些表现对于疾病筛查、诊断和管理具有很高的价值。此外，系统性疾病的视网膜受累（如糖尿病）是致病的主要原因。通过眼底镜筛查早期识别是有效治疗的关键因素。眼底镜检查有可能成为体检中最“高产”的手段之一。有效的眼底镜检查需要对眼部结构和眼底镜技术具有基本的了解，以及对异常表现有所认识。

眼部结构概述

眼睛由外壳（角膜和巩膜）、晶状体、虹膜、睫状体、脉络膜和视网膜组成。前房是角膜和晶状体之间的空间，其内充满房水。晶状体后部与视网膜之间的空间由玻璃体凝胶填充。脉络膜和视网膜在内部覆盖巩膜的后 2/3。角膜和晶状体构成了眼睛的聚焦系统，而视网膜发挥感光系统的作用，将光转换成神经信号，然后通过视神经和视觉通路传递给大脑。脉络膜是一层高度血管化的组织，其滋养视网膜，位于巩膜和视网膜之间。视网膜色素上皮层（RPE）是单层的色素细胞，其黏附于上覆的视网膜感光细胞。RPE 在视网膜光感受器代谢中发挥主要作用。

正常眼底

眼底镜检查可见的重要区域包括黄斑、视盘、视网膜血管和视网膜周边（图 32-1）。

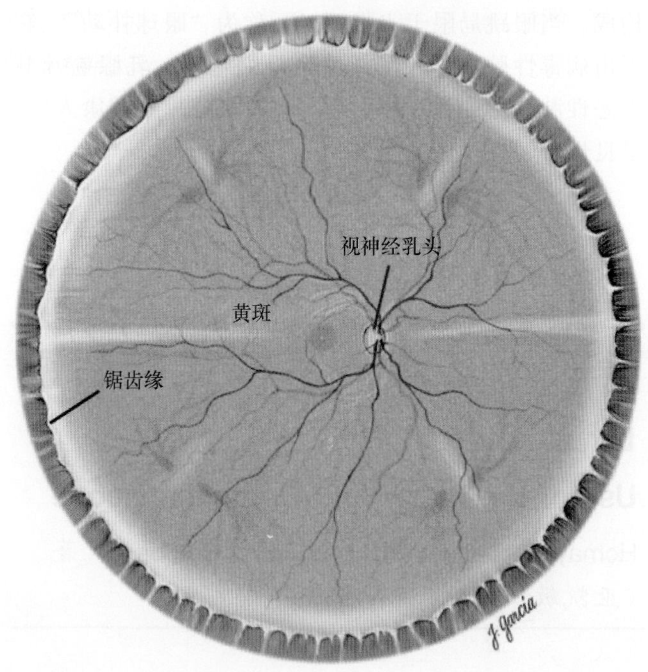

图 32-1　正常眼底的标志性结构。黄斑由上下血管弓界定，并向颞侧延伸 5 个视盘直径（DD）至视盘（视神经乳头）。黄斑的中心部分（中央凹）位于视盘颞侧的 2.5 DD 处。周边部眼底则定义为从涡静脉开口向前延伸到锯齿缘（视网膜和睫状体之间的接合处）的区域（经允许引自 Juan R. Garcia. Johns Hopkins University）

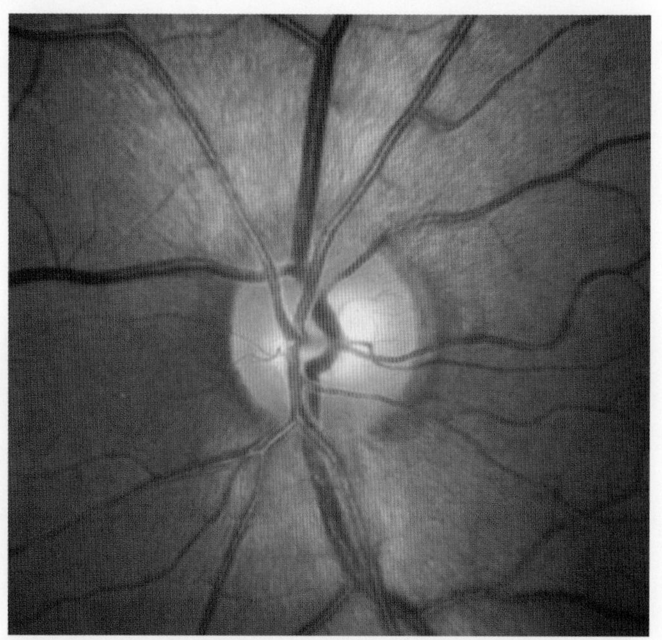

图 32-2　正常左侧视盘的照片。图片显示视网膜中央静脉和动脉的分支、生理性视杯、表面毛细血管和清晰的边界。视杯位于视盘血管入口的颞侧（引自 H Tabandeh，MF Goldberg：Retina in Systemic Disease：A Color Manual of Ophthalmoscopy. New York，Thieme，2009）

黄斑

黄斑是视网膜的中心部分，负责精细视觉（视敏度）和颜色感知。黄斑在临床上被定义为以眼底后极为中心的视网膜区域，直径约 5 个视盘直径（DD）（7～8 mm）并且与视盘鼻侧和颞侧上下血管弓交界。黄斑从其中心向颞侧延伸约 2.5 DD。黄斑中央部分的中央凹对应于视觉最敏锐的部位。它的大小约为 1 DD，颜色比周围区域更暗。中央凹的中心（即中央小凹）呈凹陷的凹坑状构造，大小约为 350 μm。

视盘

视盘大小约为 1.5 mm，距中央凹鼻侧约 4 mm（2.5 DD）。它包含视网膜中央动脉和静脉及其分支、中央凹陷（视杯）和周围神经边缘。正常情况下，杯盘比<0.6。视杯位于视盘血管入口的颞侧。正常的视盘为黄色/粉红色。它具有清晰明确的边界，与视网膜位于同一平面（图 32-2）。病理表现包括苍白（萎缩）、肿胀和视杯扩大。

赤道部及周边部视网膜

眼底赤道部在临床上定义为包含涡静脉内部开口的区域。周边部视网膜从赤道部向前延伸至锯齿缘。

眼底镜

多种方法可观察到视网膜，包括直接眼底镜、双眼间接眼底镜和裂隙灯生物显微镜。大多数非眼科医生更喜欢使用手持式眼底镜进行直接眼底镜检查，因为该技术易于掌握并且该设备易于携带。眼科医生经常使用裂隙灯生物显微镜和间接眼底镜来获得更广泛的眼底视野。

直接眼底镜

直接眼底镜是一种简单的手持设备，其包括一个用于照明的小光源，一个观察孔（检查者通过它观察视网膜），以及一个用于矫正检查者和患者屈光不正的镜片。全景眼底镜是一种更新的设计，可提供更广阔的视野。

如何使用直接眼底镜

良好的对焦是关键所在。目标是通过检查者的眼睛与眼底镜观察孔、患者瞳孔和视网膜感兴趣区域取得对焦。患者和检查者均应处于舒适的体位（患者坐位或平卧，检查者坐位或站立）。扩瞳和室内昏暗将使检查更易完成。进行直接眼底镜检查的步骤总结见表 32-1。

全景眼底镜

全景眼底镜是直接眼底镜的一种类型，其可提供更广阔的眼底视野，并且相比于标准的直接眼底镜，其有轻度的放大效果。表 32-2 总结了全景眼底镜的使用步骤。

系统性疾病的视网膜表现

年龄相关的变化

与年龄相关的常见变化包括黄斑中心凹反射减弱、玻璃疣（视网膜下小的黄色沉积物）、轻度 RPE 萎缩以及色素沉着。

视网膜出血

视网膜出血可因位于视网膜不同位置而呈现各种形状和大小（图 32-3 和图 32-4）。火焰状出血位于浅表神经纤维层，反映视网膜内毛细血管网的出血。白色中心状出血为浅层火焰状出血，伴有中央白色区域，

表 32-1 直接眼底镜的使用指南

- 指导患者摘下眼镜，保持头部直立，平视正前方远处的目标。医生可以选择戴眼镜或者摘下眼镜，保持头部与患者的头部处于同一高度。
- 在检查患者右眼时，检查者使用右手和右眼；而在检查患者左眼时，使用左手和左眼。
- 使用眼底镜灯作为笔灯，简单检查眼睛的外部特征，包括睫毛、眼睑边缘、结膜、巩膜、虹膜和瞳孔的形状、大小和反应性。
- 在一臂距离外将眼底镜光照射至患者瞳孔中，并观察红光反射。注意红光反射的异常，如介质的不透明度。
- 距眼睛 10 cm 处，将透镜盘拨至＋10 D，可以放大观察眼前节。
- 将透镜盘拨到 0 来减弱镜头的亮度，并靠近患者。将眼底镜指向鼻侧 15°或者顺着血管朝向任一分支的尖端来寻找视盘。如果视网膜对焦不准，可向任意方向转动镜头，但应保持头部不动。如果视盘变得更清晰，则继续转动直至完美对焦；如果变得更加模糊，则向相反方向转动镜头。
- 一旦观察到视神经，应注意它的形状、大小、颜色、边缘和视杯。同时注意是否存在静脉搏动或者周围色素沉着，如脉络膜或者巩膜新月体形斑。
- 检查黄斑。黄斑是上下颞血管弓之间的区域，其中心为中央凹。可以通过将眼底镜以颞侧 15°指向视盘来检查黄斑或嘱患者看向光的中心。注意中心凹反射和任何出血、渗出、异常血管、瘢痕、沉积物或其他异常的存在。
- 通过重新识别视盘以及远离视盘的四根主要分支血管来检查视网膜血管。静脉呈深红色，相对较大。动脉则较窄且呈鲜红色。
- 嘱患者看向 8 个主要方向，以便检查眼底周边。在瞳孔扩张良好的患者中，最远可以看到眼底的视网膜赤道部。

表 32-2 如何使用全景眼底镜

- 眼底镜的对焦：透过眼底镜观察至少 3.05～4.57 m 外的物体。利用对焦转轮来锐化物体的图像。将光圈拨至“小”或者原位。
- 打开眼底镜光源，并将光强度调整至“最大”。
- 指导患者直视前方。将眼底镜移近患者，直至眼罩接触到患者的眉毛。应将眼罩压缩约一半长度从而优化视野。
- 找到视盘。
- 按照表 32-1 的方法来检查眼底。

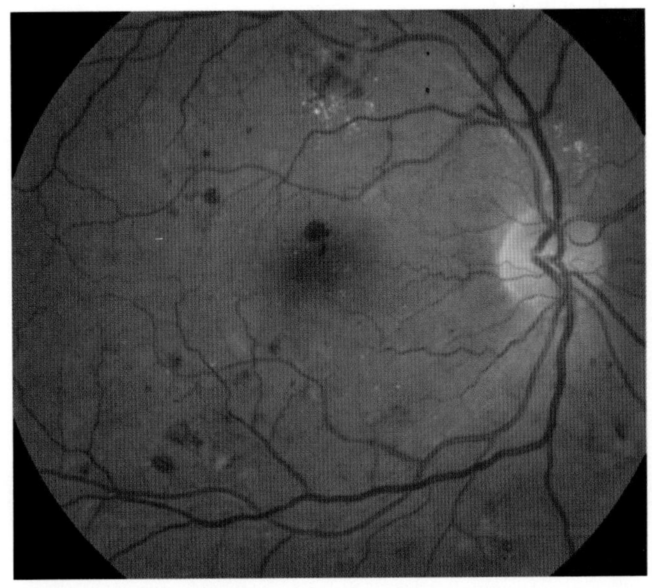

图 32-3 1 例非增殖性糖尿病视网膜病变患者的浅层火焰状出血、点状出血和微动脉瘤

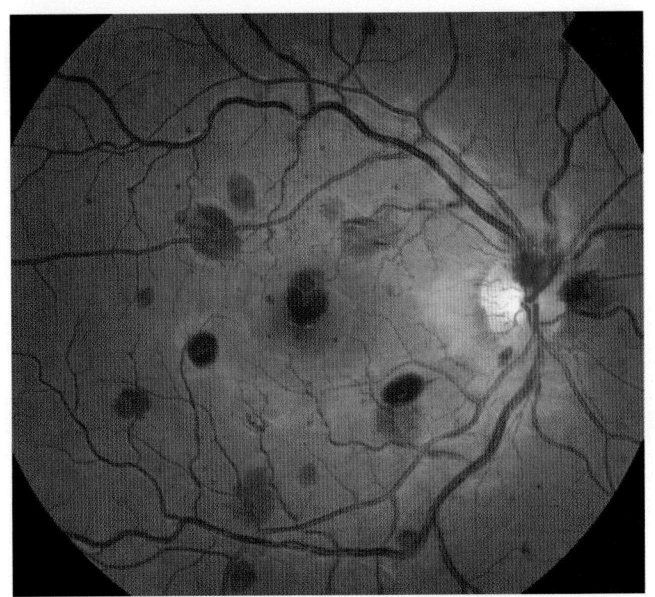

图 32-4 1 例慢性白血病患者的深层和浅层视网膜出血

通常反映水肿、局灶性坏死或细胞浸润。白色中心状出血的原因包括细菌性心内膜炎和败血症（Roth 斑）、淋巴组织增殖性疾病、糖尿病、高血压、贫血和胶原血管疾病。点状出血是小的、圆形浅层出血，来源于视网膜的浅表毛细血管网，类似于微动脉瘤。斑点状出血稍大、更暗并且位于视网膜内，提示视网膜深层毛细血管网出血。玻璃体下出血的形状和大小各不相同，往往大于其他出血类型，通常形成液体平面（“舟状”出血），位于玻璃体和视网膜之间的空隙。视网膜下出血位于视网膜的深处（外部），可见视网膜血管跨过（内部）这类出血。视网膜下出血的大小是可变的，最常见的病因是脉络膜新血管形成（如湿性黄斑变性）。

与视网膜出血相关的疾病包括引起视网膜微血管病变的疾病（表 32-3）、视网膜炎、视网膜大动脉瘤、视乳头水肿、蛛网膜下腔出血（Terson 综合征）、Valsalva 视网膜病变、创伤（眼外伤、头部损伤、胸腹部压迫性损伤、婴儿摇晃综合征、窒息）、黄斑变性和玻璃体后脱离。高黏滞状态可造成点片状出血、扩张的静脉（“香肠串”外观）、视乳头水肿和渗出，在适应高海拔地区的登山者中也可出现类似的变化。

微动脉瘤

微动脉瘤是视网膜毛细血管的膨出，外观呈红点状（类似点状出血），大小为 15～50 μm。微动脉瘤具有更强的通透性并且可能出血或渗漏，导致局部视网膜出血或水肿。微动脉瘤最终会血栓化并在 3～6 个月内消失。微动脉瘤可出现在任何引起视网膜微血管病变的疾病中。

表 32-3	与视网膜微血管病变相关的疾病

- 糖尿病
- 系统性高血压
- 视网膜静脉闭塞
- 视网膜动脉闭塞
- 多发性微栓塞，如继发于静脉滥用毒品的滑石粉性视网膜病变、败血症、心内膜炎、Purtscher 视网膜病变
- 颈动脉疾病、颈动脉海绵窦瘘、主动脉弓综合征
- 镰状细胞性视网膜病变
- 放射性视网膜病变、头/颈部放射
- HIV 视网膜病变
- 视网膜血管炎
- 贫血
- 血小板减少症
- 淋巴组织增殖性疾病
- 凝血功能障碍
- 高黏滞综合征
- 早产儿视网膜病变

硬性渗出

硬性渗出是位于视网膜内的边界清晰、具有光泽的黄色沉积物，其出现在视网膜水肿区域的边缘，提示毛细血管通透性增加。硬性渗出含有脂蛋白和富含脂质的巨噬细胞。它们可能在 6 个月内自发消失或在激光光凝术后被清除。硬性渗出可孤立出现，也可能散布在整个眼底。硬性渗出可以微动脉瘤渗漏区域为中心呈圆状（环形）分布。硬性渗出围绕黄斑聚集形成放射状、星状分布被称为黄斑星，特征性见于严重系统性高血压和与猫抓病相关的神经性视网膜炎。与硬性渗出物相关的情况包括引起视网膜微血管病变的疾病（表 32-3）、视乳头水肿、神经性视网膜炎如猫抓病和莱姆病、视网膜血管病变（大动脉瘤、视网膜毛细血管瘤、Coats 病）、眼内肿瘤和年龄相关的湿性黄斑变性。在眼底镜检查中，玻璃疣可能会被误认为是硬性渗出。与硬性渗出不同，玻璃疣是不可剥离的视网膜下沉积物，边缘模糊不清，通常与年龄相关的黄斑变性有关。

棉絮状斑

棉絮状斑是视网膜浅表呈黄/白色的病变，边缘发毛模糊不清，大小为 0.25～1 DD（图 32-5）。其是局灶性缺血引起视网膜神经纤维层内水肿的区域。棉絮

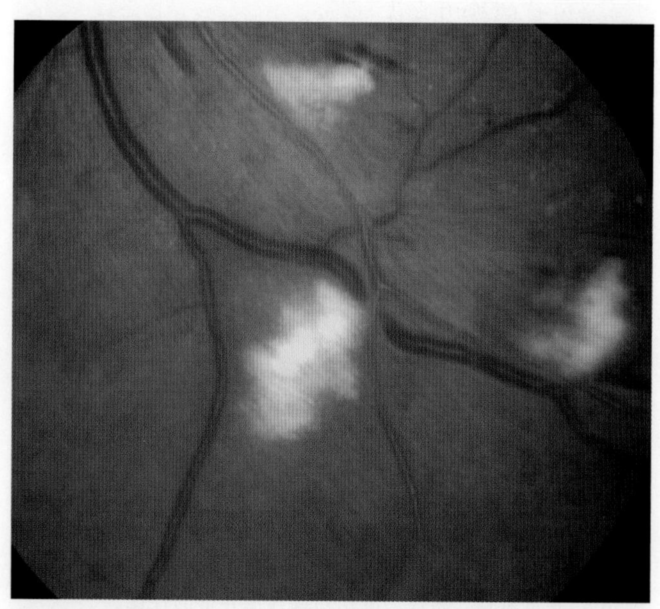

图 32-5 来自 1 例高血压视网膜病变患者的棉絮状斑，呈浅表黄白色病变，伴边界发毛特征（引自 H Tabandeh，MF Goldberg：Retina in Systemic Disease：A Color Manual of Ophthalmoscopy. New York，Thieme，2009）

状斑通常可在 3 个月内自发消退。如果潜在的缺血状况持续存在，新发病变可以出现在不同的位置。棉絮状斑通常与视网膜出血和微动脉瘤同步发生，并且提示许多系统性疾病引起的视网膜微血管病变（表 32-3）。其可为 HIV 视网膜病变、系统性红斑狼疮、贫血、机体创伤、其他系统性疾病（Purtscher/或 Purtscher 样视网膜病变）以及干扰素治疗的孤立表现。

视网膜新生血管

视网膜新生血管复合物是微小血管增殖形成的不规则网状病灶，其反映严重的视网膜缺血或慢性炎症（图 32-6）。其可发生在视盘上或视神经周围的其他地方。新生血管复合物非常脆弱并且具有较高的出血风险，经常导致视力丧失。与视网膜新血管形成相关的疾病包括引起严重视网膜微血管病变的疾病，尤其是糖尿病和镰状红细胞性视网膜病变（表 32-3）、眼内肿瘤、眼内炎症（结节病、慢性葡萄膜炎）和慢性视网膜脱离。

视网膜栓子

视网膜栓子的常见来源包括颈动脉粥样斑块、心脏瓣膜和室间隔异常、心律失常、心房黏液瘤、细菌性心内膜炎、败血症、真菌血症和静脉滥用毒品。

血小板栓子外观呈黄色，并且栓子形状与血管一致。它们通常起源于颈动脉内的动脉粥样斑块，并且可导致短暂的视力丧失（一过性黑矇）。胆固醇栓子（也被称为 Hollenhorst 斑块）呈黄色晶体样沉积物，通常出现在视网膜动脉分叉处，并且可能伴有一过性黑矇。钙化栓子具有珍珠白色外观，体积较血小板和胆固醇栓子更大，并且倾向于滞留在视盘内或周围较大的视网膜动脉中。钙化栓子常常造成视网膜小动脉闭塞。化脓性栓子可引起白色中心的视网膜出血（Roth 斑）、视网膜微脓肿和内源性眼内炎。脂肪栓塞和羊水栓塞的特征为多发性小血管闭塞，通常引起棉絮斑和少量出血（Purtscher 样视网膜病变）。滑石粉栓塞见于静脉滥用毒品者，其特征为视网膜小血管内多发性折光样沉积物。任何类型的严重视网膜动脉栓塞均可能导致视网膜缺血及其后遗症，包括视网膜新生血管形成。

黄斑樱桃红点

黄斑樱桃红点用于描述中心凹区域与周围黄斑区域相比呈暗红色斑点状外观（图 32-7）。这种外观最常见的原因是缺血性混浊肿胀或神经节细胞层内大分子蓄积，导致中心凹视网膜的透明度相对丧失。与黄斑樱桃红点相关的疾病包括视网膜中央动脉闭塞、神经鞘脂贮积症和黏脂贮积症。

视网膜结晶样沉积

视网膜结晶样沉积是指呈细小闪亮的黄白色沉积物。相关疾病包括小儿胱氨酸贮积症、原发性高草酸尿症、继发性草酸盐病、干燥综合征、静脉滥用毒品（滑石粉性视网膜病变）以及药物如他莫昔芬、角黄素、呋喃妥因、甲氧氟烷和乙二醇。在原发性视网膜

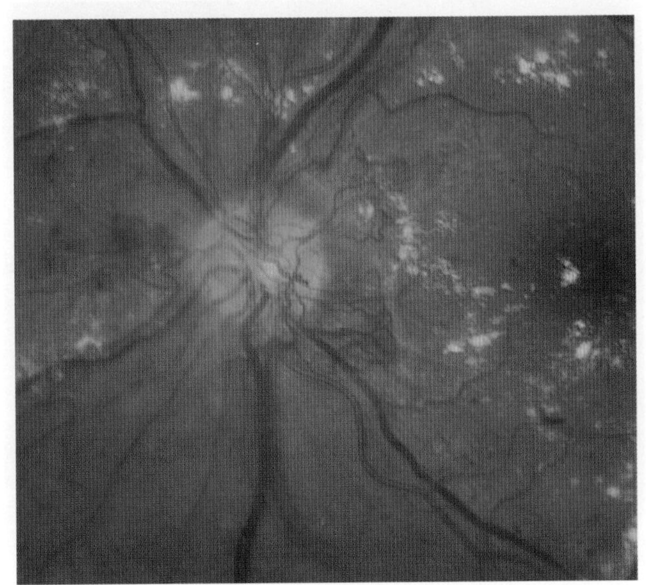

图 32-6 来自 1 例重度增殖性视网膜病变患者的视盘新生血管。图中亦可见多发性硬性渗出

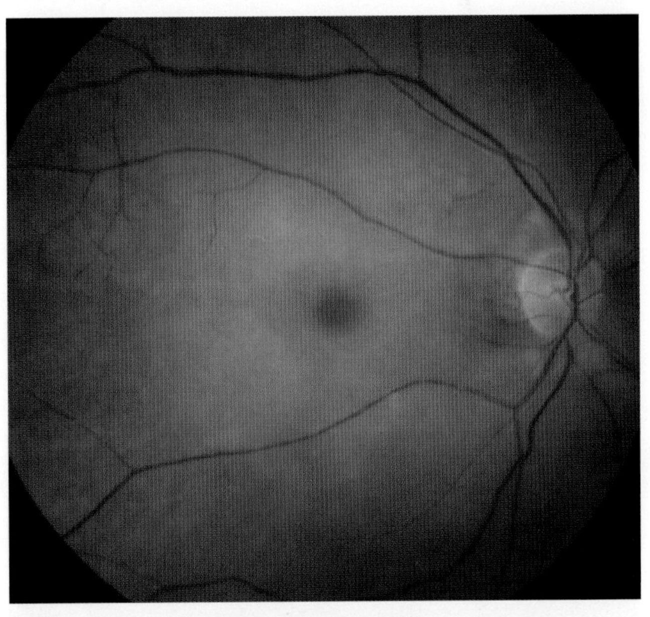

图 32-7 1 例由于来自颈动脉粥样斑块的栓子造成视网膜中央动脉闭塞的患者，可见黄斑樱桃红点和黄斑混浊肿胀

疾病中也可有结晶样物质沉积，如近中心凹毛细血管扩张、环状萎缩和 Bietti 结晶样变性。陈旧性微栓子可被混淆为视网膜结晶样物质。

视网膜血管鞘

血管鞘呈现为围绕视网膜动脉或静脉的黄白色袖带（图 32-8）。与视网膜血管鞘相关的疾病包括结节病、肺结核、弓形虫病、梅毒、HIV、视网膜炎（巨细胞病毒、带状疱疹和单纯疱疹）、莱姆病、猫抓病、多发性硬化、慢性白血病、淀粉样变性、白塞病、视网膜血管炎、视网膜血管闭塞和慢性葡萄膜炎。

视网膜脱离

视网膜脱离是视网膜与下方 RPE 分离。主要有 3 种类型：①浆液性/渗出性；②牵拉性；③孔源性视网膜脱离。

在浆液性视网膜脱离中，视网膜下的液体位置取决于体位，其特征是倾向于眼底的最低部（移动液体征），并且不存在视网膜裂孔。与浆液性/渗出性视网膜脱离相关的疾病包括严重的系统性高血压、硬脑膜动静脉瘘、视网膜血管异常、高黏滞综合征、视乳头水肿、后葡萄膜炎、巩膜炎、眼眶炎症以及眼内肿瘤如脉络膜黑色素瘤、脉络膜转移瘤、淋巴瘤和多发性骨髓瘤。

在不伴视网膜裂孔的情况下，牵拉性视网膜脱离是由于视网膜上的内部牵引力。脱离区域的视网膜粘连固定并向内下凹。纤维血管增生是其常见的伴随表现。与牵拉性视网膜脱离相关的疾病包括血管增殖性视网膜病，如严重增殖性糖尿病性视网膜病、视网膜分支静脉闭塞、镰状红细胞视网膜性病变和早产儿视网膜病变。眼外伤、增生性玻璃体视网膜病变和眼内炎症亦是牵引性视网膜脱离的病因。

孔源性视网膜脱离是由出现视网膜裂孔所致，造成来自玻璃体腔的液体进入视网膜下腔。视网膜表面通常向前凸出。孔源性视网膜脱离具有波纹状外观，并且随着眼球运动而起伏。视网膜裂孔的原因包括玻璃体后脱离、严重的玻璃体视网膜牵拉、创伤、眼内手术、视网膜炎和萎缩孔。

视盘肿胀

视盘肿胀是指视盘异常隆起，其边界模糊（图 32-9）。其中，术语“视乳头水肿”用于描述继发于颅内压升高的视盘肿胀。在视乳头水肿中，视盘的正常静脉搏动特征性消失。视盘肿胀的鉴别诊断包括视乳头水肿、前视神经炎（乳头炎）、视网膜中央静脉闭塞、前部缺血性视神经病变、中毒性视神经病变、遗传性视神经病变、神经视网膜炎、糖尿病性乳头状病变、高血压（图 32-10）、呼吸衰竭、颈动脉-海绵窦瘘、视盘神经浸润（神经胶质瘤、淋巴瘤、白血病、结节病和肉芽肿性感染）、低眼压、慢性眼内炎症、视盘玻璃疣（假性视乳头水肿）和高度远视（假性视乳头水肿）。

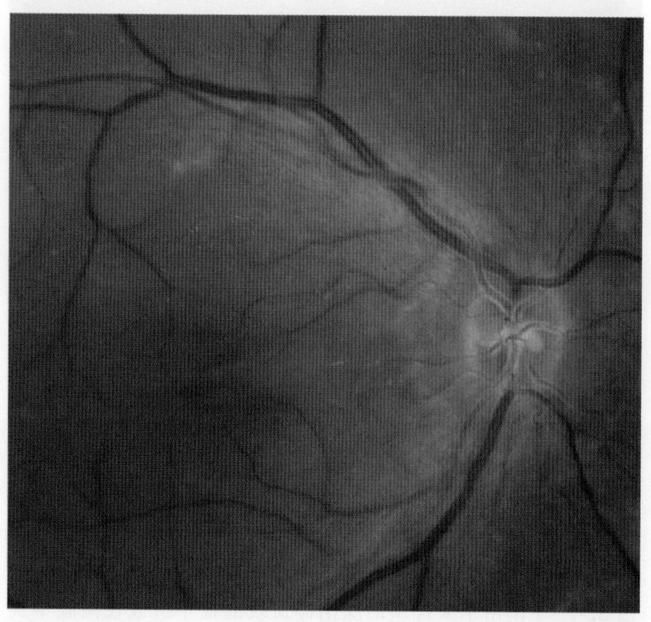

图 32-8 1 例神经结节病患者的视盘周围血管鞘

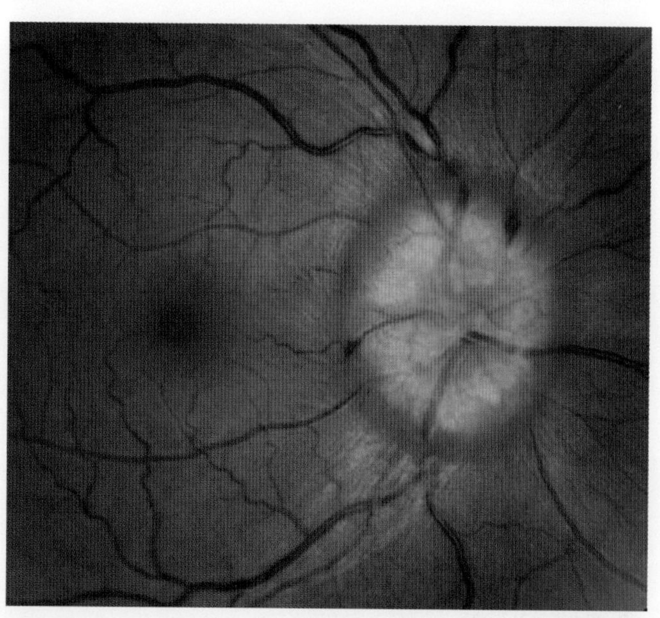

图 32-9 由于特发性颅内高压导致视乳头水肿的视盘肿胀患者。视盘充血、边界模糊。可见浅层出血。

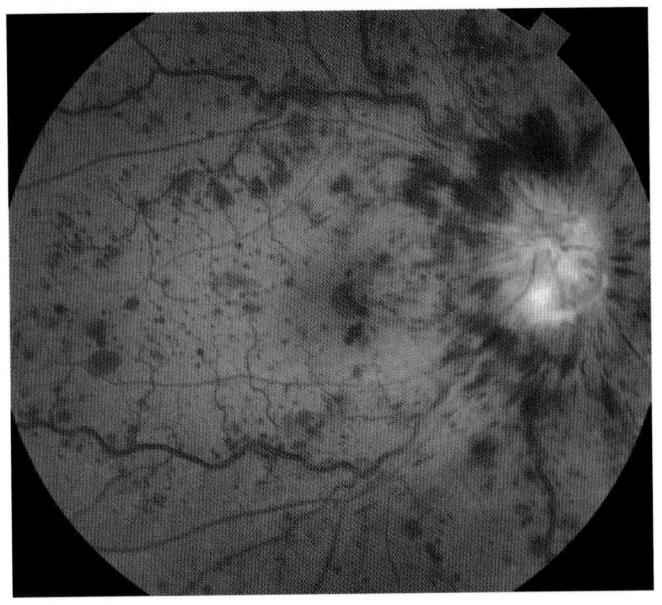

图 32-10 1 例恶性高血压患者的视盘水肿和视网膜出血

脉络膜肿物

脉络膜肿物病变更厚，可能与色素沉着增加有关，但亦可能与此无关。色素性肿物包括脉络膜痣（通常扁平）、脉络膜恶性黑色素瘤（图 32-11）和黑色素细胞瘤。非色素性病变包括无色素性脉络膜黑色素瘤、脉络膜转移瘤、视网膜母细胞瘤、毛细血管瘤、肉芽肿（如犬弓蛔虫）、脉络膜脱离、脉络膜出血和年龄相关的湿性黄斑变性。在眼底镜检查中可见的其他罕见肿瘤包括骨瘤、星形细胞瘤（如结节性硬化症）、神经鞘瘤和平滑肌瘤。

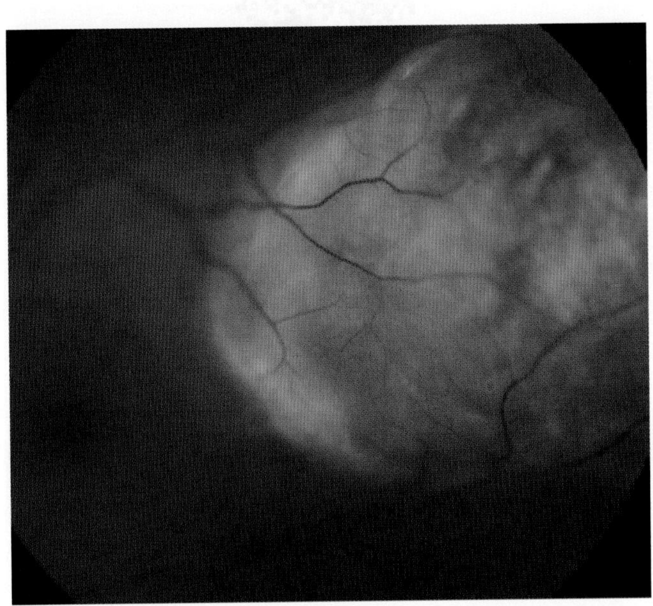

图 32-11 脉络膜恶性黑色素瘤。病变显著隆起伴有色素沉着，并且具有恶性黑色素瘤特有的视网膜下橙色色素沉积

色素沉着病变

眼底呈扁平的色素沉着病变的鉴别诊断总结见表 32-4。陈旧性弓形虫脉络膜视网膜炎的脉络膜视网膜瘢痕的表现如图 32-12 所示。

表 32-4 眼底的扁平色素沉着病变的鉴别诊断

骨针样色素沉着

- 色素性视网膜炎及其变异类型
- 系统性疾病中的色素性视网膜病变：Usher 综合征、无 β 脂蛋白血症、Refsum 病、Kearns-Sayre 综合征、Alström 综合征、Cockayne 综合征、Friedreich 共济失调、黏多糖贮积症、副肿瘤综合征
- 感染：先天性风疹（椒盐样视网膜病变）、先天性梅毒
- 已愈合的脉络膜/视网膜脱离
- 年龄相关的网状色素变性

斑片状色素沉着病变

- 脉络膜视网膜瘢痕
  - 感染：弓形虫、犬弓蛔虫、梅毒、巨细胞病毒、带状疱疹和单纯疱疹病毒、西尼罗河病毒、组织胞浆菌病、寄生虫感染
  - 脉络膜炎：结节病、交感性眼炎、Vogt-Koyanagi-Harada 综合征
  - 脉络膜梗死：严重高血压、镰状细胞血红蛋白病
  - 创伤、冷冻疗法、激光光凝瘢痕
  - 年龄相关性黄斑变性
- 药物：氯喹/羟氯喹、硫利达嗪、氯丙嗪、去铁胺
- 脉络膜痣
- 视网膜色素上皮细胞先天性肥大

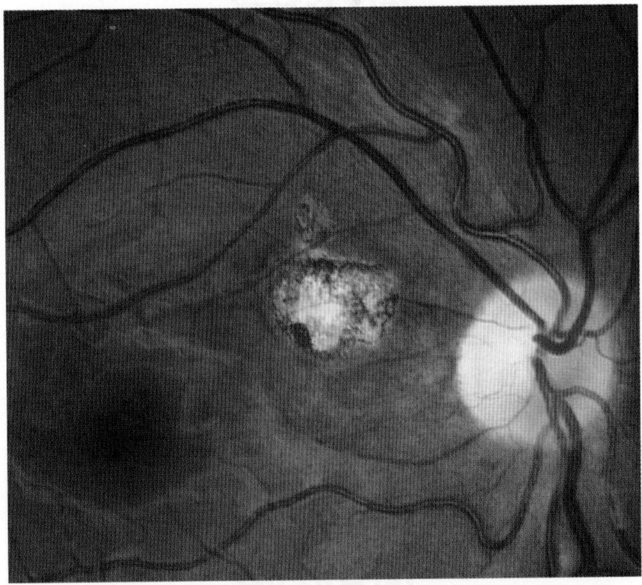

图 32-12 陈旧性弓形虫脉络膜视网膜炎遗留的脉络膜视网膜瘢痕。病变呈扁平状色素沉着，可见色素减退的区域

第三十三章　神经眼科学视频库

Video Library of Neuro-Ophthalmology

Shirley H. Wray　著

（巫凯敏　译）

控制眼球的正常运动涉及周围和中枢神经系统中许多不同解剖结构的协调活动。因此，各种神经系统疾病及内科疾病均可以表现为眼球运动障碍。本章丰富的视频库呈现了神经肌肉疾病、副肿瘤综合征、脱髓鞘类疾病、神经血管疾病和神经退行性疾病中极富特色的眼球运动障碍。

多发性硬化的案例

视频 33-1　Fisher 一个半综合征（ID 164-2）

视频 33-1

视频 33-2　眼球扑动（ID 166-2）

视频 33-2

视频 33-3　下跳性眼震和周期性交替性眼震（ID 168-6）

视频 33-3

视频 33-4　双侧核间性眼肌麻痹（ID 933-1）

视频 33-4

重症肌无力或线粒体肌病的案例

视频 33-5　单侧上睑下垂：重症肌无力（胸腺瘤）（ID 163-1）

视频 33-5

视频 33-6　进行性眼外肌麻痹：线粒体细胞病（ID 906-2）

视频 33-6

副肿瘤综合征的案例

视频 33-7　副肿瘤性上跳性眼震，胰腺癌，抗 Hu-抗体阳性（ID 212-3）

视频 33-7

视频 33-8　副肿瘤性眼球扑动，肺小细胞腺癌，标志物阴性（ID 936-7）

视频 33-8

视频 33-9　眼阵挛/眼扑动，双侧第Ⅵ对颅神经麻痹，乳腺腺癌，标志物阴性（ID 939-8）

视频 33-9

Fisher 综合征的案例

视频 33-10　双侧上睑下垂：双侧面瘫，全眼外肌麻痹，抗 GQ_{1b} 抗体阳性（ID 944-1）

视频 33-10

血管疾病的案例

视频 33-11 视网膜栓子（ID 16-1）

视频 33-11

视频 33-12 动眼神经麻痹（微梗死）（ID 939-2）

视频 33-12

神经退行性疾病的案例

视频 33-13 睁眼失用症（进行性核上性麻痹）（ID 932-3）

视频 33-13

甲状腺相关眼病的案例

视频 33-14 Graves 病的限制性眼眶病，双侧突眼（ID 925-4）

视频 33-14

Wernicke 脑病的案例

视频 33-15 双侧外展神经麻痹（ID 163-3）

视频 33-15

闭锁综合征的案例

视频 33-16 眼球浮动（慢相向下，快相向上）（ID 4-1）

视频 33-16

昏迷患者的案例

视频 33-17 下跳性眼震（ID 166-11）

视频 33-17

脑桥出血后 2 年的案例

视频 33-18 腭震颤（ID 936-4）

视频 33-18

所有视频均引自 Dr. Shirley Wray 在 NOVEL 网站上所发布的合集。

访问链接：

http://NOVEL.utah.edu/Wray

http://Respitory.Countway.Harvard.edu/Wray

或参考她的著作：

Eye Movement Disorders in Clinical Practice

Shirley H. Wray, MD, PhD, Oxford University Press, 2014.

译者注：文内括弧内的 ID 编号为 NOVEL 网站上的视频编号。

第三十四章 味觉和嗅觉障碍

Disorders of Smell and Taste

Richard L. Doty，Steven M. Bromley 著
（李忠佑 苏丽娜 智慧 译）

环境中人类赖以生存的所有化学物质均需通过鼻和口进入人体。嗅觉和味觉能感知这些化学物质，鉴别食物和饮料的气味及口味，并预警环境中的危险情况，包括火灾、空气污染、天然气泄漏和腐败食物。因此，嗅觉和味觉对生活质量至关重要，当二者出现功能障碍时会对身体和心理产生不良后果。每年有成千上万的患者因化学感受器功能障碍而就诊，因此临床医生了解这些感觉在健康和疾病状态下的作用至关重要。神经病学领域最新的重大进展发现，嗅觉功能下降是帕金森病（PD）和阿尔茨海默病（AD）等神经退行性疾病的最初症状（或最初症状之一），即“前驱症状”期。

解剖学及生理学

嗅觉系统 在无意吸入及有意嗅探时，有气味的化学物质进入鼻前部，并在吞咽时进入鼻后部（鼻咽部）。这些化学分子到达鼻腔的最深处后会在嗅觉黏液中溶解并扩散，或者被特殊蛋白质主动转运至嗅觉细胞纤毛上的受体。这些嗅觉细胞为双极细胞，其纤毛、树突、胞体和近端轴突段位于覆盖筛板、上鼻中隔、上鼻甲和中鼻甲的特殊神经上皮内（图 34-1）。嗅觉相关的双极细胞共有约 600 万个，细胞上的受体蛋白共有约 450 种类型，每一个双极细胞只表达一种受体蛋白，但一个双极细胞大部分不只对一种化学物质有反应。当双极细胞受损时，近基底膜的干细胞会分化并替代此细胞。然而，这种替代通常不完全。

受体细胞轴突在被胶质样鞘细胞包围成束后，通过筛板进入嗅球，与嗅小球内其他类型细胞的树突共同形成突触（图 34-2）。这些球状结构在嗅球内共同构成一个独特的细胞层，因其传入纤维多于传出纤维，故为信息汇聚的场所。表达同类型受体的细胞向同类型的嗅小球投射，有效地使每个嗅小球成为一个功能单位。嗅觉系统的主要投射神经元（僧帽细胞和簇状细胞）可将初级树突投射至嗅小球，不仅与传入的受体细胞轴突连接，还与球周细胞的树突连接。僧帽/簇状细胞的活性由球周细胞、其他僧帽/簇状细胞的次级树突，以及颗粒细胞（嗅球内数量最多的细胞）来调控。大部分颗粒细胞是 GABA 能神经元，接收来自大脑的神经传入，并调节僧帽/簇状细胞的神经传出。有趣的是，同嗅觉感受器细胞一样，嗅球内的一些细胞也会进行更替。因此，大脑室管膜前下区内形成的成神经细胞会沿吻侧迁移流迁移，最终成为颗粒细胞和球周细胞。

僧帽细胞和簇状细胞轴突位于初级嗅觉皮质内（POC）（图 34-3）。POC 定义为接收嗅球直接投射的皮质结构，主要是梨状皮层和内嗅皮层。尽管嗅觉的初级传入神经并不经过丘脑，但丘脑受损的患者亦可表现出嗅觉障碍，尤其是气味识别障碍。这种障碍反映了丘脑参与初级嗅觉皮质和眶额皮质（OFC）的连接，而此区域恰好负责气味识别。嗅觉系统在解剖结构上与杏仁核、海马和下丘脑密切相关，这有助于解

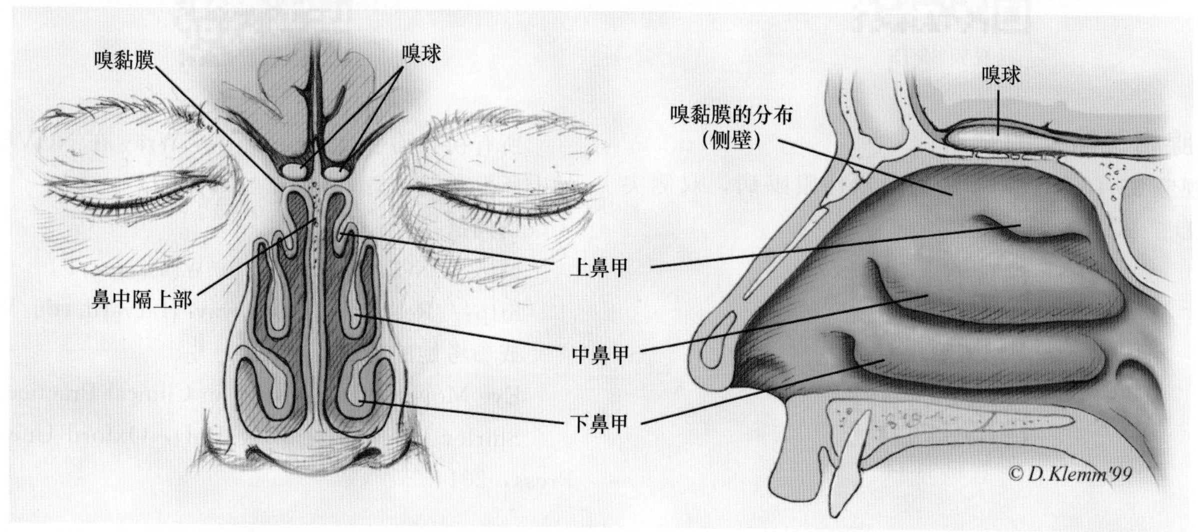

图 34-1 嗅觉神经通路的解剖结构，图中可见鼻腔顶部嗅觉受体的分布［经允许引自 David Klemm，Faculty and Curriculum Support（FACS），Georgetown University Medical Center］

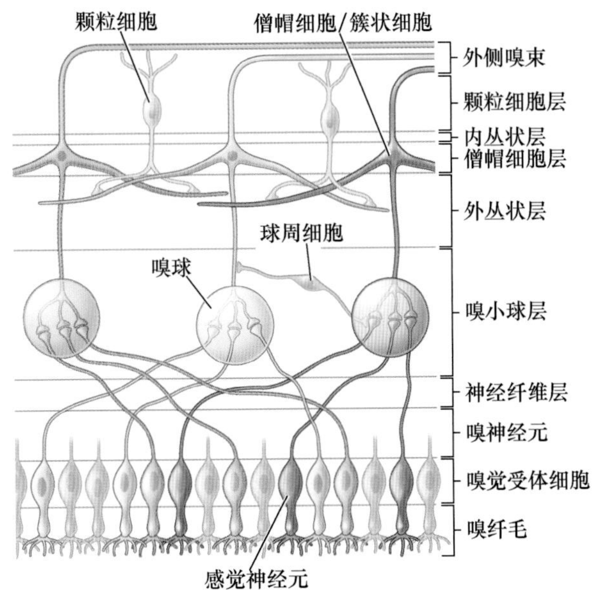

图 34-2 嗅球的分层和传导示意图。同种受体类型（红、绿、蓝）投射到共同的嗅小球。每个嗅小球内的神经活动均由球周细胞调节。初级传入细胞（包括僧帽细胞和簇状细胞）的活性由颗粒细胞、球周细胞及邻近的僧帽细胞和簇状细胞的次级树突调节。（引自 www.med.yale.edu/neurosurg/treloar/index.html）

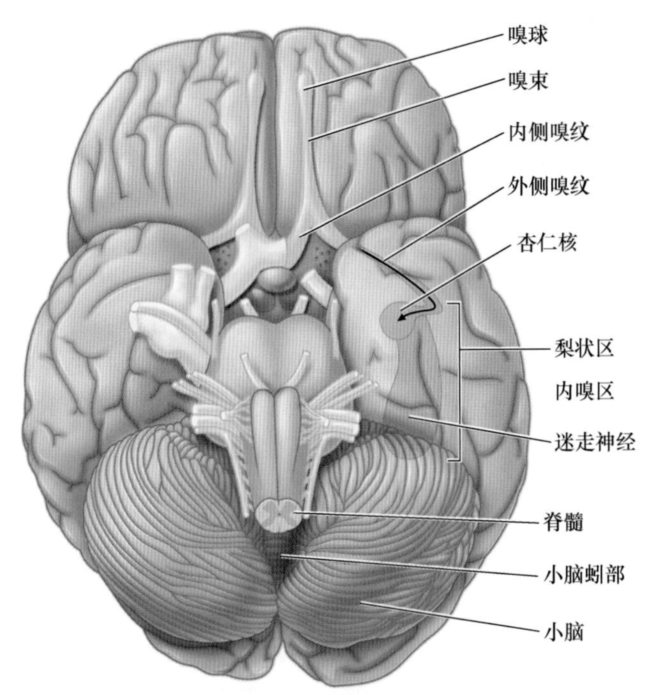

图 34-3 大脑基底部初级嗅觉皮质的解剖学示意图

释气味感知与认知功能（如记忆、动机、觉醒、自主活动、消化和性行为）之间的紧密联系。

味觉系统 味蕾上存在高度分化的受体细胞，可感知不同促味剂的味道，味蕾呈小的、西柚样节段状结构，位于舌侧缘、舌背、口腔顶部、咽、喉和食管上段（图 34-4）。舌味蕾嵌于边界清楚的凸起中，称为真菌状、叶状和轮廓乳头。将促味剂溶于液体后，进入味蕾的开口（味蕾孔）并与味蕾内受体细胞延伸形成的微绒毛上的受体结合。这种结合改变了味觉细胞电位，从而将神经递质释放至初级味觉神经元。尽管

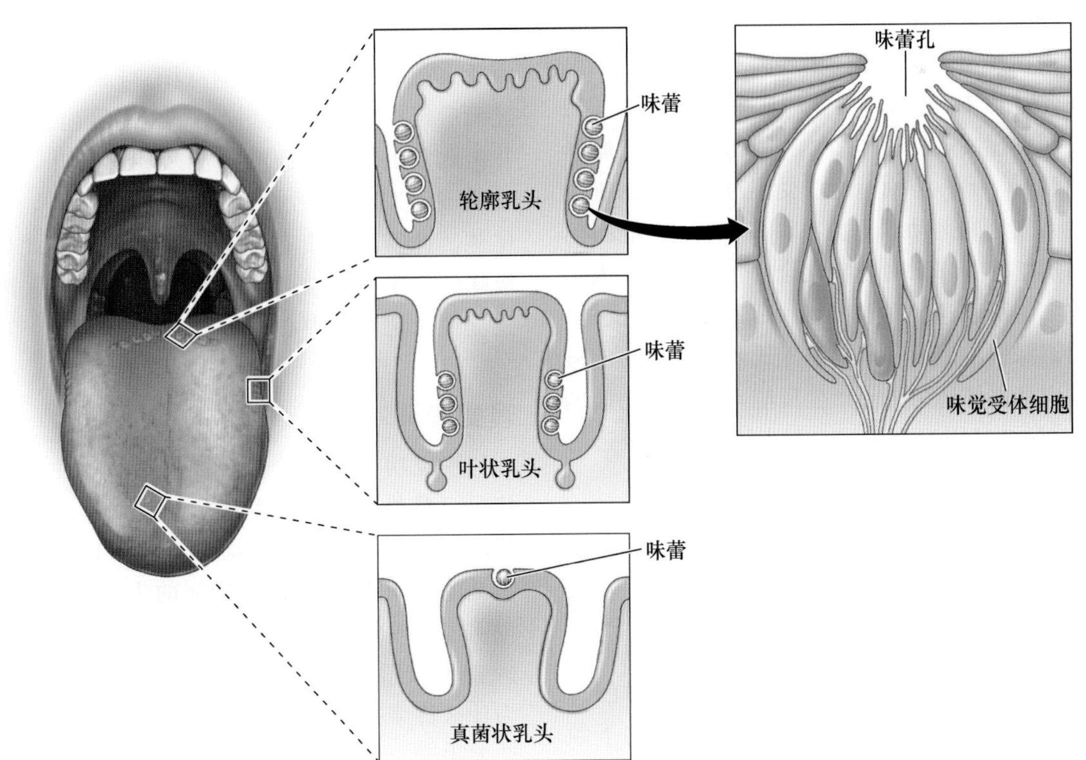

图 34-4 味蕾示意图。包括味蕾及其开口（味蕾孔）、3 种主要类型的乳头分布位置：真菌状（前）、叶状（侧）和轮廓（后）乳头

人类共拥有约 7500 个味蕾，但并不是所有的味蕾均含有味觉敏感细胞，有些细胞只含有一种受体（如只对糖有反应的细胞），而其他细胞则含有多种受体。每个味蕾所含的味觉受体细胞数量为 0～100。小型 G 蛋白偶联受体（GPCR）家族包括 T1R1、T1R2 和 T1R3，介导甜味和鲜味的感觉。苦味则依赖于 T2R 受体，这是一种包含约 30 种 GPCR 的蛋白家族，表达于非甜味和鲜味的受体细胞上。T2R 能感受到各种各样的苦味物质，但无法区分它们。酸味由 PKD2L1 受体感知，PKD2L1 受体是瞬时型感受器受体电位（TRP）蛋白家族成员。咸味（如对氯化钠的感觉）是由钠离子通过特殊的膜通道（如氨基敏感的钠离子通道）进入细胞来完成。

最新研究发现，苦味和甜味相关的受体也存在于身体的其他部位，尤其是消化道和呼吸道。这一重大发现将味觉相关化学感受器的概念延及口咽以外的其他部位，分布于人体气管、肺、胰腺和胆囊等部位的刷状细胞表达一种味觉特异性 G 蛋白，其 α 亚基被称为 α-味蛋白。这些刷细胞富含一氧化氮（NO）合酶，一方面可以抵抗外来生物，保护黏膜、避免酸诱发的黏膜病变，另外还可以刺激胃肠道的迷走神经和内脏传入神经元。NO 还可进一步作用于邻近细胞，包括肠内分泌细胞、吸收或分泌性上皮细胞、黏膜血管和免疫细胞。苦觉受体的 T2R 家族成员和甜觉受体的 T1R 家族成员已被证实存在于胃肠道和肠内分泌细胞中。某些情况下，这些受体对于代谢至关重要，如食物中的葡萄糖通过钠离子依赖性葡萄糖转运体由肠腔进入吸收性肠上皮细胞，在此过程中，T1R3 受体和味蛋白在感知和转运葡萄糖方面发挥决定性的作用，并受肠内分泌细胞释放的激素的调节。另一方面，这些受体对于气道保护也很重要，在人气道的运动纤毛上有许多 T2R 苦觉受体，它们通过增加摆动频率来对苦味化合物作出反应。人上呼吸道上皮细胞可表达一种特异性的 T2R38 味觉受体，该受体可对铜绿假单胞菌和其他革兰氏阴性菌分泌的酰基单丝氨酸内酯群体感应分子产生反应。T2R38 功能的差异与 TAS2R38 基因型有关，也与人出现上呼吸道感染的易感性相关。

味觉信息通过 3 对颅神经传递至大脑：第 Ⅶ 对颅神经（面神经，包括中间神经及其分支、岩大神经和鼓索神经）、第 Ⅸ 对颅神经（舌咽神经）和第 Ⅹ 对颅神经（迷走神经）（图 34-5）。第 Ⅶ 对颅神经支配舌的前部和软腭，第 Ⅸ 对颅神经支配舌的后部，第 Ⅹ 对颅神经支配会厌、喉部和食管近段。第 Ⅴ 对颅神经的下颌支向大脑传递躯体感觉信息（如触觉、灼烧、寒冷、刺激等）。虽然不是严格意义上的味觉神经，但第 Ⅴ 对

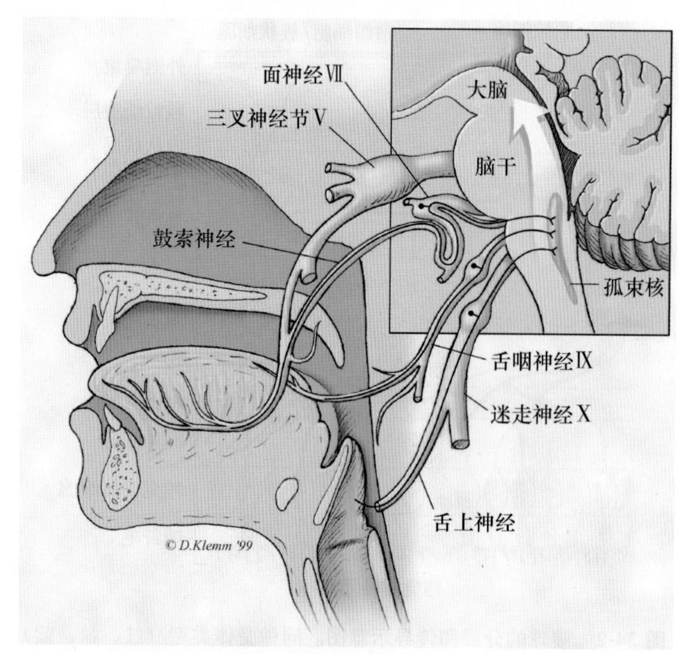

图 34-5　味觉相关的颅神经（CN）示意图。包括鼓索神经（Ⅶ）、舌咽神经（Ⅸ）和迷走神经（Ⅹ）

颅神经与许多味觉神经拥有共同的初级神经传导通路，并丰富了温度、质地和辛辣的味觉体验。面神经的分支——鼓索神经因其神经循环通路而广为人知，此神经通过颞骨岩部的面神经管，经中耳从岩鼓裂穿出颅，并与舌附近的舌神经（三叉神经的分支）汇合。鼓索神经还与支配下颌下腺及舌下腺的副交感神经纤维伴行，而岩大神经支配腭腺，故可调节唾液的分泌。

与味蕾形成突触的投射细胞轴突可进入脑干髓质内孤束核（NTS）的吻侧（图 34-5）。起自 NTS，神经元后经内侧丘系投射到丘脑腹后内侧核（VPM），并由此发出纤维至额叶吻侧及相邻岛叶，即初级味觉皮质（PTC），最后投射到高级味觉皮质，即眶额皮质尾侧。此脑区负责有意识地识别味觉。此外，由于高级味觉皮质含有被其他感官激活的细胞，因此可能是建立“味道”的中心。

嗅觉障碍

嗅觉功能在日常生活中受年龄、性别、一般健康状况、营养、吸烟和生育状况等因素的影响。在嗅觉功能测试中，女性的嗅觉通常比男性好，且维持正常嗅觉的时间更久。超过 50% 的人在 65～80 岁时会出现明显的嗅觉减退，而在 80 岁以上的人群中，该比例达 75%（图 34-6）。这种老年性嗅觉障碍有助于解释为什么许多老年人觉得食物没有味道，且可能会导致营养失调。这也有助于解释为什么老年人因意外气体中毒的死亡率更高。表 34-1 相对全面地列出了与嗅觉

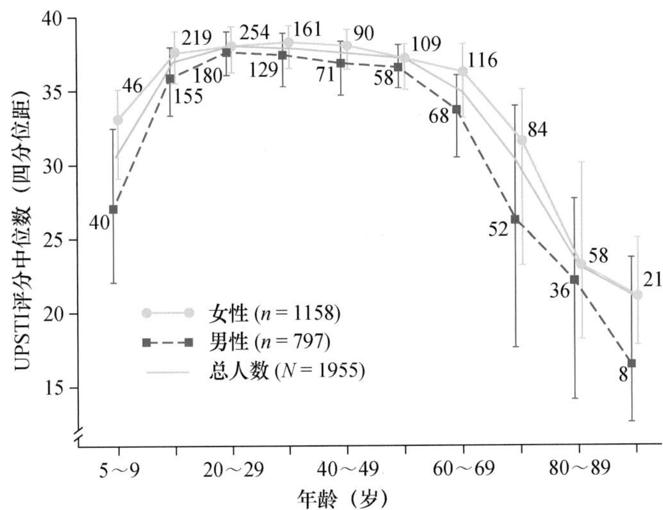

图 34-6　宾夕法尼亚大学气味识别试验（UPSIT）分数与受试者年龄和性别的关系图。每个数据点的数字表示样本量大小。图中可见在所有年龄段，女性识别气味的能力均比男性强（引自 RL Doty et al：Science 226：1421，1984. Copyright © 1984 American Association for the Advancement of Science）

表 34-1　与嗅觉功能障碍相关的疾病和情况（经嗅觉检测评估）

21q11 缺失综合征	肝病
AIDS/HIV 感染	Lubag 病
腺样体肥大	药物
肾上腺皮质功能不全	偏头痛
年龄	多发性硬化
酗酒	多发性梗死性痴呆
过敏	重症肌无力
阿尔茨海默病	发作性睡病伴猝倒
肌萎缩侧索硬化（ALS）	颅内/鼻部肿瘤
神经性厌食	营养不良
Asperger 综合征	阻塞性肺疾病
共济失调	肥胖
注意缺陷/多动障碍	强迫症
Bardet-Biedl 综合征	直立震颤
Chagas 病	惊恐障碍
化学暴露	帕金森病
慢性阻塞性肺疾病	Pick 病
先天性	创伤后应激障碍
库欣综合征	妊娠
囊性纤维化	假性甲状腺功能减退
退行性共济失调	精神病
糖尿病	放射治疗（颅部放疗）
唐氏综合征	快速眼动期睡眠行为障碍
癫痫	Refsum 病
面瘫	终末期肾病/慢性肾衰竭
额颞叶退化	不宁腿综合征
性腺发育不全（Turner 综合征）	鼻窦炎/鼻息肉
关岛型肌萎缩侧索硬化-帕金森病-痴呆综合征	精神分裂症
	季节性情感障碍
头部外伤	干燥综合征
单纯疱疹性脑炎	卒中
甲状腺功能减退	吸烟
亨廷顿病	有毒化学物质暴露
医源性	上呼吸道感染
Kallmann 综合征	Usher 综合征
Korsakoff 精神病	维生素 B_{12} 缺乏
麻风	

功能障碍相关的疾病。

除了年龄，临床上最常见的且会导致长期或永久性嗅觉丧失的 3 个病因依次为严重上呼吸道感染、头部外伤和慢性鼻窦炎。多数头部外伤相关性嗅觉丧失的病理生理学机制是嗅觉纤维从鼻腔进入颅内的部位断裂并继发瘢痕形成。头部外伤相关的嗅觉丧失并不都出现筛板骨折或其他相关的病理表现。创伤程度越重（如 Glasgow 昏迷量表评分越低和创伤后遗忘时间越长），则嗅觉受损的风险则越高。只有不足 10%创伤后嗅觉丧失的患者能够随时间恢复至与年龄匹配的正常嗅觉功能，而不完全嗅觉丧失患者完全恢复的比例可增高近 25%。上呼吸道感染（如与普通感冒、流行性感冒、肺炎或 HIV 有关的感染）可通过减少嗅觉受体细胞数量、破坏残余受体细胞的纤毛，以及诱导呼吸道上皮细胞替代嗅觉细胞来直接且永久性地损伤嗅觉上皮细胞。慢性鼻窦炎伴嗅觉丧失与疾病的严重程度有关，多数嗅觉丧失发生在鼻窦炎合并鼻息肉时。虽然系统应用糖皮质激素往往可以短期改善嗅觉功能，但通常并不能使嗅觉恢复正常，这意味着存在慢性永久性神经损伤和（或）短期糖皮质激素治疗不能完全缓解炎症。即便是正常上皮细胞的轻微炎症反应也可影响嗅觉功能。

可伴随嗅觉障碍的神经退行性疾病包括 PD、AD、亨廷顿病、唐氏综合征、关岛型帕金森病-痴呆综合征、路易体痴呆（DLB）、多系统萎缩、皮质基底节变性、额颞叶痴呆等。嗅觉障碍也可见于多发性硬化（MS）和特发性快速眼动睡眠行为障碍（iRBD）。PD 的嗅觉障碍通常比临床诊断早至少 4 年。针对此阶段患者的研究发现，其嗅球和迷走神经背核会出现 α-突触核蛋白的异常聚集和路易小体的形成，故帕金森病的神经损伤可能首先累及嗅球。对存在轻微“前驱”症状的 AD 患者进行尸检发现，其嗅觉功能受损越严重，AD 相关病理学改变的级别越高。相较于其他轻度 AD，嗅觉丧失是 DLB 早期更具特征性的临床表现。有趣的是，在进行性核上性麻痹和 1-甲基-4-苯基-1,2,3,6-四氢吡啶（MPTP）诱发的帕金森病中，很少或几乎不存在嗅觉障碍。对于多发性硬化患者，其嗅觉障碍随额叶及颞叶内斑块活动的变化而不同。

iRBD 患者出现嗅觉障碍的比例与 PD 相同，这可能是因为iRBD患者常伴发PD和低钠血症。部分证据证实iRBD可能是PD的早期相关症状。除iRBD以外，快速眼动睡眠行为障碍还可能与发作性睡病相关。近期一项针对发作性睡病伴或不伴快速眼动睡眠行为障碍的患者的研究表明，发作性睡病与嗅觉功能损伤有关，无论是否存在快速眼动睡眠行为障碍。发作性睡病伴猝倒的患者，其脑脊液内食欲肽A（亦称下丘脑分泌素-1）显著减少或几乎无法被检测到（详见第三十章）。下丘脑中含有食欲肽的神经元广泛投射至整个嗅觉神经系统（从嗅上皮到嗅觉皮质），这类神经元投射的破坏可能是发作性睡病患者出现嗅觉功能障碍的潜在机制之一。食欲肽A（下丘脑分泌素-1）滴鼻治疗能改善患者嗅觉功能，进而证实轻度嗅觉障碍不仅是发作性睡病伴猝倒的原发症状，中枢神经系统缺乏食欲肽也可能参与嗅觉丧失的发生。

味觉障碍

绝大多数味觉障碍的患者表现为嗅觉丧失，而非味觉丧失。这是因为大多数味道实际上取决于吞咽过程中对鼻腔后部嗅觉感受器的刺激。如前所述，味蕾只感受基本的味道，如甜、酸、苦、咸和鲜味。因味蕾可再生，且单纯外周损伤累及多种颅神经通路，因此除全身代谢紊乱或使用某些药物外，全部经口味觉严重受损的情况十分罕见。尽管如此，味觉仍可受以下因素的影响：①口腔疾病或牙科器械（如牙龈炎、化脓性涎腺炎）导致难闻的物质释放至口腔内；②促味剂至味蕾的转运障碍（如口舌黏膜干燥、感染、炎症）；③味蕾损伤（如局部创伤、浸润性癌）；④支配味蕾的神经通路出现损伤（如中耳炎）；⑤中枢神经系统损伤（如多发性硬化、肿瘤、癫痫、卒中）；⑥全身代谢紊乱（如糖尿病、甲状腺疾病、药物治疗）。与第Ⅶ对颅神经不同，第Ⅸ对颅神经通路的保护结构相对完善，但医源性介入操作，如扁桃体切除、支气管镜检查、喉镜检查、气管插管和放射治疗可选择性损伤此神经。第Ⅶ对颅神经损伤通常发生于乳突切除、鼓室成形术和镫骨切除术，少数情况下可引起持续的金属味觉。Bell麻痹是导致第Ⅶ对颅神经损伤的最常见原因之一，可引起味觉障碍。在极少数情况下，偏头痛是味觉障碍的前驱症状或先兆，在某些情况下，促味剂可诱发偏头痛发作。有趣的是，味觉障碍可出现在某些口灼伤综合征（BMS，又称舌灼痛或舌痛），如口干和口渴。BMS可能与三叉神经（第Ⅴ对颅神经）的功能障碍有关。目前人们对BMS知之甚少，推测其可治疗的病因包括：①营养不良（如铁、叶酸、维生素B、锌缺乏）；②糖尿病（可能诱发口腔念珠菌病）；③义齿过敏；④义齿或口腔器械导致的机械性刺激；⑤口腔的重复运动（如吐舌、磨牙、牙关紧闭）；⑥颞动脉炎引起的舌缺血；⑦牙周疾病；⑧反流性食管炎；⑨地图舌。

虽然药物对味觉和嗅觉都有负面影响，但药物相关的味觉障碍更常见。事实上，已经有超过250种药物被报道会影响味觉功能。这些药物主要包括抗肿瘤药物、抗风湿药物、抗菌药和降压药。特比萘芬是一种常用的抗真菌药物，它能引起长达3年的味觉障碍。在最近的一项对照研究中，服用艾司佐匹克隆（Lunesta）的患者中，近2/3可出现苦味觉障碍（味觉较正常更苦），尤以女性为著，且与用药后的时间有明显关系，并和血液及唾液中的药物浓度呈正相关。鼻腔内使用含有锌的凝胶和喷雾剂是预防上呼吸道病毒感染的常见非处方药物，可导致嗅觉功能障碍。这类药物是造成嗅觉缺失和嗅觉减退最常见的病因，其在预防感染方面的效益是否超过它们对嗅觉功能的潜在危害尚待研究。抗癌药物可被用于治疗或缓解癌症，但在用药过程中患者常常出现味觉障碍，根据抗癌治疗的不同类型，其加权患病率为56%～76%。预防性应用硫酸锌或氨磷汀来预防抗癌药物引起的味觉障碍，目前已被证明收效甚微。虽然抗癫痫药物偶可用于治疗嗅觉或味觉障碍，但据报道，使用托吡酯可能会引起可逆性味觉和嗅觉丧失。

许多系统性疾病除对嗅觉产生影响外，也会影响味觉，如慢性肾衰竭、终末期肝病、维生素和矿物质缺乏、糖尿病和甲状腺功能减退等。糖尿病患者表现为进行性味觉丧失，首先是不能识别葡萄糖的甜味，后逐渐进展为无法识别其他的甜味剂、咸味刺激，最终累及所有刺激。精神疾病可能与化学感觉器功能异常有关（如抑郁症、精神分裂症、贪食症）。最近一篇关于触觉、味觉和嗅觉幻觉的综述表明，没有一种幻觉体验存在明确的器质性病变。

妊娠期间味觉功能的改变相对特殊。在妊娠的前3个月，对苦味的厌恶和感受苦味的强度有所增加，这可能有助于确保孕妇在胎儿发育的关键阶段避免误食有毒物质。而在妊娠中、晚期，孕妇对盐和苦味的偏好相对增加，可能有助于其摄入必要的电解质以增加体液容量，并鼓励其进行多样化饮食。

临床评估

多数情况下，详细的临床病史有助于明确化学感觉异常的病因，病史应包括性质、起病缓急、持续时间和波动情况等问题。嗅觉和味觉的突然丧失提示头部外伤、缺血、感染或精神疾病的可能，逐渐丧失则提示进行性阻塞性疾病，间断丧失需考虑炎症可能。临床医生还应注意询问患者潜在的诱因，如在症状出现之前是否存在前驱感染（普通感冒或流行性感冒），这些诱因往往没有得到足够的重视。头部外伤、吸烟史、药物滥用和酗酒（如鼻吸可卡因和慢性酒精中毒导致 Wernicke-Korsakoff 综合征）、杀虫剂和其他有毒物质暴露史，以及医疗介入操作史均有助于明确诊断。患者在症状出现之前和症状出现时服用的药物至关重要，因为许多药物可导致化学感觉障碍。此外，还应注意评估与嗅觉障碍相关的合并症，如肾衰竭、肝病、甲状腺功能减退、糖尿病或痴呆。青春期发育迟缓合并嗅觉障碍（伴或不伴中线颅面异常、耳聋和肾畸形），需考虑 Kallmann 综合征可能。了解患者是否存在鼻出血、流涕（清亮、脓性或血性分泌物）、鼻塞、过敏和躯体症状（包括头痛或烦躁），可能有助于定位诊断。与记忆、帕金森症状和癫痫发作（如自动症、短暂性意识丧失、幻觉、似曾相识感）有关的问题，也应详细询问患者。同时不能忽视患者编造主诉和诈病的可能。以上情况可通过强制性选择嗅觉测试进行鉴别。

神经科和耳鼻喉科（ORL）检查，以及大脑和鼻窦成像有助于对嗅觉或味觉障碍患者进行综合评估。神经系统评估应重点关注颅神经功能，尤其要注意颅底和颅内可能存在的病变。视力、视野和视盘检查有助于发现引起颅内压增高（乳头状水肿）和视神经萎缩的颅内占位性病变，尤其是疑诊 Foster Kennedy 综合征时。耳鼻喉科检查应全面评估鼻内结构和鼻黏膜表面。息肉、肿物及鼻甲与鼻中隔的粘连可能会阻碍空气流动至嗅觉感受器，因为仅有不超过 1/5 的吸入空气能够顺利穿过嗅觉系统的裂隙到达感受器。血液检查有助于鉴别如糖尿病、感染、重金属接触、营养缺乏（如维生素 B_6 或 B_{12}）、过敏，以及甲状腺、肝病和肾病。

与其他感觉障碍一样，建议临床医生对患者进行感觉的定量检查。患者的自我感觉可能是错误的，许多主诉嗅觉和味觉功能异常的患者，经检查发现其嗅觉和味觉功能相对于他们的年龄和性别是正常的。嗅觉和味觉的定量检测为工伤赔偿和其他法律索赔提供了有价值的信息，也为准确评估治疗效果提供了途径。市面上有许多标准化的嗅觉和味觉检测，多为评估患者感知和识别气味或味道的能力。例如，在这些检测方法中，应用最广泛的是宾夕法尼亚大学的 40 项气味识别测试（UPSIT），该测试基于近 4000 例正常受试者的数据确立了正常值。评估结果包括两种形式，即绝对功能障碍（分为轻度、中度、重度、完全丧失、可能诈病）和相对功能障碍（根据年龄和性别给出相应功能所在的百分位）。虽然电生理检查可检测嗅觉和味觉中心的电位变化（如嗅觉事件相关电位），但它们需要复杂的电刺激和记录设备，并且很少能提供额外的诊断信息。除电子味觉测试仪外，目前市面上已有味觉测试。大多数测试使用浸有促味剂的滤纸条，因此不需要额外的味觉刺激物。

治疗和管理

鉴于嗅觉和味觉障碍的病理生理学机制不同，因此需要针对患者的病因进行对因治疗。例如，甲状腺功能减退、糖尿病或感染的患者，在纠正对其化学感受器产生不利影响的原发病后，嗅觉和味觉功能即可得到改善。对于大多数以鼻腔和副鼻窦阻塞/空气传入减少为主要表现的患者（如变应性鼻炎、鼻息肉、鼻腔内肿瘤、鼻中隔偏曲等），药物和（或）外科干预往往有效。抗真菌和抗生素治疗可逆转继发于念珠菌病或其他口腔感染的味觉障碍。氯已定漱口水可以减轻咸味或苦味的味觉感知障碍，这可能是由于氯已定漱口水带有强正电荷。在许多药物治疗或疾病过程中，均会出现口腔黏膜过度干燥，人工唾液（如 Xerolube）或口服毛果芸香碱治疗可能有效。其他改善唾液分泌的方法包括使用薄荷糖、糖果或无糖口香糖。调味剂可使食物更美味（如味精），但建议避免过度进食高钠或高糖食物，尤其是既往有高血压或糖尿病的患者。当疑诊药物相关味觉障碍时，可停服可疑药物，代之以其他类型的药物或改变治疗方案。如前所述，药物引起的味觉障碍比嗅觉障碍更多见，已有 250 余种药物被报道存在引起味觉障碍的副作用。然而值得注意的是，许多药物相关的味觉障碍是长期的，且不能通过短期停药逆转。

最近一项针对内镜下鼻窦手术治疗慢性鼻窦炎和嗅觉减退的研究显示，相对于术前嗅觉功能障碍较轻的患者，术前嗅觉功能障碍严重的患者，其在术后随着时间的推移，嗅觉功能有更显著和持续的改善。对于过敏、病毒感染和创伤等导致的鼻腔及鼻窦相关炎症，鼻腔内局部或全身使用糖皮质激素均可改善嗅觉功能。常见用法是口服泼尼松并逐渐减量。目前已有比较局部或全身使用糖皮质激素对嗅觉功能改善作用的研究。研究发现，局部鼻腔内给药的效果一般不如全身给药，但研究并没有比较不同鼻腔给药技术的效果差异。例如，以 Moffet 体位（头部倒置在床边，鼻梁垂直于地面）进行鼻腔内给药是否会更有效。头部外伤后，早期应用糖皮质激素有助于减轻鼻部局部水肿，降低因筛板水平的嗅纤维周围瘢痕组织沉积使病情加重的可能。

对于化学感觉丧失或原发性神经通路损伤的患者，治疗效果有限，但这类患者也可能会自发缓解。一项针对 542 例因各种原因导致嗅觉障碍患者的随访研究显示，约半数患者的嗅觉功能可在 4 年（平均）内出现轻微改善。然而，只有 11%嗅觉丧失的患者和 23%嗅觉减退的患者恢复至与其年龄、性别相匹配的正常嗅觉功能。有趣的是，患者起病时嗅觉功能障碍的严重程度是预测预后的最佳指标，而非其病因。其他预测指标包括年龄，以及初次检查前功能障碍的持续时间。

据一项非盲研究报道，嗅觉减退患者每天睡前和醒时闻强烈的气味（如桉树精、香茅、丁香酚和非苯乙醇等）并持续数月，其嗅觉功能可得到改善。动物实验已经证明其改善嗅觉功能的具体机制：长时间暴露在有气味的环境中会诱导嗅球内神经活动增加。α-硫辛酸（400 mg/d）是许多酶复合物的重要辅助因子，具有抗氧作用，一项非对照研究发现此物质有利于减轻继发于上呼吸道病毒感染的嗅觉丧失，这一结论需要通过对照研究进一步证实。此物质还被认为可有效治疗某些味觉减退和 BMS。

应用锌和维生素 A 治疗嗅觉障碍目前存在争议，二者除了能补充相应的缺乏元素外，似乎没有其他益处。然而，锌已被证明可以改善继发于肝功能不全的味觉障碍，且类视黄醇（生物活性维生素 A 衍生物）对维持嗅觉神经元的活性至关重要。将锌混入化疗药物可预防化疗药物相关的味觉障碍。消化道疾病不仅会影响化学感受器功能，有时还会影响维生素 B_{12} 的吸收，从而导致维生素 B_{12} 的相对缺乏，理论上可造成嗅觉神经障碍。有文献报道维生素 B_2（核黄素）和镁补充剂可辅助治疗偏头痛，而偏头痛又可能与嗅觉功能障碍有关。由于化疗诱发的黏膜毒性和味觉障碍常合并维生素 D 缺乏，因此每天补充维生素 D_3 1000～2000 单位可能对于化疗期间或化疗后出现嗅觉和味觉障碍的患者有益。

据报道，一些药物已成功用于改善嗅觉症状，尽管仍缺乏强有力的循证医学证据以证实其有效性。一项关于茶碱改善嗅觉功能的非对照研究未能解释那些未经治疗的患者嗅觉功能自行恢复的原因。事实上，药物治疗有效的患者与在同时段内自行缓解的患者的比例大致相同（约 50%）。抗癫痫药和某些抗抑郁药（如阿米替林）已被用于治疗嗅觉障碍和幻嗅，尤其是继发于头部外伤的嗅觉异常。但矛盾的是，阿米替林也可导致嗅觉和味觉功能障碍，这可能是由于它的抗胆碱能作用。最近的一项研究表明，给予作用于中枢的乙酰胆碱酯酶抑制剂（多奈哌齐）可改善 AD 患者的嗅觉功能，疗效的评估与基于临床表现的痴呆严重程度评分的整体改变相关。

替代治疗（如针灸、冥想、认知行为疗法和瑜伽）可以帮助患者管理与化学感觉障碍和口腔疼痛综合征相关的不适症状，并缓解相关的社会心理压力。此外，调整饮食和饮食习惯也很重要。通过加强饮食相关的其他感觉体验，如食物的质地、香味、温度和颜色，可以优化患者的整体饮食体验。某些情况下，在食物中添加味精等增味剂可改善口感并增加食欲。

适当的口腔、鼻腔卫生以及常规的牙科护理是保护患者免受口腔和鼻部疾病困扰的重要方法，这些疾病最终会导致化学感觉障碍。医生应当建议患者避免添加过多的糖或盐来补偿他们的味觉障碍。戒烟和停止食用烟草对所有嗅觉和（或）味觉障碍的患者的管理都是必不可少的，应被反复强调。

一个主要且常被忽视的治疗方法来自化学感觉检测本身。由于缺乏家属及医护人员支持，患者可能会认为自己“疯了”，此时明确诊断或排除其存在感觉丧失往往对这类患者的治疗有益。对于症状较轻的患者，可以告知其预后较为乐观。值得重视的是，定量检测结果是将患者的问题放在更全面的角度上分析。因此，在告知老年人检查结果时，应该让他知道，虽然他或她的嗅觉功能不如以前，但仍然优于同龄人的平均水平，这往往具有治疗效果。若无此类检测，很多这样的患者会被简单地告知其正在变老，且无任何干预措施，在某些情况下会导致其抑郁和自尊下降。

第三十五章　听觉障碍

Disorders of Hearing

Anil K. Lalwani　著

（巫凯敏　译）

听力损失是人类最常见的感觉性疾病之一，可见于任何年龄。近 10%的成人患有不同程度的听力损失，且在 65 岁以上的人群中，约有 1/3 听力损失的程度需要助听器辅助。

听觉生理学

外耳和中耳的功能是放大声音，以促进声波的机械能通过内耳毛细胞转换成电信号，这一过程被称为机械传导（图 35-1）。声波进入外耳道可引起鼓膜振动，继发中耳锤骨、砧骨和镫骨振动。内耳充满液体，来自镫骨底板的移动可造成内耳压力改变，在耳蜗基底膜产生行波。鼓膜及中耳听骨链发挥阻抗匹配的作用，可增强自空气介质至内耳液体介质的能量传递效率。

Corti 器位于基底膜上，其毛细胞中的静纤毛与盖膜接触，并在行波作用下发生形变。基底膜的最大位移点由声音刺激的频率决定。高频音调可致近耳蜗基部的基底膜位移最大，而对于低频声音，其最大位移点则朝向蜗顶。

Corti 器的内毛细胞和外毛细胞具有不同的神经支配模式，但两者均为机械感受器。传入神经支配主要与内毛细胞有关，而传出神经支配主要与外毛细胞有关。外毛细胞的运动可改变内毛细胞的微观力学，形成一个耳蜗放大器，这也可解释耳蜗具有精确灵敏度和频率选择性的原因。

自耳蜗开始，中枢听觉通路的各组分均保持着频率特异性，包括：蜗背侧核和蜗腹侧核、斜方体、上橄榄复合体、外侧丘系、下丘、内侧膝状体和听觉皮质。低频时，单个听觉神经纤维可以或多或少地同时对声音刺激产生反应。较高频时，则会出现相位锁定，故神经元可选择性地对声波周期的特定相位发生反应。反应的强度取决于单个神经元的总神经活性、被激活神经元的数量和被激活的特定神经元。

有证据表明，右耳、左耳以及中枢神经系统可以不对称地处理声音。一般而言，声音从外周到中枢听觉系统的加工为对称性。两耳分听测试要求受试者报告呈现给每只耳朵的竞争性声音，其证实了“右耳优势”的存在。此外，大多数个体在辅音-元音音节、爆破辅音和单词的感知方面也存在右耳优势。类似地，尽管在多数情况下，听觉中枢对声音的处理是双侧对称性伴极小侧向化，但对言语的加工则呈侧向化。左侧听觉皮质专门用于言语的识别和生成，右侧半球则负责处理言语的情感和音调。95%～98%的右利手人群和 70%～80%的左利手人群存在左侧半球的言语优势。

听觉障碍

听力损失可由耳廓、外耳道、中耳、内耳或中枢听觉通路的疾病引起（图 35-2）。一般情况下，耳廓、外耳道或中耳的损伤会阻碍声音从外部环境传播到内耳，导致传导性听力损失，而内耳的机械传导或沿第Ⅷ对颅神经至大脑的电信号传导受损则会引起感觉神经性听力损失。

传导性听力损失 外耳、外耳道和中耳结构具有收集和放大声音，以及有效地将声波的机械能传递至充满液体的耳蜗的功能。阻碍声音传播或减弱声能的因素可造成传导性听力损失。耵聍、碎片和异物阻塞外耳道；外耳道内壁肿胀；外耳道闭锁或肿瘤；鼓膜穿孔；听骨链损伤（如长期创伤或感染引起砧骨坏死）；耳硬化；中耳积液、瘢痕或肿瘤，均可造成传导性听力损失。可能与传导性听力损失有关的罕见病因包括内耳畸形或病变，如上半规管裂、侧半规管发育不良、内耳不完全分隔、大前庭导管。

咽鼓管功能障碍在成人中极为常见，并使这类人

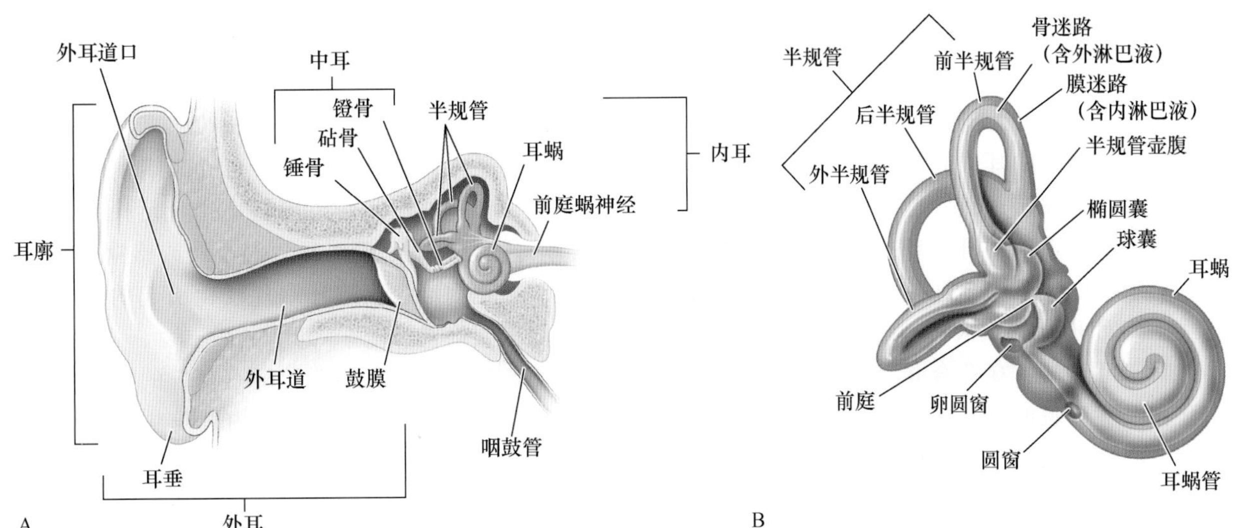

图 35-1　耳部解剖。A. 经修正的外耳和颞骨冠状切面图，可显示中耳和内耳的结构。**B.** 内耳的高分辨率图示

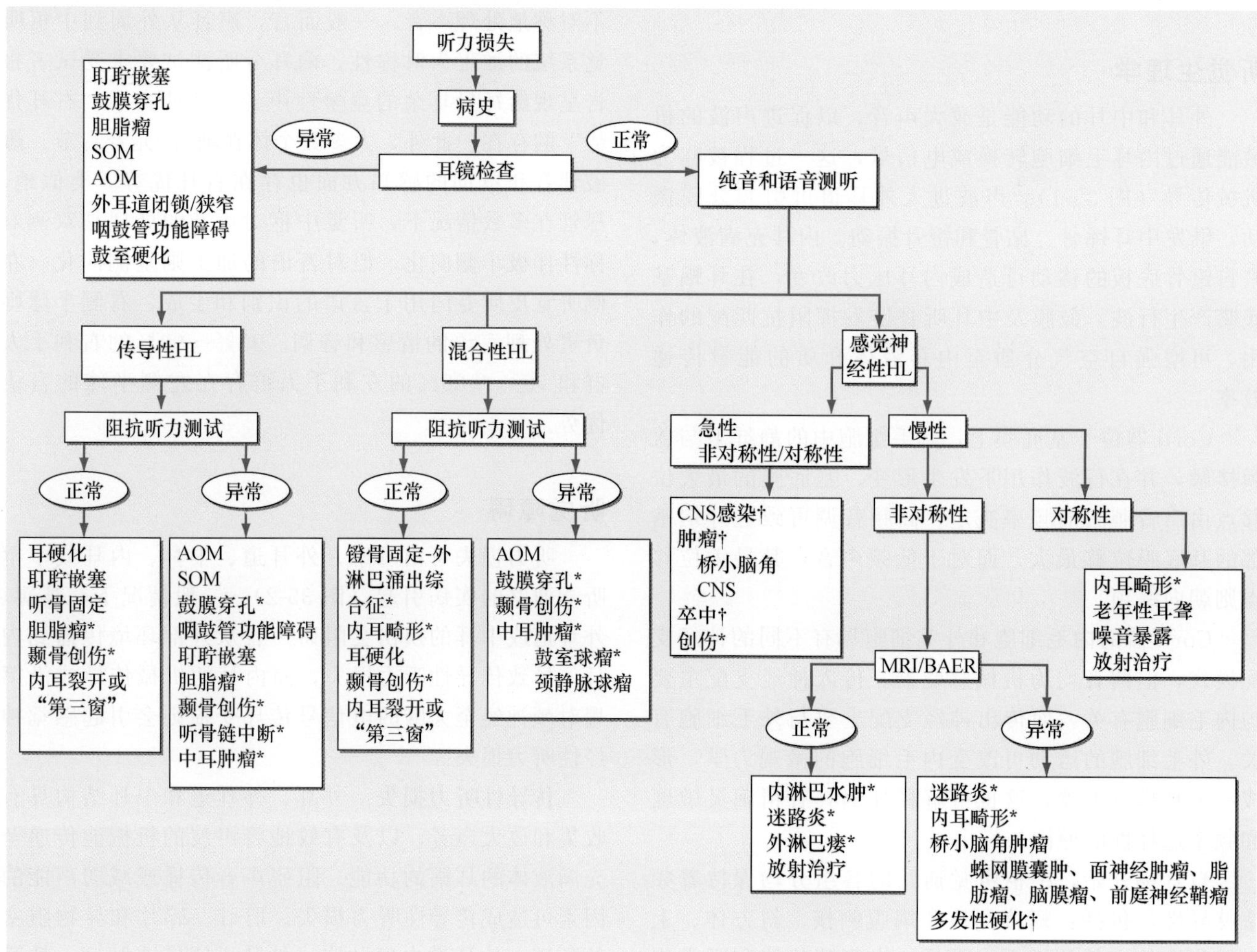

图 35-2 听力损失的鉴别流程图。AOM，急性中耳炎；BAER，脑干听觉诱发反应；CNS，中枢神经系统；HL，听力损失；SOM，浆液性中耳炎。* 颞骨计算机断层扫描；† 磁共振成像

群易患急性中耳炎（AOM）或浆液性中耳炎（SOM）。创伤、AOM和慢性中耳炎是引起鼓膜穿孔的常见原因。虽然小穿孔通常会自行愈合，但较大的缺损往往需要手术干预。鼓膜成形术在修复鼓膜穿孔方面非常有效（＞90％）。耳镜检查通常足以诊断AOM、SOM、慢性中耳炎、耳垢嵌入、鼓膜穿孔和咽鼓管功能障碍。鼓室测量法有助于临床明确这些疾病的诊断。

胆脂瘤是一种由中耳或乳突中的复层鳞状上皮构成的良性肿瘤，好发于成人。这是一种缓慢进展的病变，可破坏骨骼和正常的耳组织。发病机制包括创伤性移植、鳞状上皮通过内陷凹袋侵入、中耳鳞状上皮由穿孔或手术处植入，以及慢性感染和刺激后化生。耳镜检查时常可见鼓膜穿孔合并干酪样白色鳞状碎屑填充。存在阻塞鼓膜的耳息肉时，高度提示胆脂瘤可能。对合适的抗生素治疗无效的耳慢性流脓，应考虑胆脂瘤的可能。听骨侵蚀继发的传导性听力损失十分常见。此破坏性病变需要通过手术消除。

外耳道正常和鼓膜完整的传导性听力损失提示听骨病变或内耳中存在“第三窗”（见下文）。耳硬化时出现的镫骨固定是低频传导性听力损失的常见原因，其为具有不完全外显率的常染色体显性遗传疾病，男女发病率相等。在某些情况下，它可能是成骨不全的一种表现。听力障碍好发于十多岁至四十多岁。对于耳硬化的女性患者，其疾病在妊娠期迅速进展，亦常在此时期首次发生明显的听力损失。助听器或简单的门诊外科手术（镫骨切除术）可使患者的听觉得到充分恢复。当耳硬化病变范围超出镫骨足板并累及耳蜗（耳蜗耳硬化）时，则可导致混合性或感觉神经性听力损失。氟化物治疗预防耳蜗耳硬化引起的听力损失的疗效尚未明确。

引起内耳形成病理性“第三窗”的疾病可造成传导性听力损失。正常情况下，内耳与中耳通过两个主要开口或窗口连接，此窗口亦可作为传导声音的导管，它们分别是椭圆窗和圆窗。内耳周围正常的硬耳骨被侵蚀后会形成第三窗，第三窗处的声能消散是引起“内耳传导性听力损失”的原因。上耳道耳骨侵蚀导致

的上半规管裂综合征可表现为类似于耳硬化的传导性听力损失。常见症状为眩晕，由强声刺激（Tullio 现象）、改变中耳压力的 Valsalva 动作、对耳屏（耳道外部开口前方的软骨）施加正压而激发。患此综合征的患者还会主诉能够听到其眼睛和颈部的移动。较大的颈静脉球或颈静脉球憩室可通过侵蚀前庭水管或后半规管形成“第三窗”，其症状类似于上半规管裂综合征。

感觉神经性听力损失　损伤耳蜗机械传导结构或中断从内耳到大脑的电传导通路可引起感觉神经性听力损失。因此，毛细胞、支持细胞、听觉神经元或中枢听觉通路的损伤均可导致感觉神经性听力损失。Corti 器的毛细胞损伤可由强声刺激、病毒感染、耳毒性药物（如水杨酸盐、奎宁及其合成类似物、氨基糖苷类抗生素、呋塞米和依他尼酸等袢利尿剂，以及肿瘤化疗药物，如顺铂）、颞骨骨折、脑膜炎、耳蜗耳硬化（见上文）、梅尼埃病和衰老引起。内耳先天性畸形可能是一些成人听力损失的原因。遗传易感性单独或与环境暴露的共同作用可能参与疾病的发生（见下文）。

老年性耳聋（年龄相关性听力损失）是成人感觉神经性听力损失的最常见原因。在早期阶段，其特征是对称性、“断崖式”高频听力损失（图 35-3）。随着病情进展，听力损失可累及所有频率。更重要的是，听力损伤伴随着听觉清晰度的显著下降。患者可出现对音位的辨别能力丧失、重振现象（音量异常增大），并且在诸如餐馆和社交场所之类的嘈杂环境中，其分辨言语尤为困难。助听器有助于通过放大靠近听者的声音来增强信噪比。尽管助听器能够放大声音，但它们无法恢复听觉的清晰度。因此，一旦单词识别得分低于 50%，助听器的放大效果对患者听觉恢复的帮助也很有限。当助听器不足以满足患者需求时，即使其听力并未完全丧失，亦可考虑植入人工耳蜗（见下文）。

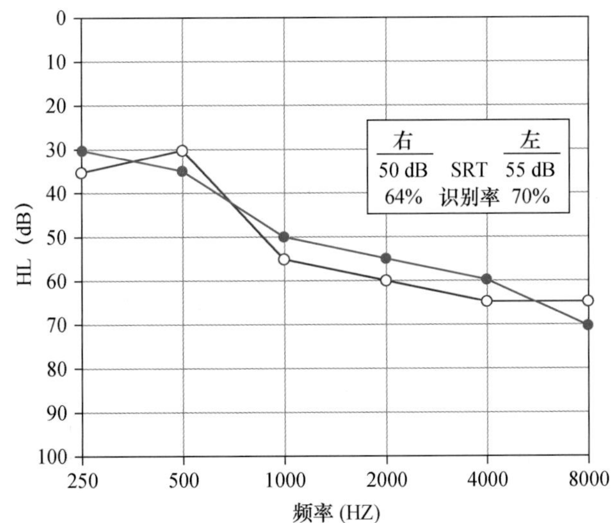

图 35-3　老年性耳聋或年龄相关性听力损失。听力图显示典型老年性耳聋的中重度感觉神经性听力损失。高频听力损失与言语辨别评分降低相关。因此，患者主诉听力清晰度下降，尤其是在嘈杂的背景下。HL，听阈级；SRT，言语接受阈

梅尼埃病的特征是发作性眩晕、感觉神经性听力损失、耳鸣和耳闷胀感。眩晕发作初期可能不伴有耳鸣和（或）耳聋，但是上述症状会随着疾病进展而出现，且在急性发作时加重。梅尼埃病的发病率为 0.5～7.5/1000 人年，最常见于 50 多岁的中年人，但也可见于年轻人或老年人。在组织学上，患者内淋巴系统扩张（内淋巴水肿）导致前庭和耳蜗毛细胞的退化。这可能由感染、创伤、自身免疫性疾病、炎症因素或肿瘤继发的内淋巴囊功能障碍引起。特发性病因所占比例最大，且梅尼埃病最准确的定义即为此类疾病。尽管其可表现为任何类型的听力损失，但以低频、单侧感觉神经性听力损伤最为典型。确诊此病前，应完善磁共振成像（MRI）以排除蜗后病变，如桥小脑角肿瘤或脱髓鞘病变。治疗方案旨在控制眩晕。2 g/d 的低盐饮食是控制旋转性眩晕的主要治疗方法。利尿剂、短疗程的糖皮质激素，以及鼓室内注射庆大霉素可能对病情顽固的患者有辅助治疗效果。针对眩晕的手术治疗只用于药物治疗无效的病例，包括内淋巴囊减压术、迷路切除术和前庭神经切除术。超过 90% 的患者通过迷路切除术和前庭神经切除术均可根除旋转性眩晕。遗憾的是，尚无针对梅尼埃病的听力损失、耳鸣和耳闷胀感的有效治疗方法。

感觉神经性听力损失也可能由影响中枢听觉通路的疾病引起，包括肿瘤、血管性疾病、脱髓鞘、感染、退行性疾病或创伤。HIV 可导致外周和中枢听觉系统病变并且与感觉神经性听力损伤相关。

中枢神经系统的原发性疾病也可以伴有听力障碍。其特点为听力清晰度和言语理解能力的降低远远大于纯音听力的损失。听觉测试结果符合听神经病变，典型表现为正常的耳声发射（OAE）和异常的听觉脑干反应（ABR）（见下文）。听力损失可伴有遗传性感觉运动神经病和遗传性髓鞘疾病。桥小脑角肿瘤（如前庭神经鞘瘤和脑膜瘤）通常表现为非对称性感觉神经性听力损失，且与纯音听力相比，言语理解能力的恶化程度更严重。多发性硬化可伴有单侧或双侧急性听力损失，患者纯音测试常可保持相对稳定，但言语理解能力变化较大。累及后循环的脑血管意外（通常是小脑前下动脉）可造成孤立性迷路梗死，表现为急性听力损失和眩晕，这也可能预示即将发生灾难性基底

动脉梗死。

传导性和感觉神经性听力损失同时存在时称为混合性听力损失。混合性听力损失由同时累及中耳和内耳的病变造成，可见于耳骨和耳蜗的耳硬化、头部创伤、慢性中耳炎、胆脂瘤、中耳肿瘤和部分内耳畸形。

导致颞骨骨折的创伤可能与传导性、感觉神经性或混合性听力损失有关。若颞骨骨折不累及内耳，则可能只会由于鼓膜破裂或听骨链断裂导致传导性听力损失。这些异常均可以通过手术治愈。严重的听力损失和眩晕与累及内耳的颞骨骨折有关。可能出现外淋巴瘘，使内耳液体漏至中耳，并需要手术修复。骨折伴面神经损伤并不罕见。计算机断层扫描（CT）最适合用于评估创伤性颞骨骨折、检查耳道，及明确听骨链的完整性和内耳受累的情况。颞骨骨折伴发的脑脊液漏通常为自限性，预防性使用抗生素的价值尚不确定。

耳鸣被定义为当周围环境中没有声音时，仍可听见声音。它可能表现为嗡嗡声、咆哮声或振铃声，且可能为搏动性（与心跳同步）。耳鸣通常与传导性或感觉神经性听力损失有关，其病理生理学机制尚不清楚。通常可以通过寻找听力损失的病因来确定耳鸣的原因。耳鸣可能是前庭神经鞘瘤等严重疾病的首发症状。搏动性耳鸣需要评估头颅血管系统，以排除血管瘤，如血管球瘤、动脉瘤、硬脑膜动静脉瘘和狭窄动脉病变。SOM也可表现为耳鸣。它经常与颈静脉球病变有关，如大颈静脉球或颈静脉球憩室。

听力损失的遗传学病因

超过半数的儿童听力障碍被认为是遗传性。遗传性听力损伤（HHI）也可能在儿童期后发病。当听力损失是唯一的临床异常时，HHI可被归类为非综合征性，而当听力损失伴有其他器官系统异常时，HHI则为综合征性。近2/3的HHI为非综合征性，其余1/3为综合征性。70%～80%的非综合征性HHI为常染色体隐性遗传（DFNB）；另外15%～20%则是常染色体显性遗传（DFNA）。＜5%为X连锁（DFNX）或线粒体遗传。

目前已明确了超过150个含有非综合征性HHI的基因位点，其中隐性基因位点的数量超过显性基因；已明确的基因见表35-1。听觉基因包括结构蛋白（*MYH9*、*MYO7A*、*MYO15*、*TECTA*、*DIAPH1*）、转录因子（*POU3F4*、*POU4F3*）、离子通道（*KCNQ4*、*SLC26A4*）和间隙连接蛋白（*GJB2*、*GJB3*、*GJB6*）。其中多种基因（包括 *GJB2*、*TECTA* 和 *TMC1*）可导致常染色体显性及隐性遗传的非综合征性HHI。一般而言，与显性基因相关的听力损失在青春期或成年期发病，其严重程度不同，且病情随着年龄的增长而进展，然而与隐性遗传相关的听力损失为先天性，且听力损失严重。间隙连接蛋白26是 *GJB2* 基因的产物，因其与近20%的儿童耳聋病例有关而具有重要临床意义，半数儿童遗传性耳聋与 *GJB2* 基因相关。2个移码突变（35delG和167delT）与＞50%的儿童遗传性耳聋相关。但是，诊断 *GJB2* 相关的隐性遗传耳聋仅筛查这两种突变是不够的，需要对全部基因进行测序。167delT突变在德裔犹太人中非常高发，在这类人群中，1765人中约有1人是纯合子且因此发病。同一家族中不同成员的听力损失程度可能不同，这提示存在其他基因或因素影响听觉表型。

除了 *GJB2* 之外，一些其他非综合征性基因也与年龄相关性听力损失有关。遗传学对老年性耳聋的作用也愈加清晰。对氨基糖苷类抗生素耳毒性的敏感性可通过线粒体突变进行母系传递。噪声诱发听力损失的易感性也可以通过遗传学明确。

目前有超过400种综合征性听力损失，包括Usher综合征（色素性视网膜炎和听力损失）、Waardenburg综合征（色素异常和听力损失）、Pendred综合征（甲状腺器官缺陷和听力损失）、Alport综合征（肾病和听力损失）、Jervell及Lange-Nielsen综合征（QT间期延长和听力损失）、神经纤维瘤病2型（双侧听神经鞘瘤）和线粒体疾病［线粒体脑病伴乳酸性酸中毒及卒中样发作（MELAS）；肌阵挛型癫痫伴破碎红纤维（MERRF）；进行性眼外肌麻痹（PEO）］（表35-2）。

临床诊治路径：听觉障碍

评估主诉为听觉异常的患者的目标是确定：①听力损伤的性质（传导性、感觉神经性或混合性）；②听力损伤的严重程度（轻度、中度、重度或极重度）；③听力损伤的解剖学定位（外耳、中耳、内耳或中枢听觉通路）；④病因。通过采集病史，应了解患者听力损失的特征，包括耳聋的持续时间、单侧还是双侧受累、起病性质（突发或是隐匿起病）和进展速度（急骤或是缓慢）。还应注意耳鸣、眩晕、失衡、耳闷、耳漏、头痛、面神经功能障碍和头颈部感觉异常的症状。头外伤、接触耳毒性药物、职业或娱乐性噪音暴露，以及听力障碍家族史的相关信息同样重要。突发单侧听力损失伴或不伴有耳鸣可

表 35-1 遗传性听觉障碍基因

名称	基因	功能
常染色体显性遗传		
	CRYM	甲状腺素结合蛋白
DFNA1	*DIAPH1*	细胞骨架蛋白
DFNA2A	*KCNQ4*	钾离子通道
DFNA2B	*GJB3*（*Cx31*）	缝隙连接
DFNA3A	*GJB2*（*Cx26*）	缝隙连接
DFNA3B	*GJB6*（*Cx30*）	缝隙连接
DFNA4	*MYH14*	非肌肉肌球蛋白Ⅱ型
	CEACAM16	细胞黏附分子
DFNA5	*DFNA5*	未知
DFNA6/14/38	*WFS1*	跨膜蛋白
DFNA8/12	*TECTA*	盖膜蛋白
DFNA9	*COCH*	未知
DFNA10	*EYA4*	发育基因
DFNA11	*MYO7A*	细胞骨架蛋白
DFNA13	*COL11A2*	细胞骨架蛋白
DFNA15	*POU4F3*	转录因子
DFNA17	*MYH9*	细胞骨架蛋白
DFNA20/26	*ACTG1*	细胞骨架蛋白
DFNA22	*MYO6*	非常规肌球蛋白
DFNA23	*SIX1*	发育基因
DFNA25	*SLC17AB*	囊泡谷氨酸转运体
DFNA28	*TFCP2L3*	转录因子
DFNA36	*TMC1*	跨膜蛋白
DFNA41	*P2RX2*	嘌呤能受体
DFNA44	*CCDC50*	表皮生长因子介导的信号传导效应器
DFNA48	*MYO1A*	非常规肌球蛋白
DFNA50	*MIRN96*	微 RNA
DFNA51	*TJP2*	紧密连接蛋白
DFNA56	*TNC*	细胞外基质蛋白
DFNA64	*SMAC/DIABLO*	线粒体促凋亡蛋白
常染色体隐性遗传		
DFNB1A	*GJB2*（*CX26*）	缝隙连接
DFNB1B	*GJB6*（*CX30*）	缝隙连接
DFNB2	*MYO7A*	细胞骨架蛋白
DFNB3	*MYO15*	细胞骨架蛋白
DFNB4	*PDS*（*SLC26A4*）	氯/碘转运蛋白
DFNB6	*TMIE*	跨膜蛋白
DFNB7/B11	*TMC1*	跨膜蛋白
DFNB9	*OTOF*	膜泡运输
DFNB8/10	*TMPRSS3*	跨膜丝氨酸蛋白酶
DFNB12	*CDH23*	细胞间黏附蛋白
DFNB15/72/95	*GIPC3*	含 PDZ 结构域的蛋白
DFNB16	*STRC*	静纤毛蛋白
DFNB18	*USH1C*	未知
DFNB21	*TECTA*	盖膜蛋白
DFNB22	*OTOA*	胶质附着于非感觉细胞
DFNB23	*PCDH15*	形态发生与黏附
DFNB24	*RDX*	细胞骨架蛋白
DFNB25	*GRXCR1*	蛋白质的可逆性 S-谷胱甘肽化
DFNB28	*TRIOBP*	细胞骨架组织蛋白
DFNB29	*CLDN14*	紧密连接
DFNB30	*MYO3A*	混合运动信号肌球蛋白
DFNB31	*WHRN*	含 PDZ 结构域的蛋白
DFNB35	*ESRRB*	雌激素受体 β 蛋白
DFNB36	*ESPN*	钙不敏感型肌动蛋白结合蛋白
DFNB37	*MYO6*	非传统肌球蛋白
DFNB39	*HFG*	肝细胞生长因子
DFNB42	*ILDR1*	含免疫球蛋白样结构域的受体
DFNB48	*CIB2*	钙整合素结合蛋白
DFNB49	*MARVELD2*	紧密连接蛋白
DFNB53	*COL11A2*	胶原蛋白
DFNB59	*PJVK*	锌结合蛋白
DFNB61	*SLC26A5*	马达蛋白质
DFNB63	*LRTOMT/COMT2*	推测的甲基转移酶
DFNB66/67	*LHFPL5*	四次穿膜蛋白
DFNB70	*PNPT1*	线粒体 RNA 导入蛋白
DFNB74	*MSRB3*	蛋氨酸亚砜还原酶
DFNB77	*LOXHD1*	静纤毛蛋白
DFNB79	*TPRN*	未知
DFNB82	*GPSM2*	G 蛋白信号调节剂
DFNB84	*PTPRQ*	Ⅲ型受体样蛋白酪氨酸磷酸酶家族
DFNB86	*TBC1D24*	GTP 酶激活蛋白
DFNB88	*ELMOD3*	GTP 酶激活蛋白
DFNB89	*KARS*	赖氨酸 tRNA 合成酶
DFNB91	*GJB3*	缝隙连接
DFNB93	*CABP2*	钙结合蛋白
DFNB98	*TSPEAR*	含癫痫相关重复序列的蛋白
	SERPINB6	蛋白酶抑制剂

能提示内耳病毒感染、前庭神经鞘瘤或卒中。患有单侧听力损失（感觉性或传导性）的患者通常会主诉听力下降、声音定位不佳，以及难以在有背景噪音时听清声音。进行性加重的听力障碍常见于耳硬化、噪音诱发听力损失、前庭神经鞘瘤或梅尼埃病。小前庭神经鞘瘤的典型表现为非对称性听力障碍、

表 35-2 遗传性综合征性听力损伤基因

综合征	基因	功能
Alport 综合征	*COL4A3-5*	细胞骨架蛋白
腮-耳-肾（BOR）综合征	*EYA1*	发育基因
	SIX5	发育基因
	SIX1	发育基因
Jervell 及 Lange-Nielsen 综合征	*KCNQ1*	延迟整流钾通道
	KCNE1	延迟整流钾通道
Norrie 病	*NDP*	细胞间连接
Pendred 综合征	*SLC26A4*	氯/碘转运体
	FOXI1	*SLC26A4* 转录激活因子
	KCNJ10	内向整流钾通道
Treacher Collins 综合征	*TCOF1*	核质转运
	POLR1D	RNA 聚合酶Ⅰ、Ⅲ的亚单位
	POLR1C	RNA 聚合酶Ⅰ、Ⅲ的亚单位
Usher 综合征	*MYO7A*	细胞骨架蛋白
	USH1C	未知
	CDH23	细胞间黏附蛋白
	PCDH15	细胞黏附分子
	SANS	Harmonin 相关蛋白
	CIB2	钙整合素结合蛋白
	USH2A	细胞黏附分子
	VLGR1	G 蛋白偶联受体
	WHRN	含 PDZ 域的蛋白
	CLRN1	细胞突触蛋白？
	PDZD7	含 PDZ 结构域的蛋白
Waardenburg 综合征Ⅰ型、Ⅲ型	*PAX3*	转录因子
Waardenburg 综合征Ⅱ型	*MITF*	转录因子
	SNAI2	转录因子
Waardenburg 综合征Ⅳ型	*EDNRB*	内皮素 B 受体
	EDN3	内皮素 B 受体配体
	SOX10	转录因子

耳鸣和失衡（很少伴有眩晕）；当肿瘤较大时，可伴随颅神经病变，特别是三叉神经或面神经病变。除了听力损失外，梅尼埃病还可能表现为阵发性眩晕、耳鸣和耳闷。耳漏引起的听力损失很可能继发于慢性中耳炎或胆脂瘤。

耳的检查范围应包括耳廓、外耳道和鼓膜。老年人的外耳道通常干燥、脆弱，最好用壁挂式吸引器或耵聍环清洁耵聍，并避免冲洗。在检查鼓膜时，鼓膜的外观比光锥反射存在与否更重要。除紧张部（鼓膜的下 2/3）外，还应检查锤骨短突上方的松弛部（鼓膜的上 1/3），内陷凹袋可能是提示慢性咽鼓管功能障碍或胆脂瘤的证据。耳道鼓气是评估鼓膜活动性和顺应性所必需的检查。此外，还需要仔细检查鼻部、鼻咽部及上呼吸道。若发现单侧浆液性积液，应进一步对鼻咽部进行纤维镜检查以除外肿瘤。检查颅神经时，尤其要重视对面神经和三叉神经进行评估，因其是桥小脑角肿瘤的常见受累部位。

Rinne 和 Weber 音叉试验采用 512 Hz 音叉，被用于筛查听力损失、鉴别传导性听力损失和感觉神经性听力损失，以及验证听力学评估的结果。Rinne 试验比较气导听力和骨导听力。首先将振动音叉的双臂置于外耳道开口附近，然后将音叉柄放在乳突部，直接接触时，可将其放在牙齿或义齿上。患者被要求比较气导听力与骨导听力的强弱。正常时和存在感觉神经性听力损失时，气导听力强于骨导听力；而当存在≥30 dB 的传导性听力损失时（见下文的“听力学评估”），骨导听力强于气导听力。Weber 试验则是将振动音叉的柄放置在头部中线处，然后询问患者两耳听到的声音一样强还是有一边比另一边更强。单侧传导性听力损失可在患耳侧听见骨导声。单侧感觉神经性听力损失，则在健耳侧听到骨导声。两耳之间 5 dB 的声音强弱差异是辨别声源方位所必需的。

听力的实验室检查

听力学评估 听力损失的听力学评估内容至少应包括对纯音空气传导和骨传导阈值、言语接受阈值、单词识别分数、鼓室图、声反射和声反射衰减的测量。这些检查内容可对整个听觉系统进行筛查评估，并协助医生决定是否需要进一步检查，以区分感觉性（耳蜗）听力损失和神经性（耳蜗后）听力损失。

纯音测听法 用于评估受检耳对纯音的听敏度。检查由测听师在隔音室中进行。纯音刺激由纯音听力计产生，该电子设备可提供不同强度、不同频率（通常为 250～8000 Hz）的纯音。通过此方法可测定双耳气导及骨导听阈。受检者佩戴气导耳机，通过予受检耳经空气传导的声音刺激以确定其气导听阈。骨导听阈则通过将振动音叉柄或骨导振荡器置于受检者头部测得。当受检者存在听力损失时，需对非受检耳施加广谱噪声掩盖，使受检者基于受检耳对声音的感知而作出反应。

受试者的反应以分贝为单位衡量。听力图是听阈值相对于频率的分贝强度图。分贝（dB）等于患者达到听阈所需的声压与听力正常者达到听阈所需的声压之比的对数乘以 20。因此，6 dB 的变化表示声压加倍，20 dB 的变化意味着声压变化了 10 倍。声音的响度取决于声音的频率、强度和持续时间，声压强度每增加约 10 dB 时，响度加倍。另一方面，音高与频率没有直接关系。低频与高频时人体对音高的感知变化较小。中音区对人类言语十分重要，在此区间音高随频率变化地更快。

纯音测听法可用于证实听力损伤的存在并评估其严重程度，明确是单侧或双侧受累，以及听力损失类型。较大软性成分造成的传导性听力损失（常见于中耳积液）主要导致较高频率时的听阈升高。而因较大硬质结构导致的传导性听力损失（如早期耳硬化时出现的镫骨足板固定）可造成较低频率时的听阈升高。通常情况下，传导性听力损失累及所有频率，表明软硬结构同时存在。一般而言，感觉神经性听力损失（如老年性耳聋）对高频声音的影响大于低频声音（图 35-3），但梅尼埃病除外，其典型表现为低频感觉神经性听力损失。噪声诱发的听力损失具有特异性听力损伤模式，其对 4000 Hz 声音的损失程度超过更高频的声音。高频声音受累是前庭神经鞘瘤的特征，但其也可以表现为任意模式的听力损失。

言语识别比纯音辨别需要更加同步的神经元放电。言语测听法可检查听觉的清晰度。言语接受阈（SRT）被定义为言语被识别为有意义符号的声音强度，通过以相等重音呈现双音节词的每个音节测得。患者可以正确重复一半单词的声音强度即为 SRT。一旦明确 SRT，可通过比 SRT 强 25～40 dB 的声音呈现单音节词，以检查患者的辨别能力或单词识别能力。这些单词均为音位平衡词，音位（言语声）在音位平衡词表中出现的频率与其出现在日常会话中的频率相同。听力正常者或传导性听力损失患者可以正确地重复 88%～100% 的音位平衡词。患有感觉神经性听力损失的患者则存在不同程度的辨别能力障碍。一般而言，与耳蜗病变相比，神经系统病变会产生更严重的辨别障碍。例如，患有轻度非对称性感觉神经性听力损失的患者，若其辨别能力出现预料之外的恶化，则需考虑前庭神经鞘瘤的可能。对略强于 SRT 的言语辨别能力的恶化，亦提示第Ⅷ对颅神经或中枢听觉通路病变。

鼓室测量法 测量中耳对声音的阻抗，可用于诊断中耳积液。鼓室图是阻抗或顺应性随耳道内压力改变而变化的示意图。正常情况下，中耳在大气压力下顺应性最大，当压力增加或减少时，顺应性都会降低（A 型），这种模式可见于听力正常或存在感觉神经性听力损失的人群。顺应性不随压力改变而变化，则提示中耳积液（B 型）。正如咽鼓管阻塞造成中耳负压一样，在耳道内负压的情况下顺应性最大（C 型）。鼓室图上无法获得顺应性最高点最常见于听骨链不连续（A_d 型）。在耳硬化中，可见最大顺应性峰值降低（A_s 型）。

鼓室测量时，强音可引起镫骨肌收缩。可观察到中耳顺应性随镫骨肌的收缩而变化。这种声反射存在与否对于确定听力损失的病因以及面神经麻痹的解剖学定位十分重要。声反射可以帮助区分由耳硬化引起的传导性听力损失和由内耳“第三窗”引起的传导性听力损失：前者不存在此反射，但后者存在。感觉神经性听力损失的患者出现正常或升高的声反射阈值提示为耳蜗性听力损失。感觉神经性听力损失时，声反射消失不能定位病变部位。声反射衰减的评估有助于区分感觉性和神经性听力损失。神经性听力损失（如前庭神经鞘瘤）声反射随时间适应或衰减。

由外毛细胞形成的耳声发射（OAE）只能通过将麦克风置于外耳道内测得。OAE 可以是自发或通过声音刺激诱发。存在 OAE 意味着 Corti 器的外毛细胞完好，OAE 还可用于评估听阈，以及鉴别感觉性和神经性听力损失。

听觉诱发反应 耳蜗电描记术可测量耳蜗和听神经中最早产生的诱发电位。记录到的感受器电位包括由 Corti 器外毛细胞产生的耳蜗微音电位以及由内毛细胞对声音刺激产生的总和电位。在耳蜗电描记术过程中，也可记录到代表第一级神经元复合放电的全神经动作电位。此项检查被用于临床诊断梅尼埃病，此病表现为总和电位与动作电位比值升高。

脑干听觉诱发反应（BAER），也称为听觉脑干反应（ABR），可用于鉴别感觉神经性听力损失的部位。在声音刺激下，沿外周和中枢听觉通路的不同位点可产生 5 个不同的电位，可通过头皮表面电极记录并利用计算机求平均值以明确。在患者不能或无法给出可靠的听觉阈值时，BAER 具有临床辅助价值。此项检查还用于评估各种临床情况下听神经和脑干的完整性，包括术中监测和脑死亡的判断。

前庭诱发的肌电位（VEMP）检查可引出前庭颈反射，其传入信号由球囊内的声波敏感细胞产生，通过前庭下神经传导。VEMP 是在强声刺激下于收缩状态的胸锁乳突肌表面记录到的双相、潜伏期短的反应。早期和晚期梅尼埃病、前庭神经炎、良性阵发性位置性眩晕和前庭神经鞘瘤患者的 VEMP 可能减少或缺失。另一方面，上半规管裂、其他内耳裂和外淋巴瘘患者的 VEMP 阈值可能降低。

影像学检查 放射检查的选择很大程度上取决于检查目的，即旨在评估外耳、中耳和内耳的骨性解剖结构，还是对听神经和大脑进行成像。0.3～0.6 mm 层厚的颞骨矢状位及冠状位 CT 是确定外耳道口径、听骨链完整性以及是否存在中耳或乳突疾病的理想选择，它还可用于检测内耳畸形。CT 也是检测慢性中耳炎和胆脂瘤骨侵蚀的最优检查。确定上半规管以上的骨裂或缺失需要在上半规管平面上进行重建。MRI 对于蜗后病变的显像优于 CT，如前庭神经鞘瘤、脑膜瘤、桥小脑角的其他病变、脑干脱髓鞘病变和颅内肿瘤。CT 和 MRI 都能够在患者进行人工耳蜗植入术前识别内耳畸形并评估耳蜗通畅性。

治疗　听觉障碍

传导性听力损失通常适合通过手术治疗，而感觉神经性听力损失则往往采取药物治疗。耳道闭锁可以通过外科手术进行修复，常可显著改善听力。慢性中耳炎或创伤引起的鼓膜穿孔可以通过门诊鼓室成形术进行修复。类似地，与耳硬化相关的传导性听力损失可通过镫骨切除术治疗，超过 95%的患者可被成功治愈。鼓膜置管术可以使中耳积液患者的听力迅速恢复。对于传导性听力损失的患者，助听器是有效且耐受性良好的治疗方法。

轻度、中度和重度感觉神经性听力损失的患者可规律使用不同构型和强度的助听器进行康复。优化后的助听器可提供更高的保真度且已微型化。目前新一代助听器可以完全放于耳道内，从而减少使用助听器相关的羞耻感。听力损伤越严重，听觉康复所需的助听器往往越大。数字助听器可对声音进行个体化处理，佩戴者耳内的麦克风具有全向性和定向性模式，有助于患者适应嘈杂环境。由于所有助听器均既放大言语，也放大噪声，故彻底解决这一问题的唯一方法是将麦克风放置在离讲话者比噪声源更近的位置。若要求将助听器设计为独立且美观的装置，这种解决方法并不可行。使用助听器进行康复的明显局限性是尽管它能够通过放大效应增强患者对声音的检测能力，但它无法恢复因老年性耳聋而丧失的听觉清晰度。

单侧耳聋患者在声音定位方面存在困难，并且在背景噪声中，其听觉清晰度降低。这类患者可能受益于对传式（CROS）助听器，其麦克风放置在听力受损侧，接收的声音被传送至放置于对侧耳上的接收器。使用骨锚式助听器（BAHA）可以获得相同的效果，其将嵌合助听装置的螺钉固定在听力受损侧的颅骨内。如同 CROS 助听器，BAHA 将声音信号传递到对侧耳，但它是通过振动颅骨来实现。单侧耳极重度耳聋且另一侧较好的耳也存在一定程度的听力丧失患者是 BICROS 助听器的适用人群，它与 CROS 助听器的不同之处在于患者听力较好侧耳佩戴助听器，而不仅仅是接收器。遗憾的是，虽然 CROS 和 BAHA 助听器效果不错，但它们并不能重建耳聋侧的听力。只有人工耳蜗可以恢复耳聋侧的听力（见下文）。越来越多的人工耳蜗被用于治疗单侧耳聋患者。早期研究显示，植入人工耳蜗不仅可以恢复听力，还可以提高背景噪音下的声音定位和性能。

许多场合下（包括讲座和剧院）听力损失患者可以获益于辅助设备，这些辅助设备是基于使麦克风离讲者的距离比离任何噪声源更近的原理。辅助设备包括红外和调频（FM）传输，以及房间周围的电磁回路，使声音传至个体佩戴的助听器。带有电感线圈的助听器也可通过相同的方式与适配的电话一起使用。

如果助听器不足以恢复听力，可考虑植入人工耳蜗（图 35-4）。人工耳蜗植入的标准包括重度至极重度听力损失，且在最佳助听条件下句子认知测试得分≤40%。全世界有超过 30 万例听力损失患者接受了人工耳蜗植入。人工耳蜗是神经假体，可以将声能转换为电能，从而直接兴奋第Ⅷ对颅神经的听感觉。大多数极重度听力损伤患者存在听觉毛细胞丢失，但其第Ⅷ对颅神经听觉神经节细胞功能尚存。人工耳蜗包括通过圆窗插入耳蜗的电极、提取言语听觉要素以转换为电流的语音处理器，以及通过皮肤传输电能的装置。植入人工耳蜗的患者将感受到装置有助于言语阅读、允许开放式单词识别，并有助于自我声音的调整。在植入后的前 3～6 个月内，成人患者往往可以在没有视觉提示的情况下理解言语的意思。通过使用新一代的多通道人工耳蜗，近 75%的患者能够通过电话进行交谈。

美国食品药品监督管理局（FDA）最近批准了第一种用于治疗高频听力损失的混合型人工耳蜗。老年性耳聋的患者通常具有正常的低频听力，但存在与清晰度受损相关的高频听力损失，且通过助听器不能充分地恢复听力。然而因其残存听力过多，故这类患者并不适合使用传统的人工耳蜗。混合型人工耳蜗专为此类患者群体设计，它具有比传统人工耳蜗更短的电极，因此可以无创植入，从而不损害低频听力。使用混合型人工耳蜗的患者可利用其自身的天然低频“声学”听力，并依靠人工耳蜗提供的“电”高频听力。植入混合型人工耳蜗的患者在安静和嘈杂的背景下进行语音测试时均表现得更好。

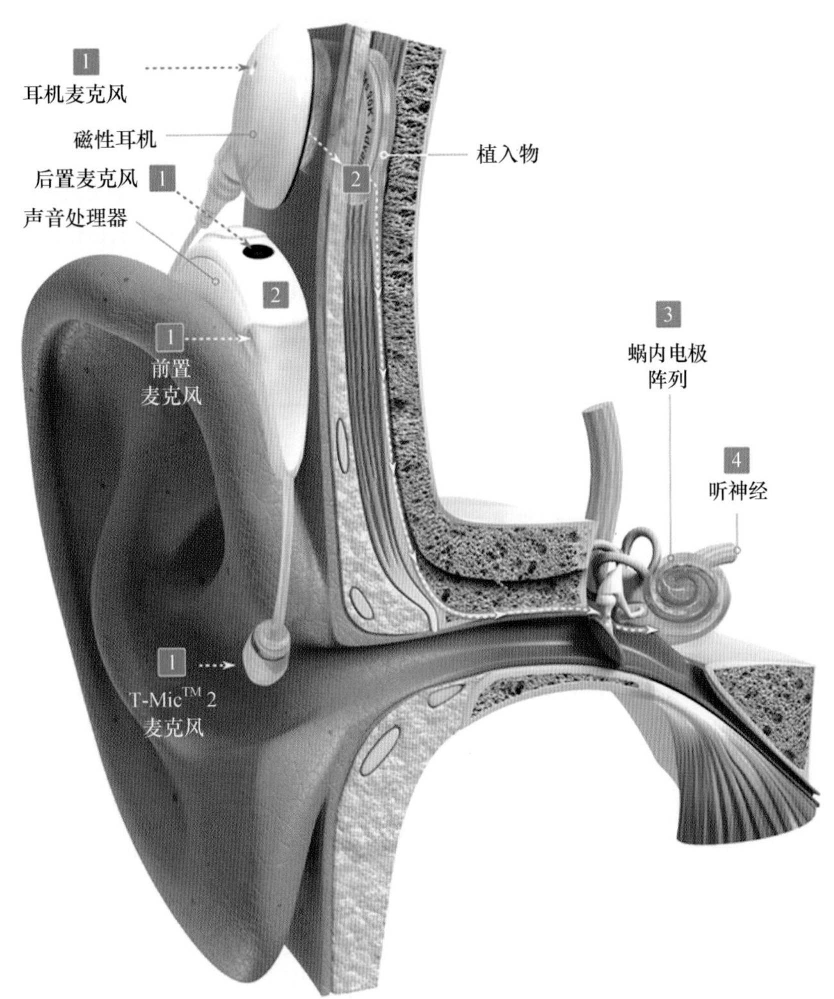

图 35-4 人工耳蜗由佩戴在耳部的外置麦克风和言语处理器，以及植入在颞肌下方的接收器组成。内部接收器连接至通过手术放置在耳蜗中的电极

对于因创伤或双侧前庭神经鞘瘤（如神经纤维瘤病 2 型）导致第Ⅷ对颅神经受损的患者，放置在耳蜗核附近的脑干人工耳蜗可以恢复其听觉。

耳鸣常与听力损失伴随出现。作为背景噪音，耳鸣会降低听力障碍者的言语理解能力。耳鸣的治疗通常旨在尽量减少耳鸣的主观感受。通过背景音乐掩盖可以缓解耳鸣。助听器也有助于抑制耳鸣，耳鸣掩蔽器是能够向患侧耳呈现比耳鸣听起来更舒服的声音的一种装置，它同样有助于缓解耳鸣。使用耳鸣掩蔽器之后通常可抑制耳鸣数小时。抗抑郁药已被证明有助于患者适应耳鸣。

环境中不必要噪声的减少（如无线电或电视）可通过增强信噪比使听力障碍患者从中获益。读唇语有助于言语理解。因此，听力受损者应处于坐位，这样光线可以很好地照亮说话者的脸，并有助于听者看清。尽管言语应是响亮、清晰的声音，但是应注意，对于一般的感觉神经性听力损失患者，尤其是听力障碍的老年人，这种声音可因重振现象（对响亮声音的异常感知）而造成患者不适。综上所述，若沟通双方缺乏充分且全神贯注的参与，则难以达到最佳的沟通效果。

预防

通过对 AOM 进行及时、足疗程的抗生素治疗，以及对持续≥12 周的中耳积液患者使用鼓膜造孔管对中耳进行通气可以预防传导性听力损失。通过严密监测血清中药物峰值和谷值水平可以在很大程度上预防由于氨基糖苷类抗生素引起的前庭功能丧失和耳聋。

约 1000 万美国人患有噪声诱发的听力损失，2000 万人在工作时暴露于噪声危害。通过避免暴露于响亮噪声、常规使用耳塞或充满流体的耳罩以减弱强声，可以防止噪声诱发的听力损失。表 35-3 列出了各种环境声音的响度级别。噪声诱发听力损失的高风险活动，

表 35-3 普通环境噪声的响度级别	
来源	分贝（dB）
能听见的最小声音	0
耳语	30
正常对话	55～65
汽车穿梭的马路上	85
OSHA 要求监测的起始值	**90**
风镐	95
离地铁约 60 m 处	95
电动割草机	107
电锯	110
令人不适的声音	**125**
离喷气发动机约 30 m 处	140
12 号猎枪	165
能听到的最大声音	194

包括使用电气设备进行木材和金属加工，以及使用小型枪械进行打靶练习或狩猎。所有内燃机和电动发动机，包括吹雪机和吹叶机、雪地摩托车、舷外挂机和链锯都需要使用听力保护器保护操作者。实际上，所有噪声引起的听力损失都可以通过教育来预防，应在青少年时期之前开始对人群进行教育。超过 8 h、平均 85 dB 的声音暴露，美国职业安全和健康管理局（OSHA）就会要求工作场所采取听力保护措施。OSHA 要求在这种嘈杂环境中的工作人员享有听力监测和保护计划，包括就业前筛查、年度听力评估和强制使用听力保护器。OSHA 限制工作者暴露于 85 dB 以上的强声工作环境中，一旦超过此阈值，响度每增加 5 dB，工作者被允许的暴露时间必须减半，如暴露于 90 dB 中，要求工作时长上限为 8 h，95 dB 则为 4 h，而 100 dB 则为 2 h（表 35-4）。

表 35-4 OSHA 每日允许的噪声暴露级别	
声音级别	每日持续时间（h）
90	8
92	6
95	4
97	3
100	2
102	1.5
105	1
110	0.5
115	≤0.25

注：脉冲噪声或冲击噪声的暴露不能超过 140 dB

引自 https://www.osha.gov/pls/oshaweb/owadisp.show_document?p_table=standards&p_id=9735

第三十六章　咽痛、耳痛和上呼吸道症状

Sore Throat, Earache, and Upper Respiratory Symptoms

Michael A. Rubin, Larry C. Ford, Ralph Gonzales 著
（尹伊楠　王熙　智慧　译）

上呼吸道感染（URI）对公共卫生有着巨大的影响，是患者在初级医疗机构就诊的主要病因之一，尽管通常症状轻微，但因其高发病率和传播率，使其成为误工误学的主要原因。虽然其中仅有部分病例（约 25%）是由细菌感染引起，但在美国，URI 是门诊使用抗生素的主要疾病。抗生素的大量应用导致社区获得性病原体（如肺炎链球菌）耐药性的上升，对公共卫生产生巨大影响。

尽管大多数 URI 是由病毒引起，但较难将其与细菌感染相鉴别。细菌和病毒感染的症状和体征往往并无差异。在统一、便捷的检验方法普及前，急性感染主要依据临床表现诊断。在此情况下，合理使用抗生素、避免潜在的抗生素滥用对临床医生而言确是一种挑战。

非特异性上呼吸道感染

非特异性 URI 是一组疾病的统称，它们共同构成美国门诊就诊的主要原因。根据定义，非特异性 URI 并无明确的发病部位。该病由多种疾病名称共同定义，包括急性感染性鼻炎、急性鼻咽炎、急性鼻炎、急性鼻黏膜炎及普通感冒。

病因学

URI 的病原体及临床表现具有多样性。几乎所有非特异性 URI 均由多个病毒家族及多种抗原表型的病毒引起。例如，鼻病毒是上呼吸道感染最常见的病原体（占 30%～40%），其至少有 100 种免疫表型。其他病原体包括流感病毒（3 种免疫表型）、副流感病毒（4 种免疫表型）、冠状病毒（至少 3 种免疫表型）和腺病毒（47 种免疫表型）。呼吸道合胞病毒（RSV）是儿科患者常见的病原体，亦可致老年及免疫功能低下人群发病。每年均有少部分成人患者因通常不引起上呼吸道感染的病毒致病，如肠道病毒、风疹病毒和

水痘带状疱疹病毒等。虽然新的诊断方法［如鼻咽拭子聚合酶链反应（PCR）］可检测出病原，但治疗的选择仍有限，同时也有相当一部分病例无法明确其病原。对于健康成人，一般不需要进行临床诊断之外的特定诊断性检查。

临床表现

非特异性 URI 的症状和体征与其他 URI 相似，但没有特定的解剖定位（如定位于鼻窦、咽部或下呼吸道）。非特异性 URI 通常表现为急性、轻度的自限性卡他症状，平均持续时间约 1 周（2～10 天）。即使由同一种病毒引起，患者的症状、体征也可呈多样性。非特异性 URI 的主要症状及体征包括流涕（伴或不伴脓性分泌物）、鼻塞、咳嗽及咽痛。发热、精神萎靡、打喷嚏、淋巴结肿大及声音嘶哑等其他症状因人而异，婴幼儿患者更常表现为发热。临床表现的差异可能反映了宿主反应及病原体的不同，如肌痛、疲劳可见于流感及副流感病毒感染，而结膜炎可能提示腺病毒、肠道病毒感染。体格检查结果一般不具特异性。0.5%～2% 的感冒患者会出现继发性细菌感染（如鼻窦炎、中耳炎和肺炎），尤其好发于婴儿、老年人、慢性病患者及免疫抑制人群。继发性细菌感染可导致病程延长、疾病严重程度增加，以及局限性症状及体征，通常表现为在病情得到临床改善后，再次反复（"二次加重"征）。鼻或咽喉部的脓性分泌物常被误认为是细菌性鼻窦炎或咽炎的征象，然而其也可见于非特异性 URI，且在缺乏其他临床特征支持的情况下，并不能很好地预测细菌感染。

治疗　非特异性上呼吸道感染

抗生素对一般非特异性 URI 无效，滥用抗生素会促使耐药性的产生。健康受试者在接受一个疗程的常用抗生素（如阿奇霉素）治疗后数月，其口腔链球菌可产生对大环内酯类药物的耐药性。在缺乏细菌感染的临床证据时，应使用减充血剂和非甾体抗炎药进行对症治疗。锌、维生素 C、紫锥菊及其他药物并未显示出对非特异性 URI 的疗效。

鼻窦感染

鼻窦炎是指累及鼻窦的炎症性疾病。尽管大多数鼻窦炎累及多个鼻窦，但以上颌窦最常见，其次依次为筛窦、额窦及蝶窦。每个鼻窦内覆单层呼吸道上皮细胞，可分泌黏液，并由纤毛将黏液通过窦口输送到鼻腔。通常鼻窦中不会积聚黏液，虽然鼻窦与充满细菌的鼻道相邻，但一般可保持无菌状态。当窦口阻塞或纤毛清洁功能受损、丧失时，分泌物会留存在鼻窦，产生典型的鼻窦炎症状和体征。由于这些分泌物的积聚阻塞，鼻窦更容易受到各种病原体的感染，如病毒、细菌及真菌。鼻窦炎发病率很高，在初级医疗机构，每年有数百万人次因该病就诊，且在使用抗生素治疗的疾病中位列第五。一般可按病程（急性 *vs.* 慢性）、病因（传染性 *vs.* 非传染性）及致病病原体类型（病毒、细菌或真菌）对其进行分类。

急性鼻窦炎

急性鼻窦炎被定义为持续时间＜4 周的鼻窦炎，占鼻窦炎的绝大部分。主要因前期患有病毒性 URI 而诱发，大多数患者经门诊确诊。临床上区分急性细菌性鼻窦炎和病毒性鼻窦炎十分困难。因此，治疗中常使用抗生素（85%～98%的患者）并不令人意外。

病因学　鼻窦炎窦口阻塞的病因分为感染性和非感染性。非感染性病因包括过敏性鼻炎（黏膜水肿或息肉阻塞）、气压伤（如深海潜水或空中旅行所致），以及接触化学刺激物。鼻及鼻窦肿瘤（如鳞状细胞癌）或肉芽肿性疾病（如肉芽肿性多血管炎、鼻硬结病）也可引起阻塞。导致黏液量改变的疾病（如囊性纤维化）可通过影响黏液清除率引起鼻窦炎。在重症监护室，经鼻气管插管及鼻胃管是发生院内鼻窦炎的主要危险因素。

病毒性鼻窦炎比细菌性鼻窦炎更为常见，但对鼻窦分泌物进行病毒检测的研究相对较少。已完成病毒检测的研究表明，最常见的病毒是鼻病毒、副流感病毒和流感病毒，这些病毒可单独致病或合并细菌感染。对细菌性鼻窦炎的研究则更详尽。在社区获得性病例中，以肺炎链球菌和不典型流感嗜血杆菌最为常见，占 50%～60%。卡他莫拉菌在儿童中很常见（约占 20%），但在成人中发病率较低。其他链球菌和金黄色葡萄球菌占比很小，但耐甲氧西林金黄色葡萄球菌（MRSA）逐渐增加。很难评估培养出的细菌是否是真正引起感染的病原，取样深度不足则不能保证样本的无菌性，尤其是对于既往有鼻窦手术史的患者，则可能培养出定植菌。厌氧菌感染与前磨牙根部感染传播到邻近的上颌窦有关。非典型病原体（如肺炎衣原体、肺炎支原体）在急性鼻窦炎中的作用尚不清楚。院内感染的病原往往是医院环境中常见的细菌，包括金黄色葡萄球菌、铜绿假单胞菌、粘质沙雷菌、肺炎克雷伯菌和肠杆菌。一般为多重感染，且对多种抗生素具有耐药性。真菌也可引起鼻窦炎，尽管急性感染多见于免疫功能低下的患者，且为侵袭性、危及生命的感染。毛霉包括根霉、根毛菌、毛霉、横梗霉（以前是支链菌属或犁头霉属）和小克银汉霉，可引起经典的鼻脑毛霉菌病。这些感染通常见于酮症酸中毒的糖尿病患者，也可见于移植受者、血液恶性肿瘤患者，以及接受慢性糖皮质激素或去铁胺治疗的患者。其他的透明霉菌如曲霉菌和镰刀菌也可致病。

临床表现　大多数急性鼻窦炎出现在病毒性 URI 后，或与病毒性 URI 同时出现，根据临床特征很难将二者区分开，故发病时间对诊断至关重要（见下文）。相当多的感冒患者有鼻窦炎症，但如前所述，真正的细菌性鼻窦炎仅占其中的 0.2%～2%。常见的鼻窦炎症状包括流涕、鼻部充血、面部疼痛或压迫感，以及头痛。黏稠的脓性或有色鼻腔分泌物常被认为是细菌性鼻窦炎的表现，但也可见于病毒性感染早期，如普通感冒，且并非细菌感染的特异性表现。其他非特异性表现包括咳嗽、打喷嚏及发热。牙痛（最常累及上磨牙）及口臭可与细菌性鼻窦炎有关。

在急性鼻窦炎中，窦性疼痛或压迫感通常局限于受累的鼻窦（尤其是上颌窦），当患者弯腰或仰卧时可加重。累及蝶窦或筛窦的感染虽然罕见，但其临床表现可能很严重，包括严重的额或眶后疼痛并向枕部放射、海绵窦血栓形成，以及眼眶蜂窝织炎。急性局灶性鼻窦炎不常见，但当患者出现上颌窦相关症状及发热时，则应考虑诊断。同样，进展为额窦炎的患者也会出现 Pott 头皮肿瘤，表现为由交通性骨膜下脓肿引起的软组织肿胀，以及额部凹陷性水肿。鼻窦炎危及生命的并发症包括脑膜炎、硬膜外脓肿和脑脓肿。

急性真菌性鼻窦炎患者（如毛霉菌病）经常出现与压力效应相关的症状，尤其是当感染扩散到眼眶和海绵窦时。眼眶肿胀及蜂窝组织炎、突眼、上睑下垂和眼外肌运动下降等症状很常见，眶后或眶周疼痛也很普遍。常见症状还包括鼻咽溃疡、鼻出血和头痛，重症患者可有第Ⅴ和Ⅶ对颅神经受累的表现。内窥镜检查可见骨侵蚀。尽管此类感染进展迅速，但患者临床表现的严重程度通常与其不符。

院内急性鼻窦炎患者往往病情危重，因此不具备典型的鼻窦炎临床特征。然而，当具有特定危险因素（如经鼻气管插管）的住院患者出现不明原因发热时，应考虑此诊断。

诊断　由于常见临床特征的敏感性和特异性相对较低，因此在门诊很难鉴别细菌性及病毒性鼻窦炎。疾病持续时间可用于协助诊断和拟定治疗决策。急性细菌性鼻窦炎并不常见于症状持续时间＜10 天的患者，专家组目前建议仅对症状持续（即成人症状持续时间＞10 天或儿童症状持续时间＞10～14 天）且伴有脓涕、鼻塞和面部疼痛这 3 个主要症状的患者，诊断急性细菌性鼻窦炎（表 36-1）。在符合上述标准的患者中，也仅有 40%～50%真正患有细菌性鼻窦炎。因与病毒性鼻窦炎的影像学表现相似，且上述情况发生率较高，故不建议对急性患者行 CT 或鼻窦造影检查，尤其是在疾病早期（即＜10 天）。但在评估持续性、复发性或慢性鼻窦炎时，鼻窦 CT 仍为首选的影像学检查。

病史及环境通常可以协助鉴别急性厌氧菌性鼻窦炎、急性真菌性鼻窦炎或非感染性鼻窦炎（如过敏性鼻窦炎）。对于免疫功能低下的急性真菌性鼻窦炎患者，需要尽快至耳鼻喉科就诊。此外，应对受累部位进行活检及病理学检查，以明确是否存在真菌菌丝及组织侵犯。疑似急性院内鼻窦炎的病例应完善鼻窦 CT 以明确诊断。在开始抗菌治疗之前，应尽可能进行鼻窦分泌物培养及药敏试验，以便对病原体进行有针对性的治疗。

治疗　急性鼻窦炎

多数临床诊断为急性鼻窦炎的患者无需抗生素治疗即可好转。对于病程短、轻中度症状的患者，首选的初始治疗为对症治疗及促进鼻窦引流，如口服或局部应用减充血剂、鼻腔盐水灌洗。慢性鼻窦炎或过敏患者可局部应用糖皮质激素。最近有研究对抗生素和鼻用糖皮质激素在治疗急性鼻窦炎中的作用提出了质疑。在一项随机双盲安慰剂对照试验中，抗生素和局部糖皮质激素均未显示出明显疗效，大多数患者的症状持续时间＜7 天。另一项比较抗生素与安慰剂治疗的随机试验同样表明，至治疗第 3 天时，患者的症状仍没有明显改善。然而，对于 10 天后症状仍未缓解的成人患者，可以考虑应用抗生素治疗，症状更严重（无论持续时间长短）的患者也应使用抗生素治疗（表 36-1）。但对于很多患者而言，严密观察也是另一种可选择的治疗方法。

成人社区获得性鼻窦炎患者的经验性抗感染治疗应选择覆盖常见细菌（包括肺炎链球菌和流感嗜血杆菌）的窄谱抗生素，如阿莫西林、阿莫西林/克拉维酸（根据当地产生 β-内酰胺酶的流感嗜血杆菌的比例而定）。即便目前已证实存在耐药的肺炎链球菌，但尚无临床试验支持对细菌性鼻窦炎常规应用

表 36-1 成人急性鼻窦炎的诊治指南

诊断标准	治疗建议[a]
中度症状（如脓性分泌物、鼻部充血或咳嗽）持续＞10 天 重度症状（如单侧/局部面部肿胀或牙痛），无论持续时间长短	初始治疗： 阿莫西林 500 mg 口服每日 3 次 或阿莫西林/克拉维酸 500/125 mg 口服每日 3 次或 875/125 mg 口服每日 2 次[b] 青霉素过敏者： 多西环素 100 mg 口服每日 2 次 或克林霉素 300 mg 口服每日 3 次 30 天内使用过抗生素或耐青霉素的肺炎链球菌患病率＞30%： 阿莫西林/克拉维酸缓释剂 2000/125 mg 口服每日 2 次 或抗肺炎球菌的氟喹诺酮类（如莫西沙星 400 mg 口服每日 1 次）； 近期治疗无效者： 阿莫西林/克拉维酸缓释剂 2000 mg 口服每日 2 次 或抗肺炎球菌的氟喹诺酮类（如莫西沙星 400 mg 口服每日 1 次）

[a] 疗程一般为 7～10 天，根据情况进行随访。病情严重者可能需要静脉使用抗生素或住院治疗

[b] 尽管证据支持性不强，但可考虑应用阿莫西林/克拉维酸进行初始治疗，尤其对青霉素耐药率或产 β-内酰胺酶高的地区

广谱抗生素。初始抗菌治疗反应欠佳者，应考虑进行鼻窦冲洗。不建议使用抗生素预防复发性急性细菌性鼻窦炎。

合并严重疾病或存在颅内并发症（如脓肿、眼眶受累）的患者，可考虑进行外科手术及静脉应用抗生素。对于免疫功能低下的急性侵袭性真菌性鼻窦炎患者，常需进行广泛的外科清创，辅以静脉应用抗真菌药物如两性霉素 B 等。临床医生应根据真菌种类、药敏及患者临床特征进行个体化治疗。

院内鼻窦炎的经验性治疗应使用广谱抗生素，以覆盖金黄色葡萄球菌、革兰氏阴性杆菌等常见的耐药菌。随后应根据鼻窦分泌物培养及药敏试验结果进行治疗。

慢性鼻窦炎

慢性鼻窦炎，即症状持续 12 周以上的鼻窦炎。最常见的病因为细菌或真菌感染，多数患者难以治愈。许多患者经过反复抗菌药物治疗及多次鼻窦手术后反而增加了耐药性病原体定植及手术并发症的风险。这类患者往往发病率较高，有时其病程可持续数年。

反复感染导致纤毛清除障碍进而诱发感染被认为是引起慢性细菌性鼻窦炎的病因，而非持续性细菌感染。但其发病机制尚未明确。某些原因（如囊性纤维化）会使患者易患慢性细菌性鼻窦炎，但大多数慢性鼻窦炎患者并无引起鼻窦阻塞、纤毛功能受损或免疫功能紊乱的潜在病因。患者表现为持续鼻塞及鼻窦压迫感，呈间歇性加重，且可能持续数年。CT 有助于确定疾病的严重程度、发现潜在的解剖缺陷或新生物（如息肉），以及评估疗效。耳鼻喉科医生应对患者进行内窥镜检查，并取组织进行组织学检查及培养。内镜所取组织的培养成功率更高，且可直接观察到异常的解剖结构。

慢性真菌性鼻窦炎见于免疫功能受损的宿主，通常为非侵袭性，也有部分呈缓慢进展的侵袭性疾病。非侵袭性疾病通常与透明霉菌（如曲霉属）和暗色霉菌（如弯孢霉属或双极霉属）有关，其临床表现多样。轻症、惰性病程通常见于反复抗生素治疗失败者，鼻窦 CT 检查仅可见非特异性黏膜变化。对于此类患者，尽管内镜手术仍存有争议，但是其通常有效，而无需抗真菌治疗。另一类表现为长病程，症状累及单侧鼻窦，且由于鼻窦内存在真菌球，影像学检查可见单侧鼻窦密度增高影。这类患者也需外科手术治疗，当出现罕见的骨侵蚀时，则需要对其进行全身性抗真菌治疗。第三类疾病的表现形式被称为变应性真菌性鼻窦炎，见于有鼻息肉和哮喘病史且接受多次鼻窦手术的患者。此类患者会分泌黏稠、含嗜酸性粒细胞的黏液，这种黏液的稠度与花生酱类似，组织学检查可见稀疏的真菌菌丝。此类患者往往表现为全鼻窦炎。

治疗 慢性鼻窦炎

慢性细菌性鼻窦炎的治疗具有挑战性，主要包括反复根据细菌培养结果进行抗感染治疗（每次可持续 3～4 周或更长时间）、鼻内使用糖皮质激素，以及用无菌盐水对鼻窦进行机械冲洗。当上述治疗无效时，可考虑行鼻窦手术，且此方法有时可在短期内显著缓解患者症状。慢性真菌性鼻窦炎的治疗包括手术清除阻塞性黏液。遗憾的是，本病容易复发。

耳及乳突感染

耳及相关结构的感染可累及中耳和外耳，包括皮肤、软骨、骨膜、耳道、鼓室和乳突腔。感染的病原体可为病毒及细菌。若治疗不当，则可能导致严重后果。

外耳结构感染

累及外耳结构的感染通常很难与具有相似临床表现的非感染性炎症性疾病相鉴别。对于外耳不适，尤其是未见局部腺体病变时，临床医生应考虑炎症性疾病可能。除创伤、昆虫叮咬、日晒或寒冷等常见的可引起炎症的原因外，还应鉴别较少见的疾病，如自身免疫性疾病（如狼疮、复发性多软骨炎）和血管炎（如肉芽肿性多血管炎）。

耳蜂窝组织炎 耳蜂窝组织炎是外耳皮肤的感染，一般继发于轻微的局部创伤。此病可出现蜂窝织炎的典型症状及体征，同时伴有外耳压痛以及外耳皮肤发红、肿胀及皮温升高，以耳垂为著，但不累及耳道及内耳结构。该病的治疗包括热敷，以及口服对常见皮肤及软组织病原体（尤其是金黄色葡萄球菌及链球菌）有效的抗生素，如头孢氨苄或双氯西林。对于考虑MRSA感染的重症患者，无论是其存在相关危险因素，还是因治疗无效而考虑此病原体，都可能需要静脉使用第一代头孢菌素（如头孢唑啉）或耐青霉素酶的青霉素（如萘夫西林）。

软骨膜炎 即耳廓软骨膜感染，通常继发于局部创伤（如穿孔、烧伤或撕裂伤）。当感染延及耳廓软骨本身时，可能会发展为软骨炎。临床表现可与耳蜂窝织炎非常相似，伴有皮肤发红、肿胀和耳廓剧烈压痛，但病变通常不累及耳垂。此病最常见的病原体是铜绿假单胞菌和金黄色葡萄球菌，偶可为其他革兰氏阴性/阳性菌。治疗上应选用对铜绿假单胞菌和金黄色葡萄球菌均有效的抗生素。临床上常用抗链球菌青霉素（如哌拉西林）或耐青霉素酶的青霉素联合抗链球菌的喹诺酮类（如萘夫西林联合环丙沙星）。切开引流可能有助于培养病原体，且往往可在数周后有效缓解感染症状。对于抗菌治疗无效的软骨膜炎，临床医生应考虑非感染性疾病可能，如复发性多软骨炎等。

外耳炎 外耳炎指主要累及外耳道的一类疾病。耳内温度较高且水分残留是引起外耳炎的常见病因，伴有外耳道上皮的脱落及浸渍。外耳炎可分为以下几种类型：局限性、弥漫性、慢性和侵袭性。所有外耳炎的病原体均以细菌为主，最常见的病原体是铜绿假单胞菌和金黄色葡萄球菌。

急性局限性外耳炎（外耳道疖）见于耳道外1/3处，此处皮肤覆于软骨上且富含毛囊。与身体其他部位的疖相同，金黄色葡萄球菌是其常见的病原体，治疗方法包括口服抗葡萄球菌的青霉素（如双氯西林或头孢氨苄），若形成脓肿则需进行切开引流。

急性弥漫性外耳炎也被称为游泳者耳病，但也可见于近期未游泳者。耳内温度升高、湿度增加，以及缺乏保护性耵聍可导致耳道内过度潮湿及pH值升高，进而引起皮肤浸渍及刺激，随之发生继发性感染；铜绿假单胞菌是其主要的病原体，其他革兰氏阴性、阳性菌以及酵母菌感染（罕见）亦可见于此病患者。常以瘙痒起病，随后表现为剧烈疼痛，通常由牵拉耳廓或按压耳屏引起。患者可伴随耳道红肿并可见少量白色、凝集成块的分泌物。治疗包括清洁耳道以清除碎屑，以及加强局部用药（一般为高渗盐水或酒精和醋酸的混合物）。应用糖皮质激素或Burow溶液（水中加入醋酸铝）可减轻炎症。局部应用抗生素的效果最佳，应选择覆盖病原菌的最佳复合药物进行耳道内给药，通常为新霉素联合多黏菌素，辅或不辅以糖皮质激素。系统性应用抗菌药物通常用于病情严重者或免疫功能低下患者。

慢性外耳炎主要由反复的局部刺激引起，最常见于慢性中耳感染时的持续引流。其他引起反复皮肤刺激的病因（如棉签或其他异物插入耳道）亦可导致该病。梅毒、肺结核和麻风病等罕见的慢性感染也可导致该病。慢性外耳炎的主要症状是红斑鳞屑性皮炎，其主要表现为皮肤瘙痒而非疼痛。此病需与其他几种临床表现类似的疾病，如特应性皮炎、脂溢性皮炎、银屑病及皮肤真菌病鉴别。治疗包括确定、治疗或去除诱因，但完全治愈此病较为困难。

侵袭性外耳炎，又称恶性或坏死性外耳炎，是一种侵袭性且可危及生命的疾病，好发于老年糖尿病患者及其他免疫功能低下的人群。本病始于外耳道，是一种软组织感染，在数周至数月内缓慢进展，由于其表现为化脓性耳漏、耳及外耳道红肿，因此很难将其与严重的慢性外耳炎相鉴别，与检查结果不相符的剧烈深部耳痛有助于二者的鉴别。检查中可见的特征性表现为位于外耳道后下壁、骨与软骨交界处的肉芽组织。若忽略该体征，感染可扩散至颅底（引起颅底骨髓炎），继而转移至脑膜和大脑，此时患者的死亡率明显升高。病变偶可累及颅神经，面神经往往最先受累且最常受累。如果感染扩散到乙状窦区域，则可见乙状窦血栓。CT、镓和锝-99闪烁显像可明确有无颞骨和颅底的骨性侵蚀，以便确定疾病的严重程度。铜绿假单胞菌是迄今为止最常见的致病菌，尽管金黄色葡萄球菌、表皮葡萄球菌、曲霉、放线菌及部分革兰氏阴性菌感染亦可见于该病。所有患者应接受外耳道清洗，并取耳道内肉芽组织（或深层组织）进行培养以明确致病菌。静脉抗生素治疗的疗程应延长至6～8

周，并使用直接针对感染病原体的特异性抗生素。铜绿假单胞菌感染时，一般选择一种抗假单胞菌青霉素或头孢菌素（如哌拉西林或头孢吡肟）联合氨基糖苷或氟喹诺酮，后者因具有良好的生物利用度而可口服治疗。此外，可应用含有对假单胞菌有效的抗生素滴剂（如环丙沙星），并联合糖皮质激素以减轻炎症。早期侵袭性假单胞菌性外耳炎患者有时可单独口服及局部应用氟喹诺酮类药物治疗，但需对这类患者进行密切随访。外科清创术曾是重要的治疗方法之一，目前已很少使用。

目前，坏死性外耳炎复发率高达20%。积极控制糖尿病患者的血糖对治疗及预防复发都很重要。高压氧的治疗作用目前尚未明确。

中耳结构的感染

中耳炎是一种中耳炎性疾病，由咽鼓管功能障碍引起，与上呼吸道感染及慢性鼻窦炎等多种疾病相关。上述疾病诱发的炎症反应可导致中耳和乳突腔内出现无菌性渗出液。来自鼻咽的细菌或病毒污染此渗出液后也可引起急性（有时为慢性）感染。

急性中耳炎 当来源于鼻咽的病原体进入中耳内的炎性渗出液（如URI时擤鼻）时，可引起急性中耳炎。病原体在中耳内增殖会导致急性中耳炎典型的症状及体征。急性中耳炎的诊断需证实存在中耳积液（伴鼓膜固定），以及局部或全身伴随症状及体征（表36-2）。

病因 急性中耳炎常继发于URI。致病病毒（最常见为呼吸道合胞病毒、流感病毒、鼻病毒和肠道病毒）本身即可引起急性中耳炎，并使患者易患细菌性中耳炎。采用鼓膜穿刺术的研究发现，肺炎链球菌是最主要的细菌病原体，可见于35%的患者。流感嗜血杆菌（不典型菌株）和卡他莫拉菌也是急性中耳炎常见的致病菌，MRSA作为一种新出现的病原体逐渐受到人们关注。17%～40%的患者为病毒（如上文所提及的病毒）或病毒合并细菌感染。

临床表现 气动耳镜检查常用于观察并确定中耳积液。在无中耳积液时，鼓膜在被施加正压和负压时会发生明显移动，但当存在中耳积液时，这种移动会受到限制。合并细菌感染时，鼓膜可出现发红、鼓胀或皱缩，偶可见自发性穿孔。同时伴有感染相关的局部或全身症状及体征，如耳痛、耳漏、听力下降及发热。鼓膜红斑较明显但不具有特异性，上呼吸道黏膜炎症时亦常见此体征。其他不常见的症状及体征包括眩晕、眼球震颤及耳鸣。

表36-2 急性中耳炎的诊治指南

严重程度	诊断标准	治疗建议
轻至中度	>2岁；或6个月至2岁无中耳积液	密切观察（仅对症治疗，将抗生素治疗推迟至48～72 h后）
	<6个月 6个月至2岁伴中耳积液（鼓膜活动度减低、鼓膜后见气液平、鼓膜隆起、化脓性耳漏）及中耳炎症相关症状及体征（发热、耳痛、听力下降、耳鸣、眩晕、鼓膜红斑） >2岁伴有双耳受累、鼓膜穿孔、高热、免疫功能低下、呕吐	初始治疗[a] 阿莫西林80～90 mg/kg（最大剂量2g）分次口服（bid或tid） 或头孢地尼14 mg/kg 1次或分次口服（bid） 或头孢呋辛30 mg/kg分次口服（bid） 或阿奇霉素10 mg/kg每日1次口服1天、序贯5 mg/kg每日1次口服4天 30天内应用过抗生素或近期治疗无效者[a,b] 阿莫西林90 mg/kg（最大剂量2 g）分次口服（bid），联合克拉维酸6.4 mg/kg分次口服（bid） 或头孢曲松50 mg/kg，每日1次，静脉注射/肌内，总疗程3天 或克林霉素30～40 mg/kg分次口服（tid）
重度	上述症状合并发热≥39℃ 中重度耳痛	初始治疗[a] 阿莫西林90 mg/kg（最大剂量2 g）分次口服（bid），联合克拉维酸6.4 mg/kg分次口服（bid） 或头孢曲松50 mg/kg，每日1次，静脉注射/肌内注射，总疗程3天 30天内应用过抗生素或近期治疗无效者[a,b] 头孢曲松50 mg/kg，每日1次，静脉注射/肌内注射，总疗程3天 或克林霉素30～40 mg/kg分次口服（tid） 或考虑进行鼓膜穿刺术及细菌培养

[a] 疗程（除特殊注明外）：<6岁或病情严重者为10天，≥6岁者为5～7天

[b] 经48～72 h的观察或治疗后病情未改善甚至恶化

引自American Academy of Pediatrics Subcommittee on Management of Acute Otitis Media，2004.

治疗 急性中耳炎

抗生素治疗急性中耳炎的有效性一直存在相当大的争议。在确诊后3～5天，接受治疗的患者比未经治疗的患者疾病痊愈的比例更高。但临床上很难预测哪些患者可以从抗生素治疗中获益，因此发展出多种治疗方案。例如在荷兰，临床医生在治疗急性中耳炎患者时，首先采取保守观察，对于疼痛剧烈的患者给予抗炎药物，仅对高危、病情复杂或48～72 h后症状未见明显缓解的患者才考虑使用抗生素治疗。但在美国，许多专家仍建议对6个月以下的儿童进行抗生素治疗，因为此类人群年龄较小且免疫功能尚不健全，故继发并发症的发生率更高，而对于2岁以上儿童、6个月至2岁轻中度且无中耳积液患儿，现已不建议对其使用抗菌药物治疗，密切观察即可。抗生素治疗适用于6个月以下患儿；6个月至2岁有中耳积液和中耳炎症状的患儿；2岁以上疾病累及双耳伴鼓膜穿孔、免疫功能低下或呕吐的患者；所有症状严重（如发热≥39°C或中重度耳痛）的患者（表36-2）。

鉴于多数针对急性中耳炎的病因学研究均证实存在相似的病原体，因此可对患者进行经验性治疗，但难治性、病情严重或免疫缺陷等患者需对其进行鼓膜穿刺术。尽管约1/4的肺炎链球菌、1/3的流感嗜血杆菌和几乎所有的卡他莫拉菌都对青霉素和阿莫西林耐药，但研究发现，阿莫西林与其他药物一样有效，且仍被普遍推荐为首选药物（表36-2）。≥6岁的单纯性急性中耳炎患者的疗程为5～7天，对于不适宜短程治疗的重症患者，应延长其疗程（如10天）。

若患者经过3天的治疗后临床症状仍未改善，则临床医生需考虑患者可能感染产β-内酰胺酶的流感嗜血杆菌或卡他莫拉菌，或青霉素耐药的肺炎链球菌，并更换治疗方案。减充血剂和抗组胺药物可作为辅助用药，以减轻充血并缓解咽鼓管阻塞，但临床试验表明，这类药物并没有给患者带来明显获益。

急性复发性中耳炎 急性复发性中耳炎（6个月内发生3次以上或12个月内发生4次以上）通常是由于疾病复发或再次感染，但数据表明绝大多数早期复发是由新发感染所致。一般来说，引起急性中耳炎的病原体也会引起复发；即便如此，仍推荐使用含有抗β-内酰胺酶类的抗生素治疗此病。预防性使用抗生素[如使用甲氧苄啶-磺胺甲恶唑（TMP-SMX）或阿莫西林]可以降低急性复发性中耳炎患者的发作频率（平均每年复发1次），但这极可能引起抗生素耐药的病原菌定植，从而降低预防性使用抗生素的临床获益。其他治疗方法（包括放置鼓室造口管、腺样体切除术、扁桃体及腺样体切除术）因可能出现并发症导致其临床获益相对较小，故其总体治疗价值仍受质疑。

浆液性中耳炎 浆液性中耳炎（渗出性中耳炎）表现为液体长期积存于中耳，但不引起明显的感染体征和症状。中耳急性积液通常呈自限性，多数可在2～4周内自愈。然而，在某些情况下（特别是急性中耳炎发作后），积液可持续数月。这种慢性积液会导致患侧耳出现严重的听力损失。绝大多数中耳炎合并积液的患者无需抗感染治疗，其病情可在3个月内自行缓解。抗生素治疗或经鼓膜切开术置入鼓室造口管通常适用于双耳积液且病程已持续至少3个月和双耳听力明显受损的患者。在美国，据估算有600万～800万患者因接受保守治疗及遵照严格的诊断标准对急性中耳炎和渗出性中耳炎进行诊断而避免抗生素的使用。

慢性中耳炎 慢性化脓性中耳炎的临床特征为鼓膜穿孔合并持续或反复的化脓性耳漏。通常还伴有一定程度的传导性听力损失。临床上可分为活动性或非活动性。慢性非活动性中耳炎的典型表现是鼓膜中心穿孔，使脓液可从中耳溢出。当穿孔部位偏外侧时，耳道鳞状上皮可通过穿孔侵及中耳，并在侵入部位形成团块状角化碎屑（胆脂瘤）。此肿物可增大并有可能侵蚀骨骼和继发感染，并导致脑膜炎、脑脓肿或第Ⅶ对颅神经麻痹。慢性活动性中耳炎需通过外科手术治疗。乳突切除术、鼓膜成形术及鼓室成形术均可在门诊进行，手术的总成功率约80%。慢性非活动性中耳炎则更难治愈，通常需要在引流期间反复局部使用抗生素滴剂。全身应用抗生素可能会提高治愈率，但其在治疗该疾病中的作用尚不清楚。

乳突炎 在抗生素出现之前，急性乳突炎在儿童中十分常见。由于乳突气房与中耳相连，因此乳突内液体积聚及感染的过程往往与中耳相同。在急性中耳炎诊断率高的国家，早期规律治疗急性中耳炎可能是其急性乳突炎发病率降至每10万人年仅1.2～2.0例的主要原因。

在荷兰等较少使用抗生素治疗急性中耳炎的国家，急性乳突炎的发病率大约是美国等国家的2倍。但其邻国丹麦尽管使用抗生素治疗急性中耳炎的比例与美国相似，而急性乳突炎的发生率却与荷兰相近。

典型的急性乳突炎可见脓性渗出物聚集在乳突气

房（图 36-1），其产生的压力可造成周围骨骼侵蚀，并形成脓肿样腔，以上表现可在 CT 中清晰显现。患者常出现乳突疼痛及红肿伴耳廓移位，往往还伴随急性中耳感染的典型体征和症状。若感染发生在颞骨骨膜下，可引起骨膜下脓肿，通过侵蚀乳突尖造成颈部深处脓肿，或向后延伸导致侧窦脓毒性血栓，此时患者可出现严重并发症，但这种情况较为罕见。

应尽可能进行脓液培养，以指导抗菌治疗。最初的经验性抗感染治疗往往针对引起急性中耳炎的典型病原体，如肺炎链球菌、流感嗜血杆菌和卡他莫拉菌。对于病情较重或病程较长的患者，应接受针对金黄色葡萄球菌和革兰氏阴性杆菌（包括假单胞菌）的抗感染治疗。获得脓液培养的结果后，应采用具有针对性的抗生素治疗。多数患者可以采用静脉使用抗生素的保守治疗。对于病情复杂和保守治疗失败的患者，可考虑行手术治疗（皮质乳突切除术）。

咽部和口腔感染

口咽感染可从轻微的自限性病毒性感染至严重的、危及生命的细菌性感染。咽痛是此类疾病最常见的临床症状，也是成人和儿童就诊于门诊的最常见原因之一。尽管咽痛亦可见于许多非感染性疾病，但绝大多数新发咽痛的患者均为病毒或细菌引起的急性咽炎。

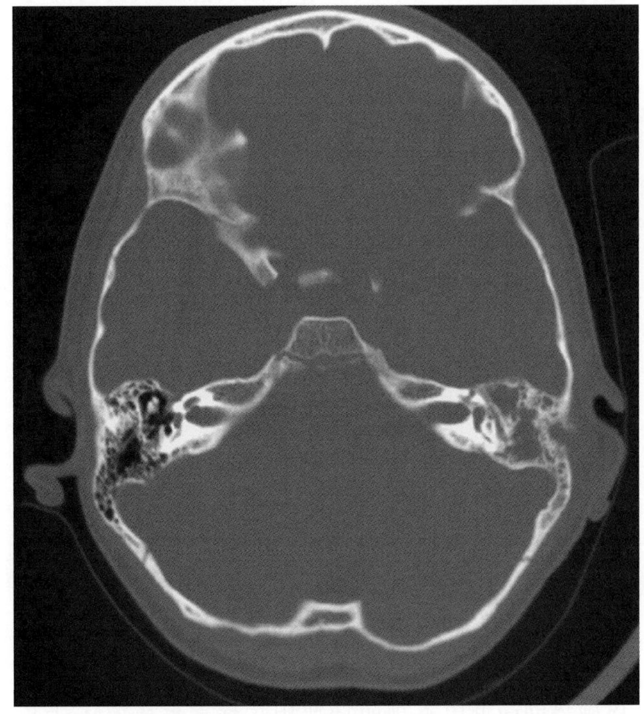

图 36-1　急性乳突炎。轴位 CT 图像显示左侧乳突气房内有急性积液

急性咽炎

每年有数百万的患者因咽痛就诊。多数急性咽炎由典型的呼吸道病毒引起。其中，与急性肾小球肾炎和急性风湿热相关的 A 组 β-溶血性链球菌（化脓性链球菌）最受关注，及时给予患者青霉素治疗可以降低其发生风湿热的风险。

病因　多种病原体可导致急性咽炎。因为很多患者（约 30%）的病因不明，因此只能估计不同病原体的相对重要性。总体而言，呼吸道病毒是引起急性咽炎最常见的原因，以鼻病毒和冠状病毒居多（分别占约 20%和至少 5%）。流感病毒、副流感病毒和腺病毒亦可致病，前两者具有季节性，后者参与临床症状更重的咽结膜热的发生。其他重要但不常见的致病病毒还包括 1 型和 2 型单纯疱疹病毒（HSV）、柯萨奇病毒 A 型、巨细胞病毒（CMV）和 Epstein-Barr 病毒（EBV）。急性 HIV 感染也可表现为急性咽炎，对于高危患者应考虑此诊断可能。

急性细菌性咽炎通常由化脓性链球菌引起，占全部成人急性咽炎的 5%～15%，其发病率随季节和医疗保健系统的使用率而变化。A 组链球菌性咽炎是 5～15 岁儿童的常见疾病，但该病及风湿热在 3 岁以下儿童中并不常见。少数患者的病因为 C 组和 G 组链球菌感染，即便其血清组为非风湿性。坏死梭杆菌逐渐被认为是导致青少年及青年咽炎的病因之一，在患者中分离到此菌的概率与 A 组链球菌相近。此病原体与罕见但危及生命的 Lemierre 病有关，因此具有重要临床意义，Lemierre 病常继发于咽炎（见下文“口腔感染”）。其他可引起急性咽炎的细菌较为少见（每种细菌占比＜1%），但未经治疗可加重病情，因此对存在相关暴露的人群应考虑少见感染的可能，包括淋病奈瑟菌、白喉棒状杆菌、溃疡棒状杆菌、小肠结肠炎耶尔森菌和梅毒螺旋体（继发性梅毒）感染。厌氧菌也可引起急性咽炎（Vincent 咽峡炎），且可导致更严重的多重病原体感染，如扁桃体周围脓肿或咽后脓肿（见下文）。非典型病原体（如肺炎支原体和肺炎衣原体等）亦可见于急性咽炎患者，但这些病原体是共生菌还是造成急性感染的原因尚无定论。

临床表现　虽然通过急性咽炎伴随的体征和症状预测病因并不可靠，但临床表现偶可提示较之其他病因更可能引起疾病发生的某种病因。由呼吸道病毒（如鼻病毒或冠状病毒）引起的急性咽炎往往症状较轻，以一系列鼻部卡他症状为典型表现（更恰当的表述即为非特异性 URI）。体格检查鲜有阳性体征，患者极少出现发热，且无颈部淋巴结肿痛及咽部渗出物。相反，流感病毒可导致严重的急性咽炎，且更可能伴有发热以及肌痛、头痛和咳嗽。由腺病毒感染引起的咽结膜热可出现类似的临床表现。因查体时均可发现咽部渗出物，故此疾病很难与链球菌性咽炎相鉴别。但1/3～1/2的腺病毒性咽炎患者可出现结膜炎，这有助于疾病的鉴别。原发性HSV感染引起的急性咽炎有时可出现与链球菌性咽炎相似的临床表现（即咽炎和渗出），但可通过患者腭部有无囊泡和浅层溃疡来进行鉴别。这种HSV综合征与柯萨奇病毒引起的咽炎（疱疹性咽峡炎）不同，后者可见软腭和悬雍垂上形成小水疱，破溃后形成浅白色溃疡。急性渗出性咽炎伴发热、疲劳、全身淋巴结肿大和（有时）脾大是EBV或CMV引起的传染性单核细胞增多症的临床特征。急性原发性HIV感染常表现为发热和急性咽炎，伴肌痛、关节痛、乏力，患者偶尔可出现非瘙痒性斑丘疹，随后可能出现淋巴结肿大和非渗出性黏膜溃疡。

A、C和G组链球菌引起的急性咽炎具有相似的临床特征，可呈相对轻微且无伴随症状至症状严重伴咽痛、发热、寒战和腹痛等不同程度的临床表现。患者常会出现咽充血伴扁桃体肿大和渗出，伴颈前淋巴结肿大，但无鼻部卡他症状（包括咳嗽）。当出现这些症状时，往往提示存在病毒感染。化脓性链球菌菌株可产生红斑毒素，导致以红斑性皮疹和草莓舌为临床特征的猩红热。其他类型的急性细菌性咽炎（如淋菌性咽炎、白喉性咽炎和耶尔森性咽炎）常表现为渗出性咽炎伴或不伴有其他临床表现，仅能通过病史协助明确病因。

诊断 诊断性检查的主要目的是将急性链球菌性咽炎与其他病原体（特别是病毒）引起的咽炎相鉴别，以便为可从中获益的患者提供更有效的抗生素治疗。但是，目前尚无链球菌性咽炎的最佳诊断标准。咽拭子培养已被普遍认为是最佳的检查方法，但它无法区分感染和定植，并且根据技术和培养条件的不同，往往需要24～48 h才能产生结果。快速抗原检测试验具有良好的特异性（>90%），但在实际应用于临床时其敏感性较低，且针对不同的临床疾病谱，其敏感性也存在差异（65%～90%）。多种临床预测系统（图36-2）可通过控制而将快速抗原检测试验的敏感性提高到90%以上。由于临床实践时发现此检测的敏感性较低，故一些医学专业学会仍建议对所有快速抗原检测结果为阴性的儿童进行咽拭子培养以确证结果，从而减少A组链球菌感染引起的疾病传播及相关并发症。但是，对于高敏快速抗原检测试验阴性的成年患者，美国疾病预防控制中心、美国传染病学会和美国家庭医师学会不推荐对其进行后续的咽拭子培养，因为此年龄段A组链球菌感染的患病率较低且患者获益较小。

当怀疑因其他病原体（如流感病毒、腺病毒、HSV、EBV、CMV和肺炎支原体）引起急性咽炎时，临床医生应对患者的多个部位进行细菌培养及快速诊断性检查。急性EBV感染主要通过嗜异凝集试验（单斑点玻片试验）或酶联免疫吸附试验检测病毒抗体以确诊。疑诊急性原发性HIV感染时，可行HIV RNA或抗原（p24）检测。若疑诊其他细菌感染（尤其是淋病奈瑟菌、白喉棒状杆菌或大肠杆菌），应进行特殊细菌培养，因为这些细菌可能无法通过常规的咽拭子培养发现。

治疗 咽炎

化脓性链球菌引起的咽炎患者经抗感染治疗获益较大，包括降低发生风湿热的风险，这也是治疗的主要目的。但因风湿热现已罕见，即便是未经治疗的患者也很少出现该病，因此治疗的临床获益相对较小。但在发病后48 h内即开始治疗可略缩短患者症状的持续时间。治疗的另一个益处是有可能减少链球菌性咽炎的传播，特别是在过度拥挤或人群接触密切的地区。因此，一旦经快速抗原检测试验或咽拭子培养证实急性喉炎的病原体为化脓性链球菌，即推荐对患者进行抗感染治疗。否则，只有当明确存在其他细菌感染时才常规使用抗生素治疗。链球菌性咽炎的有效治疗包括单次肌内注射苄星青霉素，或口服足疗程青霉素（10天）（图36-2）。

阿奇霉素可作为青霉素的替代药物，但是在世界上某些地区（特别是欧洲），化脓性链球菌对阿奇霉素具有耐药性，因此禁用阿奇霉素治疗。新型（且更昂贵）的抗生素对链球菌同样有抗感染作用，但其有效性并未优于上述药物。治疗后无需进行疗效检验，且检测结果往往仅显示慢性定植病原体。尚无证据支持对C或G组链球菌性咽炎、或合并有支原体或衣原体感染的咽炎患者使用抗生素治疗。因坏死梭杆菌感染逐渐成为青年细菌性咽炎患者的主要病因，且大环内酯类抗生素无法覆盖此菌，所以细菌培养有助于临床诊疗。建议对复发性风湿热的高危患者预防性使用长程青霉素治疗（苄星青霉素G，每3～4周肌内注射120万单位或口服青霉素VK，250 mg每日2次）。

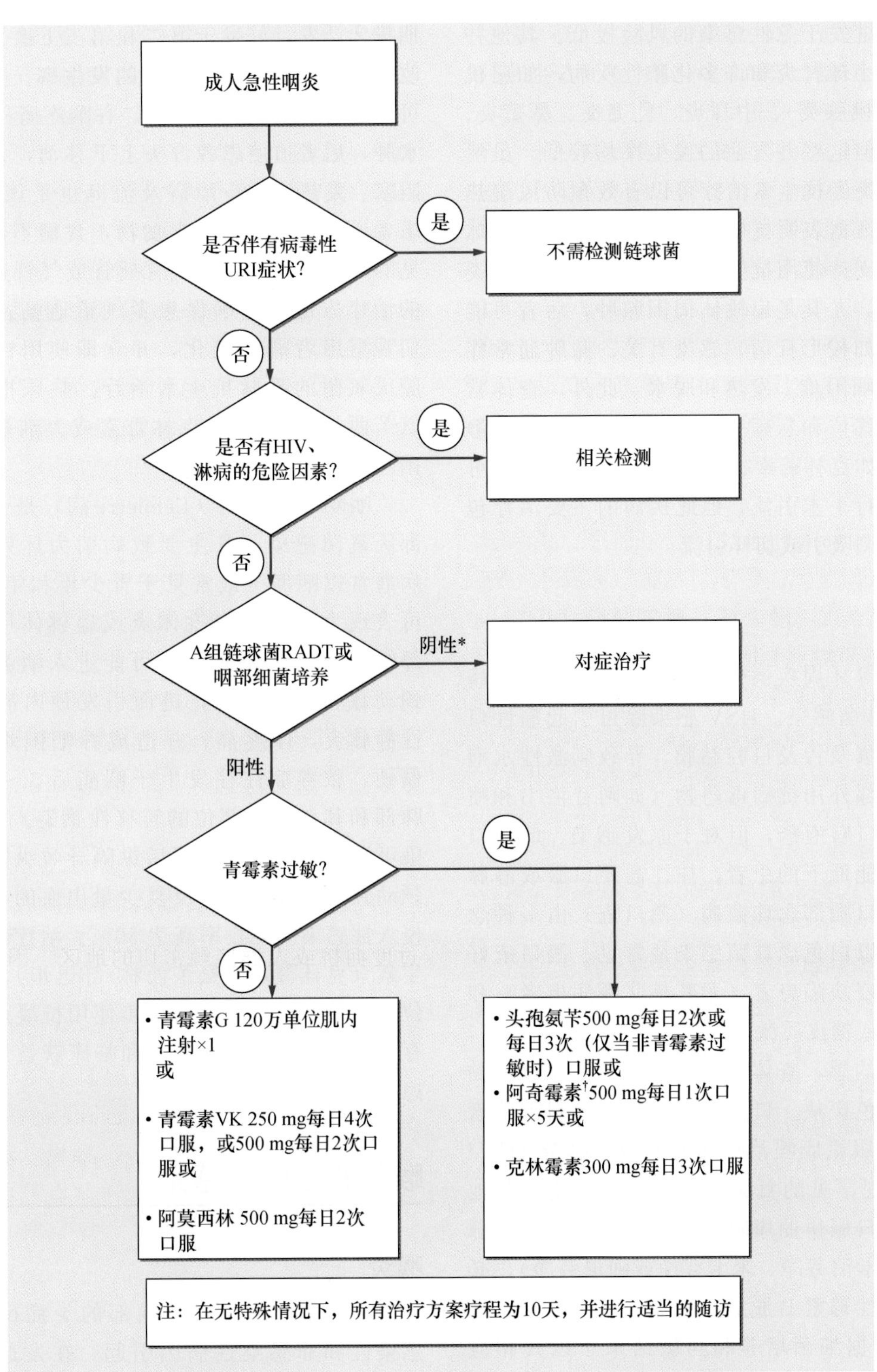

图 36-2 急性咽炎的诊治流程图。 * 快速抗原检测阴性的成人患者无需进行咽部细菌培养进行验证。† 坏死梭杆菌是年轻成人患者咽炎的致病菌，大环内酯类抗生素治疗无效（见正文）。URI，上呼吸道感染；RADT，快速抗原检测试验

除流感病毒或 HSV 感染外，病毒性咽炎均采取对症治疗。流感病毒的治疗药物主要包括金刚烷胺、金刚乙胺，以及神经氨酸酶抑制剂奥司他韦和扎那米韦。以上药物治疗均需在症状出现后 48 h 内开始才能有效缩短病程。在这些药物中，只有奥司他韦和扎那米韦对甲型/乙型流感均有抗病毒作用，并因此可用于局部感染类型不详和病毒耐药性未知时。抗病毒药物（如阿昔洛韦）有时可有效治疗口咽部 HSV 感染，但此类药物常用于免疫抑制的患者。

并发症 尽管风湿热是急性链球菌性咽炎最常见

的并发症，但其继发于急性感染的风险极低。其他并发症包括急性肾小球肾炎和许多化脓性疾病，如扁桃体周围脓肿（扁桃腺炎）、中耳炎、乳突炎、鼻窦炎、菌血症和肺炎，但这些并发症的发生率均较低。虽然急性链球菌性咽炎经抗生素治疗可以有效预防风湿热的发生，但没有证据表明抗生素可以预防急性肾小球肾炎。一些证据支持使用抗生素来预防链球菌性咽炎的化脓性并发症，尤其是扁桃体周围脓肿，后者可能与口腔厌氧菌（如梭形杆菌）感染有关。脓肿通常伴有剧烈咽痛、吞咽困难、发热和脱水。此外，查体常可见扁桃体向内移位和悬雍垂向外移位。尽管早期静脉使用抗生素（如克林霉素、青霉素G和甲硝唑）可以避免部分患者行手术引流，但此疾病的主要治疗包括对脓肿进行针刺吸引或切开引流。

口腔感染

除了牙龈炎等牙周疾病外，口腔感染最常见的病因是HSV或念珠菌感染。HSV感染除可引起痛性口唇疱疹外，还可累及舌及口腔黏膜，导致刺激性水疱的形成。虽然局部外用抗病毒药物（如阿昔洛韦和喷昔洛韦）可治疗口唇疱疹，但对于原发感染、广泛口腔感染和免疫功能低下的患者，往往需要口服或静脉使用阿昔洛韦。口咽部念珠菌病（鹅口疮）由多种念珠菌感染引起，以白色念珠菌感染最常见。鹅口疮好发于新生儿、免疫缺陷患者（尤其是艾滋病患者）和长期接受抗生素或糖皮质激素治疗的患者，除咽痛外，患者还常诉舌烧灼感，查体可见其牙龈、舌和口腔黏膜上的质脆灰白色斑块。口服抗真菌悬液（制霉菌素或克霉唑）或口服氟康唑治疗通常有效。部分HIV/AIDS患者可出现罕见的氟康唑难治性鹅口疮，其他的治疗方案包括口服伊曲康唑或伏立康唑，以及静脉使用棘球白素（卡泊芬净、米卡芬净或阿尼芬净），必要时还可使用两性霉素B脱氧胆酸盐。针对此类患者的理想治疗是根据细菌培养和药敏结果予以其相应治疗。

Vincent咽峡炎，亦称急性坏死性溃疡性牙龈炎或战壕口类，是一种独特且病情急骤的牙龈炎，其临床特征是牙龈疼痛、牙龈炎伴牙间乳头溃疡，患处易出血。因其病原体为口腔厌氧菌，所以患者常表现为口臭，且常伴发热、乏力及淋巴结肿大。治疗包括清创和口服青霉素联合甲硝唑，克林霉素或多西环素可作为替代药物。

Ludwig咽峡炎是一种快速进展性、暴发性蜂窝组织炎，累及双侧舌下和颌下腔，常由牙源性感染或近期拔牙诱发，好发于第二和第三下磨牙。牙科护理的改善显著降低了这种疾病的发生率。上述部位的感染可造成患者出现吞咽困难、吞咽疼痛和舌下区“木样”水肿，后者迫使患者舌头上下移动，并可能引起气道阻塞。发热、构音障碍及流涎也是该病的临床表现，患者说话时可如同口含食物，含糊不清。窒息是最常见的死亡原因，因此气管插管或气管造瘘可能是必要的治疗方法，以确保患者气道通畅。临床医生应密切观察患者病情变化，并立即使用针对链球菌和口腔厌氧菌的静脉抗生素治疗。临床推荐的药物包括氨苄西林/舒巴坦、克林霉素或大剂量青霉素联合甲硝唑。

咽峡后脓毒症（Lemierre病）是一类罕见的口咽部厌氧菌感染，其主要致病菌为坏死杆菌。这种疾病通常以咽痛（最常见于青少年和年轻成人）起病，可表现为渗出性扁桃体炎或扁桃体周围脓肿。咽深部组织的感染使病原体可能进入咽旁间隙，其内有颈动脉和颈内静脉，进而引发颈内静脉化脓性栓塞性静脉炎，伴疼痛，并造成吞咽困难、颈部肿胀及僵硬。脓毒症往往发生于咽痛后3～10天，并伴有肺部和其他远隔部位的转移性感染。少数情况下，感染可沿颈动脉鞘蔓延至后纵隔导致纵隔炎，或因侵及颈动脉而出现口腔内反复少量出血的早期表现。这些侵入性感染的死亡率高达50%。治疗包括静脉使用抗生素（克林霉素或氨苄西林/舒巴坦），以及对化脓部位进行手术引流。是否同步使用抗凝药物预防栓塞尚存争议，在综合考虑风险和临床获益后，有时建议对患者进行抗凝治疗。

喉部和会咽部感染

喉炎

喉炎是指任何累及喉部的炎症反应，可由多种感染性和非感染性病因引起。在发达国家，通过临床实践发现，绝大多数喉炎均为急性病程。急性喉炎是一种常见的临床综合征，其主要致病病毒与许多其他URI相同。实际上，多数急性喉炎见于病毒性URI。

病因 常见的呼吸道病毒几乎均与急性病毒性喉炎相关，包括鼻病毒、流感病毒、副流感病毒、腺病毒、柯萨奇病毒、冠状病毒和呼吸道合胞病毒。急性喉炎也可能与急性细菌性呼吸道感染有关，如A组链球菌或白喉杆菌感染（尽管在美国已基本消灭白喉）。另一种被认为参与急性喉炎发病的细菌性病原体（发病机制尚不清楚）是卡他莫拉菌，多数患者的鼻咽分泌物培养可分离出此菌。

与发展中国家相比，发达国家慢性喉炎的发病率要低得多。结核分枝杆菌引起的喉炎往往很难与喉癌相鉴别，部分原因是由于此病常缺乏肺部疾病的典型体征、症状和影像学表现。组织胞浆菌和芽生菌亦可引起喉炎，并且通常作为全身感染的并发症。念珠菌也可引起喉炎，通常与鹅口疮或食管炎有关，好发于免疫抑制患者。球孢子菌和隐球菌感染所致的慢性喉炎较为罕见。

临床表现 喉炎以声音嘶哑为主要临床表现，还可伴音调降低或失语。因急性喉炎主要由呼吸道病毒引起，所以常伴其他上呼吸道感染的症状及体征，包括流涕、鼻塞、咳嗽和咽痛。直接喉镜检查常可发现弥漫性喉部红肿，伴声带血管充血。此外，慢性疾病（如结核性喉炎）在喉镜下常表现为黏膜结节和溃疡；这些镜下病灶有时可能被误诊为喉癌。

治疗 喉炎

加湿和休声是急性喉炎的常见治疗方法。不建议常规使用抗生素，只有在培养出A组链球菌时才应首选青霉素。慢性喉炎的治疗选择取决于病原体，通常需要活检及细菌培养以明确病原体。喉结核患者具有高度传染性，因其体内存在大量致病菌，且容易通过飞沫传播。此类患者的治疗方法与活动性肺结核患者相同。

急性喉炎

“急性喉炎”（croup）一词实际上是指一组统称为“急性喉炎综合征”的疾病，此类疾病均为急性且主要是病毒性呼吸道疾病，以喉部声门下区明显肿胀为临床特征。急性喉炎好发于6岁以下儿童。

会厌炎

急性会厌炎（声门上炎）是一种急性快速进展性蜂窝织炎，可累及会厌及邻近结构，造成儿童和成人完全性气道阻塞，可能危及患者生命。在b型流感嗜血杆菌（Hib）疫苗普及之前，此疾病在儿童中十分常见，发病高峰约为3.5岁。在一些国家，大规模接种Hib疫苗使儿童急性会厌炎的年发病率降低了90%以上；相比之下，自Hib疫苗上市以来，成人的年发病率几乎没有变化。因急性会厌炎存在气道阻塞的危险，所以是一种临床急症，尤其是一种儿科急症，及时明确诊断并进行气道保护对患者至关重要。

病因 20世纪80年代中期Hib疫苗普及后，美国儿童的会厌炎发病率急剧下降。然而，缺乏疫苗接种或疫苗接种失败表明当前许多儿童仍因Hib感染而发病。对于成人和儿童（尤其是最近），许多其他细菌性病原体亦可引起会厌炎，最常见的致病菌为A组链球菌。其他少见的病原体包括肺炎链球菌、副流感嗜血杆菌和金黄色葡萄球菌（包括耐甲氧西林金黄色葡萄球菌）。病毒尚未被确定为急性会厌炎的病因。

临床表现和诊断 与青少年和成人患者相比，会厌炎在幼儿患者中通常起病更急。大多数患儿在24 h内即出现症状，包括高热、剧烈咽痛、心动过速、全身中毒表现，以及（多数情况下）端坐时流涎。患者还可出现呼吸道阻塞的症状和体征，且迅速进展。青少年和成人患者的临床表现往往较轻，常表现为持续1～2天的剧烈咽痛，伴呼吸困难、流涎及喘鸣。急性会厌炎患者的体格检查可见中重度呼吸窘迫，伴有吸气性喘鸣和胸壁收缩。随着疾病进展和患者疲劳，上述体征可消失。相反地，口咽检查所示的感染比根据症状所预测的更轻微，这一发现警示临床医生应考虑除扁桃体以外可引起患者症状及气道阻塞的原因。尽管临床医生常在可控环境下（如手术室）为患者进行直接纤维喉镜检查，镜下可见典型的水肿性“樱桃红”会厌炎并对其进行细菌培养，且有助于放置气管内导管，但急性会厌炎的确诊常依赖于临床症状。不建议在检查室中对患者进行直接观察（即用压舌板和间接喉镜），因以上述检查有立即引起喉炎和完全性气道阻塞的风险。颈部侧位片和实验室检查有助于明确诊断，但可能延迟对患者呼吸道的关键治疗，造成患者不必要的移动和体位改变，继而增加其气道进一步受损的风险。颈部侧位片可见增大的水肿性会厌炎（“拇指征”，图36-3）及咽下部扩张和正常的声门下结构。实验室检查的特征性表现为轻中度白细胞升高，且以中性粒细胞升高为主。多数患者可出现血培养阳性。

治疗 会厌炎

即使是对于疑诊急性会厌炎的患者，也应首先考虑确保其气道通畅。不常规推荐对即将发生的气道阻塞仅采取保守观察，尤其是对于儿童患者。许多成人患者仅在其症状较轻时对其采取保守观察。

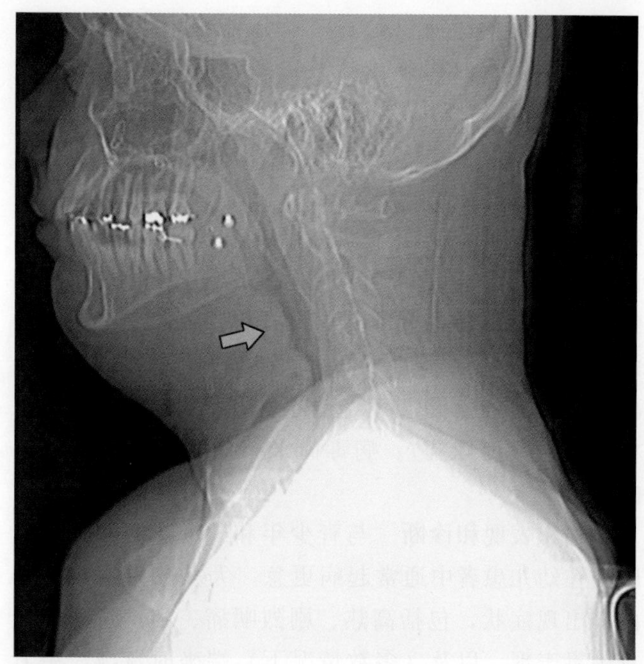

图 36-3 急性会厌炎。此颈部软组织侧位片中，箭头所示即增大的水肿性会厌炎（“拇指征”）

然而一些数据表明，这种治疗方法存在风险，且可能仅适用于尚未出现呼吸困难或喘鸣的成人患者。一旦完成气道保护，并取血液和会厌部组织标本进行细菌培养，应静脉给予患者覆盖最有可能致病病原体（尤其是流感嗜血杆菌）的抗生素治疗。近年来，由于流感嗜血杆菌对氨苄西林的耐药率显著上升，因此建议使用β-内酰胺/β-内酰胺酶抑制剂联合，或第二代/第三代头孢菌素进行治疗。对β-内酰胺类过敏的患者，可以考虑给予氨苄西林/舒巴坦、头孢呋辛、头孢噻肟或头孢曲松，联合克林霉素和TMP-SMX。抗生素治疗应持续 7～10 天，并应根据细菌培养的结果调整抗生素。若流感嗜血杆菌性会厌炎患者家庭内密切接触者中有 4 岁以下、未接种疫苗的儿童，则患者所有的家庭成员（包括患者本人）均应接受预防性利福平治疗 4 天，以根除其携带的流感嗜血杆菌。

颈深部结构的感染

颈深部的感染常由其他原发感染灶蔓延所致，咽或口腔是最常见的原发感染部位。此疾病在早期阶段更易控制，但较难被发现，因此常常进展为危及生命的感染。颈部最具临床意义的三个间隙分别为下颌下（及舌下）间隙、咽侧（咽旁）间隙及咽后间隙。这些间隙相互连通，并与头部、颈部和胸部的其他重要结构相通，病原体可轻易进入包括纵隔、颈动脉鞘、颅底和脑膜在内的区域。一旦感染到达这些敏感区域，死亡率可高达 20%～50%。

下颌下和（或）舌下间隙的感染常继发于下颌牙感染或近期拔牙，可造成严重且危及生命的感染，被称为 Ludwig（咽峡炎见上文“口腔感染”）。咽侧（咽旁）间隙的感染是口腔和上呼吸道感染（包括扁桃体炎、扁桃体周围脓肿、咽炎、乳突炎和牙周感染）最常见的并发症。此间隙位于咽侧壁深处，包含许多敏感结构，如颈动脉、颈内静脉、颈交感神经链和部分第Ⅸ至Ⅻ对颅神经；其远端开口于后纵隔，故累及这一间隙的感染可迅速致命。体格检查可见扁桃体部分移位、牙关紧闭和颈部僵硬，但咽侧壁肿胀易被忽视。此疾病可通过 CT 检查确诊。治疗主要包括气道管理、手术引流脓液，以及静脉使用对链球菌和口腔厌氧菌有效的抗生素（如氨苄西林/舒巴坦）治疗至少 10 天。上文（见“口腔感染”）还提到一种极其严重的颈深部感染，可累及颈动脉鞘内结构（咽峡后脓毒症，Lemierre 病）。咽后间隙感染也可危及生命，因为此间隙在咽后部起自颅底下至上纵隔。由于多个小的咽后淋巴结通常在 4 岁时萎缩，因此这一间隙的感染好发于 5 岁以下的儿童。此类感染常由其他部位的感染蔓延而来，急性咽炎是最常见的原发感染。其他来源包括中耳炎、扁桃体炎、牙源性感染、Ludwig 咽峡炎和椎体骨髓炎向前播散。咽后间隙感染也可继发于咽后部穿透性创伤（如内窥镜手术）。感染常为多重病原体，包括需氧菌合并厌氧菌感染，A 组β-溶血性链球菌和金黄色葡萄球菌是最常见的病原体。在美国，结核分枝杆菌曾是常见的致病菌，现已罕见。

咽后脓肿的患者常表现为咽痛、发热、吞咽困难和颈部疼痛，并且由于吞咽困难和疼痛而经常出现流涎。体格检查可见颈部淋巴结肿痛、颈部肿胀、咽后部弥漫性红斑，以及咽后壁隆起，后者在常规查体时可能并不明显。通过颈部侧位片或 CT 检查常可证实患者存在软组织肿物。因患者存在发生气道阻塞的风险，故治疗首先应确保气道通畅，再进行外科引流联合静脉抗感染治疗。起始经验性抗感染应覆盖链球菌、口腔厌氧菌和金黄色葡萄球菌，氨苄西林/舒巴坦、克林霉素联合头孢曲松或美罗培南通常有效。感染延及其他部位是引起并发症的主要原因（如咽后部破溃可造成吸入性肺炎和脓胸）。感染蔓延至咽旁间隙和纵隔可导致纵隔炎和心包炎，有时甚至可累及邻近大血管。当患者出现以上情况时，其死亡率较高。

第三十七章　疾病的口腔表现

Oral Manifestations of Disease

Samuel C. Durso　著
（伍满燕　熊玮珏　译）

作为初级保健医生和会诊医生，内科医生经常被要求评估口腔软组织、牙齿和咽部疾病。了解口腔环境极其独特结构对指导预防服务和识别局部或全身疾病的口腔表现是必要的（详见第三十八章）。此外，内科医生经常与牙科医生协作治疗患有影响口腔健康的疾病或接受牙科手术增加其医疗并发症风险的患者。

牙齿和牙周组织疾病

牙齿形成始于胚胎发育的第六周，持续到 17 岁。牙齿在子宫内开始发育，直到牙齿萌出为止。正常情况下，20 颗乳牙在 3 岁时全部萌出，13 岁时全部脱落。恒牙最终共 32 颗，在 6 岁时开始萌出，14 岁时完全萌出，但第三磨牙（“智齿”）可稍晚萌出。

萌出的牙齿由可见的牙冠和牙釉质覆盖，牙根淹没在牙龈线以下并被骨样牙骨质覆盖。牙本质（dentin）是一种比骨密度更高、对疼痛非常敏感的物质，它形成牙齿的主要物质并包围着含有血管和神经供应的黏液瘤样髓核。牙齿被牙周膜牢牢地固定在牙槽窝里，牙周膜是由牙龈、牙槽骨、牙骨质和牙周韧带组成的支撑结构。牙周韧带将牙骨质与牙槽骨牢固地结合在一起。牙周韧带上方是附着在牙冠下方的牙龈环。数毫米（1～3 mm）的未附着或游离牙龈覆盖在牙冠基底部，沿牙龈齿缘形成浅沟。

龋齿、牙髓和根尖周疾病及并发症　龋齿通常起始于无症状的牙釉质破坏性感染过程。细菌（主要是变形链球菌）可定植于牙齿表面的有机缓冲生物膜（菌斑）。如果未通过刷牙或唾液的自然清洁和抗菌作用去除，细菌酸可导致牙釉质脱矿。咬合面上的裂隙和凹坑是早期龋坏最常见的部位。牙齿之间与牙修复邻近的表面和暴露的牙根也很脆弱，特别是随着年龄的增长。随着时间的推移，龋齿可扩展到下面的牙本质，导致牙釉质空洞。如果不进行处理，龋齿会渗透到牙髓，造成急性牙髓炎。在这个阶段，当牙髓感染受到控制时，牙齿可能会对撞击和冷热敏感，当刺激性因素被移除时，疼痛会立即消失。如果感染扩散到整个牙髓，就会发生不可逆性牙髓炎，导致牙髓坏死。此时，疼痛可能会很严重，性质呈尖锐或搏动样，在患者躺下时加重。一旦牙髓完全坏死，疼痛可能为持续性或间歇性，但冷敏感丧失。

龋齿的治疗包括去除软化和感染的硬组织，并使用银汞合金、玻璃离子、复合树脂或金修复牙齿结构。一旦发生不可逆性牙髓炎，则需要进行根管治疗。清除髓室和根管的内容物后应进行彻底清洁，并用惰性材料填充或拔掉龋齿。

牙髓感染可导致根尖周脓肿形成，咀嚼时会产生疼痛。如果感染轻微且为慢性，则最终形成根尖肉芽肿或根尖囊肿，两者均在根尖呈放射状。如果不加以控制，根尖周脓肿会侵蚀牙槽骨引起骨髓炎；渗入和穿过牙龈则产生龈脓肿（牙龈疖）；沿深筋膜平面会引起致命性蜂窝织炎（Ludwig 心绞痛），累及下颌下间隙和口腔底部。随着并发症的进展，老年、糖尿病和服用糖皮质激素的患者可能很少或没有疼痛或发热。

牙周病　牙周病和龋齿是牙齿脱落的主要原因。如同龋齿一样，牙龈的慢性感染和牙齿的锚定结构始于细菌斑块的形成。这个过程从牙龈线开始。牙菌斑和牙石（钙化的牙菌斑）可通过适当的日常口腔卫生来预防，包括定期的专业清洗。若不干预，随之发生慢性炎症可导致游离和附着的牙龈充血（牙龈炎），继而会出现刷牙时出血。如果忽视这个问题，可发展为严重的牙周炎，导致生理沟加深和牙周膜破坏。牙齿周围会形成牙龈袋。当牙周膜（包括支撑骨）被破坏时，牙齿就会松动。已有人提出慢性牙周病引起的慢性炎症有促进冠心病和卒中的作用。流行病学研究表明，慢性牙周炎症与动脉粥样硬化之间存在显著相关性，尽管其因果关系尚未得到证实。

急性和侵袭性牙周病较慢性牙周病少见。然而，如果宿主处于应激状态或暴露于一种新的病原体，牙周组织可能会发生迅速进展和毁灭性损害，如急性坏死性溃疡性牙龈炎。应激和不良口腔卫生是危险因素。临床表现包括突发牙龈炎症、溃疡、出血、齿龈间坏死和恶臭性口臭。局限性青少年牙周炎见于青少年，极具破坏性，与中性粒细胞趋化性受损有关。AIDS 相关牙周炎在某些患者中类似于急性坏死性溃疡性牙龈炎，在另一些患者中则类似于更具破坏性的成人慢性牙周炎。它也可能对口腔软组织和骨骼产生类似坏疽的破坏过程，类似于坏疽性口炎（一种发展中国家严重营养不良儿童常见的传染病）。

预防龋齿和牙周感染　尽管美国龋齿和牙周病的患病率降低（主要是由于对水进行氟化和牙齿照护水平的提高），但这两种疾病在全世界，尤其是在某些群体中，仍是重要的公共卫生问题。内科医生应该将推动预防性牙科护理和卫生作为健康维护的一部分。龋齿和牙周病的高危人群包括有唾液酸化和（或）口干症、糖尿病、酗酒、吸烟、唐氏综合征和牙龈增生症的患者。此外，缺乏牙科照护（如由于社会经济地位低下）和自我护理能力下降的人群（如残疾人、疗养院群体和痴呆或上肢残疾患者）患龋齿和牙周病的数量也以不成比例的速度增长。关键措施包括提供口腔日常卫生的指导和专业清洁服务、使用含氟牙膏、专业的氟化物治疗、（对于活动受限的患者）使用电动牙刷以及指导人们照顾那些无法自我照护的患者。费用、对牙齿照护的恐惧以及语言和文化的差异是阻碍一些人寻求牙科预防服务的原因。

影响牙齿和牙周组织的发育和全身性疾病 咬合不良是最常见的口腔发育问题，除了造成美观的问题外，还可影响咀嚼，需通过正畸和外科手术进行矫正。最常受影响的是第三磨牙，进而造成感染或口腔生长空间不足。由肢端肥大症引起的获得性下颌前突也可导致咬合不正。Paget 病也可引起上颌骨和下颌骨畸形。克汀病和垂体功能减退偶可表现出牙齿延迟萌出、下巴后陷和舌头突出。先天性梅毒可出现 Hutchinson 切牙和桑葚状磨牙冠。牙釉质发育不全可导致乳牙或恒牙呈现从凹陷到深裂的牙冠缺损。宫内感染（梅毒、风疹）、维生素缺乏症（A、C 或 D）、钙代谢紊乱（吸收不良、抗维生素 D 佝偻病、甲状旁腺功能减退症），早产、高热和各类罕见的遗传性缺陷（釉质发育不全）均可为病因。8 岁前服用足够高剂量的四环素可引起牙釉质发育不全和变色。暴露于内源性色素会使牙齿变色，其病因包括胎儿成红细胞增多症（绿色或蓝黑色）、先天性肝病（绿色或黄褐色）和卟啉症（红色或棕色，类似于紫外线发出的荧光）。若在发育期间摄入过量的氟化物则会出现斑釉牙。牙釉质磨损与年龄、磨牙症或过度酸暴露（如慢性胃反流或贪食症）有关。乳糜泻与儿童，而非成人的非特异性牙釉质缺陷有关。

牙周炎引起的全部或部分牙齿缺失可见于循环中性粒细胞减少症、Papillon-Lefévre 综合征、Chédiak-Higashi 综合征和白血病。快速局灶性牙齿松动通常由感染引发，而罕见的原因包括朗格汉斯细胞组织细胞增生症、尤文氏肉瘤、骨肉瘤和 Burkitt 淋巴瘤。乳牙过早脱落是低磷酸酯酶症的一个特征，其为一种罕见的先天性代谢性疾病。

妊娠可引起牙龈炎和局部化脓性肉芽肿。严重的牙周病可发生于未经控制的糖尿病患者中。苯妥英钠、钙通道阻滞剂（如硝苯地平）和环孢菌素可造成牙龈增生，但每日的口腔护理可预防或减少其发生。特发性家族性牙龈纤维瘤病和一些综合征相关的疾病亦可引起类似症状。停止药物使用可逆转其诱发的牙龈损害，然而后种情况可能需要手术干预。牙龈线性红斑可出现在晚期 HIV 感染患者中，可能提示免疫缺陷和中性粒细胞活性减低。弥漫性或局灶性牙龈肿胀可能是早期或晚期急性粒单核细胞白血病以及其他淋巴组织增生性疾病的特征。草莓样牙龈炎是肉芽肿性多血管炎罕见但独有的特征性表现。

口腔黏膜疾病

感染 大多数口腔黏膜疾病与微生物相关（表 37-1）。

色素沉着病变 见表 37-2。

皮肤疾病 见表 37-1、表 37-2 和表 37-3，第六十二～六十六章。

舌部疾病 见表 37-4。

HIV/AIDS 表 37-1、表 37-2、表 37-3 和表 37-5。

溃疡 溃疡是最常见的口腔黏膜病变，可由许多原因导致，患者自身和局部病损的特征（包括全身器官系统的表现）可缩小鉴别诊断范围（表 37-1）。大多数急性溃疡伴有疼痛但呈自限性。复发性阿弗他溃疡和单纯疱疹为主要原因。持续性和深部阿弗他溃疡可为特发性，也可伴发于 HIV/AIDS。阿弗他溃疡亦是白塞病的常见症状，同样也可出现在反应性关节炎中，然而其疼痛程度较轻；偶可在盘状或系统性红斑狼疮病程中出现。克罗恩病中可见阿弗他样溃疡，但与普通口疮不同，其组织学检查中表现为肉芽肿性炎症。复发性口疮在乳糜泻的患者中更为普遍，据报道可通过清除谷蛋白来缓解。

需要重点关注的是慢性（病程持续＞2 周）、相对无痛的溃疡和混合性红/白斑（红斑和白斑）。应及早考虑到鳞状细胞癌和癌前异型增生，并进行诊断性活检。这种警惕性和活检十分关键，因为肿瘤早期比晚期更容易治疗。高危部位包括下唇、口底、舌的腹侧和外侧，以及软腭复合体。西方国家口腔癌的主要危险因素包括日晒（下唇）、吸烟、饮酒和人乳头状瘤病毒感染。在印度和其他亚洲国家中，无烟烟草混合槟榔、熟石灰和香料是口腔癌的常见原因。慢性口腔溃疡的罕见原因，如肺结核、真菌感染、肉芽肿性多血管炎和中线肉芽肿外观与肿瘤相似，正确诊断取决于识别疾病的其他临床特征，并对病变进行活检。梅毒硬下疳通常无痛，因此极易被忽视，往往伴有区域性淋巴结病，通过适当的病原体和血清学检查可确诊梅毒。

黏膜脆性改变的疾病通常会表现为伴有疼痛的口

表 37-1 口腔黏膜水疱、大疱或溃疡病变

疾病	常见部位	临床特征	病程
病毒性疾病			
原发性急性疱疹性龈口炎（HSV-1 型常见，HSV-2 型罕见）	唇和口腔黏膜（颊、牙龈、舌黏膜）	唇部水疱破裂并结痂，口腔内水疱迅速形成溃疡；剧烈疼痛；急性牙龈炎、发热、乏力、口臭、颈部淋巴结肿大；主要见于婴儿、儿童和年轻成人	10～14 天自发痊愈；除非为继发性感染，原发性 HSV 感染不会导致持续时间＞3 周的病变
复发性唇疱疹	口周皮肤、唇黏膜皮肤交界处	水疱破裂并融合结痂，触碰或辛辣食物刺激可引起疼痛	自然病程约 1 周，如继发感染，病程可能延长；如果病变严重，可局部或口服抗病毒治疗以缩短病程
复发性口腔单纯疱疹	上颚和牙龈	角质化上皮上的小水疱破裂并融合，伴疼痛	自然病程约 1 周，如果病变严重，可局部或口服抗病毒治疗以缩短病程
水痘（VZV）	牙龈和口腔黏膜	皮肤破损伴口腔黏膜小水疱，并由此破裂形成浅溃疡，或融合形成大疱并破溃，口腔黏膜可同时伴全身性红斑	病变可在 2 周内自行愈合
带状疱疹（VZV 复燃）	面颊、舌、牙龈、腭部	单侧水疱或溃疡病变，沿着三叉神经的感觉支或其分支呈线性分布	病变愈合后不留瘢痕（除非继发感染），常有疱疹后神经痛，口服阿昔洛韦、泛昔洛韦、伐昔洛韦可促进病变愈合、减轻疱疹后神经痛
传染性单核细胞增多症（EB 病毒）	口腔黏膜	伴有疲劳、咽痛、乏力、发热、颈部淋巴结肿大；小溃疡通常出现在颈部淋巴结肿大之前；牙龈出血，软腭和硬腭交界处可见多发性瘀点	口腔病变在恢复期消失，一般无需予以治疗，如果扁桃体肿胀阻塞气道，需应用糖皮质激素治疗
疱疹性咽峡炎（柯萨奇病毒 A 或 B、埃可病毒）	口腔黏膜、咽部、舌	急性起病，发热、咽痛、口咽部水疱，常见于＜4 岁儿童，多于夏季流行；咽部弥漫性充血，灰白色小疱（1～2 mm）周围伴红晕，小疱可扩大形成溃疡	潜伏期 2～9 天，发热 1～4 天，可自行恢复
手足口病（柯萨奇 A16 最常见）	口腔黏膜、咽部、手掌、脚底	发热、乏力、头痛伴口咽部痛性水疱及浅溃疡；传染性强；常见于＜10 岁儿童	潜伏期 2～18 天，病变在 2～4 周内自行愈合
原发性 HIV 感染	牙龈、腭部及咽部	急性牙龈炎、口咽部溃疡，伴与单核细胞增多症相似的发热表现，并包括淋巴结肿大	依次为 HIV 血清转化期、无症状 HIV 感染，以及最终为 AIDS
细菌或真菌性疾病			
急性坏死性溃疡性牙龈炎（战壕口炎）	牙龈	牙龈出血、疼痛，特征为牙龈乳头和边缘坏死、溃疡，以及淋巴结肿大、口臭	清创、稀释的（1∶3）双氧水灌洗后可在 24 h 内缓解，急性期给予抗生素治疗，有复发的可能性
先天性梅毒	上颚、下颚、舌、牙	树胶肿累及上下颚及面部骨骼；Hutchinson 切牙、桑葚状磨牙、舌炎、黏膜斑、嘴角皲裂	牙齿畸形是不可逆性永久性损害
一期梅毒（硬下疳）	病原体进入机体的部位，可能发生于唇部、舌部、扁桃体	小丘疹迅速变大，形成无痛性溃疡，溃疡边缘变硬；单侧淋巴结肿大；硬下疳和含有螺旋体的淋巴结；第 3～4 周血清检测呈阳性	1～2 个月内硬下疳可自行愈合，6～8 周内进入二期梅毒
二期梅毒	黏膜斑，常累及口腔黏膜，尤其是上颚和口腔结合部	口腔黏膜斑丘疹病变，直径为 5～10 mm，中心溃疡，灰白色膜覆盖；皮肤黏膜皮疹，伴有发热、乏力和咽痛	病变持续时间为数周至 1 年
三期梅毒	上腭和舌	舌、腭树胶肿浸润后形成溃疡或纤维化，舌乳头萎缩导致特征性光滑舌和舌炎	树胶肿可破坏上颚导致完全性穿孔
淋病	病原体在口腔内直接接种的部位，或继发于原发灶的血行播散	大多数咽部感染无症状；可引起烧灼或瘙痒感；口咽和扁桃体可形成溃疡和红斑；唾液黏稠及恶臭	相较于泌尿生殖系统感染更难以根治，然而咽炎通常可经适合的抗菌治疗得以缓解

表 37-1 口腔黏膜水疱、大疱或溃疡病变（续）

疾病	常见部位	临床特征	病程
结核病	舌、扁桃体区、软腭	无痛性单个溃疡，直径为 1～5 cm，形状不规则，表面覆盖其持续分泌的渗出物，溃疡边缘较深且坚韧	常见肺部感染后自体接种；适当的抗生素治疗有助于改善病变
颈面部放线菌病	面部、颈部及口腔底部肿胀	感染可能与拔牙、颌骨骨折或臼齿萌出有关；急性期形态类似急性化脓性脓肿，但含有黄色"硫粒"（革兰氏阳性菌丝体及其菌丝）	通常肿胀较硬并且呈无痛性增大；多发脓肿常破溃形成瘘管；青霉素是首选抗生素，通常需要手术治疗
组织胞浆菌病	口腔任何区域，尤其是舌、牙龈、上腭	结节状、疣状或肉芽肿性病变；溃疡硬而疼痛；通常是血源性或肺源性感染，也可能是原发性感染	全身性抗真菌治疗
念珠菌病[a]			
皮肤疾病			
黏膜类天疱疮	常导致明显的牙龈红斑和溃疡；口腔、食管和阴道等其他部位也可能受累	疼痛、灰白色塌陷的水疱或大疱，覆盖厚的上皮组织，周围有红斑区域；牙龈病变剥脱后形成溃疡	病程呈缓解和复发交替，不同部位的病变进展缓慢，糖皮质激素可减轻症状但不能治愈疾病
轻型 EM 和重型 EM（Stevens-Johnson 综合征）	主要累及口腔黏膜和手足部皮肤	口腔内大疱破裂，周围为炎症区；唇部出血性结痂；皮肤环形或靶形红斑是特征性病变；患者可能伴有严重的中毒症状	起病急骤，病因通常不明确，可能与药物反应相关，病程 3～6 周，重型 EM 不治疗的死亡率为 5%～15%
寻常型天疱疮	口腔黏膜及皮肤；机械性损伤的部位（软腭/硬腭、系带、唇、颊黏膜）	>70%的患者具有口腔病变的表现；脆性、破裂的大疱和口腔溃疡；主要见于老年人	大疱反复发生，毒性可导致恶病质、感染，2 年内死亡；通常口服糖皮质激素可控制病情
扁平苔藓	口腔黏膜及皮肤	口腔黏膜出现白色条纹；皮肤摩擦部位出现紫色结节；偶可见口腔黏膜溃疡和侵蚀性牙龈炎	单纯白色条纹通常无症状；侵蚀性病变常常难以治疗，但糖皮质激素有效
其他情况			
复发性阿弗他溃疡	通常发生于未角化的口腔黏膜上（颊黏膜、唇黏膜、口腔底部、软腭、舌的侧部和腹部）	单个或簇状痛性溃疡，周围有红斑；病灶直径有 3 种，1～2 mm（疱疹样）、1～5 mm（小溃疡）或 5～15 mm（大溃疡）	病变在 1～2 周内愈合，但可能每月或每年多次复发；黏膜保护屏障剂苯佐卡因和局部应用糖皮质激素可缓解症状；重症患者可能需要全身糖皮质激素治疗
白塞综合征	口腔黏膜、眼、生殖器、肠道和 CNS	口腔多发性阿弗他溃疡、眼部炎症性病变、生殖器溃疡、炎症性肠病和 CNS 疾病	口腔病变是最先出现的临床症状，持续数周，愈合后不留瘢痕
创伤性溃疡	口腔黏膜；义齿常引起前庭溃疡	局部散在溃疡，边缘发红；常因意外咬伤黏膜、异物穿透或义齿长期刺激所致	当去除刺激因素后，病变通常在 7～10 天内愈合，继发感染会延长病程
鳞状细胞癌	口腔内任何部位，大多数发生于下唇、舌侧缘、口腔底部	红色、白色或红白色溃疡，其边缘隆起或变硬；无法愈合；早期疼痛不明显	侵袭并破坏相邻组织；常转移至区域淋巴结
急性髓性白血病（多为单核细胞型白血病）	牙龈	牙龈肿胀，浅表溃疡继发牙龈增生伴大面积坏死出血；深层溃疡可能发生于其他部位的黏膜，合并继发感染	白血病全身治疗通常有效，偶尔需要局部放疗
淋巴瘤	牙龈、舌、上腭及扁桃体	隆起的溃疡病变可迅速增殖变大，导致创伤性炎症	未治疗可致死；提示可能潜在 HIV 感染
化学灼伤或热力烧伤	口腔内任何部位	由于局部接触腐蚀性物质（如阿司匹林、热奶酪）而形成白色病损；揭去蜕皮后表面呈痛感	如果不继发感染，病变可在数周内愈合

[a] 见表 37-3

CNS，中枢神经系统；EM，多形性红斑；HSV，单纯疱疹病毒；VZV，水痘-带状疱疹病毒

表 37-2 口腔黏膜色素性病变

疾病	常见部位	临床特征	病程
口腔黑斑	口腔任何部位	呈离散或弥漫分布的局灶性棕黑色斑点	长期存在；不增长
弥漫性黑色素沉着	口腔任何部位	弥漫分布白色至深褐色的色素沉着，为生理性（“种族相关”）或与吸烟相关	长期存在
痣	口腔任何部位	呈离散分布的局灶性棕黑色色素沉着	长期存在
恶性黑色素瘤	口腔任何部位	呈扁平状，弥漫分布，无痛，棕黑色，或为高于皮肤的结节	早期扩散和侵袭；转移可致死
Addison 病	口腔任何部位，多位于颊黏膜	早期为蓝黑色至深棕色斑疹或斑点，伴皮肤弥漫色素沉着；合并肾上腺皮质功能不全的其他症状	肾上腺类固醇激素替代治疗有效
P-J 综合征（Peutz-Jeghers 综合征）	口腔任何部位	唇、颊黏膜深褐色斑点，伴有色素斑特征性分布于唇、鼻及眼睛和手部；伴发于肠息肉病	口腔色素沉着长期存在；胃肠息肉可能恶变
用药相关（抗精神病药、口服避孕药、米诺环素、齐多夫定、奎宁衍生物）	口腔任何部位	棕色、黑色或灰色色素沉着	停止服用药物后逐渐消失
汞合金纹	牙龈及颊黏膜	与软组织中嵌入的汞颗粒有关，呈小片蓝黑色的色素沉积区域；一些案例中 X 线平片上可显见不透射线的斑点影	长期存在
重金属色素沉着（铋、汞、铅）	龈缘	沿牙龈边缘分布浅蓝黑色色素线；除铅涂料暴露的儿童外极少见	提示全身性吸收，并非口腔健康状态的反映
黑毛舌	舌背	舌体丝状乳头过度增生，易被咖啡、浓茶、烟草或色素细菌染色	轻柔刷刮舌体（由于细菌过度生长时）或停用抗生素后 1～2 周内可改善
Fordyce 斑	颊、唇黏膜	黏膜下方多发黄色小斑点；无症状；继发于皮脂腺增生	良性；长期存在，无显著改变
卡波西肉瘤	最常见于上颚，其他部位亦可见	呈红斑或蓝斑，大小和形状多变；常增生成结节状，伴有溃疡形成	通常提示 HIV 感染或非霍奇金淋巴瘤；很少致命，但出于舒适或美观而需要治疗
黏液潴留性囊肿	颊、唇黏膜	由受损小唾液腺外渗的黏液蓄积所致的蓝色透明囊肿	良性；一般无痛，除非受到创伤；可手术切除

表 37-3 口腔黏膜白色病变

疾病	常见部位	临床特征	病程
扁平苔藓	颊黏膜、舌、牙龈和唇；皮肤	口腔内条纹状、白斑、充血及溃疡；伴有皮肤紫色丘疹；可为无症状、轻至重度疼痛；类似药物所致苔藓样反应	病程迁延；局部糖皮质激素有效
白色海绵状斑痣	口腔黏膜、阴道、肛门黏膜	呈白色无痛性上皮增厚；青春期/青年发病；家族遗传性	良性，永久存在
吸烟者白斑及非吸烟相关黏膜病变	口腔黏膜所有区域，或与吸烟部位有关	白斑逐渐变硬、粗糙或形成红色皲裂和溃疡；可为轻至重度疼痛，但多数无痛	戒烟后未必缓解；2%的患者发展为鳞状细胞癌；早期活检十分必要
红斑（伴或不伴白斑）	男性通常为口底区受累；女性则是舌和颊黏膜	红色柔软斑块；偶伴有白斑或光滑红斑	发展为鳞状细胞癌风险较高；早期活检十分必要

表 37-3 口腔黏膜白色病变（续）

疾病	常见部位	临床特征	病程
念珠菌病	口腔所有部位	假膜型（“鹅口疮”）：乳白色凝乳状斑块，刮擦后表面出血；常见于患病婴儿、接受大剂量糖皮质激素或广谱抗生素治疗的衰弱老年患者和AIDS患者	抗真菌、纠正易感因素治疗有效
		红斑型：呈红色、扁平病损，一些患者或有痛性区域	病程同假膜型
		念珠菌性白斑：念珠菌引起上皮增厚为固着紧密的白色角质斑	长程抗真菌治疗有效
		口角炎：口角疼痛、开裂	局部抗真菌治疗有效
毛状白斑	常位于舌侧，少见于口腔黏膜	白斑可由小片扁平状至大面积垂直状褶皱；见于HIV病毒携带者（所有AIDS高危群体）	见于EB病毒感染；大剂量阿昔洛韦有效，但易反复；很少引起不适，除非继发感染念珠菌
疣（人乳头状瘤病毒）	皮肤和口腔黏膜任何部位	单个或多个乳头状病变，表面为白色、厚角质，含较多尖锐突起；或菜花样病变，表面覆盖正常黏膜或多发粉红色或白色肿块（局灶性上皮增生）	病变迅速增长并扩散；必须行活检查排除鳞状细胞癌；可外科切除或激光治疗；HIV感染者接受抗反转录病毒治疗后可能会消退

表 37-4 舌体改变

改变类型	临床特点
大小及形态	
巨舌	舌体增大可为唐氏综合征、Simpson-Golabi-Behmel综合征或Beckwith-Wiedemann综合征等发育障碍综合征的部分表现；也可继发于肿瘤（血管瘤或淋巴管瘤）、代谢性疾病（如原发性淀粉样变性）或内分泌紊乱（如肢端肥大症或呆小症）；拔除全部牙齿后亦可发生
裂纹舌（阴囊舌）	舌部背面和侧面布满无痛性浅裂或深缝，容易留滞食物残渣并形成刺激
正中菱形舌	先天性卵圆形舌体伴舌中后区乳头缺失；可能与念珠菌病有关，抗真菌治疗可能有效
颜色	
地图舌（良性游走性舌炎）	舌体无症状性炎症，表现为舌丝状乳头快速丢失及再生，形成裸露的红色斑块“游走”于舌体表面
毛舌	舌体背内侧乳头角化层无法正常脱落，丝状乳头过度增长形成绒毛状苔；可被烟草、食物或着色物质染色呈棕黑色
草莓舌/杨梅舌	患猩红热时，由于菌状乳头肥大及丝状乳头改变引起的舌体外观
光滑舌	舌体萎缩可见于口干症、恶性贫血、缺铁性贫血、糙皮病或梅毒等；可伴有痛性烧灼感；可能为红斑念珠菌病的表现，抗真菌治疗有效

表 37-5 HIV感染相关口腔病变

病变形态	病因
丘疹 结节 斑块	念珠菌病（增殖性、假膜性）[a] 尖锐湿疣（人乳头状瘤病毒感染） 鳞状细胞癌（癌前期和侵袭期） 非霍奇金淋巴瘤[a] 毛状白斑[a]
溃疡	复发性阿弗他溃疡[a] 口角炎 鳞状细胞癌 急性坏死性溃疡性牙龈炎[a] 坏死性溃疡性牙周炎[a] 坏死性溃疡性口炎[a] 非霍奇金淋巴瘤[a] 病毒感染（单纯疱疹病毒、带状疱疹病毒、巨细胞病毒） 结核分枝杆菌或胞内分枝杆菌引起的感染 真菌感染（组织胞浆菌、隐球菌、念珠菌、地霉菌、曲霉） 细菌感染（大肠杆菌、阴沟肠杆菌、肺炎克雷伯菌、铜绿假单胞菌） 药物反应（单发或多发溃疡）
色素病变	卡波西肉瘤[a] 杆菌性血管瘤病（相较于口腔，更多见于皮肤及内脏） 齐多夫定引起的色素沉着（累及皮肤、指甲，偶见于口腔黏膜） Addison病
其他	牙龈线性红斑[a]

[a] 与HIV感染高度相关

腔溃疡，且在2周内无法愈合。黏膜类天疱疮和寻常型天疱疮是主要的获得性疾病。虽然二者临床特征不同，但应通过活组织检查或免疫组织化学检查诊断，并将其与扁平苔藓和药物反应相鉴别。

血液系统和营养性疾病 内科医生更有机会遇到患有获得性而非先天性出血性疾病的患者。如果进行局部压迫，出血应在轻微创伤后15 min和拔牙后1 h内停止。如果不是由于持续的损伤或大血管破裂，更长时间的出血应该考虑凝血异常。除了出血，瘀点和瘀斑更易出现在血小板功能障碍或血小板减少症患者软腭和硬腭之间的颤动线上。

所有类型的白血病（尤其是急性粒单核细胞白血病）都可出现牙龈出血、溃疡和牙龈肿大。口腔溃疡是粒细胞缺乏症的特点，溃疡和黏膜炎通常是对血液系统恶性肿瘤和其他恶性肿瘤进行化疗和放疗时出现的严重并发症。在Plummer-Vinson综合征（缺铁、角膜炎、舌炎和吞咽困难）中，环状软骨后蹼样组织部位罹患口腔鳞状细胞癌和食管癌的风险增高。恶性贫血可伴有萎缩性乳头状突起和红色灼热的舌部。维生素B的缺乏可出现许多类似于口腔溃疡和乳糜泻的症状。坏血病可导致牙龈肿胀、牙龈出血、溃疡和牙齿松动。

口腔疼痛的非牙源性病因

大部分口腔疼痛源于牙髓或牙周组织炎症或受损，非牙源性病因往往被忽略。大多数情况下，牙痛是可预料的，其疼痛程度与所受到的刺激相关，且具有明确的病因（如龋齿或脓肿）。局部麻醉可缓解牙齿或牙周组织引起的疼痛，但对牵涉痛无效。最常见的非牙源性疼痛是咀嚼肌引起的放射性肌筋膜疼痛，随着使用增加可出现压痛及持续疼痛。许多患者表现为继发于压力和焦虑的磨牙症。颞下颌关节紊乱与口腔疼痛密切相关。男女均可受累，但女性患病率较高，其特点包括疼痛、下颌活动受限及关节弹响。该病病因复杂，既往认为咬合不正为其主要病因，而目前认为并非如此。骨关节炎是咀嚼疼痛的常见原因。抗炎药物、休息下颌、软食和热敷可使症状缓解。50%的类风湿性关节炎可累及颞下颌关节，其受累通常是病情严重的晚期表现。双侧耳前疼痛通常晨起加重，关节活动明显受限。

偏头痛性神经痛可局限于口腔。疼痛发作及缓解均无明确诱因，局部麻醉无法减轻是其重要的诊断线索。三叉神经痛可累及第Ⅴ对颅神经的全部分支，或仅局限于部分下颌支或上颌支，引起单个或数个牙齿疼痛。疼痛可自发出现，也可能因触摸嘴唇和牙龈、刷牙或咀嚼而触发。舌咽神经痛可在第Ⅸ对颅神经分布区域产生类似的急性神经症状。吞咽、打喷嚏、咳嗽或耳屏受压可引起舌根、咽部或软腭疼痛，并且可放射至颞下颌关节。神经炎累及三叉神经上颌支及下颌支（如上颌窦炎、神经瘤和白血病浸润）引起的牙痛可通过神经痛的特性与普通牙痛相鉴别。极少数情况下，拔牙后可出现幻觉性牙痛。Bell麻痹最早的症状是耳后及患侧面部疼痛和痛觉过敏出现于面瘫当日或早于面瘫发生。带状疱疹累及第Ⅶ对颅神经（Ramsey-Hunt综合征）或三叉神经，也可早于出皮肤疱疹前出现类似症状。这两种情况均可引起带状疱疹后神经痛。冠状动脉缺血可仅引起面部和下颌疼痛，如同典型心绞痛，疼痛通常在心肌耗氧量增加时被再次诱发。局部麻醉无法缓解的上臼齿或前牙疼痛提示可能为上颌窦炎。

巨细胞动脉炎最典型的症状为头痛，但也可能表现为面部疼痛或咽喉痛而不伴有头痛。咀嚼或说话时出现颌跛行和舌跛行相对常见。舌梗死较少见。亚急性甲状腺炎患者在出现甲状腺压痛和短暂性甲状腺功能亢进之前常会出现放射至面部或下颌的疼痛。

“灼口综合征”（舌痛）无明确病因（如维生素B_{12}缺乏、铁缺乏、糖尿病、轻度念珠菌感染、食物过敏或轻微口干症），主要见于绝经后女性。其病因可能为神经性。氯硝西泮、α-硫辛酸和认知行为疗法对部分患者有效。一些病例与使用血管紧张素转化酶抑制剂相关，停药后症状可得到缓解。

唾液腺疾病

唾液对口腔健康至关重要。唾液缺乏可导致龋齿、牙周病、难以佩戴义齿、咀嚼和说话困难。唾液的主要成分为水和黏蛋白，发挥口腔清洁剂及润滑液的作用。此外，唾液含有抗微生物因子（如溶菌酶、乳过氧化物酶及分泌型IgA）、表皮生长因子、矿物质和缓冲系统。大唾液腺受自主神经调控而呈间歇性分泌，用餐期间为分泌高峰而其他情况下分泌较少。位于嘴唇和面颊的数百个小腺体可全天持续分泌黏液。唾液腺受损可导致口腔功能异常。唾液流量下降50%时可感觉到口干（口干症）。最常见的病因是药物，尤其是抗胆碱能药物，以及α和β受体阻滞剂、钙通道阻滞剂和利尿剂。其他原因包括干燥综合征、慢性腮腺炎、唾液腺导管阻塞、糖尿病、HIV/AIDS以及唾液腺所在区域的放疗（如霍奇金病和头颈癌）。治疗包括停用或减少相关药物、预防性口腔护理、补充口服液体或唾液替代品。若唾液腺功能障碍较轻，无糖薄荷糖或口香糖可刺激唾液分泌。若有足够的外分泌组织残留，毛果芸香碱或西维美林可促进分泌。唾液替代品或凝胶可缓解口干。补充氟化物对于预防龋齿至关重要。

涎石病通常表现为受累腺体肿胀伴疼痛，但有时只有肿胀或只有疼痛。保守治疗包括局部热敷、按摩和补充水分。薄荷糖或柠檬汁促进唾液分泌可冲掉小结石。疑似细菌感染时需给予抗生素治疗。成人急性细菌性腮腺炎通常为单侧，最常见于术后、脱水和体质虚弱的患者。金黄色葡萄球菌（包括耐甲氧西林的葡萄球菌）和厌氧菌是最常见的病原体。慢性细菌性唾液腺炎由唾液分泌减少、反复细菌感染造成。怀疑细菌感染但治疗无效时，需鉴别良性和恶性肿瘤、淋巴组织增生性疾病、干燥综合征、结节病、肺结核、淋巴结炎、放线菌病和肉芽肿性多血管炎。双侧无痛性腮腺肿大可由糖尿病、肝硬化、贪食症、HIV/AIDS及药物（如碘化物或丙硫氧嘧啶）所引起。

2/3 的唾液腺肿瘤为多形性腺瘤，主要累及腮腺，表现为缓慢生长的质硬肿块。尽管为良性肿瘤，但若未完全切除，则易复发。恶性肿瘤（如黏液表皮样癌、腺样囊性癌和腺癌）生长速度相对较快，与肿瘤级别相关。恶性肿瘤可导致溃疡和神经浸润，引起麻木或面瘫。手术切除是主要的治疗方法。无法手术或手术切除后复发风较高的某些组织学类型可采用放疗（特别是中子束治疗）。恶性唾液腺肿瘤的 5 年生存率约为 68%。

复杂患者的口腔照护

常规的口腔护理（如简单的拔牙、刮治和清洁、牙齿修复和根管治疗）非常安全。对于伴有其他疾病的患者，口腔护理最常见的问题是服用抗凝药的患者出血量增加、口腔内细菌可通过血源性播散感染心脏瓣膜和假体装置，以及牙科治疗时联用局部麻醉药和血管收缩剂可诱发心血管并发症。经验证实，这些并发症的风险都极低。

在预防静脉血栓、心房颤动或机械性心脏瓣膜服用华法林的患者中，若抗凝效应维持在推荐治疗窗范围内，则进行拔牙或者牙槽及牙龈手术时，很少出现难以控制的出血。然而，曾有报道显示在治疗剂量不足的情况下可出现栓塞并发症和死亡。因此，应在术前确认处于充分抗凝治疗状态，手术期间无需停药。同样地，围术期服用低剂量阿司匹林（81～325 mg）安全且无需停药。对于同时服用阿司匹林和另一种抗血小板药物（如氯吡格雷）的患者，应根据个体的血栓及出血风险决定是否继续使用。

具有细菌性心内膜炎风险的患者应保持最佳的口腔卫生状态，包括使用牙线，并定期进行专业清洁。目前指南仅推荐细菌性心内膜炎高危患者在进行牙龈或牙根尖周围组织手术或者需穿透口腔黏膜的手术时，接受预防性抗生素治疗。若发生意外出血，术后 2 h 内给予抗生素可有效预防感染。

口腔内感染的血源性细菌播散无疑会引发晚期关节假体感染，因此需清除感染组织（如引流、拔牙及牙根管治疗），并给予有效的抗生素治疗。然而，尚无足够证据证实晚期关节假体感染与常规牙科操作相关。因此，不推荐体内植入钢针、螺钉或钢板的患者在牙科手术前常规预防性使用抗生素。但是，对于合并炎症性关节病、免疫抑制状态、1 型糖尿病、既往关节假体感染、血友病或营养不良的患者，在关节置换术后 2 年内行牙科手术时，推荐给予抗生素行预防性治疗。

高血压和心脏病患者往往担忧使用血管收缩剂的安全性。血管收缩剂可增强局部麻醉的深度和持续时间，从而减小麻醉药物用量和潜在的毒性。2%利多卡因与 1∶100 000 肾上腺素（肾上腺素总量上限为 0.036 mg）可安全地用于血压控制良好的高血压及病情稳定的冠心病、心律失常或充血性心力衰竭患者，但需避免药物注射入血。服用三环类抗抑郁药和非选择性 β 受体阻滞剂的患者应采取预防措施，因为这些药物可能会增强肾上腺素的作用。

择期牙科治疗应当推迟至心肌梗死后至少 1 个月，最好为 6 个月，若此时患者病情稳定（如稳定的心律、稳定的心绞痛、无心力衰竭），则再发心肌梗死的风险较低。卒中患者应将择期牙科手术推迟 6 个月。在牙科手术中，这两种患者均需良好地控制疼痛以减轻应激，包括使用最小剂量的血管收缩剂，从而达到良好的止血和局部麻醉效果。

双膦酸盐与颌骨坏死相关。然而，口服双膦酸盐的风险非常低。大部分受累患者曾因多发性骨髓瘤或转移性乳腺癌接受过大剂量阿仑膦酸钠治疗，并进行拔牙或牙科手术。口腔病变为累及下颌骨或上颌骨的黄白色硬骨暴露，其中 2/3 伴有疼痛。对于骨坏死并无可靠的筛查手段。接受阿仑膦酸钠治疗的患者应进行预防性口腔护理，以降低感染及将来行牙槽手术的风险。

口臭

口臭通常源于口腔或鼻腔。恶臭气味是由食物和细胞碎片的细菌性腐烂产生挥发性硫化合物所致。牙周病、龋齿、急性牙龈炎、义齿契合不良、口腔脓肿和舌苔是常见病因。治疗包括纠正不良的口腔卫生、控制感染和刷牙。唾液分泌不足亦可引起和加重口臭。其他一些口臭的病因包括扁桃体隐窝、食管憩室、食管淤滞（如贲门失弛缓症、食管狭窄）、鼻窦炎和肺脓肿等，形成局灶性腔内腐坏。一些全身性疾病可伴有极具辨识性的气味：肾衰竭（氨味）、肝病（鱼腥味）和酮症酸中毒（烂果味）。幽门螺杆菌胃炎也可以产生氨臭味。如果患者因口臭就诊但并没有检测到异味，则必须考虑假性口臭或口臭恐惧症。

老龄化和口腔健康

虽然牙缺失和口腔疾病并不是老龄化的必然结果，但一系列复杂且伴随年龄发生的结构和功能变化可影响口腔健康。许多牙齿结构的微小变化（牙髓腔和容积减小、牙本质小管硬化、牙髓内神经和血管比例改变）均将引起疼痛敏感性缺失或减低，以及修复能力减弱。此外，随着年龄增长唾液腺的腺泡逐渐被脂肪组织取代，生理储备功能下降，因此唾液分泌不足的风险增高。健康老年人唾液流量减低的程度非常轻微。

当一般健康状况不佳或患者手及上肢灵活性丧失时常可导致口腔卫生不良。这种情况在衰弱的老年人和照护机构群体中尤为普遍，对此必须强调定期口腔清洁和牙科照护可以减少肺炎和口腔疾病的发病率，并减小这一人群的死亡风险。龋齿的其他风险包括终身限制氟化物暴露。缺乏用心照护时，龋齿可在尚处于无症状之时快速进展，进而使大部分牙齿，甚至是全部牙齿在患者意识到这个过程之前就被毁损。

牙周病是导致牙齿脱落的首要原因，表现为牙槽骨的高度减小。到 50 岁时，超过 90％的美国人口患有一定程度的牙周病。健康成人在 60 岁时仍未有显著牙槽骨质丢失，则通常将不会随着年龄增长出现明显恶化。

高龄时全部牙齿缺失虽然不像过去数十年那样普遍存在，但是仍见于＜50％的年龄 85 岁以上的美国人口。言语、咀嚼和面部轮廓均受到严重影响。缺齿也可能加重阻塞性睡眠呼吸暂停，特别是对于佩戴义齿的无症状个体。义齿可以改善言语清晰度并恢复面部轮廓饱满度，咀嚼功能也得以恢复。然而，义齿并无法改善经口摄食。佩戴义齿后需要一定的调整适应阶段。松动义齿造成的摩擦或创伤性损伤可引起疼痛。义齿匹配不良以及口腔卫生状况差均可引起念珠菌病。这种真菌感染可以无症状，或是伴有疼痛，义齿承托覆盖区域分布光滑红斑或肉芽组织提示感染。佩戴义齿且没有自身牙齿的人群需要进行定期（每年 1 次）的专业口腔检查。

第三十八章　疾病的口腔表现图集

Atlas of Oral Manifestations of Disease

Samuel C. Durso，Janet A. Yellowitz　著
（刘传芬　宋子琪　译）

口腔健康情况与心血管疾病、糖尿病和其他系统性疾病有关。因此，检查疾病的口腔表现是体格检查的关键部分。本章展示了大量精彩的临床照片，配合说明第三十七章“疾病的口腔表现”中叙述的许多情况。影响牙齿、牙周组织和口腔黏膜的各类情况均有所呈现。

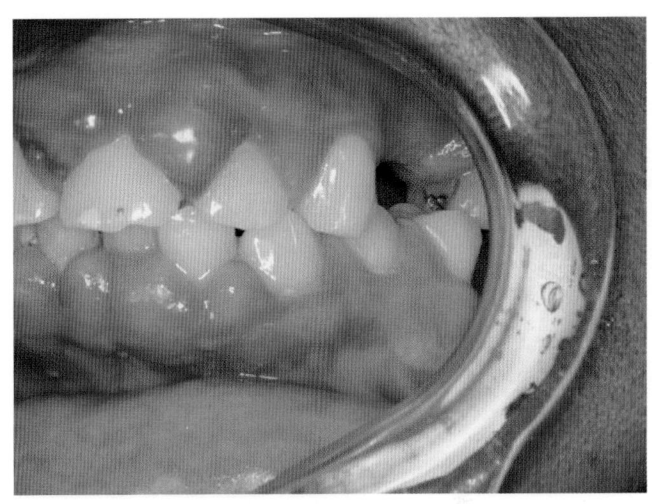

图 38-1　牙龈过度生长，继发于使用钙通道阻滞剂

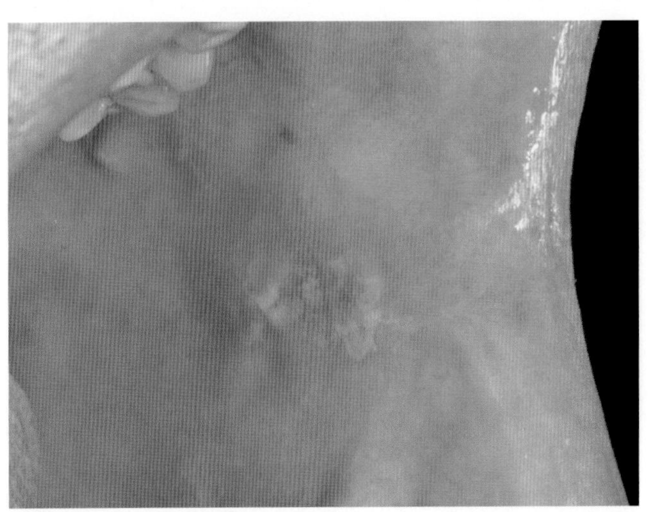

图 38-2　口腔扁平苔藓

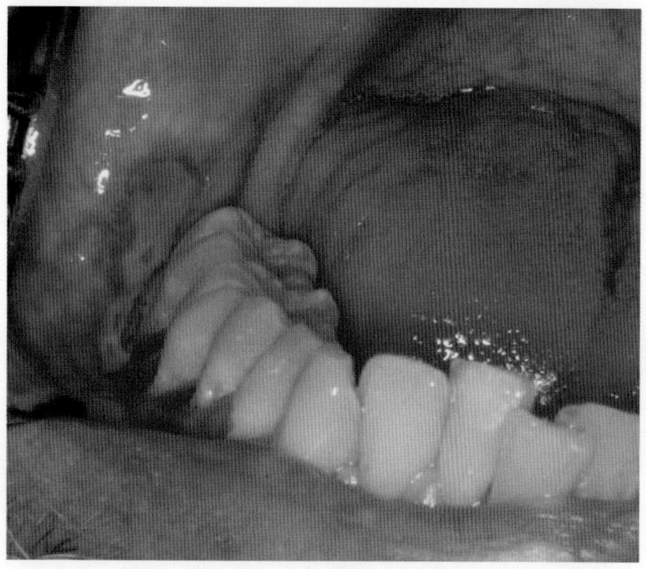

图 38-3 糜烂型扁平苔藓

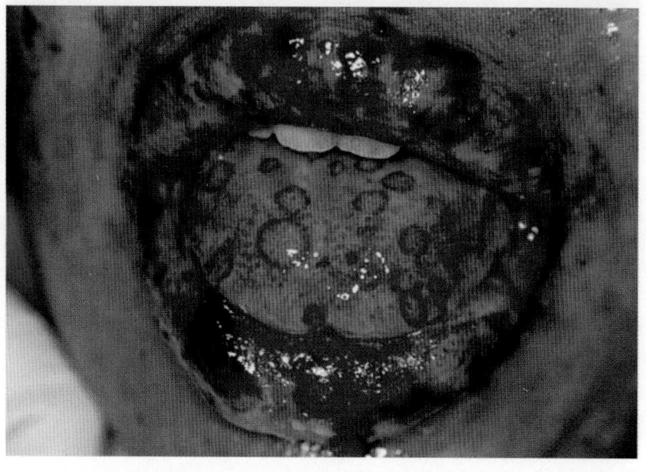

图 38-4 Stevens-Johnson 综合征——对奈韦拉平的反应

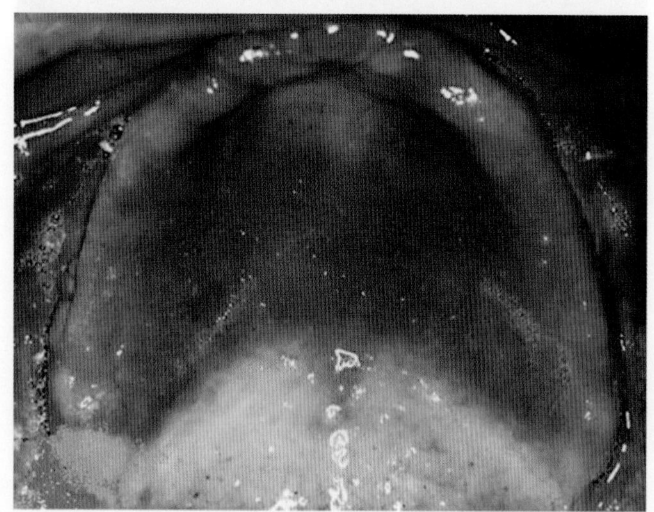

图 38-5 义齿下的红斑型念珠菌病（患者应接受抗真菌治疗）

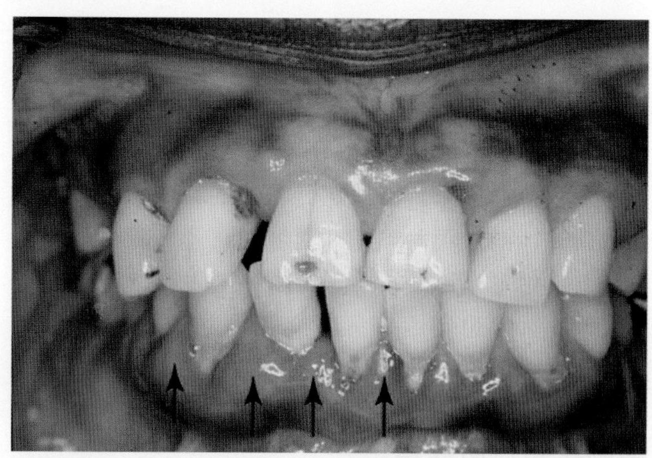

图 38-6 重度牙周炎

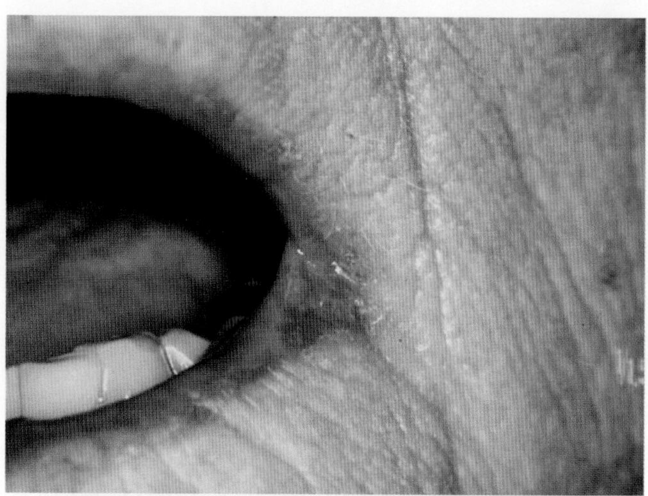

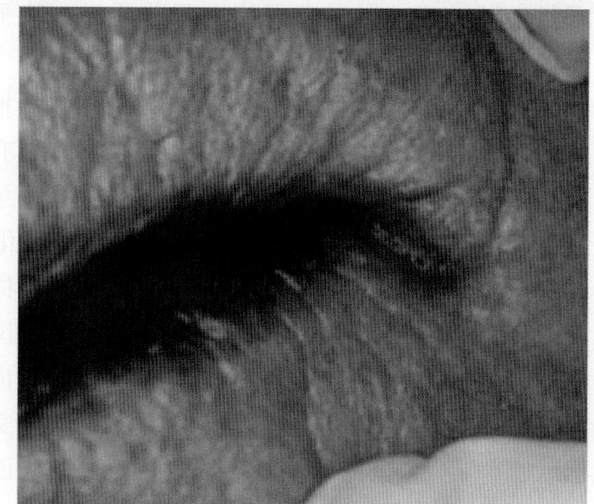

图 38-7 口角炎

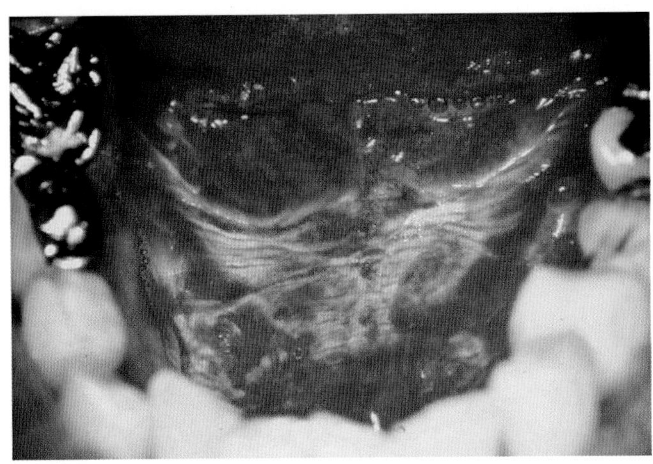

图 38-8 舌下白斑

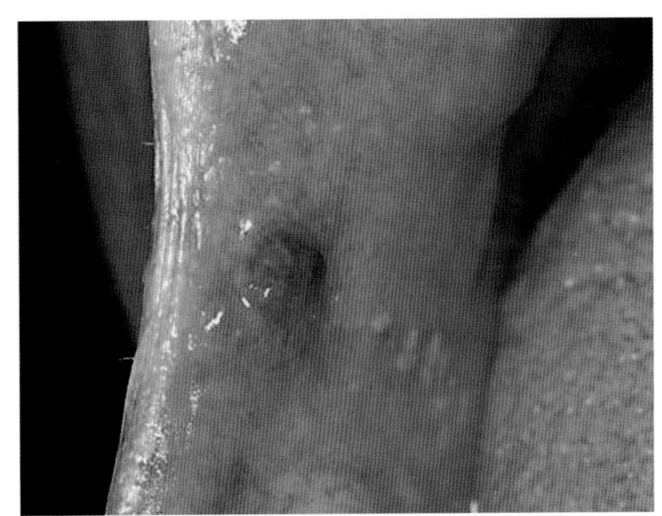

图 38-10 面颊内侧创伤性损伤

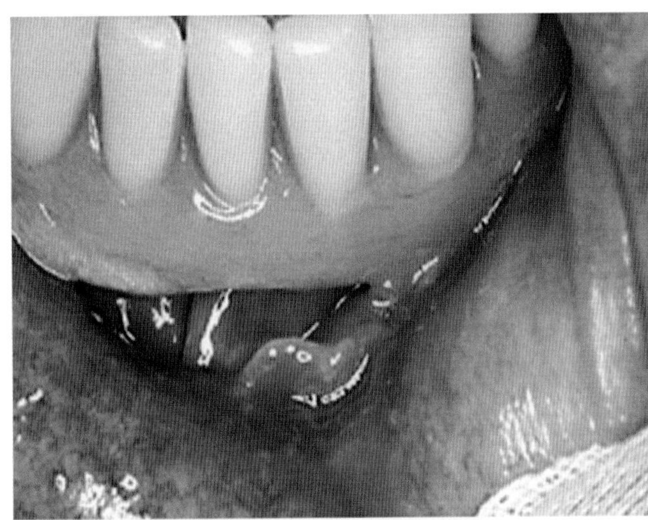

A

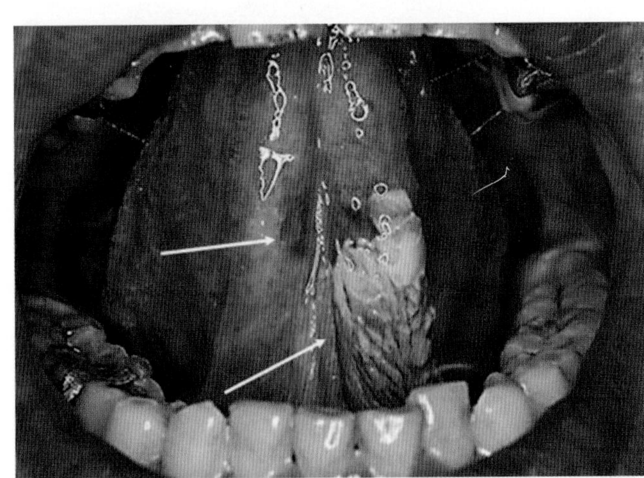

图 38-11 口腔白斑，为均质性白斑亚型

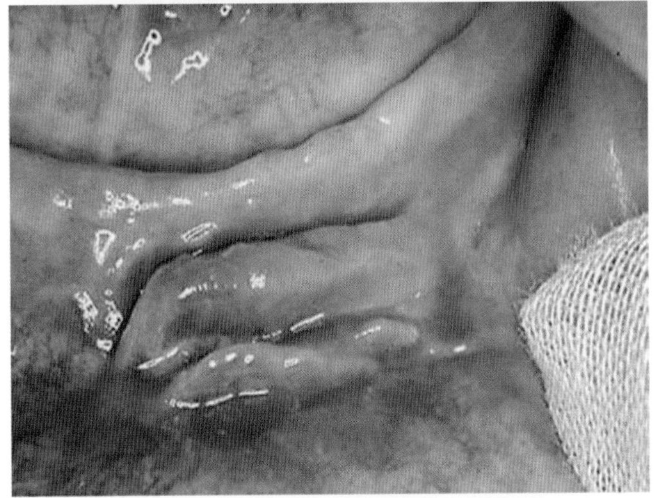

B

图 38-9 A. 义齿下牙龈瘤（牙龈肥大）。B. 缝龈瘤

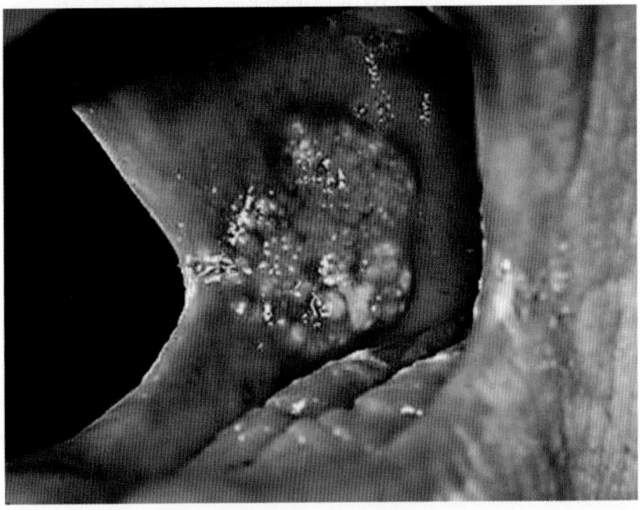

图 38-12 口腔癌

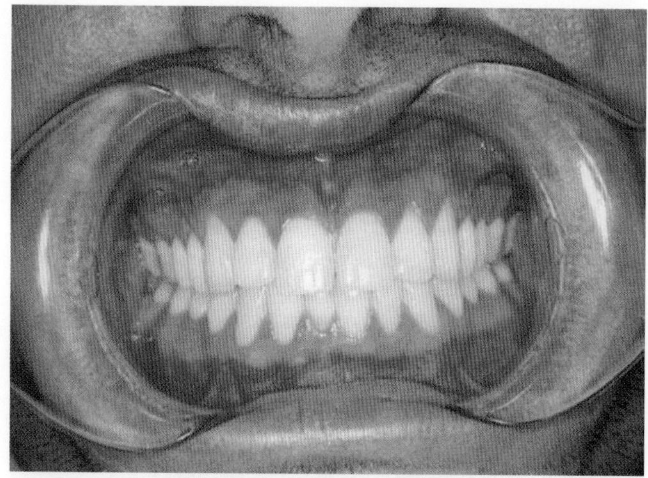

图 38-13　健康口腔

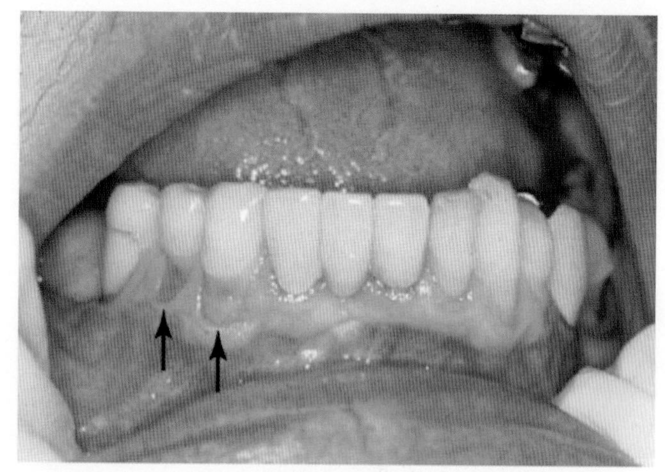

图 38-16　牙龈退缩

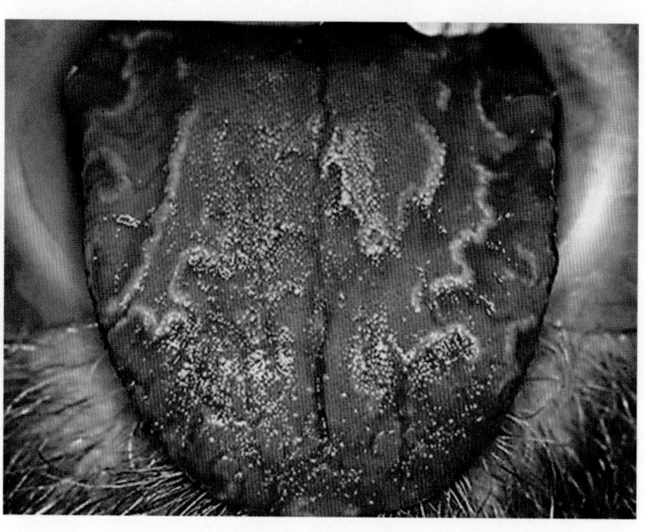

图 38-14　地图舌

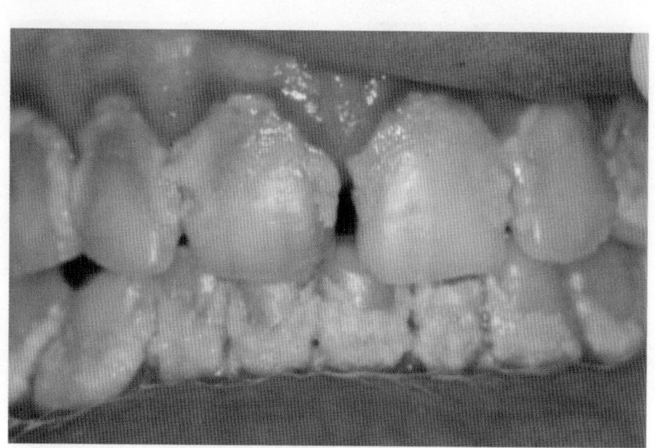

图 38-17　大量结石和牙龈炎症

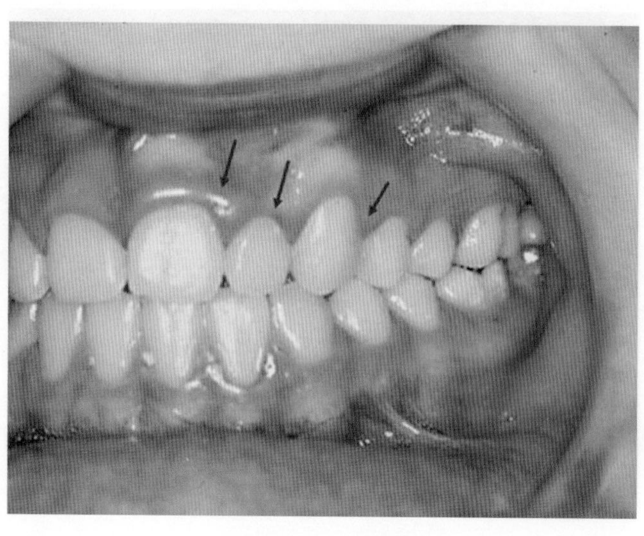

图 38-15　中度牙龈炎

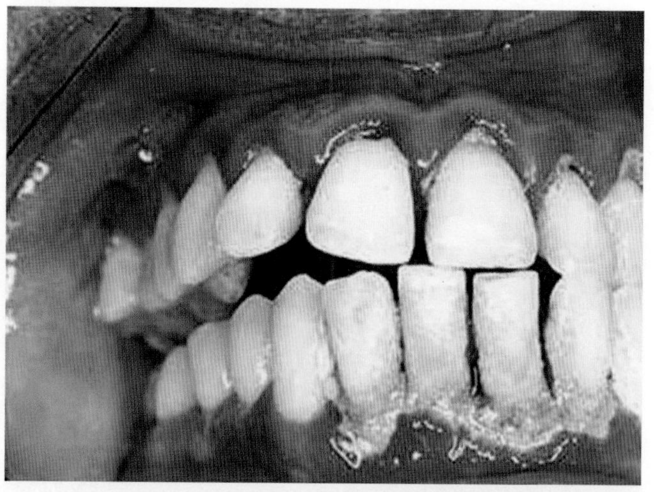

图 48e-18　严重牙龈炎症和大量结石

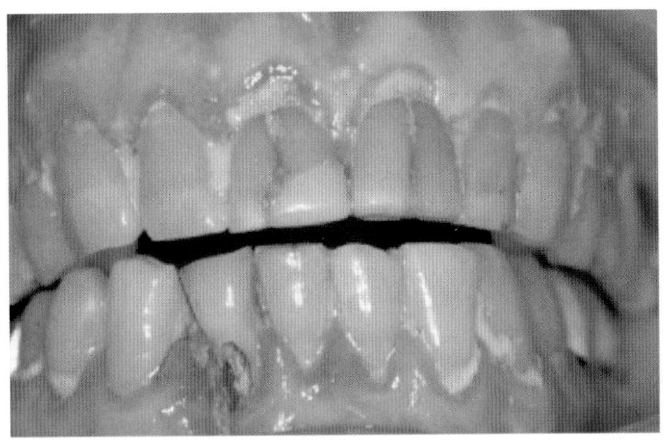

图 38-19　严重牙周病时的牙根空腔

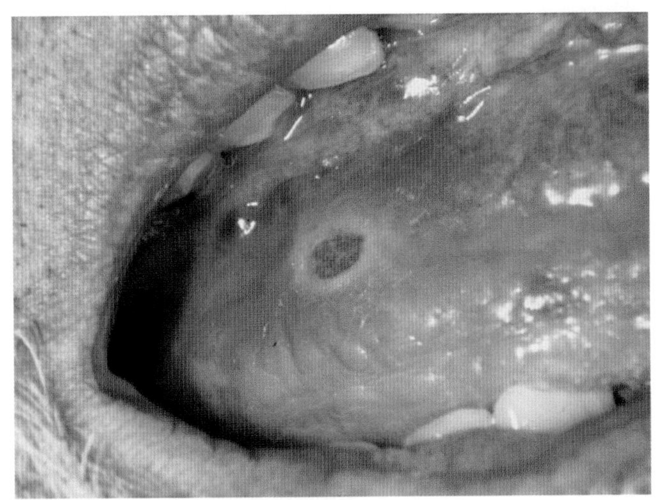

图 38-20　舌外侧缘溃疡——潜在癌变

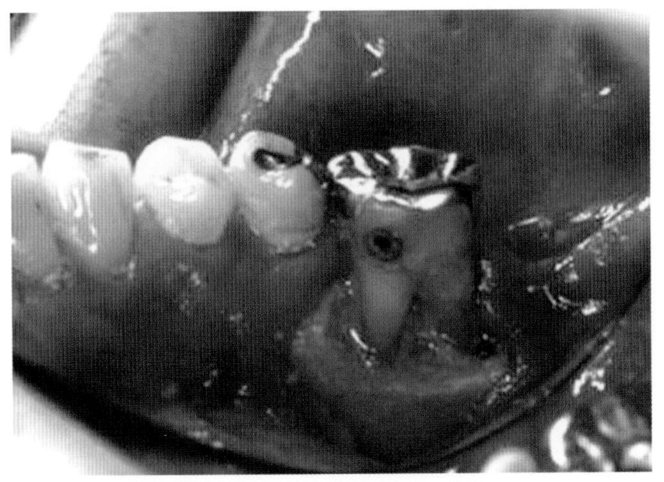

图 38-21　骨坏死

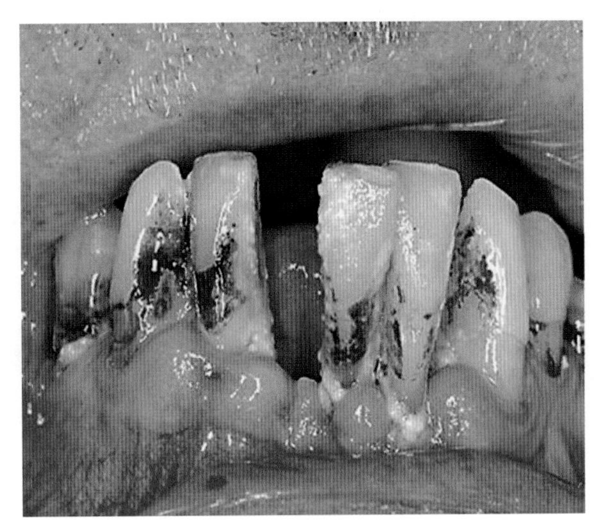

图 38-22　重症牙周病，牙齿缺失，牙齿松动

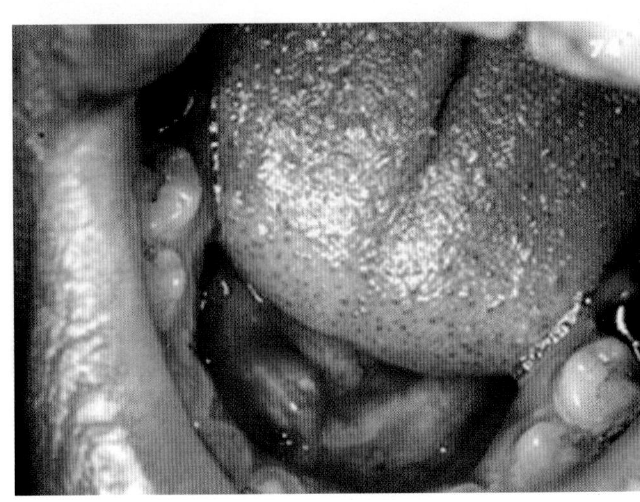

图 38-23　涎石

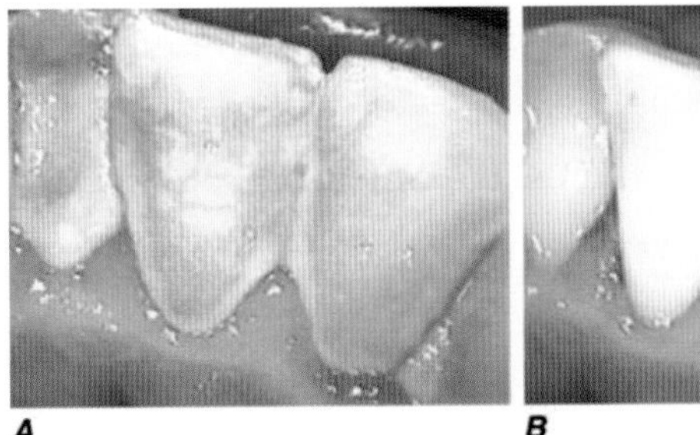

A

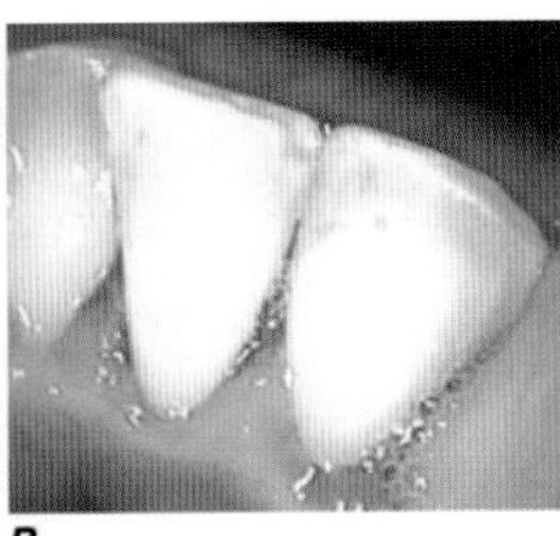

B

图 38-24　A. 结石。B. 清洁牙齿

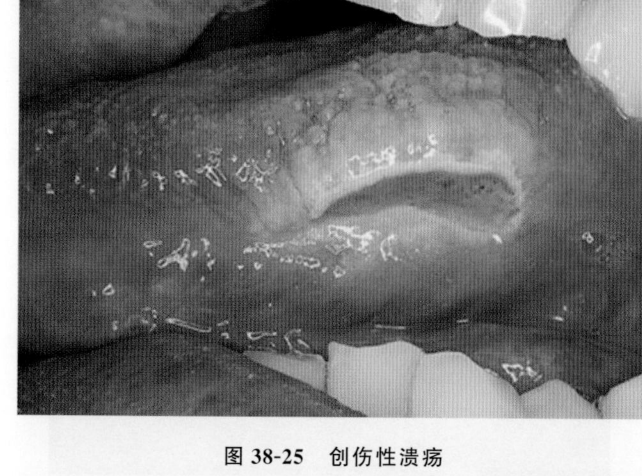

图 38-25　创伤性溃疡

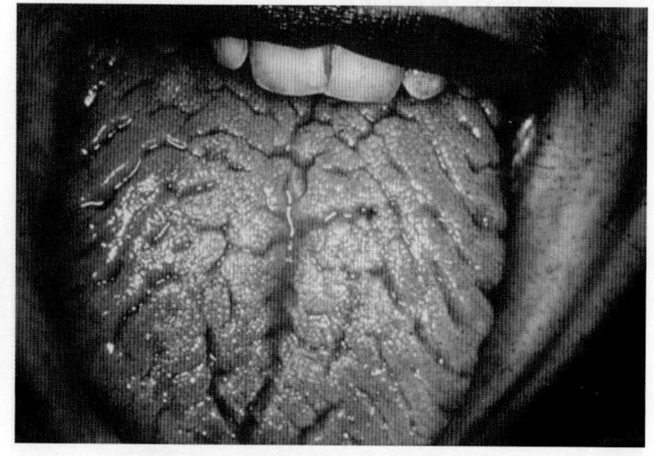

图 38-26　裂纹舌

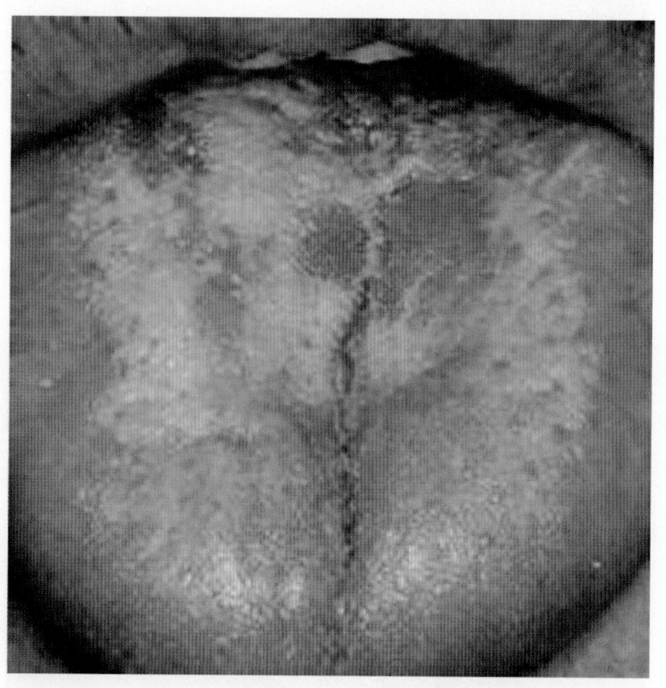

图 38-27　白色舌苔——可疑念珠菌病

第六部分　循环及呼吸系统功能异常
SECTION 6　Alterations in Circulatory and Respiratory Functions

第三十九章　呼吸困难
Dyspnea

Richard M. Schwartzstein　著
（崔湆夏　译）

呼吸困难

美国胸科学会将呼吸困难定义为“不同强度、不同性质呼吸不适感的主观体验，这种感觉源于多种生理、心理、社会和环境因素之间的相互作用，并可能导致继发性生理和行为反应”。呼吸困难的症状仅为患者的主观感受，须与呼吸费力相区别。

呼吸困难的机制

呼吸的感觉由传出神经，或由大脑发出支配呼吸肌的传出运动神经元（前馈）和传入神经，或来自全身感受器的传入感觉神经元（反馈）的相互作用，以及大脑中对这些信息进行整合的结果（图39-1）。与通常由单个神经末梢刺激而产生的痛觉不同，呼吸困难往往被视为某种全身感受，更类似于饥饿或口渴的感觉。特定的疾病状态可通过一种或多种机制导致呼吸困难，一些可能在某些情况下（如运动）出现，而在其他情况下（如位置改变）并不出现。

运动传出神经　呼吸泵功能异常是引起气道阻力或僵硬度增高（气道顺应性降低）最常见的病因，与呼吸做功增加和呼吸费力的感觉相关。当出现呼吸肌无力或肌肉疲劳时，即便呼吸系统的结构正常，呼吸仍费力。运动皮层产生的神经冲动增多可通过伴随放电（corollary discharge）被感知，这种异常的通气感受信号可传至感觉皮层，同时运动神经信号传出至呼吸肌。

感觉传入神经　化学感受器位于颈动脉体和延髓，可被低氧血症、急性高碳酸血症和酸血症激活。当这些感受器和其他导致通气增加的感受器受到刺激时可

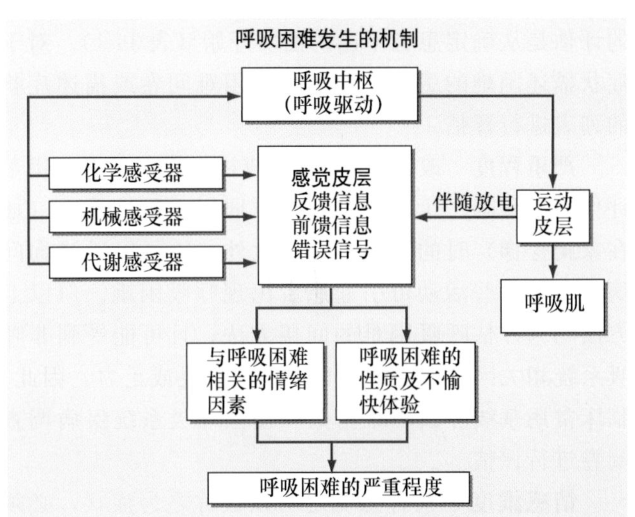

图 39-1　呼吸困难发生过程中感觉传入信息整合的假设模型。整个呼吸系统感受器的传入信息直接投射到感觉皮层，引起初级感觉体验并反馈至呼吸泵。传入神经同时投射至负责控制通气的脑区。运动皮层接收来自控制中心的传入信息，并向呼吸肌传递神经冲动，同时向感觉皮层伴随放电（涉及传送到肌肉的指令的前馈）。如果前馈信息和反馈信息不匹配，则会产生错误信号并加重呼吸困难。此外，越来越多的数据证实情绪因素最终也会参与不愉快的呼吸感觉的产生（引自MA Gillette，RM Schwartzstein，in SH Ahmedzai，MF Muer［eds］. Supportive Care in Respiratory Disease. Oxford，UK，Oxford University Press，2005）

产生“空气渴求感”。机械感受器位于肺内，当支气管痉挛时可引起胸闷。肺间质水肿和肺动脉压急剧变化可分别刺激J-感受器和肺血管感受器，产生“空气渴求感”。过度通气与呼吸费力有关，通常是因为无法深呼吸或吸气不足。代谢感受器位于骨骼肌，可被因活动或外界刺激而产生的局部组织生物化学环境改变激活，从而出现呼吸困难。

信息整合：传出-传入不匹配　传至呼吸肌的前馈信息与来自监测呼吸泵功能的感受器的反馈信息之间的矛盾或不匹配会加重呼吸困难。这种不匹配在呼吸泵出现机械性紊乱［如哮喘或慢性阻塞性肺疾病（COPD）］时尤其重要。

情绪或情感因素对呼吸困难的影响　急性焦虑或恐惧可通过改变人体对感觉信息的处理或通过使呼吸系统功能异常进一步恶化的呼吸模式，加重呼吸困难

的表现。例如，对于呼气流量受限的患者，急性焦虑会伴发呼吸频率增快，从而导致过度通气、呼吸费力，以及吸气不足的感觉。

症状评估

呼吸困难的性质 如同疼痛评估一样，呼吸困难的评估是从确定患者不适的性质开始（表 39-1）。对于症状描述困难的患者，常用呼吸困难问卷或描述症状的列表进行评估。

严重程度 改良 Borg 量表或视觉模拟量表可用于评估静息状态、运动刚结束时或回忆重复性活动（如在家爬楼梯）时的呼吸困难。此外，还可以通过询问病史了解哪些活动可引起患者出现呼吸困难。但以上方法均为评估呼吸困难的间接方法，且可能受到非呼吸系统相关因素的影响，如下肢关节炎或乏力。因此，临床常用基线呼吸困难指数和慢性呼吸系统疾病调查问卷进行评估。

情感维度 某种感觉之所以被称之为症状，必须能够引起患者不愉快的感受，并被认为是异常的表现。研究表明，“空气渴求感”与呼吸费力相比能诱发患者更强烈的情绪反应。一些针对呼吸困难的治疗（如肺功能康复治疗）可能部分通过改善患者的情绪以缓解其呼吸困难的症状。

鉴别诊断

呼吸困难最常见于心血管系统和呼吸系统功能异常。这些异常可通过增加呼吸驱动、增加呼吸做功和（或）刺激心脏、肺或血管中的受体引起呼吸急促。多数呼吸系统疾病与肺和（或）胸壁的机械性质改变有关，或由刺激肺内受体所致。然而，心血管系统疾病则通常因造成气体交换异常或刺激肺内和（或）血管的受体而导致呼吸困难（表 39-2）。

呼吸系统疾病所致的呼吸困难 • 气道疾病 哮喘和 COPD 是最常见的阻塞性肺疾病，其特征为呼气气流阻塞，从而导致肺和胸壁动力性过度充气。中重度患者还可伴有呼吸肌阻力和弹性负荷增加（与呼吸系统顺应性相关的术语）及呼吸费力。急性支气管收缩可引起胸闷，即便是肺功能正常的患者也可出现上述症状。此类患者通常表现为呼吸急促，从而继发过度通气、呼吸系统顺应性降低和潮气量受限。胸闷和呼

表 39-1 呼吸困难的症状、临床特点和病理生理学机制

症状	临床疾病	病理生理学机制
胸闷或胸部紧缩感	哮喘、CHF	支气管收缩、间质性肺水肿
呼吸费力	COPD、哮喘、神经肌肉疾病、胸壁活动受限	气道阻塞、神经肌肉疾病
“空气渴求感”、空气缺乏感、急促呼吸感	CHF、PE、COPD、哮喘、肺间质纤维化	呼吸驱动力增加
无法深呼吸，呼吸不满意	中重度哮喘和 COPD、肺间质纤维化、胸壁疾病	过度通气和潮气量受限
呼吸沉重，呼吸急促，呼吸频率增加	健康个体或心肺疾病患者久坐状态	功能失调

CHF，充血性心力衰竭；COPD，慢性阻塞性肺疾病；PE，肺栓塞

表 39-2 常见疾病中呼吸困难的机制

疾病	呼吸费力	呼吸驱动增加	低氧血症*	急性高碳酸血症*	刺激肺内受体	刺激血管受体	代谢感受器
COPD	+		+	+			
哮喘	+	+	+	+	+		
ILD	+	+	+	+	+		
PVD		+	+			+	
CPE	+	+	+		+	+	+
NCPE	+	+	+		+		
贫血							+
功能失调							+

* 在这些疾病中，低氧血症和高碳酸血症并不总是出现。低氧血症时，呼吸困难通常持续存在，程度较轻，可通过吸氧来纠正低氧血症

COPD，慢性阻塞性肺疾病；CPE，心源性肺水肿；ILD，间质性肺疾病；NCPE，非心源性肺水肿；PVD，肺血管疾病

吸急促均可能是由于肺内受体受到刺激所致。哮喘和COPD均可因通气-灌注（V/Q）不匹配（以及肺气肿所致的弥散功能受限）而导致低氧血症和高碳酸血症。由于氧气和二氧化碳与血红蛋白结合的方式不同，故低氧血症比高碳酸血症更常见。

胸壁疾病 胸壁僵硬如脊柱后凸侧弯或呼吸肌无力（如重症肌无力、吉兰-巴雷综合征）均可引起呼吸费力。大量胸腔积液也可能通过增加呼吸做功，以及当出现肺不张时刺激肺内受体而导致呼吸困难。

肺实质疾病 间质性肺病可能由感染、职业暴露或自身免疫性疾病引起，与肺部僵硬度增加（顺应性降低）和呼吸做功增加有关。此外，V/Q不匹配、肺泡-毛细血管破坏和（或）增厚均可导致低氧血症和呼吸驱动增加。刺激肺内受体可进一步加重轻中度间质性疾病的过度通气。

心血管系统疾病所致的呼吸困难·左心疾病 由冠心病和非缺血性心肌病引起的心肌疾病可引起左心室舒张末期容积增加，以及左心室舒张末压和肺毛细血管压增高，从而导致间质性肺水肿并刺激肺内受体，引起呼吸困难。V/Q失调导致的低氧血症也可引起呼吸困难。以左心室僵硬为特征的舒张功能障碍可使患者在进行相对轻微的体力活动时出现严重的呼吸困难，合并二尖瓣反流时症状尤为明显。

肺血管疾病 肺血栓栓塞性疾病和肺循环系统的原发疾病（原发性肺动脉高压、肺血管炎）可通过增加肺动脉压和刺激肺内受体引起呼吸困难。此类疾病的患者常存在过度通气，且可能合并低氧血症。然而，在大多数情况下，吸氧对减轻呼吸困难和过度通气的作用较小。

心包疾病 缩窄性心包炎和心包压塞均可使心腔内和肺血管压力增加，导致呼吸困难。心排血量受限时（静息状态或活动），若其严重程度达到引起乳酸酸中毒的程度，则可激活代谢感受器，并同时激活化学感受器。

非心肺系统疾病所致的呼吸困难 轻中度贫血可引起活动时呼吸困难，这与刺激代谢感受器有关，贫血患者的血氧饱和度是正常的。与肥胖相关的呼吸困难可能由多种机制导致，包括高心排血量和呼吸泵功能受损（胸壁顺应性降低）。心血管功能失调（适应性差）的特征为呼吸困难出现在无氧代谢的早期，且与刺激化学感受器和代谢感受器有关。医学上无法解释的呼吸困难与急性高碳酸血症时机体对不适感觉的敏感性增加有关。

临床诊治路径：呼吸困难（图39-2）

病史

应让患者用自己的语言描述不适的性质，以及体位改变、感染和环境刺激对呼吸困难的影响。端坐呼吸常见于充血性心力衰竭（CHF），肥胖、食管反流引起的哮喘可导致膈肌的机械性损伤。夜间呼吸困难提示CHF或哮喘。急性间断性呼吸困难更可能提示心肌缺血、支气管痉挛或肺栓塞，而慢性持续性呼吸困难是COPD、间质性肺疾病和慢性血栓栓塞性疾病的典型表现。询问病史时需关注职业性肺疾病和冠心病相关的危险因素。当患者主诉斜卧呼吸时（即直立位呼吸困难，卧位缓解）应考虑左心房黏液瘤或肝肺综合征。

体格检查

问诊时即可对患者进行体格检查。当患者无法说出完整的句子、必须停下来做深呼吸时，提示呼吸控制受到刺激或呼吸泵功能障碍伴肺活量减少。呼吸费力的体征（吸气时锁骨上窝凹陷，使用呼吸辅助肌完成呼吸，呈双手撑在膝盖上呼吸的体位）均提示气道阻力增加或肺部和胸壁僵硬。在测量生命体征时，医生应准确评估呼吸频率，明确有无奇脉。如果收缩压下降>10 mmHg，应考虑COPD、哮喘急性发作或心包疾病。常规检查时，应注意有无贫血（结膜苍白）、发绀和肝硬化（蜘蛛痣，男性女型乳房）的体征。胸部查体应注重胸廓运动的对称性、叩诊（浊音提示胸腔积液，过清音提示肺气肿）和听诊（哮鸣音、鼾音、呼气相延长和呼吸音减低提示气道疾病，啰音提示间质性肺水肿或纤维化）。心脏查体应注意有无右心压力升高（颈静脉怒张、水肿、P_2亢进）、左心室功能不全（S3和S4奔马律）和瓣膜疾病（杂音）的体征。患者取仰卧位进行腹部查体时，应注意是否存在腹部反常运动：吸气时腹部向内运动提示膈肌无力，呼气时腹部膨隆提示肺水肿。杵状指可能提示肺间质纤维化，关节肿胀或变形以及类似于雷诺病的改变可能与肺部疾病相关的胶原-血管病变有关。

劳力性呼吸困难患者应在医生的观察下通过步行重现症状。临床医生还应在患者活动时及活动后对其进行体格检查，以获取静息状态时并未呈现的体征以及氧饱和度的变化。

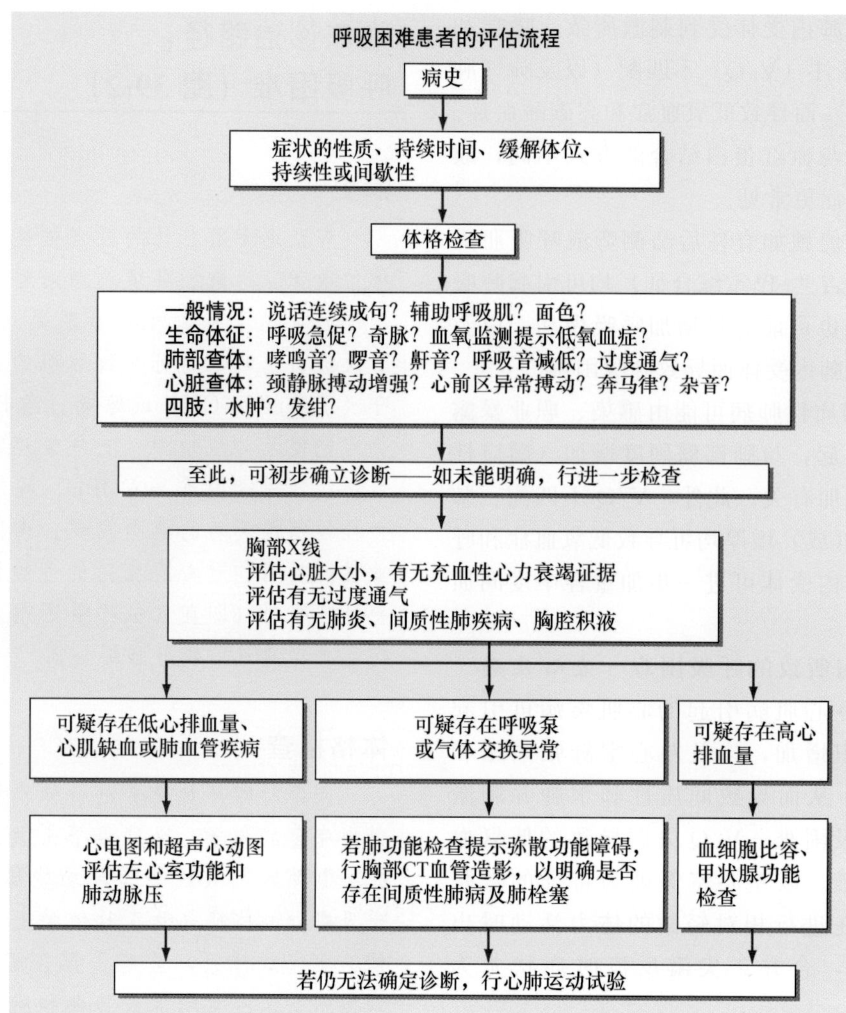

图 39-2 呼吸困难患者的评估流程［引自 RM Schwartzstein，D Feller-Kopman，in E Braunwald，L Goldman（eds）. Primary Cardiology，2nd ed. Philadelphia，WB Saunders，2003］

胸部影像学

询问病史和体格检查后，应常规行胸片检查。应评估肺容量：肺容量增加提示阻塞性肺疾病，而肺容量减少提示间质性肺水肿或纤维化、膈肌功能障碍或胸壁运动受损。肺实质的检查可明确是否存在间质性肺疾病和肺气肿。上段肺血管突出提示肺静脉高压，而中央肺动脉增宽则提示肺动脉高压。心影增大提示扩张型心肌病或心脏瓣膜疾病。双侧胸腔积液是 CHF 和某些胶原-血管疾病典型的表现。单侧积液提示肿瘤和肺栓塞，但也可以出现在心力衰竭中。胸部 CT 通常用于进一步评估肺实质病变（间质性肺疾病）和明确可疑的肺栓塞。

实验室检查

实验室检查应包括心电图，以了解是否存在心室肥大和陈旧性心肌梗死。当怀疑存在收缩功能障碍、肺动脉高压或心脏瓣膜疾病时，需行超声心动图检查。支气管激发试验对间断出现哮喘症状但体格检查和肺功能均正常的患者有重要诊断价值。1/3 临床诊断为哮喘的患者并未检查出存在反应性气道疾病。血清脑钠肽水平被越来越多地用于评估以急性呼吸困难为表现的 CHF 患者，但在右心室应力增加时也可出现血清脑钠肽水平的升高。

心源性和肺源性呼吸困难的鉴别

如果患者存在肺和心脏疾病的证据，应进行心肺运动试验，以明确导致运动耐量受限的病因。如果在运动高峰时患者达到预测的最大通气量，提示无效腔增加、低氧血症或支气管痉挛，说明可能是由呼吸系统疾病引起的呼吸困难。相反，如果心率>最大预测值的 85%、无氧阈提前出现、运动时血压过高或过低、O_2 脉冲（O_2 消耗/心率，反映每搏量）下降或心电图出现缺血性改变，则提示心血管系统疾病可能是引起呼吸困难的原因。

治疗　呼吸困难

治疗的首要目标是纠正引起呼吸困难的病因。如果无法纠正，应努力减轻症状及其对患者生活质量的影响。如果患者静息氧饱和度≤89%或者活动时氧饱和度降至该水平，则应予吸氧。COPD患者进行肺功能康复治疗可改善呼吸困难、活动能力和住院率。关于抗焦虑药和抗抑郁药的研究尚未证实呼吸困难的患者可得到长期获益。相关干预的研究（如在脸上吹冷空气、胸壁振动和吸入呋塞米）旨在调节呼吸系统受体的传入信息，目前仍在进行中。现已证明，吗啡可以改善实验动物模型所表现的与其通气不成比例的呼吸困难。

肺水肿

液体潴留的机制

肺间质中液体积聚的程度取决于肺毛细血管和周围组织静水压及渗透压的平衡。静水压有利于液体从毛细血管进入间质。渗透压由血液中的蛋白浓度决定，有利于液体进入血管。白蛋白是血浆中主要的蛋白质，肝硬化和肾病综合征患者的白蛋白水平降低。低白蛋白血症时毛细血管中的液体可在任意静水压下进入组织引起水肿，但其本身通常不引起间质性水肿。健康人因毛细血管内皮存在紧密连接，使蛋白质无法漏出至血管外，且组织中的淋巴管可带走少量可能漏出的蛋白质，从而产生维持毛细血管液体流动的渗透压。然而，内皮屏障的破坏可使蛋白质离开毛细血管床，继而促进液体进入肺组织。

心源性肺水肿

心功能不全可导致肺静脉压增高，改变毛细血管和间质之间的压力平衡。静水压增高和毛细血管内液体的快速流失可引起间质水肿，严重时可引起肺泡水肿。胸腔积液的出现可进一步损害呼吸功能，加重呼吸困难。

劳力性呼吸困难和端坐呼吸是肺水肿的早期征象。胸部X线可见支气管周围组织增厚，上肺有明显的血管影和Kerley B线。随着肺水肿的加重，肺泡内可充满液体。胸部X线呈斑片状肺泡充盈，常分布于肺门周围，且可进展为弥漫性肺泡浸润。气道水肿加重可出现啰音和哮鸣音。

非心源性肺水肿

非心源性肺水肿的常见病因包括由于肺毛细血管内皮损伤导致蛋白质及其他大分子物质漏出至组织中，继发肺内液体增加；在渗透压的作用下，液体随蛋白质从血管内转移到周围肺组织中。这一过程与肺泡表面活性物质的功能障碍、表面张力增加和肺泡在低肺容量下更易于塌陷有关。非心源性肺水肿的生理特点为肺内分流伴低氧血症和肺顺应性降低，引起功能残气量降低。病理学检查可观察到肺泡内透明膜形成，以及炎症所致的肺纤维化。临床上可表现为从轻度呼吸困难至呼吸衰竭的不同程度的呼吸困难。尽管胸部X线可表现为弥漫性肺泡浸润，但肺部听诊可能为正常。CT可见肺泡水肿异质性分布。虽然心腔内压力正常被认为是定义非心源性肺水肿的因素之一，但如上所述，其病理学机制与心源性肺水肿有显著差异，此外，部分患者可同时合并心源性和非心源性肺水肿。

对非心源性肺水肿的病因进行分类具有临床意义，可根据肺水肿由直接、间接或肺血管原因引起来进行分类（表39-3）。直接损伤指因气道损伤（如穿刺）或继发于胸部钝性创伤引起的气道损伤。间接损伤是通过血流到达肺部的各种损伤因素。肺血管损伤包括肺血管压急剧变化引起的损伤，可由突然出现的自发神经冲动（神经源性和高原性肺水肿）或胸膜压力突然改变以及肺毛细血管的一过性损伤（复张性肺水肿）引起。

心源性肺水肿和非心源性肺水肿的鉴别

病史对于评估肺水肿是否由心脏病引起以及鉴别是否为非心源性肺水肿十分重要。心源性肺水肿的体格检查表现为胸腔内压力增高（S_3 奔马律、颈静脉搏动增强、外周水肿），肺部听诊可闻及啰音和（或）哮鸣音。相反，非心源性肺水肿的体格检查则以其诱因的体征为主，且早期肺部查体可能为正常。心源性肺水肿的典型胸部X线表现为心影增大、血管再分布、间质增厚和肺门周围肺泡浸润，胸腔积液也很常见。而非心源性肺水肿的胸部X线表现为心影不大，且肺泡浸润在整个肺部分布的更均匀，胸腔积液不常见。

表 39-3 非心源性肺水肿的常见病因
肺部的直接损伤
胸部创伤、肺挫伤
穿刺
吸烟
肺炎
氧中毒
肺栓塞、再灌注
血源性因素所致的肺部间接损伤
脓毒症
胰腺炎
非胸部创伤
白细胞凝集反应
多次输血
静脉药物使用（如海洛因）
体外循环
可疑肺损伤伴静水压升高
高原性肺水肿
神经源性肺水肿
复张性肺水肿

最后，心源性肺水肿的低氧血症主要是由 V/Q 比失调引起，通过吸氧可改善。相反，非心源性肺水肿的低氧血症主要由肺内分流引起，即便予患者高浓度氧疗，其低氧血症仍持续存在。

第四十章　咳嗽及咯血

Cough and Hemoptysis

Patricia A. Kritek，Christopher H. Fanta　著
（智慧　译）

咳嗽

咳嗽对人体呼吸道及肺部发挥重要的保护作用。缺乏有效的咳嗽反射会增加人体因气道分泌物潴留和误吸引起的感染、肺不张及呼吸困难的风险。然而，剧烈咳嗽可能会造成乏力，也可能伴有呕吐、晕厥、肌肉疼痛或肋骨骨折的表现，同时还可能加重腹部或腹股沟疝以及尿失禁的症状。咳嗽常为呼吸系统疾病的信号。在许多情况下（如急性呼吸道感染），咳嗽是疾病可预期的、公认的临床表现。但除此以外，患者也常因出现持续咳嗽，且无其他呼吸道症状而就诊。

咳嗽的发生机制

自发性咳嗽是由感觉神经末梢受到刺激而诱发，感觉神经末梢被认为主要由快速适应性受体和 C 纤维构成。化学刺激（如辣椒素）及机械刺激（如空气污染中的微粒）均可诱发咳嗽反射。在快速适应性受体和 C 纤维上发现的一种阳离子通道（1 型辣椒素受体），其表达量在慢性咳嗽患者中显著增加。传入神经末梢广泛分布于咽、喉、气管至终末细支气管的各级气道，并延伸至肺实质内。亦分布于外耳道（迷走神经耳支，即 Arnold 神经）及食管。感觉信号通过迷走神经及喉上神经传至脑干孤立束神经核区的“咳嗽中枢”，继而诱发咳嗽反射。咳嗽反射涉及一系列高度协调的不随意肌动作以及大脑皮层传入信号的整合。声带闭合可导致短暂性上呼吸道闭塞。呼吸肌收缩可产生高达 300 mmHg 的胸腔内压。随着喉部收缩肌肉的突然舒张，会形成超过流量-容积曲线中正常最大呼气流速“包络线”的快速呼气气流（图 40-1）。支气管平滑肌收缩协同气道动态压缩可使气道腔变窄、呼气速度最大化。将黏液从气道内清除的动能与呼气流速的平方成正比。在咳嗽前进行深呼吸可以增强呼气肌的功能。反复咳嗽可以持续降低肺容量，使具有最大呼气流速的部位逐渐移至外周肺野。

咳嗽功能受损

无力或无效的咳嗽会降低机体清除下呼吸道感染的能力，增加罹患严重感染及其后遗症的风险。呼气

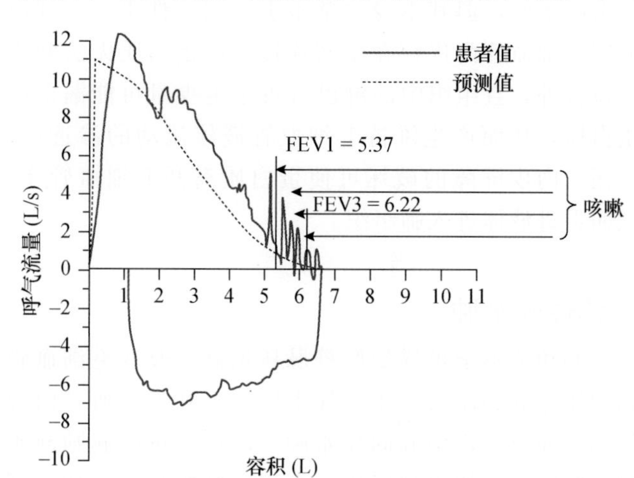

图 40-1　流量-容积曲线示呼气流量在咳嗽时达峰。 FEV_1，第 1 秒用力呼气量

肌（腹部及肋间肌）无力、瘫痪或疼痛是咳嗽功能受损的最主要原因（表40-1）。咳嗽的强度通常仅能定性评估。呼气流量峰值或最大呼气压可作为评估咳嗽强度的替代指标。目前已有多种辅助装置及技术被用于增强咳嗽功能，简单的方法如使用枕头将腹部肌肉夹紧固定以减轻咳嗽时的术后疼痛，复杂的方法如通过面罩或气管导管提供正压-负压循环的机械性咳嗽辅助装置。但即便具备产生正常呼气流速的能力，通过咳嗽也可能无法将气道内分泌物清除，这可能是由于异常的气道内分泌物（如囊性纤维化导致的支气管扩张）或气道结构异常（如气管软化伴咳嗽时呼气相气管塌陷）。

具有症状的咳嗽

有长期吸烟史的慢性支气管炎患者很少因咳嗽就医。这类患者的咳嗽通常持续数秒至数分钟，可产生呈良性外观的黏液痰，一般很少引起患者不适。咳嗽通常伴随其他呼吸道症状出现，有助于疾病的诊断；例如，在接触猫或其他过敏原后出现咳嗽伴喘息、气促以及胸部紧缩感常提示支气管哮喘。但有时咳嗽是疾病最主要或唯一的临床表现，并且可能持续很长时间或程度剧烈，患者常因此就诊，以缓解咳嗽症状。咳嗽的持续时间有助于明确病因。急性咳嗽（<3周）常见于呼吸道感染、误吸或吸入有毒化学物质或吸烟。亚急性咳嗽（3～8周）通常为气管支气管炎的后遗症，也可见于百日咳或“病毒感染后咳嗽综合征”。慢性咳嗽（>8周）的病因多为各种心肺疾病，包括炎症反应、感染、恶性肿瘤或心血管疾病继发的心肺疾病。若初步的胸部查体及影像学检查均正常，则需要考虑咳嗽变异型哮喘、胃食管反流、鼻后滴漏综合征及药物［血管紧张素转化酶抑制剂（ACEI）］所致慢性咳嗽的可能。

慢性咳嗽的评估

咳嗽的声音、咳嗽发生的时间以及咳嗽的模式对明确病因鲜有帮助。但无论病因如何，咳嗽通常在夜间躺下后、说话时或活动过程中出现呼吸增快时加重，而在睡眠时缓解。因暴露于某些过敏原或在寒冷环境下运动诱发的咳嗽（如支气管哮喘）可能不符合以上特点。有诊断价值的病史包括咳嗽发作时的环境、使咳嗽缓解或加重的因素，以及是否伴有咳痰症状。

表40-1 咳嗽功能受损的原因

呼气肌肌力下降
吸气肌肌力下降
胸廓畸形
声门闭合障碍或气管插管
气管软化
异常气道分泌物
中枢性呼吸抑制（如麻醉、镇静或昏迷）

细致的体格检查有助于找到提示存在心肺疾病的证据，如肺部查体时闻及喘鸣音或湿啰音。针对耳道和鼓膜（刺激后者可诱发Arnold神经反射）、鼻道（鼻炎或鼻息肉）以及指甲（杵状指）的查体也可提供一些病因学的线索。由于咳嗽可作为结节病或血管炎等全身性疾病的临床表现，因此全面的体格检查对疾病的诊断同样重要。

绝大多数情况下，临床医生需要通过胸片对慢性咳嗽进行评估。可引起无其他伴随症状且体格检查未见明显异常的持续咳嗽的疾病很多，包括好发于年轻人的结节病及霍奇金淋巴瘤，老年人常见的肺癌，以及全球普遍存在的肺结核在内的重症疾病。异常胸片有助于解释咳嗽发生的原因以评估病情。此外，对于慢性排痰性咳嗽的患者，还应对其痰液进行检查。对脓痰应进行常规细菌培养，某些情况下还应进行分枝杆菌培养。黏液痰的细胞学检查有助于评估恶性肿瘤，以及鉴别中性粒细胞性和嗜酸性粒细胞性气管炎。无论是痰中带血丝、痰液与血液混合或咳纯血液，均应通过特殊方法进行评估和诊治（详见下文“咯血”）。

胸片正常的慢性咳嗽

超过90%的胸片正常或未提示存在与咳嗽症状相关病变的慢性咳嗽患者，其病因常被认为与使用ACE抑制剂（单用或联用）、鼻后滴漏综合征、胃食管反流以及支气管哮喘相关。但目前的临床经验并不支持以上观点，且墨守成规会降低临床医生及研究人员对明确慢性咳嗽病因的积极性。ACEI诱发的咳嗽可见于5%～30%的服药患者，其发生率与服药剂量无关。ACE代谢过程中可产生缓激肽以及其他速激肽，如P物质。缓激肽的积聚可致敏感觉神经末梢，这被认为可能是ACEI相关咳嗽的发生机制。神经激肽-2受体基因的多态性与ACEI诱发的咳嗽相关也支持以上假设。无论在开始ACEI治疗后多久出现咳嗽症状，任何在服用ACEI时出现原因不明的慢性咳嗽的患者均应考虑停药。多数情况下可使用安全的替代方案，血管紧张素受体拮抗剂不会引起咳嗽症状。若停药1个月后咳嗽症状无明显缓解，则不支持此诊断。任何原因引起的鼻后滴漏综合征均可出现咳嗽，其发生机制为机体对位于下咽部咳嗽反射通路中感觉受体受到刺激后的反应，或对分泌物被吸入气道内的反应。鼻后滴漏、频繁清喉、打喷嚏及流涕均提示存在鼻后滴漏综合征的可能。使用内窥镜对鼻进行检查时可见鼻内黏液或脓性分泌物增多，伴鼻黏膜红肿、水肿和（或）鼻息肉。此外，还可观察到咽后壁黏膜呈鹅卵石样外观，有分泌物附着。然而不幸的是，目前尚无法对鼻后滴漏进行定量评价。多数情况下，疾病的诊断依赖于患者提供的病史，这种评估需要进行权衡，因为事实上许多患有慢性鼻后滴漏综合征的患者在病程中不出现咳嗽症状。

将胃食管反流与慢性咳嗽相关联也存在类似的挑战。人们普遍认为反流至食管下段的胃内容物可通过刺激食管黏膜，经咳嗽反射通路诱发咳嗽。胃内容物反流至咽部（喉咽反流）并继发误吸时可引起化学性支气管炎或肺炎，导致出现持续数日的咳嗽症状。餐后或半卧位时出现的胸骨后烧灼样不适、频繁嗳气、声音嘶哑以及咽痛可提示患者存在胃食管反流。但胃食管反流也可出现极少的临床表现或无任何症状。经喉镜检查发现的声门炎症可能是胃内容物反复反流至咽部的非特异性表现。对反流的频率和程度的定量检测需要通过某些有创性检查，以直接测量食管内 pH 值（将固定于鼻咽部、带有 pH 探针的导管放置在食管内 24 h 或经内镜将具有无线发射功能的胶囊放置于食管内）。利用该检测结果对反流事件及咳嗽之间的病因学关系进行精准解释尚存争议。同样地，将咳嗽归咎于胃食管反流必须权衡许多患者反流症状明显但无咳嗽症状的事实。

仅以咳嗽为表现的哮喘在儿童中十分常见，但在成人中并不多见。无喘息、气促及胸闷症状，而仅以咳嗽为表现的哮喘被称为“咳嗽变异性哮喘”，其病史通常为暴露于致哮喘的过敏原时出现咳嗽，终止暴露则咳嗽停止。客观检查可以协助确诊哮喘（经肺功能测定的气流受限可随时间发生变化，且这种气流受限可被支气管扩张剂逆转）或排除此诊断［支气管激发试验阴性（如使用乙酰甲胆碱）］。对于能够自主进行可靠测量的患者，于家中监测呼气峰流速是一种价廉但有效的协助诊断哮喘的方法。

慢性嗜酸性粒细胞性支气管炎可表现为慢性咳嗽，且胸片正常。其特征是痰中嗜酸性粒细胞增多（超过 3%）且无气流受限或气道高反应性表现，对吸入糖皮质激素治疗敏感。

对胸片正常的慢性咳嗽患者，通常根据其病史、体征及肺功能检查明确最可能的病因，并针对病因给予经验性治疗。鼻后滴漏综合征的治疗主要针对可能的病因（感染、过敏或血管运动性鼻炎），具体可能包括全身使用抗组胺药；抗生素；生理盐水冲洗鼻腔；糖皮质激素、抗组胺药或抗胆碱能药物鼻腔泵入。抗酸药、2 型组胺受体拮抗剂和质子泵抑制剂可用于中和或减少胃食管反流患者的胃酸生成。改善饮食、睡眠时垫高头部及躯干，以及促进胃排空也是可采取的治疗措施。咳嗽变异性哮喘患者通常对吸入糖皮质激素以及间断使用吸入型激动 β 受体的支气管扩张药物的反应良好。

由于胸片检查可能会忽略包括肿瘤、早期间质性肺疾病、支气管扩张以及非典型结核分枝杆菌性肺部感染在内的导致咳嗽的疾病，因此对针对常见病因治疗无效或通过合适的诊断性检查可排除这些病因的慢性咳嗽患者，应进行胸部 CT 检查。另一方面，对于查体、肺功能检查、氧合评估以及胸部 CT 均正常的慢性咳嗽患者，可进一步确定其不存在严重的肺部病变。

咳嗽的对症治疗

慢性特发性咳嗽，也被称为咳嗽高敏感综合征，是一种令人苦恼的常见疾病。通常表现为咽痒或咳嗽高敏感性，好发于女性，其咳嗽的典型特征为干咳或咳少量黏痰。患者可能因剧烈咳嗽出现乏力症状，也可能因此影响日常生活、工作，造成社交尴尬。正因如此，一旦排除严重的潜在心肺疾病，医生应尝试予患者镇咳治疗。作用于脑干“咳嗽中枢”的麻醉性镇咳药物如可待因或氢可酮是最有效的镇咳药物，但因麻醉性镇咳药物可引起嗜睡及便秘，且有成瘾可能，因此临床上限制这类药物长期使用。右美沙芬是一种作用于中枢的非处方镇咳药，其副作用更少，但疗效弱于麻醉性镇咳药。右美沙芬的作用位点与麻醉性镇咳药不同，因此必要时可将两种药物联合使用。苯佐那酯被认为可以抑制咳嗽反射通路中感觉神经的神经活动，通常无副作用，但其镇咳的疗效尚不确定且无法预测。有病例研究报道过加巴喷丁或阿米替林在有效治疗慢性特发性咳嗽的超说明书用药。目前临床上极需不受现有药物使用限制的新型镇咳药。目前正在研发的方向包括神经激肽受体拮抗剂、1 型辣椒素受体拮抗剂，以及新型阿片类或阿片样受体激动剂。

咯血

咯血，即自呼吸道咯出血性痰液，其出血部位可以出现在自肺泡至声门的所有位置。临床上，鉴别咯血和鼻出血（鼻咽部出血）及呕血（上消化道出血）十分重要。咯血的程度自轻至重可表现为痰中带血丝至咯出危及生命的大量鲜血。对多数患者而言，无论出现何种程度的咯血都会造成其焦虑，并因此就诊。

尽管尚无精确的流行病学数据，但咯血最常见的病因是中型气道内感染。在美国，病因通常为病毒性或细菌性支气管炎。此外，急性支气管炎或慢性支气管炎急性加重时也可出现咯血。全球范围内引起咯血最常见的病因为结核分枝杆菌感染，这可能是由于结核的发病率较高且容易形成肺内空洞。除上述咯血的常见病因外，咯血还需鉴别许多其他疾病，临床医生需要对咯血进行逐步评估以明确诊断。

病因

明确咯血原因的一种方法是系统地评估自肺泡至口腔的所有潜在出血部位。肺泡腔内弥漫性出血［通常被称为弥漫性肺泡出血（DAH）］可表现为咯血，其病因可能是炎症性或非炎症性。炎症性 DAH 是由于包括肉芽肿性多血管炎和显微镜下多血管炎在内的各种疾病引起的小血管炎/毛细血管炎。与之类似，系统性自身免疫性疾病如系统性红斑狼疮也可出现肺毛细血管炎的典型表现。肺出血肾炎综合征（Goodpasture 病）因存在抗肺泡基底膜抗体，亦可导致肺泡出血。在骨髓移植术后的早期阶段，患者可出现危及生命的炎症性 DAH，其病理生理学机制尚未明确，但对于在接受骨髓移植后 100 天内突发呼吸困难及低氧血症的患者，应考虑 DAH。

直接吸入性损伤也可造成肺泡出血，如火灾所致热损伤、吸毒（如可卡因）和吸入有毒化学物质。合并血小板减少症、凝血功能障碍或使用抗血小板/抗凝药物的患者，无论肺泡受到何种程度的刺激，其出现肺泡出血的风险均会增加。

咯血最常发生在中小型气道内。支气管黏膜的刺激及损伤可引起少量出血。气道邻近的支气管动、静脉损伤引起的咯血症状则更显著，这些与支气管伴行的血管即被称为支气管血管束。在更小的气道内，血管与肺泡腔的距离更近，因此程度更轻的炎症及损伤即可引起血管破裂、血液流入肺泡腔内。肺泡出血通常由低压肺循环的毛细血管破裂所致，但支气管出血通常是由于支气管动脉破裂出血，因支气管动脉压力为体循环动脉压，故易出现大咯血。

尽管急性支气管炎最常由病毒感染引起，但气道内的任何感染都可导致咯血。既往有慢性支气管炎病史的患者出现肺炎链球菌、流感嗜血杆菌或卡他莫拉菌等细菌二重感染时，也可表现为咯血。支气管扩张（因黏膜完整性破坏导致气道永久性扩张）的患者因存在慢性炎症，以及支气管动脉更贴近黏膜表面的解剖学异常而更容易发生咯血。晚期囊性纤维化（典型的支气管扩张性肺疾病）患者的主要临床症状即咯血，且可能表现为危及生命的大咯血。

任何类型的肺炎均可表现为咯血。结核感染可导致支气管扩张或空洞性肺炎，是全球范围内最常见的咯血病因。患者可表现为慢性咳嗽伴痰中带血或大量咯血。在发展中国家，拉斯穆森动脉瘤（由先前结核感染形成的肺泡腔内肺动脉扩张）仍然是造成致命性大咯血的主要原因。社区获得性肺炎及肺脓肿也可引起咯血。需要再次强调的是，若感染造成肺内空洞形成，则可增加因血管受累而出现咯血的可能。因此，倾向于造成坏死性肺部感染的病原菌［如金黄色葡萄球菌和革兰氏阴性杆菌（如肺炎克雷伯菌）］所致的肺部感染更易出现咯血症状。

肺吸虫病（即卫氏并殖吸虫感染）在北美并不常见，通常表现为发热、咳嗽及咯血。在东南亚地区及中国，肺吸虫病是一个公共卫生问题，且常因相似的临床表现而被误诊为活动性肺结核。来自流行地区的新移民若出现新发或反复咯血，则应考虑肺吸虫病可能。此外，在美国有报道肺吸虫病还可继发于食用小龙虾或小螃蟹。

其他气道刺激引起咯血的病因包括吸入有毒化学物质、热损伤和吸痰所致直接创伤（多见于行气管插管的患者）。需要根据患者的病史及暴露史对以上病因进行综合评估。

尽管仅有约 10%的患者会出现咯血症状，但支气管肺癌或许是最令人恐惧的病因。在气道近端的肿瘤更易引起咯血，但实际上任何肺内肿瘤均可造成咯血。由于鳞状细胞癌和小细胞癌好发于近端气道及其附近且肿瘤体积较大，因此更易出现咯血症状。肺癌侵及肺门血管时可以出现致命性大咯血。类癌几乎均为支气管内的病变，可见局部黏膜质地糟脆，也可出现咯血。

除原发性肺癌外，肺转移癌也可表现为咯血。常见的转移至肺部的恶性肿瘤包括肾细胞癌、乳腺癌、结肠癌、睾丸癌、甲状腺癌及黑色素瘤。尽管咯血并非肺转移癌的常见临床症状，但多发肺内结节伴咯血应高度怀疑。肺血管系统疾病也可引起咯血。充血性心力衰竭继发左心房压力升高导致小的肺泡毛细血管破裂出血可能是最常见的病因。这些患者很少咯鲜血，但常表现为咳粉红色泡沫痰或痰中带血。二尖瓣反流形成局部射流的患者，其胸片可表现为上叶不透光伴咯血。这一现象被认为是由反流导致局部肺毛细血管压升高所致。肺动静脉畸形也可引起出血。肺栓塞也可表现为咯血，其发生机制与肺梗死相关。因其他原因导致的肺动脉高压则很少出现咯血症状。

评估

尽管存有众多提示潜在疾病的征象，评估咯血首先应获取详尽的病史，并对患者进行全面的查体（图40-2）。如前所述，病史采集首先应集中于明确出血是否真的来自呼吸道，而不是鼻咽部或胃肠道；来源于后者的出血需要不同的评估和治疗方法。

病史采集及体格检查　咯血的具体特点对明确病因很有帮助，如是否为痰中带血的脓痰或粉红色泡沫痰或纯血液。出血的诱因（如近期吸入性暴露史）以及既往咯血也应作为病史采集的一部分。女性每月周期性咯血需考虑肺部子宫内膜异位症引起的月经性咯血。此外，评估咯血量不仅有助于明确病因，还有助于衡量进一步干预的紧迫性。患者很少因咯血而出现贫血，但吸入的血液可能会造成窒息。大咯血被定义为 24 h 内咯血量＞200～600 ml 的咯血，是一种急症。在采集病史时还应询问患者目前或既往是否吸烟。吸烟者易患慢性支气管炎，且患支气管肺癌的风险增加。此外，医生还应了解患者是否出现呼吸道感染症状（包括发热、寒战及呼吸困难），并询问其近期吸入性暴露史、近期使用违禁药物情况和静脉血栓栓塞的危险因素。

恶性肿瘤病史及其治疗史、风湿病、血管疾病或潜在的肺部疾病（如支气管扩张）病史均有可能与咯血的病因相关。由于许多引起 DAH 的病因属于肺肾综合征，因此询问患者是否有肾功能不全病史具有重要意义。

体格检查方面，应首先评估患者的生命体征和血氧饱和度，以明确是否有发生致命性出血的征象。对出现心动过速、低血压和血氧饱和度降低的患者，需迅速评估咯血情况。呼吸及心血管系统应作为重点查体对象，具体检查包括鼻部视诊、肺部和心脏听诊、评估下肢是否存在对称性或不对称性水肿，以及颈静脉是否充盈。杵状指可能表明存在潜在的肺部疾病，如支气管肺癌或支气管扩张，这些疾病均易引起咯血。黏膜皮肤的毛细血管扩张可能提示肺动静脉畸形的存在。

辅助检查　对大多数患者而言，评估咯血的下一

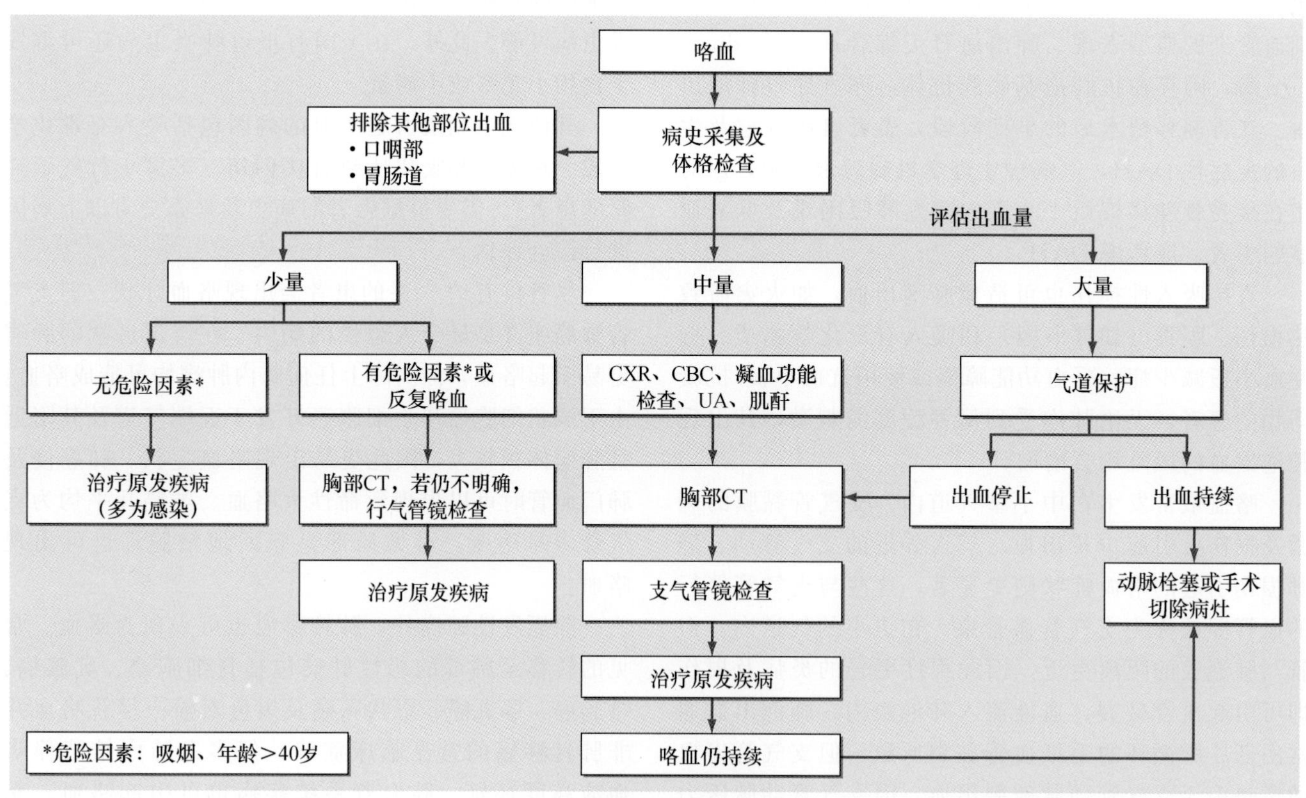

图 40-2　咳血的诊治流程。CBC，全血细胞计数；CT，计算机断层扫描；CXR，胸部 X 线；UA，尿液分析

步是完善胸片检查。若通过胸片未能明确出血原因，则需进行胸部CT。与胸片相比，CT可更清晰地观察到支气管扩张、肺泡填充、空洞浸润以及肺内肿物。若根据病史或查体考虑存在静脉血栓，临床医生应考虑通过胸部CT评估是否存在肺栓塞引起咯血的可能。

实验室检查应包括全血细胞计数，评估血细胞比容和血小板计数以及凝血功能。由于肺肾综合征可能引起咯血，因此还应检测肾功能及进行尿液分析。若存在急性肾功能不全或尿液分析中出现红细胞或红细胞管型，则需高度警惕小血管炎，并继续完善抗中性粒细胞胞浆抗体、抗肾小球基底膜抗体及抗核抗体等检查。若患者伴有咳痰，则可对痰液进行革兰氏染色、抗酸染色及培养。

若通过以上检查均未明确咯血原因，则应考虑进行支气管镜检查。对于具有吸烟史、新发咯血的患者，因CT无法清晰显示支气管内的病变，所以需常规进行气道检查。

治疗　咯血

大多数情况下，咯血的治疗因其病因而异。但对于危及生命的大咯血，则无论其病因如何，通常都需要立即进行干预。首先应通过气管内插管建立人工气道，并予患者机械通气。由于大咯血通常来源于气道内病变，因此通过胸部影像学检查或支气管镜检查（常用硬镜而非软镜）可以明确出血部位。干预的目标是将出血局限于单侧肺，避免另一侧功能正常的肺因血液填充而造成气体交换进一步减少。患者应保持出血侧肺处于低位（即出血侧向下），并尽可能将双腔气管内插管或支气管内阻断器放置于出血侧肺的近端气道。以上干预措施通常需要麻醉医生、肺部疾病介入治疗专家或胸外科医生的协助。

若随时间延长，出血并未因对潜在病因的治疗而停止，则来源于支气管动脉的严重咯血可通过栓塞病变血管进行治疗。由于这种措施存在栓塞脊髓动脉而致截瘫的风险，所以仅用于干预最严重且危及生命的咯血。支气管内的病变可通过支气管镜直接进行干预，包括烧灼及激光治疗。在某些极端情况下，还可考虑通过外科手术切除受累部分肺组织。大多数咯血可以通过治疗感染或炎症反应，以及去除致病性刺激而治愈。

第四十一章　缺氧和发绀

Hypoxia and Cyanosis

Joseph Loscalzo　著
（李延　译）

缺氧

心脏呼吸系统最基本的作用是向细胞输送氧气和营养物质，并带走其中的二氧化碳和其他代谢产物。这一功能的正常维持不仅需要完整的心血管和呼吸系统，还需要足够数量的红细胞、血红蛋白以及含有足够氧气的吸入气体。

对缺氧的反应

细胞缺氧将抑制氧化磷酸化过程，并增加无氧糖酵解。这种有氧代谢向无氧代谢的转变也被称为巴斯德效应（pasteur effect），尽管5′-三磷酸腺苷（ATP）产生减少，但仍能产生一部分ATP。在严重缺氧时，ATP的产生不足以满足维持离子和渗透压平衡的能量需求，细胞膜去极化导致Ca^{2+}内流不受控制，激活Ca^{2+}依赖性磷脂酶和蛋白酶。这些事件将依次引起细胞肿胀、细胞凋亡途径激活，最终导致细胞死亡。

对缺氧的适应部分是通过上调多种编码蛋白质的基因所介导的，包括糖酵解酶（如磷酸甘油酸激酶和磷酸果糖激酶）、葡萄糖转运蛋白Glut-1和Glut-2，以及生长因子［如血管内皮生长因子（VEGF）和促红细胞生成素］，促红细胞生成素可以促进红细胞的生成。缺氧可诱导这些关键蛋白表达增加，这一过程受缺氧敏感的转录因子即低氧诱导因子-1（HIF-1）调控。

在缺氧期间，全身小动脉扩张的一部分原因是缺氧引起ATP浓度降低，使血管平滑肌细胞中的K_{ATP}通道开放。相反，在肺血管平滑肌细胞中，K^+通道的抑制将导致细胞去极化，进而激活电压门控的Ca^{2+}通道，增加细胞质内Ca^{2+}浓度，最终导致平滑肌细胞收缩。缺氧诱导的肺动脉收缩将血液从肺内换气不良的部分分流到换气良好的部分；然而，这也增加了肺血管阻力和右心室后负荷。

对中枢神经系统变化的影响　缺氧可造成中枢神经系统发生改变，尤其高级中枢，将导致严重的后果。

急性缺氧会导致判断力受损、运动不协调，临床表现类似急性酒精中毒。高原病的临床表现包括继发于脑血管扩张的头痛、胃肠道症状、头晕、失眠、乏力或嗜睡等。肺动脉收缩或有时肺静脉收缩，可导致毛细血管渗漏和高原肺水肿（HAPE）（详见第三十九章），这一情况将加剧缺氧，进一步促进血管收缩。高原脑水肿（HACE）很少发生，可表现为严重的头痛和视乳头水肿，甚至昏迷。随着缺氧进一步加重，位于脑干的调节中心也将受到影响，死亡通常由呼吸衰竭引起。

对心血管系统的影响 急性缺氧可刺激化学感受器反射弧，从而诱发静脉收缩和全身动脉血管扩张。这些急性改变会伴随一过性心肌收缩力增加，随后将出现持续低氧导致的心肌收缩力降低。

缺氧的原因

呼吸性缺氧 当呼吸衰竭引起缺氧时，PaO_2 下降。当呼吸衰竭持续存在时，血红蛋白-氧解离曲线右移，在组织任何 PO_2 水平下均释放大量氧气。动脉低氧血症，即动脉血氧饱和度（SaO_2）降低，以及由此引起的发绀，相比于吸入氧浓度（FiO_2）下降引起的缺氧，肺部疾病时的发绀更为突出。当吸入氧浓度下降引起缺氧时，缺氧可引起过度通气，导致 $PaCO_2$ 下降，血红蛋白-氧解离曲线左移，限制任何 PaO_2 水平下 SaO_2 的下降。

呼吸性缺氧最常见的原因是通气-灌注不匹配，由血流灌注于通气不足的肺泡所致。呼吸性低氧也可能是由通气不足引起，这时会出现 $PaCO_2$ 升高。这两种呼吸性缺氧通常可以通过吸入数分钟纯氧加以纠正。第三个引起呼吸性缺氧的原因是肺动脉向静脉床分流（肺内右向左分流），这时血流将灌注至肺的非通气部分，如肺不张或肺动静脉连接处。吸入纯氧只能部分纠正这种情况下的低氧血症。

高原相关缺氧 如果海拔快速升高至 3000 m，吸入空气氧含量的下降可使肺泡氧分压降至 60 mmHg 左右，出现高原病（见上文）。在更高的海拔，动脉氧含量快速下降，症状加重。在海拔 5000 m 处，由于出现上述中枢神经系统功能的变化，初进高原的人其生理功能将无法维持正常。

继发于肺外右向左分流的缺氧 从生理学的角度来看，这种类型缺氧的原因与肺内右向左分流相似，但其是由先天性心脏畸形所引起，如法洛四联症、大动脉转位和艾森曼格综合征。与肺内右向左分流一样，这种缺氧在吸入纯氧后 PaO_2 不能恢复正常。

贫血性缺氧 血液中血红蛋白浓度的降低将伴随出现血液氧气承载能力的下降。尽管 PaO_2 在贫血性缺氧时为正常，但是单位体积血液所输送的氧气的绝对含量减少。当存在贫血的血液通过毛细血管，组织摄取正常情况下的氧气量时，静脉血中的 PO_2 和饱和度下降的幅度均高于正常值。

一氧化碳（CO）中毒 与一氧化碳结合的血红蛋白（羧基血红蛋白，COHb）不能输送氧气。在 COHb 存在时，Hb-O_2 解离曲线将左移，使氧气仅在较低的张力下释放，进一步加剧组织缺氧。

循环性缺氧 循环性缺氧和贫血性缺氧一样，PaO_2 通常正常，但由于组织灌注减少和组织氧摄取量增加，静脉和组织的 PO_2 降低。这一病理生理学机制将导致动脉-混合静脉血氧分压差（a-v-O_2 差）或梯度升高。全身循环性缺氧见于心力衰竭和多数类型的休克中。

特定器官缺氧 局部循环性缺氧的可能原因包括动脉阻塞引起的灌注减少、血管床上的局部动脉粥样硬化，或在雷诺现象中观察到的血管收缩。局部缺氧也可由静脉阻塞引起，继而发生组织间液增多，压迫小动脉，最终导致动脉血流减少。水肿会增加氧气向细胞扩散所必须经过的距离，这也可造成局部缺氧。在心力衰竭或低血容量性休克导致的心排血量减少的患者中，为了维持重要器官的充分灌注，血管收缩将减少四肢和皮肤的血流灌注，从而导致这些区域发生缺氧。

氧需求增加 如果组织耗氧量增加而灌注量没有相应增加时，则将发生组织缺氧，静脉血 PO_2 下降。一般来说，代谢率升高所致缺氧（如发烧或甲状腺毒症）的患者，其临床表现与其他类型的缺氧患者有很大的不同：皮肤血流增加会导致皮肤温暖、潮红，消散机体产生的过多热量，通常无发绀表现。

运动是组织氧需求增加的典型情况。增加的氧需求通常同时满足以下机制：①增加心排血量、通气量，继而增加输送到组织的氧气量；②通过改变运动组织的血管阻力，直接或反射性地优先保证运动肌肉的血流；③从输送的血液中摄取的氧气量增加，动静脉血氧分压差增大；④组织和毛细血管血液 pH 降低，Hb-O_2 曲线右移，血红蛋白将释放出更多氧气。如果这些机制的调节能力仍不能满足人体需求，人体就会出现缺氧，运动肌肉尤为明显。

氧气利用不当 氰化物和其他有类似作用的毒物会导致细胞缺氧。组织不能利用氧气，因此，静脉血往往具有很高的氧气张力。这种情况被称为组织毒性缺氧。

对缺氧的适应 颈动脉和主动脉体以及脑干呼吸中枢的特殊化学敏感细胞是缺氧时呼吸系统应答过程的一个重要组成部分。缺氧对这些细胞的刺激可增加通气量，排出二氧化碳，并可导致呼吸性碱中毒。当因乳酸产生过多而发生代谢性酸中毒时，血清碳酸氢盐水平将降低（详见第五十五章）。

随着 PaO_2 下降，脑血管阻力降低，脑血流增加，人体通过这一过程试图维持大脑的氧气供应。然而，当 PaO_2 降低伴随过度通气引起的 $PaCO_2$ 降低时，脑血管阻力升高，脑血流下降，组织缺氧加剧。

全身性缺氧时发生的弥漫性系统性血管扩张可增加心排血量。有潜在心脏病的患者缺氧时，外周组织对心排血量增加的需求可能会导致充血性心力衰竭。在缺血性心脏病患者中，PaO_2 降低可能会加剧心肌缺血并进一步损害左心室功能。

慢性缺氧的一个重要代偿机制是血红蛋白浓度和循环血液中红细胞数量的增加，即红细胞生成素引起红细胞增多。在长期居住在高海拔地区（＞4200 m）的慢性缺氧患者中，会出现慢性高山病。这种疾病的特征是呼吸驱动力减弱、通气减弱、红细胞增多、发绀、虚弱、肺动脉高压继发的右心室增大，甚至发生昏迷。

发绀

发绀是指由于组织中小血管内还原血红蛋白（即脱氧血红蛋白）增加或血红蛋白衍生物（如高铁血红蛋白或硫化血红蛋白）增加而导致皮肤和黏膜呈蓝色。通常在嘴唇、甲床、耳朵和颧骨隆起部位最明显。发绀（尤其是新近发生的发绀）更容易被家人发现而不是患者自身。真性红细胞增多症时的皮肤红润，必须与本文所叙述的发绀加以鉴别。樱桃红色而非发绀是由 COHb 引起。

发绀的程度取决于皮肤色素的颜色和皮肤的厚度，以及皮肤毛细血管的状态。血氧测定准确检测发绀的存在、判断发绀的程度很困难。在某些情况下，当 SaO_2 下降到 85％时可以可靠地判断发生中心性发绀；在其他情况下，特别是在肤色偏深的人群中，只有当 SaO_2 下降到 75％时才能检测到中心性发绀。在后一种情况时，检查口腔黏膜和结膜比检查皮肤更易识别出发绀。

皮肤黏膜血管中还原血红蛋白增多可引起发绀，这可能由静脉（包括毛细血管前微静脉）扩张引起的静脉血量增加或毛细血管内血氧饱和度下降导致。一般来说，当毛细血管内血液的还原血红蛋白浓度超过 40 g/L 时，可出现明显的发绀。

在产生发绀的过程中，还原血红蛋白的绝对量而不是相对量更为重要。在严重贫血的患者中，当与血液中血红蛋白总量相比较时，静脉血中还原血红蛋白的相对量可能非常高。然而，由于总的血红蛋白浓度明显降低，还原血红蛋白的绝对量仍然很低，故严重贫血甚至动脉氧饱和度明显下降的患者可能不会出现发绀。相反，血红蛋白总含量越高，出现发绀的倾向就越大。因此，红细胞显著增多的患者相比于血细胞比容正常的患者，在较高的血氧饱和度时即可出现发绀。同样，局部被动充血导致该区域血管内的还原血红蛋白总量增加也可引起发绀。当非功能性血红蛋白，如高铁血红蛋白（继发性或获得性）或硫化血红蛋白存在于血液中时，也可观察到发绀。

发绀可分为中心性和周围性。中心性发绀时，可出现 SaO_2 降低或异常血红蛋白衍生物，黏膜和皮肤均会受到影响。周围性发绀是由于血流速度减慢或正常氧饱和度的动脉血液中氧气的异常大量摄取，这是由血管收缩和外周血流量减少所致，如冷暴露、休克、充血性心力衰竭和周围血管疾病。通常在这些情况下，口腔黏膜或舌下黏膜可无变化。中心性和周围性发绀的临床鉴别有时比较困难，在心源性休克伴肺水肿的情况下，两者可同时出现。

鉴别诊断

中心性发绀 （表 41-1）SaO_2 的降低是由于 PaO_2 的显著降低，如果没有足够的肺泡过度换气加以补偿来维持肺泡的 PO_2，在 FiO_2 降低时即可出现这种情况。发绀通常可在海拔至 4000 m 时出现。

肺功能严重受损、血流灌注至无通气或通气不良的肺区或肺泡通气不足是中心性发绀的常见原因。这种情况可迅速发生（如广泛肺炎或肺水肿），也可缓慢发生，即慢性肺病（如肺气肿）。在后一种情况下，通常会出现继发性红细胞增多症，可能会发生杵状指（见下文）。另一个导致血氧饱和度降低的原因是全身静脉血液分流到动脉，这是某些先天性心脏病发绀的机制（见上文）。

肺动静脉瘘可为先天性或获得性，孤立或多发，显微镜下可见或肉眼可见。发绀的严重程度取决于动静脉瘘的大小和数量。有时会出现遗传性出血性毛细血管扩张症。某些肝硬化患者也可出现血氧饱和度降低和发绀，这可能是肺动静脉瘘或门静脉-肺静脉吻合的结果。

在心脏或肺右向左分流的患者中，发绀的出现和

表 41-1 发绀的原因

中心性发绀
动脉血氧饱和度下降
大气压下降-高海拔
肺功能受损
肺泡低通气
肺通气-灌注分布不均（灌注低通气肺泡）
氧弥散受限
异常分流
特定类型的先天性心脏病
肺动静脉瘘
多个小的肺内分流
血红蛋白与氧气的亲和力低
血红蛋白异常
高铁血红蛋白血症-遗传性、获得性
硫化血红蛋白血症-获得性
碳氧血红蛋白血症（非真性发绀）
周围性发绀
心排血量下降
寒冷暴露
四肢血流再分布
动脉阻塞
静脉阻塞

严重程度取决于分流量相对于全身血流的多少以及静脉血 Hb-O_2 饱和度。随着运动肌肉从血液中摄取的氧气量增加，返回右心的静脉血比静息时氧饱和度更低，血液分流会加剧发绀。在这种情况下，患者常发生继发性红细胞增多症，并进一步加重发绀。

发绀可由循环中少量的高铁血红蛋白（Hb Fe^{3+}）和更少量的硫化血红蛋白引起，这两种血红蛋白衍生物都不利于向组织输送氧气。尽管它们是发绀的罕见原因，但当不能简单地用循环或呼吸系统功能障碍来解释发绀时，应通过光谱法寻找这些异常的血红蛋白。一般来说，这些情况下不会出现杵状指。

周围性发绀 周围性发绀最常见的原因可能是暴露于冷空气或冷水时的生理性血管收缩。当心排血量降低时，皮肤血管收缩是机体的一种补偿机制，可将血液从皮肤转移到身体更重要的部位，如中枢神经系统和心脏，即使动脉血氧饱和度正常，也可能出现四肢发绀。

四肢动脉血流阻塞（如栓子或小动脉收缩）就像由寒冷诱导的血管痉挛（雷诺现象），通常导致皮肤苍白和寒冷，并可能伴有发绀。静脉阻塞（如血栓性静脉炎或深静脉血栓形成）将导致毛细血管下静脉丛扩张从而加剧发绀。

临床诊治路径：发绀

某些特征对于确定发绀的原因很重要：

1. 确定发绀的发病时间很重要，出生、婴儿期即出现的发绀通常由先天性心脏病引起。

2. 中心性和周围性发绀必须加以鉴别。呼吸系统或心血管系统功能异常的证据有助于鉴别。按摩或温热发绀的四肢可增加外周血流量，使周围性发绀好转，但对中心性发绀无效。

3. 应确定是否存在杵状指（见下文）。先天性心脏病、右向左分流的患者发绀常合并杵状指，也可见于肺部疾病的患者（如肺脓肿或肺动静脉瘘）。与之相反，周围性发绀和急性中心性发绀不伴有杵状指。

4. 应测定 PaO_2 和 SaO_2，对于机制不明的发绀患者，应进行血液光谱检查寻找异常的血红蛋白（在发绀的鉴别诊断中至关重要）。

杵状指

杵状指是指手指和脚趾远端的球状扩大，由结缔组织增殖所致，尤其易出现于背侧。在杵状指基底部，海绵状软组织增多。杵状指可能为遗传性、特发性或获得性，其与多种疾病有关，包括发绀性先天性心脏病（见上文）、感染性心内膜炎和各种肺部疾病（包括原发性和转移性肺癌、支气管扩张、石棉肺、结节病、肺脓肿、囊性纤维化、肺结核、肺间皮瘤），以及一些胃肠道疾病（包括炎症性肠病和肝硬化）。在某些情况下，杵状指与职业有关，如气锤操作员。

原发性和转移性肺癌、间皮瘤、支气管扩张或肝硬化患者的杵状指可能与肥大性骨关节病有关。在这种情况下，四肢长骨远端骨干形成骨膜下的新骨可引起疼痛和对称性关节炎样改变，并累及肩部、膝部、脚踝、手腕和肘部。肥大性骨关节病的诊断可通过骨X线片或磁共振成像（MRI）来证实。杵状指的机制尚不清楚，可能的因素包括引起指远端血管扩张的体液物质以及指循环中血小板前体释放的生长因子。在某些情况下，杵状指是可逆的，如囊性纤维化后行肺移植。

第四十二章　水肿

Edema

Eugene Braunwald，Joseph Loscalzo　著
（左力　朱丽　译）

Starling力与液体交换

全身体液约有1/3分布在细胞外间隙。细胞外液中75%为组织间液，其余为血浆。频繁地调节细胞外间隙中这两种成分之间液体分布的外力被称为Starling力。毛细血管内静水压和组织间液胶体渗透压促使液体由血管内流向血管外间隙。与之相对，血浆蛋白和组织间液静水压产生的胶体渗透压促使液体流入血管内。因此，水与扩散性溶质可从毛细血管网动脉末端渗出血管。液体从组织间隙返回毛细血管网静脉末端以及淋巴管进入血管系统。这些运动维持动态平衡，因此血管内和组织间隙的容积处于稳定状态，而实际上二者之间发生着大量的交换。然而，如果毛细血管静水压增加和（或）渗透压降低，则将发生液体从血管内到组织间隙的进一步净移动。

水肿被定义为组织间液体积明显增加的一种临床表现，其是由于Starling力被改变，体液从血管系统流入组织间隙。由毛细血管压增加而引起的水肿可能由静脉和（或）淋巴回流受阻所致的静脉压升高造成。毛细血管压增加可以是全身性的，如心力衰竭时，或仅局限在单侧肢体，如单侧血栓性静脉炎引起静脉压升高（见下文）。任何可诱发低蛋白血症的因素均可导致血浆胶体渗透压降低，亦引起Starling力失衡，如肾病综合征时经尿液丢失大量蛋白（见下文），或是在严重分解代谢状态时合成减少。

毛细血管损伤

水肿还可能由毛细血管内皮损伤所致，这会增加其渗透性并使蛋白质转移至组织间隙。损伤毛细血管壁的因素包括由药物（见下文）、病毒或细菌感染以及热或机械创伤。毛细血管通透性增加也可能是过敏反应和免疫损伤的结果。毛细血管内皮损伤可能导致炎症性水肿，其通常为非凹陷性、局限性水肿，并伴有其他炎症迹象，如红斑、发热和压痛。

有效动脉容量下降

在许多形式的水肿中，尽管细胞外液体积增加，但有效动脉血容量减少，使反映动脉血管网充盈程度及有效灌注组织的参数下降。动脉网缺血可能由于心排血量减少和（或）全身血管阻力下降或内脏静脉血液淤积（如肝硬化）和低蛋白血症（图42-1A）所致。由于缺血，为使有效动脉血容量恢复到正常，可发生一系列生理反应来调节。这些反应的关键因素是水钠潴留，从而恢复有效动脉血容量，但有时亦因此导致或加剧水肿。

肾因素和肾素-血管紧张素-醛固酮系统

有效动脉血容量减少使得肾血流减少会被肾小球旁细胞（入球小动脉周围的特异性上皮细胞）转化为增加肾素释放的信号。肾素是一种分子量约为40 000 Da的酶，作用于其底物（一种由肝脏合成的α2-球蛋白，即血管紧张素原）可释放一种十肽即血管紧张素Ⅰ，后者又转化为八肽即血管紧张素Ⅱ（AⅡ）。AⅡ具有广泛的血管收缩剂特性，特别是在肾出球小动脉上。这种作用可降低管周毛细血管中的静水压，同时提高这些血管内的胶体渗透压，从而促进近端小管以及Henle环升支中盐和水的重吸收。

肾素-血管紧张素-醛固酮系统（RAAS）同时作为激素和旁分泌系统发挥作用，其活化可导致水钠潴留，从而促使水肿形成。阻断血管紧张素Ⅰ转化为AⅡ和阻断AⅡ受体可增强钠和水的排泄，并减轻多种形式的水肿。进入体循环的AⅡ刺激肾上腺皮质的球状带产生醛固酮。醛固酮可通过集合小管增强钠重吸收（和钾排泄），进一步促进水肿形成。心力衰竭患者不仅醛固酮分泌增加，而且激素的生物半衰期在肝血流抑制之后延长，降低了其肝分解代谢并且进一步增加激素的血浆水平。通过螺内酯或依普利酮（醛固酮拮抗剂）或阿米洛利（钠通道阻滞剂）阻断醛固酮的效应常可在水肿状态下产生适中的利尿效果。

精氨酸升压素

细胞内渗透压浓度的增加可促进精氨酸升压素（AVP）分泌，AVP通过刺激V_2受体可上调远端小管和集合管中游离水的重吸收，从而增加体内水分。许多心力衰竭患者循环AVP升高，继发于非渗透性刺激，伴随有效血容量减少和左心房顺应性降低。这类患者在渗透压降低后无法正常下调AVP水平，进而造成水肿形成和低钠血症。

内皮素-1

这种强效的血管收缩肽由内皮细胞释放。内皮素-

1在严重心力衰竭患者血浆中的浓度升高并可引起肾血管收缩、水钠潴留和水肿。

利尿钠肽

心房扩张可使心房钠尿肽（ANP）释放到循环中，这是一类多肽物质。ANP的高分子量前体储存于心房肌细胞内的分泌颗粒中。与之密切相关的脑钠肽（BNP）主要储存在心室肌细胞中，于心室舒张压升高时释放。释放的ANP和BNP（来源于其前体）与利尿钠受体-A结合，导致：①通过增加肾小球滤过率，抑制近端小管钠的重吸收，抑制肾素和醛固酮释放，排泄钠和水；②通过拮抗AⅡ、AVP和交感神经刺激的血管收缩作用使小动脉和小静脉扩张。因此，利尿钠肽升高具有在高血容量和水肿状态下抵抗钠潴留的能力。

虽然ANP和BNP的循环水平可在心力衰竭和肝硬化腹水中升高，但利尿钠肽不足以有效阻止水肿形成。事实上，水肿状态下会增加对利钠肽效用的抵抗，其有效性会进一步降低。

关于控制水钠平衡的进一步讨论详见第五十六章。

水肿的临床原因

在全身明显水肿之前，通常表现为体重增加数公斤。轻度水肿的患者达至“干体重”前，经利尿治疗后可减轻相应的体重。全身性水肿指周身严重弥漫水肿。腹水（详见第五十一章）和胸腔积液分别指腹膜和胸膜腔内过量液体的积聚，被认为是特殊形式的水肿。

压力后皮肤压痕的持续存在可以识别水肿，这被称为“凹陷性”水肿。更轻微的表现为临床并无显著水肿，但自胸壁移去听诊器后，胸件边缘可在胸部皮肤留下凹痕长达数分钟。当手指上的戒指比过去更贴合，或患者抱怨穿鞋时困难，尤其在傍晚之后，亦提示存在水肿。也可通过面部水肿识出水肿，其在眶周区域最为明显。

全身性水肿

表42-1列出了全身水肿主要原因之间的差异。心脏、肾、肝或营养障碍是绝大多数全身性水肿患者的原因。因此，全身性水肿的鉴别诊断应有针对性地识别或排除这些情况。

心力衰竭 在心力衰竭中，心室收缩功能不全和（或）心室舒张受损促使血液在静脉循环中积聚，同时会影响有效动脉血容量。此外，交感神经系统的激活会引起肾血管收缩和肾小球滤过减少。轻度心力衰竭患者的总血容量小幅增加，可通过心脏Starling定律纠正有效动脉血容量的不足，其心室舒张容量的增加进一定促进更有力的收缩，并且因此维持心排血量。然而，如果心脏病情更为严重，水钠持续潴留，静脉循环中血容量积聚增多，将导致静脉压升高并引起水肿（图42-1）。

表42-1 全身性水肿的主要原因：病史、体格检查、实验室检查

器官系统	病史	体格检查	实验室检查
心脏	劳力性呼吸困难，通常伴随端坐呼吸或夜间阵发性呼吸困难	颈静脉压升高、S_3奔马律；偶尔出现心尖搏动移位或运动不良；周围发绀、四肢厥冷、严重时脉压小	常见尿素氮与肌酐比值升高；血清钠常减少；利尿钠肽升高
肝	呼吸困难不常见，除非伴有严重腹水；常有酗酒史	通常伴有腹水；颈静脉压正常或低；血压低于肾或心脏疾病时；出现慢性肝病的一种或多种其他体征（黄疸、手掌红斑、Dupuytren挛缩、蜘蛛痣、男性乳房发育；扑翼样震颤和脑病征象）	严重患者血清白蛋白、胆固醇、其他肝蛋白（转铁蛋白、纤维蛋白原）减少；肝酶升高，取决于肝损伤的原因和敏感性；低钾血症、呼吸性碱中毒的倾向；叶酸缺乏引起的大细胞性贫血
肾（CRF）	一般呈慢性：可能伴随尿毒症的症状和体征，包括食欲下降、味觉改变（金属或鱼腥味）、睡眠模式改变、注意力不集中、不宁腿或肌阵挛；可能存在呼吸困难，但通常不如心力衰竭突出	血压升高；高血压性视网膜病变；口腔氮素异味；尿毒症晚期患者可出现心包摩擦音	血清肌酐和半胱氨酸蛋白酶抑制剂C升高；蛋白尿；高钾血症、代谢性酸中毒、高磷血症、低钙血症、贫血（通常为正细胞性）
肾（NS）	儿童糖尿病；浆细胞疾病	眶周水肿、高血压	蛋白尿（≥3.5 g/d）；低蛋白血症；高胆固醇血症；镜下血尿

CRF，慢性肾衰竭；NS，肾病综合征

引自GM Chertow：Approach to the patient with edema，in Primary Cardiology，2nd ed，E Braunwald，L Goldman（eds）. Philadelphia，Saunders，2003，pp 117-128.

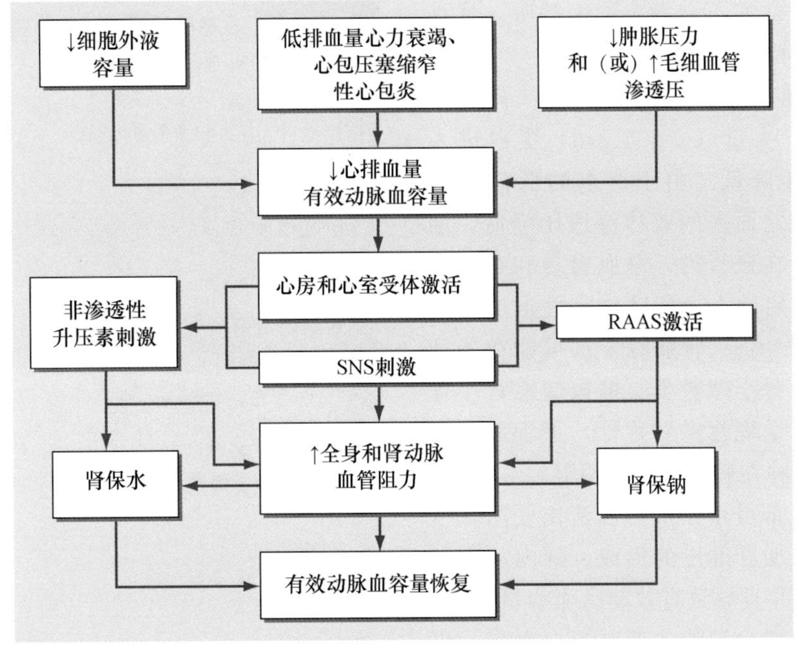

A

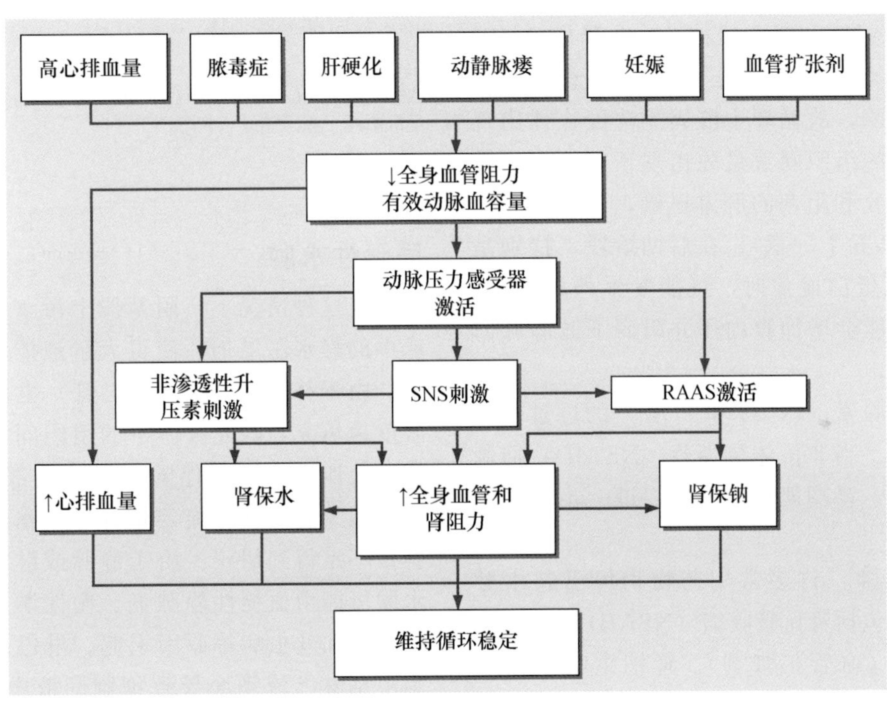

B

图 42-1 心排血量减少（A）和全身血管阻力减小（B）引起动脉充盈不足导致神经体液轴激活和肾水保钠。除了激活神经体液轴外，肾上腺素能刺激引起肾血管收缩并增强近端小管上皮的钠和液体转运。RAAS，肾素-血管紧张素-醛固酮系统；SNS，交感神经系统（引自 RW Schrier：Ann Intern Med 113：155，1990）

如伴有心脏扩大和（或）心室肥大，以及心力衰竭的证据，如呼吸困难、肺底啰音、静脉扩张和肝大，通常表明水肿是由心力衰竭引起。超声心动图等无创检查可能有助于确定心脏病的诊断。心力衰竭的水肿通常发生在身体的下垂部位。

肾病水肿 肾小球肾炎急性期发生水肿的特征为与血尿、蛋白尿和高血压相关。尽管一些证据支持液体潴留是由于毛细血管通透性增加，但在大多数情况下，水肿是由于肾功能不全引起的肾水钠潴留。这种状态与大多数形式的心力衰竭的不同之处在于其特征为心排血量正常（有时甚至增加）。急性肾衰竭引起的水肿患者胸部 X 线检查常提示动脉高压和肺充血，而没有显著心脏扩大。通常亦不会发生端坐呼吸。慢性肾衰竭患者可因水钠潴留而出现水肿。

肾病综合征和其他低白蛋白血症状态 肾病综合征的主要改变是由于大量（≥3.5 g/d）蛋白进入尿液而导致胶体渗透压降低。由于严重的低白蛋白血症（<35 g/L）和随之而来的胶体渗透压降低，潴留的钠和水无法被限制在血管内，总血容量和有效血容量下降。这个过程可启动上文所述的水肿形成的一系列事件，包括激活 RAAS。肾病综合征可能在各种肾病过程中发生，包括肾小球肾炎、糖尿病性肾小球硬化和过敏反应。水肿呈现弥漫对称性，下垂部位最为突出。因此，眶周水肿在晨起时最为明显。

肝硬化 这种情况部分由于肝静脉流出受阻，从而扩大内脏血容量并增加肝淋巴的形成。肝内高压可作为肾钠潴留的刺激物并且导致有效动脉血容量减少。这些改变常合并肝合成减少导致的低白蛋白血症，以及外周动脉血管扩张。这些作用进一步降低了有效动脉血容量，激活 RAAS 和肾交感神经，并释放 AVP、内皮素和其他引发水钠潴留（图 42-1B）的机制。由于肝无法代谢醛固酮，故循环中醛固酮浓度往往出现升高。最初，过多的组织间液最先出现于充血门静脉系统的近端（上游）和阻塞的肝淋巴管，即腹膜腔中（引起腹水，详见第五十一章）。在后期阶段，特别是当存在严重的低白蛋白血症时，可能发生外周水肿。腹水的大量积聚可能会增加腹内压并阻碍下肢静脉回流，导致下肢水肿。

肝硬化时前列腺素（PGE2 和 PGI2）的过量生成可减弱肾钠的保留。当非甾体抗炎药（NSAID）抑制这些物质的合成时，肾功能可能恶化，进一步增加钠潴留。

药物诱发的水肿 许多常用药物均可引起水肿（表 42-2），其机制包括肾血管收缩（NSAID 和环孢菌素）、小动脉扩张（血管扩张剂）、肾钠重吸收增多（类固醇激素）和毛细血管损伤。

营养性水肿 长期严重缺乏蛋白质的饮食可能会造成低蛋白血症和水肿。后者可能因为脚气病性心脏病进展而加剧，该病亦是由营养缺乏所致，其多发外周动静脉瘘可引起有效全身灌注和有效动脉血容量减少，从而促进水肿形成（图 42-1B）。当饥饿者刚摄入充足的食物时，水肿实际上可能会加剧。摄入更多食物可能会增加摄入的钠量，然后与水一起被潴留。所谓的再喂养水肿也可能与胰岛素的释放增加相关，胰岛素的释放可直接增加肾小管钠的重吸收。除低蛋白血症外，低钾血症和热量缺乏可能与饥饿性水肿有关。

表 42-2 与水肿形成相关的药物
非甾体抗炎药
抗高血压药
直接动脉/小动脉血管扩张剂
肼屈嗪
可乐定
甲基多巴
胍乙啶
米诺地尔
钙通道阻滞剂
α 受体阻滞剂
噻唑烷二酮
类固醇激素
糖皮质激素
合成代谢类固醇
雌激素
孕激素
环孢素
生长激素
免疫治疗
白介素-2
OKT3 单克隆抗体

引自 Chertow GM：Approach to the patient with edema，in Primary Cardiology，2nd ed，E Braunwald，L Goldman（eds）. Philadelphia，Saunders，2003，pp 117-128.

局限性水肿

在这种情况下，阻塞段上游（近端）的毛细血管床中的静水压增加，使得大量液体从血管进入组织间隙。由于替代途径（即淋巴管）也可能被阻塞或最大限度地填充，因此肢体中的组织间液量增加。大量液体进入四肢，同时伴随身体其余部分的血容量减少，从而减少有效动脉血容量并导致水钠潴留，直至血浆容量不足得到纠正。由于静脉或淋巴阻塞引起的局部水肿可能由血栓性静脉炎、慢性淋巴管炎、区域淋巴结切除和丝虫病等原因引起。淋巴水肿特别棘手，因为限制淋巴流动会导致细胞间液中蛋白质浓度增加，从而加剧液体潴留。

其他原因的水肿 这些原因包括甲状腺功能减退症（黏液性水肿）和甲状腺功能亢进症（继发于 Graves 病的胫前黏液性水肿），其中水肿通常为非凹陷性，尤其在 Graves 病中。淋巴细胞浸润和炎症、外源性肾上腺皮质激素分泌增多、妊娠、应用雌激素和血管扩张剂，特别是二氢吡啶类如硝苯地平均可导致水肿。

水肿的分布

水肿的分布与病因相关。与心力衰竭相关的水肿主要位于腿部，并在夜间加重，这一特征也取决于姿势。当心力衰竭患者被限制在卧床位时，水肿在骶前区域最为突出。严重的心力衰竭可导致腹水，其与肝硬化引起的腹水不同，在心力衰竭时颈静脉压通常升高，而在肝硬化时正常。

肾病综合征低蛋白血症导致的水肿部位广泛，但是在眼睑和面部软组织尤其明显，并且由于在夜间呈躺卧姿势而于早晨更趋凸显。面部水肿的少见原因包括旋毛虫病、过敏反应和黏液性水肿。仅限于一侧下肢、一侧或双侧手臂的水肿通常是静脉和（或）淋巴阻塞的结果。单侧瘫痪由于患侧淋巴和静脉回流减弱，也可造成单侧水肿。在上腔静脉阻塞的患者中，水肿仅局限于面部、颈部和上肢，其静脉压与下肢相比有所升高。

临床诊治路径：水肿

首先需确认水肿是局部还是全身。如果为局部水肿，应考虑为局部因素所致。如果水肿呈全身分布，首先应确定是否存在严重低白蛋白血症，如血清白蛋白＜25 g/L。若是，则病史、体格检查、尿液分析和其他实验室检查将有助于评估肝硬化、严重营养不良或肾病综合征是否为潜在病因。如果不存在低蛋白血症，应确定是否有严重的心力衰竭证据促使全身性水肿。最后，应确定患者是否有足够的尿量，或是否伴有明显的少尿或无尿。

第四十三章　心脏杂音的识别

Approach to the Patient with a Heart Murmur

Patrick T. O'Gara，Joseph Loscalzo　著
（陈江天　宋婧　译）

心脏杂音的鉴别诊断应从对杂音的主要特性，以及其对床旁操作反应的细致评估开始。病史、临床情境和相关体格检查可为确立心脏杂音的意义提供附加线索。床旁准确辨识心脏杂音可为患者应进行何种无创检查，或是否应转介心血管内科专家做出决策。依此也可初步和患者进行探讨，关于是否需要使用抗生素或预防风湿热、是否需要限制各种体力活动或进行家族筛查。

心脏杂音是由可闻及的振动引起，这些振动是由通过正常或异常孔口、流经狭窄或不规则孔口进入扩张的血管或心腔、经由关闭不全的瓣膜的反流、室间隔缺损或到动脉导管未闭的血流流速增快引起湍流所形成。传统上根据杂音在心动周期出现的时相来进行分类（图 43-1）。收缩期杂音始于第一心音（S_1）或之后，结束于由 A_2 和 P_2 组成的第二心音（S_2）或之前（分别对应其起源部位，左和右）。舒张期杂音始于 S_2 或之后，并在其后的 S_1 或之前结束。连续性杂音则不局限于心动周期的某个时期，而是从收缩期早期开始，贯穿 S_2 持续部分或整个舒张期。准确判断心脏杂音分

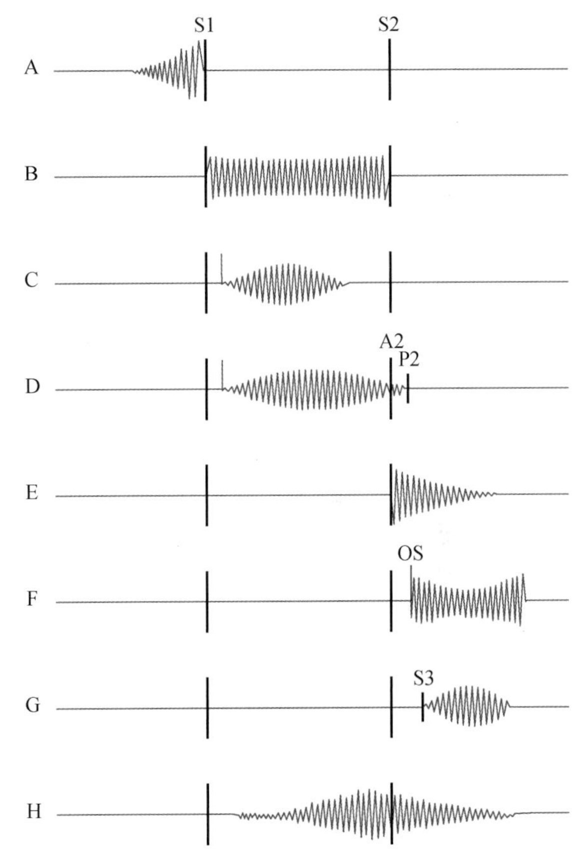

图 43-1　主要心脏杂音示意图。A. 二尖瓣或三尖瓣狭窄的收缩期前杂音。**B.** 二尖瓣或三尖瓣反流或室间隔缺损的全收缩期杂音。**C.** 主动脉喷射样杂音自喷射性喀喇音开始直至 S_2 出现前结束。**D.** 肺动脉狭窄引起的收缩期杂音，肺动脉瓣关闭延迟造成 P_2 延迟出现，出现 S_2 分裂现象。**E.** 主动脉瓣或肺动脉瓣听诊区舒张期杂音。**F.** 二尖瓣狭窄开瓣音（OS）后的长时舒张期杂音。**G.** S_3 后舒张中期短促杂音。**H.** 动脉导管未闭的连续性杂音。（引自 Diseases of the Heart and Circulation，London，Eyre & Spottiswood，1968. Permission granted courtesy of Antony and Julie Wood）

期是辨识杂音的第一步。通过区分 S_1 和 S_2，一般很轻易就可判断出收缩期和舒张期，但在心动过速的情况下较为困难，此时可同步触诊颈动脉进行识别，其搏动紧随 S_1 之后出现。

时程和性质 杂音时程由两个心腔间存在压力差的持续时间所决定，如左心室和主动脉、右心室和肺动脉或大血管之间。压力差的大小和变化，以及所涉及心腔和血管的几何外观和顺应性决定了血流的速度、湍流的程度，由此影响杂音的音调、形态和强度。慢性主动脉瓣反流（AR）的舒张期杂音为高调的叹气样杂音，而二尖瓣狭窄（MS）的杂音为舒张期左心房-左心室之间存在压力阶差的反映，使用听诊器胸件可闻及低调的隆隆样杂音。心脏杂音在不同听诊区呈不同的频率成分。主动脉瓣狭窄（AS）的粗糙收缩期杂音在心尖部听诊区更为高调及清晰，这种现象称之为Gallavardin效应。有些杂音具有独特的音调特点，如一些二尖瓣脱垂（MVP）引起二尖瓣反流（MR）的患者可出现"吹风样"杂音。

心脏杂音形态可分为递增型、递减型、递增-递减型和一贯型。慢性AR（图43-1E）患者舒张期左心室与主动脉间的压力阶差逐渐减小，故其杂音呈递减型。AS患者收缩期射血时，左心室与主动脉间压力阶差先升后降，故其杂音呈递增-递减型。反之，慢性MR（图43-1B）患者左心房与左心室之间的压力差值较大且近乎恒定，故其杂音呈一贯型。

强度 心脏杂音可根据强度分为1～6级（或Ⅰ～Ⅵ级）。1级杂音很微弱，往往需非常仔细听诊方可闻及。2级杂音易于用听诊器闻及，但声音较弱。3级杂音较响，但在杂音最强处不伴震颤。4级杂音很响亮，且常伴有震颤。5级杂音很响亮，当听诊器边缘轻触胸壁即可闻及。6级杂音很响亮，且听诊器距胸壁尚有一小段距离即可闻及。3/6级及以上的杂音往往提示存在心脏结构异常，并且提示杂音生成的部位血液流速增快。例如，由于大量血流高速由左心室排入右心室，小的室间隔缺损（VSD）即可出现4/6级或以上的收缩期杂音。血流速度较小的情况下，如房间隔缺损（ASD）左向右分流，通常未能闻及杂音。心脏杂音的强度可因心腔内至胸壁听诊器之间任何影响声音传导的情况而减弱，如肥胖、肺气肿或大量心包积液等。此外，心脏杂音的强度也可由于心排血量显著下降或心脏结构之间压力阶差的较低而减弱。

部位和传导 对心脏杂音部位和传导的判定有助于准确辨识（图43-2）。额外心音（如收缩期喀喇音和舒张期开瓣音）或 S_1、S_2 异常可提供附加的诊断线索。进行心脏听诊时，应仔细留意杂音和其他心音在呼吸周期中的特点，以及床旁施加简单动作后的变化。关于这些特征以及进一步检查的推荐，将在下文阐述特定收缩期、舒张期和连续性杂音中详细阐述（图43-1）。

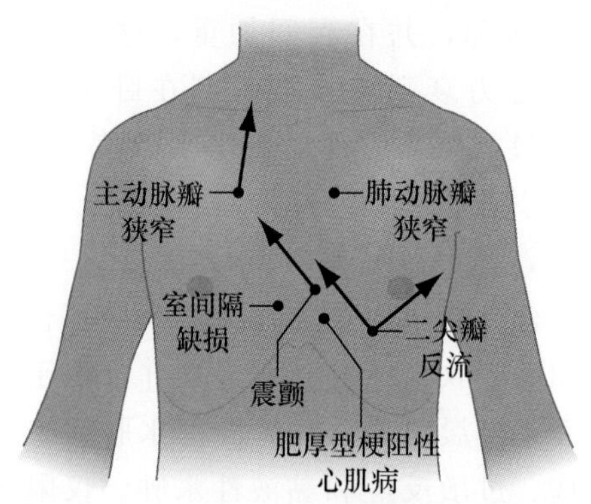

图 43-2 6种单纯性收缩期杂音的最强听诊位置和传导分布
（引自 JB Barlow：Perspectives on the Mitral Valve. Philadelphia，FA Davis，1987，p 140）

表 43-1 心脏杂音的主要病因

收缩期杂音
收缩早期杂音
二尖瓣
急性二尖瓣反流
室间隔缺损
肌部缺损
非限制性室间隔缺损伴肺动脉高压
三尖瓣
三尖瓣反流且肺动脉压正常
收缩中期杂音
主动脉
阻塞性
瓣上-主动脉瓣上狭窄、主动脉缩窄
瓣膜-主动脉瓣狭窄和主动脉瓣硬化
瓣下-先天性主动脉瓣下狭窄、异常血流通道或肥厚型梗阻性心肌病
血流量增多、高动力状态、主动脉瓣反流、完全性房室传导阻滞
升主动脉扩张、主动脉瘤、主动脉炎
肺动脉
阻塞性
瓣上-肺动脉狭窄
瓣膜-肺动脉瓣狭窄
瓣下-肺动脉漏斗部狭窄（动力性梗阻）
血流量增多、高动力状态、左向右分流（如房间隔缺损）
肺动脉扩张
收缩晚期杂音
二尖瓣
二尖瓣脱垂、急性心肌缺血
三尖瓣
三尖瓣脱垂

表 43-1	心脏杂音的主要病因（续）
全收缩期杂音 房室瓣反流（二尖瓣反流、三尖瓣反流） 左向右分流（室间隔缺损）	
舒张早期杂音	
主动脉瓣反流 瓣膜：先天性（二叶畸形）、风湿性心脏瓣膜疾病、心内膜炎、主动脉瓣脱垂、创伤、瓣膜切开术后 瓣环扩张：主动脉夹层、主动脉环扩张、中层囊性坏死、高血压、强直性脊柱炎 主动脉根部扩张：梅毒性主动脉炎 肺动脉瓣反流 瓣膜：瓣膜切开术后、心内膜炎、风湿热、类癌 瓣环扩张：肺动脉高压、马方综合征 先天性：孤立病变或伴法洛四联症、室间隔缺损、肺动脉狭窄	
舒张中期杂音	
二尖瓣 二尖瓣狭窄 Carey-Coombs 杂音（急性风湿热引起的舒张中期心尖部杂音） 非二尖瓣狭窄引起的跨瓣血流增多（如二尖瓣反流、室间隔缺损、动脉导管未闭、高心排量状态和完全性房室传导阻滞）	
三尖瓣 三尖瓣狭窄 非三尖瓣狭窄引起的跨瓣血流增多（如三尖瓣反流、房间隔缺损和肺静脉畸形异位反流） 左、右心房肿瘤（黏液瘤） 重度主动脉瓣反流（Austin-Flint 杂音）	
连续性杂音	
动脉导管未闭	冠状动脉近端狭窄
冠状动静脉瘘	妊娠期乳房血管杂音
主动脉窦瘤破裂	肺动脉分支狭窄
主动脉隔缺损	支气管动脉侧支循环
颈静脉哼鸣	小（限制性）房间隔缺损合并二尖瓣狭窄
左冠状动脉畸形	肋间动静脉瘘

引自 E Braunwald，JK Perloff，in D Zipes et al（eds）：Braunwald's Heart Disease，7th ed. Philadelphia，Elsevier，2005；PJ Norton，RA O'Rourke，in E Braunwald，L Goldman（eds）：Primary Cardiology，2nd ed. Philadelphia，Elsevier，2003.

收缩期杂音

收缩早期杂音 收缩早期杂音由 S_1 开始，持续时限不等，于 S_2 出现前结束。引起收缩早期杂音的原因相对较少。急性重度 MR 时血流反流至正常大小、顺应性相对不良的左心房内可引起收缩早期递减型杂音，最佳的听诊位置在心尖搏动处。这种杂音的特点是由于大量血流短时间内迅速反流入无预适应、非顺应性的左心房腔内引起左心房压的迅速上升，造成左心室与左心房间的压力阶差呈衰减变化，其与慢性 MR 的杂音听诊特点截然不同。常见的引起急性重度 MR 的原因包括：①急性心肌梗死（MI）并发症造成的乳头肌断裂；②黏液瘤累及二尖瓣造成二尖瓣腱索断裂；③感染性心内膜炎；④胸壁顿挫伤。

乳头肌断裂引起的急性重度 MR 多由急性前壁、后壁或侧壁 MI 引起，多发生于急性 MI 后 2～7 天。患者多表现为胸痛、低血压、肺水肿等，但是半数的患者并无心脏杂音。后内乳头肌断裂更为常见，为前乳头肌断裂的 6～10 倍。心脏杂音需要与 MI 后室间隔缺损进行鉴别。后者多表现为胸骨左缘全收缩期杂音，且几乎所有患者均伴有收缩期震颤。MI 后新出现的杂音提示患者需要完善经胸超声心动图（TTE），其可在床旁快速提示病因及病理生理学机制。此外，还可通过右心导管检查、连续测定血氧饱和度以及压力曲线波形分析（MR 患者肺动脉楔压呈巨大 *v* 波）来鉴别急性 MR 和室间隔穿孔。MI 后机械并发症通常需要采取积极的干预措施稳定病情，应尽早转介至外科手术治疗。

自发性二尖瓣腱索断裂可并发于黏液瘤二尖瓣疾病（MVP），引起新发或“慢性病程急性加重”的重度 MR。MVP 既可以是孤立性病变，也可伴发于全身性结缔组织病，如马方综合征。急性重度 MR 也可由感染性心内膜炎累及瓣叶组织、腱索断裂引发。胸壁钝挫伤多存有明确病史，但有时表现十分隐匿，其可造成乳头肌挫伤或断裂、腱索离断或瓣叶撕裂。任何疑似急性重度 MR 的患者均应完善 TTE，可对其病理学机制、严重程度、左心室大小与收缩功能进行判定，为紧急瓣膜修复的指征评估提供依据。

较小的先天性肌部 VSD 可出现收缩早期杂音。随着室间隔收缩，缺损部逐渐变小至关闭，故其杂音仅在收缩早期闻及。杂音位于胸骨左缘（图 43-2），强度多为 4～5 级，通常不伴有肺动脉高压或左心室容量超负荷的体征。面积较大的 VSD 多累及膜部，可引起肺动脉高压。杂音的时相与左向右分流相关，早期多呈现全收缩期杂音，随着病程的进展患者肺血管阻力逐渐增高，引起心动周期中右心室压骤然升高和心室间压力阶差骤然减低，造成杂音仅局限于收缩早期。在这种情况下，肺动脉高压的体征（右心室抬举性搏动、S_2 亢进或距离不等的分裂）可变得突出。该杂音在胸骨左缘最易闻及，但通常较柔和。疑似 VSD 的患者应进行 TTE 检查。

三尖瓣反流（TR）且肺动脉压正常可见于感染性心内膜炎，可引起收缩早期杂音。杂音多较微弱（1 或 2 级），在胸骨左下缘最为清晰，其强度随吸气而增强（Carvallo 征）。患者颈静脉搏动时可见巨大反流性“c-v”波。但三尖瓣反流并不是右心衰竭的征象。

收缩中期杂音 收缩中期杂音于 S_1 之后的短暂间期开始，S_2 出现前结束（图 43-1*C*），通常为递增-递减型。AS 是成年患者出现收缩中期杂音最常见的病因。AS 的杂音在胸骨右缘第 2 肋间最为清晰（主动脉听诊区，图 43-2），并向颈部传导。此收缩中期杂音常在心尖部听诊呈更为高调的表现（Gallavardin 效应，见上文）。

这种心尖部收缩期杂音与 MR 的收缩期杂音较难鉴别。在期前收缩之后的心动周期中，AS 患者的杂音强度增加，并且更为响亮；反之，MR 患者每一搏的杂音强度均一致。AS 杂音强度还随心排血量而变化。心排血量正常时，出现收缩期震颤和 4 级以上杂音通常提示重度 AS。心力衰竭或心排血量降低的情况下，杂音相对微弱。重度 AS 的其他听诊表现包括 A_2 减弱甚至消失、S_2 逆分裂、心尖部闻及 S_4，以及收缩期杂音菱形高峰后移。先天性 AS 的儿童、青少年和青年患者通常可闻及射血早期喀喇音，胸骨左缘较心底部更为清晰。这一杂音的出现提示瓣叶柔韧性较好的非钙化二叶瓣畸形（或其他变异类型），并且为瓣膜水平（而非瓣上或瓣下水平）的左心室流出道梗阻。

对颈动脉搏动的脉波和脉率进行评估可获得更多信息。脉波升支幅度低和迟缓（迟脉，*parvusettardus*）为重度 AS 的表现。然而，颈动脉检查在颈动脉僵硬的老年患者中提示作用相对较弱。随着 AS 严重程度增加，患者心电图呈现左心室肥大（LVH）的征象。TTE 可用于评估主动脉瓣的解剖学特征、狭窄的严重程度、左心室大小、室壁厚度及功能、主动脉根部和升主动脉的内径和轮廓。

肥厚型梗阻性心肌病（HOCM）患者也可出现收缩中期杂音。杂音在胸骨左缘或是胸骨左下缘与心尖部之间最为清晰（图 43-2）。这一杂音由左心室流出道梗阻和 MR 共同引起，故其杂音性质结合了喷射性和反流现象的特点。杂音的强度可每搏不同并在施加激发动作后发生改变，但是通常强度不超过 3 级。杂音的强度可随加重流出道梗阻的操作而增强，如降低前负荷或后负荷（Valsalva 动作、站立和血管扩张剂）、增强心肌收缩力（强心药刺激）。相反，增加前负荷（如下蹲、被动抬腿和扩容）或后负荷（如下蹲、升压药物），以及减弱心肌收缩力（β 受体阻滞剂）可使杂音强度减弱。少数患者还可出现 S_2 逆分裂。患者也可伴有抬举样心尖搏动或 S_4。不同于 AS，HOCM 患者颈动脉搏动的脉波升支上升迅速，波幅正常。少数情况下，由于收缩中期主动脉瓣关闭，患者的脉波呈双峰脉（重搏）。患者心电图呈 LVH，通过 TTE 可确诊。尽管 MVP 的收缩期杂音和 HOCM 患者进行 Valsalva 动作、站立/下蹲后的杂音变化十分类似（图 43-3），但两者可依据其他伴随特征进行鉴别，如 HOCM 伴有 LVH，或是 MVP 具有非喷射性喀喇音。

先天性肺动脉瓣狭窄（PS）可出现收缩中期递增-递减型杂音，在胸骨左缘第 2～3 肋间（肺动脉瓣听诊区）最易闻及（图 43-2 和图 43-4）。随着瓣膜狭窄程度加重，杂音的时间逐渐延长，P_2 强度逐渐减弱至消失（图 43-1*D*）。年轻患者可闻及收缩早期喷射音，其强度可随吸气动作而减弱。查体见胸骨旁抬举样搏动和心电图出现右心室肥大征象提示严重压力超负荷。胸片可见肺动脉主干狭窄后扩张的征象。推荐 TTE 检查明确诊断。

ASD 患者明显左向右分流时，肺动脉血流增加，并且由于跨肺动脉瓣血流流速增加形成胸骨左缘中上部收缩中期 2～3 级杂音，以及 S_2 固定分裂。继发孔

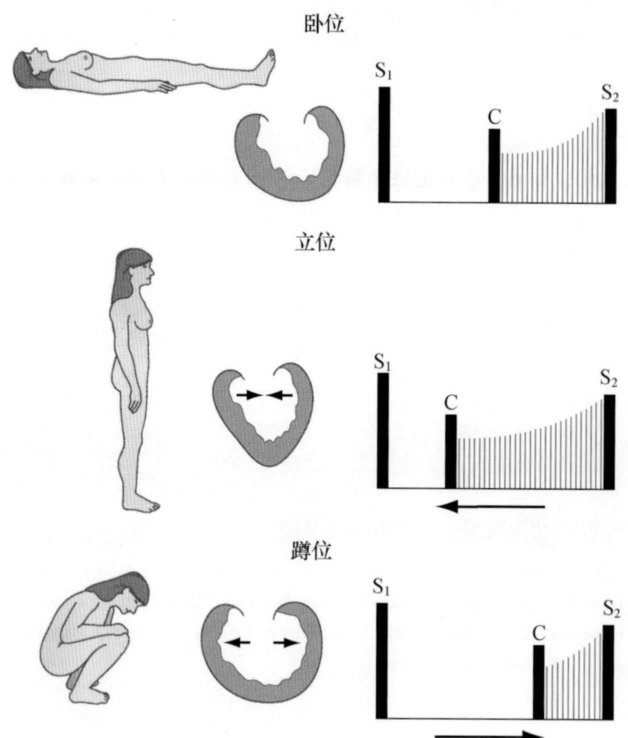

图 43-3 二尖瓣脱垂时的非喷射样杂音（C）始于收缩中期，随后收缩晚期强度持续呈递增变化至第二心音（S_2）出现。立位时静脉回流减少，心脏容量变小，C 距离第一心音（S_1）更近，二尖瓣反流杂音更早出现。迅速下蹲后，静脉回流和后负荷增加，心脏容量变大，C 距离第二心音（S_2）更近，杂音持续时间变短（引自 JA Shaver，JJ Leonard，DF Leon：Examination of the Heart，Part IV，Auscultation of the Heart. Dallas，American Heart Association，1990，p 13. Copyright，American Heart Association）

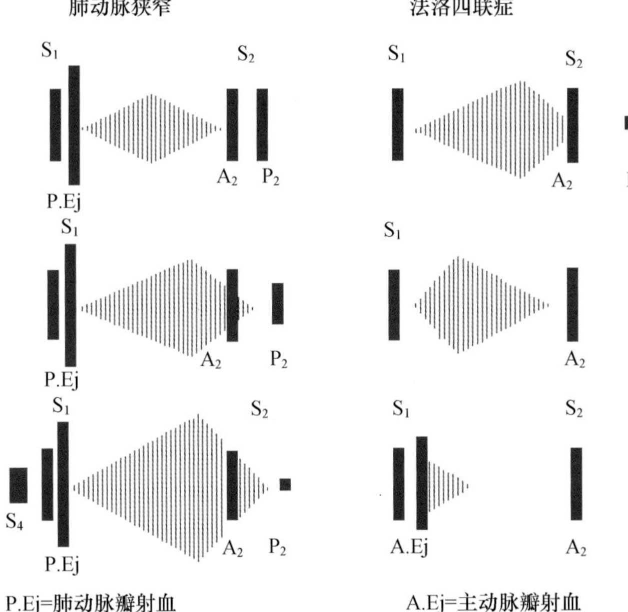

图 43-4　左图。肺动脉瓣狭窄且室间隔完整时，随着血流阻力增大，右心室收缩期射血时间明显延长。因此，其形成的杂音持续时间变长以及更为响亮，并掩盖第二心音主动脉瓣成分（A_2）。第二心音肺动脉瓣成分（P_2）滞后出现，心音分裂增宽，但难以闻及，因为 A_2 被杂音掩盖，P_2 变得微弱和低调。随着肺动脉和右心室之间压力阶差增大，等容收缩期变短直至肺动脉瓣射血音与第一心音（S_1）融合。重度肺动脉狭窄伴向心性肥大和右心室顺应性下降时，可出现第四心音。**右图**。在法洛四联症患者中，随着肺动脉漏斗部梗阻加重，由右心室通过室间隔缺损进入左心室的血流量增加，而通过右心室流出道的血流量减少。因此，随着梗阻的加重，杂音变得短促、微弱，且出现更早。严重法洛四联症患者的 P_2 无法闻及。主动脉根部承接由左、右心室两个心腔输出的血流，主动脉扩张及主动脉根部射血杂音不随呼吸而变化（引自 JA Shaver，JJ Leonard，DF Leon：Examination of the Heart，Part IV，Auscultation of the Heart. Dallas，American Heart Association，1990，p 45. Copyright，American Heart Association）

型 ASD 是成人分流最常见的类型。原发孔型 ASD 的特征为伴有二尖瓣前叶裂引起的 MR，以及心电图出现 QRS 波电轴左偏。静脉窦型 ASD 左向右分流的血流量通常不足以形成收缩期杂音，但心电图可提示窦房结功能异常。特发性肺动脉扩张患者 2～3 级杂音的最佳听诊部位也是胸骨左上缘。这些患者还可闻及肺动脉瓣区喷射音。如患者出现 2～3 级收缩中期杂音而无其他心脏疾病征象，应进行 TTE 检查评估。

单纯性收缩中期 1～2 级杂音不伴有其他心脏疾病症状或体征通常为良性，无需行 TTE 等进一步检查评估。这类杂音最常见于主动脉瓣硬化的老年患者，可在胸骨右缘第 2 肋间闻及递增-递减型杂音（图 43-2）。主动脉瓣硬化表现为主动脉瓣灶状增厚和钙化，但尚未影响瓣叶开合，其颈动脉脉波升支正常，心电图无 LVH 表现。存在妊娠、甲状腺功能亢进、贫血或其他可引起血流速度增快状态的患者常可闻及胸骨左缘 1～2 级收缩中期杂音。Still 杂音是生理性杂音，其为胸骨左缘中下部振动样或乐音样 2 级收缩中期杂音，见于正常儿童或青少年，卧位时最易闻及（图 43-2）。

收缩晚期杂音　收缩晚期杂音最常见于 MVP 患者，左心室心尖部最易闻及。通常，该杂音由一个或多个非喷射性喀喇音构成。杂音的放射方向有助于判定脱垂或出现连枷样运动的具体瓣叶。出现连枷样运动是由于瓣叶失去部分腱索支撑所致。二尖瓣后叶脱垂或连枷样运动时，杂音向前和正中处传导，这是由于反流束射向心底部，杂音容易与 AS 混淆。反之，二尖瓣前叶病变会向后传导，MR 束放射向腋部或左侧肩胛下区。连枷样二尖瓣患者可闻及 3～4 级收缩晚期杂音，体型瘦削的患者于整个心前区均可闻及杂音。血流量增多时，出现第三心音（S_3）及短促舒张中期隆隆样杂音往往提示重度 MR。

床旁进行降低左心室前负荷下降的动作（如站立）将引起喀喇音且 MVP 的杂音与 S_1 更加接近，这是由于瓣叶脱垂发生于收缩早期。站立也可使杂音变得更为响亮和持久。下蹲后，左心室前负荷及后负荷骤然增加，瓣叶脱垂滞后引起左心室容量增加、喀喇音和 MVP 的杂音远离 S_1，杂音变得柔和且持续时间更短（图 43-3）。如上所述，这种站立和下蹲时杂音的变化与 HOCM 患者中观察到的相似。

急性心肌缺血的患者可出现提示为 MR 的一过性心尖部收缩晚期杂音。这是由于心尖部移位，以及心室和二尖瓣环结构与功能改变引起瓣叶闭合不全。杂音的强度随左心室后负荷大小而变化，高血压时杂音增强。如出现收缩晚期杂音推荐进行 TTE 检查。

全收缩期杂音　全收缩期杂音（图 43-1*B* 和图 43-5）于 S_1 开始时出现，持续贯穿至 S_2，多提示慢性二尖瓣或三尖瓣反流或 VSD，需完善 TTE 明确病因。慢性 MR 的全收缩期杂音在心尖部最易闻及，并且向腋下传导（图 43-2）。由于收缩期左心室和左心房间持续性的高压力阶差，故杂音呈高调和一贯型。不同于急性 MR，慢性 MR 患者的左心房顺应性正常甚至增强。因此，反流量增加时，左心房压仅轻度升高。

慢性 MR 患者可在一些情况下出现心尖部全收缩期杂音，如风湿性心脏病瓣叶瘢痕形成、二尖瓣瓣环钙化、MI 后左心室重构和严重的左心室扩张。二尖瓣瓣环的周长可随着左心室扩大而增大，故扩张型心肌病患者可出现瓣叶中心无法正常闭合。MR 可由于心

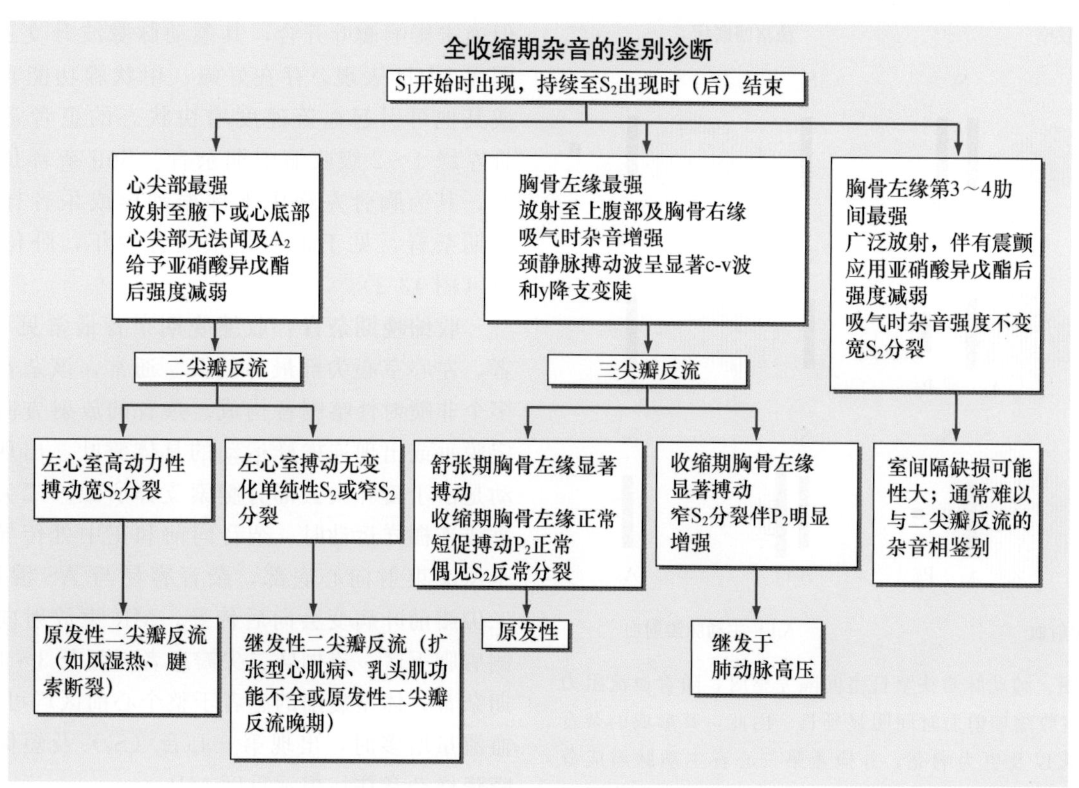

图 43-5　全收缩期杂音的鉴别诊断

尖部移位牵拉乳头肌和瓣叶（重塑）而加重。由于二尖瓣环与左心房心内膜是连续的，慢性 MR 患者左心房逐渐扩大可进一步牵拉二尖瓣环进而加重 MR。慢性重度 MR 还可导致左心室扩大及心尖部搏动点左移。如前所述，一些患者可出现舒张期充盈压增高。

慢性 TR 的全收缩期杂音通常比 MR 柔和，胸骨左下缘最为响亮，杂音强度通常随吸气而增强（Carvallo 征）。伴随体征包括颈静脉搏动呈巨大“c-v”波、肝大并有搏动感、腹水和周围性水肿。异常颈静脉搏动波是其主要表现，且常见于多普勒超声证实为 TR 但未闻及杂音时。原发性 TR 的原因包括黏液瘤（脱垂）、感染性心内膜炎、风湿性疾病、放射损伤、类癌、Ebstein's 畸形和右心室心内膜活检造成的腱索断裂等。TR 更多为一个被动过程，继发于容量或压力超负荷造成右心室扩大后引起的瓣环增大。

VSD 的全收缩期杂音在胸骨左缘中下部最易闻及（图 43-2），并且广泛放射。绝大多数患者杂音最强处可触及震颤。吸气时杂音强度无变化。杂音强度因缺损部位大小而变化。小的限制性 VSD（如 Roger 病），由于左、右心室之间持续存在显著的压力阶差，因此形成的杂音非常响亮。较大的 VSD 杂音则并不明显，因为左、右心室之间的压力趋于相近，分流量较小。MI 后的 VSD 与 MR 的杂音鉴别见上文。

舒张期杂音

舒张早期杂音　（图 40-1*E*）慢性 AR 可引起高调吹风样递减型舒张早中期杂音，此杂音始于 S_2 的主动脉瓣成分（A_2）后，且在胸骨右缘第 2 肋间最易闻及（图 43-6）。该杂音可能较轻柔而难以闻及，此时临床医生可嘱患者呈前倾位并在其呼气末进行听诊。改变体位可使主动脉根部更贴近胸前壁。杂音的放射部位可为临床明确 AR 的病因提供线索。原发性瓣膜疾病，如先天性主动脉瓣二叶瓣畸形、主动脉瓣脱垂或感染性心内膜炎，其舒张期杂音往往向胸骨左缘放射，此处的杂音较胸骨右缘第 2 肋间（通常为杂音最强部位）更响。若为因主动脉根部疾病所致的 AR，其舒张期杂音则向胸骨右缘放射。主动脉根部疾病可造成主动脉瓣瓣环扩张或变形，以及瓣叶闭合不良。常见病因包括马方综合征伴动脉瘤形成、主动脉瓣环扩张、强直性脊柱炎及主动脉夹层。

慢性重度 AR 还可在心尖部闻及低调的舒张中晚期 1～2 级杂音（Austin Flint 杂音），此杂音被认为是主动脉瓣反流与通过二尖瓣的前向血流混合，并在二尖瓣血液流入道形成湍流所致（图 43-1*G*）。这种低调的心尖部舒张期杂音不同于 MS 杂音，其并无开瓣音，且这两种杂音对血管扩张剂的反应不同，临床医生可据此进行鉴别。使用亚硝酸异戊酯等药物可降低主动

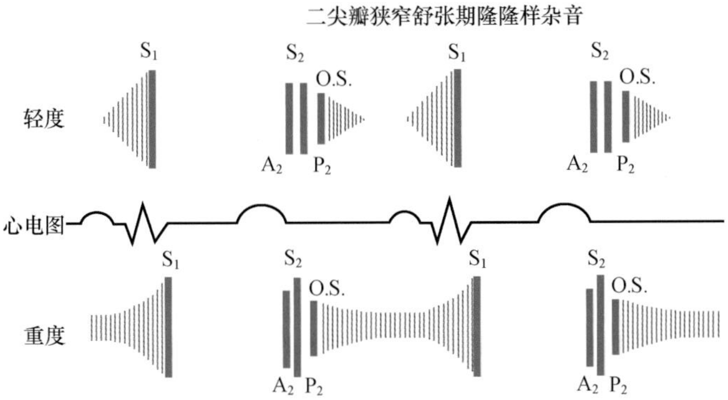

二尖瓣狭窄舒张期隆隆样杂音

轻度 S1 S2 O.S. A2 P2 S1 S2 O.S. A2 P2

心电图

重度 S1 S2 O.S. A2 P2 S1 S2 O.S. A2 P2

图 43-6 二尖瓣狭窄舒张期隆隆样杂音。轻度二尖瓣狭窄患者仅在心室快速充盈的舒张早期和收缩前期存有跨瓣压力阶差，因此隆隆样杂音可发生于这两个阶段。随着二尖瓣狭窄程度的加重，全舒张期均存在较大的跨瓣压力阶差，因此整个舒张期均可闻及隆隆样杂音。随着左心房压不断增大，A_2（或 P_2）与开瓣音间的间期变短。重度二尖瓣狭窄患者继发肺动脉高压导致 P_2 增强，并且多为 S_2 窄分裂（引自 JA Shaver，JJ Leonard，DF Leon：Examination of the Heart，Part IV，Auscultation of the Heart. Dallas，American Heart Association，1990，p 55. Copyright，American Heart Association）

脉-左心室舒张期压力阶差的持续时间及强度，降低后负荷，从而导致重度 AR 引起的 Austin Flint 杂音变得更短且更轻柔。然而，后负荷降低会反射性增加心排血量和二尖瓣跨瓣血流量，造成二尖瓣狭窄的杂音强度（图 43-6）无明显变化，甚至更强。

单纯重度 AR 的患者由于收缩期血流量及流速增加往往可在心底部闻及收缩中期 2 或 3 级递增-递减型杂音，其亦可见于 AS 合并 AR 的情况下。除非患者存在颈动脉搏动异常或收缩中期杂音强度≥4 级，否则很难床旁确诊 AS 合并 AR。无心力衰竭的慢性重度 AR 患者由于舒张期主动脉内大量血液反流至左心室，可伴随多种周围血管征，包括脉压增大、颈动脉搏动呈“水冲脉”（Corrigan 脉）和甲床毛细血管搏动征（Quincke 征）。急性重度 AR 的舒张期杂音相较于慢性 AR 更为短促且音调更低。当患者心率很快时难以鉴别这两种杂音。这种特征反映了心率加快使未经准备且缺乏顺应性的左心室的舒张压急剧增加，同时主动脉-左心室舒张期压力阶差迅速下降。左心室舒张压可升高至足以引起二尖瓣提前关闭，从而造成 S_1 减弱。这类患者可不出现因舒张期明显反流引起的周围血管征。

肺动脉瓣反流（PR）可形成舒张早、中期递减型杂音（Graham Steell 杂音），杂音始于 S_2 的肺动脉瓣成分（P_2）之后，在胸骨左缘第 2 肋间最易闻及，并向胸骨左缘放射。杂音的强度随吸气而增加。慢性肺动脉高压引起的肺动脉瓣环扩张是导致 PR 最常见的病因。肺动脉高压的体征包括右心室抬举样搏动，以及 S_2 亢进或呈 S_2 窄分裂。PR 和 AR 均形成胸骨左缘舒张期递减型杂音，上述特征有助于对二者进行鉴别。单纯 PR 不伴肺动脉高压可见于心内膜炎或先天性瓣膜畸形。儿童期修复法洛四联症之后较为多见。对于无肺动脉高压的患者，其舒张期杂音较经典的 Graham Stell 杂音更为柔和与低调，并且通过杂音难以判定 PR 的严重程度。

TTE 可用于进一步评估舒张早、中期杂音的患者。长轴切面下估测瓣膜病变的严重程度、心室内径及心室收缩功能有助于指导外科手术决策。TTE 还可评估升主动脉根部及其近端的解剖结构，尽管计算机断层显像血管造影（CTA）或磁共振血管成像（MRA）检查更加精确。

舒张中期杂音（图 43-1*G* 和图 43-1*H*）舒张中期杂音由二尖瓣或三尖瓣梗阻和（或）血流增加引起。风湿热是 MS 最常见的病因（图 43-6）。年轻患者的瓣膜柔韧，可表现为 S_1 亢进，且杂音始于开瓣音后。开瓣音是出现在 S_2 后不久的高调附加心音。S_2 的肺动脉瓣成分（P_2）和开瓣音之间的时限与左心房-左心室压力阶差的大小成反比。MS 呈低调杂音，因此使用听诊器钟型体件听诊杂音更清晰。杂音在心尖部听诊区最为响亮，且经常只有当患者呈左侧卧位时才能闻及此杂音。杂音的强度通常仅 1～2 级，当患者心排血量严重减少时，即使为严重 MS 仍无法闻及相应的心脏杂音。增加心排血量及跨二尖瓣血流量的动作（如运动）均可增强杂音的强度。杂音的持续时间反映左心房压超过左心室舒张压所需的时间。杂音在 S_1 之前出现增强的现象被称为收缩前期杂音增强（图 43-1*A* 和图 43-6），可见于窦性心律患者，其发生机制是心房收缩引起的舒张后期跨二尖瓣血流量增加。心房颤动患者不会出现收缩前期杂音增强的现象。

三尖瓣狭窄引起的舒张中期杂音于胸骨左下缘最易闻及，强度随吸气而增强。颈静脉波可见 y 降支变缓。这类杂音的听诊十分困难，且常受左侧其他听诊音的干扰。

还有多种可产生舒张中期杂音的病因。巨大左心房黏液瘤脱垂可跨过二尖瓣，造成不同程度的左心室流入道梗阻。心房黏液瘤杂音的持续时间及强度可随着体位改变而变化。这类患者并无开瓣音，亦无收缩前期杂音增强的表现。单纯重度 MR 或心室及大血管出现大量左向右分流时可出现二尖瓣舒张期血流增加，并生成柔和而短促的 S_3 以及紧随其后的短促而低调的心尖部舒张中期杂音。慢性重度 AR 的 Austin Flint 杂音已在前文详述。

急性风湿热患者在极少数情况下可闻及短促的舒张中期杂音（Carey-Coombs 杂音），这可能是由于血流跨过的二尖瓣呈水肿状态。急性期患者亦不出现开瓣音，并且杂音会随着急性期症状缓解消失。完全性房室传导阻滞引起房室失同步时，若心房收缩发生于二尖瓣部分关闭时，患者可出现间歇性舒张中晚期杂音。舒张中期杂音提示跨三尖瓣血流增加，可见于单纯重度 TR、巨大 ASD 伴显著左向右分流的患者。ASD 的其他体征包括 S_2 固定分裂和胸骨左缘中上段收缩中期杂音。出现舒张中晚期杂音的患者需进行 TTE 检查。上述各类疾病的特征性表现均有助于指导临床诊治。

连续性杂音

（图 43-1*H* 和图 43-7）连续性杂音始于收缩期，临近 S_2 达强度高峰，持续至全部或部分舒张期。这类杂音提示患者两个心腔间或心腔-血管间压力阶差在收缩期和舒张期均持续存在。动脉导管未闭患者的连续性杂音在胸骨左上缘最为清晰。大量和未经修复的分流可引起肺动脉高压，使舒张期杂音减弱或消失，甚至造成逆向分流，引起下肢差异性发绀。主动脉窦瘤破裂患者可突然新发胸骨右上缘段连续性杂音。窦瘤多破裂至右侧心腔内，杂音的出现提示主动脉与右心室或右心房之间存在持续性压力阶差。冠状动静脉瘘患者可闻及胸骨左缘连续性杂音，血液透析患者亦可于动静脉瘘处闻及连续性杂音。主动脉缩窄患者流经扩张的肋间侧支动脉血流增多，可生成沿单个或多个肋骨分布的连续性杂音。颈部同时出现收缩期及舒张期血管杂音（to-and-fro murmur，往返性杂音，图 43-7）通常提示患者重度颈动脉狭窄。

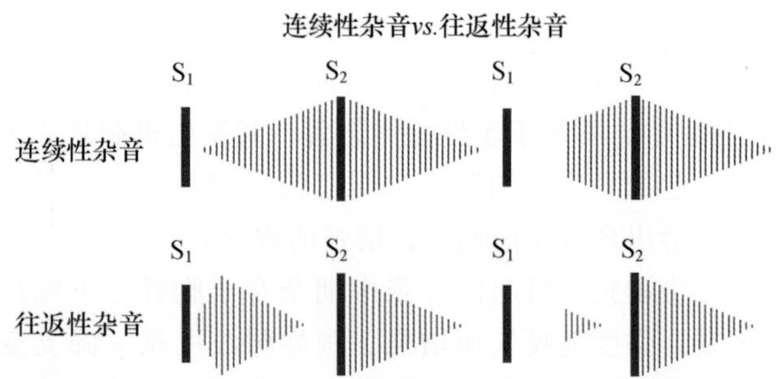

图 43-7　连续性杂音与往返性杂音。高压系统与低压系统间的异常交通会造成整个心动周期均存在较大的压力阶差，因而形成连续性杂音。最典型的例子即为动脉导管未闭。某些情况下，连续性杂音非常容易与往返性杂音混淆。往返性杂音由收缩期射血杂音和半月瓣膜功能不全引起的杂音共同组成，最典型的例子即为主动脉狭窄伴反流。连续性杂音强度递增直至出现第二心音（S_2），而往返性杂音分为两个成分，收缩中期射血杂音递减，临近 S_2 时消失（引自 JA Shaver，JJ Leonard，DF Leon：Examination of the Heart，Part IV，Auscultation of the Heart. Dallas，American Heart Association，1990，p 55. Copyright，American Heart Association）

并非所有连续性杂音都为病理性。正常儿童和青年（尤其是妊娠期间）均可出现持续性静脉哼鸣，其在右锁骨上窝最易闻及，压迫右侧颈内静脉或嘱患者转头即可使杂音消失。妊娠期女性充盈的乳房内动脉血流增多，因此可形成连续性杂音，多见于妊娠晚期或产褥期早期。收缩期时杂音更为响亮。使用听诊器钟型体件压迫可使舒张期杂音消失。

动态听诊

（表 43-2）通过施加能够改变心脏血流动力学的简易动作而对患者心脏杂音进行仔细辨识可为临床医生明确其病因及临床意义提供重要线索。

呼吸　由于胸腔过度用力地起伏可减弱心音，故临床医生应在患者平静呼吸时或适度用力吸气时听诊。左心杂音在呼气末时最清晰，此时肺容积最小且心脏及大血管最贴近胸壁。这也是 AR 杂音的特征表现。右心来源的杂音（如三尖瓣或肺动脉瓣反流）于患者吸气时增强，但左心杂音的强度随吸气保持不变，甚至减弱。

对患者的床旁检查还应评估其 S_2 随呼吸的变化，以及主动脉瓣和肺动脉瓣成分（图 43-8）的动态关系。逆分裂（又称反常分裂）可见于重度 AS、HOCM、左束支传导阻滞、右心室起搏或急性心肌缺血。S_2 固定分裂伴胸骨左上缘收缩中期 2～3 级杂音提示 ASD。随呼吸动作而出现 S_2 生理性宽分裂意味着主动脉瓣提前关闭，也可见于重度 MR 或 PS 或右束支传导阻滞导致的肺动脉瓣关闭延迟。

改变体循环血管阻力　某些改变体循环血管阻力和左心室后负荷的动作可引起患者心脏杂音特征的变化。嘱患者持续握拳，将用于测量血压的袖带绑于患者双上肢，并充气维持高于其收缩压 20～40 mmHg 的压力 20 s 或静脉予患者缩血管药物均可增强 MR 和

表 43-2　动态听诊：可改变心脏杂音强度的床旁动作
1. 呼吸
2. 等张运动（握拳）
3. 短暂阻断动脉血流
4. 应用药物改变前负荷和（或）后负荷
5. Valsalva 动作
6. 迅速站立/下蹲
7. 被动抬腿动作
8. 期前收缩后心搏

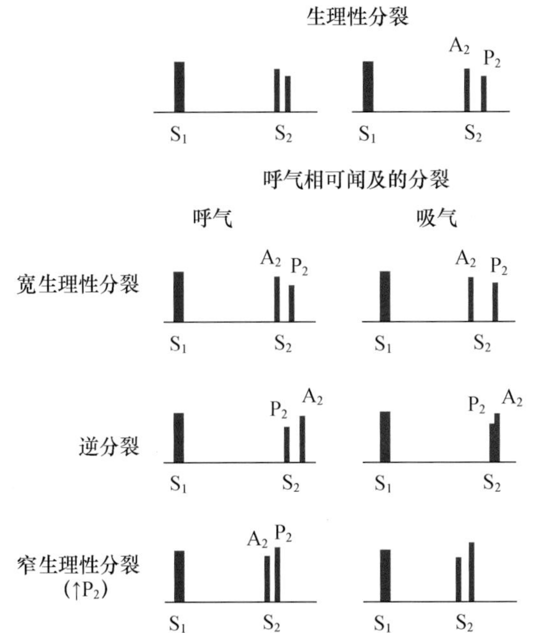

图 43-8　上图。生理性分裂。呼气时，第二心音主动脉瓣成分（A_2）与肺动脉瓣成分（P_2）之间的间期<30 ms，听诊未能辨识分裂。吸气时，二者间期变宽，听诊可清楚辨识两个单独的心音。**下图**。呼气相可闻及的分裂。宽生理性分裂是因为 P_2 延迟，逆分裂则由于 A_2 延迟，造成反常运动。例如，吸气时 P_2 与 A_2 接近，造成分裂间期变窄。窄生理性分裂多见于肺动脉高压患者，由于 P_2 增强并呈高调，故呼气时 A_2 和 P_2 尽管分裂间期较短，也均可被闻及（引自 JA Shaver，JJ Leonard，DF Leon：Examination of the Heart，Part IV，Auscultation of the Heart. Dallas，American Heart Association，1990，p 17. Copyright，American Heart Association）

VSD 的收缩期杂音。但对于 AS 或 HOCM 的患者，上述动作可减弱其心脏杂音或维持原状。AR 患者的舒张期杂音会随着体循环血管阻力的增加而变强。

降低体循环血管阻力的药物对收缩期和舒张期杂音的改变截然相反。如今，亚硝酸异戊酯吸入剂已很少因此用于临床，但其有助于鉴别 AS 或 HOCM 与 MR 或 VSD 的杂音。当患者吸入亚硝酸异戊酯后，如杂音增强则提示其为前两种疾病，反之杂音减弱则为后两种疾病。如前所述，由于亚硝酸异戊酯可迅速降低体循环血管阻力，因此可使重度 AR 的 Austin Flint 杂音减弱，而使 MS 的舒张中期隆隆样杂音增强。

改变静脉回流　Valsalva 动作可引起胸内压增高，进而造成静脉回流和回心血量减少及心排血量降低。当患者用力屏气时，多数心脏杂音会随之减弱。但是两种疾病除外，即 MVP 和 HOCM，其杂音强度可随 Valsalva 动作增强。对于 MVP 患者，由于心室容积减少，瓣叶脱垂出现于收缩早期，造成其心脏杂音的持续时间延长。站立动作也可造成表现相似且变化一致的心脏杂音改变。迅速蹲起可使 MVP 的喀喇音及心脏杂音提前出现，与 S_1 更接近（图 43-3）。左心室流出道压力阶差增加伴回心血量减少可增强 HOCM 的心脏杂音。下蹲动作可引起静脉回流（前负荷）及左心室后负荷均迅速增加，从而增加心室血容量，导致 MVP/HOCM 的心脏杂音强度减弱、持续时间缩短，以及 MVP 的喀喇音和心脏杂音延迟出现，并与 S_1 更远离。当患者无法完成蹲起动作时，被动抬高下肢亦可增加其静脉回流。这一动作也能减弱 HOCM 患者的心脏杂音，但对 MVP 患者影响甚微。

期前收缩之后的心室收缩　室性期前收缩后首个心搏的收缩期杂音强度变化或长段心房颤动后第一次心搏的杂音强度变化有助于鉴别 AS 和 MR，尤其对于老年患者，其 AS 的杂音亦可传导至心尖部。左心室流出道梗阻导致的收缩期杂音（包括由于 AS）会在室性期前收缩后的首次心搏中出现增强，这是由于左心室充盈压增高以及期外收缩后心搏增强的共同效应。前向血流增速将引起压力阶差增大，杂音更为响亮。反之，MR 患者的杂音强度并不会在期前收缩后发生变化，因为二尖瓣跨瓣血流和左心室-左心房压力阶差并无明显的变化。

临床情境

采集病史和其他体格检查可对心脏杂音的病因和意义提供附加线索。提示心血管系统、神经系统、呼吸系统疾病的症状以及颈静脉压和波形、动脉搏动、其他心音和肺、腹部、皮肤和四肢相关的体征均有助于鉴别诊断。在许多情况下，尽早完善实验室检查、心电图和（或）胸片可早期获得具有诊断价值的信息。例如，疑似感染性心内膜炎的患者出现心脏杂音的同时可出现发热、寒战、厌食、乏力、呼吸困难、脾大、皮肤瘀点和血培养阳性。近期 MI 的患者出现新发收缩期杂音和血压显著下降提示心肌破裂。反之，健康无症状的青年人出现孤立的胸骨左缘 1～2 级收缩中期杂音往往为良性征象，无需进一步完善检查。具有杂音的患者是否需要进一步检查往往取决于其临床情境。

超声心动图

（图 43-9）彩色多普勒心脏超声心动图是一种对评估心脏杂音非常有价值的工具。超声心动图可便捷地获悉关于瓣膜结构和功能、心腔大小、室壁厚度、心室功能、肺动脉压力估测、心腔内分流、肺静脉和肝静脉血流和主动脉血流的信息。需要注意的是，三尖瓣、肺动脉瓣和二尖瓣结构正常的人也可出现无临床

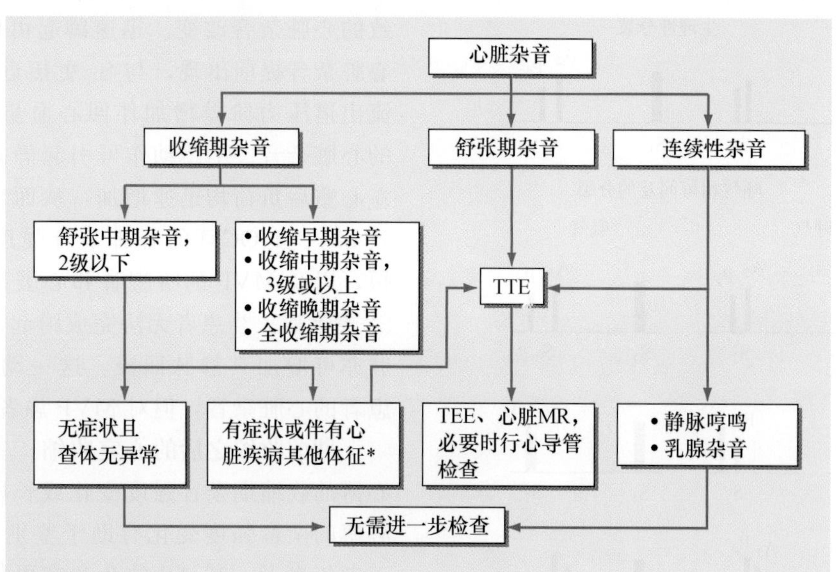

图 43-9　心脏杂音的评估策略。 *如心电图或胸片存有异常，则需完善超声心动图检查。TTE，经胸超声心动图；TEE，经食管超声心动图；MR，磁共振成像（引自 RO Bonow et al：J Am Coll Cardiol 32：1486，1998）

意义的瓣膜轻度反流和探及多普勒信号。然而，这些反流并不足以形成湍流而产生可被闻及的心脏杂音。

对于出现收缩早期、收缩晚期或全收缩期杂音，以及 3 级或以上收缩中期杂音的患者应进行超声心动图检查。1～2 级收缩中期杂音的患者伴有其他提示心血管疾病的症状或体征（包括心电图和胸片）也应进行超声心动图检查。任何出现舒张期杂音和连续性杂音的患者均需完善超声心动图，但是静脉哼鸣或哺乳期乳腺杂音除外。患者出现非心脏症状和体征时，若临床需要也可考虑通过超声心动图以明确排除心脏结构和功能异常。无症状心脏瓣膜疾病患者进行连续超声心动图随访是对其病程纵向评估的核心举措，并可提供极具价值的信息，甚至影响对手术时机的决策。1～2 级收缩中期杂音且无任何异常症状或体征的患者不建议进行常规超声心动图筛查。对于这类患者，如初始检查之后仍对其杂音的意义存有疑问，应考虑转介至心血管内科医生。

上文对选择应用超声心动图的概述并未展开严谨的成本-效益分析。对于一些临床医生，手持或微型心脏超声设备已取代了听诊器。尽管一些报告证实采用这类设备可提高检出心脏瓣膜疾病的敏感性，但是其准确性高度依赖于检查者，并应考虑到医疗费用增多。具有频谱显示功能的电子或数码听诊器被倡议用于提高对心脏杂音特点的辨识能力和心脏听诊的教学指导。

其他心脏检查

（图 43-9）对少数患者而言，临床查体和 TTE 难以明确其心脏杂音的来源和临床意义。可考虑采用经食管超声心动图（TEE）进一步评估，尤其是 TTE 声窗受限于患者体型、胸部结构和胸廓内病变时。TEE 对许多结构性心脏病的敏感性更高。心电门控心脏磁共振成像（CMR）对显示瓣膜形态的能力较差，但是可对瓣膜功能、狭窄严重程度、反流分数、反流量、分流、心腔及大血管内径、心室功能和心肌灌注进行定量评估。当临床与超声心动图结果不一致时，CMR 可极大地减少对心导管和有创血流动力学检查的需求。多数成人瓣膜疾病患者在外科手术前需常规完善经皮冠状动脉造影，尤其对于症状、危险因素和（或）年龄等因素预示冠心病的患者。计算机断层扫描冠状动脉造影（CCTA）可用于瓣膜手术前，其排除疑似度较低的患者存在冠心病的作用已获得越来越广泛的认可。

综合路径

对于心脏杂音的准确辨识应首先从系统性心脏听诊开始。根据前文所述的不同杂音的主要特点，检查者可建立初步的鉴别诊断，随后结合患者的病史、心脏查体的相关发现、全身体格检查和临床情境做出合理的判断，其后决策是否需要进一步检查及其紧迫性。验证听诊发现与无创检查结果的关系既可形成教学反馈回路，亦是临床医生提升体格检查技能的良机。在无创影像学检查对诊断、治疗和预后具有增益作用的基础之上应进行成本限制。目前，亟待对新影像学技术在心脏杂音中的应用开展成本-效益评估的进一步研究。

第四十四章　心悸

Palpitations

Joseph Loscalzo　著
（王思琦　译）

心悸在内科患者中非常多见，这一症状经常被定义为间歇性“重击”、“碰撞”或“扑动”胸部的感觉。这种感觉可以是间歇性的，也可呈持续性，既可以有规律，也可以无规律。大多数患者把心悸解释为对心跳的一种不寻常的感知，尤其是他们感受到心搏“少跳”或“漏跳”后会引起格外关注。心悸常发生于患者安静休息时，此时其他外部刺激最小。心悸通常可在位置上反映心脏内部（如心房黏液瘤）或毗邻（如纵隔肿块）结构的异常。

大型研究数据显示，心悸可由心源性（43%）、精神性（31%）、混杂性因素（10%），以及不明原因（16%）引起。其中心血管疾病的病因包括房性/室性期前收缩、室上性/室性心律失常、二尖瓣脱垂（伴/不伴有心律失常）、主动脉瓣关闭不全、心房黏液瘤以及肺栓塞。间歇性心悸通常由房性或室性期前收缩引起：由于期前收缩后代偿间歇，心室舒末内径以及收缩强度的增加（期前收缩后强化），患者可明显感受到期前收缩后的心搏。规律的持续性心悸可由室上性以及室性心动过速所致；而不规律的心悸则通常由心房颤动引起。然而，值得关注的是大多数心律失常并不伴有心悸。对于心律失常伴心悸的患者，让患者“敲出”心悸的节律或在心悸时探测脉搏十分有用。一般而言，运动、应激或嗜铬细胞瘤刺激儿茶酚胺分泌造成高动力性心血管状态均可引发心悸。心悸在运动员中很常见，尤其是年龄较大的耐力性运动员。此外，主动脉瓣关闭不全导致心室扩大伴随胸前区高动力性改变也经常引起心悸的感受。其他增强心肌收缩力的因素，包括烟草、咖啡因、氨茶碱、阿托品、甲状腺素、可卡因以及苯丙胺类物质，亦可引起心悸。

心悸的精神性因素包括惊恐发作或障碍、焦虑状态，以及单纯或合并躯体化。相较于其他病因的患者，精神性因素所致的心悸通常持续时间更长（>15 min），并且具有明显伴随症状。其他可引起心悸的原因还包括甲状腺毒症、药物（见上文）和酒精、胸壁骨骼肌自发性收缩、嗜铬细胞瘤以及系统性肥大细胞增多症。

临床诊治路径：心悸

评估心悸患者的主要目的是明确症状是否由危及生命的心律失常所引起。既往存在冠心病（CAD）或CAD危险因素的患者由室性心律失常造成心悸的风险最高。同时，如伴随晕厥或头晕等提示血流动力学紊乱的症状也支持此项诊断。CAD患者持续快速性心律失常引起的心悸可伴有心绞痛或呼吸困难，而心室功能不全（收缩或舒张）、主动脉狭窄、肥厚型心肌病或二尖瓣狭窄（伴/不伴有CAD）患者可由于左心房以及肺静脉压增高而出现呼吸困难。

体格检查的关键信息有助于确认或排除心律失常导致的心悸（及其危及生命的血流动力学紊乱），包括测量生命体征、评估颈静脉搏动和颈静脉压，以及胸部和心前区听诊。静息心电图可用于记录心律失常。如果已知运动会引起心律失常并伴心悸，可以完善运动心电图来诊断。如果心律失常的发生频率较低，则必须使用其他手段，包括连续心电图监测（Holter）；远程监测，通过患者心悸发作时传送心电图；心电循环记录器（体外或埋藏式），可捕捉记录心电事件，供日后回顾；移动心脏门诊遥测（MCOT）。数据表明，Holter监测的临床作用有限，而埋藏式循环记录器和MCOT用于评估（非频繁）反复发作的不明原因心悸患者十分安全，而且更具性价比。

大多数心悸患者并没有严重的心律失常或潜在的结构性心脏病。如果患者自觉心悸症状影响日常生活，偶发的房性或室性期前收缩可用β受体阻滞剂治疗。由酒精、烟草或违禁药物引起的心悸则需通过戒断加以控制，而由药物引起的心悸则应在适当或可能的情况下考虑替代疗法。精神因素所致的心悸可进行认知治疗或药物治疗。医生应该意识心悸相当令人困扰，有时甚至会使患者感到恐惧。一旦排除症状由严重病因所致，应向患者强调心悸不会对预后造成不利影响。

第七部分　胃肠道功能异常
SECTION 7　Alterations in Gastrointestinal Function

第四十五章　吞咽障碍
Dysphagia

Ikuo Hirano，Peter J. Kahrilas　著
（王晶桐　黎梦涵　译）

吞咽障碍是指不能安全有效地将食物或液体从口腔输送到喉部或食管的疾病，严重的吞咽障碍会导致误吸、营养不良，影响生活质量。吞咽障碍相关的专业术语包括吞咽不能（aphagia），即无法下咽，通常提示食管完全阻塞，最常见于急性食物或异物堵塞；吞咽痛（odynophagia），指吞咽疼痛，通常由口咽部或食管黏膜溃疡引起，常伴有吞咽障碍，但反之则不然；咽部异感症（globus pharyngeus），指颈部异物感，并不影响吞咽，且吞咽时可缓解；传输性吞咽障碍（transfer dysphagia），特征为吞咽启动困难，吞咽时可能伴鼻咽反流、误吸，以及残留食物存留于咽部的感觉；吞咽恐惧症（phagophobia），指由心理因素引起的吞咽困难，或与担忧食物堵塞、吞咽疼痛或误吸相关。

吞咽的生理学机制

吞咽起始于自主（口腔）期，包括咀嚼食物并与唾液混合，属于随意运动。接下来是食团经由舌头推向咽部的转移期。然后，食团进入下咽部引起吞咽反射，经过一系列复杂的反射刺激，导致咽部肌群收缩，喉头被抬高并向前拉，促进食管上括约肌（UES）开放，然后舌部蠕动收缩将食团推动向下通过 UES 并清除咽部的残留物进入食管，最终使食物通过咽部进入食管并避免进入气道。当食物进入食管时，食管下括约肌（LES）舒张，当食团进入胃内后，LES 恢复收缩。由吞咽动作所诱发的食管蠕动收缩被称为原发性蠕动，它包括整个食管肌肉组织顺序性收缩。在蠕动收缩之前的抑制被称为吞咽抑制。食管任何部位的局部扩张（如胃食管反流时）会激活从扩张点开始并向远端推进的继发性蠕动。自发的食管收缩（第三收缩波）为非蠕动性、无序的食管收缩，在透视下可观察到其自发发生。

呈条纹状分布的口腔、咽部、UES 和颈段食管的肌肉组织由颅神经的下运动神经元支配（图 45-1），口腔肌肉由第Ⅴ（三叉神经）和第Ⅶ（面神经）对颅神经支配，舌头由第Ⅻ对（舌下神经）颅神经支配。咽部肌肉由第Ⅸ对（舌咽神经）和第Ⅹ对（迷走神经）颅神经支配。

UES 由环咽肌、毗邻的咽下缩肌以及颈段食管的近端组成，其神经支配源自于迷走神经，而可作用于 UES 肌群的神经支配来源于第Ⅴ、Ⅶ和Ⅻ对颅神经。由于其固有弹性和迷走神经刺激导致的环咽肌收缩，UES 在静息时呈关闭状态。在吞咽时，迷走神经兴奋终止，环咽肌舒张，伴随舌骨上肌和颏舌骨肌的同时收缩，最终引起 UES 开放以及喉部向前上方的移动。

食管近端和远端肌肉均受神经支配，以完成食管的蠕动动作。颈段食管与咽部肌肉系统一样由横纹肌组成，受迷走神经的下运动神经元直接支配，食管近端的蠕动受疑核顺序激活迷走神经运动神经元所控制。相反，食管远端和 LES 由平滑肌组成，受食管肌间神经丛支配。迷走神经背侧运动神经核可通过髓节前运动神经元诱发原发性蠕动，神经元之间的兴奋性神经递质为乙酰胆碱和 P 物质，抑制性神经递质为血管活性肠肽和一氧化氮。抑制性及兴奋性神经元的顺序激活促使食管蠕动，其中远端抑制性神经元逐渐占据主导。同样地，LES 松弛与吞咽抑制同时发生，并持续至食管蠕动结束。在静息状态下，由于兴奋性节前神经刺激以及其本身的肌肉张力，LES 处于收缩状态，这一特性使其区别于相邻食管。LES 的部分功能由右侧膈肌脚周围的肌肉补充，它在吸气、咳嗽或腹部紧张时充当外部括约肌。

吞咽障碍的病理生理学机制

吞咽障碍既可以根据其发生的位置也可以根据其发生机制进行分类。根据发生位置，吞咽障碍可分为口腔吞咽障碍、咽部吞咽障碍、食管吞咽障碍。吞咽动作的正常完成取决于多种因素，包括食团的黏稠度和大小、口咽腔的内径、蠕动收缩的完整性以及 UES 和 LES 的开放。根据发生机制，吞咽障碍可分为机械性吞咽障碍

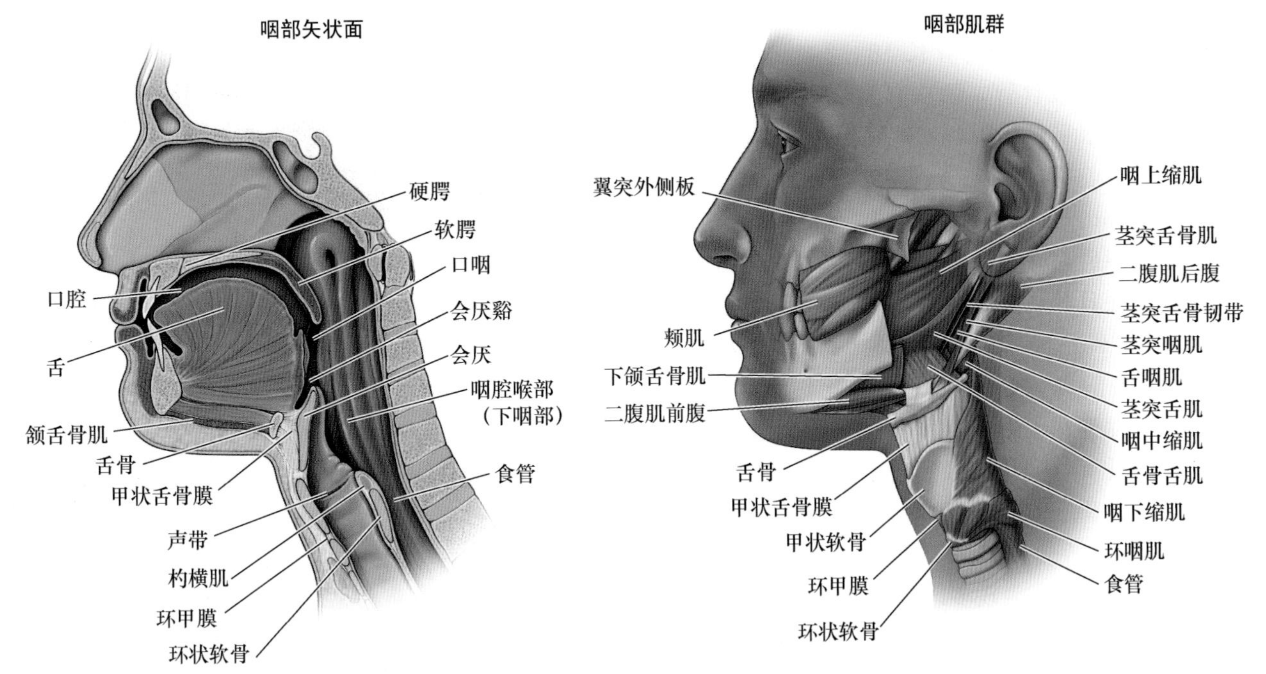

图 45-1 吞咽相关口咽部矢状位解剖图及咽部肌群。图中可见矢状位上舌的重要性以及气道和食管的关系。在静息状态下食管入口是关闭的，在吞咽时食管入口会暂时开放而气道入口关闭（引自 PJ Kahrilas，in DW Gelfand and JE Richter［eds］：Dysphagia：Diagnosis and Treatment. New York：Igaku-Shoin Medical Publishers，1989，pp. 11-28）

和动力性吞咽障碍，机械性吞咽障碍通常是由食团过大或腔内径狭窄导致，而动力性吞咽障碍多由异常的蠕动或吞咽后括约肌松弛受损所引起。需要说明的是，不同的发病机制可发生于同一患者中，如在硬皮病患者中常表现为蠕动收缩的减弱，同时 LES 松弛受限引起食管腔内狭窄。同样地，头颈部肿瘤放疗患者可伴有肿瘤导致的吞咽障碍，并造成颈段食管狭窄。

口咽吞咽障碍 口腔期吞咽障碍通常与食团的成分以及口腔的控制有关，这会引起食物在口腔中的停留时间延长并可能会从口腔漏出，所以流口水是吞咽障碍的另一种临床表现。口腔对食团控制能力减弱会导致食团过早进入喉部，引起误吸或鼻后反流。咽期的吞咽障碍与食物在咽部的停留时间延长有关，通常是由于舌或咽部推进功能减弱或 UES 的阻塞引起。颅神经功能障碍可能会引起口咽吞咽障碍。

口咽吞咽障碍可由神经性、肌肉性、结构性、医源性、感染性和代谢性等多种因素引起，其中医源性、神经性及结构性病因最常见。医源性口咽吞咽障碍通常发生在头颈部肿瘤患者手术或放疗后。神经性吞咽障碍通常发生于脑血管意外、帕金森病以及肌萎缩侧索硬化症患者。延髓直接支配口咽。单侧吞咽困难提示咽部结构性病变，或者选择性累及同侧脑干神经核团或颅神经的神经病变。脑功能成像证实大脑皮层也在吞咽过程和吞咽障碍的发病中发挥重要作用，因单侧皮层脑血管意外发生吞咽障碍的患者呈现出咽皮层的不对称性。

造成口咽吞咽障碍的结构性病变包括 Zenker 憩室、环咽肌切迹和肿瘤。Zenker 憩室常见于老年患者，患病率为 1∶10 000～1∶1000，临床表现还包括食物反流、误吸和口臭，其发病机制与环咽肌狭窄相关，环咽肌狭窄可导致 UES 松弛障碍，引发吞咽时下咽部压力增加，促进环咽肌正上方憩室的发生，其位于下咽部的外侧后壁，即 Killian 裂。环咽肌切迹是指环状软骨下 1/3 后方的一个充盈缺损，与环咽肌舒张功能不全相关，可导致 Zenker 憩室的形成，但是环咽肌切迹是一种常见的影像学表现，大多数患者无明显临床症状，因此在发现环咽肌切迹的吞咽障碍患者中应充分排除其他病因。此外，环咽肌切迹也可继发于其他神经肌肉病变。

由于咽部吞咽动作的持续时间不足 1 s，所以需进行快速荧光造影检查来评估功能异常。完善荧光造影检查需要患者保持清醒及配合吞咽。这项检查包括记录摄入不同黏稠度食物和液体后的吞咽过程，以发现是否存在咽部食团滞留、鼻反流或误吸进入气管。这项检查同时可分析吞咽过程中咽部运动的协调性和完整性，以及 UES 的开放情况，进一步分析误吸的风险，并为吞咽障碍的治疗提供帮助。口咽部结构异常，特别是可能需要活组织检查的异常，也应该通过直接喉镜检查来评估。

食管吞咽障碍 成人食管长18～26 cm，解剖上分为颈段食管和胸段食管，颈段食管上起环状软骨下缘下至胸骨切迹水平，胸段食管继续延伸至膈肌裂孔。当食管扩张时，前后径约2 cm，左右径约3 cm。当食管腔直径<13 mm时可发生固体食物吞咽障碍，但咀嚼功能或运动障碍时，也可在较大直径时发生固体食物吞咽困难，并且相比于局部食管病变，环周病变更易引起吞咽障碍。最常见的食管结构性病变包括Schatzki环、嗜酸细胞性食管炎和消化性食管狭窄。吞咽障碍也会发生在无器质性狭窄的胃食管反流病患者中，这可能是由于食管感觉或运动功能异常。

由蠕动异常和（或）吞咽抑制引起的推进障碍可影响颈段或胸段食管。由于横纹肌病变常同时累及口咽和颈段食管，故临床表现多以口咽吞咽障碍为主。影响平滑肌的病变位于胸段食管和LES。蠕动消失的主要表现为吞咽所诱导的收缩消失或者非蠕动的、无序的收缩。无蠕动和吞咽时LES紧张是贲门失弛缓症的主要特征。弥漫性食管痉挛（DES）患者LES功能正常，运动障碍局限于食管肌肉组织。无蠕动并伴有严重的LES无力是硬皮病患者常见的一种非特异性模式。

临床诊治路径：吞咽障碍

图45-2为吞咽困难患者的处理路径。

病史采集

病史的采集对进行初步诊断和鉴别诊断非常重要。病史的关键信息包括吞咽障碍的位置、吞咽障碍发生的环境、其他伴随症状和病程的发展。局限于胸骨上切迹的吞咽障碍提示病变发生在口咽部或食管，食管远端吞咽困难约30%可放射至食管近端。出现鼻反流和以吞咽伴咳嗽为主要表现的气道误吸症状提示病变发生在口咽部。吞咽时发生严重咳嗽也是气管食管瘘的临床表现。声音嘶哑也是一种重要的伴随症状，当声音嘶哑先于吞咽障碍时提示病变位于咽喉部，当声音嘶哑发生于吞咽障碍后，则提示恶性肿瘤破坏喉返神经。引起吞咽障碍的食物类型是一个关键的细节，吞咽固体食物时发生间歇性吞咽障碍提示结构性病变，而吞咽液体和固体时均发生持续性吞咽障碍提示功能性病变。

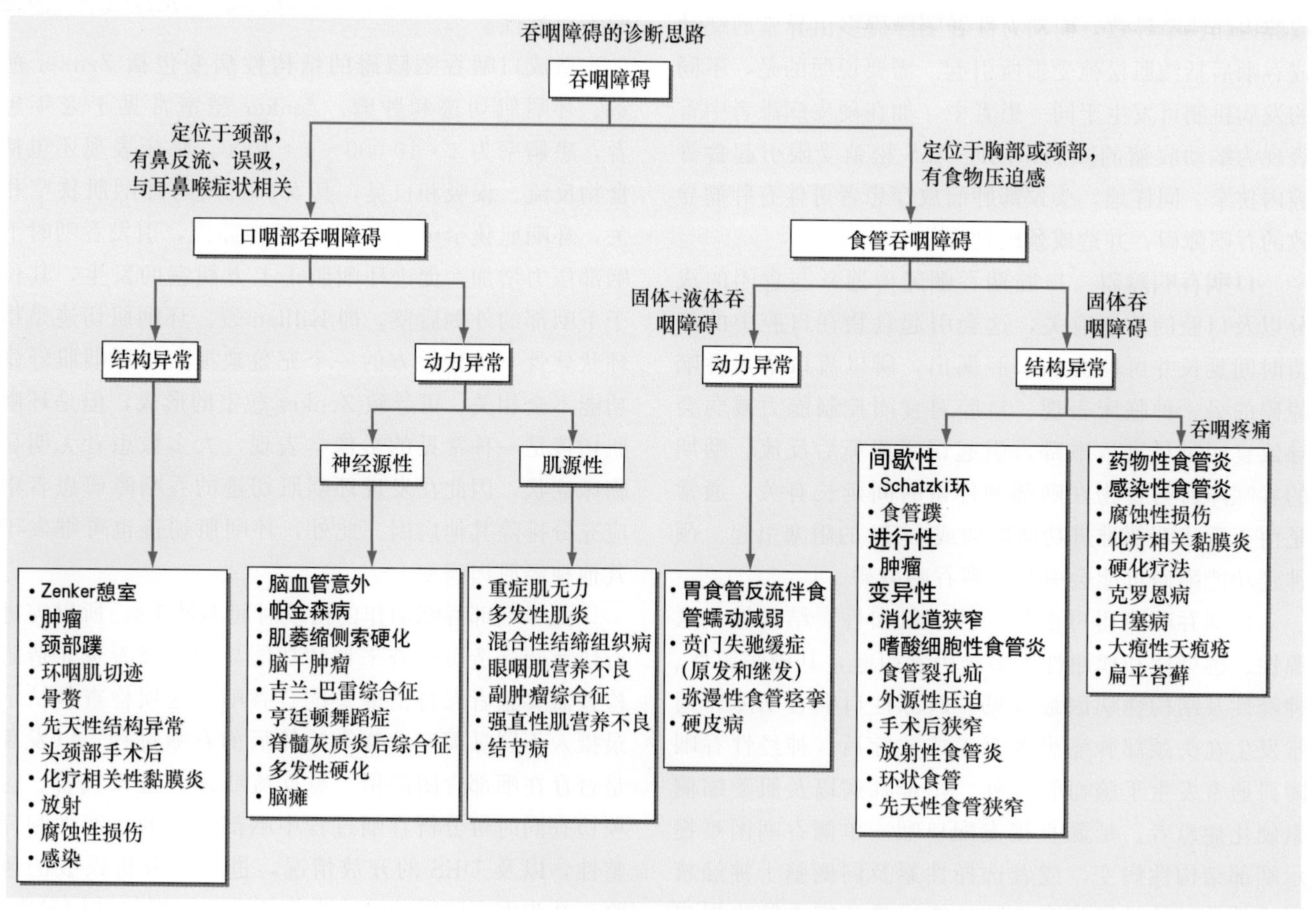

图45-2 吞咽障碍的诊断思路。字体加粗的病因最为常见

但是也存在两种特殊情况，硬皮病患者的吞咽障碍通常为功能性吞咽障碍，但一般只对固体食物产生轻度吞咽障碍，而口咽吞咽障碍的患者往往表现为更重的液体吞咽障碍。在数周或数月内加重的吞咽障碍需警惕肿瘤发生。长期间断发作的固体吞咽障碍往往提示良性疾病，如 Schatzki 环或嗜酸细胞性食管炎。食团甚至液体无法通过并引起食物嵌顿是典型结构性吞咽障碍的表现。无论是结构性、功能性吞咽障碍或反流性疾病，胸痛均是常见的伴随症状。在吞咽困难发作前有较长时间的胃灼热提示消化道狭窄（如食管腺癌）。此外，长期留置胃管史、食管或头颈部手术史、腐蚀性药物摄入史、放化疗及其他黏膜病变病史均可用于鉴别诊断吞咽障碍的原因。伴随吞咽疼痛时往往提示溃疡、感染或药物相关性食管炎。在艾滋病或其他免疫功能受损的患者中，应考虑由念珠菌、单纯疱疹病毒或巨细胞病毒等机会性感染引起的食管炎，以及卡波西肉瘤、淋巴瘤等肿瘤。特应性反应病史应警惕嗜酸性食管炎。

体格检查

体格检查在评估口咽吞咽障碍时十分重要，因为吞咽困难通常只是全身性疾病的临床表现之一。应注意延髓麻痹或假性延髓麻痹的征象，包括构音障碍、发音困难、上睑下垂、舌萎缩和下颌过度痉挛，以及全身性神经肌肉疾病的征象。甲状腺肿大患者应进行颈部检查。仔细的口咽部检查可发现影响食物通过的结构性病变。牙齿缺失会影响咀嚼过程，并加重其他原因导致的吞咽障碍。由于病变多局限于食管，故体格检查对食管吞咽障碍的作用相对有限。但是对于累及食管的皮肤病变，体格检查可发挥重要作用，如硬皮病或黏膜疾病，如天疱疮、扁平苔藓和大疱性表皮松解症。

诊断流程

虽然大多数吞咽障碍归因于良性疾病，但吞咽障碍也是一些恶性肿瘤的主要症状。恶性肿瘤导致吞咽障碍的发病机制通常为消化腔内梗阻（如食管癌、近端胃癌、转移灶占位）、外源性压迫（如淋巴瘤、肺癌）或副肿瘤综合征。即使并非恶性肿瘤，吞咽障碍也通常是可识别与可治愈疾病的表现，对其进行评估将使患者获益并提高对医生诊疗的满意度。采取特定的诊断流程应基于详尽的病史（图 45-2）。如果疑似口腔或咽部吞咽障碍，则吞咽造影检查是首选，必要时可视情况进行咽喉镜和神经系统评估。如果怀疑食管吞咽困难，内镜是最有效的检查。相比钡餐造影，内镜检查可以更好地显示黏膜病变，也可在检查的同时进行黏膜活检。内镜或组织学检查可发现食管吞咽障碍的常见病因，如 Schatzki 环、胃食管反流和嗜酸细胞性食管炎。如果病情需要，可进行食管扩张治疗。嗜酸细胞性食管炎是导致儿童和成人吞咽障碍的主要原因，因此建议在原因不明的吞咽障碍患者中，即使内镜没有发现食道黏膜病变，也应常规进行食道黏膜活检。对于可疑食管运动障碍的病例，仍建议将内镜检查作为初始评估，因为肿瘤和炎症均可继发贲门失弛缓症或食管痉挛而引起吞咽障碍的症状。对于内镜不能解释的吞咽障碍或考虑有食管运动障碍导致的吞咽障碍，可进行食管测压检查。在以下疾病中，钡餐造影可提供辅助信息，如复杂或微小食管狭窄、食管术后、食管憩室或食管旁疝。此外，在某些特殊病例中，可考虑进行 CT 检查或超声内镜检查。

治疗

吞咽障碍的治疗取决于病变发生的位置以及具体病因。口咽吞咽障碍最常见的原因是神经系统功能异常引起的功能性吞咽障碍。在这种情况下，治疗的重点是在吞咽治疗师的指导下，通过利用特殊的姿势或动作来进行运动功能的训练，减少咽部的残留并保护气道。也可改变食物或液体的黏稠度来降低误吸风险。一般情况下，由脑血管意外引起的吞咽障碍在发病最初的数周后常可自行改善。严重或持续的吞咽障碍患者可能需要进行胃造瘘术和肠内营养。重症肌无力和多发性肌炎所致的吞咽障碍可通过对其原发神经肌肉疾病的治疗而有所改善。环咽肌切迹、Zenker 憩室和眼咽肌营养不良可行环咽肌切开术。慢性神经系统疾病，如帕金森病和肌萎缩侧索硬化可表现为严重的口咽吞咽障碍。患者可考虑留置胃管或内镜下胃造瘘术用于营养支持，但这些操作并不能防止唾液分泌物的误吸或胃内容物反流。

大多数病因所致的食管吞咽障碍可通过探条或球囊食管扩张而有效获得缓解。癌症和失弛缓症常采用手术治疗，尽管内镜技术可以分别用于姑息治疗和初步治疗。感染性病因可使用抗菌药物或纠正潜在免疫抑制状态。最后，嗜酸细胞性食管炎已成为吞咽困难的一个重要原因，可通过消除饮食过敏原或吞咽局部作用的糖皮质激素来进行治疗。

第四十六章　恶心、呕吐和消化不良

Nausea，Vomiting，and Indigestion

William L. Hasler　著
（吴东　蒋子涵　译）

恶心是一种想要呕吐的主观感觉。呕吐是胃肠道及胸腹壁收缩引起的胃内容物经口排出的过程。反流是指胃内容物自行逆流至口腔，不需借助胸腹壁的收缩。反刍是指胃内食物反流至口腔，可再次咀嚼或吞咽。与呕吐不同，反刍可受患者意志控制。消化不良是一组胃十二指肠区不适的症候群，包括恶心、呕吐、胃灼热、反流和积食感。患者可主诉上腹痛、上腹烧灼感、早饱、胃胀、嗳气和厌食。

恶心和呕吐

病理生理学机制

呕吐受脑干调控，由咽喉、胃壁肌肉和肠道协同完成。恶心的发生机制仍不明确，可能与大脑皮层相关，通过大脑功能显像的研究发现，恶心时大脑皮层的部分区域会被激活。

呕吐的协调　呕吐由多个脑干核共同协调产生，包括孤束核、迷走神经背核和膈核、调节呼吸的部分髓核和控制咽部、面部及舌运动的核团。神经激肽 NK_1、血清素 5-HT_3 和血管升压素通路也参与上述调节。

呕吐时，胸壁和腹壁肌肉收缩，使胸腔、腹腔内的压力升高，贲门移动至膈肌上方，同时喉部向上运动，将呕吐物推出。生理状态下，肠道的蠕动收缩通常受电活动——慢波的调节，其循环速度在胃中为 3 次/分，在十二指肠为 11 次/分。呕吐时，慢波被口腔发放的棘波信号取代，棘波引起胃肠道的逆向收缩，有助于胃肠内容物的排出。

呕吐的激活　多种神经、体液途径均可激活呕吐反应。大脑产生恶心的感受或感知到恶心的气味后可激活呕吐反射，由颅神经介导呕吐。晕动症和内耳疾病可通过迷路系统激活呕吐。胃刺激物和细胞毒性药物（如顺铂）可通过刺激胃十二指肠迷走神经的传入神经激活呕吐。肠梗阻和肠系膜缺血可激活非胃窦传入神经。化学感受器触发区位于延髓后极区，可对血源性刺激（如催吐药、细菌毒素、尿毒症、缺氧和酮症酸中毒）产生呕吐反应。

激活呕吐的各个途径所对应的神经递质不同。迷路疾病刺激前庭毒蕈碱 M_1 和组胺能 H_1 受体。迷走传入神经激活 5-HT_3 受体，极后区对应 5-HT_3、M_1、H_1 和多巴胺 D_2 受体，大脑皮层介导的呕吐可能由大麻素 CB_1 介导。了解上述通路的作用位点有助于针对患者的病因选择最佳止吐药。

鉴别诊断

恶心和呕吐可由肠道内病变、肠道外疾病、药物和循环毒素所致（表 46-1）。

腹膜内疾病　空腔脏器和实质脏器的梗阻和炎症均可引起呕吐。胃梗阻的常见病因为消化性溃疡和肿瘤，小肠和结肠梗阻的病因包括肠粘连、良/恶性肿瘤、肠扭转、肠套叠和炎症性疾病（如克罗恩病）。十二指肠梗阻可见于肠系膜上动脉综合征，多见于减重或长期卧床的患者，由十二指肠被其前方的肠系膜上动脉压迫所致。腹部放疗会损害胃肠动力功能，并导致肠腔狭窄。胆绞痛可通过作用于局部传入神经引起恶心。胰腺炎、胆囊炎和阑尾炎可通过内脏刺激和诱发肠梗阻而引起呕吐。肠道感染也常引起呕吐，尤其是在儿童患者中，如诺如病毒、轮状病毒等病毒感染，

表 46-1　恶心和呕吐的病因

腹膜内病变	腹膜外病变	药物/代谢紊乱
梗阻性疾病	心肺疾病	药物
幽门梗阻	心肌病	化疗药物
小肠梗阻	心肌梗死	抗生素
结肠梗阻	迷路系统疾病	抗心律失常
肠系膜上动脉综合征	晕动症	药物
肠道感染	迷路炎	地高辛
病毒性	恶性肿瘤	口服降糖药
细菌性	颅内疾病	口服避孕药
炎症性疾病	恶性肿瘤	内分泌/代谢疾病
胆囊炎	出血	妊娠
胰腺炎	脓肿	尿毒症
阑尾炎	脑积水	酮症酸中毒
肝炎	精神疾病	甲状腺和甲状
感觉运动功能异常	厌食症和贪食症	旁腺疾病
胃轻瘫	抑郁症	肾上腺皮质功
假性肠梗阻	术后呕吐	能不全
胃食管反流		毒素
慢性特发性恶心		肝衰竭
功能性呕吐		酒精
周期性呕吐综合征		
大麻素呕吐综合征		
反刍综合征		
胆绞痛		
腹部放射治疗		

或金黄色葡萄球菌、蜡状芽孢杆菌等细菌感染。在免疫功能低下的患者中，全身机会性感染也可诱发呕吐，如巨细胞病毒或单纯疱疹病毒感染。

肠道感觉运动功能障碍也常引起恶心和呕吐，如胃轻瘫和假性肠梗阻等疾病。胃轻瘫表现为胃潴留、胃排空延迟，可见于迷走神经切断术后，或胰腺癌、肠系膜血管功能不全、糖尿病、硬皮病和淀粉样变性等器质性疾病。胃轻瘫最常为特发性。特发性胃轻瘫发病时虽然不伴有系统性疾病，但多出现在病毒感染后，故感染可能为起病的诱因。假性肠梗阻的特征是小肠和结肠运动障碍，表现为食物残渣和肠道分泌物的滞留、细菌过度生长和营养吸收不良，引起恶心、呕吐、腹胀、腹痛和排便习惯改变等症状。假性肠梗阻的病因包括特发性、遗传性（如家族性内脏疾病或神经病变）、继发于全身性疾病，或是恶性肿瘤（如小细胞肺癌）副肿瘤综合征的表现之一。胃食管反流、肠易激综合征或慢性便秘的患者亦可出现恶心和呕吐。

其他胃十二指肠功能性疾病也可表现为恶心和呕吐。慢性特发性恶心被定义为每周发作数次恶心，不伴呕吐。功能性呕吐定义为在没有进食障碍或精神疾病的情况下，呕吐至少每周发作一次。周期性呕吐综合征表现为周期性发作恶心和呕吐，发作时恶心呕吐呈持续性，而发作间歇期无临床症状，在成人和儿童中均可出现。周期性呕吐综合征的发病机制尚不明确，部分患者的症状发作与偏头痛相关，可能是偏头痛的变异表现，部分成人患者与胃排空过快相关。大麻素呕吐综合征也表现为周期性呕吐，见于常年吸食大量大麻的患者（男性多见），戒除大麻后症状消失。为减轻呕吐症状，这类患者可能会有一些反常的行为，如长时间泡热水澡或热淋浴。反刍综合征是食物反复反流至口腔，常被误诊为难治性呕吐。

腹膜外疾病　心肌梗死和充血性心力衰竭可引起恶心和呕吐。约25%的手术患者可出现术后呕吐，最常见于剖腹手术和骨科手术。颅内肿瘤、出血、脓肿或脑脊液流出梗阻等导致颅内压增加的疾病也可引起呕吐，可伴或不伴恶心。患有精神疾病（包括神经性厌食症、贪食症、焦虑症和抑郁症）的患者也常出现恶心，可能与胃排空延迟有关。

药物和代谢　部分药物可作用于胃（止痛药、红霉素）或极后区（阿片类药物、抗帕金森药物）而引起呕吐。其他可引起呕吐的药物包括抗生素、抗心律失常药、降压药、口服降糖药、抗抑郁药（选择性5-HT再摄取抑制剂和选择性5-HT去甲肾上腺素再摄取抑制剂）、戒烟药（伐尼克兰、尼古丁）和避孕药。癌症化疗可引起急性呕吐（给药后数小时内）、延迟性呕吐（给药≥1天后）和预期性呕吐。化疗药物导致的急性呕吐由5-HT_3途径介导（如顺铂），而延迟性呕吐则较少依赖于5-HT_3途径。抗焦虑药治疗预期性恶心呕吐的效果可能优于止吐药。

代谢紊乱也可引起恶心和呕吐。妊娠是恶心呕吐最常见的内分泌病因，在妊娠早期，70%的女性会出现恶心症状。其中，妊娠剧吐可导致严重的体液丢失和电解质紊乱。尿毒症、酮症酸中毒、肾上腺皮质功能不全、甲状旁腺和甲状腺疾病亦可导致恶心呕吐。

循环毒素可作用于极后区引起呕吐。暴发性肝衰竭会产生内源性毒素，而肠道细菌感染则产生外源性肠毒素。在中毒性病因中，酒精中毒也是常见病因之一。

临床诊治路径：恶心和呕吐

病史采集和查体

病史有助于确定恶心和呕吐的病因。药物、毒素和感染常引起急性症状，既往疾病则易引起慢性症状。胃轻瘫和幽门梗阻常在进食后1h内出现呕吐，肠梗阻的呕吐则出现得更晚。进食后数分钟内出现的呕吐需考虑反刍综合征。由于严重的胃排空延迟，呕吐物可含有数小时或数天前摄入的食物残渣。呕血需警惕消化道溃疡、恶性肿瘤或贲门黏膜撕裂。远端小肠或结肠梗阻的呕吐物可含有粪质。呕吐物内含有胆汁可排除幽门梗阻，而含有未消化的食物则需考虑食管憩室或贲门失弛缓症。呕吐可缓解肠梗阻引起的腹痛，但对胰腺炎或胆囊炎所致的腹痛无作用。体重下降需警惕恶性肿瘤或消化道梗阻。发热提示存在炎症。若出现头痛或视野改变则需考虑颅内病变。眩晕或耳鸣提示迷路系统疾病。

体格检查是病史的重要补充。直立性低血压和皮肤弹性减低提示血容量减少。肺部出现异常体征需警惕呕吐物误吸。腹部听诊时，肠鸣音消失提示存在肠梗阻，肠鸣音活跃而高亢提示机械性肠梗阻，震水音提示胃轻瘫或幽门梗阻。腹部压痛或肌紧张提示存在炎症。粪便隐血阳性提示存在消化道溃疡、缺血或肿瘤等所致的黏膜损伤。神经系统疾病常伴有视乳头水肿、视野缺损或神经系统定位体征。触及肿块或肿大的淋巴结则提示存在肿瘤。

辅助检查

当出现难治性症状或诊断不明时，辅助检查可指导后续诊治。低钾血症或代谢性碱中毒需补充电解质。缺铁性贫血需寻找黏膜损伤的病因。胰胆疾病表现为胰腺功能及肝功能异常，而内分泌疾病、风湿病或副肿瘤综合征则伴有激素、血清免疫或肿瘤标志物的异常。若怀疑肠梗阻，行卧立位腹部X线可显示气液平和结肠内气体减少。肠梗阻的特征性表现为弥漫性肠腔扩张和气液平。

若经上述评估仍不能明确病因，可进一步完善以下辅助检查：胃镜可发现溃疡、恶性肿瘤、胃轻瘫所致的胃内容物潴留。小肠钡剂造影或计算机断层扫描（CT）有助于判断小肠梗阻的病因。结肠镜或造影剂灌肠造影可检测结肠梗阻。超声或CT可发现腹腔内炎症；CT和MRI可更灵敏地评估克罗恩病的炎症状态。头部CT或MRI可用于评估颅内病变。当怀疑肠道缺血时，可行肠系膜血管造影、CT或MRI辅助诊断。

胃肠动力检查可检出胃肠道运动功能的异常。胃核素显像可通过测量核素标记的食物在胃内排空的情况来评估胃肠道动力，常用于诊断胃轻瘫。在其他国家和地区，同位素呼气试验和无线动力胶囊内镜也可作为诊断胃轻瘫的替代方法。假性肠梗阻可行小肠造影检查，通常表现为钡剂通过异常和肠腔扩张。也可通过无线动力胶囊内镜检测小肠传输功能的延迟。小肠测压可确诊假性肠梗阻，并且可通过肠道收缩模式的具体变化区分神经源性或肌源性异常，从而避免行外科肠壁活检。结合动态食管pH/阻抗监测和高分辨率压力测定可诊断反刍综合征。

治疗 恶心和呕吐

一般原则

呕吐的治疗应尽可能个体化。严重脱水，尤其是不能经口饮水的患者应住院治疗。当患者恢复经口进食后，应优先摄入低脂液体，并避免进食大量不易消化的食物，因为脂质和食物残渣会导致胃排空延迟。对于血糖控制不佳的糖尿病患者，控制血糖可降低因胃轻瘫住院的风险。

止吐药

常用的止吐药主要作用于中枢神经系统（表46-2）。抗组胺药（如茶苯海明和美克洛嗪）和抗胆碱药（东莨菪碱）作用于迷路通路，对晕动症和内耳疾病有效。多巴胺D_2拮抗剂作用于极后区，用于治疗药物、毒物和代谢异常引起的呕吐。但须注意，部分多巴胺拮抗剂可透过血脑屏障，引起焦虑、锥体外系反应和高催乳素血症表现（如溢乳和性功能障碍）。

其他具有止吐作用的药物包括：5-HT_3拮抗剂（如昂丹司琼和格拉司琼）可预防术后呕吐和放化疗相关的呕吐，也可用于其他原因引起的呕吐，但疗效证据有限。三环类抗抑郁药可改善慢性特发性恶心、功能性呕吐和糖尿病患者的恶心呕吐症状。其他抗抑郁药（如米氮平和奥氮平）也有止吐作用。

胃肠道运动刺激药物

刺激胃排空的药物主要用于治疗胃轻瘫（表46-2）。甲氧氯普胺具有5-HT_4激动剂和D_2受体拮抗剂的作用，可有效治疗胃轻瘫。但甲氧氯普胺有抗多巴胺能副作用，可引起肌张力障碍、情绪异常和睡眠障碍，约25%的患者对该药不耐受。红霉素通过作用于促胃动素受体（一种加快胃肠排空的内源性激素）来刺激胃十二指肠运动。静脉注射红霉素可用于治疗难治性胃轻瘫，口服制剂也有部分疗效。多潘立酮是一种D_2受体拮抗剂，具有促胃肠运动和止吐的作用。因其不易通过血脑屏障，故焦虑和肌张力障碍罕见。多潘立酮的主要副作用为高催乳素血症，系其作用于垂体所致。

难治性胃肠道动力异常的治疗难度很大。假性肠梗阻可能对生长抑素类似物奥曲肽有治疗反应，奥曲肽可使小肠移行性复合运动增加。乙酰胆碱酯酶抑制剂（如溴吡斯的明）也可改善部分小肠动力障碍患者的症状。非对照临床试验显示，在幽门局部注射肉毒毒素可减轻胃轻瘫症状，但小样本的对照试验显示其获益与安慰剂组无差别。幽门成形术也可改善胃轻瘫的症状。对于难治性胃轻瘫的患者，经皮空肠造口可降低住院率并改善患者的营养状况。而对于迷走神经切断术后的胃轻瘫，可行胃次全切除术进行治疗。目前该手术也被尝试用于治疗其他病因引起的胃轻瘫。植入胃电刺激器可以改善患者症状、增强营养、提高生活质量和降低难治性胃轻瘫的医疗费用，但小型临床对照试验未显示明确获益。

用药安全

使用止吐药期间应关注用药安全。中枢性抗多

表 46-2 恶心和呕吐的治疗

治疗	机制	举例	适应证
止吐药	抗组胺	茶苯海明、美克洛嗪	晕动症、内耳疾病
	抗胆碱能	东莨菪碱	晕动症、内耳疾病
	抗多巴胺	丙氯拉嗪、硫乙拉嗪	药物、毒物或代谢因素引起的呕吐
	5-HT_3 拮抗剂	格拉司琼、昂丹司琼	化疗和放疗引起的呕吐、术后呕吐
	NK_1 拮抗剂	阿瑞匹坦	化疗引起的恶心和呕吐
	三环类抗抑郁药	阿米替林、去甲替林	功能性呕吐、慢性特发性恶心、周期性呕吐综合征、胃轻瘫?
	其他抗抑郁药	米氮平、奥氮平	功能性呕吐？慢性特发性恶心？胃轻瘫？
促动力剂	5-HT_4 激动剂和抗多巴胺药物	甲氧氯普胺	胃轻瘫
	促胃动素激动剂	红霉素	胃轻瘫、假性肠梗阻?
	外周抗多巴胺药物	多潘立酮	胃轻瘫
	生长抑素类似物	奥曲肽	假性肠梗阻
	乙酰胆碱酯酶抑制剂	溴吡斯的明	小肠运动障碍？/假性梗阻
其他类型	苯二氮䓬类药物	劳拉西泮	化疗引起的预期性恶心和呕吐
	糖皮质激素	甲泼尼龙、地塞米松	化疗引起的呕吐
	大麻素类	四氢大麻酚	化疗引起的呕吐

?，适应证不明确

巴胺能药物（尤其是甲氧氯普胺）可引起不可逆性运动障碍，如迟发性运动障碍，尤其是老年患者。应在病历中描述运动障碍的症状，以及早识别药物并发症。多潘立酮、红霉素、三环类抗抑郁药和 5-HT_3 拮抗剂可引起心律失常，在 QTc 间期延长的患者中使用时需尤为谨慎。建议使用上述药物时定期监测心电图。

特殊临床情况

化疗药物导致的呕吐：部分化疗药物具有强致吐作用。联用 5-HT_3 拮抗剂、NK_1 拮抗剂和糖皮质激素可显著控制化疗药物引起的急性和延迟性呕吐。其中，帕洛诺司琼尤其适用于预防化疗后的延迟性呕吐，其疗效显著优于其他 5-HT_3 拮抗剂。劳拉西泮等苯二氮䓬类药物可减少化疗相关的预期性呕吐。其他可能有效的治疗包括大麻素、奥氮平和替代治疗（如姜）。大部分治疗改善呕吐的效果优于减轻恶心。

妊娠相关性恶心：治疗妊娠相关的恶心时应谨慎用药。目前对止吐剂的致畸作用尚无定论。针对妊娠相关性恶心的临床对照试验很少。抗组胺药（如美克洛嗪和多西拉敏）、抗多巴胺类药物（如丙氯拉嗪）和 5-HT_3 受体拮抗剂（如昂丹司琼）均疗效有限。部分产科医生会采用替代治疗，如维生素 B_6、穴位按压和姜。

周期性呕吐：周期性呕吐的治疗较为棘手。预防性使用三环类抗抑郁药、赛庚啶或 β 受体阻滞剂可以降低发作频率、减轻发作时的严重程度。急性发作时，可静脉联用 5-HT_3 拮抗剂与苯二氮䓬类药物（如劳拉西泮）。小型研究显示抗偏头痛药物（如 5-HT_1 激动剂舒马普坦）以及部分抗惊厥药物（如唑尼沙胺和左乙拉西坦）对周期性呕吐有效。

消化不良

机制

消化不良最常见的病因是胃食管反流和功能性消化不良，其余多继发于器质性疾病。

胃食管反流 胃食管反流是由多种生理性缺陷所致。食管下括约肌（LES）松弛是导致胃食管反流的机制之一，常见于硬皮病和妊娠相关反流，亦可见于无全身性疾病的患者。一过性食管下括约肌松弛（TLESR）可导致酸性或非酸性液体频繁浸润食管。食管运动减低或唾液分泌减少会延长食管暴露于液体的时间。暴饮暴食和吞气症会破坏 LES 的屏障功能。胃内压增高可促进胃食管反流，常见于肥胖者。食管裂孔疝是否参与胃食管反流的发生尚有争议，虽然大多数反流患者有食管裂孔疝，但多数食管裂孔疝患者并没有显著的反酸烧心症状。

胃运动功能障碍 近 1/3 的胃食管反流可能由胃动力不足引起。在功能性消化不良的患者中，近 30%的患者有胃排空延迟，而部分患者则表现为胃排空过快。目前尚不明确运动功能障碍与消化不良是否相关。既往研究显示，症状的严重程度与运动功能障碍程度的相关性较小。进食后胃底松弛（容受食物）障碍可见于近 40%的消化不良患者，表现为腹胀、恶心和早饱。

内脏传入神经高敏感性 胃的感觉功能紊乱是功能性消化不良的另一个致病因素。在肠易激综合征的患者中首次发现内脏高敏感性现象，表现为对直肠压力刺激的感受阈值降低。类似地，约 35%的消化不良患者对胃底压力刺激的感受阈值低于健康人群。除压力刺激外，部分消化不良的患者也可表现为对辣椒素、酸或脂类等化学刺激的高敏感性。对无反流和反酸的功能性胃灼热患者，其发病机制可能与食管的高敏感性有关。

其他因素 幽门螺杆菌虽然在消化性溃疡中有明确的致病作用，但溃疡很少引起功能性消化不良。幽门螺杆菌感染仅是功能性消化不良的次要病因。慢性疲劳是功能性消化不良的病因之一，焦虑、抑郁和躯体化障碍亦可能参与发病。中枢神经系统异常也与本病有关，因为针对消化不良患者的大脑功能性 MRI 显示，与健康对照相比，患者部分大脑区域激活增加。镇痛药可导致消化不良，而硝酸盐、钙通道阻滞剂、茶碱和孕酮可导致胃食管反流。酒精、烟草和咖啡因可导致 LES 松弛，从而引起反流。遗传因素可能会促进反流和消化不良的进展。

鉴别诊断

胃食管反流病 胃食管反流病（GERD）是一种常见病。约 40%的美国人至少每月出现一次胃灼热，而 7%～10%的美国人每日均有胃灼热症状。大多数胃灼热感是由于过量的酸性物质反流，但非酸性液体的反流也会产生类似症状。碱性反流性食管炎也会出现类似 GERD 的症状，最常见于消化性溃疡术后的患者。10%的胃灼热患者食管 pH 值正常，且无非酸性反流的增加（即功能性胃灼热）。

功能性消化不良 近 25%的人每年至少出现 6 次消化不良，但只有 10%～20%的人因此就医。功能性消化不良占消化不良的 60%以上，其定义为在没有器质性疾病的前提下，诊断前距发病至少 6 个月，且餐后饱胀感、早饱、上腹痛、上腹灼烧感≥3 个月。功能性消化不良可进一步细分为餐后不适综合征和上腹痛综合征。前者的特征为餐后饱胀感和早饱；后者表现为与进食无关的上腹烧灼样疼痛。大多数病例呈良性病程，但有些合并幽门螺杆菌感染或服用非甾体抗炎药（NSAID）的患者会出现消化性溃疡。与特发性胃轻瘫类似，一些功能性消化不良的病例是由既往感染所致。

消化性溃疡 大多数 GERD 患者没有食管结构的破坏，但约 5%的 GERD 可发展为食管溃疡，甚至可形成狭窄。单纯从症状上无法区分非侵蚀性食管炎和溃疡性食管炎。少数消化不良是由胃或十二指肠溃疡引起。溃疡最常见的病因是幽门螺杆菌感染和 NSAID 的使用。胃十二指肠溃疡的其他罕见原因包括克罗恩病和 Zollinger-Ellison 综合征，后者是由内分泌肿瘤导致胃泌素分泌过多所致。

恶性肿瘤 消化不良的患者常出于对癌症的恐惧而频繁就医，但极少有病例真正由恶性肿瘤引起。食管鳞状细胞癌最常发生于长期吸烟或饮酒的患者，其他发病风险包括腐蚀性物质摄入史、贲门失弛缓症和遗传性胼胝体异常。食管腺癌常合并长期胃酸反流。8%～20%的 GERD 患者会出现食管肠上皮化生（即 Barrett 食管），是食管腺癌的危险因素。胃恶性肿瘤包括腺癌和淋巴瘤，前者在亚洲部分地区发病率较高。

其他原因 食管机会性真菌感染或病毒感染可引起胃灼热症状，但更常导致吞咽痛。食管的其他炎症包括嗜酸性食管炎和药物性食管炎。胆绞痛虽然是不明原因上腹痛的病因之一，但患者多表现为发作性右上腹或中上腹疼痛，而不是慢性胃灼热、腹部不适和消化不良。胃轻瘫常表现为恶心和呕吐，但约 20%的胃轻瘫患者以上腹不适和疼痛为主要症状。肠内乳糖酶缺乏可导致产气增加、腹胀和腹部不适，在北欧血统的白人中发病率为 15～25%，在黑人和亚洲人中更为常见。对其他碳水化合物不耐受（如果糖、山梨醇）也可产生类似的症状。小肠细菌过度生长也可导致消化不良，常合并肠道功能障碍、肠管扩张和吸收不良。十二指肠黏膜嗜酸性粒细胞浸润可见于部分消化不良的患者，尤其是餐后不适综合征患者。乳糜泻、胰腺疾病（慢性胰腺炎和恶性肿瘤）、肝细胞癌、Ménétrier 病、浸润性疾病（结节病和嗜酸性胃肠炎）、肠系膜缺血、甲状腺和甲状旁腺疾病以及腹壁张力异常均可引起消化不良。消化不良的腹膜外病因包括充血性心力衰竭和结核病。

临床诊治路径：消化不良

病史采集和体格检查

对消化不良的患者需仔细采集病史。GERD常以胃灼热为主要症状。胃灼热是一种由胸骨下端向颈部蔓延的灼热感，常因进食而加重，睡眠时出现的胃灼热可能会导致患者苏醒。其伴随症状包括酸性或非酸性液体反流，以及反射性增加口腔内咸味唾液分泌。非典型症状包括咽炎、哮喘、咳嗽、支气管炎、声音嘶哑和类似心绞痛的胸痛。部分食管pH检查显示胃酸反流的患者无胃灼热表现，但可表现为腹痛或其他症状。

消化不良的患者常表现为腹部不适。其症状出现可与进食有关，如餐后不适综合征；或与进食无关，如上腹痛综合征。功能性消化不良可与其他疾病重叠出现，如GERD、肠易激综合征和特发性胃轻瘫。

GERD和功能性消化不良的患者查体常无阳性发现。部分非典型GERD可表现为咽红和肺部哮鸣音。反复反酸可导致龋齿。消化不良可表现为上腹部压痛或膨隆。

病史采集和查体有助于病因诊断。例如，吞咽痛提示食管感染，吞咽困难提示良/恶性食管梗阻。其他报警症状包括不明原因的体重减轻、反复呕吐、消化道出血、黄疸、触及肿块或淋巴结肿大，以及胃肠道肿瘤家族史。

辅助检查

由于消化不良是常见病，且大多数病例由GERD或功能性消化不良引起，故一般仅对特定患者有针对性地进行辅助检查。

对于临床表现典型的GERD患者，如果没有报警症状（表46-3），则不需要进一步检查，可直接予经验性治疗。若患者症状不典型、对抑酸治疗反应欠佳或有报警症状，应完善上消化道内镜检查。对于胃灼热症状持续>5年，尤其是>50岁的患者，建议完善内镜检查筛查Barrett食管。但上述建议的获益和成本效益尚未得到临床对照研究的证实。对于具有药物难治性症状和不典型症状（如不明原因的胸痛等）的患者可考虑通过导管或无线胶囊内镜行动态食管pH监测。若考虑手术治疗GERD，建议术前完善食管高分辨率测压。LES压力降低预示药物治疗的失败率高，更支持选择手术治疗；而若提示食管体部运动减弱，则需警惕术后吞咽困难，并合理选择手术术式。食管阻抗测定联合食管pH监测有助于检出难治性患者的非酸性反流。

表46-3 胃食管反流病的报警症状
吞咽痛
不明原因的体重减轻
反复呕吐
隐性或严重胃肠道出血
黄疸
可触及肿块或淋巴结肿大
胃肠道恶性肿瘤家族史

对于年龄>55岁或有报警症状的消化不良患者，建议将胃镜检查作为首选检查，因为这些患者患恶性肿瘤和溃疡的风险较高。然而，在原因不明的消化不良患者中，其内镜下表现为糜烂性食管炎的占13%，消化性溃疡占8%，胃或食管恶性肿瘤仅占0.3%。对于没有报警症状且<55岁患者，建议根据当地幽门螺杆菌感染的患病率制订诊治方案。在幽门螺杆菌感染率低（<10%）的地区，建议首选为期4周的质子泵抑制剂（PPI）抑酸治疗。若经验性抑酸治疗失败，建议完善尿素呼气试验、粪便抗原测定或血清学试验明确是否感染幽门螺杆菌。若幽门螺杆菌阳性，则建议根除幽门螺杆菌。若治疗后消化不良的症状消失，则无需进一步诊治。在幽门螺杆菌感染率高（>10%）的地区，建议先筛查幽门螺杆菌。若幽门螺杆菌阴性或根除幽门螺杆菌治疗无效，建议予抑酸治疗。若抑酸和根除幽门螺杆菌均不能有效缓解症状，建议进一步完善胃镜。

特殊情况下还需进一步完善以下检查：对于消化道出血患者，建议行血常规明确有无贫血。完善甲状腺功能、血钙以筛查代谢性疾病。血清学抗体检查还可提示乳糜泻。完善肝功能、胰酶检查明确有无胰胆管异常；若血生化异常，应进一步完善腹部超声、CT或MRI。胃排空试验可用于排除胃轻瘫，适用于药物治疗无效的餐后不适综合征或部分GERD患者。摄入碳水化合物后行呼气试验有助于检出乳糖酶缺乏、碳水化合物不耐受和小肠细菌过度生长。

治疗 消化不良

一般原则

对于轻度消化不良，应详细采集病史和查体，以排除严重器质性病变并消除患者顾虑。应尽可能停用引起胃食管反流或消化不良的药物。GERD患者应限制酒精、咖啡因、巧克力和烟草的摄入，因上述物质可影响LES的功能。GERD的其他干预措施包括低脂饮食、抬高床头和避免进食后立刻平卧入睡。对功能性消化不良的患者，也建议低脂饮食、避免辛辣食物、限制咖啡因和酒精的摄入。

应针对病因特异性治疗器质性病变。胆绞痛首选外科手术治疗，乳糖酶缺乏或乳糜泻首选饮食控制。然而，由于大多数消化不良是由GERD或功能性消化不良引起，因此可选用抑酸药、胃肠道动力调节药或降低胃肠道高敏感性的药物进行治疗。

抑酸药和胃酸中和药

抑酸药和胃酸中和药是治疗GERD的常用药。对于轻中度GERD，可使用H_2受体拮抗剂如西咪替丁、雷尼替丁、法莫替丁和尼扎替丁。对于症状严重或侵蚀性或溃疡性食管炎的患者，需给予PPI治疗，如奥美拉唑、兰索拉唑、雷贝拉唑、泮托拉唑、埃索美拉唑或右旋兰索拉唑。PPI通过抑制胃H^+，K^+-ATP酶发挥作用，比H_2受体拮抗剂抑酸效果更好。然而，仍有高达1/3的GERD患者对标准剂量的PPI治疗无反应。其中1/3的患者为非酸性反流，另有10％为持续性酸相关性疾病。此外，PPI对胃灼热症状的缓解作用优于对反流或非典型GERD症状。针对这些疗效欠佳的患者，可尝试将PPI剂量加倍，或在入睡前联用H_2受体拮抗剂。PPI长期治疗的罕见并发症包括感染、腹泻（艰难梭菌感染或显微镜下结肠炎）、小肠细菌过度生长、营养缺乏（维生素B_{12}、铁和钙）、低镁血症、骨质丢失、间质性肾炎和药物吸收障碍（如氯吡格雷）。许多以PPI为起始治疗的患者，后期可降级为使用H_2受体拮抗剂，或者将用药频率减少为按需服药。

抑酸药对某些功能性消化不良患者也有效。一项纳入8项临床对照试验的meta分析显示，使用PPI较安慰剂组相比，症状出现的风险比（RR）为0.86（95％置信区间0.78～0.95），提示PPI的疗效优于安慰剂。另有研究报道H_2受体拮抗剂也可以改善功能性消化不良的症状。然而，这些临床试验的结果可能会受到入组大量GERD患者的干扰。

抗酸药对短期控制轻度GERD的疗效很好，但在重度GERD患者中，必须给予可引起副作用的大剂量才可能有效（镁剂为腹泻；铝剂为便秘）。对直立性反酸的患者可联用抗酸药和海藻酸盐，于胃内形成流动的凝胶状屏障。硫糖铝是蔗糖的碱性铝盐代入8个硫酸盐基，能缓冲胃酸并结合胃蛋白酶和胆汁盐，对GERD的疗效与H_2受体拮抗剂相似。

根除幽门螺杆菌

只有消化性溃疡和胃黏膜相关淋巴组织淋巴瘤是根除幽门螺杆菌的绝对指征。尽管一部分功能性消化不良与幽门螺杆菌感染有关（尤其是上腹部疼痛综合征亚型），但根除治疗对功能性消化不良的疗效有限。一项总结18项临床对照试验的meta分析显示，相比于安慰剂组，根除幽门螺杆菌治疗组症状发生的相对危险度降低10％（95％置信区间0.06～0.14）。常用的联合治疗方案包含PPI或次水杨酸铋＋两种抗生素治疗10～14天。虽然幽门螺杆菌感染人群中GERD的发病率较低（尤其是在老年人中），但根除幽门螺杆菌治疗并不会加重GERD的症状。目前尚无针对GERD患者是否应根除幽门螺杆菌的指南建议。

胃肠动力调节药

促胃动力药如甲氧氯普胺、红霉素和多潘立酮对GERD的疗效有限。γ-氨基丁酸B（GABA-B）激动剂巴氯芬可使一过性食管下括约肌松弛（TLESR）的发生率下降40％，从而减少食管在酸性和非酸性液体中的暴露，故该药可被用于治疗难治性胃食管反流病。一些研究表明促胃肠动力药对功能性消化不良有疗效，但这些研究样本量较小且存在发表偏倚，故药物疗效可能被高估。部分病例报道显示，餐后不适综合征亚型的患者对促胃肠动力药的反应较其他亚型更好。5-HT_1激动剂丁螺环酮可通过提高胃容受性从而改善功能性消化不良的症状。阿考替胺可通过拮抗毒蕈碱受体、抑制乙酰胆碱酯酶等途径增加胃乙酰胆碱的释放，从而促进胃排空、提高胃容受性。该药已在日本被批准用于治疗功能性消化不良，在其他国家和地区也在进行药物临床试验。

其他治疗方法

对于年轻且需要终身治疗、有典型胃灼热和反流症状、对PPI治疗有反应、并且在pH值监测中显示有酸性反流证据的GERD患者，可予抗反流手术（胃底折叠术）治疗。手术对一些非酸性反流也有效。GERD症状不典型或食管运动障碍的患者对胃底折叠术的治疗反应较差。该手术的远期并发症为吞咽困难、胃胀和胃轻瘫。约60%的患者GERD症状会复发。内镜下抗反流手术（如射频消融术、经口无创胃底折叠术）的安全性和长期疗效还需进一步评估。

对于标准方案治疗无效的功能性胃灼热和功能性消化不良的患者，可选择三环类抗抑郁药或选择性5-HT再摄取抑制剂，其作用机制可能为降低大脑皮层对内脏痛的敏感性。对于以难治性胀气为主要症状的消化不良患者，建议减少产气食物的摄入（如豆类），并加用西甲硅油或活性炭。低FODMAP饮食（可发酵的寡糖、二糖、单糖和多元醇）和调节肠道菌群的治疗（益生菌、不可吸收的抗生素）可减少部分肠易激综合征患者的胀气症状。低FODMAP饮食、抗生素和益生菌在功能性消化不良中的疗效尚未证实。草药对一些消化不良的患者疗效很好，如STW 5（商品名Iberogast，为9种草药的混合制剂）。对于难治性功能性消化不良的患者，还可以进行心理治疗（如行为治疗、精神干预和催眠治疗），但疗效尚不明确。

第四十七章　腹泻和便秘

Diarrhea and Constipation

Michael Camilleri，Joseph A. Murray　著
（刘传芬　苏丽娜　译）

腹泻和便秘是极为常见的疾病，二者大大增加了发病率和死亡率，严重影响日常社交和工作效率，并消耗医疗资源。全球每年有>10亿人患有一次或多次急性腹泻。美国每年有1亿人患有急性腹泻，其中将近一半患者在急性腹泻期间正常活动受限，10%需要就诊，约250 000人需要住院治疗，约5000人（主要为老年人）死亡。每年给社会带来的经济负担可能超过200亿美元。急性传染性腹泻仍然是发展中国家最常见的死亡原因之一，特别是在贫困婴儿中，每年造成180万患儿死亡。热带国家儿童反复急性腹泻引起的环境性肠病会对其身体和智力发育造成长期影响。

反之，相较于腹泻，便秘很少引起死亡，在发达国家极为常见。患者频繁地自行使用各类药物，其中1/3的患者就诊。慢性腹泻和便秘的人口统计数据尚不确定，这可能是由于相关定义和报告不同，但可以肯定的是二者的患病率均很高。美国人口调查显示，慢性腹泻的患病率为2%～7%，慢性便秘的患病率为12%～19%，其中女性是男性的2倍。腹泻和便秘是内科医生和初级保健医生最常见的患者主诉，约占转诊胃肠专科患者的50%。

腹泻和便秘，一方面只是令人厌烦的症状表现，但在某些情形下亦非常严重或危及生命。即使是轻症，也可能预示严重的潜在胃肠疾病（如结直肠癌），或是系统性疾病（如甲状腺疾病）。由于这类常见主诉的，病因和潜在的严重性各不相同，故临床医生非常有必要掌握腹泻和便秘的病理生理学、病因分类、诊断策略和治疗原则，提供合理和符合成本效益的照护。

正常生理功能

小肠的主要功能是消化食物和吸收营养物质，小肠和结肠共同履行多个重要功能，包括水和电解质的分泌和吸收、肠内容物的储存和后续向远端传输，以及补充吸收一些营养物质，如小肠无法吸收的经细菌代谢碳水化合物产生的短链脂肪酸，传输至结肠后再行吸收。胃肠道主要的运动功能如表47-1所示。水、电解质分泌和吸收异常是腹泻的重要原因。结肠运动功能和感觉功能改变是引发一些常见胃肠综合征的病因，如肠易激综合征（IBS）、慢性腹泻和慢性便秘。

神经调控

小肠和结肠具有双重神经支配。内源性神经支配也称为肠神经系统，包括肌间神经丛、黏膜下神经丛和黏膜神经丛。这些神经通过神经递质胺或肽调节肠道功能，包括乙酰胆碱、血管活性肠肽（VIP）、阿片类物质、去甲肾上腺素、血清素、三磷酸腺苷（ATP）和一氧化氮（NO）。肌间神经丛通过一种类似

表47-1　正常胃肠道运动：不同解剖水平的功能

胃和小肠
空腹时同步的移行性复合运动（MMC）
储存、消化、混合、运输
胃：约3 h
小肠：约3 h
回肠储袋大幅运动排空
结肠：不规则混合、发酵、吸收、运输
升结肠、横结肠：储存器
降结肠：运输管道
乙状结肠/直肠：受意识控制的储存器

起搏细胞的 Cajal 间质细胞来介导调节平滑肌功能，黏膜下神经丛影响肠道分泌、吸收和黏膜血流。肠神经系统接受外源性神经的支配，但其也能够独立地控制这些肠道功能。

小肠和结肠的外源性神经是自主神经系统的一部分，也负责调节肠道运动和分泌功能。副交感神经是小肠和结肠内脏感觉的传出通路，也是小肠和结肠运动刺激的传入通路。副交感神经纤维通过迷走神经，沿着肠系膜上动脉的分支到达小肠和结肠近端。远端结肠由骶副交感神经（$S_{2\sim4}$）经盆腔丛支配，这些神经纤维在肠壁内沿着结肠上行，甚至可到达近端结肠。调控运动的主要兴奋性神经递质是乙酰胆碱和速激肽（如 P 物质）。交感神经可调节运动功能，并沿其分布的动脉血管到达小肠和结肠。肠道交感神经传入神经冲动主要兴奋括约肌，抑制非括约肌。内脏传入纤维负责将感觉从肠道传递到中枢神经系统（CNS），其初始时沿交感神经纤维走行，进入脊髓时分开，胞体聚集于背根神经节，发出纤维进入脊髓背角。传入信号沿脊髓丘脑侧束和传导伤害性刺激的背柱通路传递到大脑，然后投射到丘脑和脑干之外的脑岛和大脑皮层以被感知。其他传入纤维的突触位于椎前神经节，负责反射性调节肠道运动、血流和分泌功能。

肠液的吸收和分泌

人体每天平均有 9 L 的液体进入胃肠道（GI），约 1 L 的残余液体进入结肠，粪便排泄出的液体约 0.2 L。结肠具有巨大的容量和功能储备，如果流速减缓至允许出现再吸收，结肠对液体的吸收量可以增至平时吸收容积（0.8 L/d）的 4 倍。因此，结肠可以部分代偿由于小肠吸收或分泌紊乱引起的过多液体滞留。

在小肠和结肠中，钠的吸收主要通过生电性吸收（检测可发现跨膜离子电流，因为细胞中没有阳离子的等效损失），其吸收部位发生在顶端膜，而细胞内电压平衡则由基底膜侧的钠泵代偿。顶端膜上具有多种主动转运蛋白，尤其是在小肠中，钠离子通过与单糖偶联后进入细胞（如葡萄糖通过转运体 SGLT1，果糖通过 GLUT5）。然后，葡萄糖通过一种特殊的转运蛋白 GLUT5 从基底膜侧离开，在肠腔和肠道细胞之间形成葡萄糖浓度梯度，以此被动地从肠腔内吸取水和电解质。多种神经和非神经介质可调节结肠内液体和电解质平衡，包括胆碱能、肾上腺素能和血清素能介质。血管紧张素和醛固酮也可影响结肠的吸收功能，反映远端结肠上皮和肾小管为共同的胚胎发育来源。

小肠运动

空腹期间，小肠运动呈周期性活动的特征，称为移行性复合运动（MMC），其作用是清除小肠中无法消化的残留物质（肠道“管家”）。这种具有节律性的收缩运动通常涉及整个小肠，每 60～90 min 发生 1 次，每次平均持续 4 min。摄取食物后，小肠呈不规则的复合收缩运动，幅度相对较低，但在回肠远端可间歇性形成较强收缩从而大量转移回肠内的物质以清空回肠。

回结肠的储存和吸收

回肠远端可以储存食物，再通过大幅度运动间歇地排空肠道，这同时也给水、电解质和营养物质的重吸收提供了充足时间。回肠储袋将回肠与结肠分隔开，并促进肠道内容物的混合、残留物的储存和固体粪便的形成。人们越来越重视结肠功能与肠道菌群的密切相互作用。即使对于健康人，其结肠内也会有未被吸收的碳水化合物，而结肠内的定植菌（主要是厌氧菌）是消化这些物质所必需的，并因此为肠道黏膜提供了至关重要的营养物质。正常的肠道菌群还能通过多种机制抑制病原体。健康人的升结肠和横结肠主要起储存作用（平均传输时间 15 h），降结肠起运输管道作用（平均传输时间 3 h）。结肠能有效地保留水和钠，这对钠离子缺乏的缓和尤为重要，这类患者仅依靠小肠功能无法维持钠离子平衡。腹泻或便秘可能由于近端结肠储存功能异常或左半结肠运动功能异常所致。直肠或乙状结肠储存功能异常亦可出现便秘，其原因通常是盆底肌、肛门括约肌以及排便协调功能异常或者脱水。

结肠运动和张力

小肠 MMC 极少延续到结肠。结肠短时或相位性收缩可将结肠内容物混合，高振幅（>75 mmHg）推进性收缩波（HAPC）与结肠内团块移动相关，通常每天发生 5 次，多于早晨醒后和餐后。HAPC 增多可引起腹泻或腹部急症。结肠的相位性收缩呈不规则性，不向前推送，具有混合肠内容物功能。

结肠张力（紧张性收缩）是叠加于相位性收缩运动的基础收缩力（通常持续时间<15 s），是调节结肠容量和感觉的重要辅助因素。

餐后结肠运动

进食后，结肠相位性收缩和张力增高，持续大约

2 h。初始阶段（约 10 min）受迷走神经调节，对胃的机械性扩张做出反应。结肠的后续反应需要热量刺激（如摄入热量至少＞500 kcal），并且至少部分由激素（如胃泌素和血清素）介导。

排便

耻骨直肠肌的紧张性收缩可在直肠肛管连接处形成一个吊索，这对控制排便十分重要。在排便时，骶副交感神经使肌肉松弛，促进直肠肛门角增大（图 47-1）。直肠扩张通过刺激内源性和反射性交感神经，导致肛门内括约肌短暂松弛。随着乙状结肠和直肠收缩以及 Valsalva 动作使腹内压升高，直肠内的压力增加，直肠乙状结肠角打开＞15°。肛门外括约肌（由阴部神经支配的横纹肌）在直肠扩张产生的感觉刺激下自主松弛，促进粪便排出，但肛门外括约肌的自主收缩也可延迟排便。

腹泻

定义

腹泻的定义是肠道液体排出异常，或未成形大便的排便次数增加。对于典型西方饮食的成人而言，腹泻的定义是大便重量＞200 g/d。腹泻根据病程可分为急性（持续时间＜2 周）、持续性（持续时间 2～4 周）和慢性（持续时间＞4 周）。

腹泻必须与两种常见的情况鉴别——假性腹泻和大便失禁，因其诊断和治疗原则不同。假性腹泻和大便失禁的大便总量通常＜200 g/d。假性腹泻（pseudodiarrhea）或少量粪便的频繁排出常与直肠急迫性失禁、里急后重或排便不完全相关，并伴有 IBS 或直肠炎。大便失禁（fecal incontinence）是直肠内容物不受控制地排泄，最常见的原因是神经肌肉紊乱或直肠肛管结构异常。腹泻和急症腹泻，尤其是严重腹泻时，可加重或引起尿失禁。假性腹泻和大便失禁的患病率与慢性腹泻相当，甚至更高，如患者以“腹泻”为主诉就诊时均应考虑到二者。照护机构的患者可由于粪便淤滞发生溢流性腹泻，这种情况可通过直肠指检得以确认。仔细询问病史和体格检查通常可使其与真正的腹泻区别开来。

急性腹泻

超过 90％的急性腹泻由感染性病原体引起，通常伴有呕吐、发热和腹痛。其余 10％腹泻由药物、摄入毒物、缺血、不洁饮食和其他情况所致。

感染原 大多数感染性腹泻是通过粪口传播途径感染的，常通过摄入被人类或动物粪便病原体污染的食物或水获得。在免疫力正常的个体中，粪便含有＞500 种不同分类的微生物群，但是这些微生物极少是腹泻的原因，并且实际上这些微生物在抑制摄入病原体的生长方面发挥重要作用。抗生素对菌群的干扰可通过降低消化功能或造成艰难梭菌等病原体的过度生长而引起腹泻。若摄入的致病原超过或者绕过宿主的黏膜免疫和非免疫（胃酸、消化酶、黏液分泌、蠕动和抑制性常驻菌群）防御时，就会发生急性感染或损害。将临床表现与特定的肠道病原体相关联，可为明确诊断提供线索。

在美国，5 类人群被认为是腹泻高危群体：

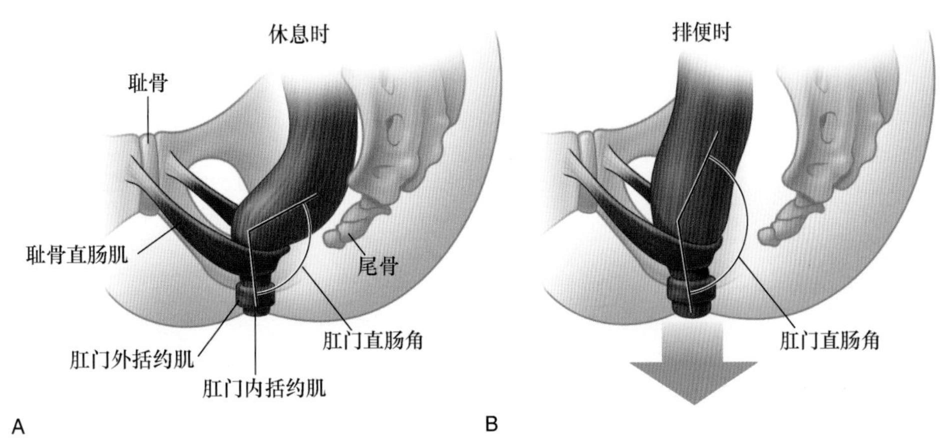

图 47-1 肛门直肠矢状面：休息时（A）和排便时（B）。控制排便是通过正常的直肠感觉、肛门内括约肌和耻骨直肠肌紧张性收缩来维持，耻骨直肠肌包裹着肛门直肠，使肛门直肠角度保持在 80°～110°。排便时，盆底肌肉（包括耻骨直肠肌）松弛，肛门直肠角至少伸直 15°，且会阴下降 1～3.5 cm。肛门外括约肌也会松弛以减少肛管的压力（经允许引自 from A Lembo，M Camilleri：N Engl J Med 349：1360，2003）

1. 旅行者：在前往拉丁美洲、非洲和亚洲流行地区的旅客中，近40%患有旅行者腹泻，最常见的病原体是肠产毒性或肠粘附性大肠杆菌，以及弯曲杆菌、志贺菌、产气单胞菌、诺如病毒、冠状病毒和沙门菌。俄罗斯（尤其是圣彼得堡）的旅客罹患贾第鞭毛虫相关腹泻的风险增高，去尼泊尔的游客可能会感染环孢菌属。野外露营者、背包客和荒野区域游泳者可能会感染贾第鞭毛虫。游轮可能受到诺如病毒等病原体引起的胃肠炎暴发的影响。

2. 食用特定食物的人群：腹泻常在野餐、宴会或餐厅进食后发生，往往为感染来源于鸡肉中的沙门菌、弯曲杆菌或志贺菌；未煮熟汉堡的肠出血性大肠杆菌（O157：H7）；炒饭或其他重复加热食品中的蜡样芽孢杆菌；蛋黄酱或奶油中的金黄色葡萄球菌或沙门菌；鸡蛋中的沙门菌；食用未煮熟的食物或软奶酪可能感染李斯特菌；食用海鲜，尤其是生鲜，可能感染弧菌属、沙门菌或急性甲型肝炎病毒。美国公共卫生部门对食品相关疾病发布了公开信息，这些疾病或源于美国本土，或是来自于境外输入，但是最终在美国引发流行（如2013年美国中西部各州因袋装沙拉而暴发的环孢菌病）。

3. 免疫缺陷人群：具有腹泻风险的个体包括原发性免疫缺陷（如IgA缺陷、普通变异性低丙种球蛋白血症、慢性肉芽肿病）或更为常见的继发性免疫缺陷（如艾滋病、衰老、药物抑制）。常见的肠道病原体在免疫缺陷人群往往引起更为严重和病程更长的腹泻，特别是艾滋病患者，机会性感染亦是其中的病因，如分枝杆菌、特定的病毒（巨细胞病毒、腺病毒和单纯疱疹）和原虫（隐孢子虫、贝氏等孢子球虫、微孢子虫目和酵母菌属）。在艾滋病患者中，肛门直肠的性传播疾病（如淋球菌、梅毒螺旋体、衣原体）可引起直肠炎。血色素沉着症患者尤其容易发生侵袭性，甚至是致命性肠弧菌和耶尔森菌感染，应避免食用生鱼。

4. 日托中心人员及其家庭成员：感染志贺氏菌、贾第鞭毛虫、隐孢子虫、轮状病毒和其他病原体非常多见。

5. 医院与照护机构人员：感染性腹泻是许多医院和长期照护中心最常见的院内感染类型之一，多种微生物均可引发，其中最常见的是艰难梭菌。艰难梭菌亦可累及无抗生素应用史的人员，并可自社区获得感染。

不同病原体引起急性腹泻的病理生理学机制相异，且各自具有较为特异的临床表现，因此有助于诊断（表47-2）。大量的水样腹泻继发于小肠分泌过多，见

表 47-2 急性感染性腹泻中病理生物学与致病原之间的关联及其临床特点

病理生物学/致病原	潜伏期	呕吐	腹痛	发热	腹泻
毒素生成来源					
预成型毒素					
蜡状芽孢杆菌、金黄色葡萄球菌	1～8 h	3～4+	1～2+	0～1+	3～4+
产气荚膜梭菌	8～24 h				水样便
肠毒素					
霍乱弧菌、肠产毒性大肠杆菌、肺炎克雷伯菌、气单胞菌属	8～72 h	2～4+	1～2+	0～1+	3～4+ 水样便
肠粘连素					
肠致病性和肠黏附性大肠杆菌、贾第鞭毛虫、隐孢子虫、蠕虫	1～8 d	0～1+	1～3+	0～2+	1～2+，水样便，糊状便
细胞毒素					
艰难梭菌	1～3 d	0～1+	3～4+	1～2+	1～3+，多见水样便，偶见血便
出血性大肠杆菌	12～72 h	0～1+	3～4+	1～2+	1～3+，初始为水样便，快速进展成血便
侵袭性微生物					
轻度炎症					
轮状病毒和诺如病毒	1～3 d	1～3+	2～3+	3～4+	1～3+，水样便
程度不等的炎症					
沙门菌、弯曲杆菌、产气单胞菌、副溶血性弧菌、耶尔森菌	12～11 d	0～3+	2～4+	3～4+	1～4+，水样便或血便
重度炎症					
志贺菌属、肠侵袭性大肠杆菌、溶组织内阿米巴	12 h～8 d	0～1+	3～4+	3～4+	1～2+，血便

引自DW Powell，in T Yamada (ed)：Textbook of Gastroenterology and Hepatology，4th ed. Philadelphia，Lippincott Williams & Wilkins，2003.

于摄入预成型毒素、产肠毒素的细菌和肠粘附性病原体。前二者可在摄入后数小时突然出现腹泻，伴有剧烈呕吐，轻微或几乎没有发热；后者则通常呕吐较轻，腹部绞痛或腹胀较重，且发热体温较高。产细胞毒素性和侵袭性微生物都会引起高烧和腹痛。侵袭性细菌和溶组织内阿米巴通常会造成血性腹泻（称为痢疾）。耶尔森菌侵入末端回肠和近端结肠黏膜可引起严重的腹部疼痛，并伴有类似于急性阑尾炎的压痛。

最后，感染性腹泻亦可能伴有全身性临床表现。反应性关节炎（既往被称为 Reiter 综合征）、关节炎、尿道炎和结膜炎可伴发或出现于沙门菌、弯曲杆菌、志贺菌和耶尔森菌感染后。耶尔森病还可能引发自身免疫性甲状腺炎、心包炎和肾小球肾炎。肠出血性大肠杆菌（O157：H7）和志贺菌均可导致溶血性尿毒症综合征，并伴随较高的死亡率。感染后出现的 IBS 现已被认为是感染性腹泻的并发症。类似地，急性肠胃炎可先于诊断乳糜泻或克罗恩病前出现。急性腹泻也可能是一些全身性感染的主要症状，包括病毒性肝炎、李斯特菌病、军团病和中毒性休克综合征。

其他原因 药物副作用可能是急性腹泻最常见的非感染性病因，药物使用和症状发作之间的时间关系可提示病因。尽管有很多药物可能造成腹泻，但常见的药物包括抗生素、抗心律失常药物、抗高血压药物、非甾体抗炎药（NSAID）、某些抗抑郁药物、化疗药物、支气管扩张剂、抑酸剂和泻药。闭塞性或非闭塞性缺血性结肠炎通常发生于＞50 岁的患者，临床特点为急性下腹部疼痛，先有水样腹泻，后有血性腹泻，通常累及乙状结肠或左半结肠，引起急性炎症改变，但其不累及直肠。急性腹泻可伴有结肠憩室炎和移植物抗宿主病。急性腹泻也常伴有全身性损害，可在摄入有机磷杀虫剂、鹅膏菌和其他蘑菇、砷剂，以及海产品中的环境毒素（如西甲鱼毒和鲭鱼毒素）等毒物后发生。对摄入食物的急性过敏反应也可有类似的表现。造成慢性腹泻的疾病在早期也可能与急性腹泻相混淆，见于炎症性肠病（IBD）和其他一些慢性炎症性腹泻，其急骤发病，而并非隐匿性起病，并表现出类似感染的特征。

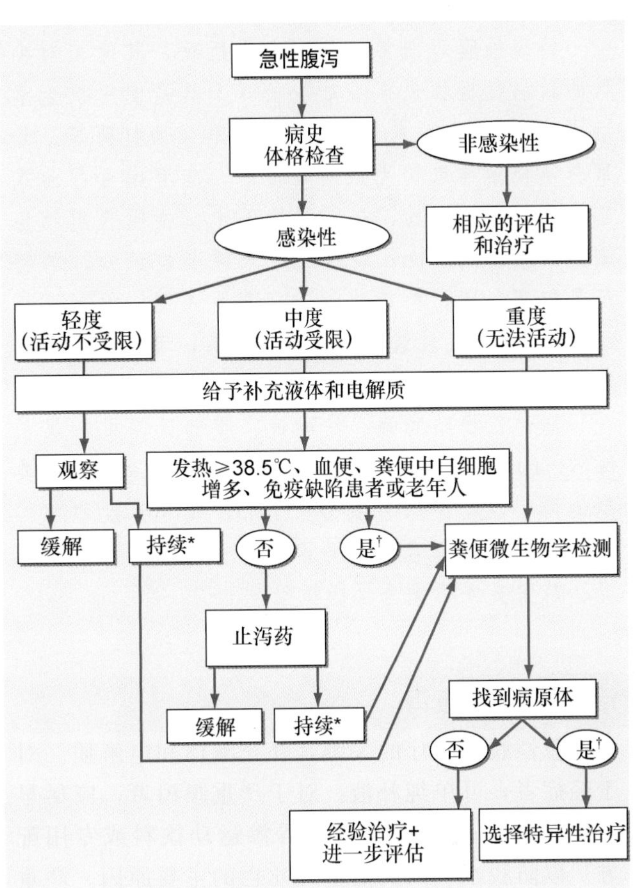

图 47-2 急性腹泻的管理流程。进行诊断和评估之前考虑经验性治疗，建议使用*甲硝唑，†喹诺酮

临床诊治路径：急性腹泻

急性腹泻的诊断需要评估其严重程度、持续时间以及各种宿主因素（图 47-2）。大多数急性腹泻症状轻微，具有自限性，并不需要进行检查以明确诊断或进行药物干预。需要进行评估的情况包括大量腹泻伴脱水、肉眼血便、发热≥38.5℃、持续时间＞48 h 无缓解、近期使用抗生素、新发社区暴发流行、＞50 岁患者伴严重腹痛、老年患者（≥70 岁）或免疫缺陷患者。在一些中重度腹泻伴有发热的病例中，若出现粪便中有白细胞（或炎症蛋白水平升高，如钙防卫蛋白）或带血，可不进行诊断性评估，直接给予经验性抗生素治疗（见下文）。

对疑似重症急性感染性腹泻的患者，其诊断的关键是粪便病原学检测，其包括细菌培养和病毒培养、镜检下直接观察卵和寄生虫，以及对特定细菌毒素（艰难梭菌）、病毒抗原（轮状病毒）和原虫抗原（贾第鞭毛虫、溶组织内阿米巴）等进行免疫分析。上文所述的临床与流行病学的相关性有助于缩小评估范围。如果倾向为特定的单个病原体或是某类可疑的病原体，则没有必要进行全套的常规检测。在一些情况下，宜对肠出血性大肠杆菌和其他类型的大肠杆菌、弧菌属和耶尔森菌进行特殊培养。通过鉴定粪便中特异的 DNA 序列可对粪便中的病原体进行分子诊断。不断进展的微阵列技术使得诊断更为高效、敏感、特异以及具有性价比。

持续性腹泻通常由贾第虫属所致，其他相对少见的致病微生物包括艰难梭菌（尤其是使用抗生素后）、溶组织内阿米巴、隐孢子虫和弯曲杆菌等。如果粪便检测结果仍无法明确诊断，应考虑可弯曲式乙状结肠镜下活检，以及胃镜下十二指肠吸出物检测和活检。Brainerd 腹泻近年来逐渐被认知，其特征是起病急骤，持续腹泻时间至少 4 周，但也可持续 1～3 年，其被认为是传染性疾病，可能与远端小肠或近端结肠的轻微炎症有关。

通过乙状结肠镜、结肠镜、腹部计算机断层扫描（CT）或其他成像方法明确结构情况适用于不典型的持续性腹泻患者以排除 IBD，或作为疑似非传染性急性腹泻患者的初始诊断路径，如缺血性结肠炎、憩室炎或不完全性肠梗阻。

治疗　急性腹泻

急性腹泻治疗的关键是补充液体和电解质。对于轻症者，可单纯补液。对于严重腹泻者，应尽早开始口服糖-电解质溶液（等渗运动饮料或专用配方）以防脱水，因其是造成死亡的主要原因。严重脱水的患者（特别是婴幼儿和老年人）需要静脉补液。

中重度非发热和非血性腹泻中，抗动力药物和抗分泌性药物（如洛哌丁胺）可作为控制症状的有效辅助药物。对于伴有发热的痢疾患者，这类药物可加剧或延长病情，应避免使用。水杨酸铋剂可减轻呕吐和腹泻的症状，但不应用于治疗免疫功能低下或肾功能不全的患者，因其具有引发铋性脑病的风险。

对于特定的急性腹泻情况，合理使用抗生素可减轻腹泻的严重程度并缩短持续时间（图 47-2）。许多医生治疗中重度且伴有发热的细菌性痢疾患者时会在进行诊断评估前经验性给予喹诺酮（如环丙沙星 500 mg 每日 2 次，持续 3～5 天）。如果疑似贾第虫病，也可给予甲硝唑（250 mg 每日 4 次，持续 7 天）行经验性治疗。抗生素的选择和剂量取决于具体的病原体、所处区域流行与耐药特点，以及宿主的情况。无论是否发现致病微生物，免疫功能缺陷、心脏机械瓣膜置换术后或近期进行血管移植手术或老年患者均具有使用抗生素的指征。水杨酸铋可减少旅行者腹泻的发生。预防性使用抗生素仅适用于特定患者，包括免疫功能低下、IBD、血色素沉着症或胃酸缺乏等前往高风险国家旅行发生腹泻的可能性或严重程度非常高的患者。预防性使用环丙沙星、阿奇霉素或利福昔明可将此类旅行者的细菌性腹泻发生风险减少 90%，但利福昔明不适用于侵袭性腹泻的治疗，仅用于治疗单纯旅行者腹泻。最后，医生应时刻警惕识别是否为感染性腹泻爆发性流行，并及时上报公共卫生管理部门，以减小最终的感染人群规模。

慢性腹泻

持续 4 周以上的腹泻需要进一步评估以除外严重疾病。与急性腹泻不同，大多数慢性腹泻的病因为非感染性。尽管许多疾病导致腹泻的病理生理学机制不止一种，但对慢性腹泻的发生机制进行分类有助于对腹泻进行合理的诊治（表 47-3）。

分泌性腹泻　分泌性腹泻是由液体和电解质在肠道黏膜的转运紊乱所致。典型的临床表现是排大量水样便，通常无腹痛，禁食后症状仍持续不缓解。因不存在溶质吸收不良，故粪便的渗透压与正常的血浆渗透压基本相同，无粪便渗透压差。

药物　规律口服药物和毒物的副作用是引起慢性分泌性腹泻最常见的病因。数以百计的处方药和非处方药（见上文“急性腹泻，其他原因”）均可导致腹泻。临床医生应警惕由于患者私自或习惯性使用刺激性轻泻药（如番泻叶、药鼠李、比沙可啶、蓖麻油）而诱发的腹泻。慢性酗酒可损伤肠黏膜细胞，导致钠、水的吸收及快速转运等功能受损，继而引起分泌性腹泻。无意摄入某些环境毒素（如砷剂）可能导致慢性腹泻，而非急性腹泻。少数情况下，某些细菌感染持续存在可能与分泌性腹泻相关。

肠切除、肠黏膜疾病或肠瘘　这 3 种情况均可因吸收液体和电解质的肠道黏膜面积不足而导致分泌性腹泻。与其他分泌性腹泻不同，这类腹泻症状往往随进食加重。当存在病变（如克罗恩病）或切除距回肠末端<100 cm 的肠道时，二羟基胆汁酸便不能被吸收，并可刺激结肠分泌（胆汁溢出性腹泻）。这一机制可能导致所谓的特发性分泌性腹泻或胆汁酸腹泻（BAD），即由于胆汁酸在回肠末端吸收不良而引发。这种特发性胆汁酸吸收不良（BAM）可能与 40%不明原因的慢性腹泻有关。回肠上皮细胞产生的成纤维细胞生长因子 19（FGF-19）可抑制肝细胞合成胆汁酸的负反馈调节，导致胆汁酸的合成在一定程度上超过回肠重吸收胆汁酸的能力，继而导致 BAD。另一个引起 BAD 的原因是介导 FGF-19 功能的肝细胞受体蛋白发生基因突变（β-klotho 和成纤维细胞生长因子 4）。当

表 47-3 慢性腹泻根据病理生理学机制分类的主要病因

分泌性腹泻
外源性刺激性轻泻药
长期酗酒
其他药物及毒物
内源性轻泻药（二羟基胆汁酸）
特发性分泌性腹泻或胆汁酸腹泻
特定细菌感染
肠切除、肠道疾病或瘘管（吸收减少）
不完全性肠梗阻或粪便嵌顿
神经内分泌肿瘤（类癌、间皮瘤、甲状腺髓样癌、肥大细胞增多症、胃泌素瘤、结直肠绒毛腺瘤）
Addison 病
先天性电解质吸收缺陷
渗透性腹泻
渗透性泻药（Mg^{2+}、PO_4^{-3}、SO_4^{-2}）
乳糖酶和其他二糖缺乏
不可吸收的碳水化合物（山梨醇、乳果糖、聚乙二醇）
谷蛋白和 FODMAP 不耐受
脂肪泻
腔内消化不良（胰腺外分泌功能不全、细菌过度繁殖、减肥手术、肝病）
黏膜吸收不良（乳糜泻、Whipple 病、感染、无 β 脂蛋白血症、缺血、药物性肠病）
黏膜后梗阻（1°或 2°淋巴梗阻）
炎症性腹泻
特发性炎症性肠病（克罗恩病、慢性溃疡性结肠炎）
淋巴细胞性和胶原性结肠炎
免疫相关黏膜疾病（1°或 2°免疫缺陷、食物过敏、嗜酸性胃肠炎、移植物抗宿主病）
感染（侵袭性细菌、病毒和寄生虫、Brainerd 腹泻）
辐射损伤
胃肠道恶性肿瘤
动力性腹泻
肠易激综合征（包括感染后肠易激综合征）
神经肌肉病累及内脏
甲状腺功能亢进
药物（促胃肠动力药）
迷走神经切断术后
精神行为异常
孟乔森综合征
进食障碍
医源性因素
胆囊切除术
回肠切除术
减肥手术
迷走神经切断术、胃底折叠术

FODMAP，可发酵的寡糖、二糖、单糖和多元醇

这些蛋白出现功能障碍时，可阻止 FGF-19 对肝细胞合成胆汁酸的抑制作用。

不完全性肠梗阻、造瘘口狭窄或粪便嵌顿可导致液体分泌过多，反而造成粪便排出量增加。

激素 激素诱发的分泌性腹泻虽然罕见，但可出现典型的分泌性腹泻。转移性胃肠道类癌或罕见的原发性支气管类癌可导致水样腹泻。患者可单独出现腹泻，或与其他类癌综合征的表现（包括阵发性面色潮红、喘息、呼吸困难和右心瓣膜疾病）同时出现。5-羟色胺、组胺、前列腺素和各种激肽等强效的肠道促泌物释放入血，继而引起腹泻。因 5-羟色胺的过度生成及烟酸的过度消耗而出现的糙皮病样皮损较为罕见。胃泌素瘤是最常见的神经内分泌肿瘤之一，其典型临床表现为难治性消化性溃疡，但多达 1/3 患者会出现腹泻，其中 10%的患者以腹泻为唯一临床表现。与胃泌素同时释放的其他促泌物亦参与疾病的发生，如十二指肠内的 pH 值降低可使胰酶失活，导致脂肪消化不良而引起腹泻。水样腹泻-低钾-无胃酸综合征，即胰性霍乱是由于非 β 细胞胰腺腺瘤（即 VIP 瘤）分泌 VIP 和其他肽类激素，包括胰多肽、促胰液素、胃泌素、胃泌素抑制肽（也称葡萄糖依赖性胰岛素肽）、神经紧张素、降钙素和前列腺素。此类分泌性腹泻患者大便量多>3 L/d，最多可达 20 L。VIP 瘤可伴随致命性脱水、低钾、低镁或高钙血症相关的神经肌肉功能障碍、全身潮红及高血糖。甲状腺髓样癌可释放降钙素、其他分泌肽或前列腺素，诱发水样腹泻。严重的腹泻通常与癌症转移有关，且预后较差。系统性肥大细胞增多症常伴有色素性荨麻疹，可造成组胺介导的分泌性腹泻，或因肥大细胞浸润肠道出现炎症性腹泻。较大的结直肠绒毛腺瘤很少伴有可造成低钾血症的分泌性腹泻，且可被 NASID 缓解，这充分表明此过程由前列腺素介导。

先天性离子吸收障碍 离子吸收相关特异性载体功能障碍可导致新生儿持续水样腹泻，这种疾病极罕见，包括 Cl^-/CHO_3^- 交换障碍（先天性失氯性腹泻）伴碱中毒［*DRA*（腺瘤下调基因）基因突变］，以及 *NHE*3 基因突变（钠-氢交换载体）导致的 Na^+/H^+ 交换障碍（先天性失钠性腹泻）伴酸中毒。

水样腹泻也可能与某些激素缺乏有关，如肾上腺皮质功能不全（Addison 病）可出现皮肤色素沉着伴水样腹泻。

渗透性腹泻 消化、吸收不良时，具有渗透活性的溶质可促使过多的液体转运至肠道内，超出了结肠重吸收的能力，从而造成渗透性腹泻。大便内的含水量随溶质量的增加而增加。渗透性腹泻的特点是禁食或停用可疑致泻剂后，腹泻即可缓解。

渗透性泻药 服用含镁的抗酸剂、保健品或轻

泻药可引起粪便渗透压差>50 mosmol/L 的典型渗透性腹泻，粪便渗透压差=血清渗透压（正常为 290 mosmol/kg）−[2×（粪便内钠离子浓度+钾离子浓度)]。目前已不推荐检测粪便渗透压，因为碳水化合物在结肠内经细菌代谢后会使渗透压升高，因此即使在排便后立即检测，其结果也不可靠。

碳水化合物吸收不良 获得性或先天性缺乏小肠刷状缘双糖酶及其他酶可导致碳水化合物吸收不良，引起低 pH 值型渗透性腹泻。成人慢性腹泻最常见的病因是乳糖酶缺乏，全球 3/4 的非白人和 5%～30% 的美国人缺乏乳糖酶。任何时候、任何程度的乳糖负荷都会使患者出现腹泻。大多数患者只要避免食用奶制品即可，无需酶替代治疗。山梨醇、乳果糖或果糖等糖类吸收不良亦很常见，患者通常在服用相关药物、口香糖，或含有此类无法或不完全吸收的糖类成分的糖果后出现腹泻。

小麦和 FODMAP 不耐受 非乳糜泻麸质不耐受（与小肠或结肠屏障功能受损有关）和可发酵的寡糖、二糖、单糖和多元醇（FODMAP）不耐受的典型症状均为慢性腹泻、腹胀和腹痛，但后者是胃肠道微生物群与营养物质之间相互作用的结果。

脂肪泻 脂肪泻可出现油腻、恶臭、难以冲洗的粪便，因其伴有氨基酸和维生素吸收不良，临床常有体重减轻、营养不良的表现。大便量的增多是由脂肪酸的渗透作用造成，主要受细菌羟基化后的脂肪酸影响，中性脂肪也有一定影响，但程度较轻。脂肪泻的定义是粪便脂肪含量超过 7 g/d，急性剧烈脂肪泻的粪便脂肪含量可高达 14 g/d。小肠病变的患者粪便脂肪含量平均为 15～25 g/d。胰腺外分泌功能不全的患者粪便脂肪含量超过 32 g/d。食物消化不良、黏膜吸收不良或淋巴管梗阻均可引起脂肪泻。

肠腔内消化不良 最常见的病因是胰腺外分泌功能不全，当胰腺分泌功能丧失>90%时，即可发生肠腔内消化不良。酗酒相关慢性胰腺炎是胰腺功能不全最常见的原因。其他病因包括胰腺囊性纤维化、胰管梗阻，以及罕见的生长抑素瘤。细菌在小肠内过度生长可提前分解胆汁酸，影响微团形成，阻碍脂肪消化，伴食物在盲袢、小肠憩室内淤滞，或肠道运动障碍，这一症状好发于高龄患者。肝硬化或胆道梗阻因肠腔内胆汁酸不足也可引起轻度脂肪泻。

黏膜吸收不良 多种肠道疾病均可出现黏膜吸收不良，但最常见于乳糜泻。这种麸质过敏性肠病可见于各个年龄段，其病理学特征是小肠近端绒毛萎缩和隐窝增生，临床表现为脂肪泻伴不同程度的营养不良。乳糜泻的发病率约 1%，高于传统认知，多不伴有脂肪泻，其临床表现与 IBS 类似，亦有许多其他的胃肠道及肠外表现。热带口炎性腹泻可能出现与乳糜泻相似的组织学表现和临床综合征，但此病好发于热带地区的本地人或旅行者，突然起病且抗菌药物治疗有效提示其为感染性疾病。Whilpple 病是由小肠黏膜内 Tropheryma whipplei 杆菌和组织细胞浸润所引起的疾病，是脂肪泻不常见的病因之一，且好发于中轻年男性，常伴有关节痛、发热、淋巴结肿大和极度疲劳的表现，还可能累及中枢神经系统和心内膜。艾滋病患者感染鸟-胞内分枝杆菌时也会出现类似的临床及组织学表现。无 β 脂蛋白血症是一种罕见的儿科疾病，表现为乳糜微粒形成障碍和脂肪吸收不良，与棘型红细胞增多症、共济失调和视网膜色素变性有关。其他可导致黏膜吸收不良的疾病包括感染（尤其是原虫，如贾第鞭毛虫)、多种药物（如奥美沙坦、吗替麦考酚酯、秋水仙碱、考来烯胺、新霉素)、淀粉样变性和慢性缺血性肠病。

黏膜后淋巴管梗阻 罕见的先天性肠淋巴管扩张或继发于创伤、肿瘤、心脏疾病或感染的获得性淋巴管梗阻是该病的病理生理学基础。特征性临床表现为脂肪吸收不良伴蛋白经肠道丢失（常引起水肿)，以及淋巴细胞减少。患者对碳水化合物和氨基酸的吸收能力不受影响。

炎症性腹泻 炎症性腹泻常伴有疼痛、发热、出血或其他炎症表现。腹泻的发生机制不仅包括炎性渗出，根据病变部位的不同，还可能包括脂肪吸收不良、液体/电解质吸收紊乱、促分泌或促动力细胞因子和其他炎症介质的释放。粪便检查可见白细胞或白细胞来源的蛋白质，如钙防卫蛋白。重度炎症可因渗出性蛋白丢失而导致全身水肿。所有慢性炎症性腹泻的中老年患者，尤其是出现便血的患者，均应仔细评估以排除结直肠肿瘤。

特发性炎症性肠病 特发性炎症性肠病包括克罗恩病和慢性溃疡性结肠炎，是成人慢性腹泻最常见的器质性病因，其严重程度可为轻度，也可为暴发性及致命性。临床上常伴随肠外表现，如葡萄膜炎、多关节炎、胆汁淤积性肝病（原发性硬化性胆管炎）和皮损（结节性红斑、坏疽性脓皮病)。镜下结肠炎（包括淋巴细胞性结肠炎和胶原性结肠炎）逐渐被认为是引起慢性水样腹泻的原因之一，常见于中年女性和服用 NSAID、他汀类药物、质子泵抑制剂（PPI）和选择性 5-羟色胺再摄取抑制剂（SSRI）的患者。患者结肠活检的组织学结果正常，且常合并肠易激综合征、乳糜泻或药物相关性肠病的临床表现。该病对抗炎药物

（如铋剂）、阿片类激动剂（洛哌丁胺）或布地奈德反应良好。

原发性或继发性免疫缺陷 免疫缺陷可导致长期感染性腹泻。腹泻好发于选择性 IgA 缺乏症或变异性低丙种球蛋白血症，且多由贾第虫病、细菌过度繁殖或口炎性腹泻所致。

嗜酸性胃肠炎 各段肠道黏膜、肌层或浆膜的嗜酸性粒细胞浸润均可引起腹泻、腹痛、呕吐或腹水。嗜酸性胃肠炎患者多有过敏史，粪便镜检可见嗜酸性粒细胞融合而成的夏科-莱登结晶，其中 50%～75% 的患者存在外周血嗜酸性粒细胞增多。虽然这类患者对某些食物过敏，但真正因食物过敏引起的慢性腹泻罕见。

其他原因 慢性炎症性腹泻可由放射性肠炎、慢性移植物抗宿主病、白塞病和 Cronkhite-Canada 综合征等引起。

动力性腹泻 肠道运动过快可能是腹泻常见的继发性改变或促进因素，但原发性运动障碍导致的腹泻并不常见。患者大便呈分泌性腹泻的特征，但有轻度的脂肪泻，每日仅因运动过快导致的消化不良即可使粪便的脂肪含量高达 14 g。甲状腺功能亢进、类癌综合征和某些药物（如前列腺素、促动力剂）可导致肠道运动亢进，并继发腹泻。原发性内脏神经肌肉病或特发性获得性假性肠梗阻可导致肠内容物淤滞，继发细菌过度繁殖引起腹泻。糖尿病性腹泻常伴有周围性和全身性自主神经病变，因此糖尿病腹泻的病因可能是自主神经病变导致的肠道运动障碍。

肠易激综合征的患病率约 10%，发病率为每年 1%～2%，是极其常见的肠道疾病。该病的临床特点是小肠和结肠运动紊乱以及对各种刺激的反应异常。临床表现为腹泻与便秘交替出现，排便后腹痛减轻，夜间症状消失，极少引起体重下降。

精神行为异常 转诊至三级医疗中心的不明原因腹泻中，多达 15% 由精神行为异常引起。孟乔森综合征（通过欺骗或自残博取同情）或进食障碍的部分患者会私下自服泻药，或与其他药物（如利尿剂）同服，或趁人不察将水或尿液倒入待检粪便内。这种情况女性多见，通常既往有精神疾病病史，且大多来自医疗行业。常见的合并症为低血压和低钾血症。对这类患者的诊断比较困难，其粪便的渗透压明显偏低提示粪便掺水，偏高则提示粪便掺杂尿液。当质问这类患者是否有上述行为时，患者通常会否认，但如果他们承认这些行为，即可通过心理咨询获益。

临床诊治路径：慢性腹泻

用于评估慢性腹泻的辅助检查很多，其中多数价格昂贵且为有创检查。因此，详细的病史（包括既往用药史）及体格检查有助于明确诊断（图 47-3A）。当病史不足以指导诊断时，可先进行简单的分类检查，并据此选择更复杂的检查（图 47-3B）。病史、体格检查（表 47-4）和常规血液检查有助于确定腹泻的发病机制、识别诊断要点，同时评估患者的液体/电解质和营养状况。临床医生应询问患者腹泻的发病时间、持续时间、发病形式、加重（尤其是饮食）和缓解因素以及大便特征。应注意有无大便失禁、发热、体重减轻、腹痛、特殊暴露史（旅行、药物、是否与腹泻患者接触）和常见的肠外表现（皮肤变化、关节痛、口腔溃疡）。IBD 或口炎性腹泻家族史提示患者存在患以上疾病的可能。体格检查可提供诊断线索，如甲状腺肿物、哮鸣音、心脏杂音、水肿、肝大、腹部肿块、淋巴结肿大、黏膜病变、肛周瘘或肛门括约肌松弛等。外周血白细胞增多、红细胞沉降率增快或 C 反应蛋白升高提示存在炎症；贫血需考虑失血或营养不良；嗜酸性粒细胞增多可见于寄生虫病、肿瘤、胶原血管疾病、过敏或嗜酸性胃肠炎。血生化有助于发现电解质、肝功能或其他代谢紊乱。检测组织型转谷氨酰胺酶抗体 IgA 有助于确诊乳糜泻。胆汁酸性腹泻则可通过核素放射标记胆汁酸滞留试验明确，但此检查在许多国家尚不可行。另一种方法是进行血液筛查试验（如检测血清 C4 或 FGF-19）、粪便胆汁酸测定或使用胆汁酸螯合剂（如考来烯胺或考来维纶）进行诊断性治疗。

初诊时进行诊断性治疗治通常是合理、有效且十分划算的。例如，既往体健的年轻成人出现慢性水样腹泻且禁食后腹泻可停止，此时可对其进行乳糖限制饮食试验协助诊断；旅行后出现持续腹胀和腹泻疑诊贾第虫病时可给予甲硝唑治疗；回肠末端切除后出现持续性餐后腹泻可能是由胆汁酸吸收不良所致，在进一步评估前可应用考来烯胺和考来维纶治疗。若诊断性治疗后症状持续则需要进一步检查。

某些疾病在初诊时即可明确诊断（如特发性炎症性肠病），但需要进行更多的检查以证实并明确疾病的严重程度或受累范围，为治疗提供最佳指导。疑诊 IBS 的患者应首先进行乙状结肠软镜检查及结

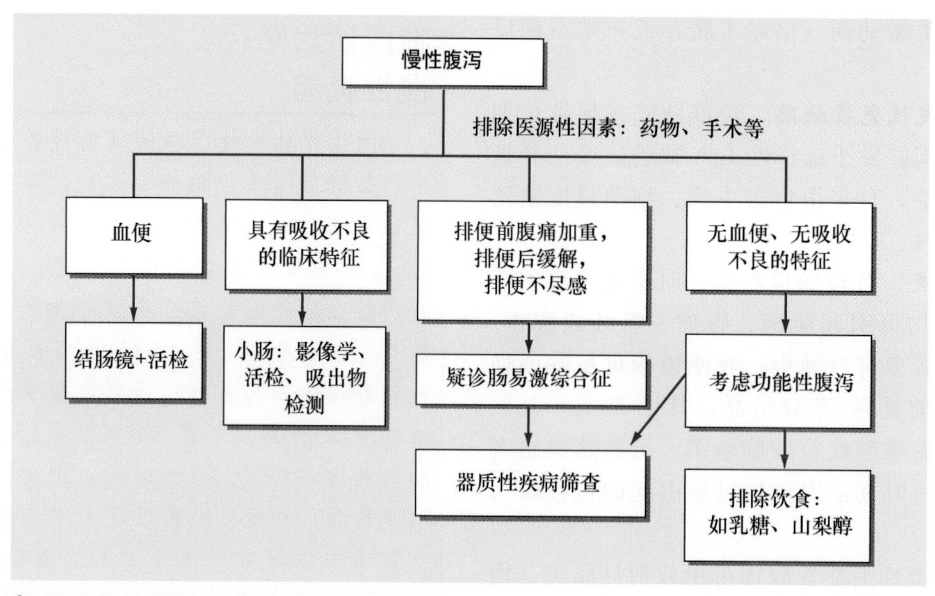

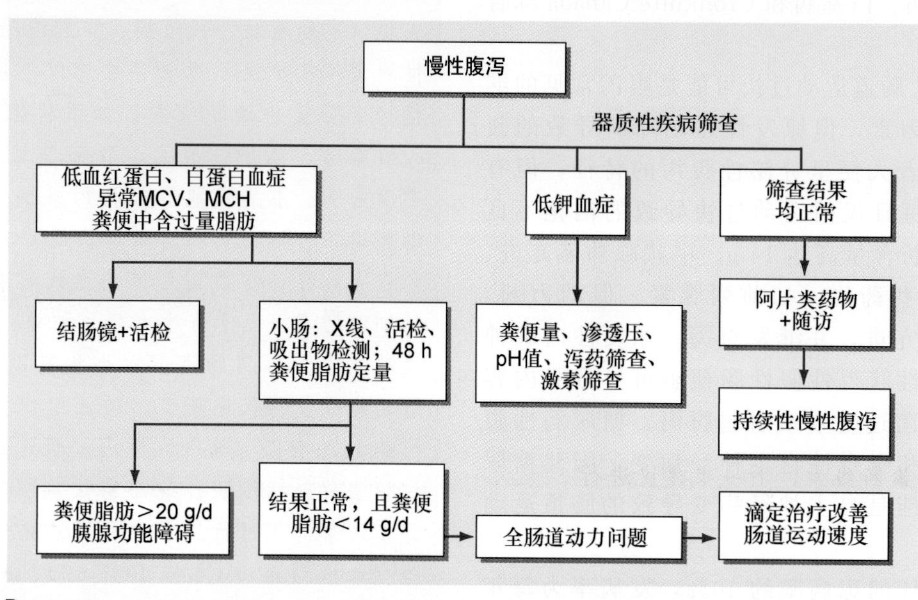

图 47-3 慢性腹泻的管理流程。A. 基于伴随症状或特点的初步诊断流程。**B.** 基于器质性疾病的诊断流程。MCV，平均红细胞容积；MCH，平均红细胞血红蛋白含量（引自 M Camilleri：Clin Gastroenterol Hepatol. 2：198，2004）

表 47-4 慢性腹泻患者的体格检查

1. 有无吸收不良或炎症性肠病的一般特点，如贫血、疱疹样皮炎、水肿或杵状指？
2. 瞳孔、体位、皮肤、手、关节等处有无提示自主神经病变或胶原血管病的特点？
3. 有无腹部包块或腹部压痛？
4. 有无直肠黏膜异常、直肠缺陷或肛门括约肌功能改变？
5. 有无系统性疾病的皮肤黏膜表现，如疱疹样皮炎（乳糜泻）、结节样红斑（溃疡性结肠炎）、面部潮红（类癌）或炎症性肠病/乳糜泻导致的口腔溃疡？

肠活检，以除外炎症性肠病，尤其是镜下结肠炎，后者在临床上与腹泻型 IBS 难以鉴别。结肠活检结果正常的患者可放心使用抗痉挛药、止泻药或抗抑郁药（如三环类抗抑郁药）进行经验性治疗。任何慢性腹泻伴血便的患者都应进行粪便病原学检查和结肠镜检查。

据估计，2/3 的慢性腹泻患者在初诊后仍无法明确病因，需要进一步检查。粪便定量和检测可提供重要的客观数据，以确定腹泻类型，指导进一步有针对性的检查（图 47-3B）。如果粪便重量>200 g/d，应对粪便进行电解质浓度、pH 值、隐血试验、白细胞检查（或鉴定白细胞所含的蛋白）、脂肪定量和筛查泻药。

对于分泌性腹泻（水样便，粪便的渗透压差正常），应再次考虑药物相关副作用或患者私下使用轻泻药。病原学检查应包括粪便细菌培养（包括气单胞菌属和邻单胞菌属）、寄生虫和虫卵检查，以及贾第虫抗原检测（抗原检测是贾第虫病最敏感的检测方法）。小肠细菌过度增殖可通过肠道吸出物的定量细菌培养和经葡萄糖或乳果糖呼气试验（包括测量呼气中的氢、甲烷及其他代谢物）来排除。然而，这些呼气试验的结果会受肠道传输功能的干扰。胃镜、结肠镜下活检，以及小肠X线检查（从前优选钡剂造影，但现在越来越多选择CT肠造影检查或灌肠后磁共振检查）有助于排除结构异常或隐匿性炎症性肠病。如具有相关病史或临床线索，应筛查肽类激素（如血清胃泌素、VIP、降钙素、甲状腺激素/促甲状腺激素、尿5-羟吲哚乙酸、组胺）。

渗透性腹泻的进一步评估应包括乳糖耐受性试验和镁摄入试验，这是渗透性腹泻最常见的两种病因。粪便pH值过低提示碳水化合物吸收不良。乳糖吸收不良可通过乳糖呼气试验、无乳糖饮食诊断性治疗以及观察乳糖耐受试验（如让患者喝1 L牛奶）的结果来证实。对小肠活检组织进行乳糖酶检测并不可取。如果粪便中镁或泻药含量升高，应考虑患者无意或私下服用泻药，应寻求精神科医生协助。

对于已经证实为脂肪泻的患者，应行小肠镜下活检（包括吸出物进行贾第虫检测和定量培养）。如果活检无法提供诊断线索，下一步建议进行小肠X线检查。如果小肠相关检查均为阴性或疑似为胰腺疾病，应直接进行相关检查以排除胰腺外分泌功能不全，如肠促胰液素-胆囊收缩素刺激试验，或直接内镜下进行相关的诊断性操作。由于粪便弹性蛋白酶或糜蛋白酶活性测定以及苯替酪胺试验等间接试验的敏感性和特异性较低，故临床上已很少应用。

粪便含有白细胞或血便需考虑炎症性腹泻，此时应进行粪便培养、镜检虫卵和寄生虫、艰难梭菌毒素测定、结肠镜下活检，如有必要，应完善小肠造影。

治疗　慢性腹泻

慢性腹泻的治疗取决于具体的病因，包括对因治疗、对症治疗和经验性治疗。如果病因可以根除则可治愈，如结肠直肠癌切除、抗生素治疗Whipple病或热带口炎病，或停用某种药物。慢性腹泻多数可通过抑制其潜在的致病机制来控制病情。例如，乳糖酶缺乏的患者采取无乳糖饮食、乳糜泻患者饮食中剔除麦麸、糖皮质激素或其他抗炎药物治疗特发性炎症性肠病、胆汁酸螯合剂治疗胆汁酸吸收不良、PPI抑制胃泌素瘤分泌过多胃酸、生长抑素类似物如奥曲肽治疗类癌综合征、前列腺素抑制剂如吲哚美辛治疗甲状腺髓样癌、胰酶替代性治疗胰腺功能不全。当慢性腹泻的具体病因或机制无法明确时，经验性治疗可能有效。阿片类药物（如地芬诺酯或洛哌丁胺）常可缓解轻中度水样腹泻。对于更为严重的腹泻，可待因或阿片酊可能有效。严重IBD患者应避免使用抗动力药物，因其有诱发中毒性巨结肠的风险。可乐定是一种α_2受体激动剂，可治疗糖尿病性腹泻，但患者常因体位性低血压而不耐受。5-HT_3受体拮抗剂（如阿洛司琼）可减轻腹泻型IBS患者的腹泻症状。所有慢性腹泻患者，补充液体和电解质是治疗的重要组成部分（见上文“急性腹泻”）。对于慢性脂肪泻患者，补充脂溶性维生素亦是必要的。

便秘

定义

便秘是临床常见的症状，通常指持续地排便困难，排便频率减少以及排便不尽。由于排便习惯差异很大，很难确切定义便秘。大多数人每周至少排便3次，但排便频率低并不是诊断便秘的唯一标准。许多便秘患者排便频率正常，但反复主诉排便费力、粪便干结、下腹坠胀或排便不尽感。因此，应当详细分析患者的症状，以确定其“便秘”或“排便困难”的实际含义。

粪便性状和稠度与上一次排便的时间密切相关。粪便干结往往是肠道传输慢的结果，而松散或糊状便见于肠道快速传输。小颗粒粪便和巨大粪块均较正常粪便更难排出。

粪便干结或是排便费力的程度均难以被客观评价，患者对于灌肠和解除粪便炭顿的需求是临床上间接证实患者感受排便困难的途径。

社会心理或文化因素亦非常重要。如果父母非常重视孩子每天的排便，那么若孩子某日未能排便将引起其极度的担忧。一些孩子克制便意是为了引发关注，或是畏惧由于肛门刺激造成的疼痛感。另外，一些成人会习惯性地无视或滞后其便意。

病因

从病理生理学的角度分析，慢性便秘通常是由于纤维或液体摄入不足、结肠运动障碍或直肠肛管功能紊乱。胃肠神经功能紊乱、特定药物、年龄增长以及许多累及胃肠道的全身性疾病均是便秘的原因（表 47-5）。新发便秘可能是严重器质性疾病的症状，如肠道肿瘤或狭窄。在特发性便秘中，一部分患者可表现为升结肠和横结肠排空延迟，近端结肠传输减缓，推进性 HAPC 的频率下降。排出口梗阻（出口梗阻型便秘）约占三级医疗中心便秘病例的 1/4，也可引起结肠传输减慢，一般可通过生物反馈训练纠正排便障碍。任何原因的便秘都可能由于住院治疗或慢性疾病加重，这些疾病可造成躯体与精神损害，并导致患者无法活动或处于制动状态。

临床诊治路径：便秘

详细询问患者病史，根据排便频率（如每周大便<3 次）、粪便黏稠度（结块/质硬）、排便费力、排便时间延长，以及需要撑开会阴或用手指协助排便，明确患者是否存在便秘。绝大多数情况下（可能>90%），便秘并无潜在的病因（如肿瘤、抑郁症或甲状腺功能减退），且通过补充水分及膳食纤维（15～25 g/d）、加强锻炼即可缓解。良好的饮食习惯、合理使用药物以及关注社会心理问题是治疗便秘的关键。体格检查，尤其是直肠检查，用于除外粪便嵌顿和众多以便秘为临床表现的严重疾病，同时也可能发现直肠排空障碍的典型表现（如肛门括约肌张力增高、会阴下降失败、排便过程中出现异常的耻骨直肠肌收缩）。

便秘可伴随体重减轻、直肠出血或贫血，尤其是年龄>40 岁的患者，需要进行乙状结肠软镜及钡剂灌肠检查，或单纯结肠镜检查以排除结构性疾病，如结肠肿瘤或狭窄。结肠镜检查是最具性价比的检查，既可对黏膜病变进行活检，又可同时切除息肉或扩张狭窄的肠道。钡剂灌肠比结肠镜检查更适用于单纯便秘患者，因其费用更低，但可检出结肠扩张和所有可能出现便秘的明显黏膜病变或狭窄。结肠黑色素沉着病或结肠黏膜色素沉着提示蒽醌类泻药服用史，如药鼠李或番泻叶，但通常通过详细询问病史即可明确诊断。结肠影像学检查也可发现巨结肠或泻药性结肠。针对血钙、血钾和促甲状腺激素水平的检测有助于明确是否存在由于代谢紊乱导致的便秘。

难治性便秘的患者可能对仅补充膳食纤维的治疗无反应，肠道锻炼方法可能对这类患者有效。此方法需要服用渗透性泻药（如镁盐、乳果糖、山梨醇、聚乙二醇），并根据需要使用灌肠剂或栓剂（如甘油或比沙可啶）协助排便。建议患者在早餐后于厕所内进行 15～20 min 的肛门会阴部肌肉放松，不建议患者费力排便。过度紧张肛门会阴部肌肉会诱发痔疮。如果盆底肌无力或阴部神经损伤，数年后会阴下降综合征可能进展成排便障碍。少数不能通过上述简单方法获益和需要长期治疗或对强效泻药无效的患者，应进一步完善检查（图 47-4），并尝试

表 47-5　成人便秘的病因

便秘的类型和病因	举例
新发便秘	
结肠梗阻	肿瘤、狭窄、缺血、憩室、炎症
肛门括约肌痉挛	肛裂、痛性痔疮
药物	
慢性便秘	
肠易激综合征	症状交替，以便秘为主
药物	钙通道阻滞剂、抗抑郁药
结肠假性梗阻	慢传输型便秘、巨结肠（罕见先天性巨结肠症、Chagas 病）
直肠排空障碍	盆底功能障碍、肛门痉挛、会阴下降综合征、直肠黏膜脱垂、直肠前突
内分泌疾病	甲状腺功能减低、高钙血症、妊娠
精神疾病	抑郁症、进食障碍、药物
神经疾病	帕金森病、多发性硬化、脊髓损伤
全身性肌肉疾病	进行性系统性硬化

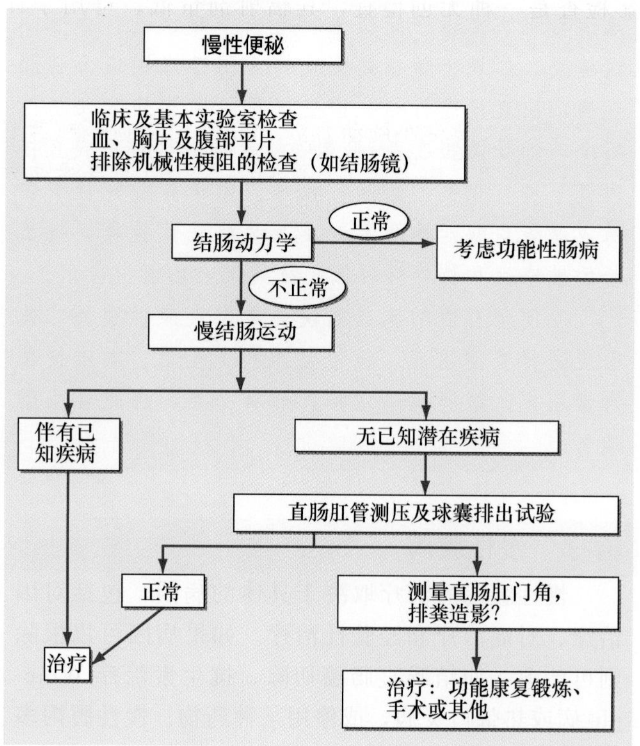

图 47-4　便秘的诊治流程

使用诱导分泌的新型药物（如氯通道激活剂芦比前列酮，或激动氯化物分泌的鸟苷酸环化酶C激动剂利那洛肽）。

针对严重便秘的检查

少数患者（可能＜5%）有严重或“顽固性”便秘，约25%的患者有排便障碍。这些患者最有可能需要至胃肠外科或转诊中心就诊。对患者的进一步检查评估可能会发现以前未发现的问题，如排便障碍、泻药滥用、癔症或心理障碍。对于这类患者，评估结肠和盆底的生理功能以及精神心理状态有助于选择合理的治疗方案。但对于经过严格筛选转诊至三级医院的严重便秘患者，也只有约1/3能明确病因，而其他患者则被诊断为运输功能正常的便秘。

结肠动力学检查 不透X线标志物动力学检查简单、可重复，且通常安全、价廉、可靠，在临床实践中被广泛用于便秘患者的评估。目前已有多种经证实有效且简单的检查方法。例如，口服不透X线的放射性标志物5天后拍腹部平片，在没有使用泻药或灌肠的情况下，腹部平片应显示约80%标志物已经通过结肠。但是本项检查无法提供胃和小肠动力学的相关信息。

利用含有放射性标记颗粒的延迟释放胶囊行造影检查是一种无创检查，其辐射剂量低，可用于评估24～48 h内的结肠功能，其结果分为正常、加速或延迟。这种检查方法可以同时评估胃、小肠和结肠的动力学情况，评估小肠动力对于约20%结肠运输延迟的患者很重要，因为其可反映更广泛全面的胃肠动力学情况。但此检查的缺点是成本较高，且需要在核医学实验室中制备特定的材料。

肛门直肠和盆底功能检查 盆底功能障碍表现为直肠排空障碍、持续直肠充盈感、直肠疼痛，需要用手指辅助排便、阴道后壁受压，用力排便时需要支撑会阴，以及排便极费力。这些典型症状应与肠易激综合征中常见的直肠排便不尽感进行对比。

心理评估可鉴别进食障碍、“控制问题”、抑郁症或创伤后应激障碍，这些精神疾病对认知治疗或其他干预措施反应良好，且对慢性便秘患者而言，恢复其生活质量至关重要。

通过一种简单的临床检查可以判断耻骨直肠肌的收缩情况，具体方法如下：嘱患者在直肠指诊时用力排出手指以模拟排便过程。在用力过程中耻骨直肠肌向后运动是盆底肌肉协调良好的表现，但耻骨直肠肌向前运动则提示盆底功能障碍。

嘱患者左侧卧位，观察会阴下降程度（＜1.5 cm是盆底功能障碍的迹象）或会阴横向膨胀程度（相对骨性标志物，会阴膨胀＞4 cm是会阴下降过度的表现），测量会阴下降程度在临床上相对容易。

球囊排出试验有助于评估总体的直肠排空能力。在直肠内插入一个带球囊的导尿管，并注入50 ml水使球囊充盈。正常情况下，患者坐在马桶上或左侧卧位时可将其排出体外。侧卧位可以测量球囊排出所需的力量。正常情况下，用力小于200 g或2 min内则可自行排出球囊。

肛门直肠测压法适用于对严重便秘患者的评估，静息直肠压力过高（＞80 mmHg）或肛门括约肌张力过强提示肛门失迟缓（肛门括约肌痉挛）。这项检查还可以用来鉴别某些罕见疾病，如成人先天性巨结肠病，其缺乏肛门直肠抑制反射。

排便造影（动态钡灌肠，包括在钡剂排出过程中进行测试扫描或磁共振排便成像）有助于发现“轻微异常”。最有意义的检查结果是直肠肛门角的变化、直肠的解剖结构异常，如内部黏膜脱垂、肠疝或脱肛。仅少数患者可通过外科手术治疗，其中包括严重的全层肠套叠导致肛管漏斗状堵塞，从而引起肛门出口完全性梗阻，以及因脱肛堵塞肛门口，使钡剂不能从肛门排出。总之，排便造影需要由有经验的放射科医生完成，且造影结果并不能用来确诊盆底功能障碍。肛门直肠出口梗阻最常见的病因是耻骨直肠肌持续痉挛，钡灌肠无法显示痉挛的耻骨直肠肌，但磁共振排便成像可以显示盆底、远端结直肠和肛门括约肌的结构并评估相关功能。

神经检查（神经肌电图）更适用于评估大便失禁而非排便障碍。如果下肢无阳性神经系统体征，则耻骨直肠肌去神经是由于盆腔损伤（如产科）或长期慢性会阴部肌肉紧张导致阴部神经损伤。便秘常见于脊髓损伤及神经系统疾病，如帕金森病、多发性硬化和糖尿病神经病变。

即使患者的骶神经病变很轻微，且通过其他神经代偿可完成生物反馈，但仍可通过直肠电刺激或对腰骶神经束施加磁刺激以刺激肛门外括约肌收缩时的脊髓诱发反应来明确病变。

综上，球囊排出试验是评估肛肠功能障碍的重要方法。在极少数情况下，排便出口梗阻与直肠黏膜脱垂、阴道后壁受压（需考虑向前脱肛），或既往盆腔手术并发肠疝相关，这类患者需要进行直肠及肛门括约肌解剖结构、盆底肌松弛程度的评估。

治疗　便秘

明确便秘的病因后即可进行相应的治疗。慢传输型便秘需要积极的药物或外科治疗，盆底失弛缓综合征或盆底功能障碍一般对生物反馈治疗有效（图 32-4）。其余 60%的便秘患者结肠动力正常，可以给予对症治疗。脊髓损伤或其他神经系统疾病的患者需要专门的肠道治疗方案，通常包括直肠刺激、灌肠和周密的定期导泻治疗。

便秘患者的治疗方法为膨胀性、渗透性、促动力性、分泌性和刺激性泻药，包括膳食纤维、蚤草、镁乳剂、乳果糖、聚乙二醇（结肠灌洗液）、芦比前列酮、利那洛肽和比沙可啶，一些某些国家还使用普芦卡必利（一种 5-HT_4 激动剂）。如果 3～6 个月的药物治疗无效且便秘与排便出口梗阻无关，应考虑行腹腔镜结肠切除术＋回肠直肠吻合术。如果持续存在出口梗阻或胃肠道运动障碍的证据，则不应进行手术。推荐至专科中心进行进一步的结肠动力学检查评估。巨结肠和巨直肠是手术的绝对适应证。术后并发症包括小肠梗阻（11%）和粪漏，尤其是在术后第一年的夜间容易出现。术后第一年排便次数约 3～8 次/d，术后第二年排便次数减少至 1～3 次/d。

排便障碍合并结肠传输/动力障碍的患者，应首先进行盆底功能锻炼（包括生物反馈和盆底肌肉放松训练）、心理咨询和饮食建议。如果在生物反馈和最佳药物治疗后症状仍不改善，只要排出口梗阻已经缓解，则可考虑结肠切除＋回肠直肠吻合术。单纯盆底功能障碍的患者生物反馈训练的成功率为 70%～80%，评估指标是得以恢复舒适的排便习惯。通过肛门内括约肌或耻骨直肠肌分离术或注射肉毒毒素来治疗盆底功能障碍的疗效不佳，因此在很大程度上已被弃用。

第四十八章　非自愿的体重下降

Involuntary Weight Loss

Russell G. Robertson，J. Larry Jameson　著
（宋俊贤　葛婷　译）

非自愿的体重下降（IWL）通常隐匿并具有重要预示意义，往往是潜在严重疾病的先兆。临床上需引起重视的体重下降定义为 6～12 个月内体重下降 4.5 kg 或>体重的 5%。IWL 占所有门诊成人患者的 8%，在 65 岁及以上的衰弱患者中占 27%。尽管已进行详细检查，多达 1/4 的患者仍未能找到明确病因。反之，多达半数主诉体重下降的人并没有体重下降的证据。不明原因体重下降人群的预后一般比已知病因者更好，特别是其原因为肿瘤时。老年人体重下降与多种不良事件相关，包括髋部骨折、压疮、免疫功能受损和功能状态下降。体重显著下降与死亡率增加相关，在缺乏临床认识和关注的情况下，1～2.5 年内死亡率为 9%～38%。

老年人体重调节的生理

健康的老年人总体重在 60 岁左右达至高峰，并一般保持稳定直到 90 岁，此后逐渐下降。相比之下，瘦体重（去脂体重）通常自 30 岁开始以每年 0.3 kg 的速度下降。男性和女性下降的速度分别在 60 岁和 65 岁开始增快。以上变化很大程度上反映了生长激素的分泌随年龄增长而呈逐年下降的趋势。因此，衰老会引起外周血Ⅰ型胰岛素样生长因子（IGF-Ⅰ）水平上升。性激素水平同样会影响体重的成分，女性性激素水平的下降常出现于更年期，而男性随着年龄的增长也会逐渐出现性激素的缺乏，这些变化均会造成体脂的下降。健康老年人可通过增加脂肪组织以代偿瘦体重下降，但对于脂肪组织及骨骼肌均减少的高龄患者，这种代偿机制将失效。在细胞水平上同样可以观察到与年龄相关的改变。随着年龄的增长，端粒的长度将逐渐缩短，且细胞质量（细胞去脂后的成分）也会稳步减低。

对于 20 岁和 80 岁的男性和女性，其平均能量摄入减少分别达 1200 kcal/日和 800 kcal/日。饥饿感的减少能反映出机体活动量下降及瘦体重的减低，从而使人体对热量和食物的摄入需求减少。某些与年龄相关的重要生理学变化同样促使老年人更容易出现体重下降，如化学感受器功能（嗅觉和味觉）减弱、咀嚼能力下降、胃排空速度减慢，以及涉及瘦素、缩胆囊素、神经肽 Y 和其他激素及肽类水平的神经内分泌轴变化。这些变化与早饱以及食欲及食物带来的愉悦感下降有关。以上因素的综合作用会使老年人出现“衰老相关性厌食”。

非自愿体重下降的原因

IWL 的大多数原因可分为以下 4 类：①恶性肿瘤；②慢性炎症或感染性疾病；③代谢性疾病（如甲状腺功能亢进和糖尿病）；④精神疾病（表 48-1）。上

述多种原因共同引起IWL并不少见。1/4的IWL由恶性疾病引起的，1/3由器质性疾病引起，其他患者是由于精神疾病、药物或不确定的原因。

IWL最常见的恶性病因是胃肠道、肝胆、血液、肺、乳腺、泌尿生殖系统、卵巢和前列腺癌症。半数癌症患者伴有体重下降，1/3的患者体重减轻超过其自身原体重的5%，并且高达20%的癌症死亡直接由恶病质引起［由于丧失活动能力和（或）心力衰竭/呼吸衰竭］。实体肿瘤患者体重下降的发生率最高，表现为体重显著下降的恶性肿瘤通常预后很差。

除恶性肿瘤外，胃肠道病因也是IWL最常见的原因之一。消化性溃疡、炎症性肠病、动力障碍综合征、慢性胰腺炎、乳糜泻、便秘和萎缩性胃炎较为常见。口腔和牙齿问题容易被忽视，并且可能表现为口腔异味、口腔卫生差、口腔干燥、无法咀嚼、咀嚼力降低，咬合不正、颞下颌关节综合征、缺齿、龋齿或脓肿引起的疼痛。

表48-1 非自愿体重下降的原因

恶性肿瘤	**药物**
结肠	镇静剂
肝胆管	抗生素
血液系统	非甾体抗炎药
肺	5-羟色胺再摄取抑制剂
乳腺	二甲双胍
泌尿生殖系统	左旋多巴
卵巢	血管紧张素转化酶抑制剂
前列腺	其他药物
胃肠道疾病	**口腔和牙齿疾病**
吸收不良	龋齿
消化性溃疡	味觉障碍
炎症性肠病	**年龄相关的因素**
胰腺炎	生理变化
梗阻/便秘	视力损害
恶性贫血	味觉和嗅觉减退
内分泌和代谢	功能性疾病
甲状腺功能亢进症	**神经系统疾病**
糖尿病	卒中
嗜铬细胞瘤	帕金森病
肾上腺功能不全	神经肌肉疾病
心脏疾病	痴呆
慢性缺血	**社会因素**
慢性充血性心力衰竭	孤立
呼吸系统疾病	经济困难
肺气肿	**精神和行为因素**
慢性阻塞性肺疾病	抑郁
肾功能不全	焦虑
风湿性疾病	偏执
感染	丧亲
HIV	酗酒
结核病	进食障碍
寄生虫感染	增加活动或锻炼
亚急性细菌性心内膜炎	**特发性**

结核病、真菌病、寄生虫病、亚急性细菌性心内膜炎和HIV均是IWL确切的原因。心血管和肺部疾病可通过增加代谢需求和减少食欲及热量摄入导致非自愿体重下降。尿毒症会引起恶心、厌食和呕吐。结缔组织病可能增加代谢需求并破坏营养平衡。糖尿病的发病率随着年龄增长而上升，相关的糖尿可导致体重减轻。老年人甲状腺功能亢进症可能没有明显的拟交感特征，可表现为“淡漠型甲状腺功能亢进症”或T_3型甲状腺毒症。

卒中、四肢瘫痪和多发性硬化等神经损伤可能引发内脏和自主神经功能障碍，从而影响热量摄入。由这些神经损伤引起的吞咽困难是一种常见的机制。功能性失能影响日常生活活动（ADL）是老年人营养不良的常见原因。眼科疾病造成视力损害或中枢神经系统疾病（如震颤）会限制人们准备餐食和进食的能力。IWL亦可能是阿尔茨海默病最早的表现之一。

孤立状态和抑郁症是IWL的重要原因，可能表现为无法照顾自己，包括对营养的需求。细胞因子介导的炎症代谢级联可能是抑郁症的发病原因和表现之一。丧亲可能是IWL的一个原因，而且在男性中表现得更为明显。更严重的精神疾病（如偏执型精神障碍）可能会引发对食物的错觉并导致体重减轻。酒精中毒也是体重下降和营养不良的一个重要原因。

贫困的老年人可能必须选择购买食物还是支付包括药物在内的其他费用。长期机构照护是独立危险因素，多达30%～50%的照护机构患者食物摄入量不足。

药物会引起厌食、恶心、呕吐、胃肠不适、腹泻、口干和味觉变化。这在老年人中尤其严重，许多老年人服用5种及以上药物。

评估

IWL的4个主要表现包括：①厌食症（食欲不振）；②肌少症（肌肉质量减少）；③恶病质（包括体重下降、肌肉和脂肪组织减少、厌食及虚弱的综合征）；④脱水。目前肥胖的流行增加了评估的复杂性，因为过多的脂肪组织可以掩盖肌少症的发生并延迟对恶病质发展的警觉。如果无法直接测量体重，衣服尺寸的变化、由亲属或朋友证实体重下降以及患者提供的体重下降的数值估计均可提示真实的体重下降。

初步评估包括详细的病史采集和体格检查，以及全血细胞计数、肝酶水平检测、C反应蛋白、红细胞沉降率、肾功能、甲状腺功能、胸部X线和腹部超声（表48-2）。应根据年龄、性别和风险因素进行特定癌症

表 48-2	非自愿体重下降的评估和检查
适应证	**实验室检查**
30 天内体重下降 5%	全血细胞计数
180 天内体重下降 10%	电解质及生化，包括肝肾功能
BMI<21	甲状腺功能
7 天后有 25%食物剩余	红细胞沉降率
衣服尺码改变	C 反应蛋白
食欲、味觉、嗅觉改变	铁蛋白
腹痛、恶心、呕吐、腹泻、便秘、吞咽困难	HIV 检测
评估	**影像学检查**
全面体格检查，包括口腔评估 回顾用药史 推荐进行癌症筛查 简易精神状态检查[a] 简易营养评估[a] 营养初筛[a] 简易营养评估问卷[a] 观察进食情况[a] 日常活动情况[a] 工具性日常生活活动能力[a]	胸部 X 线 腹部超声

[a] 对评估老年人体重下降更具特异性

筛查，如乳腺 X 线和结肠镜检查。具有相关风险的患者应进行 HIV 检测。所有体重下降的老年患者应使用简易精神状态检查表和老年抑郁量表等工具进行痴呆和抑郁筛查（详见第九章）。简易营养评估（www.mna-elderly.com）和营养初筛（http://www.ncbi.nlm.nih.gov/pmc/articles/PMC1694757/）也适用于老年患者的营养评估。几乎所有恶性肿瘤患者以及超过 90%其他器质性疾病的患者至少有一项实验室指标异常。在表现为明显 IWL 的患者中，若基线评估完全正常，则严重器质性和恶性疾病的可能性小。鉴于原因未明的体重下降预后通常较好，建议对其严密随访而非盲目展开各种检查。

治疗 非自愿的体重下降

管理体重下降的首要任务是系统地识别和治疗潜在原因。治疗潜在的代谢、精神、感染或其他全身性疾病可能足以逐渐恢复体重和功能状态。应尽可能停止或更换引起恶心或厌食的药物。对于原因不明的 IWL 患者，口服营养补充剂如高能量饮料有助于逆转体重下降。建议患者在两餐之间摄入补充剂而不是用餐，这可能有助于改善食欲并增加总体摄入量。促进食欲、合成代谢和抗细胞因子的药物正在研发中。对于特定患者，抗抑郁药米氮平可显著增加其体重、脂肪量和瘦素浓度。处于消耗状态的患者如果可以配合适宜的运动计划增加肌肉蛋白质量、力量和耐力，其 ADL 能力的表现将更好。

第四十九章 消化道出血

Gastrointestinal Bleeding

Loren Laine 著
（黄文凤 译）

在美国，每年每 10 万人口中约有 150 人因消化道出血（GIB）住院，其中上消化道出血（UGIB）更为多见，约为下消化道出血（LGIB）的 1.5～2 倍。近几十年来，GIB 的发病率已有所下降，这主要是由上消化道出血发病率下降所致，而且死亡率已降至 5%以下。现如今，GIB 的患者极少因失血死亡，而是死于其他疾病的失代偿。

消化道出血分为显性或隐性出血。显性出血表现为呕血、黑便和（或）便血。呕血，即为呕红色血液或咖啡色胃内容物；黑便，即为排黑色、柏油样、臭味难闻的粪便；便血，即为鲜血或褐色血液经直肠排出。隐性出血可出现头晕、晕厥、心绞痛或呼吸困难等失血或贫血症状，或经常规诊断检查提示缺铁性贫血或粪便隐血试验阳性而无显性出血表现。GIB 还可根据出血的部位分为上消化道出血、下消化道出血或出血部位不确定的 GIB。

消化道出血的原因

上消化道出血的原因 （表 49-1）消化性溃疡是上消化道出血最常见的原因，约占 50%。Mallory-Weiss 综合征占 5%～10%。静脉曲张破裂引起的出血所占的比例在不同人群中差异较大，波动在 5%～40%之间。出血性或糜烂性胃病［如非甾体消炎药（NSAID）或酒精所致］和糜烂性食管炎常可引起轻度上消化道出血，而大出血罕见。

消化性溃疡 内镜下溃疡的特征与患者预后紧密相关。1/3 的患者内镜下可见活动性出血或血管裸露，提示仍在出血，如果正在行保守治疗，则需紧急手术。这些患者可从内镜下治疗获益，从而减少出血、住院

表 49-1　上消化道出血住院患者的出血原因

出血原因	所占比例,%
溃疡	31～67
静脉曲张	6～39
Mallory-Weiss 综合征	2～8
胃十二指肠糜烂	2～18
糜烂性食管炎	1～13
肿瘤	2～8
血管扩张症	0～6
原因未明	5～14

引自 Am J Gastroenterol 98：1494，2003；Gastrointest Endosc 57：AB147，2003；60：875，2004；Eur J Gastroenterol Hepatol 16：177，2004；17：641，2005；J Clin Gastroenterol 42：128，2008；World J Gastroenterol 14：5046，2008；Dig Dis Sci 54：333，2009；Gut 60：1327，2011；Endoscopy 44：998，2012；J Clin Gastroenterol 48：113，2014.

时间、死亡率和医疗花费，其方法包括双极电凝、加热器探针、注射治疗（如无水乙醇、1∶10 000 肾上腺素）和（或）止血夹。相反，基底洁净的溃疡出血复发率接近于零，如患者无其他需住院的原因，内镜检查后可离院回家。由于出血复发大部分发生在 3 天内，故非基底洁净的溃疡患者常需在医院观察 3 天。

随机对照试验表明，内镜治疗后持续静脉给予大剂量质子泵抑制剂（PPI）（80 mg 负荷量静脉注射后，以 8 mg/h 的速度持续输注）的目的是维持胃内 pH 值 >6 以增强血凝块稳定性，可降低高危溃疡患者（活动性出血、血管裸露、血凝块附着）再出血和死亡率。低危患者（平坦色素斑或基底洁净）不需要内镜治疗，给予标准剂量的口服 PPI 即可。若不采取预防措施，约 1/3 的溃疡患者在 1～2 年内会再次出血。再出血的预防集中在消化性溃疡的 3 个主要致病因素，包括幽门螺杆菌、NSAID 和胃酸。根除幽门螺杆菌可将再出血率降至 5% 以下。溃疡出血的患者如正在服用 NASID，则需停药。如不能停用 NSAID，应给予环加氧酶 2（COX-2）选择性抑制剂（昔布类药物）联合 PPI。在近期出血性溃疡患者中，单用 PPI 或单用昔布类药物治疗时每年的出血复发率可达 10%，而昔布类药物和 PPI 联合治疗则可显著减少溃疡复发出血。明确的心血管疾病患者服用低剂量阿司匹林引起溃疡出血时，应在出血后（1～7 天）尽早重启阿司匹林。一项随机试验表明，未重启阿司匹林治疗的患者与重启阿司匹林的患者相比，其再出血率无明显差异（30 天 5% *vs.* 10%），而 30 天（9% *vs.* 1%）和 8 周（13% *vs.* 1%）的死亡率则明显增加。出血性溃疡患者即使与幽门螺杆菌或 NSAID 无关，也应接受 PPI 治疗。

Mallory-Weiss 综合征　典型症状为呕血前出现呕吐、干呕或咳嗽，尤其见于酒精过量患者。黏膜撕裂出血通常位于胃食管交界处的胃侧，80%～90% 的患者可自行止血，只有 0%～10% 的患者会复发。存在活动性出血时，需行内镜治疗。血管栓塞造影和外科缝合术很少用。

食管静脉曲张　静脉曲张破裂出血比其他原因的上消化道出血预后更差。肝硬化患者出现上消化道出血建议 12 h 内急行内镜检查，如存在食管静脉曲张，需内镜下套扎治疗，并静脉使用血管活性药物（如奥曲肽 50 μg 负荷量后，以 50 μg/h 的速度持续输注）2～5 天。对于减少出血复发，内镜和药物联合治疗似乎优于任何的单一治疗。对于终末期肝病患者（如 Child-Pugh C 级，评分为 10～13 分），由于随机研究表明经颈静脉肝内门体分流术（TIPS）与内镜和药物治疗相比可显著减少再出血和死亡率，因此强烈建议在入院后 1～2 天内考虑行该项治疗。此外，从长远看，由于内镜和药物联合治疗在减少出血复发上比单一治疗有效，建议给予非选择性 β 受体阻滞剂联合内镜下套扎治疗。

对于经内镜治疗和药物治疗仍持续或反复出血的患者建议行 TIPS。对于代偿功能良好的肝硬化患者可考虑采用外科减压手术（如远端脾肾分流术）取代 TIPS。

门静脉高压也可导致胃静脉曲张、小肠和大肠静脉曲张、门静脉高压性胃病和小肠结肠病，这些均可引起出血。肝硬化引起的胃静脉曲张出血在条件允许的情况下可在内镜下注射组织黏合剂（如氰基丙烯酸正丁酯），否则可考虑行 TIPS。

出血性和糜烂性胃病（"胃炎"）　出血性和糜烂性胃病常被称为胃炎，是指内镜下观察到的上皮下出血和糜烂。由于黏膜内无动脉和静脉，因此这些黏膜病变不会引起大出血。糜烂可发生在各种临床情况下，其中最重要的是使用 NSAID、酒精摄入和应激。长期服用 NSAID 的患者中一半有黏膜糜烂，而有上消化道出血症状的过度饮酒患者中高达 20% 存在上皮下出血或糜烂的证据。

应激相关胃黏膜损伤通常只发生在危重症患者中，如严重创伤、大手术、超过 1/3 体表面积的烧伤、严重颅内病变或严重内科疾病（如呼吸机依赖、凝血障碍）。除非形成溃疡，一般不会发生严重出血。由于严重的潜在疾病，这些患者的死亡率非常高。

近年来应激相关胃黏膜损伤导致的出血急剧减少，主要是由于对危重患者的管理加强。前述提到的出血高危患者需考虑药物预防。针对随机研究的 meta 分析表明，PPI比 H_2 受体拮抗剂在降低显性和具有重要临床意义的上消化道出血方面更有效，而在死亡率或院内肺炎上没有差异。

其他原因 上消化道出血的其他少见原因包括糜烂性十二指肠炎、肿瘤、主动脉肠瘘、血管病变［包括遗传性出血性毛细血管扩张症（Osler-Weber-Rendu综合征）和胃窦血管扩张症（“西瓜胃”）］、Dieulafoy病变（即胃黏膜下血管畸形引起的针尖样黏膜缺损出血）、脱垂性胃病（即近端胃脱垂进入食管，伴有干呕，尤其是酒精过量的患者）和胆道或胰腺出血（源自胆管或胰管）。

小肠出血 小肠出血（即常规胃镜探查范围以远的部位出血）诊断困难，其是不明原因消化道出血的最常见原因。幸运的是，小肠出血并不常见。成人最常见的原因是血管扩张症、肿瘤（如胃肠道间质瘤、类癌、腺癌、淋巴瘤、转移瘤）和NSAID诱发的糜烂和溃疡。成人中其他少见的原因包括克罗恩病、感染、缺血、血管炎、小肠静脉曲张、憩室、Meckel憩室、重叠囊肿和肠套叠。

Meckel憩室是儿童严重下消化道出血最常见的原因，随着年龄的增长，其发生率逐渐降低。在40～50岁以下的成人中，小肠肿瘤常致不明原因的消化道出血，而在50～60岁以上的患者中，血管扩张症和NSAID诱发的病变更常见。

血管扩张症应尽可能行内镜治疗。尽管雌激素/孕激素复合剂已经用于血管扩张症的治疗，但是一项大型双盲试验发现其在预防再出血方面无效。也可以使用奥曲肽，但这是基于病例报告研究，而非随机试验。一项随机试验报告沙利度胺具有显著疗效，但有待进一步证实。其他孤立性病变（如肿瘤）一般需手术切除。

结肠出血 痔疮可能是下消化道出血最常见的原因，肛裂也可引起轻微出血和疼痛。如果已排除这些很少需要住院治疗的局部肛周病变，成人下消化道出血最常见的原因是憩室、血管扩张症（尤其是70岁以上患者的近端结肠）、肿瘤（主要是腺癌）、结肠炎（缺血性、感染性、特发性炎症性肠病）和息肉切除术后出血。少见的原因包括NSAID诱导的溃疡或结肠炎、放射性直肠病、孤立性直肠溃疡综合征、创伤、静脉曲张（最常见直肠）、淋巴结增生、血管炎和主动脉瘘。在儿童和青少年中，引起严重消化道出血最常见的结肠原因是炎症性肠病和幼年息肉。

憩室出血起病急骤，通常无痛，有时出血量大，多来自右半结肠，慢性或隐性出血不是其临床特点。临床报告提示80%的结肠憩室出血可自行止血，长期随访再出血率为15%～25%。病例报告研究显示，少数患者在结肠镜检查发现确切的出血憩室时，内镜治疗可减少出血复发。当血管造影发现憩室出血时，大部分患者采用经导管超选择性动脉栓塞术可有效止血。如果持续出血或出血复发，则需外科手术行肠段切除。

老年患者右半结肠血管扩张症引起的出血可为显性，也可为隐性，但常为慢性出血，偶尔会引起血流动力学变化。内镜止血对结肠扩张症引起的出血有效，也对分散的溃疡出血和息肉切除术后出血有效。对内科治疗、血管造影或内镜治疗无效的各种结肠大出血、持续出血或复发出血，常需外科手术治疗。

临床诊治路径：消化道出血

初步评估

测量心率和血压是初步评估消化道出血的最佳方法。临床上明显的出血可致心率或血压的体位变化、心动过速，并最终出现卧位低血压。急性消化道出血时由于血浆和红细胞的体积等比例减少（即“全血成分丢失”），血红蛋白不会立即下降。因此，严重出血患者就诊后其初始血红蛋白可能为正常或仅轻度降低。随着血管外液进入血管内以恢复血容量时，血红蛋白开始下降，这一过程可能需要72 h。一项大型随机试验表明，急性上消化道出血时，与血红蛋白9 g/dl的输血阈值相比，限制性输血策略可减少出血复发和死亡，因此，当血红蛋白降至7 g/dl以下时才建议输血。慢性长期消化道出血的患者尽管血压和心率正常，但其血红蛋白水平可能非常低。随着缺铁性贫血的出现，平均红细胞体积降低，红细胞分布宽度增大。

上消化道出血和下消化道出血的鉴别

呕血提示位于Treitz韧带以上的上消化道出血。黑便则表明血液至少在消化道内存留了14 h，也可长达3～5天。出血的部位越靠上，黑便的可能性就越大。便血常提示下消化道出血，但是上消化道病变出血很快时，也可致血液在形成黑便前快速通过肠道排出，进而出现便血。当下消化道出血患者正在便血时，可致血流动力学不稳定和血红蛋白下降。小肠病变出血时，黑便或便血均可出现。其他提示上消化道出血的征象包括肠鸣音亢进和尿素氮水平升高（这与血容量不足和血液蛋白经小肠吸收有关）。

多达18%的上消化道出血患者鼻胃管抽吸物为

非血性，这提示出血来自十二指肠。但即使鼻胃管抽吸物呈胆汁样，也不能排除幽门以下部位的出血，在50%的病例中，仅说明抽吸物是胆汁是不准确的。对不含大量血迹的抽吸物进行隐血检测是没有意义的。

上消化道出血的评估和治疗（图 49-1）

患者就诊时，根据再出血和死亡的风险可被分为高危或低危。预测再出血和死亡的基线特征包括血流动力学异常（心动过速或低血压）、年龄增加和合并症。患者就诊后即可给予 PPI 输注以减少高危溃疡征象（如活动性出血）和内镜治疗的需要，但是不改善临床结局，如再出血、手术或死亡。为了改善内镜视野，可考虑在内镜检查前 30 min 静脉给予胃排空促进剂红霉素 250 mg，但也应考虑虽可显著增加诊断阳性率，减少二次内镜检查的机会，但没有证据表明其可减少再出血或死亡。肝硬化患者出现上消化道出血时，应给予抗生素（如喹诺酮、头孢曲松），并且在就诊后甚至在内镜检查前开始给予血管活性药物（奥曲肽、特利加压素、生长抑素、伐普肽）。在这部分人群中，抗生素可减少细菌感染、再出血和死亡，而血管活性药物有利于就诊后 12 h 的出血控制。

大部分上消化道出血的患者应在 24 h 内进行胃镜检查。高危患者（如血流动力学不稳定、肝硬化）可从更紧急的 12 h 内的内镜检查中获益。早期内镜检查也有利于低危患者的治疗决策。大出血和具有高危内镜征象（如静脉曲张、活动性出血或血管裸露的溃疡）的患者可从内镜止血治疗中获益，而低危病变（如基底洁净的溃疡、无活动性出血的 Mallory-Weiss 综合征、糜烂性或出血性胃病）的患者，若其生命体征和血红蛋白水平稳定且没有其他医疗问题，则可以出院回家。

下消化道出血的评估和治疗（图 49-2）

对于便血和血流动力学不稳定的患者，在评估下消化道之前，应先进行胃镜检查来除外上消化道出血。

口服肠道灌洗液后进行结肠镜检查是大部分下消化道出血患者的首选方法，除非出血量过大时，此时则建议行血管造影。乙状结肠镜检查主要用于 40 岁以下的轻微出血患者。如结肠镜检查未发现出血来源，可应用影像学检查。^{99m}Tc 标记的红细胞扫描可在 24 h 内重复成像，以确认出血位置。然而，由于放射性核素扫描的结果，尤其是后期的成像呈高度可变性，因此这项检查结果的临床意义需谨慎解释。多排探测器计算机断层扫描（CT）“血管造影”应用越来越多，其技术可能优于核素闪烁照相术。活动性下消化道出血的患者行血管造影可发现出血部位（造影剂外渗进入肠道），并可进行栓塞治疗。即使出血停止后，血管造影也可发现异常的血管病变，如血管扩张或肿瘤。

不明原因消化道出血的评估和治疗

不明原因消化道出血是指常规内镜和 X 线钡剂检查不能明确病因的持续或反复发作的出血，可表现为显性出血（黑便、便血）或隐性出血（缺铁性

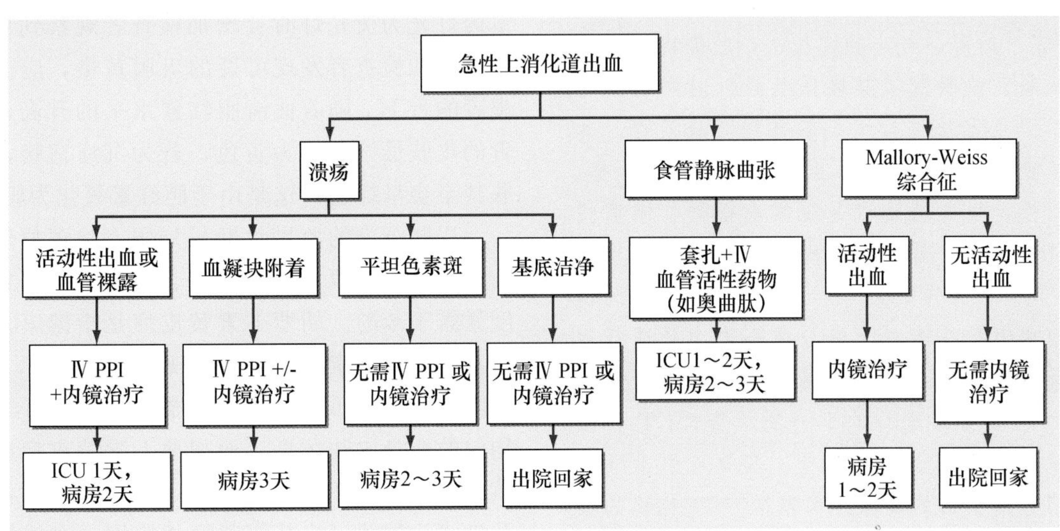

图 49-1　急性上消化道出血的诊疗流程。图为对病情稳定且没有进一步出血或其他合并医疗问题的患者的关于照护级别和离院时间建议。ICU，重症监护病房；PPI，质子泵抑制剂；IV，静脉注射

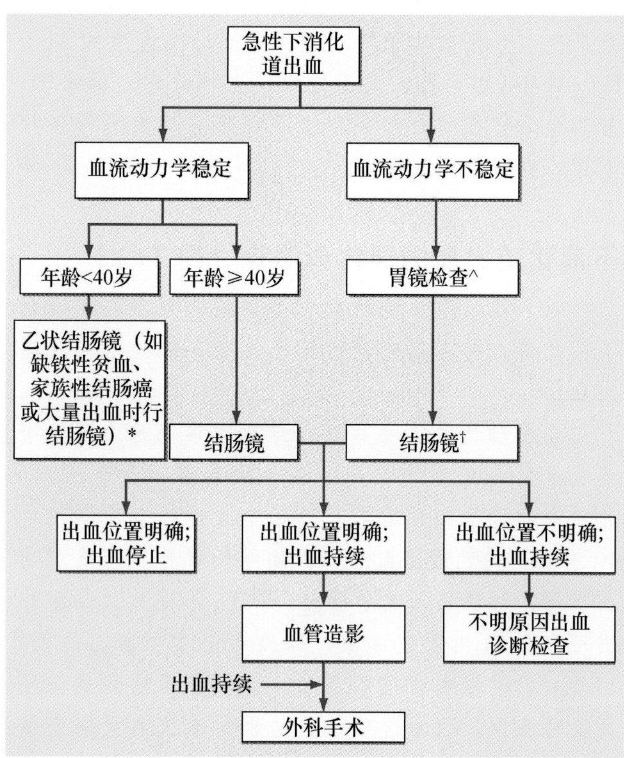

图 49-2 急性下消化道出血的诊疗流程。* 一些人建议对 40 岁以下任何程度的直肠出血患者进行结肠镜检查。^ 如胃镜检查发现明确出血位置，则无需进一步检查。† 大出血没有时间灌肠时，则行血管造影

贫血）。目前的指南建议血管造影作为不明原因消化道大出血的初始检查，而其他患者则推荐可对整个小肠进行观察的视频胶囊内镜。推进式小肠镜常通过儿科结肠镜来完成，可对整个十二指肠和近端空肠进行检查，也可作为初始评估方法。一项纳入 14 个研究的系统综述对推进式小肠镜和胶囊内镜进行了比较，结果表明分别有 26% 和 56% 的患者有“临床显著发现”。然而，与小肠镜相比，胶囊内镜由于缺乏人为控制，故限制了其操作且难以对肠道进行全面观察，而且无法进行组织取样和实施治疗。如胶囊内镜检查为阳性，则应根据结果给予相应治疗。如检查为阴性，目前的建议是观察或根据临床病情需要（如复发出血、需要输血或住院）行进一步检查。“深部”小肠镜（如双气囊、单气囊和螺旋肠镜检查）可使内镜检查者对大部分或全部小肠进行观察、获取标本和实施治疗，通常是临床上不明原因消化道出血患者需要进行的下一项检查。CT 和磁共振肠道造影也可用于小肠检查。其他可用于评估不明原因消化道出血的成像技术包括 ^{99m}Tc 标记的红细胞闪烁扫描术、多排探测器 CT“血管造影”和用于 Meckel 憩室（尤其是年轻患者）的 ^{99m}Tc-高锝酸盐闪烁扫描术。如果所有的检查均无阳性发现，外科手术术中内镜检查适用于需要反复输血的严重复发性或持续性出血患者。

粪便隐血检测阳性

粪便隐血检测仅建议用于结直肠癌的筛查，平均风险人群从 50 岁开始筛查，如有 1 个一级亲属在 ≥60 岁时患结直肠癌或有 2 个二级亲属患结直肠癌，则从 40 岁开始筛查。粪便隐血检测阳性需行结肠镜检查。若结肠镜检查阴性，除非存在缺血性贫血或消化道症状，否则不建议进一步检查。

第五十章　黄疸

Jaundice

Savio John，Daniel S. Pratt　著
（李帮清　黄仲贤　译）

黄疸是指由于胆红素沉积引起的组织黄染。组织中出现胆红素沉积仅见于高胆红素血症，是肝病或溶血性疾病（较少见）的临床表现之一。通过体格检查即可对血清胆红素升高的程度进行评估。因巩膜富含对胆红素具有特殊亲和力的弹性蛋白，故观察巩膜是检测血清胆红素轻度升高的最佳方法。患者出现巩膜黄染提示其血清胆红素水平≥51 μmol/L（3 mg/dl）。当检查室内灯光为荧光灯时会增加检查者观察到巩膜黄染的难度。如检查者发现可疑的巩膜黄染，应进一步检查患者的舌下。随着血清胆红素水平的升高，浅肤色患者的皮肤最终会变为黄色，若为沉疴宿疾，患者的皮肤甚至会呈绿色，这是由于胆红素氧化为胆绿素所致。

皮肤黄染的鉴别诊断较局限。除黄疸外，皮肤黄染还可见于胡萝卜素黄皮症、使用奎纳克林，以及过度暴露于苯酚。胡萝卜素黄皮症是指健康人群摄入过多富含胡萝卜素的蔬果后出现的皮肤黄染，如胡萝卜、绿叶蔬菜、南瓜、桃子和柑橘。黄疸患者表现为分布均匀的全身皮肤黄染，而胡萝卜素黄皮症患者的皮肤黄染主要分布于手掌、足底、前额和鼻唇沟，且不累及巩膜，据此可将其与黄疸相鉴别。在使用奎纳克林的患者中，有 4%～37% 的患者会出现皮肤黄染。

尿色加深是另一项提示血清胆红素升高的敏感指

征，因结合胆红素经肾排泄所致。患者常诉其尿液呈茶色或可乐色。胆红素尿是血清直接胆红素比例升高的表现，进而提示肝病的存在。

当存在胆红素合成和清除失衡时，血清胆红素水平会升高。因此，临床医生若想对黄疸患者进行合理评估，则需了解胆红素合成和代谢的过程。

胆红素的合成和代谢

胆红素作为一种四吡咯类色素，是血红素（亚铁原卟啉Ⅸ）的分解产物。人体每日合成 250～300 mg 的胆红素，其中 70%～80%来源于衰老红细胞内血红蛋白的分解，其余的胆红素则来自骨髓中未成熟红细胞的破坏，以及血红素蛋白质（如全身组织中的肌红蛋白和细胞色素）的转化。

胆红素在网状内皮细胞内合成，其主要分布于肝和脾。合成的第一步是在微粒体酶血红素氧化酶的催化下氧化剪切卟啉基团的 α 桥，并打开血红素环，此反应的最终产物是胆绿素、一氧化碳和铁。第二步是通过细胞质酶胆绿素还原酶的催化作用，还原胆绿素的中心亚甲基桥，并将其转化为胆红素。因胆红素内水溶性基团间存在紧密的氢键连接（即分子内丙酸基的羧基和亚氨基与内酰胺基分别与双吡咯环键合形成氢键），故网状内皮细胞中合成的胆红素几乎不溶于水。此结构阻止了溶剂分子进入胆红素的极性残基，且将疏水残基置于胆红素的外部。但是，胆红素必须在溶解状态下才能在血液中运输。这种可溶性是通过与白蛋白的可逆性非共价结合来实现。非结合胆红素与白蛋白结合后被运输至肝。在肝内，胆红素（并非白蛋白）被肝细胞摄取，这一过程至少部分由载体介导的膜转运参与。目前尚未明确特异性胆红素转运体。

非结合胆红素进入肝细胞后，在细胞质中与多种蛋白质结合，包括谷胱甘肽-S-转移酶超家族蛋白。这些蛋白质既能减少胆红素反流回血清，又能将胆红素暴露以生成结合胆红素。在内质网中，胆红素通过与葡萄糖醛酸结合而具有水溶性，此过程通过破坏内部氢键产生胆红素单葡萄糖醛酸和二葡萄糖醛酸。葡萄糖醛酸与胆红素的结合由胆红素尿苷二磷酸葡萄糖醛酸转移酶（UDPGT）催化。新生成的水溶性胆红素结合物从内质网易化扩散至胆小管膜，胆红素单葡萄糖醛酸和二葡萄糖醛酸在此通过一种涉及多药耐药相关蛋白 2（MRP2）的能量依赖机制主动转运至胆小管。

结合胆红素经胆道进入十二指肠，并完好地通过近端小肠。结合胆红素不能被肠黏膜吸收。当结合胆红素到达远端回肠和结肠时会被细菌的 β-葡萄糖醛酸酶水解为非结合胆红素。非结合胆红素经正常的肠道菌群还原生成无色的四吡咯聚合物，又称尿胆素原。无论是以原有结构，还是以被氧化为橙色的衍生物尿胆素，约 80%～90%的尿胆素原经粪便排泄。其余 10%～20%的尿胆素原则通过被动吸收，经门静脉血被肝再摄取。少部分（通常<3 mg/dl）尿胆素原未被肝摄取，经肾小球过滤后随尿液排出。

血清胆红素的测定

直接胆红素和间接胆红素（即结合胆红素和未结合胆红素）是基于范登堡反应（van den Bergh reaction）进行分类。此检验方法（或其衍生方法）目前仍被大多数临床实验室用来检测血清胆红素的水平。该检测通过向胆红素中加入重氮化的磺胺苯胺酸，前者可分解成两种相对稳定的二吡咯亚甲基偶氮色素，其吸收峰为 540 nm，随后进行光度分析。直接反应的胆红素在未添加乙醇等催化剂的条件下可与重氮磺胺酸反应。这部分胆红素反映了血清中结合胆红素水平的近似值。血清总胆红素是添加乙醇后的反应量。间接反应的胆红素是总胆红素和直接胆红素水平之间的差值，可粗略估计血清中的非结合胆红素。

采用范登堡法测定时，血清胆红素的正常值通常为 17 μmol/L（<1 mg/dl）。其中直接（结合）胆红素最多占 30%或 5.1 mmol/L（0.3 mg/dl）。95%正常人群的血清总胆红素含量为 3.4～15.4 μmol/L（0.2～0.9 mg/dl）。

多种新的检测方法尽管操作略繁琐，但完善了人们对胆红素代谢的认识。首先，应用这些新检测方法的研究表明，对于正常人或 Gilbert 综合征患者，其血清胆红素几乎全部是非结合胆红素，仅有<3%是单结合胆红素。其次，对于因肝胆疾病出现黄疸的患者，经这些更精确的新方法测得的血清总胆红素含量均低于通过重氮法测得的结果。这一现象提示肝胆疾病患者的血清中存在除胆红素以外可引起重氮反应阳性的化合物。同时，这些研究还指出，对于伴肝胆疾病的黄疸患者，其胆红素中的单葡萄糖醛酸盐比二葡萄糖醛酸盐更重要。此外，部分直接反应的胆红素包括与白蛋白共价结合的结合胆红素。这部分结合了白蛋白的胆红素（δ 胆红素或胆蛋白）是胆汁淤积和肝胆疾病患者总胆红素的主要成分。当胆红素葡萄糖醛酸苷的肝排泄途径受损时，葡萄糖醛酸苷蓄积于血清中，便可生成 δ-胆红素。因其可与白蛋白紧密结合，δ 胆红素的血清清除率与白蛋白的半衰期（12～14 d）相近，而不是时间较短的胆红素半衰期（约 4 h）。

结合胆红素与白蛋白结合后其半衰期延长，这可解释黄疸型肝病患者存在的两个问题：①部分高结合胆红素血症的患者在其疾病恢复期并不出现胆红素尿，因胆红素与白蛋白共价结合后不能被肾小球滤过；②部分血清胆红素升高的患者，其病情得到有效缓解后，胆红素的下降程度比预期慢，这是由于在肝胆疾病恢复的后期，所有结合胆红素可能均以与白蛋白结合的形式存在。

尿胆红素的测定

非结合胆红素与血清中的白蛋白结合后不能经肾滤过，故在尿液中无法测得，而结合胆红素经肾小球滤过后，大部分被近端小管重吸收，小部分通过尿液排泄。因此，尿液中检测到的胆红素均为结合胆红素。胆红素尿提示肝病的存在。尿胆红素 Ictotest 片剂法可得出与血清胆红素分类法一致的结论，且结果精确。由于长期胆汁淤积患者的胆红素以 δ 胆红素为主，而 δ 胆红素通过与白蛋白共价结合而不能经肾小球滤过，故采取这一检测方法可能出现假阴性结果。

临床诊治路径：黄疸

本章并不是对所有可能引起黄疸的疾病进行全面综述，而是旨在构建一个诊断框架，协助医生通过合理的流程对黄疸患者进行评估（图 50-1）。

简而言之，临床医生首先应进行必要的血液检查，以确定患者是否为单纯的血清胆红素升高。若是，则需了解其是以非结合胆红素还是结合胆红素

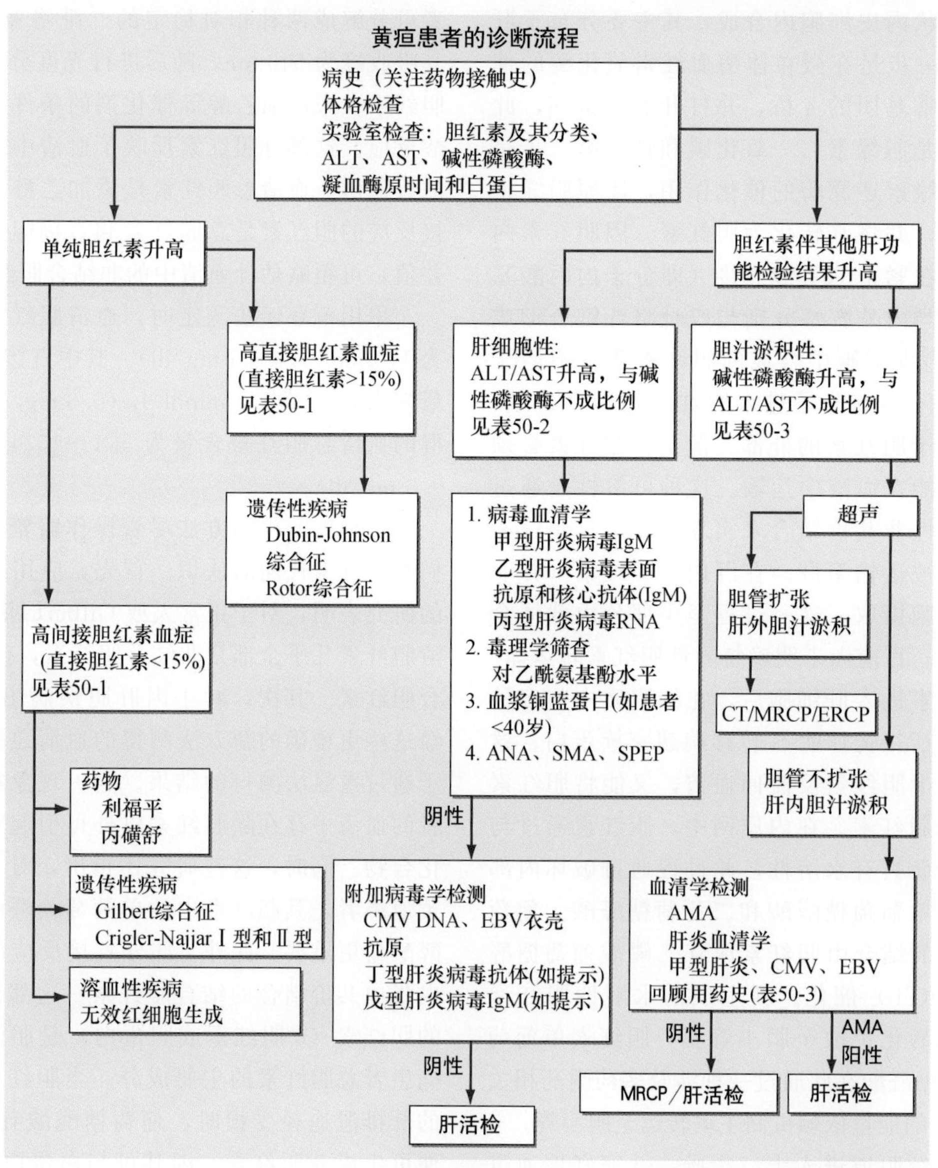

图 50-1 黄疸患者的评估。ALT，谷丙转氨酶；AMA，抗线粒体抗体；ANA，抗核抗体；AST，谷草转氨酶；CMV，巨细胞病毒；EBV，EB 病毒；LKM，肝肾微粒体抗体；MRCP，磁共振胰胆管造影；SMA，平滑肌抗体；SPEP，血清蛋白电泳

升高为主。若患者存在高胆红素血症，并伴有其他肝功能异常，需鉴别是肝细胞性还是胆汁淤积性疾病。若为后者，则病变位于肝内还是肝外？以上问题都需要通过详细的病史采集、体格检查、实验室和影像学检查及手术来解答。

血清胆红素可反映胆红素的生成与肝/胆道清除之间的平衡。高胆红素血症可能由以下因素导致：①胆红素产生过多；②胆红素的摄取、结合或排泄障碍；③非结合/结合胆红素从受损的肝细胞或胆管中反流入血。血清中非结合胆红素的升高可由胆红素产生过多、胆红素摄取或结合障碍所致，而结合胆红素的升高是由于分泌到胆道的胆红素减少或胆红素反流入血。对黄疸患者的初步评估是为了明确：①高胆红素血症是以结合胆红素还是非结合胆红素为主；②其他肝脏相关的生化检查是否异常。详尽诠释有限的临床资料有助于临床医生合理评估患者（图 50-1）。下文将主要介绍成人黄疸患者的评估。

单纯血清胆红素升高

高非结合胆红素血症 单纯高胆红素血症的鉴别诊断较局限（表 50-1）。关键是明确患者是溶血导致胆红素产生过多（溶血性疾病和无效造血），还是由于胆红素的肝摄取/结合障碍（药物作用或遗传性疾病）。

造成血红素产生过多的溶血性疾病可能为遗传所致，亦可能为获得性。遗传性疾病包括球形红细胞增多症、镰状细胞性贫血、地中海贫血和红细胞酶（如丙酮酸激酶和葡萄糖-6-磷酸脱氢酶）缺乏。在上述疾病中，血清胆红素水平很少超过 86 μmol/L (5 mg/dl)。但是，伴发肝肾功能不全或急性溶血（如镰状细胞危象）时，患者的血清胆红素水平可更高。在评估慢性溶血性黄疸患者时，临床医生需牢记胆色素性（胆红素钙）胆结石在此类患者中高发，并可增加其罹患胆总管结石的可能，这是患者出现高胆红素血症的另一种原因。

获得性溶血性疾病包括微血管病性溶血性贫血（如溶血性尿毒症综合征）、阵发性睡眠性血红蛋白尿症、棘红细胞性贫血、免疫溶血和寄生虫感染（如疟疾和巴贝虫病）。无效造血可见于钴胺、叶酸和铁缺乏。血肿吸收和大量输血均可引起血红蛋白的释放增加，导致胆红素产生过多。

排除溶血后，医生应考虑患者是否存在肝摄取或结合障碍。利福平和丙磺舒等药物可通过减少肝摄取胆红素引起高非结合胆红素血症。胆红素结合障碍见于 3 种遗传性疾病：Ⅰ型和Ⅱ型 Crigler-Najjar

表 50-1 单纯高胆红素血症的病因

Ⅰ. 高间接胆红素血症
- A. 溶血性疾病
  - 1. 遗传性
    - a. 球形细胞增多症、椭圆细胞增多症、葡萄糖-6-磷酸脱氢酶和丙酮酸激酶缺乏症
    - b. 镰状细胞贫血
  - 2. 获得性
    - a. 微血管病性溶血性贫血
    - b. 阵发性睡眠性血红蛋白尿症
    - c. 棘红细胞性贫血
    - d. 免疫溶血
    - e. 寄生虫感染
      - ①疟疾
      - ②巴贝虫病
- B. 无效红细胞生成
  - 1. 钴胺、叶酸和严重铁缺乏
  - 2. 地中海贫血
- C. 胆红素生成增加
  - 1. 大量输血
  - 2. 血肿吸收
- D. 药物
  - 1. 利福平
  - 2. 丙磺舒
  - 3. 利巴韦林
- E. 遗传性疾病
  - 1. Crigler-Najjar Ⅰ型和Ⅱ型
  - 2. Gilbert 综合征

Ⅱ. 高直接胆红素血症（遗传性疾病）
- A. Dubin-Johnson 综合征
- B. Rotor 综合征

综合征以及 Gilbert 综合征。Ⅰ型 Crigler-Najjar 综合征是一种极罕见的新生儿疾病，其特征是严重黄疸（胆红素＞342 μmol/L（＞20 mg/dl）和因核黄疸导致的神经损伤，常导致患者在婴儿或儿童期死亡。该病患者胆红素 UDPGT 完全无活性，通常因 *UDPGT* 基因关键的 3′区域突变所致，患者完全无法生成结合胆红素，并因此无法排泄胆红素。

Ⅱ型 Crigler-Najjar 综合征较Ⅰ型更常见。患者成年后血清胆红素水平为 103～428 μmol/L（6～25 mg/dl）。这些患者的胆红素 *UDPGT* 基因突变导致其酶活性降低，但并非完全丧失。苯巴比妥可刺激胆红素 UDPGT 活性增加，从而降低这类患者的血清胆红素水平。虽然患者会出现明显的黄疸，且并发症或手术应激会使之易患核黄疸，但其往往能生存至成年。

Gilbert 综合征也以胆红素 UDPGT 活性降低导致胆红素结合障碍（约为正常的 1/3）为特征。Gilbert 综合征患者有轻度的高非结合胆红素血症，但血清非

结合胆红素水平几乎均低于103 μmol/L（6 mg/dl）。患者血清胆红素水平呈波动性，且往往仅在空腹时出现黄疸。Gilbert 综合征的分子缺陷与胆红素 *UD-PGT* 基因的转录减少有关，这是由启动子突变引起，编码区突变罕见。与 Crigler-Najjar 综合征不同，Gilbert 综合征非常常见。已报道的发病率为总人口的3%～7%，好发于男性（男女比例为2～7∶1）。

高结合胆红素血症 高结合胆红素血症见于两种罕见的遗传性疾病：Dubin-Johnson 综合征和 Rotor 综合征（表 50-1）。这两种疾病的患者均以无症状性黄疸为临床表现。Dubin-Johnson 综合征是由于 *MRP2* 基因突变。此病患者胆红素向胆管的分泌异常。Rotor 综合征可能由缺乏主要的肝药物摄取转运蛋白 OATP1B1 和 OATP1B3 引起。临床上可以鉴别这两种综合征，但因其均为良性疾病，故无需鉴别诊断。

血清胆红素升高伴其他肝功能检查异常

本部分将着重阐述在伴其他肝功能检查异常的情况下，如何对高胆红素血症患者进行评估。这类患者可分为原发性肝细胞性疾病和肝内外胆汁淤积。此分类是基于病史、体格检查以及肝功能检查异常的模式，并可指导临床医生对患者进行评估（图 50-1）。

病史 详尽的病史可能是对不明原因黄疸患者的评估中最重要的部分。临床医生需着重考虑患者是否使用或接触任何化学品或药物，无论是医生开具的处方药、非处方药、辅助或替代药物（如草药和维生素制剂）或其他药物，如合成代谢类固醇。临床医生还应仔细询问患者可能存在的肠外接触史，包括输血、静脉及鼻腔用药、文身和性行为。其他的问诊要点包括近期旅游史、与黄疸患者的接触史、可能的不洁食物接触史、肝毒性物质职业暴露史、饮酒史、黄疸持续时间，以及任何伴随的体征及症状，如关节痛、肌痛、皮疹、厌食、体重减轻、腹痛、发热、皮肤瘙痒、尿便改变等。尽管后者并非某一疾病的特异性表现，但任一表现均可提示某一具体诊断。若患者在出现黄疸之前有关节痛和肌痛病史，需考虑肝炎，无论是病毒性或者药物相关性肝炎。黄疸伴急性起病的右上腹剧烈疼痛及寒战，则提示胆总管结石及逆行性胆管炎。

体格检查 一般性评估应包括对患者营养状况的评估。颞部和近端肌肉萎缩提示长期慢性疾病，如胰腺癌或肝硬化。慢性肝病的特征表现包括蜘蛛痣、肝掌、男性乳房发育、“海蛇头”、掌部纤维瘤病（Dupuytren 挛缩）、腮腺肿大和睾丸萎缩，常见于晚期酒精性肝硬化（Laennec 肝硬化），偶尔也可见于其他类型的肝硬化。肿大的左锁骨上淋巴结（Virchow 淋巴结）或脐周结节（Sister Mary Joseph 结节）提示腹部恶性肿瘤。颈静脉怒张是右心衰竭的体征，提示肝淤血。存在右侧胸腔积液但临床上未见明显腹水可见于晚期肝硬化。

腹部查体应重点检查肝的大小和均一性、是否可触及脾大，以及是否存在腹水。肝硬化患者可能存在肝左叶增大，查体时剑突下可触及增大的肝，并伴脾大。肝呈明显的结节性肿大或腹部明显包块提示恶性肿瘤。肝大伴触痛可能是病毒性或酒精性肝炎、浸润性疾病如淀粉样变性，或较少见的由右心衰竭引起的急性肝淤血的表现。右上腹剧烈压痛伴吸气时呼吸停止（Murphy 征）提示胆囊炎。黄疸伴腹水则需考虑肝硬化或恶性肿瘤合并腹膜转移。

实验室检查 一系列的检查有助于对不明原因黄疸的患者进行初步评估。其中包括血清总胆红素和直接胆红素的测定及其比例；血清氨基转移酶、碱性磷酸酶和白蛋白浓度的测定；凝血酶原时间检测。酶学检查［谷丙转氨酶（ALT）、谷草转氨酶（AST）和碱性磷酸酶（ALP）］有助于鉴别肝细胞性疾病和胆汁淤积性疾病（图 50-1），这是决定进行何种检查进一步明确诊断的关键步骤。肝细胞性黄疸患者通常表现为与 ALP 不成比例的氨基转移酶升高，而胆汁淤积性黄疸患者则出现与氨基转移酶不相称的 ALP 升高。以上两种情况均可出现血清胆红素显著升高，故并不有助于这两种疾病的鉴别。

除酶学检查外，所有黄疸患者均应进行进一步的血液学检测，尤其是测定白蛋白的水平和凝血酶原时间，以评估患者的肝功能。低白蛋白是慢性疾病的表现，如肝硬化或肿瘤。白蛋白水平正常则需考虑急性疾病，如病毒性肝炎或胆总管结石。凝血酶原时间延长意味着长期黄疸和维生素 K 吸收障碍引起的维生素 K 缺乏，或明显的肝细胞功能不全。静脉注射维生素 K 无法纠正的凝血酶原时间异常则提示严重的肝细胞损伤。

胆红素、酶学、白蛋白和凝血酶原时间检测的结果通常可协助鉴别黄疸患者患有肝细胞性还是胆汁淤积性疾病，并可部分提示疾病的持续时间及严重程度。肝细胞性黄疸和胆汁淤积性黄疸的病因和评估大不相同。

肝细胞性疾病 可引起黄疸的肝细胞性疾病包

括病毒性肝炎、药物或环境中毒、酒精以及任何原因引起的终末期肝硬化（表 50-2）。Wilson 病好发于年轻人。自身免疫性肝炎常见于中青年女性，但可见于任何年龄段的男性和女性。根据转氨酶升高的模式，可以鉴别酒精性肝炎与病毒性及毒素相关性肝炎：酒精性肝炎患者的 AST/ALT 比值常≥2∶1，且 AST 水平很少＞300 U/L。对于急性病毒性肝炎和毒素相关性肝炎的患者，当疾病的严重程度足以出现黄疸时，其氨基转移酶水平＞500 U/L，且 ALT≥AST。ALT 和 AST 升高＜正常值的 8 倍可见于肝细胞性或胆汁淤积性肝病患者，但 ALT 和 AST 值升高≥正常值的 25 倍主要见于急性肝细胞性疾病。肝硬化黄疸患者的氨基转移酶可正常，亦可仅轻度升高。

当临床医生确诊患者存在肝细胞性疾病时，针对急性病毒性肝炎的适当检查包括甲型肝炎病毒抗体 IgM 检测、乙型肝炎病毒表面抗原和核心抗体 IgM 检测、丙型肝炎病毒 RNA 检测，以及视情况而定是否进行戊型肝炎病毒抗体 IgM 检测。由于丙型肝炎病毒抗体在感染数周后才可被测得，所以疑诊急性丙型肝炎时，检测抗体并不可靠。此外还可进行丁型和戊型肝炎病毒、EB 病毒和巨细胞病毒的检测。测定铜蓝蛋白是筛查 Wilson 病的方法。针对自身免疫性肝炎的检查通常包括抗核抗体检测和特异性免疫球蛋白测定。

药物性肝细胞损伤可分为可预测性损伤和不可预测性损伤。可预测的药物反应呈剂量依赖性，所有摄入毒性剂量药物的患者均患病。典型的例子即对乙酰氨基酚的肝毒性。不可预测或特殊的药物反应并非剂量依赖性，并且仅见于少数患者。许多药物均可造成特异性肝损伤。环境毒素也是导致肝细胞损伤的重要原因。致病毒素包括工业化学品，如氯乙烯、含有吡咯齐定生物碱（牙买加灌木茶）或卡瓦卡瓦（KavaKava）的草药制剂，以及含有剧烈肝毒性毒伞肽的毒伞蕈和春生鹅膏菌。

表 50-2 可能造成黄疸的肝细胞性疾病

病毒性肝炎
- 甲、乙、丙、丁、戊型肝炎
- EB 病毒
- 巨细胞病毒
- 单纯疱疹病毒

酒精性肝炎

药物毒性
- 可预测，剂量依赖性（如对乙酰氨基酚）
- 不可预测性，特异质（如异烟肼）

环境毒性
- 氯乙烯
- 牙买加灌木茶——吡咯齐定生物碱
- 卡瓦卡瓦（KavaKava）
- 野生菌——毒伞蕈和春生鹅膏菌

Wilson 病

自身免疫性肝炎

胆汁淤积性疾病 当肝功能检查的结果提示患者存在胆汁淤积性疾病时，应进一步明确是肝内还是肝外胆汁淤积（图 50-1）。鉴别肝内和肝外胆汁淤积可能很困难。病史、体格检查和实验室检查往往无法协助鉴别。超声检查适用于此类患者。这一检查价格低廉，患者无需暴露于电离辐射，且对诊断肝内外胆管扩张具有高度的敏感性和特异性。若超声检查未见胆管扩张提示肝内胆汁淤积，若出现胆管扩张则提示肝外胆汁淤积。胆总管部分梗阻、肝硬化或原发性硬化性胆管炎（PSC）的患者，可因瘢痕限制肝内胆管扩张而出现假阳性。

尽管超声检查可提示肝外胆汁淤积，但很少能确定梗阻的部位或原因。胆总管远端因肠道气体覆盖而尤其难以在超声下显影。适当的进一步检查包括 CT、磁共振胰胆管造影（MRCP）、内镜逆行胰胆管造影（ERCP）和超声内镜（EUS）。CT 和 MRCP 对胰头的评估和胆总管远端结石的识别优于 B 超，尤其在无胆管扩张时。ERCP 是确诊胆总管结石的“金标准”。除具有诊断价值外，ERCP 还可以进行介入治疗，包括移除胆总管结石和放置支架。当临床医生考虑患者很可能无需介入治疗时，MRCP 已取代 ERCP 作为最初的诊断性检查。EUS 诊断胆管梗阻的敏感性和特异性与 MRCP 相当，且 EUS 可对疑似恶性的病变进行活检，但其为有创检查并需要镇静。

显著肝内胆汁淤积的患者常可通过血清学检测联合经皮肝穿刺活检明确诊断。引起肝内胆汁淤积的病因众多（表 50-3）。许多导致肝细胞损伤的疾病通常也可呈胆汁淤积性改变。乙型和丙型肝炎病毒均能引起胆汁淤积性肝炎（纤维化性胆汁淤积性肝炎）。已有研究报道，在接受实体器官移植的患者中存在这种疾病变异。甲型和戊型肝炎、酒精性肝炎、EB 病毒或巨细胞病毒感染也可表现为胆汁淤积性肝病。

药物可能会造成肝内胆汁淤积，但通常在停药后自行恢复，尽管胆汁淤积可能需要数月才能消失。最常见的与胆汁淤积相关的药物是促合成代谢和避孕用类固醇。据报道，胆汁淤积性肝炎与使用氯丙

表 50-3 可能导致黄疸的胆汁淤积性疾病

Ⅰ. 肝内疾病
- A. 病毒性肝炎
  1. 纤维化胆汁淤积性肝炎（乙型和丙型肝炎）
  2. 甲型肝炎、EB 病毒感染、巨细胞病毒感染
- B. 酒精性肝炎
- C. 药物毒性
  1. 单纯胆汁淤积——促合成代谢和避孕用类固醇
  2. 胆汁淤积性肝炎——氯丙嗪、红霉素
  3. 慢性胆汁淤积——氯丙嗪和丙氯拉嗪
- D. 原发性胆汁性肝硬化
- E. 原发性硬化性胆管炎
- F. 胆管消失综合征
  1. 肝移植的慢性排异反应
  2. 结节病
  3. 药物
- G. 淤血性肝病和缺血性肝炎
- H. 遗传性疾病
  1. 进行性家族性肝内胆汁淤积症
  2. 良性复发性胆汁淤积症
- I. 妊娠期胆汁淤积
- J. 完全肠外营养
- K. 非肝胆性脓毒症
- L. 术后良性胆汁淤积症
- M. 副肿瘤综合征
- N. 静脉阻塞性疾病
- O. 移植物抗宿主病
- P. 浸润性疾病
  1. 结核
  2. 淋巴瘤
  3. 淀粉样变性
- Q. 感染
  1. 疟疾
  2. 钩端螺旋体病

Ⅱ. 肝外疾病
- A. 恶性
  1. 胆管癌
  2. 胰腺癌
  3. 胆囊癌
  4. 壶腹癌
  5. 恶性肿瘤累及肝门淋巴结
- B. 良性
  1. 胆总管结石
  2. 术后胆道狭窄
  3. 原发性硬化性胆管炎
  4. 慢性胰腺炎
  5. AIDS 肝病
  6. Mirizzi 综合征
  7. 寄生虫病（蛔虫病）

嗪、丙米嗪、甲苯磺丁脲、舒林酸、西咪替丁和红霉素相关。胆汁淤积也可见于服用甲氧苄啶、磺胺甲恶唑和青霉素类抗生素如氨苄西林、双氯西林和克拉维酸的患者。早期停药后胆汁淤积仍持续存在，并伴有进行性肝纤维化十分罕见。慢性胆汁淤积与氯丙嗪和丙氯拉嗪有关。

原发性胆汁性肝硬化是一种自身免疫性疾病，好发于中年女性，其特点是小叶间胆管的进行性破坏。95%的患者存在抗线粒体抗体，可通过检测此抗体明确诊断。原发性硬化性胆管炎（PSC）的特征是较大胆管的破坏和纤维化。经胆管造影（MRCP 或 ERCP）可确诊 PSC，其典型表现为胆管节段性狭窄。约 75%的 PSC 患者合并炎症性肠病。

胆管消失综合征和成人胆管减少症是罕见病，肝活检标本中可见胆管数量减少。此类疾病的组织学表现与原发性胆汁性肝硬化相似，可见于肝移植后发生慢性排异反应的患者和骨髓移植后发生移植物抗宿主病的患者。胆管消失综合征亦可见于极少数结节病患者、服用某些药物（包括氯丙嗪）的患者，也可为特发性。

此外，还有家族性肝内胆汁淤积。家族性肝内胆汁淤积综合征包括进行性家族性肝内胆汁淤积症（PFIC）1～3 型和良性复发性胆汁淤积症（BRC）。1 型 PFIC 和 BRC 是由编码 P 型 ATP 酶亚家族蛋白的 *ATP8B1* 基因突变引起的常染色体隐性遗传疾病，该蛋白的确切功能尚未明确。1 型 PFIC 是一种进行性加重的疾病，患者在儿童时期出现症状，而 BRC 的症状出现较晚，以反复发作的黄疸和瘙痒为特征，呈自限性病程，但患者可能出现乏力。2 型 PFIC 由编码胆盐输出泵的 *ABCB11* 基因突变引起，3 型 PFIC 由多耐药的 P-糖蛋白 3 突变引起。妊娠期胆汁淤积发生在妊娠中、晚期，分娩后即消失，其病因尚未明确，但可能为遗传性，且口服雌激素可诱发胆汁淤积。

其他引起肝内胆汁淤积的病因包括完全肠外营养（TPN）、非肝胆性脓毒症、术后良性胆汁淤积症，以及与多种恶性肿瘤相关的副肿瘤综合征，包括霍奇金病、甲状腺髓样癌、肾细胞癌、肾肉瘤、T 细胞淋巴瘤、前列腺癌，以及多种胃肠道恶性肿瘤。Stauffer 综合征专指与肾细胞癌相关的肝内胆汁淤积。在重症监护病房中出现胆汁淤积的患者，主要考虑的病因为脓毒症、缺血性肝炎（“肝休克”）和 TPN 性黄疸。骨髓移植后出现黄疸最有可能的病因是静脉阻塞性疾病或移植物抗宿主病。镰状细胞病除引起溶血外，还可导致肝内外胆汁淤积。心力衰竭患者因肝淤血和肝细胞缺氧，晚期可表现为黄疸。缺血性肝炎是急性低灌注的一种典型表现，其特征是血清氨基转移酶急性显著升高，继之血清胆红素逐渐升高。

由恶性疟原虫所致的重症疟疾患者可表现为黄疸伴肝功能不全。此类患者的黄疸是溶血所致的高间接胆红素血症和胆汁淤积合并肝细胞性黄疸的综合作用。Weil病是一种严重的钩端螺旋体病，以黄疸为特征性表现，伴肾功能不全、发热、头痛和肌肉疼痛。

肝外胆汁淤积症的病因可分为恶性和良性（表50-3）。恶性病因包括胰腺癌、胆囊癌、壶腹癌以及胆管癌，其中胆管癌最常见于PSC患者，且因其表现往往与PSC相似，故极难确诊。胰腺和胆囊癌以及胆管癌仅有很少数可手术切除，且预后差。在所有以无痛性黄疸为表现的癌症中，壶腹癌的手术治愈率最高。因其他癌症转移引起的肝门淋巴结病变，亦可导致肝外胆管梗阻。

胆总管结石是肝外胆汁淤积最常见的原因。临床可表现为轻度右上腹不适及肝酶轻度升高，也可表现为逆行性胆管炎伴黄疸、脓毒症和循环衰竭。PSC以胆管狭窄为主要临床表现，但其狭窄部位局限于肝外胆管。IgG4相关性胆管炎以全胆管狭窄为特征。糖皮质激素治疗对PSC有效，因此临床医生必须鉴别IgG4相关性胆管炎与PSC。在极少数情况下，因胆总管与胰头相近，慢性胰腺炎会导致远端胆总管狭窄。艾滋病（AIDS）相关性胆管病变通常因胆管上皮细胞感染巨细胞病毒或隐孢子虫引起，其胆道造影表现与PSC相似。该病患者的血清碱性磷酸酶水平常显著升高（平均值为800 IU/L），但胆红素水平往往接近正常值。黄疸并非此类患者的典型表现。

全球视角

肝外胆道梗阻和药物是发达国家新发黄疸的常见病因，而在发展中国家，感染仍最主要的病因。多种感染均可累及肝并引起黄疸，尤其是疟疾、巴贝虫病、重症钩端螺旋体病、结核分枝杆菌和鸟分枝杆菌复合物所致的感染、伤寒、继发于肝炎病毒感染的甲、乙、丙、丁、戊型肝炎、EB病毒/巨细胞病毒感染、黄热病晚期、登革出血热、血吸虫病、片形吸虫病、华支睾吸虫病、后睾吸虫病、蛔虫病、棘球蚴病、肝脾念珠菌病、播散性组织胞浆菌病、隐球菌病、孢子菌病、埃里希体病、慢性Q热、耶尔森病、布鲁氏菌病、梅毒和麻风病。细菌感染并不一定累及肝和胆道才引发黄疸，如脓毒症可致胆汁淤积。

第五十一章　腹部膨隆和腹水

Abdominal Swelling and Ascites

Kathleen E. Corey，Lawrence S. Friedman　著
（艾丽菲热·买买提　苏丽娜　译）

腹部膨隆

腹部膨隆是多种疾病的表现。患者可能主诉腹胀或饱腹感，并可能根据衣服或腰带尺寸的增加而注意到腹围不断增长。腹部不适是腹部膨隆患者常见的主诉，但腹痛较少见。当腹部膨隆伴腹痛时，通常提示腹腔内感染、腹膜炎或胰腺炎。腹水（腹腔内液体）引起腹胀的患者可能以新发的腹股沟疝或脐疝起病。如果出现呼吸困难可能是由于膈肌受压和肺不能充分扩张。

病因

腹部膨隆的病因可简单地记为6个F：胀气（flatus）、脂肪（fat）、腹水（fluid）、妊娠（fetus）、粪便（feces）或“致命性增长”（fatal growth，通常是肿瘤）。

胀气（flatus）　腹部膨隆可能是肠内气体增多的结果。正常小肠含有大约200 ml气体，由氮、氧、二氧化碳、氢和甲烷组成。氮和氧由吞咽进入人体，而二氧化碳、氢和甲烷则是由细菌在肠道内发酵生成。肠内气体增多可发生在多种情况下。吞气症是一种吞咽空气的行为，它会导致小肠中氧和氮的含量增加而引起腹部膨隆。吞气症多由于吞咽食物、嚼口香糖、吸烟，或者是焦虑的一种反应，某些焦虑亦会引发反复嗳气。部分患者肠道气体增加是细菌代谢过量可发酵物质（如乳糖和其他寡糖）的结果，发酵后可产生氢、二氧化碳或甲烷。许多患者腹部膨隆的确切原因无法被明确。在一些人群中，尤其是肠易激综合征和腹胀的患者，腹胀的主观感觉是由于肠内气体转运受阻，而不是气体体积增加。腹部膨大（腹围客观增大）是膈肌收缩和前腹壁松弛之间缺乏协调的结果，某些情况下则是对腹内容积负荷增加的反应。少数情况下，腰椎前凸也可引起明显的腹部膨隆。

脂肪（fat）　体重增加与腹部脂肪的增加可导致腹围增加，也被视为腹部膨隆。腹部脂肪可能由热量摄入和能量消耗之间的不平衡引起，这种不平衡与不

良的饮食习惯和久坐不动的生活方式有关，但它也可能是某些疾病的表现，如库欣综合征。腹部脂肪过多会增加胰岛素抵抗和心血管疾病的风险。

腹水（fluid） 腹腔内积液（腹水）常导致腹部膨隆，下文将详细叙述。

妊娠（fetus） 妊娠会导致腹围增大。一般来说，在妊娠12～14周子宫从盆腔进入腹腔时，腹围增大才容易被注意到。在此之前，腹部膨隆可由于腹腔内液体潴留和腹部肌肉松弛所致。

粪便（feces） 在严重便秘或肠梗阻的情况下，结肠内粪便增多会导致腹围增大。这些症状通常伴有腹部不适或疼痛、恶心和呕吐，可通过影像学检查诊断。

致命性增长（fatal growth） 腹腔肿块亦可造成腹部肿胀。腹腔内器官的增大，特别是肝大或脾大或腹主动脉瘤均可引起致腹部膨隆。膀胱膨胀也可能造成腹部膨胀。此外，恶性肿瘤、脓肿或囊肿增大也可导致腹围增大。

临床诊治路径：腹部膨隆

病史

确定腹部膨隆的病因要从病史和体格检查开始。应询问患者有关恶性肿瘤的症状，包括体重减轻、盗汗和纳差。如果患者主诉不能排便或排气，并伴有恶心或呕吐，则提示肠梗阻、严重便秘或麻痹性肠梗阻。嗳气和排气增多可能提示吞气症或肠道内气体增加。怀疑腹水应询问患者慢性肝病的危险因素或症状，包括过度饮酒和黄疸。另外还应询问患者其他疾病的症状，包括可能导致腹水的心力衰竭和肺结核。

体格检查

体格检查应包括系统性疾病的体征评估。淋巴结肿大，尤其是锁骨上淋巴结肿大（Virchow淋巴结）提示腹腔恶性转移瘤。心脏查体时应注意评估颈静脉压（JVP）升高的情况、Kussmaul征（吸气时JVP升高）、心包叩击音（可见于心力衰竭或缩窄性心包炎）或三尖瓣反流的杂音。蜘蛛痣、肝掌、脐周浅静脉扩张（海蛇头）和男性乳房增大均提示慢性肝病。

腹部查体应从视诊开始，观察有无不均匀的腹部膨大或明显包块。随后进行腹部听诊。没有肠鸣音或出现高调的局部肠鸣音提示肠梗阻。脐静脉嗡嗡声可能提示门静脉高压，而肝细胞癌或酒精性肝炎患者很少能听到肝区的摩擦音。接着进行腹部叩诊。肠道积气引起的腹部膨隆可通过叩诊与腹腔积液或实性肿块相鉴别。充满气体的腹部叩诊呈鼓音，而含有肿块或液体的腹部叩诊呈浊音。然而，无移动性浊音并不能排除腹水，因为浊音阳性时腹水需≥1500 ml。最后进行腹部触诊，以评估有无压痛、肿块、脾或肝大，或是否存在提示肝硬化或肝肿瘤的肝结节。轻触诊肝若感受到心脏搏动，则提示存在右心衰竭伴瓣膜反流，尤其是三尖瓣反流。

影像及实验室评估

腹部X线可用来检出肠袢扩张，肠袢扩张提示肠梗阻。腹部超声可检测出>100ml的腹水、肝脾大、结节性肝或肿块。由于肠气干扰，超声常无法探查腹膜后淋巴结肿大或胰腺病变。如怀疑有恶性肿瘤或胰腺疾病，可行CT检查。CT还可以检测到与晚期肝硬化和门脉高压相关的变化（图51-1）。

实验室检查应包括肝生化、血清白蛋白水平及凝血酶原时间测定（国际标准化比率）以评估肝功能；全血细胞分析评估是否存在可能导致全血细胞减少的门静脉高压或系统性感染造成的白细胞增多、贫血、

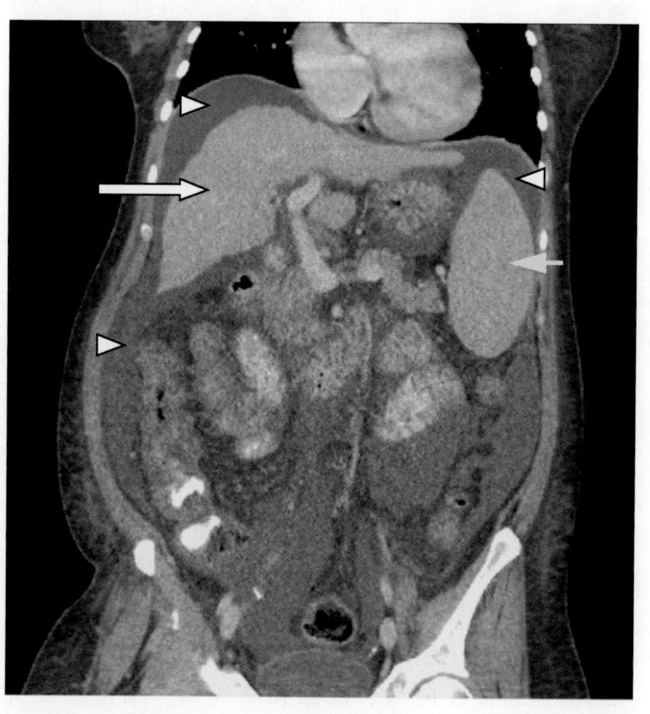

图51-1 肝硬化患者的CT。肝结节（白色箭头）、脾大（黄色箭头）和腹水（短箭头）

血小板增多。血清淀粉酶和脂肪酶水平用以排查急性胰腺炎患者。当怀疑肾病综合征（可能引起腹水）时，应进行尿蛋白定量。

在特殊病例中，可通过肝静脉插管测量肝静脉压力梯度（肝门静脉和肝静脉之间的跨肝压力）以确定腹水是否由肝硬化引起。在某些情况下，还需要进行肝活检以确诊肝硬化。

腹水

肝硬化腹水的发病机制

肝硬化患者的腹水是门静脉高压、水钠潴留的结果。类似的机制也参与心力衰竭中腹水的形成。门静脉高压表示门静脉内压力升高。根据欧姆定律，压力是电阻和流量的乘积。肝阻力增加涉及多种机制。首先，肝纤维化（也就是肝硬化）破坏了正常的肝窦结构从而阻碍正常的血液流经肝。其次，肝星形细胞的活化介导肝纤维化，造成平滑肌收缩和纤维化。最后，肝硬化导致内皮型一氧化氮合酶（eNOS）生成减少，从而引起肝内血管收缩。

肝硬化的发展还与循环一氧化氮水平的升高（肝内水平降低），以及血管内皮生长因子和肿瘤坏死因子水平的升高有关，后者可引起内脏血管扩张。内脏循环的血管扩张可导致血液淤积和有效循环容量减少，肾将感受为低血容量，通过释放抗利尿激素代偿性收缩血管，其结果是交感神经系统和肾素-血管紧张素-醛固酮系统的激活而引起水钠潴留。

非肝硬化腹水的发病机制

非肝硬化腹水通常由腹膜癌、腹膜感染或胰腺疾病所致。腹膜癌性病灶可由原发性腹膜恶性肿瘤（如间皮瘤或肉瘤）、腹腔恶性肿瘤（如胃或结肠腺癌）或乳腺癌、肺癌或黑色素瘤的转移引起（图 51-2）。腹膜内的肿瘤细胞可生成富含蛋白质的液体，从而促进腹水形成。细胞外间隙的液体被吸入腹膜，进一步导致腹水的形成。结核性腹膜炎可通过类似的机制引起腹水，腹膜上结核结节可渗出富含蛋白的液体。胰性腹水是胰酶渗漏到腹膜的结果。

腹水病因

肝硬化是腹水的主要病因，占腹水全部病因的84%。心源性腹水、腹膜癌以及肝硬化和其他疾病引起的“混合型”腹水占 10%～15%。腹水较少见的原因包括大的肝转移瘤、感染（结核、衣原体感染）、胰腺炎和肾病（肾病综合征）。罕见病因包括甲状腺功能减退和家族性地中海热。

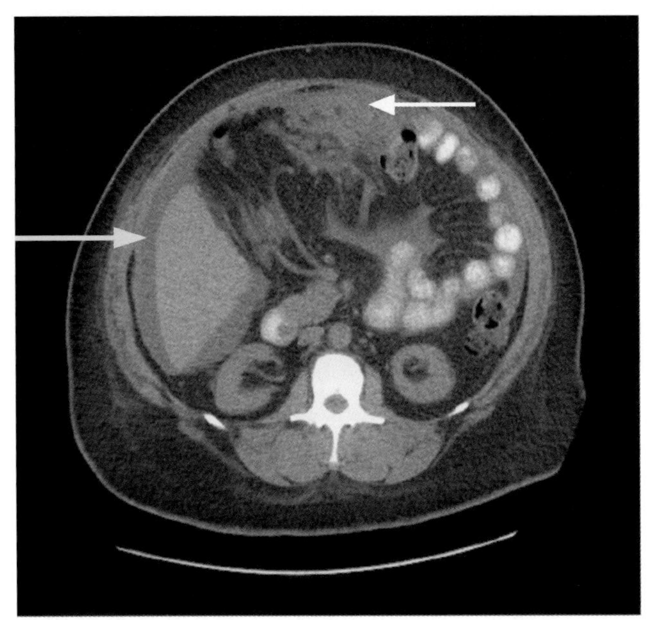

图 51-2　腹膜癌患者的 CT。腹膜癌（白色箭头）、腹水（黄色箭头）

腹水的评估

一旦证实腹水的存在，腹水的病因最好通过腹腔穿刺术来明确。其可在床旁操作，通过皮下注射针头或小导管从腹腔抽取腹水。下腹部是最常见的穿刺部位。由于左下腹腹水较深且腹壁较薄，因此穿刺部位首选左下腹。腹腔穿刺术是一项安全的操作，即使对有凝血功能障碍的患者而言也是安全的。腹腔穿刺术并发症较少见，包括腹壁血肿、低血压、肝肾综合征和感染。

抽取腹水时，应该注意观察其外观。浑浊的腹水提示存在感染或肿瘤细胞。白色或乳白色的腹水提示甘油三酸酯水平＞200 mg/dl（通常＞1000 mg/dl），此为乳糜性腹水的特征。乳糜性腹水由于淋巴管破裂所致，可发生于外伤、肝硬化、肿瘤、肺结核或某些先天性淋巴管异常。深褐色腹水反映胆红素浓度高，提示胆道穿孔。黑色腹水提示胰腺坏死或转移性黑色素瘤。

腹水应送检白蛋白和总蛋白水平、细胞计数。如果怀疑为感染，还应送检革兰氏染色和细菌培养，应在床旁接种腹水至培养瓶中，以提高腹水培养阳性率。腹腔穿刺术当天同时检测血清白蛋白水平，以计算血清-腹水白蛋白梯度（SAAG）。

SAAG 对于区分门静脉高压性腹水和非门静脉高压性腹水至关重要（图 51-3）。SAAG 反映肝窦内压力，并与肝静脉压力梯度相关。SAAG 等于血清白蛋白水平减去腹水白蛋白水平，且不随利尿而改变。SAAG≥1.1 g/dl 反映存在门静脉高压，提示腹水是由于肝窦压力增高所致。根据 Starling 定律，高 SAAG 反映与门静脉压抗衡的胶体渗透压。其潜在病因包括肝硬化、心源性腹水、肝静脉血栓形成（Budd-Chiari 综合征）、肝窦阻塞综合征（静脉闭塞性疾病）或巨大肝转移瘤。SAAG＜1.1 g/dl 表明腹水与门静脉高压无关，如结核性腹膜炎、腹膜癌或胰性腹水。

对于高 SAAG（≥1.1 g/dl）腹水，腹水蛋白质水平可为病因提供进一步线索（图 51-3）。腹水蛋白质水平≥2.5 g/dl 表明肝窦正常，血浆蛋白可进入腹水，如心源性腹水、早期 Budd-Chiari 综合征或肝窦阻塞综合征。腹水蛋白水平＜2.5 g/dl 提示肝窦受损，血浆蛋白无法进入腹水，如肝硬化、晚期 Budd-Chiari 综合征或巨大肝转移瘤。脑钠肽（BNP）前体是一种由心脏释放的利钠激素，是心脏容量负荷增加和心室壁扩张的代偿性结果。血清中出现高水平 BNP 有助于确定心力衰竭是高 SAAG 腹水的原因。

其他检测只在特定的临床情况下进行。当怀疑空腔脏器穿孔引起的继发性腹膜炎时，可送检腹水葡萄糖和乳酸脱氢酶（LDH）水平。“自发性”细菌性腹膜炎可使肝硬化腹水复杂化（见下文“腹水的并发症”），继发性腹膜炎与自发性腹膜炎相比，腹水葡萄糖＜50 mg/dL、腹水 LDH 高于血清 LDH、腹水培养中多种病原体阳性均提示继发性腹膜炎。当怀疑胰性腹水时，应检测腹水淀粉酶水平，通常＞1000 mg/dl。细胞学检查可用于腹膜癌的诊断，应至少取 50 ml 腹水并立即送检。结核性腹膜炎通常伴有腹水淋巴细胞增多症，但很难通过腹腔穿刺术诊断。抗酸杆菌涂片的诊断敏感性仅为 0%～3%；结核杆菌培养的敏感性为 35%～50%。在非肝硬化患者中，腹水腺苷脱氨酶（ADA）以 30～45 U/L 作为临界值时，ADA 升高的敏感性＞90%。当腹水的病因不明确时，剖腹探查或腹腔镜腹膜活检进行组织学检查和培养仍是金标准。

治疗　腹水的治疗

肝硬化腹水的初始治疗是限盐，建议每日钠的摄入量＜2 g。当仅靠限盐不足以控制腹水时，可加用口服利尿剂，常用螺内酯联合呋塞米的利尿方案。螺内酯是一种醛固酮拮抗剂，抑制钠在肾远曲小管的重吸收。螺内酯的使用可能因其不良反应（低钠血症、高钾血症和男性乳房发育）受到限制。如果出现男性乳房发育，可使用阿米洛利（5～40 mg/d）替代螺内酯。呋塞米是一种袢利尿剂，通常与螺内酯的比例为 40∶100，螺内酯和呋塞米的每日最大剂量分别为 400 mg 和 160 mg。

难治性肝硬化腹水的定义是在限盐和使用最大剂量（或最大耐受剂量）利尿剂的情况下，腹水仍持续存在。难治性腹水的药物治疗包括在利尿剂治疗的基础上加用米多君（α_1 受体阻滞剂）或可乐定（α_2 受体阻滞剂）。这些药物为血管收缩剂，可拮抗肝硬化的内脏血管扩张。与单用利尿剂相比，米多君单用或联用可乐定可更好地改善全身血流动力学和控制腹水。尽管 β 受体阻滞剂可预防肝硬化静脉曲张破裂出血，但难治性腹水使用 β 受体阻滞剂可降低生存率。

当单纯依靠药物治疗不足以控制腹水时，难治性腹水可考虑反复大量腹腔穿刺术（LVP）或经颈静脉肝内门体分流术（TIPS）治疗。LVP 后静脉输注白蛋白以维持有效血浆容量可降低“腹腔穿刺术后循环功能障碍”和死亡的风险。LVP 时，建议每

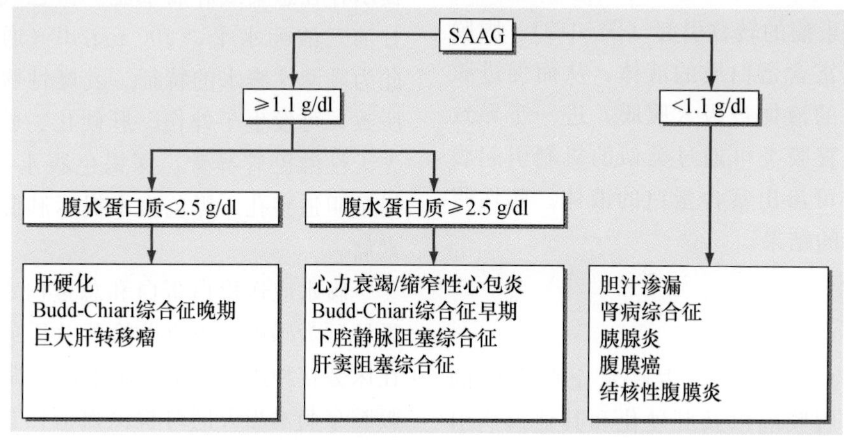

图 51-3　根据血清-腹水白蛋白梯度（SAAG）诊断腹水病因的流程图

放出1升腹水补充白蛋白6～8 g。TIPS在减少腹水复发方面优于LVP，但可增加肝性脑病的发生率，且死亡率无差异。

恶性腹水对限盐或利尿剂反应不佳。患者必须进行连续LVP、经皮置管引流或在极少数情况下进行腹腔-静脉分流术（从腹腔到腔静脉的分流）。

结核性腹膜炎引起的腹水应采取标准抗结核方案治疗。其他原因引起非肝硬化腹水的治疗为纠正诱发因素。

腹水的并发症

自发性细菌性腹膜炎（SBP）是肝硬化腹水常见和潜在的致命性并发症。少数情况下，SBP也会使肾病综合征、心力衰竭、急性肝炎和急性肝衰竭引起的腹水复杂化，但在恶性腹水中很少见。SBP的临床表现为腹围增大，然而只有40%的患者有腹部压痛，反跳痛并不常见。患者可能出现发热、恶心、呕吐、新发肝性脑病或加重先前存在的肝性脑病。

SBP的定义是腹水多形核嗜中性粒细胞（PMN）计数>250个/L。腹水培养结果通常为一种细菌病原体。腹水PMN计数升高，并且存在多种病原体时，提示空腔脏器破裂或脓肿继发性腹膜炎。腹水存在多种病原体但PMN计数未升高提示穿刺操作引起肠道穿孔。SBP通常是肠道细菌从水肿肠壁移位的结果。最常见的病原体是革兰氏阴性杆菌，包括大肠杆菌、克雷伯菌，革兰氏阳性球菌也常见，包括链球菌和肠球菌。

抗生素如静脉注射头孢噻肟治疗SBP对革兰氏阴性和革兰氏阳性需氧菌均有效。如果抗感染治疗后患者的临床症状有所改善，则进行5天的抗生素治疗。院内或医疗照护机构获得性SBP往往由耐多药细菌引起，初始抗生素治疗应以当地细菌流行情况为指导。

肝硬化患者如有SBP病史，腹水总蛋白浓度<1 g/dl或消化道活动性出血，应预防性使用抗生素来预防SBP，常用的方案为每日口服诺氟沙星。利尿可增加腹水蛋白调理素的活性，降低SBP风险。

当腹水（通常由肝硬化引起）通过膈肌裂孔进入胸膜腔时，会发生肝性胸水。这种情况会引起呼吸短促、缺氧和感染。治疗方式与肝硬化腹水类似，包括限盐、利尿，必要时进行胸腔穿刺术或TIPS。应避免放置胸腔引流管。

第八部分 肾及泌尿系统功能异常
SECTION 8 Alterations in Renal and Urinary Tract Function

第五十二章 尿痛、膀胱疼痛和间质性膀胱炎/膀胱疼痛综合征

Dysuria, Bladder Pain, and the Interstitial Cystitis/Bladder Pain Syndrome

John W. Warren 著
（张椿英 译）

出现尿痛和膀胱疼痛时，通常需密切关注下泌尿道。

尿痛

尿痛或排尿过程中的疼痛通常为尿道烧灼感或刺痛感，是多种综合征症状中的一种。是否伴随其他症状对于鉴别这些综合征有一定帮助。部分综合征具有性别差异。

女性

约50%的女性曾出现过尿痛，20%在过去1年中曾出现过尿痛。大多数女性尿痛综合征可大致分为两组：细菌性膀胱炎和下生殖道感染。

细菌性膀胱炎通常为大肠埃希菌感染，少数由革兰氏阴性杆菌和腐生葡萄球菌引起。细菌性膀胱炎起病急，临床症状除尿痛外，还包括尿频、尿急、耻骨上区疼痛和（或）血尿。

下生殖道感染包括阴道炎、尿道炎和溃疡性病变，多数感染是性传播微生物所致，新换性伴侣、有多个性伴侣或性伴侣不使用避孕套的年轻女性尤其应当考虑这些情况。相较于细菌性膀胱炎，这类综合征出现尿痛的过程相对和缓，其原因被认为（未被证实）是尿液流过受损上皮。尿频、尿急、耻骨上区疼痛和血尿症状也较细菌性膀胱炎少见。由白色念珠菌或阴道毛滴虫引起的阴道炎表现为阴道分泌物异常或阴道刺激症状。衣原体或淋球菌感染可引起尿道炎。溃疡性生殖器病变可由单纯疱疹病毒或多种其他特定微生物引起。

对于出现尿痛症状的女性，细菌性膀胱炎的可能性为50%。满足以下4项标准则可能性高达90%：尿痛、尿频、无阴道分泌物、无阴道刺激症状。满足以上标准的女性若无其他疾病、未孕且尿道正常，则可诊断为非复杂性细菌性膀胱炎，并经验性应用抗生素治疗。其他女性尿痛患者应通过尿试纸、尿培养及盆腔检查进一步评估。

男性

尿痛在男性中相对少见。男性与女性的尿痛综合征相似，但又有一些重要的不同。

大多数伴有尿痛、尿频、尿急和（或）耻骨上区、阴茎和（或）会阴疼痛的男性患者往往累及前列腺，其可能为感染源，或是阻塞尿液流出。细菌性前列腺炎通常由大肠埃希菌或其他革兰氏阴性杆菌引起。急性细菌性前列腺炎可表现为发热和寒战。前列腺检查应当轻柔或不做此检查，因为按摩可能造成菌血症。慢性细菌性前列腺炎表现为反复发作细菌性膀胱炎。前列腺按摩送检分泌物可发现细菌和白细胞。良性前列腺增生（BPH）可阻断尿液流出，引起尿流细而无力、排尿迟缓和尿不尽。如果在前列腺梗阻尿路后继发细菌感染，则会出现尿痛及其他膀胱炎症状。出现细菌性膀胱炎症状的男性患者应当进行尿液分析及尿培养。

多种性传播疾病均可表现为尿痛。尿道炎（通常无尿频）表现为尿道分泌物异常，可由沙眼衣原体、淋球菌、生殖道支原体、解脲支原体或阴道毛滴虫引起。单纯疱疹、软下疳及其他溃疡病变也可表现为尿痛，但亦没有尿频症状。

女性或男性

其他原因引起的尿痛在男性和女性中均可见。其中一些情况较为紧急，如下尿路结石、创伤及尿路局部化学物质暴露。另一些起病则相对缓慢，如下尿路肿瘤、特殊用药、白塞病、反应性关节炎、病因未明的慢性尿道综合征及间质性膀胱炎或膀胱疼痛综合征（见下文）。

膀胱疼痛

研究表明，当疼痛位于耻骨上区，且随着膀胱充盈或排空而改变和（或）伴有尿急、尿频等泌尿系统症状时，患者会认为疼痛来源于膀胱。急性起病的膀胱疼痛（如数小时或1～2天）有助于鉴别细菌性膀胱炎与尿道炎、阴道炎及其他生殖系感染。慢性或反复发作膀胱疼痛可能伴发于尿路结石；膀胱、子宫、子宫颈、阴道、尿道或前列腺癌症；尿道憩室；射线或特殊药物引起的膀胱炎；结核性膀胱炎；膀胱颈梗阻；神经源性膀胱；泌尿生殖道脱垂；BPH。如果未合并上述疾病，应当考虑间质性膀胱炎（IC）或膀胱疼痛综合征（BPS）。

间质性膀胱炎/膀胱疼痛综合征

大多数临床医生均在门诊中见过尚未确诊的IC/BPS。这种慢性疾病状态的典型特点是膀胱疼痛、尿急和尿频，以及夜尿增多。绝大多数患者为女性。症状可迁延数月或数年，甚至可能持续终身。症状严重程度差异较大。疼痛可以非常剧烈，尿急很令人苦恼，尿频可在24 h内多达60次，而夜尿增多可导致睡眠剥夺。这些症状会影响日常活动、工作计划和人际关系。IC/BPS患者的生活满意度甚至低于终末期肾病患者。

IC/BPS不是一种新疾病，19世纪末就首次报道了一例具有上述症状且膀胱镜检查发现单个溃疡（现已根据首次报道此病变的泌尿科医生命名为Hunner溃疡）的患者。在此后数十年中逐渐发现许多具有相似症状的患者并不伴有溃疡。目前认为仅10%的IC/BPS患者有Hunner溃疡。IC/BPS的定义、诊断及名称仍在不断变迁。美国泌尿协会将IC/BPS定义为“与膀胱相关的不愉快感受（疼痛、压迫、不适），伴有持续下泌尿道症状6周以上，且无感染或其他明确的病因”。

许多IC/BPS患者可能伴有其他综合征，如纤维肌痛、慢性疲劳综合征、肠易激综合征及偏头痛。这些综合征统称为功能性躯体综合征（FSS）：以疼痛和疲劳为主要表现，但实验室及组织学检查均正常的慢性疾病。与IC/BPS相似，FSS通常与焦虑和抑郁相关。大多数FSS更多见于女性，并且一个患者可同时合并数种FSS。由于具有相似的临床特征和合并症，IC/BPS有时也被认为是一种FSS。

流行病学

美国IC/BPS人群研究表明，女性患病率为3%～6%，男性为2%～4%。然而，数十年以来人们一直认为IC/BPS大多发生于女性。这项患病率调查结论引发新的研究，旨在明确在被诊断为慢性前列腺炎（现在被称为慢性前列腺炎/慢性盆腔综合征）的男性患者中，实际上患有IC/BPS的患者比例。

女性IC/BPS发病的平均年龄约为40岁，但从儿童期至60岁左右均可患病。IC/BPS的危险因素（患者不同于正常对照者的先决特征）主要是FSS。实际上，IC/BPS的发病风险会随着合并FSS的个数而增加。长期以来，手术被认为是IC/BPS的危险因素之一，然而校正FSS后的分析发现，二者之间并无相关性。约1/3的患者在IC/BPS发病初期患有细菌性膀胱炎。

IC/BPS的自然病程尚不清楚。尽管泌尿学和泌尿生殖医学研究结果显示IC/BPS可持续终身，但是人群研究提示其中一些IC/BPS患者未曾咨询专科医生，甚至始终未就诊。大多数患病率研究未发现IC/BPS患病率随年龄而增加的趋势，这是一种在整个成年期都会出现新发病例并伴随终身的非致命性疾病。因此，有理由推断就诊于泌尿外科的患者可能为最严重和顽固的IC/BPS。

病理

对于伴有Hunner溃疡的IC/BPS患者（≤10%），其组织病理学形态确实可描述为“间质性膀胱炎”。大多数此类患者组织病理学检查可见明显炎症、肥大细胞及肉芽组织。其余90%患者则无这些病变，其膀胱黏膜和间质相对正常，仅有轻微炎症。

病因

关于IC/BPS的发病机制已提出多种假设。大多数早期学说的关注点均在于膀胱。例如，IC/BPS曾经被认为是慢性膀胱感染。然而，先进精密的检测技术并未在尿液或膀胱组织中发现致病微生物，但其所研究的患者病程较长，研究结果无法排除感染诱发IC/BPS或者感染是早期IC/BPS特征的可能性。研究者还曾怀疑包括肥大细胞等在内的炎症因子，但90%无Hunner溃疡的患者（如上所述）仅有轻微膀胱炎症，膀胱组织中也未见肥大细胞浸润。自身免疫也被考虑过，但患者自身抗体滴度很低，且不具有特异性，目前被认为其是IC/BPS的结果而不是病因。膀胱黏膜上皮或糖胺聚糖（膀胱黏液涂层）缺损引起膀胱黏膜通透性增加已进行大量研究，但仍未有定论。

FSS的合并存在促使了对膀胱以外的病因进行探索。很多FSS患者具有异常的痛觉敏感性，其证据包括：①与所诊断的综合征无关的身体部位的疼痛阈值较低；②触觉信号的下行神经控制功能异常；③功能神经影像学检查中大脑对触摸的反应增强。此外，相较于非IC/BPS患者，本病患者远离膀胱的体表区域对疼痛更加敏感。这些发现与大脑上调对感觉的处理一致。事实上，目前的主流假说认为这些伴随发生的综合征的相同点是大脑处理感觉输入的异常。但是，“因必早于果”是因果关系的关键标准，目前尚无研究显示异常的痛觉敏感先于IC/BPS或FSS发生。

临床表现

部分IC/BPS缓慢起病，病程中逐渐出现疼痛、尿急、尿频及夜尿增多等主要症状，但其先后顺序往往不固定。其他患者则能确定IC/BPS发生的确切时间，其中50%以上患者主诉在某天突发尿痛。如上所述，仅少数IC/BPS患者在症状出现后及时就诊，尿液检查可见致病菌或白细胞。这些患者以及许多其他新发IC/BPS患者通常被诊断为细菌性膀胱炎或慢性细菌性前列腺炎（男性），并给予抗生素治疗。症状持续或反复但尿细菌学检查阴性引发鉴别诊断，从而考虑到IC/BPS。过去，IC/BPS的诊断往往延误长达数年，但随着最近对其关注度的增加已缩短了诊断时间。

IC/BPS疼痛最明显的部位是耻骨上区，并且随着排尿周期而变化。2/3的女性IC/BPS患者有至少2个部位疼痛。最常见的部位（包含80%的女性）和疼痛最严重的部位均是耻骨上区。约35%的女性患者有尿道疼痛，25%的患者有外阴其他部位的疼痛，30%患者为泌尿生殖系统之外的部位疼痛，如下背部、大腿前后侧或臀部。IC/BPS的疼痛通常为酸痛、压痛、抽痛、触痛和（或）刺痛。95%患者的疼痛随膀胱充盈而加重、膀胱排空而减轻，此特点可将IC/BPS与其他盆腔疼痛区分开来。令人费解的是，几乎同样多的患者报告某些特定的食物能够加重疼痛。一部分（占据比例略低，但仍是多数）患者的疼痛会因月经、压力、穿紧身衣物、运动、坐车及性交而加重。

IC/BPS的尿道和阴道疼痛尤其应当重视。除上述性质外，疼痛也可呈烧灼样、针刺样及剧烈疼痛，可因触摸、卫生棉条及性交加重。患者经常诉说排尿过程中尿道疼痛加重，而排尿后缓解。这些特点常常导致IC/BPS的尿道疼痛被诊断为慢性尿道疼痛综合征，而阴道疼痛被诊断为外阴痛。

许多IC/BPS患者的疼痛与尿急相关，2/3患者将排尿紧迫感描述为一种缓解膀胱疼痛的渴望。只有20%的患者报告这种紧迫感是为了避免尿失禁。实际上，IC/BPS患者很少出现尿失禁。如上所述，尿频可以很严重，85%患者24 h排尿超过10次，部分患者甚至可达60次。排尿持续整个夜间，夜尿常见且频繁，可能导致睡眠剥夺。

除常见症状外，IC/BPS还可能存在其他泌尿系统症状或其他症状。前者主要包括排尿延迟、膀胱排空困难及膀胱痉挛。后者包括合并存在的FSS的临床表现，以及目前尚未公认属于综合征的症状，如麻木、肌肉痉挛、眩晕、耳鸣及视物模糊。

IC/BPS引起的疼痛、尿急及尿频症状可使患者备受折磨。频繁去洗手间占据了大部分时间与精力，患者报告在工作、活动、旅行及离家过程中均存在困难。家庭关系及性关系高度紧张。

诊断

传统上，IC/BPS被认为是一种罕见疾病，由泌尿科医生通过膀胱镜诊断。然而，该病比曾经认为的更加多见。目前在其病程的更早阶段就会被考虑，且多数患者由初级保健医师做出诊断及治疗。体格检查、尿液分析及泌尿科检查并不敏感和（或）不特异。因此，诊断主要基于症状，并且排除具有类似表现的其他疾病。

3类疾病需要与IC/BPS进行鉴别。第一类是引起膀胱疼痛（见上述）或尿路症状的疾病。例如膀胱过度活动综合征，男女均可患病，主要表现为尿急、尿频，但一般无疼痛，且其排尿的急迫性是为了避免尿失禁。子宫内膜异位症，其可能无症状，也可能引起盆腔疼痛、痛经及性交痛，容易与IC/BPS混淆。子宫内膜异位症累及膀胱（尽管不常见）可引起尿路症状，类似IC/BPS。对于女性而言，即使明确具有子宫内膜异位症，但未发现膀胱种植，也难以确定是子宫内膜异位症引起了与IC/BPS相似的症状，或者为子宫内膜异位症合并IC/BPS。

第二类疾病主要是伴随IC/BPS发生的FSS。IC/BPS可被误诊为妇科慢性盆腔疼痛、肠易激综合征或者纤维肌痛。通常只有在疼痛因膀胱容量而变化或者尿路症状很突出时，才得以做出正确诊断。

第三类疾病与IC/BPS引起的牵涉痛很相似，如外阴痛和慢性尿道综合征。因此，以下情况应当考虑IC/BPS可能：持续或反复发作“尿路感染”（UTI）

但尿培养阴性，伴有疼痛的膀胱过度活动综合征，伴有尿路症状的慢性盆腔疼痛、子宫内膜异位症、外阴痛或FSS，以及“慢性前列腺炎”。如上所述，诊断IC/BPS的重要线索是疼痛因膀胱容量、进食特殊食物或饮料而改变。比较常见的饮食包括辛辣食物、巧克力、柑橘类、西红柿、酒精、咖啡因以及碳酸饮料等。

麻醉下行膀胱镜检查曾被认为是诊断IC/BPS的必要手段，因其能够显示Hunner溃疡或者膀胱扩张后的点状出血（90%无溃疡患者）。然而，由于Hunner溃疡在IC/BPS中并不常见，出血点亦非特异，因此膀胱镜检查已非诊断所必需。相应的，泌尿外科转诊的适应证已演变为需要排除其他疾病或给予更先进的治疗。

典型患者可能在疼痛、尿急、尿频或夜尿增多症状持续数天、数周或数月后就诊。若尿硝酸盐、白细胞或尿致病菌阳性，应当开始女性UTI或男性慢性前列腺炎的治疗。若无菌尿而症状持续或反复发作时，女性应行盆腔检查，男性则应行血清前列腺特异性抗原检查，所有患者均应进行尿液细胞学检查，并鉴别是否存在IC/BPS。

在IC/BPS的诊断过程中，询问疼痛、压迫及不适症状非常重要。如果在脐部至大腿上部前后侧区域有≥1处存在上述感觉，应考虑IC/BPS。关于膀胱容量改变效应的非指向性问题包括“当您要进行下一次排尿时，疼痛是减轻、加重或者没有变化?”以及“在排尿后，疼痛是减轻、加重或者没有变化?”。明确疼痛因摄入特定食物和饮料而加重不仅支持IC/BPS诊断，而且是控制症状的首要策略之一。询问尿急的非指向性方式是向患者描述尿急的表现，即非常强烈的排尿紧迫性而很难推迟排尿；后续的问题要确定这种紧迫性是为了缓解疼痛还是避免尿失禁。为了评估严重程度并提供定量基线测量结果，应以0～10的等级评估疼痛和紧迫性，0为无，10为可想象的最差情况。还应当确定24 h内的排尿频率，而夜尿是患者每晚因排尿而醒来的次数。

约一半IC/BPS患者呈间断或持续性镜下血尿，具有此表现，以及需要排除膀胱结石或肿瘤时应转介泌尿科或泌尿生殖科就诊。IC/BPS的治疗并不影响后续泌尿科评估。

治疗　间质性膀胱炎/膀胱疼痛综合征

IC/BPS治疗的目标是缓解症状，其挑战在于并无任何一种治疗能够一致有效地缓解所有患者的症状。但是，采用全面的治疗方案，大部分患者最终可获得临床症状的缓解。美国泌尿协会IC/BPS管理指南提出了目前最优的诊治方案。建议从保守治疗开始，如有必要，可在泌尿科医生或泌尿生殖科医生的督导下采用风险较高的治疗。保守治疗包括患者教育、减轻压力、膳食调整、口服药物、盆底理疗以及相关FSS的治疗。

患者症状可能已持续数月、甚至数年，生活质量受到严重影响，反复就诊使医患双方都颇为沮丧。医生应当与患者及其配偶或其他亲属共同探讨疾病的诊断、治疗及预后，需告知亲属尽管此病没有显著可见的临床表现，但患者一直在承受巨大痛苦。这些信息对其性伴侣尤其重要，因为疼痛随着性交加重是IC/BPS的常见特点。精神紧张及压力可使IC/BPS症状恶化，因此建议减轻压力，鼓励练习瑜伽或冥想。间质性膀胱炎协会（http://www.ichelp.com）和间质性膀胱炎网站（http://www.ic-network.com）均有助于患者教育。

在建立良好饮食习惯方面，大多数患者将所有可能引起症状加重的食物或饮料从饮食中剔除，随后再逐一将其添回，从而确定哪些特定饮食会加重症状。患者也应当对液体摄入量进行试验，并进行液体管理。一些患者减少液体摄入可缓解症状，而另一些则需增加。

IC/BPS患者的盆底肌肉通常很紧张。两项随机对照试验显示，每周进行盆底理疗使盆底肌肉放松能够减轻症状，其效果比全身按摩更加明显。这种干预措施需在专业理疗师的指导下进行，需明白理疗的目的是放松盆底肌肉，而不是强化。

在口服药物中，非甾体抗炎药十分常用，但很有争议而且常常无效。两项随机对照试验显示，足量的阿米替林（≥50 mg每晚）能够减轻IC/BPS的症状。使用此药不是因其抗抑郁作用，而是因其被证实的抗神经源性疼痛作用。但是，FDA并未批准其用于IC/BPS。起始治疗剂量为睡前服用10 mg，之后每周逐渐加量至75 mg（或者能够充分缓解症状的稍低剂量）。可能会出现一些副作用，如口干、体重增加、镇静状态及便秘。如果不能充分控制症状，可考虑加用戊聚糖多硫酸钠100 mg每日3次。这是一种半合成多糖，其理论作用是补充膀胱黏膜上可能缺损的氨基多糖表层，但随机对照试验显示其相较于安慰剂只有中等程度的获益。不良反应较少见，主要包括胃肠道症状、头痛和脱发。戊聚糖多硫酸钠具有微弱的抗凝作用，凝血功能异常的患者应避免使用。

病例报告显示，针对一种FSS的成功治疗往往伴随着其他FSS症状的减轻。正如本文所述，IC/BPS多伴随一种或几种FSS。因此，如果合并存在的FSS得到了成功治疗，那么IC/BPS症状也有可能得到缓解。

如果联合治疗数月仍无法充分缓解症状，应将患者转介至泌尿或泌尿生殖专业医生，他们可进行进一步检查及治疗。在麻醉下行膀胱镜使膀胱水扩张可使40%患者的症状得到数月的缓解，而且可以重复进行。对于少数具有Hunner溃疡的患者，经尿道膀胱电灼术可能会缓解症状。还可用利多卡因或二甲基亚砜溶液进行膀胱灌注。一些经验丰富的医生还曾使用过抗癫痫药、镇痛药及环孢素。疼痛专家也能提供帮助。可通过临时皮下电极进行骶神经电刺激，如有疗效则可植入电极。极少数症状顽固的患者进行手术可能会缓解症状，手术方式主要包括膀胱成形术、部分或全部膀胱切除术及尿流改道术。

第五十三章 氮质血症与泌尿系统异常

Azotemia and Urinary Abnormalities

Julie Lin，Bradley M. Denker 著
（左力 王伊娜 译）

正常的肾功能需通过许多细胞过程以保持身体内环境稳定。任何这些功能受到干扰均会导致功能异常，可能出现不良预后。这些疾病的临床表现取决于肾损伤的病理生理学改变，通常以一系列症状、异常体征和实验室检查改变构成特定的综合征而被识别。这些肾病相关的综合征（表53-1）可以继发于全身性疾病，也可原发于肾。肾病综合征通常由多个因素构成，这些因素可反映潜在的病理学改变，常符合以下1项或多项：①肾小球滤过率（GFR）下降（氮质血症）；②尿沉渣异常（血尿、白细胞尿、管型和结晶）；③尿蛋白排泄异常（蛋白尿）；④尿量异常（少尿、无尿、多尿）；⑤高血压和（或）身体容量负荷增加（水肿）；⑥电解质异常；⑦其他症状，发热/疼痛。这些临床表现的特异性组合可以诊断某一种肾病相关的综合征（表53-1），有助于缩小鉴别诊断的范围，以便准确诊断和制订治疗方案。本章重点介绍肾功能异常的相关内容，其在鉴别以下情况时相当重要：①GFR下降导致氮质血症；②尿沉渣异常和（或）尿蛋白排泄异常；③尿量异常。

氮质血症

GFR的评估

监测GFR在医院和门诊都很重要，目前有多种不同的方法。GFR是肾功能的主要指标，其直接测定需要放射性同位素（如菊粉、碘酞酸盐），这种物质可以由肾小球滤过，在肾小管中既不被重吸收，也不会分泌。GFR（即每分钟每毫升菊粉或碘酞酸盐的清除率）是根据同位素在尿液中数小时的浓度来测定。在大多数临床情况下，直接测量GFR并不可行，故血浆肌酐水平被用于替代估测GFR。血浆肌酐（P_{cr}）是应用最广泛的GFR标志物，GFR与尿肌酐（U_{cr}）呈正相关，与P_{cr}呈负相关。基于这种关系，当P_{cr}升高时，GFR将会下降。未根据GFR下降调整药物剂量会导致死亡率显著升高，死亡原因为药物毒性（如地高辛、氨基糖苷类）。在门诊，P_{cr}可用于GFR的估测（尽管准确度较低，见下文）。在慢性进展的肾病患者中，$1/P_{cr}$（y轴）和时间（x轴）几乎呈线性关系。对于同一个体，该直线的斜率可保持不变，当数值偏离，需要调查是否叠加急性加重因素（如容量不足、药物作用）。在不同的P_{cr}水平，尿毒症出现的症状和体征与患者（体型、年龄和性别）、潜在肾病、并发症和实际GFR相关。一般来说，患者在严重肾功能不全前不会出现尿毒症症状（GFR<15 ml/min）。

GFR显著降低（急性或慢性）通常反映P_{cr}升高，导致含氮废物如尿素的蓄积（定义为氮质血症）。氮质血症可能由肾灌注减少、原发性肾病或肾后梗阻（输尿管梗阻；见下文和图53-1）造成。精确测定GFR是个棘手的问题，因为常用于估算GFR的2个指标（即尿素和肌酐）均具有影响其作为清除率标志物准确性的特点。尿素清除率可能显著低估GFR，因为尿素会被肾小管重吸收。相反，肌酐来源于肌肉的肌酸代谢，其每日生成量变化较小。

肌酐清除率（CrCl）是GFR的近似值，测定规定周期内（通常为24 h）血浆和尿液中肌酐的排泄率，单位为ml/min：$CrCl=(U_{vol}\times U_{cr})/(P_{cr}\times T_{min})$。肌酐可用于估测GFR是因为其分子量小，可自由滤过，同时不被肾小管重吸收。但P_{cr}水平可因食用加工肉类而急剧升高，也可通过有机阳离子途径分泌进入近端小管（尤其是在慢性肾病急性加重时），从而高估GFR。当定时收集CrCl不可行时，药物剂量的调整必

表 53-1 肾相关综合征的最初临床表现和实验室检查

综合征	重要诊断线索	常见表现
急性或快速进展性肾衰竭	无尿 少尿 GFR 近期下降	高血压、血尿 蛋白尿、脓尿 管型、水肿
急性肾炎	血尿、红细胞管型 氮质血症、少尿 水肿、高血压	蛋白尿 脓尿 循环充血
慢性肾衰竭	氮质血症＞3 个月 长期存在尿毒症的症状和体征 肾性骨营养不良的症状和体征 双侧肾萎缩 尿沉渣可见宽大管型	蛋白尿 管型 脓尿、夜尿增多 水肿、高血压 电解质异常
肾病综合征	蛋白尿＞3.5 g/(24 h · 1.73 m^2) 低白蛋白血症 水肿 高脂血症	管型 脂肪尿 高凝状态
无症状性尿液异常	血尿 蛋白尿（低于肾病范围） 无菌性脓尿、管型	
尿路感染/肾盂肾炎	菌尿、＞10^5 cfu/ml 其他尿液感染原证据 脓尿、白细胞管型 尿频、尿急 膀胱压痛、侧腹压痛	血尿 轻度氮质血症 少量蛋白尿 发热
肾小管功能异常	电解质紊乱 脓尿、夜尿增多 肾性钙化 肾增大 肾转运功能异常	血尿 肾小管蛋白尿（＜1 g/24 h） 遗尿
高血压	收缩压/舒张压升高	蛋白尿 管型 氮质血症
肾结石	既往结石排出或取石病史 既往 X 线证实结石存在 肾绞痛	血尿 脓尿 尿频、尿急
尿路梗阻	氮质血症、少尿、无尿 多尿、夜尿增多、尿潴留 尿流减慢 前列腺增大、肾增大 侧腹压痛、排尿后膀胱充盈	血尿 脓尿 遗尿、排尿困难

cfu，集落生成单位；GFR，肾小球滤过率

须仅根据 P_{cr}。两个公式被广泛用于使用 P_{cr} 估算肾功能：①Cockcroft Gault；②四变量 MDRD（肾病膳食改良试验）。

Cockcroft Gault：CrCl（ml/min）= $\frac{(140-\text{年龄})\times\text{标准体重(kg)}}{P_{cr}(\text{mg/dl})\times 72}$

此值乘以 0.85 即为女性的 CrCl。

MDRD：估算的肾小球滤过率（eGFR）[ml/(min · 1.73 m^2)] = 186.3 × P_{cr} ($e^{-1.154}$) × 年龄 ($e^{-0.203}$) ×(0.742 若为女性)×(1.21 若为黑人)。

许多网站可帮助进行这些计算（*www.kidney.org/professionals/kdoqi/gfr_calculator.cfm*）。新近 CKD-EPI eGFR 公式是从数个伴或不伴肾病的队列研究中根据直接测定的 GFR 数据开发得出，结果更为精确：

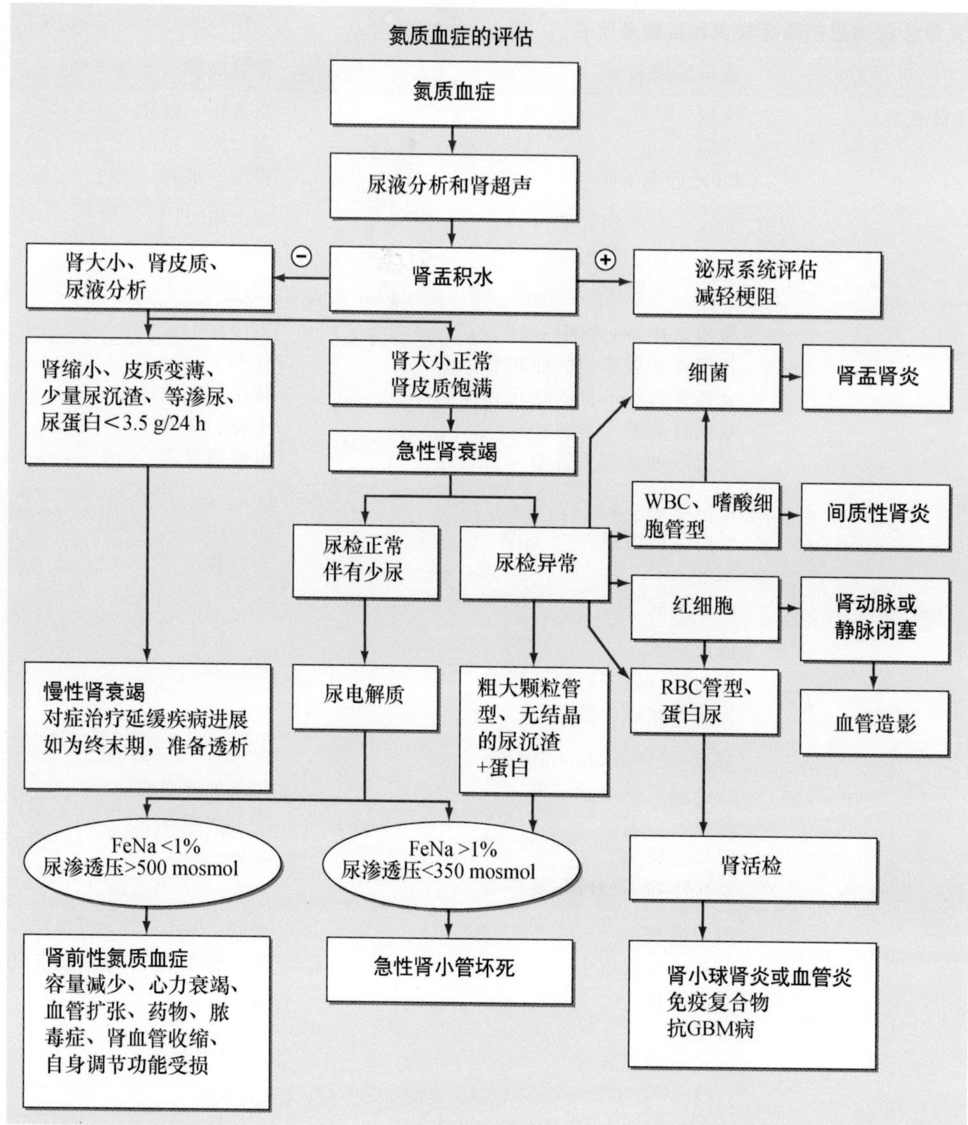

图 53-1　氮质血症患者的诊断流程。FeNa，钠排泄分数；GBM，肾小球基底膜；RBC，红细胞；WBC，白细胞

CKD-EPI：$eGFR = 141 \times min\ (P_{cr}/k,\ 1)^{a} \times max\ (P_{cr}/k,\ 1)^{-1.209} \times 0.993^{年龄} \times 1.018$（如为女性）$\times 1.159$（如为黑人）

其中，P_{cr}为血浆肌酐，k 值为 0.7（女性）和 0.9（男性），a 值为 −0.329（女性）和 −0.411（男性），min 表示 P_{cr}/k 或 1 的最小值，max 表示 P_{cr}/k 或 1 的最大值（*http://www.qxmd.com/renary/Calculate-CKD-EPI-GFR.php*）。

所有基于肌酐的 GFR 估测值都存在局限性。每个公式和 24 h 尿液收集用于测定肌酐清除率均基于假设患者处于稳定状态下，不存在由于 GFR 的快速改变造成 P_{cr}的每日增加和降低。当 GFR<60 ml/(min·1.73 m²）时，MDRD 公式与真实的 GFR 具有更好的相关性。由于慢性疾病时肌肉含量下降、长期使用糖皮质激素或营养不良时 P_{cr}变化微小或不易察觉，这会掩盖 GFR 的显著变化。胱抑素 C 是一种半胱氨酸蛋白酶抑制剂，可从所有有核细胞中以相对恒定的速率产生。早期 GFR 下降时，血清胱抑素 C 比 P_{cr}更为敏感，但与血清肌酐一样，胱抑素 C 也受患者年龄、种族、性别影响，同时也与糖尿病、吸烟和炎症状态有关。

临床诊治路径：氮质血症

当 GFR 下降时，医生必须判断是急性还是慢性肾损伤。根据临床情况、病史和实验室检查结果通常易于鉴别。但是，慢性肾衰竭的特征性实验室检查结果异常（包括贫血、低钙血症和高磷血症）通常在急性肾衰竭患者中也可出现。肾性骨营养不良的影像学证据只会在慢性肾衰竭中出现，但是其为极晚期的表现，这些患者通常已经接受透析治疗。尿液分析和肾超声检查有助于鉴别急慢性肾衰竭。评估氮质血症患者的方法如图 53-1 所示。晚期慢性肾功能不全患者常有蛋白尿、非浓缩尿（等渗尿，尿液渗透压等于血浆渗透压），超声检查可见肾缩小，以及肾回声增强、皮质变薄。治疗的方向应该为减缓肾病进展以及减轻水肿、酸中毒、贫血和高磷血症等症状。急性肾衰竭可由肾血流不足（肾前氮质血症）、肾实质疾病（累及小血管、肾小球或肾小管）或肾后因素（输尿管、膀胱和尿道中的尿流梗阻）导致。

肾前性肾衰竭

40%～80%的急性肾衰竭与肾灌注不足有关，如果治疗得当，可以很快逆转。肾前氮质血症的病因包括任何引起循环血容量不足的原因（胃肠道出血、烧伤、腹泻、利尿剂）、容积隔离（胰腺炎、腹膜炎、横纹肌溶解），或有效动脉容量下降（心源性休克、脓毒症）。肾灌注也会受外周血管扩张（脓毒症、药物）造成心排血量减低，或严重肾血管收缩［严重心力衰竭、肝肾综合征、非甾体抗炎药等药物(NSAID)］影响。真正或“有效”的动脉低血容量会造成平均动脉压下降，进而触发各种神经和体液反应，包括激活交感神经和肾素-血管紧张素-醛固酮系统和抗利尿激素（ADH）释放。GFR 由前列腺素介导的入球小动脉舒张和血管紧张素Ⅱ介导的出球小动脉收缩共同维持。一旦平均动脉压下降至低于 80 mmHg，GFR 将急剧下降。

NSAID 阻断前列腺素的生成可导致严重的血管收缩和急性肾衰竭。血管紧张素转化酶抑制剂(ACEI) 或血管紧张素受体拮抗剂（ARB）可阻断血管紧张素，降低出球小动脉压力，从而降低肾小球毛细血管灌注压。应用 NSAID 和（或）ACEI/ARB 的患者在任何原因造成的血流量下降时，更容易出现血流动力学介导的急性肾衰竭。双侧肾动脉狭窄（或单侧肾动脉狭窄）的患者依靠出球小动脉收缩来维持肾小球滤过压，故口服 ACEI 或 ARB 时更易出现 GFR 的下降。

长期肾灌注不足可能会导致急性肾小管坏死(ATN)。尿液分析和尿电解质检测可用于区分肾前氮质血症和 ATN（表 53-2）。肾前氮质血症患者的尿钠和渗透压水平可通过去甲肾上腺素、血管紧张素Ⅱ、ADH 和肾小管内液体流速率低的刺激作用进行预测。肾前性状态下，肾小管未受损伤，可浓缩尿液（>500 mosmol），避免钠潴留（尿钠浓度<20 mmol/L；钠排泄分数<1%），且 $U_{cr}/P_{cr}>40$（表 53-2）。肾前性尿沉积通常正常或有透明和颗粒管型，而 ATN 尿沉渣通常充满细胞碎片、肾小管上皮细胞管型和深色（褐色）颗粒管型。

肾后氮质血症

尿路梗阻占急性肾衰竭的不足 5%，但通常为可逆性，必须在早期解除梗阻（图 53-1）。由于单侧肾有足够的清除能力，故发生梗阻性急性肾衰竭提示存有尿道或膀胱出口梗阻、双侧输尿管梗阻，或仅存单侧肾功能的患者发生单侧梗阻。诊断梗阻通常经由肾彩超发现输尿管和肾盂扩张。然而，在梗阻早期或输尿管无法扩张（如盆腔或输尿管周围肿瘤包裹）时，超声检查可能无法发现异常。

肾性疾病

当肾前性和肾后性氮质血症被排除后，需考虑肾性疾病的可能性。肾性疾病包括肾大血管、肾微血管和肾小球疾病、肾小管间质疾病。由缺血和毒性造成的 ATN 占急性肾实质疾病的 90%。如图 53-1 所示，患者的临床情况和尿液分析可有助于分析潜在病因。肾前性氮质血症和 ATN 是肾低灌注的部分表现，在 ATN 中可以发现肾小管器质性损伤的证据，而肾前性氮质血症在肾灌注恢复后可被迅速纠正。因此，ATN 与肾前性氮质血症可以依靠尿液及尿电解质检查区分开来（表 53-2 和图 53-1）。缺血性 ATN 常见于大手术、创伤、严重血容量不足、脓毒症或大面积烧伤的患者中。毒性造成的 ATN 并发于许多常用的药物使用，一般通过同时诱发肾内血管收缩、直接肾小管毒性作用和/或肾小管

表 53-2　急性肾衰竭的实验室检查

指标	肾前性氮质血症	少尿型急性肾衰竭
BUN/P_{cr}	>20∶1	10～15∶1
尿钠（mmol/L）	<20	>40
尿渗透压（mosmol/LH$_2$O）	>500	<350
钠排泄分数[a]	<1%	>2%
尿肌酐/血肌酐	>40	<20
尿液分析（管型）	无或透明/颗粒管型	棕色管型

[a] 尿钠排泄分数 $=\frac{\text{尿钠}\times\text{血肌酐}\times 100}{\text{血钠}\times\text{尿肌酐}}$

BUN，血尿素氮；P_{cr}，血浆肌酐

第五十三章　氮质血症与泌尿系统异常

阻塞。由于肾脏血供丰富（25%心排血量），以及肾脏可浓缩与代谢毒素，所以肾脏更容易被毒性损伤。ATN的特异性病因往往可通过积极寻找低血压和肾毒性物质获得解释。停止肾毒性物质应用及稳定血压常可维持患者暂不需要透析，直至肾小管恢复。

肾小管和间质受累可造成急性肾损伤（AKI），这是急性肾衰竭的一种亚型。病因包括药物诱导的间质性肾炎（特别是抗生素、NSAID和利尿剂）、重症感染（细菌和病毒）、系统性疾病（如系统性红斑狼疮）和浸润性疾病（如结节病、淋巴瘤和白血病）。尿检常提示少到中量蛋白尿、血尿和脓尿（约75%的病例），以及偶尔伴有白细胞管型。间质性肾炎也可出现红细胞管型，但需先排除肾小球疾病（图53-1）。有时，需要进行肾穿刺活检鉴别这些情况。尿中发现嗜酸性粒细胞提示过敏性间质性肾炎或肾动脉粥样硬化栓子，可采用Hansel染色观察到嗜酸性粒细胞。但是，未发现嗜酸性粒细胞尿不能除外这些病因。

肾大血管闭塞（包括肾动脉和静脉）是急性肾衰竭的少见病因。这一机制造成的GFR明显下降提示双侧均受累，或者患者仅单肾残存功能且该功能肾受损。肾动脉闭塞可由于粥样硬化栓子、血栓栓子、原位血栓形成、主动脉撕裂或血管炎造成。肾动脉粥样硬化栓子可自发形成，但多数情况下与近期大动脉介入治疗相关。栓子富含胆固醇，并可阻塞中小肾动脉，随之发生嗜酸性粒细胞增多的炎症反应。肾动脉粥样硬化栓子造成的急性肾衰竭往往尿检正常，但是尿液中可出现嗜酸性粒细胞和管型。该病可通过肾活检确诊，但当存在动脉粥样硬化栓子的其他特征（网状青斑、外周远端梗死、嗜酸性粒细胞增多症）时，则通常不必进行此操作。肾动脉血栓形成可造成少量蛋白尿和血尿，但是肾静脉血栓形成则可诱发大量蛋白尿和血尿。这些血管并发症往往需要血管造影以确证。

肾小球疾病（肾小球肾炎和肾小血管炎）和肾微血管疾病（溶血性尿毒症综合征、血栓性血小板减少性紫癜和恶性高血压）常合并出现多种肾小球损伤的表现：蛋白尿、血尿、GFR下降、钠排泄改变引发的高血压、水肿和循环充血（急性肾炎综合征）。这些表现可以发生于原发性肾病或系统性疾病肾受累。患者临床情况和其他实验室检查可以协助鉴别原发性肾病和继发性肾病。尿中发现红细胞管型是早期肾活检的适应证（图53-1），病理类型是诊断、预后和治疗重要的依据。不伴有红细胞管型的血尿亦提示肾小球疾病，其评估流程见图53-2。

少尿和无尿

少尿是指24 h尿量为＜400 ml，无尿指尿量显著减少（尿量＜100 ml/d）。以下的情况可导致无尿：双侧尿路完全梗阻、肾大动脉或大静脉闭塞和休克（表现为恶性高血压和严重肾动脉收缩）。肾皮质坏死、ATN和急进性肾小球肾炎也可导致无尿。少尿可以伴随任何病因造成的急性肾衰竭，且除了肾前性氮质血症，均提示肾预后不良。在急性或者慢性氮质血症的患者中非少尿指尿量＞400 ml/d。非少尿性ATN与少尿性ATN相比，血钾和血氯紊乱的程度更轻，肾功能恢复更快。

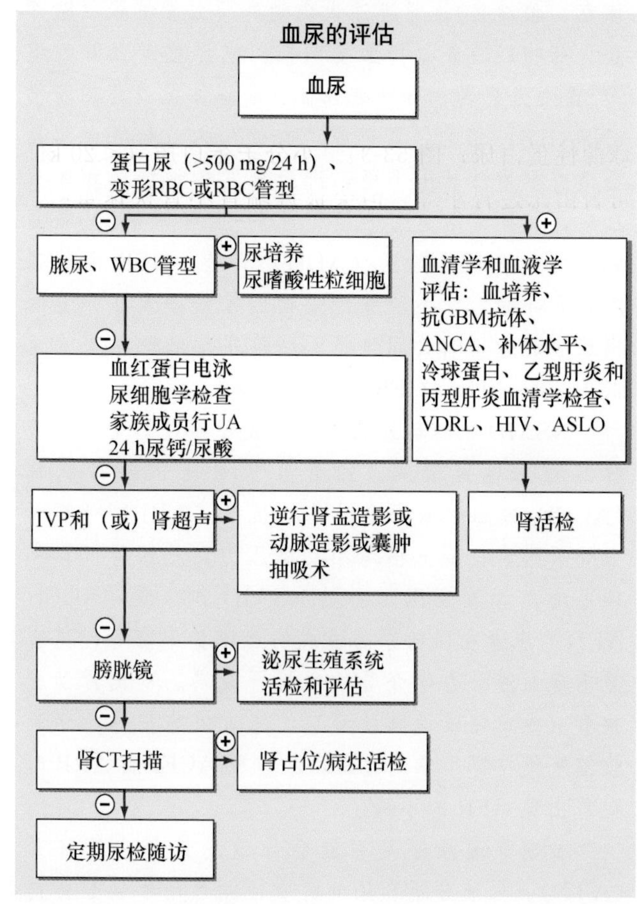

图53-2 血尿患者的诊断流程。ANCA，抗中性粒细胞胞质抗体；ASLO，抗链球菌溶血素O；CT，计算机断层扫描；GBM，肾小球基底膜；IVP，静脉肾盂造影；RBC，红细胞；UA，尿液分析；VDRL，性病检测试验；WBC，白细胞

尿液异常

蛋白尿

蛋白尿的评估流程如图 53-3 所示，蛋白尿可以用试纸条法检测。试纸条法只能检测白蛋白，当尿 pH 值>7.0、尿液浓缩或者尿中有血时会出现假阳性。由于试纸条法依赖于尿中白蛋白的浓度，故非常稀释的尿采用试纸条法时可能会掩盖显性蛋白尿。随机尿的尿白蛋白定量（理想情况为晨尿）可以通过检测尿微量白蛋白/肌酐（ACR），这有助于估计 24 h 白蛋白排泄率（AER），ACR（mg/g）≈AER（mg/24 h）。此外，若蛋白尿不是以白蛋白为主，试纸条法不能检测出来。这一特点在多发性骨髓瘤患者本周蛋白尿时尤为重要。尿总蛋白浓度可以应用磺基水杨酸或三氯乙酸准确检测（图 53-3）。

尿蛋白尿量及其成分取决于导致蛋白质丢失的肾损伤机制。电荷和物理屏障可选择性阻止几乎所有血浆白蛋白、球蛋白和其他大分子蛋白通过肾小球，如果这一屏障损伤，血浆蛋白会漏入尿液（肾小球源性蛋白尿；图 53-3）。小分子蛋白质（<20 kDa）可自由滤过肾小球，但会被近端肾小管快速重吸收。传统意义上，健康人群排泄总蛋白<150 mg/d 且白蛋白<30 mg/d。然而，即使在白蛋白尿水平<30 mg/d 时，也有进展为显性肾病或继发性心血管疾病的风险。尿中的其他蛋白包括由肾小管分泌的蛋白（Tamm-Horsfall、IgA 和尿激酶）或小分子量滤过的 β2-微球蛋白、载脂蛋白、酶和肽类激素。蛋白尿的另一个机制是异常的蛋白分泌量超过肾小管的重吸收能力。这种情况最常见于浆细胞恶病质，如多发性骨髓瘤、淀粉样变性以及淋巴瘤，其与单克隆产生免疫球蛋白轻链有关。

正常肾小球内皮细胞形成的屏障上有约 100 nm 的窗孔，血细胞和大多数蛋白质无法通过。肾小球基膜可阻碍大多数大分子蛋白（>100 kDa），上皮细胞的足突细胞（足细胞）覆盖肾小球基膜和尿液接触的一侧，足突之间形成的狭小通道（裂孔隔膜）允许小分子溶质和水分子通过，但不允许蛋白质分子通过。一些肾小球疾病（如微小病变）会导致肾小球上皮细胞足突融合，主要导致“选择性”（图 53-3）白蛋白丢失。其他肾小球疾病可出现基底膜和裂孔隔膜破裂（如通过免疫复合物沉积），导致白蛋白和其他血浆蛋白丢失。足突融合使毛细血管袢基底膜的跨膜压增加，导致裂孔增大以及更严重的“非选择性”蛋白尿（图 53-3）。

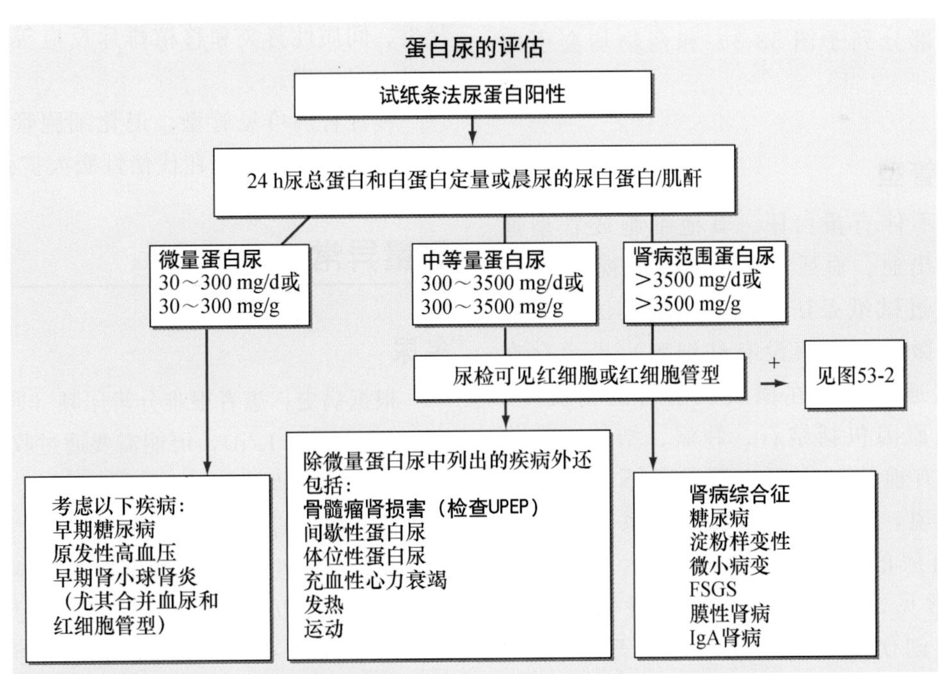

图 53-3 蛋白尿患者的诊断流程。蛋白尿的检测通常始于常规尿液分析中试纸条法阳性。传统试纸条法主要检测白蛋白，并提供半定量测定（微量，+，++或+++），该结果会受尿浓度影响，尿比重可以反映尿浓度（最小值<1.005；最大值 1.030）。然而，更准确地确定蛋白尿应采用晨尿蛋白/肌酐比值（mg/g）或 24 h 尿蛋白测定（mg/24 h）。FSGS，局灶性节段性肾小球硬化；UPEP，尿蛋白电泳

当每日尿蛋白量>3.5 g时，也经常同时出现低蛋白血症、高脂血症和水肿（肾病综合征；图53-3）。但每日总尿蛋白量>3.5 g也可单独出现于其他肾病导致的肾病综合征中，包括糖尿病（图53-3）。浆细胞恶病质（多发性骨髓瘤）可伴有尿中分泌大量轻链，而采用试纸条法无法检出。轻链可由肾小球滤过且超过近端肾小管的重吸收能力。这些疾病引起肾衰竭可通过多种机制，包括近端小管损伤、肾小管阻塞（管型肾病）和轻链沉积病。然而，并非所有排泄的轻链都具有肾毒性。

肾病综合征中的低白蛋白血症是由尿液排泄白蛋白增多和近端肾小管分解滤过的白蛋白增加造成。水肿的发生是因为肾钠潴留和血浆胶体渗透压下降，造成液体由血管内向组织间隙移动。为了提高血管内有效循环血量，肾素-血管紧张素系统可激活，刺激ADH分泌，激活交感神经系统，从而增加肾重吸收钠和水，进一步加重水肿。尽管发生这些变化，原发性肾病造成的肾病综合征中，高血压并不普遍（图53-3）。调节蛋白经尿液丢失和肝合成的变化可引起肾病综合征的其他临床表现。高凝状态可能与尿液丢失抗凝血酶Ⅲ、血清中蛋白C和蛋白S水平下降、高纤维蛋白原血症和血小板聚集能力升高有关。高胆固醇血症可较严重，这是由肝脂蛋白合成增加所致。免疫球蛋白的丢失可引起和增加感染风险。很多疾病（部分列于图53-3）和药物均会引起肾病综合征。

血尿、脓尿和管型

单纯血尿而不伴有蛋白尿、其他细胞或管型通常提示泌尿系统出血。血尿定义为每高倍视野2～5个红细胞，可通过试纸条法检测。试纸条法血尿假阳性（在尿液显微镜下观察没有红细胞）提示存在肌红蛋白尿，这通常发生在横纹肌溶解的情况下。单纯血尿的常见原因包括结石、肿瘤、结核、外伤和前列腺炎。伴有血块的肉眼血尿通常不是肾实质疾病，更确切地说，其提示发生在泌尿系统中的肾后部分。镜下血尿的评估如图53-2所示。单次尿检出现血尿较常见，可由月经、病毒性疾病、过敏、运动或轻微创伤引起。持续性或显著血尿（3次尿检中均>3个红细胞/高倍视野、单次尿检>100个红细胞或肉眼血尿）中9.1%的病例可能与严重的肾或泌尿系统病变有关。随着年龄的增长，存在无痛性单纯血尿和非变形红细胞尿的患者应高度警惕泌尿生殖系统肿瘤。肿瘤在儿科很少见，孤立性血尿更可能是“特发性”或与先天性异常有关。血尿伴脓尿和细菌尿是典型的感染表现，在尿培养后应用抗生素治疗。女性急性膀胱炎或尿道炎可导致肉眼血尿。高钙尿症和高尿酸血症也是儿童和成人不明原因孤立性血尿的危险因素。一些患者（50%～60%）通过饮食干预减少钙和尿酸排泄可消除镜下血尿。

孤立性镜下血尿可作为肾小球疾病的一种表现。肾小球来源的红细胞在相位差镜检下常常是变形的。形状不规则的红细胞也可能是在远端肾单位中由pH值和渗透压变化引起。变形红细胞的检测常存在观察的异质性。孤立性肾小球来源血尿最常见的病因是IgA肾病、遗传性肾炎和薄基底膜疾病。IgA肾病和遗传性肾炎可出现间歇性肉眼血尿。遗传性肾炎通常具有肾衰竭家族史，薄基底膜肾病患者常有患镜下血尿的家庭成员。肾活检是确诊这些疾病所必需的手段。血尿伴变形性红细胞、红细胞管型和尿蛋白>500 mg/d几乎可确诊为肾小球肾炎。红细胞进入肾小管会形成红细胞管型，并和Tamm-Horsfall蛋白凝固结合成圆柱体。即使不伴氮质血症，这类患者亦应接受血清学检查和肾活检，如图53-2所示。

孤立性脓尿不常见，因为肾或集合管的炎症多伴有血尿。存在细菌提示感染，白细胞和细菌管型提示肾盂肾炎。白细胞和（或）白细胞管型在急性肾小球肾炎、间质性肾炎和移植排斥反应等肾小管间质性损伤时也可出现。

慢性肾病可见管型。退化细胞管型被称为蜡质管型或宽大管型（出现在代偿性肥大扩张的肾小管中）

尿量异常

多尿

根据病史，患者很难分辨尿频（通常尿量少）和真正的多尿（>3 L/d），可能需要通过收集24 h尿量（图53-4）。多尿由两种可能的机制引起：①不可吸收的溶质排泄（如葡萄糖）；②水排泄（通常是由于ADH产生缺陷或肾反应性）。通过测定尿渗透压可鉴别溶质性利尿和水利尿，以及判断临床中利尿是否适宜。人体平均每天排泄600～800 mosmol溶质，主要是尿素和电解质。如果尿量>3 L/d，尿液稀释（<250 mosmol/L），则总溶质排泄量正常并且存在水利尿。这种情况可能是由多饮、血管加压素分泌不足（中枢性尿崩症）或肾小管对升压素无反应（肾性尿崩症）。如果尿量>3 L/d，尿渗透压>300 mosmol/L，则提示存在明显

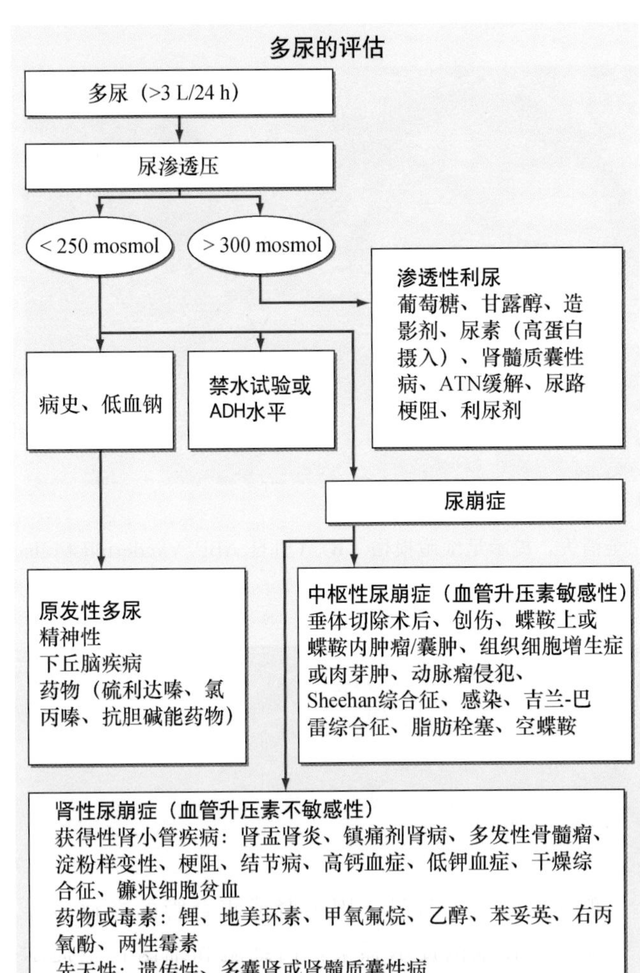

图 53-4　多尿患者的诊断流程。ADH，抗利尿激素；ATN，急性肾小管坏死

溶质性利尿，需要监测溶质。

过多滤过重吸收较差的溶质如葡萄糖或甘露醇能抑制近端肾小管对氯化钠和水的重吸收，导致尿液排泄增多。控制不良的糖尿病伴糖尿是引起溶质性利尿的最常见的原因，可导致容量减少和血清高渗透压。由于尿钠浓度低于血钠浓度，故丢失的水比钠多，引起高钠血症和高渗透压。常见的医源性溶质性利尿与甘露醇、放射性物质、高蛋白营养（肠内或肠外）有关，导致尿素的产生和排泄增加。少见情况下，过量的钠丢失可能由于肾囊性疾病或巴特综合征，或是处于小管间质损伤过程中（如 ATN）。在这类被称为耗盐性疾病的状态下，小管损伤导致直接损伤钠的重吸收和间接降低小管对醛固酮的反应。通常，钠的丢失程度较轻，并且尿量须<2 L/d；恢复中的 ATN 和梗阻后利尿例外，其可能伴随明显的尿钠增多和多尿。

大量稀释尿液的形成通常是由于多饮或尿崩症。原发性多饮可由习惯、精神疾病、神经损伤或药物引起。在控制性多饮期间，由于血清渗透压趋于接近正常值下限，细胞外液量正常或增加，血浆血管升压素水平降低。尿液渗透压最大稀释浓度为 50 mosmol/L。

中枢性尿崩症可为原发性或继发于多种情况，包括垂体切除术、外伤、肿瘤、炎症、血管性或感染性下丘脑疾病。特发性中枢性尿崩症与选择性破坏视上核和室旁核分泌升压素的神经元相关，可为常染色体显性遗传或自发发病。肾源性尿崩症可发生于各种临床情况，总结见图 53-4。

血浆升压素水平测定被推荐用于鉴别中枢性和肾性尿崩症。禁水升压素联合试验可用于从中枢性和肾性尿崩症中区分原发性多饮。

第五十四章　尿沉渣和肾活检图集

Atlas of Urinary Sediments and Renal Biopsies

Agnes B. Fogo，Eric G. Neilson　著
（左力　宋子琪　译）

本章将展示特定疾病肾活检的关键病理学诊断特征，包括光镜、免疫荧光和电镜图像。同时，也收录了尿液沉渣分析的常见结果。

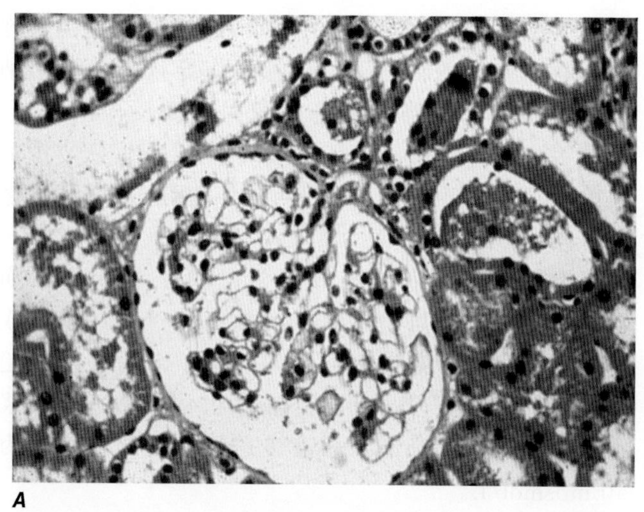

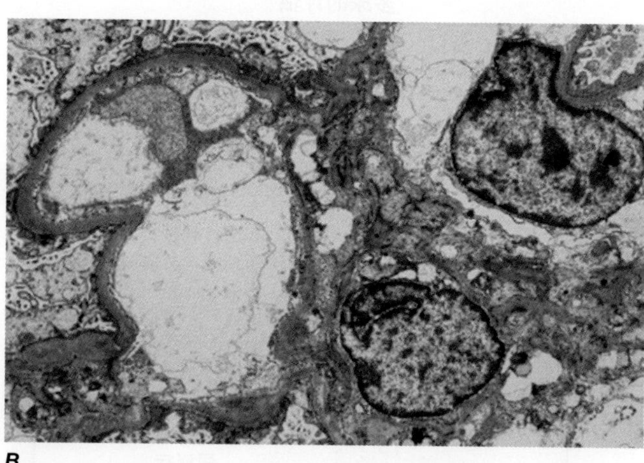

图 54-1 微小病变。微小病变在光镜下不明显（**A**），电镜显示足突完全消失，提示足细胞损伤（**B**）（引自 ABF/Vanderbilt Collection.）

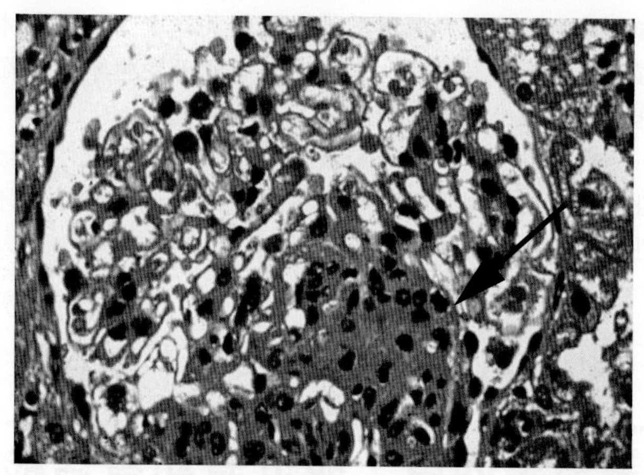

图 54-2 局灶节段性肾小球硬化（FSGS）。呈现边界清晰的节段性分布的基质增多和毛细血管袢闭塞（箭头），其为诊断非特殊型（NOS）节段性硬化的必要条件（引自 EGN/UPenn Collection.）

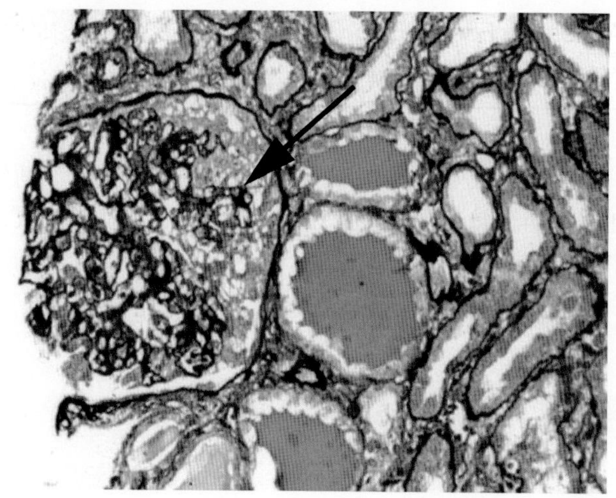

图 54-3 塌陷性肾小球病。肾小球毛细血管袢节段性塌陷（箭头），上覆足细胞增生。这种病变可能为特发性，或与 HIV 感染相关，预后极其不良（引自 ABF/Vanderbilt Collection.）

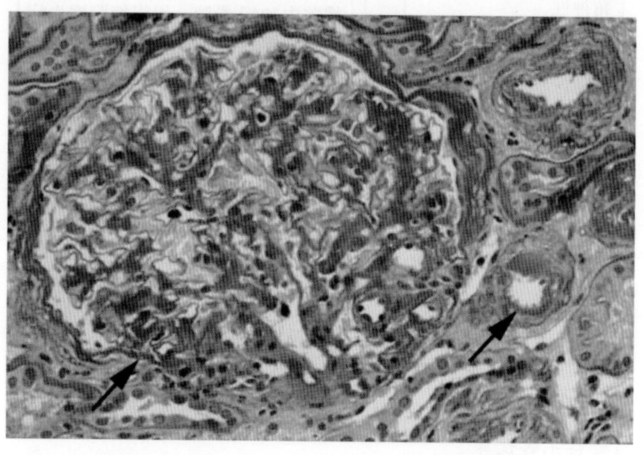

图 54-4 周缘型 FSGS。肾小球毛细血管丛的血管极可见节段性硬化和透明变性，也可见于入球小动脉处（箭头）。这类病变通常为继发性反应，见于瘢痕或其他情况造成的肾单位丢失。相较于 NOS 型 FSGS，患者通常较少出现蛋白尿，对糖皮质激素的反应更差（引自 ABF/Vanderbilt Collection.）

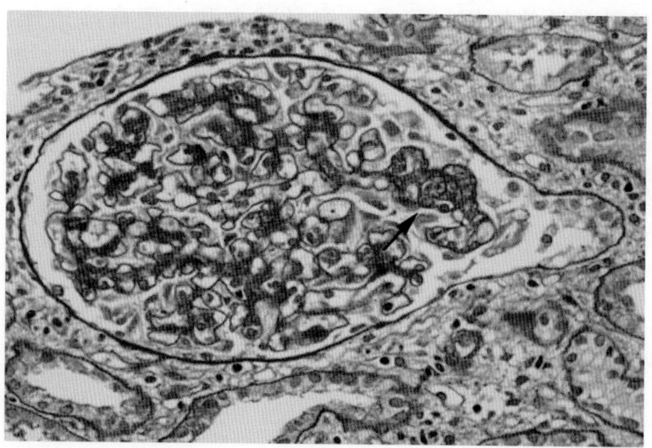

图 54-5 顶端型 FSGS。近端肾小管处肾小球毛细血管袢节段性硬化（箭头）。本病预后较其他类型的 FSGS 良好（引自 ABF/Vanderbilt Collection.）

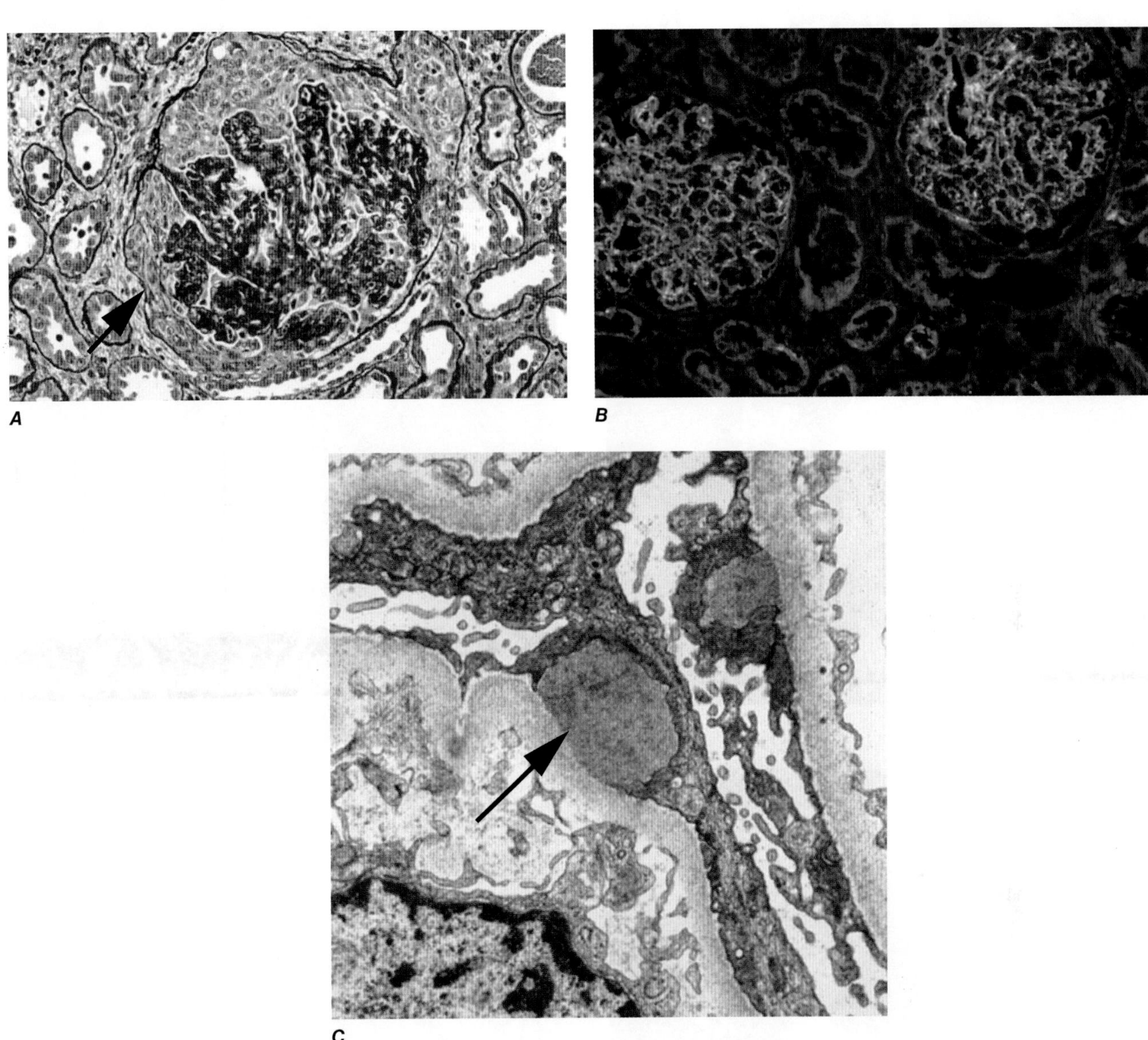

图 54-6　感染后（链球菌感染后）肾小球肾炎。肾小球毛细血管丛呈增生性改变，可见大量多形核白细胞（PMN）浸润，重症患者可伴新月体形成（箭头）（**A**）。系膜区以及沿毛细血管壁可见免疫荧光沉积，位于上皮下，其成分主要为 C3 和少量 IgG（**B**）。电镜下可见上皮下“驼峰样”沉积物（箭头）（**C**）（引自 ABF/Vanderbilt Collection.）

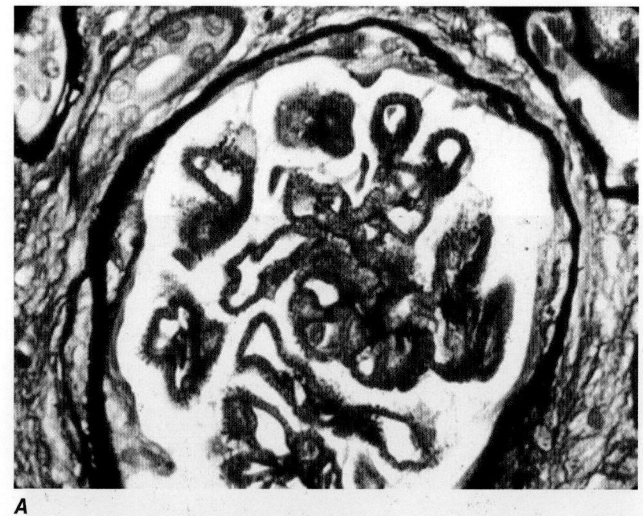

A

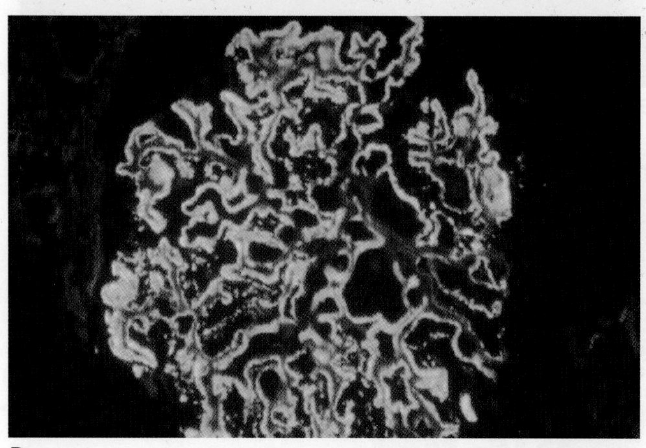

B

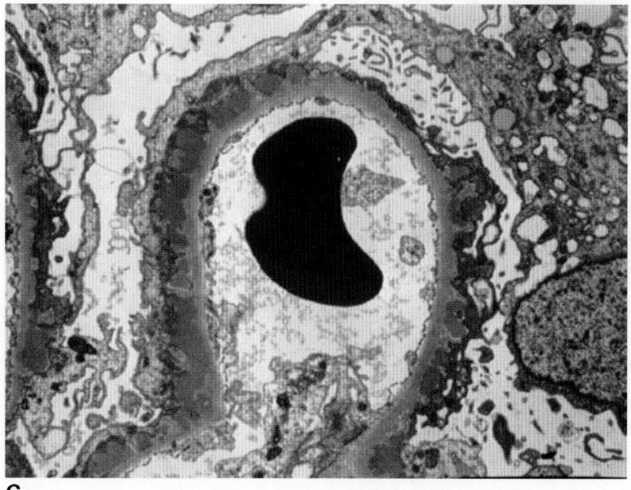

C

图 54-7 膜性肾病。膜性肾病因上皮下沉积物引起基底膜反应所致，银染色时镜下可见钉突形成（**A**）。抗 IgG 免疫荧光可见毛细血管袢内弥漫的颗粒样沉积（**B**）。电镜检查可见明显的上皮下沉积物及周围的早期基底膜反应，伴足突融合（**C**）（引自 ABF/Vanderbilt Collection.）

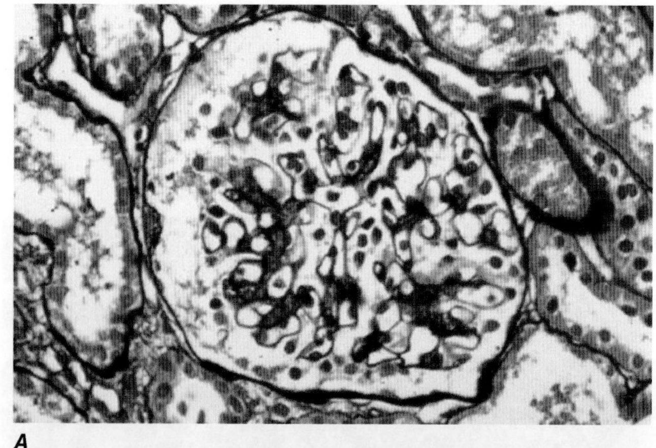

A

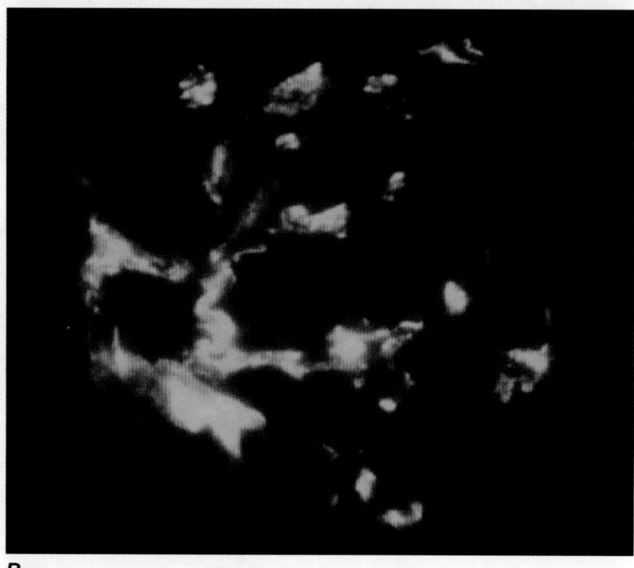

B

图 54-8 IgA 肾病。系膜沉积形成多种系膜增生的表现，部分病例亦呈现为毛细血管内增生和节段性硬化（**A**）。免疫荧光下，系膜区呈大量 IgA 沉积（**B**）（引自 ABF/Vanderbilt Collection.）

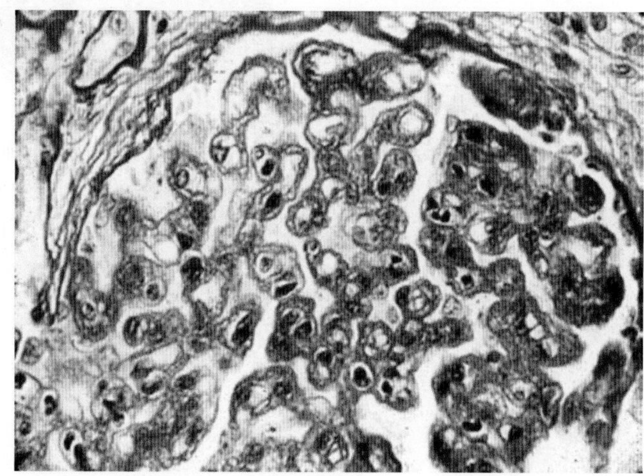

图 54-9 膜增生性肾小球肾炎。系膜增生且毛细血管内皮细胞弥漫性增生，其向内皮细胞下插入，引起肾小球基底膜呈"双轨征"（引自 EGN/UPenn Collection.）

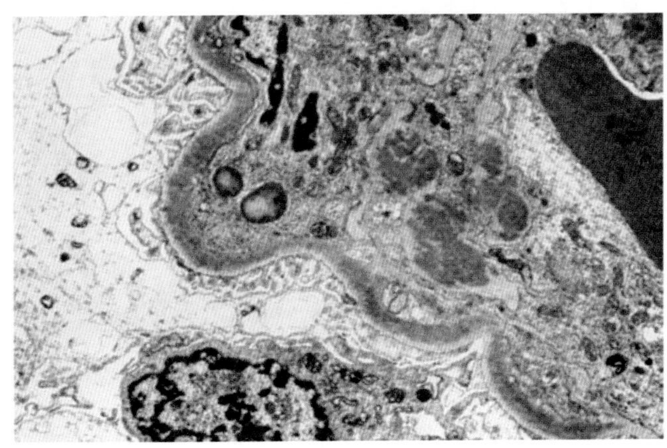

图 54-10　致密物沉积病（膜增生性肾小球肾炎Ⅱ型）。光镜下，表现为膜增生性肾小球肾炎。电镜下，可见肾小球基底膜内出现电子致密物，伴有系膜内圆形、球状致密物沉积。免疫荧光下以 C3 沉积为主。致密物沉积病是 C3 肾小球病的一种，其发病与补体调节异常有关（引自 ABF/Vanderbilt Collection.）

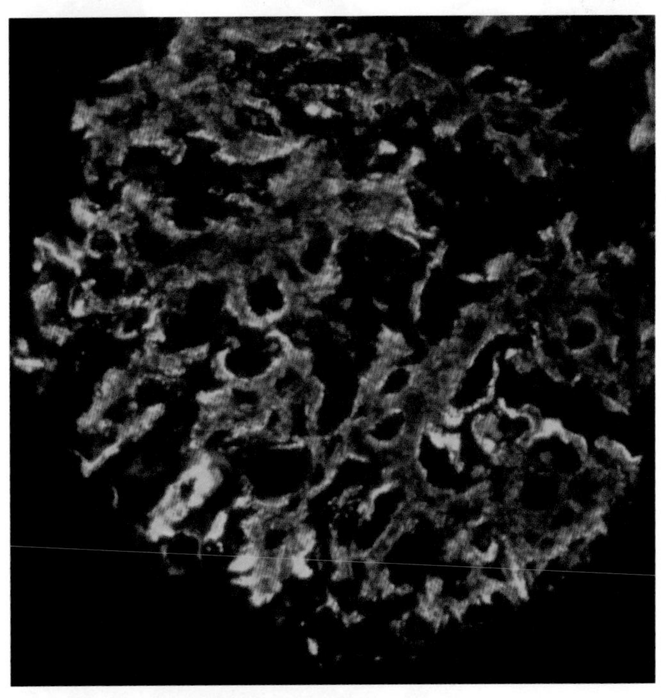

图 54-12　C3 肾小球肾炎。免疫荧光下以 C3 沉积为主，不规则分布于毛细血管壁和系膜处，伴有少量免疫球蛋白（引自 ABF/Vanderbilt Collection.）

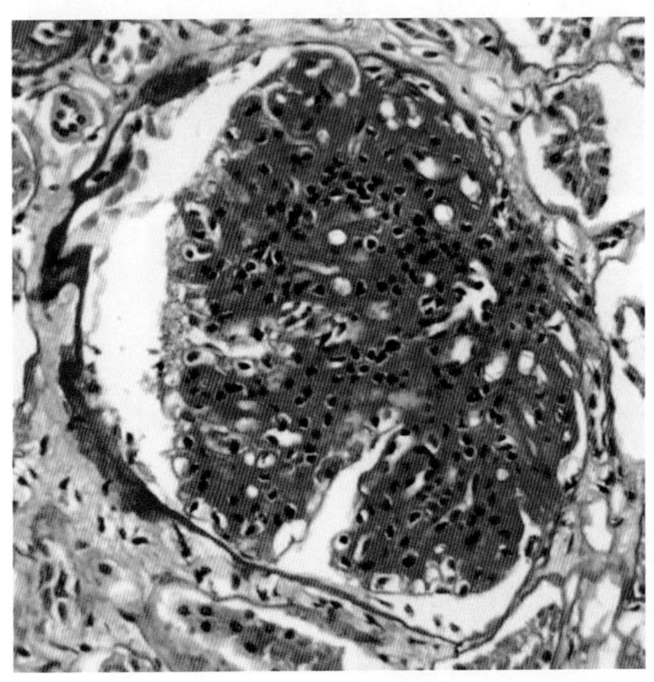

图 54-11　C3 肾小球肾炎。光镜下表现为膜增生性肾小球肾炎。C3 肾小球肾炎是一类被称为 C3 肾小球病的一种，其发病与补体调节异常有关（引自 ABF/ Vanderbilt Collection.）

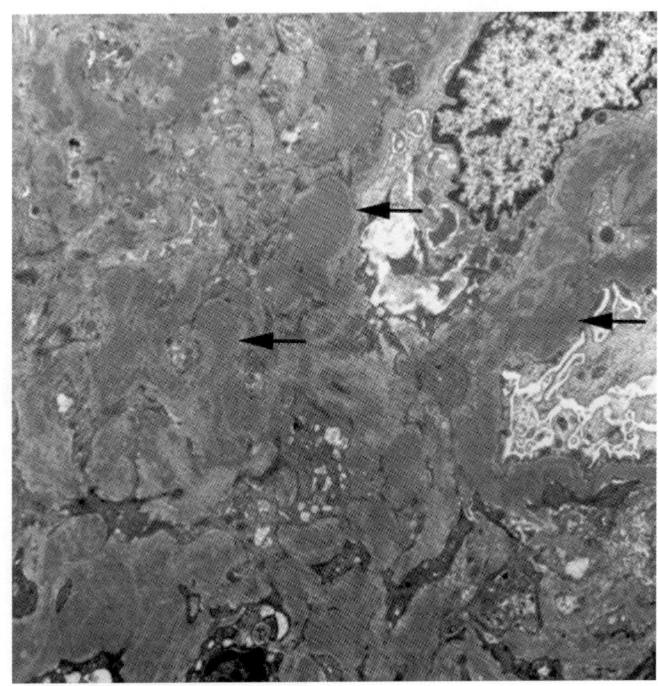

图 54-13　C3 肾小球肾炎。电镜下常可见致密物沉积（箭头处），包括系膜和内皮下，偶有上皮下“驼峰样”沉积（引自 ABF/ Vanderbilt Collection.）

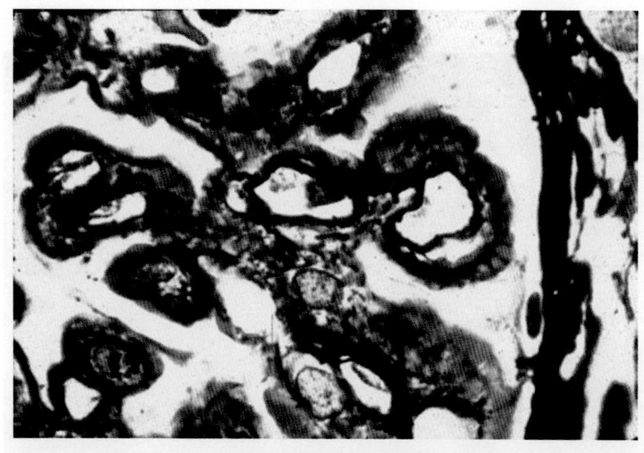

图 54-14 增生性肾小球肾炎合并膜性肾小球肾炎。可见粉色的上皮下沉积伴钉突形成，内皮下基质沉积引起肾小球基底膜呈“双轨征”，可见于膜性合并增生性狼疮肾小球肾炎［国际肾病学会（ISN）/肾病理学会（RPS）的Ⅴ型和Ⅳ型］（引自 EGN/UPenn Collection.）

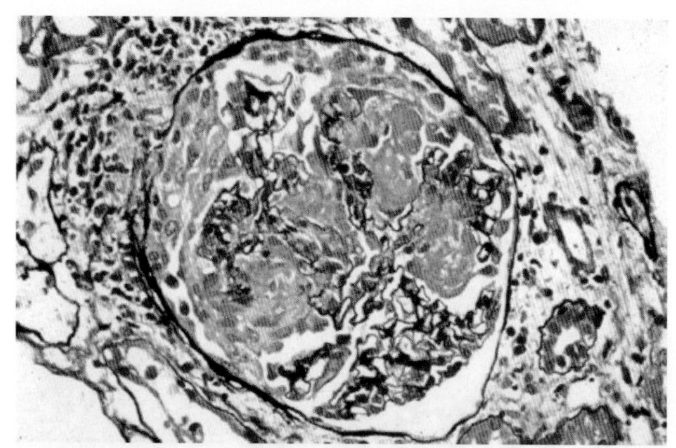

图 54-16 肉芽肿性血管炎（韦格纳肉芽肿）。寡免疫复合物型新月体肾小球肾炎可见多处肾小球基底膜断裂，伴有节段性纤维素样坏死，以及肾小球囊壁层增生形成新月体。图中可见未受累的肾小球节段无增生或免疫复合物沉积的表现（约 5 点钟方向处）（引自 ABF/Vanderbilt Collection.）

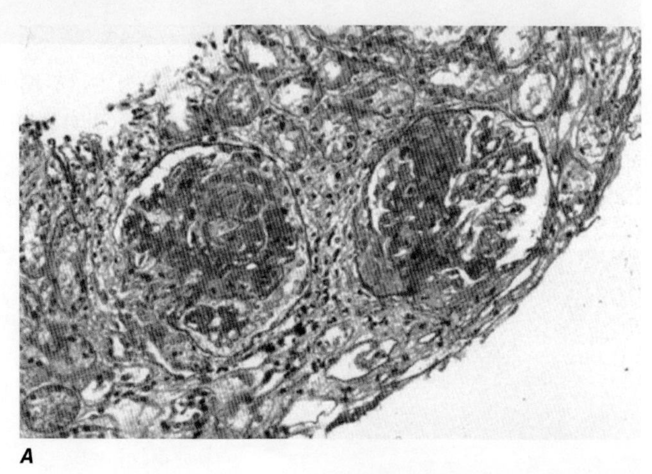

A

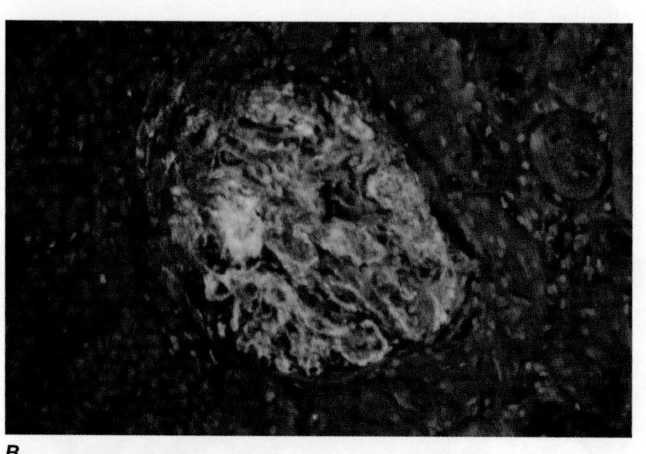

B

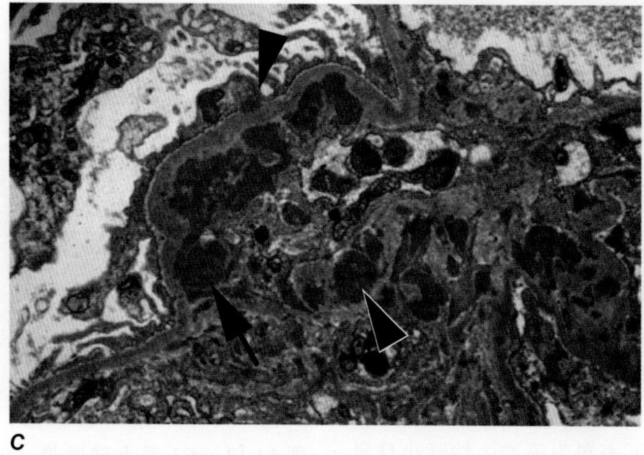

C

图 54-15 狼疮性肾炎。增生性狼疮性肾炎包括 ISN/RPS Ⅲ型（局灶型）或Ⅳ型（弥漫型），以毛细血管内增生为主要特征，其免疫沉积物可造成节段性坏死，尤其是内皮下区域（**A**）。免疫荧光下可见系膜及毛细血管袢处具有显著的不规则粗颗粒状免疫沉积物，其中部分外周毛细血管袢由于其沉积物位于内皮下，故呈光滑的线状外观。这些沉积物的主要成分包括 3 种免疫球蛋白（IgG、IgA、IgM）、C3 和 C1q（**B**）。电镜检查可见明显的内皮下（箭头）、系膜（白边短箭头）及罕见的上皮下（黑色短箭头）致密免疫复合物沉积，伴广泛的足突融合（**C**）（引自 ABF/Vanderbilt Collection.）

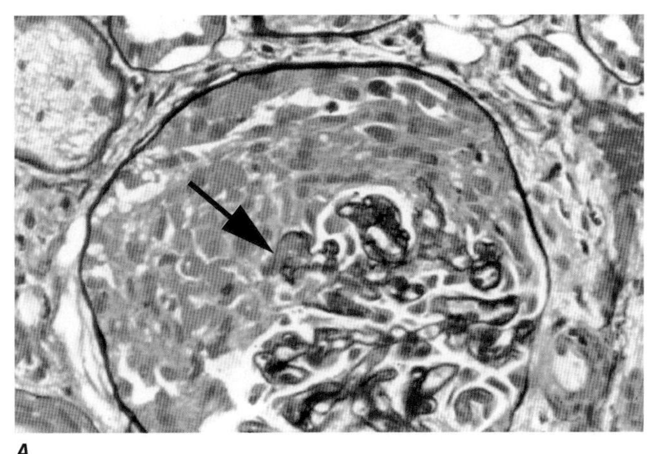

A

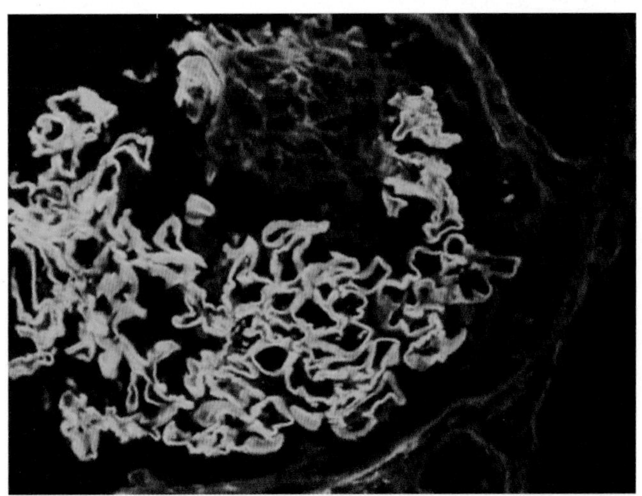

B

图 54-17 抗肾小球基底膜抗体介导的肾小球肾炎。呈节段性坏死，伴有肾小球基底膜断裂（箭头）和细胞性新月体（**A**），免疫荧光检查示 IgG 沿肾小球基底膜呈线状沉积，以及 1 点钟方向处小的新月体形成（**B**）（引自 ABF/Vanderbilt Collection.）

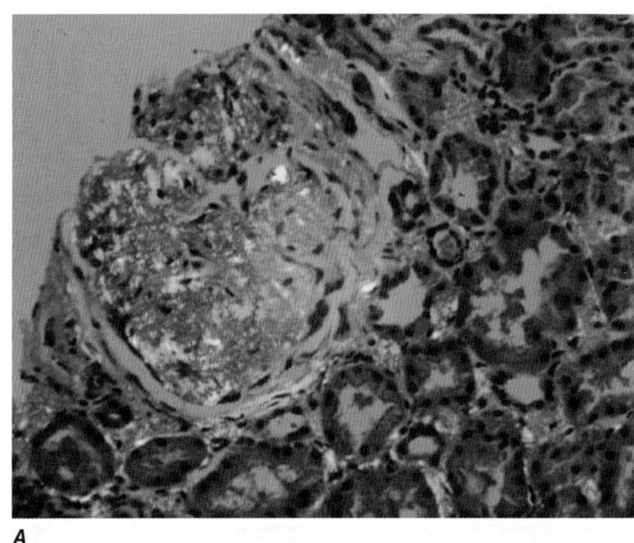

A

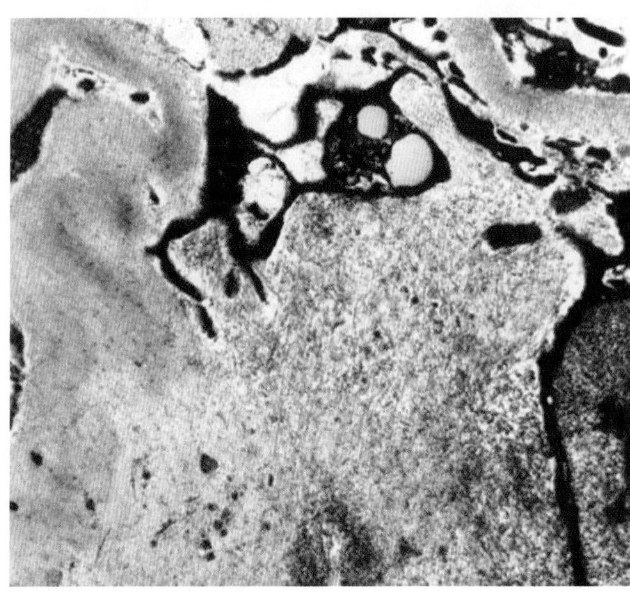

B

图 54-18 淀粉样变性。淀粉样蛋白在肾小球系膜处沉积，呈现不规则形增厚，其也可浸润于肾小球基底膜、血管和间质中，偏振光下呈苹果绿色双折光，刚果红染色阳性（**A**）。电镜下沉积物为排列紊乱的 9～11 nm 纤维所构成（**B**）（引自 ABF/Vanderbilt Collection.）

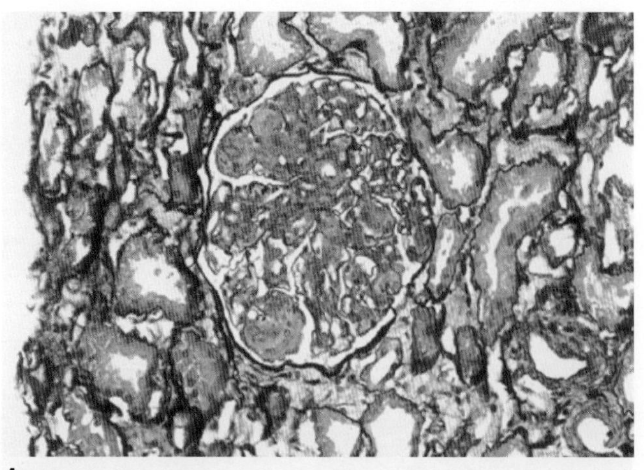

A

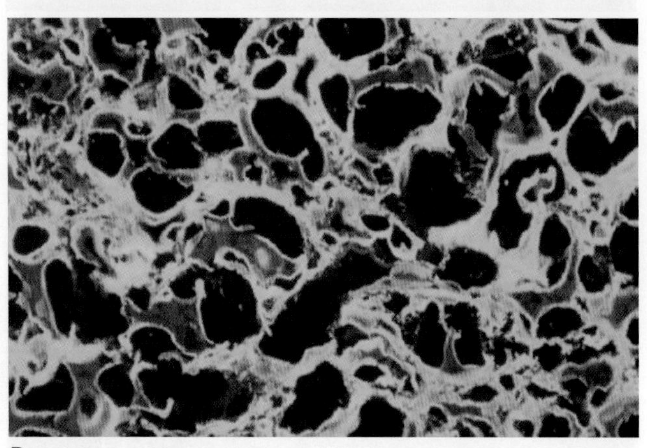

B

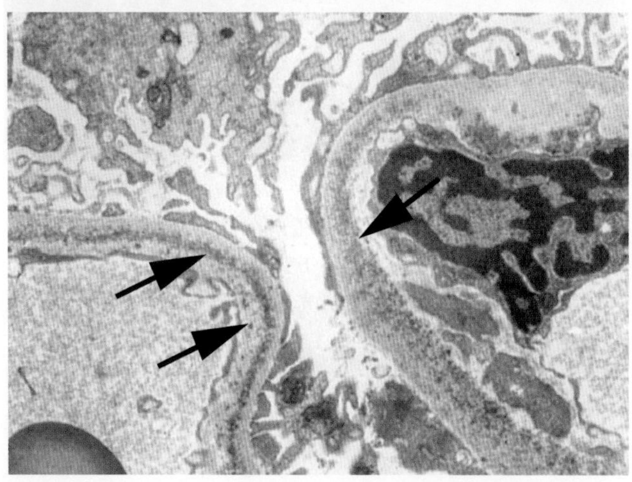

C

图 54-19　轻链沉积病。光镜下系膜区增生，多呈结节状（**A**），免疫荧光呈沿肾小管（**B**）和肾小球毛细血管丛分布的单克隆蛋白染色阳性，κ 轻链较 λ 轻链更为多见。电镜下（**C**）见不规则的颗粒状沉积物线性排列于肾小球基底膜内侧（箭头），沿肾小管基底膜处亦可见（引自 ABF/Vanderbilt Collection.）

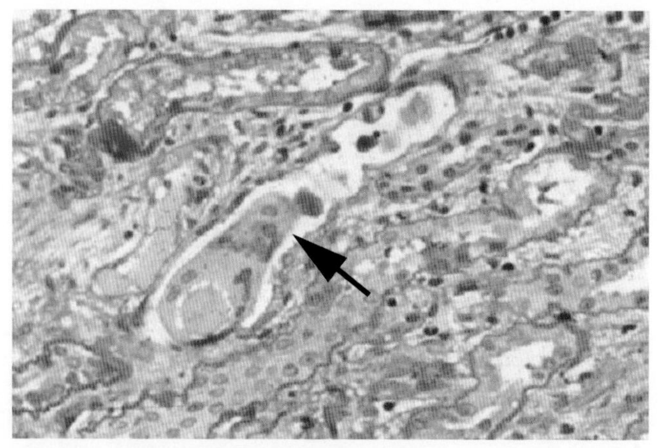

图 54-20　轻链管型肾病（骨髓瘤肾病）。单克隆轻链在肾小管溢出形成管型，引起其周围多核巨细胞反应（箭头），以及肾小管间质纤维化造成慢性间质性肾炎（引自 ABF/Vanderbilt Collection.）

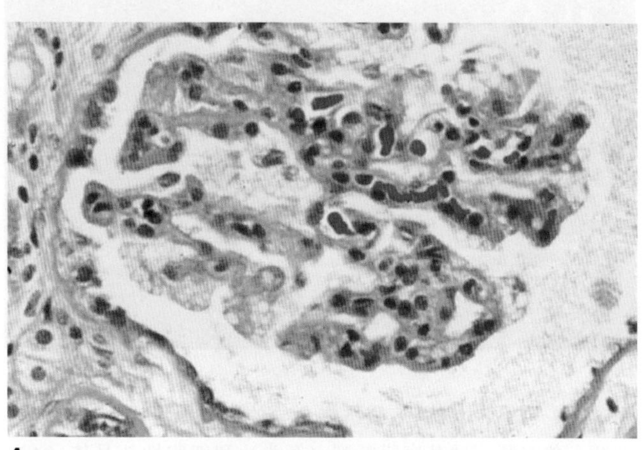

A

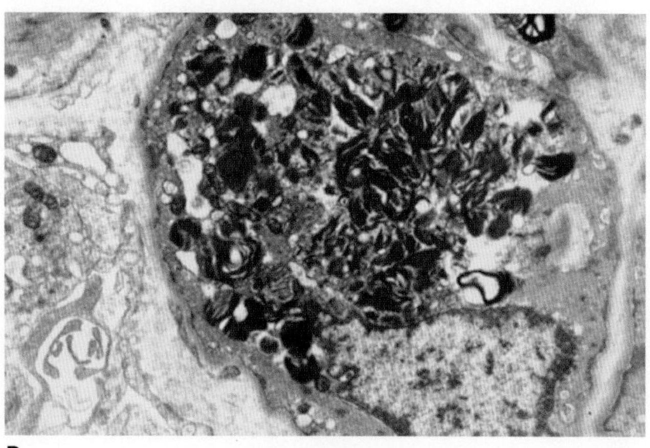

B

图 54-21　Fabry 病。α-半乳糖苷酶缺乏可使糖脂积聚，光镜下可见足细胞空泡变性（**A**）。电镜下可直接观察到沉积物（**B**），其中鞘糖脂呈螺纹状，被称为髓样体，尤其是足细胞内（引自 ABF/Vanderbilt Collection.）

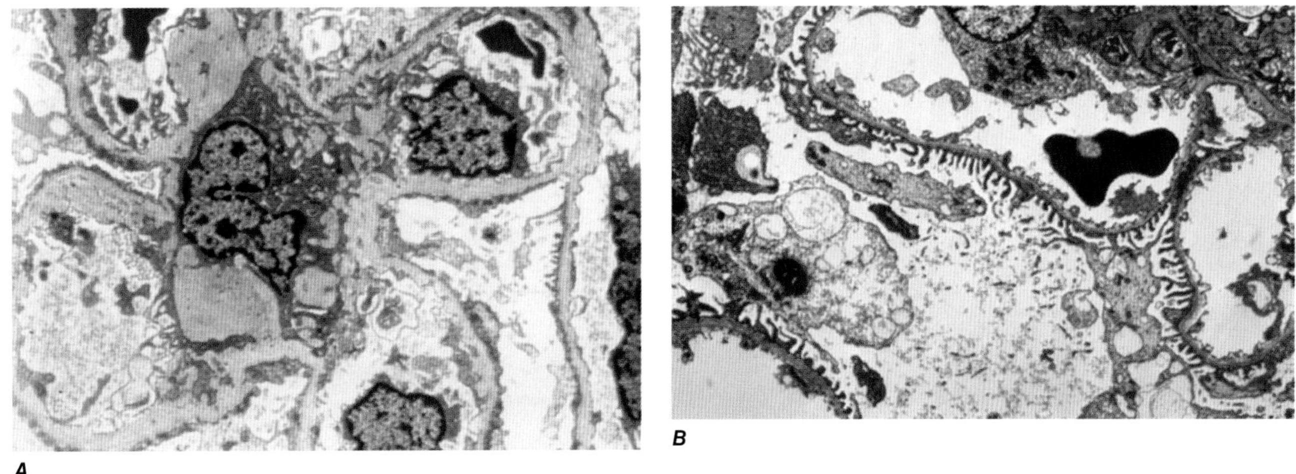

图 54-22　Alport 综合征和薄肾小球基底膜病。Alport 综合征的患者肾小球基底膜外观呈不规则且薄厚不均，又称篮网样改变（**A**）。良性家族性血尿患者或 Alport 综合征的早期患者及女性携带者电镜下仅可观察到肾小球基底膜广泛变薄（引自 ABF/Vanderbilt Collection.）

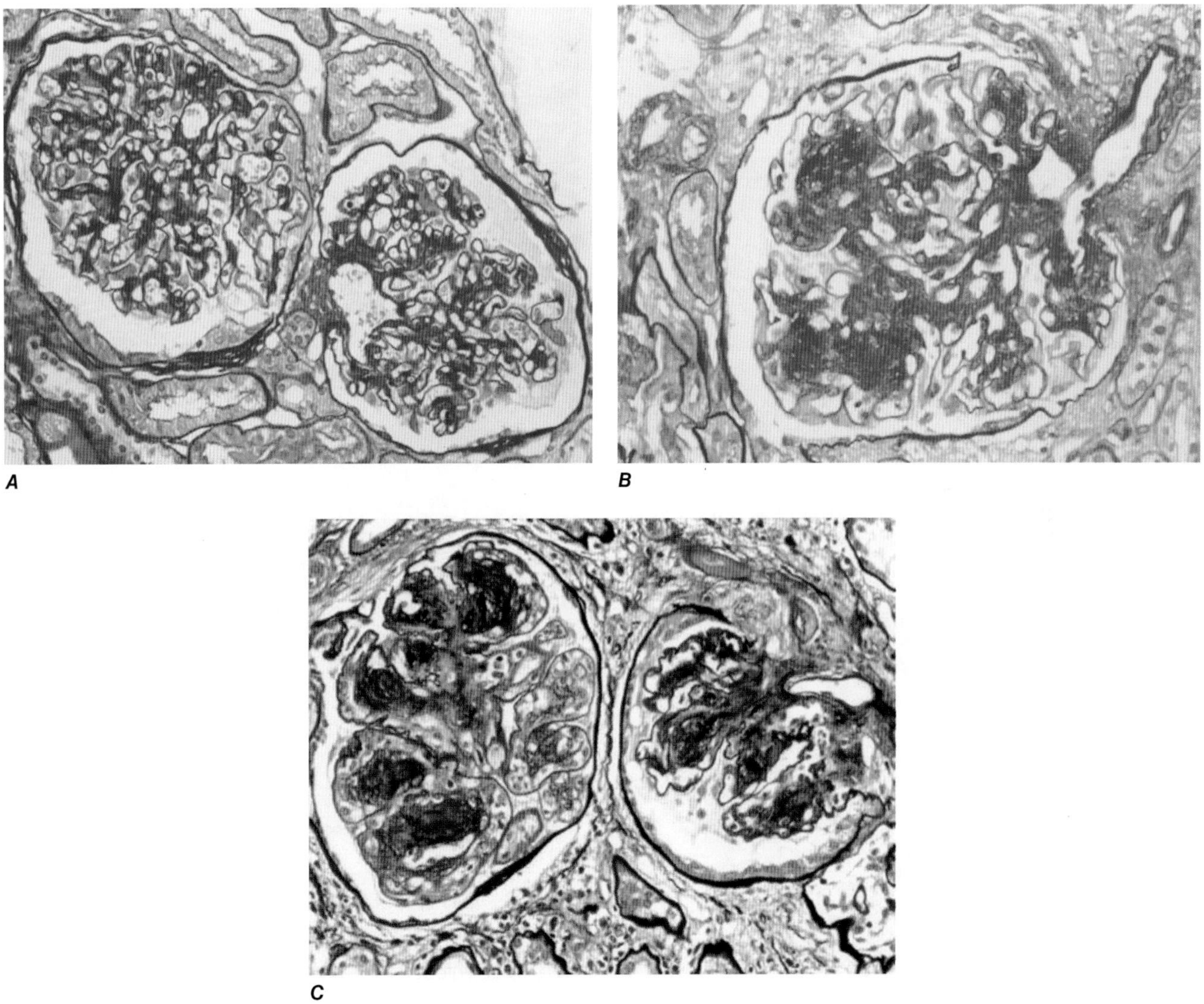

图 54-23　糖尿病肾病。糖尿病肾病的早期阶段仅可见轻度系膜增生及肾小球基底膜增厚（电镜检查可证实此结构变厚）。随着疾病逐渐进展，系膜增生更加明显，可见早期结节形成，伴显著的小动脉玻璃样变（**B**）。临床诊断糖尿病肾病时，可见结节样系膜增生，被称为 K-W 结节。左侧肾小球内可见系膜基质增生以及细胞性微动脉瘤形成，肾小球基底膜增厚但未见明显的免疫复合物沉积，入球小动脉和出球小动脉均未见玻璃样变（引自 ABF/Vanderbilt Collection.）

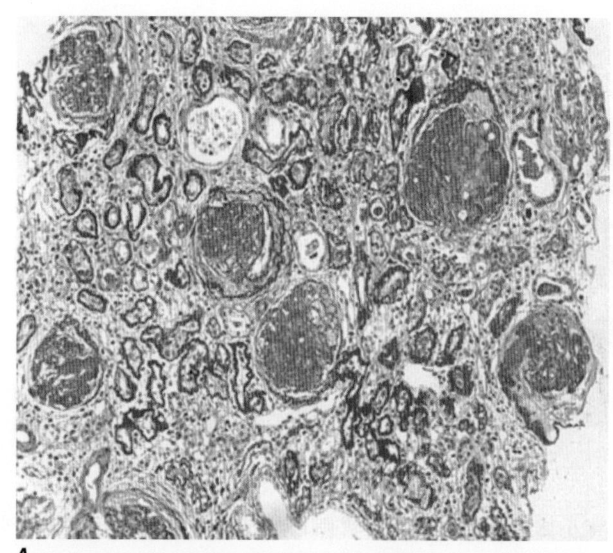
A

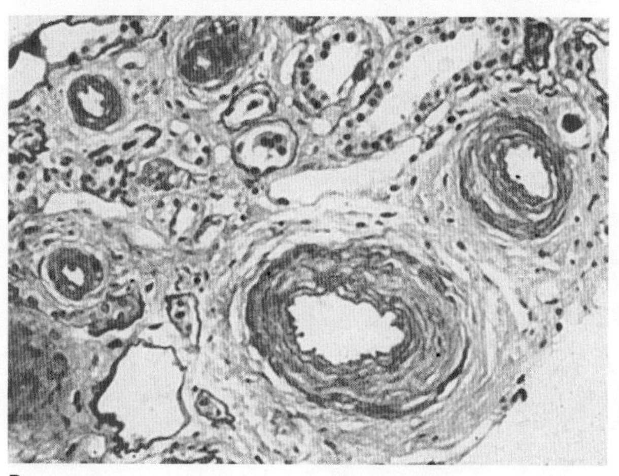
B

图 54-24 肾小动脉硬化症。高血压相关的肾损伤通常表现为弥漫性肾小球硬化，伴有不同程度的肾小管间质纤维化和囊周纤维化，也可呈现节段性硬化（**A**）。血管表现为不匹配的严重内膜纤维化、中膜肥厚，以及小动脉玻璃样变（**B**）（引自 ABF/Vanderbilt Collection.）

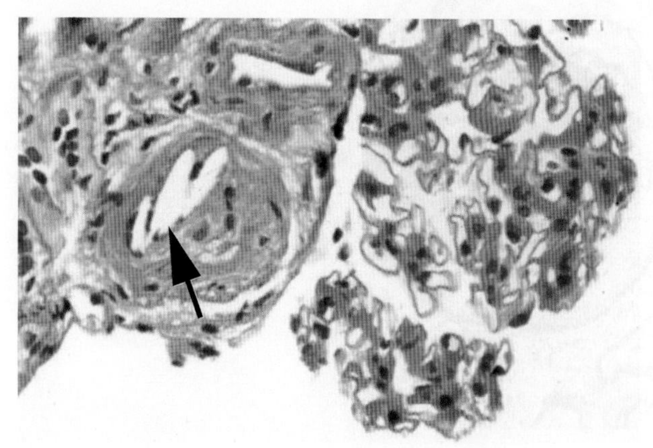

图 54-25 胆固醇栓子。在标本处理时胆固醇栓子的脂质被有机溶剂溶解或脱落，残留“裂口样”空隙（箭头），其外观平滑，伴有动脉栓子周围纤维化和单核细胞反应（引自 ABF/Vanderbilt Collection.）

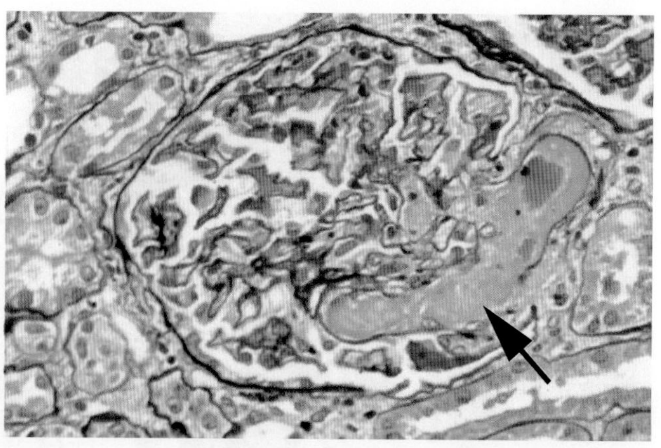

图 54-26 溶血性尿毒症综合征。可见特征性肾小球内纤维蛋白血栓（箭头），其呈粉色短粗状（血栓性微血管病）。毛细血管丛的其余部分则因缺血导致基底膜皱缩（引自 ABF/Vanderbilt Collection.）

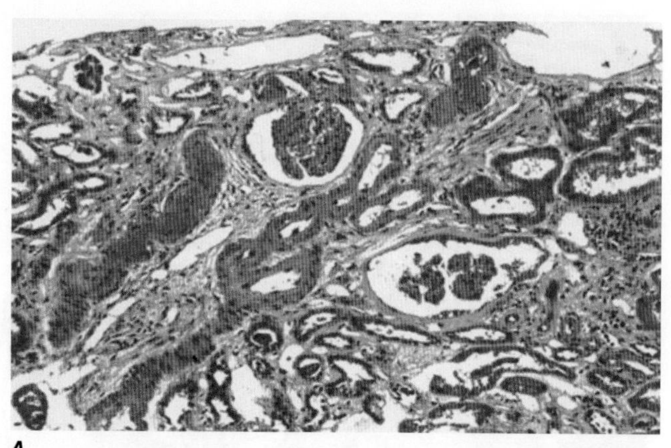
A

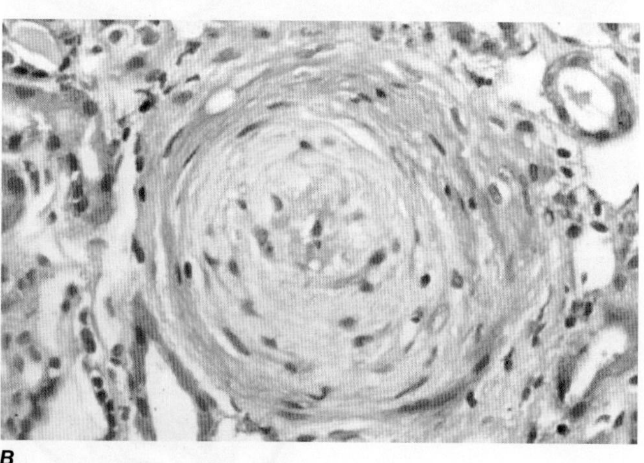
B

图 54-27 进行性系统性硬化症。急性期可见小叶间及较大血管纤维样坏死，其间可见正常血管，肾小球呈缺血样改变（**A**）。慢性期此损伤可导致内膜增生，呈所谓的洋葱皮样外观（**B**）（引自 ABF/Vanderbilt Collection.）

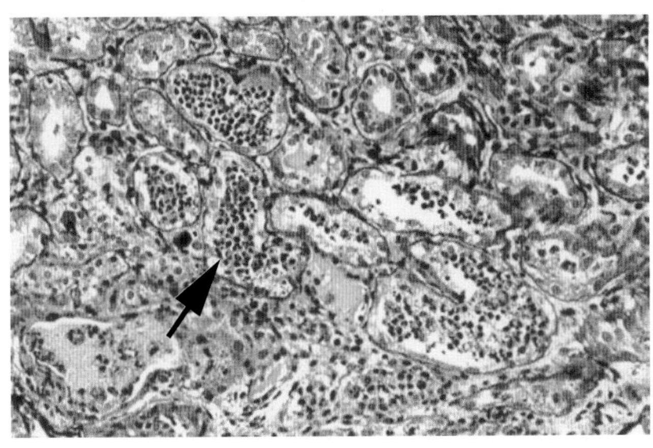

图 54-28 急性肾盂肾炎。特征性表现为肾小管内大量白细胞和 PMN 管型（箭头），炎症延伸至周围间质，并伴随肾小管损伤（引自 ABF/ Vanderbilt Collection.）

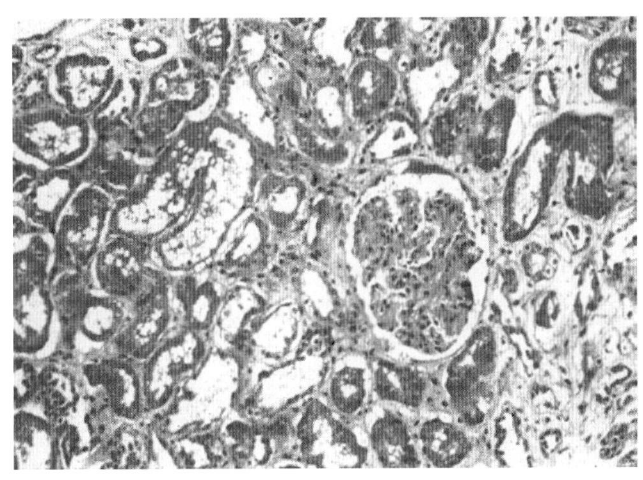

图 54-29 急性肾小管损伤。肾小管上皮细胞广泛呈扁平状，刷状缘脱落，伴有轻度间质水肿，均为急性肾小管缺血损伤的特征性表现（引自 ABF/Vanderbilt Collection.）

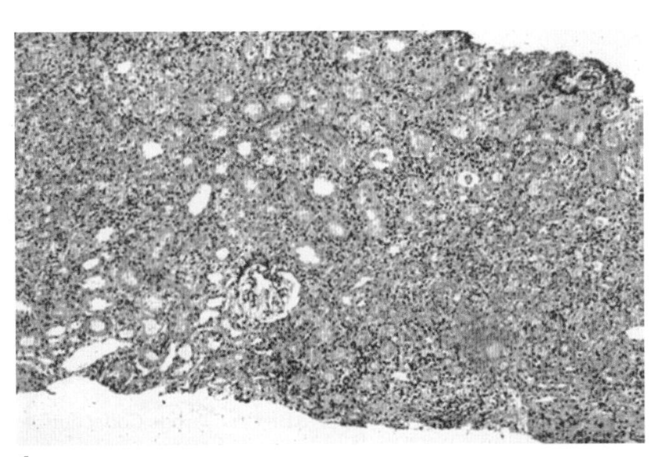

A

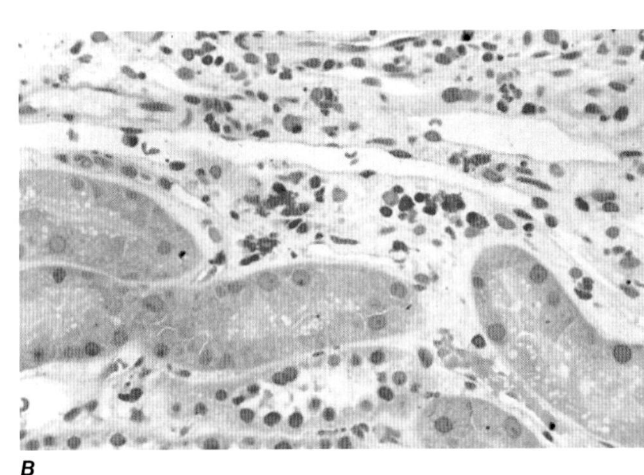

B

图 54-30 急性间质性肾炎。镜下可见间质大量淋巴细胞和浆细胞浸润，伴有轻度水肿以及肾小管损伤（**A**），如为药物过敏反应所致，通常还伴有间质内嗜酸性粒细胞浸润（**B**）（引自 ABF/Vanderbilt Collection.）

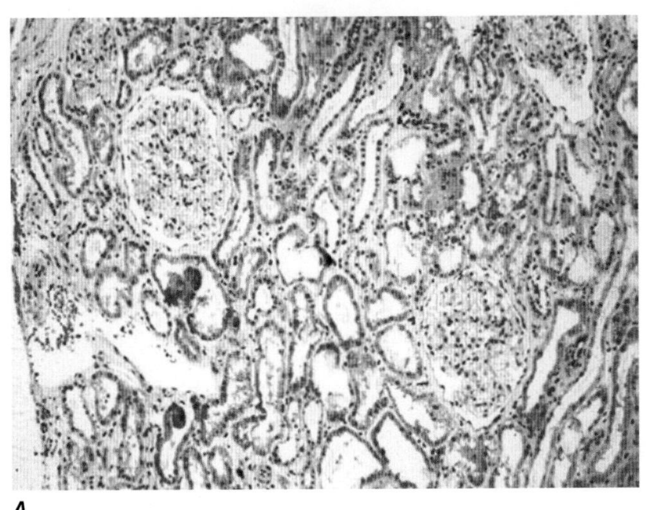

A

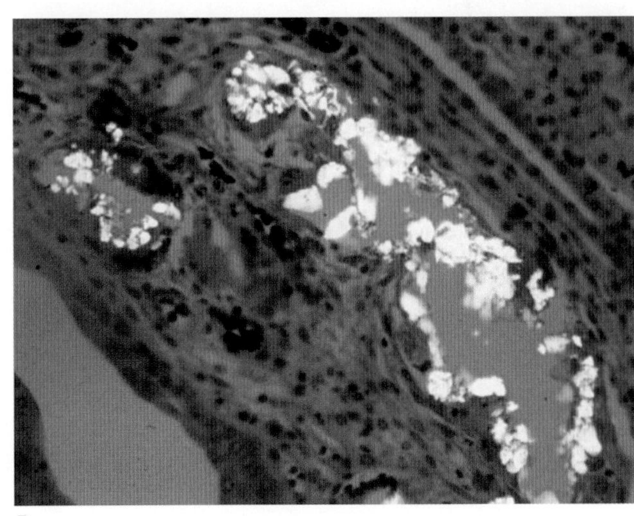

B

图 54-31 草酸盐沉积症。草酸钙晶体可造成肾小管弥漫性损伤，再生的肾小管上皮细胞扁平（**A**）。晶体在偏振光下呈针束状（**B**）（引自 ABF/Vanderbilt Collection.）

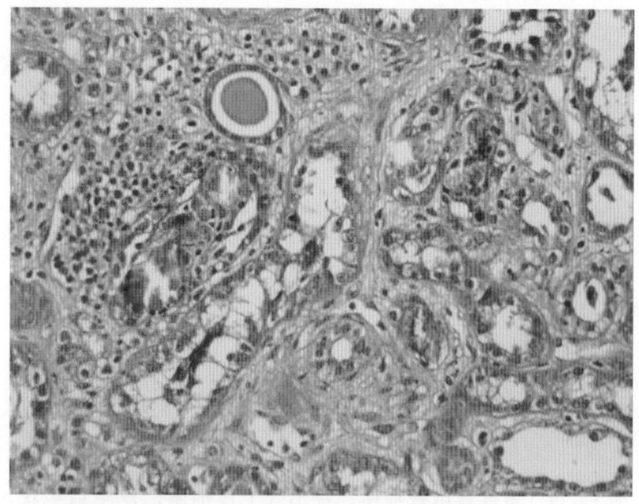

图 54-32 急性磷酸盐肾病。急性广泛性肾小管损伤，肾小管内可见非极性磷酸钙晶体（引自 ABF/Vanderbilt Collection.）

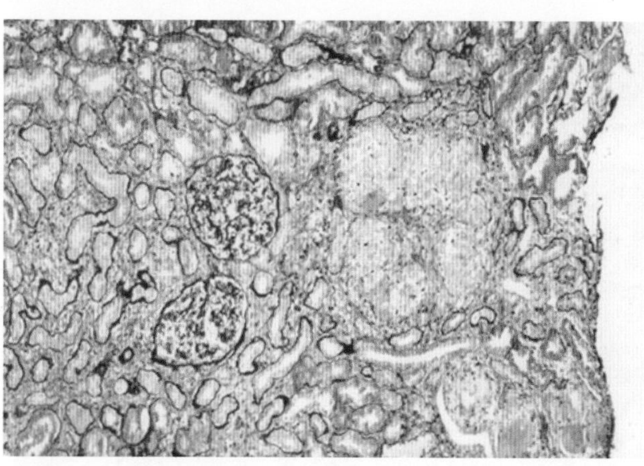

图 54-33 结节病。慢性间质性肾炎伴大量融合的非坏死性肉芽肿。肾小球病变不明显，可见中度肾小管萎缩和间质纤维化（引自 ABF/Vanderbilt Collection.）

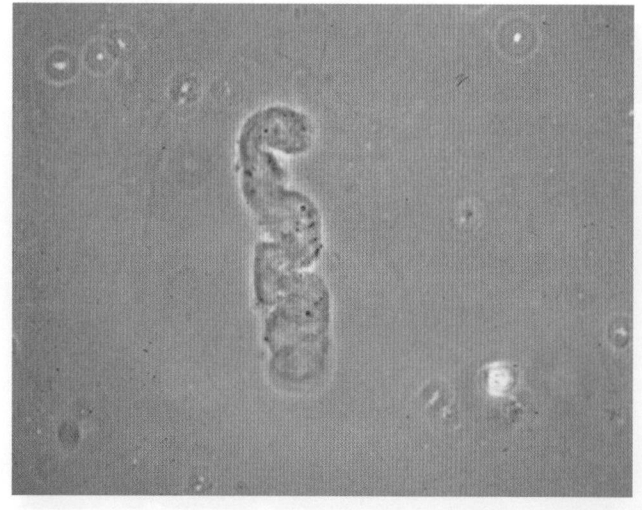

图 54-34 透明管型（引自 ABF/Vanderbilt Collection.）

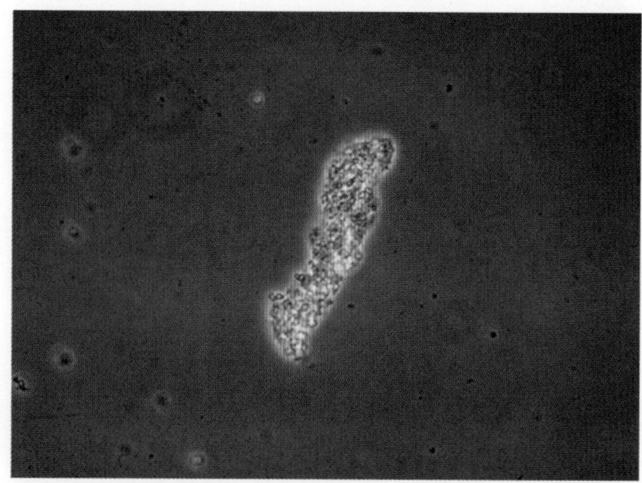

图 54-35 粗颗粒管型（引自 ABF/Vanderbilt Collection.）

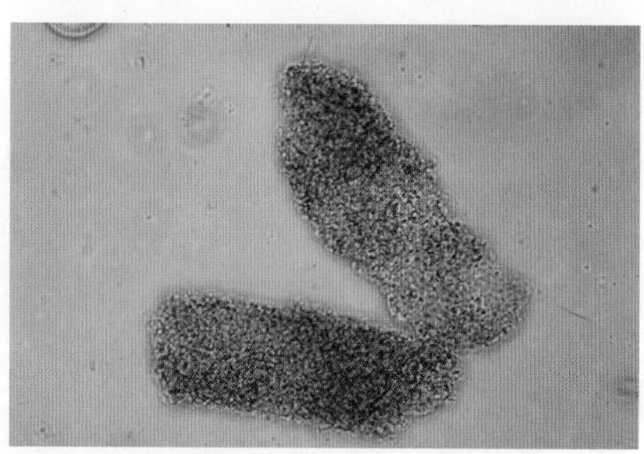

图 54-36 细颗粒管型（引自 ABF/Vanderbilt Collection.）

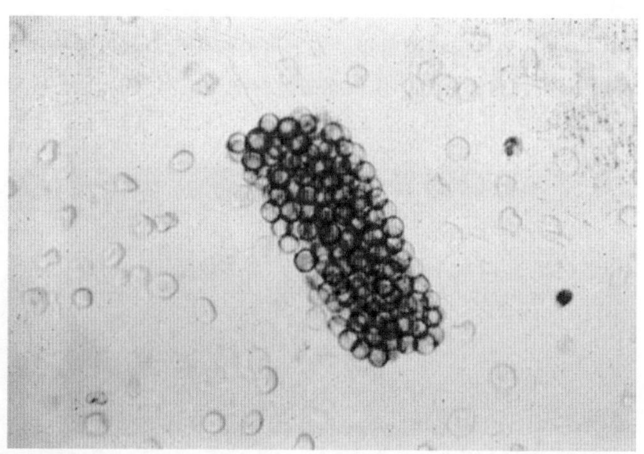

图 54-37 红细胞管型（引自 ABF/Vanderbilt Collection.）

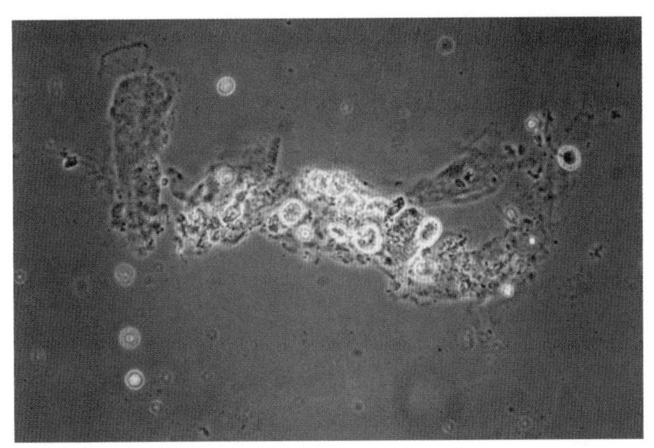

图 54-38　白细胞管型（引自 ABF/Vanderbilt Collection.）

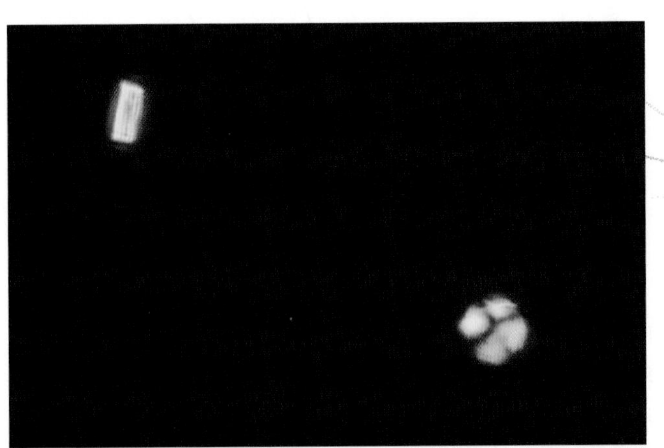

图 54-39　三磷酸盐晶体（引自 ABF/Vanderbilt Collection.）

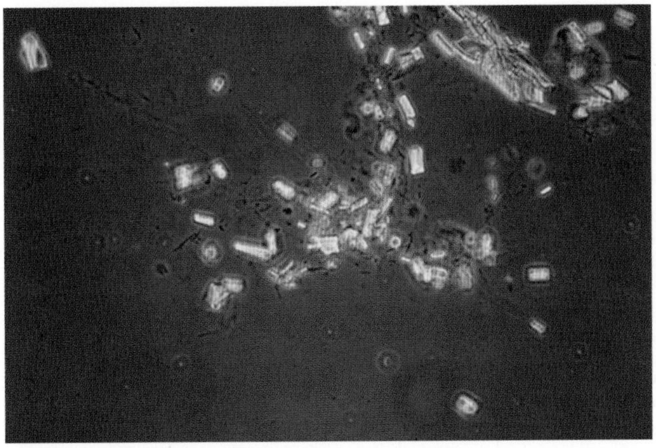

图 54-40　卵圆脂肪小体呈“马耳他十字”（引自 ABF/Vanderbilt Collection.）

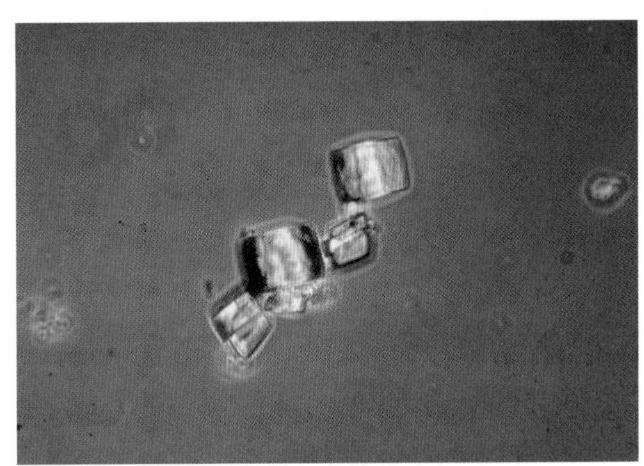

图 54-41　尿酸晶体（引自 ABF/Vanderbilt Collection.）

第五十五章　水和电解质紊乱

Fluid and Electrolyte Disturbances

David B. Mount　著

（宋俊贤　熊玮珏　译）

钠和水

体液的组成

水是人体内含量最丰富的成分，大约占女性体重的50%、男性体重的60%。体内的水分布于两大腔室：55%～75%位于细胞内［细胞内液（ICF）］，25%～45%位于细胞外［细胞外液（ECF）］。ECF可进一步分为血管内（血浆）和血管外（间质），其比例为1∶3。血管内和间质的水分在Starling力（即毛细血管静水压和胶体渗透压）的驱动下跨毛细血管壁进行交换。若跨毛细血管静水压梯度超出相应的胶体渗透压梯度，则有利于血浆超滤水分至血管外间隙。水分经由淋巴管回流至血管腔内。

液体的溶质或颗粒浓度被称为渗透压，定义为每kg水中所含溶质的毫渗透粒子数（mOsm/kg）。水很容易透过大部分细胞膜，以维持细胞内外渗透压相等。值得注意的是，由于细胞膜上存在多种转运体、离子通道及ATP驱动的膜泵，故细胞内外的溶质构成显著不同。主要的ECF溶质分子为Na^+及伴随的Cl^-及HCO_3^-，ICF主要含K^+及有机磷酸酯类（ATP、磷酸肌酸和磷脂）等溶质。ECF 或 ICF 中的溶质构成其“液体张力”，或称之为有效渗透压。特定的溶质（尤其是尿素）可以在大部分细胞膜内外自由移动，对张力并无影响，因此被称为无效渗透分子。

水平衡 血管升压素（AVP）的分泌、水的摄入和肾排水共同作用将体液渗透压维持于 280～295 mOsm/kg。AVP 由下丘脑大细胞神经元合成，这些神经元的轴突远端投射至垂体后叶或神经垂体，将 AVP 释放进入血液循环。包含释放 AVP 的大细胞神经元的中枢“渗透压感受器”神经网络可通过非选择性张力驱动的阳离子通道感知循环渗透压，循环渗透压轻度增高或降低将激活或抑制渗透压感受器神经元，神经元激活时促进 AVP 释放并产生渴觉。

循环渗透压升高超过约 285 mOsm/kg 时会刺激分泌 AVP，在此阈值以上时渗透压水平和 AVP 浓度存在线性关系（图 55-1）。循环渗透压的作用体现在 285 mOsm/kg 左右时产生渴觉、促进水的摄入，在此之上机体感知的渴觉程度会相应加强。血容量和血压的变化也会直接促进 AVP 释放和渴觉产生，但应答不如渗透压变化敏感。在水稳态的病理生理调节过程中 ECF 容量可能更重要，ECF 容量严重影响着循环渗透压和 AVP 释放的关系，在血容量不足时可降低渗透压阈值，上调渗透压反应曲线的斜率；反之，血容量过多时可上调渗透压阈值，降低渗透压反应曲线的斜率（图 55-1）。值得注意的是，AVP 的循环半衰期仅 10～20 min，因此，ECF 容量和（或）循环渗透压的变化对水的稳态起到快速调节作用。此外，恶心、脑血管紧张素Ⅱ、5-羟色胺和药物等许多其他“非渗透性”刺激也可激活渗透敏感性神经元，促进 AVP 释放。

循环 AVP 可调控肾对非电解质水的排泄及保留过程。AVP 可作用于髓袢升支粗段及集合管（CD）主细胞的 V_2 受体，增加细胞内 cAMP 浓度并激活蛋白激酶 A（PKA）依赖的多种转运蛋白磷酸化。髓袢升支粗段（TALH）AVP 和 PKA 依赖的 Na^+-Cl^--K^+ 转运激活是肾逆流的关键机制（图 55-2）。肾逆流

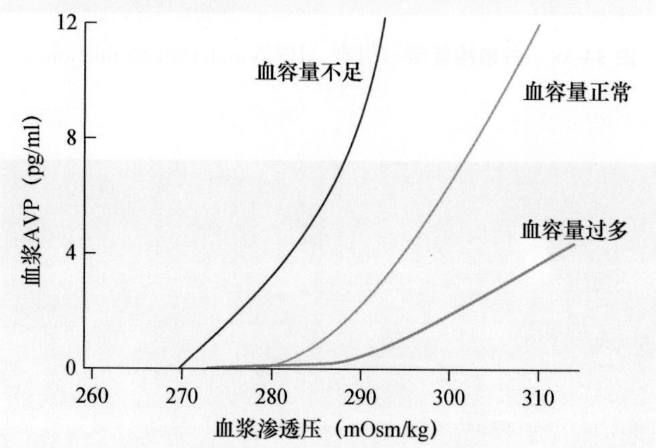

图 55-1 循环血管升压素（AVP）浓度与渗透压变化的反应曲线。正常血容量的健康个体渗透压约 285 mOsm/kg 时可检出血浆 AVP，在此阈值之上渗透压水平和循环 AVP 浓度存在线性关系。血容量状态严重影响 AVP 对渗透压的应答。血容量不足时渗透压阈值相应下调，反应曲线变陡；血容量过多可降低循环 AVP 浓度对渗透压的敏感性

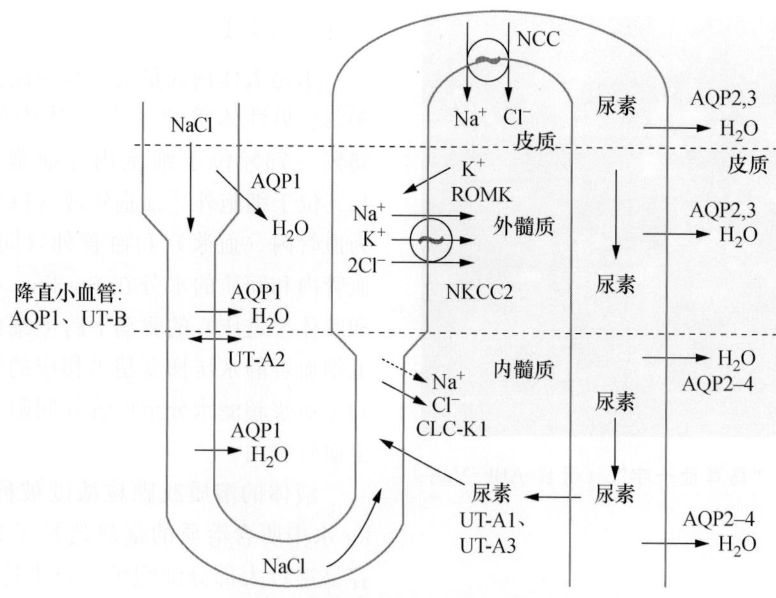

图 55-2 肾浓缩机制。近端和远端肾单位对水、盐和溶质的转运参与肾浓度梯度的形成（详见正文）。本图显示了所涉及的主要转运蛋白的定位；左侧为髓袢，右侧为集合管。AQP，水通道蛋白；CLC-K1，氯离子通道；NKCC2，Na-K-2Cl 共转运体；ROMK，肾外髓质 K^+ 通道；UT，尿素转运体（经允许引自 JM Sands：Molecular approaches to urea transporters. J Am Soc Nephrol 13：2795，2002.）

作用最终导致肾髓质内部的间质渗透压增加，促进CD内水的重吸收。近端和远端肾单位对水、盐和溶质的转运均参与肾浓度梯度的形成（图55-2）。髓袢降支细段顶端及基底外侧的水通道蛋白-1对水的转运、升支细段经顶端及基底外侧CLC-K1氯离子通道和细胞旁Na^+转运对Na^+-Cl^-的被动吸收亦参与其中。肾对尿素的转运对髓质渗透压梯度的产生发挥重要作用，使肾在低/高蛋白摄入情况下均能排出非电解质水（图55-2）。

肾主细胞中AVP诱导的PKA依赖性水通道蛋白-2的磷酸化会促使活性水通道插入CD管腔，导致沿髓质渗透压梯度的水分重吸收（图55-3）。在“抗利尿”的情况下，随着循环AVP的增加，肾会重吸收由肾小球滤过的水分，平衡CD内外的渗透压，排泌高渗的“浓缩”尿液（渗透压高达1200 mOsm/kg）。缺乏循环AVP时，水通道蛋白-2插入和跨CD的水分重吸收基本停止，肾只能排泌低渗的稀释尿（渗透压低至30～50 mOsm/kg）。大多数水代谢紊乱疾病中均存在这种“最终共同通路”异常，如尿崩症患者主细胞膜中存在活性水通道蛋白-2插入减少或缺失。

动脉循环容量的维持　细胞通过膜Na^+/K^+-ATP酶将钠主动泵出。因此，机体85%～90%的Na^+存在于细胞外液，ECF容量（ECFV）与全身Na^+总量相关。反之，除全身动脉阻力外，动脉灌注和循环容量还受肾对Na^+的保留及排泄调节。在肾内，Na^+首先被肾小球滤过，然后被肾小管重吸收。阳离子Na^+的重吸收通常伴随着阴离子Cl^-的重吸收，因此Cl^-的稳态也会影响ECFV。肾小球滤过率（GFR）为180 L/d，当血钠浓度约140 mmol/L时，肾每天滤过约25 200 mmol Na^+，相当于约1.5 kg盐，约为细胞外容量的10倍。滤过的Na^+-Cl^-中99.6%被重吸收，最终日排泄量仅100 mmol/L。因此，肾Na^+-Cl^-排泄的微小变化将对ECFV产生显著影响，可能引起水肿或血容量不足。

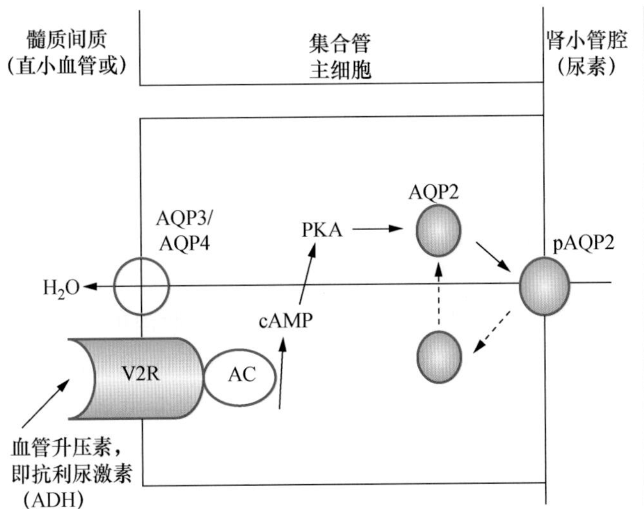

图55-3　肾集合管血管升压素及水的通透性调节。血管升压素与主细胞基底外侧的2型血管升压素受体（V2R）结合，激活腺苷酸环化酶（AC），增加细胞内环腺苷酸（cAMP）浓度，并激活蛋白激酶A（PKA）。血管紧张素作用于携带水通道蛋白-2（AQP）的细胞质囊泡，将水通道插入于管腔细胞膜，增加其对水的通透性。当血管升压素作用撤退时，水通道通过胞吞作用回收，管腔对水的通透性回到基线水平。AQP3和AQP4水通道表达于膜基底外侧，构成水重吸收的跨细胞途径。pAQP2，磷酸化水通道蛋白-2（经允许引自JM Sands，DG Bichet：Nephrogenic diabetes insipidus. Ann Intern Med 144：186，2006）

通过细胞旁和跨细胞机制，滤过的Na^+-Cl^-中约2/3被近端肾小管重吸收，随后TALH通过顶端呋塞米敏感性Na^+-K^+-$2Cl^-$共转运体重吸收剩余25%～30%滤过的Na^+-Cl^-。肾远曲小管（DCT）、连接小管（CNT）和CD等相邻的醛固酮敏感性远端肾单位完成对Na^+-Cl^-排泄的“微调”。噻嗪类敏感的顶端Na^+-Cl^-共转运蛋白（NCC）重吸收DCT中5%～10%滤过的Na^+-Cl^-。CNT和CD中的主细胞通过生电性阿米洛利敏感的上皮Na^+通道（ENaC）重吸收Na^+。Cl^-离子主要由相邻的闰细胞经顶端Cl^-交换（Cl^--OH^-及Cl^--HCO_3^-交换，由SLC26A4阴离子交换体介导）重吸收（图55-4）。

除肾神经活动外，肾小管对滤过的Na^+-Cl^-的重吸收受到多种循环及旁分泌激素的调节。血管紧张素Ⅱ可激活近端对Na^+-Cl^-的重吸收，与肾交感神经支配下的肾上腺素能受体作用类似；反之，局部产生的多巴胺有利钠作用。醛固酮主要激活醛固酮敏感的远端肾单位内的Na^+-Cl^-重吸收，此外还激活主细胞中的ENaC通道，诱导Na^+吸收并促进K^+排泄（图55-4）。

循环血容量对于重要器官的灌注和生理功能至关重要。心室和血管内的压力感受器感受到动脉循环“充盈不足”可导致神经体液激活（交感神经张力增加、肾素-血管紧张素-醛固酮系统激活、循环AVP增加），并协同增加肾对Na^+-Cl^-的重吸收、血管阻力及对水的重吸收，这种情况见于低血容量状态、低心排血量心力衰竭、低渗透压和（或）毛细血管通透性增加引起的心排血量减少。动脉过度扩张也可导致相对性动脉充盈不足，组织灌注减少引起神经体液激活。这些生理反应在本章讨论的许多疾病中均发挥着重要作用。特别需要认识到AVP在维持循环血容量、诱导血管收缩、上调交感神经系统张力、增加肾对水及Na^+-Cl^-的保留及调节动脉压力感受器反射方面的重要调节作用。这些调节大多涉及全身V_{1A} AVP受体

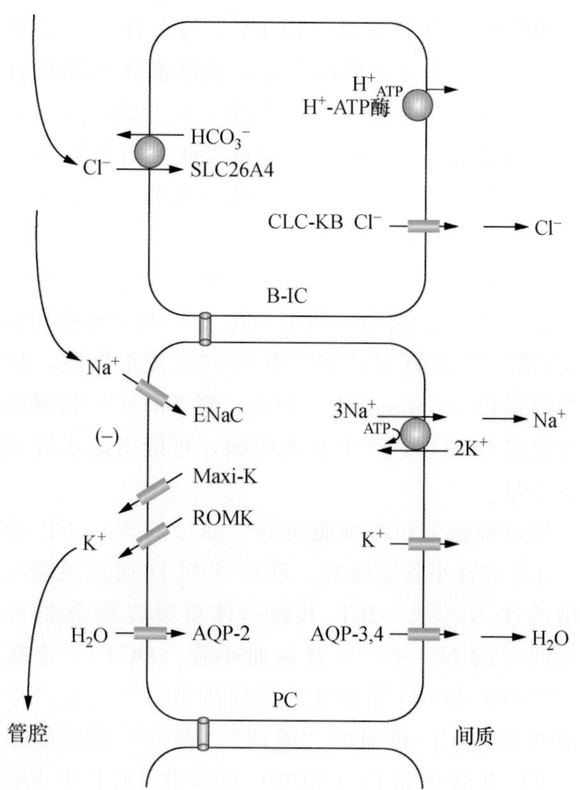

图 55-4 主细胞（PC）和相邻 β-闰细胞（B-IC）中钠离子、水和钾离子的转运。 阿米洛利敏感的上皮 Na^+ 通道（ENaC）吸收 Na^+ 产生管腔负电位差，驱动顶端分泌性 K^+ 通道 ROMK（肾髓质外 K^+ 通道）和（或）血流依赖性 BK 通道分泌 K^+。相邻的 β-闰细胞通过顶端 Cl^--OH^- 及 Cl^--HCO_3^- 交换（SLC26A4 阴离子交换体，亦称 pendrin）及基底外侧的 CLC 氯离子通道实现跨上皮的 Cl^- 转运。水通过顶端的水通道蛋白-2（AQP-2）和基底外侧水通道蛋白-3 和水通道蛋白-4 沿渗透压梯度被吸收（图 55-3）

的激活，同时肾 V_2 受体的激活也可导致水潴留和低钠血症。

血容量不足

病因 血容量不足常通常指水和电解质丢失的状态，可导致 ECFV 收缩。水和电解质丢失可由肾或肾外原因导致。

肾原因 多种肾病以尿 Na^+-Cl^- 及水的过度排泄为特征。内源性溶质（如葡萄糖、尿素等）滤过负荷较高时会损伤肾小管对 Na^+-Cl^- 及水的重吸收，导致渗透性利尿。外源性摄入用于降低颅内压的甘露醇可经肾小球滤过，但不经近端肾小管重吸收，因此可引起渗透性利尿。利尿药物会选择性损伤肾单位特定的 Na^+-Cl^- 重吸收位点，造成肾排 Na^+-Cl^- 增多。部分药物有诱发尿钠排泄的副作用，如乙酰唑胺可通过抑制碳酸酐酶来抑制近端肾小管对 Na^+-Cl^- 的吸收；甲氧苄啶和喷他脒等抗生素可通过阿米洛利敏感的 ENaC 通道抑制远端肾小管对 Na^+ 的重吸收，导致尿 Na^+-Cl^- 损失。肾转运蛋白的遗传缺陷也会导致 Na^+-Cl^- 和（或）水的重吸收减少。此外，盐皮质激素缺乏、盐皮质激素抵抗或抑制盐皮质激素受体（MLR）可能导致醛固酮敏感的远端肾单位对 Na^+-Cl^- 的重吸收减少。间质性肾炎、急性肾小管损伤或尿路梗阻引起的肾小管间质受损也会导致远端肾小管对 Na^+-Cl^- 和（或）水的吸收减少。

自由水（即不含电解质的水）的过度排泄也可导致血容量不足。由于损失水量的 2/3 来源于 ICF，故对 ECFV 的影响通常不明显。循环 AVP 减少或肾对 AVP 抵抗时可出现肾排水明显过量（分别被称为中枢性和肾性尿崩症）。

肾外原因 血容量不足的肾外原因包括胃肠道、皮肤和呼吸系统的体液流失。组织间隙、腹膜内、消化道等特定组织间隔内液体积聚也可引起血容量不足。

人体每天约有 9 L 液体进入胃肠道，含摄入量 2 L 及分泌量 7 L，几乎总液体量的 98% 被吸收，故每日粪便失水仅为 100～200 ml。胃肠道重吸收受损或分泌增加可引起血容量不足。因胃液 pH 值低（H^+ 浓度较高），胆汁、胰液及小肠液呈碱性（HCO_3^- 浓度较高），故呕吐及腹泻时常分别伴发代谢性碱中毒及酸中毒。

从皮肤和呼吸道蒸发的水分（即“不显性失水”）是机体丢失非电解质水的主要途径，健康成人通常为 500～650 ml/d。发热性疾病或长时间暴露于热源时蒸发失水会增加；过度通气将增加呼吸道不显性失水，特别是在接受机械通气的患者中；吸入空气的湿度亦影响蒸发水量。此外，增加活动量和（或）环境温度而经汗液丢失的不显性失水与血浆是低渗的。因此，在没有充分补充水和 Na^+-Cl^- 的情况下大量出汗会导致血容量不足和渗透压升高，若仅补充非电解质水替代不显性失水而未充分补足电解质，则可能导致低血容量性低钠血症。

组织间隙和（或）腹膜腔中过量液体积聚亦可导致血管内容量不足。发生脓毒症、烧伤、胰腺炎、营养性低白蛋白血症和腹膜炎时，血管通透性增加和（或）渗透压降低（低白蛋白血症）可改变 Starling 力的大小，导致 ECFV 过多积聚在“第三间隙”。发生胃肠道梗阻时，肠腔等特定腔室内积聚过多液体可发生分布性血容量不足。体外失血或体内疏松腔隙内（如腹膜后等）大量出血后亦可导致血容量不足。

诊断性评估 详尽的病史常可揭示血容量不足的病因。血容量不足的症状呈非特异性，包括疲劳、虚弱、口渴和直立性眩晕等，更严重的症状和体征包括少尿、发绀、腹部和胸部疼痛、意识模糊或反应迟钝。合并电解质紊乱时可能引起其他症状，如低钾血症患者出现肌无力。体格检查中，皮肤弹性减弱、口腔黏膜干燥不是成人患者 ECFV 降低的理想指标。血容量不足更可靠的体征包括颈静脉压（JVP）降低、直立位心动过速（站立后即刻心率增加>15～20 次/分）和体位性低血压（站立后血压下降>10～20 mmHg）。更严重的体液丢失可导致低血容量性休克，伴低血压、心动过速、外周血管收缩和外周低灌注，这些患者可出现外周发绀、四肢厥冷、少尿和精神状态改变。

常规实验室检查可出现血尿素氮（BUN）和肌酐增加，提示 GFR 降低。血肌酐是测量 GFR 更可靠的指标，因 BUN 水平可能受到肾小管重吸收增加（“肾前性氮质血症”）、分解代谢状态、过度营养或胃肠道出血导致尿素产生增加和（或）减少蛋白质摄入量时尿素产生减少等的影响。在低血容量性休克中，肝功能检查和心脏生物标志物可分别显示肝和心脏缺血的证据。生化和血气分析可能揭示酸碱紊乱。例如，腹泻引起的碳酸氢盐损失是代谢性酸中毒的常见原因；严重低血容量性休克的患者可能出现阴离子间隙升高的乳酸性酸中毒。

对血容量不足的神经体液反应可刺激肾小管对 Na^+ 和水的重吸收增加。因此，在肾外原因所致的血容量不足中尿钠浓度通常<20 mmol/L，尿渗透压常>450 mOsm/kg。GFR 的下降、远端肾小管转运的减少可能导致肾排钾缺陷，血浆 K^+ 浓度增加。值得注意的是，血容量不足及呕吐、腹泻或使用利尿剂引起低氯性碱中毒的患者因其滤过的 HCO_3^- 增加，故尿钠常>20 mmol/L 且尿液 pH 值>7.0。在这种情况下，尿 Cl^- 浓度更能准确反映容量状态，［Cl^-］<25 mmol/L 表明血容量不足。在急性肾小管坏死等肾病原因所致的血容量不足患者中，尿钠浓度通常>20 mmol/L。类似地，尿崩症患者存在尿液的不当稀释。

治疗　低钠血症

血容量不足的治疗目标是恢复正常血容量，弥补液体损失。轻度血容量不足通常可以通过口服补液和恢复正常饮食来治疗。更严重的血容量不足需要静脉补液，根据潜在的病理生理学病因选择针对性方案。等渗生理盐水（0.9% NaCl，154 mmol/L Na^+）是治疗严重血容量不足的正常血钠或低钠血症患者最合适的复苏液，静脉白蛋白等胶体溶液无明显优势。高钠血症患者应输注低渗溶液，若仅存在失水（如尿崩症等），则输注 5%葡萄糖即可；若同时存在水和 Na^+-Cl^- 丢失，则应进行低渗盐水（1/2 或 1/4 张生理盐水）输注。在腹泻等情况下，对存在碳酸氢盐丢失和代谢性酸中毒的患者，应静脉补充等渗碳酸氢盐（5%葡萄糖中加入 150 mmol Na^+-HCO_3^-）或低渗碳酸氢盐溶液（含葡萄糖或稀释的生理盐水）。严重出血或贫血的患者应接受红细胞输注，维持血细胞比容不超过 35%。

钠代谢紊乱

血浆 Na^+ 浓度的异常通常由水稳态异常引起，导致 Na^+ 与体内水的相对比例发生变化。水摄入和循环 AVP 是保持血浆渗透压的两大关键因素，二者之一或二者同时缺陷是大部分低钠血症和高钠血症的原因。反之，钠稳态本身的异常将导致整体 Na^+-Cl^- 含量的缺乏或过剩，对 ECFV 和循环血容量产生决定性影响。值得注意的是，容量状态还会影响垂体后叶 AVP 的释放，导致低血容量时在不同血浆渗透压水平下循环下 AVP 浓度均处于较高水平。类似地，在心力衰竭、肝硬化等动脉灌注不足的“高血容量”原因中，神经体液激活可导致循环 AVP 升高，引起水潴留和低钠血症。因此，钠代谢紊乱的一个关键概念是血浆 Na^+ 浓度的绝对值升高对于特定患者的容量状态没有任何提示意义，在诊断和治疗中必须考虑到这一点。

低钠血症

低钠血症被定义为血浆 Na^+ 浓度<135 mmol/L，其是一种常见疾病，可见于多达 22%的住院患者。低钠血症往往因循环 AVP 增加和（或）肾对 AVP 的敏感性增加，以及水摄入增加所导致。一个值得注意的例外是摄入低渗液体引起的低钠血症（见下文），其引起 AVP 过度或“不恰当”应答的病理生理学机制与低血容量患者影响 ECFV 的机制不同。因此，依据病史和容量状态可将低钠血症细分为 3 类，即“血容量不足”“正常血容量”和“血容量过多”（图 55-5）。

低血容量性低钠血症　血容量不足可引起显著神经体液激活，增加循环 AVP 的水平。循环 AVP 的增加有助于通过血管和压力感受器 V_{1A} 受体维持血压，并通过肾 V_2 受体增加水的重吸收；V_2 受体的激活可导致自由水摄入增加引起的低钠血症。低血容量性低钠血症的肾外原因包括消化道丢失（如呕吐、腹泻、引流管）以及 Na^+-Cl^- 和水的非显性丢失（如出汗、烧伤)，且未及时经口补充，此时尿 Na^+ 浓度常<20 mmol/L。值得注意的是，这些患者可能在临床上被归为正常血容量，只有尿 Na^+ 浓度降低方能提示其低钠血症的原因。实际上，缺乏高血容量性低钠血症的病因且尿 Na^+ 浓度<20 mmol/L 时即预示在静脉补充生理盐水后血 Na^+ 浓度将快速升高，此时输注生理盐水发挥水化利尿作用，循环 AVP 水平急剧下降。

肾性原因所致的低血容量性低钠血症的共同特征是尿中 Na^+-Cl^- 的不当丢失，导致容量减少、循环 AVP 升高，尿 Na^+ 浓度通常>20 mmol/L（图 55-5）。原发性肾上腺皮质功能不全和醛固酮减少症的患者，其循环醛固酮和（或）其肾效应的缺失可导致低钠血症。低血压和（或）容量不足患者中出现高钾血症合并低钠血症，且尿 Na^+ 浓度增加（远高于 20 mmol/L）时，强烈支持该诊断。失盐性肾病患者由于肾小管功能受损，在钠摄入量减少时可能出现低钠血症，常见于反流性肾病、间质性肾病、梗阻性肾病、髓质囊性肾病和急性肾小管坏死恢复期。噻嗪类利尿剂可由造成烦渴和血容量减少等多种机制引起低钠血症。值得注意的是，噻嗪类药物不影响肾浓缩，循环 AVP 能充分发挥其肾保水的作用。相比之下，袢利尿剂会抑制 TALH 对 Na^+-Cl^- 和 K^+ 的吸收，影响逆流机制并降低浓缩尿液的能力，故低钠血症相对少见。当无法重吸收或重吸收较少的渗透活性物质排泄增加时，易导致血容量不足及低钠血症，重要原因包括糖尿、酮尿（如饥饿性、糖尿病性或酒精性酮症酸中毒）及尿重碳酸盐增多等（如肾小管酸中毒或代谢性碱中毒时碳酸氢盐经尿排出导致失钠）。

“大脑耗盐”综合征是低血容量性低钠血症的罕见病因，其特点为与颅内疾病相关的低钠血症伴临床血容量不足、相关疾病包括蛛网膜下腔出血、创伤性脑损伤、开颅手术、脑炎和脑膜炎。本病需与更常见的抗利尿激素分泌失调综合征进行鉴别，脑耗盐通常会对积极补充 Na^+-Cl^- 应答良好。

高血容量性低钠血症　高血容量性低钠血症患者 Na^+-Cl^- 总量增加，而水增加的比例更高，导致血 Na^+ 浓度降低。类似于低血容量性低钠血症，其致病因素可依尿 Na^+ 浓度进行区分，仅在急性或慢性肾衰竭中可出现尿 Na^+ 浓度升高（图 55-5）。乏钠性水肿性疾病［如充血性心力衰竭（CHF）、肝硬化和肾病综合征］中出现低钠血症的病理生理学基础与低血容量性低钠血症相似，但前者会因特殊原因（如 CHF 时心脏功能障碍，肝硬化时外周血管扩张）而使循环血量减少、动脉充盈欠佳。患者输注生理盐水水化后尿 Na^+ 浓度仍非常低，即<10 mmol/L；利尿剂治疗可能会掩盖这种钠缺乏状态。低钠血症的程度为相关神经体液激活提供了间接指标，并可作为高血容量性低钠血症的重要预后标志。

等容量性低钠血症　等容量性低钠血症可见于中重度甲状腺功能减退症，可在甲状腺功能恢复正常后得以纠正。严重的低钠血症也可能发生于垂体疾病引起的继发性肾上腺皮质功能不全、而原发性肾上腺皮

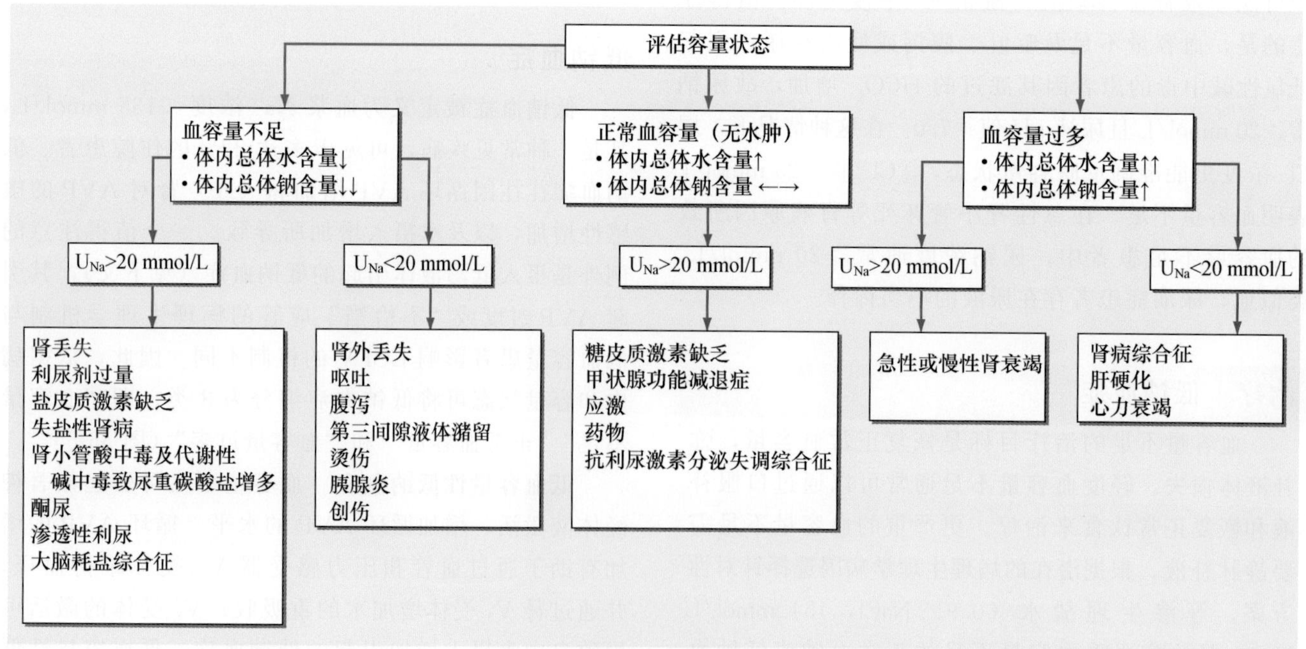

图 55-5　低钠血症的诊断路径（经允许引自 S Kumar，T Berl：Diseases of water metabolism，in Atlas of Diseases of the Kidney，RW Schrier［ed］. Philadelphia，Current Medicine，Inc，1999）

质功能不全中循环醛固酮的缺乏会导致低血容量性低钠血症，继发性肾上腺衰竭中主要糖皮质激素缺乏可能导致等容量性低钠血症。糖皮质激素对垂体后叶的AVP释放发挥负反馈作用，给予患者皮质醇替代治疗将使AVP对渗透压的反应迅速正常化，从而降低循环AVP水平。

抗利尿激素分泌失调综合征（SIAD）是引起等容量性低钠血症最常见的原因（表55-1）。SIAD患者出现低钠血症的原因是摄入自由水过多，当其血浆渗透压低于引起渴觉的正常阈值时仍继续饮水。由此可见，SIAD患者产生口渴感觉的渗透压阈值降低，渗透反应曲线下移。目前已知SIAD患者中存在4种不同的AVP分泌方式，与其病因并无显著的关系。其中，不受调节的AVP分泌不当可见于约1/3的患者，其血浆渗透压与其血液中的AVP水平无关；另一部分患者对血浆渗透压升高的调节反应正常，但当其血浆处于低渗透压水平时，此类患者无法通过抑制AVP分泌进行调节；其他患者可出现“渗透压重调”，其渗透压阈值降低及渗透反应曲线左移。最后一类患者的特征为血液中检测不到AVP，提示肾对水的重吸收功能异常增强，或血液中存在不同于AVP的抗利尿物质。已有报道显示，部分患者V_2型AVP受体的单个特定残基可发生功能获得突变，在机体缺乏AVP或出现“肾源性”SIAD时，可引起该受体发生结构性激活。

严格来说，SIAD患者并非正常血容量，而是在AVP诱导的保水和保Na^+-Cl^-作用下出现亚临床性血容量增加。由AVP持续增加引起的“AVP逃逸”机制限制了远端肾小管重吸收，使机体维持适度的高血容量稳态。SIAD患者的血清尿酸水平通常较低（<4 mg/dl），与远端肾小管对Na^+-Cl^-和水分输送增加时近端肾小管吸收减少相符；相反地，低血容量性低钠血症常存在高尿酸血症，这是由近端肾小管Na^+-Cl^-和尿酸盐转运的共同激活所致。

SIAD的常见原因包括肺部疾病（如肺炎、肺结核、胸腔积液）和中枢神经系统（CNS）疾病（如肿瘤、蛛网膜下腔出血、脑膜炎）。SIAD也常发生于恶性肿瘤，最常见于小细胞肺癌（75%为恶性）。小细胞肺癌患者中约10%在发病时血Na^+浓度<130 mmol/L。SIAD也是某些药物的常见并发症，最常见的是选择性5-羟色胺再摄取抑制剂（SSRI），其他药物可增强AVP的肾效应，而不会对循环AVP水平产生直接影响（表55-1）。

低钠摄入和低钠血症　饮食中钠摄入量极低的患者偶可出现低钠血症。典型情况可见于以啤酒为唯一营养的酗酒者，他们因此也被诊断为“啤酒依赖”，啤酒中蛋白质和盐含量极低，Na^+含量仅为1～2 mmol/L。该综合征亦可见于高度节食限盐的非酗酒患者，如极

表55-1　抗利尿激素分泌失调综合征（SIAD）的原因

恶性肿瘤	肺部疾病	中枢神经系统疾病	药物	其他原因
肿瘤	感染	感染	促进AVP释放或加强其作用的药物	遗传性（血管加压素V_2受体功能获得性突变）
肺	细菌性肺炎	脑炎	氯磺丙脲	特发性
小细胞肺癌	病毒性肺炎	脑膜炎	SSRI	短暂性
间皮瘤	肺脓肿	脑脓肿	三环类抗抑郁药	耐力训练
口咽	肺结核	落基山斑疹热	氯贝丁酯	全身麻醉
消化道	曲霉菌病	AIDS	卡马西平	恶心
胃	哮喘	出血及肿物	长春新碱	疼痛
十二指肠	囊性纤维化	硬膜下血肿	尼古丁	应激
胰腺	呼吸衰竭伴正压通气	蛛网膜下腔出血	麻醉剂	
泌尿生殖系统		脑血管意外	抗精神病药	
尿道		脑肿瘤	异环磷酰胺	
膀胱		头外伤	环磷酰胺	
前列腺		脑积水	非甾体抗炎药	
子宫内膜		海绵窦血栓	MDMA（“致幻剂”）	
内分泌胸腺瘤		其他	AVP类似物	
淋巴瘤		多发性硬化	去氨加压素	
肉瘤		吉兰-巴雷综合征	催产素	
尤因肉瘤		Shy-Drager综合征	血管升压素	
		震颤性谵妄		
		急性间歇性卟啉病		

AVP，血管加压素；MDMA，3,4-亚甲二氧基甲基苯丙胺；SSRI，选择性5-羟色胺再摄取抑制剂

引自DH Ellison，T Berl：Syndrome of inappropriate antidiuresis. N Engl J Med 356：2064，2007

端素食者。由钠摄入减少引起的低钠血症患者尿渗透压通常极低（＜100～200 mOsm/kg），尿 Na^+ 浓度＜10～20 mmol/L，其最本质的异常在于电解质摄入不足。尿电解质排泄减少促使排水减少，患者在产生轻度渴觉之后可发生低钠血症。已报道的嗜酒患者中未报告其 AVP 水平，但理论上应该处于较低水平或在生理盐水水化后可迅速被抑制，这与盐水水化后血钠浓度快速纠正现象相符。恢复正常饮食和（或）接受生理盐水水化也可纠正尿电解质排泄过少，此类嗜酒患者的血钠浓度往往在入院后不久即可得以纠正。

低钠血症的临床特征 低钠血症的水分在渗透压梯度作用下由低渗性 ECF 转移至 ICF，引起全身细胞肿胀。低钠血症主要表现为神经系统症状，提示颅内脑水肿进展。急性低钠血症最初的中枢神经系统反应是间质压力增加，导致 ECF 和电解质由大脑间质分流至脑脊液中，随后进入体循环，伴随脑细胞主要细胞内离子 Na^+、K^+ 和 Cl^- 的外流。当血液张力迅速下降、容量调节机制障碍时可产生急性脑水肿，即急性低钠血症性脑病，早期表现为恶心、头痛和呕吐，并可迅速出现痫性发作、脑干脑疝、昏迷和死亡等严重并发症。急性低钠血症的重要并发症为二氧化碳正常或高碳酸血症性呼吸衰竭，合并的低氧可加重神经损伤。此时，二氧化碳正常的呼吸衰竭病因往往为非心源性或来源于"神经源性"肺水肿，其肺毛细血管楔压正常。

急性症状性低钠血症是一种临床急症，可发生于许多特定情况（表 55-2）。女性（特别是绝经前女性）比男性更易患脑病及严重神经系统后遗症。急性低钠血症常继发于医源性原因，如循环 AVP 增加的术后患者静脉输注低渗液体。运动相关的低钠血症是重要的临床问题，常见于马拉松和其他耐力赛事，可能与循环 AVP 的"非渗透性"增加和过量自由水摄入有关。一些含有共同兴奋性成分（MDMA，即 3,4-亚甲二氧基甲基苯丙胺）的致幻剂可引起快速及强烈的渴觉和 AVP 释放，常导致严重急性低钠血症。

表 55-2 急性低钠血症的原因

急性低钠血症的原因
医源性
绝经前期女性术后
血管升压素增加后输注低张液体
甘氨酸冲洗：TURP、子宫手术
结肠镜术前准备
近期摄入噻嗪类利尿剂
烦渴
MDMA（"致幻剂"等）摄入
运动诱发
多因素，如烦渴合并摄入噻嗪类利尿剂

MDMA，3,4-亚甲二氧基甲基苯丙胺；TURP，经尿道前列腺切除术

慢性持续性低钠血症常导致脑细胞内有机溶质（肌酸、三甲基甘氨酸、谷氨酸、肌醇和牛磺酸等）外流，其将降低细胞内渗透压，促进水进入细胞内。细胞内渗透溶质的减少在 48 h 内完成，即临床上定义慢性低钠血症的时间段，这个时间的定义对于低钠血症的治疗也具有重要的意义（见下文）。慢性低钠血症诱发的细胞反应无法完全保护患者免于呕吐、恶心、精神错乱和痫性发作等症状，出现这些症状时血 Na^+ 浓度常＜125 mmol/L。即便临床判定为"无症状"的患者也可能出现轻微步态异常和认知缺陷，这些症状可随低钠血症的纠正而逆转；值得注意的是，慢性"无症状"低钠血症患者跌倒的风险增加。由于低钠血症可导致相关的神经功能障碍和骨密度降低，慢性低钠血症患者的骨折风险增加。因此，即使没有明显症状，也应尽一切努力安全纠正慢性低钠血症患者的血 Na^+ 浓度（见下文）。

由于细胞对血浆 Na^+ 浓度纠正的反应存在不对称性，故慢性低钠血症的治疗稍显复杂。具体来说，低钠血症纠正后，脑细胞对有机渗透性调节物质的再蓄积会随着渗透压的增加而减少和延迟，还可引起少突胶质细胞的进行性丢失和渗透性脱髓鞘综合征（ODS）。过快纠正低钠血症（24 h 内血钠升高＞8～10 mmol/L 或 48 h 内血钠升高 18 mmol/L）还可能破坏血脑屏障的完整性，导致免疫介质进入脑内并由此引发脱髓鞘反应。典型 ODS 主要累及脑桥，此处渗透性调节物质的再次蓄积显著滞后。脑桥中央髓鞘溶解患者可在过度纠正低钠血症后 1 天或更长时间出现临床症状，表现为轻截瘫或四肢麻痹、吞咽困难、构音障碍、复视、"闭锁综合征"和（或）意识丧失。ODS 中大脑的其他区域也可受累，常为脑桥相关病变，偶为孤立病变，按发生频率排序脑桥外髓鞘溶解的病变依次可发生于小脑、外侧膝状体、丘脑、壳核和大脑皮质或皮质下结构。因此 ODS 的临床表现取决于脑干外髓鞘溶解的位置和程度，目前已报道的包括共济失调、缄默症、帕金森病、肌张力障碍和畸张症。过快纠正血 Na^+ 浓度后再次降低血 Na^+ 可预防或减轻 ODS（见下文）。然而，即使适当缓慢地纠正血 Na^+ 浓度亦可能并发 ODS，酗酒、营养不良、低钾血症和肝移植均为高危因素。

低钠血症的诊断性评估 低钠血症患者的临床评估应关注其潜在病因，详细的用药史尤其重要（表 55-1）。低钠血症的常规诊断必须对患者的容量状态进行细致的临床评估（图 55-5）。低钠血症（特别是严重的

低钠血症）常存在多方面病因。临床评估时应分析患者循环 AVP 过高的所有可能原因，包括容量状态、药物、恶心和（或）疼痛等。影像学检查有助于筛查患者是否存在可导致低钠血症的肺部或中枢神经系统病因。胸部 X 线检查可能无法检出小细胞肺癌，小细胞肺癌的高危患者（如吸烟者）应考虑行胸部计算机断层扫描（CT）。

实验室检查应包括对血浆渗透压的检测，以排除假性低钠血症（定义为低钠血症且血浆渗透压正常或升高）。大部分临床实验室通过自动离子敏感电极测试稀释样品，假定血浆中 93% 为水来进行稀释度校正，以测量血 Na^+ 浓度。但对于严重高脂血症和（或）高蛋白血症导致的假性低钠血症患者，血脂或蛋白质占血浆体积的比例明显增加，按上述方法进行校正将导致计算结果不准，所测得的渗透压数值应减去测得的尿素浓度（若以 mg/dl 为单位，则除以 2.8），以换算成有效渗透压（张力）。低钠血症患者的有效渗透压＜275 mOsm/kg。

常规检查中出现 BUN 和肌酐升高可提示肾功能不全是低钠血症的潜在原因，而高钾血症可能提示肾上腺功能不全或醛固酮减少症。同时应测量血糖，血糖会诱导细胞内水外流，血糖每上升 100 mg/dl，血 Na^+ 浓度下降 1.6～2.4 mmol/L；而高血糖纠正后，这种“真性”低钠血症可自行恢复。此外，应检测血清尿酸，存在 SIAD 表型的患者通常表现为低尿酸血症（血清尿酸＜4 mg/dl），而血容量不足的患者通常表现为高尿酸血症。在某些特定的临床情况中，还应检测甲状腺、肾上腺和垂体功能，垂体功能不全引起的甲状腺功能减退和继发性肾上腺衰竭是等容量性低钠血症的重要原因，而原发性肾上腺衰竭常导致低血容量性低钠血症。必要时可行促皮质素激发试验评估是否存在原发性肾上腺皮质功能不全。

在低钠血症的初步评估中，尿电解质和渗透压是关键的检查项目。在临床不符合 CHF 等高血容量、乏钠综合征（图 55-5）时，如果尿 Na^+ 浓度＜20～30 mmol/L，则符合低血容量性低钠血症。反之，SIAD 患者尿 Na^+ 浓度常＞30 mmol/L。然而，SIAD 和低血容量性低钠血症患者尿 Na^+ 浓度可能存在较大重叠，在老年人中尤为明显。诊断低血容量性低钠血症的最终“金标准”为输注生理盐水水化后血 Na^+ 浓度得以纠正。噻嗪类药物相关性低钠血症患者可出现尿 Na^+ 浓度远高于预期或其他提示 SIAD 的表现，此时应在停用噻嗪类药物 1～2 周后再考虑诊断 SIAD。尿渗透压＜100 mOsm/kg 提示烦渴症，尿渗透压＞400 mOsm/kg 提示 AVP 过量为主要的病因，中间数值则提出存在多方面病理生理学改变（如 AVP 过量合并明显烦渴）。由钠摄入减少引起的低钠血症患者（嗜酒者）尿 Na^+ 浓度常＜20 mmol/L，尿渗透压常为＜100～200 mOsm/kg。最后，测量尿 K^+ 浓度有助于计算尿-血浆电解质比值，帮助预测限液治疗的效果（见下文）。

治疗　低钠血症

低钠血症的治疗需考虑 3 个重要因素。首先，症状是否存在和（或）症状的严重程度决定了治疗的紧迫程度和目标。急性低钠血症患者的症状（表 55-2）包括头痛、恶心和（或）呕吐、痫性发作、淡漠和脑疝，持续超过 48 h 的慢性低钠血症患者出现严重症状的可能性较小。其次，慢性低钠血症患者如果血钠纠正过快，如首个 24 h 内血钠升高＞8～10 mmol/L 或 48 h 内血钠升高 18 mmol/L，则出现 ODS 的风险增加。最后，患者对高渗性生理盐水、等渗性生理盐水或 AVP 拮抗剂的反应难以预测，治疗期间须密切监测血 Na^+ 浓度变化。

在明确纠正血 Na^+ 浓度的紧迫性并启动合适治疗后，应重点关注治疗和纠正潜在病因。因 SIAD、甲状腺机能减退或继发性肾上腺衰竭造成的等容量性低钠血症患者进行病因治疗效果良好，血 Na^+ 浓度可升高。然而，并非所有 SIAD 病因都是立即可逆的，有时需药物治疗以提升血 Na^+ 浓度（见下文）。静脉补充等渗生理盐水对低血容量性低钠血症有效，输注后循环 AVP 会迅速减少并促进水化利尿。如果病史显示为慢性低钠血症（即超过 48 h），纠正速度应适度放慢。对于 CHF 导致的高血容量性低钠血症，在启用或加强血管紧张素转化酶抑制剂（ACEI）后，治疗潜在心肌病等病因有助于纠正血钠。最后，嗜酒或低盐饮食引起的低钠血症患者静脉注射生理盐水、恢复正常饮食将迅速起效。值得注意的是，嗜酒症患者因易合并低钾血症、酒精中毒、营养不良及过度纠正血 Na^+ 浓度的倾向，故纠正过程中发展为 ODS 的风险极高。

长期以来，禁水一直是慢性低钠血症治疗的基石。然而，排泄非电解质水较少的患者需要更加严格的限水，这对渴觉被不恰当激发的 SIAD 患者来说可能难以耐受。尿-血浆电解质比{(尿［Na^+］+［K^+］)/血［Na^+］}可帮助快速判断非电解质水的排泄程度（表 55-3）：该比值＞1 的患者应更加严格的限水（＜500 ml/d），比值接近 1 的患者饮水量应限制在 500～700 ml/d，比值＜1 的患者饮水量应＜

表 55-3 高钠血症的治疗
失水量
1. 估算机体总水量（TBW）：女性体重的 50%，男性体重的 60%
2. 计算自由水的缺失量：[(Na^+ −140)/140]×TBW
3. 48～72 h 补充失水量，血浆 Na^+ 浓度>10 mmol/24 h
持续失水量
4. 计算尿自由水清除率（CeH_2O） $CeH_2O=V\times\left(\frac{1-U_{Na}+U_K}{S_{Na}}\right)$ V，尿量；U_{Na}，尿 Na^+ 浓度；U_K，尿 K^+ 浓度；S_{Na}，血 Na^+ 浓度
不显性失水量
5. 每天约 10 ml/kg；机械通气时失水较少，发热时失水较多
总量
6. 计算总体水缺失量及持续失水量，48～72 h 纠正总体失水量，然后仅需补充每日失水量。避免校正后血浆 Na^+ >10 mmol/d

1 L/d。在低钾血症患者中，因血 Na^+ 浓度等于可交换 K^+ 和 Na^+ 的和与体内总水量之比，故补钾治疗可增加血 Na^+ 浓度，即使不额外补充高张生理盐水，充分补钾必然会过度纠正血 Na^+ 浓度。增加日常饮食钠盐摄入有助于提升肾排泄非电解质水的能力，进而提升血 Na^+ 浓度；口服尿素和（或）盐片通常难以耐受或难以操作。

限水、补钾和（或）增加钠盐摄入失败的患者需要药物升高血钠。口服呋塞米（20 mg 每日 2 次，肾功能不全者可能需要更大剂量）联合盐片对多数 SIAD 患者有效，呋塞米可抑制肾逆流机制、破坏尿液浓缩，盐片可抵消利尿剂相关的排钠作用。地美环素是一种主细胞强效抑制剂，可用于呋塞米联合盐片升血钠无效的患者。然而，其可因过度利钠和（或）直接肾毒性导致 GFR 下降，特别是肝硬化患者因药物累积更易产生肾毒性，故应避免使用。

AVP 受体拮抗剂（伐普坦类）对 SIAD、心力衰竭或肝硬化引起的高血容量性低钠血症非常有效，其“促排水”效果（增加自由水清除）可有效提升血 Na^+ 浓度。此类药物多数为特异性拮抗 V_2 型 AVP 受体，托伐普坦是目前唯一获得 FDA 批准的口服 V_2 受体拮抗剂。考尼伐坦是其中唯一的静脉制剂，为 V_{1A}/V_2 受体拮抗剂，因抑制 V_{1A} 受体故有轻度低血压风险。伐普坦类仅限于在医院内宽松限水（>2 L/d）及密切监测血 Na^+ 浓度的基础上使用；尽管被批准用于治疗除低血容量性和急性低钠血症外的低钠血症，伐普坦类的临床适应证未完全明确。口服托伐普坦可能最适用于对限水和（或）口服呋塞米和盐片治疗无效的严重持续性 SIAD（如小细胞肺癌）患者。有文献报道托伐普坦长期治疗可能导致肝功能异常，因此使用不应超过 1～2 个月。

急性症状性低钠血症的治疗应包括 3% 高渗生理盐水（513 mmol/L），使血 Na^+ 浓度以每小时 1～2 mmol/L 的速度快速增加 4～6 mmol/L，通常足以缓解严重的急性症状，再参考慢性低钠血症的纠正指南进行后续治疗（见下文）。有许多公式可用于估算高渗盐水（NaCl 浓度为 513 mmol/L）的输注速度，传统方法为先计算 Na^+ 缺乏量，Na^+ 缺乏量=0.6×体重×（目标血 Na^+ 浓度-初始血 Na^+ 浓度），然后计算所需的速率。无论采用何种方法确定补液速度，高渗生理盐水输注期间机体的生理过程可能快速变化，故很难预测血 Na^+ 浓度的增加速度，故治疗过程中应每 2～4 h 对血 Na^+ 浓度进行监测，根据监测到的补钠速度调整治疗方案。急性低钠血症可能出现急性肺水肿或高碳酸血症性呼吸衰竭，此时氧疗、通气支持等也很重要。静脉注射袢利尿剂有助于治疗急性肺水肿及干扰肾逆流系统增加自由水排泄。AVP 受体拮抗剂尚未批准用于急性低钠血症的治疗。

慢性低钠血症的纠正速度应相对放缓（首个 24 h 升高<8～10 mmol/L，首个 48 h 升高<18 mmol/L），以避免 ODS；对于部分 ODS 高危患者（如嗜酒、低钾血症），目标纠正速度应降低。在慢性低血容量性低钠血症患者输注生理盐水后或垂体功能减退和继发性肾上腺衰竭的患者接受糖皮质激素替代治疗等情况下，AVP 水平快速正常化，可出现血 Na^+ 浓度过度纠正。接受伐普坦类治疗的患者中约 10% 会出现过度纠正，若同时限水，过度纠正的风险将进一步提高。无论采用高渗生理盐水、等渗生理盐水还是伐普坦类药物治疗出现血 Na^+ 过度纠正时，摄入 AVP 受体激动剂醋酸去氨加压素（DDAVP）可再次诱发低钠血症，而摄入自由水（通常指静脉注射 D_5W 葡萄糖）可稳定血 Na^+，目的是为了预防或逆转 ODS 进展。严重低钠血症亦可采用每日两次 DDAVP 联合补充低张钠盐进行治疗，可在补钠的同时维持 AVP 的生物活性，使血钠得到平稳纠正，降低过度纠正的风险。

高钠血症

病因

高钠血症定义为血 Na^+ 浓度>145 mmol/L。尽管不如低钠血症常见，但高钠血症的潜在病因多为严重疾病，故其死亡率高达40%～60%。高钠血症通常由于水和钠同时缺乏，失水多于失钠；偶尔由于医源性补钠过度，如静脉输注过量Na^+-Cl^-或Na^+-HCO_3^-（图55-6）。

老年人因渴觉减退和（或）饮水减少，故发生高钠血症的风险最高。极少数高钠血症患者存在下丘脑渗透压感受器功能缺陷，且合并渴觉减退和（或）AVP分泌减少。渴觉减退性尿崩症的病因可为原发性或转移性肿瘤、前交通动脉闭塞或结扎、创伤、脑积水和炎症。

肾性或肾外失水均可引起高钠血症。在发热、运动、热暴露、严重烧伤或机械通气时，不显性失水增加。腹泻是导致高钠血症最常见的胃肠道疾病。值得注意的是，渗透性腹泻和病毒性胃肠炎患者的粪便中Na^+和K^+的浓度通常＜100 mmol/L，从而造成失水及高钠血症；相反地，分泌性腹泻患者的粪便渗透压与血浆渗透压相等，故会出现低血容量伴或不伴低血容量性低钠血症。

肾性失水的常见原因包括高血糖继发的渗透性利尿、高尿素、梗阻解除后利尿或使用甘露醇。这些疾病均可引起泌尿系统的分泌功能增强，以及尿渗透压升高（见下文“诊断路径”）。中枢性及肾性尿崩症（DI）的患者均可因利尿失水出现高钠血症。

肾性尿崩症（NDI）的特点为肾对AVP产生部分性或完全性抵抗（见下文“诊断路径”）。遗传性原因

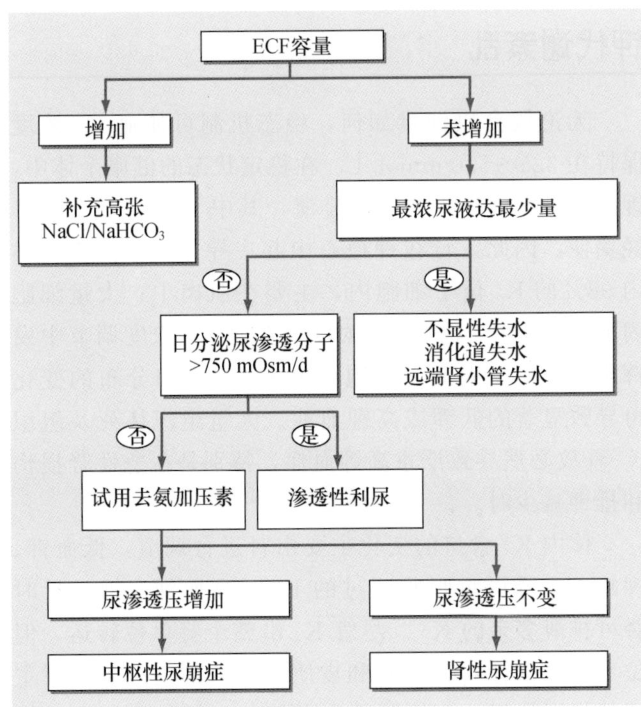

图 55-6　高钠血症的诊断路径。ECF，细胞外液

包括X连锁的V_2受体基因发生功能失去突变；AVP反应性水通道蛋白-2突变可导致常染色体隐性和常染色体显性遗传性NDI；水通道蛋白-1隐性缺失可导致轻度肾浓缩功能缺陷（图55-2）。高钙血症也可引起多尿和NDI；Ca^{2+}通过钙敏感受体直接发出信号，作用于TALH下调Na^+、K^+和Cl^-的转运及主细胞对水的转运，从而降低肾浓缩能力。NDI的另一个常见原因是低钾血症，低血钾抑制肾对AVP的应答并下调水通道蛋白-2的表达。锂剂、异环磷酰胺和某些抗病毒药等多种药物均可导致获得性NDI。锂剂可通过直接抑制肾糖原合成酶激酶-3（GSK3）在内的多种机制NDI，GSK3被认为是锂剂治疗双相情感障碍的药理学靶点；主细胞需GSK3方可对AVP刺激做出应答。锂剂通过阿米洛利敏感的Na^+通道ENaC进入主细胞后方可发挥药效（图55-4），因此锂剂和阿米洛利联合治疗可减轻锂剂相关的NDI。但锂剂长期治疗可引起慢性肾小管间质瘢痕和慢性肾病，停药后患者可能发展为长期持续性NDI，使阿米洛利治疗获益减小。

最后，妊娠性DI是晚期妊娠的罕见并发症，其中具有“血管升压素酶”作用的循环胎盘蛋白酶活性增加，导致循环AVP减少、多尿，常伴高钠血症。DDAVP可对抗血管升压素酶活性，故可有效治疗该病。

临床特征　高钠血症可增加ECF的渗透压，在ECF和ICF之间产生渗透压梯度，引起细胞内水外流、细胞皱缩。与低钠血症类似，高钠血症以神经系统症状为主，最常见的症状为精神状态异常，程度可以从轻度意识模糊、嗜睡至深昏迷。急性高钠血症中脑细胞突然萎缩可导致脑实质或蛛网膜下腔出血和（或）硬膜下血肿，但这些血管并发症主要发生于儿科和新生儿患者。肌肉细胞膜的渗透性损伤可导致高钠性横纹肌溶解症。在ECF渗透压慢性升高（＞48 h）的患者中，脑细胞可通过激活相关细胞膜转运体增加有机溶质（肌酸、甜菜碱、谷氨酸、肌醇和牛磺酸等）的内流和细胞内积聚，使ICF增加，脑实质体积正常化。因此，慢性高钠血症的患者较少出现严重神经损害。但慢性高钠血症患者在过快水化的过程中（血Na^+浓度纠正过快达每日＞10 mmol/L），相关细胞反应可能导致脑水肿和痫性发作。

诊断路径　病史应关注患者是否存在口渴、多尿和（或）肾外失水（如腹泻）等情况。体格检查应包括详细的神经系统查体和ECFV评估。大量缺水/水、电解质共同缺乏的患者呈低血容量性，可出现颈静脉压降低和体位性低血压。准确记录每日液体摄入量和尿量对于高钠血症的诊断和治疗至关重要。

实验室检查应包括尿电解质、血清和尿渗透压。高钠血症患者血清渗透压>295 mOsm/kg 时，机体的正常反应为循环 AVP 增加，肾排泄最浓尿液（即尿渗透压>800 mOsm/kg）减少（<500 ml/d），在这种情况下，肾外失水是高钠血症的主要原因。许多高钠血症患者患有多尿症，存在渗透性利尿时，Na^+-Cl^-、葡萄糖和（或）尿素过量排泄，每日溶质排泄量将>750～1000 mOsm/d（>15 mOsm/kg·d 的人体水量）（图 55-6）。更常见的情况是高钠血症和多尿症的患者以排水利尿为主，排泄过量低渗稀释尿液。

鉴别 NDI 和中枢性 DI 需要检测高渗状态下尿渗透压、循环 AVP 对 DDAVP 的反应。根据定义，高钠血症患者其基线渗透压升高，高渗充分刺激垂体后叶分泌 AVP。因此，相比于血 Na^+ 浓度及渗透压正常或稍低的单纯多尿症患者，出现高钠血症时无需行禁水试验（详见第五十三章）；事实上，考虑到高钠血症的加重风险，在这种情况下绝对禁止限水。NDI 患者会对 DDAVP 无反应，且与基线相比尿渗透压增加<50%（或<150 mOsm/kg），而循环 AVP 正常或升高；中枢性 DI 对 DDAVP 有反应，表现为循环 AVP 降低。有的患者表现为对 DDAVP 部分应答，尿渗透压升高>50%，但绝对值<800 mOsm/kg，此时循环 AVP 浓度有助于鉴别潜在病因，即肾性或中枢性 DI。妊娠女性检测 AVP 时应使用含蛋白酶抑制剂 1,10-菲咯啉的采血管，以预防胎盘血管升压素酶对 AVP 的体外降解。

因肾性失水所致的高钠血症患者除计算基线失水量外，还应使用非电解质水清除公式量化每日持续失水量（相关公式见表 55-3）。这需要每日检测尿电解质及精确测定每日尿量。

治疗　高钠血症

无论何种病因（药物、高血糖、高钙血症、低钾血症、腹泻），治疗高钠血症均应首先去除或纠正病因。表 55-3 列举了纠正高钠血症的方法。为避免脑水肿，高钠血症必须缓慢纠正，需在至少 48 h 内缓慢补充计算得出的自由水缺失量。值得注意的是，血 Na^+ 浓度下降不应超过每日 10 mmol/L，严重高钠血症（>160 mmol/L）患者纠钠时间可能需要超过 48 h。少数例外情况见于因钠过载所致的急性高钠血症（<48 h），以每小时 1 mmol/L 的速度快速纠正相对安全。

理想情况下应经口或鼻胃管补水，此为补充自由水（即非电解质水）最直接的方式。也可以选择通过静脉注射含葡萄糖的溶液补充自由水，如 5% 葡萄糖（D_5W），输注时应监测血糖以免出现高血糖。根据患者病史、血压及循环容量，初始补液可选用低张生理盐水（1/4 或 1/2 张生理盐水）。除非严重高钠血症，一般不选用生理盐水。因为在低血压时生理盐水相对于血浆是低渗的，并可纠正低血压。NDI 或中枢性 DI 患者每日持续自由水缺失量可通过尿非电解质水清除率公式（表 55-3）进行计算，并每日给予补充。

特定病例可能需要其他治疗。中枢性 DI 患者对静脉、经鼻及口服 DDAVP 反应良好。锂剂相关 NDI 患者可给予阿米洛利（2.5～10 mg/d）缓解多尿症，阿米洛利可抑制 ENaC、减少锂剂进入主细胞（见上文）。然而在临床实践中，多数锂剂相关 DI 患者仅靠增加每日饮水量即可弥补多尿损失。噻嗪类药物可缓解 NDI 所致的多尿症，其可诱发血容量不足并增加近端肾小管重吸收水。非甾体抗炎药（NSAID）可减轻肾内前列腺素对肾浓缩的不利影响，偶可用于治疗 NDI 相关的多尿症，但需承担 NSAID 相关胃和（或）肾毒性风险。必须强调的是，噻嗪类、阿米洛利和 NSAID 仅适用于 NDI 患者多尿的维持期治疗，不应用于高钠血症的急性期治疗。急性期的治疗重点为补充累计失水量及持续自由水缺失量。

钾代谢紊乱

无论饮食摄钾量如何，稳态机制可使血 K^+ 浓度保持在 3.5～5.0 mmol/L。在稳定状态的健康个体中，钾的每日全部摄入量均被排泄，其中 90% 经尿、10% 经粪便。因此，肾在钾稳态中起主导作用。然而，体内 98% 的 K^+ 位于细胞内，主要在肌肉中；大量细胞内 K^+ 可缓冲细胞外 K^+ 浓度，在血 K^+ 浓度调节中发挥重要作用。因此，细胞内外 K^+ 交换和分布的变化可导致显著的低钾或高钾血症。大量组织坏死及组织 K^+ 释放必然导致严重高钾血症，特别是在急性肾损伤和排钾减少时。

体内 K^+ 含量的变化主要由肾进行调节，低血钾、钾缺乏时肾可重吸收滤过的 K^+，高血钾、钾过量时肾可排泄多余的 K^+。尽管 K^+ 沿整个肾单位转运，但位于连接小管（CNT）和皮质集合管的主细胞发挥主要的排钾作用，而外髓质集合管的 α 闰细胞可在钾缺乏时通过肾小管重吸收滤过的 K^+。在主细胞中，顶

端 Na^+ 可通过阿米洛利敏感的 ENaC 进入细胞内产生管腔负电位差，驱动 K^+ 通过顶端 K^+ 通道被动外排（图 55-4）。两种主要的 K^+ 通道参与远端肾小管排钾：分泌型 K^+ 通道 ROMK（肾外髓质 K^+ 通道，亦称为 Kir1.1 或 KcnJ1）和流速敏感型大电导 K^+ 通道（BK）或 maxi-K K^+ 通道。现认为 ROMK 介导 K^+ 的大量排泄，而远端小管流速增加和（或）ROMK 通道遗传性缺失时，可通过 BK 通道激活排 K^+。

对钾代谢紊乱的临床解读需首先了解 ENaC 依赖性 Na^+ 内流及远端肾小管排 K^+ 的关系（图 55-4）。例如，血容量不足、肾前状态时，远端肾小管 Na^+ 含量减少将削弱排 K^+ 能力，导致高钾血症；而另一方面，使用噻嗪类和袢利尿剂治疗后，远端肾小管流量及 Na^+ 增加，可促进排 K^+，引起低钾血症。使用直接抑制 ENaC 的药物后会影响管腔负电位差的形成，从而出现高钾血症。醛固酮可以增加 ENaC 通道的活性，增加管腔膜主细胞排 K^+ 的驱动力，对肾排 K^+ 产生重要影响。肾素-血管紧张素-醛固酮系统的异常既可以诱发低钾血症，也可以出现高钾血症。但值得注意的是，钾过量和钾缺乏对远端肾单位中顶端 K^+ 通道的密度和活性有相反的影响，这一作用独立于醛固酮，即由醛固酮以外的因子调节肾排 K^+ 的能力。此外，钾缺乏和低钾血症可激活醛固酮非依赖性远端肾小管对滤过的 K^+ 的重吸收，激活外髓质集合管中闰细胞顶端 H^+/K^+-ATP 酶活性。也许是由于这种生理学特点，血 K^+ 浓度改变伴醛固酮活性变化在相关疾病中并不普遍。

低钾血症

低钾血症定义为血 K^+ 浓度<3.5 mmol/L，可见于高达 20%的住院患者。由于对心律、血压的影响和心血管毒性，低钾血症可使住院死亡率增加 10 倍。从机制上说，低钾血症的病因可能是组织和 ECF 之间 K^+ 的重新分布、肾性及肾外失 K^+（表 55-4）。系统性低镁血症可导致细胞内摄 K^+ 减少及肾排 K^+ 明显增加，引起顽固性低钾血症。假性低钾血症偶见于静脉穿刺后体外细胞摄 K^+，如急性白血病中白细胞大量增多时。

低钾血症与再分布 胰岛素、$β_2$ 肾上腺素受体活性、甲状腺激素和碱中毒可促使 Na^+/K^+-ATP 酶介导的细胞摄 K^+，导致低钾血症。少数情况下，有毒的钡离子可抑制全身 K^+ 通道，进而抑制 K^+ 的被动外流引起低钾血症。外源性胰岛素可引起医源性低钾血症，特别见于糖尿病酮症酸中毒等 K^+ 缺乏状态的治疗期间。在给予碳水化合物负荷后，内源性胰岛素分泌增加可使营养不良患者出现低钾血症、低镁血症和（或）低磷血症。内源性交感神经系统活性改变可诱发戒酒、甲状腺功能亢进、急性心肌梗死和严重头部创伤等患者出现低钾血症。支气管扩张剂和宫缩抑制剂

表 55-4　低钾血症的原因

Ⅰ. 摄入不足
- A. 饥饿
- B. 摄入泥土

Ⅱ. 细胞内再分布
- A. 酸碱平衡
  1. 代谢性碱中毒
- B. 激素
  1. 胰岛素
  2. $β_2$ 受体交感神经活性增加：心肌梗死后、头部外伤
  3. $β_2$ 受体激动剂：支气管扩张剂、宫缩抑制剂
  4. α 受体拮抗剂
  5. 甲亢性周期性麻痹
  6. Na^+/K^+-ATP 酶下游激活：茶碱、咖啡因
- C. 合成代谢状态
  1. 维生素 B12 或叶酸（红细胞生成）
  2. 粒细胞-巨噬细胞刺激因子（白细胞生成）
  3. 全肠外营养
- D. 其他
  1. 假性低钾血症
  2. 低体温
  3. 家族性低钾性周期性麻痹
  4. 钡中毒：系统性抑制 K^+ 通道

Ⅲ. 丢失过多
- A. 肾外丢失
  1. 胃肠道丢失（腹泻）
  2. 皮肤丢失（出汗）
- B. 肾性丢失
  1. 远端肾小管流量及 Na^+ 转运增加：利尿剂、渗透性利尿、失盐性肾病
  2. 钾排泄增加
     - A. 盐皮质激素分泌增加：原发性醛固酮增多症（醛固酮分泌性腺瘤）、原发性或单侧肾上腺增生、双侧肾上腺增生及肾上腺癌所致的特发性醛固酮增多症、遗传性醛固酮增多症（家族性醛固酮增多症Ⅰ/Ⅱ/Ⅲ型、先天性肾上腺增生）、继发性醛固酮增多症（恶性高血压、肾素瘤、肾动脉狭窄、血容量不足）、Cushing 综合征、Bartter 综合征及 Gitelman 综合征
     - B. 显性盐皮质激素分泌增加：先天性缺乏 11β-脱氢酶-2（显性盐皮质激素过多综合征）、抑制 11β-脱氢酶-2（甘草次酸、甘草酸、甘珀酸、甘草、食物和药物）、Liddle 综合征（遗传性上皮细胞 Na^+ 通道激活）
     - C. 远端肾小管非重吸收阴离子排泄增多：呕吐、鼻饲、近端肾小管酸中毒、糖尿病酮症酸中毒、吸胶毒（滥用甲苯）、青霉素类抗生素（青霉素钠、萘夫西林、双氯西林、替卡西林、苯唑西林、羧苄西林）
  3. 低镁血症

（利托君）等 β_2 受体激动剂是细胞内摄 K^+ 的强刺激因素。咳嗽糖浆或节食药物中的伪麻黄碱和麻黄碱等“隐匿性”拟交感神经药也可能意外导致低钾血症。在药物过量（茶碱）或摄入过量（食物咖啡因）等情况下，β_2 受体下游 cAMP 信号依赖性的黄嘌呤激活可导致低钾血症。

再分布性低钾血症也可发生于甲状腺功能亢进合并低钾性周期性麻痹［甲状腺毒性周期性麻痹（TPP)］。甲状腺功能正常时，相似的低钾性麻痹可见于家族性低钾性周期性麻痹，通常由 L 型钙通道的 α1 亚基或骨架 Na^+ 通道内的电压感受器结构域的错义突变引起。这些突变可产生由超极化激活的异常门控孔电流。TPP 好发于亚洲裔或西班牙裔，这种遗传倾向与 Kir2.6 的遗传变异有关，Kir2.6 是一种肌肉特异性的甲状腺激素反应性 K^+ 通道。TPP 患者通常表现为四肢和肢带无力，晨 1～6 点易出现发作性麻痹。甲状腺功能亢进症的症状和体征并非总是存在。这些情况下的低钾血症程度较重，几乎均伴随低磷血症和低镁血症。TPP 中的低钾血症是由于直接或间接激活 Na^+/K^+-ATP 酶，导致肌肉和其他组织对 K^+ 的摄取增加。β 肾上腺素能神经元活性增加在发病中发挥关键作用，高剂量普萘洛尔（3 mg/kg）可迅速逆转相关低钾血症、低磷血症和麻痹症状。

肾外失钾 除非极度体力消耗，否则汗液排 K^+ 量通常较少。呕吐或鼻胃引流引起的 K^+ 丢失量也较少，但随后的低氯性碱中毒可继发醛固酮增多症和尿重碳酸盐增多，促使持续性尿钾增多，即肾性排 K^+。鉴于世界范围内传染性腹泻的流行，腹泻是全球导致低钾血症的重要原因。非传染性消化道疾患，如乳糜泻、回肠造口术、绒毛状腺瘤、炎症性肠病、假性结肠梗阻（Ogilvie 综合征）、血管活性肠肽瘤及慢性泻药滥用等均可引起显著低钾血症，多种此类疾病的发病机制为结肠 BK 通道的上调，使肠道排钾明显增多。

肾性失钾 多种药物可通过不同机制增加肾排 K^+。利尿剂可增加远端肾小管对 Na^+ 的转运及尿液流速、诱导继发性醛固酮增多症，是低钾的常见原因。噻嗪类药物利尿效果不如袢利尿剂，但其对血 K^+ 浓度影响更大。噻嗪类药物的利尿机制为抑制 DCT 细胞中 Na^+-Cl^- 共转运蛋白 NCC，使 CNT 和皮质 CD 下游主细胞摄入管腔内 Na^+ 增多，通过 ENaC 增加 Na^+ 进入，增加管腔负电位差，并促进排 K^+。噻嗪类药物更易引起低钾血症可能继发于噻嗪类相关性低钙尿症，而袢利尿剂则会导致高钙尿症，袢利尿剂可抑制主细胞中 ENaC 活性，从而增加下游管腔内钙含量减小管腔负电位差并减少远端小管排 K^+。高剂量青霉素类抗生素（萘夫西林、双氯西林、替卡西林、苯唑西林和羧苄西林）可在远端肾单位中作为不可吸收的阴离子增加强制性排钾。氨基糖苷类、两性霉素、膦甲酸、顺铂和异环磷酰胺等多种肾小管毒性药物可导致肾性耗钾及耗镁（见下文“镁缺乏与低钾血症”）。

醛固酮可通过多种协同机制激活主细胞中 ENaC 通道，从而增加排 K^+ 的驱动力。醛固酮生物活性增强和（或）醛固酮依赖性信号通路的功能获得突变可诱发低钾血症。循环醛固酮浓度升高（醛固酮增多症）可为原发性或继发性。继发性醛固酮增多症中循环肾素水平的升高会导致血管紧张素Ⅱ增加，从而导致醛固酮增加，肾动脉狭窄可能是导致这一现象最常见的原因（表 55-4）。原发性醛固酮增多症可为遗传性或获得性。由类固醇 11β-羟化酶或类固醇 17α-羟化酶缺陷引起的先天性肾上腺增生症患者，由于循环 11-脱氧皮质酮增加，可能出现高血压和低钾血症。缺乏 11β-羟化酶可导致女性男性化和雄激素过量的其他迹象，而 17α-羟化酶缺陷症类固醇性激素的减少可导致性腺机能减退。

原发性遗传性醛固酮增多症的主要类型为家族性醛固酮增多症Ⅰ型［FH-Ⅰ，亦称糖皮质激素可抑制的醛固酮增多症（GRA)］，以及家族性醛固酮增多症Ⅱ型和Ⅲ型（FH-Ⅱ和 FH-Ⅲ），后两型中醛固酮的产生不受外源性糖皮质激素的抑制。FH-Ⅰ由同源 11β-羟化酶（*CYP11B1*）基因和醛固酮合成酶（*CYP11B2*）基因间的嵌合基因复制所致。嵌合基因融合了 11β-羟化酶应答促肾上腺皮质激素（ACTH）的启动子区域与醛固酮合成酶的编码区，嵌合基因受 ACTH 调控，因此可被糖皮质激素所抑制。FH-Ⅲ由 *KCNJ5* 基因突变所致，其编码 G 蛋白激活的内向整流型 K^+ 通道 4（GIRK4）；突变型 GIRK4 通道中 Na^+ 通透性增加，使肾上腺球状带细胞膜过度去极化，激活电压门控钙通道，引起 Ca^{2+} 内流，促进醛固酮的分泌和细胞增生，造成肾上腺腺瘤和醛固酮增多症。

原发性醛固酮增多症的获得性原因包括醛固酮分泌瘤（APA）、原发性或单侧肾上腺增生症（PAH）、双侧肾上腺增生引起的特发性醛固酮增多症（IHA）和肾上腺癌。APA 和 IHA 分别占确诊的醛固酮增多症的近 60% 和 40%。APA 可检出体细胞获得性 *KCNJ5* 基因或少见的 *ATP1A1*（Na^+/K^+-ATP 酶 α 亚基）/*ATP2B3*（Ca^{2+} ATP 酶）基因突变。正如 FH-Ⅲ中所见（见上文），这些突变引起的肾上腺球状带细胞过度去极化与肾上腺过度增殖和醛固酮的过度释放有关。

随机检测血浆肾素活性（PRA）和醛固酮对于低

钾血症和（或）高血压患者而言是一种有用的筛查工具，醛固酮与 PRA 的比值＞50 提示原发性醛固酮增多症。低血钾和多种降压药可能抑制醛固酮分泌或增加 PRA，影响醛固酮与 PRA 的比值，使原发性醛固酮增多症患者的比值＜50，因此临床在解读结果时应始终考虑临床背景。

糖皮质激素与盐皮质激素受体（MLR）的亲和力与醛固酮相似，故具有"类盐皮质激素"活性。然而，远端肾单位中醛固酮敏感的细胞可被 11β-羟基类固醇脱氢酶-2（11βHSD-2）所"保护"，其可将氢化可的松转化为可的松，而可的松对 MLR 的亲和力极小，由此避免了非选择性盐皮质激素激活（"不当"激活）。因此，*11βHSD-2* 基因的隐性功能失去突变与 MLR 的皮质醇依赖性激活及表征性盐皮质激素增多症（SAME）相关，其临床表现包括高血压、低钾血症、高钙尿症和代谢性碱中毒，伴 PRA 降低和醛固酮减少。另一种类似的综合征是由于甘草次酸/甘草酸和（或）甘珀酸对 11βHSD-2 的生物化学性抑制而引起。甘草酸是从甘草根中发现的天然甜味剂，常存在于甘草及其类似物中，或作为烟草和食品的调味剂。

低钾血症亦可能继发于系统性糖皮质激素增多。在由垂体 ACTH 增加引起的库欣综合征中，低钾血症的发生率仅为 10%，ACTH 异位分泌的患者低钾血症发生率为 60%～100%，而高血压的发生率相近。间接证据表明，相较于库欣综合征，异位 ACTH 患者的肾 11βHSD-2 酶活性降低，引起 SAME。

多种肾小管转运途径缺陷可诱发低钾血症。例如，α 闰细胞中酸化 H^+-ATP 酶亚基的功能失去突变引起低钾性远端肾小管酸中毒，远端肾单位的许多获得性疾病也是如此。Liddle 综合征由 ENaC 亚基的常染色体显性功能获得突变引起。疾病相关突变可直接激活离子通道或消除醛固酮抑制的质膜 ENaC 亚基回收，最终导致在主细胞质膜上活化的 ENaC 通道表达增加。Liddle 综合征患者的典型表现为严重的高血压伴低钾血症，螺内酯治疗无效但对阿米洛利敏感。然而，高血压和低钾血症仅是 Liddle 多种表型的可变特征，更为共同的特征包括醛固酮对 ACTH 刺激的反应减弱及尿醛固酮排泄减少。

TALH 和 DCT 肾单位节段的转运功能丧失可分别导致遗传性低钾性碱中毒、Bartter 综合征（BS）和 Gitelman 综合征（GS）。由于肾浓缩功能减退，典型 BS 的患者通常表现为多尿和烦渴，可能存在尿钙排泄增加，20%合并低镁血症，可有肾素-血管紧张素-醛固酮系统的显著激活。胎儿期 BS 患者存在严重的全身性疾病，其特征表现为电解质排泄过多、羊水过多和高钙尿症和肾钙质沉着症。肾内前列腺素的合成和排泄明显增加是产生全身症状的主要原因。BS 有 5 种疾病基因，它们均作用于 TALH 的 Na^+、K^+ 和 Cl^- 转运调控的某些方面。与 BS 相比，GS 在遗传上是同质的，几乎全部由 DCT 上噻嗪类敏感的 Na^+-Cl^- 共转运蛋白的功能失去突变引起。GS 患者均表现为低镁血症及明显的低钙尿症，而非 BS 中常见的高钙尿症。因此，尿钙排泄是 GS 中的关键诊断性检验。GS 临床表型较 BS 更轻，但 GS 患者可能因关节软骨中焦磷酸钙二水合物（CPPD）的异常沉积罹患软骨钙质沉着症。

镁缺乏与低钾血症 Mg^{2+} 耗竭可抑制肌肉 Na^+/K^+-ATP 酶活性，减少 K^+ 流入肌肉细胞并引起继发性尿钾增多。此外，Mg^{2+} 耗竭通过主细胞排钾通道（ROMK；图 55-4）中 Mg^{2+} 依赖性细胞内 K^+ 流出阻滞的减少，导致远端肾单位尿 K^+ 分泌明显增多。因此，低镁血症患者在未补充 Mg^{2+} 时，仅给予补钾治疗常常无效。值得注意的是，低钾血症患者中常常合并 Mg^{2+} 缺乏，因为许多累及远端肾单位的疾病可能导致 K^+ 和 Mg^{2+} 的消耗。

临床特征 低钾血症会对心脏、骨骼和肠肌细胞产生显著影响。低钾血症是室性和房性心律失常的重要危险因素；低钾血症通过心脏 Na^+/K^+-ATP 酶亚基上 K^+ 和地高辛共同结合位点的竞争性减少等多种机制诱发地高辛中毒。低钾血症的心电图改变包括 T 波变宽低平、ST 段压低和 QT 间期延长。当血 K^+ 浓度＜2.7 mmol/L 时，心电图改变最为明显。因此，对于遗传性或获得性 QT 间期延长患者，低血钾为导致其心律失常的重要诱因。低钾血症还可导致骨骼肌超极化，削弱其去极化和收缩的能力，诱发乏力甚至瘫痪。它还可导致骨骼肌病、横纹肌溶解。低钾血症对肠平滑肌的麻痹作用可能导致肠梗阻。

低钾血症对肾功能的影响包括 Na^+-Cl^- 和 HCO_3^- 潴留、多尿、磷酸盐尿、低枸橼酸尿症和肾产氨增加。碳酸氢盐潴留和其他酸碱作用可能导致代谢性碱中毒。低钾性多尿的机制为中枢性多饮联合 AVP 抵抗性肾浓缩功能缺陷。低钾血症引起的肾结构变化包括近端肾小管细胞相对特异性空泡化损伤、间质性肾炎和肾囊肿。低钾血症还易引起急性肾损伤。由进食障碍和（或）泻药滥用导致慢性低钾血症的患者可能出现终末期肾病。

低钾血症和（或）摄入 K^+ 减少与高血压、心力衰竭和卒中的发生发展有关。例如，健康人和原发性高血压患者短期限制 K^+ 摄入可诱发 Na^+-Cl^- 潴留及血压升高。使用利尿剂的高血压患者尤其需要纠正低钾血症，血钾恢复正常后血压可得到改善。

诊断路径 依靠病史、体格检查和（或）常规实验室检查常可明确低钾血症的原因。病史采集应重点询问用药史（如泻药、利尿剂和抗生素）、节食和饮食习惯（如甘草等）和（或）可提示特定病因的症状（如周期性乏力、腹泻等）。体格检查应特别注意血压、容量状态和提示特定原因低钾血症的征象，如甲状腺功能亢进和库欣综合征。初步实验室评估应包括电解质、BUN、肌酐、血清渗透压、Mg^{2+}、Ca^{2+}、血常规、尿 pH 值、尿渗透压、肌酐和电解质（图 55-7）。出现正常阴离子间隙酸中毒提示低钾性远端肾小管酸中毒或腹泻，计算尿阴离子间隙有助于二者的鉴别诊断。收集 24 h 尿可用于评估肾排 K^+，24 h 尿 K^+ < 15 mmol 提示肾外性低钾血症（图 55-7）。如果仅有尿液样本，可测得血清和尿渗透压以计算跨肾小管 K^+ 梯度（TTKG），低钾血症时此值<3。尿 K^+-肌酐比 >13 mmol/g（>1.5 mmol/mmol）符合尿钾排泄增多。存在抗生素或 HCO_3^- 等不可重吸收的阴离子时，

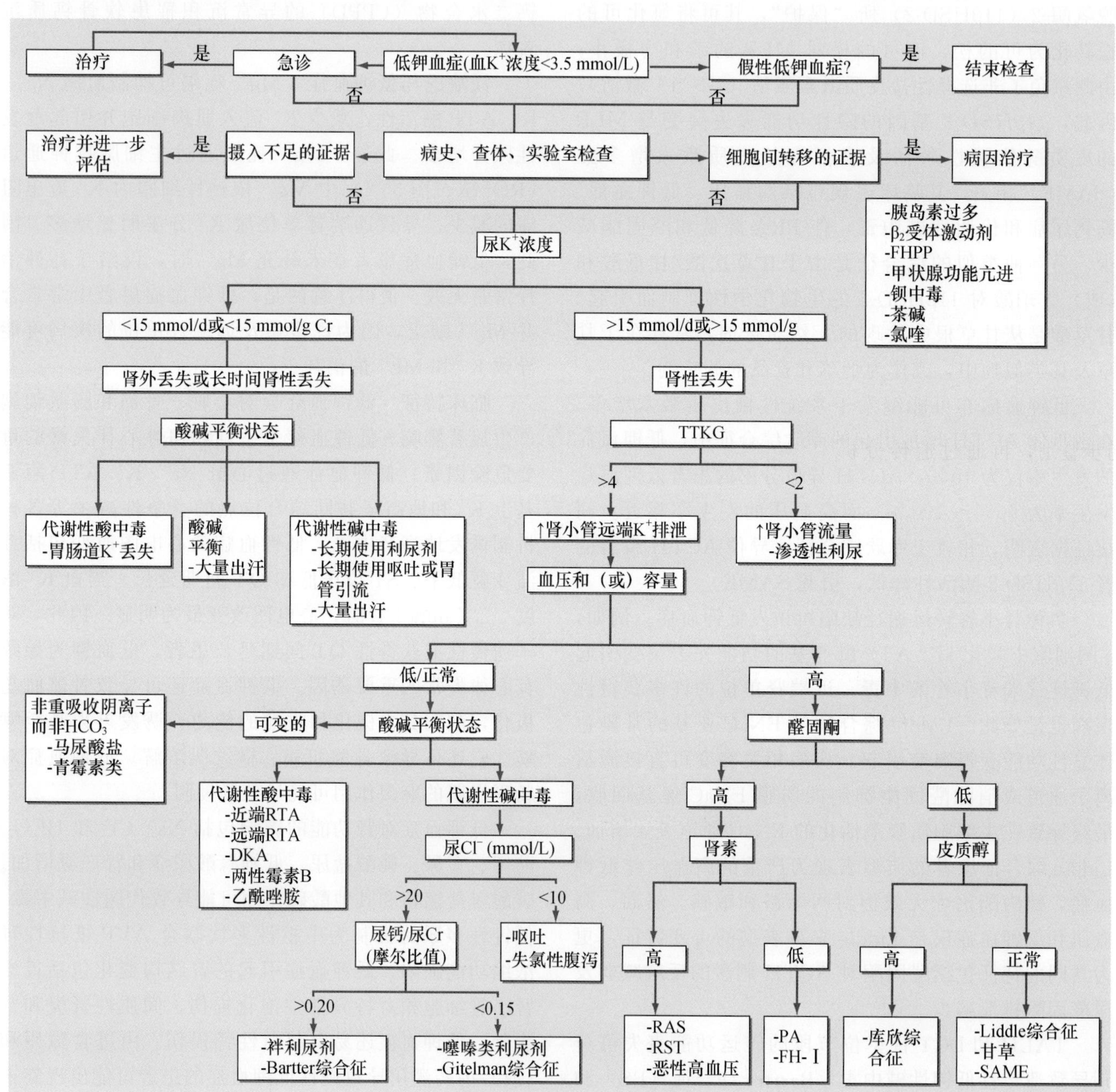

图 55-7 低钾血症的诊断路径。详细内容参见正文。AME，表征性盐皮质激素增多；DKA，糖尿病酮症酸中毒；FH-Ⅰ，Ⅰ型家族性醛固酮增多症；FHPP，家族性低钾性周期性麻痹；GRA，糖皮质激素可抑制的醛固酮增多症；PA，原发性醛固酮增多症；RAS，肾动脉狭窄；RST，肾素分泌肿瘤；RTA，肾小管酸中毒；SAME，表征性盐皮质激素增多综合征；TTKG，跨肾小管 K^+ 浓度梯度。（经允许引自 DB Mount，K Zandi-Nejad K：Disorders of potassium balance，in Brenner and Rector's The Kidney，8th ed，BM Brenner [ed]. Philadelphia，W. B. Saunders & Company，2008，pp 547-587.）

低钾血症患者尿 Cl^- 排泄通常减少。慢性低钾性碱中毒最常见的原因是隐瞒催吐、滥用利尿剂和 GS。三者可通过尿电解质的成分特点进行鉴别。神经性贪食症引起呕吐的低钾症患者尿 Cl^- 浓度＜10 mmol/L。GS 患者噻嗪类敏感的 Na^+-Cl^- 共转运蛋白功能丧失，其尿 Na^+、K^+ 和 Cl^- 浓度持续升高，但利尿剂滥用者尿电解质升高幅度较低且变异性较大。使用袢利尿剂和噻嗪类药物的患者应行尿液药物筛查，进一步排除滥用利尿剂。

某些特定情况下可检测尿 Ca^{2+}、甲状腺功能和（或）PRA 及血清醛固酮水平。因循环肾素受抑制、循环醛固酮水平升高，故测得血醛固酮/PRA＞50，提示醛固酮增多症。醛固酮增多症或表征性盐皮质激素增多的患者可能需要进一步行肾上腺静脉采血或特定遗传学筛查（如 FH-Ⅰ、SAME、Liddle 综合征）等。因此，原发性醛固酮增多症的患者若年龄＜20 岁、具有原发性醛固酮增多症家族史或有 40 岁以下卒中史，应行 FH-I/GRA 嵌合基因检测（见上文）。因 ENaC 通道突变引起的 Liddle 综合征及因 11βHSD-2 酶突变引起的 SAME（见上文）均可引起低钾血症及醛固酮可抑制的高血压，可根据临床表现对二者进行初步鉴别，再通过遗传分析确诊。阿米洛利可抑制 ENaC 通道而对 Liddle 综合征患者起效，螺内酯无效；但螺内酯对 SAME 患者有效。

治疗　低钾血症

低钾血症的治疗目标是预防危及生命和（或）严重的慢性后果，纠正相关的 K^+ 缺乏，纠正潜在原因和（或）减小后续低钾血症的可能性。治疗的紧迫性取决于低钾血症的严重程度、相关的临床情况（如心脏病、地高辛治疗）和血 K^+ 的下降速率。QT 间期延长和（或）其他心律失常高危的患者在补钾治疗期间应进行持续心电遥测。对于严重再分布性低钾血症（血 K^+＜2.5 mmol/L）和（或）出现严重并发症的患者，应考虑采取紧急、谨慎的补钾治疗，但在快速消除潜在病因后，这种方法有发生反跳性高钾血症的风险。目前认为交感神经系统的过度激活在 TPP、茶碱过量和急性颅脑损伤等再分布性低钾血症中起主导作用，这些情况下可考虑给予高剂量普萘洛尔（3 mg/kg），这类非特异性 β 受体阻滞剂可纠正低钾血症，而不增加反跳性高钾血症的风险。

目前治疗低钾血症的主要方法是口服补充 K^+-Cl^-。低钾血症合并低磷血症的患者可以口服或静脉补充磷酸钾。伴代谢性酸中毒的患者建议补充碳酸氢钾或柠檬酸钾。值得注意的是，低镁血症患者仅给予补钾是不够的，还应口服或静脉补镁。应尽可能准确地估算钾缺乏量及血钾纠正速度，同时考虑患者肾功能、用药及糖尿症等合并症，以预测补钾过度的风险。若不存在 K^+ 异常分布，则 K^+ 缺乏仅与血 K^+ 浓度有关，机体 K^+ 储存每减少 100 mmol，血钾下降约 0.27 mmol/L；K^+ 储存减少 400～800 mmol 可导致血 K^+ 下降约 2.0 mmol/L。值得注意的是，由于血 K^+ 再分布进入细胞内液存在一定延迟，故钾缺乏应在 24～48 h 内逐渐补充，期间密切监测血 K^+ 浓度，避免血 K^+ 浓度急剧波动。

静脉补钾仅适用于口服补钾困难或出现严重低钾并发症的患者（如肢体麻痹、心律失常等）。静脉补充的 K^+-Cl^- 应始终以盐的形式给予，不建议使用葡萄糖溶液，葡萄糖引起的胰岛素升高可迅速加重低钾血症。外周静脉建议补钾浓度为 KCl 20～40 mmol/L，高浓度钾可引起化学性静脉炎、血管刺激和硬化引起局部疼痛。重症监护病房内出现重度低钾血症（＜2.5 mmol/L）和（或）出现严重症状者可以通过中心静脉补充 KCl，期间进行心电监测，补钾速度建议为 10～20 mmol/h，出现急性致死性并发症可加快补钾速度。应严格限定补钾上限（如 100 ml 生理盐水中最多含 20 mmol KCl），以预防无意中输注大剂量钾。输液通路优选股静脉，经颈内静脉或锁骨下中心静脉输注会急剧增加局部血 K^+ 浓度，从而影响心脏电传导。

应采取措施减小 K^+ 缺失带来的影响，包括降低排钾利尿药的剂量、限制钠盐摄入、合用符合临床情况的保钾和促排钾药物（如袢利尿剂联用血管紧张素转化酶抑制剂）。

高钾血症

高钾血症的定义为血 K^+ 浓度＞5.5 mmol/L，可发生于高达 10%的住院患者。严重高钾血症（＞6.0 mmol/L）的发生率约为 1%，其死亡风险显著增加。虽然血钾再分布、组织摄取减少可引起急性高钾血症，但最常见的原因是肾排钾减少（表 55-5）。肾排钾有一定的自适应能力，K^+ 摄入增加时肾排钾增多，因此血钾摄入过量引起血钾升高较为罕见，但部分易感患者血钾水平可能和饮食摄钾量明显相关，如合并低肾素性醛固酮减少症、慢性肾病的糖尿病患者等。影响肾素-血管紧张素-醛固酮系统的药物也是导致高钾血症的重要原因。

表 55-5　高钾血症的原因

Ⅰ. 假性高钾血症
- A. 细胞外流：血小板增多症、红细胞增多症、白细胞增多症、体外溶血
- B. 遗传性红细胞膜转运缺陷

Ⅱ. 细胞内 K^+ 外流
- A. 酸中毒
- B. 高渗状态：造影剂、高渗右旋糖酐、甘露醇
- C. 非心脏选择性 β 受体阻滞剂
- D. 地高辛和相关糖苷类药物（黄夹竹桃、毛地黄、蟾二烯羟酸内酯）
- E. 高钾性周期性麻痹
- F. 赖氨酸、精氨酸、ε-氨基己酸（结构上相似，带正电荷）
- G. 琥珀胆碱、热损伤、神经肌肉损伤、失用性萎缩、黏膜炎、长时间制动
- H. 肿瘤溶解综合征

Ⅲ. K^+ 排泄不足
- A. 肾素-血管紧张素-醛固酮系统受抑制，联用将增加高钾血症风险
  1. 血管紧张素转化酶抑制剂（ACEI）
  2. 肾素抑制剂：阿利吉仑［联合使用 ACEI 或血管紧张素受体拮抗剂（ARB）］
  3. ARB
  4. 阻断盐皮质激素受体：螺内酯、依普利酮、屈螺酮
  5. 阻断 ENaC：阿米洛利、氨苯蝶啶、甲氧苄啶、喷他脒、萘莫司他
- B. 远端肾小管转运减少
  1. 充血性心力衰竭
  2. 血容量不足
- C. 低肾素性醛固酮减少症
  1. 肾小管间质性疾病：系统性红斑狼疮（SLE）、镰状细胞贫血、梗阻性肾病
  2. 糖尿病、糖尿病肾病
  3. 药物：非甾体抗炎药、环氧合酶-2 抑制剂、β 受体阻滞剂、环孢素、他克莫司
  4. 慢性肾病、高龄
  5. Ⅱ型假性醛固酮减少症：WNK1 或 WNK4 激酶、KLHL3 或 CUL3 缺乏
- D. 肾抵抗盐皮质激素
  1. 肾小管间质性疾病：SLE、淀粉样变性、镰状细胞性贫血、梗阻性肾病、急性肾小管坏死后
  2. 遗传性：Ⅰ型假性醛固酮减少症、盐皮质激素受体或 ENaC 缺陷
- E. 严重肾功能不全（低肾小球滤过率）
  1. 慢性肾病
  2. 终末期肾病
  3. 急性少尿型肾损伤
- F. 原发性肾上腺功能不全
  1. 自身免疫性：Addison 病、多腺体内分泌病
  2. 感染性：HIV、巨细胞病毒、结核、播散性真菌感染
  3. 浸润性：淀粉样变性、恶性肿瘤、转移癌
  4. 药物相关：肝素、低分子量肝素
  5. 遗传性：先天性肾上腺皮质发育不全、先天性类脂质肾上腺皮质增生症、醛固酮合酶缺陷
  6. 肾上腺出血或梗死，包括抗磷脂综合征

假性高钾血症　K^+ 增加应鉴别排除“假性高钾血症”，即静脉穿刺后局部 K^+ 释放而人为引起的血钾升高。静脉穿刺期间过度肌肉活动（如握拳）、细胞成分增多［血小板增多症、白细胞增多症和（或）红细胞增多症等］可导致体外 K^+ 外流，穿刺时急性焦虑可致呼吸性碱中毒和再分布性高钾血症。另一个原因是静脉穿刺后血液冷却，造成细胞摄取 K^+ 减少；与之对应的是周围环境温度升高时细胞摄取 K^+ 增多，从而造成高钾血症患者血钾假性正常化和（或）正常血钾患者出现假性低钾血症。最后，存在多种亚型的遗传性假性高钾血症，表现为红细胞对 K^+ 的渗透性增加、K^+ 被动转运增多。例如，已报道红细胞阴离子交换体（AE1，由 *SLC4A1* 基因编码）突变可导致红细胞阴离子转运减少、溶血性贫血、由新型 AE1 介导的获得性 K^+ 渗漏、假性高钾血症。

高钾血症与血液再分布　多种不同机制可诱导细胞内 K^+ 外流，引起高钾血症。酸血症时细胞摄入 H^+ 并引起 K^+ 外流，这种 K^+-H^+ 交换机制被认为可有效维持细胞外 pH 值。值得注意的是，这种酸血症的效应仅限于阴离子间隙正常的代谢性酸中毒及少部分呼吸性酸中毒。酸中毒诱导的 K^+ 从细胞内转移至细胞外并不发生于阴离子间隙升高的乳酸酸中毒和酮症酸中毒。因使用高渗甘露醇、高渗生理盐水和静脉注射免疫球蛋白引起的高钾血症通常归为“溶剂牵引”效应，即输注高渗液体后水沿渗透压梯度被拽出细胞。糖尿病患者静脉输注高张葡萄糖溶液时，若未补充足够胰岛素，可诱发渗透性高钾血症。阳离子氨基酸，尤其是赖氨酸、精氨酸和结构相似的药物 ε-氨基己酸等，可通过性质和机制不明的高效阳离子-K^+ 交换引起 K^+ 外流和高钾血症。地高辛可抑制 Na^+/K^+-ATP 酶并损害骨骼肌对 K^+ 的摄取，故地高辛过量将导致高钾血症。某些植物（如黄色夹竹桃、毛地黄）和蔗蟾（澳洲蟾蜍，含蟾二烯羟酸内酯）中存在一些结构相近的糖苷类物质，摄入这些物质及其提取物也可引起高钾血症。最后，氟离子也可抑制 Na^+/K^+-ATP 酶，氟化物中毒常伴随高钾血症。

琥珀胆碱可使肌细胞去极化，通过乙酰胆碱受体（AChR）引起 K^+ 外流。因此，长期热损伤、神经肌肉损伤、肌肉失用性萎缩、黏膜炎和长期制动患者禁用。这些疾病的共同特征是肌细胞膜表面 AChR 表达增加和再分布，琥珀胆碱可使这些上调的 AChR 发生去极化，受体相关的阳离子通道开放，K^+ 由此大量外流，导致急性高钾血症。

摄入增多或组织坏死引起高钾血症　对部分易感患者，即使血 K^+ 摄入轻度增加也可诱发严重高钾血症，此类患者应仔细评估膳食摄入量。富含 K^+ 的食物包括西红柿、香蕉和柑橘类水果。K^+ 的隐性来源，

特别是含 K^+ 的盐替代品，也可能显著增加摄钾量。医源性因素包括向易感患者过度补充 KCl、输注含钾药物（如青霉素钾盐等）。红细胞输注引起高钾血症已被充分阐述，常出现在大量输血时。最后，急性肿瘤溶解综合征和横纹肌溶解等急性组织坏死将引起细胞内 K^+ 释放增加，造成高钾血症。

醛固酮减少症和高钾血症 在低肾素性醛固酮减少症、某些药物、原发性醛固酮减少症或孤立性ACTH 缺乏症（继发性醛固酮减少症）等疾病中肾上腺分泌的醛固酮减少。原发性醛固酮减少症（可见于Addison 病或多腺体内分泌病）可由于遗传性或获得性病因，通常由自身免疫介导。HIV 感染已经超越结核病成为肾上腺功能不全最常见的感染性病因。HIV 感染的肾上腺受累表现常为亚临床性，但应激、酮康唑等抑制类固醇生成的药物、甲地孕酮等类固醇药物急性停药可诱发肾上腺功能不全表现。

低肾素性醛固酮减少症在以下几种重叠情况下易诱发高钾血症：糖尿病、高龄和肾功能不全。一般而言，患者应抑制 PRA 和醛固酮。约 50% 患者合并酸中毒、肾排 NH_4^+ 减少、尿阴离子间隙呈阳性及尿 pH 值<5.5。大多数患者循环血容量增加，心房钠尿肽（ANP）继发性增加，抑制肾素和醛固酮释放。

肾病和高钾血症 慢性肾病和终末期肾病是高钾血症的常见原因，其原因为肾单位减少或功能缺陷。高钾血症在少尿性急性肾损伤中更为常见。在非少尿性患者中，远端肾小管流量及 Na^+ 运输减少不是主要限制因素。与 GFR 值不成比例的高钾血症可见于影响远端肾单位的肾小管间质疾病，如淀粉样变性镰状细胞贫血、间质性肾炎和尿路梗阻性疾病等。

高钾血症的遗传性肾性病因的临床特征和醛固酮减少症有所重叠，因此被诊断为假性醛固酮减少症（PHA）。PHA Ⅰ型（PHA-Ⅰ）具有常染色体隐性遗传和常染色体显性遗传两种遗传方式，常染色体显性遗传因 *MLR* 基因发生功能失去突变引起，隐性遗传则由于 ENaC 的 3 个亚基中的各种突变组合所致，其造成主细胞和其他组织中 Na^+ 通道活性受损。隐性遗传的 PHA-Ⅰ患者终身存在钠损耗、低血压和高钾血症，而因 MLR 功能障碍导致的显性遗传 PHA-Ⅰ患者的相关症状可在成年期得到改善。PHA Ⅱ型（PHA-Ⅱ，亦称伴高钾血症的遗传性高血压）从各方面而言都类似于 NCC（即噻嗪类利尿剂敏感的 Na^+-Cl^- 共转运蛋白，见上文）功能丧失所致的 GS，其临床表型包括高血压、高钾血症、高氯血症代谢性酸中毒、PRA 和醛固酮水平降低、高钙尿症和骨密度减低。因此，PHA-Ⅱ的表现类似于获得 NCC 功能，噻嗪类药物治疗可缓解全部临床症状。然而，*NCC* 基因并不直接参与 PHA-Ⅱ发病，其是由于 WNK1 和 WNK4 丝氨酸-苏氨酸激酶或上游 Kelch 样蛋白 3（KLHL3）和 Cullin 3（CUL3）基因突变造成。KLHL3 和 CUL3 是 E3 泛素连接酶复合物的组成部分，负责调节上述激酶，这些蛋白可共同调节 NCC 活性，激活 PHA-Ⅱ相关的转运蛋白。

药物相关的高钾血症 多数与高钾血症相关的药物会抑制肾素-血管紧张素-醛固酮系统某些成分。ACEI、ARB、肾素抑制剂和 MLR 是高钾血症可预测的常见原因，特别是在联合用药时。口服避孕药优思明-28 含有孕激素屈螺酮，其作用于易感患者可抑制MLR，引起高钾血症。环孢素、他克莫司、NSAID 和环氧合酶 2（COX2）抑制剂可通过多种机制引起高钾血症，且均能引起低肾素性醛固酮减少症。值得注意的是，大多数影响肾素-血管紧张素-醛固酮系统的药物也会阻断肾上腺局部对高钾血症的应答，从而减弱高 K^+ 诱发醛固酮释放的直接作用。

阿米洛利和其他保钾利尿剂可通过抑制远曲小管及集合管上皮细胞顶端 ENaC 通道的活性导致高钾血症，常伴电压依赖性高氯血症酸中毒和（或）低血容量性低钠血症。阿米洛利在结构上与抗生素甲氧苄啶（TMP）及喷他脒相似，后二者亦可阻断 ENaC 引起高钾血症。TMP 相关性高钾血症的危险因素包括药物剂量、肾功能不全和低肾素性醛固酮减少症。间接抑制质膜上的 ENaC 也是造成药物相关性高钾血症的原因。萘莫司他是一种蛋白酶抑制剂，部分国家将其用于治疗胰腺炎，此药物可抑制醛固酮诱导的肾蛋白酶，后者可通过蛋白质水解裂解激活 ENaC。

临床特征 高钾血症会影响心脏功能，故被视为内科急症。高钾血症相关的心律失常包括窦性心动过缓、窦性停搏、缓慢心室自主节律、室性心动过速、心室颤动和心脏停搏。血 K^+ 浓度的进一步增加可抑制心脏传导，使 PR 间期和 QRS 波时限逐渐延长。严重高钾血症可导致 P 波消失和 QRS 波逐渐增宽，窦性心律出现正弦波提示即将发生心室颤动或心脏停搏。高钾血症还可引起心电图（ECG）Ⅰ型 Brugada 样改变，在至少 2 个胸前导联中出现假性右束支传导阻滞和持续性马鞍型 ST 段抬高。这种高钾血症相关 Brugada 征常见于血钾严重升高的危重患者，可通过 P 波消失、QRS 波明显增宽、QRS 波电轴异常与遗传性 Brugada 综合征区分。高钾血症的经典心电图改变包括：T 波高尖（5.5～6.5 mmol/L）→P 波消失（6.5～7.5 mmol/L）→QRS 波增宽 7.0～8.0 mmol/L），最终发展为呈正弦波（>8.0 mmol/L）。然而，这些异常改变的敏感性极差，尤其是在慢性肾病或终末期肾病患者中极不敏感。

多种原因引起的高钾血症可出现上行性麻痹，归类为继发性高钾性麻痹，以区别于家族性高钾性周期性麻痹（HYPP），后者的临床表现为膈肌麻痹和呼吸衰竭。家族性 HYPP 的患者会因高钾血症而出现肌无力，可在 K^+ 摄入增加或剧烈运动后休息时诱发。高钾血症诱发的骨骼肌去极化提示骨骼肌 Na^+ 通道存在失活缺陷，主要原因为编码此通道的 *SCN4A* 基因发生常染色体显性突变。

在肾内，高钾血症对肾泌酸能力会产生负面效应，因此高钾血症本身可导致代谢性酸中毒。这种缺陷的部分原因是 K^+ 和 NH_4^+ 在 TALH 重吸收、后续逆流倍增系统中相互竞争，最终降低远端肾单位对 NH_3/NH_4 排泄的髓质梯度。无论何种机制，多数情况下恢复正常血钾可纠正高钾血症相关代谢性酸中毒。

诊断路径 处理高钾血症的首要任务是评估紧急治疗的必要性，然后进行全面检查以确定病因（图 55-8）。

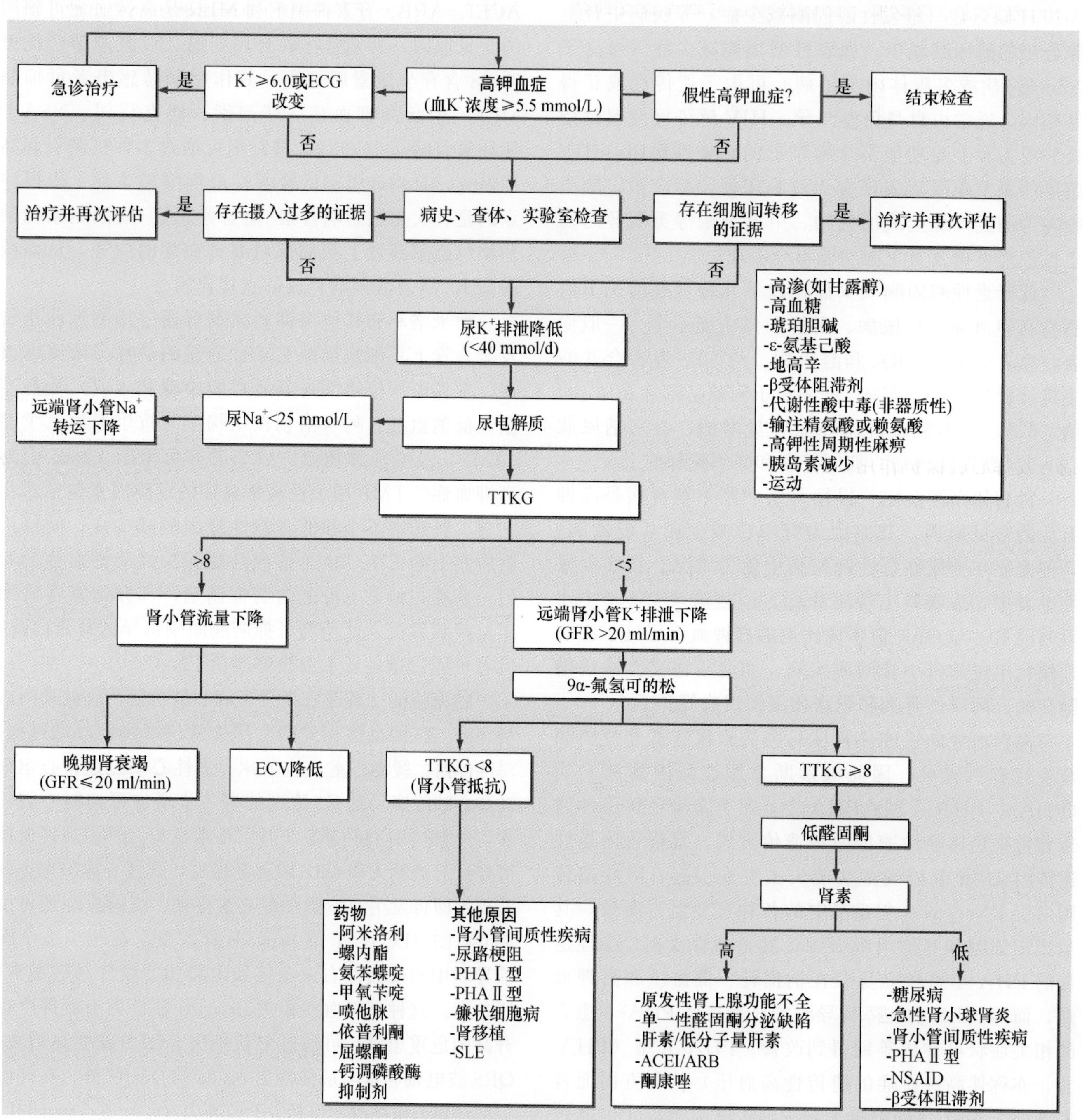

图 55-8 高钾血症的诊断路径。详细内容参见正文。ACEI，血管紧张素转化酶抑制剂；ARB，血管紧张素Ⅱ受体拮抗剂；ECG，心电图；ECV，有效循环容量；GFR，肾小球滤过率；GN，肾小球肾炎；NSAID，非甾体抗炎药；PHA，假性醛固酮减少症；SLE，系统性红斑狼疮；TTKG，跨肾小管 K^+ 浓度梯度。（经允许引自 DB Mount，K Zandi-Nejad K：Disorders of potassium balance，in Brenner and Rector's The Kidney，8th ed，BM Brenner [ed]. Philadelphia，W. B. Saunders & Company，2008，pp 547-587.）

病史和体格检查应侧重于用药史、饮食和膳食补充剂、是否合并肾衰竭的危险因素、尿量减少、血压和容量状态等。初步实验室检查应包括电解质、BUN、肌酐、血清渗透压、Mg^{2+} 和 Ca^{2+}、血常规、尿 pH 值、尿渗透压、尿肌酐和电解质。尿 Na^+ 浓度<20 mmol/L 表明远端 Na^+ 转运限制尿排 K^+。0.9%生理盐水扩容或呋塞米利尿可有效降低血 K^+ 浓度。计算跨肾小管 K^+ 浓度梯度（TTKG）需要血、尿渗透压（图 55-8）。TTKG 估算值主要来源于经验数据：低钾血症时数值<3，高钾血症时数值>7～8。

$$\text{TTKG}=\frac{\text{尿}\ [K^+]\times\text{血渗透压}}{\text{血}\ [K^+]\times\text{尿渗透压}}$$

治疗　高钾血症

出现高钾血症心电图表现时应视为临床急症，需要紧急治疗。然而，考虑到心电图改变预测心脏毒性具有一定局限性，对无心电图改变的显著高钾血症（血 K^+ 浓度≥6.5 mmol/L）患者也应积极治疗。高钾血症的紧急处理包括收住入院、持续心电监测和立即治疗。高钾血症的治疗分为 3 个阶段：

1. 立即拮抗高钾血症的心脏毒性。静脉注射钙剂可发挥心脏保护作用，并采取其他措施纠正高钾血症。Ca^{2+} 可以提高动作电位阈值、降低心肌兴奋性，而不改变静息膜电位。通过恢复静息电位和阈电位差，Ca^{2+} 可逆转由高钾血症引起的去极化阻滞。推荐剂量为 10%葡萄糖酸钙 10 ml（氯化钙 3～4 ml），2～3 min 内静脉注射，同时心电监测。静脉注射后 1～3 min 起效，作用持续 30～60 min。若静脉注射后原有心电图异常未恢复或首次恢复后再发，可重复给予钙剂。高钙血症可加重地高辛的心脏毒性，因此使用地高辛的患者静脉注射钙剂时应格外小心。如有必要，可将 10% 葡萄糖酸钙 10 ml 加入 100 ml 5%葡萄糖溶液中，20～30 min 内输注完毕，可避免急性高钙血症。

2. 使血 K^+ 向细胞内转移，快速降钾。胰岛素可将 K^+ 转移入细胞内而降低血 K^+，推荐剂量为 10 U 普通胰岛素后立即给予 50% 葡萄糖 50 ml（$D_{50}W$，含葡萄糖 25 g）静脉输注，此方法 10～20 min 起效，30～60 min 时作用最强，持续 4～6 h。高渗葡萄糖因渗透压作用可导致高钾血症急性加重，故不可静脉推注不含胰岛素的 $D_{50}W$。葡萄糖联合胰岛素常诱发低血糖，故上述给药后应按 50～75 ml/h 继续给予 10%葡萄糖，并密切监测血糖浓度。对于血糖≥200～250 mg/dl 的高钾血症患者，可仅给予胰岛素而无需葡萄糖，此时同样需要密切监测血糖。

β_2 受体激动剂（最常用沙丁胺醇）是治疗高钾血症的有效药物，但其未被充分用于高钾血症的急性期治疗。沙丁胺醇和葡萄糖胰岛素对降钾有累加效应，但约 20%的终末期肾病（ESRD）患者对 β_2 受体激动剂存在药物抵抗，此类患者不建议单独使用 β_2 受体激动剂降钾，应联合胰岛素。沙丁胺醇吸入剂的推荐剂量为 10～20 mg 沙丁胺醇溶于 4 ml 生理盐水，10 min 内缓慢吸入，约 30 min 起效，约 90 min 时作用达峰，持续 2～6 h。可能的副作用为高血糖伴心动过速。高钾血症的心脏病患者应谨慎使用 β_2 受体激动剂。

静脉注射碳酸氢盐对高钾血症的急性期治疗无效，但持续给药数小时后可缓慢降钾。考虑到相关高钠血症的风险，未稀释的高渗原液不应重复给药，而应以等渗或低渗液（如 1 L D_5W 中加入 150 mEqu 碳酸氢盐）形式输注。对合并代谢性酸中毒的患者，输注等渗碳酸氢盐 4～6 h 后可观察到血 K^+ 浓度延迟下降。

3. 消除多余 K^+。通常使用阳离子交换树脂、利尿剂和（或）透析来实现。在胃肠道中阳离子交换树脂聚苯乙烯磺酸钠（SPS）可以 Na^+ 置换出 K^+，并增加 K^+ 随粪排出。ECFV 增加的患者更适合选用钙离子交换树脂。SPS 的推荐用法：15～30 g 粉剂用 33%山梨醇预制为悬浮液后给予。SPS 降钾效果温和，需 24 h 完全起效，常需每 4～6 h 重复给药。结肠或回肠等部位肠坏死是 SPS 罕见但致命的并发症。肠坏死更常见于 SPS 灌肠给药和（或）肠道运动减弱（术后或使用阿片类药物后）的患者。SPS 与山梨醇联合给药可增加肠坏死的风险，然而单独使用 SPS 也会致肠坏死。如果无法获得不含山梨醇的 SPS，临床医生必须考虑是否必须使用山梨醇 SPS 进行治疗。有时 SPS 是唯一可用或合适的降钾方法，但用药前必须仔细权衡肠坏死风险，并认识到其延迟起效的特点。高钾血症急性期应尽可能采用其他方法［如积极再分布治疗、输注等渗碳酸氢盐、利尿剂和（或）血液透析］代替 SPS 降钾。

静脉注射生理盐水可能对少尿、远端肾小管排钠减少以致肾排钾减少的低血容量患者有益。袢利尿剂和噻嗪类利尿剂可用于降低血容量过多患者的血钾水平，患者肾功能可充分产生利尿效果，这可能需要配合静脉注射生理盐水或等渗碳酸氢盐以维持正常血容量。

血液透析是降低血 K^+ 浓度最有效、最可靠的方法，腹膜透析降钾效果较差。急性肾损伤患者需要建立临时、紧急的透析静脉通路，可能伴随相关风险。相反，ESRD 或晚期慢性肾病患者可能有预先建立的静脉通路。血液透析过程中 K^+ 的清除量取决于 ICF 和 ECF 之间 K^+ 的相对分布（可能受先前降钾治疗的影响）、所用透析器的类型和膜面积、透析液种类和血流速率、透析液流速、透析持续时间和血浆-透析液 K^+ 浓度梯度。

第五十六章　水、电解质紊乱和酸碱失衡：案例分析

Fluid and Electrolyte Imbalances and Acid-Base Disturbances：Case Examples

David B. Mount，Thomas D. DuBose，Jr.　著
（曹成富　侯昌　崔渞夏　梁会珠　译）

案例 1

23 岁女性患者因发热、咳血性痰、意识错乱和端坐呼吸 3 天收住入院。既往诊断 1 型糖尿病。急诊体格检查示体位性低血压、心动过速和 Kussmaul 呼吸。呼出气带有丙酮的气味。胸部查体提示右下肺实变。

实验室数据	数值	单位
Na^+	130	mmol/L
K^+	5.0	mmol/L
Cl^-	96	mmol/L
CO_2	14	mmol/L
血尿素氮（BUN）	20	mg/dl
肌酐	1.3	mg/dl
葡萄糖	450	mg/dl
动脉血气分析	**室内空气**	
pH 值	7.39	
PCO_2	24	mmHg
PaO_2	89	mmHg
HCO_3^-	14	mmol/L
阴离子间隙	20	mmol/L
尿液分析		
尿酮体	阳性 4＋	
葡萄糖	阳性 4＋	
血清酮体	强阳性 1∶8	
胸部 X 线		
肺部浸润，右下叶		

诊断路径

酸碱失衡的诊断应分步进行：

1. 正常阴离子间隙（AG）为 8～10 mmol/L，该病例 AG 升高（20 mmol/L）。因此 AG 的变化（△AG）约 10 mmol/L。

2. 比较△AG 和△［HCO_3^-］。该病例中△AG 如上所述为 10 mmol/L，△［HCO_3^-］＝（25－14）＝11 mmol/L。因此 AG 的增加近似等于碳酸氢盐的减少。

3. 估算呼吸的代偿反应。在这个病例中对应［HCO_3^-］＝14 mmol/L 预测的 $PaCO_2$ 大约为 29 mmHg。该值可以通过测得的［HCO_3^-］加 15（即 15＋14＝29）或根据 Winter 公式计算预测的 $PaCO_2$，即 1.5×［HCO_3^-］＋8 得出。在任何一种情况下，预测的 $PaCO_2$ 值（即 29 mmHg）均明显高于测量值（24 mmHg）。因此，目前的 $PaCO_2$ 超出代偿范围且非常低，提示合并呼吸性碱中毒。

4. 因此，该患者存在混合型酸碱平衡紊乱：①继发于酮症酸中毒的高 AG 型酸中毒；②呼吸性碱中毒（该病例继发于社区获得性肺炎）。后者引起额外的过度通气且超出代谢性酸中毒引起的代偿反应，使得 pH 值正常。在高 AG 型酸中毒的情况下发现呼吸性碱中毒提示存在其他呼吸系统病因。社区获得性肺炎常伴有呼吸性碱中毒。

这个病例的临床特征包括高血糖、血容量不足、酮症酸中毒、意识障碍等中枢神经系统体征和肺炎。该临床情境与确诊 1 型糖尿病的患者出现糖尿病酮症酸中毒（DKA）相一致。感染在 DKA 很常见且可能是酮症酸中毒的致病因素。

DKA 的诊断通常不难，所有 AG 升高的代谢性酸中毒患者均应考虑。对于 1 型糖尿病的患者，高血糖和酮血症（1∶8 稀释下乙酰乙酸阳性）是充分的诊断标准。△［HCO_3^-］应约等于血 AG 的增加（△AG），但是也可能受到若干因素的影响，如由于肾小球滤过率增加及酮体从尿液排泄，△AG 常随静脉水化而下降。血钠下降是高血糖的结果，葡萄糖转运需要胰岛素且引起水从细胞内液向细胞外液转移。与高血糖相关的渗透性利尿也会出现尿钠增多。此外，DKA 的患者常感口渴并会不停饮水。血 K^+ 浓度通常轻度升高，但是由于酸中毒且持续的渗透性利尿，通常存在全身显著的缺钾。识别出全身缺钾至关重要。在合适的时间、合适的适应证下在治疗方案中加入补钾治疗（见下文）是必要的。DKA 常见容量耗竭且是疾病病理生

理学机制中关键的组成部分。

管理路径

DKA 患者常存在持续且显著的钠、钾、水、碳酸氢盐和磷缺乏。治疗的一般方法需要关注这些异常。成功治疗 DKA 应分步进行，如下：

1. 补充细胞外液（ECF）。因为大多数患者会表现为实际的或相对的低血压，在即将出现休克时，起始的补液应为快速输注 0.9% NaCl 直至收缩压>100 mmHg 或累积补液达 2～3 L。输注生理盐水的起始 2～3 h 期间血糖下降可能是由于稀释和肾排泄增加。一旦血糖降至 230 mg/dl 或以下应加入葡萄糖，如 D_5（含 5% 葡萄糖）生理盐水或 D_5 0.45%生理盐水。

2. 减少酮酸的产生。DKA 期间需要常规使用胰岛素，起始静脉推注 0.1 U/kg，之后立即持续泵入 0.1 U/(kg·h)。静脉使用胰岛素（非皮下）的有效性可通过观察血浆酮体的下降来监测。由于 DKA 中 AG 增加高于正常值 10 mmol/L 反映酮酸的累积，故酮酸阴离子的消失可以通过 AG 减小至最终纠正来反映。一般情况下血浆 AG 在 8～12 h 之内可恢复正常。

3. 补钾。虽然 DKA 患者因胰岛素缺乏常出现高钾血症，但他们常存在严重的 K^+ 消耗。当存在尿排泄并已经使用胰岛素时每升静脉补液中应加入 KCl（20 mmol/L）。

4. 纠正代谢性酸中毒。由于静脉注射 NaCl 的稀释作用，血浆碳酸氢盐浓度通常在数小时内无增加。一旦酮症酸中毒消失，血浆［HCO_3^-］接近 18 mmol/L。碳酸氢钠治疗通常不推荐或无必要，并且禁用于儿童。成人 DKA 伴严重酸血症（pH 值<7.1）时可以使用碳酸氢盐，对于老年患者（>70 岁），推荐 pH 值阈值为 7.20。使用碳酸氢钠时应小剂量给予，因为胰岛素治疗时酮酸会被代谢，酮酸被转化后碳酸氢盐将进入 ECF。外源性使用碳酸氢钠加上代谢产生的碳酸氢盐可能会出现反跳性碱中毒。

5. 补充磷酸盐。在治疗开始的 6～8 h，由于胰岛素和葡萄糖治疗期间会出现磷消耗，故同时补钾和补磷是必需的。葡萄糖可引起磷向细胞内转移。因此，对于 DKA 患者应密切监测血磷水平，但不应经验性补磷。血磷下降的患者一旦降至正常值下限应补磷。建议以磷酸钾的形式治疗，补充速度为 6 mmol/h。

6. 寻找潜在的病因。例如感染、心肌梗死、胰腺炎、停止胰岛素治疗或其他可引起 DKA 的事件。本病例用以说明这种常见的情境。

7. 使用静脉补液过度扩容并不少见，且在 DKA 治疗后期会导致高氯性酸中毒。应避免过度扩容。

案例 2

25 岁男性患者，具有 6 年 HIV-AIDS 病史，近期并发伊氏肺孢子菌肺炎（PCP），接受静脉甲氧苄啶-磺胺甲恶唑治疗（甲氧苄啶每日 20 mg/kg）。在治疗的第 4 天，实验室数据如下：

实验室数据	单位	血浆	尿液
Na^+	mmol/L	135	60
K^+	mmol/L	6.5	15
Cl^-	mmol/L	110	43
HCO_3^-	mmol/L	15	0
pH 值		7.30	5.5
BUN	mg/dl	14	—
肌酐	mg/dl	0.9	—
渗透压	mOsm/kg H_2O	268	270

诊断路径

是什么引起该例患者高钾血症和代谢性酸中毒？什么药物可能伴随类似的表现？如何使用尿电解质数据判断高钾血症是肾来源还是由于从细胞内向细胞外转移？

HIV/AIDS 的住院患者中 15%～20%会出现高钾血症。常见病因为肾上腺功能不全、低肾素性醛固酮减少综合征或药物，包括甲氧苄啶、喷他脒、非甾体抗炎药、血管紧张素转化酶抑制剂（ACEI）、血管紧张素Ⅱ受体拮抗剂、螺内酯和依普利酮。甲氧苄啶通常与磺胺甲恶唑或氨苯砜联合用于治疗 PCP 且平均可增加血 K^+ 浓度约 1 mmol/L，但高钾血症可能很严重。甲氧苄啶在结构和化学组成上与阿米洛利和氨苯蝶啶相似，可能具有保钾利尿剂的功能。这一作用可抑制集合管主细胞上皮钠通道（ENaC）。通过阻断 Na^+ 通道，K^+ 排泄也被抑制；K^+ 排泄依赖于 Na^+ 通过 ENaC 进入细胞产生的管腔负电位差（图 56-1）。

甲氧苄啶与非 AG 酸中毒相关且可同时伴有高钾血症，这种情形中同时出现高钾血症和代谢性酸中毒并不少见。通过邻近的 α 闰细胞顶端的 H^+-ATP 酶分泌 H^+ 可产生电荷，管腔负电位差的减小会抑制远端 H^+ 排泄。这一现象通常被称为远端肾小管酸中毒（dRTA）“电压缺陷”形式。系统性高钾血症也会抑制肾的氨生成、氨排泄和酸排泄，即高钾血症本身对尿液酸化具有多种影响。

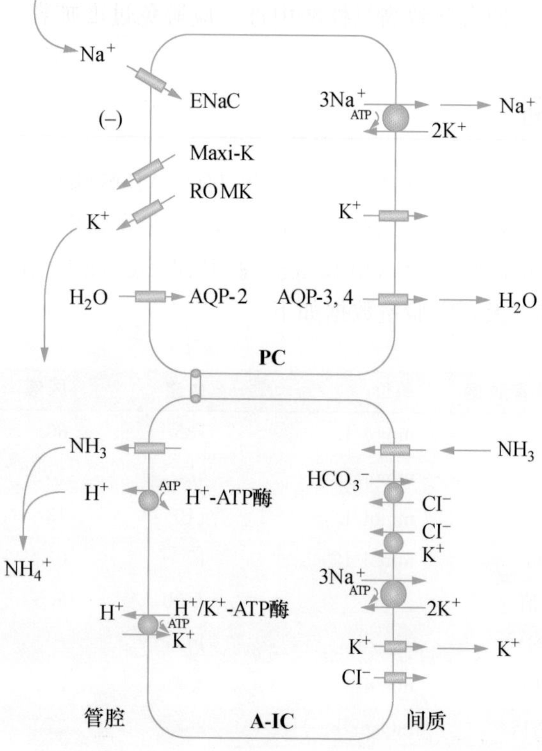

图 56-1 主细胞（PC）和邻近的α闰细胞（A-IC）中水、钠、钾、氨和质子的转运。水沿渗透压梯度通过顶端的水通道蛋白-2（AQP-2）和基底外侧水通道蛋白-3（AQP-3）和水通道蛋白-4（AQP-4）被主细胞吸收。Na^+被阿米洛利敏感的上皮钠通道（ENaC）吸收并产生管腔负电位差，驱动顶端分泌性K^+通道、ROMK（肾外侧髓质K^+通道）和（或）流量依赖的maxi-K通道排泄K^+。跨上皮氨（NH_3）转运和质子转运发生于邻近的α闰细胞，分别通过顶端和基底外侧的氨通道和顶端的H^+-ATP酶。NH4+最终排泄入尿液以调节全身pH值。α闰细胞对产电质子的排泄也受到邻近主细胞产生的管腔负电位差的影响，管腔负电位差减小会减少H^+排泄。在钾缺乏的状态下α闰细胞也可以通过顶端的H^+/K^+-ATP酶重吸收滤过的K^+。

甲氧苄啶对皮质集合管K^+和H^+排泄的抑制作用遵循剂量-效应关系，因此患有PCP的HIV/AIDS患者或深部组织耐甲氧西林金黄色葡萄球菌（MRSA）感染患者使用剂量越高，高钾血症和酸中毒的发生率越高。甲氧苄啶传统剂量在易感患者中也可以引起高钾血症和（或）酸中毒，尤其是老年人、肾功能不全患者和（或）基线低肾素性醛固酮减少症的患者。

评估高钾血症中肾的作用的方法是通过随机尿和对应的血浆样本计算跨肾小管K^+浓度梯度（TTKG）。$TTKG=(P_{渗透压}\times U_{钾})/(P_{钾}\times U_{渗透压})$。存在低钾血症时TTKG预测值<3（案例7和案例8），而存在高钾血症时>7～8。在该病例中，在高钾血症的情况下TTKG约为2表明肾排钾异常降低。因此，TTKG不适当的降低表明高钾血症为肾小管来源。

管理路径

了解调控皮质集合管主细胞排钾的因素有助于明确高钾血症的治疗原则，尤其是停用相关药物在临床上不合理时。高尿流速、远端肾小管输送钠增加、远端肾小管输送重吸收较差的阴离子（如碳酸氢盐）和（或）使用袢利尿剂可促进钾排泄。因此该患者的治疗方法应包括静脉补充0.9% NaCl扩容并输送更多的Na^+和Cl^-至皮质集合管。此外，由于甲氧苄啶分子必须被质子化才能抑制ENaC，故碱化肾小管液体可增加远端小管K^+分泌。作为引起尿碳酸氢盐增加从而辅助钾排泄的备选药物，碳酸酐酶抑制剂可诱导尿钾增多。然而该案例中，为使乙酰唑胺起效首先需要纠正非AG代谢性酸中毒。因此，乙酰唑胺需静脉联合使用碳酸氢钠以得到最大获益。最后，高钾血症可直接抑制肾氨生成、氨排泄和酸排泄。使用钾结合树脂（降钾树脂）纠正高钾血症对这类患者有时是合适的。血浆K^+浓度后续的下降将增加尿液氨排泄，有助于纠正酸中毒。

案例3

63岁男性患者因严重吸入性肺炎收入重症监护室（ICU）。患者既往有精神分裂症，因此需要相关的机构进行照护，治疗包括使用镇静药物以及间断使用锂剂（入院前6个月重新开始使用）。患者使用抗生素及气管插管治疗数日后出现多尿（3～5 L/d）、高钠血症以及急性肾功能不全。血浆Na^+峰浓度156 mmol/L，血肌酐最高2.6 mg/dl。测过一次尿渗透压，为157 mOsm/kg，同时测得的血浆渗透压为318 mOsm/kg。在入住ICU后停用锂剂。

查体患者呈清醒状态，已拔除气管插管，口渴。体重97.5 kg。过去24 h尿量为3.4 L，静脉补液量为2 L/d D_5W。

实验室数据					
Na^+ 150 mmol/L	K^+ 3.9 mmol/L	Cl^- 114 mmol/L	HCO_3^- 26 mmol/L	BUN 8 mg/dl	肌酐 1.7 mg/dl
葡萄糖 95	白蛋白 3.1	Ca^{2+} 8.1 mmol/L	磷酸盐 2.6	Mg^{2+} 2.0 mmol/L	血浆渗透压 315 mOsm/kg
尿：	Na^+ 34 mmol/L	K^+ 5.2 mmol/L	渗透压 137 mOsm/kg		

静脉补液 3 天后行禁水试验。在 9 h（+9）时静脉给予 2 μg 去氨加压素（DDAVP）后，实验室数据如下：

实验室数据					
时间点（h）	0	+6	+8	+12	+18
Na^+（mmol/L）	145	148	150	152	149
K^+（mmol/L）	5.4	5.3	3.9	3.9	3.9
Cl^-（mmol/L）	111	110	118	120	114
HCO_3^-（mmol/L）	24	27	25	242	25
肌酐（mg/dl）	1.3	1.3	1.4	1.3	1.3
血浆渗透压（mOsm/kg）	300	311	315		
尿渗透压（mOsm/kg）	132	140	201	237	257
AVP		8.4	6.3		

诊断路径

为什么患者会出现高钠血症、多尿以及急性肾功能不全？禁水试验证实了什么？该患者高钠血症综合征潜在的病理生理学过程是什么？

该患者因重症肺炎收住 ICU 后出现多尿、显著的高钠血症和急性肾功能不全。多尿可能是由于渗透性利尿或水利尿。渗透性利尿可能由 Na^+-Cl^-、甘露醇、葡萄糖和（或）尿素过度排泄引起，每日溶质排泄>750～1000 mOsm/d。然而本例患者排出大量低张尿液，尿渗透压远低于血浆渗透压。根据定义，这种情况属于水利尿，可导致自由水不恰当地排出和高钠血症。机体对高钠血症和血浆渗透压>295 mOsm/kg 时的正常反应是循环血管升压素（AVP）增加并排出少量（<500 ml/d）浓缩尿（即尿渗透压>800 mOsm/kg）。该患者对高钠血症的反应显然不恰当，可能是由于循环中缺少 AVP［中枢性尿崩症（CDI）］或肾对 AVP 出现抵抗［肾性尿崩症（NDI）］。该患者自由水持续严重丢失并出现绝对血容量不足，尽管约 2/3 的排泄水来自于细胞内液体而非 ECF。血容量不足可导致肾小球滤过率（GFR）的急性下降，即急性肾功能不全，水化之后可逐渐改善（见下文）。

在适当水化纠正高钠血症和急性肾功能不全后（见下文），患者接受了禁水试验，随后予 DDAVP。该试验有助于判断不恰当的利尿由 CDI 还是 NDI 引起。患者从清晨开始限水，密切监测生命体征和尿量。由于可能出现严重的高钠血症，故尿崩症患者夜间行禁水试验是不安全且临床上不恰当的。禁水试验期间每小时监测 1 次血浆 Na^+ 浓度，此浓度比血浆渗透压更准确且能够立即获得。试验开始时留取基线 AVP 样本，待血浆 Na^+ 达到 148～150 mmol/L 时留取第二份样本。此时给予 2 μg V_2 型 AVP 受体激动剂 DDAVP。另一种备选的方法是在患者最初高钠血症时测定 AVP 并给予 DDAVP。然而，由于 DDAVP 的清除依赖于肾，故肾功能损害的情况下给予 DDAVP 可能不安全。

该患者禁水试验结果符合 NDI，表现为高钠血症时 AVP 水平处于正常范围内（即无 CDI 证据）和不恰当的尿液低渗透压，且在禁水和使用 DDAVP 后尿渗透压未增加>50%或>150 mOsm/kg。这种缺陷被认为符合完全性 NDI。部分性 NDI 的患者经 DDAVP 治疗后尿渗透压可达到 500～600 mOsm/kg，但不能最大限度地将尿液浓缩至≥800 mOsm/kg。

NDI 有许多遗传性和获得性病因，其均会干扰肾浓缩机制的某个方面。例如，V_2 型 AVP 受体基因功能失去突变会引起 X 连锁 NDI。这例患者由于锂剂治疗而出现 NDI，这可能是成人药物相关 NDI 中最常见的原因。锂剂可通过直接抑制肾糖原合酶激酶-3（GSK3）引起 NDI，这一激酶被认为是锂剂治疗精神疾病的靶点。主细胞对 AVP 产生反应需要肾 GSK3 的参与。锂剂也会诱导肾髓质中环氧合酶-2（COX-2）的表达；COX-2 衍生的前列腺素类可抑制 AVP 刺激的升支粗段盐转运和 AVP 刺激的集合管水转运，从而加重锂剂相关的多尿表现。锂剂作用于主细胞需要通过阿米洛利敏感型 Na^+ 通道 ENaC（图 56-1）进入细胞，这样锂剂联合阿米洛利的治疗可以减轻锂剂相关 NDI。然而长期使用锂剂治疗可导致慢性肾小管间质纤维化和慢性肾病，以至于停用锂剂很长一段时间后患者仍可能有持续的 NDI，且阿米洛利的治疗获益减少。值得注意的是，本例患者已经间断使用锂剂治疗若干年并出现慢性肾病（基线肌酐 1.3～1.4 mg/dl），且停药后 NDI 仍持续存在。

管理路径

该患者应如何治疗？治疗的主要困难是什么？

该患者由于锂剂相关 NDI 造成的水利尿而出现严重的高钠血症。高钠血症的治疗必须包括补充已存在的自由水不足和每日持续的自由水丢失。第一步是估计机体总含水量（TBW），女性约占体重 50%、男性占 60%。然后自由水不足按照［(Na^+ －140)/140］×TBW 计算。该患者体重 97.5 kg，血浆 Na^+ 浓度 150 mmol/L，缺乏自由水 4.2 L。应在 48～72 h 内缓慢补充自由水不足，以避免每 24 h 血浆 Na^+ 浓度增加>10 mmol/L。一个常见的错误是在补充的同时忽略了自由水的持续丢失，以至于血浆 Na^+ 浓度无法纠正或增加。

自由水的持续丢失可用无电解质水的清除方程来估计：

$$C_eH_2O = V(1-[U_{Na}+U_K]/P_{Na})$$

其中 V 为尿量，U_{Na} 为尿液 [Na^+]，U_K 为尿液 [K^+]，P_{Na} 为血浆 [Na^+]。

对于本例患者，最初评估时 C_eH_2O 为 2.5 L/d，当时尿液 Na^+ 和 K^+ 浓度分别为 34 mmol/L 和 5.2 mmol/L，血浆 Na^+ 浓度 150 mmol/L，尿量 3.4 L。因此在第一个 24 h 应予患者 2.5 L D_5W 补充持续的自由水丢失，同时给予 2.1 L D_5W 补充其自由水不足总量的半数。每日随机尿电解质和尿量测定可用于监测 C_eH_2O 并用这种方式调整每日补液量，同时应监测血浆 Na^+ 浓度。医生通常计算自由水失水量以指导高钠血症的治疗，在首个 24 h 内补充其总量半数。对于没有明显自由水持续丢失的患者（如因自由水摄入减少的高钠血症患者）这种方法是足够的。该病例说明如果不考虑每日持续自由水丢失，高钠血症患者的自由水需要量可能被严重低估。

案例 4

78 岁男性患者因肺炎和低钠血症收住入院。初始血浆 Na^+ 浓度为 129 mmol/L，尽管限制液体至 1 L/d，3 天内仍下降至 118～120 mmol/L。胸部计算机断层扫描（CT）显示右侧肺门下 2.8 cm×1.6 cm 肿块和阻塞性肺炎。患者目前吸烟。值得注意的是既往史包括喉癌放疗 15 年、肾细胞癌、周围血管疾病和甲状腺功能减退。患者否认头痛、恶心和呕吐。患者存在慢性髋部疼痛并口服对乙酰氨基酚和可待因。其他药物包括西洛他唑、阿莫西林/克拉维酸、地高辛、地尔硫䓬和甲状腺素。查体提示等容状态，无淋巴结肿大且胸部查体正常。

实验室数据						
Na^+ 120 mmol/L	K^+ 4.3 mmol/L	Cl^- 89 mmol/L	HCO_3^- 23 mmol/L	BUN 8 mg/dl	肌酐 1.0 mg/dl	葡萄糖 93
白蛋白 3.1	Ca^{2+} 8.9 mmol/L	磷酸盐 2.8	Mg^{2+} 2.0 mmol/L	血浆渗透压 248 mOsm/kg		
皮质醇 25 μg/dl		TSH 2.6	尿酸 2.7 mg/dl			
尿：	Na^+ 97 mmol/L	K^+ 22 mmol/L	Cl^- 86 mmol/L	渗透压 597 mOsm/kg		

患者口服呋塞米 20 mg 每日 2 次和盐片进行治疗。血浆 Na^+ 浓度增加至 129 mmol/L，但患者出现体位性低血压和头晕。患者出院前开始口服地美环素，早 600 mg，晚 300 mg。血浆 Na^+ 浓度增至 140 mmol/L，BUN 23 mg/dl，肌酐 1.4 mg/dl，遂将地美环素减量至 300 mg 每日 2 次。支气管镜活检最终提示小细胞肺癌，患者拒绝化疗并收住临终关怀医院。

诊断和管理路径

什么因素导致该患者低钠血症？治疗选择包括什么？

该患者在中央型肺部肿块和阻塞性肺炎的基础上出现低钠血症。临床提示等容状态，尿液 Na^+ 浓度高、血浆尿酸浓度低。甲状腺功能正常，无垂体功能障碍和继发性肾上腺功能不全的证据。患者临床表现符合抗利尿异常综合征（SIAD）。虽然肺炎是导致 SIAD 的潜在因素，但值得注意的是尽管抗生素疗效可，但血浆 Na^+ 浓度仍下降。考虑到胸部 CT 可见中央型肺部肿块及吸烟史，怀疑该患者因小细胞肺癌而患 SIAD。患者具有喉癌和肾癌病史但无疾病复发的证据，因此考虑 SIAD 并非由这些恶性肿瘤引起。肺肿块活检最终确诊小细胞肺癌，在恶性肿瘤相关 SIAD 中约占 75%。患这一神经内分泌肿瘤的患者约 10%在就诊时血浆 Na^+ 浓度<130 mmol/L。患者无其他引起 AVP 增加的“非渗透压”刺激，无 SIAD 相关的药物使用、轻微疼痛或恶心。

患者无低钠血症引起的症状但被认为具有因严重 SIAD 而加重低钠血症的风险。持续、慢性低钠血症（>48 h）会导致有机渗透性溶质（肌酐、甜菜碱、谷氨酸、肌醇和牛磺酸）从脑细胞外流。这一反应可减小细胞内渗透压和利于水进入细胞的渗透压梯度。该反应并不能完全保护患者免于呕吐、恶心、意识错乱和痫性发作，通常当血浆 Na^+ 浓度<125 mmol/L 时可出现这些症状。即使被认为“无症状”的患者也可以表现出轻微的步态和认知障碍，且随低钠血症纠正而逆转。慢性低钠血症由于跌倒风险增加和低钠血症相关的骨密度减小也会增加骨折风险。因此，对于慢

性低钠血症的患者应尽可能安全地纠正血浆 Na^+ 浓度。对于恶性肿瘤相关 SIAD 尤其如此，因在这种情况下得到组织诊断及启动化疗、放疗和（或）手术后降低 AVP 往往需要数周至数月的时间。

SIAD 的治疗选择是什么？限水是 SIAD 治疗的基石，对本例患者血浆 Na^+ 浓度的作用较小。尿液与血浆电解质比值（尿液［Na^+］+［K^+］/血浆［Na^+］）可用来估计无电解质水的排泄和需要限水的程度；比值＞1 的患者需要更加严格地限水（＜500 ml/d），比值约为 1 应限水在 500～700 ml/d，比值＜1 的患者应限水在＜1 L/d。该患者尿液与血浆电解质比值为 1，并且预计限水在 1 L/d 疗效较差。理论上而言，更加严格地限水可能更为成功，然而考虑到 SIAD 患者的渴觉被不恰当刺激，故严格限水对于他们可能难以耐受。

联合使用呋塞米和盐片治疗通常可以增加 SIAD 患者的血浆 Na^+ 浓度。呋塞米通过抑制肾逆流机制减少尿液最大化浓缩的能力，而盐片可减轻利尿剂相关的 NaCl 丢失并通过增加尿液溶质排泄增强排泄自由水的能力。这一方案不总是成功的，且需要谨慎滴定盐片剂量以避免容量耗竭。实际上本例患者血浆 Na^+ 浓度仍＜130 mmol/L 且患者出现体位性低血压。主细胞毒素地美环素是一种治疗 SIAD 的可选口服药。本例患者使用地美环素治疗非常成功，血浆 Na^+ 浓度增加至 140 mmol/L。然而地美环素利钠，可导致肾前性 GFR 下降。地美环素具有肾毒性，在肝硬化和慢性肝病的患者中可产生蓄积。应注意，本例患者在接受地美环素期间出现 GFR 显著且稳定的下降，必须减少使用的剂量。

低钠血症管理的主要进展是 AVP 受体拮抗剂（伐普坦类药物）的临床应用。这类药物可抑制 AVP 对肾 V_2 受体的作用，纠正自由水排泄和低钠血症。这类药物具体的适应证目前尚不明确，尽管 FDA 批准用于等容量性和高血容量性低钠血症的管理。然而在 SIAD 和其他病因低钠血症的管理中伐普坦类药物将扮演更加重要的角色。事实上，如果本例患者继续主动治疗其癌症，考虑到使用地美环素后肾功能不全的出现，接下来的治疗可能是用口服托伐普坦（一种 V_2 受体特异性口服伐普坦类药物）替代地美环素。不同于其他纠正低钠血症的措施（如高张盐水、地美环素），伐普坦可能“过度纠正”血浆 Na^+ 浓度（每 24 h 上升＞8～10 mmol/L 或每 18 h 上升＞18 mmol/L），从而增加渗透性脱髓鞘的风险（见案例 5）。因此，启动这类药物治疗期间应密切监测血浆 Na^+ 浓度。此外，长期使用托伐普坦与肝功能检查异常相关，因此这类药物使用应限于 1～2 个月。

案例 5

76 岁女性患者腹泻病史长达数月，住院前 2～3 周显著加重（多达每日 12 次）。系统回顾并未见发热、体位性头晕、恶心和呕吐或头痛。既往病史包括高血压、肾结石和高胆固醇血症。用药史包括阿替洛尔、螺内酯和洛伐他汀。由于肾结石，患者每日摄入液体＞2 L。

该患者入院后最初 5 h 输注 1 L 生理盐水。第 6 h 体格检查提示，其坐位心率为 72 次/分，立位为 90 次/分，卧位和立位血压均为 105/50 mmHg。颈静脉压（JVP）难以确认，无外周水肿。入院时体格检查示患者肠鸣音稍亢进，但无腹部肌紧张和肝脾大。

入院时血浆 Na^+ 浓度为 113 mmol/L，肌酐为 2.35 mg/dl（表 56-1）。住院后第 7 h，血浆 Na^+ 120 mmol/L，K^+ 5.4 mmol/L，Cl^- 90 mmol/L，HCO_3^- 22 mmol/L，BUN 32 mg/dl，肌酐 2.02 mg/dl，血糖 89 mg/dl，总蛋白 5.0 mg/dl，白蛋白 1.9 mg/dl。血细胞比容为 33.9%，白细胞计数 7.6×10^9/L，以及血小板计数为 405×10^9/L。晨起皮质醇 19.5 pg/ml，促甲状腺激素 1.7 mIU/L。静脉给予患者 DDAVP 1 μg 治疗，同时以 75 ml/h 的速度静脉输注半渗生理盐水。血浆 Na^+ 浓度下降至 116 mmol/L，静脉输注液体更换为同速度的等渗生理盐水。其后的实验室检查结果见表 56-1。

诊断路径

该患者表现为低血容量性低钠血症和“肾前性”

表 56-1 案例 5 的实验室数据

住院时间（h）	基线	0	3	7	11	14	24	48	72
血浆 Na^+（mmol/L）	137	113	115	120	117	116	117	124	130
肌酐（mg/dl）	1.2	2.35	210	2.02	1.97	1.79	1.53	120	1.13
尿渗透压（mOsm/kg）				319		415	397		
尿 Na^+（mmol/L）				17		23	47		

GFR 下降。患者出现腹泻已有一段时间，并在输注 1 L 生理盐水后表现为体位性心动过速。考虑患者为低容量性低钠血症，因其尿 Na^+ 浓度＜20 mmol/L，无充血性心力衰竭的表现，亦无其他高容量性低钠血症的因素，并且生理盐水水化后血浆 Na^+ 浓度上升，肌酐下降。

初始血容量不足上调该患者 AVP 对渗透压的敏感度，同时降低 AVP 释放的渗透压阈值并升高渗透压反应曲线的斜率。AVP 的半衰期仅为 10～20 min。因此，静脉输注 1 L 生理盐水后急性血管内容量增多将造成循环中 AVP 水平快速降低。随之而来的水利尿是其住院后 7 h 时血浆 Na^+ 浓度快速上升的主要原因。

管理路径

该案例中的关键点是患者的低钠血症呈慢性过程，其腹泻数月并在入院前近 2～3 周急性加重。由于病程＞48 h，故诊断为慢性低钠血症。这种情况下，过快纠正血浆 Na^+ 浓度（如 24 h 内＞8～10 mmol/L 或 48 h 内＞18 mmol/L）将诱发渗透性脱髓鞘。患者并不具有典型急性低钠血症引发的症状，并且其血浆 Na^+ 浓度已经上升至足以保护其免于发生脑水肿。然而，住院 7 h 内患者血钠水平的纠正速度为每小时 1 mmol/L，即将过度纠正。为了降低或阻止患者血浆 Na^+ 浓度升高，给予患者静脉输注自由水，同时静脉输注 DDAVP。鉴于血容量不足以及缓解急性肾功能不全，给予输注半渗生理盐水作为自由水来源，而非 D_5W。当血浆 Na^+ 浓度急骤下降至 117 mmol/L 后更换为等渗生理盐水（表 56-1）。

慢性低钠血症矫枉过正是出现渗透性脱髓鞘综合征（ODS）的主要危险因素。动物实验表明，使用 DDAVP 及输注自由水以“再降低”血浆 Na^+ 浓度可有神经系统获益及改善生存率。这一治疗方法已被证实对低钠血症患者安全，且尚无证据显示其具有诱发痫性发作或其他后遗症的风险。“DDAVP＋自由水”组合疗法可用于预防纠正过度的低钠血症患者再次出现矫枉过正或低钠血症。大多数 ODS 因其内源性 AVP 的水平急剧下降可造成其自由水排出增多，故需予 DDAVP 治疗，此时单独补充自由水会引起外周循环 AVP 水平的相对缺乏，因此疗效甚微。对于严重低钠血症的患者，另一种可选择的治疗方法即预防性使用 DDAVP（每日 2 次），以避免 AVP 生物活性的改变，同时予高渗生理盐水，从而以更可控的形式缓慢升高血 Na^+ 浓度。在 DDAVP 治疗后数日内，患者的血 Na^+ 浓度将持续降低。由此可推测是未完全纠正的低血容量性低钠血症或单一剂量 DDAVP 的持续作用延缓了血 Na^+ 浓度的恢复。值得注意的是，尽管 DDAVP 的血浆半衰期仅 1～2 h，但根据药效学研究结果，DDAVP 对尿量和（或）尿渗透压的影响可持续更长时间。因 DDAVP 经肾排泄，故对于肾功能不全的患者，临床医生还需衡量患者肾功能对 DDAVP 药代动力学及药效学的影响，尤其是对于慢性肾病或急性肾功能不全的患者，使用 DDAVP 纠正低钠血症时更应格外谨慎。

案例 6

44 岁女性患者出现松弛性瘫痪后被当地医院转诊，表现为严重的低钾血症（2.0 mmol/L），予 KCl 溶液输注。

实验室数据	结果	单位
Na^+	140	mmol/L
K^+	2.6	mmol/L
Cl^-	115	mmol/L
HCO_3^-	15	mmol/L
阴离子间隙	10	mmol/L
BUN	22	mg/dL
肌酐	1.4	mg/dL
动脉血气分析		
pH	7.32	U
$PaCO_2$	30	mmHg
HCO_3^-	15	mmol/L
其他实验室数据		
类风湿因子阳性，抗 Ro/SS-A 阳性，抗 La/SS-B 阳性		
常规尿液分析		
pH 值=6.0，无白细胞或红细胞，无细菌。尿蛋白与肌酐的比值为 0.150 g/g。尿电解质 Na^+ 35 mmol/L，K^+ 40 mmol/L，Cl^- 18 mmol/L。因此，尿阴离子间隙呈阳性，提示尿 NH_4^+ 排泄低		

诊断路径

该患者诊断为干燥综合征导致的典型低血钾性远端肾小管酸中毒（dRTA）。患者表现为非 AG 代谢性酸中毒。尿 AG 为阳性，提示系统性酸中毒时氨的排泄明显减少。尿液 pH 值呈反常碱性，但无高尿钙、肾钙质沉着或骨病的证据。患者随后表现为高球蛋白血症，这些发现均提示患者低钾血症和非AG代谢性酸中毒的原因是肾小管异常。在没有糖尿、磷酸尿或氨基酸尿（Fanconi综合征）的情况下，由尿液AG估算的低钾血症和氨排泄减少被定义为典型dRTA，也称1型RTA。由于患者有高球蛋白血症，因此进一步血清学检测为原发性干燥综合征的诊断提供了证据。此外，询问病史发现患者有5年口干和干燥性角膜结膜炎的病史，但没有滑膜炎、关节炎或皮疹。

干燥综合征患者通常表现为典型的dRTA，这是由于集合管受到免疫攻击，造成H^+-ATP酶无法插入α闰细胞的顶端膜中。干燥综合征属于典型的获得性dRTA。某些遗传因素导致的典型dRTA也表现为H^+-ATP酶功能的缺失。本例患者无家族史，其他家庭成员也未患病。许多自身抗体与干燥综合征有关，这些自身抗体可能会阻止集合管中α闰细胞的H^+-ATP酶的转运或功能。虽然干燥综合征患者也有报道近端RTA的发生，但发病率较低。该患者目前无近端肾小管功能障碍（Fanconi综合征）的表现。低钾血症是由血容量减少引起的继发性醛固酮增多所致。

管理路径

干燥综合征引起典型dRTA患者肾的长期预后尚不明确。但是代谢性酸中毒和低钾血症对枸橼酸钠溶液（Shohl溶液）或碳酸氢钠片等碱性替代物反应良好。显然，钾缺乏必须初始给予补钾治疗，但dRTA患者通常不需要长期的补钾治疗，因为碳酸氢钠（或柠檬酸盐）可以扩容并纠正继发性醛固酮增多。干燥综合征和典型dRTA患者的间质浸润最终会导致慢性肾病的进展。虽然利妥昔单抗治疗可以改善唾液腺组织B淋巴细胞的浸润和尿液酸化，但多年来细胞毒性药物和糖皮质激素治疗仍是干燥综合征主要的治疗方法。

案例 7

32岁男性患者因乏力和低钾血症入院。患者既往体健，于2个月前出现间歇性下肢无力。系统回顾无特殊，否认药物或泻药使用史。既往病史无特殊，无神经肌肉疾病史，妹妹患有甲状腺疾病，体格检查示深部腱反射减弱。

实验室数据	入院时结果	基线值	单位
Na^+	139	143	mmol/L
K^+	2.0	3.8	mmol/L
Cl^-	105	107	mmol/L
HCO_3^-	26	29	mmol/L
BUN	11	16	mg/dl
肌酐	0.6	1.0	mg/dl
Ca^{2+}	8.8	8.8	mg/dl
磷酸盐	1.2		mg/dl
白蛋白	3.8		mg/dl
血浆渗透压	290		mOsm/kg
尿渗透压	590		mOsm/kg
尿 K^+	10		mmol/L
TSH 0.08 μIU/L（正常 0.2～5.39 μIU/L）			
FT_4 41 pmol/L（正常 10～27 pmol/L）			

诊断路径

患者出现低钾血症是由于细胞内外K^+的再分布，计算TTKG后，这一病理生理表现更加明显。TTKG的计算公式为（$P_{渗透压}\times U_{钾}$）/（$P_{钾}\times U_{渗透压}$）。低钾血症时TTKG的预测值<3，高钾血症时>7～8（见案例2和案例8）。此外，尿K^+-肌酐比>13 mmol/g肌酐（>1.5 mmol/mmol肌酐）提示肾K^+排泄增加。该患者TTKG为2.5，与肾对K^+的保存和非肾性低钾血症一致。患者无明显胃肠道K^+丢失，因此被诊断为低钾血症的“再分配”亚型。

全身超过98%的K^+在细胞内，细胞内大量K^+对调节细胞外K^+的缓冲作用在维持血浆K^+浓度的稳定中起着关键的作用。临床上，细胞内外K^+交换和分布的变化可导致显著的低钾或高钾血症。胰岛素、β_2肾上腺素能活性、甲状腺激素和碱中毒可通过多种相互关联的机制促进细胞对K^+的摄取，导致低钾血症。尤其是内源性交感神经系统活动的变化可在戒酒、甲状腺功能亢进、急性心肌梗死和严重头部损伤时引起低钾血症。

乏力是严重低钾血症的常见表现，低钾血症可导致肌肉的超极化，从而损伤其去极化和收缩能力。该患者的Graves病导致甲状腺功能亢进和低钾性麻痹［甲状腺毒性周期性麻痹（TPP）］。TPP在亚洲或西班牙人群中发病率较高。这种易感性与Kir2.6的遗传变异有关，Kir2.6是一种肌肉特异性、甲状腺激素诱导的K^+通道，而此离子通道的功能障碍与TPP相关的病理生理学机制目前尚未阐明。TPP中的低钾血症是由甲状腺激素直接和间接地激活 Na^+/K^+-ATP 酶所致，从而引起肌肉和其他组织对 K^+ 的摄取增加。甲状腺激素可诱导骨骼肌中 Na^+/K^+-ATP 酶的多个亚基表达，可增加其摄取 K^+ 的能力。甲状腺功能亢进可引起 β 肾上腺素能活性的增加，也被认为在 TPP 中发挥重要的作用。

临床上，TPP 患者表现为四肢和肢带无力，伴麻痹发作，通常发生在晨 1 点～6 点。乏力的诱因包括高碳水化合物负荷和剧烈运动，而甲状腺功能亢进的体征和症状不总是存在，因此往往会延误诊断。如本案例所示，低钾血症通常较明显，且多伴有再分配性低磷血症。TTKG＜2～3 可将 TPP 患者与由肾性钾消耗导致的低钾血症患者区分开，后者 TTKG≥4。这种识别方法对治疗非常重要，因为大量钾缺乏的患者需要积极补充 K^+-Cl^-，而这在 TPP 和相关疾病中会出现反跳性高钾血症。

管理路径

TPP 的最终治疗需要治疗相关的甲状腺功能亢进症。然而，短期补钾治疗对加速肌肉恢复和预防心律失常十分必要。以 10 mmol/h 的速率静脉输注 K^+-Cl^- 进行治疗的患者急性发作的平均恢复时间可减少约 50%，但同时会产生反跳性高钾血症的风险，高达 70%的患者血浆 K^+ 浓度＞5.0 mmol/L。这种反跳性高钾血症可能是管理所有再分布性低钾血症患者存在的一个普遍问题，需要准确和快速地将这些患者与由肾性或肾外 K^+ 丢失导致大量 K^+ 缺乏的患者区分开来。另一种治疗 TPP 的方法是用高剂量普萘洛尔 (3 mg/kg) 替代 K^+-Cl^- 治疗，此方法可迅速逆转相关的低钾血症、低磷血症和麻痹。值得注意的是，这一治疗方法不会导致反跳性高钾血症。

案例 8

66 岁男性患者因血浆 K^+ 浓度为 1.7 mmol/L 和严重肌无力住院。患者在数天内出现进行性肌无力，甚至无法起床。既往病史为小细胞肺癌伴脑、肝和肾上腺转移。入院前 1 年接受过 1 个疗程的顺铂/依托泊苷化疗，曾并发急性肾损伤（肌酐最高为 5 mg/dl，伴残余慢性肾病），随后进行过 3 个疗程的环磷酰胺/阿霉素/长春新碱化疗，此外还有 15 次脑部放疗。

查体发现患者黄疸，血压为 130/70 mmHg，输注 1 L 生理盐水后可升高至 160/98 mmHg，JVP 为 8 cm。全身肌无力。

实验室数据	入院前2个月	入院时	入院第2天	单位
Na^+	143	149	144	mmol/L
K^+	3.7	1.7	3.5	mmol/L
Cl^-	103	84	96	mmol/L
HCO_3^-	26	44	34	mmol/L
静脉 pH 值		7.47		pH
静脉 PCO_2		62		mmHg
BUN	21	41	40	mg/dl
肌酐	2.8	2.9	2.3	mg/dl
Mg^{2+}	1.3	1.6	2.4	mg/dl
肌酸磷酸激酶		183		U/L
谷丙转氨酶	8	75		U/L
白蛋白	3.4	2.8	2.3	
校正的阴离子间隙	15	24	18	
总胆红素	0.65	5.19		mg/dl
碱性磷酸酶	93	217		U/L
尿 Na^+		35	28	mmol/L
尿 K^+		25	49	mmol/L
尿 Cl^-		48	51	mmol/L
尿渗透压		391		mOsm/kg
血浆渗透压		312		mOsm/kg
尿 pH 值		5.5		
血浆 ACTH		185		pg/mL (7～50 pg/ml)
血浆皮质醇		94		pg/mL (3～16 pg/ml)
24 h 尿皮质醇		1044		μg/24 h (4～50 μg/24 h)

ACTH，促肾上腺皮质激素

患者住院期间因肺栓塞出现急性呼吸衰竭，入院 2 周后去世。

诊断路径

患者为什么出现低钾血症？为什么出现肌无力？为什么出现碱中毒？

患者有转移性小细胞肺癌，尽管已进行数个疗程的化疗和放疗，病情并未缓解。患者表现为严重的低钾血症、碱中毒、高血压、重度肌无力、黄疸和肝功能严重受损。

关于低钾血症，患者无腹泻等明显的非肾性失钾的原因。尿 TTKG 为 11.7，血浆 K^+ 浓度为 1.7 mmol/L，尽管存在严重的低钾血症，但 TTKG 值符合不适当的肾性排 K^+。TTKG 的计算公式为 $(P_{渗透压} \times U_{钾})/(P_{钾} \times U_{渗透压})$。低钾血症时 TTKG 的预测值＜3，高钾血症时＞7～8（见案例 2 和案例 6）。

患者肾性失钾过多有以下原因。首先，患者既往有顺铂相关的急性肾损伤，并遗留有慢性肾病。顺铂可导致持续性肾小管损伤，伴明显的低钾血症和低镁血症，但患者既往并没有补钾或镁，提示顺铂相关的肾小管损伤在严重低钾血症中并未发挥主要作用。其次，患者表现为低镁血症，提示全身镁耗竭。镁耗竭可抑制肌肉 Na^+/K^+-ATP 酶的活性，减少镁向肌细胞的流入并导致继发性 K^+ 排泄增加。镁耗竭会增加远端肾单位的 K^+ 分泌，这是由于通过主细胞的泌 K^+ 通道减少了对镁依赖性胞内 K^+ 外流的阻断（ROMK，图 56-1）。临床上，低镁血症患者在缺乏 Mg^{2+} 的情况下很难补充 K^+。再次，尽管有周期性低镁血症，但患者既往并未出现明显的低钾血症，因此一定有其他的因素导致了严重的低钾血症。

患者高血压提示盐皮质激素的活性增加，从而引起主细胞中 ENaC 通道的活性增加、NaCl 潴留、高血压和低钾血症。主细胞中 ENaC 介导的 Na^+ 转运增加可导致连接小管和皮质集合管中的管腔-负电位差增加，从而通过顶端 K^+ 通道促进 K^+ 的分泌增加（图 56-1）。这种解释与 TTKG 值明显升高一致，即 K^+ 排泄的增加引起不适当的血浆 K^+ 浓度增加。

什么原因导致患者盐皮质激素活性增加？患者存在双侧肾上腺转移瘤，提示原发性醛固酮增多症可能性小。患者的临床表现（低钾血症、高血压和碱中毒）和小细胞肺癌病史提示库欣综合征，其循环糖皮质激素大量增加是由小细胞肺癌异位促肾上腺皮质激素（ACTH）分泌所致。根据血浆皮质醇水平显著升高、高 ACTH 水平和尿皮质醇增加可明确诊断（见上文实验室数据）。

为什么循环皮质醇增加会导致盐皮质激素活性的明显增加？皮质醇和醛固酮对盐皮质激素受体（MLR）具有相同的亲和力，因此，皮质醇具有盐皮质激素样活性。11 β-羟基类固醇脱氢酶-2（11 βHSD-2）可保护醛固酮敏感的远端肾单位［远曲小管（DCT）］、连接小管（CNT）和集合管中的细胞免受循环皮质醇的影响，从而将皮质醇转化为肾上腺可的松（图 56-2）。可的松对 MLR 的亲和力最小。MLR 的激活可引起基底外侧 Na^+/K^+-ATP 酶的激活、DCT 中噻嗪类敏感性 Na^+-Cl^- 协同转运蛋白的激活，以及 CNT 和集合管的主细胞中顶端 ENaC 通道的激活（图 56-2）。*11 βHSD-2* 基因的隐性功能失去突变可导致 MLR 的皮质醇依赖性激活和表征性盐皮质激素过多综合征（SAME），包括高血压、低钙血症、高尿钙和代谢性碱中毒，伴血浆肾素活性（PRA）和醛固酮被抑制。类似的症状可由甘草次酸/甘草酸（如在甘草中发现）和（或）甘珀酸对 11 β HSD-2 的生化抑制引起。

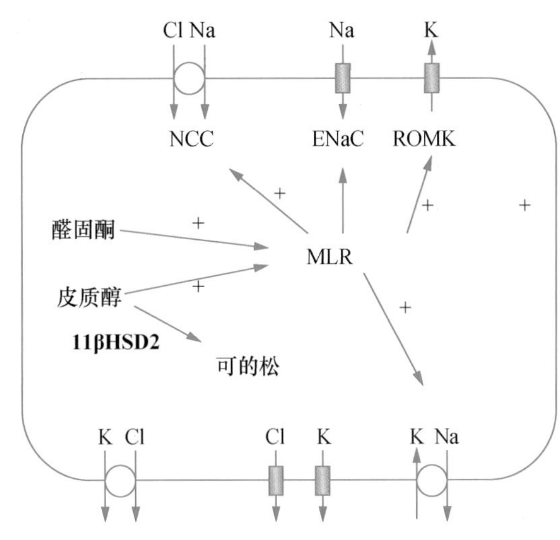

图 56-2 11 β-羟基类固醇脱氢酶-2（11 β HSD-2）和表征性盐皮质激素过多综合征。11 β HSD-2 酶可保护醛固酮敏感的远端肾单位［远曲小管（DCT）、连接小管（CNT）和集合管］中的细胞免于皮质醇对盐皮质激素受体（MLR）的不恰当激活。醛固酮与 MLR 结合可导致 DCT 细胞中噻嗪类敏感的 Na^+-Cl^- 协同转运蛋白和主细胞（CNT 和集合管）中阿米洛利敏感的上皮钠通道（ENaC）的活化。醛固酮还可激活基底外侧 Na^+/K^+-ATP 酶，并在较小程度上激活顶端分泌性 K^+ 通道 ROMK（肾外髓质 K^+ 通道）。皮质醇和醛固酮对 MLR 具有相同的亲和力，皮质醇可转化为可的松，其对 MLR 没有亲和力，从而阻止这些细胞被循环皮质醇激活。11 β HSD-2 基因功能缺失或其活性的抑制可导致表征性盐皮质激素过多综合征（见案例 8）

在由垂体 ACTH 增加引起的库欣综合征中，低钾血症的发生率仅为 10%，而 ACTH 异位分泌的患者则为 70%，虽然两者的高血压发生率相似。与库欣综合征相比，异位 ACTH 患者肾 11 β HSD-2 的活性降低，引起 SAME。目前认为异位 ACTH 综合征患者产生的皮质醇远远超过肾 11 β HSD-2 酶，从而导致未代谢的皮质醇激活肾 MLR（图 56-2）。

为什么患者如此乏力？主要是由于低钾血症和皮质醇增加，低钾血症可导致肌肉超极化，从而损伤其去极化和收缩能力。乏力和上行性麻痹常会使严重低钾血症复杂化。低钾血症可引起肌病并增加横纹肌溶解的风险。然而，值得注意的是，患者的肌酸磷酸激酶（CPK）水平正常。由于过多的皮质醇可消耗蛋白质，库欣综合征通常伴有近端肌病。

该患者表现为混合性酸碱失衡，伴有明显的代谢性碱中毒，HCO_3^- 浓度为 44 mmol/L。随后行静脉血气分析。静脉和动脉血气在血流动力学稳定的患者中表现是一致的，因此可用静脉血气来反映酸碱失衡。为了代偿代谢性碱中毒，HCO_3^- 每增加 1 mmol/L，PCO_2 应增加 0.75 mmHg，因此 PCO_2 的预期值应为

55 mmHg。鉴于患者的 PCO_2 为 62 mmHg，故其存在呼吸性酸中毒，可能是由急性低钾血症和亚急性皮质醇增多症引起的呼吸肌无力所致。

患者校正白蛋白后的 AG 为 21＋([4－2.8]×2.5)＝24 mmol/L，提示存在第三种酸碱失衡，即 AG 性酸中毒。值得注意的是，由于血浆蛋白浓度（低血容量性碱中毒）和碱中毒相关的血浆蛋白净负电荷增加，碱中毒时测得的 AG 增加，这些都会导致未测量的阴离子增加。然而，患者既没有容量消耗也没有碱中毒，提示上述因素在 AG 的增加中发挥很小的作用。由于磷酸果糖激酶激活和糖酵解加速，碱中毒还可刺激乳酸生成增加，然而患者并未测量乳酸水平。需要注意的是，碱中毒通常会使乳酸水平仅增加 1.5～3 mmol/L，而患者并无明显的碱中毒。无论其潜在的病理生理学机制如何，AG 的增加可能与代谢性碱中毒有关，因为 AG 在入院第 2 天便降至 18 mmol/L，与血浆碳酸氢盐的减少一致。

患者为什么会出现代谢性碱中毒？这是由于远端肾单位中 MLR 的激活可增加远端肾单位酸化和净酸分泌。因此，过量的盐皮质激素会导致盐不敏感的代谢性碱中毒，从而加重低钾血症。低钾血症在代谢性碱中毒中发挥关键作用，可刺激近端肾小管产生氨、近端肾小管碳酸氢盐的重吸收和远端肾小管 H^+/K^+-ATP 酶的活性。

管理路径

患者治疗的首要任务是迅速增加血浆 K^+ 和 Mg^{2+} 浓度、低镁血症患者单独予补钾治疗效果不佳，需要立即纠正低镁血症。可通过口服和静脉内 K^+-Cl^- 补充电解质，在最初的 18 h 内共给予 240 mmol，同时予 5 g 硫酸镁静脉输注。应给予多个含有 20 mmol 硫酸镁的 100 ml 盐水袋进行输注，同时进行心脏监测并监测血浆电解质。值得注意的是，静脉注射 K^+-Cl^- 应溶于生理盐水，因为葡萄糖溶液可增加胰岛素水平，加重低钾血症。

本案例体现了预测低钾血症患者全身 K^+ 缺乏的难度。在无异常 K^+ 再分布时，K^+ 缺失与血浆 K^+ 浓度相关，全身储存 K^+ 每减少 100 mmol/L 时，血浆 K^+ 浓度下降约 0.27 mmol/L；患者入院的血浆 K^+ 浓度为 1.7 mmol/L，说明全身缺乏 K^+ 约 650 mmol。然而，值得注意的是，碱中毒可使循环 K^+ 在细胞内移位，患者最初的血浆 K^+ 浓度并不能反映全身 K^+ 的缺乏。无论其潜在的病理生理学机制如何，在纠正严重低钾血症的过程中，密切监测血浆 K^+ 浓度始终是十分必要的，以便衡量补 K^+ 是否充分，避免过度补充。

后续针对库欣综合征和异位 ACTH 分泌的治疗由于呼吸问题而变得更加复杂。异位 ACTH 分泌的患者预后取决于肿瘤组织学和是否有远处转移。该患者的预后极差，广泛的转移性小细胞肺癌治疗失败。其他由良性、孤立性肿瘤引起的异位 ACTH 分泌的患者（最常见的是支气管良性肿瘤）预后较好。在没有手术切除肿瘤的情况下，此综合征的治疗包括肾上腺切除术或阻断肾上腺类固醇产生的药物治疗。

案例 9

22 岁男性患者昏迷，有异常行为史。患者的朋友们表示，他最近因为失恋而出现一些情绪问题，并威胁要自杀。患者有酗酒史，但他的朋友们并不确定其最近饮酒。患者在入院时无明显的局灶性神经功能缺损，其余体格检查无特殊。

实验室数据	结果	单位
Na^+	140	mmol/L
K^+	5	mmol/L
Cl^-	95	mmol/L
HCO_3^-	10	mmol/L
血糖	125	mg/dl
BUN	15	mg/dl
肌酐	0.9	mg/dl
Ca^{2+}	4.0	mg/dl
血浆渗透压	325	mOsm/kg H_2O

尿液分析显示为具有包膜和针状晶体的结晶尿。

诊断路径

患者具有中枢神经系统的表现和可疑行为史，提示其摄入毒素。AG 急剧上升至 35 mmol/L，ΔAG 为 25 mmol/L 显著超过 ΔHCO_3^- 值 15 mmol/L。Δ 值的明显不同提示患者最可能是混合性高 AG 代谢性酸中毒和代谢性碱中毒。其出现代谢性碱中毒可能是由呕吐所致。然而最有价值的发现是渗透压升高。在高 AG 代谢性酸中毒的情况下，渗透压间隙为 33 mOsm/kg（可通过测量或计算渗透压浓度的差异或 325－292）可明确血浆中存在渗透活性代谢物的诊断。渗透压差＞10 mOsm/kg 提示未测量的渗透物浓度显著升高。例如毒性渗透性物质包括乙二醇、二甘醇、甲醇和丙二醇。

在对酒精中毒进行鉴别诊断时，对渗透压间隙和AG的解读需关注以下几点。首先，未测量的中性渗透性物质也会在乳酸酸中毒和酒精性酮症酸中毒中积聚；即高渗透压间隙并不是酒精中毒相关AG酸化的特异性指标。其次，患者可表现出对摄入毒素的广泛代谢，AG升高但渗透压间隙不高，即渗透压间隙不高时并不能排除酒精中毒。再次，摄入毒素后患者早期也可出现相反的情况，即渗透压间隙增高伴AG轻度升高。最后，临床医生应了解同时摄入乙醇时的影响，乙醇本身可以升高渗透压间隙，并通过竞争性抑制乙醇脱氢酶（见下文）来减少有毒醇类的代谢，从而减少AG的增加。

乙二醇通常可作为防冻剂或溶剂使用，并且可能被意外摄入或作为自杀的工具使用。乙二醇可通过乙醇脱氢酶代谢产生酸，如乙醛、乙醇酸和草酸。中毒最初会影响中枢神经系统，在最早期，其临床表现类似于醉酒，但很快可进展为完全昏迷。治疗延误是酒精中毒导致死亡的最常见原因之一。肾表现为急性肾小管损伤，管状上皮细胞内草酸钙晶体的广泛沉积。脑水肿和大脑的晶体沉积也很常见，后者不可逆转。

同时发生的结晶尿是乙二醇中毒的典型表现；随着病程的进展，尿液中可看到针状一水合物和包膜状的二水合草酸钙晶体。循环草酸盐也可以与血浆钙结合，从而减少离子钙。

虽然应通过测量乙二醇水平来验证乙二醇中毒，但在这种危及生命的情况下需立即开始治疗。尽管在已知或目击摄入的病例中可以开始治疗，但有这种病史的情况很少见。因此，应对严重代谢性酸中毒以及阴离子和渗透压升高的患者进行治疗。其他如低钙血症或伴有晶体尿的急性肾衰竭患者，可给予紧急经验性治疗。

治疗路径

由于具有渗透活性的4种有毒醇（乙二醇、二甘醇、甲醇和丙二醇）可通过乙醇脱氢酶产生毒性代谢产物，因此竞争性抑制该关键酶可治疗上述4种类型的中毒。在这种情况下首选的强效乙醇脱氢酶抑制剂为甲吡唑（4-甲基吡唑）。应予甲吡唑负荷剂量（15 mg/kg）静脉注射，之后每12 h注射10 mg/kg，共4次，随后每12 h注射15 mg/kg，直至乙二醇水平降至<20 mg/dl且患者在正常pH值水平下无症状。治疗酒精中毒的其他方法包括液体复苏、维生素B_1、维生素B_6、叶酸、碳酸氢钠和血液透析。血液透析用于去除母体化合物和毒性代谢产物，但也将清除甲吡唑，因此在透析时需要调整给药剂量和频率。胃液吸引、诱发呕吐或使用活性炭仅在摄入毒素后30～60 min内有效。当不具备甲吡唑时，可以使用比其他醇类与乙醇脱氢酶的亲和力多10倍的乙醇。静脉注射乙醇需达到22 mmol/L（100 mg/dl）的血液浓度水平。乙醇的缺点是给药后起效慢，可累加乙二醇对中枢神经系统的作用。此外，如果进行血液透析，必须提高乙醇的输注速率，因为它可被快速透析。一般而言，当动脉pH值<7.3或渗透压间隙超过20 mOsm/kgH_2O时，所有乙二醇中毒的患者都需要进行血液透析。

第五十七章　高钙血症和低钙血症

Hypercalcemia and Hypocalcemia

Sundeep Khosla　著
（周靖　译）

钙离子在正常的细胞功能和信号传递中扮演着重要角色，其参与调节多种生理过程，如神经肌肉信号传递、心脏收缩、激素分泌以及血液凝固。因此，细胞外钙离子浓度需通过一系列反馈机制精细调节并维持在很窄的范围内，这些反馈机制包括甲状旁腺激素（PTH）和维生素D活性代谢产物1,25-二羟胆钙化醇[1,25$(OH)_2$D]，主要通过甲状旁腺、肾、小肠、骨骼之间的信号传递（图57-1）来实现。血钙浓度异常并不少见，常提示存在基础疾病。本章简要总结血钙异常的诊治常规。

高钙血症

病因

高钙血症的病因可根据血钙调节的反馈机制异常来分类。甲状旁腺增生性疾病（甲状旁腺瘤、甲状旁腺增生或甲状旁腺癌）可产生过量PTH，因为甲状旁腺细胞的增多损伤了钙的反馈抑制作用，PTH的分泌不受升高的血钙浓度抑制。钙敏感受体（CaSR）或G蛋白的杂合子失活突变也可降低甲状旁腺和肾对细胞外Ca^{2+}子的感知，从而引起与血钙浓度不匹配的不适当PTH分泌，导致家族性低钙尿性高钙血症

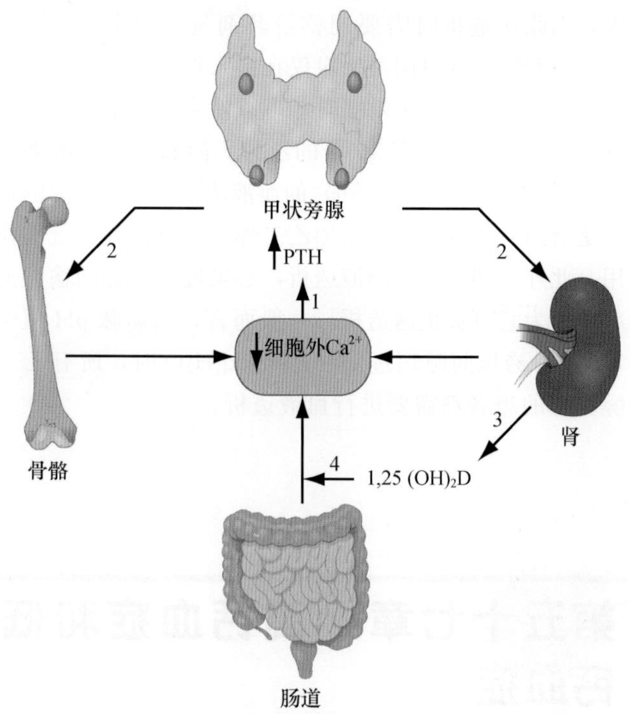

图 57-1　机体反馈调节机制维持血钙浓度在较窄的生理范围内 [8.9～10.1 mg/dL（2.2～2.5 mmol/L）]。细胞外 Ca^{2+} 浓度下降可激活甲状旁腺细胞的钙离子感受器，使甲状旁腺激素（PTH）分泌增加（1）。PTH 进而促使肾小管重吸收钙（2）及骨钙释放（2），同时促进肾合成 1,25(OH)$_2$D（3）；1,25(OH)$_2$D 可增进肠道吸收钙（4）。上述机制协同作用维持血钙在正常范围内

（FHH）。虽然肿瘤极少分泌 PTH，但许多实体肿瘤可以产生 PTH 相关肽（PTHrP）。PTHrP 和 PTH 头端的 13 个氨基酸相同并可结合 PTH 受体，因此 PTHrP 可以对骨骼和肾产生类似 PTH 的效应。在 PTHrP 介导的恶性肿瘤相关的高钙血症中，PTH 的水平可因受高血钙的抑制而下降。与肉芽肿性疾病（如结节病）或淋巴瘤相关的高钙血症是由 25(OH)D 转化为 1,25(OH)$_2$D 增多所致。在这种情况下，1,25(OH)$_2$D 增加了小肠对钙的吸收，从而引起高钙血症，抑制 PTH 的生成。直接增加骨钙动员的疾病如甲状腺功能亢进或溶骨性骨转移，以及外源性钙摄入增多如乳碱综合征或完全肠外营养过多补充钙剂，也可导致高钙血症而抑制 PTH 分泌。

临床表现

轻度高钙血症（11～11.5 mg/dl）通常没有症状，仅在常规血钙检查中发现。有些患者可能会主诉模糊的神经精神症状，包括注意力不集中、人格改变或抑郁。其他可能合并的症状包括消化性溃疡或肾结石，骨折风险可能增加。更严重的高钙血症（>12～13 mg/dl）

表 57-1　高钙血症的病因

PTH 生成过多
原发性甲状旁腺功能亢进（甲状旁腺瘤、甲状旁腺增生、或甲状旁腺癌）
三发性甲状旁腺功能亢进（肾功能不全对 PTH 分泌的长期刺激作用）
异位 PTH 分泌（极罕见）
CaSR 或 G 蛋白的失活突变（FHH）
CaSR 功能改变（锂剂治疗）
恶性肿瘤相关性高钙血症
PTHrP 过度产生（见于许多实体肿瘤）
溶骨性转移（乳腺癌、骨髓瘤）
1,25(OH)2D 生成过多
肉芽肿性疾病（结节病、结核、硅肺）
淋巴瘤
维生素 D 中毒
原发性骨骼重吸收增加
甲状腺功能亢进
制动
钙摄入过量
乳碱综合征
完全肠外营养
其他病因
内分泌疾病（肾上腺功能不全、嗜铬细胞瘤、血管活性肠肽瘤）
药物（噻嗪类利尿剂、维生素 A、抗雌激素）

PTH，甲状旁腺激素；CaSR，钙敏感受体；FHH，家族性低钙尿性高钙血症；PTHrP，PTH 相关肽

可能导致昏睡、木僵甚至昏迷，以及胃肠道症状（恶心、呕吐、便秘或胰腺炎），尤其是在血钙急性升高的情况下。高钙血症可降低肾浓缩功能，可能引起多尿和烦渴。长期甲状旁腺功能亢进的患者可表现出骨痛或病理性骨折。最后，高钙血症还可引起显著的心电图改变，包括心动过缓、房室传导阻滞以及短 QT 间期，可通过 QT 间期的改变以监测血钙的变化。

诊断路径

诊断高钙血症或低钙血症的第一步是确定血钙水平的改变并非由白蛋白浓度异常所致。离子钙大约占总钙的 50%，其余钙主要与白蛋白相结合。尽管直接测量离子钙水平是可行的，但易受到采集方法和其他误差的影响。因此，通常选择测定总钙以及白蛋白水平来校正得出血清钙。当血清白蛋白浓度降低时，白蛋白<4.1 g/dl 每下降 1.0 g/dl，就将总钙水平加 0.2 mmol/L（0.8 mg/dl），即得到校正钙浓度。反之，血浆白蛋白水平升高时用相反的方法。

详细的病史可以为高钙血症的病因提供重要线索（表 57-1）。慢性高钙血症的首要病因是原发性甲状旁腺功能亢进，第二位的病因是恶性肿瘤。病史应该包括使用过的药物、颈部手术史，以及提示结节病或淋巴瘤的系统性症状。

一旦确立为真性高钙血症，最重要的实验室检查是采用双位点免疫放射测定法检测全段 PTH 水平。PTH 升高常合并低磷血症。此外，应当检测血肌酐水平以评估肾功能。高钙血症可能引起肾功能损害，PTH 的肾清除率可能会因检验的片段不同而有所变化。如果在高血钙、低血磷的情况下 PTH 升高（或“不恰当的正常”），基本可以确诊为原发性甲状旁腺功能亢进。由于 FHH 患者也可以表现为轻度 PTH 升高伴高钙血症，故在诊断原发性甲状旁腺功能亢进时需考虑和排除 FHH，因为甲状旁腺手术对于 FHH 是无效的。钙/肌酐清除率比值（尿钙/血钙除以尿肌酐/血肌酐）<0.01 提示 FHH，尤其是当患者有轻度无症状高钙血症家族史时。另外，*CaSR* 基因序列测定主要被用于明确 FHH 诊断，尽管在有些家系中，FHH 可能是由调节 CaSR 信号通路的 G 蛋白突变所致。异位 PTH 分泌极其罕见。

PTH 受高钙血症的抑制提示高钙血症是非甲状旁腺介导的，通常是由潜在的恶性肿瘤所致。尽管引起高钙血症的肿瘤通常比较明显，但是为了明确诊断恶性肿瘤相关的高钙血症可能需要检查 PTHrP 水平。肉芽肿性疾病会有血浆 1,25$(OH)_2$D 水平升高。通过临床评估结合化验检查，表 65-1 列出来的各种疾病通常都能得到诊断。

治疗　高钙血症

轻度无症状的高钙血症不需要立即治疗，以治疗原发疾病为主。相反，严重的症状性高钙血症无论何种病因通常都需要积极干预。严重高钙血症的首要治疗是扩容，因为高钙血症均会导致脱水；首个 24 h 需要静脉输注 4～6 L 生理盐水，注意有些合并症（如充血性心力衰竭）可能需要使用袢利尿剂来增加钠和钙的排出。然而，在容量恢复正常之前应避免使用袢利尿剂。如果存在骨钙动员增加（如恶性肿瘤、严重的甲状旁腺功能亢进），需考虑使用抑制骨钙重吸收的药物。唑来膦酸（4 mg 静脉输注>30 min）、帕米膦酸二钠（60～90 mg 静脉输注>2～4 h）、伊班膦酸钠（2 mg 静脉输注>2 h）均是常用于治疗成人恶性肿瘤相关高钙血症的双膦酸盐。60%～90%患者的血钙会在治疗 1～3 天内恢复正常。如果高钙血症复发则需要重复输注双膦酸盐。除双膦酸盐外，硝酸镓（200 mg/m^2，每日静脉输注，共 5 天）也是有效的，但该药物具有一定的肾毒性。少数情况下高钙血症可能需要透析治疗。最后，尽管静脉用磷剂可以螯合钙、降低血钙水平，但该治疗是有毒性的，因为钙磷复合物可能沉积在组织里，引起广泛的器官损害。

糖皮质激素可以减少 1，25（$OH)_2$D 的产生，适用于治疗 1，25（$OH)_2$D 相关的高钙血症。最常用方案为静脉用氢化可的松（100～300 mg/d）或口服泼尼松（40～60 mg/d），连续使用 3～7 天。有时也可使用其他减少 1，25（$OH)_2$D 产生的药物如酮康唑、氯喹、羟化氯喹。

低钙血症

病因

低钙血症的病因可按照血浆 PTH 的水平低（甲状旁腺功能减退）或高（继发性甲状旁腺功能亢进）来分类。导致低钙血症的病因众多，最常见的病因是 PTH 产生减少以及维生素 D 合成障碍（表 57-2）。因为 PTH 是防止低钙血症的主要因素，故引起 PTH 生成或分泌缺陷的疾病可能会导致严重的、危及生命的低钙血症。成人甲状旁腺功能减退最主要的原因是甲状腺或甲状旁腺手术中意外损伤所有甲状旁腺腺体（4 个）。自身免疫性内分泌疾病的基本特征之一即甲状旁腺功能减退。罕见情况下，低钙血症可能由浸润性疾病（如结节病）所致。镁剂缺乏可引起 PTH 分泌受损。CaSR 信号通路抑制 PTH，故 CaSR 或调节 CaSR 信号通路的 G 蛋白的激活突变可减少 PTH 的分泌，这一效应与 FHH 正好相反。

维生素 D 缺乏、1,25$(OH)_2$D 合成减少（主要继发于肾功能不全）、维生素 D 抵抗也可以导致低钙血症。然而，在以上疾病中，因为甲状旁腺能够代偿性增加甲状旁腺激素的分泌，故低钙血症通常不如甲状旁腺功能减退时严重。低钙血症也可出现于严重的组织损伤，如烧伤、横纹肌溶解、肿瘤溶解、胰腺炎，其机制包括白蛋白减少、高磷血症、组织中钙沉积以及 PTH 分泌减少。

临床表现

如果血钙下降不多且下降缓慢，低钙血症可无有

表 57-2　低钙血症的病因

低 PTH 水平（甲状旁腺功能减退）
甲状旁腺发育不全
孤立性
DiGeorge 综合征
甲状旁腺破坏
手术
辐射
转移瘤或系统性疾病浸润
自身免疫性
甲状旁腺功能降低
低镁血症
激活 CaSR 或 G 蛋白突变
高 PTH 水平（继发性甲状旁腺功能亢进）
维生素 D 缺乏或 1，25 $(OH)_2D$ 生成减少或活性降低
营养性维生素 D 缺乏（摄入不足或吸收障碍）
肾功能不全致 1，25 $(OH)_2D$ 生成不足
维生素 D 抵抗，包括受体缺陷
甲状旁腺激素抵抗综合征
PTH 受体突变
假性甲状旁腺功能减退（G 蛋白突变）
药物
钙螯合剂
骨骼重吸收抑制剂（双膦酸盐、普卡霉素）
改变维生素 D 代谢（苯妥英、酮康唑）
其他病因
急性胰腺炎
急性横纹肌溶解
甲状旁腺切除术后骨饥饿综合征
显著刺激骨生成的成骨性肿瘤转移（前列腺癌）

CaSR，钙敏感受体；PTH，甲状旁腺激素

症状。反之，低钙血症也可以出现危及生命的并发症。中重度低钙血症可引起手指、脚趾和口周麻木，其机制为神经肌肉兴奋性增高。体格检查方面，面部叩击征（Chvostek's sign，轻叩耳前的面神经可诱发口周肌肉抽搐）可呈阳性，尽管大约 10% 的正常个体也可表现为阳性。将袖带充气至压力高于收缩压 20 mmHg 并持续 3 min，可诱发手抽搐（Trousseau's sign，束臂征）。严重低钙血症可导致抽搐、手足痉挛、支气管痉挛、喉痉挛和 QT 间期延长。

诊断

除了测定血钙，白蛋白、磷和镁的测定也有一定作用。与高钙血症一样，测定 PTH 水平也是低钙血症评估的中心环节。低钙血症合并 PTH 下降（或"不恰当的低水平"）提示 PTH 分泌缺乏或减少（甲状旁腺功能减退）是低钙血症的病因。更深入的病史常常可以发现潜在的病因（如甲状旁腺发育不全或破坏）。相反，PTH 水平升高（继发性甲状旁腺功能亢进）提示维生素 D 轴是低钙血症的病因。血浆 25-羟维生素 D 水平可反映体内维生素 D 的储存量，其测定可以评估有无营养性维生素 D 缺乏。血浆 1，25 $(OH)_2D$ 水平可以帮助判断低钙血症是否由肾功能不全或可疑的维生素 D 抵抗所致。

治疗　低钙血症

低钙血症的治疗取决于其血钙降低的程度、血钙下降的速度以及存在的并发症（如抽搐、喉痉挛）。急性症状性低钙血症需首先给予静脉用葡萄糖酸钙，浓度 10% 的葡萄糖酸钙 10 ml（90 mg 或 2.2 mmol）以 5% 葡萄糖注射液或 0.9% 氯化钠注射液 50 ml 稀释后静脉输注不少于 5 min。持续的低钙血症常常需要连续静脉输注（常用 10 安瓿葡萄糖酸钙或 900 mg 钙溶于 1 L 5% 葡萄糖注射液或 0.9% 氯化钠注射液静脉输注 >24 h）。若合并低镁血症，应适当补充镁剂。

甲状旁腺功能减退所致的慢性低钙血症需补充钙剂（元素钙 1000～1500 mg/d，分次服用）联合维生素 D2 或 D3（25 000～100 000 U/d）或骨化三醇 [1,25$(OH)_2D$ 0.25～2 μg/d]。其他维生素 D 的代谢物（二氢速固醇、阿法骨化醇）目前使用较少。维生素 D 缺乏的最佳治疗方案是补充维生素 D，其剂量取决于缺乏的严重程度以及基础病因。营养性维生素 D 缺乏患者通常对较小剂量的维生素 D（50 000 U，每周 2～3 次，持续数月）即反应良好，然而吸收不良导致的维生素 D 缺乏要求更大剂量的补充（≥100 000 U/d）。低钙血症的治疗目标是将血清钙补充至正常水平低值并避免高钙尿症，因为高钙尿症可能导致肾结石。

全球视角

对于医疗条件有限或筛查血钙困难的国家，原发性甲状旁腺功能亢进常表现为严重的骨骼并发症（纤维囊性骨炎），这与发达国家常为无症状表现相反。另外，有些国家（如印度）尽管阳光充足但维生素 D 缺乏却很普遍，因为这些国家习惯避免阳光照射并且饮食摄入维生素 D 不足。

第五十八章　酸中毒和碱中毒

Acidosis and Alkalosis

Thomas D. DuBose, Jr.　著

（吴寸草　伍满燕　译）

正常的酸碱平衡

全身动脉 pH 值依靠细胞外和细胞内的化学缓冲、呼吸和肾的调控机制以维持在 7.35～7.45 之间。中枢神经系统（CNS）和呼吸系统调控的动脉血二氧化碳分压（$PaCO_2$）和肾调控的血浆碳酸氢盐可通过排出或潴留酸或碱，以使动脉 pH 值保持稳定。调节系统 pH 值的代谢性和呼吸性组成部分被描述为 Henderson-Hasselbalch 方程式：

$$pH = 6.1 + \log \frac{HCO_3^-}{PaCO_2 \times 0.0301}$$

在大多数情况下，CO_2 的产生和排出是相互匹配的，通常稳定状态下 $PaCO_2$ 维持在 40 mmHg。CO_2 排出减少会导致高碳酸血症，CO_2 排出过多会导致低碳酸血症。然而，生成和排出会相互匹配形成新的稳态 $PaCO_2$。因此，$PaCO_2$ 主要是依靠中枢性呼吸因素，并不受 CO_2 产生速度的调节。高碳酸血症通常是低通气的结果，而不是 CO_2 产生增加的结果。$PaCO_2$ 的增高或降低反映了中枢呼吸控制的紊乱或是因原发性血浆 HCO_3^- 浓度变化带来的代偿性改变。

常见酸碱平衡紊乱类型的诊断

临床最常见的酸碱平衡紊乱是单纯型酸碱平衡紊乱，如代谢性酸中毒或碱中毒、呼吸性酸中毒或碱中毒。

单纯型酸碱平衡紊乱

原发性呼吸异常（原发性 $PaCO_2$ 改变）可引起代偿性代谢性反应（HCO_3^- 继发性改变），原发性代谢异常会引起可预测的代偿性呼吸反应（继发性 $PaCO_2$ 改变）。生理性代偿可通过表 58-1 中所列的关系进行预测。一般来说，代偿性反应会使 pH 值趋于正常，而非回到正常值，仅一种情况例外，即长期慢性呼吸性碱中毒通常可使 pH 值降到正常范围。内源性酸生成增加引起的代谢性酸中毒（如酮症酸中毒）可降低细胞外液中的 HCO_3^- 浓度，降低细胞外液 pH 值。这会刺激延髓化学感受器增加通气，使 $HCO_3^-/PaCO_2$ 的比值趋于正常，因此 pH 值会趋于正常值，而非恢复至正常值。在单纯型代谢性酸中毒时呼吸代偿的程度可以用公式来预测：$PaCO_2 = (1.5 \times HCO_3^-) + 8 \pm 2$。因此，代谢性酸中毒患者若 HCO_3^- 为 12 mmol/L 则可估算出 $PaCO_2$ 为 24～28 mmHg。若 $PaCO_2 <$ 24 mmHg 或 $>$ 28 mmHg，则定义为混合型酸碱紊乱（分别为代谢性酸中毒合并呼吸性碱中毒或代谢性碱中毒合并呼吸性酸中毒）。原发性代谢异常的代偿反应会使 $PaCO_2$ 的变化与 HCO_3^- 的变化方向相同，相反，原发性呼吸异常的代偿反应会使 HCO_3^- 的变化方向与 $PaCO_2$ 相同（表 58-1）。因此，$PaCO_2$ 与 HCO_3^- 的变化方向不同（如 $PaCO_2$ 或 HCO_3^- 增加，而另一个值降低）提示存在混合型酸碱平衡紊乱。另一种根据 HCO_3^- 或 $PaCO_2$ 判断酸碱平衡紊乱类型的方法是应用酸-碱列线图（图 58-1）。列线图中阴影所示即单纯型酸碱平衡紊乱正常代偿的 95%置信区间，但是 pH 值在此阴影区域内并不一定能够除外混合型酸碱平衡紊乱。两种不同类型的酸碱平衡紊乱叠加可能导致 pH 值改变，继而呈现出第三种酸碱平衡紊乱的类型。因此，即便列线图十分简便，仍不能取代表 58-1 中所列举的计算公式。

混合型酸碱平衡紊乱

混合型酸碱平衡紊乱为共同存在的独立的异常，而不仅仅是代偿反应，常见于重症监护病房的患者，可以导致 pH 的危急值（表 58-2）。糖尿病酮症酸中毒（代谢性酸中毒）的患者可能出现独立的呼吸障碍（如肺炎）导致呼吸性酸中毒或碱中毒。存在潜在肺部疾病（如慢性阻塞性肺疾病）的患者可能由于呼吸储备不足而对代谢性酸中毒缺乏恰当的通气反应。在代谢性酸中毒的基础上合并呼吸性酸中毒可导致严重酸中毒。当患者同时存在代谢性酸中毒和代谢性碱中毒时，pH 值可为正常或接近正常。当 pH 值正常，在血清白蛋白为正常 4.5 g/dl 时，阴离子间隙（AG）升高能可靠地提示存在 AG 代谢性酸中毒。若 AG 为正常的 10 mmol/L，ΔAG（当前 AG 减去正常 AG）与 ΔHCO_3-（正常值 25 mmol/L 减去患者异常的 HCO_3-）不符可提示混合存在高 AG 型酸中毒与代谢性碱中毒（见下例）。糖尿病酮症酸中毒患者可能合并肾功能不全导致同时发生代谢性酸中毒。过量联合使用如镇静剂和水杨酸类药物的患者可能因对单独药物的酸-碱反应而出现混合型紊乱（分别为代谢性酸中毒合并呼吸性酸中毒或呼吸性碱中毒）。三重酸碱平稳紊乱则更加复杂。

表 58-1 单纯型酸碱平衡紊乱代偿反应的预测和变化模式

酸碱平衡紊乱	代偿值预测	变化范围		
		pH 值	HCO_3^-	$PaCO_2$
代谢性酸中毒	$PaCO_2=(1.5\times HCO_3^-)+8\pm2$ 或 HCO_3^- 每↓1 mmol/L，$PaCO_2$↓1.25 mmHg 或 $PaCO_2=HCO_3^-+15$	降低	降低	降低
代谢性碱中毒	HCO_3^- 每↑1 mmol/L，$PaCO_2$↑0.75 mmHg 或 HCO_3^- 每↑10 mmol/L，$PaCO_2$↑6 mmHg 或 $PaCO_2=HCO_3^-+15$	升高	升高	升高
呼吸性碱中毒		升高	降低	降低
急性	$PaCO_2$ 每↓1 mmHg，HCO_3^-↓0.2 mmol/L			
慢性	$PaCO_2$ 每↓1 mmHg，HCO_3^-↓0.4 mmol/L			
呼吸性酸中毒		降低	升高	升高
急性	$PaCO_2$ 每↑1 mmHg，HCO_3^-↑0.1 mmol/L			
慢性	$PaCO_2$ 每↑1 mmHg，HCO_3^-↑0.4 mmol/L			

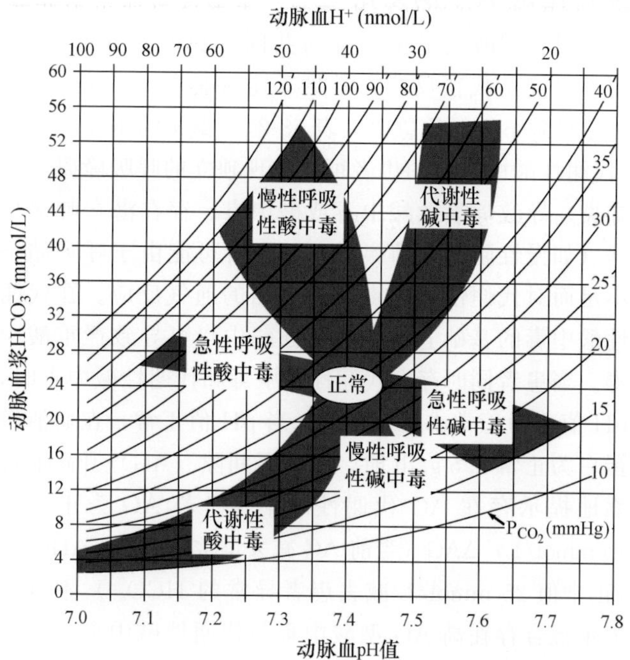

图 58-1 酸-碱列线图。原发性酸碱平衡紊乱时的正常呼吸和代谢代偿值的90%置信界限（数值区间）（经允许引自 TD DuBose Jr：Acid-base disorders，in Brenner and Rector's The Kidney，8th ed，BM Brenner［ed］. Philadelphia，Saunders，2008，pp 505-546）

表 58-2 混合型酸碱平衡紊乱举例

代谢性和呼吸性混合紊乱

代谢性酸中毒——呼吸性碱中毒

要点：高或正常 AG 型代谢性酸中毒；当前 $PaCO_2$ 低于预测值（表 58-1）

举例：Na^+ 140 mmol/L；K^+ 4.0 mmol/L；Cl^- 106 mmol/L；HCO_3^- 14 mmol/L；AG 20 mmol/L；$PaCO_2$ 24 mmol/L；pH 值 7.39（ICU 中的乳酸酸中毒、脓毒症）

代谢性酸中毒——呼吸性酸中毒

要点：高或正常 AG 型代谢性酸中毒；当前 $PaCO_2$ 高于预测值（表 58-1）

举例：Na^+ 140 mmol/L；K^+ 4.0 mmol/L；Cl^- 102 mmol/L；HCO_3^- 18 mmol/L；AG 20 mmol/L；$PaCO_2$ 38 mmHg；pH 值 7.30（重症肺炎、肺水肿）

代谢性碱中毒——呼吸性碱中毒

要点：$PaCO_2$ 未能升高达预测值，pH 值高于预测值

举例：Na^+ 140 mmol/L；K^+ 4.0 mmol/L；Cl^- 91 mmol/L；HCO_3^- 33 mmol/L；AG 16 mmol/L；$PaCO_2$ 38 mmol/L；pH 值 7.55（肝病和利尿剂）

代谢性碱中毒——呼吸性酸中毒

要点：$PaCO_2$ 高于预测值，pH 值正常

举例：Na^+ 140 mmol/L；K^+ 3.5 mmol/L；Cl^- 88 mmol/L；HCO_3^- 42 mmol/L；AG 10 mmol/L；$PaCO_2$ 67；pH 值 7.42（COPD 应用利尿剂）

混合代谢紊乱

代谢性酸中毒——代谢性碱中毒

要点：仅在高 AG 型酸中毒中可检测出；$\Delta AG >> \Delta HCO_3^-$

举例：Na^+ 140 mmol/L；K^+ 3.0 mmol/L；Cl^- 95 mmol/L；HCO_3^- 25 mmol/L；AG 20 mmol/L；$PaCO_2$ 40；pH 值 7.42（尿毒症合并呕吐）

代谢性酸中毒——代谢性酸中毒

要点：高 AG 型合并正常 AG 型酸中毒；ΔHCO_3^- 符合 ΔAG 和 ΔCl^- 的混合变化

举例：Na^+ 135 mmol/L；K^+ 3.0 mmol/L；Cl^- 110 mmol/L；HCO_3^- 10 mmol/L；AG 15 mmol/L；$PaCO_2$ 25；pH 值 7.20（腹泻合并乳酸酸中毒、甲苯中毒、治疗糖尿病酮症酸中毒）

AG，阴离子间隙；COPD，慢性阻塞性肺疾病；ICU，重症监护病房

例如，因酒精性酮症酸中毒的代谢性酸中毒患者可能因呕吐出现代谢性碱中毒，同时因肝功能不全或酒精戒断的过度通气引起呼吸性碱中毒。

临床诊治路径：酸碱平衡紊乱

酸碱平衡紊乱的诊断步骤如表 58-3。当采集动脉血样以测量动脉血气时需注意避免应用过多肝素。电解质和动脉血气的血样应同时在治疗前抽取，因为代谢性碱中毒和呼吸性酸中毒时 HCO_3^- 可升高。相反地，代谢性酸中毒和呼吸性碱中毒时 HCO_3^- 可降低。临床检查室在测定动脉血气时，pH 值和 $PaCO_2$ 均为测得，HCO_3^- 为通过 Henderson-Hasselbalch 方程式算得。算出的数值应该与电解质板测得的 HCO_3^- 相符（总 CO_2），两个数值之差应在 2 mmol/L 以内。如果不符，可能为样本非同时抽取、存在实验室误差或在计算 HCO_3^- 中出现错误。通过核实血样 pH 值后，可准确识别酸碱平衡紊乱。

计算阴离子间隙

所有酸碱平衡紊乱的评定均应包括 AG 的计算，它代表了血浆中不能测出的阴离子（正常为 8～10 mmol/L），可通过以下公式计算：$AG=Na^+-(Cl^-+HCO_3^-)$。不能测量的阴离子包括阴离子蛋白（如白蛋白）、磷酸盐、硫酸盐和有机阴离子。当酸性阴离子（如乙酰乙酸和乳酸）在细胞外液中累积时，AG 增高，导致高 AG 型酸中毒。AG 增高最常见的原因为不能测量的阴离子增加，较少见的原因为不能测量的阳离子（钙、镁、钾）减少。另外，AG 可能由于阴离子蛋白增多而增高，其原因为白蛋白浓度增高或碱中毒改变白蛋白电荷。AG 降低的可能原因为：①不能测量的阳离子增加；②血液中异常阳离子增加，如锂（锂中毒）或阳离子免疫球蛋白（浆细胞恶病质）；③主要的血浆阴离子白蛋白浓度降低（肾病综合征）；④酸中毒引起白蛋白的有效阴离子电荷减少；⑤高黏滞和严重高脂血症导致血钠和血氯浓度的低估。血浆白蛋白从正常值（4.5 g/dl）每下降 1 g/dl，AG 降低 2.5 mmol/L。高 AG 型酸中毒的常见原因见表 58-3。

若血浆白蛋白正常，高 AG 通常由于非含氯酸，包括非有机酸（磷酸盐、硫酸盐）、有机酸（酮酸、乳酸、尿毒症有机阴离子）、外源酸（水杨酸或摄入产有机酸的毒物）或不确定阴离子增加。即使重叠其他酸碱平衡紊乱，但仅改变 HCO_3^- 浓度，AG 增高仍非常显著。高 AG 型代谢性酸中毒同时合并慢性呼吸性酸中毒或代谢性碱中毒即为此种情况，此时 HCO_3^- 可能为正常甚至升高（表 58-3）。应比较 HCO_3^- 的变化值（ΔHCO_3^-）与 AG 的变化值（ΔAG）。

同样地，HCO_3^-、$PaCO_2$ 和 pH 值正常并不能确切排除酸碱平衡紊乱。例如，饮酒的患者因呕吐引起代谢性碱中毒，pH 值 7.55，$PaCO_2$ 47 mmHg，HCO_3^- 40 mmol/L，Na^+ 135 mmol/L，Cl^- 80 mmol/L，K^+ 2.8 mmol/L。如果此患者重叠出现酒精性酮症酸中毒，β-羟丁酸浓度为 15 mmol/L，动脉 pH 值可能降低至 7.40，HCO_3^- 降至 25 mmol/L，$PaCO_2$ 40 mmHg。虽然此时血气指标正常，但 AG 升高至 30 mmol/L，提示混合存在代谢性碱中毒和代谢性酸中毒。通过比较正常值与患者目前值的差异（Δ值），即可轻易识出混合存在高 AG 型酸中毒和代谢性碱中毒。本例中，ΔHCO_3^- 恰好为 0（25－25 mmol/L），但 ΔAG 为 20（30－10 mmol/L）。在这种情况下，通过 Δ/Δ 值（$\Delta AG/\Delta HCO_3^-$）无法体现 20 mmol/L 的差异以说明酸碱平衡紊乱类型。

代谢性酸中毒

代谢性酸中毒发生的原因可能为内源性酸（如乳酸和酮酸）生成增加、碳酸氢盐减少（如腹泻），或内源性酸蓄积（如肾衰竭）。代谢性酸中毒对呼吸、心脏和神经系统均有显著影响。随着血 pH 值的下降，患者可出现特征性的通气增加，尤以潮气量的增加为著（Kussmaul 呼吸）。代谢性酸中毒还可降低心肌收缩力，但因儿茶酚胺的释放，心肌的变力特性可正常。此外，可见周围动脉扩张和中心静脉收缩；中心血管和肺血管顺应性下降可导致机体即便在轻度容量超负荷的情况下也很容易发生肺水肿。中枢神经系统亦受抑制，可引起头痛、嗜睡、精神恍惚，某些患者甚至可出现昏迷。代谢性酸中毒时，患者还可能出现葡萄糖不耐受。

临床中代谢性酸中毒主要分为两类：高 AG 型和非 AG 型或称高氯型酸中毒（表 58-3 和表 58-4）。

治疗　代谢性酸中毒

对于代谢性酸中毒，应仅在严重酸血症时补充碱，或是确定血浆中并无“潜在 HCO_3^-”之时使用。潜在 HCO_3-可通过 AG 的增量（Δ）（ΔAG＝患者的 AG 值－10）来估算。若血浆中的酸性阴

表 58-3　酸碱平衡紊乱的诊断步骤

1. 同时行动脉血气（ABG）和电解质
2. 比较 ABG 中的 HCO_3-和电解质以核实准确性
3. 计算阴离子间隙（AG）
4. 了解高 AG 型酸中毒的 4 种原因（酮症酸中毒、乳酸酸中毒、肾衰竭和中毒）
5. 了解高氯性或非 AG 型酸中毒的 2 种原因（胃肠道丢失碳酸氢盐、肾小管酸中毒）
6. 判断代偿反应（表 58-1）
7. 比较 ΔAG 和 ΔHCO_3^-
8. 比较 Cl^- 的变化和 Na^+ 的变化

表 58-4 高阴离子间隙型代谢性酸中毒的原因

乳酸酸中毒	毒物
酮症酸中毒	乙二醇
糖尿病	甲醇
酒精性	水杨酸
饥饿	丙二醇
	焦谷氨酸（5-羟脯氨酸）
	肾衰竭（急性和慢性）

离子为可代谢的物质（如 β-羟丁酸、乙酰乙酸和乳酸）或不可代谢的物质（如慢性肾衰竭时和毒物摄入后蓄积的阴离子），则必须测定其潜在 HCO_3^-。后者需要肾功能恢复以补充 HCO_3^- 的不足，这是一个缓慢且通常不可预测的过程。因此，正常 AG 酸中毒（高氯性酸中毒）、AG 轻度升高（混合高氯型和 AG 型酸中毒）或肾功能不全时不可代谢的阴离子引起的 AG 型酸中毒患者应接受补碱治疗，可口服（$NaHCO_3$ 或 Shohl 液）或静脉注射（$NaHCO_3$）适量补充以缓慢增加血浆 HCO_3^- 为 20～22 mmol/L。一定要避免过度纠正。

但是，对于可代谢的有机酸阴离子蓄积引起的单纯 AG 型酸中毒（酮症酸中毒或乳酸酸中毒）患者，补碱治疗存在争议。一般而言，严重酸中毒（pH 值<7.10）初始治疗的 1～2 h 之内，需静脉补充 50～100 mmol $NaHCO_3$，输注时间>30～45 min。在这种情况下规定仅补充适度的碱是出于保障安全性，但是治疗期间监测血浆电解质仍是必要的，因为当 pH 值上升时，K^+ 可能降低。治疗目标是增加 HCO_3^- 至 10 mmol/L、pH 值接近 7.20，并非将这些指标升至正常值。

高阴离子间歇型酸中毒

临床诊治路径：高阴离子间隙型酸中毒

高 AG 型酸中毒的 4 个主要原因包括：①乳酸酸中毒；②酮症酸中毒；③摄入毒物；④急性和慢性肾衰竭（表 58-4）。鉴别高 AG 型酸中毒的初始筛查应包括：①询问关于药物和毒物摄入的病史，测量动脉血气以发现是否合并呼吸性碱中毒（水杨酸）；②判断是否需存在糖尿病（糖尿病酮症酸中毒）；③寻找酗酒或 β-羟丁酸水平升高的证据（酒精性酮症酸中毒）；④观察尿毒症的临床症状，测定血尿素氮（BUN）和肌酐（尿毒症性酸中毒）；⑤检查尿中草酸盐结晶（乙二醇）；⑥识别乳酸水平可能升高的临床情况（低血压、休克、心力衰竭、白血病、肿瘤、药物或毒物摄入）。

乳酸酸中毒 血浆中 L-乳酸增高可能继发于组织低灌注（A 型）——循环血量不足（休克、心力衰竭）、严重贫血、线粒体酶缺乏，以及存在抑制剂（一氧化碳、氰化物）；或继发于需氧增加（B 型）——恶性肿瘤、使用 HIV 的核苷类似物反转录酶抑制剂、糖尿病、肾或肝衰竭、硫胺素缺乏、重症感染（霍乱、疟疾）、痫性发作，或药物/毒物（双胍类、乙醇、甲醇、丙二醇、异烟肼、果糖）。严重动脉粥样硬化或心脏失代偿使用血管升压素的患者中未被发现的肠缺血是乳酸酸中毒的常见原因。有报道发现接受对乙酰氨基酚的危重患者出现焦谷氨酸血症与谷胱甘肽的耗竭相关。D-乳酸酸中毒可能与空回肠旁路术、短肠综合征或肠梗阻相关，原因为肠道细菌生成 D-乳酸。

临床诊治路径：L-乳酸酸中毒

阻碍乳酸代谢的潜在病因必须首先被纠正，组织灌注不足应给予恢复。应尽可能避免应用血管收缩剂，因其可能恶化组织灌注。通常在急性重症酸中毒（pH 值<7.15）时应补碱治疗，以改善心脏功能和乳酸消耗。但是，给予 $NaHCO_3$ 治疗可能增加乳酸生成（HCO_3^- 激活磷酸果糖激酶），反而抑制心脏功能和加剧酸中毒。虽然对于轻中度乳酸酸中毒时补碱治疗仍存在争议，但是试图通过注射外源性 $NaHCO_3$ 使 pH 值和 HCO_3^- 恢复至正常水平被普遍认为是有害的。比较合理的处理是 30～40 min 内输注足量的 $NaHCO_3$，以动脉 pH 值升高不超过 7.2 为宜。

补充 $NaHCO_3$ 治疗可以导致容量超负荷和高血压，因为乳酸不断蓄积时可能需要大量的碱溶液。由于中心静脉收缩，液体输注的耐受性差，尤其是对少尿的患者。当乳酸酸中毒的潜在病因可被纠正时，血乳酸将被转换为 HCO_3^-，可能导致纠正过度的碱中毒。

酮症酸中毒 · 糖尿病酮症酸中毒（DKA） 该情况由脂肪酸代谢增加、酮酸（乙酰乙酸和 β-羟丁酸）蓄积引起。DKA 通常发生于胰岛素依赖的糖尿病患者中断使用胰岛素或并发短期和急性增加胰岛素需要量的疾病（如感染、肠胃炎、胰腺炎、心肌梗死）。酮酸蓄积可导致 AG 增加，最常见于合并高血糖症（血糖＞17 mmol/L）时。ΔAG 和 ΔHCO_3^- 在 DKA 患者中通常为 1∶1。应该注意的是，由于胰岛素阻断酮体的生成，除极度酸血症（pH 值＜7.1）外，极少需要碳酸氢盐治疗，且仅用较低剂量。DKA 患者通常容量不足，需用等渗盐水进行液体复苏。静脉液体输入引起容量过度不常见，但在 DKA 治疗过程中会导致高氯性酸中毒。这种情况的主要治疗是静脉应用常规胰岛素。

酒精性酮症酸中毒（AKA） 当慢性酗酒者突然戒酒且未摄入足够营养物质时，可能出现酮症酸中毒。AKA 通常见于酗酒、呕吐、腹痛、饥饿和容量不足。不同患者的血糖值差异较大，且由于产生的酮体增多（主要为 β-羟丁酸）可能导致严重的酸中毒。机体在低灌注状态下可能造成乳酸生成增加，且肝病可伴发慢性呼吸性碱中毒，呕吐亦可致代谢性碱中毒（通过计算 $\Delta AG/\Delta HCO_3^-$ 可判断是否存在混合型酸碱平衡紊乱）。混合型酸碱平衡紊乱在 AKA 中十分常见。给予患者等渗盐水以恢复其循环血容量后，患者体内此前蓄积的 β-羟丁酸将转换为乙酰乙酸。这也解释了随着患者病情的改善，其硝普钠反应呈阳性且程度逐渐增强的临床现象。因硝普钠可与酮体发生反应（酮体检测法），可以利用前者检测乙酰乙酸，但不能检测 β-羟丁酸，所以酮症及酮尿的严重程度并不会随着治疗改善，但可能在初诊时被低估。与 DKA 不同，AKA 患者的肾功能通常相对正常，前者常因容量不足（渗透性利尿）或糖尿病肾病导致肾功能障碍。肾功能正常的 AKA 患者可通过尿液将大量酮酸排出体外。因此，此类患者的 AG 相对正常，但呈 $\Delta AG/\Delta HCO_3^-$ 失衡。

治疗　酒精性酮症酸中毒

AKA 通常伴随细胞外液容量不足，应给予静脉注射生理盐水和葡萄糖（0.9%NaCl 中 5%葡萄糖）。低磷血症、低钾血症和低镁血症可能共存，应及时纠正。低磷血症常在入院后 12～24 h 后出现，可被葡萄糖输入加重，若为重度可能引起横纹肌溶解甚至呼吸停止。AKA 可能伴随存在上消化道出血、胰腺炎和肺炎。

药物和毒物相关酸中毒·水杨酸盐 成人水杨酸盐中毒通常引起呼吸性碱中毒或高 AG 型代谢性酸中毒合并呼吸性碱中毒。AG 升高仅部分与水杨酸盐相关。乳酸生成通常也增加。

治疗　水杨酸盐相关酸中毒

确诊后应立即使用等渗盐水（非 $NaHCO_3$）对患者进行反复洗胃，再经鼻胃管予其活性炭。对于此类酸中毒的患者，可静脉输注用以碱化尿液及维持尿量（尿 pH 值＞7.5）所需的 $NaHCO_3$ 以促进水杨酸盐的排出。这种治疗方法可直接用于酸中毒患者，但对于合并呼吸性碱中毒的患者，此方法可能存在治疗风险。碱中毒的患者不应接受 $NaHCO_3$ 治疗。当碱化尿液无效或需纠正输注 $NaHCO_3$ 引起的容量超负荷时，可使用乙酰唑胺以缓解碱中毒。但如未能促进多余的 HCO_3^- 排出体外，此药物可能会引起全身代谢性酸中毒（因消耗体内贮存的 HCO_3^-）。应用碱性利尿剂时应警惕低钾血症，并在其出现时迅速给予患者积极的治疗。该病还存在发生低血糖的风险，故应予患者含糖液体治疗。不显性失水过多可能导致患者出现严重的容量不足和高钠血症。此外，如果患者出现肾功能不全，将妨碍水杨酸盐的迅速清除，此时可对患者进行血液透析，禁用碳酸氢盐透析液。

醇类 在大多数生理情况下，钠、尿素和葡萄糖形成血液的渗透压。血浆渗透压可根据以下公式计算：$P_{osm}=2Na^++Glu+BUN$（单位均为 mmol/L），或葡萄糖和尿素氮应用 mg/dl 表示的传统实验室数值时：$P_{osm}=2Na^++Glu/18+BUN/2.8$。计算出的和测得的渗透压差应＜10～15 mmol/kg H_2O。当测得的渗透压超过计算出的渗透压＞10～15 mmol/kg H_2O 时，存在以下两种情况之一。其一为血钠假性降低，如高脂血症或高蛋白血症（假性低钠血症），其二为除血钠、葡萄糖或尿素外的渗透剂在血浆中蓄积。此类渗透剂包括甘露醇、放射性造影剂、乙醇、异丙醇、乙二醇、丙二醇、甲醇和丙酮。在这种情况下，算出的渗透压和测得的渗透压之间的差距（渗透压间隙）与不可测量的溶剂浓度相符。具有相关的临床病史和疑诊指标时，鉴定渗透压间隙有助于判断毒物相关的 AG 型酸中毒。三种醇类可能导致致命性中毒：乙二醇、甲醇和异丙醇。三者均导致渗透压间隙升高，但仅前两种引起高 AG 型酸中毒。

乙二醇 摄入乙二醇（在防冻剂中常用）可导致代谢性酸中毒和对中枢神经系统、心脏、肺和肾的严重损害。乙二醇及其代谢产物（草酸、羟基乙酸和其他有机酸）均可引起 AG 和渗透压间隙升高；而抑制三羧酸循环及细胞内液氧化还原状态的改变会继发引起乳酸的升高。发现尿液中草酸盐结晶、血中存在渗透压间隙和高 AG 型酸中毒均有助于诊断。虽然应用 Wood 灯检查摄入乙二醇患者的尿液可显见商用防冻剂中添加的荧光剂，但是其可重复性并不理想。对于可疑摄入乙二醇的患者，同时存在高 AG 和高渗透压间隙应作为乙二醇中毒的证据。此种情况下治疗不应因等待测量乙二醇水平而耽误。

治疗 乙二醇相关酸中毒

治疗包括迅速输注盐水或渗透性利尿剂，补充维生素 B_1、维生素 B_6、甲吡唑，以及通常需血液透析。静脉注射乙醇脱氢酶抑制剂甲吡唑（4-甲基吡唑；负荷剂量 15 mg/kg）是首选治疗，其优势为可确切降低乙二醇水平，并且不会引起如输注乙醇治疗引起的意识改变。如果使用乙醇解救，应输注至血乙醇浓度为 22 mmol/L（100 mg/dl）。甲吡唑和乙醇均可减少毒性，因为其可与乙二醇竞争通过乙醇脱氢酶的代谢。当动脉 pH 值＜7.3 或渗透压间隙＞20 mOsm/kg 时提示需要进行血液透析。

甲醇 摄入甲醇（木醇）可导致代谢性酸中毒，其代谢产物甲醛和甲酸可引起严重的视神经和中枢神经系统损伤。乳酸、酮酸和其他未确定的有机酸可能参与导致酸中毒。由于其分子量（32 Da）小，故通常存在渗透压间隙。

治疗 甲醇相关酸中毒

治疗与乙二醇中毒治疗类似，包括一般支持治疗、甲吡唑和血液透析（如上文）。

丙二醇 丙二醇是静脉输注地西泮、劳拉西泮、苯巴比妥、硝酸甘油、依托咪酯、依诺昔酮和苯妥英的溶剂。在这些静脉制剂中有限度地使用丙二醇通常是安全的，但其毒性已有报道，最常见于重症监护病房的患者接受频繁或持续的治疗。在难以解释的高阴离子间隙酸中毒、高渗透压和临床情况恶化时应考虑到这种类型的高阴离子间隙酸中毒。丙二醇与乙二醇和甲醇相似，均通过乙醇脱氢酶代谢。丙二醇中毒时，首先应停止相关的输注。此外，对酸中毒患者应输注甲吡唑。

异丙醇 摄入的异丙醇会被快速吸收，150 ml 外用酒精、溶剂或防冻剂即可能致命。血浆浓度＞400 mg/dl 可危及生命。异丙醇通过乙醇脱氢酶代谢为丙酮。不同于乙二醇和甲醇的特点是，异丙醇为原始化合物而非代谢产物引起毒性，因为丙酮会被迅速排出因此不表现为高 AG 型酸中毒。异丙醇和丙酮均可增加渗透压间隙，常伴有低血糖。如果患者在数小时内无明显改善需考虑其他诊断。血浆浓度＞400 mg/dl 且血流动力学不稳定的患者应该考虑血液透析。

治疗 异丙醇中毒

异丙醇中毒的治疗为观察等待和支持治疗、静脉补液、升压，如需要应给予通气支持治疗，对于长时间昏迷、血流动力学不稳定或血中异丙醇水平＞400 mg/dl 的患者有时需要血液透析。

焦谷氨酸 对乙酰氨基酸诱导的高 AG 型酸中毒不常见，更多见于对乙酰氨基酸过量或接受常规剂量对乙酰氨基酚的营养不良或危重症患者。接受对乙酰氨基酚的患者若出现难以解释的高 AG 型酸中毒且不伴渗透压间隙升高，应怀疑存在 5-羟脯氨酸蓄积。治疗的第一步为立即停用药物。此外，应静脉注射碳酸氢钠。虽然建议给予 N-乙酰半胱氨酸，但在此情况下通过增加细胞内谷胱甘肽浓度是否会加速 5-羟脯氨酸代谢是未知的。

肾衰竭 中度肾功能不全时的高氯性酸中毒最终会发展至终末期肾衰竭时的高 AG 型酸中毒。有机酸低滤过和重吸收为其发病机制。随着肾病进展，有功能的肾单位数量最终不足以与净酸生成保持同步。因此，尿毒症酸中毒的特点为 NH_4^+ 生成和排出速率下降。慢性肾病的残留酸被骨骼的碱性盐缓冲。尽管存在显著酸残留（达 20 mmol/d），但血清 HCO_3-并不进一步下降，提示细胞外液中有缓冲碱成分参与。慢性代谢性酸中毒由于骨骼碳酸钙的减少可导致显著的骨量丢失。同时慢性酸中毒也会增加尿液钙排泄，与累积的残留酸成比例丢失。

治疗 肾衰竭

由于肾衰竭酸中毒与肌肉分解代谢和骨病存在相关性，因此肾衰竭的尿毒症酸中毒和高氯性酸中毒均需要口服碱补充治疗以维持 HCO_3-＞22 mmol/L。采取剂量相对适中的碱剂（每日 1.0～1.5 mmol/kg）以达标。枸橼酸钠（Shohl 溶液）或 $NaHCO_3$ 片（650 mg 药片含 7.8 mmol）是等效的碱性盐。柠檬酸盐可增加胃肠道对白蛋白的吸收，但因其铝中毒的风险，故不应与含铝抗酸药合用。

阴离子间隙正常的代谢性酸中毒

碱性物质可经胃肠道（腹泻）或肾（肾小管性酸中毒）丢失。在这些疾病中（表 58-5），Cl^- 和 HCO_3^- 的相互变化导致正常的阴离子间隙。因此，在单纯阴离子间隙正常的代谢性酸中毒中，Cl^- 的增加近似于 HCO_3^- 的减少。这种关系的缺失则提示存在混合型酸碱平衡紊乱。

治疗　阴离子间隙正常的代谢性酸中毒

腹泻时粪便中的总 HCO_3^- 和游离 HCO_3^- 高于血浆，故代谢性酸中毒随容量的减少而进展。由于代谢性酸中毒和低钾血症会增加肾合成和分泌 NH_4^+，尿液 pH 值>6，而不是酸性尿 pH 值（如全身性酸中毒所预期的那样），其对尿液发挥缓冲作用从而提高尿 pH 值。胃肠道丢失所致代谢性酸中毒伴高尿 pH 可以与肾小管性酸中毒相鉴别，后者尿 NH_4^+ 分泌通常较低，而腹泻的尿 NH_4^+ 分泌较高。尿 NH_4^+ 水平可以通过计算尿阴离子间隙（UAG）进行估算：$UAG = [Na^+ + K^+]_u - [Cl^-]_u$。当 $[Cl^-]_u > [Na^+ + K^+]_u$ 时，UAG 为负值，表明尿铵水平为适当增加，提示为肾外因素导致的酸中毒。相反地，当 UAG 为正值时，尿铵水平较低，提示肾源性酸中毒。

表 58-5　阴离子间隙正常的代谢性酸中毒的病因

Ⅰ. 胃肠道碳酸氢盐丢失
- A. 腹泻
- B. 胰腺和小肠外引流
- C. 输尿管乙状结肠吻合术、空肠袢、回肠袢
- D. 药物
  - 1. 氯化钙（酸化剂）
  - 2. 硫酸镁（腹泻）

Ⅱ. 肾性酸中毒
- A. 低钾血症
  - 1. 近端 RTA（2 型 RTA）
    药物诱导：乙酰唑胺、托吡酯
  - 2. 远端（经典）RTA（1 型 RTA）
    药物诱导：两性霉素 B、异环磷酰胺
- B. 高钾血症
  - 1. 全远端肾单位功能障碍（4 型 RTA）
    - a. 盐皮质激素缺乏
    - b. 盐皮质激素抵抗（PHA Ⅰ，常染色体显性遗传）
    - c. 电压门控缺陷（PHA Ⅰ，常染色体隐性遗传；PHA Ⅱ）
    - d. 肾小管间质疾病
- C. 血钾正常
  - 1. 慢性进展性肾病

Ⅲ. 药物诱导的高钾血症（伴肾功能不全）
- A. 保钾利尿剂（阿米洛利、氨苯喋啶、螺内酯、依普利酮）
- B. 甲氧苄啶
- C. 喷他脒
- D. ACEI 和 ARB
- E. 非甾体抗炎药
- F. 钙调磷酸酶抑制剂

Ⅳ. 其他
- A. 酸负荷（氯化铵、高营养）
- B. 潜在碳酸氢盐丢失：酮症伴酮排泄
- C. 扩容相关酸中毒（快速输注生理盐水）
- D. 马尿酸盐
- E. 阳离子交换树脂

ACEI，血管紧张素转化酶抑制剂；ARB，血管紧张素受体拮抗剂；PHA，假性醛固酮减少症；RTA，肾小管性酸中毒

近端 RTA（2 型 RTA）多由于近端肾小管功能障碍，表现为糖尿、全身性氨基酸尿和磷酸盐尿（即范可尼综合征）。血浆 HCO_3^- 较低时，尿液为酸性（pH 值<5.5）。当血清 HCO_3^- >20 mmol/L 时，其排泄率可能超过 10%～15%。由于 $HCO3^-$ 不能在近端小管重吸收，$NaHCO_3$ 的治疗会增加肾性失钾和低钾血症。获得性或遗传性**典型远端 RTA**（1 型 RTA）的典型表现包括低钾血症、阴离子间隙正常的代谢性酸中毒、低尿 NH_4^+ 分泌（正值 UAG、低尿 NH_4^+），以及尿 pH 值过高（pH 值>5.5）。大部分患者有低枸橼酸尿症和高钙尿症，因此肾结石、肾钙质沉着症和骨病比较常见。全远端 RTA（4 型 RTA）由于同时存在泌钾和泌酸功能障碍，高钾血症与肾小球滤过率（GFR）的降低不成比例。尿铵排泄均会受到抑制，肾功能可能受损，如糖尿病肾病、尿路梗阻或慢性肾小管间质疾病。

低肾素性醛固酮减少症通常可导致阴离子间隙正常的代谢性酸中毒，最常见于糖尿病或肾小管间质疾病和肾功能不全的老年人。患者常有轻中度 CKD 慢性肾脏病（GFR 20～50 ml/min）和酸中毒，伴有血钾升高（5.2～6 mmol/L），同时发生高血压和充血性心力衰竭。代谢性酸中毒和高钾血症均与 GFR 损害程度不成比例。非甾体抗炎药、甲氧苄啶、喷他脒和血管紧张素转化酶抑制剂也可导致肾功能不全患者发生阴离子间隙正常的代谢性酸中毒（表 58-5）。

代谢性碱中毒

代谢性碱中毒表现为动脉血 pH 值升高，血清 HCO_3^- 升高，肺泡通气不足导致 $PaCO_2$ 代偿性增加（表 58-1）。通常伴有低氯血症和低钾血症。动脉血 pH 值可确立诊断，因为代谢性碱中毒时 pH 值升高，

呼吸性酸中毒时 pH 值降低或正常。代谢性碱中毒常与其他代谢紊乱如呼吸性酸中毒、呼吸性碱中毒或代谢性酸中毒有关。

发病机制

代谢性碱中毒是由细胞外液中 HCO_3^- 净增加或非挥发性酸性物质丢失（通常是呕吐丢失的 HCl）所致。为增加细胞外液的 HCO_3^-，必须通过外源性给予，或部分或全部通过肾内源性合成。体内碱的增加是异常的，这种疾病包括形成阶段和维持阶段，在形成阶段酸的丢失常导致碱中毒，在维持阶段肾不能通过排出 HCO_3^- 代偿。

持续性代谢性碱中毒反映肾无法以惯常的方式清除 HCO_3^-。如果容量不足、氯化物不足、K^+ 缺乏与 GFR 降低同时存在或自主性高醛固酮血症导致的低钾血症，则肾将保留而不是排泄多余的碱并维持碱中毒。在第一种情况下，碱中毒可通过服用氯化钠和氯化钾纠正，但第二种情况则可能需要药物或外科干预来纠正碱中毒，而不是输注生理盐水。

鉴别诊断

为了确定代谢性碱中毒的病因（表 58-6），有必要评估细胞外液容量（ECFV）、卧立位血压、血钾水平和肾素-醛固酮系统的状态。例如，碱中毒患者出现慢性高血压和慢性低钾血症表明患者体内盐皮质激素过多或高血压患者正在服用利尿剂。未服用利尿剂的患者出现低血浆肾素活性、尿 Na^+ 和尿 Cl^- 正常提示原发性盐皮质激素过多综合征。正常血压且无水肿的患者同时出现低钾血症和碱中毒可由 Bartter 综合征或 Gitelman 综合征、镁缺乏、呕吐、外源性碱过多或利尿剂引起。尿电解质（尤其是尿 Cl^-）的测定和通过尿液筛查是否曾使用利尿剂可有助于诊断。如果尿液呈碱性，尿 Na^+ 和尿 K^+ 升高而尿 Cl^+ 降低，需要考虑呕吐（显性或隐匿性）或碱摄入过多导致的代谢性碱中毒。如果尿液呈酸性，且尿 Na^+、尿 K^+ 和尿 Cl^- 浓度较低，最可能的情况是先前呕吐、高碳酸血症后状态或先前摄入利尿剂。另一方面，如果尿液中的钠、钾和氯化物均未降低，则应考虑镁缺乏、Bartter 综合征或 Gitelman 综合征或目前正在使用利尿剂。Bartter 综合征与 Gitelman 综合征的区别在于后者可有低钙尿症和低镁血症。

碱摄入 肾功能正常的人长期服用碱很少引起碱中毒。然而，由于超出了人体正常排泄 HCO_3^- 的能力或 HCO_3^- 的重吸收增强，合并血流动力学障碍的患者可发展为碱中毒。这些患者包括接受 HCO_3^-（口服或静脉注射）、醋酸超负荷（肠外高营养液）、柠檬酸超负荷（输血）或抗酸剂＋阳离子交换树脂（氢氧化铝和聚苯乙烯磺酸钠）的患者。接受管式喂养的疗养院患者比接受口服喂养的疗养院患者发生代谢性碱中毒的概率高。

表 58-6 代谢性碱中毒的病因

Ⅰ. 外源性 HCO_3^- 超负荷
- A. 急性碱摄入
- B. 乳碱综合征

Ⅱ. 有效 ECFV 减少、正常血压、K^+ 缺乏和继发性高肾素性醛固酮增多
- A. 胃肠道源性
  1. 呕吐
  2. 胃肠道引流
  3. 先天性氯泻
  4. 绒毛状腺瘤
- B. 肾源性
  1. 利尿剂
  2. 高碳酸血症后状态
  3. 高钙血症/甲状旁腺功能减退
  4. 乳酸酸中毒或酮症酸中毒恢复
  5. 不可重吸收的阴离子，包括青霉素、羧苄西林
  6. Mg^{2+} 缺乏
  7. K^+ 不足
  8. Bartter 综合征（TALH 的转运体和离子通道的功能失去突变）
  9. Gitelman 综合征（DCT 中 Na^+-Cl^- 协同转运蛋白的功能失去突变）

Ⅲ. ECFV 扩张、高血压、K^+ 缺乏和盐皮质类固醇激素过多综合征
- A. 高肾素
  1. 肾动脉狭窄
  2. 急进性高血压
  3. 分泌肾素的肿瘤
  4. 雌激素治疗
- B. 低肾素
  1. 原发性醛固酮增多症
     a. 腺瘤
     b. 增生
     c. 恶性肿瘤
  2. 肾上腺酶缺陷
     a. 11β-羟化酶缺乏
     b. 17α-羟化酶缺乏
  3. 库欣综合征或库欣病
  4. 其他
     a. 甘草
     b. 甘珀酸
     c. 咀嚼式烟草药物

Ⅳ. ECFV 扩张、高血压、K^+ 缺乏和低肾素性醛固酮增多引起的肾钠通道功能获得突变
- A. Liddle 综合征

DCT，远曲小管；ECFV，细胞外液容量；TALH，髓袢升支粗段

与 ECFV 减少、K^+缺失和继发性高肾素性醛固酮增多有关的代谢性碱中毒

胃肠道源性 呕吐或胃抽吸术可引起 H^+丢失，进而导致 HCO_3^- 滞留。在持续呕吐的过程中，碳酸氢盐的滤过负荷急剧增加，超过近端小管对 HCO_3^- 的重吸收能力，使尿液呈碱性和钾浓度升高。当呕吐停止时，由于肾单位重吸收 HCO_3^- 的能力增强，容量、钾和氯的持续消耗会导致碱中毒的维持。使用氯化钠纠正细胞外液容量不足和修复 K^+缺乏可以通过恢复肾排出过量碳酸氢盐来纠正酸碱平衡紊乱。

肾源性·利尿剂 促进尿氯排泄的利尿剂，如噻嗪类和袢利尿剂（呋塞米、布美他尼、托拉塞米和乙烯酸），可在不改变体内总碳酸氢盐含量的情况下迅速减少 ECFV。这种因 ECFV 下降导致血浆中 HCO_3^- 浓缩，从而升高血清 HCO_3^- 水平的现象，即浓缩性碱中毒。长期服用利尿剂可通过增加远曲小管的钠氯转运，刺激 K^+和 H^+的分泌。ECFV 持续减少继发的醛固酮增多、K^+缺乏，以及利尿剂的直接作用（只要利尿剂持续使用）可使碱中毒持续。使用等渗生理盐水增加 ECFV 可纠正此类碱中毒。

溶质丢失障碍：Bartter 综合征和 Gitelman 综合征

不可吸收的阴离子缺乏和镁缺乏 大量不可吸收的阴离子（如青霉素或羧苄西林）可通过增加跨膜电位差来增强远端酸化和 K^+分泌。Mg^{2+}缺乏可通过刺激肾素和醛固酮分泌来增强远端酸化，导致低钾性碱中毒。

钾缺乏 慢性 K^+耗竭可通过增加尿酸排泄引起代谢性碱中毒。NH_4^+ 的产生和吸收均增强可刺激 HCO_3^- 的重吸收。长期 K^+缺乏可上调肾 H^+/K^+ ATP 酶，以增加 K^+的吸收而不增加 H^+的分泌。与 K^+严重耗竭有关的碱中毒对盐水治疗存在抵抗，但补充 K^+可以纠正碱中毒。

乳酸酸中毒或酮症酸中毒治疗后 当产生乳酸或酮酸的潜在刺激物被快速去除时（如循环功能不全修复或胰岛素治疗），乳酸或酮类的代谢会产生等量的 HCO_3^-。其他来源新生的 HCO_3^- 加上有机阴离子代谢所产生的，使该过程产生过量的 HCO_3^-。这些来源包括：①在酸中毒的早期，由于酸的排泄量增加，肾将新生成的 HCO_3^- 加入血液循环中；②酸中毒期间采用补碱治疗。酸中毒引起的 ECFV 浓缩和 K^+缺乏可使碱中毒持续。

高碳酸血症后 慢性呼吸性酸中毒时长期 CO_2 潴留可增强肾对 HCO_3^- 的吸收，并产生新的 HCO_3^-（增加净酸排泄量）。代谢性碱中毒是由于升高的 $PaCO_2$ 突然恢复正常使 HCO_3^- 持续升高。

与 ECFV 增多、高血压和醛固酮增多相关的代谢性碱中毒

醛固酮水平升高可能是自主原发性肾上腺生成过多或肾产生过多的肾素引起继发性醛固酮释放的结果。盐皮质激素过量会增加酸的净排泄量，并可能导致代谢性碱中毒，碱中毒可能因 K^+缺乏而恶化。因盐潴留导致的 ECFV 增加可导致高血压由于盐皮质激素过量、远端 Na^+吸收导致 Na^+排泄增强、Na^+持续耗竭伴有烦渴、尿液浓缩困难和多尿症，尿钾增多症可以持续存在。

Liddle 综合征由集合管 Na^+通道（ENAC）活性增加导致。是由于容量扩张造成高血压的一种罕见的单基因遗传病，表现为低钾性碱中毒和正常的醛固酮水平。

症状 代谢性碱中毒时中枢神经系统和周围神经系统功能的变化与低钙血症相似。症状包括精神错乱、迟钝、痫性发作倾向、感觉异常、肌肉痉挛、四肢强直、心律失常加重和低氧血症。相关的电解质异常包括低钾血症和低磷血症。

治疗　代谢性碱中毒

代谢性碱中毒治疗的主要目的在于纠正产生 HCO_3^- 的潜在刺激因素。若存在原发性醛固酮增多症、肾动脉狭窄或库欣综合征，则纠正潜在原因可逆转碱中毒。质子泵抑制剂或停用利尿剂可分别减轻胃肠道或肾 H^+丢失。治疗的第二个方面是消除维持 HCO_3^- 重吸收不适当增加的因素，如 ECFV 浓缩或 K^+缺乏。应该始终坚持纠正 K^+缺乏。如果存在 ECFV 浓缩，等渗生理盐水通常足以逆转碱中毒。

如果相关条件不允许输注生理盐水，则可以通过使用乙酰唑胺（一种碳酸酐酶抑制剂）加速肾排泄 HCO_3^-，这种药物通常对肾功能正常的患者有效，但会加重 K^+的丢失。稀盐酸（0.1 mol/L HCl）也有效，但可引起溶血，必须缓慢地经中心静脉给药。

呼吸性酸中毒

呼吸性酸中毒可由严重肺部疾病、呼吸肌疲劳或通气控制异常引起，表现为高 $PaCO_2$ 和低 pH 值（表 58-7）。在急性呼吸性酸中毒时，HCO_3^- 水平立即代偿性升高（由于细胞缓冲机制），$PaCO_2$ 每升高 10 mmHg，HCO_3^- 代偿性增加 1 mmol/L。慢性呼吸性酸中毒（>24 h）时，$PaCO_2$ 每升高 10 mmHg，肾 HCO_3^- 代偿性增加 4 mmol/L。血清 HCO_3^- 代偿性增加通常不超过 38 mmol/L。

呼吸性酸中毒的临床表现因严重程度和持续时间、潜在疾病以及是否伴有低氧血症而不同。$PaCO_2$ 的快速升高可能导致焦虑、呼吸困难、意识错乱和幻觉，并可能导致昏迷。慢性高碳酸血症所致的轻症表现包括睡眠紊乱、记忆功能丧失、日间嗜睡、性格改变、协调能力受损，以及运动异常（如震颤、肌阵挛和扑翼样震颤）。由于 CO_2 舒张血管作用消失导致的血管收缩，呼吸性酸中毒可以出现头痛或其他类似颅内压升高的症状，如视神经乳头水肿、反射异常和局灶性肌无力。

呼吸中枢受到各种药物、创伤或疾病的抑制会产生呼吸性酸中毒。急性呼吸性酸中毒可出现于全身麻醉、镇静和头部创伤的情况下，慢性呼吸性酸中毒可能与镇静剂、酒精、颅内肿瘤以及睡眠呼吸紊乱综合征（包括原发性肺泡和肥胖低通气综合征）。运动神经元、神经肌肉接头和骨骼肌异常或疾病由于呼吸肌疲劳可导致通气不足。不恰当调整和管理机械通气可能导致呼吸性酸中毒，特别是当 CO_2 产生量突然升高（由于发热、躁动、败血症或过度喂养）或肺泡通气因肺功能恶化而下降时。在心排血量减少的条件下，呼气末正压水平升高可因肺泡无效腔大幅增加而导致高碳酸血症。研究表明，允许性高碳酸血症机械通气较传统机械通气的死亡率更低，特别是严重中枢神经系统患者或心脏病患者，允许性高碳酸血症的机械通气的使用频率越来越高。允许性高碳酸血症相关的呼吸性酸中毒可能需要给予 $NaHCO_3$ 将动脉 pH 值升高至 7.25，但酸中毒纠正过度也是有害的。

急性高碳酸血症可出现于上呼吸道突然闭塞或全身性支气管痉挛如严重哮喘、过敏反应、吸入性烧伤或毒素损伤。慢性高碳酸血症和呼吸性酸中毒可发生在终末期阻塞性肺疾病。由于呼吸的高代谢消耗引起呼吸肌疲劳，胸壁和肺导致的限制性疾病可导致呼吸性酸中毒。肺内和肺外限制性缺陷的晚期表现为慢性呼吸性酸中毒。

呼吸性酸中毒的诊断需要检测 $PaCO_2$ 和动脉 pH 值。详细的病史和体格检查往往能提示病因。肺功能

表 58-7　呼吸性酸碱失衡

Ⅰ. 碱中毒
- A. 中枢神经系统刺激
  1. 疼痛
  2. 焦虑、精神病
  3. 发热
  4. 脑血管意外
  5. 脑膜炎、脑炎
  6. 肿瘤
  7. 创伤
- B. 低氧血症或组织缺氧
  1. 高海拔
  2. 肺炎、肺水肿
  3. 误吸
  4. 严重贫血
- C. 药物或激素
  1. 妊娠、孕酮
  2. 水杨酸盐类
  3. 心力衰竭
- D. 胸部感受器刺激
  1. 血胸
  2. 连枷胸
  3. 心力衰竭
  4. 肺栓塞
- E. 其他
  1. 败血症
  2. 肝衰竭
  3. 机械性通气过度
  4. 高温暴露
  5. 代谢性酸中毒恢复

Ⅱ. 酸中毒
- A. 中枢
  1. 药物（麻醉剂、吗啡、镇静剂）
  2. 脑卒中
  3. 感染
- B. 气道
  1. 异物
  2. 哮喘
- C. 肺实质
  1. 肺气肿
  2. 尘肺病
  3. 支气管炎
  4. 成人呼吸窘迫综合征
  5. 气压伤
- D. 神经肌肉系统
  1. 脊髓灰质炎
  2. 脊柱后凸侧弯
  3. 肌无力
  4. 肌营养不良
- E. 其他
  1. 肥胖
  2. 通气不足
  3. 允许性高碳酸血症

检查包括肺活量、CO 弥散功能、肺容量、动脉 $PaCO_2$ 和氧饱和度，其通常可以确定呼吸性酸中毒是

否继发于肺部疾病。非肺部原因的检查应包括详细的服药史、血细胞比容以及上呼吸道、胸壁、胸膜和神经肌肉功能的评估。

治疗　呼吸性酸中毒

呼吸性酸中毒的治疗取决于其严重程度和发生速度。急性呼吸性酸中毒可能危及生命，在恢复足够肺泡通气的同时应采取措施逆转潜在病因，甚至可能需要气管插管和辅助机械通气。对于有严重阻塞性肺疾病和慢性二氧化碳潴留的自主呼吸患者，应谨慎使用氧疗。当氧气使用不当时患者的呼吸性酸中毒可能进展。由于降低的 $PaCO_2$ 可能会引起与急性呼吸性碱中毒（如心律失常、脑灌注减少和痫性发作）相同的并发症，应避免过快纠正高碳酸血症。慢性呼吸性酸中毒时应逐渐降低 $PaCO_2$ 至基线水平，并补充足够的 Cl^- 和 K^+ 以增强肾排泄 HCO_3^-。慢性呼吸性酸中毒通常很难纠正，但是改善肺功能的治疗措施对某些患者有帮助，并可防止大多数患者进一步恶化。

呼吸性碱中毒

肺泡过度通气可降低 $PaCO_2$ 并增加 $HCO_3^-/PaCO_2$ 比值，从而升高 pH 值（表 58-7）。非碳酸氢盐细胞缓冲液可通过消耗 HCO_3^- 做出反应。当足够强的通气刺激导致肺部 CO_2 输出超过组织代谢产物时，就会出现低碳酸血症。HCO_3^- 在 40～15 mmHg 范围内时，血浆 pH 值与之成比例变化。每 1 mmHg 的 $PaCO_2$ 相当于动脉 H^+ 浓度约 0.7 mmol/L，相当于血浆 HCO_3^- 浓度约 0.2 mmol/L。持续 2～6 h 以上的低碳酸血症可通过肾减少排泄铵和可滴定酸，以及减少 HCO_3^- 的重吸收得到进一步代偿。肾对呼吸性碱中毒的完全代偿需要数天，并要求容量状态和肾功能正常。肾是对降低的 $PaCO_2$ 而不是碱中毒本身有直接反应。慢性呼吸性碱中毒时，$PaCO_2$ 下降 1 mmHg 可导致 HCO_3^- 浓度降低 0.4～0.5 mmol/L，而 H^+ 降低 0.3 mmol/L（或 pH 值升高 0.0003）。

呼吸性碱中毒对机体的影响取决于其持续时间和严重程度，更重要的是患者的潜在疾病。即便未出现低氧血症，$PaCO_2$ 迅速下降也可引起脑血流灌注减少，造成患者出现头晕、精神错乱和痫性发作。对于神志清楚的患者，急性低碳酸血症对其心血管的影响通常较小，但对于处于麻醉状态或接受机械通气的患者，因麻醉和正压通气具有减慢心率、降低外周血管阻力和静脉回流的作用，故可造成其心排血量减少、血压下降。血红蛋白-氧解离曲线左移（Bohr 效应）可导致血液的携氧能力下降，引起心脏病患者发生心律失常。急性呼吸性碱中毒可引起 Na^+、K^+ 和 PO_4^{2-} 向细胞内转移，并通过增加钙结合蛋白质的比例来降低游离 Ca^{2+} 含量。低碳酸血症诱发的低钾血症往往较为轻微。

危重患者最常见的酸碱失衡是慢性呼吸性碱中毒，且严重的呼吸性碱中毒通常提示疾病的预后不良。许多心肺疾病在早期至中期主要表现为呼吸性碱中毒，若过度通气的患者血气分析结果示血二氧化碳正常及低氧血症，则可能预示患者出现急性呼吸衰竭，此时临床医生需及时对患者进行评估，明确其是否存在乏力。此外，呼吸性碱中毒亦常见于机械通气的患者。

通气过度综合征可能使患者丧失活动能力。患者可持续存在感觉异常、四肢麻木、胸闷胸痛、头晕、呼吸困难，以及少见的严重手足抽搐。动脉血气分析显示急性或慢性呼吸性碱中毒，常伴有低碳酸血症（15～30 mmHg），无低氧血症。中枢神经系统疾病或损伤可导致多种类型的过度通气和 $PaCO_2$ 水平持续为 20～30 mmHg。甲状腺功能亢进、高热量负荷和运动会提高基础代谢率，但通气量通常按比例增加，因此动脉血气不变，不会发生呼吸性碱中毒。水杨酸盐是直接刺激延髓质化学感受器导致的药物性呼吸性碱中毒的最常见原因。甲基黄嘌呤、茶碱和氨茶碱可通过刺激通气增加对二氧化碳的通气反应。黄体酮可增加通气量并使 $PaCO_2$ 降低 5～10 mmHg。因此，慢性呼吸性碱中毒是妊娠的一个常见特征。呼吸性碱中毒在肝衰竭中也很明显，其严重程度与肝功能不全的程度有关。呼吸性碱中毒往往是革兰氏阴性菌败血症在出现发热、低氧血症或低血压之前的早期表现。

呼吸性碱中毒的诊断取决于动脉 pH 值和 CO_2 的测定。血浆 K^+ 常减少，而 Cl^- 增加。在急性期，呼吸性碱中毒与肾 HCO_3^- 排泄增加无关，而与数小时内净酸排泄减少有关。一般来说，$PaCO_2$ 每降低 10 mmHg，血浆 HCO_3^- 浓度下降 2.0 mmol/L，慢性低碳酸血症时血浆 HCO_3^- 下降 4 mmol/L。单纯呼吸性碱中毒引起血浆 HCO_3^- <12 mmol/L 不常见。

在诊断呼吸性碱中毒时，应寻找其背后的原因。通气过度综合征的诊断为排除性。在诊断较困难的病例中，排除肺栓塞、冠心病和甲状腺功能亢进等其他疾病可能很重要。

治疗　呼吸性碱中毒

呼吸性碱中毒的治疗目的在于缓解潜在疾病。如果是机械通气并发的呼吸性碱中毒，那么通过改善生理无效腔、潮气量和呼吸频率可减轻低碳酸血症。通气过度综合征患者急性发作时可通过协助其放松、将气体呼出至纸袋中再吸入纸袋内气体、关注其潜在的紧张心理来缓解其症状。不推荐使用抗抑郁药和镇静剂。β受体阻滞剂可掩盖高肾上腺素能状态的外周表现。

第九部分　性功能及生殖系统功能异常
SECTION 9　Alterations in Sexual Function and Reproduction

第五十九章　性功能障碍
Sexual Dysfunction

Kevin T. McVary　著
（李晶　译）

男性性功能障碍影响10％～25％的中老年男性，女性性功能障碍的发生率与之相似。人口统计学的变化、新疗法的普及以及患者和社会对性功能障碍认识的提高使这种常见疾病的诊断和相关医疗保健支出增加。由于多数患者不愿意讨论性生活相关问题，医生在接诊时应注意这一问题，并明确患者是否存在性功能障碍病史。

男性性功能障碍

男性性反应的生理学

正常男性性功能包括：①正常的性欲；②实现和维持阴茎勃起的能力；③射精；④消退。性欲受视觉、嗅觉、触觉、听觉、想象和多种激素的影响。性激素（特别是睾酮）会增加性欲。性欲会因激素、精神疾病及药物影响而降低。

阴茎充血、勃起取决于流入海绵体的血液增加并需要阴茎血管和阴茎平滑肌的完全松弛。海绵体由大量平滑肌（小梁）组成，其中存在内皮血管网（腔隙）。小梁平滑肌对阴茎白质纤维弹性膜的压迫导致穿通静脉被动闭合并在海绵体中蓄积血液。在完全勃起和静脉瓣膜的共同作用下，血液无法回流，海绵体成为坚实的圆柱体。

中枢神经系统（CNS）通过刺激或对抗调节勃起功能和射精的脊髓通路发挥重要作用。勃起反应受中枢（心理）神经支配和外周（反射）神经支配共同调节。阴茎皮肤和龟头的感觉神经会聚形成阴茎背神经，经由会阴神经到达S2～S4背根神经节。阴茎的副交感神经纤维由骶髂段S2～S4中间柱神经元发出，支配阴茎的交感神经起源于T11～L2脊髓段，通过腹下丛下行。

平滑肌张力的神经输入对勃起的开始和维持至关重要。阴茎平滑肌细胞与其上覆内皮细胞之间存在复杂的相互作用（图59-1）。一氧化氮可诱导血管松弛并促进勃起，内皮素1（ET-1）和Rho激酶（介导血管收缩）与之作用相反。一氧化氮由L-精氨酸通过一氧化氮合酶合成，由非麻醉性、非胆碱能（NANC）自主神经释放，作用于平滑肌细胞。一氧化氮可增加环3′5′-鸟苷一磷酸（cGMP）的产生，导致平滑肌松弛（图59-2）。cGMP可被5型磷酸二酯酶（PDE-5）分解。PDE-5抑制剂（如西地那非、伐地那非和他达拉非）可通过减少cGMP的降解维持勃起。但如果一氧化氮在某种程度上产生受阻，PDE-5抑制剂则无效，这些药物促进但不启动初始的酶学级联放大作用。除了一氧化氮，血管活性前列腺素（PGE1、PGF2α）在海绵体内合成，可提高CAMP水平致海绵平滑肌细胞松弛。

射精受交感神经系统支配，导致附睾、输精管、精囊和前列腺收缩，进而引起精液进入尿道。精液排出后，球海绵体和坐骨海绵体肌肉有节奏地收缩继而射精。早泄通常与焦虑或后天行为有关，可以通过行为疗法或5-HT再摄取抑制剂（SSRI）等药物治疗。逆行性射精通常发生于尿道内括约肌不能闭合时，可能发生于糖尿病患者或膀胱颈手术后。

勃起的消退由来自交感神经的去甲肾上腺素、血管表面的内皮素和突触后α肾上腺素受体介导的平滑肌牵拉以及Rho激酶激活共同介导。上述途径增加了静脉血液流出并恢复阴茎松弛状态。静脉渗漏可导致消退提前，一般由阴茎平滑肌松弛不足而非特定的解剖异常引起。病理性勃起指持续的、痛苦的勃起，可能与镰状细胞贫血、高凝状态、脊髓损伤或向阴茎内注射血管扩张剂等有关。

勃起功能障碍

流行病学　勃起功能障碍（ED）不是衰老过程的伴随情况。但它与某些生理和心理上增龄性变化有关。马萨诸塞州男性老化研究（MMAS）对40～70岁男性进行了一项社区调查，52％的受访者报告了不同程度的ED。10％的受访者存在完全ED、25％存在中度ED、

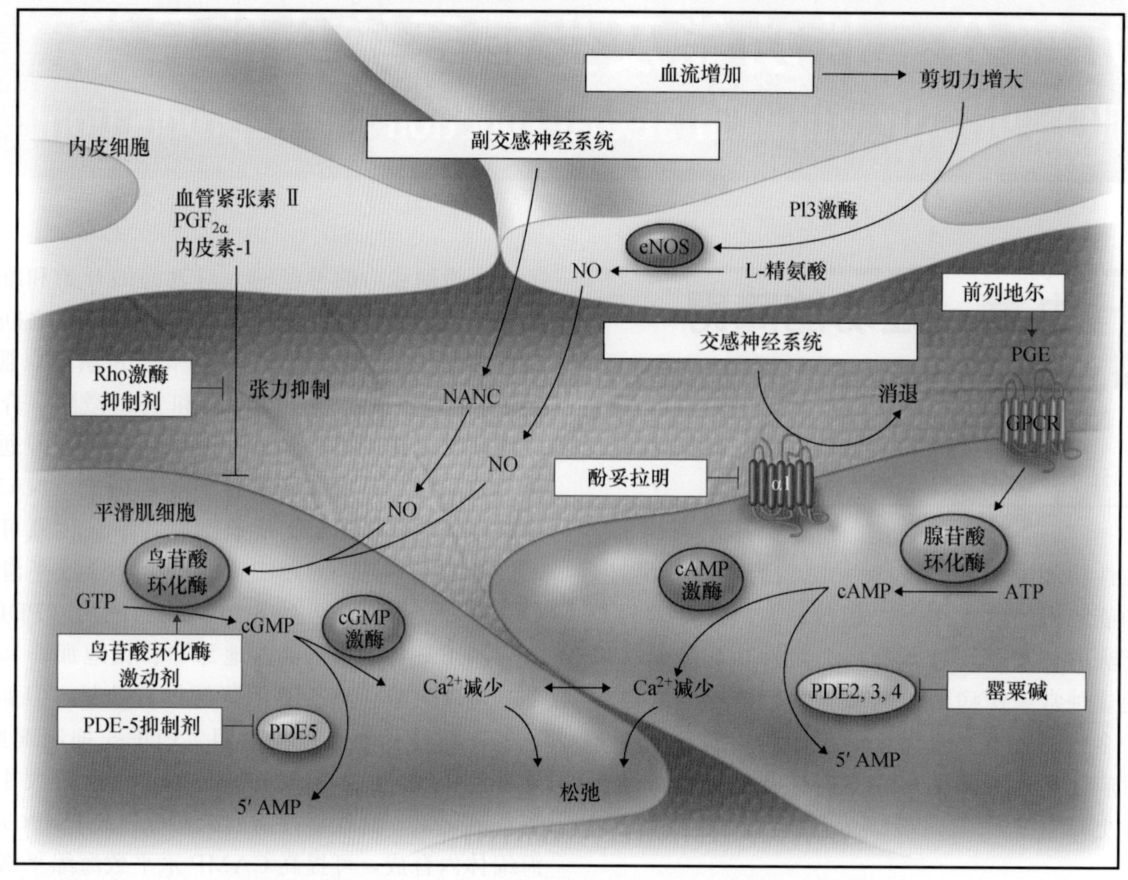

A

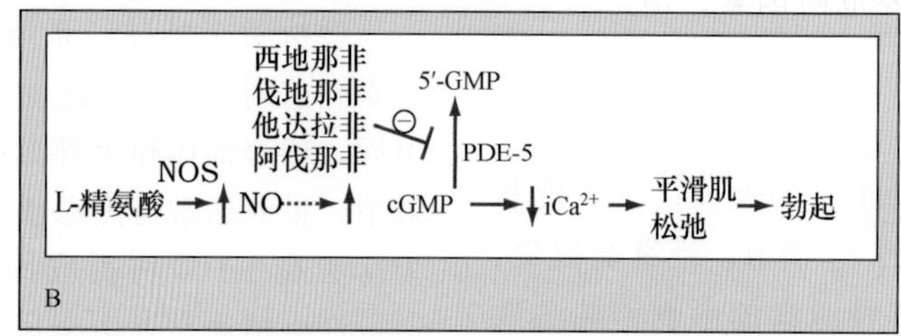

B

图 59-1 调节阴茎平滑肌松弛和勃起的途径。A. 副交感神经系统可通过两种增加平滑肌细胞中一氧化氮（NO）浓度的方式引起海绵体血窦松弛。首先，NO 是非肾上腺素非胆碱能（NACH）纤维中的神经递质；其次，通过胆碱能传出刺激内皮 NO 合酶（eNOS）产生，致 NO 的产生增加。然后，内皮中产生的 NO 扩散到平滑肌细胞中，并通过环鸟苷一磷酸（cGMP）介导的通路降低细胞内 Ca^{2+} 浓度，从而使阴茎松弛。环磷酸腺苷（cAMP）可通过另一种独立机制降低细胞内钙水平。随着海绵体血流量的增加以及血管内皮生长因子（VEGF）水平的增加，磷脂酰肌醇 3（PI3）激酶途径进一步可维持 NO 的内皮释放。激活这一过程的治疗（红框）可通过影响 cGMP 途径［磷酸二酯酶（PDE）5 型抑制剂和鸟苷环化酶激动剂］、cAMP 途径（前列地尔）或双途径（罂粟碱）的药物，以及神经调节剂（酚妥拉明和 Rho 激酶抑制剂）。正在研发的药物包括鸟苷酸环化酶激动剂（非内源性一氧化氮依赖性）和 Rho 激酶抑制剂（抑制通过内皮素介导的平滑肌细胞的强直性收缩）。α1，α 肾上腺素能受体；GPCR，G 蛋白偶联受体；GTP，鸟苷三磷酸；PGE，前列腺素 E；PGF，前列腺素 F。**B.** NO 合成和作用的生化途径。西地那非、伐地那非和他达拉非通过抑制 5 型磷酸二酯酶（PDE-5）增强勃起功能，从而维持高水平的环 3′、5′-鸟苷一磷酸（cGMP）。iCa^{2+}，细胞内钙离子；NOS，一氧化氮合酶（经允许引自 K McVary：N Engl J Med 357：2472，2007）

17％的受访者存在轻度 ED。中重度 ED 的发生率在 40～70 岁的受访者中较其下年龄组增加了一倍以上。在针对 18～59 岁人群（包括男、女）的国家健康和社会生活调查（NHSLS）中，10％的男性受访者无法保持勃起（相当于 MMA 报告严重 ED 的男性比例）。在 50～59 岁（21％）和贫穷（14％）、离异（14％）和受教育程度较低（13％）的男性中 ED 发生率最高。

在患有特定疾病，如糖尿病、肥胖、良性前列腺增生（BPH）继发的下尿路症状、心脏病、高血压、高密度脂蛋白（HDL）水平下降以及全身炎症（如类风湿关节炎）的男性中 ED 的发生率也较高，心血管疾病和 ED 具有共同的病因和病理生理学（如内皮功

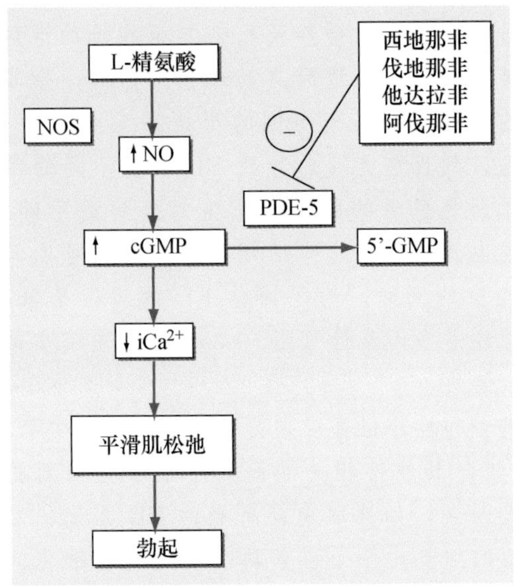

图 59-2 5型磷酸二酯酶（PDE-5）抑制剂的作用途径。西地那非、伐地那非、他达拉非和阿伐那非通过抑制 PDE-5 增强勃起功能，从而维持高水平的环 3′,5′-鸟苷一磷酸（cGMP）。iCa^{2+}，细胞内钙；NO，一氧化氮；NOS，一氧化氮合酶

能障碍），ED 的程度与心血管疾病的严重程度相关。因此，ED 是潜在心血管和周围血管疾病患者的“前哨症状”。

吸烟也是 ED 的一个重要危险因素。治疗糖尿病或心血管疾病的药物是额外的危险因素（见下文）。接受过前列腺癌放疗或手术的男性和脊髓损伤较轻的男性中，ED 的发生率较高。ED 的心理原因包括抑郁、愤怒、失业压力和其他与压力相关的原因。

病理生理学 ED 可能由 3 种基本机制引起：①不能启动（精神性、内分泌性或神经性）；②不能充血（动脉性）；③不能在海绵体腔隙内储存足够的血量（静脉闭塞性功能障碍）。这些情况通常不会单独存在，在许多患者中同时存在多种导致 ED 的因素。例如，灌注压降低会继发静脉渗漏，精神因素经常与其他病因共存，在所有病例中，糖尿病、动脉粥样硬化和药物相关病因占老年男性 ED 病例的 80%以上。

血管源性 最常见的器质性原因是阴茎的血流紊乱。动脉粥样硬化或创伤性动脉疾病可减少流向海绵体腔隙的血流，导致其硬度降低和完全勃起时间延迟。尽管有足够的血液流入，静脉过度流出也可能导致 ED。阴茎纤维弹性成分的结构改变可能导致其顺应性丧失和无法压闭静脉。这种情况可能由增龄、非酶糖基化引起的胶原纤维交联增加、低氧血症或与高胆固醇血症相关的胶原合成改变所致。

神经源性 影响骶髓或阴茎自主纤维的疾病会阻碍神经系统对阴茎平滑肌的松弛作用从而导致 ED。在脊髓损伤的患者中，ED 的程度取决于病变对神经损伤的范围和程度。不完全性损伤或脊髓上部损伤的患者比完全性损伤或脊髓下部损伤的患者更有可能保持勃起能力。虽然 75%的脊髓损伤患者具有一定的勃起能力，但其中只有 25%的患者可以维持完全勃起功能。其他与 ED 相关的神经系统疾病包括多发性硬化和周围神经病变。后者往往由糖尿病或酗酒引起。盆腔手术也可能损伤自主神经。

内分泌源性 雄激素可增加性欲，但其在勃起功能中的确切作用尚不清楚。去势术后个体可以通过视觉或性刺激来勃起。尽管如此，尤其在老年男性中，正常水平的睾丸激素对勃起功能非常重要。雄激素替代疗法用于性腺功能低下时，可以改善勃起功能。然而，当内源性睾酮水平正常时，补充雄激素对 ED 无效。过量的催乳素可通过抑制促性腺激素释放激素（GnRH）降低性欲，并导致睾酮水平的降低。多巴胺激动剂治疗高催乳素血症可以恢复性欲和睾酮。

糖尿病性 糖尿病性 ED 发生在 35%～75%的糖尿病患者中。病理学机制主要与糖尿病相关的血管和神经并发症有关。糖尿病大血管并发症主要与年龄有关，而微血管并发症与糖尿病持续时间和血糖控制程度有关。糖尿病患者内皮和神经组织中一氧化氮合酶含量降低也可促进 ED 的发生。

精神性 两种机制可能抑制精神性 ED 患者的勃起。第一，对骶髓的精神性刺激可能抑制反射反应，从而阻止血管扩张和阴茎充血的进程。其次，过度的交感神经刺激会增加阴茎平滑肌张力，影响充分勃起。精神性 ED 最常见的原因是焦虑、抑郁、关系冲突、自信丧失、性抑制、性偏好冲突、童年虐待遭遇以及对妊娠或性传播疾病的恐惧。几乎所有的 ED 患者即使有明确的器质性病理学基础也逐渐会产生 ED 继发的精神心理问题。

药物相关性 普通内科门诊男性患者中约有 25%可能存在药物相关性 ED（表 59-1）。尤其在老年患者中，ED 通常属于药物治疗的不良反应。除了药物本身，基础疾病也可能导致性功能障碍。在抗高血压药物中，噻嗪类利尿剂和 β 受体阻滞剂是 ED 最常见的原因。有少量报道使用钙通道阻滞剂和血管紧张素转化酶抑制剂可能引起 ED。这些药物可能直接作用于阴茎平滑肌（如钙通道阻滞剂），也可能间接降低盆腔血压，进而影响阴茎硬度的维持。α 受体阻滞剂不太可能造成 ED。雌激素、促性腺激素激动剂、H_2 受体拮抗剂和螺内酯可通过抑制促性腺激素的产生或阻断雄激素的作用而引起 ED。抗抑郁药和抗精神病药尤其是安定类药物、三环类药物和 SSRI 与勃起、射精、

表 59-1 与勃起功能障碍相关的药物	
分类	药物
利尿剂	噻嗪类
	螺内酯
抗高血压药物	钙通道阻滞剂
	甲基多巴
	可乐定
	利舍平
	β受体阻滞剂
	胍乙啶
心脏/降脂药物	地高辛
	吉非贝齐
	氯贝丁酯
抗抑郁药	选择性5-HT再摄取抑制剂
	三环类抗抑郁药
	锂剂
	单胺氧化酶抑制剂
镇静剂	苯丁酮类
	酚噻嗪类
H_2受体拮抗剂	西咪替丁
	雷尼替丁
激素	孕激素
	雌激素
	皮质醇
	GnRH激动剂
	5α-还原酶抑制剂
	醋酸环丙孕酮
细胞毒性药物	环磷酰胺
	甲氨蝶呤
	罗扰素-A
抗胆碱药	丙吡胺
	抗惊厥药
娱乐性药物	酒精
	可卡因
	大麻

GnRH，促性腺激素释放激素

性高潮和性欲障碍有关。如果使用明确可引起ED的药物，应考虑使用替代药物。由于通常很难确定药物和ED的因果关系，需要多次尝试调整药物治疗方案来解决患者ED的困扰。

临床诊治路径：勃起功能障碍

良好的医患关系有助于明确ED的可能原因，问诊过程中有可能会涉及私密甚至尴尬的话题。因此，接诊者应注意适时启动评估。然而，除非造成明确的困扰，相当大比例的男性不会主动提及ED的问题。到目前为止，导致ED报告不足的两个最常见原因是患者的隐瞒和医生对疾病的不够重视。一旦医生开始讨论这个话题，患者便有可能倾向于跟进相应的问题。为了评估ED的病因是器质性、精神性还是多因素性（图59-3），应该有完整的病史和性生活史。

患者和性伴侣都应该接受有关性生活史的问诊。ED应该与其他性相关问题如早泄等区别对待。生活方式因素，如性取向、患者的ED困扰、焦虑和性技巧的细节均应予以解决。现已有标准化问卷可用于评估ED，包括国际勃起功能指数（IIEF）和更容易管理的男性性健康调查表（SHIM），SHIM是经验证的IIEF的简易版本。

ED的初步评估始于对患者的医疗、外科、性生活和心理社会史的回顾。病史应记录患者是否经历过骨盆创伤、手术或辐射。随着我们认识到下尿路症状与ED关系的密切性，应对膀胱出口梗阻的症状进行评估。问题应该集中于症状的发生、部分勃起的存在和持续时间以及ED的进展。夜间或清晨勃起的相应病史采集有助于区分生理性ED和精神性ED。夜间勃起发生在快速眼动（REM）睡眠期间时，需要完整的神经和循环系统。存在器质性病因的ED通常以逐渐和持续的阴茎硬度改变或无法维持夜间、性交或自我刺激的勃起为特征。应询问患者是否存在阴茎弯曲或性交疼痛。性欲的询问也很重要，因为性欲下降和ED有时是内

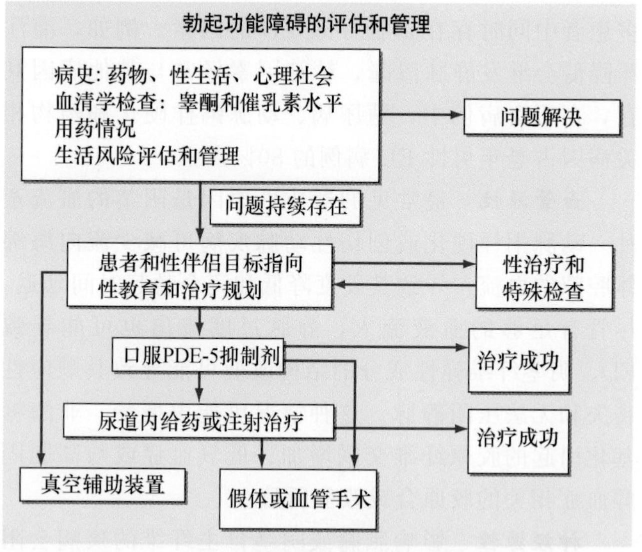

图 59-3 勃起功能障碍患者的评估和管理流程

分泌异常的最早迹象（如催乳素升高、睾酮水平降低）。此外，还应明确是否只有一个性伴侣或是存在多个性伴侣，这也是非常重要的问题，ED并不罕见于新换性伴侣或婚外性关系时。情境性ED而非持续性ED通常由心理原因造成。射精障碍的发生率远低于勃起障碍，但应注意问诊射精是否正常、过早、延迟或缺失。应确定相关的危险因素，如糖尿病、冠心病（CAD）和神经系统疾病。患者的手术史应重点明确有无肠、膀胱、前列腺和血管手术。详细的用药史也很重要。有可能影响性功能的社会因素变化也至关重要，其中包括健康问题、配偶死亡、离异、关系矛盾和经济问题等。

由于ED通常与内皮细胞危险因素有关，故患有ED的男性存在更高的显性和隐匿性心肌梗死发生率。因此，在无症状的男性中，出现ED应注意除外是否存在包括CAD在内的血管疾病。

体格检查是评估ED的基本要素。应注意有无高血压症状以及甲状腺、肝、血液系统、心血管或肾病的证据。应该对内分泌和血管系统、外生殖器和前列腺进行检测。应沿阴茎体仔细触诊以发现纤维化斑块。睾丸缩小和继发性征消失提示性腺功能减退。神经检查应包括评估肛门括约肌张力，评估球海绵体反射以及检测周围神经病变。

高催乳素血症罕见，但由于性欲减退和（或）ED可能是催乳素瘤或鞍区占位病变的表现，仍应检测血清催乳素水平。应检测血清睾酮水平，若降低，应进一步检测促性腺激素水平以确定性腺功能减退为原发性（睾丸）或继发性（下丘脑-垂体）。如果不是新发症状，应完善血清生化、血常规和血脂谱，以除外贫血、糖尿病、高脂血症或其他与ED相关的疾病可能。血清前列腺特异性抗原（PSA）的测定应按照推荐的临床指南进行。

在评估ED时，很少需要附加诊断性检查。但在特定患者中，专科检查可以提供对ED病理学机制的深入了解，并有助于选择治疗方案。相关专科检查包括：①夜间阴茎膨胀和硬度测量；②血管评估（诊室内注射血管活性物质、阴茎多普勒超声、阴茎血管造影、动态静脉注射海绵体造影/海绵体测量）；③神经检查（生物海绵体测量分级振动知觉、体感诱发电位；④心理疾病诊断测试。应权衡这些检测对诊断价值的意义与其有创性和成本。

治疗　男性性功能障碍

患者教育

患者和性伴侣的教育对于ED的治疗至关重要。在目标导向治疗中，教育有助于患者理解疾病、解释结果和治疗选择。讨论治疗方案有助于阐明如何提供最佳治疗，并将一线和二线治疗分层。有高风险生活方式问题（如肥胖、吸烟、酗酒和吸食毒品）时应就这些因素在ED发展中的作用进行讨论。

目前针对ED的治疗包括口服PDE-5抑制剂（最常用）、注射疗法、睾酮治疗、阴茎辅助装置和心理治疗。有限的数据表明，对潜在危险因素和现存疾病的治疗（如体重减轻、锻炼、减压和戒烟）可以改善勃起功能。关于治疗的决定应考虑到患者及其伴侣的偏好和期望。

口服药物

西地那非、他达拉非、伐地那非和阿伐那非是治疗ED的唯一获批和有效的口服药物。这4种药物可显著改善ED，对包括精神性、糖尿病、血管性、前列腺根治术后（神经保留术式）以及脊髓损伤等多种病因有效。这些药物是高选择性和有效的PDE-5抑制剂，而PDE-5是阴茎中主要的磷酸二酯酶亚型。在性刺激后，可给予不同剂量并增强勃起。起效时间约为30～120 min，取决于使用的药物和如最近的食物摄入等其他因素有关。对于老年患者，应考虑减少初始剂量，如有服用α受体阻滞剂、肾功能不全或服用抑制肝细胞CYP3A4代谢途径的药物（如红霉素、西咪替丁、酮康唑、可能的伊曲康唑和米贝拉地尔）等时，由于可能会增加血药浓度，同时使用PDE-5抑制剂有可能会造成低血压。

最初，人们曾顾虑PDE-5抑制剂药物的心血管安全性。这些药物具有轻微的血管扩张作用，直立性低血压且使用α受体阻滞剂时应谨慎使用。PDE-5抑制剂并不禁用于接受α受体阻滞剂治疗的男性患者，但在开始治疗之前，应确保患者血压稳定。也有担心使用PDE-5抑制剂会增加心血管事件。但是，PDE-5抑制剂的安全性已被多项分对照研究所证实，与普通人群相比，使用PDE-5抑制剂并不增加心肌缺血事件或总死亡率。

多项随机试验已证实这类药物的疗效，但目前缺少研究数据提示何种PDE-5抑制剂更胜一筹。不同药物之间的细微差异各具临床意义（表59-2）。

表 59-2 PDE-5 抑制剂的药物特点

药物	起效时间	半衰期	剂量	不良反应	禁忌证
西地那非	达峰时间为 30～120 min， 持续时间 4 h 高脂饮食影响药物吸收 饮酒有可能影响药效	2～5 h	25～100 mg 起始剂量 50 mg	头痛、面部潮红、消化不良，鼻塞、视觉变化	硝酸盐 低血压 心血管危险因素 色素性视网膜炎 抗反转录病毒药物调整剂量时 使用 α 受体阻滞剂时用量需要固定
伐地那非	达峰时间为 30～120 min 持续时间，4～5 h 高脂饮食影响药物吸收 饮酒有可能影响药效	4.5 h	5～10 mg	头痛、面部潮红、鼻炎、消化不良	同西地那非 可能轻度延长 QT 间期，禁止与Ⅰ类抗心律失常药物联用
他达那非	达峰时间为 30～60 min 持续时间，12～36 h 饮食或酒精不影响血药浓度	17.5 h	10 mg、20 mg； 每日 2.5 或 5 mg	头痛、消化不良、背痛、鼻塞、肌痛	同西地那非
阿伐那非	达峰时间为 30 min 持续时间，2 h 饮食不影响血药浓度	3～5 h	50、100、200 mg	头痛、面部潮红、鼻塞、鼻咽炎、背痛	同西地那非

患者可能由于多种原因对 PDE-5 抑制剂治疗无反应（表 59-3）。部分患者可能无法耐受 PDE-5 抑制剂，这是由于表达 PDE-5 的非阴茎组织中的血管扩张或药物抑制了同源的同工酶（即视网膜中的 PDE-6）等所致的不良反应所致。PDE-5 抑制剂对视网膜 PDE-6 的影响所致的视力异常持续时间较短，仅在西地那非报告，通常认为无临床意义。更严重的问题是 PDE-5 抑制剂可能导致非动脉性前部缺血性视神经病变；尽管支持这种相关性的数据有限，但谨慎的做法是避免在有非动脉性前部缺血性视神经病变病史的男性中使用这些药物。

睾酮补充联合 PDE-5 抑制剂可能有助于改善仅对 PDE-5 抑制剂无反应的性腺功能低下的 ED 患者的勃起功能。这些药物不会影响射精、性高潮或性冲动。与 PDE-5 抑制剂相关的副作用包括头痛（19%）、面部潮红（9%）、消化不良（6%）和鼻塞（4%）。大约 7%的服用西地那非的男性可能有短暂的色觉改变（蓝晕效应），6%服用他达拉非的男性可能出现腰痛。PDE-5 抑制剂禁止用于接受包括口服、舌下、经鼻和局部硝酸盐治疗心血管疾病的男性。这些药物能增强其降压作用，并可能导致严重休克。同样，戊基/硝酸丁酯“透皮贴”与之联用可能产生致命的降压协同作用。由于存在血管塌陷的风险，充血性心力衰竭和心肌病患者也应避免使用 PDE-5 抑制剂。由于性活动会导致生理代谢增加［5～6 代谢当量（mets)］，因此在活动性冠心病、心力衰竭、临界低血压或低血容量的患者以及那些服用多种的抗高血压药物的患者中不建议使用任何改善性活动的药物。

表 59-3 使用 PDE-5 抑制剂治疗失败患者的注意事项

- 最大剂量下至少 6 天后再评估患者是否治疗无效；
- 确认无用药前脂餐
- 在诱导内源性 NO 的同时没有生理或心理性刺激
- 未明确的性腺功能减退

虽然 PDE-5 抑制剂类药物具有共同的作用机制，但四种不同药物之间存在一些差异（表 59-2）。他达拉非的长半衰期是其特点，而阿伐那非起效最快。这四种药物对所有年龄、严重程度和病因的 ED 患者都有效。尽管这些药物之间存在药代动力学和药效学差异，但临床差异并不明确。

雄激素治疗

睾酮替代用于治疗原发性和继发性性腺功能减退。在睾丸激素正常的情况下补充雄激素在治疗 ED 时很少有效，因此不鼓励使用。雄激素替代方法包括经皮贴片和凝胶、长效睾酮酯（对映体和环己酸）的肠外给药和口服制剂（17α-烷基化衍生物）。口服雄激素制剂有潜在的肝毒性，应注意预防。接受睾酮治疗的男性应在用药 1～3 个月后重新评估睾酮水平、勃起功能和不良反应，包括男性乳房发育、睡眠呼吸暂停、下尿路症状或 BPH 的进展或恶化、前列腺癌、HDL 降低、红细胞增多、肝酶升高及生育功能降低。应定期复查 CBC 和 PSA 及直肠指诊。3 个月治疗后没有反应的患者应停止治疗。

真空收缩装置

真空收缩装置（VCD）是一种公认的无创疗法。对于不能服用西地那非或不希望进行其他干预的患者，它们是一种合理的治疗选择。VCD将静脉血吸入阴茎，并使用收缩环来限制静脉回流并维持肿瘤。VCD的不良事件包括疼痛、麻木、淤伤和射精改变。此外，许多患者抱怨这种装置很笨重，并且诱发的勃起具有非生理的外观和感觉。

尿道内注射前列地尔

如果患者对口服药物没有反应，可考虑尿道内注射或自我注射血管活性物质。尿道内前列腺素（前列地尔），以半固体颗粒（剂量125～1000 μg）的形式通过敷药器输送。约65%接受尿道内注射前列地尔的男性在诊室接受测试时会勃起，但只有50%的男性在家中成功性交。与静脉内注射相比，尿道给药的勃起诱发的发生率明显低。

阴茎海绵体内注射

注射阿前列地尔制剂对70%～80%的ED患者有效，但由于给药有创，停药率很高。剂量范围在1～40 μg之间。有药物过敏史和高凝风险的男性（高凝状态、镰状细胞病）禁止注射治疗。药物副作用包括局部不良事件、长时间勃起、疼痛和长期用药所致的纤维化。部分患者需要前列地尔、酚妥胺和（或）罂粟碱的联合用药。

手术

ED的较少使用的治疗包括外科植入半刚性或充气阴茎假体。假体的选择取决于患者的偏好，应考虑到人体习惯和使用的方便性，这可能会受到患者操作设备的能力的影响。由于假体装置的永久性，应建议患者首先考虑创伤较小的治疗方案。这些手术治疗是有创性，治疗存在潜在的并发症，通常用于难治性ED的治疗。尽管其成本高且具有创伤，阴茎假体可以很好地满足性伴侣的体验满意。

性治疗

性治疗的过程可能有助于解决可能影响性功能的特定个人间因素。性治疗通常包括插入式讨论和针对患者和关系的家庭练习。心理性治疗包括感官集中（非自然按摩）、感官意识练习、纠正对性的误解和人际障碍治疗（如开放性问题沟通、身体亲密度安排和行为干预）。虽然随机试验的数据很少且不一致，但这些方法可能对患有精神或社会因素的ED患者有用。如果治疗针对维持关系的性伴侣双方，将更为有效。

女性性功能障碍

女性性功能障碍（FSD）包括性欲、唤起、疼痛和性高潮减弱。FSD的相关危险因素与男性相似：心血管疾病、内分泌疾病、高血压、神经系统疾病和吸烟（表59-4）。

流行病学

流行病学数据有限，但现有的估计表明，多达43%的女性至少存在一个性功能相关问题。尽管对FSD的器质性因素逐渐受到重视，但在社区人群中进行调查时，性欲和唤醒阶段障碍（包括润滑不足）仍然是最常见的问题。

女性性生理

女性的性反应需要雌激素的存在。雄激素也有部分作用，但作用不明。在中枢神经系统中，雌激素和雄激素协同作用以增强性唤起和反应。一些研究指出，女性在月经周期的排卵前期性欲增强，提示参与排卵高峰的激素（如雌激素）可增加性欲。

性动机很大程度上受环境和伴侣因素的影响。一旦达到足够的性欲，性唤起就由中枢和自主神经系统

表59-4 女性性功能障碍的危险因素
神经疾病：卒中、脊髓损伤、帕金森病、创伤、大手术、放疗
内分泌疾病：糖尿病、高泌乳素血症
肝衰竭和（或）肾衰竭
心血管疾病；
精神因素及人际关系障碍：滥交、生活压力大
用药：
抗雄激素药：西咪替丁、螺内酯
抗焦虑药物、酒精、催眠药、镇静药
抗雌激素药物或GnRH拮抗剂
抗组胺药、拟交感神经胺类
降压药：利尿剂、钙通道阻滞剂
烷化剂
抗胆碱药

GnRH，促性腺激素释放激素

介导。大脑交感神经下传被认为会增加性欲，而周围的副交感神经活动会导致阴蒂血管充血和阴道分泌（润滑）。

参与阴蒂体部充血的神经递质与男性相似，对神经、平滑肌和内皮释放一氧化氮（NO）具有显著作用。由阴道神经和小动脉组成的精细网络可促进阴道分泌。这种复杂阴道反应的主要递质尚不确定，但一氧化氮和血管活性肠肽（VIP）可能具有一定的相关性。研究正常女性性反应的研究者明确了长期存在的一个线性和不可分解的关系，即最初的性欲、性唤起、阴道血管充血、润滑和最终发生性高潮。应综合评估是否有积极的情绪和身体反应伴随着一次、多次或无高潮的高峰和释放。

尽管两性血管和神经床的密度存在解剖上的差异以及变化，但性反应的主要效应器惊人的相似。完整的感觉对性唤起很重要。因此，性功能降低在患有周围神经病变（如糖尿病）的女性中更为常见。阴道润滑是血清的渗出，由与性唤起相关的盆腔血流量增加引起。各种原因引起的血管功能不全可能影响充分的润滑，导致性交困难。海绵体和小动脉平滑肌松弛是通过增加一氧化氮合酶（NOS）的活性而引起，并在阴蒂和周围前庭产生充血。性高潮需要一个完整的交感神经下传通路。因此，性高潮障碍在女性脊髓损伤患者中很常见。

临床诊治路径：女性性功能障碍

许多女性不自愿提供有关性反应的信息。良好的问诊环境中开放式问题有助于对不愿意讨论此类问题的女性进行性健康问询。一旦有相关主诉，应进行综合评估，包括病史、心理社会史、体检和实验室检查。

病史采集应包括内科、外科、产科、心理学、妇科、性和社会信息。还应确定过去的经历、亲密关系、知识和性伙伴的情况。应记录可能影响性健康的疾病，包括糖尿病、心血管疾病、妇科疾病、产科病史、抑郁症、焦虑症和神经系统疾病。应评估正在使用的药物，因为它们可能影响性唤起、性欲和性高潮。应确定咨询和认识生活压力的必要性。体格检查应评估生殖器，包括阴蒂。盆底检查可确定有无子宫脱垂或其他疾病。需要进行实验室检查，尤其是绝经状态不确定的患者。雌二醇、促卵泡激素（FSH）和黄体生成素（LH）通常需要检测，而脱氢表雄酮（DHEA）反映肾上腺雄激素分泌。血常规、肝功能评估和血脂化验有助于诊断。阴蒂多普勒超声和生物感觉测量等复杂的诊断评估需要昂贵的设备，而且评估意义不确定。对患者来说，确定哪些症状最令人痛苦是很重要的。

以前对FSD的评估主要在心理-社会背景下。然而，仅基于心理社会因素的诊断类别与新出现的对器质性病因的认识之间的不一致导致了FSD的新分类。这一诊断方案基于四个不互斥的组成部分：①低性欲：持续或反复缺乏性欲和（或）对性活动的接受能力，这会导致个人的痛苦；低性欲可能由内分泌衰竭引起，也可能与心理或情感障碍有关；②性唤起障碍：持续或反复不能达到或维持性兴奋可导致个人痛苦；③性高潮障碍：在充分性刺激和唤起后，持续或反复失去性高潮潜能，可导致个人痛苦；④性疼痛障碍：与非性交性刺激相关的持续性或复发性生殖器疼痛，引起个人痛苦。这种新的分类强调“个人痛苦”是对功能障碍的一种要求，并为临床医生提供了一个框架，以便在采用传统的咨询方法之前或与之相结合进行评估。

治疗　女性性功能障碍

生活方式干预

与患者进行讨论很重要，因为夫妻可能需要接受关于正常解剖和生理反应（包括性高潮在性接触中的作用）的相关知识。应解释与衰老和（或）疾病相关的生理变化。夫妻可能需要明确阴蒂刺激而不是性交的插入可能更有益。

行为矫正和非药物治疗应为第一步。患者和伴侣咨询可以改善沟通和关系紧张。对已知危险因素的生活方式改变是治疗过程的重要组成部分。强调身体健康最大化和避免不健康生活方式（如吸烟、酗酒）以及可能产生FSD的药物非常重要（表59-4）。局部润滑剂的使用可能解决性交困难和干燥的困扰。抗抑郁药等辅助药物可能需要调整，应使用对性功能影响较小的药物、减少药物剂量、药物转换或暂时停药。

内分泌治疗

在绝经后女性中，雌激素替代治疗可能有助于治疗阴道萎缩、减少性交疼痛和提高阴蒂敏感性。局部乳膏形式的雌激素替代是首选的方法，因为它可以避免系统性副作用。女性更年期前雄激素水平会显著下降。然而，低水平的睾酮或DHEA并不能有效预测雄激素治疗有效。文献不支持外源性雄激素的广泛使用，除非在特定情况下（卵巢早衰或绝经状态）和继发性唤起障碍时。

口服药物

一氧化氮在女性正常性反应中发挥重要作用，但PDE-5抑制剂在FDS中的疗效令人失望。在更多证据证实PDE-5抑制剂有效之前，不鼓励将其用于FSD。

阴蒂真空装置

对于性唤起和性高潮困难的患者，可以选择使用阴蒂真空装置。这种手持电池驱动的装置有一个小的软塑料杯，在受刺激的阴蒂上施加负压会引起海绵体血流量增加、充血和阴道润滑。

第六十章 多毛症

Hirsutism

David A. Ehrmann 著
（李晶 译）

多毛症通常用于描述雄激素依赖性的毛发过度生长，大约10%女性受此困扰。多毛症通常病因不明或继发于多囊卵巢综合征（PCOS）所致的高雄激素水平。少数情况下是由于肾上腺来源的雄激素生成过多所致，通常发生于非典型先天性肾上腺皮质增生症（CAH）（表60-1）。极少数情况下，多毛症是严重疾病的体征。多毛症通常伴有包括痤疮和雄性脱发（雄激素性脱发）在内的皮肤表现。男性化是指雄激素水平高到足以引起其他体征和症状的情况，包括声音变粗、乳房萎缩、肌肉体积增大、阴蒂肿大及性欲增强。男性化通常提示卵巢或肾上腺肿瘤的可能性，提示预后不佳。

表60-1 多毛症的原因

多毛症的原因
性腺高雄激素血症
卵巢高雄激素血症
多囊卵巢综合征/功能性卵巢高雄激素血症
卵巢类固醇生成阻滞
极度胰岛素抵抗综合征（如脂肪营养不良）
卵巢肿瘤
肾上腺高雄激素血症
肾上腺功能早现
功能性肾上腺高雄激素血症
先天性肾上腺皮质增生症（非典型和典型）
皮质醇作用/代谢异常
肾上腺肿瘤
其他内分泌失调
库欣综合征
高泌乳素血症
肢端肥大症
外周雄激素过多
肥胖
特发性
妊娠相关高雄激素血症
黄体反应过多
妊娠卵泡膜细胞瘤
药物
雄激素类
含雄激素孕激素的口服避孕药
米诺地尔
苯妥英
二氮嗪
环孢菌素
真两性畸形

毛囊生长与分化

毛发分为胎毛（细、软、不着色）或终毛（长、粗、着色）。人的一生中毛囊的数量不会改变，但是毛囊的大小和类型受到许多因素的影响，雄激素的变化在其调控中发挥决定性的作用。雄激素为终毛和皮脂腺发育所必需，可以介导毛囊皮脂腺单位（PSU）分化为终末毛囊或皮脂腺。在前一种情况下，雄激素将胎毛转化为终毛；而后者促进皮脂增殖，毛发维持胎毛状态。

毛发生长周期可分为3个阶段：①生长期；②退化期（复旧期）；③休止期（静止期）。根据身体部位的不同，激素调节在毛发生长周期中起重要作用。例如，眉毛、睫毛和胎毛对雄激素不敏感，而腋窝和阴部毛发对低水平的雄激素敏感。面部、胸部、上腹部和背部的毛发生长需要更高水平的雄激素，使得男性呈现典型的性别特征。女性雄激素过多会导致大多数雄激素敏感部位（头皮区域除外）毛发生长增加，而头皮区域的脱发是由于雄激素引起的头皮毛发生长期缩短所致。

尽管雄激素过多是多毛症的主要原因，但雄激素水平与毛发生长量之间的相关性并不明显。这是由于毛囊中的毛发生长也依赖于局部生长因子，终末器官(PSU)的激素敏感性也存在变异。遗传因素和种族背景也会影响头发的生长。一般来说，深色头发的人比金发或白发的人多毛。亚洲人和美洲土著人在高雄激素水平敏感的皮肤区域毛发相对稀疏，而地中海裔通常呈现多毛外观。

临床评估

多毛症评估时应注意患者发病年龄、毛发生长进展速度以及相关症状或体征（如痤疮）的病史。根据原因不同，毛发过度生长通常发生于20～30岁。这种增长通常是缓慢而渐进的。多毛症的突然发生和迅速进展提示可能为分泌雄激素的肿瘤，在这种情况下，通常伴有男性化表现。

应询问患者月经周期开始时的年龄（初潮）和月经周期情况。从初潮起及出现月经周期不规则通常提示卵巢相关而非肾上腺雄激素分泌过多。相关症状如溢乳则提示高泌乳素血症以及甲状腺功能低下。高血压、皮肤紫纹、易淤伤、向心性肥胖和乏力等则提示高皮质醇血症（库欣综合征)，非常罕见的一部分多毛情况还出现于高生长激素血症（即肢端肥大症）时。苯妥英钠、米诺地尔和环孢菌素等药物的使用可能与雄激素依赖性毛发过度生长（即多毛症）有关。不孕症和（或）多毛症的家族史可能提示非典型CAH。脂肪营养不良常与胰岛素抵抗引起的卵巢雄激素分泌增加有关。脂肪营养不良患者的中心脂肪分布占优势，上肢和下肢皮下脂肪组织较少。

体格检查应包括测量身高和体重以及计算体重指数(BMI)。体重指数>25 kg/m^2 提示超重，>30 kg/m^2 常与多毛症有关，这可能是雄激素前体向睾酮转化增加所致。肾上腺相关的病因可引起高血压，体格检查时也应关注血压情况。与雄激素过量和胰岛素抵抗有关的皮肤症状包括黑棘皮病和皮赘。同时也应注意患者的体脂分布情况。

对每一位多毛症女性患者的体毛分布和数量进行客观的临床评估是多毛症评估的核心。这项评估应注意多毛与毛发浓密的区别，并可提供评估治疗反应的参照。一种简单且常用的毛发生长分级方法是改良的Ferriman和Gallwey量表（图60-1)，其中9个雄激素敏感部位中每个区域毛发分布情况分为0～4级。大约95%的白人女性评分低于8分。因此，大多数女性在对雄激素敏感的部位有毛发生长是正常的。评分高于8分表明雄激素介导的毛发生长过多，对这部分患者应进一步检测激素水平（见下文)。对于不太可能出现多毛症的种族/人种（如亚洲女性），应注意包括脓疱性痤疮和头皮变薄等其他皮肤雄激素过量的证据。

激素水平测定

雄激素由卵巢和肾上腺分泌，分别受促性腺激素黄体生成素（LH）和促肾上腺皮质激素（ACTH）调控。多毛症病因中涉及的主要循环类固醇是睾酮、雄烯二酮和脱氢表雄酮（DHEA）及其硫酸化形式(DHEAS)。卵巢和肾上腺通常对睾酮的生成有同等的作用。大约一半的总睾酮来源于直接的腺分泌，其余来源于雄烯二酮和DHEA的外周转化。

虽然睾酮最重要的是循环雄激素，但介导多毛症最重要的激素是PSU中由5α-还原酶转化形成的双氢睾酮（DHT)。DHT对雄激素受体具有较高的亲和力且与之分离较慢。局部产生的DHT是PSU水平的效应激素。5α-还原酶有两种同工酶：2型存在于前列腺和毛囊，1型主要存在于皮脂腺。

多毛症评估如图60-2所示。除了循环睾酮和DHEAS水平外，游离（或未结合）睾酮水平的测定也很重要。睾酮中不与载体蛋白性激素结合球蛋白(SHBG）结合的部分在生物学上可转化为DHT并与雄激素受体结合。高胰岛素血症和（或）雄激素过多会降低SHBG的肝生成，导致总睾酮水平在正常范围高限，而未结合的激素水平更高。尽管绝经后卵巢睾酮分泌下降，但其雌激素分泌下降幅度更大，SHBG浓度降低。因此未结合睾酮的相对比例增加可能导致绝经后多毛症。

基线血浆总睾酮水平>12 nmol/L（>3.5 ng/ml）通常提示有男性化肿瘤发生，而>7 nmol/L（>2 ng/ml）则几乎可以确诊男性化肿瘤。基础DHEAS水平>18.5 μmol/L（>7000 μg/L）则提示肾上腺肿瘤。尽管DHEAS是肾上腺源雄激素过量的“标志物”，但PCOS女性的DHEAS轻度升高亦不罕见。计算机断层扫描（CT）或磁共振成像（MRI）常用于筛查肾上腺肿物，若临床评估和激素水平有阳性提示，经阴道超声通常可以明确鉴别是否存在卵巢占位。

PCOS是导致卵巢源性雄激素过多的最常见原因。通过对PCOS患者的进一步研究提示，这类患者的特征性激素改变是LH与促卵泡激素（FSH）的比例增加。然而，由于促性腺激素的脉冲性分泌，在多达一半的PCOS女性中并不能检测到这种促激素比例的变化。因此，血浆LH和FSH并不用于诊断

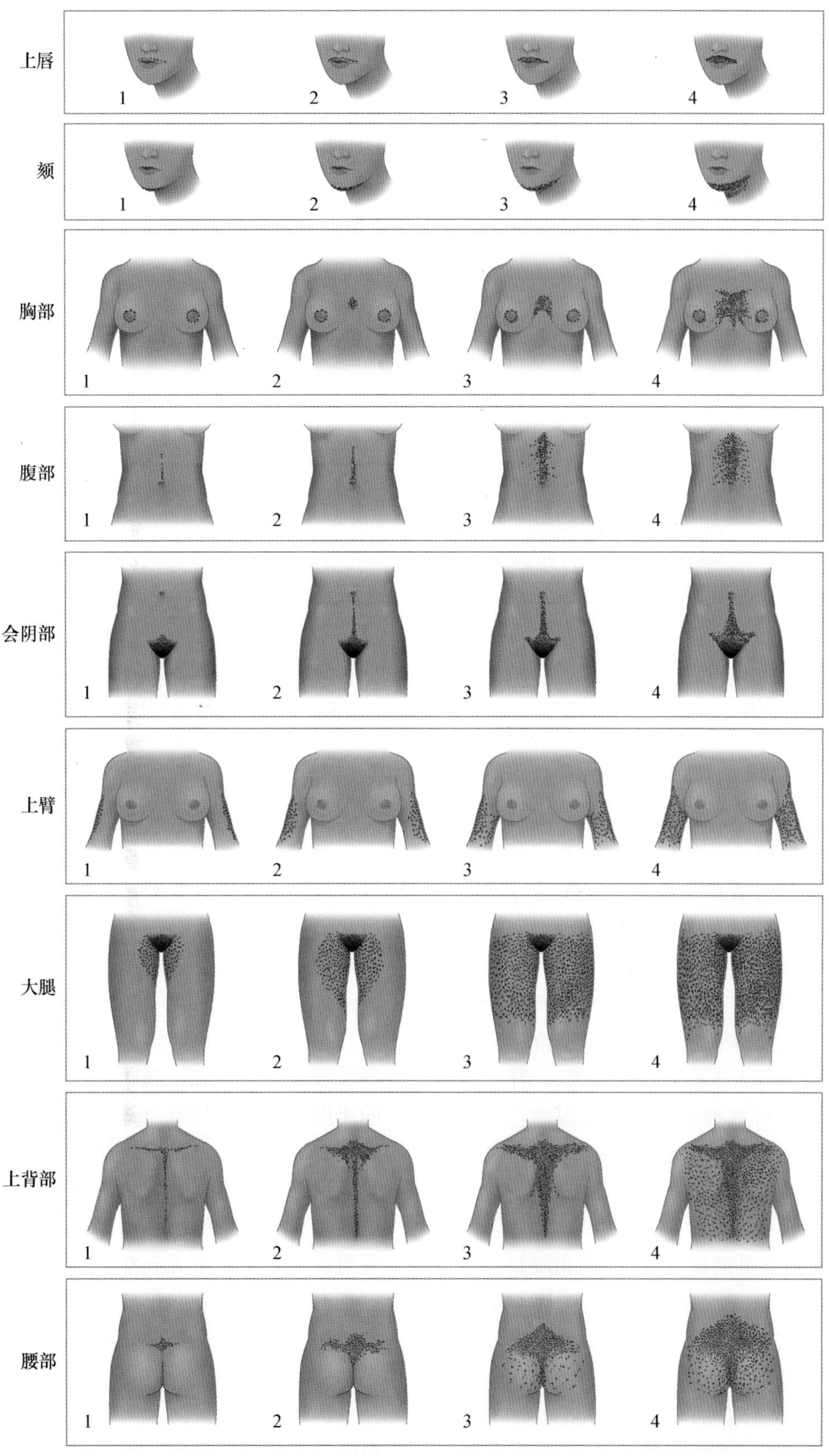

图 60-1 Ferriman 和 Gallwey 多毛症评分量表。雄激素敏感区的 9 个身体部位从 0 分（无末梢毛发）到 4 分（男性），以获得总分。多毛症评分正常<8 分（经允许引自 DA Ehrmann et al：Hyperandrogenism，hirsutism，and polycystic ovary syndrome，in LJ DeGroot and JL Jameson [eds]，Endocrinology，5th ed. Philadelphia，Saunders，2006）

PCOS。PCOS 具有特征性的经阴道超声改变，即卵巢增大、间质增多。然而，在没有 PCOS 临床或实验室特征性表现的女性中也可发现囊性卵巢超声表现。

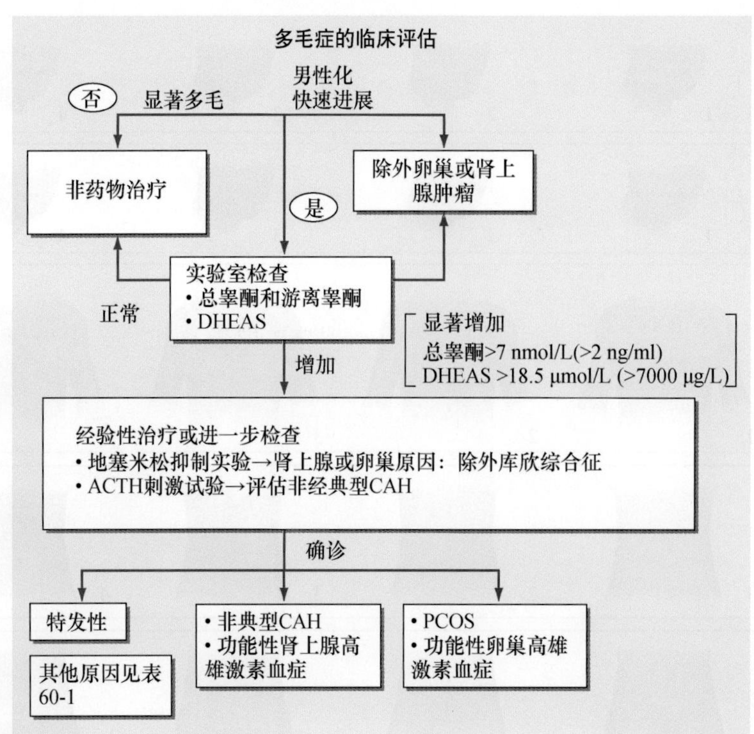

图 60-2　多毛症的评估和鉴别流程。ACTH，促肾上腺皮质激素；CAH，先天性肾上腺皮质增生症；DHEAS，硫酸化脱氢表雄酮；PCOS，多囊卵巢综合征

有学者认为，检测循环中抗苗勒激素（AMH）水平有助于诊断 PCOS，然而目前对此仍然存在争议。AMH 水平反映卵巢储备并与卵泡数相关。在月经过少、卵巢功能不全的患者中，检测 AMH 具有明确的意义，此种情况下 AMH 水平通常降低。

由于肾上腺源雄激素很容易被低剂量的糖皮质激素抑制，地塞米松雄激素抑制试验可区分高雄激素是卵巢源或肾上腺源。具体做法为地塞米松给药前后取血（0.5 mg 口服，每 6 h 1 次，持续 4 天）。肾上腺源雄激素的未结合睾酮可被抑制至正常范围内，不完全抑制表明卵巢雄激素过多。当临床怀疑库欣综合征时，应进行过夜 1 mg 地塞米松抑制试验，次日上午 8 点取血检测血清皮质醇水平。

非典型 CAH 最常见的原因是 21-羟化酶缺乏，也可由肾上腺皮质激素合成所必需的其他类固醇生成酶的常染色体隐性缺陷引起。由于这种酶的缺陷，肾上腺不能有效地分泌糖皮质激素（尤其是皮质醇）。这导致对促肾上腺皮质激素的负反馈抑制减弱，肾上腺代偿性增生并产生类固醇前体的蓄积并随后转化为雄激素。通过清晨血清 17-羟孕酮水平＜6 nmol/L（＜2 μg/L）（在卵泡期检测）可以排除 21-羟化酶缺乏。此外，静脉注射 250 μg 合成 ACTH（二十四肽促皮质素）1 h 后留取血样测定 17-羟孕酮水平也可辅助诊断 21-羟化酶缺乏症。

治疗　多毛症

多毛症的治疗可以通过药物或脱毛的物理方法来完成。患者应将非药物治疗视为唯一治疗或药物治疗的辅助治疗。

药物治疗包括：①漂白；②除毛（从皮肤表面去除），如剃须和化学除毛；③脱毛（去除毛发及毛根），如拔毛、蜡纸除毛、电解和激光治疗。尽管仍有学者持不同观点，剃除毛发并不会增加毛发生长的速度或密度。尽管可能引起皮肤刺激，化学脱毛可能有助于治疗只影响部分皮肤区域的轻度多毛症。蜡纸除毛处理可以暂时去除毛发，但操作过程舒适度很差。有经验的医师可以通过电解技术达到更持久的脱毛效果。激光光疗对脱毛有一定效果，它可以延迟毛发再生，并可使大多数患者达到永久脱毛的效果。目前已有部分研究评估激光治疗的长期效果和并发症。

药物治疗的目的是阻断雄激素合成和作用途径中的一个或多个步骤：①抑制肾上腺和（或）卵巢生成雄激素；②增强雄激素与血浆结合蛋白特别是 SHBG 的结合；③破坏雄激素前体的外周转化，从而阻止其活化为雄激素；④在靶组织水平抑制雄激素的作用。在治疗的前 4～6 个月，毛发生长的减弱效果并不明显，大多数情况下只能轻度减少毛发生长。

经过美容和皮肤科治疗后效果不理想时，口服避孕药形式的雌激素-黄体酮联合治疗通常是多毛症和痤疮的一线内分泌治疗。目前使用的大多数口服避孕药的雌激素成分是炔雌醇或美雌醇，其对 LH 的抑制导致卵巢雄激素的产生减少。雄激素水平的降低也会导致 SHBG 水平增加，从而降低未结合血浆睾酮的比例。激素联合治疗也可能通过降低 ACTH 水平降低 DHEAS。雌激素对皮脂细胞功能也有直接的、剂量依赖性的抑制作用。

由于孕激素对 SHBG 水平和雄激素潜能的抑制作用不同，应根据孕激素成分选择特定的口服避孕药。双醋炔诺醇具有相对较低的雄激素生成潜能，而从雌激素诱导 SHBG 增加的作用减弱来看，孕激素如甲基炔诺酮和左炔诺孕酮具有促雄激素生成潜能。诺孕酯是新一代孕激素的典型代表，这些孕激素不会促进雄激素生成。屈螺酮是螺内酯类似物，具有抗外皮质激素和抗雄激素活性，已被批准作为促孕剂与炔雌醇联合使用。

有血栓栓塞病史和乳腺癌或其他雌激素依赖性癌症风险增加的女性禁用口服避孕药。吸烟者和高血压或有偏头痛病史的人使用口服避孕药也存在一定的禁忌。在大多数试验中，单用雌激素-孕激素序贯治疗可在很大程度上改善 50%～70% 患者的痤疮。由于毛发生长周期较长，用药前 6 个月内对毛发生长的影响可能不明显，其显效可能需要用药 9～12 个月。多毛症的改善通常约 20%，但有可能阻止毛发生长。

糖皮质激素对肾上腺源雄激素的抑制作用比对皮质醇更显著。糖皮质激素是 CAH 患者的主要治疗手段。尽管有报道提示糖皮质激素可以恢复部分 PCOS 患者的排卵功能，但疗效不肯定。过量糖皮质激素存在副作用，用药时应注意尽量使用低剂量。地塞米松（0.2～0.5 mg）或泼尼松（5～10 mg）应睡前服用以通过抑制促肾上腺皮质激素的夜间波动来达到最大的抑制效果。

醋酸环丙孕酮是经典的抗雄激素药物。它主要通过竞争性抑制睾酮和 DHT 与雄激素受体的结合发挥作用。此外，它还可以通过诱导肝酶来提高睾酮的代谢清除率。虽然在美国境内不能使用本药，但是醋酸环丙孕酮在加拿大、墨西哥和欧洲已广泛使用。一般来说在月经周期第 1～15 天给予环丙孕酮（50～100 mg），第 5～26 天给予炔雌醇（50 μg）。药物的副作用包括子宫不规则出血、恶心、头痛、疲劳、体重增加和性欲下降。

螺内酯是一种较弱的抗雄激素药物，常用作盐皮质激素拮抗剂。当剂量足够高时（每天 100～200 mg），其几乎和醋酸环丙孕酮一样有效。尽管并不常见，但应定期监测患者是否出现高钾血症或低血压等副作用。由于药物可能造成男性胎儿女性化，故用药期间应避孕。螺内酯也可能造成月经不规则。螺内酯常与口服避孕药联合使用，而避孕药本身在避孕的同时也可抑制卵巢雄激素的产生。

氟他胺是一种强效非甾体抗雄激素药物，对多毛症有效，但其肝细胞损伤限制了其应用。非那雄胺是 2 型 5α-还原酶的竞争性抑制剂，已有报道提示其对多毛症治疗有益，但 1 型 5α-还原酶在 PSU 中的优势分布限制了其疗效。非那雄胺也会损害男性胎儿的性分化，不可用于孕期女性。依氟鸟氨酸乳膏（凡尼卡）已获批用于治疗女性面部除毛，但长期疗效仍不确定。药物使用不当会引起皮肤刺激。任何特定药剂的选择都必须根据患者个体情况进行调整。如前所述，多毛症的药物治疗应与非药物方法结合使用。这也有助于评估正常人群中女性毛发的分布模式，在可实现范围内进行治疗。

第六十一章　月经失调和盆腔疼痛

Menstrual Disorders and Pelvic Pain

Janet E. Hall　著
（李延　译）

月经失调可能是机体存在异常的信号，这些异常可能会对人体健康产生长远的影响。频繁出血或经期延长通常会促使女性就医，但偶尔出血或不出血看上去并不是严重的情况，患者可能不会因此而就医。因此，每一位接诊女性患者的医生都有必要关注患者的月经史。盆腔痛是常见的主诉，可能与生殖器官疾病有关，也可由胃肠道、尿道或肌肉骨骼系统疾病引起。某些原因导致的盆腔痛可能需要进行紧急手术。

月经失调

定义和患病率

闭经是指月经周期缺失。原发性闭经是指在没有激素治疗的情况下从未发生月经。继发性闭经是指月经停止 3～6 个月。原发性闭经是一种罕见的疾病，仅发生于<1%的女性。在任意一年，3%～5%的女性会经历≥3 个月的继发性闭经。没有证据表明人种或种族会影响闭经的患病率。然而，由于充足的营养对保证正常的生殖功能十分重要，初潮年龄和继发性闭经的患病率在世界各地都有显著差异。

月经稀发的定义为月经周期>35 天或每年<10 次月经。月经稀发时阴道出血的频率和出血量都没有规律，并不规律出现提示排卵的症状（经前乳房压痛、饮食冲动、情绪不稳定）。无排卵也可表现为月经间期<24 天或阴道出血>7 天。如果能够排除子宫解剖性出血、子宫流出道损伤出血和出血倾向，则频繁或严重的不规则出血被称为功能失调性子宫出血。

原发性闭经 原发性闭经的传统定义是 16 岁以后仍无月经来潮。其他因素（如生长发育、第二性征、周期性盆腔疼痛、初潮年龄提前的长期趋势），特别是在非洲裔美国女孩中，会影响原发性闭经的评估年龄。在生长发育正常和第二性征正常出现的情况下，应在 15 岁或 16 岁时评估闭经；在第二性征缺失或身高低于第三个百分位数时，应在 13 岁时评估闭经；存在乳房发育和周期性盆腔痛时，应在 12 岁或 13 岁时对闭经进行评估；乳房发育 2 年内，月经初潮（定义为第一次月经周期）没有出现也应进行评估。

继发性闭经或月经稀发 月经初潮后 2 年和末次月经周期前的 1～2 年内，无排卵和排卵周期不规则较为常见。在二者之间的很长一段时期，月经周期长约 28 天，经期间隔一般为 25～35 天。持续排卵女性的月经周期变异性通常为±2 天。妊娠是最常见的闭经原因，在评估月经不规则的原因时应尽早排除妊娠。然而，许多女性偶尔会错过一个周期。如果出现≥3 个月的继发性闭经，应立即评估原因，经期间隔>35 天或<21 天或出血持续>7 天也应评估原因。

诊断

评估月经功能紊乱有赖于对生殖系统四个关键组成部分之间相互关系的理解：①下丘脑；②垂体；③卵巢；④子宫和流出道（图 61-1）。该系统由复杂的负

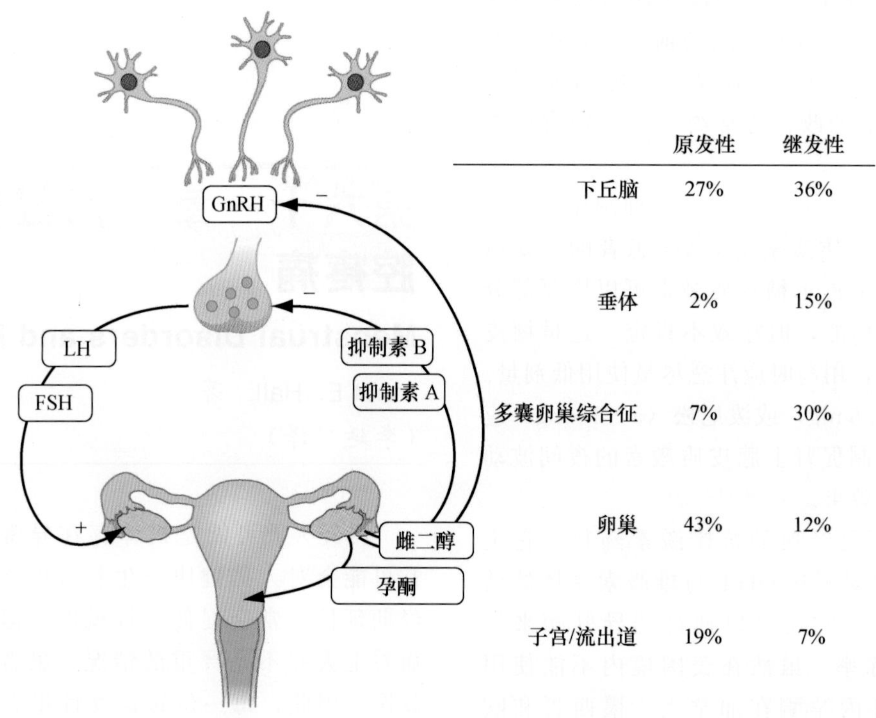

	原发性	继发性
下丘脑	27%	36%
垂体	2%	15%
多囊卵巢综合征	7%	30%
卵巢	43%	12%
子宫/流出道	19%	7%

图 61-1 下丘脑-垂体-性腺轴在闭经中的作用。下丘脑分泌的促性腺激素释放激素（GnRH）刺激垂体分泌促卵泡激素（FSH）和黄体生成素（LH），继而诱导卵巢生成卵泡和类固醇。卵巢分泌的雌二醇和孕酮控制子宫内膜的脱落，产生月经，二者与抑制素协同对下丘脑和垂体进行反馈调节，以控制 FSH 和 LH 的分泌。由生殖系统各水平（下丘脑、垂体、卵巢、子宫和流出道）异常引起的闭经患病率在原发性闭经和继发性闭经中存在差异

反馈和环正反馈环维持，包括卵巢类固醇（雌二醇和孕酮）、肽类（抑制素 B 和抑制素 A）、下丘脑［促性腺激素释放激素（GnRH）］和垂体（FSH 和 LH）（图 61-1）。

月经功能紊乱主要可分为两大类：子宫和流出道疾病、排卵异常。导致原发性闭经的许多疾病为先天性，但直到青春期才能被发现（如遗传、染色体和解剖异常）。继发性闭经的所有原因也可引起原发性闭经。

子宫疾病或流出道疾病　子宫和流出道异常通常表现为原发性闭经。在正常青春期发育和阴道闭锁的患者中，鉴别诊断包括阴道隔或处女膜闭锁。müllerian 发育不全（Mayer-Rokitansky-Kuster-Hauser 综合征）与 *WNT4* 基因突变有关。雄激素不敏感综合征（AIS）是一种 X 连锁隐性遗传疾病，占原发性闭经的 10%。AIS 患者的核型为 46，XY，但由于雄激素受体缺乏反应，完全 AIS 患者会出现严重的雄性化不足和女性外生殖器。阴毛和腋毛缺失可在临床上将其与 müllerian 发育不全区别开来，睾酮水平升高同样可以区别二者。Asherman 综合征表现为继发性闭经或月经稀发，由子宫腔部分或完全闭塞引起，粘连可阻止子宫内膜正常生长和脱落。该病 90% 以上由刮宫术引起，在结核流行地区，生殖器结核是该病的重要原因。

治疗　子宫和流出道疾病

流出道阻塞需要手术矫正。这种情况会增加子宫内膜异位症的风险，可能是由经血逆流所致。Müllerian 发育不全也可能需要手术干预以使性交成为可能，即便有些患者的阴道扩张是充分的。由于卵巢功能正常，可以使用辅助生殖技术。雄激素抵抗综合征需要行性腺切除术，因为发育不全的性腺存在发生性腺母细胞瘤的风险。性腺切除术在早期（如儿童时期）还是在乳房发育完成后进行尚存争议。性腺切除术后需要雌激素替代治疗，可能需要阴道扩张以使性交成为可能。

排卵障碍　一旦排除子宫和流出道异常，应考虑排卵障碍。鉴别诊断的依据是初步检验的结果，包括妊娠试验、FSH 水平（确定病变部位为卵巢还是中枢）以及评估高雄激素血症（图 61-2）。

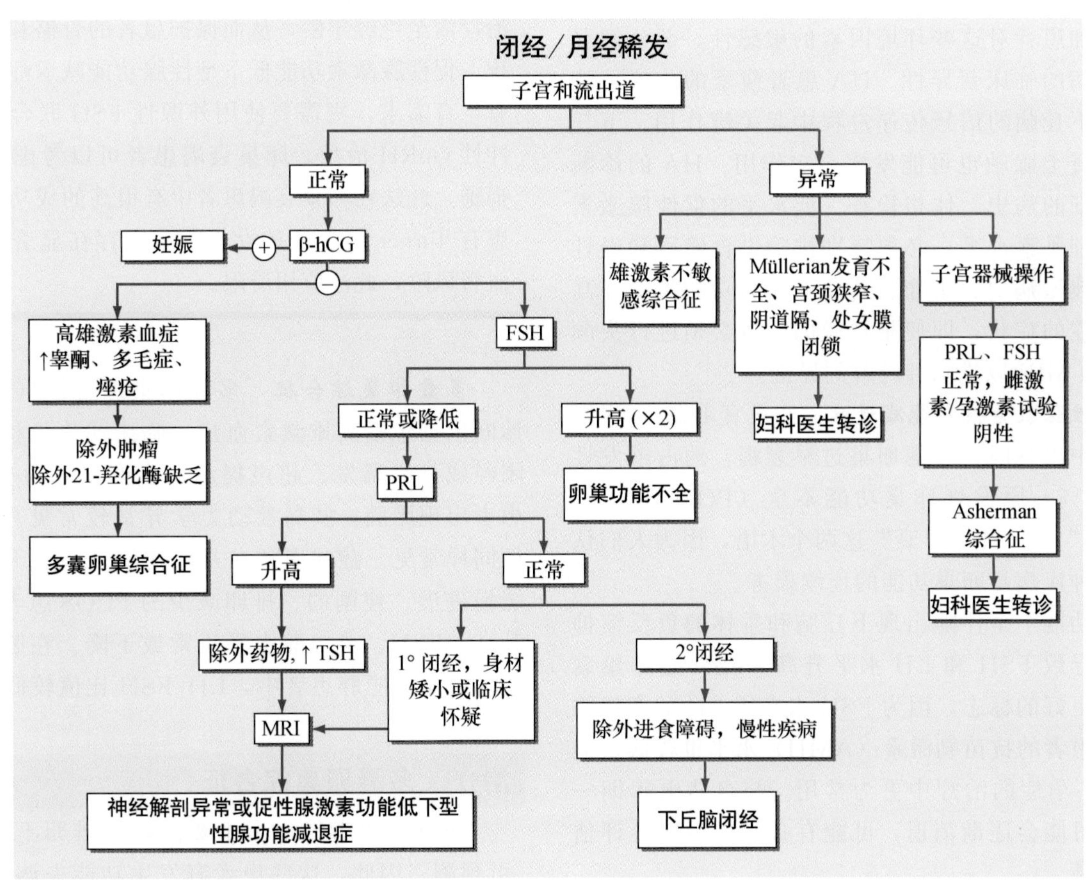

图 61-2　闭经的评估流程。β-HCG，人绒毛膜促性腺激素；FSH，促卵泡激素；MRI，磁共振成像；PRL，催乳素；TSH，促甲状腺激素

促性腺激素功能低下型性腺功能减退症 低雌激素水平伴随正常或低水平的LH和FSH可出现于下丘脑GnRH分泌异常或垂体对GnRH无反应，这是由解剖学、遗传或功能异常所致。虽然肿瘤和浸润性疾病相对少见，但在鉴别诊断促性腺激素功能低下型性腺功能减退症时应予以考虑。这些疾病可能出现原发性或继发性闭经。这些疾病也可能出现其他提示下丘脑或垂体功能障碍的临床表现，如身材矮小、尿崩症、溢乳和头痛。头部辐射后也可出现促性腺激素功能低下型性腺功能减退症。产后该病可能由垂体坏死（Sheehan综合征）或淋巴细胞性垂体炎引起。由于生殖功能障碍通常与神经解剖损伤或药物所致的高催乳素血症有关，因此应测定所有促性腺激素功能低下型性腺功能减退症患者的催乳素水平。

孤立性促性腺激素功能低下型性腺功能减退症（IHH）可发生于女性，但男性的发生率是女性的3倍。IHH通常表现为原发性闭经，50%的患者可出现一定程度的乳房发育，约10%的患者有1～2次月经。约50%的女性IHH患者伴随出现嗅觉缺失（Kallmann综合征）。约60%的患者IHH由遗传因素引起。

功能性下丘脑性闭经（HA）由能量消耗和摄入不匹配引起。最近的研究表明，与IHH相关的基因变异可能增加患者对这些环境因素的敏感性，部分解释了这种疾病的临床变异性。HA患者瘦素的分泌可能在外周向下丘脑的信号传递过程中起关键作用。下丘脑-垂体-肾上腺轴也可能发挥一定作用。HA的诊断应基于详细的病史、体格检查、低水平的促性腺激素和正常的催乳素水平。必须特别排除进食障碍和慢性疾病。非典型病史、头痛、其他下丘脑功能障碍或高催乳素血症的症状，即使是轻微的，也必须进行头颅CT或头颅MRI以排除神经解剖异常。

高促性腺激素性功能减退症 卵巢衰竭在40岁以下的女性中出现时，考虑卵巢过早衰竭，约占继发性闭经的10%。原发性卵巢功能不全（POI）取代了“过早绝经”和“卵巢早衰”这两个术语，因为人们认识到了这种疾病是卵巢功能的连续损害。

卵巢功能不全伴随出现下丘脑和垂体的负反馈抑制消失，导致FSH和LH水平升高。FSH是卵巢衰竭的一个更好的标志，因为FSH水平比LH的变异要小。POI患者的抗苗勒激素（AMH）水平也较低，但AMH在不孕症的治疗中更为常用。与自然更年期一样，POI可能会逐渐消退，可能有必要进行连续评估来确定诊断。

一旦确定POI的诊断，由于其他健康问题可能与POI相关，故需要对患者做进一步的评估。例如，POI与多种染色体异常有关，包括Turner综合征、自身免疫性多腺体衰竭综合征、放疗和化疗以及半乳糖血症。识别出脆弱X综合征的前突变携带者发生早期卵巢衰竭很重要，因为有*FMR1*突变的男性儿童发生严重智力低下的风险增加。在大多数病例中，POI的原因不能确定。尽管越来越多的报告显示，POI个体和家族存在基因突变，但不建议进行染色体异常和*FMR1*突变以外的其他检测。

高促性腺激素性功能减退症也可出现于其他疾病，但发生率较低，如FSH或LH受体突变。芳香酶缺乏和17α-羟化酶缺乏分别与雌激素减少、促性腺激素升高以及雄激素增多和高血压相关。育龄女性的促性腺激素分泌肿瘤通常表现为雌激素水平升高而不是降低，可引起卵巢过度刺激或功能失调性出血。

治疗　低或高促性腺激素引起的闭经

无论是促性腺激素功能低下型性腺功能减退症还是卵巢功能不全，闭经总是与雌激素水平长期低下有关。第二性征的发育需要逐步滴定雌二醇替代治疗的剂量，最后加用孕激素治疗。建议使用包括小剂量雌激素/孕酮方案或口服避孕药的激素替代治疗，替代治疗需至绝经年龄，从而保护患者的骨骼和心血管系统。促性腺激素功能低下型性腺功能减退症患者如果有生育需求，则需要使用外源性FSH联合LH或脉冲性GnRH治疗。卵巢衰竭患者可以考虑卵母细胞捐赠，此法在卵巢衰竭患者中有很高的成功率，但在患有Turner综合征的女性中，因存在显著的母体心血管风险，此法应用受限。

多囊卵巢综合征 多囊卵巢综合征（PCOS）的诊断依据包括高雄激素血症（临床或生化检查提示）、闭经或月经稀发、超声提示多囊卵巢。约一半PCOS患者出现肥胖，胰岛素动力学异常较常见。代谢综合征同样常见。症状通常在月经初潮后不久开始，此后缓慢进展。瘦削的、排卵减少的PCOS患者LH水平升高，FSH、雌二醇水平正常或下降。在胰岛素抵抗更为突出的肥胖患者中，LH/FSH比值较低。

治疗　多囊卵巢综合征

PCOS患者的一个主要问题是排卵不规律、不可预测。因此，这些患者有发生功能失调性出血和子宫内膜增生的风险，这些疾病与无拮抗的雌激素暴露相关。使用口服避孕药或孕激素（醋酸甲羟孕酮 5～10 mg 或孕酮每日 200 mg，每月 10～14 天）可保护子宫内膜。口服避孕药也有助于治疗雄激素分泌过多的症状，如螺内酯和醋酸环丙孕酮，它们可起到弱效雄激素受体阻滞剂的作用。代谢综合征的治疗可能适用于某些患者。对于有生育需求的患者来说，控制体重是关键的第一步。枸橼酸氯米芬作为一线治疗非常有效，越来越多的证据表明芳香酶抑制剂来曲唑也可能有效。经验丰富的医生可以使用外源性促性腺激素；多囊卵巢的诊断在有或无月经周期异常时均会增加过度刺激的风险。

表 61-1　盆腔痛的原因

	急性	慢性
周期性盆腔痛		月经前症状 排卵痛 痛经 子宫内膜炎
非周期性盆腔痛	盆腔炎性疾病 卵巢囊肿破裂或出血、子宫内膜瘤或卵巢扭转 异位妊娠 子宫内膜炎 子宫肌瘤快速生长或变性 先兆流产	盆腔淤血综合征 子宫粘连和子宫后倾 盆腔恶性肿瘤 外阴痛 慢性盆腔炎性疾病 结核性输卵管炎 性虐待史

盆腔痛

盆腔疼痛的机制与引起腹痛的机制相似（详见第十二章），包括壁层腹膜炎症、空腔脏器阻塞、血管紊乱和源自腹壁的疼痛。盆腔疼痛可能是盆腔本身疾病的表现，也可能为盆腔外疾病的放射痛。在高达60%的病例中，盆腔疼痛可归因于胃肠道疾病，包括阑尾炎、胆囊炎、感染、肠梗阻、憩室炎和炎性肠病。泌尿系统和肌肉骨骼系统疾病也是盆腔疼痛的常见原因。

临床诊治路径：盆腔痛

和所有类型的腹痛一样，处理盆腔痛患者的首要任务是确定有无需要紧急手术治疗的危及生命的情况（休克、腹膜体征）。应通过询问月经史和（或）辅助检查尽快确定患者是否妊娠。包括疼痛类型、位置、放射和严重程度增加或减少的完整病史有助于确定急性盆腔疼痛的原因。应特别注意盆腔痛与阴道出血、性活动、排便、排尿、运动或饮食的联系。确定疼痛是急性还是慢性，是周期性还是非周期性将指导进一步的诊断（表 61-1）。然而，周期性疼痛的疾病偶尔也会出现非周期性疼痛，反之亦然。

急性盆腔疼痛

盆腔炎症性疾病最常见的表现为双侧下腹疼痛。通常为近期发作，并因性交或震动而加重。其中约 1/2 的患者可出现发热，约 1/3 的患者可出现异常子宫出血。可能出现新的阴道分泌物、尿道炎和寒战，但这些症状缺乏特异性。囊肿破裂、出血、扭转可导致急性附件病理学改变，少见于卵巢、输卵管及卵巢旁肿瘤。发热可与卵巢扭转相伴出现。异位妊娠可出现右或左下腹部疼痛，临床症状通常在最后一次正常月经后 6～8 周出现。闭经约占 75%，阴道出血约占 50%。可能出现直立性体征改变和发热。危险因素包括输卵管疾病、既往异位妊娠、不孕史、母体宫内暴露己烯雌酚（DES）或盆腔感染史。先兆流产也可能出现闭经、腹痛和阴道出血。虽然比异位妊娠更常见，但很少出现全身体征。子宫病理学改变包括子宫内膜炎和退行性平滑肌瘤（类纤维瘤）。子宫内膜炎常伴有阴道出血和全身感染表现，可发生在性传播感染、子宫机械操作或产后感染。

敏感的妊娠检测、全血细胞计数及分类、尿液分析、衣原体和淋球菌感染检测以及腹部超声有助于医生的诊断并指导进一步治疗。

治疗　急性盆腔疼痛

急性盆腔疼痛的治疗取决于所怀疑的病因，可能需要外科或妇科干预。如果不怀疑扭转，保守治疗是卵巢囊肿的一个重要方案，这样可以避免不必要的盆腔手术和随后出现的由粘连引起的不孕风险。异位妊娠可能需要手术治疗。然而，约 35%的异位妊娠未破裂，可能适用甲氨蝶呤进行治疗，此法在大约 90%的病例中有效。

慢性盆腔疼痛

一些女性在排卵时会感到不适（排卵痛）。疼痛可能很剧烈，但通常持续时间很短。疼痛的机制可能是优势卵泡的快速扩张，也可能是排卵时释放的卵泡液对腹膜的刺激。许多女性会出现经前症状，如乳房不适、饮食冲动、腹胀或腹部不适。这些症状是很好的排卵前标志，而这些症状的缺失意义不大。

痛经 痛经是指从月经出血开始并在接下来的12～72 h内逐渐减轻的下腹中线绞痛。可能伴随出现恶心、腹泻、疲劳和头痛，发生于60%～93%的青少年中，始于建立规律的排卵周期后。患病率在妊娠后和使用口服避孕药后下降。

原发性痛经由前列腺素前体的储存增加所致，前列腺素前体是由雌激素和孕酮连续刺激子宫产生的。在月经期间，这些前体转化为前列腺素，引起强烈的子宫收缩、血流减少和周围神经过敏，导致疼痛。

继发性痛经是由潜在的盆腔病理改变引起。子宫内膜异位症是由子宫外出现子宫内膜腺体和基质所致。这些异位子宫内膜可对激素刺激产生反应，并引起痛经，痛经在月经前几天开始。子宫内膜异位症也可能出现性交疼痛、肠道蠕动疼痛、子宫骶骨韧带结节触痛。纤维化和粘连可导致宫颈侧向移位。经阴道盆腔超声是初步检查的一部分，可能检测到卵巢内子宫内膜瘤、直肠阴道或膀胱结节或输尿管受累。CA125水平可能升高，但其阴性预测值较低。确诊需要腹腔镜检查。症状并不总能预测子宫内膜异位的程度。黑人和西班牙裔女性的患病率低于白种人和亚洲人。继发性痛经的原因还包括子宫腺肌病，这是一种在子宫肌层出现异位内膜腺体和间质的疾病。宫颈狭窄可能由外伤、感染或手术引起。

治疗　痛经

局部保暖、乳制品摄入、维生素 B_1、B_6、E 和鱼油的使用、针灸、瑜伽、运动对治疗痛经有一定的益处。维生素 D_3 的研究证据还不充分。非甾体抗炎药（NSAID）是最有效的治疗手段，其持续有效率>80%。布洛芬、萘普生、酮洛芬、甲芬胺酸和尼美舒利均优于安慰剂。治疗应在预期月经来潮的前一天开始，一般持续2～3天。口服避孕药也能减轻痛经的症状。使用生育酚、抗磷脂酶抑制剂和镁剂可能有效，但这些药物的使用没有充分的数据支持。NSAID和（或）口服避孕药无效则提示盆腔疾病（如子宫内膜异位症），应考虑行诊断性腹腔镜检查以指导进一步治疗。

第十部分　皮肤改变

SECTION 10　Alterations in the Skin

第六十二章　皮肤疾病的诊治

Approach to the Patient with a Skin Disorder

Thomas J. Lawley，Kim B. Yancey　著

（李忠佑　智慧　译）

皮肤查体的困难之处在于区分正常和异常表现、区分有重要意义和无意义的表现，以及综合相关的症状及体征进行合理的鉴别诊断。皮肤作为人体最大的器官，其直接可见的特点对检查者而言有利有弊。好处在于检查无需借助特殊的工具，且皮肤活检很少引起并发症。但不足之处在于，若检查者不够仔细，则容易被各种刺激误导，并忽视皮肤或全身疾病相关的重要、隐匿的体征。例如，黑色素瘤（图 62-1）和良性黑色素细胞痣有时在颜色和形状上仅有细微差别，检查者可能很难进行鉴别。用于描述皮肤病变特征的术语日臻完善（表 62-1、表 62-2 及表 62-3、图 62-3），这有助于对这类疾病进行诠释，并完善相关的鉴别诊断流程（表 62-4）。例如，鳞屑样丘疹常见于银屑病及特应性皮炎患者，这类患者与出血性丘疹患者分属不同的诊断类别，后者常提示血管炎或脓毒症（图 62-4 和图 62-5）。鉴别原发性和继发性皮肤病变也很重要。如果重点关注皮肤红斑及脱屑区域出现的线状糜烂，检查者可能错误地认为糜烂为原发性皮损，而局部皮肤发红和脱屑为继发性病变，然而该皮损实为湿疹性皮炎患者因瘙痒挠抓皮肤而造成的皮肤糜烂。

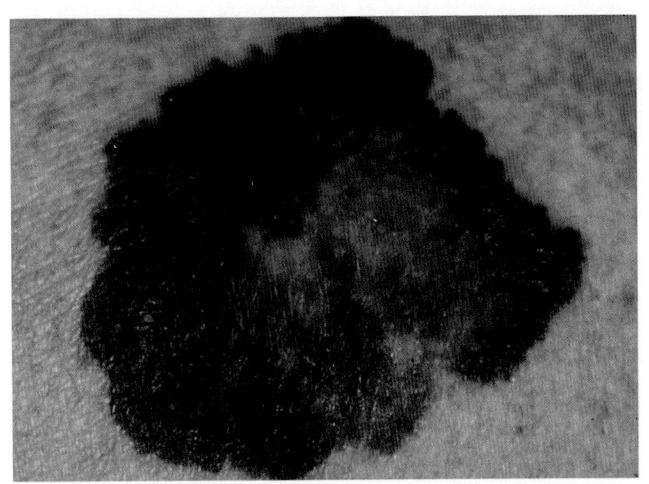

图 62-1　浅表播散型黑色素瘤。这是黑色素瘤最常见的类型，此病变通常表现为非对称性、边界不规则的色素斑（黑色、蓝色、棕色、粉色及白色），直径>6 mm，且病情逐渐演变（如病变范围逐渐增大、出现瘙痒或疼痛等伴随症状）

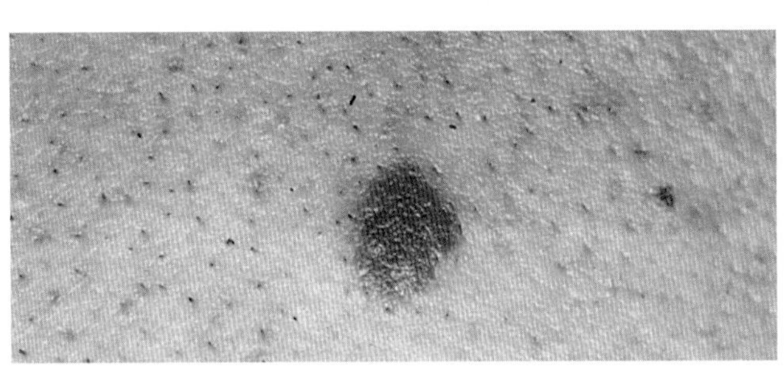

图 62-2　黑色素细胞痣。黑色素细胞痣为良性增殖性痣，其特征为形状规则的色素过度沉着斑，或颜色均一的丘疹

表 62-1　原发性皮肤病变的描述

斑疹：扁平且伴颜色改变的病变，直径<2 cm，不凸出于周围皮肤表面。雀斑即为典型的色素沉着斑
斑片：较大的（>2 cm）扁平皮损，伴不同于周围皮肤的皮色改变。仅在皮损的大小方面与斑疹不同
丘疹：小的实性皮损，直径<0.5 cm，因凸出皮面而可被触及（如闭口粉刺或有白色脓头的痤疮）
结节：较大的质硬皮损，凸出皮面。与丘疹仅存在病变大小的不同（如大的真皮先天性黑色素细胞痣）
肿块：实性皮肤病变，直径>5 cm
斑块：大的（>1 cm）、顶部扁平的皮损，凸出皮面；皮损边界可清晰（如银屑病），亦可模糊（如湿疹性皮炎）
水疱：小且内部充满液体的皮损，直径<0.5 cm，凸出皮面。病变内所含液体通常可见，且呈半透明样［如因接触漆树（毒常春藤）而导致的过敏性接触性皮炎的水疱］
脓疱：病变内部充满白细胞的水疱。注意：出现脓疱并不一定意味着存在感染
大疱：内含液体且凸出皮面的皮损，通常为半透明皮损，直径>0.5 cm
风团：凸出皮面的红斑性、水肿性丘疹或斑块，通常意味着短暂的血管舒张及血管通透性增加
毛细血管扩张：皮肤浅表血管扩张

表 62-2	继发性皮肤病变的描述
苔藓样变：特殊的皮肤增厚，以皮褶加深为典型特征	
鳞屑：角化层的过度沉积	
痂：干燥后的体液渗出物，可呈黄色（如浆液性痂）或红色（如血痂）	
糜烂：表皮缺损但不累及真皮层	
溃疡：表皮缺损且至少向下累及部分真皮	
抓痕：线状、成角的糜烂，且可能被覆痂皮，通常因搔抓所致	
萎缩：获得性成分丧失。对皮肤而言，可表现为皮肤凹陷但表皮层完整（如真皮及皮下组织缺失）或充满光泽、细薄、多皱褶的皮损（如表皮萎缩）	
瘢痕：继发于外伤或炎症反应的皮肤改变。根据病变部位的持续时间及特征，可能表现为红斑、色素脱失或色素沉着。位于头皮的病变还可能出现特征性的毛囊破坏	

表 62-3	常见的皮肤病学术语
脱发：发量部分减少或完全缺失	
环形皮疹：呈指环样	
囊肿：质软、凸出皮面的包裹性皮损，其内常含半固体或液体成分	
疱疹样：外观呈簇状分布	
苔藓样疹：紫罗兰色至紫色，类似于扁平苔藓的多边形皮损	
粟粒疹：小的实性白色丘疹，其内充满角蛋白	
麻疹样皮疹：泛发的、小的红斑性斑疹和（或）丘疹，与麻疹的皮损类似。	
钱币状：硬币样外观	
皮肤异色症：皮肤表现为各种色素沉着、萎缩及毛细血管扩张症	
多环形皮损：皮损的外观可为聚结环或不完整环形	
瘙痒：诱发抓挠的感觉。瘙痒通常是炎性皮肤疾病的主要症状（如特应性皮炎、过敏性接触性皮炎）；常与皮肤干燥症和皮肤老化有关。与瘙痒相关的全身性疾病包括慢性肾病、胆汁淤积、妊娠、恶性肿瘤、甲状腺疾病、真性红细胞增多症和幻想罹患寄生虫病	

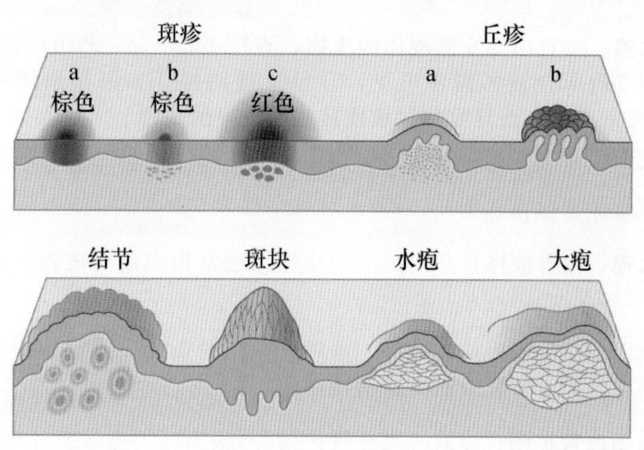

图 62-3　常见原发性皮损（表 62-1）的示意图

临床诊治路径：皮肤疾病

通常建议临床医生在采集病史前对患者进行皮肤查体，以评估病情。这能够确保检查者对患者的所有皮肤表面都进行评估，且能够将查体结果与相关病史整合。在体格检查过程中，必须留意并考虑皮肤病变的 4 个基本特征：皮疹的分布、原发性和继发性皮损的类型、皮损的形状，以及皮损的排列方式。理想情况下，应对包括皮肤、毛发、指甲以及口腔、眼部、鼻部、鼻咽部和肛门生殖器区域的皮肤黏膜进行体格检查和评估。初步检查的重要性在于尽可能完全地暴露患者皮肤，从而将遗漏重要皮肤病变的可能性降至最低，并对皮疹的分布进行精确评估。检查者首先应在距患者 1.5～2 m 处观察患者，以便评估患者皮肤的一般特征及皮损分布。实际上，皮损的分布与疾病的诊断密切相关（图 62-6）。例如，出现泛发性皮肤红斑的住院患者与出现相似皮疹但范围局限于面部阳光暴露部位的患者相比，其病因更可能为药疹。一旦明确了皮损的分布，即需确定原发性皮损的性质。因此，对于分布在肘部、膝盖及头皮的皮损，仅凭其分布特征考虑为银屑病或疱疹样皮炎的可能性最大（图 62-7 和图 62-8）。银屑病的主要皮损为鳞屑样丘疹，很快进展为被覆白色鳞屑的红斑；而疱疹样皮炎则为荨麻疹性丘疹，并迅速变为小水疱。以这种方式明确原发性皮损的性质可指导检查者正确诊断疾病。皮肤的继发性改变同样有助于疾病的诊断。例如，脱屑提示表皮角化过度，而结痂则是表皮细胞层脱落的结果。对皮损进行触诊可洞察皮损的特征。因此，压之可褪色的下肢红色丘疹可能是多种不同疾病的临床表现，但出血性红色丘疹压之不褪色，则通常提示可触性紫癜，即坏死性血管炎的特征表现（图 62-4）。

皮损的形状同样是皮肤疾病的重要特征。扁平的圆形红斑性丘疹及斑块常见于多种皮肤疾病。然而，红斑性块伴靶形红斑则是多形性红斑的特征表现（图 62-9）。同样地，皮损的排列方式也至关重要。许多疾病均可出现红斑性丘疹及水疱，但若呈特征性的线状排列则提示外源性病因，如过敏性接触性皮炎（图 62-10）或原发性刺激性皮炎。相反地，泛发性皮损亦十分常见，其病因可能为全身性疾病。

与其他医学专科一样，临床医生应全面采集患者病史，重点包括以下临床特征：

1. 病变的演变
   a. 起病部位
   b. 皮疹进展或扩散的方式
   c. 持续时间
   d. 慢性皮疹消退或缓解的时期
2. 皮疹的伴随症状
   a. 瘙痒、烧灼感、疼痛、麻木
   b. 症状的缓解方式（若存在）
   c. 一天中症状最严重的时刻
3. 目前或近期用药（处方药或非处方药）
4. 伴随的全身症状（如全身不适、发热、关节痛）
5. 合并症或既往病史
6. 过敏史
7. 是否存在光过敏
8. 系统回顾
9. 家族史（尤其是黑色素瘤、异位性皮炎、银屑病及痤疮患者）
10. 社交史、性生活史及旅行史

诊断方法

根据总体的临床表现，可以对多种皮肤疾病进行诊断，但有时相对简单的诊断方法可提供具有诊断价值的信息。多数情况下，可在患者床旁并借助很少的工具来完成这些检查。

皮肤活检 皮肤活检是一种简便的小型外科手术，但对最可能明确诊断的组织进行活检十分重要。这一决策不仅需要皮肤疾病的专业知识，还需要充分了解所选活检部位的浅表解剖结构。具体操作过程为使用1%的利多卡因（含或不含肾上腺素）对一小块病变皮肤进行局部麻醉，随后可用手术刀对可疑的皮肤病变进行切除或行碟形手术，或通过皮肤穿刺活检取出部分组织。后者是通过将穿刺针压紧皮肤表面，并加压向下旋转直至针尖刺破皮肤到达皮下组织。之后，将环形活检组织用镊子取出，并用虹膜剪切除底部组织。应根据切除病变的大小及部位明确是否需要对活检部位进行缝合。

表 62-4 部分常见皮肤疾病

诊断	好发部位	常见的形态学特征	诊断	好发部位	常见的形态学特征
寻常痤疮	面部、上背部和胸部	开放和闭口粉刺、红斑性丘疹、脓疱及囊肿	脂溢性角化病	躯干、面部	棕色斑块伴黏性、油腻性鳞屑，呈黏着外观
红斑痤疮	面颊、鼻部、前额及下颌皮肤发红	红斑、毛细血管扩张、丘疹、脓疱	毛囊炎 脓疱病	任何毛发生长部位 任何部位	毛囊性脓疱 丘疹、水疱、脓疱，常伴蜜色痂皮
脂溢性皮炎	头皮、眉部、鼻旁区域	红斑伴油腻性黄褐色鳞屑	单纯疱疹	口唇、外阴	簇状水疱，进展为结痂性糜烂
特应性皮炎	肘前及腘窝，可泛发	红斑性斑片及斑块、脱屑及苔藓样变，伴皮肤瘙痒	带状疱疹	皮肤节段性分布，常累及躯干，但也可出现在任何部位	局限于皮肤节段的水疱（痛性）
淤积性皮炎	足踝部、内踝以上的下肢	在因静脉功能障碍引起的皮肤色素沉着区出现红斑性斑片及脱屑	水痘	面部、躯干，较少累及四肢	病变分批出现，并迅速由红斑进展为丘疹、水疱、脓疱至结痂
汗疱性湿疹	手掌、足底、手指掌侧及脚趾底侧皮肤	深水疱	玫瑰糠疹	躯干（圣诞树样分布）；在多枚较小皮损之前会出现前驱斑	对称分布的红斑性斑片，伴领口状脱屑
过敏性接触性皮炎	各处皮肤	局限性红斑、水疱、脱屑，伴瘙痒（如手指、耳垂-接触镍币；足背-接触鞋面；裸露皮肤-毒常春藤）	花斑癣	胸部、背部、腹部、四肢近端	脱屑性色素沉着或色素脱失丘疹
银屑病	肘部、膝盖、头皮、下背部、指甲（可能泛发）	丘疹及斑块，表面覆有银屑；指甲可见点状凹陷	念珠菌病	腹股沟、乳房下、阴道、口腔	红斑性浸渍，伴周围呈卫星状分布的脓疱；黏膜表面可见白色、脆性斑片

表 62-4 部分常见皮肤疾病（续）

诊断	好发部位	常见的形态学特征	诊断	好发部位	常见的形态学特征
扁平苔藓	腕部、踝部、口腔（可能泛发）	紫罗兰色丘疹及斑块，顶端扁平	皮肤癣菌病	足部、腹股沟、胡须生长区域及头皮	因病变部位不同而存在差异（如体癣为脱屑性环形斑块）
毛发角化病	手臂及大腿的伸肌表面、臀部	毛囊角化性丘疹伴周围红斑	疥疮	腹股沟、腋下、指间及趾间、乳房下	表皮剥脱性丘疹、隧道，伴瘙痒
黄褐斑	前额、面颊、双鬓、上唇	棕褐色至褐色斑片	昆虫叮咬	各处皮肤	以叮咬处为中心的红斑性丘疹
白癜风	口周、躯干、四肢伸肌表面、手腕屈侧、腋下	粉白色斑疹	樱桃状血管瘤 瘢痕疙瘩 皮肤纤维瘤	躯干 各处皮肤（既往损伤部位） 各处皮肤	红色的充血性丘疹 质硬肿物，呈粉色、紫色或棕色 质硬的红色至棕色结节，当从侧面挤压该结节时，可见其上方皮肤下陷
光线性角化病	光暴露部位	正常皮肤颜色或红棕色斑疹或丘疹，伴干燥、粗糙、黏性鳞屑	皮赘	腹股沟、腋下、颈部	肉样丘疹
基底细胞癌	面部	位于日光照射处皮肤，边缘呈珍珠状及毛细血管扩张的丘疹	荨麻疹	各处皮肤	风团，有时伴周围皮肤红晕；瘙痒
鳞状细胞癌	面部，尤其是下唇，双耳	硬结且可能为角化过度的病变，常表现为溃疡和（或）结痂	暂时性棘层松解性皮肤病	躯干，尤其是前胸	红斑性丘疹
			皮肤干燥症	四肢伸侧，尤其是下肢	干燥、红斑性、脱屑性斑片；瘙痒

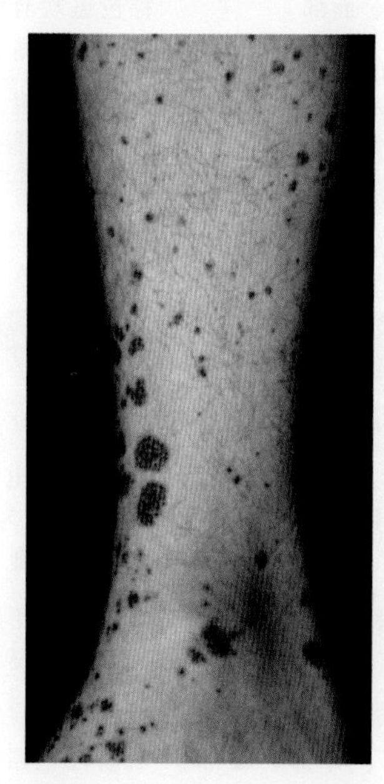

图 62-4 坏死性血管炎。皮肤小血管血管炎患者双侧小腿可见可触性紫癜性丘疹（经允许引自 Robert Swerlick，MD）

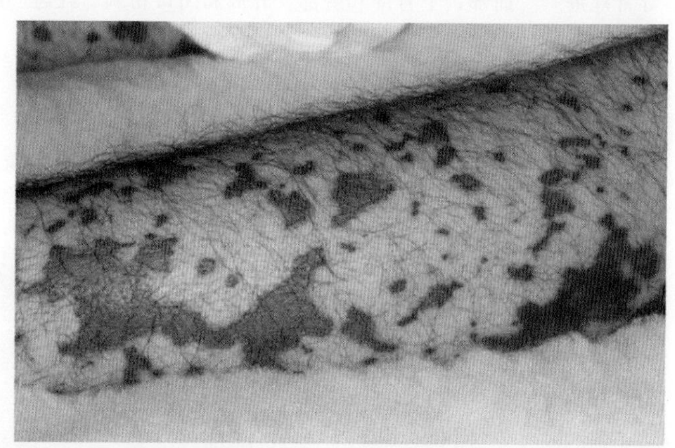

图 62-5 脑膜炎球菌血症。伴广泛角状紫癜性斑片的暴发性脑膜炎球菌血症（经允许引自 Stephen E. Gellis，MD）

KOH 检查 当鳞屑样皮损疑诊为真菌感染时，可进行氢氧化钾（KOH）检查。使用 15 号手术刀轻轻刮取皮损边缘，并用显微镜玻片收集刮下的鳞屑，并将 1～2 滴浓度为 10％～20％的 KOH 溶液滴在玻片上进行处理。KOH 可溶解角蛋白，并使真菌结构更易被观察。将玻片进行短暂加热可加速角蛋白的溶解。在显微镜下观察经过 KOH 处理的玻片时，减弱光强度或降低冷凝器更容易观察到折射性菌丝。这一方法可用于明确皮肤真菌感染的致病菌丝、念珠菌感染时的假菌丝和芽殖酵母，以及花斑癣时呈“意面及肉圆”的酵母菌。相同的取样方法还可用于刮取鳞屑，并进行选择性病原菌培养。

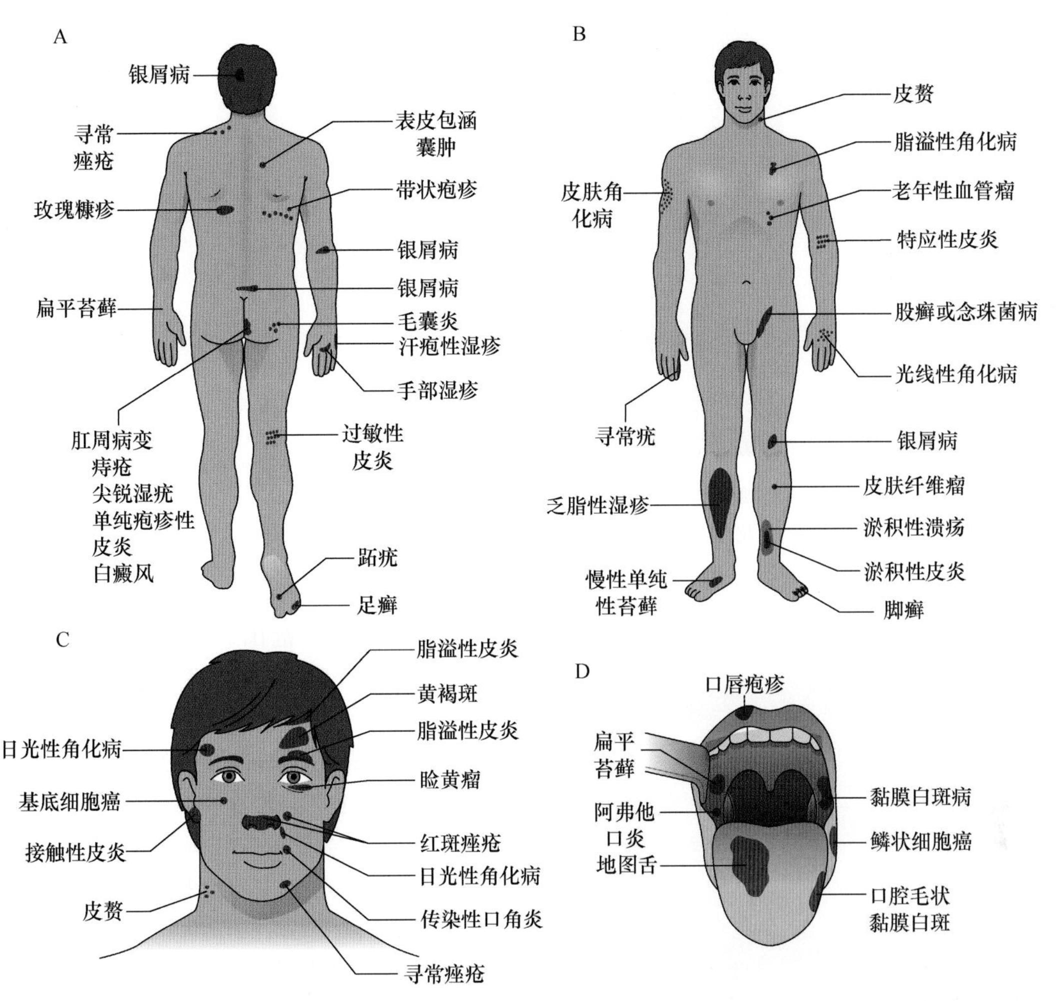

图 62-6 部分常见皮肤疾病及皮损的分布

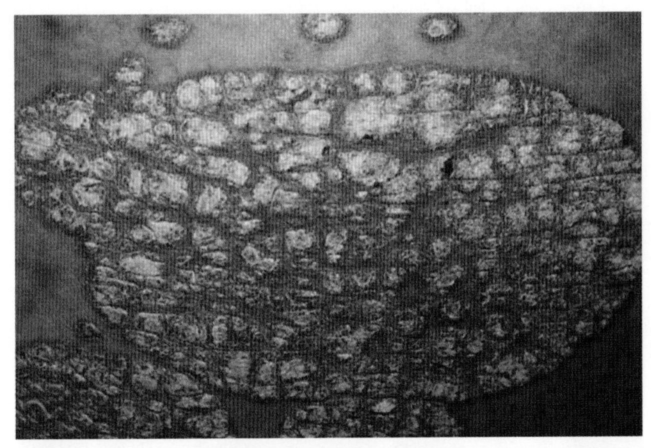

图 62-7 银屑病。丘疹鳞屑性皮肤病的特征为大小不一的红斑性丘疹及斑块，表面覆有黏性银色鳞屑

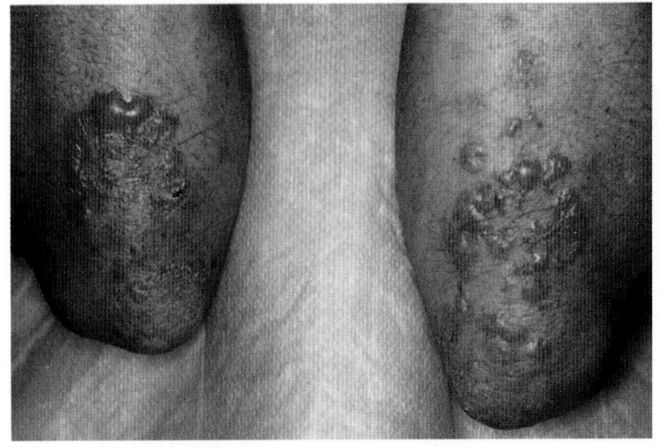

图 62-8 疱疹样皮炎。好发于肘部、膝盖、臀部和后侧头皮，表现为簇状丘疹水疱伴瘙痒。患者常因瘙痒将水疱挠破

Tzanck 涂片 Tzanck 涂片是一种细胞学技术，最常用于诊断疱疹病毒感染［单纯疱疹病毒（HSV）或水痘带状疱疹病毒（VZV）］。疾病早期的水疱（而非脓疱或结痂）是开放的，可用手术刀片轻轻刮取皮损基底部，将刮取物置于玻片上风干，并应用 Giemsa 或 Wright 染色。镜下可见多核巨细胞提示存在 HSV 或 VZV 感染，必须通过培养、免疫荧光镜检或基因检测以明确具体病毒。

玻片压诊试验 玻片压诊试验用于评估皮肤病变是否会压之褪色，从而明确红色皮损是出血性皮

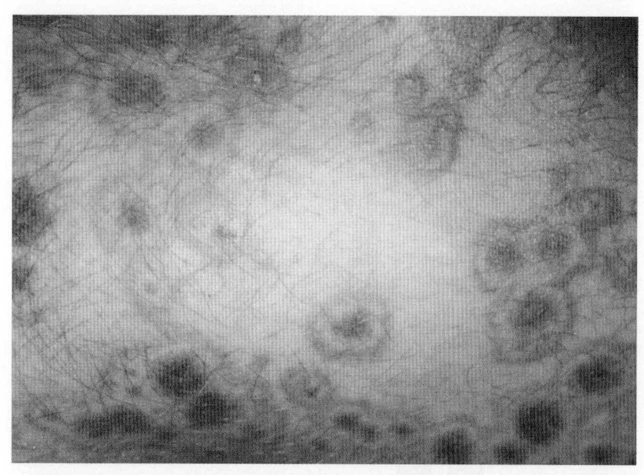

图 62-9 多形性红斑。呈靶形或虹膜样外观的多发红斑性斑块是此类皮疹的典型表现。常见于对药物的超敏反应（如磺胺类药物）或感染（如 HSV 感染）（经允许引自 the Yale Resident's Slide Collection）

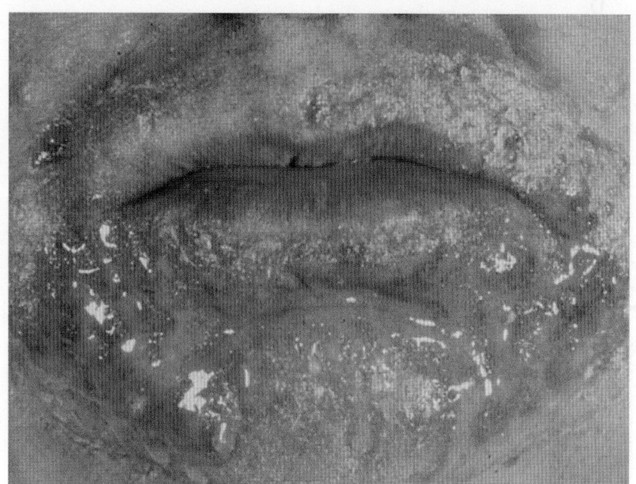

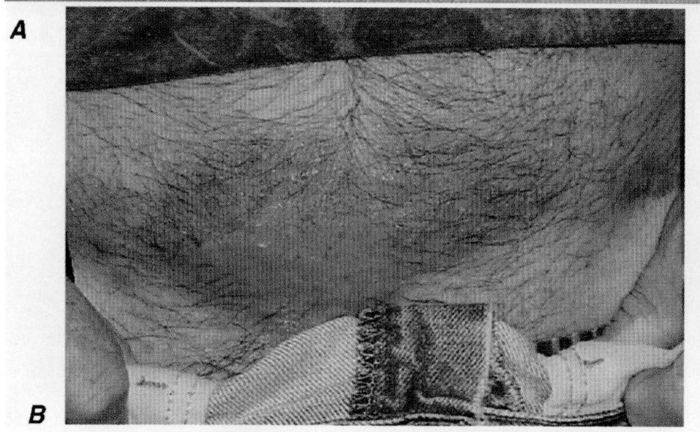

图 62-10 过敏性接触性皮炎（ACD）。A. ACD 急性期，可见患者口周分布的界限清晰、渗出性湿疹样斑块。**B.** ACD 慢性期，在患者与镍金属扣慢性接触的皮肤处可见红斑性苔藓样渗出性斑块（B 图经允许引自 Robert Swerlick，MD）

疹还是充血性皮疹。荨麻疹（图 62-11）压之可褪色，但因坏死性血管炎所致的皮肤紫癜（图 62-4）则不会。该试验是将玻片或放大镜片轻压皮损，并

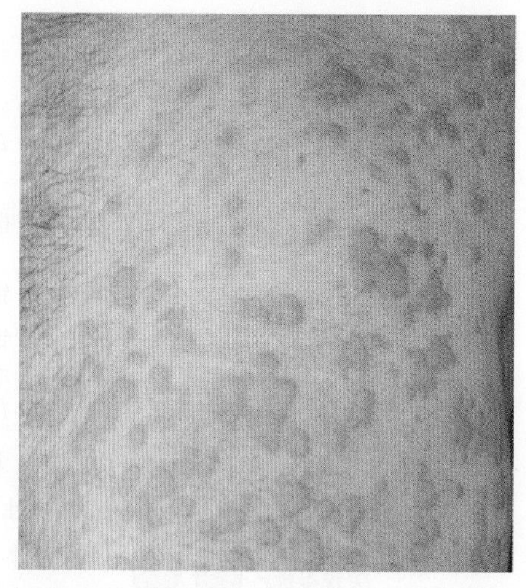

图 62-11 荨麻疹。离散分布且相互融合的水肿性红斑性丘疹及斑块是此类风团性皮疹的典型特征

观察出现褪色的范围。对肉芽肿进行此试验时，病变通常会由不透明变为透明、棕粉色“苹果酱”样外观。

伍德灯检查（Wood's Light） 伍德灯可产生 360 nm 紫外线（“黑色”）光，可用于协助评估某些皮肤疾病。例如，伍德灯会使皮肤红癣（微细棒状杆菌导致的皮肤浅表感染，好发于皮肤摩擦部位）呈现典型的珊瑚粉色，而假单胞菌定植的伤口可呈淡蓝色。某些皮肤真菌（如犬小孢子菌或奥氏小孢子菌）所致的头癣在伍德灯下会出现黄色荧光。伍德灯可使表皮色素沉着性皮损（如雀斑）进一步加重，但真皮色素沉着（如炎症后色素过度沉着）则可消退。白癜风（图 62-12）在伍德灯下完全呈白色，且此前未怀疑被累及的皮肤区域也常可见这一表现。此外，伍德灯还可以协助确诊花斑癣，以及识别结节性硬化患者的灰叶斑。

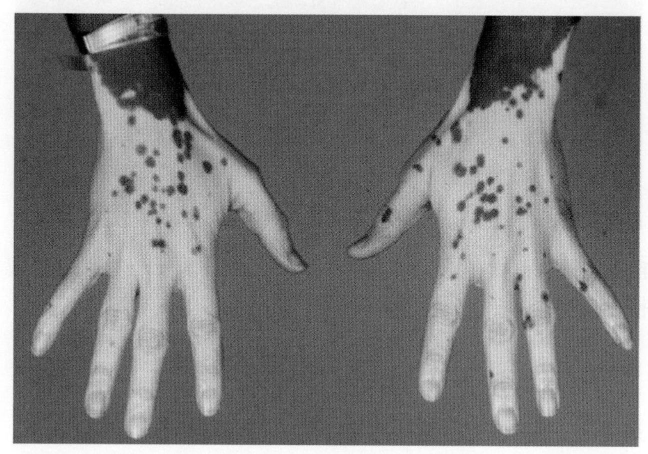

图 62-12 白癜风。因缺乏黑色素细胞，该病的特征性皮损表现为呈肢端分布的明显色素脱失

斑贴试验 斑贴试验的目的在于检测患者对特定抗原的敏感性。具体操作为将载有可疑过敏原的封闭斑试器贴敷于患者背部，并使之与患者皮肤持续接触48 h。随后将斑试器移除，检查该区域是否有迟发型超敏反应（如红斑、水肿或丘疹水疱）。这一试验最好由具备斑贴试验专业知识的临床医生完成，且通常有助于对慢性皮炎患者进行评估。

第六十三章 湿疹、银屑病、皮肤感染、痤疮和其他常见皮肤疾病

Eczema, Psoriasis, Cutaneous Infections, Acne, and Other Common Skin Disorders

Leslie P. Lawley, Calvin O. McCall, Thomas J. Lawley 著

（伍满燕 侯昌 连政 译）

湿疹和皮炎

湿疹是皮炎的一种类型，这些常被作为同义词使用［如特应性湿疹或特应性皮炎（AD)］。湿疹可有多种临床表现，常见的组织学改变为海绵样水肿（表皮细胞间水肿）。湿疹是许多疾病共同的最终表现，包括以下部分所述。原发性病损包括红斑、丘疹和水疱，也可融合成斑片和斑块。在严重的湿疹中，主要为感染或抓痕导致的继发性皮损，呈显著渗出和结痂改变。慢性湿疹病程中，苔藓化（皮肤增殖变厚和正常皮肤斑纹增大）可改变湿疹的特征性外观。

特应性皮炎

AD是皮肤特应性状态的反映，患者具有支气管哮喘、过敏性鼻炎或湿疹家族史。AD在全球的流行呈上升趋势。表63-1列出了其临床特征。

AD的病因未完全明确，但其确定具遗传易感性。如父母双方均患有AD，其子女超过80%会表现出这种疾病。当父母只有一方患病时，其子女的患病率会下降至略高于50%。AD的特征性病理改变是表皮屏障受损。许多患者是由编码聚丝蛋白（角质层中的一种结构蛋白）的基因发生突变引起。AD患者可出现多种免疫调节异常，包括IgE合成增加、血清IgE水平升高，以及迟发型超敏反应受损。

临床表现通常随年龄而变化。半数AD患者在出生后1年内发病，80%在5岁之内发病。最终约有80%会同时伴有变应性鼻炎或哮喘。婴幼儿AD的皮损主要分布在面部、颈部和肢体伸侧，呈渗出性炎性皮疹和结痂斑块。儿童和青少年AD的典型特征是肢体屈侧皮炎，尤其是肘窝和腘窝（图63-1）。AD可自发消退，其中所有儿童期受累的患者中近40%在成年期会患皮炎。成年期病损分布可与儿童期相似；然而，成年期还常伴有局灶性病损，表现为慢性单纯性苔藓或手部湿疹（见下文）。仅有局灶性病损的患者，若有典型的个人史或家族史、具有AD皮肤特征性改变［包括口周苍白、眶下皱襞（Dennie-Morgan皱襞）、掌纹增粗］，以及皮肤感染的发生率升高（尤其是金黄色葡萄球菌），均应考虑AD。无论其他表现如何，瘙痒是所有年龄组AD的突出特征，皮肤干燥会加剧瘙痒。许多受累患者的皮肤表现（如苔藓样变）均继发于摩擦和抓挠。

表63-1 特应性皮炎的临床特征

1. 瘙痒和挠抓
2. 缓解和加重期分明
3. 具有典型的湿疹性皮炎病损
4. 具有特应性相关个人史或家族史（支气管哮喘、特应性皮炎、食物过敏或湿疹）
5. 临床病程持续>6周
6. 皮肤苔藓样变

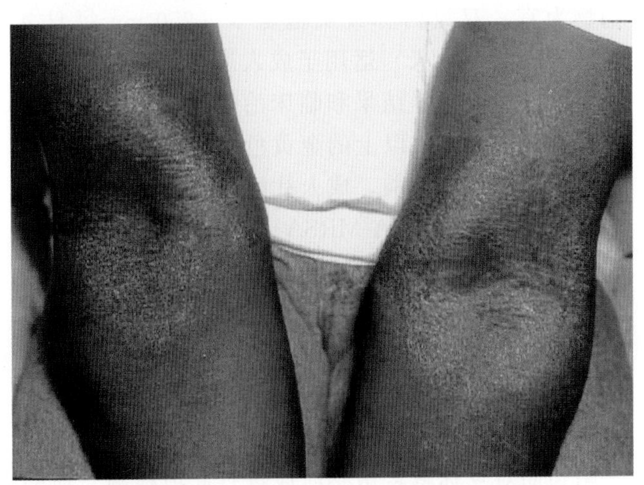

图63-1 特应性皮炎。特应性皮炎患者可见色素沉着、苔藓样变和肘窝中的挠痕（经允许引自Robert Swerlick, MD）

AD的治疗应包括避免皮肤刺激性物质，通过使用润肤剂充分保湿，合理应用局部抗炎药物，以及积极治疗继发性感染。应指示患者每日最多洗澡1次，可使用温水或凉水，并仅应用温和型肥皂。沐浴之后，应在皮肤仍然湿润时即刻在皮炎区域局部涂抹乳状或软膏状抗炎药物，并应对其他全部皮肤区域给予润肤霜保湿。成人平均需要约30 g局部药物以覆盖全部身体表面。

多数AD的治疗方案均包括局部使用中低效糖皮质激素。皮肤萎缩和潜在全身性吸收一直是人们关注的问题，尤其是使用更强效的药物时。对于面部和间擦区皮肤，局部给药时应选用低效糖皮质激素或非糖皮质激素抗炎药，以尽可能减小皮肤萎缩的风险。目前可用的两种非糖皮质激素抗炎药为他克莫司软膏和吡美莫司乳霜。此类大环内酯类免疫抑制剂已被美国食品药品监督管理局（FDA）批准用于AD的局部治疗，文献中还报道了其更为广泛的疗效，这些药物不引起皮肤萎缩，也不会抑制下丘脑-垂体-肾上腺轴。然而，对于使用这些药物的患者，应考虑其新发淋巴瘤的风险。因此，使用这些药物需要十分谨慎。目前，这些药物较局部使用糖皮质激素更为昂贵。用于修复受损表皮屏障的护肤产品也属于非糖皮质激素类药物，在AD治疗中越来越受欢迎。

湿疹处皮肤继发性感染可导致AD加重。结痂、渗出性病变处的皮肤病损可能感染金黄色葡萄球菌。当疑似继发感染时，应对湿疹病灶进行组织培养，并使用对金黄色葡萄球菌有效的全身性抗生素治疗。初始治疗给予耐青霉素酶的青霉素类或头孢菌素类药物为宜。双氯西林或头孢氨苄（250 mg每日4次，疗程7～10天）适用于成人患者。然而，选用抗生素必须以培养结果和临床治疗反应为指导。在一些社区中，半数以上的金黄色葡萄球菌分离株对甲氧西林耐药。目前，成人社区获得性耐甲氧西林金黄色葡萄球菌（CA-MRSA）感染的推荐治疗包括甲氧苄啶-磺胺甲噁唑（增效片每日2次）、米诺环素（100 mg每日2次）、多西环素（100 mg每日2次）或克林霉素（300～450 mg每日4次），疗程应为7～10天。诱导抗性会限制克林霉素的有效性。双纸片扩散法可检出这种抗性，如细菌分离株对红霉素耐药而对克林霉素敏感时应进行此项检测。辅助治疗手段，包括使用抗菌活性液擦洗或稀释的次氯酸钠（0.005%漂白剂）洗浴，以及间断应用莫匹罗星鼻软膏均可奏效。

控制瘙痒是治疗的关键，因为AD通常代表“瘙痒性皮疹”。最常用的药物是抗组胺药物，苯海拉明（25 mg每4～6小时1次）、羟嗪（10～25 mg每6小时1次）或多塞平（10～25 mg睡前）均有效，主要基于其镇静作用。这些药物起效需要较高的剂量，但其镇静效应可能带来一定困扰。患者应被告诫避免服药后驾驶以及操作重型机械。睡前应用具有镇静效应的抗组胺药可改善患者睡眠。虽然非镇静性抗组胺药和选择性H_2受体拮抗剂对荨麻疹有效，但在控制AD瘙痒方面几乎没有作用。

全身性糖皮质激素治疗仅限于对局部治疗无反应且病情持续恶化的重症患者。对于慢性AD患者，全身应用糖皮质激素后皮疹消失通常仅能短暂维持，随着全身性治疗的中断，均会伴随病情恶化或皮疹复发。对于常规治疗无效的患者，应考虑斑贴试验以除外过敏性接触性皮炎（ACD）。食源性过敏原在AD中的作用仍有争议，除极少数婴儿期AD患者由食源性过敏原所致，几乎没有证据表明食源性过敏原在其他年龄段AD中发挥作用。

慢性单纯性苔藓

慢性单纯性苔藓可见于多种瘙痒性及湿疹样皮肤疾病的终末期，包括AD。临床表现为因反复抓挠或摩擦造成的局限性斑块或苔藓样皮肤斑块。常见的受累部位包括颈后区、足背和脚踝。慢性单纯性苔藓的关键治疗是中断慢性瘙痒与抓挠的恶性循环。局部外用强效糖皮质激素对大多数患者有效。但是，难治性患者可能需要进行局部糖皮质激素封包或病灶内注射糖皮质激素。

接触性皮炎

接触性皮炎是指由一种或多种直接或间接损害皮肤的外源性物质所致的皮肤炎症过程。其中，刺激性接触性皮炎（ICD）是由化合物（如浓酸或浓碱）的固有特性引起。导致ACD的物质可诱发抗原特异性免疫反应（如毒常春藤皮炎）。接触性皮炎的临床病损可呈急性（湿性和水肿性病损）或慢性（干性、增厚和鳞屑样病损），取决于刺激物质的持续时间（图62-10）。

刺激性接触性皮炎　ICD通常表现为边界清楚的

皮疹，往往局限于皮肤菲薄部位（眼睑、皮肤间擦部位）或被刺激物堵塞的区域。ICD 可表现为不同严重程度的皮损，从轻微的皮肤红斑至明显的皮肤水肿、水疱和溃疡。患者此前并不一定接触过致敏原，且数分钟至数小时内就可发生反应。慢性轻度刺激性皮炎是 ICD 最常见的类型，主要累及手部皮肤（见下文）。最常见的刺激源包括长期在潮湿环境下工作、使用肥皂及清洁剂。主要治疗应为避免接触刺激物，以及穿戴手套或防护服。

过敏性接触性皮炎 ACD 是一种发生于皮肤，由记忆性 T 淋巴细胞介导的迟发型超敏反应。超敏反应发生的必要前提是患者曾接触过致敏原，其常发生在接触致敏原后 12～72 h。ACD 最常见的诱因是接触植物（尤其是漆树科植物，包括毒漆树属）。毒常春藤、毒橡树及毒漆树均属于此科植物，可导致以皮肤红斑、水疱和严重皮肤瘙痒为主要表现的过敏反应。患者的皮损通常呈线状或角状，多局限于接触过植物的皮肤。这些植物共有的致敏原是漆酚，一种含有十五烷基邻苯二酚活性成分的油树脂。这种油树脂可黏附于皮肤、衣物、工具和宠物，且一旦被漆酚污染，即便将其放置很长时间，仍可引起接触性皮炎。水疱液里不含漆酚，因此接触此液体并不会诱发皮疹。

治疗 接触性皮炎

如果怀疑接触性皮炎，确定其致病因素并移除，则皮疹将得到解决。通常，在皮炎持续的过程中，用强效的局部糖皮质激素治疗足以缓解症状。对于那些需要全身治疗的患者，可每天口服泼尼松（从 1 mg/kg 开始，通常≤60 mg/d）。剂量应在 2～3 周内逐渐减少，所需剂量应在早晨与食物同服。

鉴定接触性过敏原可能是一项困难而耗时的工作。对常规治疗无反应或皮疹分布形式不典型的皮炎患者，应疑诊过敏性接触性皮炎。应仔细询问患者有关的职业暴露和局部用药史。常见的致敏剂包括外用制剂中的防腐剂、硫酸镍、重铬酸钾、硫柳汞、硫酸新霉素、香料、甲醛和橡胶固化剂。斑贴试验有助于识别这些试剂。但是，当患者处于广泛的活动性皮炎或正在服用糖皮质激素时，不建议进行试验。

手部湿疹

手部湿疹是一种非常多见的慢性皮肤病，外源性和内源性因素均可发挥重要作用。患者可伴发其他皮肤疾病（如 AD），也可与接触各类物质相关。在职业相关的皮肤疾病中，许多患者表现为手部湿疹。本病的促发和加重因素可能是患者长期过度接触水及清洁剂、刺激性化学物质或过敏原。手部湿疹的临床表现包括手部皮肤干燥、皲裂，以及不同程度的皮肤红斑、水肿。皮炎好发于佩戴戒指的部位，因为该部位更容易蓄积水分和刺激物。汗疱性湿疹（汗疱疹）是手部湿疹的一种类型，表现为在手掌大小鱼际隆起和手指侧面的多发细密丘疹和水疱，伴严重的皮肤瘙痒（图 63-2）。皮疹倾向于成簇出现，经缓慢结痂后愈合。

治疗 手部湿疹

手部湿疹的主要治疗是避免刺激物，辨识出可能的接触性过敏原，治疗伴发的感染及局部应用糖皮质激素。如有可能，双手应穿戴手套保护，最好为乙烯基手套。使用橡胶手套（乳胶）来保护受累皮肤有时可发生与手套成分相关的超敏反应。患者可给予冷湿敷治疗，并随后局部使用中强效糖皮质激素软膏或乳霜。如同 AD，治疗继发感染对良好控制病情至关重要。此外，手湿疹的患者应通过 KOH 试剂和培养检测是否伴有皮肤癣菌感染（见下文）。

钱币状湿疹

钱币状湿疹的特征是圆形或椭圆形的“硬币状”皮损，起初为小的水肿性丘疹，随后出现结痂和鳞屑。

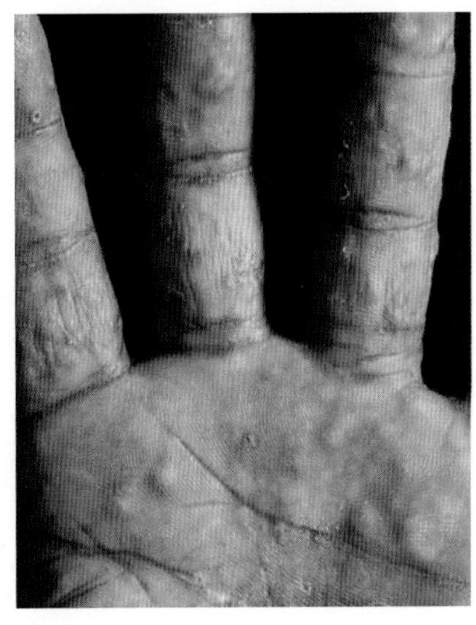

图 63-2 汗疱性湿疹。本例以手掌和手指外侧皮肤出现深层水疱和鳞屑为特征，其好发于特应性体质者

钱币状湿疹的病因尚不清楚，皮肤干燥是其诱发因素。常见部位是躯干和四肢的伸侧皮肤，尤其是在胫骨前区或手背。钱币状湿疹好发于男性，以中年发病最为常见。治疗与AD相似。

乏脂性湿疹

乏脂性湿疹，也称干性湿疹或"冬季瘙痒"，是一种轻症炎症性皮炎，发生于皮肤极度干燥的区域，尤其是在干燥的冬季。临床上与钱币状湿疹有诸多相似之处。此类患者大多数均由于瘙痒而就医。在干燥的皮肤区域（特别是老年患者的下肢胫前处）可出现细小的皲裂和鳞屑，伴或不伴有红斑。通常给予局部保湿剂和避免皮肤刺激性物质可较好地缓解该病。过度频繁沐浴和使用刺激性肥皂将加重乏脂性湿疹。

淤积性皮炎和淤积性溃疡

淤积性皮炎发生于下肢，继发于静脉瓣功能不全和慢性水肿。患者可有深静脉血栓形成病史，以及具有静脉剥脱或静脉曲张的证据。淤积性皮炎的早期表现包括轻度红斑和脱屑，伴有瘙痒。典型的初始受累部位是脚踝内侧，通常可见表面具有曲张的静脉（图63-3）。

淤积性皮炎可能会出现急性炎症，伴有结痂和渗出。这种情况非常容易与蜂窝织炎混淆。慢性淤积性皮炎常伴发皮肤纤维化，其临床表现为皮肤硬性水肿。随着疾病进展，由于慢性红细胞渗出引起的皮肤含铁血黄素沉积，此类皮炎可出现进行性加重的皮肤色素沉着。淤积性皮炎可并发继发性感染和接触性皮炎。严重的淤积性皮炎可发生于淤积性溃疡之前。

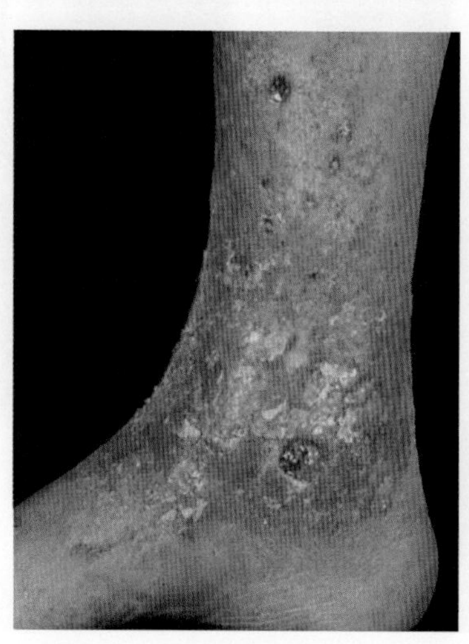

图63-3 淤积性皮炎。本例患者表现为小腿下部红斑、脱屑和渗出性斑片，还可见数个淤积性溃疡

治疗　淤积性皮炎和淤积性溃疡

抬高下肢及常规使用压力梯度至少为30～40 mmHg的弹力袜可使淤积性皮炎和淤积性溃疡的患者明显获益。压力较小的弹力袜（如抗血栓长筒袜）并非理想的替代品。使用润肤剂和（或）局部应用中效糖皮质激素、避免接触刺激物均有助于治疗淤积性皮炎。保护双下肢免受包括抓挠在内的伤害，以及控制慢性水肿对预防溃疡至关重要。必要时可使用利尿剂以充分控制慢性水肿。

淤积性溃疡的治疗难度较高，并且病情好转较慢。尽可能地抬高患肢对于治疗至关重要。溃疡处应轻柔地进行清创以除去坏死物，并用半透性敷料、加压敷料或弹力袜进行包扎。糖皮质激素不宜用于溃疡治疗，因其可能会延滞溃疡愈合。但激素可外用于溃疡周围皮肤，以缓解瘙痒、减少抓挠及其他创伤。此外，应使用适宜的口服抗生素治疗继发感染，但应注意所有的溃疡均将存在细菌定植，抗生素治疗的目的并非清除病变处生长的全部细菌。在开始以上长期治疗之前，必须注意除外能引起下肢溃疡的可治性病因（如高凝状态、血管炎）。

脂溢性皮炎

脂溢性皮炎是一种常见的慢性皮肤疾病，特征性皮损为表面覆有油腻鳞屑的红斑或斑块。硬结和鳞屑通常不如银屑病突出，但临床中两种疾病之间存在重叠（"脂溢性银屑病"）。最常见的发病部位为头皮，可能被误认为是严重的"头皮屑"。面部常见受累部位是眉部、眼睑、眉间和鼻唇沟（图63-4），亦可见外耳道鳞屑。此外，耳后区域皮损常形成浸渍并有触痛。脂溢性皮炎也可累及胸部中央、腋窝、腹股沟、乳腺下褶皱和臀沟处，但很少引起全身泛发性皮炎，可伴有不同程度的瘙痒。

脂溢性皮炎可能在出生后数周内较明显，主要好发于头皮（即"乳痂"）、面部或腹股沟。儿童期少见，而成人后又呈增多趋势。尽管脂溢性皮炎常见于帕金森病、脑血管意外及HIV感染者，但是绝大多数患者并未合并基础疾病。

治疗　脂溢性皮炎

弱效局部糖皮质激素与局部抗真菌药（如酮康唑乳膏或环吡酮乳膏）联合治疗通常有效。头皮和胡须区域使用去屑洗发液可能有效，但需保留洗发

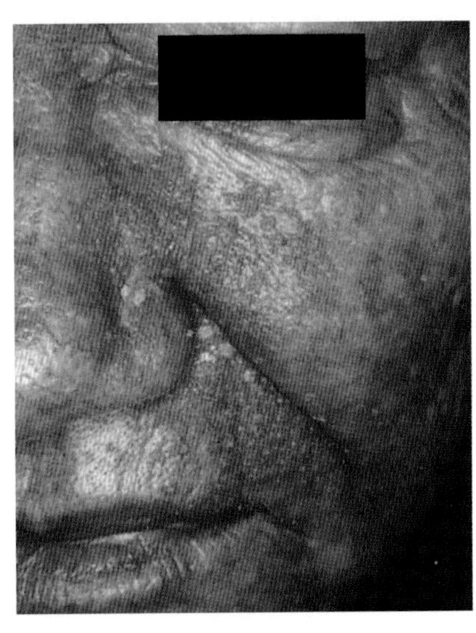

图 63-4 脂溢性皮炎。本例患者可见面部中央红斑，上覆油腻淡黄色鳞屑（经允许引自 Jean Bolognia，MD）

液 3～5 min 后方可冲洗。局部外用强效糖皮质激素溶液（倍他米松或氯倍他索）可有效控制严重的头皮病变。面部不可使用强效糖皮质激素，因为容易引起激素相关的酒渣鼻或皮肤萎缩。

丘疹鳞屑性皮肤病（表 63-2）

银屑病

银屑病是最常见的皮肤病之一，全球人口患病率高达 2%。这是一种免疫介导疾病，特征性皮损为边界清楚的红色丘疹和圆形斑块，表面覆有银白色云母状鳞屑，通常伴有不同程度的瘙痒。正常皮肤创伤后常可出现银屑病皮损（Koebner 现象或同形反应）。此外，其他外部因素如感染、精神紧张和药物（锂剂、β 受体阻滞剂和抗疟药）也可使皮损加重。

斑块型银屑病是最常见的类型，表现为缓慢进展的稳定斑块，可长期无显著变化。好发于肘、膝、臀沟和头皮，病变往往呈对称分布。此类型通常进展缓慢，并且呈慢性过程，很少能自然消退。反向性银屑病通常累及间擦部位，包括腋窝、腹股沟、乳下和脐部，也可累及头皮、掌跖。特征皮损为边界清楚的斑块（图 62-7），若位于间擦部位，皮损表面可显得湿润而无鳞屑。

点滴型银屑病（即发疹型银屑病）最常见于儿童和青壮年。急性起病，既往无银屑病或慢性斑块型银屑病患者均可患病，表现为多数散在的红色鳞屑性小丘疹，多于上呼吸道 β 溶血性链球菌感染后出现。需和玫瑰糠疹、二期梅毒疹相鉴别。

脓疱型银屑病可局限于掌跖或全身泛发。无论疾病严重程度如何，皮肤均可见红斑，伴有脓疱和鳞屑。若局限于掌跖，则易与湿疹混淆。全身泛发的典型特征是持续数日的高热（39℃～40℃），在弥漫性红斑的基础上广泛出现无菌性脓疱；可进展为红皮病型银屑病。发热和脓疱可反复出现。局部刺激、妊娠、药物、感染和全身糖皮质激素的突然停用可诱发此类型银屑病。非妊娠患者首选口服维 A 酸。

临床表现不典型时，指甲受累可成为诊断银屑病的线索，表现为指甲点状凹陷、甲床分离、指甲增厚或甲床角化过度。

据美国国家银屑病基金会统计，银屑病患者中多达 30%患有银屑病关节炎（PsA）。PsA 分为 5 种亚型：对称型（多关节炎）、不对称型（单关节炎）、远端指间关节型（DIP）、脊椎炎型和残毁性关节炎型。对称型类似类风湿关节炎，通常症状较轻。不对称型

表 63-2 丘疹鳞屑性皮肤病

	临床特征	其他特征	组织学特征
银屑病	边界清楚的红斑，表面覆有云母状鳞屑；主要分布于肘、膝和头皮；不典型者可见于间擦部位；点滴型可能与感染相关	某些药物、感染可加重本病；严重病例见于 HIV 感染患者	棘层增厚，血管增生
扁平苔藓	紫红色多角形丘疹，伴剧烈瘙痒；白色网纹，尤其常见于黏膜病变	某些药物可诱发本病：噻嗪类药物、抗疟药	界面皮炎
玫瑰糠疹	先出现前驱斑；椭圆形、圆形斑块，覆有糠状鳞屑；最常累及躯干；皮损长轴与皮纹平行，呈“枞树状”排列；通常不累及掌跖	不同程度的瘙痒；2～8 周内自愈；二期梅毒可类似本病	非特异性病理改变
皮肤癣菌病	皮肤癣菌类型、感染部位及宿主反应不同可引起多种表现；边界清楚的鳞屑性斑片，可伴或不伴炎症反应；可伴有脱发	KOH 试剂处理后镜检可见分支状菌丝；真菌培养有助于诊断	角质层可见菌丝及中性粒细胞

可累及任何关节，受累关节呈现为腊肠指（趾）。DIP型为经典表型，仅见于5%的PsA患者，可累及手指及足趾。脊椎炎型约占全部PsA患者的5%。残毁性关节炎型病情较重，具有致畸性，其主要影响手足小关节，发生率不足全部PsA病例的5%。

现已证实银屑病患者罹患代谢综合征的风险增加，其心血管事件的发病率和死亡率呈上升趋势。因此，应对银屑病患者展开合理的筛查检测。目前，对于银屑病的病因知之甚少，但其显然存在遗传易感因素。不同研究均提示，30%～50%银屑病患者具有阳性家族史。银屑病皮损内含有活化的T细胞浸润，其被认定为促使角质细胞过度增殖的细胞因子来源，从而引起银屑病特征性的临床表现。抑制T细胞活化、克隆扩增或释放促炎细胞因子的药物常可有效治疗重症银屑病（见下文）。

治疗　银屑病

银屑病的治疗取决于类型、部位及严重程度。应教育所有患者避免皮肤过度干燥及免于刺激，保持皮肤适度湿润。多数局灶型或是斑块型银屑病可局部使用中效糖皮质激素进行治疗。然而，长期用药常可导致疗效减弱（快速耐受）和皮肤萎缩。局部应用维生素D类似物（卡泊三烯）和类视黄醇（他扎罗汀）治疗局限型银屑病效果良好，现已广泛取代煤焦油制剂、水杨酸和地蒽酚等其他局部药剂。

天然或人工紫外线是治疗泛发型银屑病的有效方法。临床常用紫外线B（UVB）、窄带UVB，以及口服或局部使用补骨脂素照长波紫外线A（PUVA）。紫外线的免疫抑制属性被认为对银屑病有治疗作用。紫外线也有诱发突变效应，可导致非黑色素瘤和黑色素瘤等皮肤肿瘤的发病率增加。由于皮肤肿瘤风险增加，接受环孢素治疗的患者禁用紫外线疗法，同时所有免疫功能低下的患者均应谨慎使用紫外线。

多种全身性治疗药物可用于治疗重症泛发型银屑病（表63-3）。口服糖皮质激素不应用于银屑病的治疗，其停用后可能进展为致命的脓疱型银屑病。甲氨蝶呤亦是有效药物，尤其适用于银屑病关节炎。人工合成的视黄醇类药物维A酸也有疗效，特别适用于无法应用免疫抑制的患者，但致畸性限制了其应用。

鉴于银屑病为T细胞介导的疾病，故治疗重点转向免疫调节。环孢素和其他免疫抑制剂在银屑病的治疗中非常有效，目前更多地聚焦于研发具有选择性免疫抑制作用且更具安全性的生物制剂（表63-4）。这些生物制剂的应用经验较为有限，仍持续在累积关于联合用药和不良反应的信息。肿瘤坏死因子（TNF-α）抑制剂可能恶化充血性心力衰竭（CHF），对于具有CHF风险或已知患有CHF的患者应谨慎使用。此外，如银屑病患者合并严重感染，则不应启动任何免疫抑制剂治疗。接受免疫抑制治疗的患者应常规筛查结核病。目前已有与TNF-α抑制剂治疗相关的进行性多灶性白质脑病的报道。恶性肿瘤病史或特定肿瘤的高危人群可能会限制这些全身性药物的应用。

扁平苔藓

扁平苔藓（LP）是一种可累及皮肤、头皮、指甲和黏膜的丘疹鳞屑性疾病。皮肤损害主要表现为紫红色多角形扁平丘疹伴皮肤瘙痒。仔细检查丘疹表面常可见灰白色网状条纹（Wickham纹）。该病的皮损可累及全身各处皮肤，尤其好发于手腕、胫前、腰背部和生殖器皮肤（图63-5）。皮损累及头皮可导致瘢痕性脱发；累及指甲可引起指甲永久性畸形或手足指甲脱落。LP常累及黏膜，尤其是颊黏膜，轻症患者黏膜可见轻微白色网状皮疹，重症患者则表现为严重的糜烂性口炎。糜烂性口炎可持续数年，且可能增加患者罹患口腔鳞状细胞癌的风险。临床上很多药物均可导致

表63-3　FDA批准的用于银屑病全身性治疗的药物

药物	作用机制	服药方法		常见不良反应
		给药途径	给药频率	
甲氨蝶呤	抗代谢药	口服	每周	肝毒性、肺毒性、全血细胞减少、恶性肿瘤风险增加、溃疡性口炎、恶心、腹泻、致畸
维A酸	视黄醇类	口服	每日	致畸、肝毒性、骨质增生、高脂血症/胰腺炎、抑郁、视觉影响、假性脑瘤
环孢素	钙调磷酸酶抑制剂	口服	每日2次	肾功能不全、高血压、低钾血症、高尿酸血症、低镁血症、高脂血症、恶性肿瘤风险增加

表 63-4 获得批准的治疗银屑病及银屑病关节炎的生物制剂

药物	作用机制	服药方法		给药频率	警示
		适应证	给药途径		
依那西普	TNF-α 拮抗剂	Ps、PsA	皮下注射	每周 1～2 次	严重感染、肝毒性、充血性心力衰竭、血液系统不良事件、超敏反应、神经系统不良事件、恶性肿瘤风险增加
阿达木单抗	TNF-α 拮抗剂	Ps、PsA	皮下注射	隔周 1 次	严重感染、肝毒性、充血性心力衰竭、血液系统不良事件、超敏反应、神经系统不良事件、恶性肿瘤风险增加
英利昔单抗	TNF-α 拮抗剂	Ps、PsA	静脉注射	第 1、2、6 周给药，此后每 8 周 1 次	严重感染、肝毒性、充血性心力衰竭、血液系统不良事件、超敏反应、神经系统不良事件、恶性肿瘤风险增加
戈利木单抗	TNF-α 拮抗剂	PsA	皮下注射	每月 1 次	严重感染、肝毒性、充血性心力衰竭、超敏反应、神经系统不良事件、恶性肿瘤风险增加
优特克单抗	IL-12 拮抗剂和 IL-23 拮抗剂	Ps	皮下注射	间隔 4 周给药 2 次，此后每 12 周 1 次	严重感染、神经系统不良事件、恶性肿瘤风险增加

IL，白介素；Ps，银屑病；PsA，银屑病关节炎；TNF，肿瘤坏死因子

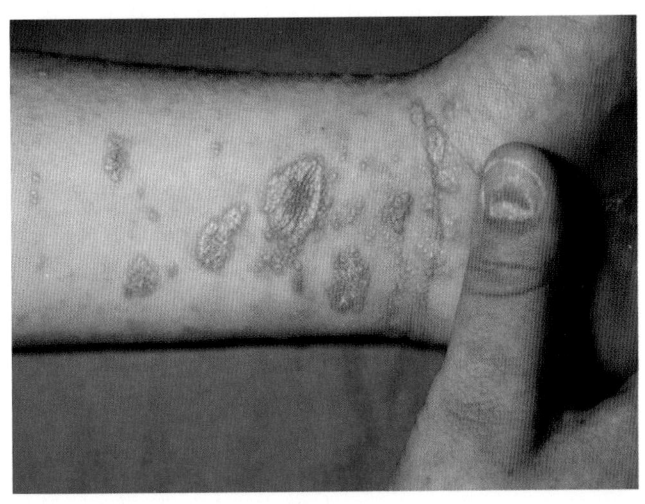

图 63-5 扁平苔藓。本例扁平苔藓患者表现为多发的紫红色扁平丘疹及斑块。患者还可见拇指指甲营养不良，这也是扁平苔藓的特征之一（经允许引自 Robert Swerlick，MD）

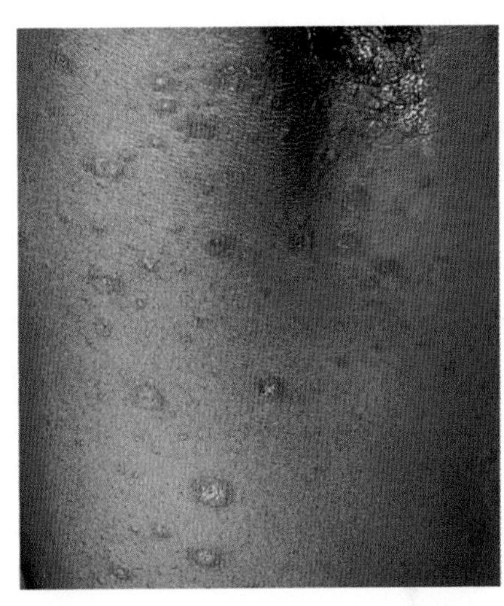

图 63-6 玫瑰糠疹。本例玫瑰糠疹患者表现为沿躯体皮纹分布的多发圆形或卵圆形红斑，皮疹中央可见细小鳞屑

类似 LP 的皮疹，包括噻嗪类利尿剂、金制剂、抗疟药、青霉胺和吩噻嗪类药物。慢性移植物抗宿主病患者的皮肤病变也可与 LP 相似。此外，LP 可能与丙型肝炎病毒感染有关。LP 病程不一，但多数患者在发病后 6 个月至 2 年后可自行缓解。局部使用糖皮质激素是主要的治疗方法。

玫瑰糠疹

玫瑰糠疹（PR）是一种不明原因的丘疹性鳞屑病，好发于春季和秋季。PR 的初始皮损为 2～6 cm 的环形病变（前驱斑）。随后数天到数周内可出现许多较小的环状或丘疹样病变，尤其是在躯干上（图 63-6）。病变通常为椭圆形，其长轴平行于皮纹。病变间的颜色差异极大，红色到棕色均可见，反映不同阶段的病损。PR 与二期梅毒具有许多共同的临床特征，其中掌和足底病变在二期梅毒中非常多见，而在 PR 中却极为罕见。皮疹一般呈中度瘙痒，并持续 3～8 周。治疗目的是减轻瘙痒，包括口服抗组胺药、局部使用中效糖皮质激素，部分患者可进行紫外线光疗。

皮肤感染（表 63-5）

脓疱病、深脓疱病和疖病

脓疱病（impetigo）是一种常见的皮肤细菌感染，最常见的病原体是金黄色葡萄球菌，其次是 β-溶血性

表 63-5 常见的皮肤感染

	临床特点	病原体	治疗
脓疱病	蜜黄色厚痂丘疹、斑块或大疱	A 组链球菌和金黄色葡萄球菌	全身或局部使用抗葡萄球菌和抗链球菌抗生素
皮肤癣菌病	炎性或非炎性环状鳞屑病灶；可有脱发；腹股沟感染时阴囊不受累；KOH 处理后镜下可见菌丝	毛癣菌属、表皮癣菌属、小孢子菌属	局部使用唑类药物，全身性使用灰黄霉素、特比萘芬或唑类药物
念珠菌病	炎性丘疹和原发斑片周围卫星状脓疱，多见于间擦区域；可能累及阴囊；KOH 处理后镜下可见假菌丝	白色念珠菌和其他念珠菌	局部使用制霉菌素或唑类药物，也可使用全身性药物治疗
花斑癣	躯干覆有鳞屑的斑疹呈色素减少或色素沉着；KOH 处理后镜下同时可见菌丝和孢子（“通心粉和肉丸”）	马拉色菌	外用硫化硒乳液或唑类药物

链球菌。主要病损为皮肤表面脓疱破裂，形成典型的黄棕色或蜜黄色厚痂。病变可发生于正常皮肤（原发感染），也可能发生于另一种皮肤疾病累及的区域（继发感染）。少数情况下，葡萄球菌感染可形成高张力薄壁大疱，称大疱性脓疱病。水疱由金黄色葡萄球的菌噬菌体Ⅱ型产生脱落毒素引起。这种毒素也是葡萄球菌性烫伤样皮肤综合征的致病因素，经常由于迅发的松弛性水疱造成大片表皮剥脱，其在儿童中比成人更为多见。临床上需鉴别中毒性表皮坏死松解症，以及表现为弥漫性皮肤大疱的严重药疹。深脓疱病（ecthyma）是一种深部的非大疱性脓疱病，可导致穿通性溃疡性皮损。深脓疱病通常是由化脓性链球菌原发或继发感染所致。深脓疱病的感染部位较典型脓疱病更深，且愈合后会遗留瘢痕。脓疱病及深脓疱病的治疗均需轻柔地清除附着于皮损处的痂皮，辅以浸泡、局部应用抗生素联合口服抗生素治疗。

疖病（furunculosis）也是由金黄色葡萄球菌感染所致，并且由于过去数十年间 CA-MRSA 的流行而愈发多见。疖是一种痛性红斑结节，可见于全身各处皮肤。疖通常为多发病灶，但亦可为孤立性。患者常误认为他们被蜘蛛或昆虫咬过。家庭成员或密切接触者亦可能被感染。对于无蜂窝组织炎或全身症状的孤立小疖肿，可等待其自发破裂排脓或需要对其切开和引流，而无需进一步干预。如具备条件，应将疖肿内容物送检培养。目前对 CA-MRSA 感染推荐 β-内酰胺类抗生素治疗。CA-MRSA 的治疗前文已有叙述（见“特应性皮炎”）。温敷和莫匹罗星鼻软膏均是有效的辅助治疗。严重感染需要静脉抗生素治疗。

皮肤癣菌病

皮肤癣菌是感染皮肤、头发和指甲的真菌，包括毛癣菌属、小孢子菌属和表皮癣菌属。体癣或感染身体毛发相对少的皮肤（光滑皮肤）时皮肤病变的表现各异，这取决于炎症反应的严重程度。典型的皮肤真菌感染表现包括红斑、鳞状斑块，呈环形外观，统称为“癣”。一些感染中可见深部炎症结节或肉芽肿，最常见于局部不当使用中强效糖皮质激素治疗的患者。腹股沟感染（股癣）男性较女性更为常见，表现为红斑皮损伴有脱屑，但阴囊并未受累及。足部感染（足癣）是最常见的皮肤真菌感染，通常为慢性感染，其特征为多形性红斑、水肿、鳞屑、瘙痒，偶有水疱形成。感染可弥漫散布或较为局限，但通常累及第四和第五脚趾之间的皮肤。指甲感染（甲癣或甲真菌病）常见于足癣患者，其特征是指（趾）甲浑浊和增厚，甲下碎屑堆积。最常累及甲远端外侧缘。近端甲下甲真菌病可能是 HIV 感染或其他免疫缺陷状态的标志。头皮的皮肤癣菌感染（头癣）仍很常见，好发于在城市中生活的儿童，亦可见于成人。该病的主要致病菌为断发毛癣菌，可引起非炎症性感染，伴轻度弥漫性或局限性脱屑及脱发。断发毛癣菌也可引起显著的炎症性皮肤病，伴水肿及结节形成。后者即为脓癣。

皮癣的诊断可通过对皮肤碎屑、指（趾）甲鳞屑或头发送检培养，或是直接经 KOH 处理后进行显微镜检查。指（趾）甲剪下后送检组织学检查，并进行过碘酸希夫（PAS）染色也可确诊。

治疗 皮肤癣菌病

对于皮肤癣菌病的治疗可以局部及全身性用药。治疗方式取决于受累部位以及感染的类型。局部治疗适用于非复杂性体癣、股癣和足癣。局部治疗药物对于头癣或者甲真菌病的疗效不如单一口服药物治疗（见下文）。对治疗皮肤真菌感染有效的局部药物包括咪唑类、三唑类和烯丙胺类，但是制霉菌素对皮肤真菌并无疗效。局部用药通常需要每日使用2次，并且在感染获得控制后继续使用1周。足癣的治疗通常需要较长疗程，且易于复发。对于顽固性足癣和体癣可能需要口服抗真菌药。

累及头发和指（趾）甲的皮肤真菌感染及对局部用药无效的其他感染需要口服抗真菌药治疗。在使用处方抗真菌药物之前应进行镜检或培养，以明确病原菌。所有口服抗真菌药均具有肝毒性，因此禁用于妊娠期或者哺乳期女性。

灰黄霉素在美国被批准用于皮肤、头发或指（指）甲的皮肤真菌感染。使用灰黄霉素时，微球制剂每日剂量500 mg或超微粉片每日剂量375 mg，与含脂餐同服，其对大多数皮肤真菌感染有效。但是，某些足癣和头癣则需要使用较高剂量。较为严重的炎症性头癣可能会引起头皮瘢痕和脱发，全身或局部使用糖皮质激素可能有助于预防这些并发症。对于非复杂性体癣，灰黄霉素的疗程为2周，头癣为8～12周，甲真菌病则需使用长达6～18个月。由于复发率较高，灰黄霉素很少用于指（趾）甲感染。灰黄霉素的常见副作用包括胃肠道不适、头痛和荨麻疹。

口服伊曲康唑可用于治疗甲真菌病，其需与食物同服，每日维持剂量为200 mg，或采用冲击疗法（200 mg每日2次，每月持续1周）。手指甲癣需要持续治疗2个月或2个疗程的冲击疗法。足趾则需要持续治疗3个月或3个疗程的冲击疗法。由于伊曲康唑通过P450酶系统代谢，因此可能与其他通过该系统代谢的药物发生严重相互作用。伊曲康唑禁忌用于具有心室功能不全证据或是已知CHF的患者。特比萘芬（250 mg/d）对甲真菌病也有效，其颗粒剂已被批准用于治疗头癣。特比萘芬治疗指甲和头皮真菌感染需要连续使用6周，对于趾甲感染则需要使用12周。相较于伊曲康唑，特比萘芬与其他药物之间的相互作用较少，但如患者为多重用药时也需提高警惕。无症状性趾甲真菌感染使用全身治疗时应充分评估风险获益比。

花斑癣

花斑癣的病原体是马拉色菌，这种双态真菌是一种条件致病菌，可定植于正常人的皮肤表面。高温及潮湿可诱发马拉色菌感染。此病的典型皮损表现为椭圆形鳞屑性斑疹、丘疹及斑片，常累及胸、肩及背部皮肤，但很少累及面部或四肢远端皮肤。对于肤色深的患者，其皮损常表现为色素脱失，而肤色浅的患者则表现为轻度皮肤红斑或色素沉着。对鳞屑性皮损进行KOH涂片镜检，镜下可见短粗菌丝和球形孢子相混合（形似“通心粉和肉丸”）。每日使用含硫磺、水杨酸或硫化硒的沐浴露及洗发液清洁病变处（持续1～2周后减至每周1次）可有效消除感染。但如果此类物质在皮肤表面滞留超过10 min则可造成刺激性损伤。因此，患者应充分洗净沐浴露及洗发液。一些口服抗真菌药物亦可有效治疗花斑癣，但暂无证据支持此类药物可提供持久疗效，且FDA并未批准将该病纳入这类药物的适应证。临床医生可选用短疗程口服酮康唑、伊曲康唑及氟康唑方案。若药物有效，患者在服药后必然会出现大汗。灰黄霉素对治疗花斑癣无效，而特比萘芬的疗效尚不确切。

念珠菌病

念珠菌病是由酵母菌引起的真菌感染，可累及局部皮肤及黏膜，罕见情况下可引起系统性念珠菌病并危及患者生命。此病的病原体常为白色假丝酵母菌。这类真菌是胃肠道的正常定植菌，但接受广谱抗生素治疗、糖尿病及免疫抑制患者体内的白色假丝酵母菌可能会过度繁殖并具有致病性。念珠菌病好发于HIV感染者。常见的受累部位是口腔。患者的舌或颊黏膜可见白色斑块状皮损（鹅口疮）。口角皲裂、浸渍（念珠菌性口角炎）常见于佩戴不合适义齿的患者，且与念珠菌感染有关。此外，念珠菌感染好发于长期潮湿和浸渍处皮肤，包括甲周皮肤（发生指甲剥离和甲沟炎）及皮肤间擦部位。间擦疹的特征为皮肤红斑伴水肿及脱屑，周围可见散在分布的“卫星状脓疱”。对于男性患者，皮疹还可累及阴茎、阴囊及大腿内侧皮肤。与皮肤癣菌感染不同，念珠菌感染常伴疼痛及明显的炎症反应。确诊念珠菌感染依赖于其临床特征，以及KOH涂片镜检或真菌培养证实存在酵母菌病原体。

治疗　念珠菌病

治疗包括祛除易感因素（如使用抗生素或长期处于潮湿环境）及局部或全身合理应用抗真菌药物。有效的局部药物包括制霉菌素或唑类抗真菌药（咪康唑、克霉唑、益康唑或酮康唑）。光滑皮肤念珠菌感染的炎症反应可以使用弱效糖皮质激素乳液或膏霜治疗（2.5%氢化可的松）。全身治疗适用于处于免疫抑制状态且对局部治疗反应不良的慢性或反复发作的患者。获批用于念珠菌病治疗的口服药物包括伊曲康唑和氟康唑。口服制霉菌素仅对胃肠道念珠菌病有效。灰黄霉素和特比萘芬无效。

疣

疣是由乳头状瘤病毒引起的皮肤赘生物。已经发现100多种不同的人乳头状瘤病毒（HPV）。寻常疣是一种典型疣，呈无蒂的圆顶状凸起，通常直径约1 cm，其表面过度角化，由许多小纤维束构成。引起典型寻常疣的HPV也会引起典型的跖疣、扁平疣和丝状疣。跖疣呈内生性，覆有厚角质层。将疣剥离通常会显露角质碎屑的中心核和散在的出血点。丝状疣最常见于面部、颈部、皮肤皱褶处且表现为基底窄的乳头状瘤样皮损。扁平疣仅轻微隆起于皮面，表面光滑柔软，好发于面部、手臂和腿部，常因剃须播散。

生殖器疣起初多为小的乳头状瘤，逐渐生长形成大的、菜花样病损。女性可累及阴唇、会阴或肛周皮肤。此外，阴道、尿道和肛门黏膜以及宫颈上皮也会受累。对于男性，皮损通常起初出现在冠状沟，但也可见于阴茎、阴囊、肛周皮肤或尿道。

许多证据表明HPV在子宫颈和肛门生殖器皮肤瘤形成过程中发挥重要作用。HPV 16和HPV 18已经被广泛研究，并且是宫颈、肛门、外阴和阴茎上皮内瘤变以及鳞状细胞癌主要的危险因素。实体器官移植后免疫抑制以及感染HIV的患者更为高危。最近的证据还包括了其他HPV亚型。受累部位的活检标本组织学检查可见典型疣相关的改变和（或）表皮内癌的典型特征（Bowen病）。HPV感染相关的鳞状细胞癌也已在生殖器外的皮肤被观察到，亦最常见于器官移植后免疫抑制的患者。长期免疫抑制的患者应当监测鳞状细胞癌和其他皮肤恶性肿瘤的发生风险。

治疗　疣

正常个体中，大多数的疣可在1～2年之内自发消退，因此对于疣的治疗，除肛门生殖器疣外，应采取较为和缓的观察随访。现有许多种治疗疣的方式，但没有一种治疗是普遍有效的。决策治疗的因素包括疣体部位、病情程度、患者的年龄和免疫状态以及患者的治疗需求。液氮冷冻治疗几乎是任何位置疣的最为有效和便捷的干预手段。对于非生殖器疣，使用软化角质的药物，如水杨酸硬膏或溶液同样有效，但需要患者更好的依从性。对于生殖器疣，诊室给予局部涂抹鬼臼毒素溶液疗效适中，但是可能引发显著的局部反应。患者可在家中自行使用处方稀释的纯化鬼臼毒素制剂。咪喹莫特外用乳膏是一种强效的免疫调节剂，局部用药后可诱导细胞因子释放，已获批用于治疗生殖器疣。还有一类含有绿茶提取物的新型外用化合物现也已投入临床应用。对于难治性疣，可能需要传统外科手术或激光治疗。无论采用上述何种治疗，疣的复发都非常普遍。FDA已经批准针对特定类型HPV的高效疫苗，其应用使得肛门生殖器癌和宫颈癌的发生率减低。

痤疮

寻常痤疮

寻常痤疮是一种自限性疾病，好发于青少年及年轻成人，但10%～20%的成人患者病程持续，可出现不同类型的皮肤表现。青少年易患此病的因素包括青春期后皮脂腺分泌的皮脂增多。由于角质和皮脂蓄积于毛囊孔内导致毛囊阻塞，因而在头部毛囊形成小的囊肿，亦称粉刺。粉刺内细菌（痤疮丙酸棒状杆菌）活动可释放皮脂的游离脂肪酸，引起囊肿内炎症反应，并造成囊壁破裂。囊肿内的油脂及角质碎屑溢出后，可诱发针对异物的炎症反应。

寻常痤疮的临床特征表现为粉刺，可为闭口（白头）或开口（黑头）粉刺。闭口粉刺表现为呈鹅卵石样外观的白色丘疹，直径1～2 mm，拉伸皮肤可使皮疹加重，这是寻常痤疮炎症性皮疹的前驱表现。闭口粉刺的内容物不易挤出。开口粉刺较少引起炎症性皮疹，表现为毛囊孔扩张，粉刺内含氧化的深色油脂碎屑，容易挤出。粉刺常伴丘疹、脓疱或结节等炎症性皮疹。

青春期出现的早期皮损通常表现为前额皮肤轻度炎症性或非炎症性粉刺。随后面颊、鼻部及下颌皮肤可出现更典型的炎症性皮损（图63-7）。痤疮最易累及面部，但亦常累及胸部及背部皮肤。多数疾病表现轻微且不会导致瘢痕形成。少数患者可进展为较大的炎症性囊肿及结节，囊液引流后可形成显著瘢痕。任何严重程度的痤疮均可影响患者的生活质量。通过充分的治疗可使其仅对患者造成短暂的影响。但可导致瘢痕形成的重度痤疮对患者的影响可能是持续且严重的。因此，需对重度痤疮患者采取早期的治疗干预措施。

寻常痤疮的临床表现受外源及内源性因素影响。摩擦和创伤（因发带或运动员头盔的下巴束带所致）、局部使用致粉刺药物（化妆品或染发制剂）或局部皮

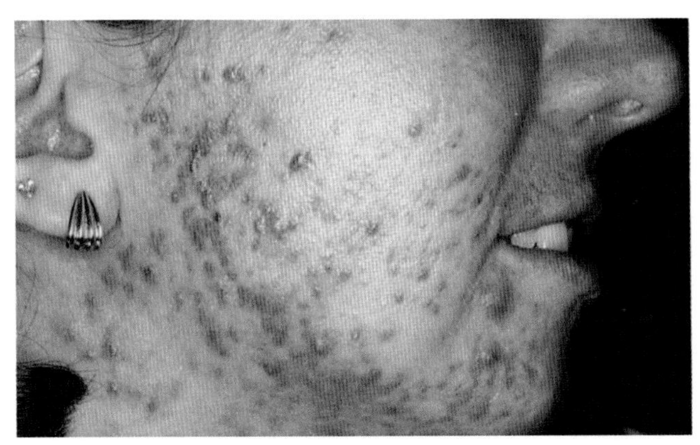

图 63-7 寻常痤疮。本例寻常痤疮患者可见炎症性丘疹、脓疱和粉刺（经允许引自 Kalman Watsky，MD）

肤长期暴露于某种工业化合物均可诱发或加重痤疮。局部或全身应用糖皮质激素也可诱发痤疮。其他全身性治疗药物如口服避孕药、锂剂、异烟肼、雄激素、卤素、苯妥英和苯巴比妥均可能诱发痤疮样皮疹，或使已有的痤疮加重。遗传因素和多囊卵巢综合征亦可能参与疾病的发生。

治疗 寻常痤疮

寻常痤疮的治疗主要是消除粉刺，包括通过促进毛囊正常角化、抑制皮脂腺分泌、减少痤疮丙酸杆菌定植及缓解炎症。单纯局部治疗对轻中度寡炎症性痤疮就足以奏效。尽管应保持痤疮处皮肤清洁，但是过度用力地擦洗皮肤可能造成粉刺机械性破溃，从而加重痤疮。局部使用维 A 酸、过氧化苯甲酰或水杨酸可通过促进表皮脱落，避免生成粉刺且有助于消除已经形成的囊肿。局部使用抗生素（如壬二酸、红霉素、克林霉素或氨苯砜）同样有助于治疗痤疮。

伴有明显炎症的中重度痤疮患者可获益于联合全身性抗生素治疗，如四环素 250～500 mg 每日 2 次或多西环素 100 mg 每日 2 次。米诺环素亦有效。此类抗生素除具有抗菌作用外，还具有抗炎作用。口服抗生素治疗无效的女性患者，激素治疗可能对其有效。FDA 现已批准数种用于治疗寻常痤疮的口服避孕药。

对上述治疗无效的严重结节囊肿型痤疮患者或可获益于异维 A 酸治疗。应根据患者体重决定药物剂量，每日 1 次，疗程为 5 个月。对符合适应证的患者，此疗法效果极佳。但是，由于此药物可能引起严重不良反应（主要是致畸和抑郁症），故其使用受到严密监管。此外，接受该药治疗的患者可出现皮肤极度干燥、唇炎，且必须密切随访是否发生高甘油三酯血症。

目前，具有处方权的医生必须参与一项旨在避免患者在服用异维 A 酸期间妊娠，以及出现不良反应的培训项目。采取这些措施是为了确保所有开具处方的医生均充分知悉异维 A 酸的风险；所有女性患者在启动治疗之前必须具有两次阴性的妊娠测试结果，以及每次续药处方时必须具有一次阴性的娠测试结果；所有接受治疗的患者必须被充分告知异维 A 酸带来的风险。

玫瑰痤疮

玫瑰痤疮常被称为酒渣鼻，是一种主要累及面部中央的炎症性疾病。最常见的受累人群为具有北欧血统的高加索人，但亦可见于深色皮肤的人群。玫瑰痤疮几乎仅见于成人，很少累及<30 岁的患者。玫瑰痤疮在女性中更为常见，但是病情最重者为男性。特征性表现为红斑、毛细血管扩张和皮肤浅表脓疱（图 63-8），但不伴有粉刺。玫瑰痤疮很少累及胸部或背部。

易出现面部潮红与后续出现玫瑰痤疮有关。通常，玫瑰痤疮患者最初表现为明显的潮红反应。热刺激、情绪刺激、酒精、热饮或辛辣食物均可诱发。随着疾病进展，潮红持续的时间越来越长，并可能最终成为永久性。丘疹、脓疱和毛细血管扩张可叠加于持续性潮红。玫瑰痤疮长期存在可能导致结缔组织过度增殖，尤其是鼻部（鼻赘）。玫瑰痤疮还可能并发各类眼部炎症，包括角膜炎、睑缘炎、虹膜炎和复发性睑板炎。这些眼部问题可能会影响视力，应进行眼科评估。

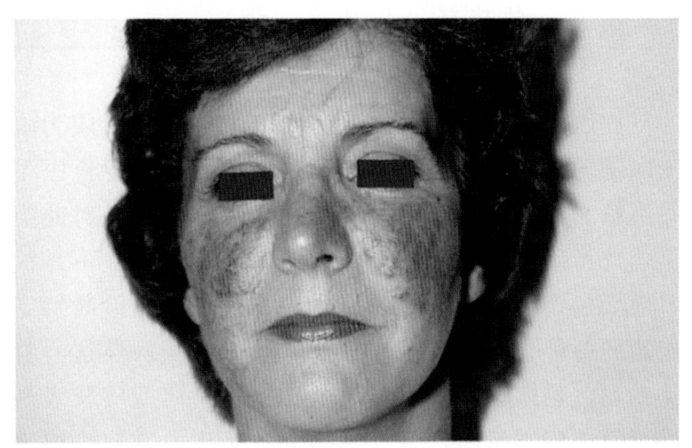

图 63-8 玫瑰痤疮。本例玫瑰痤疮患者可见显著的面部红斑、毛细血管扩张、散在丘疹和小脓疱（经允许引自 Robert Swerlick，MD）

治疗　玫瑰痤疮

玫瑰痤疮可行局部或全身治疗。轻症者通常局部使用甲硝唑、磺胺乙酰钠或壬二酸有效。更为严重者需口服四环类抗生素（四环素 250～500 mg 每日 2 次；多西环素 100 mg 每日 2 次；米诺环素 50～100 mg 每日 2 次）。残留的毛细血管扩张可能对激光治疗有效。应避免局部使用糖皮质激素，尤其是强效制剂，因为长期使用可能引发玫瑰痤疮。皮肤局部用药对于眼部疾病并无疗效。

皮肤疾病和天花疫苗

尽管数十年前普通人群已经停止接种天花疫苗，但是特定的军事人员和应急人员仍然要求接种。在没有发生生物恐怖袭击，也未有实际或潜在接触天花病毒的情况下，疫苗禁止用于具有皮肤疾病史（如 AD、湿疹和银屑病）的人群，其发生与天花疫苗相关的不良反应风险较高。这种情况下，接种疫苗导致天花感染的风险大于疫苗产生不良事件的风险。

第六十四章　内科疾病的皮肤表现

Skin Manifestations of Internal Disease

Jean L. Bolognia，Irwin M. Braverman　著
（崔滑夏　熊玮珏　张椿英　译）

皮肤症状作为内科疾病的临床表现已逐渐成为临床医学公认的概念。现实情况中由于非皮肤专科医生并不精通识别皮损类型及其临床表现，故很难对此类疾病进行确诊和鉴别诊断。因此，本章内容并不是简单地聚焦于疾病本身，而是通过描述可协助诊断特定疾病的各种临床表现及体征，以涵盖皮肤病学这一特殊专题。临床医生可通过对全身疾病的典型皮肤表现进行简单鉴别诊断，将其与同全身疾病关系较小或无关的常见皮肤疾病相区别。本章以表格的形式对后一类疾病进行了总结，当临床医生疑诊前一类疾病时，需除外这些疾病。

丘疹鳞屑性皮损

丘疹鳞屑性皮疹（表 64-1）的临床特征为皮疹凸出皮面，包括丘疹（<1 cm）或斑疹（>1 cm），且伴脱屑。原发性皮肤疾病是最常见的丘疹鳞屑性疾病，包括皮肤癣病、银屑病、玫瑰糠疹和扁平苔藓（详见第 63 章）。若患者除银屑病的皮肤表现外还伴有关节炎，临床医生应考虑银屑病关节炎或反应性关节炎（曾被称为 Reiter 综合征）。患者病程中如果既往出现口腔溃疡、结膜炎、葡萄膜炎和（或）尿道炎，则支持反应性关节炎的诊断。锂剂、β 受体阻滞剂、人类免疫缺陷病毒（HIV）或链球菌感染，以及全身糖皮质激素减量过快，均可加重银屑病。银屑病的并发症包括心血管疾病及代谢综合征。

当患者确诊玫瑰糠疹或扁平苔藓时，由于单纯停用致病药物即可使皮疹迅速消退，故回顾患者既往用药情况十分重要。玫瑰糠疹样药疹最常见的致病药物包括 β 受体阻滞剂、血管紧张素转换酶抑制剂（ACEI）和甲硝唑。诱发苔藓样药疹的药物包括噻嗪类药物、抗疟药、奎尼丁、β 受体阻滞剂和 ACEI。对于某些人群，其扁平苔藓患者中感染丙型肝炎病毒的患病率较高。此类皮疹还常见于慢性移植物抗宿主病的患者。

在疾病早期，蕈样肉芽肿（MF）型皮肤 T 细胞淋巴瘤（CTCL）可能与湿疹或银屑病难以区分，但采取治疗上述炎症性疾病的方法通常对此类患者无效。MF 可见于斑块型副银屑病患者的皮损处，皮损增厚

表 64-1　丘疹鳞屑性皮肤病变的部分原因

1. 原发皮肤疾病
   a. 癣[a]
   b. 银屑病[a]
   c. 玫瑰糠疹[a]
   d. 扁平苔藓[a]
   e. 类银屑病、小斑块及大斑块
   f. Bowen 病（原位鳞状细胞癌）[b]
2. 药物
3. 系统性疾病
   a. 红斑狼疮，主要为亚急性或慢性（盘状）病变[c]
   b. 皮肤 T 细胞淋巴瘤，尤指蕈样真菌病[d]
   c. 二期梅毒
   d. 反应性关节炎（曾被称为 Reiter 综合征）
   e. 结节病[e]

[a] 详见第 63 章。银屑病的常见合并症为心血管疾病及代谢综合征；在欧洲，丙型肝炎的发生多与口腔扁平苔藓相关。[b] 相比于砷暴露，慢性阳光暴露与发病更相关；病变常为一处或少数几处。[c] 参见“丘疹结节性皮损”中“红色皮损”部分。[d] 亦见于 HTLV-1 相关性成人 T 淋巴细胞白血病/淋巴瘤的皮肤病变。[e] 参见“丘疹结节性皮损”中“红褐色皮损”部分

往往提示 MF 的存在。MF 的确诊需要通过皮肤活检，表现为表皮及真皮不典型 T 淋巴细胞聚集。随着疾病的进展，可出现皮肤肿瘤及淋巴结受累。

二期梅毒可表现为散在的红褐色丘疹伴鳞屑。皮疹常累及手掌和足底皮肤，且与玫瑰糠疹相似。此病的相关临床表现如面部环形斑疹、非瘢痕性脱发、扁平湿疣（基底宽并呈潮湿状）、黏膜斑，以及淋巴结肿大、乏力、发热、头痛及肌肉酸痛，均有助于疾病的诊断。一期梅毒硬下疳与二期梅毒之间通常间隔 4～8 周，且未经治疗可自行缓解。

表 64-2 红皮病的病因

1. 原发性皮肤疾病
   a. 银屑病[a]
   b. 皮炎［特应性皮炎＞接触性皮炎＞淤积性（伴自身敏感性）或脂溢性皮炎］[a]
   c. 毛发红糠疹
2. 药物
3. 系统性疾病
   a. 皮肤 T 细胞淋巴瘤（Sézary 综合征、红皮病型蕈样肉芽肿）
   b. 其他淋巴瘤
4. 特发性（常见于老年男性）

[a] 详见第六十三章

红皮病

红皮病（表 64-2）用于描述以全身皮肤潮红为表现的一类疾病。可伴有皮肤脱屑、糜烂、脓疱，以及脱发和指甲脱落。亦可出现发热、寒战、低体温、反应性淋巴结肿大、外周性水肿、低蛋白血症及高心排血量性心力衰竭。红皮病的主要病因包括：①皮肤疾病，如银屑病及皮炎（表 64-3）；②药物；③系统性疾病，CTCL 最常见；④特发性。对于前 3 种病因，在进展为红皮病之前，其起病时皮损的部位及临床特征有助于明确诊断。例如，肘部及膝部皮肤红色鳞屑性斑疹病史提示其病因为银屑病。通过仔细的皮肤检查明确皮肤红斑的迁延及继发改变，如皮肤脓疱或糜烂，亦十分重要。脓疱型银屑病的患者可表现为皮肤游走性红斑伴浅表脓疱。

药物诱发的红皮病（剥脱性皮炎），可能以出疹性（麻疹样）药疹（详见第六十六章）或弥漫性红斑起病。

表 64-3 红皮病（原发性皮肤疾病）

	初始病变	首发部位	其他特征	诊断方法	治疗
银屑病[a]	粉红色，伴银白色鳞屑，边界清晰	肘、膝、头皮、骶前区、臀沟	甲营养不良、关节炎、脓疱、SAPHO 综合征，常伴掌跖脓疱病	皮肤活检	外用糖皮质激素、维生素 D；UV-B（窄带）＞PUVA；口服维 A 酸；MTX、环孢素、TNF 拮抗剂、抗 IL-12/23 抗体
皮炎[a]					
特应性	急性：红斑、细小鳞屑、痂，边界清晰，表皮脱落	肘前区、腘窝、颈、手及眼睑	瘙痒 个人和（或）家族特应反应病史：哮喘、过敏性鼻炎或结膜炎、特应性皮炎等	皮肤活检	外用糖皮质激素、他克莫司、吡美莫司、焦油及止痒剂；口服抗组胺药；湿敷料外敷；UV-B±UV-A＞PUVA；口服/肌内注射糖皮质激素（短效）；MTX；霉酚酸酯；硫唑嘌呤；环孢素
	慢性：苔藓化（皮肤厚度增加），表皮脱落		排除金黄色葡萄球菌或 HSV 继发感染 排除合并刺激物/过敏原相关接触性皮炎		局部外用及口服抗生素
接触性	局部：红斑、结痂、水疱和大疱	取决于接触介质	刺激物——接触后数小时内发病 过敏原——迟发型超敏反应，滞后 48 h	斑贴试验；开放应用试验	去除刺激物/过敏原；外用糖皮质激素；口服抗组胺药；口服/肌内注射糖皮质激素（短效）
	全身性：红斑、细小鳞屑、痂	泛发性 *vs.* 主要间擦区（尤指腹股沟区）	患者有对局部用药的接触性过敏性皮炎病史，后接受相似结构药物的系统性治疗，如秋兰姆类药物（外用）、双硫仑类（口服）	斑贴试验	治疗同局部病变

表 64-3 红皮病（原发性皮肤疾病）（续）

	初始病变	首发部位	其他特征	诊断方法	治疗
脂溢性（成人罕见）	粉红色或粉橘色，油性鳞屑	头皮、鼻唇沟、眉毛、间擦区	应激、HIV 感染相关发作与帕金森病有关	皮肤活检	外用糖皮质激素及咪唑类
淤积性（伴自身敏感性）	红斑、结痂、表皮脱落	下肢	瘙痒、下肢水肿、静脉曲张、含铁血黄素沉积；静脉性溃疡、血栓性静脉炎和/或蜂窝织炎病史；除外蜂窝织炎；除外叠加性接触性皮炎，如外用新霉素相关皮炎	皮肤活检	外用糖皮质激素；湿敷料外敷；患肢抬高；弹力袜；并发溃疡可予加压包扎
毛发红糠疹	橘红色（鲑鱼肉色），毛囊周围丘疹	泛发性，特征表现为正常皮肤间“跳跃”分布的患区	蜡样掌跖角化病；除外皮肤 T 细胞淋巴瘤	皮肤活检	异维 A 酸或维 A 酸；MTX；抗 IL-12/23 抗体、静脉注射 TNF 拮抗剂可能有效

[a] 详见第六十三章

HSV，单纯疱疹病毒；IL，白介素；MTX，甲氨蝶呤；PUVA，补骨脂素＋紫外线 A 照射；SAPHO，滑膜炎、痤疮、脓疱病、骨肥大和骨炎综合征（也称为慢性复发性多灶性骨髓炎）；TNF，肿瘤坏死因子；UV-A，紫外线 A 照射；UV-B，紫外线 B 照射

许多药物均可导致红皮病，如青霉素、磺胺类药物、卡马西平、苯妥英和别嘌醇。除皮疹外，患者常伴发热和外周嗜酸性粒细胞增多，还可出现颜面水肿、肝炎、心肌炎、甲状腺炎和过敏性间质性肾炎，以上症状被统称为伴嗜酸性粒细胞增多和系统症状的药疹（DRESS）或药物超敏反应综合征（DIHS）。此外，这些药物反应（尤其是芳香族抗惊厥药相关的药物反应）可导致假性淋巴瘤综合征（表现为淋巴结肿大及血液中可见非典型淋巴细胞），而别嘌醇诱发的药物反应可伴有消化道出血。

CTCL 是最常见的与红皮病相关的恶性肿瘤。一些临床研究发现，高达 25%的红皮病患者的病因为 CTCL。这些患者起病时可表现为孤立的斑疹或皮肤肿瘤，但仍以贯穿疾病各个阶段的红皮病表现最为常见（Sézary 综合征）。Sézary 综合征患者血液中存在不典型 T 淋巴细胞克隆，可伴皮肤瘙痒和淋巴结肿大。对于病因不明（特发性）的红皮病患者，必须对其进行纵向评估，以监测红皮病进展为 CTCL 的可能性。临床亦报道过继发于实体肿瘤（如肺癌、肝癌、前列腺癌、甲状腺癌及结肠癌）的红皮病散发病例，但此类红皮病主要出现在疾病晚期。

脱发

脱发（表 64-4）的两种主要类型为瘢痕性脱发和非瘢痕性脱发。瘢痕性脱发与纤维化、炎症和毛囊丢失有关。临床上通常可以观察到头皮光滑伴毛囊开口数量减少，但在一些患者中，这种变化仅见于病变部位的活检标本。非瘢痕性脱发的发轴缺失或缩小，但毛囊仍保留，这解释了非瘢痕性脱发的可逆性。

非瘢痕性脱发最常见的原因包括雄激素源性脱发、休止期脱发、斑秃、头癣和外伤性脱发早期（表 64-5）。对于雄激素源性脱发的女性，循环中雄激素水平的升高可能由卵巢或肾上腺功能不全或肿瘤引起。当出现

表 64-4 脱发的病因

Ⅰ. 非瘢痕性脱发
- A. 原发性皮肤疾病
  1. 雄激素性脱发
  2. 休止期脱发
  3. 斑秃
  4. 头癣
  5. 外伤性脱发[a]
- B. 药物
- C. 系统性疾病
  1. 系统性红斑狼疮
  2. 继发性梅毒
  3. 甲状腺功能减退
  4. 甲状腺功能亢进
  5. 垂体功能减退
  6. 蛋白质、维生素 H、锌和铁缺乏

Ⅱ. 瘢痕性脱发
- A. 原发性皮肤疾病
  1. 皮肤狼疮（慢性盘状病变）[b]
  2. 扁平苔藓
  3. 中心性离心性瘢痕性脱发
  4. 毛囊炎
  5. 线状硬皮病（硬斑病）[c]
- B. 系统性疾病
  1. 系统性红斑狼疮的盘状病变[b]
  2. 结节病
  3. 皮肤转移瘤

[a] 指多数拔毛症、压力性脱发或早期创伤性脱发患者。[b] 虽然多数盘状病变患者仅有皮肤受累，但此类病变确为美国风湿病学会针对系统性红斑狼疮的 11 项标准（1982 年）之一。[c] 可累及肌肉和骨性结构

表 64-5 非瘢痕性脱发（原发性皮肤疾病）

	临床特征	发病机制	治疗
休止期脱发	正常头发的弥漫性脱落 继发于重大应激（高热、严重感染）或（产后）激素水平改变 无需治疗病程可逆	应激导致单根头发的不同步生长周期同步化，引起越来越多的（生长期）毛发同时死亡（休止期）	观察；停用所有具有脱发副作用的药物；必须排除潜在的代谢性原因，如甲状腺功能减退、甲状腺功能亢进
雄激素性脱发（男性型；女性型）	头皮中线处头发最少 男性和部分女性额发际线后移	受影响的头发对雄激素作用的敏感性增加 循环中雄激素水平升高（女性卵巢或肾上腺来源）	若不存在高雄激素血症的证据，可外用米诺地尔；非那雄胺[a]；螺内酯（女性）；植发
斑秃	直径 2～5 cm，边界清晰的环形脱发 多数患者存在病变融合和（或）累及身体其他覆毛部位 指甲凹陷或砂纸样改变	毛囊生发区浸润 T 淋巴细胞 相关偶发疾病：甲状腺功能亢进、甲状腺功能减退、白癜风、唐氏综合征	局部使用地蒽酚或他扎罗汀；患处使用糖皮质激素；局部接触致敏物质
头癣	轻为少量脱发，重为分散的片状脱发伴“黑点”（破坏的被感染头发）、沼泽样斑块伴脓疱（脓癣）[b]	皮肤癣菌入侵毛发，最常见的为断发毛癣菌	口服灰黄霉素或特比萘芬加入 2.5%硫化硒或酮康唑洗发水；筛查家庭成员
外伤性脱发[c]	头发从不同长度折断 轮廓不规则	卷发器、橡皮筋、编织物等牵拉 暴露于热源或化学物质（如直发器） 机械拉伸（拔毛症）	停止做发型或化学治疗；诊断毛滴虫病可能需要观察剃下的毛发（用于生长）或进行活检，随后可能需要进行心理治疗

[a] 迄今为止，美国食品药品监督管理局（FDA）已批准男性使用。[b] 瘢痕性脱发可发生在脓癣部位。[c] 也可为瘢痕性脱发，尤其是晚期外伤性脱发

男性化的征象（如声音低沉和阴蒂增大）时，应考虑卵巢或肾上腺肿瘤的可能性。

各种药物暴露也会导致弥漫性脱发，主要通过诱发休止期脱发。抗有丝分裂药物如柔红霉素造成的生长期脱发是例外。脱发也是以下药物的副作用：华法林、肝素、丙硫氧嘧啶、卡比马唑、异维 A 酸、阿维 A 酸、锂盐、β 受体阻滞剂、干扰素、秋水仙碱和苯丙胺。幸运的是，停用诱发脱发的药物之后通常会伴随头发的自发再生。

红斑狼疮和二期梅毒是非瘢痕性脱发的少见病因。系统性红斑狼疮的脱发呈两种类型，其一是继发于盘状病变的瘢痕性脱发（见下文），而另一种则是非瘢痕性脱发。后者与系统性疾病的起病同步出现，可能累及整个头皮或仅局限于前额处，呈现由于毛发脱落折断再生后长短不一的表现。散在分布、边界不清的片状脱发并呈“蛀虫样”外观是二期梅毒的表现。弥漫性毛发稀疏亦与甲状腺功能减退症和甲状腺功能亢进症相关（表 64-4）。

瘢痕性脱发更常见于原发性皮肤病，如扁平苔藓、脱发性毛囊炎、慢性皮肤（盘状）狼疮或线状硬皮病（硬斑病），而不是继发于全身性疾病。虽然盘状狼疮的瘢痕病变可见于系统性狼疮患者，但在大多数患者中，其病情仅累及皮肤。瘢痕性脱发不常见的原因包括结节病（见下文“丘疹结节性皮损”）和皮肤转移癌。

在盘状狼疮、扁平苔藓和脱发性毛囊炎的早期，可表现为局限性脱发。毛囊纤维化及其继发的毛囊坏死主要分布于斑秃中央，而斑秃外周皮肤则以炎症反应为著。盘状狼疮炎症反应活跃处皮肤可见红斑伴鳞屑，而陈旧性炎症性皮损往往表现为色素脱失，伴边缘色素沉着。扁平苔藓患者可出现皮损处毛囊周围紫斑。全面检查患者皮肤和口腔黏膜，辅以对皮损处皮肤进行活检及直接免疫荧光镜检有助于鉴别以上两种疾病。毛囊性脱发的周围活动性皮损可表现为毛囊脓疱，此类患者还可进展为反应性关节炎。

图案状皮损

可变性皮疹（表 64-6）通常表现为环形或弧形的皮肤红斑，但皮疹亦可呈正常肤色或褐色。此类皮疹最常见于原发性皮肤疾病，如皮肤癣、荨麻疹、环状肉芽肿及离心性环状红斑（详见第六十三和六十五章）。游走性环形红斑的发病率次之，可见于某些全身性疾病。这类皮损包括游走性红斑、匍行性回状红斑、边缘性红斑和坏死松解性游走性红斑。

匍行性回状红斑可表现为许多游走性红斑，呈类似木纹状的同心圆形或波纹样。对于出现这种皮疹的患者，临床医生必须明确其是否存在潜在的恶性肿瘤。游走性红斑是莱姆病的典型皮肤表现，此病的病原体

表 64-6 图案状皮损的病因

Ⅰ. 原发性皮肤疾病
- A. 癣
- B. 荨麻疹（≥90%的患者为原发性）
- C. 环状肉芽肿
- D. 离心性环形红斑
- E. 银屑病

Ⅱ. 系统性疾病
- A. 游走性
  1. 游走性红斑（CDC 定义为直径≥5 cm）
  2. 荨麻疹（≤10%的患者）
  3. 匐行性回状红斑
  4. 边缘性红斑
  5. 脓疱性银屑病（全身型）
  6. 坏死性松解性游走性红斑（胰高血糖素瘤综合征）[a]
- B. 非游走性
  1. 结节病
  2. 亚急性皮肤型红斑狼疮
  3. 继发性梅毒
  4. 皮肤 T 细胞淋巴瘤（尤指蕈样肉芽肿）

[a] 伴糜烂的游走性红斑，好发于下肢和腰部
CDC，疾病预防控制中心

表 64-7 痤疮样皮疹的病因

Ⅰ. 原发性皮肤疾病
- A. 寻常痤疮
- B. 玫瑰痤疮

Ⅱ. 药物，如合成类固醇、糖皮质激素、锂剂、EGFR[a] 抑制剂、碘化物

Ⅲ. 系统性疾病
- A. 雄激素产生增加
  1. 肾上腺来源，如库欣病、21-羟化酶缺乏症
  2. 卵巢来源，如多囊卵巢综合征、卵泡膜细胞增殖症
- B. 隐球菌播散
- C. 双态真菌感染
- D. 白塞病

[a] EGFR，表皮生长因子受体

为伯氏疏螺旋体。在疾病早期（蜱叮咬后 3～30 日），患者常表现为孤立的环状皮损，其直径≥10 cm。数日后，约半数患者在蜱叮咬的远隔部位出现多发红斑，其直径较小。此外，患者还可伴有发热、头痛、畏光、肌肉酸痛、关节疼痛及颊部皮疹。边缘性红斑常见于风湿热患者，主要分布于躯干部皮肤。皮疹呈粉红色，与皮面相平或稍凸出皮面，并且往往为一过性皮疹。

其他以非游走性环形皮疹为主要表现皮肤疾病，包括 CTCL、亚急性皮肤型狼疮、二期梅毒和结节病（见下文“丘疹结节性皮损”）。

痤疮

除痤疮（表 64-7）的两种主要表现形式：寻常痤疮和玫瑰痤疮外（详见第六十四章），药物和全身性疾病也可引起痤疮样皮疹。

类癌综合征患者的头颈部皮肤可出皮肤潮红，有时还可累及躯干部皮肤。其面部皮损的表现，尤其是毛细血管扩张，类似于玫瑰痤疮的临床表现。

脓疱型皮损

痤疮样皮疹（见上文“痤疮”）和毛囊炎是最常见的脓疱性皮肤疾病。对毛囊性脓疱疹的评估主要是明确致病病原体，如正常定植菌、金黄色葡萄球菌、铜绿假单胞菌（“热浴盆”毛囊炎）、马拉色菌、皮肤真菌（Majocchi 肉芽肿）和蠕形螨。非感染性毛囊炎包括 HIV 或免疫抑制相关性的嗜酸性毛囊炎，以及糖皮质激素、锂剂及表皮生长因子受体（EGFR）抑制剂等药物诱发的毛囊炎。全身性使用大剂量糖皮质激素可造成躯干泛发性毛囊性脓疱疹，其特征为皮疹均处于同一阶段。非毛囊性脓疱疹是脓疱型银屑病（无菌性）的典型表现之一，亦可见于细菌或真菌引起的化脓性栓子（见下文“紫癜”）。主要由药物所致的急性泛发性发疹性脓疱病（AGEP）患者表现为大片皮肤红斑及多发无菌性脓疱，伴中性粒细胞增多。

毛细血管扩张

仔细检查扩张血管的形态和特点对于区分各种类型的毛细血管扩张（表 64-8）非常重要。光化性皮炎和玫瑰痤疮的面部可见线状毛细血管扩张，其也可见于静脉高压和泛发性特发性毛细血管扩张症患者的腿部。肥大细胞增多症的罕见类型（斑疹性毛细血管扩张症）和类癌综合征（见上文“痤疮”）的患者亦有线状毛细血管扩张。最后，在皮肤炎症区域也可发现线状毛细血管扩张，如盘状红斑狼疮的病变区域常有毛细血管扩张。

皮肤异色病是用于描述具有以下特征斑片状皮损的术语：①网状色素脱失和色素沉着过度；②表皮萎缩继发的皱纹；③毛细血管扩张。皮肤异色病并非一类单独的疾病，虽然越来越不多见，但仍可见于电离辐射损害的皮肤以及自身免疫性结缔组织病，尤其是皮肌炎（DM）和罕见的遗传性皮肤病（如 Kindler 综合征）的患者。

系统性硬化症（硬皮病）患者扩张的血管极具特征性，被称为席状（mat-like）毛细血管扩张。病损较宽，其直径通常为 2～7 mm，偶尔更有甚者。这些红斑呈多边形或椭圆形外观，表面颜色分布较为均匀，但近

表 64-8　毛细血管扩张的病因

Ⅰ. 原发性皮肤疾病
　A. 线性/分支型
　　1. 玫瑰痤疮
　　2. 光化性皮炎
　　3. 静脉高压
　　4. 泛发性特发性毛细管扩张
　　5. 皮肤胶原性血管病
　　6. 基底细胞内癌或皮肤淋巴瘤
　B. 皮肤异色病
　　1. 电离辐射[a]
　　2. 副银屑病、大斑
　C. 蜘蛛痣
　　1. 特发性
　　2. 妊娠
Ⅱ. 系统性疾病
　A. 线性/分支型
　　1. 类癌
　　2. 毛细血管扩张性共济失调症
　　3. 肥大细胞增多症
　B. 皮肤异色病
　　1. 皮肌炎
　　2. 蕈样真菌病
　　3. 着色性干皮病
　C. 基质疾病
　　1. 系统性硬化症（硬皮病）
　D. 甲周/表皮
　　1. 红斑狼疮
　　2. 系统性硬化症（硬皮病）
　　3. 皮肌炎
　　4. 遗传性出血性毛细血管扩张
　E. 丘疹
　　1. 遗传性出血性毛细血管扩张
　F. 蜘蛛痣
　　1. 肝硬化

[a] 正日益少见

距离观察时可见其实际上为扩张的毛细血管所致。最常见部位是面部、口腔黏膜和手，这些末梢部位易于出现发作性缺血。系统性硬化症的特殊类型被称之为 CREST 综合征（C：钙质沉积；R：雷诺现象；E：食管运动功能障碍；S：指端硬化；T：毛细血管扩张）亚型，其呈慢性病程，并且和抗着丝粒抗体相关。席状毛细血管扩张是 CREST 综合征，甚至为弥漫性系统性硬化症的重要诊断线索，因为其可能是患者唯一的皮肤表现。

甲周毛细血管扩张是以下三类自身免疫性结缔组织病的特征性病理表现：红斑狼疮、系统性硬化症和 DM。通过肉眼很容易地观察到，见于其中至少 2/3 的患者。DM 和狼疮患者中均可见甲襞红斑，DM 患者的皮肤红斑通常伴有皮肤粗糙及指尖压痛。在放大倍数为 10 倍的显微镜下观察，可见狼疮患者指甲褶皱处的血管迂曲，类似于“肾小球”；而系统性硬化症和 DM 患者表现为毛细血管襻消失，剩余的毛细血管明显扩张。

遗传性出血性毛细血管扩张症（Osler-Rendu-Weber 病）的皮损通常出现在青春期（黏膜）和成年期（皮肤），最常见于黏膜（鼻和口唇）、面部和四肢肢端，包括甲下部位。其反映真皮微血管的动-静脉（A-V）畸形，外观呈深红色，通常略高于皮面。拉伸单个病变处的皮肤可见扩张的毛细血管呈离心性点状和星芒状外观。虽然这种常染色体显性疾病的全身受累程度有所不同（主要由于内皮联蛋白或激活素受体的突变，如激酶基因），但最常见的症状是反复出现鼻出血和消化道出血。这些黏膜毛细血管扩张实际上是 A-V 间形成沟通，从而造成其出血倾向。

色素减退

色素减退性疾病（表 64-9）通常分为弥漫性或局

表 64-9　色素减退的病因

Ⅰ. 原发性皮肤疾病
　A. 弥漫性
　　1. 泛发性白癜风[a]
　B. 局限性
　　1. 特发性点状色素减少症
　　2. 炎症后
　　3. 花斑癣（糠疹）
　　4. 白癜风[a]
　　5. 化学或药物引起的白斑病
　　6. 色素减退痣
　　7. 斑驳病[a]
Ⅱ. 系统性疾病
　A. 弥漫性
　　1. 眼皮肤白化病[b]
　　2. Hermansky-Pudlak 综合征[b,c]
　　3. Chédiak-Higashi 综合征[b,d]
　　4. 苯丙酮尿症
　B. 局限性
　　1. 系统性硬化症（硬皮病）
　　2. 自发或免疫治疗诱导的黑素瘤相关白斑病
　　3. Vogt-Koyanagi-Harada 综合征
　　4. 盘尾丝虫病
　　5. 结节病
　　6. 皮肤 T 细胞淋巴瘤（尤指蕈样肉芽肿）
　　7. 结核性和未定类麻风
　　8. 线性痣样色素沉着不足（伊藤低黑色素症）[e]
　　9. 色素失调症（第四阶段）
　　10. 结节性硬化症
　　11. Waardenburg 综合征和 Shah-Waardenburg 综合征

[a] 白斑病区缺乏黑色素细胞。[b] 黑色素细胞数量正常。[c] 继发于类脂状物质沉积或免疫缺陷的血小板样沉积缺陷和限制性肺病；由衔接蛋白 3 的 β 亚基及溶酶体相关细胞器复合物（BLOC）-1、-2 和-3 的生物合成亚基发生突变引起。[d] 巨大溶酶体颗粒和反复感染。[e] 非转诊情况下，少数患者会表现为全身异常（肌肉骨骼、中枢神经系统、眼等）

限性。弥漫性色素减退的典型疾病是眼皮肤白化病（OCA）。最常见的类型由于酪氨酸酶基因（Ⅰ型）或P基因（Ⅱ型）突变所致。ⅠA型OCA患者完全缺乏酶的活性。婴儿刚出生时，不同类型的OCA可有相似的表现，即白色毛发、灰蓝眼睛及粉白皮肤。若酪氨酸酶完全失活，患者将终生维持此种外观；若酪氨酸酶活性降低，随着年龄的增长，患者毛发、眼睛及皮肤可出现一定程度的色素增加。OCA的表现亦与种族相关，将患者与其一级亲属相比较，往往更容易发现色素减退。OCA的眼部表现与色素减退程度相关，包括视力下降、眼球震颤、畏光、斜视及双眼正常视觉缺失。

局限性色素减少症需鉴别以下原发性皮肤疾病：特发性点状色素减少症、炎症后色素减退、花斑癣（花斑糠疹）、白癜风、化学物质或药物引起的白斑、无色素痣（见下文）和斑驳病（表64-10）。这些疾病

表 64-10　色素减退症（原发皮肤病变，局限性）

	临床特征	Wood 灯检查（UV-A，波长 365 nm）	皮肤活检标本	发病机制	治疗
特发性点状色素减少症	常见；获得性； 直径 1～4 mm 胫骨和前臂伸肌	增强效果不如白癜风	表皮黑色素含量骤减	老化或紫外线暴露可导致体细胞突变	无
炎症后色素减退	可在活动期病变内发展，如在亚急性皮肤狼疮活动期；或在病变消退后发展，如特应性皮炎消退后	取决于特定的疾病 通常比白癜风增强少	炎症浸润类型取决于特定疾病	黑色素从黑色素细胞向角质形成细胞的转移受阻，可能继发于水肿或接触时间减少 炎症细胞攻击表皮基底层，破坏黑色素细胞	治疗潜在炎症性疾病
花斑癣（糠疹）	常见疾病； 躯干上半身和颈部（披肩状分布）；腹股沟区； 男性搔抓后斑疹处产生白色鳞屑	金色荧光	角质层中存在菌丝型和出芽型酵母菌	马拉色酵母菌侵入角质层 酵母菌为亲脂性，产生 C_9 和 C_{11} 二羧酸，在体外可抑制酪氨酸酶	2.5%硫化硒；外用咪唑类；口服三唑类
白癜风	获得性；进行性 对称区域色素完全缺失 口周-口、鼻、眼、乳头、脐、肛门周围 其他区域-屈指腕、伸肌远端肢体 节段型不常见-单侧、皮区分布	更明显的粉笔白	黑素细胞缺失 轻度炎症	自身免疫现象导致黑色素细胞破坏，主要指细胞免疫（循环自身反应性T细胞的皮肤归巢）	外用糖皮质激素；局部用钙调磷酸酶抑制剂；NBUV-B；PUVA；皮肤移植（稳定期）；若病变广泛，可脱色处理（局部使用 MBEH）
化学或药物诱导白斑病	与白癜风外观相似 与化学物质接触后时手部常最先受累 未接触区仅表现为微小病变	更明显的粉笔白	黑色素细胞减少或缺失	暴露于选择性破坏黑素细胞的化学物质，尤指酚类、儿茶酚类（杀菌剂；黏合剂等），或摄入诸如伊马替尼等药物释放细胞抗原并激活循环中的淋巴细胞，这可能解释了卫星现象 KIT 受体可能受抑制	避免接触暴露药物，然后按白癜风治疗 停药后，药物诱发的变异可能会色素再生
斑驳病	常染色体显性遗传 先天性，稳定 白色额发 黑变区包含各种大小的正常色素和色素沉着的斑片 对称性累及额中央部、腹部及四肢中部	白斑区及色素沉着斑呈增强	无黑色素区区域-黑素细胞减少或缺失	黑色素细胞从神经嵴到受累皮肤的迁移缺陷，或黑色素细胞在这些区域的存活或分化失败 c-kit 原癌基因的突变，该基因编码干细胞生长因子（kit 配体）的酪氨酸激酶受体	没有；偶可进行皮肤移植

MBEH，氢醌的单苄基醚；NBUV-B，窄带紫外线 B；PUVA，补骨脂素＋紫外线 A 照射

的皮损通常为斑疹或斑块，伴色素减退或脱失。白癜风患者易患多种自身免疫性疾病，包括桥本甲状腺炎、Graves病、恶性贫血、Addison病、葡萄膜炎、斑秃、慢性皮肤黏膜念珠菌病及自身免疫性多内分泌腺病综合征（Ⅰ型和Ⅱ型）。其中甲状腺疾病最为常见，高达30%白癜风患者可合并甲状腺异常。循环中自身抗体往往阳性，最常见的是抗甲状腺球蛋白、抗微粒体及抗促甲状腺激素受体抗体。

对于经皮肤查体考虑为白癜风的患者，临床医生需考虑以下4种全身疾病：Vogt-Koyanagi-Harada综合征、系统性硬化症、盘尾丝虫病和黑素瘤相关性白斑病。若患者存在无菌性脑膜炎、非创伤性葡萄膜炎、耳鸣、听力下降和（或）言语障碍的病史，则可诊断Vogt-Koyanagi-Harada综合征。此类患者色素脱失最常见的受累部位是面部皮肤及头皮。系统性硬化症患者可出现白癜风样白斑病，其临床表现与特发性白癜风类似，后者经治疗后肤色可恢复正常。因此，患者的脱色斑内可见正常颜色皮肤，伴毛囊周围丘疹。由于这种白斑病的发病基础尚不明确，并且尚无证据提示病变处存有炎症反应，但当原发的结缔组织疾病处于缓解期时，此皮损亦可消退。不同于特发性白癜风，黑色素瘤相关的白斑病往往先累及躯干皮肤，如其为自发出现，则应积极寻找是否合并恶性肿瘤。这种白斑病亦可见于接受免疫治疗的黑色素瘤患者，包括伊匹单抗，其可促进细胞毒性T淋巴细胞识别表达于黑色素瘤细胞及黑色素细胞的表面抗原，当患者出现此类白斑病时，往往提示其对免疫治疗的反应较好。

Shah-Waardenburg综合征和Waardenburg综合征是两种以斑驳病为皮肤表现的全身性疾病（神经嵴病）（表64-9）。其可能的发病机制为两种神经嵴衍生细胞在胚胎期无法正常迁移和存活，其中一种是黑色素细胞，另一种是肠肌间神经节细胞或听神经细胞，前者可导致Shah-Waardenburg综合征中的先天性巨结肠，即Hirschsprung病，后者则可引起Waardenburg综合征，其临床表现为先天性感音神经性耳聋、内眦外移（眼距增宽，但瞳孔间距正常）、虹膜异色、宽鼻梁及先天性皮肤白斑。因头颈部的结缔组织起源于神经嵴，故患者可出现特殊面容。Waardenburg综合征患者存在4个编码脱氧核糖核酸（DNA）结合蛋白的基因突变，包括*PAX-3*和*MITF*基因；而伴皮肤白斑的Hirschsprung病患者存在内皮素3、内皮素B受体和*SOX-10* 3基因中的1个基因发生突变。

结节性硬化症最初的皮肤表现是色素减退斑，被称为灰叶斑。患者往往在出生时即出现这种皮损，且通常为多发性。然而，尤其是对于肤色较白的患者，可能需通过Wood灯检查才能观察到此类皮疹。患者可表现为皮肤色素减退，但无色素脱失。皮损直径平均为1～3 cm，呈多角形或披针形。该病的其他皮肤症状包括面部多发性血管纤维瘤（皮脂腺腺瘤）、甲床下及牙龈纤维瘤、前额纤维斑块，以及结缔组织痣（鲨鱼皮斑）。临床医生需谨记头皮灰叶斑可导致病变处头发轻度发白，呈局限性斑片状分布。全身表现还包括癫痫、智力障碍、中枢神经系统及视网膜错构瘤、肺淋巴管平滑肌瘤病（女性）、肾血管平滑肌脂肪瘤和心脏横纹肌瘤。60%结节性硬化症患儿（18岁以下）经超声心动图检查可发现心脏横纹肌瘤。

脱色素痣是一种先天性疾病，表现为固定且边界清晰的色素减退。通常表现为单发的椭圆形或方形皮损。当患者出现多发性皮损时，需考虑结节性硬化症的可能。目前已经以术语“线状痣样色素减退”代替伊藤色素减少症，以及节段性或系统性脱色素痣。患者可表现为条纹状及漩涡状色素减退。三级医院中多达1/3的脱色素痣患者可出现肌肉骨骼系统、中枢神经系统及眼部受累的表现，分别表现为非对称性肌肉骨骼功能异常、痫性发作及智力障碍、斜视及眼距过宽。这类患者存在染色体镶嵌现象，故支持其发病假说：脱色素痣是由于产生不同色素的两种原始黑色素细胞迁移的结果。

局灶性色素减退，通常因皮肤炎症反应所致（表64-10）。结节病（见下文“丘疹结节性皮损”）及CTCL相关的活动性皮损中，均可观察到炎症改变。皮肤感染也可表现为皮肤色素脱失，如结核性麻风病患者可出现少量色素减退斑，呈非对称性分布，且伴皮肤感觉丧失、无汗及脱发。对可触及的皮损边界进行皮肤活检，可见皮肤肉芽肿，部分患者还可见麻风分枝杆菌（罕见）。

色素沉着

色素沉着性疾病（表64-11）分为局限性和弥漫性两类。局限性色素沉着是由于皮肤表皮改变、黑色素细胞增殖或色素生成增加。脂溢性角化病和黑棘皮病都属于皮肤表皮改变导致的局限性色素过度沉着症。脂溢性角化病是常见疾病，但在少数情况下，也可作为全身疾病的症状之一，表现为骤然出现的多发皮损。皮损基底常可见炎症反应，伴皮肤息肉（皮赘）及黑棘皮病。这被称为Leser-Trélat征，当患者出现这一症状时，即警示临床医生积极寻找其合并的内脏恶性肿瘤。黑棘皮病也可为内脏恶性肿瘤的皮肤表现，最常见于胃肠道肿瘤，患者表现为天鹅绒样色素沉着，

表 64-11 色素沉着的病因

Ⅰ. 原发性皮肤疾病
  A. 局限性
    1. 表皮病变
      a. 脂溢性角化病
      b. 色素性光线性角化病
    2. 黑色素细胞增殖
      a. 雀斑
      b. 黑素细胞痣
      c. 黑色素瘤
    3. 色素产生增加
      a. 麻黄（雀斑）
      b. 咖啡牛奶斑
      c. 炎症后色素沉着
  B. 局限性和弥漫性
    1. 药物（如米诺环素、羟氯喹、博来霉素）
Ⅱ. 系统性疾病
  A. 局限性
    1. 表皮病变
      a. 脂溢性角化病（Leser-Trélat 征）
      b. 黑棘皮病（胰岛素抵抗、其他内分泌疾病、副肿瘤）
    2. 黑色素细胞增殖
      a. 雀斑样痣（Peutz-Jeghers 和 LEOPARD 综合征；着色性干皮病）
      b. 黑色素细胞痣［Carney 综合征（LAMB 和 NAME 综合征）］[a]
    3. 色素产生增加
      a. 咖啡牛奶斑（神经纤维瘤病、多发性骨纤维营养不良[b]）
      b. 着色性荨麻疹[c]
    4. 皮肤色素沉着
      a. 色素失调症（第三阶段）
      b. 先天性角化不良
  B. 弥漫性
    1. 内分泌病变
      a. Addison 病
      b. Nelson 综合征
      c. 异位 ACTH 综合征
      d. 甲状腺功能亢进
    2. 代谢性疾病
      a. 迟发性皮肤卟啉病
      b. 血色素沉着病
      c. 维生素 B_{12}、叶酸缺乏
      d. 糙皮病
      e. 吸收不良，包括 Whipple 病
    3. 继发于转移性黑色素瘤的黑变病
    4. 自身免疫
      a. 胆汁性肝硬化
      b. 系统性硬化症（硬皮病）
      c. POEMS 综合征
      d. 嗜酸性粒细胞增多性肌痛综合征[d]
    5. 药物和金属（如砷）

[a] 也可见雀斑样痣。[b] 多骨纤维性结构不良。[c] 见下文“丘疹结节性皮损”。[d] 20 世纪 80 年代后期

LAMB，雀斑样痣、心房黏液瘤、皮肤黏膜黏液瘤和蓝色痣；LEOPARD，雀斑样痣、心电图异常、眼距过宽、肺动脉瓣狭窄和主动脉瓣下狭窄、生殖器异常、发育迟缓和耳聋（感音神经性）；NAME，痣、心房黏液瘤、黏液样神经纤维瘤和雀斑；POEMS，多发性神经病变、器官肿大、内分泌病、M 蛋白和皮肤改变

好发于皮肤皱褶部位。然而，多数黑棘皮病患者可合并肥胖及胰岛素抵抗，且常见于肢端肥大症、库欣综合征、多囊卵巢综合征及胰岛素抵抗性糖尿病（A 型、B 型及脂肪营养不良型）等内分泌疾病

黑色素细胞过度增殖可导致如下皮肤病变：雀斑、黑色素细胞痣和黑素瘤。在成人中，大多数雀斑与阳光照射有关，这也解释了雀斑好发的皮肤位置。对于 Peutz-Jeghers 综合征和 LEOPARD 综合征［L：雀斑；E：心电图异常，主要指传导缺陷；O：眼距过宽；P：肺动脉瓣狭窄和主动脉瓣下狭窄；A：生殖器异常（隐睾症、尿道下裂）；R：发育迟缓；D：感音神经性耳聋］，雀斑是诊断系统性疾病的线索。LEOPARD 综合征患者的雀斑数以百计，在儿童时期形成并分布于全身皮肤；Peutz-Jeghers 综合征患者的雀斑主要分布在口鼻周围、手足表面及口腔内部。虽然脸部色素斑可能会随着年龄的增长而消失，但口腔的病变会持续存在。类似的口腔病变亦见于 Addison 病、Laugier-Hunziker 综合征（无内脏表现）以及肤色较深的正常人。Peutz-Jeghers 综合征为常染色体显性遗传疾病（由于新发现的丝氨酸苏氨酸激酶基因突变所致），伴有多发胃肠道良性息肉、睾丸或卵巢肿瘤，以及罹患胃肠道肿瘤（主要是结肠癌）和胰腺癌的风险增加。

Carney 综合征亦可见多发的雀斑，同时伴发心脏黏液瘤。这种常染色体显性遗传病的亚型包括 LAMB 综合征（L：雀斑；A：心房黏液瘤；M：黏液样神经纤维瘤；B：蓝色痣）和 NAME 综合征（N：痣；A：心房黏液瘤；M：神经纤维瘤；E：雀斑）。Carney 综合征通常也可有内分泌激素分泌过度的表现，呈库欣综合征（色素结节性肾上腺皮质病）和肢端肥大症。

第三种类型的局灶性色素沉着由局部色素生成增多引起，包括雀斑和咖啡牛奶斑（CALM）。单发 CALM 在正常人群中出现的比例达 10%，但是当出现泛发或大片 CALM 时，伴发于遗传性皮肤病变的可能性增大，如神经纤维瘤病（NF）或 McCune Albright 综合征等。CALM 呈扁平状，均匀一致棕褐色外观（常比非受累皮肤颜色深 2 个色度），大小在 0.5～12 cm 不等。80%～90%的Ⅰ型神经纤维瘤病成人患者具有至少 6 个直径≥1.5 cm 的 CALM，其他的临床表现见神经纤维瘤的相关内容（下文“丘疹结节性皮损”）。McCune Albright 综合征（因编码 G 蛋白的 $G_s\alpha$ 基因发生激活性突变，形成嵌合体，从而引起多发性骨纤维发育不良伴女性性早熟）皮损更大，形状更不规则，且多发于骨病变同侧，很少越过中线。

在色素失调症、先天性角化不良和博来霉素色素沉着症中，局灶性色素沉着具有固定的形成过程——首先

是螺旋状，后为网状，最后是鞭毛状。在先天性角化不良中，患者颈部、躯干和大腿可见萎缩性网状色素沉着，伴有甲营养不良、全血细胞减少和口腔、肛门黏膜白斑，后者常发展为鳞状细胞癌。除了躯干上的鞭毛状色素沉着（线状条痕）外，接受博来霉素治疗的患者肘部、膝盖和手部小关节处也常有色素沉着。

局灶性色素沉着被认为是某些全身性药物的副作用，包括引起固定性药疹的药物［非甾体抗炎药(NSAID)、磺胺类、巴比妥酸盐和四环素类药物］，以及可与黑色素（抗疟药）或铁（米诺环素）形成复合物的药物。固定性药疹每次复发的位置完全相同，圆形红斑处可形成大疱，随后消退遗留褐色斑疹。皮疹通常在给药后数小时内出现，常见部位包括生殖器、四肢远端和口周。氯喹和羟氯喹可使小腿、硬腭和面部变为灰褐色至蓝黑色；下肢或长时间应用米诺环素抗炎的部位可见蓝色斑点（常被误认为是瘀斑）。口服避孕药中的雌激素可导致面部出现对称性黄褐斑，多见于脸颊、上唇和前额部位。类似的变化也可见于妊娠期和接受苯妥英治疗的患者。

在弥漫性色素沉着中，全身肤色呈均匀性加深，阳光暴露部位的皮肤肤色更深。弥漫性色素沉着的原因可分为 4 类：内分泌性、代谢性、自身免疫性和药物。常见的与色素沉着有关的内分泌疾病包括 Addison 病、Nelson 综合征和异位促肾上腺皮质激素（ACTH）综合征。这些疾病中，色素沉着呈弥漫性，但在暴露于阳光下的皮肤、手掌皱褶、摩擦部位和瘢痕中更为明显。垂体激素 α-MSH（促黑激素）和 ACTH 分泌过多可能增加黑素细胞活性。这些激素多肽是阿黑皮素原基因的产物，具有同源性，如 α-MSH 和 ACTH 拥有 13 个相同的氨基酸。少数库欣病或甲状腺功能亢进患者也伴有弥漫性色素沉着。

与色素沉着相关的代谢性疾病包括迟发性皮肤卟啉病（PCT）、血色素沉着病、维生素 B_{12} 缺乏、叶酸缺乏、糙皮病、吸收不良（包括 Whipple 病）等。在 PCT 患者中（见下文“水疱/大疱”），皮肤色素沉着见于光暴露部位，反映了卟啉的光敏特性。I型血色素沉着病的患者由于血清铁含量增加可刺激黑色素生成，故皮肤呈典型的古铜色。糙皮病患者因烟酸（烟酸）缺乏，故可出现褐色皮肤，以光暴露部位为著。色素沉着的皮肤表面可覆有薄的细小鳞屑。以上改变亦可见于维生素 B_6 缺乏，以及患有功能性类癌（烟酸消耗增加）或口服异烟肼的患者。约 50％的 Whipple 病患者表现为全身色素沉着伴腹泻、体重减轻、关节炎和淋巴结肿大。转移性黑素瘤继发的黑色素沉着患者，其皮肤可呈弥漫性的灰蓝色至灰褐色改变。这种皮肤颜色反映了因血液循环中存在高浓度的黑色素前体，从而导致黑色素广泛沉积于真皮内。

与弥漫性色素沉着相关的自身免疫性疾病以胆汁性肝硬化和系统性硬化症最常见，有时同一患者合并存在这两种疾病。这类患者皮肤呈深褐色（尤其是阳光暴露部位）。胆汁性肝硬化患者皮肤色素沉着常伴瘙痒、黄疸、黄色瘤；系统性硬化症患者则多伴有四肢、面部、躯干（较少见）皮肤硬化，其他临床表现包括席状和甲周毛细血管扩张、皮肤钙质沉积、雷诺现象和指端溃疡（见上文“毛细血管扩张”）。皮肤硬化合并色素沉着的鉴别诊断包括 POEMS 综合征［P：多发性神经病变；O：器官肿大（肝、脾、淋巴结）；E：内分泌病（阳痿、男性乳腺女性化）；M：M 蛋白；S：皮肤改变］，其中皮肤病变包括色素沉着、硬结、毛发增多、血管瘤、杵状指和面部脂肪萎缩。

药物或金属诱发的弥漫性色素沉着可能的机制包括：诱导黑色素的合成、药物及其代谢产物与黑色素相结合，以及药物沉积于皮肤。白消安、环磷酰胺、5-氟尿嘧啶和无机砷均可促进黑色素的合成。药物及其代谢产物与黑色素或铁元素形成的复合物可见于接受米诺环素治疗的患者，这些患者不仅可出现光暴露部位皮肤呈弥漫性蓝灰色改变，与正常皮肤边界不清，还可见黏膜、牙齿、指甲、骨骼和甲状腺等部位的色素沉着。胺碘酮可诱发光毒性皮疹（重度晒伤）和（或）光暴露处皮肤由蓝灰色变为紫罗兰色。对后一疾病的皮损进行皮肤活检可见真皮巨噬细胞内存在黄褐色颗粒，这是脂质、胺碘酮及其代谢产物于溶酶体内聚集的表现。皮肤内具体药物及金属的沉积可出现不同的临床表现，如银沉积（银质沉着症）可表现为皮肤颜色呈蓝灰色；金沉积（金质沉着症）可表现为皮肤颜色呈褐色至灰蓝色；氯法齐明沉积于皮肤，可致皮肤呈红褐色。这些色素沉着在光暴露部位更加明显。此外，药物或金属沉积也可导致眼部颜色变化，如金沉积可导致巩膜颜色改变，氯法齐明可诱发结膜颜色改变。

水疱/大疱

根据皮肤疱疹的大小，可将其分为水疱（＜1 cm）及大疱（＞1 cm）（表 64-12）。自身免疫相关的疱疹性疾病主要包括寻常型天疱疮、叶状天疱疮、副肿瘤性天疱疮、大疱性类天疱疮、妊娠性类天疱疮、瘢痕性类天疱疮、大疱性表皮松解症、线状 IgA 大疱性皮肤病(LABD）和疱疹样皮炎（详见第六十五章）。

过敏性或刺激性接触性皮炎均可出现水疱及大疱（详见第六十三章）。当水疱呈线状分布时，需考虑外

表 64-12 水疱/大疱的病因

Ⅰ. 原发性皮肤黏膜疾病
- A. 原发性疱疹性疾病（自身免疫性）
  1. 天疱疮（落叶型和寻常型）[a]
  2. 大疱性类天疱疮[b]
  3. 妊娠性类天疱疮[b]
  4. 瘢痕性类天疱疮[b]
  5. 疱疹样皮炎[b,c]
  6. 线状 IgA 大疱性皮肤病[b]
  7. 获得性大疱性表皮松解症[b,d]
- B. 继发性疱疹性疾病
  1. 接触性皮炎[a,b]
  2. 多形性红斑[e]
  3. Stevens-Johnson 综合征[e]
  4. 中毒性表皮坏死松解症[e]
- C. 感染性
  1. 水痘-带状疱疹病毒[a,f]
  2. 单纯疱疹病毒[a,f]
  3. 肠病毒，如手足口病[f]
  4. 葡萄球菌烫伤样皮肤综合征[a,g]
  5. 大疱性脓疱病[a]

Ⅱ. 系统性疾病
- A. 自身免疫性
  1. 副肿瘤性天疱疮[a]
- B. 感染性
  1. 皮肤栓塞[b]
- C. 代谢性
  1. 糖尿病性水疱病[a,b]
  2. 迟发性皮肤卟啉病[b]
  3. 混合性卟啉病[b]
  4. 假性卟啉病[b]
  5. 血液透析相关大疱性皮肤病[b]
- D. 缺血性
  1. 昏迷性大疱

[a] 表皮内。[b] 表皮下。[c] 与麸质肠病相关。[d] 与炎症性肠病有关。[e] 表皮基底层内的细胞变性产生表皮下皮层断裂的印象。[f] 亦见于系统性疾病。[g] 在成人中，与肾衰竭和免疫功能低下有关

源性病因或带状疱疹可能。口服药物继发的大疱性皮肤病可表现为以下形式之一，包括光毒性皮疹、孤立性大疱、Stevens-Johnson 综合征（SJS）和中毒性表皮坏死松解症（TEN）（详见第六十六章）。光毒性皮疹的临床表现与严重晒伤相似，在光暴露部位可见弥漫性红斑及大疱。常见的致病药物包括多西环素、喹诺酮类、噻嗪类、非甾体抗炎药、伏立康唑和补骨脂素类。光毒性皮疹的严重程度取决于药物剂量和紫外线 A 的辐射量。

中毒性表皮坏死松解症的特征为广泛分布的痛性皮肤红斑伴大疱，随后出现蜕皮，造成大面积的皮肤剥脱。脓毒症等相关并发症的发病率和死亡率均相对较高，这与表皮坏死的程度成正比。TEN 还可能累及黏膜、呼吸道及消化道。药物是 TEN 的主要病因，最常见的致病药物包括芳香族抗惊厥药（苯妥英、巴比妥酸盐、卡马西平）、磺胺类药物、氨苄西林、别嘌醇和非甾体抗炎药。重度急性移植物抗宿主病（4级）、万古霉素诱发的 LABD，以及急性泛发性表皮松解症（ASAP）的狼疮患者也可出现类似 TEN 的临床表现。

多形性红斑（EM）的主要皮损表现为粉红色斑疹及水肿性丘疹，皮疹中心可见水疱。不同于麻疹样红斑，EM（尤其是 SJS）的诊断依据为皮损中心呈“暗紫色”。靶形皮损也是 EM 的特征性表现，因皮疹中央及边界的皮肤反应活跃，且皮疹呈离心性扩散，由此出现此类皮疹。靶形病变并非诊断 EM 的必要条件。

EM 可分为两大类：①轻型 EM。由单纯疱疹病毒（HSV）感染所致；②重型 EM。由 HSV、肺炎支原体、药物（少数情况下）所致。重型 EM 常累及黏膜（眼、鼻、口及生殖器）。口唇血痂是重型 EM、SJS、单纯疱疹、寻常型天疱疮和副肿瘤性类天疱疮的特征表现。发热、乏力、肌痛、咽痛和咳嗽可能出现在皮疹之前，或与皮疹伴发。EM 的皮损通常在 2～4 周内消退，但也可复发，尤其是 HSV 感染诱发的 EM。除 HSV 感染（通常在病毒暴发后 7～12 天出现皮疹）外，接种疫苗、接受放疗和暴露于环境毒素（包括毒常春藤所含的油树脂）也是 EM 的常见诱因。

SJS 多由药物诱发，尤其是磺胺类药物、苯妥英、巴比妥酸盐、拉莫三嗪、氨苄西林、非核苷类反转录酶抑制剂（如奈韦拉平）和卡马西平。SJS 的临床特点为弥漫性暗红色斑疹及明显的黏膜损害，皮损有可能进展为表皮剥脱。若表皮剥脱面积小于体表面积（BSA）的 10%，则称为 SJS；若表皮剥脱面积占体表面积的 10%～30%，则称为 SJS/TEN 重叠；若剥脱面积超过体表面积的 30%，则称为 TEN。

除原发性疱疹性疾病及超敏反应外，细菌及病毒感染也可导致水疱及大疱。最常见的病原体是 HSV、水痘-带状疱疹病毒和金黄色葡萄球菌。

葡萄球菌烫伤样皮肤综合征（SSSS）和大疱性脓疱病是葡萄球菌（噬菌体Ⅱ组）感染引起的两种疱疹性皮肤疾病。SSSS 患者以皮肤潮红伴疼痛起病，常累及面部中央、颈部、躯干及间擦区皮肤。随后出现一过性松弛性大疱，以及表皮剥脱。剥脱处皮肤结痂，尤以口周为著，呈放射状分布。以下临床特征有助于鉴别 SSSS 及 TEN：SSS 的发病年龄较小（婴儿好发），水疱更表浅，皮损不累及口腔，病程更短，发病率及死亡率更低，且与葡萄球菌剥脱毒素（exfoliatin）有关，而与药物无关。对水疱剥脱疱顶进行冰冻切片

检查或对疱液进行脱落细胞学检查均能快速鉴别 SSSS 与 TEN。SSSS 患者发生葡萄球菌感染的部位通常为皮肤外，如结膜炎、鼻漏、中耳炎、咽炎及扁桃体炎，其皮肤表现为无菌性皮损，但对于大疱性脓疱病，其皮损部位即为感染灶。大疱性脓疱病与 SSSS 相比病变更加局限，常表现为蜜色结痂。有时可形成浅表性化脓性疱疹。革兰氏阴性菌感染所致的皮肤栓塞可表现为孤立性皮肤大疱，但基底部可见紫癜或坏死，且可能进展为溃疡（见下文“紫癜”）。

一些代谢性疾病亦可导致水疱形成，包括糖尿病、肾功能不全及卟啉病。皮肤血流减少继发的局部组织缺氧亦可诱发水疱，这也是昏迷患者在其受压部位出现皮肤大疱（昏迷性大疱）的原因。糖尿病患者的正常皮肤上可见张力性皮肤大疱，内含清亮的无菌黏液。皮损直径可达 6 cm，且常位于四肢远端。在各类卟啉病中，最常出现皮肤表现的是迟发性皮肤卟啉病（PCT）。此病患者光暴露部位（主要是面部及手部）的皮肤十分脆弱，轻度创伤即可导致皮肤糜烂伴张力性水疱。这些皮损愈合将遗留瘢痕伴粟粒疹形成。后者为质硬的白色或黄色丘疹，直径 1～2 mm，为表皮包涵样囊肿。PCT 相关的临床表现还包括双侧颧骨部（男性）及面部（女性）皮肤多毛，以及光暴露部位皮肤色素沉着，伴硬化性斑块形成。若证实尿液中的尿卟啉水平升高，即可确诊此病，其病因为尿卟啉原脱羧酶活性降低。饮酒、血色素沉着病及其他形式的铁过度蓄积、氯化烃、丙型肝炎病毒及 HIV 感染、肝细胞癌均可加重 PCT。

PCT 的鉴别诊断包括：①变异性卟啉病——PCT 的皮肤表现合并急性间歇性卟啉病的全身症状；在 626nm 激发波长的免疫荧光下对血浆卟啉进行检测有助于疾病的诊断；②药物诱发的假性卟啉病——临床和组织学表现均与 PCT 类似，但血卟啉正常；致病药物包括萘普生和其他 NSAID、呋塞米、四环素和伏立康唑；③血液透析诱发的大疱性皮肤病——临床表现与 PCT 相同，但血卟啉通常正常或略高于正常上限；患者合并慢性肾功能不全，且正在进行血液透析治疗；④肝细胞癌及血液透析相关性 PCT；⑤获得性大疱性表皮松解症（详见第六十五章）。

出疹性疾病

出疹性疾病（表 64-13）以急性泛发性皮损为特征。最常见的表现是红斑和丘疹（麻疹样皮疹），以及相对少见的融合成片的红斑（猩红热样皮疹）。麻疹样皮疹通常由药物或病毒感染引起。例如，5%接受青霉素类、磺胺类、苯妥英或者奈韦拉平治疗的患者会出现斑丘疹，伴随症状包括瘙痒、发热、嗜酸性粒细胞增多和一过性淋巴结肿大。类似的斑丘疹皮损也可见于各类经典的儿童病毒性出疹性疾病，包括：①麻疹——以鼻炎、咳嗽和结膜炎为前驱症状，随后颊黏膜出现 Koplik 斑，皮疹始于耳后、发际、前额，然后向下蔓延至躯体且常融合成片；②风疹——皮疹始于前额和面部，然后向下蔓延至躯体，皮疹以同样的顺序消退且伴耳后、枕下淋巴结肿大；③传染性红斑（第五病）——颊部红斑，随后出现四肢网状斑，继发于细小病毒 B19 感染，成人可伴有关节炎。

表 64-13 出疹性疾病的病因

Ⅰ. 麻疹样皮疹
- A. 药物
- B. 病毒
  1. 麻疹
  2. 风疹
  3. 传染性红斑（脸颊红斑；肢端网状改变）
  4. EB 病毒、埃可病毒、柯萨奇病毒、CMV、腺病毒、HHV-6/HHV-7[a]、登革热病毒和西尼罗河病毒感染
  5. HIV 血清转化疹（加黏膜溃疡）
- C. 细菌
  1. 伤寒
  2. 早期继发性梅毒
  3. 早期立克次体感染
  4. 早期脑膜炎球菌血症
  5. 埃里希体病
- D. 急性移植物抗宿主病
- E. 川崎病

Ⅱ. 猩红热样皮疹
- A. 猩红热
- B. 中毒性休克综合征
- C. 川崎病
- D. 早期葡萄球菌烫伤样皮肤综合征

[a] 婴儿时期的原发性感染在免疫抑制时重新激活

CMV，巨细胞病毒；HHV，人类疱疹病毒；HIV，人类免疫缺陷病毒

麻疹和风疹均可发生于未接种疫苗的成人，不典型的麻疹可见于接受灭活麻疹疫苗或接触之后及时接受活疫苗免疫的成人。相较典型麻疹，不典型麻疹始于手掌、足底、腕和踝，并且皮损可随后呈紫斑状。不典型麻疹患者可累及肺部，且病情较为严重。风疹样和玫瑰疹样皮疹也与 EB 病毒（5%～15%的患者）、埃可病毒、柯萨奇病毒、巨细胞病毒、腺病毒、登革热病毒和西尼罗河病毒感染相关。检出特异性 IgM 抗体或 IgG 抗体 4 倍升高可确诊，目前聚合酶链式反应（PCR）正逐渐替代血清学检测。少数情况下，药物性斑丘疹是潜在病毒性感染的反映。例如，近 95%接受氨苄西林的传染性单核细胞

增多症患者会出现皮疹。

需要注意的是，在感染立克次体和脑膜炎球菌的早期，出现瘀点和紫癜前皮损可能为红斑和丘疹。这种情况也见于水痘感染出现囊泡之前。斑丘疹也伴发于早期HIV感染、二期梅毒早期、伤寒和急性移植物抗宿主病。皮损通常始于手背侧和前臂；伤寒的玫瑰斑主要累及躯干前部。

典型猩红热样皮疹见于猩红热且由含噬菌体的A组β-溶血性链球菌产生的促红细胞生成毒素引起，咽炎最常见。这种暴发以始于颈部和躯干上部的弥漫性红斑和红色点状囊泡为特征。其他表现包括白色草莓舌（白色舌面伴红色突起）随后出现红色草莓舌（红色舌面伴红色突起）、上颚瘀点、面部发红伴口周苍白、肘前窝线状出血点及皮疹暴发5～20天后受累皮肤及手掌和足底脱皮。类似的手掌和足底脱皮也见于中毒性休克综合征（TSS）、川崎病和严重发热性疾病。葡萄球菌的某些菌株也会产生红细胞毒素从而引起除抗链球菌溶血素O或脱氧核糖核酸酶B的滴度不升高以外的类似于链球菌猩红热的临床表现。

在TSS中，葡萄球菌感染（噬菌体Ⅰ组）生成外毒素（TSST-1）可引起发热、皮疹和肠毒素产生。起初，绝大多数的病例报道见于使用卫生巾的月经期女性。但是，其他部位的感染（包括伤口处和鼻腔填塞）也可引起TSS。诊断取决于临床标准，其中三项涉及皮肤黏膜部位（皮肤弥漫性红斑、发病后1～2周手掌和足底皮肤脱屑，以及黏膜受累）。黏膜受累的表现以阴道黏膜、口咽黏膜和结膜充血为特征。类似的全身性表现也见于链球菌中毒性休克综合征。虽然葡萄球菌感染引起的TSS较少伴发皮疹，但是通常伴有软组织感染（如蜂窝织炎）。

川崎病的皮损非常多样化，但最常见麻疹样和猩红热样皮疹。其他皮肤黏膜表现包括双侧结膜充血；手足红斑、水肿，随后出现皮肤脱屑；口咽部弥漫性红斑，红色草莓舌和口唇干裂。其临床表现类似TSS和猩红热，但是诊断川崎病的线索有颈部淋巴结肿大、唇炎和血小板增多。川崎病最为严重的全身表现是继发于动脉炎的冠状动脉瘤。猩红热样皮疹暴发也见于SSSS的早期阶段（见上文“水疱/大疱”）、年轻人溶血隐秘杆菌感染，以及药物反应。

荨麻疹

荨麻疹（表64-14）为一过性皮损，由中央的风团和周围的红斑性晕或光环组成。皮损呈圆形、卵圆形或固定形状且常伴瘙痒。急性和慢性荨麻疹具有许多种过敏性病因且可反映真皮水肿。荨麻疹皮损也可见于肥大细胞增多症（色素性荨麻疹）、甲状腺功能减退或甲状腺功能亢进及全身型青少年特发性关节炎（Still病）的患者。在青少年和成人型Still病中皮损与热峰同时出现且呈一过性，其由中性粒细胞皮肤浸润引起。

表64-14　荨麻疹和血管性水肿的病因

Ⅰ. 原发性皮肤疾病
- A. 急性和慢性荨麻疹[a]
- B. 物理性荨麻疹
  1. 皮肤划痕症
  2. 日光性荨麻疹[b]
  3. 寒冷性荨麻疹[b]
  4. 胆碱能性荨麻疹[b]
- C. 血管性水肿（遗传性、获得性）[b,c]

Ⅱ. 系统性疾病
- A. 荨麻疹性血管炎
- B. 乙型或丙型肝炎病毒感染
- C. 血清病
- D. 血管性水肿（遗传性、获得性）

[a] 少数人会产生过敏反应。[b] 亦见于系统性疾病。[c] 获得性血管性水肿病因可为特发性、继发于淋巴增殖性疾病或药物（如血管紧张素转化酶抑制剂）

常见的物理性荨麻疹包括皮肤划痕症、日光性荨麻疹、寒冷性荨麻疹和胆碱能性荨麻疹。皮肤划痕症患者在皮肤受到轻微压力或划伤后会表现出线状风团。此病很常见，累及约5%的人群。典型的日光性荨麻疹出现在阳光暴露后数分钟之内且是红细胞生成性原卟啉病的皮肤体征。除荨麻疹以外，这些患者鼻部和手可有细小的凹陷性瘢痕。寒冷性荨麻疹常由寒冷暴露加重，因此常累及暴露区域。少数患者与循环中异常蛋白相关（常见冷球蛋白，冷纤维蛋白原相对少见）。其他全身症状包括哮喘和晕厥，从而解释了这些患者需要避免在冷水中游泳。常染色体显性遗传的寒冷性荨麻疹与cryopyrin蛋白功能障碍有关。胆碱能性荨麻疹由热刺激、运动或情绪诱发，且以小风团、相对大的晕为特征。此病偶伴哮鸣。

尽管荨麻疹是皮肤水肿的结果，但皮下水肿会导致血管性水肿。受累部位包括眼睑、唇、舌、喉头、胃肠道和皮下组织。血管性水肿可单独或与荨麻疹同时出现，包括荨麻疹性血管炎和物理性荨麻疹。获得性和遗传性（常染色体显性遗传）血管性水肿均可出现，在后者中荨麻疹较罕见。

荨麻疹性血管炎是一种免疫复合物疾病，易与单纯荨麻疹混淆。相较于单纯荨麻疹，其皮损倾向于持续超过24 h且中央常出现瘀点，甚至在荨麻疹消退后仍可以观察到。患者可能主诉烧灼感而非瘙痒。活检可见到皮肤小血管白细胞碎裂性血管炎。尽管许多荨麻疹性血管炎病例为特发性，但其也可能是全身性疾病的一种反映，如红斑狼疮、干燥综合征或遗传性补体缺乏。荨麻疹性血管炎的疾病谱从单纯皮肤到多系统受累。最常见的全身体征和症状为关节痛和（或）关节炎、肾炎和腹部痉挛性疼痛，哮喘和慢性阻塞性肺疾病相对少见。低补体血症发生于1/3～2/3的患者，甚至是特发性病例。荨麻疹性血管炎也见于乙型肝炎和丙型肝炎病毒感染、血清病、血清病样疾病（如由头孢克洛、米诺环素引起）的患者。

丘疹结节性皮损

在丘疹结节性疾病（表64-15）中，皮损高出皮肤表面，并且可能融合形成更大的斑块。皮损的部位、质地和颜色是诊断的关键。本部分内容按照皮损颜色来分类叙述。

白色皮损

皮肤钙质沉着症可表现为质硬、表面不规则的白色至黄白色丘疹，丘疹破溃后可见白垩状物质排出。营养不良性钙化发生于既往存在皮肤炎症或损伤的部位，如痤疮瘢痕、系统性硬化症患者的肢体远端及皮肌炎（DM）患者的皮下组织和肌筋膜。后者皮损更广泛、更常见于儿童。磷酸钙水平升高最常见于肾衰竭引起的继发性甲状旁腺功能亢进，可导致转移性皮肤钙质沉着症，常表现为皮下及关节周围结节，亦可见肌性动脉钙化及缺血性坏死（钙化防御）。小丘疹样皮肤骨瘤好发于寻常痤疮患者的面部；而板层状皮肤骨瘤发生于罕见的遗传综合征。

表64-15 按颜色分类的丘疹结节性皮损

Ⅰ. 白色皮损
- A. 皮肤钙质沉着症
- B. 皮肤骨瘤（亦可为肤色皮损或蓝色皮损）

Ⅱ. 肤色皮损
- A. 类风湿结节
- B. 神经纤维瘤（神经纤维瘤病）
- C. 血管纤维瘤（结节性硬化、MEN综合征1型）
- D. 神经瘤（MEN综合征2b型）
- E. 附件肿瘤
  - 1. 基底细胞癌（痣样基底细胞癌综合征）
  - 2. 外毛根鞘瘤（Cowden病）
- F. 骨瘤（Gardner综合征的颅骨和颌骨肿大）
- G. 原发性皮肤疾病
  - 1. 表皮包涵囊肿[a]
  - 2. 脂肪瘤

Ⅲ. 粉色/透明皮损[b]
- A. 原发性系统性淀粉样变性
- B. 丘疹性黏蛋白沉积症/硬化性黏液水肿
- C. 多中心网状组织细胞增生症

Ⅳ. 黄色皮损
- A. 黄色瘤
- B. 痛风石
- C. 脂性渐进性坏死
- D. 弹性假黄色瘤
- E. 皮脂腺腺瘤（Muir-Torre综合征）

Ⅴ. 红色皮损[b]
- A. 丘疹
  - 1. 血管角化瘤（Fabry病）
  - 2. 杆菌性血管瘤病（主要见于艾滋病）
- B. 丘疹/斑块
  - 1. 皮肤狼疮
  - 2. 皮肤淋巴瘤
  - 3. 皮肤白血病
  - 4. Sweet综合征
- C. 结节
  - 1. 脂膜炎
  - 2. 中型血管炎（如皮肤结节性多动脉炎）
- D. 原发性皮肤疾病
  - 1. 节肢动物叮咬
  - 2. 樱桃色血管瘤
  - 3. 感染（如链球菌性蜂窝织炎、孢子丝菌病）
  - 4. 多形性日光疹
  - 5. 皮肤淋巴瘤（假性淋巴瘤）

Ⅵ. 红褐色皮损[b]
- A. 结节病
- B. 色素性荨麻疹
- C. 持久性隆起性红斑（慢性白细胞碎裂性血管炎）
- D. 寻常狼疮

Ⅶ. 蓝色皮损[b]
- A. 静脉畸形（如蓝色橡皮疱综合征）
- B. 原发性皮肤疾病
  - 1. 静脉湖
  - 2. 蓝痣

Ⅷ. 紫罗兰色皮损
- A. 冻疮样狼疮（结节病）
- B. 皮肤淋巴瘤
- C. 皮肤狼疮

Ⅸ. 紫色皮损
- A. 卡波西肉瘤
- B. 血管肉瘤
- C. 可触性紫癜（表64-16）

Ⅹ. 褐色及黑色皮损[c]

Ⅺ. 其他颜色
- A. 肿瘤转移

[a] 若儿童期多发，考虑Gardner综合征。[b] 在肤色较深的人中可能色度更深。[c] 亦见于“色素沉着症”。
MEN，多发性内分泌肿瘤

肤色皮损

肤色皮损有多种类型，包括表皮样囊肿、脂肪瘤、类风湿结节、神经纤维瘤、血管纤维瘤、神经瘤及附属器肿瘤（如外毛根鞘瘤）。表皮样囊肿和脂肪瘤是常见的可移动性皮下结节。表皮样囊肿具有弹性，切开后可排出乳酪样物质（皮脂及角蛋白）。脂肪瘤触诊质硬、略呈分叶状。儿童期出现广泛的面部表皮样囊肿或有此类家族史，则应检查 Gardner 综合征的其他体征，包括骨瘤和硬纤维瘤。类风湿结节是直径 0.5～4 cm 的质硬结节，好发于关节伸侧，尤其是肘部。约有 20%类风湿关节炎和 6%Still 病的患者可出现类风湿结节，活检提示栅栏状肉芽肿。风湿热也可有类似的结节，但是直径更小、持续时间更短。

神经纤维瘤（良性 Schwann 细胞瘤）表现为质软的丘疹或结节，“纽扣孔”征阳性，即按压时可套叠进皮肤，类似疝气。单个皮损可见于正常人，但多发性神经纤维瘤，即≥6 个直径＞1.5 cm 的 CALM（见上文“色素沉着”）、腋窝雀斑及多发性 Lisch 结节，则见于神经纤维瘤病（Ⅰ型 NF）。部分患者因体细胞嵌合，其神经纤维瘤呈局限性单侧分布。

血管纤维瘤为质硬的粉色至肤色丘疹，直径为 3 mm 至数厘米。若面部中央出现多发性皮损（皮脂腺腺瘤），则需考虑结节性硬化症或多发性内分泌腺肿瘤（MEN）综合征 1 型。前者是一种常染色体病，由两个不同的基因突变引起，其相关表现见“灰叶斑”。

神经瘤（神经纤维良性增生）也为质硬的肤色丘疹，好发于截肢部位及多指（趾）畸形的残留部分。然而，若眼睑、唇部、舌末端和（或）口腔黏膜出现多发性神经瘤，则应检查患者是否存在 MEN 综合征 2b 型的其他体征，包括马方综合征样体型、唇前突、肠道神经节细胞瘤和甲状腺髓样癌（＞75%的患者）。

附件肿瘤起源于表皮多潜能细胞，可分化为毛发、皮脂腺、大小汗腺或保持未分化状态。基底细胞癌（BCC）是低分化或未分化的附件肿瘤之一，表现为半透明丘疹，伴有卷曲边缘、毛细血管扩张及中央糜烂。BCC 好发于头、颈和躯干上部被晒伤的皮肤。若患者 BCC 为多发性，尤其是 30 岁之前发病，则存在痣样基底细胞癌综合征可能。此病为常染色体显性遗传，伴有颌骨囊肿、掌跖凹痕、前额隆起、髓母细胞瘤、大脑镰及鞍膈钙化。外毛根鞘瘤亦为肤色附件肿瘤，但可向毛囊分化，呈疣状外观。面部多发性外毛根鞘瘤伴口腔黏膜鹅卵石样改变提示 Cowden 病（多发性错构瘤综合征），此病由同源性磷酸酶-张力蛋白（PTEN）基因突变引起。内脏损害（按发生率递减顺序）包括乳腺纤维囊性病、乳腺癌、甲状腺腺瘤、甲状腺癌及胃肠道息肉病。此病亦可伴有掌跖及手背角化病。

粉色皮损

原发性系统性淀粉样变的皮损通常呈粉色半透明状，常发生于面部（尤其是眶周和口周）及屈曲部位。活检可见真皮及血管壁内均一性淀粉样物质沉积，后者可导致血管脆性增加。因此，正常皮肤及受损皮肤受轻微外伤后，即可出现瘀点或紫癜，故称“拧捏性紫癜”。淀粉样物质也可沉积于舌横纹肌，导致巨舌。

虽然仅 30%的原发性系统性（AL 型）淀粉样变患者具有特异的皮肤黏膜损害，但可通过腹壁皮下脂肪活检，结合血清游离轻链检测做出诊断。40%～50%的患者可通过特殊染色发现血管或个别脂肪细胞周围的淀粉样沉积物。3 类原发性皮肤淀粉样变性仅累及皮肤，应与系统性淀粉样变性的皮肤表现相鉴别，包括斑状淀粉样变性（上背部）、苔藓样淀粉样变性（通常位于下肢）和结节性淀粉样变性。斑状和苔藓样淀粉样变性的沉积物由异常表皮角蛋白构成。早发的斑状和苔藓样淀粉样变性与 MEN 综合征 2a 型相关。

多中心网状组织细胞增生症患者面部、黏膜、手背及前臂伸侧均可见粉色丘疹和结节。其多关节炎临床表现类似类风湿性关节炎。皮损组织学检查可见特征性巨细胞，而类风湿结节活检无此特点。丘疹性黏蛋白沉积症可见质地偏硬、直径 2～5 mm、呈线性排列的粉色至肤色丘疹。此病也被称为泛发性黏液水肿性苔藓或硬化性黏液水肿。后者的命名源于伴随丘疹泛发而可能出现的面部及肢端硬化。活检显示局灶性黏蛋白沉积，血清蛋白电泳及免疫固定电泳通常可见单克隆 IgG 区带及 λ 轻链。

黄色皮损

多种全身性疾病可见典型黄色丘疹或斑块，如高脂血症（黄色瘤）、痛风（痛风石）、糖尿病（脂性渐进性坏死）、弹性假黄色瘤和 Muir-Torre 综合征（皮脂腺肿瘤）。出疹性黄色瘤是最常见的黄色瘤，与高甘油三酯血症（主要为高脂蛋白血症Ⅰ、Ⅳ及Ⅴ型）有关。皮疹分批出现，为黄色丘疹伴红晕，主要位于四肢伸侧和臀部，随血清甘油三酯水平下降而自行消退。高脂蛋白血症Ⅱ型和Ⅲ型可导致以下一种或多种黄色瘤：睑黄瘤、腱黄瘤、扁平黄瘤。睑黄瘤位于眼睑；腱黄瘤常累及跟腱和伸指肌腱；扁平黄瘤外观扁平，好发于掌纹、颈部、躯干上部及身体屈侧皱褶部位。结节性黄瘤常因高甘油三酯血症引起，但也见于高胆固醇血症患者，最常见于大关节或双手。活检可见大量富含脂质的巨噬细胞（泡沫细胞）。

某些疾病（如胆汁性肝硬化）可继发高脂血症，并出现结节性和扁平黄瘤。浆细胞病患者可有正常血脂性扁平黄瘤，其直径可≥12 cm，最常见于躯干上部或颈部两侧。值得注意的是，出疹性黄色瘤最常见于未控制的糖尿病。睑黄瘤是高脂血症少有的特殊体征，因为至少 50%睑黄瘤患者血脂正常。

痛风患者关节（特别是手足关节）周围皮肤往往有单钠尿酸盐沉积。其他可形成痛风石的部位包括耳轮、鹰嘴和髌前滑囊。痛风石质硬，多呈黄色，偶有白垩状物质流出，直径 1 mm～7 cm 不等，偏振光显微镜可对结节抽吸物内的尿酸盐结晶做出诊断。脂性渐进性坏死主要发生于胫前皮肤（90%），患者可同时合并或继发糖尿病。典型皮损表现为中央黄色、皮肤萎缩（透明状）、毛细血管扩张、边缘红至红褐色。斑块内部可发生溃疡。活检显示胶原坏死和肉芽肿性炎症。

弹性假黄色瘤（PXE）是一种遗传性疾病，*ABCC6* 基因突变导致皮肤、眼、血管壁弹性纤维内钙质异常沉积。此病主要累及皮肤皱褶部位，如颈部、腋窝、肘窝和腹股沟。大量黄色丘疹融合形成网状斑块，外观呈“鸡皮”样。严重受累的皮肤松弛下垂多皱褶。皮肤活检可见肿胀、不规则的弹性纤维，伴钙质沉积。眼 Bruch 膜内钙沉积可导致眼底血管样条纹和脉络膜炎。心脏、肾、胃肠道和四肢动脉受累可分别导致心绞痛、高血压、胃肠道出血和间歇性跛行。

向皮脂腺分化的皮肤附件肿瘤包括皮脂腺腺瘤、皮脂腺癌和皮脂腺增生。除皮脂腺增生（常见于面部）外，其他肿瘤非常罕见。Muir-Torre 综合征可有一种或多种皮脂腺腺瘤，也可能伴有皮脂腺癌、皮脂腺增生及角化棘皮瘤。该病的皮肤外表现包括多发性胃肠道恶性肿瘤（主要是结肠癌）、泌尿生殖系统恶性肿瘤、喉癌及乳腺癌。

红色皮损

红色皮损有多种病因，为方便识别，可将其分为丘疹、丘疹/斑块和皮下结节。红色丘疹常见于节肢动物叮咬和樱桃色血管瘤，后者为鲜红色、圆顶形小丘疹，提示毛细血管的良性增生。而在艾滋病患者中，多发性红色血管瘤样皮损提示杆菌性血管瘤病，活检可见 Warthin-Starry 染色阳性、呈簇状分布的杆菌，现已确定为汉巴尔通体和五日热巴尔通体为其病原体。播散性内脏病变主要见于免疫功能低下的患者，但也可能发生于免疫功能正常的个体。

Fabry 病是一种 X 连锁隐性遗传的溶酶体贮积病，由 α-半乳糖苷酶 A 缺乏引起，可导致多发性血管角化瘤。皮损呈红色至红蓝色、体积较小（1～3 mm）、最常见于躯干下部。此病可伴发慢性肾脏病、周围神经病变和角膜混浊（角膜涡状营养不良）。通过电镜观察血管角化瘤或外观正常的皮肤活检标本的超微结构观察到成纤维细胞、周细胞和内皮细胞的胞浆中板层样脂质沉积对本病具有诊断价值。

多种传染性疾病可引起皮肤淋巴管型或孢子丝菌型红斑丘疹或结节，即皮损沿淋巴管呈线性排列。两种最常见的病原体是申克孢子丝菌（孢子丝菌病）和非典型分枝杆菌（海分枝杆菌）。这些微生物多因外伤而进入体内，因此除淋巴结外，往往可见主要原发接种部位。其他病原体包括诺卡菌、利什曼原虫、其他非典型分枝杆菌和双态真菌，病变组织培养有助于诊断。

红色丘疹/斑块的鉴别诊断还包括蜂窝织炎、多形性日光疹（PMLE）、皮肤淋巴样增生（皮肤淋巴瘤）、皮肤型红斑狼疮、皮肤淋巴瘤及皮肤白血病；前三种为原发性皮肤疾病，尽管蜂窝织炎可能伴有菌血症。PMLE 的特征是红色丘疹和斑块主要分布在阳光暴露部位，即手背、前臂伸侧和躯干上部。皮疹多于紫外线 B（UVB）或紫外线 A（UVA）暴露后出现，在较高纬度地区，PMLE 在春末及夏初尤为严重。持续紫外线照射可使皮损“硬化”、消退，但在气候温和的春季，皮疹易复发。必须将 PMLE 与皮肤型红斑狼疮区分开来，可通过自然病程、病变组织学检查和直接免疫荧光来鉴别。皮肤淋巴样增生（假性淋巴瘤）是皮肤淋巴细胞的良性多克隆增生，表现为浸润性粉红至紫红色丘疹和斑块，须与皮肤淋巴瘤相鉴别。

系统性红斑狼疮可有多种红色斑块，包括：①蝶形红斑。横跨面颊和鼻部的蝴蝶型荨麻疹样红斑；②盘状红斑。位于面部、头皮、外耳、手臂和躯干上部，上覆细碎黏附性鳞屑，可伴毛细血管扩张、中心色素减退、周围色素沉着、毛囊角栓和皮肤萎缩；③银屑病样或环形皮损。见于亚急性皮肤型红斑狼疮，伴有中心色素减退，主要位于手臂伸侧和躯干上部。其他皮肤黏膜损害包括：①面部及颈部 V 字形紫罗兰色潮红；②光过敏；③荨麻疹性血管炎（见上文“荨麻疹”）；④狼疮性脂膜炎（见下文）；⑤弥漫性脱发；⑥继发于盘状红斑的脱发；⑦甲周毛细血管扩张和红斑；⑧多形性红斑（EM）样损害，可进展为大疱；⑨口腔溃疡；

⑩继发于雷诺现象、血管炎或青斑样血管病的肢端溃疡。仅有盘状红斑的患者通常为单纯皮肤型红斑狼疮，但其中10%最终会进展为系统性红斑狼疮。受损皮肤（特别是盘状红斑）的直接免疫荧光可见真皮-表皮交接处IgG或IgM伴C3呈颗粒样沉积。

在皮肤淋巴瘤中，淋巴细胞呈恶性增生，其临床表现类似皮肤淋巴样增生，即浸润性粉红至紫红色丘疹和斑块。任何部位皮肤均可能发生皮肤淋巴瘤，而淋巴细胞瘤的好发部位包括颧骨嵴、鼻尖和耳垂。非霍奇金淋巴瘤较霍奇金淋巴瘤更易出现特异性皮肤病变，少数情况下皮肤结节可先于皮外非霍奇金淋巴瘤出现，或是唯一受累部位（如原发性皮肤B细胞淋巴瘤）。皮肤淋巴瘤、淋巴细胞瘤以及CTCL有时可见弧形红斑。成人T细胞白血病/淋巴瘤与人T细胞白血病病毒（HTLV-1）感染相关，其典型特征是皮肤斑块、高钙血症和外周血$CD25^+$淋巴细胞阳性。皮肤白血病与淋巴瘤在外观上相似，单核细胞白血病较淋巴细胞或粒细胞白血病更易出现特异性皮损。在急性髓细胞性白血病中，绿色瘤（粒细胞肉瘤）可早于外周血原始细胞出现，其本身是一种非白血病性皮肤白血病。

Sweet综合征的皮损特点为粉红色至红褐色水肿斑块，通常伴有疼痛，主要发生于头、颈和上肢（下肢较少见）。患者可有发热、中性粒细胞增多，在皮损的真皮层内常有密集的中性粒细胞浸润。约10%伴有恶性肿瘤，最常见急性髓细胞性白血病。也曾报道其他可合并Sweet综合征的疾病，如炎性肠病、系统性红斑狼疮、实体瘤（主要是泌尿生殖系统肿瘤）以及某些药物[如全反式维A酸、粒细胞集落刺激因子(G-CSF)]。鉴别诊断包括中性粒细胞性小汗腺炎、大疱型坏疽性脓皮病及蜂窝织炎。皮外受累部位包括关节、肌肉、眼、肾（蛋白尿，偶有肾小球肾炎）和肺（中性粒细胞浸润）。特发性Sweet综合征多见于女性呼吸道感染后。

皮下结节性红斑的常见原因包括炎性表皮样囊肿、痤疮囊肿和疖。脂膜炎是一种脂肪组织炎症，也表现为皮下结节，通常是全身性疾病的局部表现。脂膜炎有多种类型，包括结节性红斑、硬结性红斑/结节性血管炎、狼疮性脂膜炎、皮肤脂肪硬化症、α1-抗胰蛋白酶缺乏症、人工脂膜炎、继发于胰腺疾病的脂肪坏死。除结节性红斑外，这些病变均可发生破溃、愈合结痂、形成瘢痕。结节性红斑最常见的部位是胫部，而硬结性红斑最常见的部位为腓部。结节性红斑最初为红色，消退时呈蓝色。无基础全身性疾病的结节性红斑患者仍可有发热、全身不适、白细胞增多、关节痛和（或）关节炎。但是，应排除潜在疾病的可能性，除药物（口服避孕药、磺胺类、青霉素、溴剂、碘剂）外，最常见的相关疾病为链球菌感染、上呼吸道病毒感染、结节病和炎性肠病。较少见的相关疾病包括细菌性胃肠炎（耶尔森菌、沙门菌）和球孢子菌病，其次为结核、组织胞浆菌病、布鲁氏菌病，以及肺炎衣原体、沙眼衣原体、肺炎支原体或乙型肝炎病毒感染。

硬结性红斑和结节性血管炎在临床和组织学特征上具有一定重叠，它们是互相独立的两种疾病抑或是某种疾病导致的不同结果仍存在争议。结节性血管炎通常为特发性，而硬结性红斑皮肤活检标本的PCR检测可发现结核分枝杆菌DNA的存在。狼疮性脂膜炎主要累及面颊、上臂和臀部（脂肪丰富的部位），在皮肤型和系统性红斑狼疮中均可见。表面皮肤可正常，或呈红斑样或盘状狼疮皮损表现。胰腺疾病导致的皮下脂肪坏死可能与脂肪酶入血相关，见于胰腺癌及急慢性胰腺炎，可伴有关节炎、发热和内脏脂肪炎症。深处切开活检标本的组织学检查有助于诊断特殊类型脂膜炎。

皮下结节性红斑可见于皮肤型结节性多动脉炎，也可能是系统性血管炎（累及中动脉）的皮肤表现，如系统性结节性多动脉炎、变应性肉芽肿病或肉芽肿性多血管炎（Wegener肉芽肿）。皮肤型结节性多动脉炎表现为痛性皮下结节和溃疡，伴紫红色网状青斑。网状青斑是由表浅水平静脉丛血流减慢所致。多数病变位于下肢，虽然可能伴有关节痛和肌痛，但无全身受累证据。无论皮肤型或全身性血管炎，结节活检均可见特征性坏死性血管炎和（或）肉芽肿性炎症。

红褐色皮损

结节病典型的皮肤表现为红色至红褐色的皮损，玻片压诊法（使用玻片边缘压迫于病变处）可观察到由肉芽肿浸润导致的残留黄褐色小点。蜡状丘疹或者斑块可以出现在全身各处，但是仍以面部最为常见。病变表面皮肤状态通常没有变化，但偶尔也会出现鳞屑。丘疹的活检标本可见真皮中有“裸露的”肉芽肿，即肉芽肿周围仅围绕少量的淋巴细胞。结节病的其他皮肤表现包括中心萎缩或伴有鳞屑的环形病变、瘢痕丘疹、浅色丘疹或斑片状病变、获得性鱼鳞病、结节性红斑以及冻疮样狼疮（见下文）。

结节病的鉴别诊断包括化学物质（如铍和锆）导致的异物肉芽肿、二期梅毒晚期和寻常狼疮。寻常狼疮是一种皮肤结核的表现，常见于既往感染或者结核易感的高危人群，这类患者体内一般存在活动性结核病灶，通常在肺部或者淋巴结。病变最先出现在头颈部，呈红褐色斑块，玻片按压后可呈黄褐色。病变斑块处可出现继发性瘢痕或鳞状细胞癌。由于抗酸染色较难检测出皮肤肉芽肿中的结核杆菌，故可留取病变部位的标本进行培养或者 PCR 检测，也可留取外周血检测 γ 干扰素以鉴别。

泛发性红褐色斑疹和丘疹可见于肥大细胞增多症患者，也被称为色素性荨麻疹。病变部位的真皮组织中为聚集的肥大细胞，表皮上可见色素沉着。摩擦等刺激会使这些肥大细胞脱颗粒，形成局部荨麻疹（Darier 征）。肥大细胞脱颗粒也可引起其他症状，包括头痛、潮红、腹泻和瘙痒。肥大细胞可浸润许多组织，如肝、脾和胃肠道。肥大细胞在骨中聚积时，影像学检查可观察到骨硬化或溶骨性改变。然而，大多数患者内脏受累并不明显。持久性隆起性红斑（EED）是一种慢性皮肤小血管炎的亚型，其丘疹也表现为红褐色。丘疹在膝关节、肘部和手部小关节的伸侧融合成斑片，其病因与既往链球菌感染有关。

蓝色皮损

病损部位呈蓝色是由于真皮内血管扩张、增生、肿瘤或真皮内黑色素沉积。静脉湖（静脉扩张）是压之可褪的深蓝色病变，常见于头颈部。静脉畸形也呈现为压之褪色的蓝色丘疹结节和斑块，可发生于身体的任何部位，包括口腔黏膜。如为多发的先天性静脉畸形，应考虑患者为蓝色橡皮疱综合征或 Maffucci 综合征。罹患蓝色橡皮疱综合征的患者也会由于胃肠道血管畸形引发胃肠道出血；Maffucci 综合征往往伴发骨软骨瘤。蓝痣则与真皮层中痣细胞生成的色素相关。这些良性的丘疹性病变呈圆顶状，最常见于手或脚的背侧或头颈部。

紫罗兰色皮损

紫罗兰色丘疹和斑块可见于冻疮样狼疮、皮肤淋巴瘤以及皮肤狼疮。冻疮样狼疮是结节病的特殊类型，累及鼻尖、鼻翼缘和耳垂的皮损呈紫罗兰色，而不是红褐色。这种类型的结节病常累及上呼吸道。皮肤淋巴瘤和皮肤狼疮的斑块可呈红色或紫罗兰色。

紫色皮损

紫色丘疹和斑块可见于血管瘤，如卡波西肉瘤和血管肉瘤。伴发感染时，红细胞渗漏进入皮肤出现紫色皮损，被称为可触性紫癜（见下文“紫癜”）。先天性或获得性动-静脉瘘以及静脉高压的患者也可渐进出现下肢紫色丘疹，其临床表现和组织学均与卡波西肉瘤相似，也称之为假性卡波西肉瘤（肢端血管性皮炎）。血管肉瘤最常见于老年患者的头皮和面部，或慢性淋巴水肿区域，呈紫色丘疹和斑块。头颈部区域的肿瘤常延展至临床定义的边界之外，并可伴有颜面部水肿。

褐色及黑色皮损

褐色以及黑色丘疹见上文“色素沉着”。

皮肤转移瘤

皮肤转移瘤可表现为多种颜色的皮损。最常见与皮肤颜色一致的皮下硬节或红褐色丘疹硬节。淋巴瘤皮损颜色可从粉红色至紫红色，而转移性黑色素瘤可呈粉红色、蓝色或黑色。皮肤转移可由血行或淋巴转移引起，常见于以下原发肿瘤：男性为黑色素瘤、口咽癌、肺癌和结肠癌；女性则是乳腺癌、黑色素瘤和卵巢癌。转移癌皮损可以是原发肿瘤的首发表现，尤其是肺癌患者。

紫癜

紫癜（表 64-16）是由于红细胞外渗至真皮层下而形成，压之不会消退；反之，局部血管扩张引起的红斑或紫罗兰色病变按压后均可消退。紫癜（≥3 mm）和瘀点（≤2 mm）可以分为两大类：可触性及不可触性。不可触性紫癜和瘀点常见于原发性皮肤疾病，如创伤、日光性紫癜和毛细血管炎。较少见的原因是类固醇性紫癜和网状青斑样血管病变（见下文“溃疡”）。日光性紫癜主要见于前臂伸侧，而类固醇性紫癜可继发于使用强效外用糖皮质激素或内源性或外源性库欣综合征，其紫癜分布更为广泛。这些疾病均表现为真皮血管周围的结缔组织改变。反之，毛细血管炎引起的瘀点主要见于下肢，其是由血管周围淋巴细胞浸润引起血管内红细胞渗漏所致。瘀点呈亮红色，大小1～2 mm，周围有黄褐色斑片，这些黄褐色物质为含铁血黄素在真皮下沉积。

引发不可触性紫癜的全身性原因可归为数类，首先是凝血紊乱和血管脆性异常。前者包括血小板减少症、血小板功能异常（如尿毒症患者）以及凝血因子异常。血小板减少症引起的瘀点最初出现在下肢远端。毛细血管脆性引起的紫癜见于系统性淀粉样变性（见上文“丘疹结节性皮损”）、胶原生成异常（如 Ehlers-Danlos 综合征）以及坏血病。坏血病的患者除出现牙

表 64-16 紫癜的病因

Ⅰ. 原发性皮肤疾病
- A. 不可触性
  - 1. 创伤
  - 2. 日光性（光化性、老年性）紫癜
  - 3. 类固醇性紫癜
  - 4. 毛细管炎
  - 5. 静脉高压时的青斑样血管病变[a]

Ⅱ. 系统性疾病
- A. 不可触性
  - 1. 凝血功能障碍
    - a. 血小板减少症（包括 ITP）
    - b. 血小板功能异常
    - c. 凝血因子缺陷
  - 2. 血管脆性增加
    - a. 淀粉样变性（在外观正常的皮肤内）
    - b. Ehlers-Danlos 综合征
    - c. 坏血病
  - 3. 血栓性
    - a. 弥散性血管内凝血
    - b. 华法林（香豆素）诱导的坏死
    - c. 肝素诱导的血小板减少和血栓形成
    - d. 抗磷脂抗体综合征
    - e. 单克隆型冷球蛋白血症
    - f. 左旋咪唑可卡因引起的血管病变
    - g. 血栓性血小板减少性紫癜
    - h. 血小板增多
    - i. 纯合蛋白 C 或蛋白 S 缺乏
  - 4. 栓塞性
    - a. 胆固醇栓塞
    - b. 脂肪栓塞
  - 5. 潜在的免疫复合物
    - a. Gardner-Diamond 综合征（自身红细胞敏感性）
    - b. Waldenström 高丙种球蛋白血症性紫癜
- B. 可触性
  - 1. 血管炎
    - a. 皮肤小血管性血管炎，含系统性血管炎
    - b. 结节性多动脉炎
  - 2. 血栓性[b]
    - a. 急性脑膜炎球菌血症
    - b. 播散性淋球菌感染
    - c. 落基山斑疹热
    - d. 坏疽性深脓疱病

[a] 亦见于导致高凝倾向的其他潜在疾病，如 V 因子（Leiden 因子）缺乏、蛋白 C 功能障碍/缺乏症。[b] 细菌（包括立克次体）、真菌或寄生虫
ITP，特发性血小板减少性紫癜

龈炎以外，还伴有下肢螺旋状毛发以及周边出血。维生素 C 是赖氨酰羟化酶的辅助因子，这种酶参与前胶原蛋白的翻译后修饰，是胶原交联形成所必需的。

与上述疾病不同，以下疾病所引起的紫癜通常与血管内血栓形成有关。值得注意的是，这些血栓可在皮肤活检标本中观察到。这些疾病包括弥散性血管内凝血（DIC）、单克隆型冷球蛋白血症、血小板增多症、血栓性血小板减少性紫癜、抗磷脂抗体综合征以及药物反应（华法林和肝素，如肝素诱导的血小板减少及血栓）。DIC 可由多种类型的感染（革兰氏阴性菌、革兰氏阳性菌、病毒和立克次体）、组织损伤以及肿瘤所引起。DIC 的患者可见大面积紫癜以及远端肢体的出血性梗死。类似的病变也可见于暴发性紫癜，这种与发热和低血压相关的 DIC 常见于患感染性疾病的儿童，如水痘、猩红热或上呼吸道感染等。此外，这些疾病还可能伴有血疱。

单克隆型冷球蛋白血症与浆细胞病、慢性淋巴细胞白血病和淋巴瘤相关。这种紫癜一般发生于下肢，并且在手指、脚趾和耳部可以见到出血性梗死。冷暴露或血清黏度增加可导致疾病活动性加剧。活检标本可以观察到真皮血管内的冷球蛋白沉淀。类似的沉淀还可以在肺、脑以及肾小球观察到。患有血栓性血小板减少性紫癜的患者也会因血管内血栓形成而并发出血性梗死。其他症状还包括微血管病性溶血性贫血和间断的神经系统异常，特别是头痛和意识错乱。

使用华法林可使原先的红斑变成紫癜，然后坏死并附着黑色焦痂。这种情况也被称为华法林导致的皮肤坏死。这种反应多见于女性和皮下脂肪丰富的区域，如乳腺、腹部、臀部、大腿和小腿。通常来说，红斑和紫癜在治疗的第 3～10 天出现，这很可能是抗凝血和促凝血过程中维生素 K 依赖性凝血因子水平暂时失衡的结果。继续治疗不会加重已经存在的病变，遗传性或获得性蛋白 C 缺乏的患者发生这种特殊反应以及紫癜和钙化防御的风险更高。

继发于胆固醇栓子的紫癜常见于动脉粥样硬化性血管疾病患者的下肢，这种紫癜通常在抗凝治疗或有创性血管操作（如动脉造影）后发生，但也可能在粥样斑块消退的过程中自发形成。其他相关症状还包括网状青斑、坏疽、发绀以及缺血性溃疡。病理活检需要对标本进行多层面的切片以显示出血管内的胆固醇结晶。瘀点也是脂肪栓塞的重要征象，主要发生在较大创伤后 2～3 天，瘀点一般集中在上半身。通过使用特殊的固定剂可以在瘀点的活检标本中找到栓子。肿瘤或血栓栓子可见于心房黏液瘤和心内膜炎患者。

Gardner-Diamond 综合征（自身红细胞敏感性）表现为女性患者皮肤出现大片瘀斑并伴有局部的疼痛、红斑及皮温增高。予患者皮下注射自体红细胞或者红细胞膜上的磷脂酰丝氨酸可引起这种皮肤病变。然而在某些情况下，这种反应可出现在前臂的注射部位而不累及中背部，针对这种病变，一些研究者也将 Gardner-Diamond 综合征视为严重情绪压力的皮肤表现。最近血小板功能障碍（通过血小聚集试验进行评估）的概念被提出。Waldenström 高 γ 球蛋白血症性

紫癜是一种以下肢瘀点为特征的慢性疾病。循环中存在 IgG-抗 IgG 分子复合物，这种疾病的加重与长期站立或行走相关。

可触性紫癜可进一步分为血管炎性和栓塞性。在血管炎性疾病中，皮肤小血管炎［也被称为白细胞碎裂性血管炎（LCV）］是可触性紫癜中最常见的疾病之一。潜在的病因包括药物（如抗生素）、感染（如丙型肝炎病毒）和自身免疫性结缔组织病（如类风湿性关节炎、干燥综合征、狼疮）。过敏性紫癜（HSP）是一种急性 LCV 亚型，常见于儿童和青少年上呼吸道感染后。病变主要位于下肢和臀部。全身表现包括发热、关节痛（主要是膝关节和踝关节）、腹痛、消化道出血和肾炎。直接免疫荧光检查可以观察到皮肤血管壁上有 IgA 沉积。患有 HSP 的成人尤其需要关注是否存在肾病。结节性多动脉炎是由动脉血管炎（动脉炎）或相关的 LCV 引起的特殊皮肤病变。由于动脉炎可以导致皮肤梗死，因此紫癜呈现出不规则轮廓（见下文）。

许多类型的感染性栓子也可引起可触性紫癜。与 LCV 病变特点不同的是，感染性栓子所引起的紫癜轮廓通常不规则，而 LCV 引起的紫癜一般呈圆形。不规则的轮廓提示存在皮肤梗死，其大小与小动脉供血区域相一致。由于炎症可导致红细胞从毛细血管后小静脉漏出并均匀弥散，因此 LCV 所引起的可触性紫癜呈圆形。感染性栓子最常见的病原体是革兰氏阴性球菌（脑膜炎球菌、淋球菌）、革兰氏阴性杆菌（肠杆菌科）和革兰氏阳性球菌（葡萄球菌）。其他病原体还包括立克次体以及在免疫缺陷患者中存在的曲霉菌和其他机会感染性真菌。

急性脑膜炎球菌血症的栓塞性病变主要发生在躯干、下肢和受压部位，其内部常呈铁灰色，大小从数毫米到数厘米不等，从病变处取样可用于微生物培养。相关症状包括上呼吸道感染、发热、脑膜炎、DIC，部分患者还会出现末端补体降低。在播散性淋球菌感染（关节炎-皮炎综合征）的患者中，下肢远端可见少量炎症性丘疹和脓性水疱，常伴有中央型紫癜或出血性坏死。其他症状包括关节痛、腱鞘炎和发热。为了确定诊断，应对这些病变取材并进行革兰氏染色。落基山斑疹热是一种由立克次体引起的经蜱传播的疾病。在皮疹出现前有连续数天的发热、寒战、严重头痛和畏光。最初的病变位于手腕、脚踝、手掌和脚底的红斑和丘疹。随着时间的推移，病灶向中心扩散，变为紫癜。

坏疽性深脓疱病以水肿、红斑丘疹或斑块开始，然后逐渐发展为中央型紫癜和坏死。这些病变区也可以形成大疱，通常发生于系腰带的部位。坏疽性深脓疱病经典的致病菌是铜绿假单胞菌，但其他革兰氏阴性杆菌如克雷伯杆菌、大肠杆菌和沙雷菌也能导致类似的皮损。若患者存在免疫缺陷，则潜在病原体还包括念珠菌和其他机会性真菌（如曲霉、镰孢菌）。

溃疡

皮肤溃疡的病因列于表 64-17。

表 64-17 皮肤黏膜溃疡的原因

Ⅰ. 原发性皮肤疾病
- A. 周围血管疾病
  - 1. 静脉性
  - 2. 动脉性[a]
- B. 静脉高压时的青斑样血管病变[b]
- C. 鳞状细胞癌（如瘢痕内的基底细胞癌）
- D. 感染性，如链球菌引起的瘀斑
- E. 物理性，如创伤性、压力性
- F. 药物性，如羟基脲

Ⅱ. 系统性疾病
- A. 下肢受累
  - 1. 小血管炎和中血管炎[c]
  - 2. 血红蛋白病
  - 3. 冷球蛋白血症[c]，冷纤维蛋白原血症
  - 4. 胆固醇栓塞[c]
  - 5. 脂质渐进性坏死[d]
  - 6. 抗磷脂综合征
  - 7. 神经病变
  - 8. 脂膜炎
  - 9. 卡波西肉瘤，肢端血管性皮炎
  - 10. 弥漫性皮肤血管瘤病
- B. 手脚受累
  - 1. 雷诺现象
  - 2. Buerger 病
- C. 广泛受累
  - 1. 坏疽性脓皮病，但最常见下肢受累
  - 2. 钙化防御
  - 3. 感染性（如双态真菌、利什曼病）
  - 4. 淋巴瘤
- D. 面部受累，尤其是口周、肛门生殖器
  - 1. 慢性单纯疱疹[f]

Ⅲ. 黏膜性疾病
- A. 白塞病
- B. 重症多形性红斑、Stevens-Johnson 综合征、TEN
- C. 原发性水疱病
- D. 红斑狼疮、扁平苔藓
- E. 炎性肠病
- F. 急性 HIV 感染
- G. 反应性关节炎（曾被称为 Reiter 综合征）

[a] 潜在动脉粥样硬化。[b] 亦见于导致高凝倾向的其他潜在疾病，如 V 因子（Leiden 因子）缺乏、蛋白 C 功能障碍/缺乏症、抗磷脂综合抗体。[c] 见"紫癜"。[d] 见"丘疹结节性皮损"。[e] 好发于足趾跖面。[f] 免疫抑制征象

TEN，中毒性表皮坏死松解症

青斑样血管病变也称为青斑样血管炎、白色萎缩症，通常提示血管病变伴随血管内血栓形成。紫癜和网状青斑可伴发于下肢痛性溃疡。这些溃疡往往难以愈合，即使愈合也会遗留形状不规则的白色瘢痕。最常见原因是继发于静脉高压，但其潜在病因包括冷纤维蛋白原血症、高凝状态，如抗磷脂综合征。

在坏疽性脓皮病中，未治疗的活动溃疡的边界具有典型的外观，主要表现为坏死组织周边呈紫色，病变周围可见红晕。溃疡通常最开始表现为脓疱，然后病变迅速扩大到 20 cm。虽然这些病变最常见于下肢，但它们可出现在身体的任何部位，包括受外伤的部位（过敏反应）。据估计，30%～50%的病例为特发性，最常见的相关疾病是溃疡性结肠炎和克罗恩病。少数情况下，坏疽性脓皮病与血清阳性的类风湿关节炎、急性和慢性粒细胞性白血病、毛细胞性白血病、骨髓纤维化或单克隆性结膜病（通常为 IgA）相关。由于脓皮病的组织学表现可能不特异（未治疗的病变表现为中性粒细胞在真皮下浸润），因此诊断需要联系临床，特别是需要排除其他类似的溃疡病，如溃疡坏死性血管炎、Meleney 溃疡（外伤或手术部位的协同感染）、双态真菌、皮肤阿米巴病、蜘蛛叮咬以及其他人为原因。在骨髓增殖性疾病中，溃疡可能较表浅并伴随有脓疱状缘，这些病变通常与典型坏疽性脓皮病和急性发热性中性粒细胞皮肤病（Sweet 综合征）相关。

发热和皮疹

对于发热伴皮疹的患者主要应考虑是炎症性疾病还是感染性疾病。在院患者中最常见的情况是患者出现药疹并伴随有潜在感染所引起的发热。然而，应该强调的是，药物反应也可能导致皮疹伴发热（“药物热”），特别是在 DRESS、AGEP 或血清病的情况下。与发热有关的其他炎症性疾病包括脓疱性银屑病、红皮病和 Sweet 综合征。感染性疾病也可以出现皮疹伴发热，如莱姆病、二期梅毒、病毒和细菌感染（见上文“皮疹”）。最后，确定皮肤病变是否为脓毒性栓子所致非常重要（见上文“紫癜”）。这种病变通常有缺血的证据，表现为紫癜、坏死或即将发生的坏死（铁灰色）。然而，在血小板减少症患者中，紫癜可在炎症反应中出现，如麻疹样药疹和感染性病变。

第六十五章　免疫介导的皮肤疾病

Immunologically Mediated Skin Diseases

Kim B. Yancey，Thomas J. Lawley　著
（智慧　译）

许多免疫介导的皮肤疾病和全身性免疫系统疾病的皮肤表现目前被认为是具有相同临床表现、病史及免疫病理学特征的不同疾病。临床上，这类疾病以皮肤疼痛、瘙痒及皮损等不适为主要表现，且有时可导致患者死亡［常因皮肤屏障功能丧失和（或）继发感染］。本章（表 65-1）总结了常见的免疫介导性皮肤疾病，以及自身免疫性全身性疾病皮肤表现的主要特征。

自身免疫性皮肤疾病

寻常型天疱疮

天疱疮是一组由自身抗体介导的表皮内水疱性疾病，以表皮细胞之间失去连接（又称棘层松解）为特征表现。手指轻推这类患者的皮肤可引起其表皮分离（Nikolsky 征）。尽管 Nikolsky 征是天疱疮的典型表现，但并不仅见于此类疾病，还可见于中毒性表皮坏死松解症、Stevens-Johnson 综合征及其他皮肤疾病。

寻常型天疱疮（PV）是一种累及皮肤黏膜的水疱性疾病，好发于 40 岁以上的患者。PV 通常自黏膜表面起病，逐渐进展并累及皮肤。该病的特征为易破的松弛性水疱，破溃后导致大面积黏膜及皮肤剥脱（图 65-1）。皮损多位于口腔、头皮、面部、颈部、腋窝、腹股沟和躯干。PV 可伴有剧烈皮肤疼痛，也有部分患者会出现皮肤瘙痒。除继发感染或因机械性损伤导致的皮肤伤口以外，皮损通常可在没有瘢痕形成的情况下愈合。但炎症后色素过度沉着常会在病变愈合部位遗留一段时间。

对早期病变进行活检可见继发于表皮细胞间连接丧失的表皮细胞间水疱形成（即棘层松解性水疱）。水疱内含有棘层松解性表皮细胞，其外观呈核染色质较深、大小均一的圆形细胞。基底部的角质形成细胞与表皮基底膜之间的连接完整，因此，水疱形成出现于表皮基底部以上。该病的表现还包括水疱内可见表皮

表 65-1 免疫介导的水疱性疾病

疾病	临床表现	组织学	免疫病理学	自身抗原[a]
寻常型天疱疮	松弛性水疱、皮肤剥脱、口腔黏膜病变	在表皮基底部以上形成棘层松解性水疱	角质形成细胞表面 IgG 沉积	Dsg3（累及皮肤时，靶抗原为 Dsg1）
落叶型天疱疮	位于头皮、面部中央、上胸部及背部皮肤的痂皮和浅糜烂	表皮浅层形成棘层松解性水疱	角质形成细胞表面 IgG 沉积	Dsg1
副肿瘤性天疱疮	痛性口腔炎伴丘疹鳞屑性或苔藓样皮疹，可进展为水疱	棘层松解、角质形成细胞坏死，以及交界处空泡样皮炎	角质形成细胞表面 IgG 和补体 C3 沉积，以及（不一定出现）表皮基底细胞膜上类似的免疫反应物沉积	Plakin 蛋白家族和桥粒钙黏着蛋白（详见正文）
大疱性类天疱疮	屈侧皮肤及躯干可见较大的张力性水疱	表皮下水疱伴大量嗜酸性粒细胞浸润	表皮基底细胞膜上 IgG 和（或）C3 呈线样沉积带	BPAG1、BPAG2
妊娠性类天疱疮	躯干及四肢皮肤可见瘙痒性荨麻疹样斑块，边缘为水疱和大疱	真皮乳头内泪滴状表皮下水疱；大量嗜酸性粒细胞浸润	表皮基底细胞膜上 C3 呈线样沉积带	BPAG2（部分患者可伴有 BPAG1）
疱疹样皮炎	位于肘部、膝盖、臀部及颈后部皮肤的剧烈瘙痒性小丘疹和疱疹	表皮下水疱伴真皮乳头内中性粒细胞浸润	真皮乳头内 IgA 呈颗粒样沉积	表皮谷氨酰胺转移酶
线状 IgA 皮肤病	位于伸侧皮肤的瘙痒性小丘疹；偶可表现为较大的弧形水疱	表皮下水疱伴大量中性粒细胞浸润	表皮基底细胞膜上 IgA 呈线样沉积带	BPAG2（详见正文）
获得性大疱性表皮松解症	位于创伤后皮肤的大疱、糜烂、瘢痕及粟丘疹；最初可见泛发性炎症性张力性水疱	表皮下水疱，伴或不伴白细胞浸润	表皮基底细胞膜上 IgG 和（或）C3 呈线样沉积带	Ⅶ型胶原蛋白
黏膜类天疱疮	黏膜糜烂性和（或）水疱性皮损，可累及皮肤；部分病变可形成瘢痕	表皮下水疱，伴或不伴白细胞浸润	表皮基底细胞膜上 IgG、IgA 和（或）C3 呈线样沉积带	BPAG2、层粘连蛋白 332 及其他

[a] 患者自身抗体结合的自身抗原定义如下：Dsg1，桥粒黏蛋白 1；Dsg3，桥粒黏蛋白 3；BPAG1，大疱性类天疱疮抗原 1；BPAG2，大疱性类天疱疮抗原 2

细胞间嗜酸性粒细胞的灶状聚集。真皮层的病变较轻，通常仅表现为以嗜酸性粒细胞为主的白细胞浸润。对该病患者的病变皮肤或未受损皮肤进行直接免疫荧光检查可见角质形成细胞表面 IgG 沉积；补体沉积常见于病变皮肤，而非未受损皮肤。角质形成细胞表面沉积的 IgG 来源于循环中针对细胞表面自身抗原的自身抗体。有 80%～90%的 PV 患者可通过间接免疫荧光显微镜检查，证实此类自身抗体的存在。这些检查的最佳底物是猴食管上皮。PV 患者具有针对桥粒黏蛋白（Dsgs）的自身抗体 IgG，Dsgs 是一种跨膜桥粒糖蛋白，属于钙依赖性黏着蛋白分子的钙黏着蛋白家族。酶联免疫吸附法（ELISA）可对这种自身抗体进行精确定量。早期 PV（即黏膜主导型）患者仅有针对 Dsg3 的 IgG 自身抗体，晚期 PV（即黏膜皮肤型）患者同时具有针对 Dsg3 及 Dsg1 的 IgG 自身抗体。研究显示，PV 患者产生的自身抗体具有致病性（即导致水疱形成），且其抗体滴度与疾病的活动度相关。最新研究发现，这类患者血清中抗 Dsg 抗体的类型，以及 Dsg3 和 Dsg1 在组织中的分布共同决定了 PV 患者水疱形成的部位。表皮细胞同时表达 Dsg3 和 Dsg1 可补偿针对单一类型钙黏着蛋白 IgG 自身抗体造成的损伤，但当针对以上 2 种钙黏着蛋白的致病性自身抗体同时存在时，其损伤则无法弥补。

严重 PV 可危及生命。在糖皮质激素被用于治疗该病之前，PV 的死亡率为 60%～90%，如今这一数字已降至约 5%。感染和激素治疗的并发症是该病的常见病因及死因。该病预后不良的因素包括高龄、受累部位广泛，以及需要大剂量激素（联合或不联合免疫抑制剂）控制病情。PV 患者的病程各不相同，且难以预测。有些患者的病情可缓解，而有些患者则需要长期治疗，或死于疾病/治疗相关的并发症。系统应用激素是 PV 的一线治疗方案。中重度 PV 患者的激

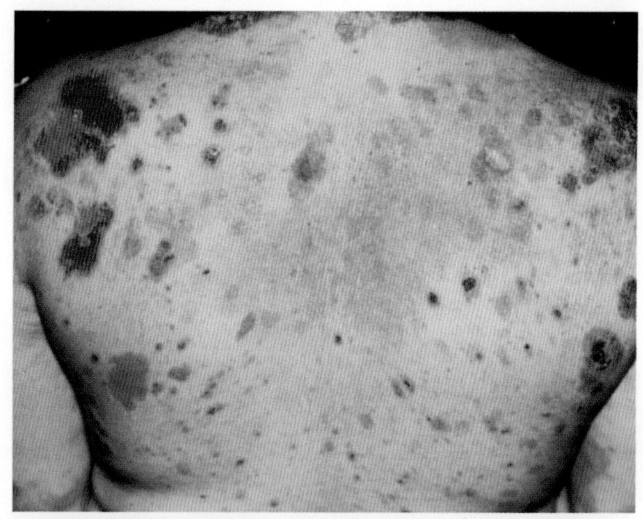

A

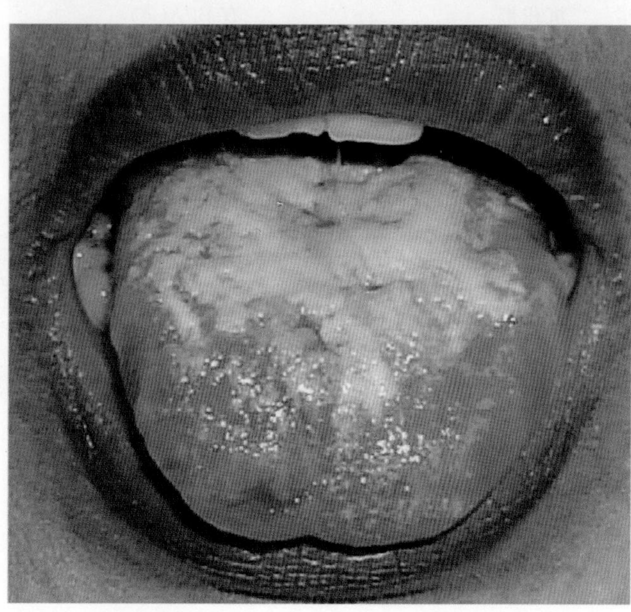

B

图 65-1　寻常型天疱疮。A. 松弛性大疱容易破溃，并导致多发糜烂和结痂斑块。**B.** 病变累及口腔黏膜，其表现往往单一，即在牙龈、颊黏膜、腭、后咽或舌出现糜烂（B 图经允许引自 Robert Swerlick，MD）

素起始剂量通常为泼尼松每日 1 mg/kg。如果在治疗后 1～2 周仍有新发皮损出现，则需要增加激素剂量和（或）联合其他免疫抑制剂，如硫唑嘌呤（每日 2～2.5 mg/kg）、吗替麦考酚酯（每日 20～35 mg/kg），或环磷酰胺（每日 1～2 mg/kg）。血浆置换［约 2 周内进行 6 次大量置换（即每次 2～3 L）］、静脉注射免疫球蛋白（IVIg）（2 g/kg，每 6～8 周 1 次，每次持续 3～5 日）、利妥昔单抗（375 mg/m^2 体表面积，每周 1 次，持续 4 周；或在疗程的第 1 日和第 15 日分别予 1000 mg）对重度及对激素和免疫抑制剂治疗抵抗的患者有益。迅速控制重度或进行性加重的 PV，从而减轻疾病的严重程度和（或）持续时间对疾病的治疗至关重要。因此，有人建议应在疾病早期开始予 PV 患者利妥昔单抗和每日糖皮质激素治疗，以避免出现治疗抵抗。

落叶型天疱疮

通过以下特点，可鉴别落叶型天疱疮（PF）与 PV。在 PF 中，棘层松解性水疱位于表皮上部，通常邻近角质层。因此相较于 PV，PF 是更浅表的水疱性疾病。这两种疾病的病变分布大致相同，但 PF 通常不累及黏膜。PF 患者很少出现完整的水疱，但可表现为浅糜烂伴红斑、脱屑及结痂。轻症 PF 患者可出现类似严重脂溢性皮炎的表现，而严重 PF 可造成广泛表皮剥脱。日光暴露（紫外线照射）可加重此病。

PF 与 PV 具有相同的免疫病理学特征。具体而言，对病变周围皮肤进行直接免疫荧光显微镜检查可见角质形成细胞表面存在 IgG 沉积。与 PV 类似，PF 患者也具有直接针对角质形成细胞表面抗原的循环 IgG 自身抗体。Dsg1（一种 160kDa 的桥粒黏蛋白）是 PF 患者自身抗体的靶抗原。ELISA 方法可对这一自身抗体进行定量检测。如前所述，PF 患者自身抗体类型（即抗 Dsg1 IgG）及其自身抗原在组织中的分布（即在口腔黏膜与 Dsg3 共表达，并通过 Dsg3 弥补抗 Dsg1 所致黏膜损害）被认为是决定这一疾病病变分布的因素。

在巴西中南部乡村发现的地方型 PF 被称为巴西天疱疮（FS），该病也可见于拉丁美洲和突尼斯的局部地区。FS 与其他类型的 PF 相同，均由 Dsg1 自身抗体 IgG 介导。FS 的好发地区与利什曼病重叠，后者是通过沙蝇叮咬传播的疾病。最近的研究显示，沙蝇的唾液抗原（尤其是 LJM11 唾液蛋白）可被 FS 患者的自身抗体 IgG（以及这类患者针对 Dsg1 的单克隆抗体）识别。此外，用 LJM11 诱导小鼠进行免疫应答，可产生针对 Dsg1 的抗体。这些发现均表明，沙蝇可通过叮咬传递唾液抗原，诱发交叉反应性体液免疫反应，导致遗传性易感人群出现 FS。

在与天疱疮相关的自身免疫疾病中，尤以胸腺瘤和（或）重症肌无力与其关系最为密切。迄今为止，已有超过 30 例报道称胸腺瘤和（或）重症肌无力与天疱疮（通常是 PF）相关。某些药物也可导致患者出现天疱疮，这种药物诱发的天疱疮通常表现为 PF，而非 PV。化学结构中包含硫醇基团的药物（如青霉胺、卡托普利、依那普利）是常见的致病药物。与天疱疮相关的非硫醇类药物包括青霉素、头孢菌素和吡罗昔康。已有研究表明，硫醇类药物与非硫醇类药物分别通过生物化学机制和免疫反应机制诱发天疱疮。因此，硫醇类药物诱发的天疱疮患者在停用相应药物后预后较好。部分药物诱发的天疱疮患者症状持续不缓解，且需要接受全身性糖皮质激素和（或）免疫抑制剂治疗。

与 PV 相比，PF 症状通常较轻，且预后较好。局灶性病变有时可通过局部或病灶内使用糖皮质激素治疗，活动性病变通常可通过全身使用糖皮质激素而得到控制。而重症难治性患者需要更积极的干预措施，具体方法见上文中针对 PV 患者的治疗。

副肿瘤性天疱疮

副肿瘤性天疱疮（PNP）是一种自身免疫性、棘层松解性皮肤黏膜疾病，与潜在或已明确的肿瘤伴发。PNP 患者的典型表现为出现痛性黏膜糜烂性病变，伴丘疹鳞屑性和（或）苔藓样皮疹，并常进展为水疱。该病好发于手掌及足底，并可增加既往所报道的肿瘤相关多形性红斑实际上是未识别的 PNP 的可能性。对这类患者的病变部位皮肤进行活检可见棘层松解、角质形成细胞坏死，以及真表皮交界处空泡样皮炎等多种病变的不同组合。直接免疫荧光显微镜检查可见角质形成细胞表面 IgG 和补体沉积，以及（不一定出现）表皮基底细胞膜上类似的免疫反应物沉积。PNP 患者有针对表皮细胞胞质蛋白［plakin 家族，如桥粒斑蛋白Ⅰ和Ⅱ、大疱性类天疱疮抗原（BPAG）1、包斑蛋白、周斑蛋白和网蛋白］，以及钙黏着蛋白家族的细胞表面蛋白（如 Dsg1 和 Dsg3）的自身抗体 IgG。被动转移研究已发现，PNP 患者的自身抗体对动物模型具有致病性。

伴发 PNP 的肿瘤主要包括非霍奇金淋巴瘤、慢性淋巴细胞白血病、胸腺瘤、梭形细胞瘤、Waldenstrom 巨球蛋白血症，以及 Castleman 病。Castleman 病在罹患 PNP 的儿童中尤为常见。血清学阴性的 PNP 相对罕见，据报道，可见于既往使用利妥昔单抗治疗 B 细胞恶性肿瘤的患者。许多 PNP 患者除出现严重的皮肤病变外，还会出现致命的闭塞性细支气管炎。传统的治疗方法（即用于治疗 PV 的方法）对 PNP 患者通常无效，且此类患者的病情极少能通过消融或切除潜在的肿瘤得到改善或缓解。

大疱性类天疱疮

大疱性类天疱疮（BP）是一种多形性、自身免疫性、表皮下水疱性疾病，好发于老年人。病变早期可表现为荨麻疹样斑块，多数患者最终表现为位于正常皮肤或红斑上的张力性水疱（图 65-2）。皮损通常分布

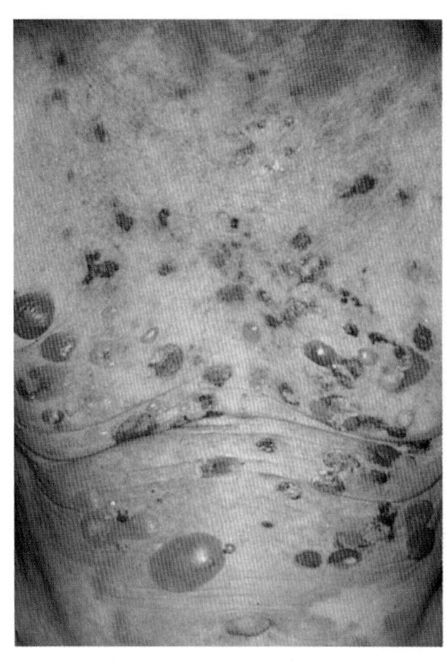

图 65-2　大疱性类天疱疮。表现为在红斑性荨麻疹样基底上可见张力性水疱及大疱（经允许引自 the Yale Resident's Slide Collection）

在下腹部、腹股沟和四肢屈侧皮肤，部分患者会出现口腔黏膜病变。此病患者可无皮肤瘙痒，亦可出现严重的皮肤瘙痒。随病变逐渐进展，张力性水疱破溃，代之以糜烂、结痂（可有可无）。非创伤性水疱可在不形成瘢痕的情况下愈合。主要组织相容性复合体Ⅱ的等位基因 HLA-DQβ1 * 0301 在 BP 患者中普遍存在。除某些个案报道外，多数研究表明 BP 患者恶性肿瘤的发生率并不高于与其年龄及性别相匹配的对照组人群。

对早期病变处皮肤进行活检可见表皮下水疱，以及与研究中特定皮损的临床表现大致相符的组织学特征。位于正常皮肤的病变常表现为血管周围散在白细胞浸润，伴少量嗜酸性粒细胞；而对炎症反应处病变进行活检，在水疱形成部位以及血管周围往往可见大量嗜酸性粒细胞浸润。除嗜酸性粒细胞外，细胞富集的病变处还可见单核细胞和中性粒细胞。仅凭常规的组织学检查无法鉴别 BP 和其他表皮下水疱性疾病。

对 BP 患者皮损周围、外观正常的皮肤进行直接免疫荧光显微镜检查可见表皮基底膜上 IgG 和（或）补体 C3 的线样沉积。约 70% 患者的血清中含有循环型 IgG 自身抗体，并在间接免疫荧光显微镜下可见该抗体结合在正常人皮肤的表皮基底膜上。用 1 mol/L NaCl 将皮肤的表皮层与真皮层分离（一种选择性免疫荧光显微镜检查的底物，用于鉴别针对 BP 患者基底膜的循环型自身抗体 IgG，从而区分 BP 和下文中提到的其他与之相似、但不相同的表皮下水疱性疾病）时，

超过70%的患者IgG与表皮侧皮肤相结合。BP患者的循环型自身抗体可识别基底部角质形成细胞内230 kDa和180 kDa的半桥粒相关蛋白（即BPAG1和BPAG2）。BPAG2的自身抗体通常在原位沉积，通过激活补体，诱导真皮肥大细胞脱颗粒，产生大量粒细胞浸润，从而造成组织损伤和水疱形成。

BP可持续数月至数年，期间可加重或缓解。皮肤广泛受累可造成大量皮肤糜烂，并损害皮肤的完整性。老年人和（或）身体虚弱的患者可能因此死亡。全身性激素治疗是该病的主要治疗方法。单纯局部激素治疗有时可以控制局灶性或轻微病变；但对于分布更广泛的病变往往需要全身性激素治疗或联合免疫抑制剂治疗。患者通常对泼尼松（每日0.75～1 mg/kg）有治疗反应。必要时可联合硫唑嘌呤（每日2～2.5 mg/kg）、霉酚酸酯（每日20～35 mg/kg）或环磷酰胺（每日1～2 mg/kg）治疗。

妊娠性类天疱疮

妊娠性类天疱疮（PG）又称妊娠疱疹，是一种罕见的非病毒感染性表皮下水疱性疾病，好发于妊娠期和产褥期。PG可于妊娠的任一时期起病，或在分娩后不久出现。该病的皮损常分布在腹部、躯干及四肢，很少累及黏膜。此病患者可出现多种皮肤病变，包括红斑性荨麻疹样丘疹及斑块、水疱样丘疹和（或）明显的大疱，伴剧烈皮肤瘙痒。PG可于分娩后出现严重恶化，常见于分娩后24～48 h。PG倾向于在此后的妊娠过程中复发，并往往在妊娠早期起病。随着月经的恢复，患者可能出现短暂暴发性PG，且该疾病可在其随后口服避孕药时进展。PG患者的婴儿偶可出现一过性皮肤病变。

对早期皮损进行皮肤活检可见真皮乳头内泪滴状表皮下水疱形成，伴大量嗜酸性粒细胞浸润。通过光镜鉴别PG与其他表皮下大疱性疾病十分困难。但对PG患者病变周围皮肤进行直接免疫荧光显微镜检查可见此疾病的免疫病理学特征性表现：补体C3在表皮基底膜上呈线样沉积。抗BPAG2的低滴度IgG抗基底膜自身抗体，通过补体激活途径产生这种免疫沉积物，而BPAG2是一种与BP患者自身抗体的靶抗原相同的半桥粒相关蛋白，故BP作为一种表皮下大疱性疾病，具有与PG相似的临床、组织学及免疫病理学表现。

PG患者的治疗目标是防止新的水疱形成、缓解剧烈的皮肤瘙痒，以及治疗在水疱形成部位出现的糜烂。许多患者在病程中的某些时候需要接受每日中等剂量的糖皮质激素治疗（即20～40 mg泼尼松）。轻症患者（或短暂暴发性PG患者）通过局部使用大量的强效糖皮质激素可控制症状。患有PG的母亲所分娩的婴儿出现轻度早产或“小于胎龄儿”的风险增加。最近的研究证实，进行全身性激素治疗与采用更保守的方法治疗的PG患者相比，非复杂性活产的发生率并无差异。但全身性糖皮质激素治疗可导致新生儿存在发生可逆性肾上腺皮质功能不全的风险。

疱疹样皮炎

疱疹性皮炎（DH）是一种伴有剧烈皮肤瘙痒的丘疹水疱性皮肤疾病，其特征为皮疹对称分布在伸侧皮肤表面（即肘部、膝盖、臀部、后背、头皮及颈后部皮肤）（图62-8）。该病的原发性皮肤病变包括丘疹、丘疱疹或荨麻疹样斑块。因伴有剧烈的皮肤瘙痒，患者皮肤常可见抓痕及结痂的丘疹，而无原发皮损。有时患者会诉其瘙痒伴有特殊的烧灼感或刺痛感，这种局部症状的出现往往预示着在12～24 h后会在该部位出现典型的临床皮肤病变。几乎所有DH患者均合并无症状的谷胶敏感性肠病，且超过90%的患者表达HLA-B8/DRw3和HLA-DQw2单倍体。DH可在任何年龄发病，包括儿童时期，但好发于20～40岁。该病通常呈慢性病程。

对早期病变处皮肤进行活检可见真皮乳头内大量中性粒细胞浸润。病变部位出现中性粒细胞、纤维蛋白、水肿以及小水疱形成是该疾病早期的典型特征。陈旧病变可能出现表皮下大疱或破溃丘疹等非特异性表现。由于此病的临床及组织学特征多变，且与其他表皮下水疱性疾病相似，因此需要通过直接免疫荧光显微镜对病变周围正常皮肤进行检查以明确诊断。镜下可见真皮乳头内及表皮基底膜上IgA呈颗粒样沉积（伴或不伴补体沉积）。通过药物治疗使病情得到控制后，并不能消除皮肤上IgA的沉积，但对于长期维持严格无谷胶饮食（见下文）的患者，其免疫沉积物可能减少或消失。对于这类在表皮基底膜上可见IgA颗粒样沉积的DH患者，需与在相同部位存在IgA线样沉积的患者相鉴别（见下文）。

尽管多数DH患者并无明显的胃肠道症状或肠道吸收不良的证据，但对这类患者的小肠黏膜进行活检往往可见小肠绒毛变平以及固有层淋巴细胞浸润。与乳糜泻的患者一样，这种胃肠道病变可通过无谷胶饮食逆转。此外，长期维持这种饮食可控制皮肤病变并最终导致沉积在患者表皮基底膜上的IgA被清除。但若之后患者再次进食谷胶，其小肠形态发生改变将导致皮肤病变暴发，伴 IgA 再次沉积于表皮基底膜。与乳糜泻患者相同，DH 患者对谷胶的敏感性与抗组织谷氨酰胺转移酶的肌内膜自身抗体 IgA 有关。研究表明，DH 患者同样具有抗表皮谷氨酰胺转移酶 3 的高亲和力自身抗体 IgA，且后者与 DH 患者真皮乳头内呈颗粒样沉积的 IgA 的分布一致。DH 患者出现甲状腺功能异常、胃酸缺乏症、萎缩性胃炎和胃壁细胞抗体的发病率升高，这可能与此病患者 HLA-B8/DRw3 单倍体（往往与自身免疫性疾病相关）的表达频率增加有关。氨苯砜是一种磺胺类药物，其被认为是治疗 DH 的一线药物。氨苯砜（50～200 mg/d）可迅速（24～48 h 内）缓解患者症状，但在治疗前需对患者进行仔细评估，治疗后进行密切随访，以避免或控制并发症。所有服用剂量超过 100 mg/d 氨苯砜的患者都可能出现部分溶血和高铁血红蛋白血症的表现，这是该药预料之中的副作用。限制谷胶摄入可以缓解 DH 并减少氨苯砜的治疗剂量，严格避免谷胶摄入可获得最大的临床获益。在取得成效前，可能需要对患者进行持续数月的饮食限制。因此，必须由经培训的营养师向患者提供正确的饮食指导。

线状 IgA 皮肤病

线状 IgA 皮肤病曾被认为是 DH 的一种变异型，但实际上是与之不同的、独立的疾病类型。该病的临床表现与 DH、BP 及其他表皮下水疱性疾病相似。典型的皮损包括丘疱疹、大疱和（或）荨麻疹样斑块，主要分布在躯干和四肢屈侧皮肤。部分患者可出现口腔黏膜受累。与 DH 患者类似，此病患者也可出现剧烈的皮肤瘙痒。但是，线状 IgA 皮肤病的患者并无 HLA-B8/DRw3 单倍体的表达增加，亦无相关的肠道疾病，因此并不需要进行无谷胶饮食治疗。

根据此病变早期的组织病理学改变完全无法将其与 DH 相鉴别。但通过对病变周围正常皮肤进行直接免疫荧光镜检，可见表皮基底膜上存在 IgA（且通常伴有 C3）线样沉积带。多数线状 IgA 皮肤病的患者存在循环型抗基底膜自身抗体 IgA，其靶抗原为 BPAG2 胞外区经蛋白水解后产生的新抗原表位。氨苯砜（50～200 mg/d）治疗通常对这些患者有效。

获得性大疱性表皮松解症

获得性大疱性表皮松解症（EBA）是一种罕见的非遗传性多形性慢性表皮下水疱性疾病。典型 EBA，即非炎症性 EBA 患者表现为在非炎症性皮肤上可见水疱、萎缩性瘢痕、粟丘疹、指甲营养不良及口腔黏膜受损。由于病变好发于轻度外伤后的皮肤，因此典型 EBA 被认为是一种机械性大疱病。炎症性 EBA 患者可出现与严重 BP 类似的广泛炎性瘢痕和大疱性皮损。此类 EBA 可演变为典型的非炎症性 EBA。此病很少以黏膜受累为主。目前已发现 EBA 患者的 HLA-DR2 单倍体表达增加。还有研究表明，EBA 有时与炎性肠病（尤其是克罗恩病）有关。

随被检皮损的特征不同，其组织病理学表现亦存在差异。非炎症性大疱位于表皮下，以散在的白细胞浸润为主要特征，与迟发性皮肤卟啉病患者的皮损表现相似。炎症性皮损则表现为大量中性粒细胞浸润的表皮下水疱。EBA 患者表皮下基底膜上可见 IgG（常伴 C3）呈线样沉积。免疫电镜下可见免疫反应物沉积在基底膜致密板下及下方锚纤维处。近半数 EBA 患者存在循环型抗基底膜自身抗体 IgG，其靶抗原为Ⅶ型胶原蛋白，此类型胶原蛋白是构成锚纤维的成分。用 1 mol/L NaCl 将皮肤裂解后，可见这类自身抗体 IgG 与皮肤的真皮侧结合（与 BP 患者自身抗体 IgG 的结合部位不同）。研究发现，将实验室制备或临床取材的、针对Ⅶ型胶原蛋白的 IgG 被动接种于小鼠，可使小鼠产生与炎症性 EBA 患者相似的皮损，两者的临床表现、组织病理学和免疫病理学特征均类似。

EBA 的治疗效果往往不能令人满意。单独使用全身性糖皮质激素或联合免疫抑制剂治疗对部分炎症性 EBA 患者有效。其他患者（尤其是炎症性病变内可见大量中性粒细胞浸润的患者），可能对氨苯砜治疗有效。慢性非炎症性 EBA 患者多为难治性，即便部分患者对环孢菌素、硫唑嘌呤或 IVIg 治疗有反应。

黏膜类天疱疮

黏膜类天疱疮（MMP）是一种罕见的获得性表皮下免疫性大疱性疾病，以黏膜及皮肤糜烂性病变为主要特征，并导致某些受累部位形成瘢痕。此病好发于口腔黏膜（尤其是牙龈）及结膜。其他可能累及的部位包括鼻咽、喉部、食管以及肛门生殖器黏膜。皮肤病变（见于约 1/3 的患者）常见于头部、面部及躯干上部皮肤，通常表现为在皮肤红斑或荨麻疹基础上出现少量散在糜烂或张力性水疱。MMP 通常是一种慢性进展性疾病。眼部、喉部、食管或肛门生殖器黏膜的病变可伴有严重的并发症。糜烂性结膜炎可导致穹隆部缩短、睑球粘连、睑缘粘连、睑内翻、角膜混浊，以及失明（重症）。相似地，咽部的糜烂性病变可导致声音嘶哑、疼痛，以及结构破坏，若未及时识别且未经治疗，可最终导致气道结构完全破坏。食管病变可能造成食管狭窄，从而增加患者发生误吸的风险。肛门生殖器狭窄可进一步加重病变。

对病变组织进行活检通常可见表皮下水疱及单核细胞浸润。早期病变可见中性粒细胞及嗜酸性粒细胞浸润，陈旧病变则缺乏白细胞浸润及纤维化表现。对病变周围组织进行直接免疫荧光镜检示表皮基底膜上IgG、IgA和（或）C3沉积。由于许多MMP患者并无存在循环型抗基底膜自身抗体的证据，因此对病变周围皮肤进行检查具有重要的诊断价值。尽管MMP曾被认为是一类单独的疾病，但目前被人们广泛接受的观点是，该病可能是一种疾病表型，其病因是机体对表皮基底膜上的多种分子（如BPAG2、层粘连蛋白332、Ⅶ型胶原蛋白及其他尚未明确的抗原）的自身免疫反应。研究表明，存在抗层粘连蛋白332自身抗体的MMP患者，其发生癌症的风险相对较高。针对MMP的治疗很大程度上取决于病变累及的部位。对于眼部、喉部、食管和（或）肛门生殖器黏膜受累的患者，由于其可能出现严重的并发症，因此需要积极予以系统应用氨苯砜、泼尼松治疗，后者可联合免疫抑制剂（如硫唑嘌呤、霉酚酸酯、环磷酰胺或利妥昔单抗）或IVIg治疗。轻症患者可通过局部或在病灶内使用糖皮质激素控制病情。

以皮肤表现为主的全身性自身免疫性疾病

皮肌炎

皮肌炎的皮肤表现通常具有特异性，但有时也可出现与系统性红斑狼疮（SLE）、硬皮病及其他重叠结缔组织病相似的临床表现。皮肤病变的范围和严重程度可平行、亦可不平行于皮肌炎的范围及严重程度。除皮下组织钙化是儿童皮肌炎的常见晚期后遗症以外，无论是患儿还是老年患者，其皮肤表现并无明显差别。

皮肌炎的皮肤表现可限于肌炎，或在肌炎出现后数周至数年内出现。临床上曾报道不累及肌肉的皮肌炎（即无肌病性皮肌炎）的病例。该病最常见的临床表现为上眼睑皮肤呈紫红色，有时可伴脱屑（“向阳疹”，图65-3）及眶周水肿。面部及鼻部出现“蝶形”红斑，类似于SLE的颊部皮疹。前胸上部、颈后部、头皮、四肢伸侧及手部皮肤常可见红斑性或紫红色鳞屑性斑片。肘关节、膝关节以及背侧指间关节处皮肤可出现特征性皮肤红斑及脱屑。约1/3的患者背侧指间关节皮肤可见紫红色扁平丘疹，此皮疹为皮肌炎的特征性表现（Gottron丘疹）。而位于皮肌炎患者肘关节及膝关节的扁平紫红色丘疹及斑块，则被称为Gottron征（图65-4）。与皮肌炎患者不同，部分SLE患者指背部皮肤可见红斑及脱屑，但病变不累及指间关节处皮肤。甲周毛细血管扩张也是皮肌炎患者的主要表现。患者大腿及上臂伸侧及外侧可见花边状或网状红斑，可伴有细小鳞屑。其他患者（尤其是病程较长的患者）可出现色素减退、色素过度沉着、轻度萎缩及毛细血管扩张的皮肤表现，即皮肤异色病。皮肤异色病在SLE和硬皮病患者中罕见，因此可作为区分皮肌炎和以上两种疾病的临床鉴别点。皮肌炎的皮肤病变可与多种重叠综合征的表现类似，后者可出现手部皮肤增厚及紧绷感（指端硬化），以及雷诺现象。通过伴有严重的肌肉疾病、Gottron丘疹、向阳疹以及皮肤异色病，可鉴别出皮肌炎患者。对皮肌炎的红斑性、

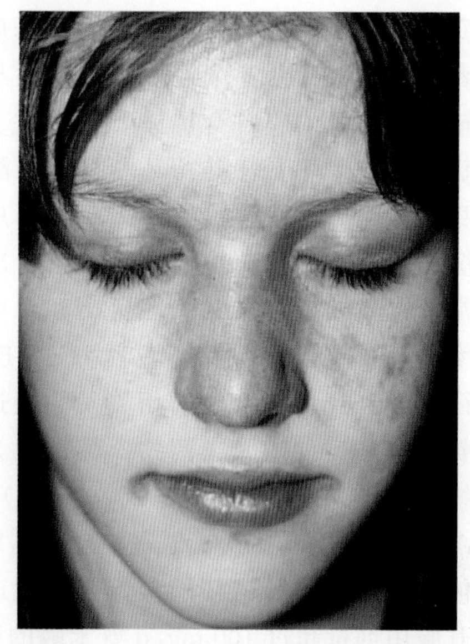

图65-3　皮肌炎。眶周紫红色红斑，典型向阳疹的特征表现（经允许引自James Krell，MD）

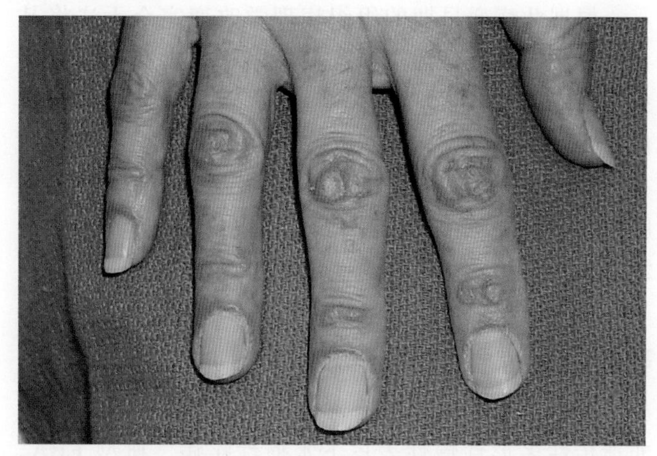

图65-4　Gottron丘疹。皮肌炎累及手部皮肤时，通常表现为指间关节红斑性扁平丘疹。还可见明显的甲周毛细血管扩张

脱屑性皮损进行活检可能仅表现为轻度的非特异性炎症，但有时也可出现与SLE相同的改变，包括表皮萎缩、基底部角质形成细胞水肿变性、真皮上部水肿，以及少量单核细胞浸润。直接免疫荧光镜检结果通常为阴性，但部分患者可见其表皮基底膜上存在免疫球蛋白及补体的颗粒样沉积。治疗方面，应针对全身性疾病进行治疗。有时局部应用糖皮质激素可有效。此外，患者应避免暴露于紫外线照射下，且应积极采取避光措施，包括使用广谱防晒霜。

红斑狼疮

红斑狼疮（LE）的皮肤表现可分为急性、亚急性及慢性或盘状红斑。急性皮肤型LE的特征表现为分布于鼻部及颧骨突出部皮肤的“蝶形”红斑（图65-5A）。这种红斑常突然出现，伴水肿及细小鳞屑，以及多系统受累表现。除累及面部皮肤外，红斑及鳞屑性皮损可扩散至患者四肢伸侧及上胸部皮肤（图65-5B）。尽管这些急性皮肤病变有时可逐渐消退，但通常持续数日，且与系统性疾病加重有关。对急性皮损进行活检可见真皮内散在的单核细胞浸润伴真皮水肿。某些情况下，血管及毛囊周围可见明显的细胞浸润，这是表皮基底部细胞水肿变性的结果。对病变皮肤进行直接免疫荧光镜检常可见免疫球蛋白及补体在表皮基底膜上沉积。对这类疾病的治疗旨在控制全身性疾病。避免日光暴露对于各种类型的LE均至关重要。

亚急性皮肤型红斑狼疮（SCLE）的特征表现为广泛分布的光过敏性、非瘢痕性皮疹。对多数患者而言，其肾及中枢神经系统病变较轻微或不受累及。SCLE可表现为与银屑病类似的丘疹鳞屑性皮疹，或与多形性红斑相似的靶形环状红斑。当皮疹表现为丘疹鳞屑型时，在患者背部、胸部、肩部、上肢伸侧及手背部皮肤可见散在的红斑性丘疹；皮疹通常不累及面部中央、上肢屈侧及腰部以下皮肤。这些伴有轻微脱屑的丘疹可逐渐融合形成大的斑块，部分病变可呈网状。环形红斑型皮疹具有相同的分布，且红斑性丘疹可逐渐演变为椭圆形、圆形或靶形皮疹。与盘状LE相比，SCLE的病变更广泛，但形成瘢痕的倾向较小。皮肤活检显示真皮浅层的毛囊及血管周围可见致密单核细胞浸润，伴表皮基底部细胞水肿变性。对病变皮肤进行直接免疫荧光镜检时，约半数患者表皮基底膜可见免疫球蛋白沉积。IgG沉积在表皮上的特定模式与SCLE相关。多数SCLE患者具有抗RO自身抗体，故单独局部治疗往往无效。多数患者需要使用抗疟药物氨基喹啉。有时还需要口服低剂量糖皮质

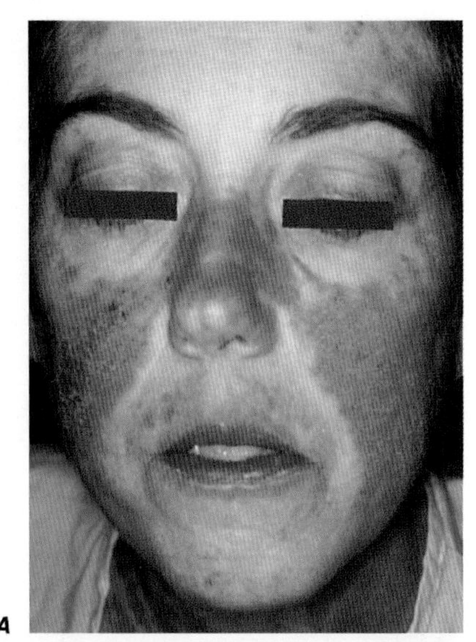

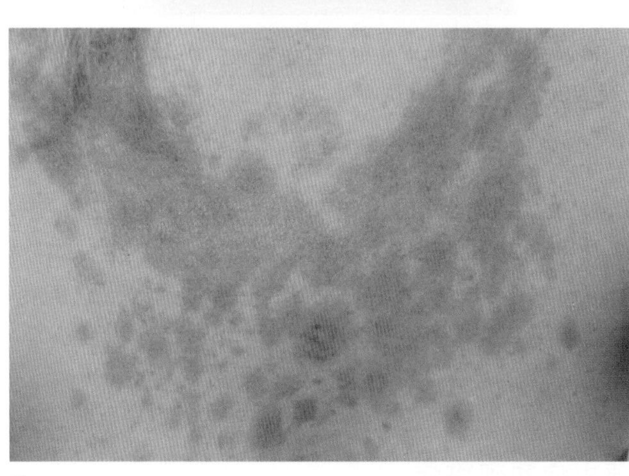

图65-5　急性皮肤型红斑狼疮（LE）。A. 面部急性皮肤型LE，表现为位于颧骨突出部位的明显鳞屑性红斑。皮疹也好发于其他日光暴露部位。**B.** 上胸部急性皮肤型LE，表现为明显红斑和轻度水肿性丘疹及斑块（B图引自Robert Swerlick，MD）

激素。避免暴露于紫外线B和紫外线A对此类患者的治疗亦十分重要。

盘状红斑狼疮（DLE，也称慢性皮肤型LE）以散在分布的皮损为主要特征，皮损好发于面部、头部和（或）外耳部皮肤。通常表现为红斑性丘疹或斑块，伴厚的黏着性鳞屑，可阻塞毛囊（毛囊堵塞）。刮除鳞屑后可见角化栓镶嵌在毛囊开口（即所谓的“地毯钉样”），这是DLE的特异性表现。随着病程逐渐延长，皮损可出现中心萎缩、瘢痕形成及色素脱失，但通常可见红斑，有时为隆起性边界（图65-6）。这些皮损可持续数年，并缓慢扩散。高达15%的DLE患者最终符合美国风湿病学会确诊SLE的标准。但是，典型的盘状红斑在SLE患者中十分常见。对DLE皮损进行活检可见角化过度、毛囊堵塞、表皮萎缩、基底部角质形成细胞水肿变性，以及在表皮、皮肤附属器和毛

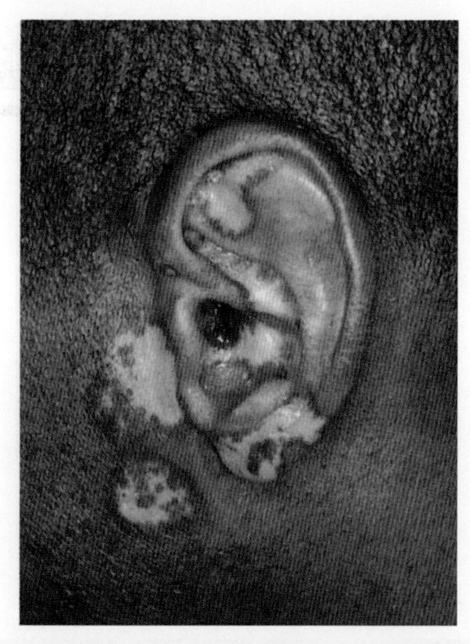

图 65-6　盘状（慢性皮肤型）红斑狼疮。紫红色萎缩性斑块，伴色素沉着，常因毛囊堵塞而造成瘢痕形成，是此病的特征性表现

细血管基底膜之间的单核细胞浸润。直接免疫荧光镜检发现约 90%的患者存在基底膜上免疫球蛋白和补体的沉积。这类疾病的治疗重点在于控制局部皮肤病变，包括避免日光暴露和局部或病灶内使用糖皮质激素。若局部治疗无效，可考虑使用抗疟药氨基喹啉。

硬皮病和硬斑病

硬皮病的皮肤病变通常自手、足及面部皮肤起病，伴反复出现非可凹性水肿。皮肤硬化从手指远端开始（指端硬化），逐渐累及近端，往往伴有指尖骨骼的重吸收，这可能导致溃疡、星形瘢痕或局部出血（图 65-7）。临床表现为手指缩短呈香肠样，且因指甲通常不受累，故可见手指末端弯曲。甲周毛细血管扩张亦常见，但甲周红斑罕见。疾病晚期会出现四肢短缩及皮肤钙质沉积。面部受累可表现为皮肤平展、额部皱纹消失、鼻部皮肤紧绷、口周皮肤皱缩并出现放射状沟纹（图 65-8）。通常可见网状毛细血管扩张，尤其是在患者的面部及手部。对病变皮肤进行触诊，可触及质硬、光滑，且与深部组织紧贴的皮肤。此外，色素过度沉着及色素脱失也很常见。几乎所有患者均存在雷诺现象（即双手遇冷后变白、变紫，再出现反应性充血），且此现象可先于硬皮病数年出现。线状硬皮病是一种局限性硬皮病，其皮损呈线状、带状分布，且同时累及深部及浅表皮肤。皮肤钙质沉着、雷诺现象、食管运动障碍、指端硬化以及毛细血管扩张统称为 CREST 综合征。抗着丝粒抗体可见于多数 CREST 综合征患者，但在硬皮病患者中少见。皮肤活检可见真皮层增厚及均一的胶原束。对病变部位进行直接免疫荧光镜检，其结果通常为阴性。

硬斑病的特征表现是皮肤局部增厚伴硬化，病变常位于躯干。儿童和成人均可发病。硬斑病起初表现为红斑或正常肤色的斑块，随后逐渐硬化，出现病变中央色素脱失，且有红斑性边界。多数情况下，患者仅出现一个或数个皮损，此时该病又被称为局灶性硬斑病。部分患者可出现泛发性皮肤病变，但不伴全身受累（泛发性硬斑病）。许多泛发性硬斑病的成人患者可合并类风湿病或其他自身免疫性疾病。通过皮肤活检尚不能区分硬皮病及硬斑病。硬皮病及硬斑病通常对治疗有很强的抗性。因此，通过物理治疗防止关节挛缩并维持其正常功能往往有效。早期、迅速进展的疾病可采用的治疗方法包括单独使用光疗（UVA1 或

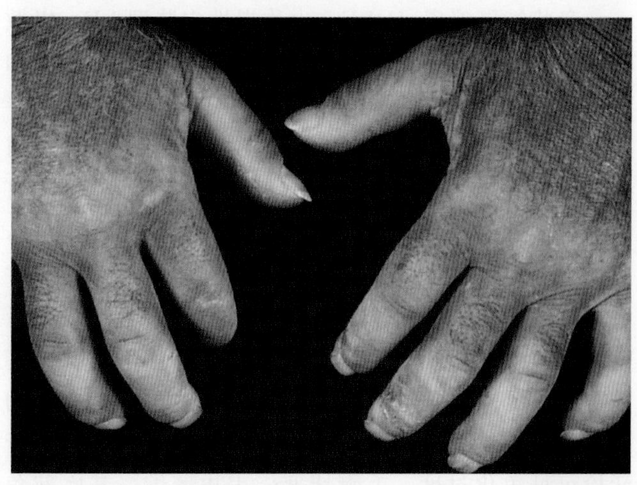

图 65-7　硬皮病出现肢端硬化和局灶性手指溃疡

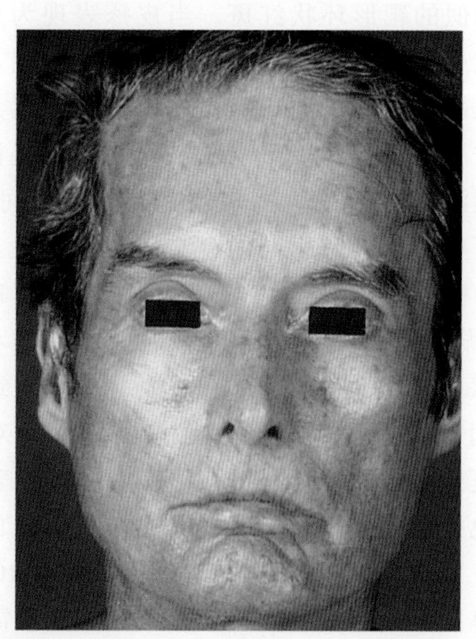

图 65-8　硬皮病最终发展为无表情的面具脸

PUVA）或甲氨蝶呤（每周15～20 mg），以及联合每日使用糖皮质激素。

伴嗜酸性粒细胞增多性弥漫性筋膜炎是一种临床疾病，有时会与硬皮病相混淆。这类疾病通常表现为突然出现的四肢肿胀、硬化及皮肤红斑，起病前常有剧烈的体力活动。与手足部皮肤相比，病变更容易累及四肢近端（上臂、前臂、大腿及小腿）。当皮肤出现硬化时，通常呈木质、凹陷性或“假橘皮样”外观，而不像硬皮病一样皮肤紧贴于皮下组织。因病变累及筋膜，因此关节挛缩可在疾病早期出现，且筋膜受累可造成肌群分离和静脉凹陷（即“凹槽征”）。与这些皮肤表现伴随出现的还有外周血嗜酸性粒细胞增多、红细胞沉降率升高，以及有时还可出现高γ球蛋白血症。对病变皮肤进行活检可见肌肉表面深筋膜炎症反应及增厚。炎症浸润通常由嗜酸性粒细胞和单核细胞构成。嗜酸细胞性筋膜炎的患者出现骨髓衰竭或其他血液系统疾病的风险升高，但多数患者对40～60 mg/d的泼尼松治疗反应良好。

嗜酸性粒细胞增多-肌痛综合征是一种在1989年流行的疾病，并与口服日本某公司生产的L-色氨酸有关。此病累及全身多个系统，其特征表现为肌肉萎缩及嗜酸性粒细胞绝对值增大，伴关节疼痛、呼吸系统症状及四肢水肿。在病变后期（起病后3～6个月），这类患者常出现局灶性硬皮病样皮肤病变、体重下降、和（或）神经病变。该综合征的具体病因尚不明确，可能与其他硬化性皮肤病相似。但其发病机制涉及包括污染物1，1-亚乙基双色氨酸在内的多种L-色氨酸。这种污染物可能具有致病性，或可能是诱发该疾病的另一物质的标志物。

第六十六章　药物所致的皮肤反应

Cutaneous Drug Reactions

Kanade Shinkai，Robert S. Stern，Bruce U. Wintroub　著
（李忠佑　译）

皮肤反应是最常见的药物不良反应，大多为良性，但少数可危及致命。早期识别严重反应，撤停药物，以及给予适当的治疗干预可减少药物毒性。本章主要介绍全身性用药的皮肤不良反应，包括其发生、表现形式和病理学机制，并提供一些关于治疗、病因评估和将来用药的实践指南。

美国使用处方药的情况

在美国，每年开具超过30亿份药物处方用于60 000多种药品，涵盖超过2000多种不同的活性制剂。仅医院住院患者每年就接受各类药物疗程约1.2亿次，一半成年美国人会定期门诊开具处方药治疗。还有许多患者使用可能引起不良皮肤反应的非处方（OTC）药物。

皮肤反应的发生率

多项大型队列研究显示，住院患者急性皮肤药物反应的发生率约为3%，通常见于启动药物治疗后数日至4周之间。

上市前临床试验中，许多常用药物的皮疹发生率为1%～2%。然而，未经选择的一般人群使用药物时，其发生风险通常有所升高。阿莫西林、磺胺甲噁唑、多种抗惊厥药和抗HIV药物的发生率可达3%～7%。

除急性皮疹外，长期使用药物还会诱发或加剧各种皮肤疾病（如瘙痒、色素沉着、指甲或头发疾患、牛皮癣、大疱性类天疱疮、光过敏，甚至皮肤肿瘤）。这些药物反应并不常见，但尚未评估其发生率，以及对公共健康的影响。

对20年间总计48 005名住院患者的分析发现，最常见的皮肤反应是麻疹样皮疹（91%）和荨麻疹（6%）。事实上，这些队列中罕有发现严重不良反应。尽管非常少见，但是由于其造成严重后果，包括致死性，因此药物引起的严重皮肤不良反应对健康具有重大的影响。不良反应引发的药疹可导致住院、延长住院时间，并且危及生命。一些人群发生药物反应的风险较高，包括胶原蛋白血管病患者、骨髓移植受者，以及急性感染Epstein-Barr病毒（EB病毒）者。这种关联性的病理生理学机制尚不清楚，但是可能与免疫功能低下或免疫调节异常有关。HIV感染会增加药物过敏的风险，包括严重的超敏反应。晚期HIV感染人群（如$CD4^+$ T淋巴细胞计数<200个/μl）对磺胺甲噁唑产生不良反应的风险增加40～50倍。

皮肤反应的发病机制

药物引起的皮肤不良反应可由免疫性或非免疫性机制所致。

非免疫性药物反应

非免疫性药物反应的例子包括与药物及其代谢产物沉积于皮肤相关的色素沉着、抗代谢物或信号通路抑制剂具有毛囊毒性、抗 HIV 药物通过影响代谢造成脂肪代谢障碍。这些药物不良反应多数具有毒性，并可被预测，有时通过简单的预防措施就能避免部分不良反应的发生。

免疫性药物反应

多数急性药疹的发病机制被证实为免疫反应。此前生成的炎症介质迅速释放（如荨麻疹、严重过敏反应）、抗体介导的免疫反应、免疫复合物沉积，以及抗原特异性免疫反应，均可引起药物反应。对多种药物过敏的患者，其血液及皮损中均可见药物特异性 T 细胞克隆，这一现象非常有力地说明 T 细胞通过抗原特异性反应参与药物过敏的发生。引起药疹的常见药物（如青霉素 G、阿莫西林、头孢菌素、磺胺甲噁唑、苯巴比妥、卡马西平和拉莫三嗪）均可诱导特异性 T 细胞克隆的产生，其中包括 CD4 和 CD8，但其在过敏反应中的具体作用尚未阐明。主要组织相容性复合体（MHC）可限制药物抗原呈递至 T 细胞，除此还涉及特定 T 细胞受体（TCR）对药物-肽复合物的识别。

一旦药物诱发免疫反应，此反应最终的临床表现可能取决于效应细胞的性质：细胞毒性 T 细胞（$CD8^+$）介导的反应表现为皮肤大疱及某种超敏反应；中性粒细胞或嗜酸性粒细胞介导的反应可产生细胞因子，与 B 细胞产生的特异性抗体协同作用，出现荨麻疹样反应。目前，免疫反应已被细分为多种亚型，这种分类结构有助于明确特定的药物不良反应所涉及的特异性免疫反应机制（表 66-1）。

【**译者注**：严重过敏反应（anaphylaxis）一般指严重的速发性及全身性过敏反应，常有多系统症状表现，包括皮肤、呼吸、心血管以及消化，多可危及患者生命，需要紧急治疗。】

速发型超敏反应 速发型超敏反应依赖于组织肥大细胞或循环中的嗜碱性粒细胞释放炎症介质。这些介质包括组胺、白三烯、前列腺素、缓激肽、血小板活化因子、酶和蛋白聚糖。药物可直接（“类过敏反应”）或通过 IgE 特异性抗体诱发炎症介质的释放。此类反应常累及皮肤、消化、呼吸和心血管系统。主要症状和体征包括皮肤瘙痒、荨麻疹、恶心、呕吐、腹部绞痛、支气管痉挛、喉头水肿，且有时可出现低血压或死亡（过敏性休克）。此反应可在接触药物后数分钟内出现。直接引起肥大细胞脱颗粒或类过敏反应的常见药物包括非甾体抗炎药（NSAID），如阿司匹林，以及放射性造影剂，患者可在首次接触上述药物时即发生速发型超敏反应。药物诱导的 IgE 依赖性超敏反

表 66-1 基于免疫途径的药物不良反应分型

分型	关键途径	关键免疫介质	药物不良反应类型
Ⅰ型	IgE	IgE	荨麻疹、血管性水肿、严重过敏反应
Ⅱ型	IgG 介导细胞毒性	IgG	药物诱发的溶血、血小板减少（如青霉素）
Ⅲ型	免疫复合物	IgG＋抗原	血管炎、血清病、药物性狼疮
Ⅳa 型	T 淋巴细胞介导的巨噬细胞炎症反应	IFN-γ、TNF-α T_H1 细胞	结核菌素试验、接触性皮炎
Ⅳb 型	T 淋巴细胞介导的嗜酸性粒细胞炎症反应	IL-4、IL-5、IL-13 T_H2 细胞 嗜酸性粒细胞	药物超敏反应综合征（DIHS） 麻疹样皮疹
Ⅳc 型	T 淋巴细胞介导的细胞毒性 T 淋巴细胞炎症反应	细胞毒性 T 淋巴细胞 粒酶 穿孔素 颗粒溶素（仅见于 SJS/TEN）	SJS/TEN 麻疹样疹
Ⅳd 型	T 淋巴细胞介导的嗜中性粒细胞炎症反应	CXCL8、IL-17、GM-CSF 中性粒细胞	急性泛发性出疹性脓疱病（AGEP）

GM-CSF，粒细胞-巨噬细胞集落刺激因子；IFN，干扰素；IL，白介素；TNF，肿瘤坏死因子

第十部分 皮肤改变

应常见于青霉素及全身麻醉时使用的肌肉松弛药，此类反应的发生需要提前致敏肥大细胞。当多价药物蛋白结合体与致敏细胞的 IgE 分子交联时，即诱发该细胞释放炎症介质。根据给药方式的不同，所产生的常见临床表现亦不相同（口服药物易引起胃肠道症状，而静脉给药则可出现全身症状）。

免疫复合物介导的药物反应 血清病是由循环免疫复合物沉积于组织及消耗补体所致，其临床特征表现为发热、关节炎、肾炎、神经炎、水肿及荨麻疹、丘疹或紫癜性皮疹。这种疾病首次发生于输注非人血清的患者，如今亦可见于接受单克隆抗体及其他相似药物治疗的患者。典型血清病可在用药后至少 6 日起病，潜伏期即为合成抗体所需的时间。皮肤或系统性血管炎是相对罕见的药物不良反应，其病因可能亦是免疫复合物的沉积。头孢菌素以及包括单克隆抗体（如英利昔单抗、利妥昔单抗和奥马珠单抗）在内的其他药物可能诱发“血清病样反应”，其临床表现与血清病相似。这种反应的发生机制尚不明确，但与补体激活及免疫复合物形成无关。

迟发型超敏反应 多数常见药疹如麻疹样皮疹，以及罕见但严重的药疹，如药物超敏反应综合征[DIHS，又称伴嗜酸性粒细胞增多和系统症状的药疹(DRESS)]、急性泛发性出疹性脓疱病（AGEP）、Stevens-Johnson 综合征（SJS）和中毒性表皮坏死松解症(TEN)（表 66-1），其发生机制均涉及药物特异性 T 细胞诱导的迟发型超敏反应，但原因尚不明确。但在此类药疹患者体内可检测到药物特异性 T 细胞。例如，在固定性药疹及 TEN 患者的皮损处可检测到药物特异性细胞毒性 T 细胞。对于 TEN 患者，其皮损内可见 T 淋巴细胞通过穿孔素/颗粒酶介导的信号通路，与自身淋巴细胞及角质形成细胞发生反应，此通路具有药物特异性及 HLA 限制性。

药物激活 T 细胞的机制尚不清楚。目前主要有如下两种假设：第一种假设认为诱发此反应的抗原可能来自药物本身，或内源性蛋白质与药物共价结合的复合物，抗原通过经典的抗原呈递途径在 HLA 分子上表达，并被 T 细胞识别；药物及其代谢产物直接与 T 细胞受体或肽-HLA 分子结合（即药物与免疫受体之间的直接药理学作用，又称 p-i 假设）。目前，X 射线晶体学数据已描绘出特异性 HLA 分子与已知可诱发超敏反应的特定药物之间的结合特征，证实了 MHC 分子的肽结合沟可发生特征性改变，这为 T 细胞活化和超敏反应的发生提供了分子学基础。

遗传因素与皮肤不良反应

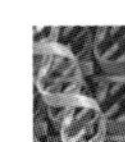

遗传因素可通过影响药物代谢或药物诱发的免疫反应，导致某些患者更易出现严重的药物反应。细胞色素 P450 酶的多态性、药物的乙酰化/甲基化(如硫嘌呤甲基转移酶的活性与硫唑嘌呤)，以及其他影响代谢的因素（如葡萄糖-6-磷酸脱氢酶），可能会造成机体对药物毒性更加敏感，或在用药剂量低于正常毒性阈值时出现药物不良反应，强调不同的药代动力学及药效动力学作用对药物反应的影响。

药物过敏和 HLA 单体型之间的关系亦提示免疫反应在疾病的发生中发挥关键作用。抗 HIV 药物阿巴卡韦的过敏反应与 HLA-B＊57：01 密切相关。在台湾地区的同种汉族人中，HLA-B＊15：02 与卡马西平引起的 SJS/TEN（不含 DIHS）存在强相关性(100%)，HLA-B＊58：01 与别嘌醇引起的 SJS/TEN/DIHS 也存在强相关性（100%）。以上相关性均具有药物及表型特异性，即药物诱发的 HLA 特异性 T 细胞激活可导致不同的药物反应，这可能解释了药物反应临床表现多样的原因。但是，在除台湾地区以外的存在较多同种人群的其他地区，并未发现上述强相关性。

全球视角

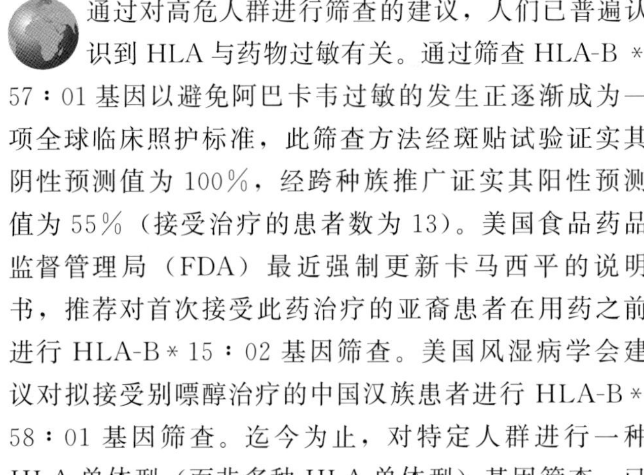

通过对高危人群进行筛查的建议，人们已普遍认识到 HLA 与药物过敏有关。通过筛查 HLA-B＊57：01 基因以避免阿巴卡韦过敏的发生正逐渐成为一项全球临床照护标准，此筛查方法经斑贴试验证实其阴性预测值为 100%，经跨种族推广证实其阳性预测值为 55%（接受治疗的患者数为 13)。美国食品药品监督管理局（FDA）最近强制更新卡马西平的说明书，推荐对首次接受此药治疗的亚裔患者在用药之前进行 HLA-B＊15：02 基因筛查。美国风湿病学会建议对拟接受别嘌醇治疗的中国汉族患者进行 HLA-B＊58：01 基因筛查。迄今为止，对特定人群进行一种 HLA 单体型（而非多种 HLA 单体型）基因筛查，已被证实是高性价比的检查。

多位研究者已提出与药物过敏相关的特异性 HLA 单体型确实参与疾病的发生。对于存在 HLA-B＊15：02 的患者，激活卡马西平特异性细胞毒性 T 淋巴细胞(CTL）可产生一种炎症介质，其被认为介导了 TEN 中角质形成细胞的坏死。其他研究通过比较卡马西平过敏和对此药耐受的患者发现，前者体内的 CTL 可通过具有高度限制性的 TCR V-α 和 V-β 家族与卡马西平反应。虽然尚未形成临床共识，但已有一些研究者建议将特异性 HLA 单体型基因检测联合 TCR 家族功能筛查作为识别高危患者的最优方案。

药物所致皮肤反应的临床表现

非免疫性药物反应

加重或诱发皮肤疾病 许多药物可加重既往皮肤疾病，有时还可诱发新的皮肤疾病，后者在停药后可能自行消失或持续存在。例如，NSAID、锂剂、β 受体阻滞剂、肿瘤坏死因子（TNF）-α 拮抗剂、干扰素（IFN）-α 和血管紧张素转化酶抑制剂（ACEI）可加重斑块型银屑病；抗疟药物和停用全身糖皮质激素治疗可导致脓疱型银屑病进一步恶化。TNF-α 抑制剂可用于治疗银屑病，故很少引起上述反应。但某种情况下，因其他疾病而接受 TNF-α 抑制剂治疗的患者可出现药物诱发的银屑病（常表现为手足综合征）。糖皮质激素、雄激素、锂剂及抗抑郁药可诱发痤疮。表皮生长因子受体（EGFR）拮抗剂常导致面部及躯干出现毛囊丘疹或脓疱性皮疹，其临床表现有时可与痤疮相似。对于接受 EGFR 拮抗剂治疗的患者，其皮疹的严重程度与抗肿瘤的疗效成正比。患者可能出现继发性脓疱样皮疹，但皮疹通常不累及曾经或正在进行放射治疗的部位。四环素类抗生素、局部应用糖皮质激素，以及局部抗痤疮治疗（如过氧苯甲酰和克林霉素洗剂）对此类皮疹有效。

一些药物可诱发或加重自身免疫性疾病。白介素（IL）-2、IFN-α 和抗-TNF-α 可诱发系统性红斑狼疮（SLE）。药物性狼疮的临床特征为抗核抗体及抗组蛋白抗体明显升高，部分患者还可出现抗双链 DNA 抗体（D-青霉胺、抗 TNF-α 诱发）或 p-ANCA 抗体（米诺环素诱发）。米诺环素和噻嗪类利尿剂可加重亚急性 SLE；D-青霉胺和 ACEI 可引起天疱疮；呋塞米可导致药物诱发的大疱性类天疱疮；万古霉素可引起线状 IgA 大疱性皮肤病（为一过性大疱性皮肤病）。

其他药物也可能引起高选择性皮肤反应。钆造影剂可引起肾源性系统性纤维化，此类疾病以皮肤硬化为主要表现，很少累及内脏器官，肾功能不全终末期可能是其重要的危险因素。粒细胞集落刺激因子可诱发各种嗜中性粒细胞皮肤病，包括 Sweet 综合征和坏疽性脓皮病。全身性及局部应用糖皮质激素均可造成多种皮肤萎缩性改变，包括皮肤萎缩和皮纹，大剂量激素冲击治疗还可延缓伤口愈合。

临床医生应时刻警惕药物引起相关疾病的发生风险，尤其是对于临床表现不典型的患者。皮肤不良反应可能在停药一段时间后才能得到明显缓解（如苔藓样药疹往往需要数年时间才能消失）。

光敏性药疹 光敏性药疹好发于光照充足的地区，但也可见于避光地区。此类皮疹的发病机制多因光毒性反应。光毒性反应的表现与晒伤相似，且可在首次接触药物时即出现。药物相关性假卟啉病多由 NSAID 诱发，可表现为皮肤水疱（图 66-1）。此反应的严重程度取决于药物的组织浓度、其作为光敏剂的效能，以及患者在可激活光敏药物的紫外线（UV）下的暴露程度（详见第六十七章）。

常见的光敏性口服药包括氟喹诺酮类和四环素类抗生素。氯丙嗪、噻嗪类利尿剂和 NSAID 亦属于此类药物。伏立康唑可引起严重的光敏反应，加速器官移植受者出现光老化及皮肤癌变。

由于诱发上述反应的 UVA 和可见光不易被透光的防晒霜吸收，且可轻易透过玻璃，故很难阻止光敏反应的发生。随着停药或减少 UV 暴露、涂抹防晒霜以阻挡 UVA、按治疗晒伤的方法对患者进行治疗，可减轻光敏反应。患者出现持续性光反应较为罕见，此类患者需要长期避免日光暴露。

色素沉着 全身和局部使用药物均可能引起多种皮肤色素沉着。口服避孕药可诱发黄褐斑。长期服用米诺环素、培氟沙星和胺碘酮可导致蓝灰色色素沉着。吩噻嗪类药物、金剂和铋剂可引起光暴露部位出现棕灰色色素沉着。许多抗肿瘤化疗药物，如博来霉素、白消安、柔红霉素、环磷酰胺、羟基脲和甲氨蝶呤均可导致特征性色素沉着。氯法齐明可造成药物诱发的脂褐质沉积症，表现为特征性红褐色色素沉着。分布于面部、黏膜以及胫前、甲床的色素沉着常见于口服

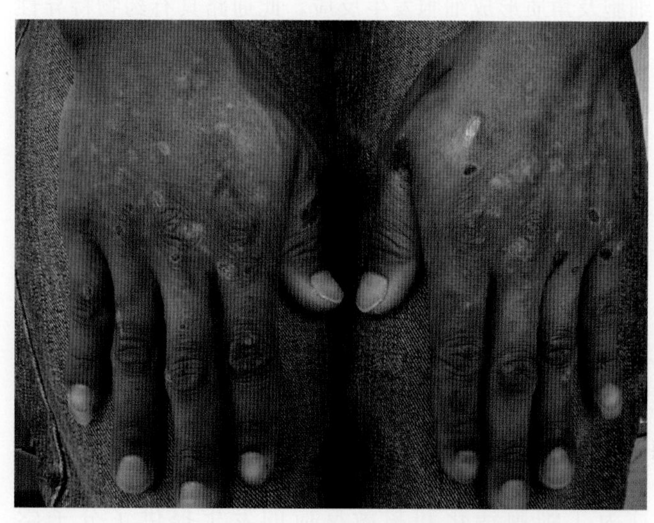

图 66-1 非甾体抗炎药引起的假性卟啉症

第十部分 皮肤改变

抗疟药的患者。奎纳克林可引起全身皮肤黄染。色素沉着亦可见于黏膜（白消安及铋剂）、结膜（氯丙嗪、硫代哒嗪、丙咪嗪及氯米帕明）、指甲（齐多夫定、阿霉素、环磷酰胺、博来霉素、氟尿嘧啶及羟基脲）、头发及牙齿（四环素）。

华法林所致皮肤坏死 此反应较为罕见（发生率0.01%～0.1%），常于口服华法林第3～10日起病，好发于女性。乳腺、大腿及臀部是常见的受累部位（图66-2）。皮损的边界清晰，可见硬结、红斑或紫癜，且可进展为出血性大疱，最终出现坏死或愈合缓慢形成焦痂。以上皮损均可危及生命。

该综合征的发生与药物剂量无关，并且在出现皮疹后停药并不能改变疾病病程。杂合突变的蛋白C缺乏症患者口服华法林抗凝时可出现血液中蛋白C水平急剧下降，造成皮肤微血管处于高凝状态伴血栓形成，继发局部皮肤坏死。肝素诱发的皮肤坏死可出现类似的临床表现，但其病因可能是由于肝素诱发的血小板聚集，并继发血管阻塞。该病可累及注射部位邻近区域的皮肤或远端皮肤。

对于华法林所致的皮肤坏死，治疗包括给予维生素K、肝素、外科清创术和精细的伤口护理。浓缩蛋白C制剂亦有助于治疗该病。给予高危患者新型口服抗凝药（如达比加群酯等），可避免出现此类皮肤坏死。

药物引起的毛发疾病·脱发 药物可能在毛囊生长周期的两个不同阶段影响毛囊：生长期或静止期（休止期）。药物摄入后数天内便可出现生长期脱发，特别是抗代谢药或某些化疗药；休止期脱发发生于摄入新药后2～4个月。这两种脱发均表现为弥漫性非瘢痕性脱发，停用致脱发药物后脱发通常可逆转。脱发的发生率和严重程度取决于药物特性及个体易感性。

已报道许多药物均可引起脱发，包括抗肿瘤药（烷化剂、博来霉素、长春碱类、铂类化合物）、抗惊厥药（卡马西平、丙戊酸盐）、降压药（β受体阻滞剂）、抗抑郁药、抗甲状腺药、干扰素类（尤其是IFN-α）、口服避孕药和降胆固醇药物。

毛发生长 药物也可能促使毛发生长。多毛（hirsutism）由于雄激素刺激激素敏感性毛囊（合成类固醇、口服避孕药、雄激素、促肾上腺皮质激素）可使女性末梢毛发呈男性型生长，最常见于面部和躯干。多毛症（hypertrichosis）是一种特指前额部和颞部毛发过量生长的表现，其分布形式非男性化，多由抗炎药、糖皮质激素、血管扩张剂（二氮嗪、米诺地尔）、利尿药（乙酰唑胺）、抗惊厥药（苯妥英钠）、免疫抑制剂（环孢霉素A）、补骨脂素和齐多夫定等诱发。

毛发颜色或结构的改变是药物的罕见不良反应。氯喹、IFN-α、化疗药物和酪氨酸激酶抑制剂可能会导致毛发褪色。在应用表皮生长因子受体（EGFR）抑制剂、酪氨酸激酶抑制剂（图66-3）和维A酸的患者中可观察到毛发结构发生改变。

药物引起的甲疾病 药物相关的甲疾病通常累及全部20枚甲，停药后约数月方可恢复。机制多为药物毒性。药物引起的甲改变包括博氏线（甲板的横行凹陷）、甲剥离（甲板的远端脱落）、甲缺失（甲板的近端脱落）、色素沉着和甲沟炎（甲周皮肤炎）。

甲剥离 服用四环素类、氟喹诺酮类、酚噻嗪类和补骨脂素及非甾体抗炎药、卡托普利、类视黄醇、丙戊酸钠和许多化疗药物（如蒽环类或紫杉烷类，包括紫杉醇和多西他赛等）的患者可发生甲剥离。接受细胞毒性药物、四环素类、喹诺酮类、酚噻嗪类和补骨脂素的患者在阳光暴露后发生甲剥离的风险更高。

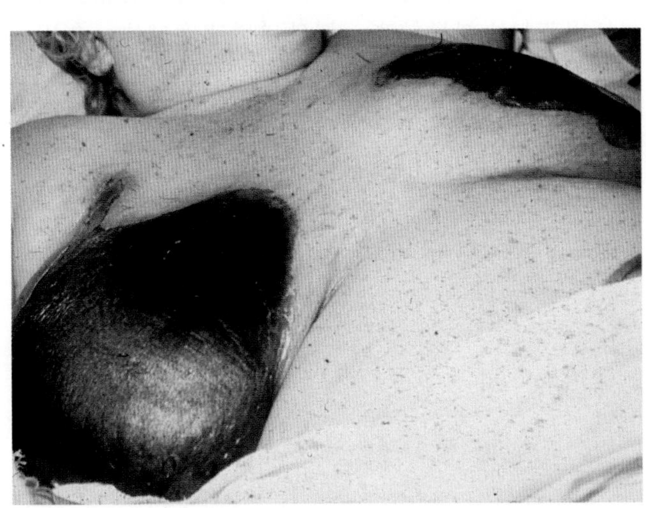

图66-2 华法林所致皮肤坏死

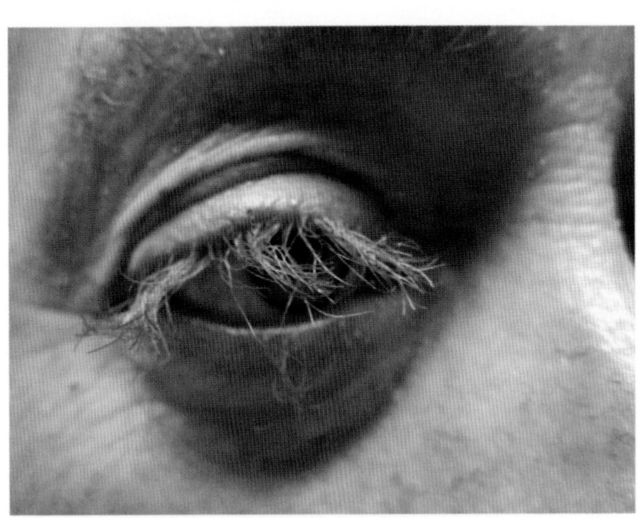

图66-3 与厄洛替尼相关的睫毛异常生长

甲缺失 甲缺失由指甲基质的有丝分裂暂时停滞引起。据报道常见引起甲缺失的药物包括卡马西平、锂剂、类视黄醇和化疗药物（如环磷酰胺和长春新碱）等。

甲沟炎 全身性摄入类视黄醇、拉米夫定、茚地那韦和抗 EGFR 单抗（西妥昔单抗、吉非替尼）等药物可引起甲沟炎和多发性化脓性肉芽肿（图 66-4），伴手指和足趾进行性疼痛性甲周脓肿的不良反应。

指甲变色 一些药物（如蒽环类、紫杉烷类、氟尿嘧啶、补骨脂素和齐多夫定）可刺激黑素细胞，造成甲床色素过度沉着，其多呈剂量依赖性并可逆转。

化疗所致的毒性红斑和其他化疗反应 肿瘤化疗中的很多药物可抑制细胞分裂，因此皮肤中的快速增长元件，包括毛发、黏膜和附件对此类药物均较敏感。目前已报道多类化疗相关的皮肤毒性，包括中性粒细胞性小汗腺炎、无菌性蜂窝织炎、剥脱性皮炎和弯曲性红斑。尽管过去对这些皮疹分别命名，但最新的术语将其统称为化疗毒性红斑（TEC）。肢端红斑特征性表现为感觉异常，伴手掌和脚底红斑水肿性皮疹，由阿糖胞苷、阿霉素、甲氨蝶呤、羟基脲和氟尿嘧啶所致，通过补充维生素 B_6 可缓解。

目前多种新型单克隆抗体和小分子信号通路抑制剂被应用于治疗恶性肿瘤，已有大量报道其具有皮肤和毛发毒性。在此列举最为常见的不良反应。大多数患者在使用西妥昔单抗和其他 EGFR 拮抗剂后，平均于 10 天时可诱导毛囊疹和甲毒性；干燥症、湿疹样皮炎、痤疮样疹和瘙痒亦是其常见的不良反应；厄洛替尼可引起显著发质改变（图 66-3）；索拉非尼是一类酪氨酸激酶抑制剂，可引起毛囊疹，以及掌跖大疱伴感觉异常（图 66-5）；BRAF 抑制剂可引起光过敏性及角化不良性皮疹（暂时性棘层松解性皮肤病样皮疹，Grover 样）、角化棘皮瘤及鳞状细胞癌。还有报道称依匹木单抗（抗 CTLA4）治疗可引起皮疹、瘙痒和白斑样色素脱失。

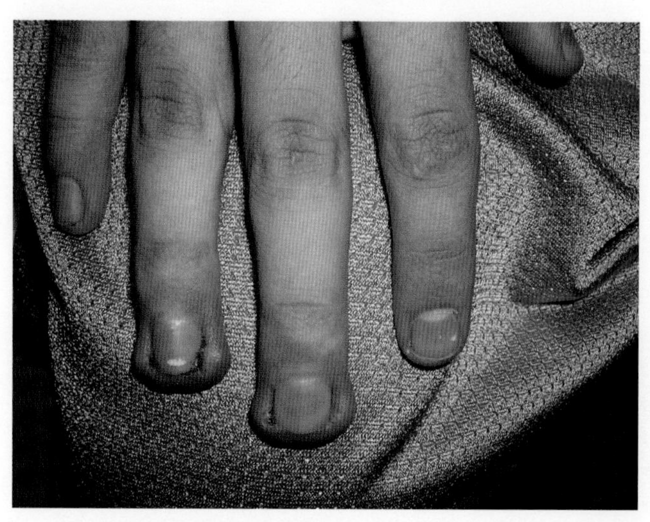
图 66-4 与异维 A 酸相关的化脓性肉芽肿

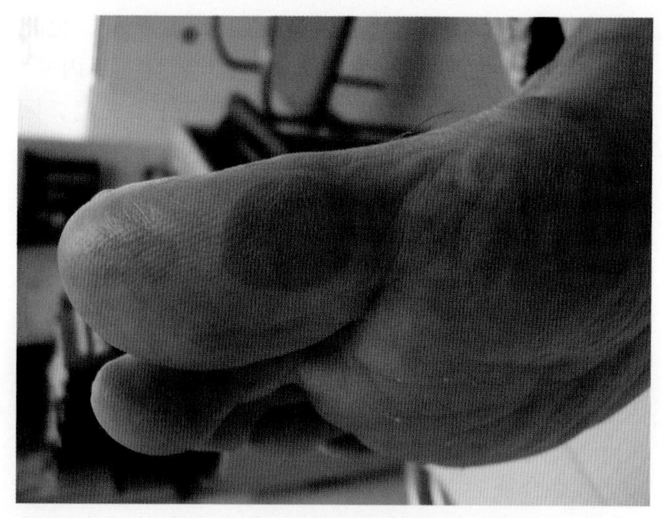
图 66-5 索拉非尼相关性手足综合征

常见的免疫性皮肤反应

斑丘疹 在药物诱发的皮肤反应中，麻疹样皮疹或斑丘疹（图 66-6）最为常见，通常起始于躯干或间擦部位，呈对称分布、相互融合的红斑和丘疹，较少累及黏膜，可伴有中重度瘙痒和发热。实验室检查的诊断价值极小。皮肤活检常显示非特异性炎症改变。最主要的鉴别诊断为病毒疹，尤其是儿童。在某些临床情况下，还需鉴别移植物抗宿主病。若无皮疹，无耳、鼻、喉及上呼吸道症状，且皮损呈多样性，则支持药物反应而非病毒疹。即使未发生超敏反应，某些药物（包括奈韦拉平、拉莫三嗪）诱发麻疹样皮疹的概率依然很高。拉莫三嗪诱发麻疹样皮疹的相关因素包括用药起始剂量较高、剂量递增速度过快、合用丙

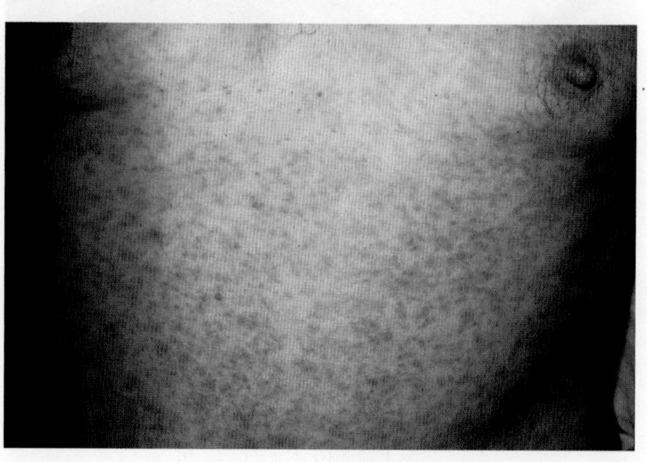
图 66-6 麻疹样药疹

戊酸盐（增加拉莫三嗪浓度和延长半衰期）及儿童用药（尤其是癫痫患儿）。

斑丘疹反应通常在治疗开始后 1 周内发生，持续时间少于 2 周。少数情况下，即使继续使用相关药物，皮疹也可消退。由于皮疹可能恶化，因此除非必要，否则应停用可疑药物；需注意。停药后皮疹仍可能持续数天至一周。口服抗组胺药、外用润肤剂可能有助于缓解瘙痒。短期使用强效局部糖皮质激素可减轻炎症、缓解症状。极少需要全身性糖皮质激素治疗。

瘙痒 几乎所有药疹均伴有瘙痒，某些情况下，瘙痒可能是皮肤不良反应的唯一症状。抗组胺药（如羟嗪或苯海拉明）通常可缓解症状。而某些特殊药物引起的瘙痒可能需要不同的治疗，如阿片类药物相关的瘙痒可能需要使用选择性阿片类药物拮抗剂。瘙痒是抗疟治疗的常见并发症，在服用氯喹的黑人患者中发生率高达 50%，严重时可导致治疗中断。而此种情况很少见于服用氯喹的白种人。接受干扰素和利巴韦林治疗的丙型肝炎患者中 20%可出现剧烈瘙痒，可伴有湿疹样皮疹，联用蛋白酶抑制剂替拉瑞韦可使发生率升至 50%。

荨麻疹/血管性水肿/严重过敏反应 荨麻疹是第二常见的皮肤药物反应，其特征为大小不一的红色风团伴瘙痒，持续时间极少超过 24 h。几乎所有药物均可导致荨麻疹，最常见 ACEI、阿司匹林、NSAID、青霉素及血液制品。然而，药物性荨麻疹仅占急性荨麻疹的 10%～20%。血管性水肿为真皮深层及皮下组织的水肿，可能同时累及呼吸道和胃肠道黏膜。荨麻疹和血管性水肿可能是危及生命的过敏反应的一部分。

药物性荨麻疹的可能发病机制有 3 种：IgE 依赖机制、循环免疫复合物（血清病）及效应器通路的非免疫性激活。IgE 依赖的荨麻疹反应通常在药物暴露后 36 h 内发生，但也可能在数分钟内发生。由免疫复合物介导、与血清病样反应相关的荨麻疹通常在首次暴露后 6～12 天内发生。此种情况下，荨麻疹样皮疹（常为多环斑）可能伴发热、血尿、关节痛、肝功能异常及神经系统症状。某些药物（如 NSAID、ACEI、血管紧张素Ⅱ拮抗剂、放射性造影剂及阿片类药物）可不通过药物特异性抗体而直接诱导肥大细胞脱颗粒，从而诱发荨麻疹、血管性水肿和严重过敏反应。

造影剂是荨麻疹的常见病因，极少数情况下可导致严重过敏反应。高渗造影剂诱发荨麻疹（1%）或严重过敏反应的风险是新型低渗造影剂的 5 倍。约 1/3 曾对造影剂暴露有轻微反应的患者再次暴露后仍会发生反应。预先使用泼尼松和苯海拉明可降低反应发生率。对高渗造影剂有反应的患者，若需行增强扫描，可使用低渗造影剂。

荨麻疹或血管性水肿的治疗取决于反应的严重程度。对于出现严重呼吸系统或心血管并发症的患者，肾上腺素是主要的治疗药物，但使用β受体阻滞剂可削弱其疗效。患者可获益于静脉给予全身性糖皮质激素。对于不伴血管性水肿或严重过敏反应的荨麻疹患者，停用相关药物、口服抗组胺药通常足以控制病情。建议后续避免使用相关药物，再次用药（特别是出现严重反应的患者）应仅在重症监护病房中进行。

过敏样反应 万古霉素可诱发红人综合征，这是一种与组胺相关的过敏样反应，特征性表现为潮红，弥漫斑丘疹样红斑和低血压。极少数情况下，由于静脉药物输注过快可引发心脏停搏。

刺激性/过敏性接触性皮炎 局部用药时，无论药物自身、配方中的防腐剂或其他成分，均可导致刺激性接触性皮炎。氯己定、硫酸新霉素和多黏菌素 B 诱发的反应非常多见。外用糖皮质激素亦可引起刺激性接触性皮炎，但是部分可被药物本身的抗炎特性所掩盖。通常，根据糖皮质激素所含致敏成分的不同可将其分为 4 类，刺激性接触性皮炎常选择性地见于其中 1 类。斑贴试验可检出患者是否对类固醇过敏。去羟米松很少致敏。

固定药疹 这种较少见的药物反应的特征为孤立或多枚边界清楚的皮损，呈暗红色或褐色，有时可伴中央大疱（图 66-7）。急性炎症消退后将遗留色素沉着。当患者再次服用同种药物后，可在原处出现皮疹（即固定皮疹）。皮损常累及口唇、双手、双下肢、面部、生殖器皮肤及口腔黏膜，并造成皮肤烧灼感。多数患者表现为多发性皮疹。可引起固定药疹的常见药物包括伪麻黄碱（通常不遗留色素沉着）、酚酞（泻药成分）、磺胺类、四环素类、NSAID 及巴比妥类药物。

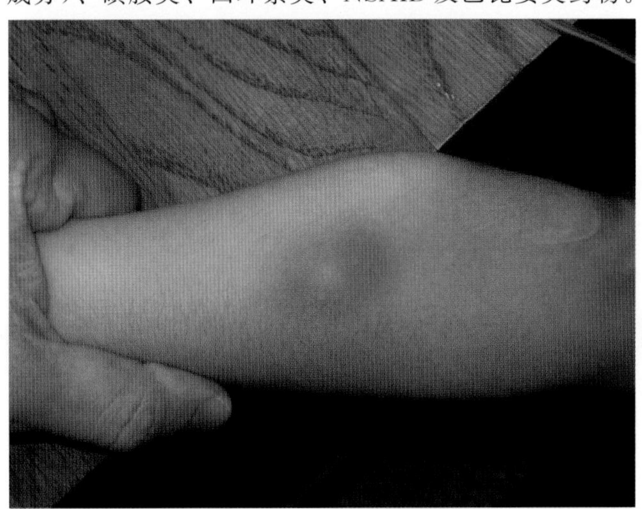

图 66-7 固定药疹

罕见且严重的免疫性皮肤反应

血管炎 皮肤小血管炎通常表现为可触性紫癜，呈弥漫性分布、局限于下肢或其他相关区域，也可为脓疱性病变和出血性水疱。血管炎可累及肝、肾、脑和关节等其他器官。在所有小血管性血管炎皮肤病例中，与药物相关的比例为10%～15%。非药物相关病例中，感染、恶性肿瘤和胶原血管疾病为主要病因。

丙硫氧嘧啶可诱发皮肤血管炎，伴白细胞减少和脾大，这些病损的直接免疫荧光染色提示免疫复合物沉积。与血管炎有关的常见药物包括别嘌醇、噻嗪类、磺胺类、抗菌剂和NSAID。皮肤活检时见血管周围嗜酸性粒细胞浸润，提示疾病与药物相关。

脓疱疹 急性泛发性出疹性脓疱病（AGEP）是一种罕见的不良反应，其发生率为每年3～5/1 000 000，通常与接触药物有关（图66-8），多始于面部或间擦区；覆盖在红斑水肿性皮肤上的非毛囊性小脓疱可融合成片，造成浅表糜烂。早期鉴别这类皮损与TEN较为困难，皮肤活检具有一定价值，AGEP表现为表皮上部中性粒细胞聚集、坏死角质形成细胞减少，TEN则特征性表现为表皮全层坏死。AGEP往往伴有发热、白细胞增多，1/3的病例可出现嗜酸性粒细胞增多。鉴别诊断主要考虑急性脓疱性银屑病及伴脓疱的DIHS。DIHS起病时间较晚，AGEP通常发生于药物治疗（尤其是抗生素）数天内，但亦可发生于用药后7～14天。AGEP还涉及多种药物（抗惊厥药、汞、造影剂）和感染病原体（病毒、支原体）等。进行可疑药物的斑贴试验可能导致局部脓疱疹。

药物超敏反应综合征（DIHS） DIHS是一种多器官药物反应，曾被称为伴嗜酸性粒细胞增多和系统症状的药疹（DRESS）。由于嗜酸性粒细胞增多并不常见，故目前更倾向于使用DIHS。DIHS最常见于别嘌醇。尽管少有报道，但阿巴卡韦亦可引起DIHS，其发生率高达4%～8%。DIHS的临床表现为泛发性红斑皮疹，且可进展为紫癜、脓疱或苔藓样皮损，同时可伴有以下特征：发热、颜面水肿、淋巴结肿大、白细胞增多（常为非典型淋巴细胞和嗜酸性粒细胞增多）、肝炎、肌炎（包括心肌炎）；有时可出现肾炎（蛋白尿）或肺炎。不同类型DIHS的发病时间和受累器官可能存在较大差异，如别嘌醇诱发的DIHS常累及肾，心脏和肺受累更常见于米诺环素，胃肠道受累几乎仅见于阿巴卡韦。此外，一些药物不引起嗜酸性粒细胞增多（阿巴卡韦、氨苯砜及拉莫三嗪）。皮肤反应通常在用药开始后2～8周出现，且停药后皮疹仍可持续较长时间。DIHS的症状和体征可能持续数周，尤其是肝炎相关的症状和体征。再次用药可引起皮疹复发，且交叉过敏反应常见于芳香族抗惊厥药物（如苯妥英、卡马西平和巴比妥类药物）。其他能够诱发此综合征的药物包括磺胺类药物和其他抗生素。对反应性药物代谢产物、磺胺甲噁唑的羟胺及芳香族抗惊厥药物中芳香氧化物的超敏反应可能参与DIHS的发病。尽管病毒感染作为DIHS的病因尚存争议，但有关DIHS综合征的研究中常可见疱疹病毒的再激活，尤其是疱疹病毒-6和EB病毒。最新研究表明刺激性药物可能激活静止状态下的疱疹病毒，导致病毒特异性$CD8^+$ T淋巴细胞增殖并继发器官损伤。病毒再激活可能提示患者的预后较差。据报道，DIHS的死亡率可高达10%，其中肝炎的死亡率最高。DIHS的治疗首先选择全身使用糖皮质激素［（泼尼松，1～2 mg/(kg·d)］，8～12周内缓慢减量。在激素减量过程中，如患者症状迅速复发，可使用非糖皮质激素类药物，如吗替麦考酚酯。所有患者均需立即停用可疑药物。由于心肌炎存在严重的长期并发症，因此如果患者出现低血压或心律失常等可疑心脏受累表现时，应进行心脏评估。此外，临床医生还应密切观察患者器官功能障碍的恢复情况，以及晚发型自身免疫性甲状腺炎的进展（随访至6个月）。

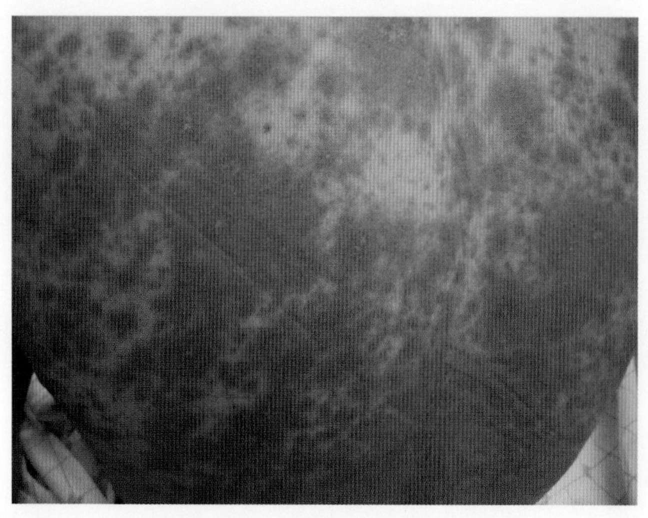

图66-8 急性泛发性皮疹性脓疱病

Stevens-Johnson综合征（SJS）和中毒性表皮坏死松解症（TEN） SJS和TEN的临床特征表现为在无明确的皮肤炎症时出现表皮全层坏死引起的水疱及黏膜/表皮分离（图66-9）。SJS表现为靶形皮损伴水疱形成，黏膜明显受累时可出现色素沉着或紫癜样斑，患者出现皮肤大疱伴表皮剥脱的面积占全身皮肤的10%。SJS合并TEN时累及全身皮肤的10%～30%，TEN的表皮剥脱则可累及全身皮肤的30%以上。

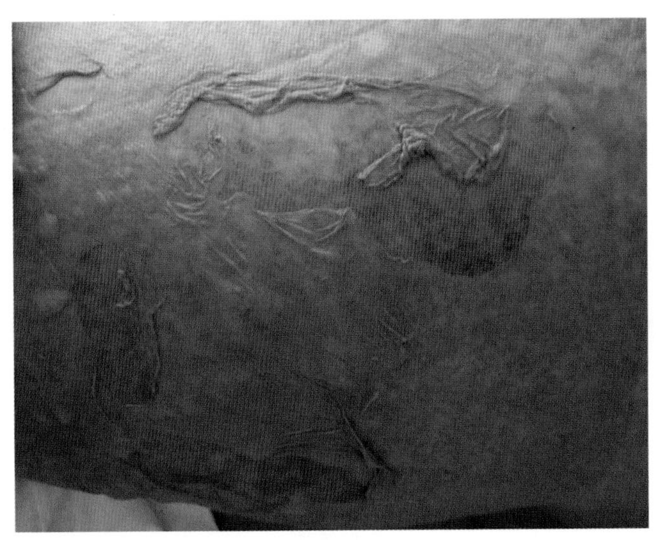

图 66-9 中毒性表皮坏死松解症（引自 Lindy Peta Fox，MD，Jubin Ryu，MD，PhD.）

SJS/TEN 需与其他由感染引起的水疱性皮疹伴黏膜炎相鉴别。单纯疱疹病毒引起的多形性红斑（EM）主要累及黏膜，且往往可见靶形皮损伴局限性表皮剥脱。儿童支原体感染的典型临床表现可为明显黏膜炎及局限性水疱；有人认为这些临床表现均为 SJS。

SJS、SJS/TEN 或 TEN 患者以急性起病的痛性皮损为首发症状，伴发热＞39℃、咽痛及黏膜病变引起的结膜炎。病变累及胃肠道及肺部常提示预后不良，多见于大面积的表皮剥脱及高龄的患者。SJS 和 TEN 的死亡率分别约 10%和 30%。引起 SJS 或 TEN 最常见的药物是磺胺类药物、奈韦拉平（SJS 或 TEN 的发生风险为 1/1000）、别嘌醇、拉莫三嗪、芳香族抗惊厥药和 NSAID，尤其是昔康类药物。皮肤冰冻切片活检有助于迅速明确诊断。目前尚无治疗 SJS 和 TEN 的有效方法。早期确诊、立即停用所有可疑药物、给予患者对症支持治疗，以及密切观察患者是否出现眼部并发症及感染有助于改善患者预后。全身使用糖皮质激素治疗（泼尼松 1～2 mg/kg），在疾病早期可能有效，但长期使用全身糖皮质激素可增加疾病的死亡率。环孢素亦可用于治疗 SJS/TEN。随着临床使用静脉免疫球蛋白（IVIg）治疗 SJS/TEN 的热情逐渐消退，一些最新的研究开始质疑 IVIg 治疗的临床获益。目前仍缺乏随机研究进一步明确全身糖皮质激素和 IVIg 治疗的潜在获益，尽管此类研究很难进行，但十分必要。

重叠药物超敏反应综合征 重叠综合征是临床医生在重症药疹的临床诊治过程中提出的重要概念。典型表现为具有 TEN 样特征的 DIHS、伴脓疱（AGEP 样）皮疹的 DIHS，以及具有 TEN 样特征的 AGEP。在某些类型的 AGEP 患者中，有 50%的患者可出现 TEN 或 DRESS 样表现，20%的患者可出现类似 SJS/TEN 的黏膜改变。一项研究发现，超过 20%的重症药疹患者存在重叠综合征，提示 AGEP、DIHS 及 SJS/TEN 可能具有相同的病理生理学基础，属于同一疾病谱。因此对于出现超敏反应的患者，凭借其皮肤及皮肤以外器官受累的临床表现，并不总能得出单一诊断。

药疹患者的管理

面对皮疹，首先回答如下 4 个问题：

1. 这是药物反应吗？
2. 这是严重的皮疹吗？是否是随后可能恶化进展的发病表现？
3. 怀疑哪些药物，以及应该停用哪些药物？
4. 对于未来用药有哪些推荐？

严重皮损的早期识别

快速识别可能变得严重或危及生命的药物不良反应至关重要。表 66-2 列出了临床和实验室特征，如果存在，则表明其可能较为严重。表 66-3 提供了最严重

表 66-2 药物所致较严重皮肤反应的相关临床和实验室特征

皮肤表现
泛发性红斑
面部水肿
皮肤疼痛
可触性紫癜
靶病变
皮肤坏死
水疱或表皮脱离
Nikolsky 征阳性
黏膜糜烂
荨麻疹
舌肿胀
全身表现
高热（体温＞40℃）
淋巴结肿大
关节痛或关节炎
呼吸急促、喘鸣、低血压
实验室检查
嗜酸性粒细胞计数＞1000 个/μl
非典型淋巴细胞增多症
肝肾功能异常

引自 JC Roujeau，RS Stern：N Engl J Med 331：1272，1994.

表 66-3 严重皮肤药物反应的临床特点

诊断	黏膜损害	典型皮损	常见症状和体征	非药物相关的其他病因
Stevens-Jonson 综合征	≥2 个部位糜烂	暗紫色斑疹或非典型靶形皮损，伴小水疱；罕见融合；皮肤剥脱≤10%体表面积	多数伴发热	10%～20%病因不明
中毒性表皮坏死松解症[a]	≥2 个部位糜烂	皮损与 Stevens-Jonson 综合征类似；融合红斑；侧向受压时，表皮外层极易与基底层分离；大片坏死表皮；皮肤剥脱>30%体表面积	几乎均伴发热、“急性皮肤衰竭”、白细胞减少	10%～20%病因不明
超敏反应综合征	少见	严重发疹型药疹（可变为紫癜）、剥脱性皮炎、面部水肿	30%～50%伴发热、淋巴结病、肝炎、肾炎、心肌炎、嗜酸性粒细胞增多、非典型淋巴细胞增多	皮肤淋巴瘤
急性泛发性出疹性脓疱病	约 20% 口、舌糜烂	最初为水肿性红斑，伴非毛囊性小脓疱，有时可导致表面糜烂	发热、烧灼感、瘙痒、面部肿胀、白细胞增多、低钙血症	感染
血清病或血清病样反应	无	麻疹样皮疹，可伴荨麻疹样斑块（典型多环斑）	发热、关节痛	感染
抗凝剂导致的皮肤坏死	少见	初为红斑，后呈紫癜伴坏死，尤其是脂肪坏死	受累部位疼痛	弥散性血管内凝血、败血症
血管性水肿	常见	荨麻疹或面部中央肿胀	呼吸困难，心血管性虚脱	昆虫叮咬、食物

[a] Stevens-Johnson 综合征与中毒性表皮坏死松解症重叠者，兼具二者特征性表现，皮肤剥脱可占 10%～30%体表面积

引自 JC Roujeau，RS Stern：N Engl J Med 331：1272，1994.

的皮肤不良反应的关键特点。症状突出和体征迅速进展时，应怀疑严重皮肤不良反应。如有任何疑问，均应立即咨询皮肤科医生和（或）将患者转介至专科中心。

确认为药物反应所致

不同的过敏反应类型，其病因为药物所致的可能性也存在差异。固定药疹往往仅由药物诱发。麻疹样皮疹在儿童中多由病毒引起，而成人中则由药物诱发。在重症反应中，严重过敏反应和血管炎的比例占 10%～20%，而 AGEP、DIHS、SJS 或 TEN 则多达 70%～90%。皮肤活检有助于鉴定皮损反应的特征，但对药物的因果关系不具提示意义。血细胞计数和肝肾功能检查对于评估受累器官至关重要。肝酶轻度升高与嗜酸性粒细胞计数增高多见于药物反应，但并不绝对。其他血液学检查可协助鉴别药物之外的因素，抗组蛋白抗体检测可除外药物诱发的狼疮；感染血清学或聚合酶链反应对确定病因也至关重要。

寻找疑似过敏的药物与停药策略

除 IgE 介导的荨麻疹及严重过敏反应外，多数药疹在首次使用新药治疗时出现。前者需要提前致敏，并在再次接触同种药物后数分钟至数小时后出现。不同药物反应的特征性起病时间如下：麻疹样皮疹为 4～14 日，AGEP 为 2～4 日，SJS/TEN 为 5～28 日，DIHS 为 14～48 日。以图表的形式汇总所有现有及既往药物/辅助用药，以及用药后出现皮疹的时间是协助确定过敏药物的核心诊断工具。临床医生应最先怀疑在发病时间窗内首次使用的药物。此时有助于判断皮疹和药物之间因果关系的另外两个重要因素：①既往在人群中使用该药物的经验；②其他可疑的病因。

决定继续或终止药物治疗取决于药物反应的严重程度、原发疾病的严重程度、可疑药物与症状的因果关系，以及更安全的替代治疗的可行性。对于任何存在致死可能的药物反应，应停止所有可疑药物和不必要的药物。部分良性药疹通过治疗可缓解。在排除并停用所有可疑药物后，可针对皮疹进行对症治疗。另一方面，未被怀疑且对患者病情至关重要的药物（如降压药），通常不应立即停用。这样的管理路径可避免患者将来抗拒此类药物治疗。

对未来用药的推荐

未来用药推荐的目的是防止药物性皮损的复发及确认无禁忌证的有效药物，保障未来的治疗用药。

首先应全面评估药物与过敏的因果关系。通过起

病时间、是否存在其他潜在病因、停药或继续用药对患者的影响，以及药物相关知识，评估病因为药物的可能性。综合上述评估内容，可将药物与过敏反应的因果关系分为：肯定（definite）、极可能（probable）、有可能（possible）以及“不可能”（unlikely）。RegiSCAR 研究小组制定的确立药物与表皮坏死松解症因果关系的可能性评分（ALDEN）为临床评估 SJS/TEN 是否由药物引发建立了实用的诊断路径。对于结果为“肯定”和“极可能”致敏的药物，应禁用，并且应该向患者提供标示此药物的警示卡片或医疗警示标签（如腕带），同时将这些药物作为过敏药物列于患者的病历中。

对于评定为“有可能”致敏的药物，应根据其未来用药的需求进一步的鉴定。对于判断为“不可能”致敏的药物、继续用药但过敏症状缓解或是再次给药后没有引发过敏反应的药物，继续用药是安全的。

实验室检查对确定因果关系的作用仍存争议。目前已经开发了许多体外免疫学检测项目，但是其预测价值尚未在大规模患者中获得验证。这些检测目前主要用于研究而非临床目的。

在某些情况下，诊断性再次用药是合理的，即使对于不良反应发生率较高的药物。由于磺胺类药物诱发的麻疹样皮损，脱敏干预对 HIV 感染者往往奏效，但是不推荐用于早期暴露磺胺类药物就引起红皮病或大疱样反应的 HIV 感染患者。

在既往病史提示对青霉素有 IgE 介导的速发反应的患者中，用青霉素或头孢菌素进行皮肤点刺试验已被证明可用于确定对这些药物具有过敏反应风险的患者。但是，皮肤测试本身具有小概率过敏反应风险。皮肤试验阴性并不能完全排除 IgE 介导的反应性，但是皮肤试验阴性的患者由于使用青霉素而发生过敏反应的风险约为 1%。反之，2/3 的皮肤测试阳性的患者在再次用药时会出现过敏反应。

迟发型超敏反应的患者进行皮肤过敏检测的临床实用性存疑。在数种检测（点刺、斑贴和皮内）的组合中，上述评估提示对单一药物“肯定”致敏的情况下，只有 50%～70%的患者至少其中一项呈阳性。由于皮肤检测的敏感性较低，检测结果为阴性的患者再次给予同种药物时，17%出现皮疹。

交叉过敏

因化学结构相似的药物之间可能发生交叉过敏，故许多临床医生推荐不仅要避免使用可诱发过敏反应的药物，还应避免使用所有与其药理学类别一致的药物。

交叉过敏包括两种类型。基于药理学相互作用的交叉过敏反应，可见于作用在同一信号通路的全部药物，无论其化学结构是否相似。例如，NSAID 及 ACEI 均可诱发血管源性水肿。在此例中，尽管同一类的不同药物诱发过敏反应复发的风险不同，但通常仍建议避免给予患者这一类的全部药物。交叉过敏反应的第二种发生机制是结构相似药物的免疫识别。典型例子是芳香族抗惊厥药（巴比妥类、苯妥英、卡马西平）的过敏反应，对其中一种药物过敏的患者中，近半数对另一种药物也过敏。至于其他药物，体内及体外研究均表明交叉过敏仅见于化学结构非常相似的药物之间。磺胺甲噁唑的特异性淋巴细胞可被其他具有抗菌作用的磺胺类药物激活，但含磺胺基团的利尿剂、降糖药或抑制 COX2 的 NSAID 类药物则无法激活该特异性淋巴细胞。约 10%对青霉素过敏的患者可能对头孢菌素类抗生素也产生过敏反应。

最新研究证实，尽管既往药物过敏史可增加患者对另一种药物过敏并出现药疹的风险，但其原因可能并非由于“交叉过敏”。例如，曾对青霉素产生过敏样反应的患者发生磺胺类抗菌药物过敏的风险高于头孢菌素过敏。

这些数据表明，出现药物过敏后需避免使用的药物应仅限于致病药物及一些与其化学结构非常相似的药物。

越来越多的证据证明，某些严重的皮肤药物不良反应与 HLA 基因相关。因此，对于重症皮肤疾病患者的一级亲属，建议避免使用这些致病药物。最常见的致病药物包括磺胺类及抗癫痫药物。

对于既往有药物过敏史但必须再次使用致敏药物治疗的患者，可考虑对其进行脱敏治疗。针对青霉素诱发的速发型过敏反应及皮试阳性的患者、对铂剂化疗过敏的患者，以及对磺胺类药物产生迟发型过敏反应的患者的研究均已证实脱敏治疗的有效性。可采取多种方法进行脱敏治疗，包括口服或肠外给药。口服脱敏治疗引起严重过敏反应的风险较低。尽管如此，由于脱敏治疗具有导致严重过敏反应的风险，因此无论采取哪种方法，均应在临床密切监测下（如重症监护病房）进行。经脱敏治疗后，许多患者在接受致敏药物治疗期间仍可能出现不危及生命的药物过敏。

不良反应上报

任何对药物的严重不良反应均应上报至相关监管机构或制药企业（如 MedWatch，网址：http://www.fda.

gov/Safety/MedWatch/default. htm)。（**译者注**：这是FDA药物不良反应的网报系统）。由于在上市前的临床试验中很少发现严重不良反应，因此自发报告对于及早发现危及生命的意外事件至关重要。为了保障可靠性，报告应包含详细信息，以供确定严重性及其与药物的因果关系，这样才有利于监管方从多种不同来源的报告渠道中发现类似的案例。

第六十七章　光过敏及其他光线相关性皮肤病

Photosensitivity and Other Reactions to Light

Alexander G. Marneros，David R. Bickers　著

（智慧　译）

日光照射

日光是环境中最显而易见的适宜资源。太阳可提供温暖，并促进维生素D的合成。然而，急性或慢性日光暴露也可导致疾病发生。日光暴露对皮肤以外的影响较为罕见，但日光暴露是造成皮肤癌的主要原因，且具有免疫抑制作用。

可到达地球表面的太阳能仅有紫外（UV）光谱、可见光谱和部分红外光谱。由高能电离辐射构成的臭氧层（平流层）可阻止290 nm以下的紫外线，从而避免波长更短、能量更高且更有害的太阳辐射波穿透大气层到达地球表面。实际上，因考虑到释放至大气层的氯氟烃破坏臭氧层，人们已对减少这类化学物质的生产达成国际共识。

通过测量太阳辐射量可发现到达地球表面、波长为300 nm的太阳能总量，其地区差异可达20倍。这种差异与季节、日光穿透臭氧层及空气的途径、海拔（每升高300 m增加4%）、纬度（随纬度的降低，强度逐渐增加），以及云层厚度、雾及污染物的浓度有关。

可对人类皮肤造成影响的具有光生物活性的光谱主要包括UV和波长在290～700 nm的可见光。此外，波长超过700 nm的红外光谱主要产生热辐射，且在某种情况下可使UV和可见光导致的疾病进一步恶化。

到达地球表面的UV光谱占总太阳辐射量的10%以下，这些UV被人为分为2种主要成分，UVB和UVA，其波长在290～400 nm。UBV包含波长在290～320 nm的紫外线，此部分具有光化学活性，其造成皮肤发红或红斑的作用最强，并因此被称为“晒伤光”。UVA包括波长在320～400 nm的紫外线，且与UVB相比，其造成皮肤发红的作用弱约1000倍。

人眼可见到波长在400～700 nm的光。在缺乏光敏化学物质时，可见光中的光子能量不足以造成皮肤损伤。缺乏吸收能量的分子时，则无光敏性。因此，分子的可吸收光谱被定义为其所吸收的光的波长范围，而太阳辐射的作用光谱则被定义为引起皮肤反应的光的波长范围。

当皮肤中存在可吸收光子能的化学物质（生色基团），且通过吸收太阳辐射而被激活，并将所吸收的能量转移至各种结构或分子氧时，即产生光敏性。

紫外线辐射（UVR）和皮肤的结构及功能

人体皮肤由2个主要成分构成：外侧表皮（复层鳞状上皮）和其下层真皮（富含基质蛋白，如胶原蛋白和弹性蛋白）。以上2种成分均易受光暴露的损伤。表皮和真皮内存在多种可吸收入射太阳能的生色基团，包括核酸、蛋白质及脂质。表皮最外层（即角质层）主要吸收UBV，且仅有＜10%的UBV可穿透表皮到达真皮层。约3%波长＜300 nm的光、20%波长＜360 nm的光，以及33%短波可见光能够到达未经防护的人类皮肤的基底细胞层。相反地，UVA可轻易穿透至真皮层，并改变真皮层结构和基质蛋白，导致长期暴露于日光下的皮肤出现光老化，这一现象在浅肤色的个体中尤为明显。因此，波长更长的光可穿透至更深层的皮肤。

UVR诱发皮肤反应的分子靶点　表皮DNA（主要存在于角质形成细胞核朗格汉斯细胞中，均为树突状抗原呈递细胞）可吸收UVB，并使相邻的嘧啶碱基（胸腺嘧啶或胞嘧啶）之间出现结构改变，包括形成环丁烷二聚体和6，4-光产物。这些结构变化具有潜在的基因突变性，且多见于基底细胞癌（BCC）和鳞状细胞癌（SCC）。通过识别并切除异常结构、恢复正常碱基序列的分子机制可修复这类损伤。因DNA修复存在缺陷的个体发生皮肤癌的风险高，因此对这类结构畸变的有效修复对机体至关重要。例如，色素性干皮病（一种常染色体隐性遗传病）的患者因基因突变存在对UV诱发的光产物的修复缺陷。此病患者常出现皮肤干燥、皮肤呈皮革样外观等过早光老化的表现，

且这些患者在20岁之前发生皮肤癌的概率明显升高。转基因小鼠研究已证实，调节此修复通路的功能性基因对阻止机体发生UV诱发的皮肤癌具有重要作用。朗格汉斯细胞的DNA损伤可能参与已知的UVB免疫抑制作用（详见下文“光免疫学”）。

除DNA外，分子氧也是太阳辐射UVR的靶分子，可导致活性氧（ROS）的产生。ROS可以破坏皮肤结构，如表皮脂质（角质层中的游离脂质或细胞膜脂质）。UVR亦可作用于靶蛋白，导致蛋白交联增加和真皮层基质蛋白降解，以及异常真皮纤维蛋白沉积，继发光老化反应，即日光性弹性组织变性。

皮肤光学和生色基团 生色基团指可吸收物理能量的内源性或外源性化学成分。内源性生色基团有2种类型：①皮肤的正常成分，包括核酸、蛋白质、脂质和7-脱氢胆固醇（维生素D的前体）；②在体内其他地方合成并在血液中循环、扩散到皮肤中的成分，如卟啉。通常情况下，皮肤中只有微量的卟啉存在。但是，在卟啉病中，骨髓和肝中增多的卟啉释放入血，并转运至皮肤，可吸收Soret带（约400 nm，短波可见光）和波长略长的可见光的红光部分（580～660 nm）的辐射能，这种能量吸收可产生ROS，并介导皮肤的结构损伤，表现为皮肤红斑、水肿、荨麻疹或水疱形成。有趣的是，光诱发卟啉现已被用于治疗非黑色素瘤皮肤癌及其癌前病变，即光化性角化病。这种光动力学治疗，可在皮肤内生成ROS，造成细胞死亡。光动力学治疗中局部使用的光敏物质为卟啉的前体5-氨基酮戊酸和甲基氨基酮戊酸盐，这2种物质在皮肤内可转化为卟啉。此疗法被认为对肿瘤细胞的破坏更具针对性，而较少破坏邻近的非肿瘤细胞，其有效性取决于在恰当的时机予病变皮肤甲基氨基酮戊酸盐或5-氨基酮戊酸，继而暴露于人造可见光下。高强度蓝光已成功用于病变表浅的光化性角化病。红光的波长更长，可穿透至更深层的皮肤中，且对治疗浅表性BCC更有效。

日光暴露的急性作用 皮肤暴露于日光产生的急性作用包括晒伤和合成维生素D。

晒伤 这种痛性皮肤症状是一种皮肤的急性炎症反应，主要由UVB诱发。通常而言，个体对日光的耐受能力与其黑色素的沉着程度成反比。黑色素是一种酪氨酸衍生物的复杂聚合物，在黑色素细胞的特化表皮树突状细胞内合成，并被包裹于黑色素小体内，通过树突连接转运至角质形成细胞内，因而产生光保护作用，并使皮肤颜色变暗。日光诱导的黑色素合成是黑色素细胞内酪氨酸酶活性增加的结果。晒黑反应的核心是黑皮素-1受体基因（*MC1R*）及其参与人类肤色和发色多种变异的突变；红发且肤色白皙的个体通常MC1R的活性较低。基因研究解释了影响人类肤色变化的其他基因，如酪氨酸酶基因（*TYR*）和*AP-BA2*（OCA2）、*SLC45A2*及*SLC24A5*基因。人类*MC1R*基因编码的一种G蛋白偶联受体可与α-黑色素细胞刺激素结合，其主要由角质形成细胞在受到UVR刺激后分泌。这种UV诱导的激素表达受肿瘤抑制因子p53调控，缺乏功能性p53可减弱皮肤晒黑反应。激活这类黑皮素受体可促进细胞内环腺苷酸5′—磷酸（cAMP）和蛋白激酶A的活化，导致小眼畸形相关转录因子（MITF）转录增加，刺激黑色素生成。由于α-黑色素细胞刺激素的前体阿黑皮素原也是β-内啡肽的前体，因此UVR不仅可以导致色素沉着增加，亦可造成β-内啡肽的产生增加，这一作用已被假设为可促进“寻光”行为。

根据表皮黑色素单位的功效，Fitzpatrick对人类皮肤光型进行了分类。对表皮黑色素功效的评估常通过询问患者以下2个问题来确定：①日晒后，您是否会被晒伤？②您是否会被晒黑？根据以上问题的答案，可将人分成6种皮肤类型，从Ⅰ型（总会被晒伤，但从不被晒黑）至Ⅵ型（从不被晒伤，但总会被晒黑）（表67-1）。

真皮血管舒张可导致晒伤性红斑。通常在皮肤暴露于日光后4～12 h才会迟发皮肤发红。晒伤性红斑的致病性光谱包括UVB和UVA，而UVB与UVA相比更容易诱发此损害。但在正午时分，因日光中的UVA比UVB更多，故UVA可能是引起该时段晒伤性红斑的主要原因。UVR诱导的炎症反应相关性红斑的病因是细胞因子和生长因子的释放，以及ROS的生成。此外，UV诱发并激活NFκB依赖基因的转录可促进更多的促炎因子及血管活性介质释放。这些细胞因子及介质在晒伤处皮肤局部聚集，释放趋化因子以募集中性粒细胞、巨噬细胞和T淋巴细胞，促进炎症反应。UVR还可通过诱导黏附分子（如内皮细胞和角质形成细胞表面的E-选择素和细胞间黏附分子-1）的

表67-1 皮肤类型和对晒伤的敏感性（Fitzpatrick分类）

类型	描述
Ⅰ	总是被晒伤，从未被晒黑
Ⅱ	总是被晒伤，有时被晒黑
Ⅲ	有时被晒伤，有时被晒黑
Ⅳ	有时被晒伤，总是被晒黑
Ⅴ	从未被晒黑，有时被晒伤
Ⅵ	从未被晒黑，总是被晒伤

表达，刺激炎症细胞浸润。UVR亦可活化磷脂酶A2，造成前列腺素E2等类花生酸的增加，此类物质已被认为具有诱发晒伤性红斑的显著作用。有研究证实，类花生酸在这一反应中的作用可被非甾体抗炎药（NSAID）减弱。

晒伤引起的表皮改变包括诱导"晒伤细胞"的生成，其为角质形成细胞通过p53依赖途径发生细胞凋亡的结果，机体通过清除含有UVB诱发的DNA结构损伤的细胞，从而防御此类伤害。

维生素D合成和光化学 皮肤暴露于UVB可造成表皮7-脱氢胆固醇的光分解，并转化为前维生素D_3，随后经过温度依赖的异构化作用形成结构稳定的激素维生素D_3。后者扩散至真皮血管内，并经血液循环到达肝和肾，转化为二羟基功能性激素1,25-二羟基维生素D_3。血液循环中及皮肤本身产生的维生素D代谢产物可促进表皮分化，并抑制角质形成细胞增殖。这种作用已被应用于临床治疗，通过局部应用合成的维生素D类似物以治疗银屑病。此外，维生素D逐渐被认为对某些炎症反应具有有利作用，且部分证据表明，除具有调节钙代谢和骨骼稳态的经典生理学作用外，其还与降低体内多种恶性肿瘤的发生风险有关。关于日光暴露对维生素D稳态调节的风险获益比尚存争议。目前，无明确的证据表明使用防晒霜会显著降低维生素D水平。因年龄增长也会显著降低人类皮肤经光催化反应生成维生素D_3的能力，随着可滤过UVB的防晒霜的普及，人们开始担心老年人可能更易患维生素D缺乏症。但产生足量维生素D所需的日光量很少，且并未证实增加日光暴露或致晒黑的行为与发生皮肤癌及其他类型光损伤的风险增高有关。补充维生素D是维生素D缺乏症患者的首选治疗策略。

日光暴露的慢性作用：良性病变 皮肤光老化的临床特点包括皱纹、皮肤斑点和毛细血管扩张，以及皮肤呈粗糙、不规则、"饱经风霜"的皮革样外观。

UVR在人体皮肤光老化的发病机制中发挥重要作用，ROS也可能参与其中。日光相关慢性损伤主要累及真皮及其结缔组织基质，表现为日光性弹性组织变性，即增厚的无定形的异常弹性纤维聚集灶明显增多。晒伤皮肤的真皮深层还可见胶原纤维的异常聚集。尽管人们对生色基团、作用光谱，以及参与调控这些变化的特定生物化学反应所知尚少，但这一过程似乎与UVA穿透更深层组织有关。随年龄的增长，避光皮肤及光老化皮肤表现出重要的分子学特征，包括结缔组织损伤和基质金属蛋白酶（MMP）的水平升高。MMP是参与细胞外基质降解的酶。UVA可诱导某些MMP的表达，包括MMP-1和MMP-3，造成胶原蛋白分解增多。此外，UVA可减少Ⅰ型前胶原蛋白mRNA的表达。因此，慢性UVR可改变真皮胶原蛋白的结构和功能。根据这些现象，不难料想高剂量UVA光疗可能对部分患有皮肤局灶性纤维化疾病的患者有效，如局灶性硬皮病。

日光暴露的慢性作用：恶性肿瘤 非黑色素瘤皮肤癌是众多已知的因皮肤受慢性过度日光暴露所致的疾病之一。最常见的两种非黑色素瘤皮肤癌分别是BCC和SCC。皮肤癌发生的疾病模型涉及3个主要阶段：启动、促进和进展。人体皮肤暴露于日光下即可启动癌症发生，这一阶段可出现DNA的结构（致突变性）改变，诱发靶细胞（角质形成细胞）出现不可逆损伤，从而启动癌症发生过程。在此过程中，暴露于癌症启动因素（如UVB）被认为是必要不充分条件，其原因在于被启动的皮肤细胞若未暴露于促癌因子，则通常不会形成肿瘤。癌症发生的第二阶段为促进期，长期的日光暴露通过多步反应可造成皮肤的进一步改变，最终造成被启动的细胞克隆性增生，数年后发展为被称为光化性角化病的癌前病变，少数患者可进展为SCC。大量研究结果表明，UVB是一种完全致癌物，这意味着该物质既是癌症启动因子，也是促癌因子。癌症发生的第三阶段是良性癌前病变恶变为癌症，此过程被认为需要额外的基因改变。

在分子水平上，皮肤癌的发生是由于基因突变逐渐积累，最终导致抑癌基因失活、激活原癌基因，或再激活仅在表皮胚胎发育阶段正常表达的细胞信号通路。抑癌基因*p53*突变的累积继发于UV诱导的DNA损伤，且在SCC和BCC中均可出现，对促进皮肤癌的发生有重要作用。事实上，多数UV诱发的人/鼠皮肤癌均存在特征性的*p53*基因突变（C→T和CC→TT转换）。针对小鼠的研究显示，防晒霜可有效减少*p53*发生这些特征性突变的频率，抑制癌症的发生。

BCC还可存在抑癌基因*patched*的失活突变，导致音猬因子（sonic hedgehog）信号通路失活，并促进细胞增殖。因此，这类癌症可表现为抑癌基因（*p53*和*patched*）或原癌基因（*smoothened*）突变。最新证据表明，Wnt/β-联蛋白信号通路的变化也与皮肤癌相关，此通路既往被认为对毛囊发育至关重要。因此该通路与刺猬（hedgehog）通路之间的相互作用可能参与皮肤癌的发生，以及皮肤和毛囊的胚胎发育。

对BCC小鼠模型进行克隆分析显示，肿瘤细胞起源于滤泡间表皮细胞的常驻祖细胞和毛囊的上层漏斗部。这些BCC启动细胞被重编程为与胚胎期毛囊祖细胞类似的细胞，其癌症启动能力依赖Wnt/β-联蛋白信号通路的激活。

SCC的启动可发生在滤泡间表皮细胞和毛囊bulge肝细胞群中。小鼠模型表明，*K-Ras*和*p53*基因同时突变足以诱导这些细胞群转化为侵袭性SCC。

转录因子Myc对皮肤干细胞的维持十分重要，且Myc的致癌性活化与BCC和SCC的发生有关。因此，非黑色素瘤皮肤癌涉及多种基因突变和细胞通路的改变，环境因素（如UVR）的暴露可诱发以上变化的慢性累积并最终导致癌症发生。

流行病学研究表明，过度日晒会增加非黑色素瘤皮肤癌和皮肤黑色素瘤的发生风险，且非黑色素瘤皮肤癌（BCC和SCC）的临床证据远比黑色素瘤更直接。约80%的非黑色素瘤皮肤癌发生在身体光暴露部位，包括面部、颈部和手部。主要的高危因素包括男性、儿童时期的日光暴露史、高龄、皮肤白皙，以及居住在靠近赤道的低纬度地区。与浅肤色的人相比，肤色较深的人患皮肤癌的风险更低。在美国，非黑色素瘤皮肤癌每年的发病人数超过200万，且白种人发生此癌症的终身风险约15%。人群中非黑色素瘤皮肤癌的发病率以每年2%～3%的速度增加。这可能归咎于室内日晒。据估计，在美国每年有3000万人进行室内日晒，其中200万以上为青少年。

日光暴露很少与黑色素瘤的发生直接相关，但仍有强有力的证据支持二者之间存在联系。明确的高危因素包括黑色素瘤家族史或个人史，以及多发性发育不良痣。黑色素痣可于青春期起病；这表明这类肿瘤生长的潜伏期比非黑色素瘤皮肤癌更短。由于人们对黑色素瘤知之甚少，故其已成为进展最迅速的恶性肿瘤之一。流行病学研究表明，室内日晒是黑色素瘤的危险因素之一，可导致黑色素瘤的发病率增加。此外，流行病学研究还显示，自出生或幼儿期生活于光照充足的环境下可能增加发生黑色素瘤的风险。患病风险通常与日光暴露的累积无关，但可能与幼年时期的日光暴露时长及程度有关。

与非黑色素瘤皮肤癌不同，黑色素瘤好发于避光皮肤，且该病出现的原癌基因突变也并非UVR的特征性突变。这些现象均表明UVR非依赖性因素参与黑色素瘤的发生。低MC1R活性可导致红发白种人产生红/黄色的褐黑素，而高MC1R活性则促进黑/棕色的真黑色素生成。小鼠实验表明，皮肤内的高褐黑素含量（如红发白种人）可通过某种涉及氧化损伤的机制导致UVR非依赖性黑色素瘤的患病风险增高。因此UVR依赖性和UVR非依赖性因素可能同时参与黑色素瘤的发生。

光免疫学 暴露于太阳辐射可造成局部免疫抑制（通过抑制照射部位对外界抗原的免疫反应）和全身免疫抑制（通过抑制远隔的非照射部位对外界抗原的免疫反应）。例如，当皮肤暴露于适当剂量的UVB时可消耗朗格汉斯细胞的表皮抗原呈递细胞，从而降低光暴露部位皮肤对强效接触性过敏原二硝基氯苯产生变应性致敏作用的程度。

更高剂量的UVR可产生全身免疫抑制作用，如与光暴露部位相隔较远的皮下或皮内部位接触抗原后免疫应答减弱。多种免疫调节因子和免疫细胞均参与UVR诱发的全身免疫抑制，包括肿瘤坏死因子α、白介素-4、白介素-10、顺式-尿刊酸和类花生酸。实验证实，前列腺素E2信号通路可通过前列腺素E受体亚型4增加调节性T细胞的数量，从而介导UVR诱发的全身免疫抑制，此作用可被NSAID抑制。

上层表皮内的主要生色基团（包括DNA、顺式尿刊酸，以及细胞膜成分）已被认为可启动UV介导的免疫抑制。UV诱发免疫抑制的作用光谱与DNA的吸收光谱极为相似。朗格汉斯细胞中的嘧啶二聚体可抑制抗原呈递。表皮尿刊酸的吸收光谱则与UVB诱导免疫抑制的作用光谱相类似。尿刊酸是必需氨基酸——组氨酸的代谢产物，且因角质形成细胞内缺乏该物质的分解酶，故当富含组氨酸的丝聚蛋白分解后，尿刊酸便在表皮上层内蓄积。尿刊酸被合成为反式异构体，且在角质层中，UV诱导的尿刊酸反式-顺式异构化驱动了免疫抑制反应。顺式-尿刊酸可通过多种机制发挥其免疫抑制作用，包括抑制朗格汉斯细胞的抗原呈递。

慢性日光暴露及其相关的免疫抑制可造成重要的影响，即增加皮肤癌的患病风险。UVB可部分激活调节T细胞，通过调节白介素-10的表达抑制抗肿瘤免疫反应。反之，避免暴露于大量UVB时，表皮朗格汉斯细胞呈递肿瘤相关的抗原并诱发保护性免疫，从而抑制皮肤癌的发生。UV诱发的DNA损伤是启动该免疫抑制反应的主要触发因子。

支持免疫抑制增加非黑色素瘤皮肤癌患病风险最形象的证据可能来自于针对需要终身服用免疫抑制剂/抗排斥药物的器官移植受者的研究。超过半数器官移植受者会发生BCC和SCC，这两种癌症是此类患者最常见的恶性肿瘤类型。随着免疫抑制剂使用的持续时间和强度增加，BCC和SCC的患病率也会增高。这些患者应在器官移植前进行筛查，并在移植后密切随诊，同时遵嘱采取严格的避光措施，包括使用防晒霜、穿防晒服以及避免日晒。需注意，作用于mTOR信号通路的免疫抑制剂（如西罗莫司和依维莫司）可以降低器官移植受者发生非黑色素瘤细胞癌的风险，而与使用钙调磷酸酶抑制剂（环孢素和他克莫司）的患者相比，后者可能通过其自身的免疫抑制作用，以及抑制与宿主免疫无关的 p53 依赖性癌细胞衰老途径，参与非黑色素瘤皮肤癌的发生。

光敏性疾病

光过敏的诊断需要通过详细的病史采集以明确症状及体征的持续时间、日光暴露与出现主观症状的间隔时长和可见的皮肤改变。发病年龄也有助于明确诊断。例如，红细胞生成性原卟啉病的急性光过敏表现往往于幼年起病，而迟发性皮肤卟啉病（PCT）的慢性光过敏症状通常于 40～50 岁起病。药物和化学品的局部及全身接触史可提供重要的诊断线索。多种药物因其光毒性或光变应性可导致光过敏。许多化妆品此前都含有葵子麝香等芳香剂，这些芳香剂也是强效光敏剂。

皮肤查体也能为明确诊断提供重要线索。病变可能不累及免受阳光直射的解剖部位，如有浓密头发覆盖的头皮、上眼睑、耳后，以及鼻下和颏下区域，但日光暴露区域的皮肤则可表现出特征性的病变过程。这种解剖学定位模式通常有助于诊断，但并非绝对可靠。例如，经空气传播的接触性致敏剂随风播散至皮肤上可引起皮炎，若缺乏这种物质可在未经阳光直射的部位诱发皮肤反应的证据，则很难将其与光过敏相鉴别。

日光可导致或加重多种皮肤疾病（表 67-2）。光诱发这些反应的作用机制可能由遗传学异常所决定，包括着色性干皮病所存在的明确的 DNA 修复缺陷，以及卟啉病特征性的遗传性血红素合成异常。部分光敏性疾病的生色基团已明确，但多数吸能物质仍未可知。

多形性日光疹 光敏性疾病最常见的类型是多形性日光疹（PMLE）。由于病程短暂，许多患者并不会因此就诊。皮疹于春季开始接触日光后明显，但随着光照时间延长，皮疹可自发消退，这一现象被称为“硬化”。PMLE 的主要表现包括瘙痒性红斑丘疹（通常为剧烈瘙痒），可在躯干及前臂的光暴露部位，融合成斑块并呈片状分布。皮疹很少严重累及面部。与每位患者反复出现形态学上类似的皮肤病变不同，该病的典型特征即为疾病的皮肤表现存在明显的个体差异（因此被称为“多形性”）。

对暴露于多种致红斑性 UVA 及 UVB 剂量的皮肤进行皮肤活检及光敏试验有助于明确诊断。PMLE 的作用光谱通常包含在该部分太阳光谱内。

急性暴发性 PMLE 的治疗可能需要局部或全身应用糖皮质激素，而预防 PMLE 的方法也同样重要，包括使用高 SPF 值和高 UVA 防晒指数的广谱防晒霜，

表 67-2 光敏性疾病的分类

类型	疾病
遗传性	红细胞生成性卟啉病 红细胞生成性原卟啉病 迟发性皮肤卟啉病——家族性 混合性卟啉病 肝红细胞生成型卟啉病 白化病 着色性干皮病 Rothmund-Thomson 综合征 Bloom 综合征 Cockayne 综合征 Kindler 综合征 苯丙酮尿症
代谢性	迟发性皮肤卟啉病——散发性 Hartnup 病 恶性营养不良病 糖皮病 类癌综合征
光毒性	
内源性	药物
外源性	药物、植物、食物
光变应性	
速发	日光性荨麻疹
迟发	药物相关光变态反应 持续光反应/慢性光化性皮炎
肿瘤性和退行性	光老化 光化性角化病 黑色素瘤和非黑色素瘤皮肤癌
特发性	多形性日光疹 夏季水疱病 光化性痒疹
光促性	红斑狼疮 系统性 亚急性皮肤型 盘状 皮肌炎 单纯疱疹 光线性扁平苔藓 寻常痤疮（夏季皮炎）

以及谨慎使用人造 UVB（宽带或窄带）和（或）UVA 辐射造成皮疹“硬化”，或在接触日光前 2～4 周使用补骨脂素联合 UVA（PUVA）光化学疗法。这种自早春开始的预防性光疗或光化学疗法或许可避免患者在夏季出现 PMLE。

光毒性和光变应性 这些光敏性疾病与局部或全身使用药物及其他化学物质有关。这两种反应都需要通过药物或化学物质吸收能量并继发激发态光敏物质的产生，此物质可将其吸收的能量转移至旁观者分子或分子氧，从而产生组织破坏性化学物质，包

括 ROS。

光毒性是一种由药物和化学物质引起的非免疫反应，部分已列于表 67-3 内。常见的临床表现包括与晒伤反应类似的皮肤红斑，可在数日内迅速出现脱皮或“表皮剥脱”。其他表现还包括水肿、水疱和大疱。

光变应性并不常见，其独特之处在它是一种免疫病理学过程。激发态的光敏物质可产生极不稳定的半抗原自由基，其能与大分子共价结合形成能够诱发迟发型超敏反应的功能性抗原。部分可造成光变应性的药物及化学物质已列于表 67-4 中。光变应性的临床特征通常与光毒性不同，以伴剧烈瘙痒的湿疹性皮炎为主要表现，且光暴露部位的皮损可逐渐进展为苔藓样增厚的“皮革样”变。少数出现光变应性的患者（可能占 5%～10%），即使在明确并去除致病药物或化学物质后，仍对光照存在持续且剧烈的超敏反应，这被称为持续光反应。

表 67-3 可致光毒性反应的药物

药物	局部用药	全身用药
胺碘酮		+
达卡巴嗪		+
氟喹诺酮类		+
5-氟尿嘧啶	+	+
呋塞米		+
萘啶酸		+
酚噻嗪类		+
补骨脂素	+	+
类维 A 酸	+/−	+
磺胺类		+
磺脲类		+
四环素		+
噻嗪类		+
长春碱		+

表 67-4 可致光变应性反应的药物

药物	局部用药	全身用药
6-甲基香豆素	+	
氨苯甲酸及氨苯甲酯	+	
硫氯酚	+	
氯丙嗪		+
双氯芬酸		+
氟喹诺酮类		+
卤代水杨酰苯胺	+	
金丝桃素（圣约翰草）	+	+
葵子麝香	+	
吡罗昔康		+
异丙嗪		+
磺胺类		+
磺脲类		+

慢性光化性皮炎是一种极罕见的持续光过敏类型。好发于既往有长期变应性接触性皮炎或光过敏病史的老年男性。这些患者通常对 UVB、UVA 和可见光都极其敏感。

光毒性和光变应性通常可通过光过敏试验确诊。对疑诊光毒性的患者，可先将其暴露于致敏介质以明确最低红斑剂量（MED），之后停用该介质并再次予 MED，即可提供明确致病药物或化学物质因果关系的线索。光斑贴试验可用于确诊光变应性。该试验将普通斑贴试验进行简单改良，将一系列已知的光变应原斑贴（双份）敷贴于皮肤，其中一组予低于红斑剂量的 UVA 照射。在光敏剂和光暴露部位出现湿疹样皮损即为阳性。存在持续光反应的患者，其特征性的异常表现为诱发红斑的 UVB 阈值降低。

慢性光化性皮炎患者通常表现为对广谱 UV 的高反应性，且需要采取细致的避光措施，包括避免日晒、使用高 SPF 值（>30）的防晒霜，重症患者可应用全身性免疫抑制剂，如硫唑嘌呤。

药物性光过敏的治疗首先且最主要的是避免暴露于致敏化学物质，并将日光暴露降至最低。光毒性的急性症状可通过冰湿敷、局部应用糖皮质激素，以及口服 NSAID 缓解。全身应用糖皮质激素并逐渐减量对治疗重症患者可能有效。必要时可审慎地使用镇痛药物。

对光变应性的治疗方法类似。此外，对于持续光反应或慢性光化性皮炎的患者必须采取严格避光。对于因长期口服高剂量糖皮质激素而产生难以承受的风险的特定患者，可能需要加用免疫抑制剂，如硫唑嘌呤、环磷酰胺、环孢素或霉酚酸酯。

卟啉病 卟啉病是一组遗传性或获得性血红素合成障碍疾病。血红素是一种铁螯合的四吡咯化合物，又称卟啉，且非金属螯合的卟啉是强效光敏物质，可有效吸收可见光谱中的短波（400～410 nm）和长波（580～650 nm）光。

血红素不能重复使用，且必须不断合成。人体中合成血红素能力最强的两个器官分别是骨髓和肝。因此，卟啉病常于以上两个部位之一起病，最终造成有光敏作用的内源性卟啉过度生成。卟啉可经血液循环扩散至皮肤，并在此处吸收太阳能成为光激活态，产生 ROS，并诱发皮肤光过敏。卟啉引起光过敏的机制被认为是光动力性或氧依赖性，且由单线态氧和超氧阴离子等 ROS 介导。

迟发性皮肤卟啉病（PCT）是最常见的卟啉病，与尿卟啉原脱羧酶的酶活性减低有关。PCT 有两种基本类型：①散发性或获得性，常见于饮酒或接受雌激素治疗的患者；②先天性，即存在酶活性缺陷的常染色体显性遗传。以上两种类型均与肝铁储备增加有关。

两种类型 PCT 的主要表现均为慢性光过敏，其特征为光暴露部位的皮肤更易受损伤，尤其是反复创伤的部位，如手背、前臂、面部和耳部。水疱及大疱是主要的皮损类型，其破溃后会形成愈合缓慢的潮湿糜烂面（常伴基底部出血性皮疹），伴结痂及受累部位皮肤颜色变紫。相关的临床特征还包括多毛、斑块状色素改变，以及硬皮病样硬化。通过检测尿中排泄的卟啉测定血卟啉、红细胞和（或）肝的尿卟啉原脱羧酶可明确诊断。现已明确人群中多种尿卟啉原脱羧酶的基因突变。部分 PCT 患者存在 *HFE* 基因相关突变，此基因与血色素沉着病相关；这些基因突变可造成 PCT 患者的铁元素超负荷，尽管在通过血清铁蛋白、铁元素含量及转铁蛋白饱和度衡量铁元素状态时，无论是否存在 *HFE* 基因突变，PCT 患者的上述检查结果并无明显差异。既往丙型肝炎病毒感染可能是 PCT 的独立危险因素。

PCT 的治疗方法包括反复静脉放血以减少肝内过量的铁储备，可联合或单独间断使用低剂量氯喹和羟氯喹。若患者避免暴露于卟啉原性物质和长期日晒，则有可能实现疾病的长期缓解。

红细胞生成性原卟啉病于骨髓起病，其病因是许多基因突变所致的线粒体亚铁螯合酶减少。主要临床表现包括急性光过敏，以皮肤暴露部位出现烧灼感及刺痛为特征，通常在日光暴露时或其后不久出现。可伴皮肤水肿，且若病程反复，可出现蜡样瘢痕。

若证明存在游离红细胞原卟啉水平的升高即可确诊此病。通过检测升高的血浆原卟啉有助于鉴别红细胞生成性原卟啉病与铅中毒和缺铁性贫血，后两者在缺乏皮肤光过敏的情况下可出现红细胞原卟啉水平升高伴血浆原卟啉升高。

治疗方法包括减少日光暴露，以及口服 β-胡萝卜素（一种可有效清除自由基的物质）。此药物可增加部分患者对日光暴露的耐受程度，但并不改善亚铁螯合酶的缺乏。

对光过敏患者的诊治流程详见图 67-1。

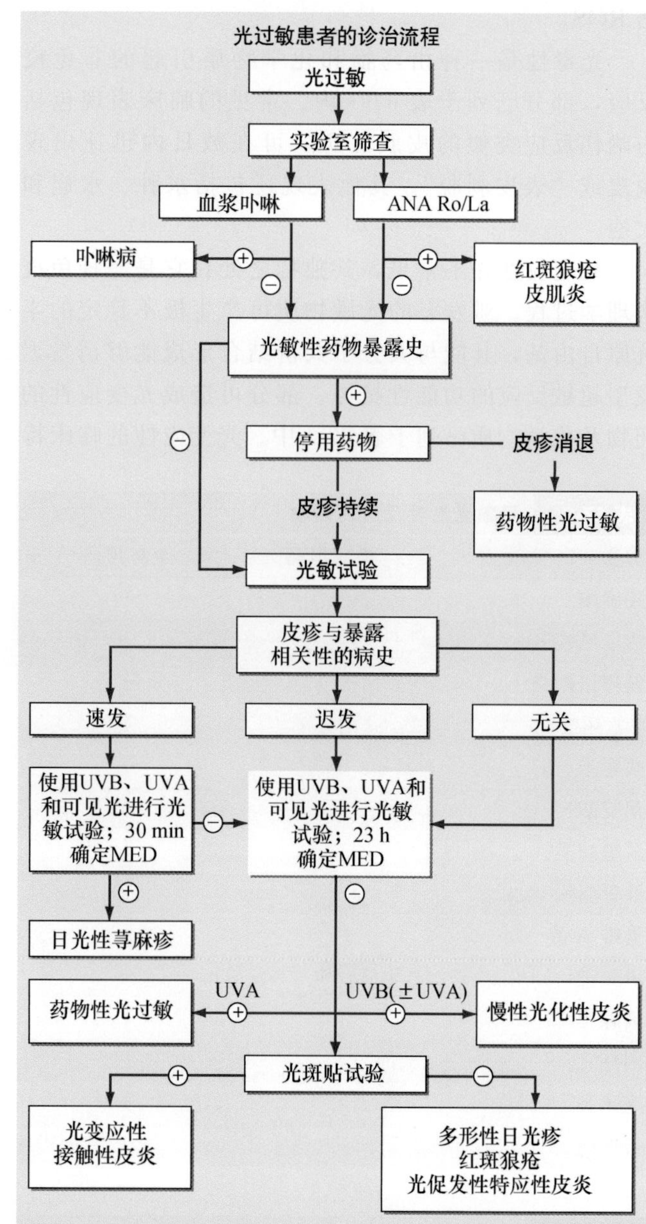

图 67-1 光过敏患者的诊治流程。ANA，抗核抗体；MED，最小红斑剂量；UVA 和 UVB，波长分别为 320～400 nm 和 290～320 nm 的紫外线

日光防护

因皮肤光过敏由日光暴露所致，故完全避免日光照射可治愈这些疾病。然而，当代的生活方式使这种疗法对多数患者而言并不可行。因此，人们早已开始寻求更优的日光防护方法。

表皮中的结构蛋白（尤其是角蛋白和黑色素）为人体提供了天然的日光防护。黑色素总量及其在细胞中的分布受基因调控，肤色较深的人（Ⅳ～Ⅵ型皮肤）发生急性晒伤和皮肤恶性肿瘤的风险较低。

其他形式的日光防护包括穿防晒服和涂抹防晒霜。由紧密编织的防晒面料制成的衣物无论颜色如何，均可提供足够的防护作用。宽沿帽子、长袖和长裤均可直接减少日光暴露。防晒霜目前被认为是一种非处方药，FDA 专著中已认定其Ⅰ类成分是安全且有效的。表 67-5 罗列了这些成分。根据防晒系数（SPF），人们将防晒霜按其防晒效能进行分级。简言之，SPF 是使用防晒霜与不使用防晒霜时皮肤出现晒伤红斑所需时间的比值。多数防晒霜的 SPF 反映了其防护 UVB 的能力，而非 UVA。FDA 的专著规定，防晒霜必须按低（2≤SPF＜12）、中（12≤SPF＜30）、高（SPF≥30，标为 30＋）等级进行分级。

广谱防晒霜包含可同时吸收 UVB 和 UVA 的化学物质，后者包括阿伏苯宗和依坎舒（对苯二甲酸二铵磺酸）。这些化学物质可吸收 UVR 并将所吸收的能量转移至周围细胞，而物理性 UV 阻断剂（氧化锌和二氧化钛）则通过散射和反射 UVR 来发挥作用。

防晒霜能提供持久的日光防护作用，除因其能够吸收光能外，其疏水性也发挥了重要的决定性作用。FDA 专著已制定针对防晒霜的严格检测标准，声明防晒霜必须具备高度的防水性。

表 67-5　FDA 专著中提及的Ⅰ类防晒霜成分[a]

成分	最大浓度，%
对氨基苯甲酸（PABA）	15.0
阿伏苯宗	3.0
西诺沙酯	3.0
二氧苯酮（二苯甲酮-8）	3.0
依茨舒	15.0
胡莫柳酯	15.0
邻氨基苯甲酸甲酯	5.0
氰双苯丙烯酸辛酯	10.0
甲氧基肉桂酸辛酯	7.5
水杨酸辛酯	5.0
氧苯酮（二苯甲酮-3）	6.0
二甲基氨基苯甲酸（辛基二甲基 PABA）	8.0
苯基苯丙咪唑磺酸	4.0
苯甲酮（二苯甲酮-4）	10.0
二氧化钛	25.0
三聚氰胺水杨酸盐	12.0
氧化锌	25.0

[a] FDA，美国食品药品监督管理局

限制日间日光暴露时间可在一定程度上达到日光防护的目的。由于人们一生中大部分的日光暴露均发生在 18 岁以前，因此向父母和儿童普及日光的危害十分重要。单纯避免正午时分的日光暴露即可有效缩短一生中的 UVR 暴露时间。

光疗和光化学疗法

UVR 可用于临床治疗。单独使用 UVB 或联合局部用药可诱导缓解多种皮肤疾病，包括银屑病和特应性皮炎。与宽带 UVB 相比，窄带 UVB（通过荧光灯发出约 311 nm 的光辐射）治疗银屑病的疗效尤为显著。

局部或全身使用补骨脂素联合 UVA（PUVA）的光化学疗法可有效治疗银屑病、早期皮肤型 T 细胞淋巴瘤和白癜风。补骨脂素是一种三环呋喃香豆素，可插入 DNA 链内并在暴露于 UVA 后与嘧啶碱基形成复合物，最终与 DNA 分子形成交联。这种结构变化被认为可抑制 DNA 的合成，且与银屑病的缓解有关。PUVA 光化学疗法可有效治疗皮肤型 T 细胞淋巴瘤的原因尚未完全明确，但已有研究显示，其可诱导皮肤中非典型 T 淋巴细胞群凋亡。因此，通过体外光化学疗法（光分离置换法）直接治疗血液循环中的非典型淋巴细胞已被用于治疗 Sézary 综合征，以及其他血液循环内存在非典型淋巴细胞的严重全身性疾病，如移植物抗宿主病。

除作用于 DNA 外，PUVA 光化学疗法还可刺激表皮增厚及黑色素合成，后者及其抗炎作用共同为使用 PUVA 治疗色素脱失性疾病（如白癜风）提供了理论基础。口服 8-甲氧基补骨脂素和 UVA 似乎对治疗此类疾病最为有效，但可能需要持续 12～18 个月、多达 100 次的治疗方可获得令人满意的再色素化效果。

长期应用 UVB 光疗和 PUVA 光化学疗法的主要副作用与慢性日光暴露的患者常见的表现类似。具体表现包括皮肤干燥、光化性角化病，以及罹患皮肤癌的风险增加。尽管存在风险，但这种疗法仍有极佳的治疗指数。为具体的皮肤疾病选择最优的光疗方法至关重要。例如，一些研究表明，窄带 UVB 在治疗银屑病方面与 PUVA 光化学疗法同样有效，但与 PUVA 相比，其发生皮肤癌的风险更低。

第六十八章　内科疾病的皮肤表现图集

Atlas of Skin Manifestations of Internal Disease

Thomas J. Lawley，Calvin McCall，Robert A. Swerlick　著
（王思琦　宋子琪　译）

几乎每位医生在临床工作中都接诊过患有皮肤疾病的患者。在日常工作中，各科医生都会面临如何明确皮肤疾病的性质及其临床意义的问题。对于患有皮肤疾病的患者，临床医生必须了解该皮肤病变是否仅局限于皮肤，其为单纯皮肤疾病的临床表现还是患者全身性内科疾病累及皮肤。由于黑色素瘤和非黑色素瘤皮肤癌的发病率均显著升高，故对皮损的评估及确诊尤其重要。皮肤病变可按多种不同的标准进行分类。本图集将所选的炎症性皮疹及肿瘤性皮损分为以下几种类型：①常见的皮肤疾病及皮损；②非黑色素瘤皮肤癌；③黑色素瘤及良性色素沉着性皮损；④感染性疾病的皮肤表现；⑤免疫介导性皮肤疾病；⑥内科疾病的皮肤表现。

常见的皮肤疾病及皮损

（图 68-1 至图 68-19）尽管多数此类常见的炎症性皮肤疾病、良性肿瘤性及反应性皮肤病变通常是主要累及皮肤的疾病的临床表现，但某些情况下，亦可与潜在的全身性疾病有关。特应性皮炎好发于具有特应性体质的人群，包括哮喘和鼻窦炎患者。银屑病可表现为局限于肘部和膝部的斑片状皮损，也可以表现为严重红皮病和脓疱，以及伴随银屑病性关节炎。部分斑秃患者可能存在甲状腺功能异常，因此需对其进行筛查。痤疮是最常见的炎症性皮肤疾病之一，即便如此，它也可能是全身性疾病（如多囊卵巢综合征）的皮肤表现。

非黑色素瘤皮肤癌

（图 68-20 至图 68-27）浅肤色人群中非黑色素瘤皮肤癌的发病率正以惊人的速度增加。基底细胞癌最常见，且与紫外线辐射密切相关。鳞状细胞癌（包括角化棘皮瘤）在多数人种中的发病率居于第二位，同样与紫外线有关。较少见的皮肤恶性肿瘤包括皮肤 T 细胞淋巴瘤（蕈样肉芽肿），以及癌症和淋巴瘤的皮肤转移。

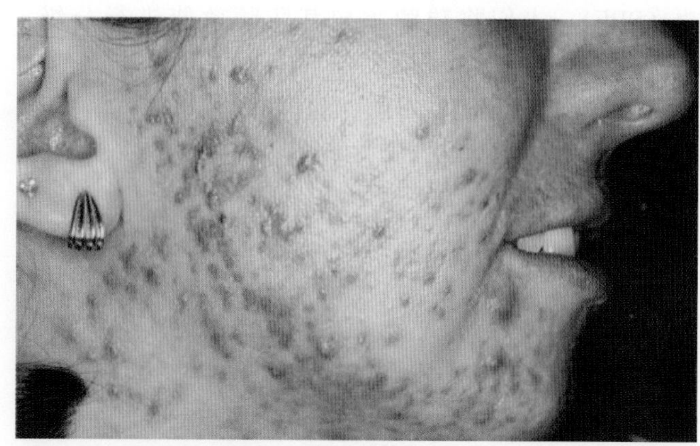

图 68-1　寻常痤疮。伴有炎性丘疹、脓疱和粉刺（经允许引自 Kalman Watsky，MD）

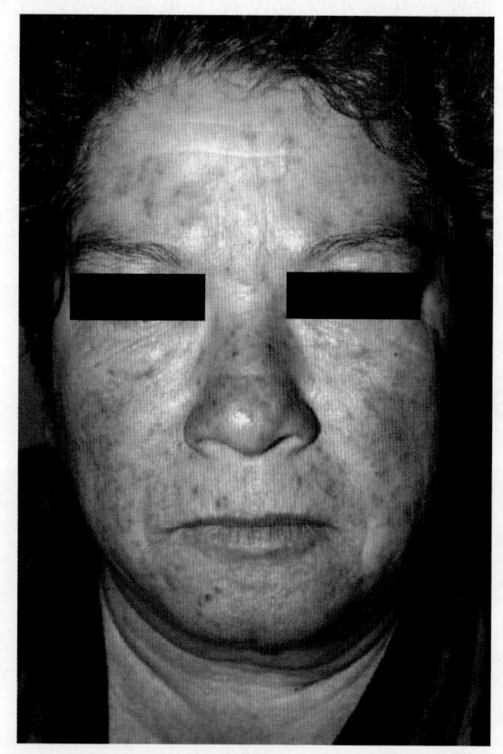

图 68-2　玫瑰痤疮（酒渣鼻）。明显的面部红斑、毛细血管扩张、散在丘疹及小脓疱（经允许引自 Robert Swerlick，MD）

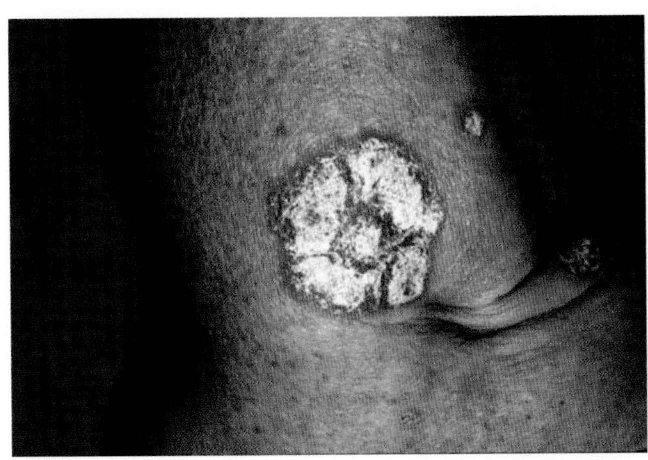

A

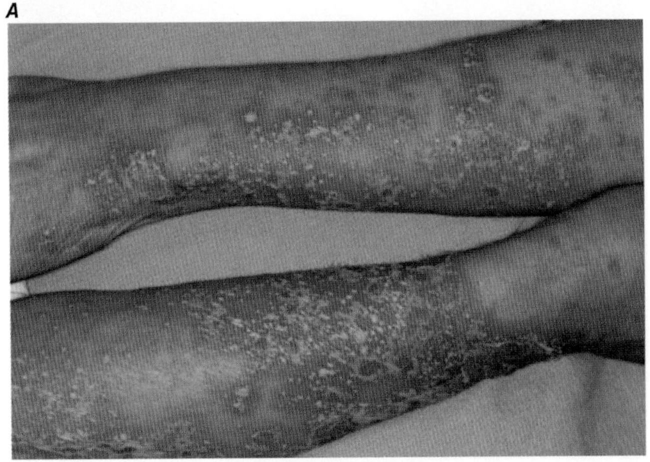

B

图 68-3 银屑病。A. 典型银屑病的特征是大小不等的红斑，覆以银白色鳞屑。**B.** 银屑病的急性炎症期可表现为广泛的浅表性脓疱

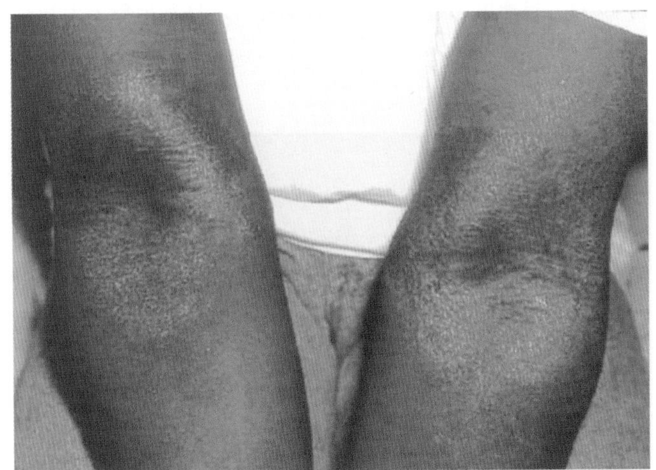

图 68-4 特异性皮炎。 可见色素沉着、苔藓样变和肘窝中的挠痕（经允许引自 Robert Swerlick，MD）

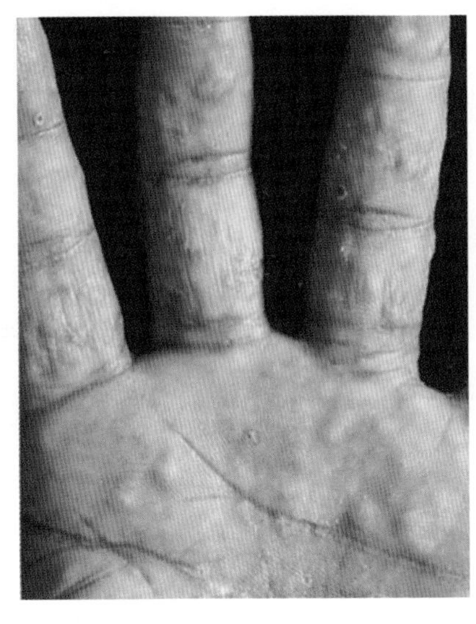

图 68-5 出汗障碍性湿疹。 特征性表现为手掌和手指外侧皮肤出现深层水疱和鳞屑，好发于特应性体质者

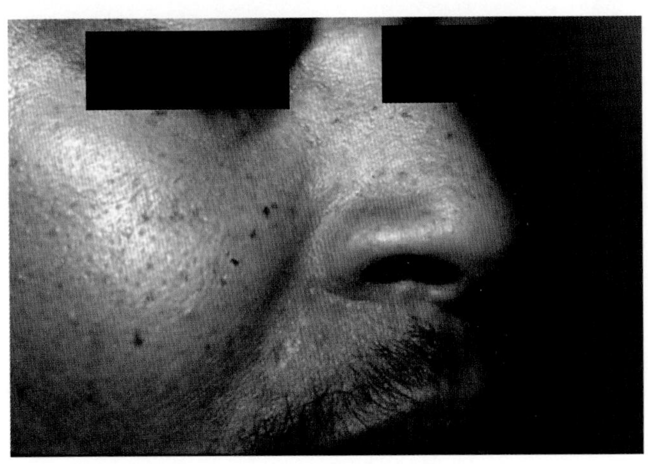

图 68-6 脂溢性皮炎。 鼻唇沟可见红斑和鳞屑（经允许引自 Robert A. Swerlick，MD）

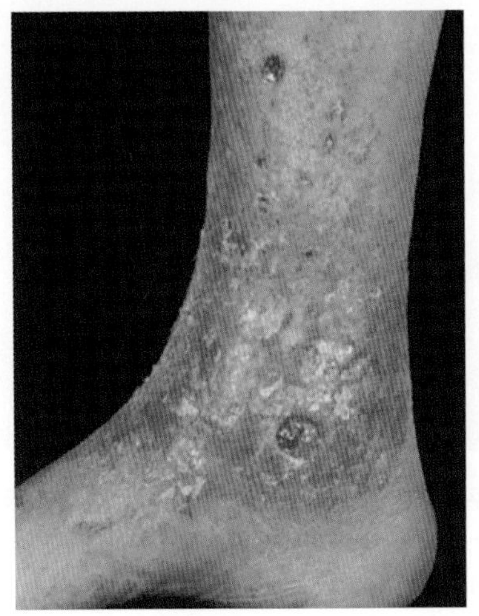

图 68-7 淤积性皮炎。 表现为小腿下部红斑、鳞屑和渗出性斑块，可见数个淤积性溃疡

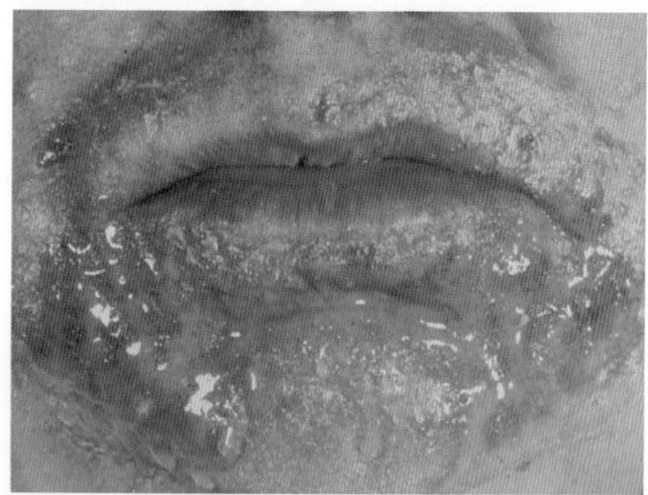

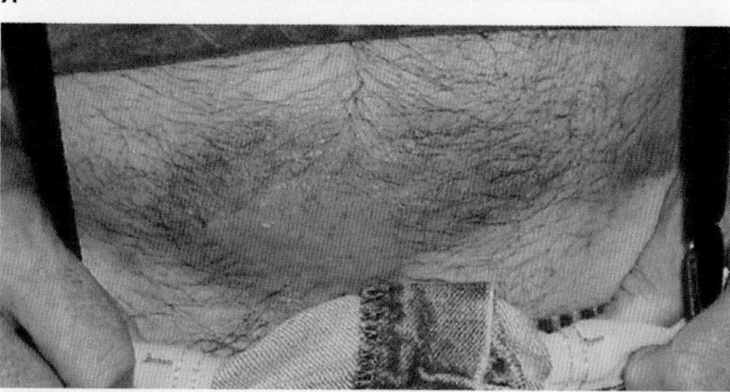

图 68-8 变态反应性接触性皮炎。A. 急性期，口周可见边界清晰的湿疹样斑块。**B.** 慢性期，因对镍存在接触性过敏，导致长期与金属扣接触部位的皮肤出现红斑性苔藓样湿疹斑块（B 图经允许引自 Robert Swerlick，MD）

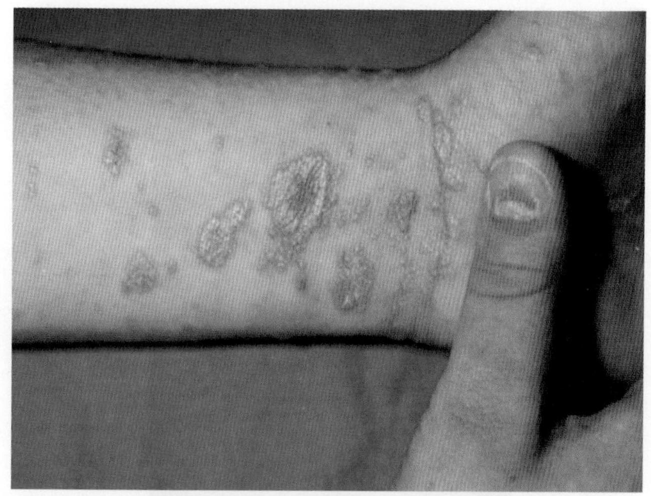

图 68-9 扁平苔藓。可见多个扁平的紫红色丘疹及斑块。指甲营养不良（如图中患者的拇指指甲），亦是扁平苔藓的特征之一（经允许引自 Robert Swerlick，MD）

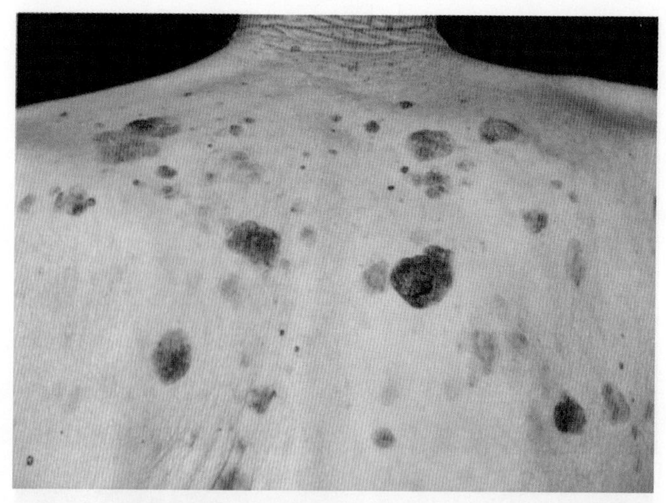

图 68-10 脂溢性角化病。表现为“黏附”的蜡样疣状丘疹及斑块，其颜色可从浅褐色到黑色

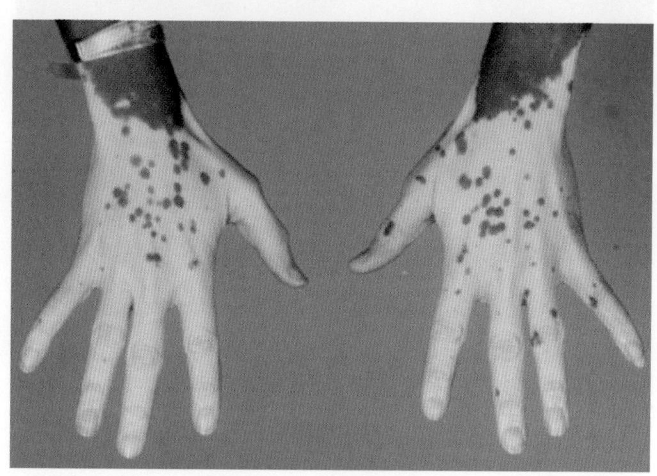

图 68-11 白癜风。通常分布于肢端，因黑色素细胞丢失导致病变皮肤明显脱色

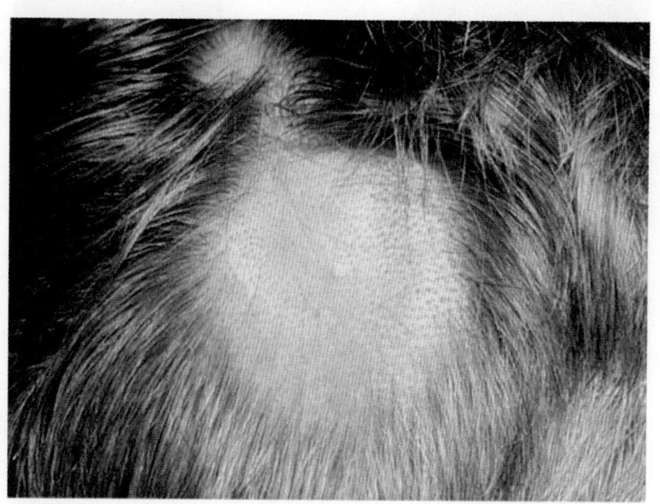

图 68-12 斑秃。以边界清晰的圆形斑片状脱发为典型表现，病变部皮肤仅可见头皮。此病变不累及毛囊孔，提示其为非瘢痕性脱发（经允许引自 Robert Swerlick，MD）

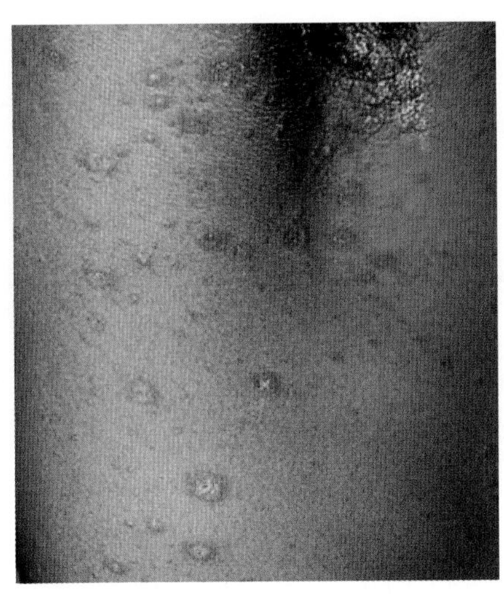

图 68-13 玫瑰糠疹。沿躯体皮纹分布的多发圆形或卵圆形红斑，皮疹中央可见细小鳞屑

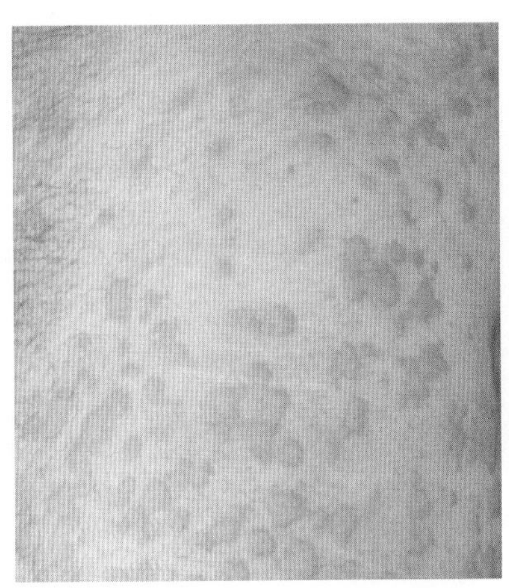

A

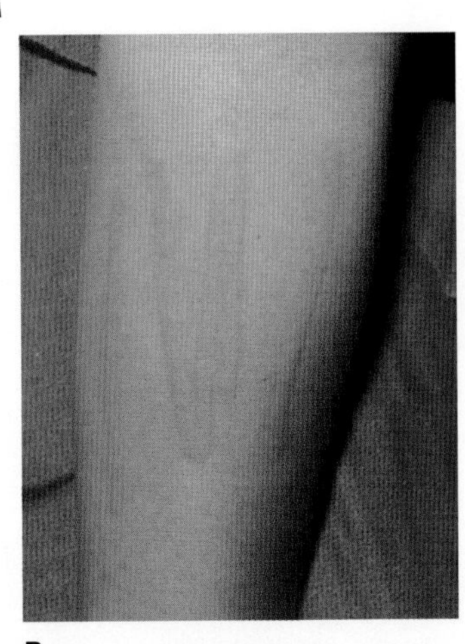

B

图 68-14 A. 荨麻疹。典型表现为散在分布及相互融合的水肿性红斑丘疹及斑块。**B.** 皮肤划痕症。硬物划过皮肤后出现红斑及风团。(B 图经允许引自 Robert Swerlick，MD)

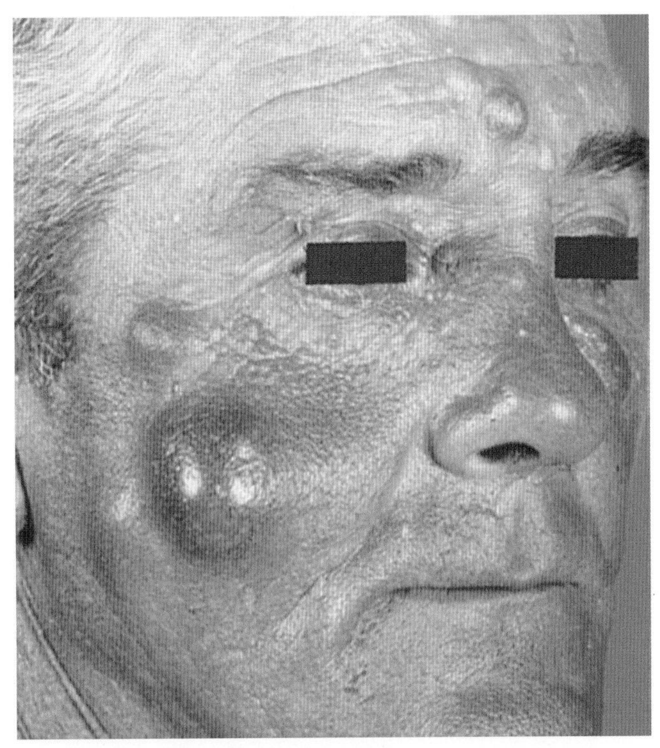

图 68-15 表皮样囊肿。图中可见数个炎症性及非炎症性质硬囊性结节。表皮常可见扩张的毛孔

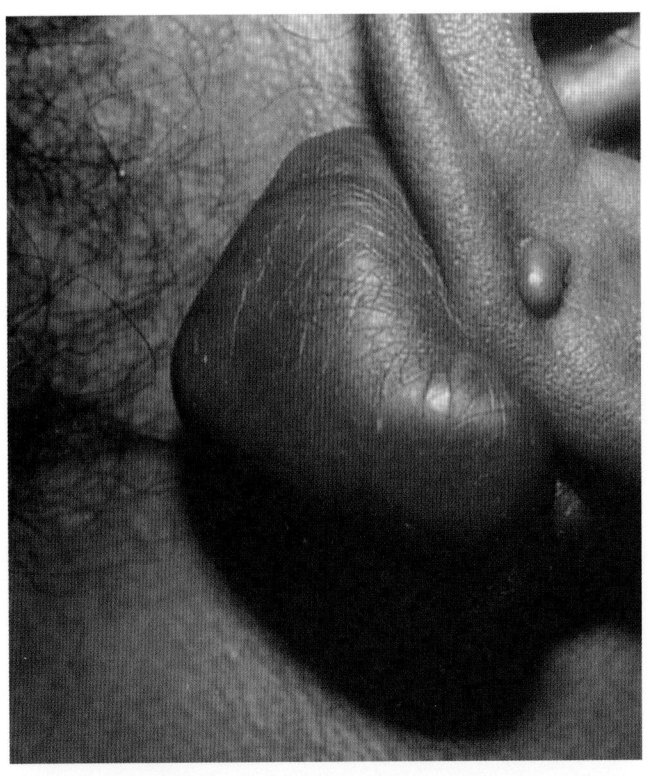

图 68-16 瘢痕疙瘩。因打耳洞所致，瘢痕组织呈质硬的外生性肉色红斑结节

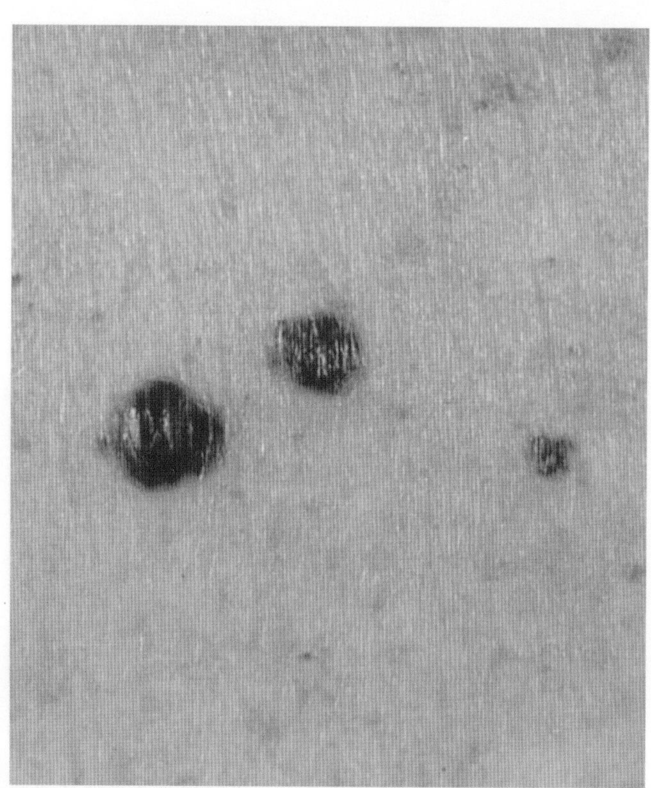

图 68-17 **樱桃状血管瘤。**多发的红色至深紫色丘疹，好发于躯干，好发于中老年人

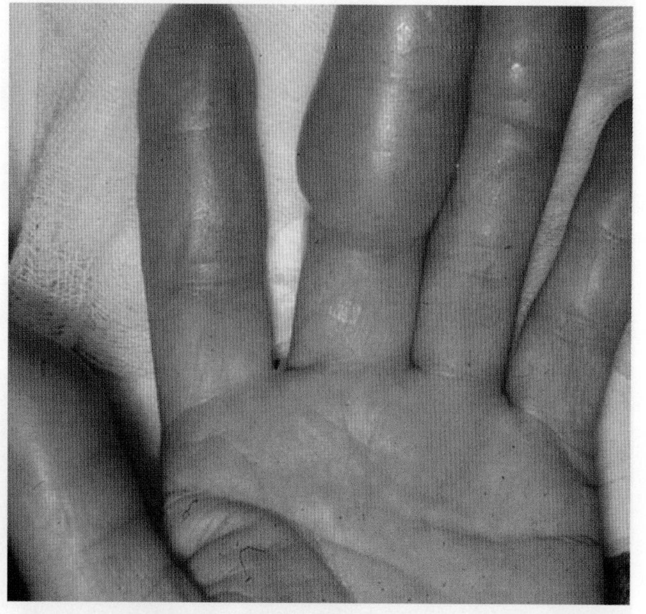

图 68-18 **手部冻伤。**水疱周围可见水肿及红斑（经允许引自 Daniel F. Danzl，MD）

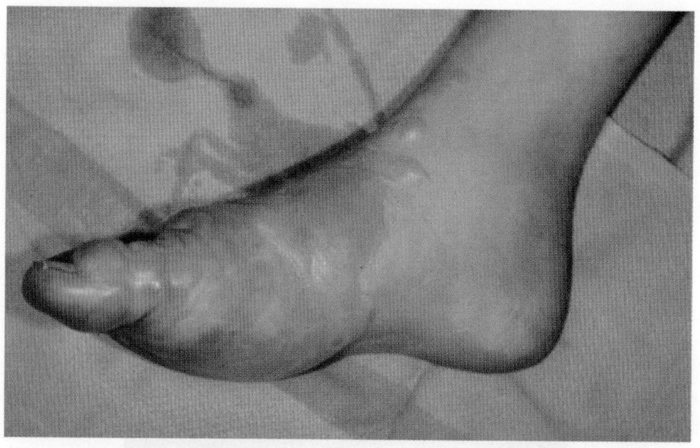

图 68-19 **足部冻伤。**水疱周围可见水肿及红斑（经允许引自 Daniel F. Danzl，MD）

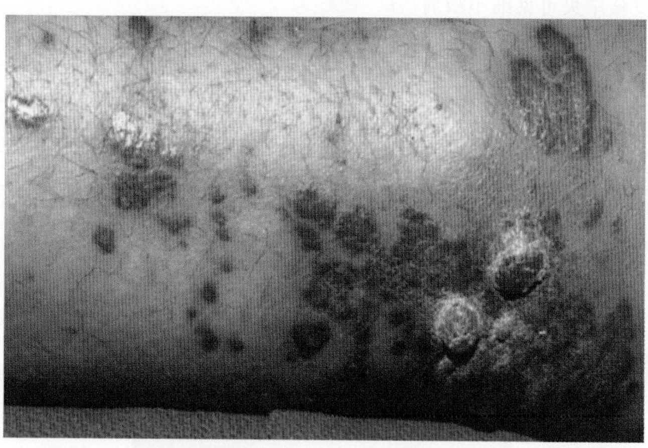

图 68-20 **卡波西肉瘤。**见于一名艾滋病患者。图中可见皮疹、斑块和肿瘤分期

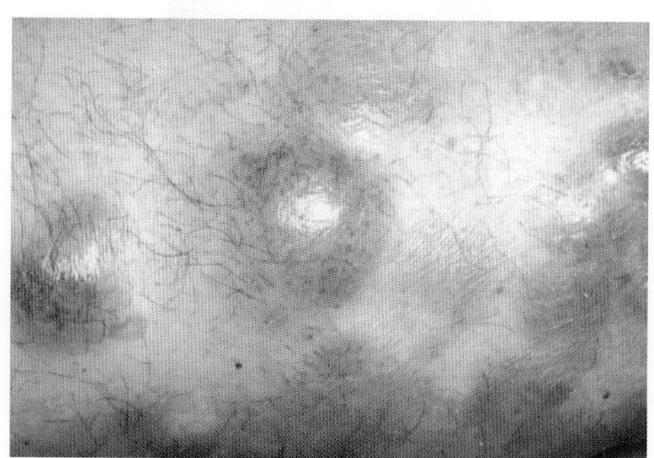

图 68-21 **非霍奇金淋巴瘤。**累及皮肤可见典型紫罗兰色、梅红色结节（经允许引自 Jean Bolognia，MD）

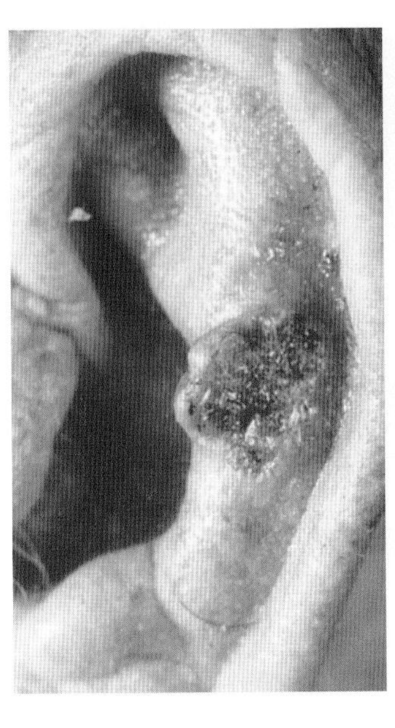

图 68-22 基底细胞癌。肿瘤边界呈串珠样卷曲伴毛细血管扩张，可见中心溃疡

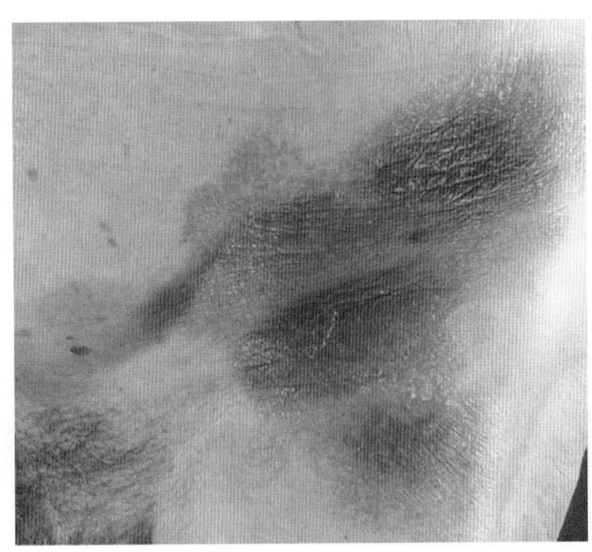

图 68-23 蕈样肉芽肿病。一种皮肤型 T 细胞淋巴瘤。图示为斑块期皮肤病变

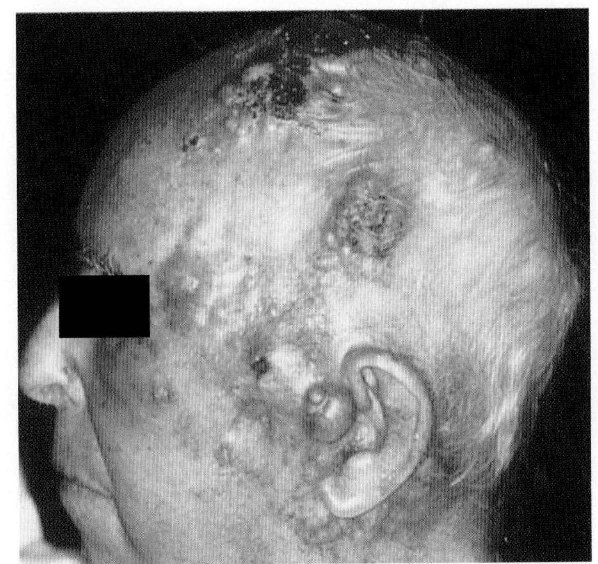

图 68-24 转移癌。累及皮肤，以炎症性皮损为特征表现，常呈溃疡性皮肤结节

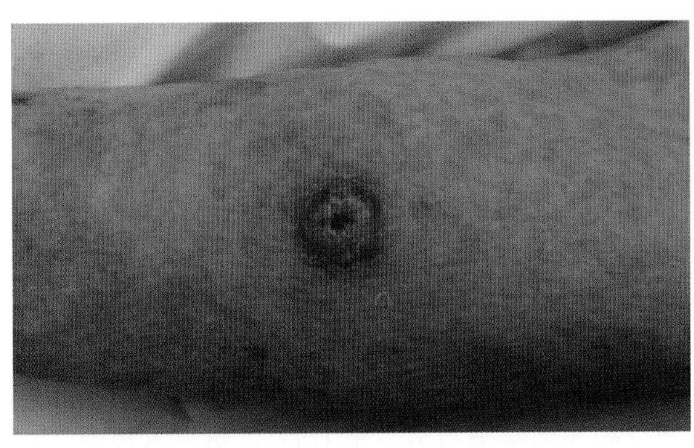

图 68-25 角化棘皮瘤。一种低分化鳞状细胞癌，表现为伴中心性角质碎片的外生性结节

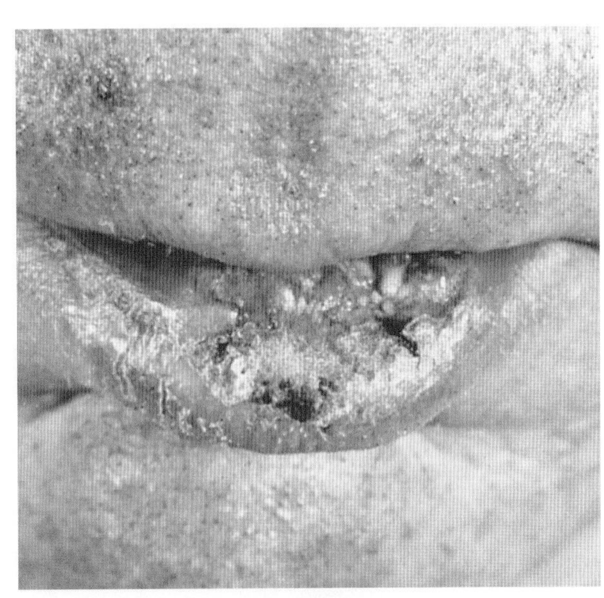

图 68-26 鳞状细胞癌。表现为下唇过度角化、结痂及少量侵蚀性斑块。头、颈、双手及双上肢阳光暴露部位也是常见的受累部位

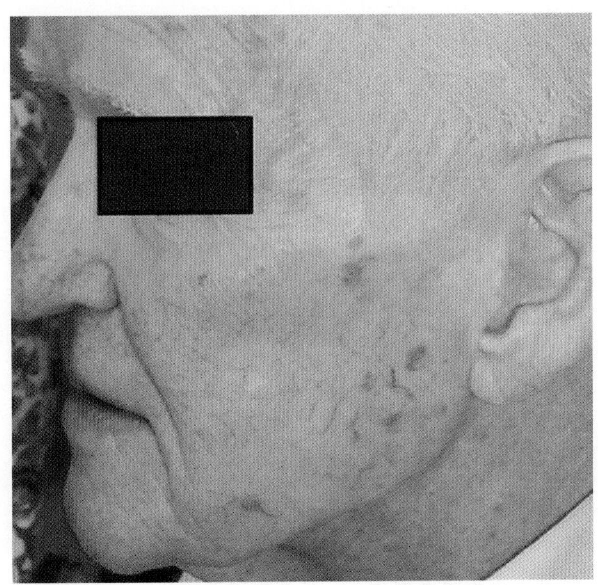

图 68-27 光化性角化病。在光暴露处皮肤可见过度角化的红斑丘疹及斑片。此疾病于中老年起病，并存在恶变可能（经允许引自 Robert Swerlick，MD）

黑色素瘤及良性色素沉着性皮损

（图 68-28 至图 68-33）由于黑色素瘤的预后主要与镜下观察到病变所侵及的深度有关，且早期发现并行手术治疗可治愈大部分患者，因此要求所有医生必须具备评估色素沉着性皮损的能力。黑色素瘤的 3 种临床病理分型包括表浅播散型、恶性雀斑样和肢端雀斑样，其典型临床表现可总结为“ABCD 法则”：非对称性（病变的一半与另一半不同）；边界不规则（病变边界不规则，有时呈锯齿状）；颜色（色素沉着病变的颜色不均一，不同部位可呈褐色、黑色、红色和白色等不同颜色）；直径（皮损直径通常＞6 mm）。结节型黑色素瘤是更罕见的黑色素瘤类型，可无上述全部特征，而表现为较对称、颜色较均匀且无黑色素的皮损。发育不良型（非典型）痣可为单发或多发，也可见于家族性黑色素瘤患者。这类痣表现出一定程度的不对称性、边界不规则性和颜色不均一。普通痣则可能为获得性或先天性，且十分常见。

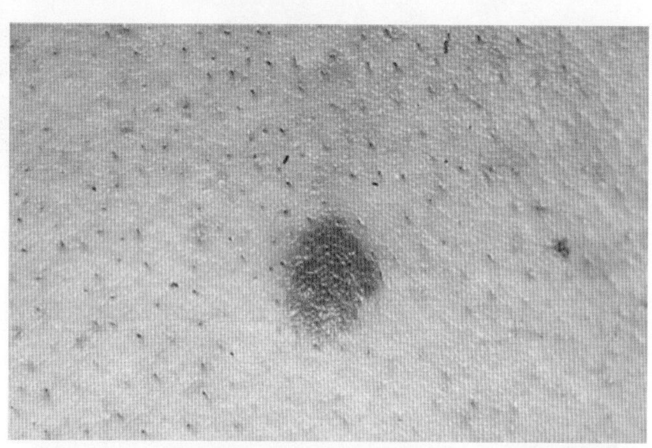

图 68-28　痣。一种黑色素细胞的良性增生，其特征为边缘规则的色素沉着斑或颜色均一的丘疹

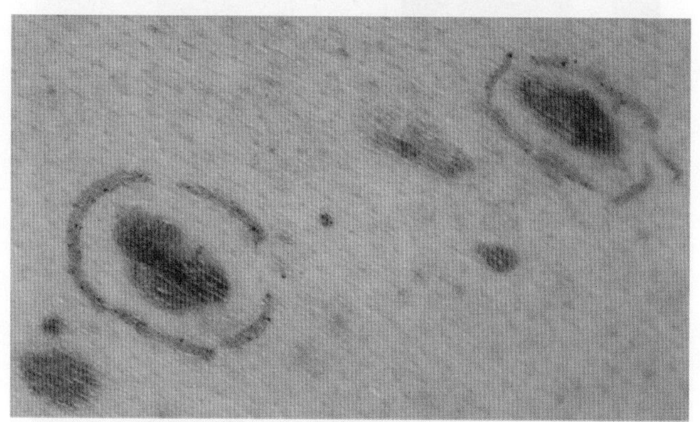

图 68-29　发育不良型痣。一种色素沉着不均一且形状不规则的黑色素细胞痣，可能与家族性黑色素瘤有关

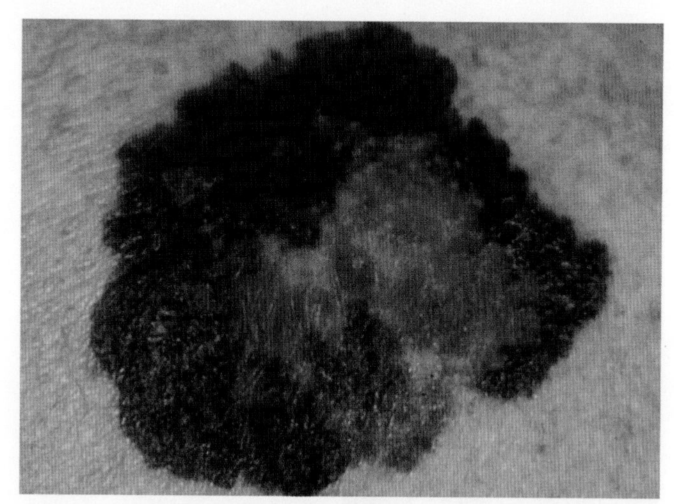

图 68-30　浅表播散型黑色素瘤。最常见的恶性黑色素瘤，其典型表现为颜色不均一（黑色、蓝色、褐色、粉色和白色混杂）和边界不规则

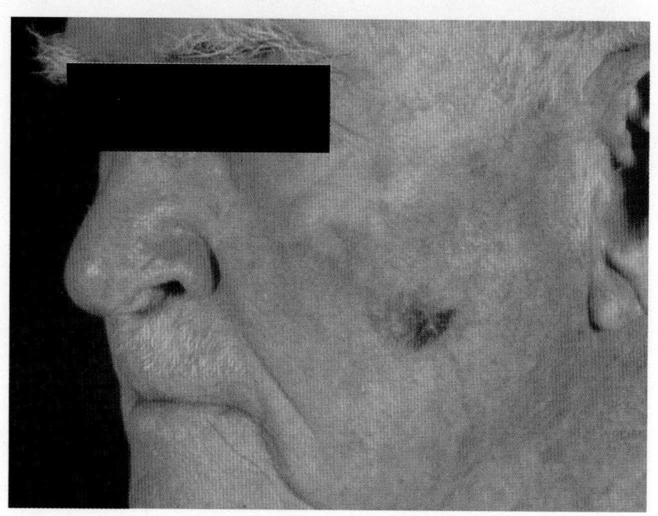

图 68-31　恶性雀斑样黑素瘤。见于光暴露部位，表现为较大的色素沉着斑或边界不规则、颜色混杂的斑块（经允许引自 Alvin Solomon，MD）

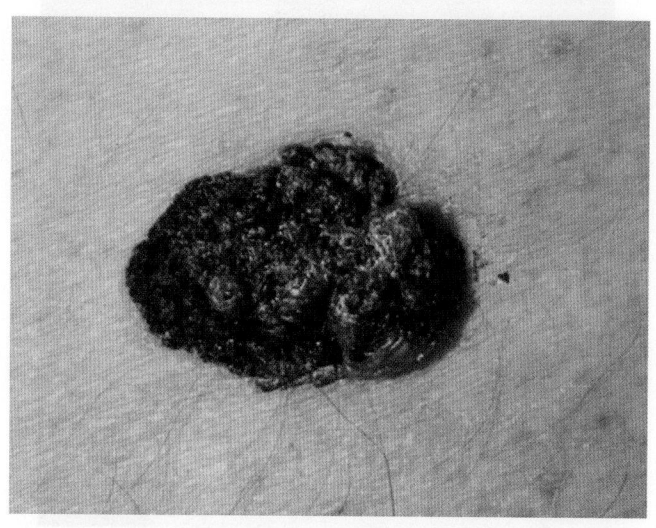

图 68-32　结节型黑色素瘤。最常见特征是生长迅速，多为溃疡性或痂样黑色结节（经允许引自 S. Wright Caughman，MD）

感染性疾病的皮肤表现

（图 68-34 至图 68-58）皮肤的功能之一即为隔绝机体与外界的屏障。因此皮肤将暴露于感染源，并可能导致细菌、病毒、真菌和寄生虫感染。此外，全身感染性疾病（如脑膜炎球菌血症、落基山斑疹热、莱姆病和感染性栓子）可累及皮肤，且皮肤表现可为明确诊断提供线索。多数经性传播的细菌及病毒感染可伴皮肤病变，如一期和二期梅毒、软下疳、生殖器疱疹和尖锐湿疣。

免疫介导性皮肤疾病

（图 68-59 至图 68-70）免疫介导性皮肤疾病可能主要累及皮肤和黏膜，并表现为水疱和糜烂，如天疱疮、类天疱疮和疱疹样皮炎。在系统性红斑狼疮、皮肌炎和血管炎等疾病中，皮肤病变常为全身疾病的临床表现之一。

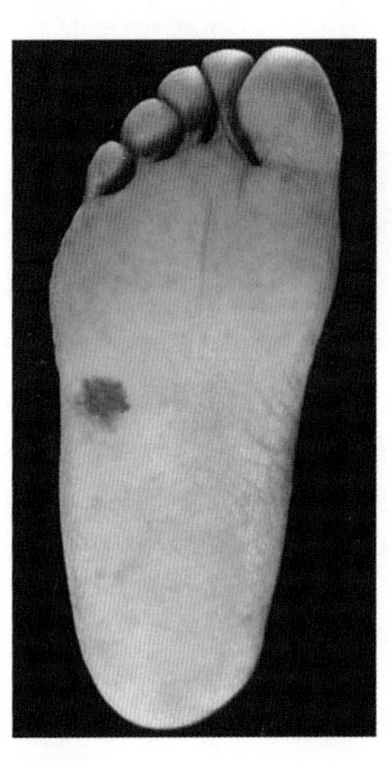

图 68-33　肢端雀斑样黑色素瘤。多见于黑人、亚洲人和西班牙人，患者手掌或脚掌皮肤可见增大的色素沉着斑点或斑块。色素可向两侧蔓延

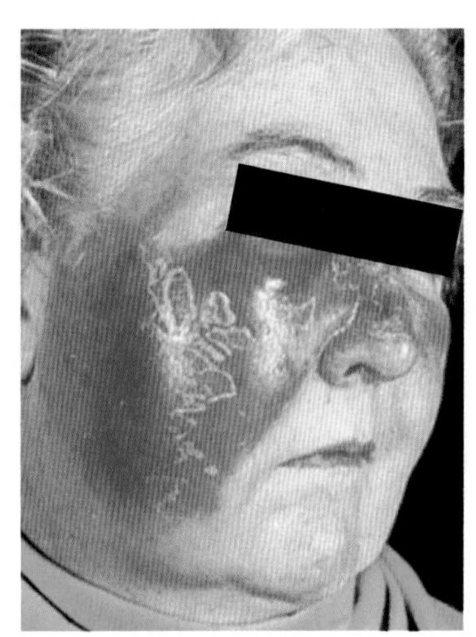

图 68-34　丹毒。累及真皮浅层的链球菌感染，其特征为边界清晰的皮肤红斑，伴水肿及皮温升高

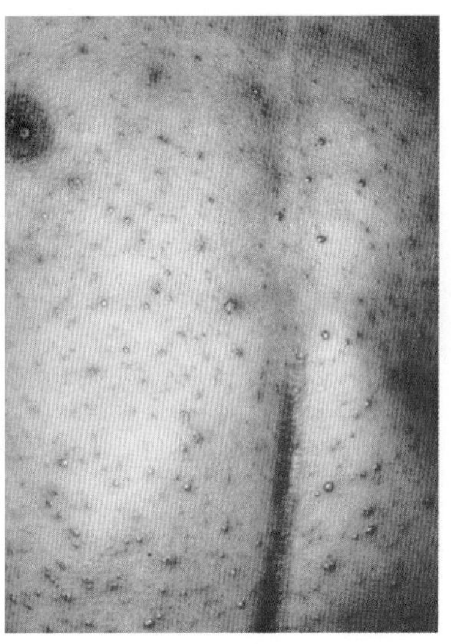

图 68-35　水痘。可见多枚处于不同疾病发展阶段的皮损：伴周围红晕的水疱、脐样水疱和结痂（经允许引自 Robert Hartman，MD）

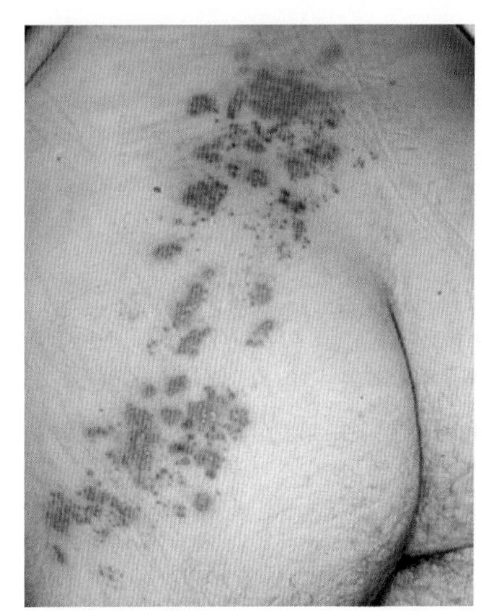

图 68-36　带状疱疹。该 HIV 感染者表现为沿皮区分布的出血性水疱及脓疱，伴红斑基底（经允许引自 Robert Swerlick，MD）

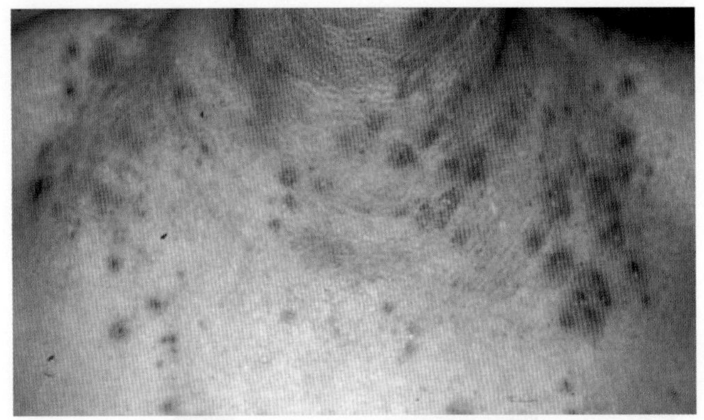

图 68-37　传染性脓疱病。浅表链球菌或金黄色葡萄球菌感染，表现为蜜色结痂和红斑性渗出性糜烂。有时可见大疱样皮损

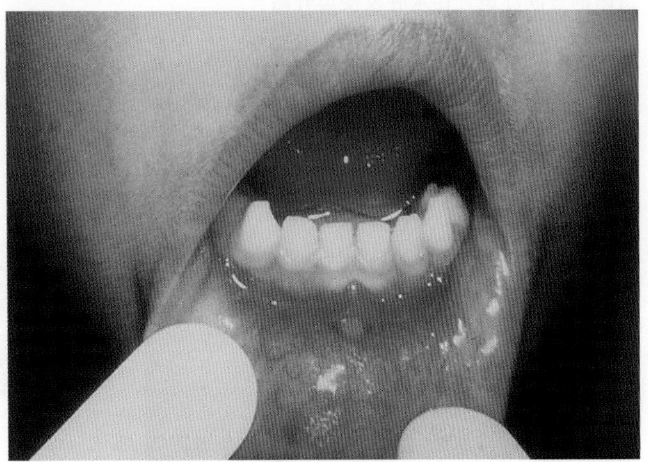

图 68-38　手足口病患者口腔内的痛性水疱和糜烂（经允许引自 Stephen D. Gellis，MD）

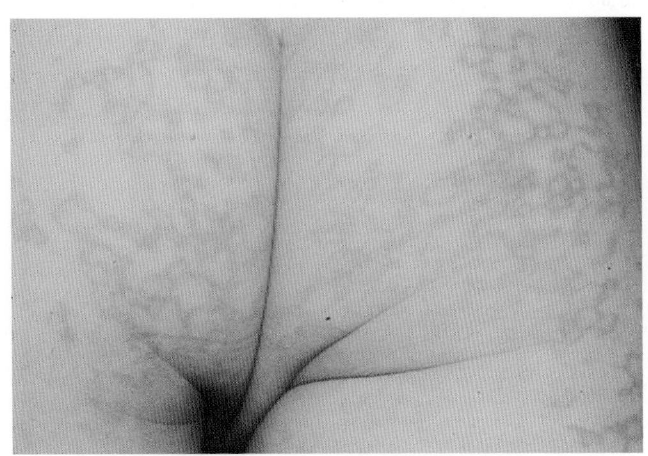

图 68-39　传染性红斑（第五病）的蕾丝网状皮疹

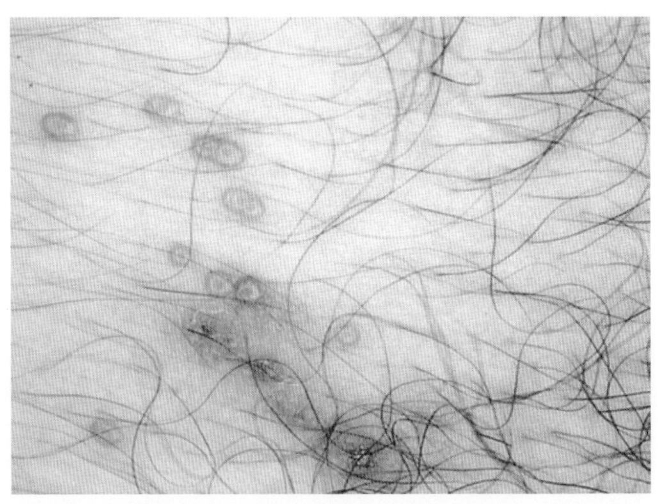

图 68-40　传染性软疣。由皮肤痘病毒感染引起，其特征表现为多发的脐状肉色（或色素减退）丘疹（经允许引自 Yale Resident's Slide Collection）

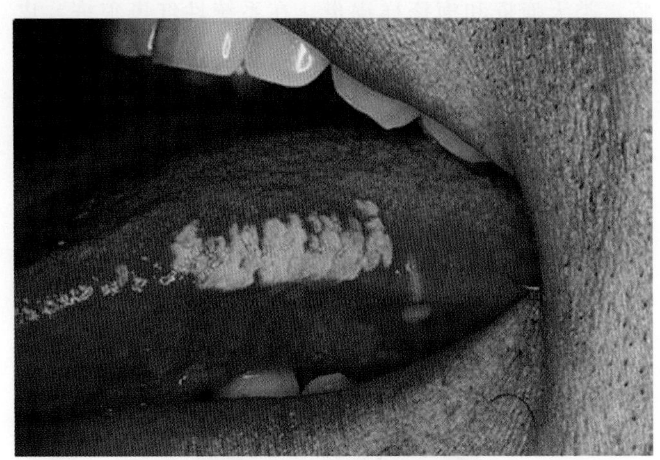

图 68-41　口腔毛状白斑。常表现为位于舌侧缘的白色斑块，与 EB 病毒感染有关（经允许引自 K Wolff et al：Fitzpatrick's Color Atlas & Synopsis of Clinical Dermatology，5th ed. New York，McGraw-Hill，2005. www. accessmedicine. com.）

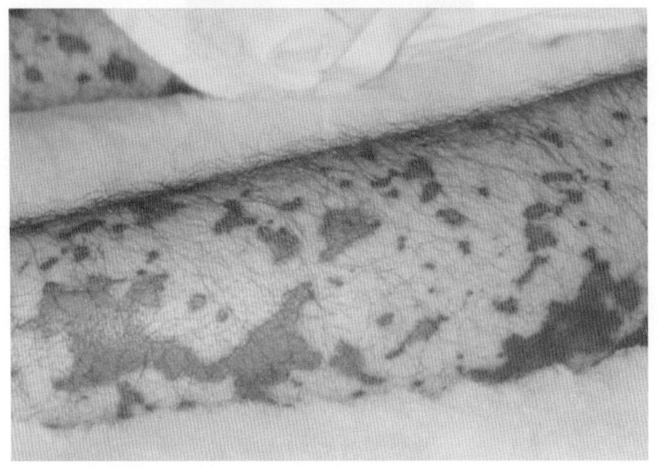

图 68-42　暴发性脑膜炎球菌血症。可见广泛的角状紫癜样斑块（经允许引自 Stephen D. Gellis，MD）

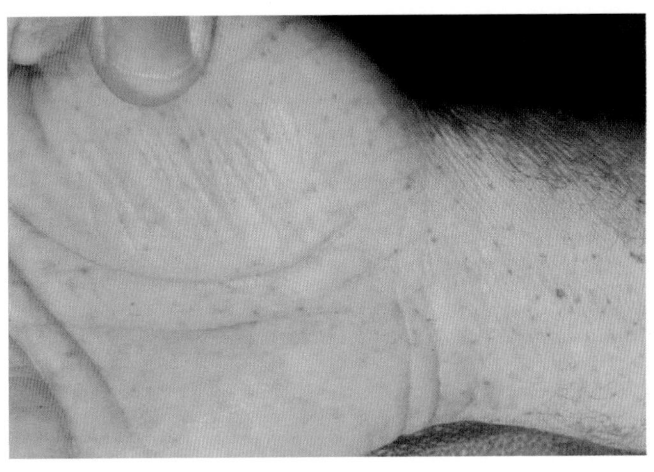

图 68-43　落基山斑疹热。患者的手掌和手腕掌侧可见针尖样皮肤瘀点（经允许引自 Robert Swerlick，MD）

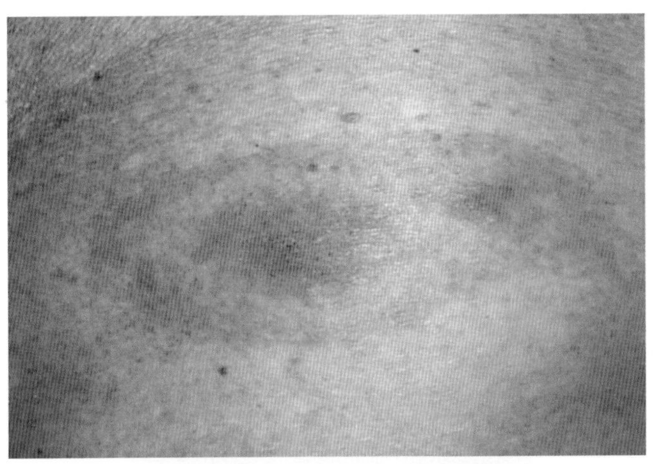

图 68-44　游走性红斑。莱姆病的早期皮肤表现，以叮咬部位出现环形红斑为特征，常伴中心性红色斑丘疹（经允许引自 Yale Resident's Slide Collection）

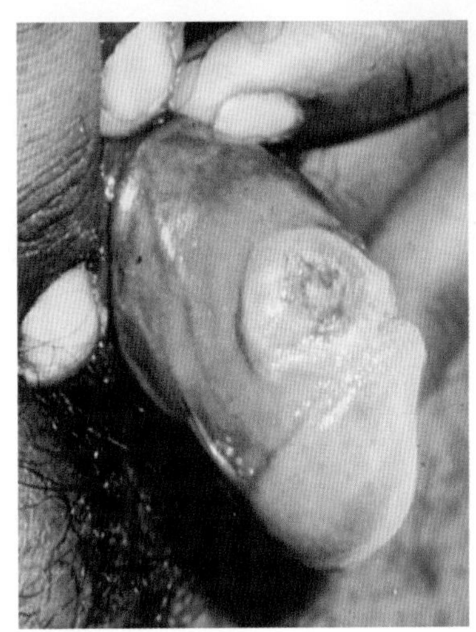

图 68-45　一期梅毒。无痛性硬下疳（经允许引自 Gregory Cox，MD）

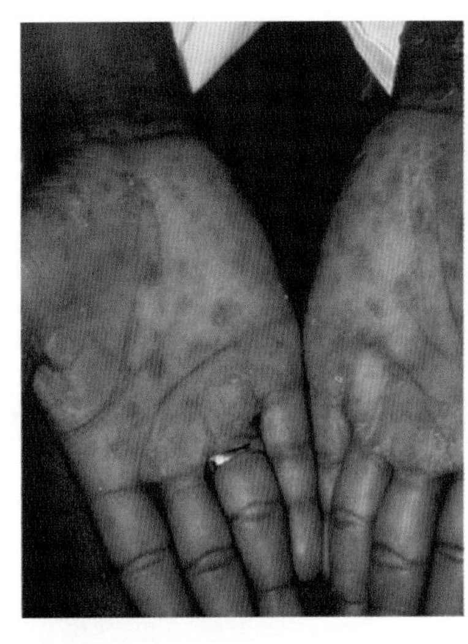

图 68-46　二期梅毒。常累及手掌和足底皮肤，表现为质硬的红褐色丘疹伴皮肤脱屑（经允许引自 Alvin Solomon，MD）

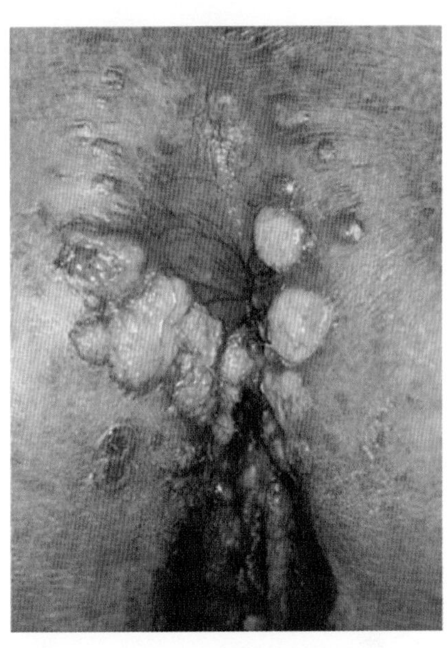

图 68-47　扁平湿疣。呈潮湿、有时为疣状的擦烂样斑块，可见于二期梅毒（经允许引自 Yale Resident's Slide Collection）

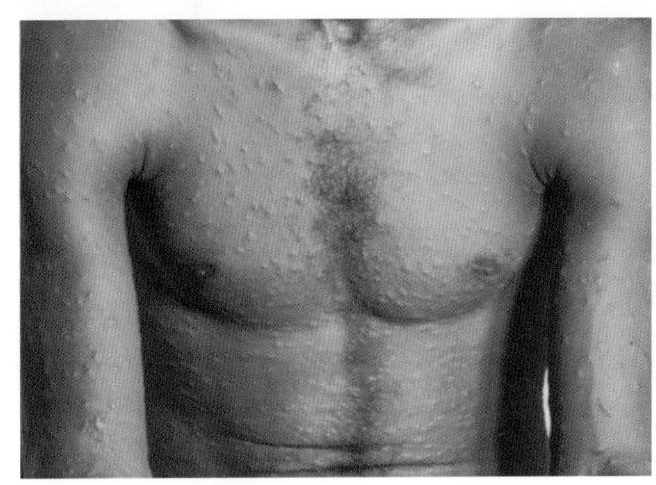

图 68-48　二期梅毒。可见特征性丘疹鳞屑性躯干皮疹

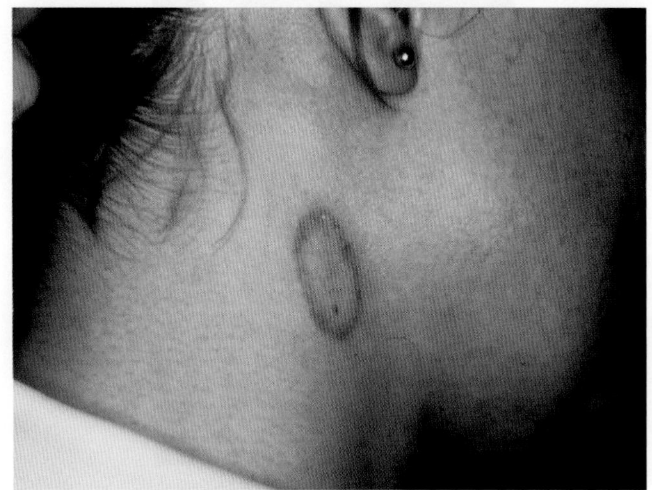

A

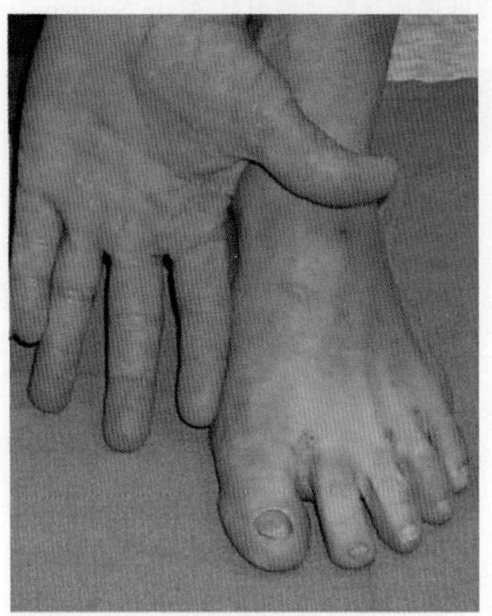

B

图 68-49　A. 体癣是一种浅表性真菌感染，图示为环形鳞屑性红斑伴中央皮疹消退。**B.** 慢性皮肤真菌感染好发于足部（足癣）、手部（手癣）和指甲（甲癣）

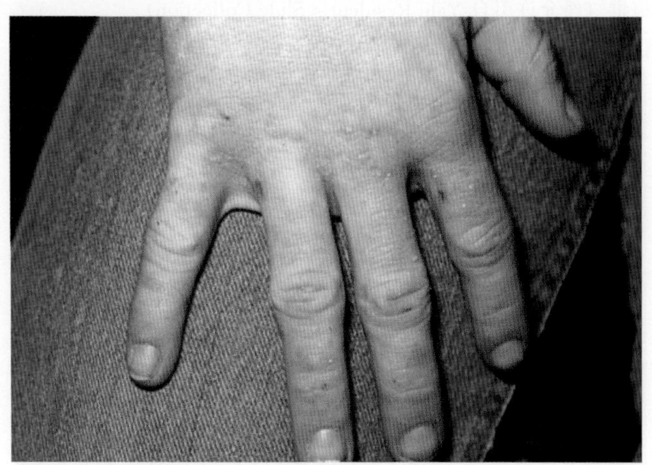

图 68-50　疥疮。典型表现为脱屑性红斑丘疹和少量线样“隧道”

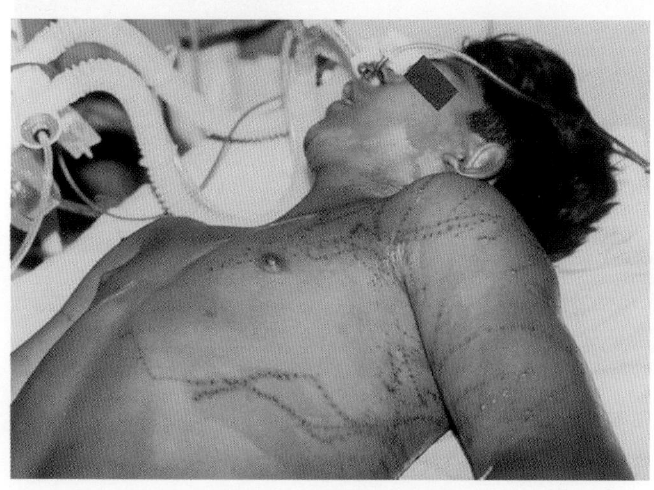

图 68-51　澳大利亚箱型水母蜇伤所致的皮损（经允许引自 V. Pranava Murthy，MD）

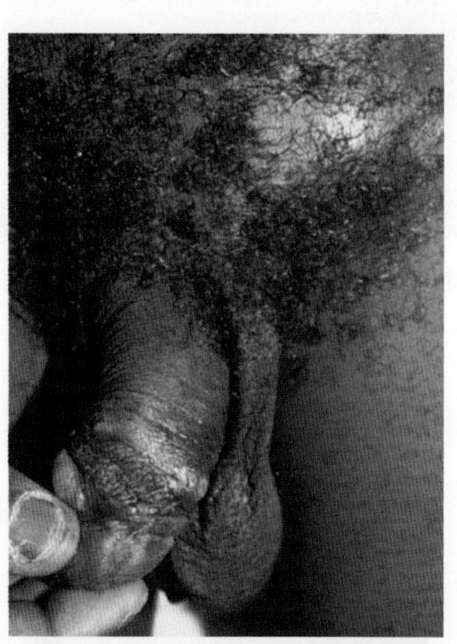

图 68-52　软下疳。特征性阴茎溃疡，伴左侧腹股沟腺炎（腹股沟淋巴结炎）

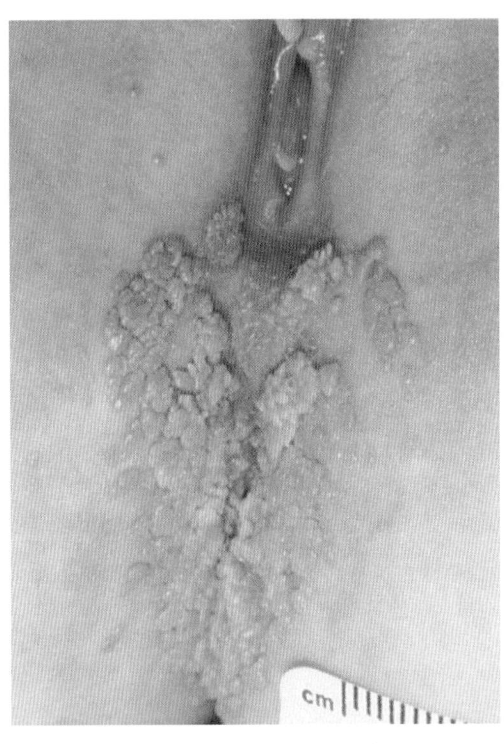

图 68-53 尖锐湿疣。人乳头状瘤病毒感染所致的皮肤疾病，此患者的皮肤可见多枚疣状丘疹相互融合成斑块（经允许引自 S. Wright Caughman，MD）

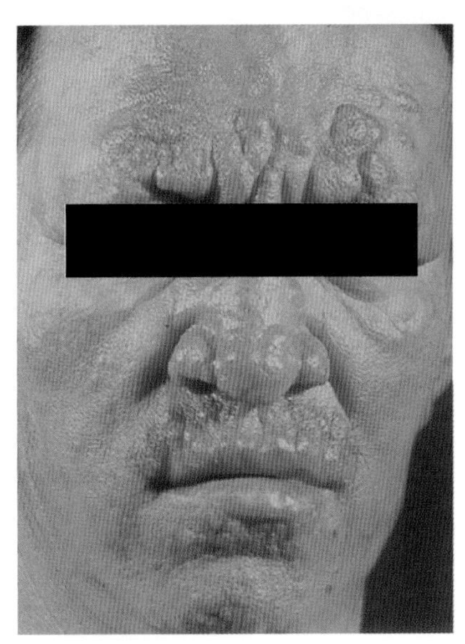

图 68-54 极性瘤型麻风。患者表现为多发结节性皮肤病变，以前额为著，伴眉毛脱落（经允许引自 Robert Gelber，MD）

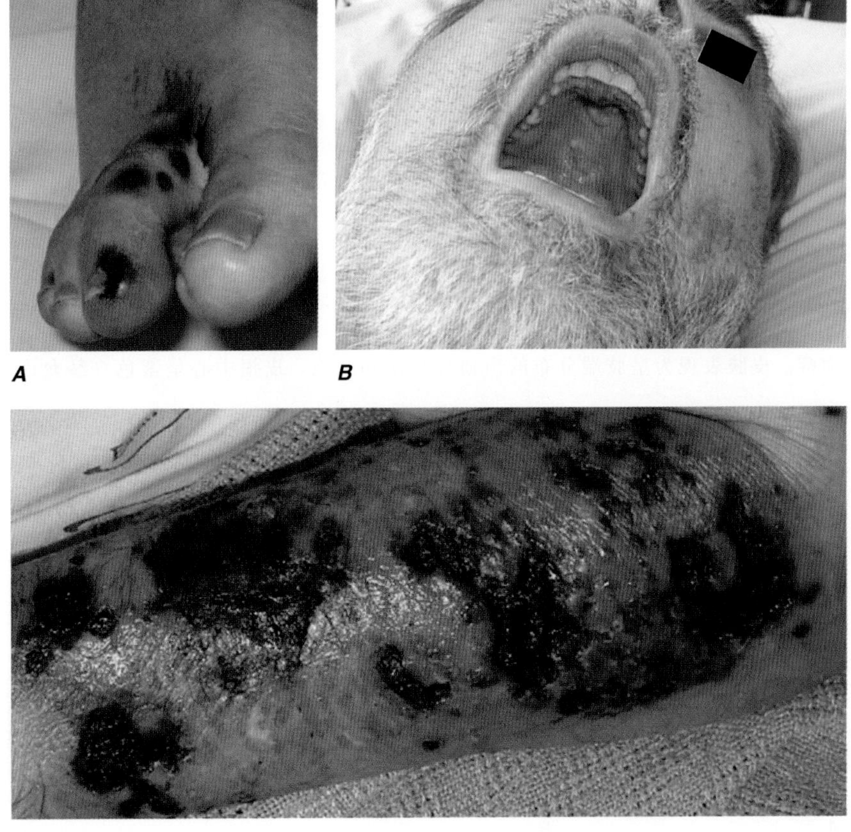

图 68-55 中性粒细胞减少症患者的皮肤病变。A. 正在接受治疗的多发性骨髓瘤患者足部可见出血性丘疹。对病变组织进行活检及培养证实为曲霉菌感染。**B.** 接受化疗的患者硬腭上的剥脱性结节。对病变组织进行活检及培养提示存在毛霉菌感染。**C.** 中性粒细胞减少症合并铜绿假单胞菌菌血症患者出现坏死性脓疮

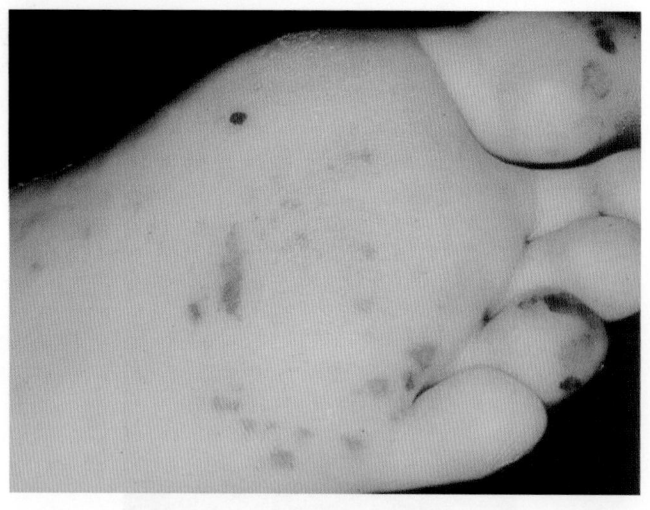

图 68-56　感染性栓子。因急性金黄色葡萄球菌性心内膜炎所致的出血及梗死（经允许引自 L. Baden，MD）

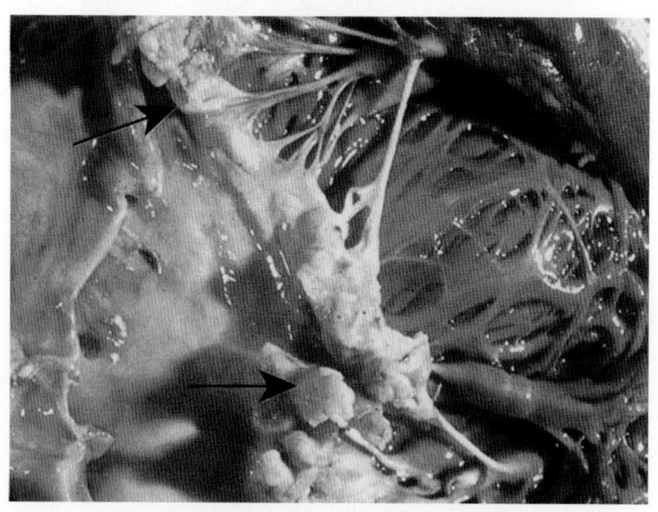

图 68-57　草绿色链球菌心内膜炎引起的疣状赘生物（箭头）。累及二尖瓣（经允许引自 AW Karchmer，MD）

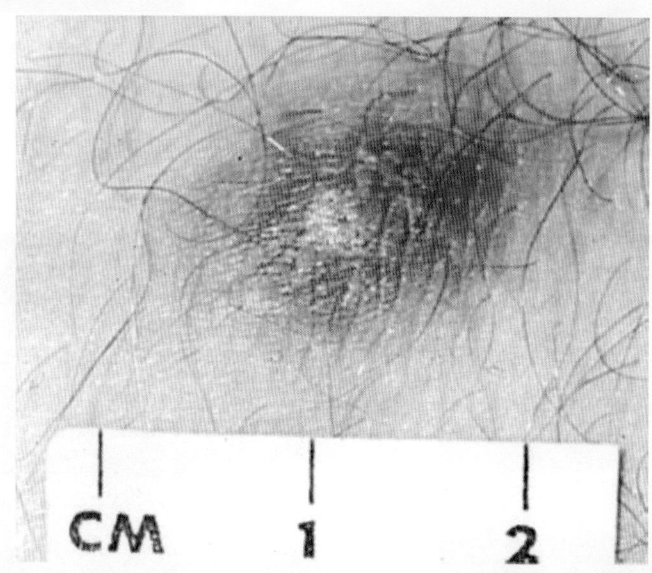

图 68-58　播散性淋球菌血症。皮肤表现为呈肢端分布的出血性丘疹和脓疱，皮损中心呈紫色（经允许引自 Daniel M. Musher，MD）

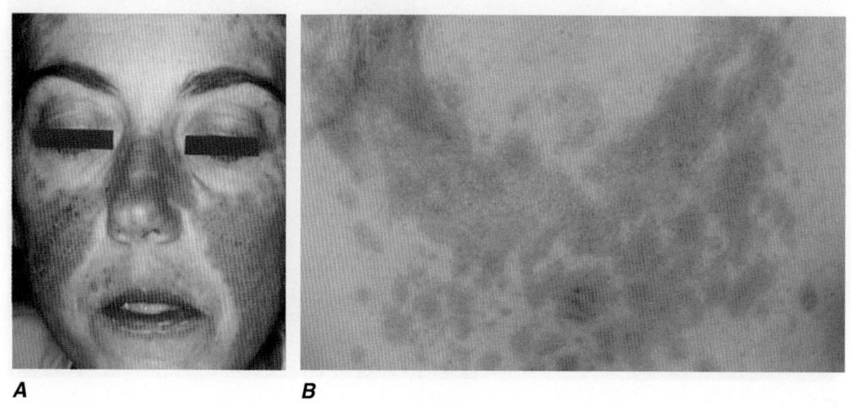

图 68-59　红斑狼疮。A. 系统性红斑狼疮，呈显著的鳞屑性蝶形红斑。皮疹亦可累及其他光暴露部位。**B.** 上胸部急性红斑狼疮，可见鲜红色且轻度水肿的丘疹及斑块，相互融合（B 图经允许引自 Robert Swerlick，MD）

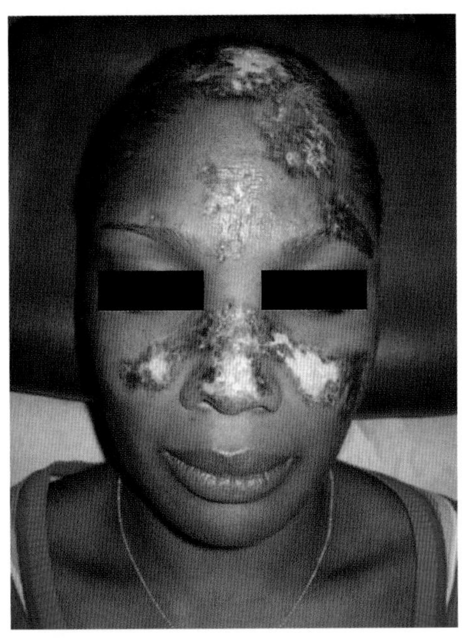

图 68-60　盘状红斑狼疮。皮肤特征性表现为萎缩、色素脱失的斑块及斑片，周围可见色素沉着及红斑，伴瘢痕及脱发

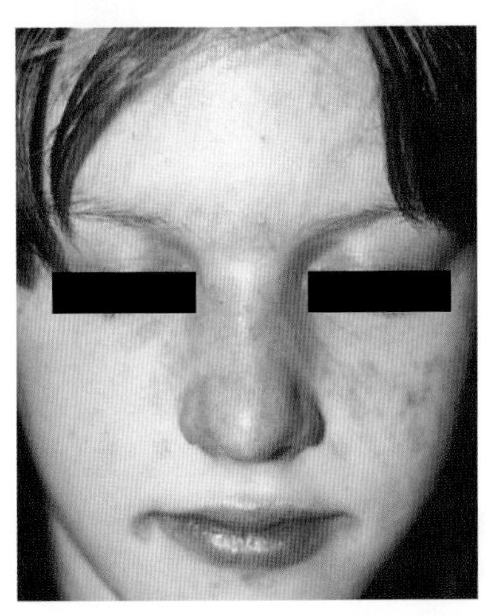

图 68-61　皮肌炎。典型向阳疹的特征表现是眶周紫红色红斑（经允许引自 James Krell，MD）

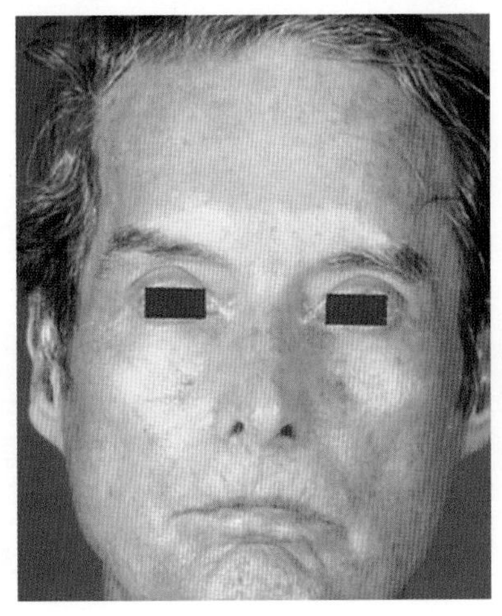

图 68-62　硬皮病。特征为典型的无表情面具脸

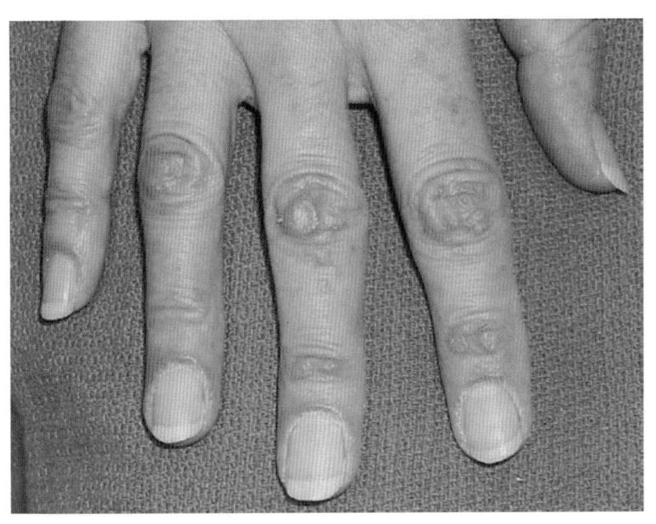

图 68-63　硬皮病。肢端硬化和手指局灶性溃疡

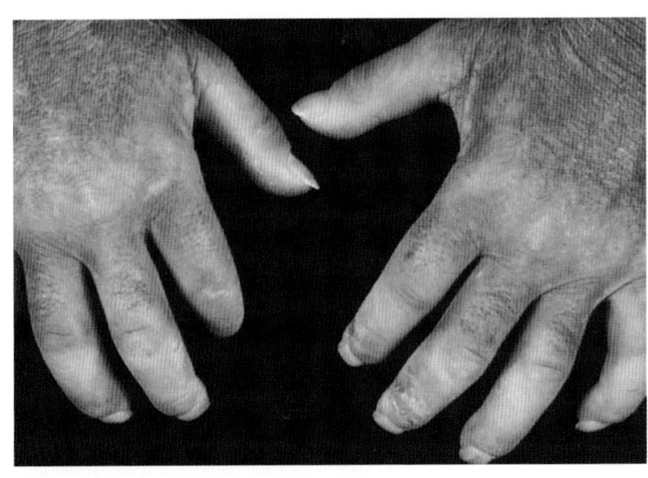

图 68-64　皮肌炎。常累及手部皮肤，表现为跨指关节的红色扁平丘疹（Gottron 征）和甲周毛细血管扩张

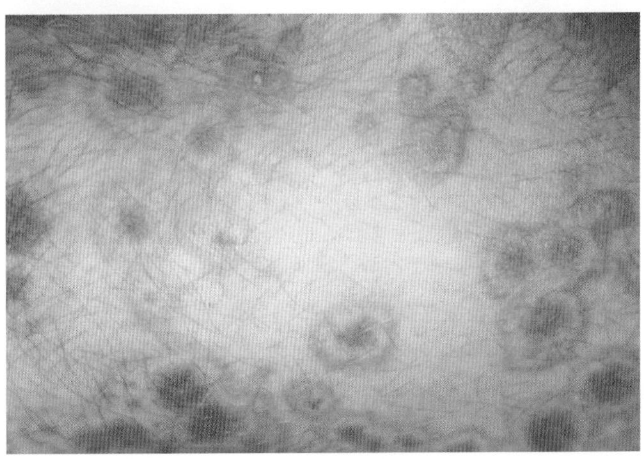

图 68-65　多形性红斑。特征是多发的靶形或虹膜样红斑斑块，通常提示因药物或感染（尤其是单纯疱疹病毒）引起的过敏反应（经允许引自 Yale Resident's Slide Collection）

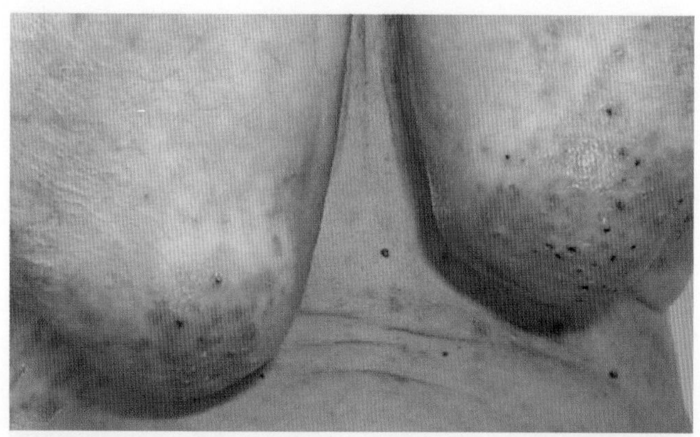

图 68-66 疱疹样皮炎。表现为典型部位的簇状水疱伴皮肤瘙痒。水疱可破溃且可见于膝部、臀部、肘部及后侧头皮

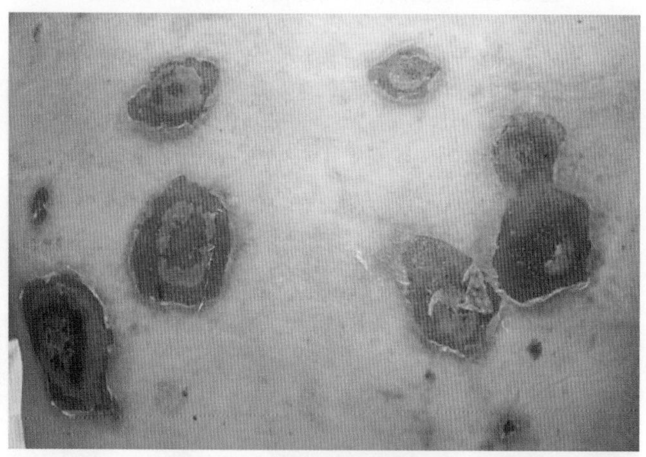

A

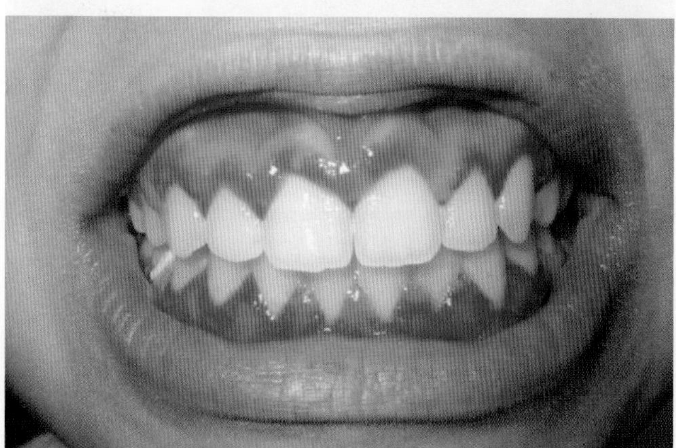

B

图 68-67 寻常型天疱疮。A. 背部剥脱性大疱。**B.** 病变几乎总累及口腔黏膜，有时伴有牙龈、颊黏膜、上颚、后咽或舌部糜烂。（B 图经允许引自 Robert Swerlick，MD）

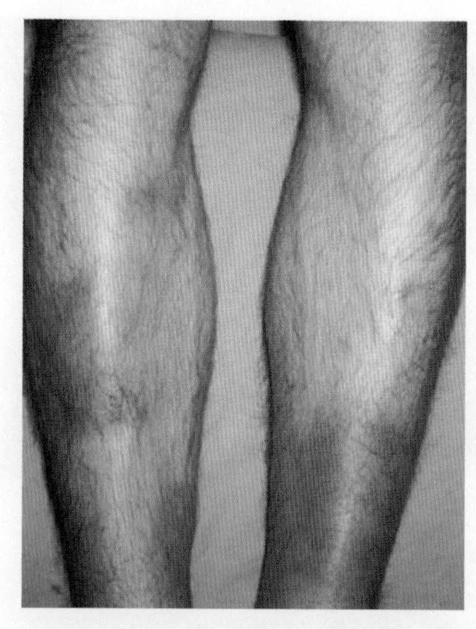

图 68-68 结节性红斑。一种脂膜炎，其特征表现为痛性的深部结节和斑块，好发于下肢（经允许引自 Robert Swerlick，MD）

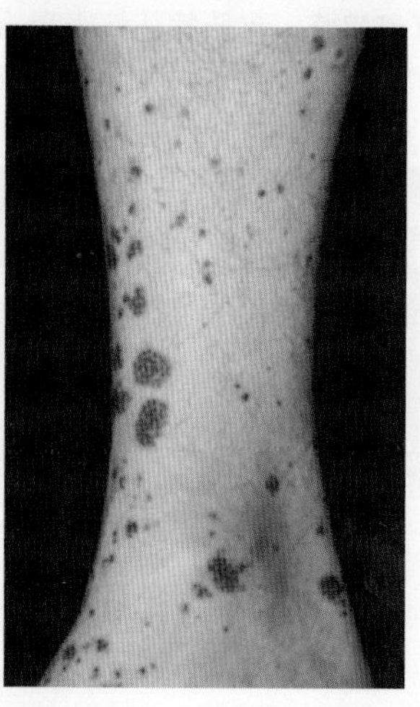

图 68-69 血管炎。皮肤小血管炎患者下肢可触性紫癜性丘疹（经允许引自 Robert Swerlick，MD）

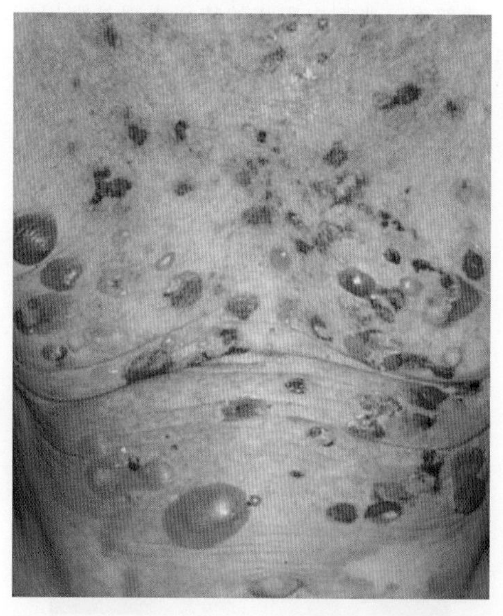

图 68-70 大疱性类天疱疮。红斑性荨麻疹基底可见张力性水疱及大疱（经允许引自 Yale Resident's Slide Collection）

内科疾病的皮肤表现

（图 68-71 至图 68-78）尽管许多全身性疾病均存在皮肤表现，但仍有部分内科疾病具有易于识别的皮肤特征，本章将对其中的部分内容进行阐述。此类皮肤特征通常在全身性疾病之前、之中或之后出现。黑棘皮病是一种典型的皮肤病变，常与潜在的全身性疾病有关，最常见于肥胖和胰岛素抵抗。该病还可能和其他内分泌疾病及一些罕见的遗传综合征相关。恶性棘皮病的发生可能和多种恶性肿瘤有关，尤其是胃肠道、肺和乳腺腺癌。本章所述的其他内科疾病的皮肤特征包括胫前黏液性水肿（与甲状腺疾病相关）和 Sweet 综合征（可能与血液系统恶性肿瘤、实体肿瘤、感染或炎性肠病相关）。皮肤还与许多全身性炎症性疾病有关，如结节病、类风湿关节炎和红斑狼疮。

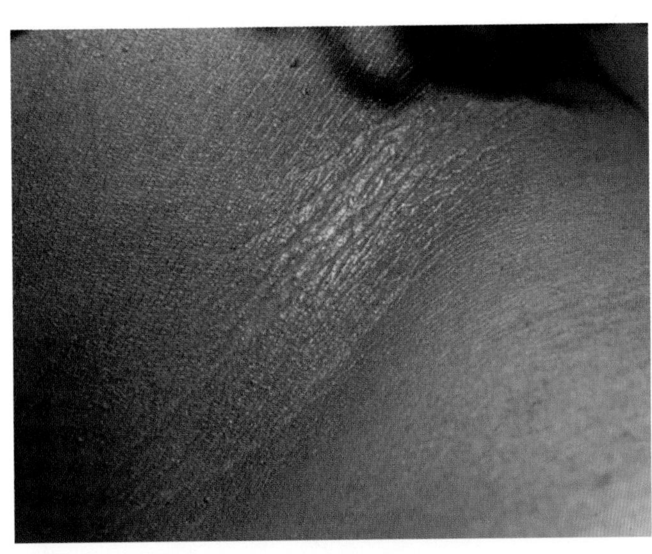

图 68-71　黑棘皮病。颈部天鹅绒样疣状表面可见典型的色素沉着斑块

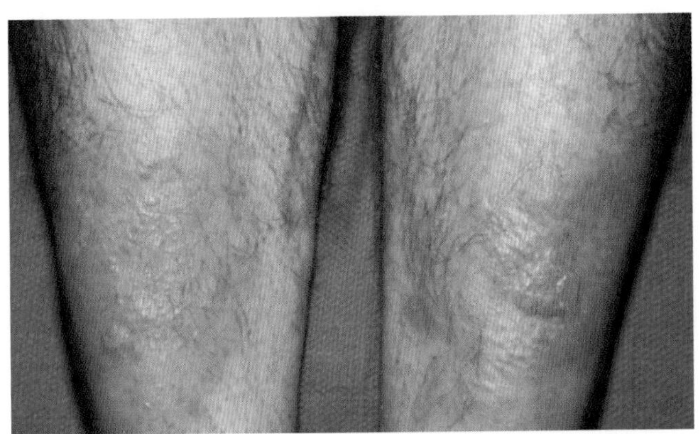

图 68-72　胫前黏液性水肿。Graves 病患者胫前可见蜡样、浸润性斑块

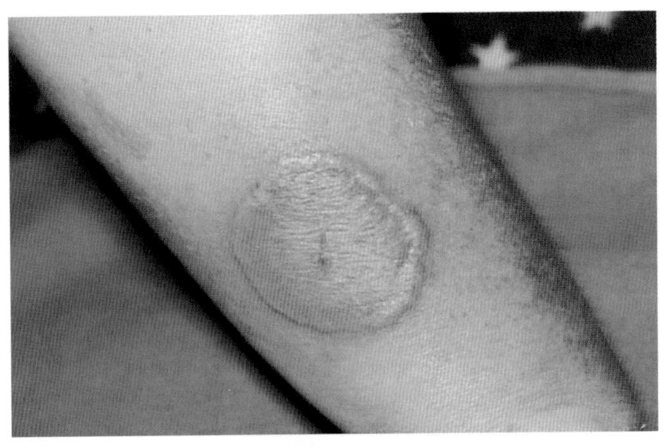

图 68-73　Sweet 综合征的红斑性硬化斑块。可见假水疱性边界（经允许引自 Robert Swerlick，MD）

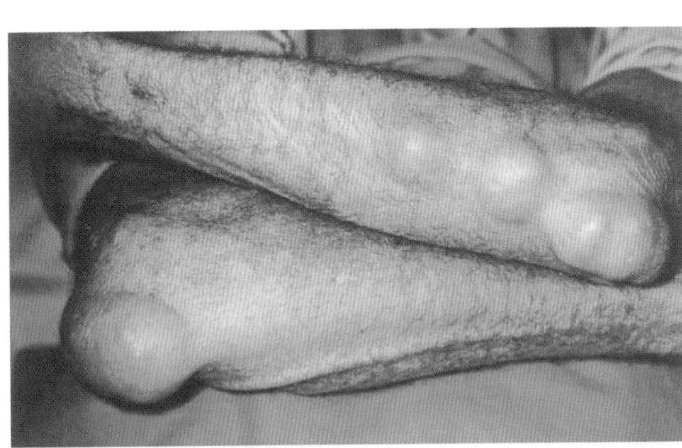

图 68-74　双上肢类风湿结节（经允许引自 Robert Swerlick，MD）

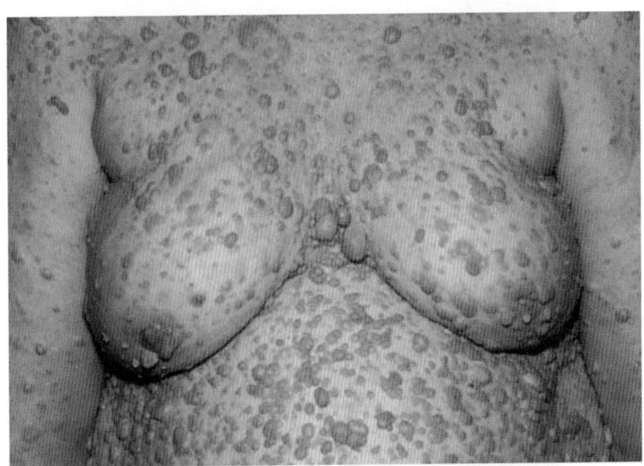

图 68-75　神经纤维瘤病。可见大量肉色的皮肤神经纤维瘤

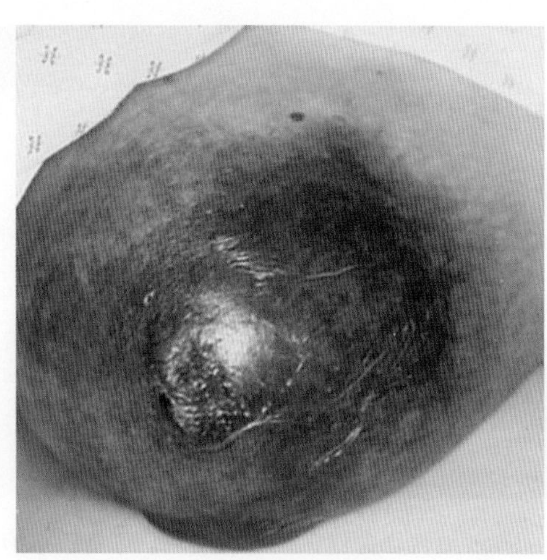

图 68-76 华法林所致皮肤坏死。乳房皮肤及皮下坏死。其他脂肪堆积部位（如臀部及大腿）也是常见的受累部位（经允许引自 Kim Yancey，MD）

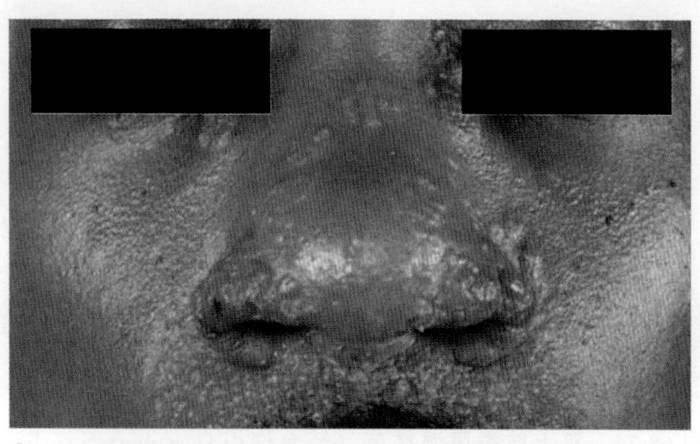

A

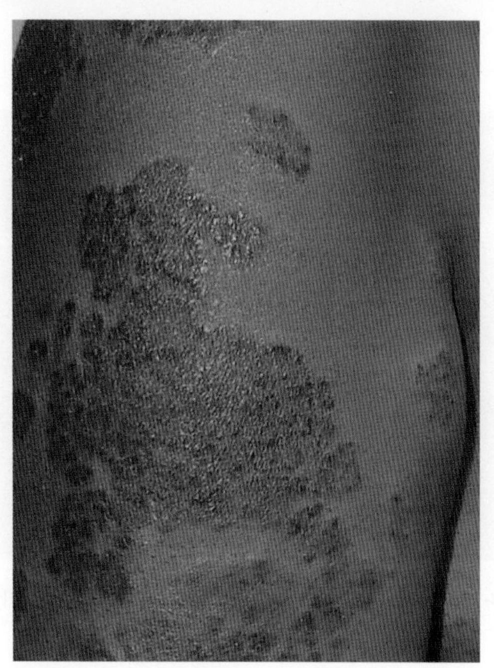

B

图 68-77 肉状瘤。A. 患者鼻旁和眶周可见典型的浸润性丘疹及斑块，其颜色多样。**B.** 患者上臂可见浸润性、色素沉着性且轻微发红的丘疹和斑块相互融合（B 图经允许引自 Robert Swerlick，MD）

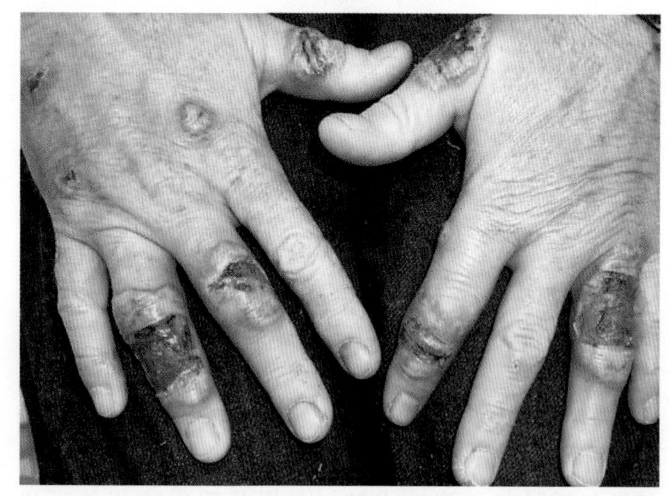

图 68-78 坏疽性脓皮病。见于双手背侧，呈多发坏死性溃疡，周围为模糊不清的紫红色边界（经允许引自 Robert Swerlick，MD）

第十一部分　血液系统异常
SECTION 11　Hematologic Alterations

第六十九章　贫血与真性红细胞增多症
Anemia and Polycythemia

John W. Adamson，Dan L. Longo　著
（吕萌　译）

造血与红细胞生成生理学基础

血液中各种组分生成的过程称为造血，这一过程始于造血干细胞并受一系列的因素调控。造血干细胞能够产生红细胞、各类粒细胞、单核细胞、血小板及免疫细胞。造血干细胞定向分化的分子机制尚未明确，造血干细胞固有基因表达或者外部环境是否起决定性作用还存在争议。小鼠实验结果提示，在转录因子GATA-1及FOG-1（GATA-1伙伴基因）表达缺失时，来源于红系/巨核系前体细胞的红细胞发育停滞。造血干细胞定向分化后，造血祖细胞及前体细胞在生长因子及体内激素的调节下数量增加。红细胞生成素（EPO）是调节红细胞生成最关键的因子，它对红系祖细胞的维持必不可少，EPO缺失时红系祖细胞则发生程序性细胞死亡（即凋亡）。调控红细胞生成过程的关键因子见图69-1。

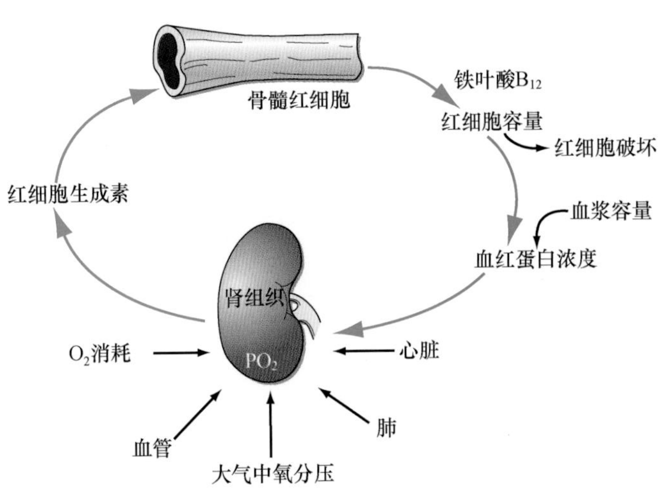

图69-1　组织氧分压对红细胞生成的生理调节

在骨髓中，能从形态学上最先被识别出的红系前体细胞是原红细胞，它能够进行4～5次细胞分裂，产生16～32个成熟红细胞。随着EPO分泌增加或者体外给予EPO，早期红系祖细胞数量可进一步增加，进而产生更多的红细胞，EPO的产生由组织氧分压调节。

在哺乳动物中，O_2通过与循环红细胞中的血红蛋白结合被输送到组织中。成熟红细胞直径为8 μm，无细胞核，呈圆盘状，极具柔韧性因而可在微循环中穿梭，红细胞内ATP的产生可维持其细胞膜的完整性。红细胞的平均寿命为100～120天，人体内每天有0.8%～1%的红细胞破坏，同时有同样数量的红细胞产生。红细胞生成的功能单位称为红细胞系统，这一动态系统由快速增殖的骨髓红系前体细胞和大量成群的成熟循环红细胞构成。红细胞容量反映了红细胞生成和破坏的动态平衡。红细胞生成和破坏的生理学原理有助于理解贫血发生的机制。

调节红细胞生成的EPO是一种糖蛋白激素，主要由高度特化的内皮样肾小管周围细胞产生，少量EPO由肝细胞产生。EPO产生最主要的刺激因素是组织缺氧，低氧诱导因子-1α（HIF-1α）是EPO基因调控的关键因子。常氧条件下，HIF-1α脯氨酸羟基化，经蛋白酶体介导而进行泛素化降解，而在缺氧条件下，羟基化关键步骤受限，HIF-1α得以与其他蛋白结合并转入细胞核，上调EPO的基因表达。

红细胞容量减少（贫血）、血红蛋白氧结合力受损、高氧亲和力突变（血氧不足），及少见的肾动脉狭窄引起肾供血不足可能导致肾缺氧。EPO日复一日地控制着红细胞的生成，人体外周血浆中EPO正常值为10～25 U/L。当血红蛋白浓度低于100～120 g/L（10～12 g/dl），血浆EPO升高的水平反映了贫血的严重程度（图69-2）。外周循环中EPO的半衰期为6～9 h。EPO通过与骨髓红系前体细胞表面的受体结合，诱导其增殖和成熟。在造血原料尤其是铁充足的情况下，予以EPO刺激，红细胞在1～2周内可以增加4～5倍。因此，红系造血需要肾正常分泌EPO、功能正常的骨髓红系祖细胞和足够用于合成血红蛋白的造血原料，这些关键环节中任何一环出现问题都可能导致贫血。通常贫血都是通过实验

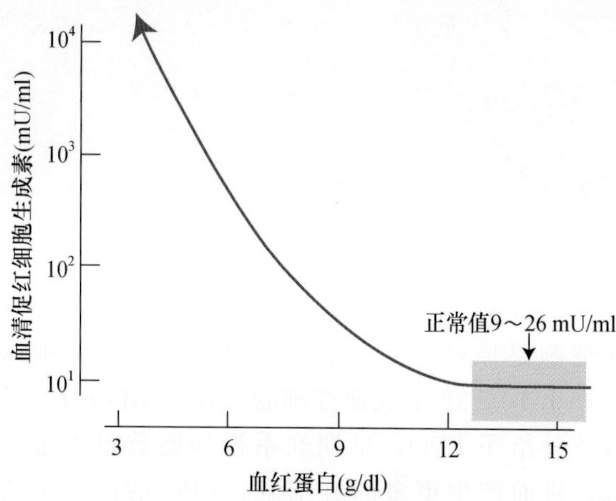

图 69-2 促红细胞生成素（EPO）水平对贫血的反应。当血红蛋白水平低于 120 g/L（12 g/dl）时，血浆 EPO 水平呈对数增长。在存在慢性肾病或慢性炎症的情况下，EPO 水平通常低于预期对贫血的反应。随着个体年龄的增长，维持正常血红蛋白水平所需的 EPO 可能增加（引自 RS Hillman et al：Hematology in Clinical Practice，5th ed. New York，McGraw-Hill，2010）

室检查被发现，即患者的血红蛋白水平或者血细胞比容值低于正常范围。贫血的可能性和严重程度是根据患者血红蛋白/血细胞比容与年龄和性别匹配的正常受试者预期值的偏差来确定的。成人血红蛋白浓度呈正态分布，成年男性的平均血细胞比容为 47%（标准差±7%），成年女性为 42%（±5%）。血细胞比容或者血红蛋白浓度异常都可能与贫血相关，成年男性的血细胞比容＜39%或成年女性的血细胞比容＜35%时，正常的概率只有 25%左右。血细胞比容水平在评估贫血时不如血红蛋白水平有用，因为它们是计算出来的，而不是直接测量出来的。如果同一患者以前的血红蛋白或血细胞比容值可用于比较，则更容易解释再次出现可疑的低血红蛋白或血细胞比容值。世界卫生组织定义的贫血标准为：男性血红蛋白水平＜130 g/L（13 g/dl），女性＜120 g/L（12 g/dl）。

红细胞生成的关键因素（EPO 生成、造血原料铁的含量、骨髓增殖能力和红系前体细胞的成熟）可用于贫血的初步分类（见下文）。

贫血

贫血的临床表现

症状和体征 贫血通常是由实验室筛查发现，伴有重度贫血症状的患者较少见。急性贫血是由于失血或溶血引起的。轻度失血时，通过降低 pH 值或升高 CO_2 浓度引起 O_2-血红蛋白解离曲线变化，可使 O_2 释放（波尔效应）。急性失血以低血容量为主要临床表现，血细胞比容和血红蛋白水平不能反映失血量。失血量在总血容量 10%～15%时可出现血管不稳定，此时患者的组织器官不贫血但是处于低血压和低灌注状态。当急性失血量＞总血容量 30%时，机体不能通过血管收缩和局部血流改变来代偿。患者倾向于仰卧位来缓解症状，并伴有直立性低血压和心动过速。当失血量＞总血容量的 40%（按正常人血容量标准时为＞2 L）时，患者会出现包括神志不清、呼吸困难、大汗淋漓、低血压、心动过速等低血容量性休克症状。此时患者重要脏器血流灌注不足，需要即刻扩充血容量。

急性溶血的症状和体征取决于引起红细胞破坏的原因。血管内溶血释放游离血红蛋白，引起背痛、血浆和尿中出现游离血红蛋白和肾衰竭。慢性或者进行性贫血的相关症状取决于患者的年龄和重要脏器的血供情况。中度贫血通常伴随以下症状：疲劳、体力下降、气促、活动后心率加快。然而，通过 O_2-血红蛋白解离曲线的内在代偿机制，除非出现严重贫血［血红蛋白＜70～80 g/L（7～8 g/dl）］，否则贫血发病初期（尤其是年轻患者）的症状和体征并不明显。当贫血持续数日或数周后，总血容量正常或略有增加，心排血量和局部血流量的变化有助于补偿贫血引起的总携氧能力缺失。O_2-血红蛋白解离曲线位置的偏离亦是机体对贫血的代偿反应。慢性贫血时，细胞内 2，3-双磷酸甘油酸水平升高，使解离曲线向右移动，有利于释放 O_2。这种代偿机制只能在血红蛋白浓度较正常值降低 20～30 g/L（2～3 g/dl）时维持正常组织 O_2 输送。最终，通过将血液从血液供应相对丰富的器官（尤其是肾、肠道和皮肤）分流，进一步保证 O_2 输送到重要脏器。

某些特定疾病通常伴有贫血，慢性炎症状态下（如感染、类风湿性关节炎、癌症）通常伴有轻中度贫血，而淋巴增殖性疾病如慢性淋巴细胞白血病和其他 B 细胞肿瘤则伴有自身免疫性溶血。

临床诊治路径：贫血

对贫血患者的评估需要仔细询问病史和体格检查，并评估与药物或酒精摄入有关的营养史和贫血家族史，特定的地理背景和种族与血红蛋白分子遗传性紊乱或中间代谢障碍的发病率增加相关。葡萄糖-6-磷酸脱氢酶（G6PD）缺乏症和血红蛋白病更常见于地中海和非洲裔，非洲裔美国人G6DP缺乏的比例也很高。其他有用的信息包括有毒物质或药物接触史，与贫血相关的其他常见疾病的症状。这些症状和体征包括出血、疲劳、全身不适、发热、体重减轻、盗汗和其他全身症状。体格检查中发现感染、便血、淋巴结肿大、脾大或皮肤瘀斑等证据可为贫血的病因提供线索。脾和淋巴结肿大提示潜在的淋巴增生性疾病，而皮肤瘀斑提示血小板功能障碍。既往的实验室检查结果有助于确定发病时间。

贫血患者的体格检查可表现为剧烈心搏、强烈脉搏、心脏收缩期杂音。如果血红蛋白＜80～100 g/L（8～10 g/dl），则出现皮肤黏膜苍白。体格检查应集中在浅表血管，如黏膜、甲床和手掌皱褶。如果手掌过度伸展时掌纹的颜色比周围皮肤颜色浅，则血红蛋白水平通常＜80 g/L（8 g/dl）。

实验室检查

表69-1列举了贫血初步检查项目，血常规（CBC）必不可少，评估包括血红蛋白、血细胞比容和红细胞指标：平均红细胞体积（MCV），单位为fl；平均红细胞血红蛋白量（MCH），单位为pg；平均红细胞血红蛋白浓度（MCHC），非国际单位制为g/dl。红细胞指数计算如表69-2所示，血红蛋白和血细胞比容随年龄的正常变化如表69-3所示。许多生理因素可影响CBC，包括年龄、性别、妊娠、吸烟和海拔高度。血红蛋白值为正常高值可见于生活在高海拔或大量吸烟的男性和女性。吸烟引起的血红蛋白升高是机体对CO取代O_2与血红蛋白结合的代偿反应。网织红细胞计数和铁含量［包括血清铁、总铁结合能力（TIBC；间接测定血清转铁蛋白）、血清铁蛋白］的检测对贫血的诊断也至关重要。红细胞指数的显著变化通常反映红细胞成熟障碍或缺铁。仔细评估外周血涂片十分重要，临床实验室经常提供红细胞和白细胞的描述、白细胞分类和血小板计数。对于严重贫血、红细胞形态异常和（或）低网织红细胞计数的患者，骨髓抽吸或活检可协助诊断。

CBC检测中的指标有助于贫血的分类，MCV低于正常值（80 fl）提示小细胞性贫血，＞100 fl提示大细胞性贫血。MCH和MCHC反映血红蛋白合成缺陷（低色素）。自动计数仪可测得红细胞体积分布宽度（RDW）。MCV（代表红细胞体积分布宽度曲线峰值）在细胞数量较少的情况下敏感性较低。

表 69-1　贫血诊断的实验室检查

Ⅰ. 全血细胞计数
- A. 红细胞计数
  1. 血红蛋白
  2. 血细胞比容
  3. 网织红细胞计数
- B. 红细胞指数
  1. 平均红细胞体积
  2. 平均红细胞血红蛋白量
  3. 平均红细胞血红蛋白浓度
  4. 红细胞分布宽度
- C. 白细胞计数
  1. 细胞分化
  2. 中性粒细胞核分裂
- D. 血小板计数
- E. 细胞形态学
  1. 细胞大小
  2. 血红蛋白含量
  3. 红细胞大小不等
  4. 异形红细胞
  5. 红细胞多染性

Ⅱ. 铁供应检测
- A. 血清铁
- B. 总铁结合力
- C. 血清铁蛋白

Ⅲ. 骨髓细胞学检查
- A. 骨髓穿刺
  1. M/E 比值[a]
  2. 细胞形态
  3. 铁染色
- B. 活检
  1. 细胞构成
  2. 形态

[a] M/E 比值，骨髓粒细胞/有核红细胞

表 69-2　红细胞参数

参数	正常值
平均红细胞体积＝（血细胞比容×10）/（红细胞数×10^6）	（90±8）fl
平均红细胞血红蛋白量＝（血红蛋白×10）/（红细胞数×10^6）	（30±3）pg
平均红细胞血红蛋白浓度＝（血红蛋白×10）/血细胞比容	（33±2）%

经验丰富的实验室技术员在细胞数量较少的情况下能够在红细胞指标改变前识别小细胞或大细胞或低色素细胞。

外周血涂片　外周血涂片能够提供红细胞生成障碍的重要信息。详细内容参阅第七十三章。作为红细胞指标的补充，血涂片还可显示细胞大小（红

表 69-3 不同年龄、性别和妊娠情况下血红蛋白/血细胞比容正常值的变化

年龄/性别	血红蛋白，g/dl	血细胞比容
出生时	17	52
幼年	12	36
青春期	13	40
成年男性	16（±2）	47（±6）
成年女性（月经来潮后）	13（±2）	40（±6）
成年女性（绝经后）	14（±2）	42（±6）
妊娠期	12（±2）	37（±6）

细胞大小不均）和形状（异形红细胞）的变化。红细胞大小不均的程度通常和 RDW 的增加或者细胞大小的变化范围相关。异形红细胞提示骨髓中红系前体细胞成熟障碍或者外周循环中红细胞破裂。血液涂片也可能显示出多染性红细胞，红细胞较大并在 Wright-Giemsa 染色下呈蓝灰色。这些细胞是过早从骨髓释放入血中的网织红细胞，灰蓝色表示网织红细胞中含有残存的核糖核酸 RNA。这些细胞在 EPO 刺激或骨髓结构损伤（纤维化、肿瘤细胞浸润骨髓等）时可出现在外周血循环中。有核红细胞、Howell-Jolly 小体、靶细胞、镰状细胞和其他细胞的出现可能为诊断特定疾病提供线索。

网织红细胞计数 准确的网织红细胞计数是贫血类型初步分类的关键，网织红细胞是一种近期从骨髓释放入血中的红细胞，可通过核糖核酸 RNA 染色被识别，呈蓝色或黑色的点状斑点，因而易于手

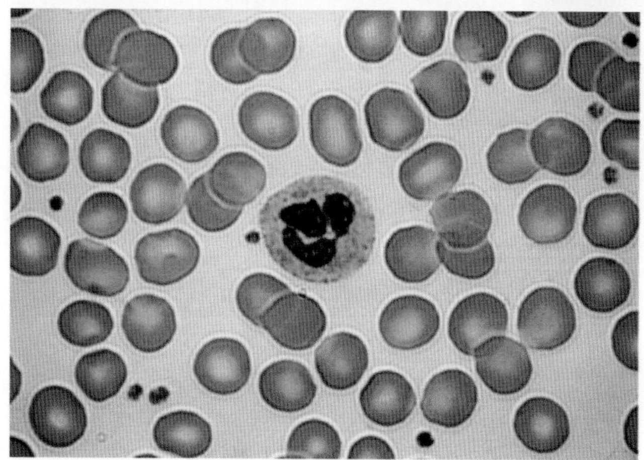

图 69-3 正常血液涂片（Wright 染色）。高倍视野显示正常红细胞、1 个中性粒细胞和少量血小板（引自 RS Hillman et al：Hematology in Clinical Practice，5th ed. New York，McGraw-Hill，2010）

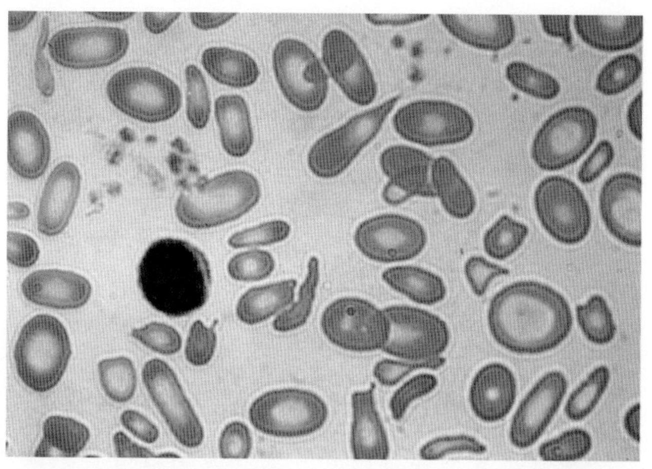

图 69-4 重度缺铁性贫血。小红细胞和着色不足的红细胞比淋巴细胞的细胞核小，伴有红细胞大小不均和异形红细胞（引自 RS Hillman et al：Hematology in Clinical Practice，5th ed. New York，McGraw-Hill，2010）

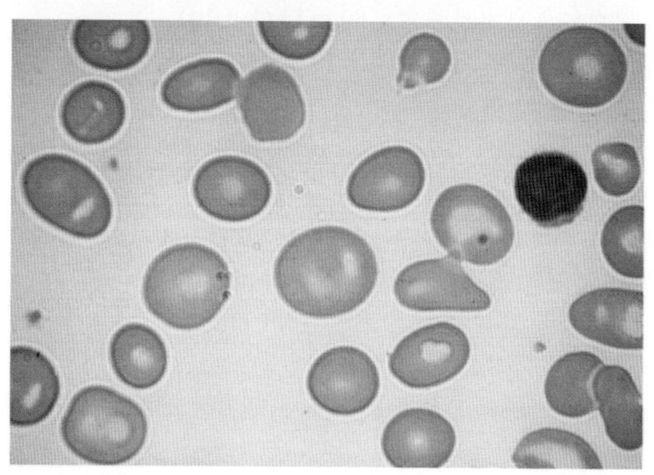

图 69-5 大红细胞症。红细胞比小淋巴细胞大，含有丰富的血红蛋白。大细胞通常呈椭圆形（中央左下方）

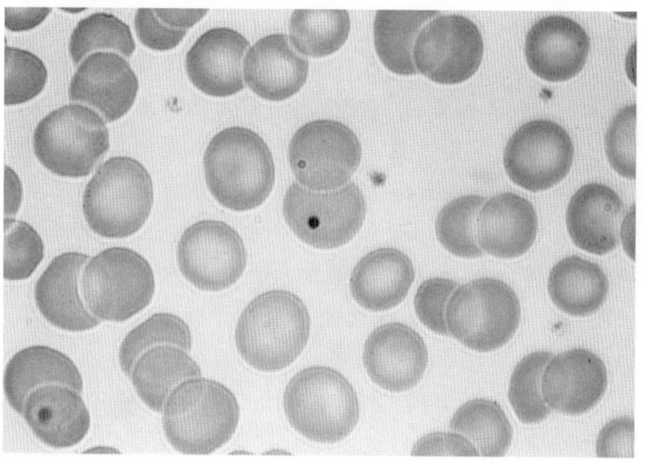

图 69-6 Howell-Jolly 小体。在脾功能缺失的情况下，残留的细胞核未从红细胞清除，Wright 染色后呈蓝色小体（引自 RS Hillman et al：Hematology in Clinical Practice，5th ed. New York，McGraw-Hill，2010）

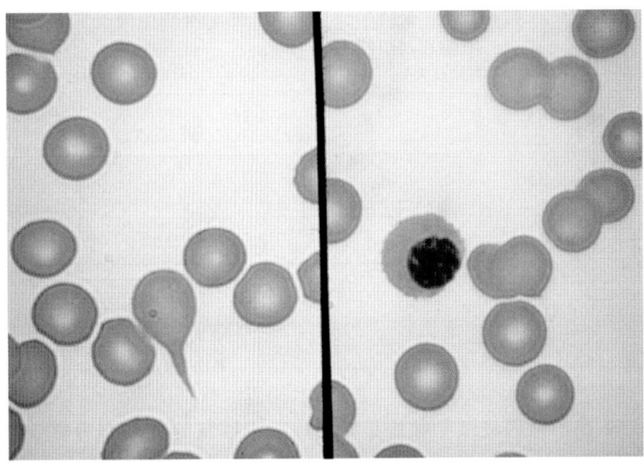

图 69-7　骨髓纤维化中的红细胞。左侧格子中显示了一个泪滴状细胞。右侧显示有核红细胞。两种细胞在骨髓纤维化中均可见

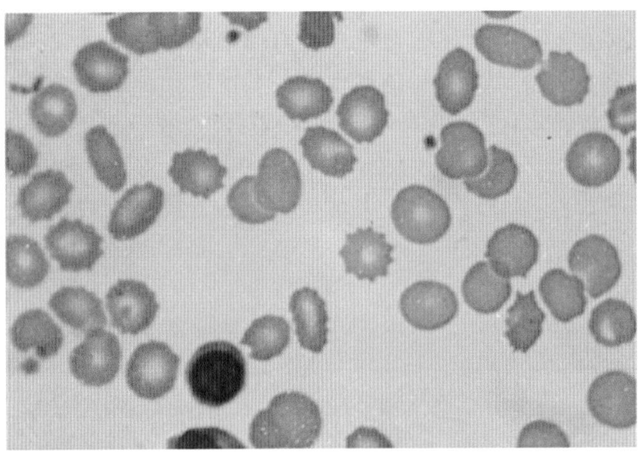

图 69-10　尿毒症。尿毒症患者的红细胞可能有许多规则间隔的小刺状突起。这种细胞被称为毛刺细胞或棘皮细胞，这与图 69-11 所示的不规则刺状棘细胞很容易区分

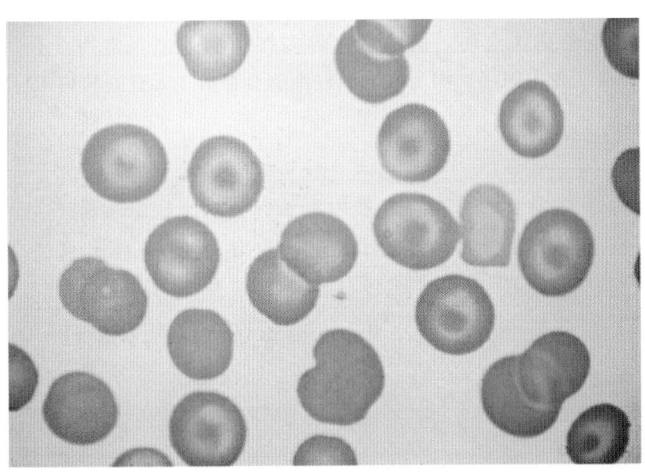

图 69-8　靶状红细胞。靶细胞呈靶心状，见于地中海贫血和肝病（引自 RS Hillman et al：Hematology in Clinical Practice，5th ed. New York，McGraw-Hill，2010）

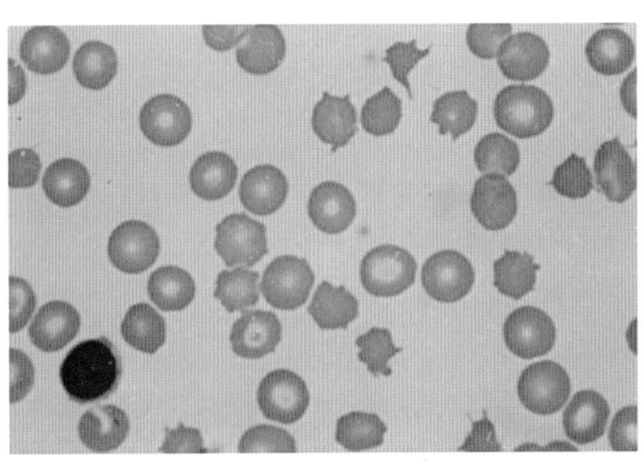

图 69-11　棘形红细胞。棘形红细胞被认为是含有大量不规则棘状突起的变形红细胞，也被称为棘胞（引自 RS Hillman et al：Hematology in Clinical Practice，5th ed. New York，McGraw-Hill，2010）

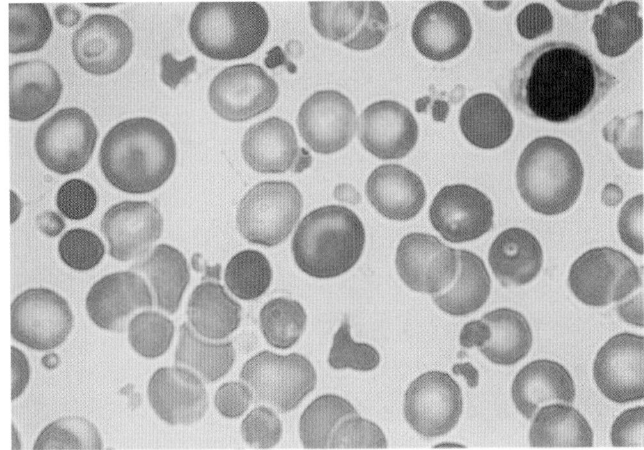

图 69-9　红细胞碎片。在循环中有异物存在（如机械心脏瓣膜置入或发生烧伤）时，红细胞可能破碎（引自 RS Hillman et al：Hematology in Clinical Practice，5th ed. New York，McGraw-Hill，2010）

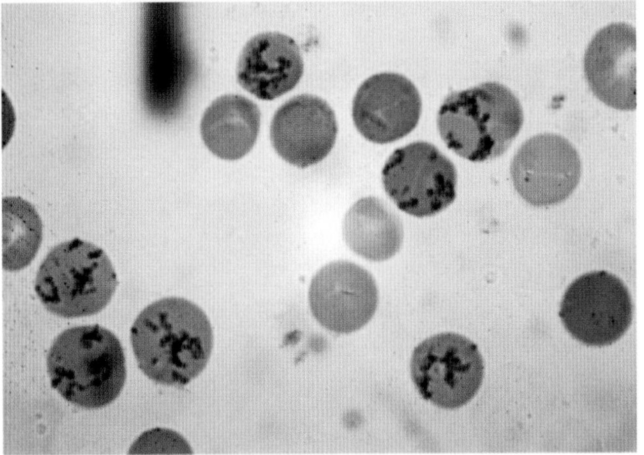

图 69-12　网织红细胞。亚甲蓝染色深染处为新生红细胞中的残留 RNA（引自 RS Hillman et al：Hematology in Clinical Practice，5th ed. New York。McGraw-Hill，2010）

动计数，此外新进使用的能与 RNA 结合的荧光染料也可用于网织红细胞计数。在网织红细胞生命周期的前 24～36 h 内，剩余 RNA 被代谢。正常情况下，网织红细胞计数范围为 1%～2%，反映了循环中红细胞 0.8%～1.0%的日更新率。校正后的网织红细胞计数为有效地检测红细胞生成提供了可靠的测量方法。

最初对贫血的分类是通过比较患者的网织红细胞计数与预期的网织红细胞反应，如果中度贫血［血红蛋白<100 g/L（10 g/dl）］可引起 EPO 正常分泌和红系骨髓反应性增生，则在贫血发生后的 10 天内，红细胞的生成率会增加到正常的 2～3 倍。对于已确诊的贫血，网织红细胞的反应低于正常的 2～3 倍表明骨髓反应性不足。

通过网织红细胞计数来评估骨髓反应需要进行 2 次校正。首先要根据减少的循环红细胞数来校正网织红细胞数，贫血状态下，网织红细胞的数量不变但是所占比例升高。为了纠正这种影响，应根据患者的性别年龄，将网织红细胞百分比乘以患者的血红蛋白/血细胞比容与相应年龄和性别预期血红蛋白/血细胞比容的比值。要将校正后的网织红细胞计数转换为骨髓生成的指标，还需要进一步校正，这取决于循环中的一些网织红细胞是否过早地从骨髓中释放出来。为此，需要检查外周血涂片是否有多染性大细胞存在。

这些细胞代表过早释放的网织红细胞，被称为“转换”细胞，转换程度和必要的转换校正因子之间的关系见图 69-13。这种校正是必要的，因为这些提前释放的细胞可作为网织红细胞在外周循环中存活超过 1 天，导致过高地估计每日红细胞生成数量。如果多染性红细胞数量增加，由于网织红细胞成熟时间延长，已因贫血校正的网织红细胞数应再除以 2。第二个校正因子根据贫血的严重程度从 1 到 3 不等，为简便起见通常使用 2。准确的校正公式见表 69-4。如果在血涂片上看不到多染性红细胞，则不需要进行第二次校正。二次校正后的网织红细胞数称网织红细胞生成指数，用于评估患者网织红细胞生成相当于正常人多少倍。在许多医院的实验室中，网织红细胞计数不仅以百分比报告，而且以绝对值报告，这种情况下就不需要进行校正。表 69-5 总结了骨髓对不同程度贫血的反应。

网织红细胞的过早释放通常是由于增加的 EPO 刺激，然而如果由于肿瘤浸润、纤维化或其他疾病导致骨髓释放受阻时，有核红细胞或多染性大细胞的出现仍应进行网织红细胞二次校正。转换校正应始终应用于贫血和网织红细胞计数非常高的的患者，以提供一个准确反映有效红细胞生成的指标。严重慢性溶血性贫血患者的红细胞生成数量可增加 6～7 倍，这证实患者有适当的 EPO 反应、

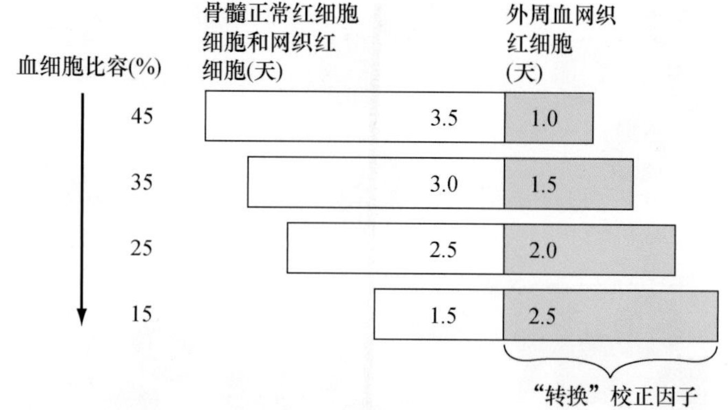

图 69-13　网织红细胞数校正。使用网织红细胞计数作为有效红细胞生成的指标，必须根据贫血程度和循环中网织红细胞的寿命来校正。红细胞成熟大约需要 4.5 天，在血红蛋白正常的情况下，网织红细胞被释放到血液循环中，以网织红细胞的状态存在 1 天。然而，在不同程度的贫血中，网织红细胞（甚至更早期的红细胞）可能会过早地从骨髓中释放出来。大多数患者在症状引起临床注意时，血细胞比容多在 20%左右，常用 2 作为“转换”校正因子，因为在网织红细胞会存活 2 天直到核内 RNA 消失

表 69-4　网织红细胞生成指数计算

1#校正（贫血）

用于计算校正后的网织红细胞

如果网织红细胞计数为 9%，血红蛋白为 7.5 g/dl，血细胞比容为 23%，那么网织红细胞绝对数＝9×(7.5/15)［或×(23/45)］＝4.5%

注意：如果网织红细胞计数为绝对数（如 50 000 个/μl），则此公式不适用

2#校正（过早释放入血的网织红细胞生存时间延长）

用于计算校正后的网织红细胞生成指数

如果网织红细胞计数为 9%，血红蛋白为 7.5 g/dl，血细胞比容为 23%，那么网织红细胞生成指数

$$=9\times\frac{(7.5/15)\text{（血红蛋白校正）}}{2\text{（成熟时间校正）}}=2.25$$

表 69-5　正常骨髓对贫血的反应

血红蛋白	增生系数	网织红细胞计数
15 g/dl	1.0	50 000 个/μl
11 g/dl	2.0～2.5	100～150 000 个/μl
8 g/dl	3.0～4.0	300～400 000 个/μl

功能正常的骨髓，以及足够的铁以满足新的红细胞生成需要。在贫血已经确诊的情况下，如果网织红细胞生成指数＜2，则提示骨髓红系祖细胞增殖和成熟障碍。

功能状态铁和贮存铁检测 反映可用于合成血红蛋白的铁数量的实验室检测包括血清铁、TIBC和转铁蛋白饱和度。转铁蛋白饱和度的百分比是通过血清铁水平（×100）除以TIBC得出的，正常血清铁范围为9～27 μmol/L（50～150 μg/dl），而正常TIBC为54～64 μmol/L（300～360 μg/dl）；正常的转铁蛋白饱和度为25%～50%。每日血清铁的变化可导致转铁蛋白饱和度的变化，血清铁蛋白可用于评估机体的总铁贮存量。成年男性血清铁蛋白水平，平均约100 μg/L，对应约1 g的铁贮存量。成年女性血清铁蛋白水平较低，平均为30 μg/L，对应约300 mg的铁贮存量。血清铁蛋白水平10～15 μg/L提示贮存铁被消耗。然而，铁蛋白也是一种急性期反应物，在出现急性或慢性炎症时，可能较基线升高数倍。通常，血清铁＞200 μg/L提示组织中存在贮存铁。

骨髓细胞学检查 在评估某些贫血患者时，骨髓涂片或针刺活检是有用的。当贫血患者体内铁含量正常但增生低下时，则需要骨髓细胞学检查。骨髓检查可诊断原发性骨髓疾病，如骨髓纤维化、红细胞成熟障碍或骨髓浸润性疾病（图69-14至图69-16）。通过骨髓涂片中有核细胞的差异计数［髓系/红系（M/E）比值］可以获得一个细胞系相对于另一个细胞系的增减。患有低增生性贫血（见下文）且网织红细胞生成指数＜2的患者，其M/E比值为2∶1或3∶1。相比之下，溶血性疾病患者和网织红细胞生成指数＞3的患者，其M/E比值至少为1∶1。成熟障碍可由M/E比值和网织红细生成胞指数之间的差异确定。骨髓涂片或活检均可染色，以确定是否存在贮存铁或发育的红细胞中的铁质。贮存铁以铁蛋白或含铁血黄素的形式存在。在制作良好的骨髓涂片上，油镜下20%～40%的有核红细胞中可见铁蛋白颗粒，这种细胞被称为铁粒幼细胞。

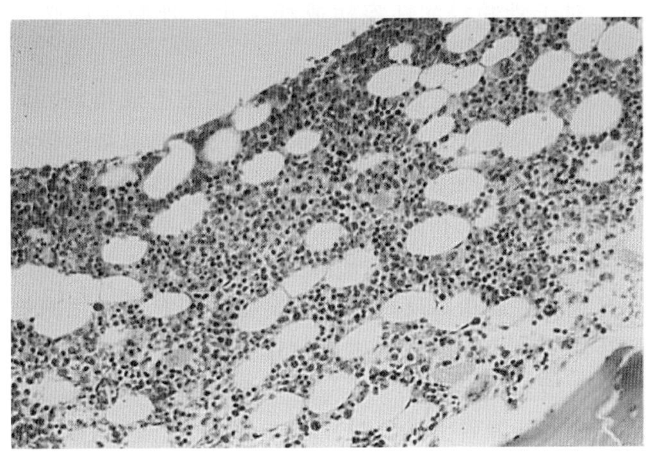

图69-14 正常骨髓。低倍镜下正常骨髓活检切片，染色为苏木精和伊红（HE染色）。图中可见有核细胞占40%～50%，而脂肪（透明区域）占50%～60%（引自RS Hillman et al：Hematology in Clinical Practice，5th ed. New York，McGraw-Hill，2010）

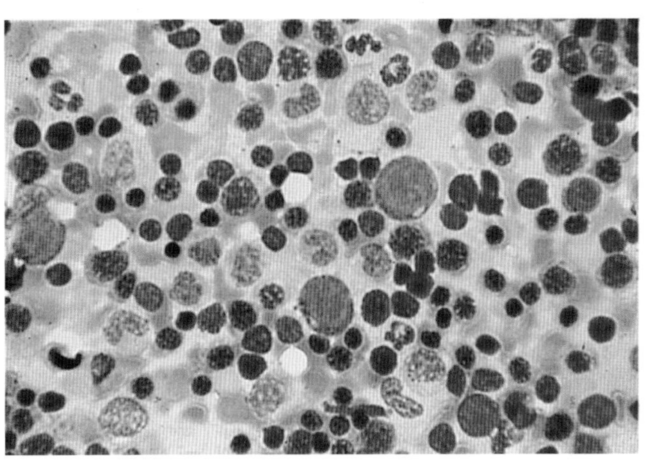

图69-15 红系增生活跃。急性失血或溶血时，正常骨髓补偿增生，红系细胞比例增加。M/E比值约为1∶1（引自RS Hillman et al：Hematology in Clinical Practice，5th ed. New York，McGraw-Hill，2010）

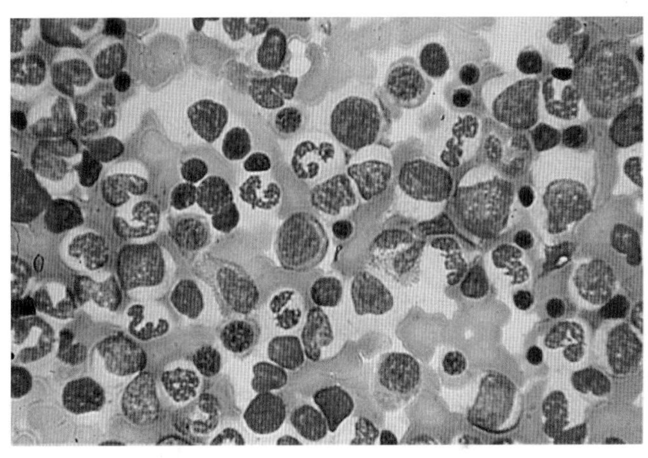

图69-16 髓系增生活跃。这种骨髓象表现为髓系或粒系细胞比例增加，可见于感染引起的骨髓反应性增生。M/E比值为＞3∶1（引自RS Hillman et al：Hematology in Clinical Practice，5th ed. New York，McGraw-Hill，2010）

贫血的定义和分类

贫血的初步分类 从功能上贫血主要分为 3 类：①骨髓生成障碍（增生低下）；②红细胞成熟障碍（无效红细胞生成）；③红细胞寿命缩短（失血/溶血）。分类详见图 69-17。低增生性贫血的典型表现是低网织红细胞生成指数，同时红细胞形态无变化（正细胞正色素性贫血）。成熟障碍通常有轻中度网织红细胞生成指数升高，红细胞指数提示为大细胞或者小细胞。在铁足够的情况下，继发于溶血的红细胞破坏增加可导致网织红细胞生成指数上升到正常水平的至少 3 倍。由于体内铁数量有限，骨髓红细胞生成受限，因而溶血性贫血通常不会引起网织红细胞生成指数超过正常水平 2～2.5 倍。

贫血分类中的第一个分支点显示，当网织红细胞生成指数>2.5 时最可能提示为溶血或出血引起的贫血。网织红细胞生成指数<2 提示为骨髓低增生或者成熟障碍引起的贫血。后两种可能性通常可以通过红细胞指数、外周血涂片检查或骨髓检查来确认。如果红细胞指标正常，贫血几乎肯定由骨髓低增生引起，而红细胞成熟障碍的特征是无效的红细胞生成和低网织红细胞生成指数。外周血涂片可见红细胞形态异常-大细胞或者低色素小细胞。骨髓低增生性贫血患者骨髓中无红系异常增生，而无效红细胞生成的患者有红系异常增生且 M/E 比值<1∶1。

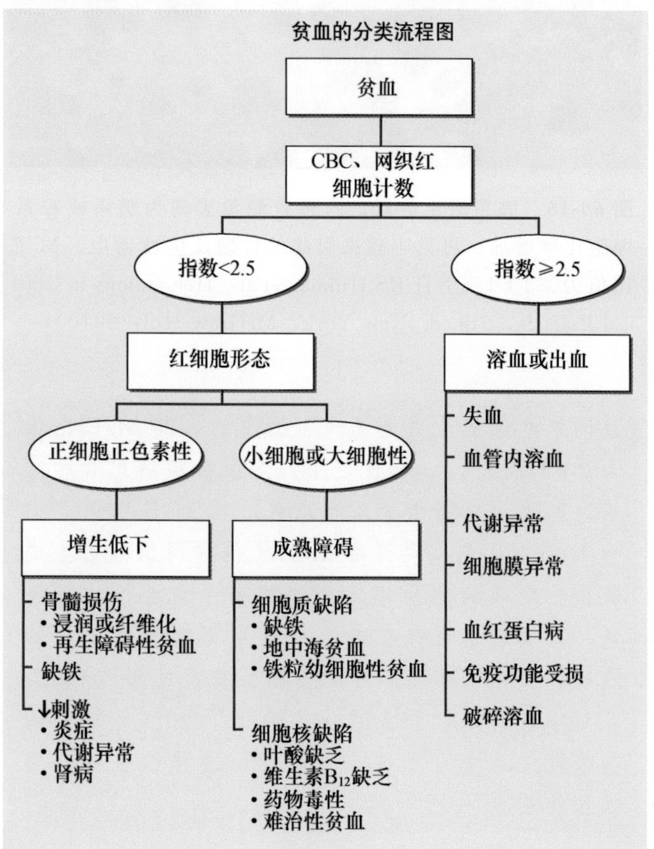

图 69-17 贫血的分类。CBC，血常规

低增生性贫血 在所有的贫血病例中，至少 75％为低增生性贫血。低增生性贫血反映的是骨髓绝对或相对衰竭，在贫血的情况下，骨髓红细胞未能相应地增殖。大多数低增生性贫血是由轻中度缺铁或炎症引起。骨髓损伤、缺铁或 EPO 刺激不足可导致低增生性贫血。后者可能反映肾功能受损、白细胞介素 1 等炎性细胞因子抑制 EPO 生成或甲状腺功能减退等代谢性疾病导致组织对 O_2 需求降低。肾衰竭患者常出现间断性骨髓红细胞生成不足。对于糖尿病或骨髓瘤患者，EPO 缺乏能够更敏感地预测肾功能变化。虽然在轻度缺铁或长期慢性炎症状态下可以观察到低色素小细胞，但是一般情况下，低增生性贫血患者的特征是正细胞正色素。区分各种类型低增生性贫血的关键实验室检查包括血清铁和铁结合力、肾功能和甲状腺功能评估、骨髓细胞学检查或者活检检查骨髓损伤或浸润性疾病，以及血清铁蛋白评估铁贮存量。骨髓铁染色将揭示铁的分布模式。急性或慢性炎症性贫血患者表现为血清铁（低）、TIBC（正常或低）、转铁蛋白饱和度（低）、血清铁蛋白（正常或高）的独特模式。这些铁相关指标的变化由铁调素引起，铁调素是一种由肝产生的铁调节蛋白，在炎症发生时增加。在轻中度缺铁患者中可呈现出不同的模式，即低血清铁、高 TIBC、低转铁蛋白饱和度、低血清铁蛋白。药物引起的骨髓损伤、骨髓浸润性疾病如白血病或淋巴瘤，以及骨髓增生不良可从外周血和骨髓形态学诊断。对于骨髓浸润性疾病或纤维化，骨髓活检必不可少。

成熟障碍 贫血伴随低网织红细胞生成指数、血涂片出现大细胞或者小细胞和异常的红细胞指标提示成熟障碍。成熟障碍可分为两类：核成熟障碍（与大细胞增多有关）和胞浆成熟障碍（与小细胞增多和低色素有关），后者通常由血红蛋白合成缺陷引起。低网织红细胞生成指数反映骨髓中发育中的有核红细胞被破坏而导致无效红细胞生成。骨髓细胞学检查提示红系异常增生。

核成熟障碍由维生素 B_{12} 或叶酸缺乏、药物损伤或骨髓增生异常引起。干扰细胞 DNA 合成的药物（如甲氨蝶呤或烷化剂）可导致核成熟障碍。单纯酒精就能引起大细胞增多症和不同程度的贫血，但通常与叶酸缺乏有关。叶酸和维生素 B_{12} 的测定不仅对确定特定的维生素缺乏至关重要，还反映了贫血的不同发病机制。

胞浆成熟障碍是由严重缺铁或血红蛋白或血红素合成异常引起的，缺铁在贫血的分类中占有特殊的地位。如果缺铁性贫血为轻中度，且骨髓红细胞增殖减弱，则贫血被归类为低增生性。但是，如果贫血严重且持续时间过长，在铁供应不足的情况下，骨髓红细胞持续增生，贫血则被归为伴有胞浆成熟障碍的无效红细胞生成。在这两种情况下，低网织红细胞生成指数、小细胞症和典型的相关铁检测指标能明确诊断，并将缺铁性贫血与其他胞浆成熟障碍疾病（如地中海贫血）区分开来。与珠蛋白合成相反，血色素合成障碍更少见，可能为获得性也可能是遗传性。获得性异常通常与骨髓增生异常有关，可导致大细胞性或小细胞性贫血，并常与线粒体铁负荷有关。在这种情况下，铁被正在发育的红细胞线粒体吸收，但没有合成血红素。铁包裹的线粒体环绕红细胞核可形成一个环。根据在骨髓铁染色上发现的独特的环形铁粒幼细胞，患者被诊断为铁粒幼细胞性贫血——几乎总是提示骨髓增生异常。此外，检测铁相关指标有助于这些患者的鉴别诊断。

失血/溶血性贫血 贫血与低网织红细胞生成指数相关，而溶血则与红细胞生成指数≥2.5倍正常值相关。血涂片中多染性大细胞数量的增加反映了刺激性红细胞生成，如果网织红细胞生成指数升高在适当的范围内，则骨髓检查很少显示异常。红细胞指数通常为正常或略大细胞，提示网织红细胞数目增加。急性失血与网织红细胞生成指数升高无关，因为EPO生成以及随后的骨髓增殖需要时间。亚急性失血可能引起轻度网织红细胞增多。慢性失血引起的贫血通常表现为缺铁，而不是红细胞增多。

失血引起的贫血通常不难诊断，大多数出现在患者由于急性失血而导致红细胞生成增加时。贫血和红细胞增多的原因可能并不明显，确认是否从贫血状态恢复正常可能需要2～3周的观察时间，在此期间血红蛋白浓度会升高，而网织红细胞生成指数会下降。

溶血性贫血虽然起病迅速，但却是贫血类型中最不常见的一种。高网织红细胞生成指数的维持反映了骨髓红细胞代偿溶血性贫血的能力，在发生血管外溶血时，破裂红细胞中的铁被有效回收用于生成新的红细胞，而发生血管内溶血（如阵发性夜间血红蛋白尿）时，损失的铁会抑制骨髓反应，抑制程度取决于贫血的严重程度及潜在疾病。

血红蛋白病（如镰状细胞贫血和地中海贫血）较为复杂，网织红细胞生成指数可能升高，但未能升高到与骨髓红细胞增生程度匹配的水平。

溶血性贫血有多种临床表现，有些可表现为突然起病、自限性血管内或血管外溶血，常见于自身免疫性溶血患者和遗传性糖酵解和谷胱甘肽还原酶代谢途径异常的患者。遗传性血红蛋白分子或红细胞膜异常的患者通常终身存在典型的临床表现和发病史。患有慢性溶血性疾病的患者（如遗传性球形红细胞增多症）实际上可能不表现为贫血，而表现为由于红细胞长期破坏引起的并发症，如有症状的胆结石或脾大。慢性溶血性疾病患者发生感染时，影响红细胞生成容易引起再生障碍性贫血。

急性或慢性溶血性疾病鉴别诊断需要仔细整合家族史、临床表现，同时无论该疾病是先天性还是获得性，均应仔细检查外周血涂片。精确的诊断可能需要更有针对性的实验室检查，如血红蛋白电泳或红细胞酶缺乏筛查。获得性红细胞异常破坏通常由免疫介导，需要直接或间接抗人球蛋白试验或冷凝集素试验来检测溶血性抗体的存在或补体介导的红细胞破坏。

治疗 贫血

首要原则是只在明确诊断后才开始治疗轻中度贫血。在某些罕见的急性疾病发生时，贫血可能非常严重，在做出明确诊断之前就需要输血。无论急性或者慢性贫血，应根据贫血的病因选择治疗方案。通常，贫血的原因是多方面的。例如，一直服用抗炎药物的严重类风湿关节炎患者可能患有与慢性炎症相关的低增生性贫血，以及与间歇性消化道出血相关的慢性失血。在任何情况下，开始治疗贫血之前和治疗期间均应充分评估患者的铁含量。

在过去的30年中，贫血的治疗取得了巨大的进展。成分血输注治疗安全有效，重组EPO作为贫血治疗重要的辅助手段，改善了依赖透析治疗的慢性肾衰竭患者的生活质量，减轻了接受化疗的贫血癌症患者的输血依赖。最后，对于遗传性血红蛋白合成障碍或血红蛋白基因突变（如镰状细胞病）的患者，采用靶向基因治疗可能会使其受益。

真性红细胞增多症

真性红细胞增多症定义为红细胞异常增多，这种红细胞增多可能是数量的绝对增加，也可能是由于血容量减少引起的假性或相对红细胞增多。红细胞增多症可用于替换真性红细胞增多症，但是有些人认为二者之间存在区别：红细胞增多症指红细胞质量的增加，而真性红细胞增多症指的是红细胞数量增加。通常，真性红细胞增多症患者是通过偶然观察到血红蛋白或血细胞比容水平升高而发现，男性患者血红蛋白＞170 g/L（17 g/dl），女性患者＞150 g/L（15 g/dl），男性患者血细胞比容＞50％，女性患者＞45％。当男性患者血细胞比容＞60％或女性患者＞55％时，常常提示红细胞质量增加。鉴于血红蛋白浓度为实际测得，而血细胞比容是通过计算所得，因而血红蛋白浓度是更好的指标。

有助于鉴别诊断的临床病史包括吸烟史；当前居住在高海拔地区；有先天性心脏病、睡眠呼吸暂停或慢性肺部疾病史。

真性红细胞增多症患者可能无症状，或出现与红细胞质量增加、导致红细胞增多的潜在疾病进展相关的症状。红细胞质量增加的主要症状与高黏血症和血栓（静脉和动脉）有关，因为血液黏度在血细胞比容＞55％时呈对数增长。具体可表现为手指末梢缺血，也可表现为肝静脉血栓引起的Budd-Chiari综合征，腹腔血管血栓形成尤为常见，还可能出现眩晕、耳鸣、头痛和视觉障碍等神经系统症状。患者常合并高血压、皮肤瘙痒和脾大，可能容易有淤伤、鼻出血或消化道出血症状，消化性溃疡很常见。低氧血症患者可能在轻微运动后出现发绀或出现头痛、精神不振和疲劳。

体格检查通常可见患者面色红润。脾大是诊断真性红细胞增多症的重要体征。发绀或心脏右向左分流证据提示患者患有先天性心脏病，特别是法洛四联症或艾森曼格综合征。血液黏度增加引起肺动脉压升高，低氧血症可导致肺血管阻力增加，这些因素共同作用导致肺心病。

真性红细胞增多症可能为假性（与血浆容量减少有关；Gaisbock综合征），可能是原发性也可能是继发性。继发性发病原因常与EPO水平的升高有关：由于组织缺氧（见于肺部疾病、高海拔、一氧化碳中毒、高亲和力血红蛋白病）导致生理适应性升高，或是EPO异常分泌过剩（见于肾囊肿、肾动脉狭窄、伴有EPO异位分泌的肿瘤）。罕见的家族性真性红细胞增多症患者EPO水平正常，但是由于EPO受体突变导致机体对EPO极度敏感。

临床诊治路径：真性红细胞增多症

如图69-18所示，首先是使用同位素稀释的原理，通过给患者注射^{51}Cr标记的自体红细胞，并在2 h内检测血液放射性，记录红细胞质量增加的情况。如果红细胞质量正常（男性＜36 ml/kg，女性＜32 ml/kg），患者即为假性或者相对性真性红细胞增多。如果红细胞质量升高（男性＞36 ml/kg，女性＞32 ml/kg），应检测血清EPO的含量，若未能检测到EPO或者水平很低，患者很大可能为真性红细胞增多症。*JAK2/V617*基因是细胞因子胞内信号通路的一个关键分子，90％～95％的真性红细胞增多症患者都可发现*JAK2/V617F*基因突变，而许多没有这种*JAK2*突变的人在第12外显子上有突变。实际上，当血细胞比容升高时很少有医疗中心检测红细胞质量。更直接的方法是检测EPO水平、检查*JAK2*突变，并进行腹部超声检查以评估脾大小。支持真性红细胞增多症诊断的检测结果包括白细胞计数升高、嗜碱性细胞绝对数增加和血小板增多。

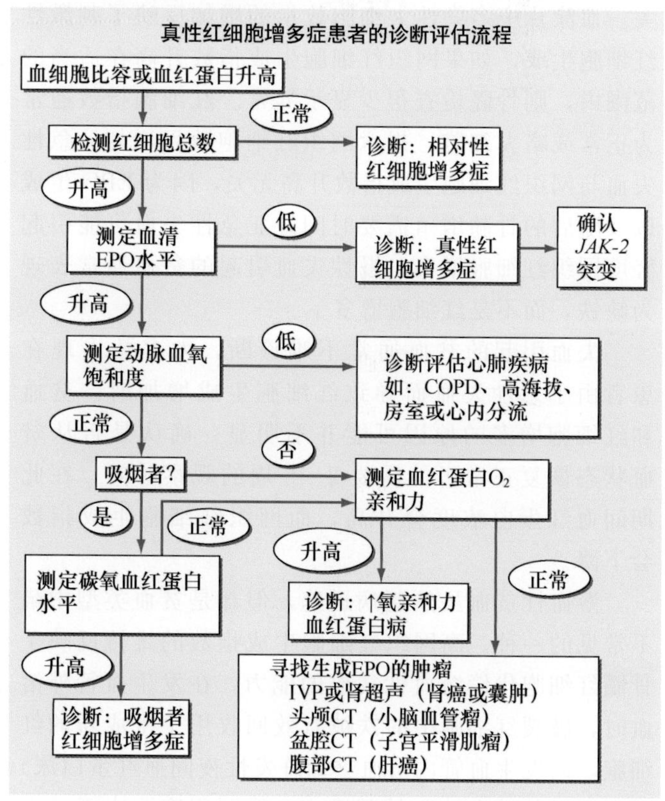

图69-18　血红蛋白升高（可能为真性红细胞增多症）患者的鉴别诊断流程。COPD，慢性阻塞性肺疾病；EPO，促红细胞生成素；IVP，静脉肾盂造影

第十一部分　血液系统异常

如果血清 EPO 水平升高，则需鉴别是缺氧引起的生理反应，还是与自发产生 EPO 有关。居住于非高海拔地区的患者出现低动脉血氧饱和度（<92%）时，应进一步评估是否存在心脏或肺部疾病。氧饱和度正常的吸烟者可能由于 CO 置换 O_2 而导致 EPO 水平升高，如果碳氧血红蛋白（COHb）水平高，则诊断为"吸烟者真性红细胞增多症"，这类患者需要立即戒烟。不能戒烟的人需要静脉切开术来控制他们的真性红细胞增多症。不吸烟的真性红细胞增多症患者可由于血红蛋白异常不能向组织输送 O_2（检测发现 O_2 与血红蛋白亲和力增加），或有能产生不受机体负反馈抑制的 EPO 来源，从而维持正常的氧饱和度，这种情况下应进一步检测是否存在分泌 EPO 的肿瘤。肝癌、子宫平滑肌瘤、肾癌或囊肿均可通过腹部 CT 扫描发现。小脑血管瘤可产生 EPO，但表现为局部神经症状而非真红细胞增多症相关的症状。

第七十章　出血与血栓性疾病

Bleeding and Thrombosis

Barbara A. Konkle　著

（吕萌　译）

凝血系统维持着促凝血与抗凝血之间的动态平衡。促凝血的机制主要包括血小板黏附和聚集以及纤维蛋白血栓的形成，而抗凝血的机制主要包括抗凝因子以及纤维蛋白溶解。在正常情况下，凝血系统促使血液正常流动，而当血管受到损伤发生出血时，凝血系统可及时将可溶性血浆转变为血凝块从而阻止出血。当止血后，凝血系统会重塑损伤血管并恢复血流。凝血系统的主要成分可根据其功能分为 3 类：①血小板及血液系统其他组分，如单核细胞和红细胞；②血浆蛋白（包括凝血因子、纤溶因子以及抑制因子）；③血管壁。

正常止血机制

血小板血栓的形成

当血管受到损伤时，血小板通过血管性血友病因子（VWF）的桥梁作用黏附至受损的血管内皮表面形成血小板血栓。VWF 是一类由血管内皮细胞合成并释放的大分子多聚体蛋白，广泛存在于胞浆及胞外，它作为初始"分子胶"（molecular glue），为保护血小板形成血栓并抵抗血流切变力提供强有力的支撑。与此同时，血小板还可通过膜表面的胶原蛋白受体与内皮下的胶原蛋白直接结合从而发挥黏附作用。

血小板黏附后会激活更多的血小板发生聚集。这一过程由血浆中的体液介质（如肾上腺素、凝血酶）、活化的血小板释放因子（如二磷酸腺苷、血清素）以及与黏附血小板相互作用的血管壁胞外基质（如胶原、VWF）参与活化并进一步扩大。活化的血小板在释放过程中聚集并抑制内皮细胞分泌的抗凝血因子。在血小板聚集（血小板-血小板相互作用）过程中，循环系统中更多的血小板被招募至血管损伤部位，最终形成闭合的血小板血栓。血小板血栓最终在血管损伤部位形成稳定的纤维蛋白网。

血小板糖蛋白 GpⅡb/Ⅲa（$\alpha_{IIb}\beta_3$）复合物是血小板表面最为丰富的受体蛋白。血小板在活化过程中，通常处于失活状态的 GpⅡb/Ⅲa 受体会转变为活化受体与纤维蛋白原及 VWF 结合。由于每一个血小板表面含有约 50 000 个 GpⅡb/Ⅲa 结合位点，因此在血管损伤时，大量活化血小板可被纤维蛋白原桥迅速募集至损伤位点形成闭合的血小板血栓，而 GpⅡb/Ⅲa 受体因其在血小板聚集过程中发挥的关键作用而成为抗血小板治疗中的有效靶点。

纤维蛋白凝块的形成

血浆凝集蛋白（凝血因子）通常以失活状态在胞浆中循环。凝集蛋白聚集形成纤维蛋白的过程通常被称为瀑布反应或级联反应。此前的研究认为血凝块的形成可通过外源性凝血途径或内源性凝血途径。而现在的研究证实凝血过程起始于组织因子（TF）的暴露并活化于外源性途径最终通过内源性途径放大（图 70-1）。这些反应发生于活化的血小板的磷脂层表面。实验室的凝血检测可以反映出体外系统非自然情况下的反应过程。

凝血过程是由血管损伤触发，由血管壁下的平滑肌细胞及成纤维细胞等向血液中释放 TF。TF 同时存在于包含有单核细胞及血小板的循环微粒中。TF 与丝氨酸蛋白酶因子Ⅶa 结合，这一复合物可将因子Ⅹ激活为因子Ⅹa。同时，这一复合物还可通过将因子Ⅸ转变为Ⅸa 从而进一步间接激活因子Ⅹ。凝血过程中因子Ⅺ的参与并不依赖于因子Ⅻa 将其活化，而是由

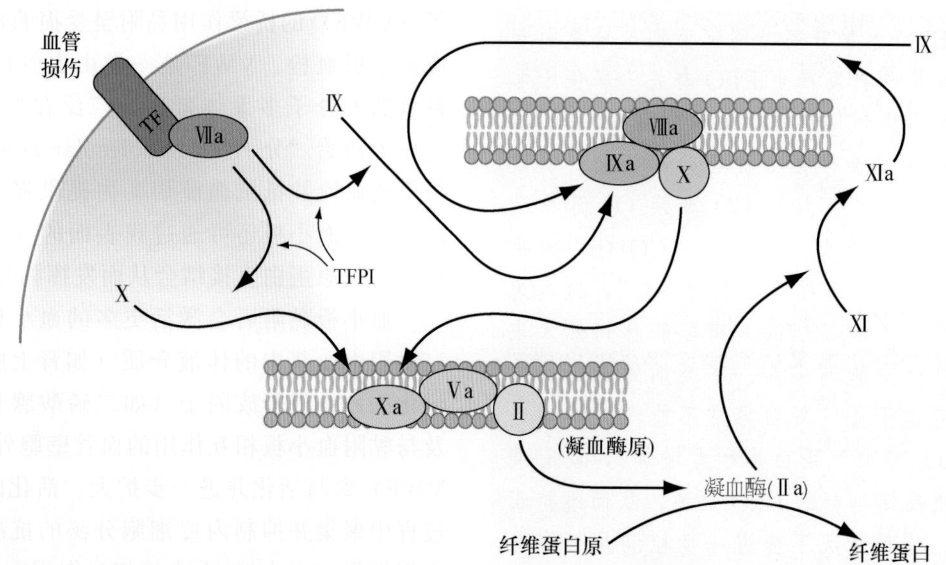

图 70-1 由组织因子（TF）暴露引起的凝集过程。因子（F）Ⅶa 在 FⅧ和 FⅤ的帮助下激活 FⅨ和 FⅩ，导致凝血酶形成并促使纤维蛋白原转化为纤维蛋白。凝血酶激活 FⅪ、FⅧ和 FⅤ，进一步扩大凝集信号。一旦 TF/FⅦa/FⅩa 复合物形成，组织因子通路抑制物（TFPI）会抑制 TF/FⅦa 通路，致使凝集过程依赖于 FⅨ/FⅧ的放大环。凝集过程需要钙离子参与，发生于磷脂质表面，即活化血小板膜表面

凝血酶的正反馈调节将其激活。因此，因子Ⅺa 在凝血级联反应中的作用集中于扩大级联反应阶段而不是在起始阶段。

TF/因子Ⅶa 复合物或因子Ⅸa（因子Ⅷa 作为辅助因子）均可参与因子Ⅹa 的形成，并促使凝血酶原转变为凝血系统中重要的蛋白酶——凝血酶。这一过程中不可缺少的辅助因子是因子Ⅴa。类似于因子Ⅷa，因子Ⅴa 是由凝血酶介导的因子Ⅴ发生蛋白质水解后产生。凝血酶具有多种功能，其中包括可促使可溶性血浆纤维蛋白原转变为不溶性纤维网。纤维聚合网的形成是多个分子间有效协调的过程（图 70-2）。凝血酶还可以激活因子ⅩⅢ（纤维稳定因子）变为以共价键结合的ⅩⅢa，从而形成稳定的纤维凝块。

细胞膜表面活化的凝血因子聚集加速了血管损伤部位血凝块的形成。细胞膜表面的重要组成成分磷酸脂在通常情况下并不会暴露于膜表面，而当血管损伤或炎症刺激时，血小板、单核细胞、内皮细胞被活化，带负电的磷脂质移位至膜表面或作为微粒的组成成分被释放至血液中，从而进一步支持或促进血浆中凝血蛋白的反应过程。

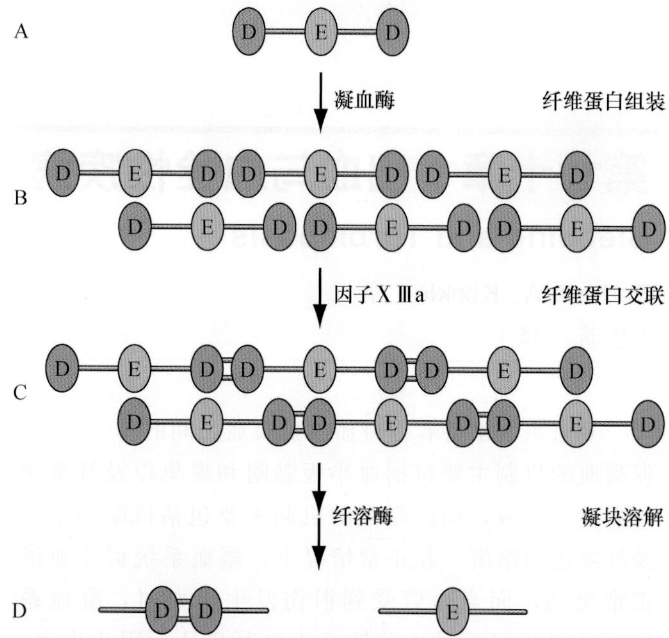

图 70-2 纤维蛋白的形成和溶解。（**A**）纤维蛋白原是三角结状结构包含有两个 D 结构域和一个 E 结构域。凝血酶活化导致纤维蛋白前体有序以非共价键在侧面进行组装（**B**）。因子ⅩⅢa 与邻近分子的 D 结构域交联（**C**）。纤维蛋白和纤维蛋白原被纤溶酶在离散位点裂解并导致中间的纤维蛋白及纤维蛋白原降解。D-二聚体是纤维蛋白完全降解的产物（**D**），仍然保持着 D 结构域的连接

抗凝血机制

在正常生理情况下存在着一系列抗凝血的生理学机制。这些机制可以保持血液流动并在血管损伤部位抑制血凝块的形成。内皮细胞具有多重抗凝血作用。内皮细胞可以产生环前列腺素、一氧化氮，以及 ectoADPase/CD39，抑制血小板结合、分泌以及聚集。内皮细胞产生的抗凝血因子包括类肝素蛋白多糖、抗凝血酶、TF 通路抑制因子以及血栓调节蛋白。内皮

细胞同时能够通过产生组织型纤溶酶原激活物1、尿激酶、纤溶酶原激活抑制因子及膜联蛋白-2来激活纤维蛋白溶解途径。这些位点的抗凝血途径如图78-3所示。

抗凝血酶（或抗凝血酶Ⅲ）是凝血过程中存在于血浆中的抑制凝血酶及其他凝血因子的主要蛋白酶。抗凝血酶可以通过在凝血酶活化位点以及抗凝血中心形成复合物中和凝血酶及其他活化的凝血因子。在肝素的激活作用下抑制凝血酶复合物形成的速度可加快数千倍。抗凝血酶在黏多糖包括硫酸类肝素的催化作用下可以使血管表面的凝血酶及其他活化的凝血因子失活。遗传学上抗凝血酶数量或功能的异常会导致终身易发生静脉血栓栓塞。

蛋白C是一类血浆糖蛋白，可被凝血酶激活成为抗凝剂。生理情况下，凝血酶诱导的蛋白C活化由血栓调节蛋白参与介导。血栓调节蛋白位于内皮细胞表面，含有凝血酶结合的跨膜蛋白多糖结合位点。蛋白C通过与其位于内皮细胞的受体结合而接近凝血酶-血栓调节蛋白复合物，从而进一步将其活化。活化的蛋白C可通过裂解及使活化的因子V及因子Ⅷ失活而发挥其抗凝作用。这一过程可被辅助因子蛋白S加速。蛋白S与蛋白C类似，是一类依赖于维生素K翻译后修饰途径的糖蛋白。蛋白C或蛋白S在数量或功能上的异常，以及由于蛋白C的靶分子因子Ⅴa在其识别位点产生特异性突变（因子V Leiden）导致的凝血系统对活化蛋白C的不敏感性均可促使血液系统的高凝状态。

组织因子途径抑制物（TFPI）是一类调节TF诱导的外源性凝血途径的血浆蛋白酶抑制因子。TFPI可抑制TF/因子Ⅶa或因子Ⅶa/因子Ⅹa复合物，特别是通过关闭TF/因子Ⅶa启动凝血过程，从而抑制后续因子Ⅺ及因子Ⅷ依赖的放大级联反应。TFPI可结合脂蛋白并由内皮细胞通过肝素介导释放，进一步与血小板的黏多糖结合。肝素介导的TFPI的释放可能参与了普通肝素及低分子量肝素的抗凝血过程。

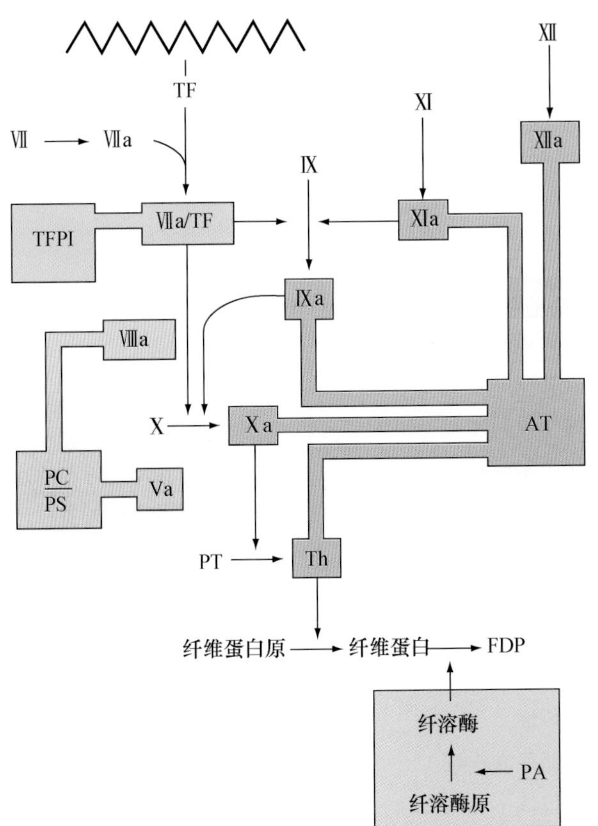

图70-3　4条主要的抗血栓形成途径：抗凝血酶（AT）；蛋白C/S（PC/PS）；组织因子通路抑制物（TFPI）；由纤溶酶原、纤溶酶原激活因子（PA）、纤溶酶组成的纤溶系统。PT，凝血酶原；Th，凝血酶；FDP，纤维蛋白及纤维蛋白原降解产物（引自 BA Konkle，AI Schafer，in DP Zipes et al［eds］：Braunwald's Heart Disease，7th ed. Philadelphia，Saunders，2005）

纤维蛋白溶解系统

未被抗凝系统识别并抑制的凝血酶会进一步从纤维蛋白原转化为纤维蛋白。纤维蛋白溶解系统的作用是将沉积在血管内的纤维蛋白溶解而保持循环系统的畅通。类似于凝血酶是凝血系统的核心蛋白酶，纤溶酶是纤维蛋白溶解系统的核心蛋白酶，它主要通过消化并降解纤维蛋白而发挥其功能。纤维蛋白溶解过程及其调控过程如图70-4所示。

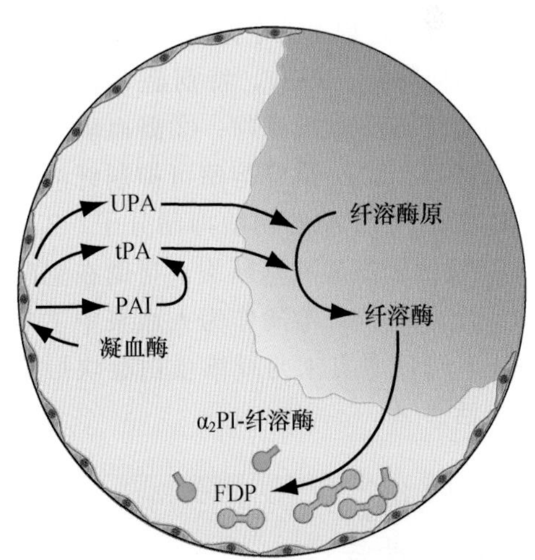

图70-4　纤溶系统示意图。组织型纤溶酶原激活物（tPA）由内皮细胞释放，结合至纤维蛋白凝块，可将纤溶酶原激活为纤溶酶。超量的纤维蛋白可被纤溶酶降解为FDP。游离的纤溶酶可与α_2-抗纤溶酶（α_2PI）形成复合物。PAI，纤溶酶原激活抑制物；UPA，尿激酶型纤溶酶原激活物

组织型纤溶酶原激活物（tPA）及尿激酶型纤溶酶原激活物（uPA）可通过与纤溶酶原结合，将其精氨酸（Arg）560-缬氨酸（Val）561之间的肽键断裂，产生活化的纤溶酶。纤溶酶（及纤溶酶原）的赖氨酸结合位点可与纤维蛋白结合，因此生理上纤维蛋白溶解过程为纤维蛋白特异性。纤溶酶原（通过其赖氨酸结合位点）及tPA均可特异性结合纤维蛋白从而选择性结合至相应血栓。纤维蛋白-纤溶酶原-tPA形成的三元复合物可促使纤溶酶原与tPA特异的相互作用，从而极大地加速了纤溶酶原激活为纤溶酶。此外，纤溶酶降解的纤维蛋白暴露出C端的赖氨酸残基同时可作为新的纤溶酶原与tPA的结合位点进一步强化纤溶过程。这就形成了一种高效的机制，在纤维蛋白凝块上产生纤溶酶，而纤溶酶进一步将纤维蛋白降解。

纤溶酶在特定位点降解纤维蛋白分子可导致在纤维蛋白溶解过程中会产生特定的纤维蛋白片段（图70-2）。纤溶酶在纤维蛋白的裂解位点与纤维蛋白原一致。然而，当纤溶酶作用于以共价键结合的纤维蛋白，D-二聚体则被释放。因此，D-二聚体在血浆中可被检测到并可作为评估纤维蛋白（并非纤维蛋白原）降解的特异性指标。D-二聚体的测定可作为评估血栓形成的敏感指标，目前临床上可用于针对特定人群排除深静脉血栓形成（DVT）和肺栓塞的诊断。此外，在初次特发性事件后给予抗凝血治疗中止一个月后检测D-二聚体，还可用于复发性静脉血栓栓塞（VTE）的分层诊疗，特别是针对女性患者。在老年人群中无VTE发生仍有可能出现高D-二聚体水平。

纤维蛋白溶解过程由三个方面生理因素调控：①纤溶酶原激活物抑制剂（PAI），特别是PAI-1和PAI-2，可生理性抑制纤溶酶原激活物；②凝血酶激活的纤溶抑制物（TAFI）；③α_2-抗纤溶酶可抑制纤溶酶。PAI-1是血浆中tPA和uPA的初始抑制分子。TAFI可将纤维蛋白N端的赖氨酸残基断裂，帮助在空间上限制纤溶酶的活性。α_2-抗纤溶酶作为人血浆中主要的纤溶酶抑制分子，可使所有未与纤维蛋白凝块形成复合物的纤溶酶失活。

临床诊治路径：出血与血栓性疾病

临床表现

凝血系统异常既可是先天性也可是获得性。详细的个人及家族史是诊断慢性疾病的关键，并且这种异常很可能是由先天遗传，同时也为出血或血栓的潜在情况提供相关线索。此外，病史也可为通过病因学诊断提供线索：①出血[黏膜和（或）关节]或血栓[动脉和（或）静脉]位点；②是否有其他药物引起的潜在出血或血栓形成趋势，是否有药物或饮食直接引起的出血或血栓。

出血病史 出血病史是出血风险的最重要预警。在评估患者出血异常时应首先评估其危险状况病史，包括对过去手术的反应等。患者是否有自发或创伤/手术引起的出血？自发性关节血肿是中重度因子Ⅷ及因子Ⅸ以及在罕见情况下其他凝血因子缺乏的标志。黏膜出血综合征则更倾向于存在血小板异常或血管性血友病（VWD），称为原发性凝血障碍或血小板栓塞症。原发性凝血疾病见表70-1。

出血评分可作为评估或预测患者是否为1型VWD的指标（国际出凝血评估指南 www.isth.org/resource/resmgr/ssc/isth-ssc_bleeding_assessment.pdf）。这一检测是排除诊断出血性疾病的重要手段，可有效避免其他不必要检查。一项研究表明低出血评分（≤3）合并活化部分凝血活酶时间（APTT）正常可作为99.6%的VWD阴性诊断指标。出血综合征似乎在出血异常的患者中更为常见，

表70-1 初级凝血异常（血小板血栓）疾病
血小板黏附缺陷
血管性血友病
巨血小板综合征（血小板GpIb-Ⅸ-Ⅴ缺乏或异常）
血小板聚集异常
血小板无力征（血小板糖蛋白GPⅡb/Ⅲa缺乏或异常）
无纤维蛋白原血症
血小板分泌异常
低环氧酶活性
药物诱发（阿司匹林、非甾体抗炎药、噻吩吡啶）
遗传性
颗粒储存池缺陷
遗传性
获得性
非特异性遗传性二级缺陷
非特异性药物影响
尿毒症
血小板包被（如副蛋白、盘尼西林）
血小板促凝活性缺乏
Scott综合征

如外科手术、拔牙或其他牙科手术后长时间出血，或伴随有创伤、月经过多或产后出血，以及大面积瘀斑（通常被描述为肿块）。

瘀斑及月经过多且为非出血异常在患者中较为常见。瘀斑也可作为无明显凝血障碍时的一项指征，提示血管或其他支持组织发生异常。在 Ehlers-Danlos 综合征中，可能存在外伤后出血并伴随关节过度伸展病史。库欣综合征中，长期使用类固醇药物并伴随衰老可导致皮肤及皮下组织的变化，小的创伤即可引起皮下出血，这也被称为老年性紫癜。

鼻出血是一类常见的症状，特别是在儿童及干燥环境中，并不提示潜在的出血异常疾病。但是，在遗传性出血性毛细血管扩张症以及伴有 VWD 的男孩中鼻出血中是最为常见的临床症状。出血异常疾病中的鼻出血可根据缺乏季节性变化及出血情况需药物缓解或烧灼法治疗来判断。在儿童中乳牙发生大量出血通常伴有严重的出血异常疾病，如中重度血友病。在儿童中发生轻度的出血异常疾病并不常见。原发性凝血疾病（血小板黏附）患者可能在洗牙或嚼口香糖后增加出血状况。

月经过多被定义为每次月经失血量＞80 ml，失血量可能会引起缺铁性贫血。患者主诉月经量大与临床重度失血无必然联系。临床月经过多的诊断包括出血量引发缺铁性贫血或需临床输血，产生直径＞0.3 m 的血凝块，以及每小时或者更频繁需要更换护垫或卫生棉条。月经过多在伴随有出血异常疾病的女性患者中较为常见，大部分女性患者伴随有 VWD 或因子Ⅺ缺乏，以及血友病。患有出血异常疾病的女性患者常伴随有其他出血症状，如拔牙后出血、手术后出血、产后出血，通常情况下在月经初潮即发生月经过多则更大概率是由出血异常疾病引起而非其他原因。

产后出血（PPH）也是出血异常疾病女性患者中常见的症状。患有 1 型 VWD 及伴有血友病 A 症状的女性患者通常在妊娠过程中 VWF 及因子Ⅷ水平正常，PPH 可能会被延迟诊断。患有 PPH 的女性患者在随后的妊娠期再次发生 PPH 的风险高。卵巢囊肿破裂伴随腹内出血也可见于出血异常疾病的女性患者中。

扁桃腺切除术可能是对凝血系统的重大考验，因此完整的凝血机制对于阻止扁桃体窝的大量出血至关重要。出血情况可能发生于术后或术后近 7 天，在手术部位脱落焦痂。类似的延迟性出血在结肠息肉切除术中也同样可见。胃肠（GI）出血及血尿通常是由病理情况导致，即使确诊为出血异常疾病患者也需及时确定及治疗出血部位。VWD（尤其是 2 型及 3 型）通常伴有肠血管发育不良以及 GI 出血。

关节血肿及自发性肌肉血肿通常是中重度因子Ⅷ或Ⅸ缺乏的临床表现。同时还可见于中重度纤维蛋白原、凝血酶原、因子Ⅴ、因子Ⅶ及因子Ⅹ缺乏。自发性关节血肿在除重度 VWD 外的其他出血异常疾病中十分罕见，同时与＜5%的因子Ⅷ水平相关。肌肉及软组织出血通常也在Ⅷ因子缺乏中较为常见。关节出血会导致严重的疼痛及肿胀，并伴随关节失能，但通常与关节处瘀青无关。口咽部出血会威胁到患者生命，血流会堵塞气道、进入中枢神经系统并进入腹膜后腔。对于先天性因子缺乏患者，中枢神经系统出血是主要由出血诱发死亡的原因。

诱发出血的药物及膳食补充品 阿司匹林及其他非甾体抗炎药（NSAID）可通过抑制环加氧酶 1 而损伤原发性凝血系统并加剧由其他原因引起或轻度出血异常疾病如 VWD 引起的出血状况。所有的 NSAID 均可导致 GI 出血，在患有出血异常疾病患者中会引起更严重的出血状况。阿司匹林对于血小板的影响可通过连续 7 天对血小板聚集功能进行评估，尽管通常情况下最后一剂药物后 3 天血小板功能即可恢复正常。其他 NSAID 的影响较短，停药后即可逆转药物的抑制作用。噻氯吡啶（氯吡格雷及普拉格雷）类似于 NSAID，可抑制 ADP 介导的血小板聚集，并加重出血症状。

许多中药成分可能损伤凝血功能（表 70-2）。鱼油或浓缩的 omega-3 脂肪酸可损伤血小板功能。它们可促使血小板产生更多的 PGI_3，一种相较于血栓素 A_2 更弱的血小板激活因子。事实上，每日饮食中富含 omega-3 脂肪酸可导致出血时间延长和血小板聚集功能异常，但这与出血风险的实际相关性并不明确。维生素 E 可能会抑制蛋白激酶 C 介导的血小板聚集以及一氧化氮的产生。在不明原因的瘀斑或出血患者中，需谨慎筛查并中止使用与出血相关的药物及饮食成分。

引起或加重出血倾向的潜在系统性疾病 获得性出血异常疾病通常是系统性疾病的二级疾病或与其相关。临床对潜在出血患者的评估必须系统涵盖潜在疾病的诊断。瘀斑或黏膜出血可能是肝病、严重肾损伤、甲状腺功能减退、副蛋白血症或淀粉样变性以及其他引起骨髓衰竭疾病的临床表现。所有的凝血因子均在肝中合成，因此肝损伤会导致多种

表 70-2 增加出血的中药成分

具有抗血小板活性的中药
银杏（Ginkgo biloba L.）
大蒜（Allium sativum）
覆盆子（Vaccinium myrtillus）
姜（Gingiberofficinale）
当归（Angelica sinensis）
野甘菊（Angelica sinensis）
亚洲人参（Panax ginseng）
花旗参（Panax quinquefolius）
西伯利亚人参（Eleutherococcussenticosus）
姜黄（Circuma longa）
绣线菊（Filipendulaulmaria）
柳树（Salix spp.）
含有香豆素的中药
益母草（Leonuruscardiaca）
甘菊（Matricariarecutita，Chamaemelum mobile）
七叶树（Aesculus hippocastanum）
红三叶（Trifoliumpratense）
葫芦巴（Trigonellafoenum-graecum）

凝血因子缺陷。这在由高血压导致的脾大患者伴随血小板减少症中十分常见。凝血因子Ⅱ、Ⅶ、Ⅸ和Ⅹ以及蛋白C、S以及Z均依赖于维生素K进行翻译后修饰。尽管维生素K在促凝血及抗凝血过程中均起着重要作用，但维生素K缺乏及华法林抗凝剂均可导致出血。

正常的血小板数量应在150 000～450 000/μl。血小板减少症可由血小板产量减少、血小板损伤以及俘获导致。尽管血小板减少症伴随有多种出血风险，但患者血小板数量＜50 000/μl时很少发生出血，直至血小板＜10 000～20 000/μl。并发的凝血障碍可见于肝衰竭或弥散性血管内凝血、感染、血小板抑制性药物，以及用药情况均可增加血小板减少症患者的出血风险。血小板数量为50 000/μl的患者凝血功能尚可。尽管血小板数目达到80 000/μl的患者可行手术，但患者最终是否能行手术取决于手术种类以及患者的自身状况。

血栓形成病史

血栓的风险类似于出血风险，通常受基因和环境双重因素影响。影响动脉血栓形成的主要因素是动脉粥样硬化，而静脉血栓的形成风险来自于缺乏运动、外科手术、潜在的病理状况（如肿瘤、药物治疗如激素、肥胖以及遗传因素）。增加静脉血栓风险的因素以及静脉、动脉血栓疾病见表70-3。

在病史中与静脉血栓形成最相关的是判断是否有自发性血栓形成史（表明无明显易感因素）。在无肿瘤的患者中，有自发性血栓史患者有极高概率再次发生VTE。对于病史不明的血栓患者，华法林抗凝剂使用史提示过去曾有DVT。年龄是静脉血栓形成的重要风险因素，每10年会增加DVT发生风险，在儿童期DVT发生率为1/100 000，而在80～90岁的老年人中DVT发生率约为1/200。家族史有助于了解是否有遗传因素参与以及遗传因素参与的可能性。遗传性血栓提示相对小幅增加风险，如凝血酶原G20210A杂合子或因子V Leiden突变，可能是成人在高风险外科手术中发生血栓的低危因素。如图70-5所示，血栓是由多重因素共同导致。预先处理因素必须谨慎评估复发血栓的风险，并考

表 70-3 血栓形成的危险因素

静脉	静脉与动脉
遗传性	**先天性**
因子V Leiden	高胱氨酸尿症
凝血酶原G20210A	纤维蛋白原异常
抗凝血酶缺乏	**混合型（先天性及获得性）**
蛋白C缺乏	高同型半胱氨酸血症
蛋白S缺乏	**获得性**
高水平因子Ⅷ	肿瘤
获得性	抗磷脂抗体综合征
年龄	激素治疗
血栓形成史	红细胞增多症
缺乏运动	原发性血小板增多症
大型手术	阵发性睡眠性血红蛋白尿症
妊娠及产后期	血栓性血小板减少性紫癜
住院治疗	肝素诱导性血小板减少症
肥胖	弥散性血管内凝血
感染	
APC抗性，非基因导致	
吸烟	
不明确是先天性还是获得性风险	
高水平因子Ⅱ、Ⅸ、Ⅺ	
高水平TAFI	
低水平TFPI	

APC，活化蛋白C；TAFI，凝血酶活化纤溶抑制物；TFPI，组织因子通路抑制物

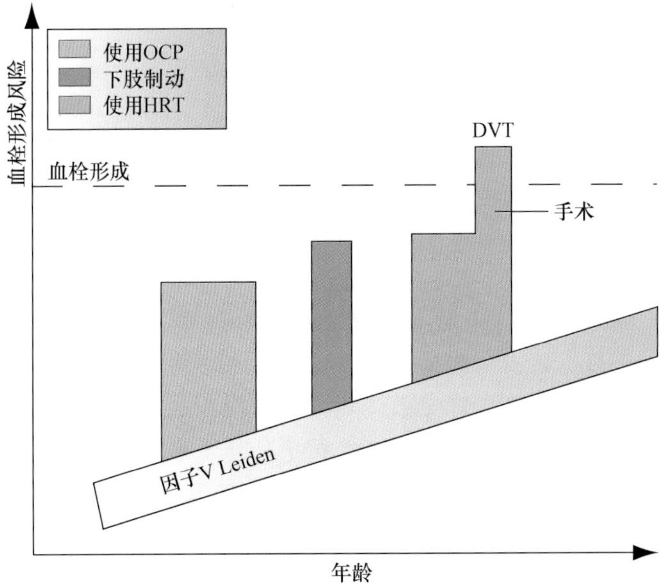

图 70-5 血栓形成风险与年龄的相关性。图示为随着年龄增长个体血栓形成的风险。因子 V Leiden 突变理论上会增加血栓形成风险。血栓形成风险伴随着年龄，口服避孕药（OCP）以及激素替代治疗（HRT）增加，其他事件也可导致风险增加。在血栓初始形成时风险累积增加最终形成深静脉血栓（DVT）。提示：本示意图仅相对提示血栓风险程度并不准确表示临床研究中的相对风险率（引自 BA Konkle，A Schafer，in DP Zipes et al [eds]：Braunwald's Heart Disease，7th ed. Philadelphia，Saunders，2005；modified with permission from FR Rosendaal：Venous thrombosis：A multicausal disease. Lancet 353：1167，1999）

虑病人的出血风险，最终决定抗凝治疗的长度。同时还需考虑是否需要检测患者及其家庭成员血栓形成倾向。

实验室评估

详细的病史调查及临床检查对于评估出血及血栓形成风险至关重要。利用实验室手段检测凝血组分并不能代替临床检查。没有一项检查可全面评估凝血系统。出血时间可用于评估出血风险，然而这并不能预测手术时的出血风险且并不推荐用其作为提示。PFA-100 是用于测量流动状态下血小板依赖聚集情况的仪器，相较于出血时间对于 VWD 的诊断更为敏感和特异，然而对于诊断轻度出血异常疾病并不敏感。部分而非全部的遗传性血小板异常患者的 PFA-100 结束时间会有所延长。此外，PFA-100 在预测出血风险方面的作用尚未明确。

对于常规术前检查，异常的凝血酶原时间（PT）可能提示肝功能异常或维生素 K 缺乏。研究并未明确 APTT 在无出血史患者术前评估检查中的有效性。有出血异常疾病临床表征或可疑临床病史的患者可首先通过凝血检查进行确诊。

由于凝血检查的特殊性，标本的合理取样及保存对检查结果的可靠性至关重要。当无出血史的患者出现凝血检查结果的异常时，应当重复检测并注意凝血因子在正常值范围的频率。大部分凝血检查都采用二次钙化的枸橼酸钠抗凝血浆。由于抗凝剂为液体同时需要根据血浆体积加入合适量至血液样本中，因此错误的配比以及未充分混匀管中血液样本均会导致结果不准确。真空采血管至少应采集>90%的推荐血量，推荐血量在管壁刻有指示线。高血细胞比容（>55%）会降低血浆与抗凝剂的比例而可能导致凝血检查结果不准确。

筛选检查 最为常见的筛选检查是 PT、APTT 以及血小板数量的检查。PT 检查可以评估因子Ⅰ（纤维蛋白原）、Ⅱ（凝血酶原）、Ⅴ、Ⅶ和Ⅹ（图 70-6）。PT 检查指枸橼酸钠抗凝血浆经过再次钙化以及加入 TF 和磷脂质混合物的促凝血酶原激酶后形成凝块的时间。这项检查的敏感性会因促凝血酶原激酶的种类而不同。凝血检查异常与二级凝血（纤维蛋白形成）功能缺陷间的关系如表 70-4 所示。为了纠正这种可变性，在国际敏感度指南（ISI）中

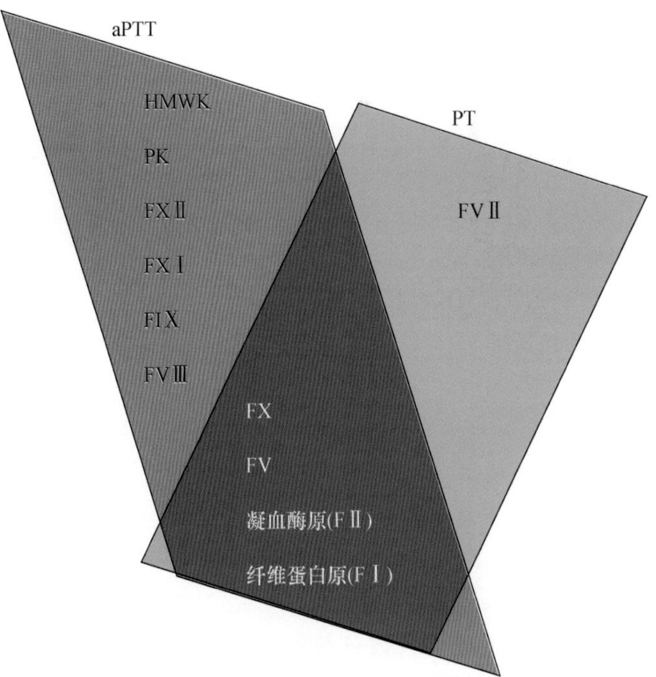

图 70-6 凝血因子活性。凝血因子活性可通过红色部分所示检测活化部分凝血活酶时间（APTT）和（或）绿色部分所示检测凝血酶原时间测定。F，因子；HMWK，高分子量激肽原；PK，激肽释放酶原

表 70-4　凝血异常疾病引起的凝集实验结果异常

活化部分凝血活酶时间（APTT）延长
无临床出血表现—↓因子Ⅻ、高分子量激肽原、激肽释放酶原
偶尔轻度出血—↓因子Ⅺ、轻度↓因子Ⅷ和因子Ⅸ
经常重度出血—严重缺乏因子Ⅷ和Ⅸ
肝素及凝血酶抑制物
凝血酶原（PT）时间延长
因子Ⅶ缺乏
早期维生素 K 缺乏
华法林抗凝剂
Ⅹa 抑制因子（利伐沙班、阿哌沙班）
APTT 和 PT 均延长
因子Ⅱ、Ⅴ、Ⅹ或纤维蛋白原缺乏
晚期维生素 K 缺乏
凝血酶直接抑制物
凝血酶时间（TT）延长
肝素或肝素类抑制剂
凝血酶直接抑制物（如达比加群酯、阿加曲班、比伐卢定）
轻度或无出血现象—纤维蛋白原异常
经常重度出血—无纤维蛋白原血症
PT 和（或）APTT 延长且无法被正常血浆纠正
出血—特定因子抑制物
无症状或凝块消失和（或）流产—狼疮抗凝物
弥散性血管内凝血
肝素或凝血酶原直接抑制物
凝块异常溶解
因子ⅩⅢ缺乏
存在抑制物或纤维蛋白交联缺陷
凝块迅速溶解
缺乏 α_2-抗纤溶酶或纤溶酶原激活抑制物 1
进行纤溶治疗

列出了抗凝患者中不同促凝血酶原激酶对检查维生素 K 依赖的凝血因子Ⅱ、Ⅶ、Ⅸ和Ⅹ减少的敏感性。ISI 与促凝血酶原激酶敏感性呈负相关。国际标准化比率（INR）可根据以下公式算出：$INR=(PT_{患者}/PT_{正常均值})^{ISI}$。

ISI 被用于评估因依赖维生素 K 的凝血因子减少的抗凝稳定性，通常用于对患有肝病患者的评估。尽管不同实验室间的检查可做比较，但用于检查 ISI 的试剂敏感性在肝病患者与华法林抗凝治疗患者中并不相同。此外，进行性肝衰竭会导致多种凝血因子的变化，因此 PT 或 INR 的延长仅可作为出血风险的提示。在轻中度肝功能损伤患者中凝血酶生成正常。由于 PT 仅可作为肝功能损伤患者的一项凝血功能评估指标，因此可能会因 INR 的轻微升高而过度估计了出血风险。

APTT 可用于检测内源性凝血途径，包括因子Ⅺ、Ⅸ、Ⅷ、Ⅹ、Ⅴ和Ⅱ、纤维蛋白原、激肽释放酶原、高分子量激肽原以及因子Ⅻ（图 70-6）。APTT 检查试剂包括动物或植物来源的磷脂质如非典型鞣花酸或特定激活因子如高岭土、硅藻土、微粒二氧化硅等，在凝血过程中可作为血小板作用底物激活内源性凝血途径。

APTT 试剂由于其中磷脂质组分的多样性，不同试剂对凝血因子及抑制因子如肝素、狼疮抗凝物等缺陷的敏感性并不相同。因此，APTT 结果在不同实验室间无可比性，并且正常值区间仅供检测所在实验室参考。在接受肝素治疗的患者样本中，同一实验室可将其 APTT 值与直接测量的肝素活性（抗Ⅹa 或鱼精蛋白滴定实验）结果相关联，但通常情况下这些检查中的相关性很小。APTT 试剂根据其针对特定因子缺乏的敏感性不同，而导致 APTT 延长 30%～50%。

混合实验　混合实验可用于评估延长的 APTT 或异常的 PT 结果，以区分凝血因子缺乏还是抑制因子缺乏。在这项检查中，正常人血浆和患者血浆以 1∶1 比例进行混合后再 37℃进行孵育并立即计时，分别在 30 min、60 min 和（或）120 min 时检测 APTT 或 PT。如果是由凝血因子缺乏引起的 APTT 异常，则 APTT 在混合孵育后可被纠正。如果是由于狼疮抗凝物引起的 APTT 延长，则 APTT 在混合孵育后无法纠正。在获得中和因子抗体特别是因子Ⅷ抑制因子后，混合后 APTT 有可能会被纠正，但 37℃孵育后 APTT 仍然延长。混合实验中无法纠正 APTT 同时还可能由于存在其他抑制因子或干扰物质如肝素、纤维蛋白裂解产物、副蛋白导致。

特定因子检测　可根据临床状况及凝血筛查结果决定是否有必要进行特定因子凝集实验。对于遗传性及获得性凝血因子缺乏症有必要进行精确诊断以确定相关因子。当出血严重时，特定检查有助于指导临床治疗。这项实验通过加入的血浆所缺乏的因子判断引起 APTT 延长的特定因子，这项实验可将由缺乏特定因子引起的 APTT 延长纠正到＞50%的水平。

抗磷脂抗体检查 抗磷脂（心磷脂）抗体或磷脂结合蛋白（$β_2$ 微球蛋白及其他）可通过酶联免疫吸附试验（ELISA）检测。这些介导磷脂依赖的凝血途径的抗体被称为狼疮抗凝物。APTT 对狼疮抗凝物的敏感性取决于检查中使用的 APTT 试剂。使用敏感型试剂的检测被称为 LA-PTT。dRVVT 检查和组织促凝血激酶抑制（TTI）检查是磷脂缺乏检查的标准实验，这项实验可增加磷脂抗体的敏感性。但这项检查对狼疮抗凝物无特异性，其他因子或抑制因子的缺乏同样可以导致凝血时间延长。证明狼疮抗凝物异常不仅需要在凝血实验中磷脂依赖的凝集时间延长，同时还需纠正实验证实与正常血浆混合可以纠正由血小板膜表面激活因子或特定磷脂（六角相）异常引起的凝血时间延长。

其他凝血试验 凝血酶时间和蛇毒凝血酶时间可用于检查纤维蛋白原转为纤维蛋白的过程，当纤维蛋白原水平较低（通常＜80～100 mg/dl）、功能异常如遗传性或获得性纤维蛋白原异常或纤维蛋白/纤维蛋白原降解产物干扰时凝血酶时间均会延长。当肝素存在时会延长凝血酶时间，对蛇毒凝血酶时间无影响。当凝血酶抑制因子，达比加群酯等存在时会显著延长凝血酶时间。稀释的凝血酶时间可用于测定药物活性。检测血浆中抗Ⅹa 因子的抑制活性检测常被用于测定低分子量肝素（LMWH）水平、普通肝素（UFH）活性，以及Ⅹa 的直接抑制因子利伐沙班或阿哌沙班活性。患者标本中的药物可以抑制因子Ⅹa 依赖的酶活性。通过多种药物浓度测定标准曲线后可以计算患者血浆中抗Ⅹa 活性的药物浓度。

血栓检查 实验室对于血栓的检查包括分子诊断、免疫学检查以及功能策行。这些检查的敏感性和特异性各不相同。此外，急性血栓、重症患者、炎症反应、妊娠以及药物均会影响各类凝血因子及其抑制因子的水平。肝素和急性血栓形成时会导致抗凝血酶水平降低。在急性血栓形成时蛋白 C 和蛋白 S 的水平会增加，而当华法林抗凝治疗时蛋白 C 和蛋白 S 水平会降低。在重症情况下抗磷脂抗体通常会转为阳性。当存在血栓形成家族史时，需从遗传学水平检查血栓形成倾向以指导临床治疗。

由于血栓形成倾向评估通常需考虑到抗凝剂的作用，因此检查需在无急性事件发生的稳态情况下进行。最为常见的情况是在华法林治疗 3～6 个月停止后至少 3 周后再检测血栓形成倾向。作为凝血活化的敏感标志，D-二聚体应在抗凝治疗停止后 4 周进行检测，可作为评估自发性血栓患者再次发生血栓的指标。

血小板功能检查 出血时间可用于评估出血风险，但并不能用于提示手术过程中的出血风险。PFA-100 及类似的仪器可用于检测流动状态下血小板依赖的凝血反应，通常比出血时间对血小板异常疾病和 VWD 的诊断更为敏感和特异。但是，这项检查并不能预测出血风险或指导临床治疗，因为在某些血小板异常患者或轻度 VWD 患者中这项检查结果显示正常。当用于诊断有出血症状的患者时，异常的检查结果伴出血时间异常则需进一步进行特定检查，如 VWF 检查和（或）血小板聚集检查。由于这些检查可能漏掉轻度出血异常患者，因此还需通过凝血检查进一步进行确诊。

通过向患者富血小板血浆中加入激动剂观察血小板聚集情况可作为经典的血小板集合度测定。对激动剂响应引起的血小板分泌水平同样可以测定。由于这些检查受到包括用药在内的多重因素影响，因此在这些检查中血小板聚集和分泌的轻微异常与出血风险之间的关联尚未明确。

第七十一章　淋巴结病变与脾大

Enlargement of Lymph Nodes and Spleen

Patrick H. Henry，Dan L. Longo　著
（刘扬　译）

本章主要介绍如何评估淋巴结大和脾大。淋巴结大是很常见的临床事件，脾大相对少见。

淋巴结肿大

淋巴结大可以作为各种原因检查的意外发现或作为疾病的表现形式之一。医生必须确定其为正常还是需要进一步检查、甚至活检。柔软的、平的、颌下腺淋巴结（＜1 cm）在健康儿童和年轻成人中常见，健康成人 2 cm 以内的腹股沟淋巴结也通常认为是正常的，评估这些淋巴结没有意义。相反地，如果认定某淋巴结异常，则需要明确诊断。

临床诊治路径：淋巴结病

淋巴结肿大是许多原发性/继发性疾病的表现形式（表71-1）表中的许多疾病是导致淋巴结肿大的少见因素。初始流程中，超过2/3的患者有非特异性的原因或者上呼吸道感染（病毒/细菌），只有1%的患者为恶性。在一项研究中，84%被认定需要进一步评价的人群最终证实为良性疾病，其余16%为恶性肿瘤，包括淋巴瘤和转移性腺癌。在良性淋巴结肿大中，63%为非特异性或反应性因素（未发现致病原因），其余存在确切病因，绝大部分为传染性单核细胞增多症、弓形体病或结核等。因此，绝大多数淋巴结肿大患者完善少量诊断性试验后为非特异性病因。

临床评估

需要详细询问患者的病史及查体，并选择实验室检查，可能需要外科淋巴结活检。病史应该回溯淋巴结肿大最初的情形。需要采集是否有以下症状：咽痛、咳嗽、发热、盗汗、乏力、体重下降、淋巴结疼痛。患者的年龄、性别、职业、是否接触宠物、性行为、是否使用类似苯妥英钠的药物等是重要的病史资料。例如，儿童和年轻成人通常是由于上呼吸道病毒/细菌感染、传染性单核细胞增多症、弓形体病、部分国家包括结核导致的良性病变。相反，50岁以上的人群恶性病变发生率明显增加。

体格检查可以提供非常有用的线索如淋巴结肿大的分布（局部/全身）、大小、质地、是否存在压痛、表面是否有炎症、皮损及脾大。彻底的耳鼻喉科检查（ENT）对于有吸烟史的成人颈部淋巴结肿大是需要的。局部区域的淋巴结肿大提示只累及孤立解剖区域。全身淋巴结肿大定义为至少累及3处不连续的淋巴结区域。很多原因可以导致局部或全身淋巴结肿大（表71-1），所以这种区分对于诊断的意义有限。然而，区域性淋巴结肿大多为非恶性疾病如传染性单核细胞增多症（EB病毒或CMV病毒）、弓形虫、艾滋病、其他病毒感染、系统性红斑狼疮、混合性结缔组织病。急性、慢性白血病、淋巴瘤也可以导致局部淋巴结肿大。

淋巴结肿大的位置及区域是病因诊断的线索。枕部淋巴结肿大通常提示头皮感染，耳前淋巴结肿大提示结膜感染和猫抓病。最常见的肿大淋巴结为颈部，而其最常见的原因为良性上呼吸道感染、口腔和牙齿病变、传染性单核细胞增多症和其他病毒

表71-1 伴有淋巴结病变的疾病

1. 感染性疾病
   病毒：传染性单核细胞增多症（EBV、CMV）、传染性肝炎、单纯疱疹病毒、疱疹病毒-6、水痘-带状疱疹病毒、风疹、麻疹、腺病毒、HIV、流行性角膜结膜炎、疫苗、疱疹病毒-8
   细菌：链球菌、葡萄球菌、猫抓病、布氏杆菌病、兔热病、鼠疫、软下疳、类鼻疽病、鼻疽病、结核病、非典型分枝杆菌感染、原发和继发梅毒、白喉、麻风病
   真菌：组织胞浆菌病、球孢子菌病、副球孢子菌病
   衣原体：性病性淋巴肉芽肿、沙眼
   寄生虫：弓形体病、利什曼病、锥虫病、丝虫病
   立克次体：恙虫病、立克次体痘疹、Q热
2. 免疫性疾病
   类风湿性关节炎
   青少年类风湿性关节炎
   混合性结缔组织病
   系统性红斑狼疮
   皮肌炎
   干燥综合征
   血清病
   药物过敏：苯妥英、肼屈嗪、别嘌醇、去氧苯巴比妥、金制剂、巴咪嗪等
   血管免疫性母细胞性淋巴结病
   原发性胆汁性肝硬化
   移植物抗宿主病
   硅性淋巴结病变
   自身免疫性淋巴组织增殖综合征
   IgG4相关疾病
   自身免疫重建炎症反应综合征
3. 恶性疾病
   血液系统：霍奇金病、非霍奇金淋巴瘤、急性或慢性淋巴细胞白血病、毛细胞白血病、恶性组织细胞增多病、淀粉样变性
   肿瘤转移：从各种的原发部位转移而来。
4. 脂质贮积病：戈谢病、Niemann-Pick病、Fabry病、Tangier病
5. 内分泌疾病：甲状腺功能亢进
6. 其他疾病
   Castleman病（巨大淋巴结增生）
   结节病
   皮病性淋巴结炎
   淋巴瘤样肉芽肿病
   组织细胞性坏死性淋巴结炎（Kikuchi病）
   窦性组织细胞增生伴巨大淋巴结病（Rosai-Dorfman综合征）
   组织坏死性淋巴结炎（川崎病）
   组织细胞增生症X
   家族性地中海热
   严重高甘油三酯血症
   窦血管转化
   淋巴结炎性假瘤
   充血性心力衰竭

感染。主要的恶性疾病包括头颈部肿瘤、乳腺癌、肺癌和甲状腺癌。锁骨上和斜角肌的淋巴结肿大通常为异常，因为这些淋巴结引流肺和腹膜后的区域，

可以反映这些区域的淋巴瘤、其他肿瘤和感染问题。Virchow 淋巴结限定原发于胃肠道的肿瘤转移至左侧锁骨上淋巴结。肺、乳腺、睾丸、卵巢肿瘤也可以转移到锁骨上淋巴结。结核、结节病、弓形虫可以导致非肿瘤性锁骨上淋巴结肿大。腋窝淋巴结肿大通常由损伤或同侧上肢感染导致。恶性病因包括黑色素瘤、淋巴瘤，女性患者的乳腺癌。腹股沟淋巴结肿大通常由于感染或者下肢创伤，可伴随性传播疾病如性病淋巴肉芽肿、梅毒、生殖器疱疹或软下疳。这些结节可以被淋巴瘤或转移瘤（包括直肠、生殖器及下肢黑色素瘤）累及。

淋巴结的大小、质地、是否有压痛是评估的有用参数。$<1\ cm^2$ 通常为良性、非特异性因素。在一项针对 9～25 岁年轻患者且所有患者均行淋巴结活检的回顾性分析显示，长径>2 cm 是判别淋巴结病理为恶性或肉芽肿性病变的指标。另一项研究显示，淋巴结大小为 $2.25\ cm^2$（1.5 cm×1.5 cm）是判别淋巴结为恶性/肉芽肿性病变和其他因素的最佳指标。≤1 cm 的淋巴结可以在排除染性单核细胞增多症及弓形虫后观察，除非同时合并其他症状体征。

淋巴结的质地可为柔软、坚固、有弹性、坚硬、互不相连、融合、易变形、可移动、固定。当淋巴结快速扩张、包膜受到牵拉后可以出现疼痛，通常继发于炎症。一些恶性疾病如急性白血病患者的淋巴结也可以快速肿大、疼痛。淋巴瘤累及的淋巴结通常较大，且为互相不连续的、对称的、有弹性的、坚硬的、可移动的、无痛的。转移癌的淋巴结通常为硬的、无痛性淋巴结，且因与周围组织粘连导致无法移动。同时存在脾大及淋巴结肿大提示系统性疾病，包括传染性单核细胞增多症、淋巴瘤、急性/慢性白血病、系统性红斑狼疮、结节病、弓形虫病、猫抓病和其他少见的血液系统肿瘤，病史对于系统疾病的诊断是十分有用的信息。

非表浅部位（胸腹腔）的淋巴结肿大通常是诊断流程的一个发现。胸腔淋巴结肿大可以通过常规胸部影像学发现或在浅表淋巴结的诊断流程中发现。也可能由于患者有咳嗽、气道压迫导致的喘鸣音、喉神经受累导致的声音嘶哑、食管受压导致的吞咽困难或因上腔静脉或锁骨下静脉受压导致的颈部/颜面部/上肢水肿而被发现。纵隔和肺门淋巴结肿大的鉴别诊断包括原发肺部疾病和系统性疾病累及纵隔和肺门淋巴结。年轻人群中，纵隔淋巴结肿大与传染性单核细胞增多症和结节病相关。在流行区域，组织胞浆菌病导致的单侧气管旁淋巴结肿大非常类似于淋巴瘤。老年患者的鉴别诊断包括肺癌（尤其是吸烟人群）、结核、真菌感染和结节病。

腹腔或腹膜后淋巴结肿大通常为恶性。尽管结核感染可以导致肠系膜淋巴结炎，淋巴结肿大通常为淋巴瘤，在年轻男性中为生殖细胞肿瘤。

实验室检查

淋巴结肿大的实验室检查项目应通过病史、查体后个体化选择，以阐明病因。一项社区诊所评估了 249 例年轻淋巴结肿大患者，不包括感染和淋巴结炎。51%的患者未行实验室检查，行实验室检查的大部分是血常规（33%）、咽部培养（16%）、胸部 X 线（12%）、传染性单核细胞增多症检测（10%）。只有 8 例患者行淋巴结活检，并且半数是正常或反应性。血常规对于判定急性、慢性白血病、EBV 或 CMV 相关的传染性单核细胞增多症、白血病形式的淋巴瘤、化脓性感染、免疫性血小板减少如 SLE 中提供有用的信息。血清学检查可以证实 EBV CMV HIV 和其他病毒、刚地弓形虫、布病等。如果怀疑 SLE，需要做抗核抗体和抗 dsDNA 抗体。

胸部 X 线通常为阴性，但是肺浸润/纵隔淋巴结肿大提示结核、组织胞浆菌病、结节病、淋巴瘤、原发肺癌或转移性肿瘤，需要进一步检查。

鉴别良、恶性淋巴结肿大包括各种影像检查（CT、MRI、超声、彩色多普勒超声），尤其是头颈部肿瘤鉴别。CT 和 MRI 对于诊断颈部淋巴结转移的准确性相当（65%～90%），超声用于判定颈部淋巴结的长、短轴及比例。长/短轴比例<2 对于有头颈部肿瘤的患者判定良恶性有 95%的敏感性和特异性，长/短轴比例比触诊或单独的长轴、短轴有更高的敏感性和特异性。

淋巴结活检的指征并不确切，但为有效的诊断手段。需要行活检的决策可能早期做出也可能需 2 周以上的时间做出。如果患者的病史和查体提示恶性应该及早行检查，如一个常年吸烟的患者出现孤立性、坚硬、无压痛的颈部淋巴结肿大、锁骨上淋巴结肿大；孤立的或者多发的质硬、可移动的淋巴结肿大提示淋巴瘤。

如果存在孤立、质硬的淋巴结肿大而提示原发性头颈部肿瘤时，应完善仔细的耳鼻喉科检查。任何黏膜病变怀疑原发性肿瘤时都应该行活检。细针穿刺并不应该作为首先的诊断操作。绝大部分诊断需要组织标本而不是针吸标本，针吸标本难以提供精确的诊断。细针穿刺可用于甲状腺结节或者明确原发病来判定是否复发时应用。如果初诊医生不能确定是否该行活检，可以咨询血液科或肿瘤科医生。初始情况下一般<5%的淋巴结肿大患者才需要活检，但在特定的情况下如血液科、肿瘤科、耳鼻喉科比例会升高。

两个研究小组报道了更准确地针对淋巴结肿大患者何时行淋巴结活检的流程图。两个研究均为回顾性研究，第一项研究纳入 9～25 岁的有淋巴结活检病理的患者，鉴定 3 个指标判定需要行活检：淋巴结>2 cm、胸部 X 线有阳性提示、近期的耳鼻喉科检查为阴性有预测意义。第二项研究评估了在血液科 220 例淋巴结肿大患者，鉴定 5 个指标：淋巴结大小、位置（锁骨上/非锁骨上）、年龄（>40 岁或<40 岁）、质地（是否坚硬）、压痛。利用 5 个指标建立数学模型，阳性参数包括：年龄>40 岁、锁骨上、>2.25 cm^2、质硬、无痛。阴性参数包括：年龄>40 岁、锁骨上、>1 cm^2、质软、压痛。按模型计算需要活检的 91%患者最终与预测诊断一致。但是这两项研究均为回顾性研究且一项主要为年轻患者，应用于初始的判断是否可行尚不清楚。

绝大部分淋巴结肿大患者不需要活检，至少一半的患者不需要实验室检查。如果病史和查体后考虑良性病变，应行 2～4 周的随访观察。患者需要被告知如果淋巴结增大需要返回进行再次评估。除非有强烈细菌感染的证据否则不需要应用抗生素。不建议应用糖皮质激素，因为会掩盖一些疾病如淋巴瘤、白血病、Castleman 病，激素也会导致愈合延迟和潜在感染的激活。因韦氏环淋巴结肿大导致的咽喉部梗阻危及生命的情况通常见于传染性单核细胞增多症。

脾大

脾的结构和功能

脾是网状内皮器官，在妊娠 5 周起源于胃背系膜，其有数处起源点，可迁移到正常成人的左上腹，通过脾-胃韧带与胃相连，通过脾肾韧带与肾韧带。若起源点不能互相融合成单一组织就会形成副脾，约占 20%。脾的功能难以确定，盖伦认为它是“黑胆汁”的来源，或者黑胆汁病，“季肋部”这个词是因为其在肋骨下面，“发泄脾脏”这个成语证明了脾对心理和情绪有重要影响。在人体中，脾的正常生理功能包括：

1. 脾红髓通过清除衰老和缺陷的红细胞维持红细胞质量控制。脾通过其独特的实质组织和脉管系统来实现（图 71-1）。

2. 脾白髓合成抗体。

3. 清除抗体包裹的细菌和循环中抗体包裹的血细胞。

上述正常功能的增强可以导致脾大。

脾包括红髓和白髓，分别是红细胞填充的血窦和网状内皮细胞条索。白色淋巴滤泡穿插在红髓中。脾在门静脉循环中，其原因尚不清楚，但可能与血压降低导致血流速度减慢和减少对正常红细胞的损害有关。血液以大约 150 ml/min 的速度通过脾动脉，最终分支

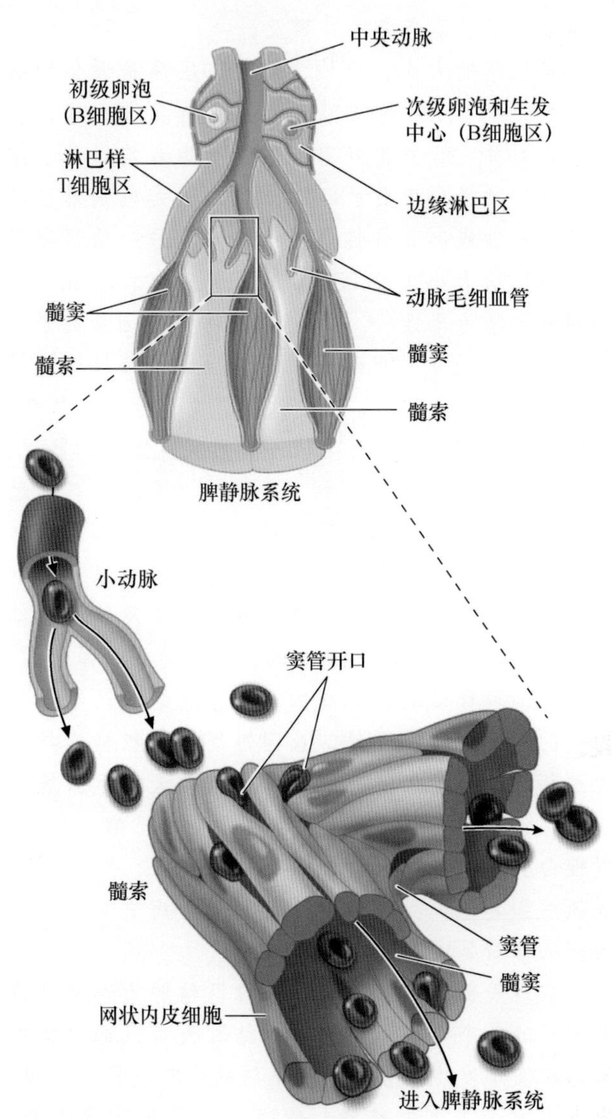

图 71-1　脾的结构示意图。脾由许多单位的红髓和白髓组成，以脾动脉的小分支为中心，称为中央动脉。白髓含有淋巴细胞，包含 B 淋巴细胞滤泡和滤泡周围的边缘区域、覆盖小动脉的 T 细胞丰富的区域。红髓包含髓窦和髓索，髓索是终末区域，为再次进入血液循环，红细胞必须穿过窦管的很小的开口。僵硬、受损或陈旧的红细胞不能进入窦内（引自 RS Hillman，KA Ault：Hematology in Clinical Practice，4th ed. New York，McGraw-Hill，2005）

入中央小动脉。有些血液从小动脉流向毛细血管，然后流向脾静脉，再从脾流出，但大部分来自中央小动脉的血液流入巨噬细胞排列的血窦和脾索。进入血窦的血液通过脾静脉重新进入循环。但是进入脾索的血液要接受各种检查。为回到循环中，脾索中的血细胞必须受到挤压并穿过脾索的缝隙进入。衰老的受损红细胞变形能力差、滞留在脾索中被破坏，其部分成分进入再循环。红细胞-包涵体［如寄生虫、核残留物（Howell-Jolly 小体，图 69-6）或变性血红蛋白（Heinz 小体）］在这个过程中会被挤压掉，通过狭缝的过程称为“除核”（pitting）。对死亡细胞和受损细胞的剔除以及含有包涵体的细胞的除核无明显延迟，因为血液通过脾的速度仅比其他器官略慢。

脾也能帮助宿主适应其恶劣的环境。它至少具有 3 种适应性功能：①清除血液中的细菌和微粒；②对某些病原体产生免疫反应；③在骨髓不能满足需要的情况下产生血液中的细胞成分（髓外造血）。后一种适应是在妊娠时发挥造血功能。在一些动物中，脾也对压力下血管的适应起作用，因为在正常情况下它储存了红细胞（通常血液浓缩至高血细胞比容）、在β-肾上腺素能刺激下动物提供自体输血、提高氧气承载能力。然而，正常人脾不能扣留/储存红细胞也不能针对交感刺激反应。正常人脾包含大约 1/3 的血小板和边缘区中性粒细胞。当出血或感染时可扣留红细胞。

临床诊治路径：脾大

临床评估

脾大引起的最常见症状为脾区疼痛和左上腹沉重感。巨脾可以有早饱感，快速脾大牵拉包膜、脾梗死、被膜炎症可以导致疼痛感。多年来脾梗死都被认为是无痛的，但是 Soma Weiss 在 1942 年报道一哈佛医学院学生亚急性心内膜炎出现严重的左上腹痛和胸膜性胸痛可能与血栓性脾血管阻塞相关。血管阻塞伴梗死和疼痛在儿童镰状细胞贫血中很常见。脾破裂不管是外伤性还是疾病浸润导致的被膜破裂可以引起腹腔内出血、休克、死亡。破裂本身可以是无痛的。

脾可触及是疾病累及脾并提示脾大的一个主要的体征。正常脾<250 g，随着年龄增大体积减小，通常位于肋骨后、超声检查的头尾最大直径为 13 cm，放射性核素扫描的头尾最大长度为 12 cm、宽度为 7 cm，通常不可触及。然而，在 2200 例无症状男性大学生中，有 3%的人发现了明显的脾。10 年随访没有发现淋巴肿瘤的证据。此外，在一些热带国家（如新几内亚），脾大的发病率可能达到 60%。因此，可触及脾的存在并不总是等同于疾病的存在。即使存在疾病，脾大也可能不是原发性疾病，而是对原发性疾病的反应。例如，在霍奇金病患者中，只有 2/3 可触到的脾与肿瘤有关。

脾的体格检查主要使用触诊和叩诊。视诊发现左上腹部饱满和呼吸幅度下降提示巨脾，听诊可闻及静脉血流音或摩擦音。

触诊可以通过双手触诊、气囊和 Middleton 手法。对于双手触诊，至少和其他技术一样可靠，患者取屈膝仰卧位。检查者的左手放在下肋缘下，将皮肤拉向肋缘，右手指尖在脾下降时感觉到脾的尖端，同时嘱患者缓慢、平稳、深入地吸气。触诊开始于右手在左下象限，逐渐向左肋缘移动，从而确定脾大部下缘。当感觉到脾尖端时，这一发现被记录为左肋缘以下任意点的长度（即 10～15 cm）从脐带中点或剑突交界处。这使得其他检查者可以与最初结果相比较，以确定其大小随时间的变化。在右侧卧位进行双手触诊对仰卧位检查没有任何帮助。脾浊音的叩诊可用以下三种方法中的任何一种完成：Nixon 法、Castell 法或 Barkun 法。

1. Nixon 方法：患者右侧卧位，这样脾位于结肠和胃的上方。叩诊开始于腋后线肺共振的较低水平，沿垂直线斜行至下中前肋缘。浊音的上边界通常在肋缘上方 6～8 cm。成人浊音>8 cm 提示脾大。

2. Castell 方法：患者仰卧，在腋前线肋间隙（第 8 或第 9 肋间）最低处叩诊。如果脾大小正常，就会产生共振。在呼气或深吸气是可以存在，若深吸气时存在沉闷的叩击音提示脾大。

3. Traube 半月间隙叩诊：Traube 半月间隙的边界为第 6 肋、腋中线、肋缘下，患者仰卧，左臂略微外展。正常呼吸时，这个空间从内侧到外侧边缘叩诊，产生正常的共振声音。沉闷的敲击声提示脾大。

比较叩诊法和触诊法与超声或核素扫描的研究显示，触诊的敏感性为 56%～71%，叩诊为 59%～82%。触诊的重复性优于叩诊。在肥胖患者中两种检查手段均不可靠。因此，触诊和叩诊的可信性均不满意。建议先行叩诊，如果阳性则进行触诊，如果触诊可及，则可以确诊脾大。然而，不是所有左季肋区的肿物都是脾大，胃或结肠肿瘤、胰腺或肾囊肿或肿瘤也可类似于脾大。

脾大可以很容易精确诊断，必要时肝脾放射核素、CT、MRI 或者超声可以协助。超声检查是目前常规判定脾大的方法（正常最大长径 13 cm）有很高的敏感性和特异性，并且是安全、无创、快速、可移动、花费少的检查。核素检查是精确的、敏感的、可信赖的，但是花费高、得到数据需要时间长、设备不可移动。它们对于鉴定副脾都有优势。CT 和 MRI 能够提供精确的脾体积，但是设备不可移动，检查花费高。MRI 相比 CT 没有优势，脾结构的改变，如占位、梗死、非均质的渗出、囊肿可以在 CT/MRI/超声上很容易评估。对于斑片状浸润以上设备结果均不十分可靠（如霍奇金淋巴瘤）。

鉴别诊断

许多和脾大相关的疾病列在表 71-2 中，可根据脾大的不同机制分为以下几类：

表 71-2 脾大的相关疾病（根据发病机制划分）

对脾功能需求增加所致	
网状内皮系统增生（为清除缺陷红细胞）	利什曼病
球形红细胞增多症	锥虫病
早期镰状细胞贫血	埃里希体病
椭圆形红细胞增多症	免疫调节异常
重型地中海贫血	类风湿性关节炎（Felty 综合征）
血红蛋白病	系统性红斑狼疮
阵发性夜间血红蛋白尿	胶原血管病
恶性贫血	血清病
免疫性增生	免疫溶血性贫血
对感染的反应（病毒、细菌、真菌、寄生虫）	免疫性血小板减少症
传染性单核细胞增多症	免疫性中性粒细胞减少症
艾滋病	药物反应
病毒性肝炎	血管免疫母细胞性淋巴结病
巨细胞病毒	结节病
亚急性细菌心内膜炎	甲状腺功能亢进症（良性淋巴结增生）
细菌性脓毒症	IL-2 治疗
先天性梅毒	髓外造血
脾脓肿	骨髓纤维化
结核病	骨髓损伤（毒素、射线、锶）
组织胞浆菌病	骨髓浸润（肿瘤、白血病、戈谢病）
疟疾	
脾或门脉血流异常所致	
肝硬化	脾动脉瘤
肝静脉阻塞	肝血吸虫病
肝内或肝外门静脉阻塞	充血性心力衰竭
门静脉海绵样	肝包虫病
脾静脉阻塞	门静脉高压（包括上述任何病因）："Banti 综合征"
脾脏浸润	
细胞内或细胞外沉积	霍奇金病
淀粉样变性	骨髓增殖综合征（如真性红细胞增多症、原发性血小板增多症）
戈谢病	血管肉瘤
Niemann-Pick 病	转移肿瘤（黑色素瘤最常见）
Tangier 病	嗜酸性粒细胞肉芽肿
Hurler 综合征及其他黏多糖贮积症	组织细胞增多症 X
高脂血症	错构瘤
良性及恶性的细胞浸润	血管瘤、纤维瘤、淋巴管瘤
白血病（急性、慢性、淋巴细胞性、髓系、单核细胞性）	脾囊肿
淋巴瘤	
病因不明	
特发性脾大	缺铁性贫血
铍中毒	

1. 功能亢进导致的增生或肥厚如网状内皮增生（工作性脾大），可见于遗传性球形红细胞增多症或地中海贫血中需要清除大量缺陷红细胞；因系统性感染导致的免疫性增生如传染性单核细胞增多症或亚急性细菌性心内膜炎，或者免疫性疾病（免疫性血小板减少症、SLE、Felty 综合征）。

2. 门静脉高压、脾血流减慢导致的充血（肝硬化、Budd-Chiari 综合征、充血性心力衰竭）。

3. 浸润性疾病（淋巴瘤、转移癌、淀粉样变性、戈谢病、骨髓增殖性疾病和髓外造血）。

但脾大明显、肋下＞8 cm、质量≥1000 g 时鉴别诊断的项目很少（表 71-3）。这类患者的主要病因为非霍奇金淋巴瘤、慢性淋巴细胞白血病、毛细胞白血病、慢性粒细胞白血病、伴有髓系异常的骨髓增殖性疾病或真性红细胞增多症。

实验室评估

脾大相关的实验室异常主要由潜在疾病所决定。红细胞计数可能正常、下降（地中海贫血的主要症状、SLE、门静脉高压导致的肝硬化）或增加（真性红细胞增多症）。粒细胞可以为正常或下降（Felty 综合征、充血性脾大和白血病）。类似地，血小板可为正常、因脾大（充血性脾大、戈谢病、免疫性血小板减少）引起扣留/破坏增多导致的下降或增加（骨髓增殖性疾病如真性红细胞增多症）。

血常规可以显示一系或多系血细胞减少提示脾功能亢进。这种情况可以表现为脾大、血细胞减少、骨髓正常或增生活跃、对脾切除有反应。最后一条并不准确，因为切脾后粒细胞有时并不恢复。血流通过增大充血的髓索（充血性脾大）使流速减慢以致细胞成分的破坏增加从而导致血细胞减少。脾功能亢进时，各种细胞成分通常外周血涂片形态正常，尽管红细胞通过肿大脾时间长后有时可以是球形的。骨髓红细胞旺盛体现在网织红细胞的增高，尽管网织红细胞也会在脾破坏从而导致其意义没有预期大。脾作为一个临床表现时额外的实验室检查由潜在疾病所决定。

表 71-3　巨脾相关的疾病

慢性粒细胞白血病	戈谢病
淋巴瘤	慢性淋巴细胞白血病
毛细胞白血病	结节病
伴髓系异常的骨髓纤维化	自身免疫性溶血性贫血
真性红细胞增多症	弥漫性脾血管瘤

脾切除

因诊断而行脾切除并不常见，尤其在没有其他诊断提示原发疾病时。相反地，因巨脾为控制症状、外伤性脾破裂、纠正因脾亢导致的血小板减少或血细胞一系或更多的免疫性破坏行脾切除更常见。对于Ⅰ期或Ⅱ期淋巴瘤为诊断分期行脾切除是必要的，因Ⅰ/Ⅱ期霍奇金淋巴瘤可以考虑单纯放疗。在霍奇金淋巴瘤中非侵袭性检查评估脾并不可信，有 1/3 的脾大并不是肿瘤。针对所有分期广泛应用的系统性治疗使得腹腔镜切脾并不必要。尽管在慢性粒细胞白血病中切脾不影响疾病的自然进程，切脾通常会导致患者舒适度增加、减低输血从而简化治疗。慢性粒细胞白血病治疗的进展使得为控制症状而切脾需求下降。对于两种 B 细胞白血病（毛细胞白血病和幼淋巴细胞白血病）和非常少见的脾套细胞或边缘带淋巴瘤，切脾是有效的二线或三线治疗选择。上述疾病行切脾会导致骨髓和其他部位的肿瘤缓解。在一些类型的淋巴瘤（尤其毛细胞白血病和幼淋巴细胞白血病）中行放疗后类似的系统疾病缓解也会观察到，这被称为远位效应。靶向脾的局部治疗导致系统肿瘤的反应提示脾产生的一些激素或生长因子可能影响肿瘤生长，但是这一推测尚未得到证实。

治疗性切脾通常是创伤或医源性脾破裂。脾破裂的患者中有一部分出现腹膜后脾碎片的播散可以导致脾种植——存在不与门静脉相连的脾。异位的脾组织可以导致疼痛和肠梗阻、子宫内膜异位症。大量的血液系统、免疫系统和充血性病因可以导致一系或多系的破坏。大部分的这些情况下脾切除可以纠正血细胞减少，尤其贫血和血小板减少。在 2 个三级中心的大样本研究中，脾切除原因中 10％因诊断问题、44％因治疗、20％因为霍奇金淋巴瘤分期、26％因其他程序偶然。脾切除的唯一可能的禁忌证是骨髓衰竭，这时候脾可作为一个髓外造血器官。

无脾对血液系统的长期影响并不明显。脾切除术后的短时间内，白细胞增多（可达 25 000/μl）、血小板增多（可达 $1\times10^6/\mu l$）可出现，但 2～3 周后，白细胞和其他血细胞通常会正常。脾切除后的慢性临床表现包括红细胞大小和形态的变化（红细胞大小不等、异形红细胞增多）和存在 Howell-Jolly 小体（核碎片）、Heinz 小体（变性血红蛋白）、嗜碱性点彩、外周偶尔出现有核红细胞。当这种红细胞异常出现在脾尚未切除，应怀疑脾浸润干扰正常剔除和除核功能的肿瘤。

脾切除最严重的并发症为增加细菌感染的机会，尤其是带有包膜的细菌如肺炎链球菌、流感嗜血杆菌和一些革兰氏阴性肠球菌。20 岁以下患者尤其对肺炎链球菌易感，脾切除患者 10 年的败血症风险为 7%，脾切除患者肺炎球菌感染后的死亡率为 50%～80%。约 25%的脾切除术的患者在病程中都会有严重的感染。在切除术后 3 年发生率最高。15%的感染是混合感染，肺、皮肤和血液系统都是常见的感染部位。脾切除患者病毒感染的概率并不增加。细菌的易感性与脾可以清除已处理的细菌和针对非 T 细胞依赖抗原如细菌被膜的多糖产生抗体有关。对选择性切脾的所有患者均应注射肺炎球菌疫苗。美国免疫实践咨询委员会（ACIP）推荐脾切除术后 5 年再行疫苗重复接种，虽然这种说法没有被证实，推荐并不认为接种疫苗降低抗体的滴度很重要。包含 T 细胞的更有效的疫苗是可行的（Prevenar，7 价），计划选择性切脾的患者给予脑膜炎球菌也应该给予。尽管流感嗜血杆菌 b 疫苗对年长儿童和成人的有效性并无数据，但都可以应用于脾切除患者。

脾切除术患者应该被告知出现不明原因发热应立即急诊就诊，快速评估和按细菌感染处理可挽救生命，常规口服青霉素和预防因会导致细菌耐药并不推荐。

除了增加细菌感染的易感性外，脾切患者也易感巴贝斯虫病。脾切除患者应该避免去巴贝斯虫病流行地区。

脾切除是导致脾功能低下的原因，镰状细胞贫血患者通常会在儿童时期因为大量镰状细胞淤滞导致脾梗死而出现自发脾切除。5 岁以上的镰状细胞贫血患者若仍能触及脾提示同时存在血红蛋白病如地中海贫血或者血红蛋白 C。此外，因肿瘤或自身免疫性疾病导致的脾放疗也可导致脾功能低下。就生理学而言，脾功能减退的术语比“无脾”更受欢迎。因为无脾是一种罕见的致命的先天性畸形、体腔（包括脾原基）发育缺陷。通常情况下，患有无脾症的婴儿没有脾，但这是最不重要的问题。发育中的胚胎右侧重复后导致肝发育在脾原有的位置，因为有两个右肺，心脏会分出两个右心房和两个右心室。

第七十二章 粒细胞和单核细胞异常

Disorders of Granulocytes and Monocytes

Steven M. Holland，John I. Gallin 著
（莫晓东 刘思宁 译）

白细胞是机体炎症反应和免疫应答的主要组成细胞，包括中性粒细胞、T 淋巴细胞、B 淋巴细胞、自然杀伤（NK）细胞、单核细胞、嗜酸性粒细胞和嗜碱性粒细胞。这些细胞都具有特异的功能，如 B 淋巴细胞产生抗体，中性粒细胞杀伤病原菌，但是这些细胞在任何一种感染性疾病中扮演的确切角色还未完全研究透彻。因此，尽管通常认为中性粒细胞对宿主抵抗细菌感染十分关键，但它在抵抗病毒感染中可能也起发挥重要作用。

血液将白细胞从生成它们的骨髓运送到各个的组织。正常血液中白细胞的计数为 4.3×10^9～10.8×10^9/L，其中中性分叶核粒细胞占 45%～75%，中性杆状核粒细胞占 0%～4%，淋巴细胞占 16%～45%，单核细胞占 4%～10%，嗜酸性粒细胞占 0%～7%，嗜碱性粒细胞占 0%～2%。这些比例在不同个体及人种间存在较大差异，如在一些非洲裔美国人中白细胞计数偏低。这些不同的白细胞起源于骨髓中共同的干细胞，骨髓中 3/4 的有核细胞用于生成白细胞。白细胞在骨髓中的成熟受许多因子的调控，已知的有集落刺激因子（CSF）和白介素（IL）。由于白细胞总数和分类计数的改变常与疾病过程相关，总白细胞计数和白细胞分类计数对于临床很有价值。本章主要阐述中性粒细胞、单核细胞和嗜酸性粒细胞。

中性粒细胞

成熟

中性粒细胞生命周期中的重要事件总结见图 72-1。在正常人体中，中性粒细胞只在骨髓中生成。在任何时候，骨髓中造血所需的最少细胞约为 400～500 个。人体血液中的单核细胞、组织中的巨噬细胞和基质细胞能够产生骨髓中性粒细胞和单核细胞生长所需的 CSF 和激素。造血系统不仅生成足量的中性粒细胞完

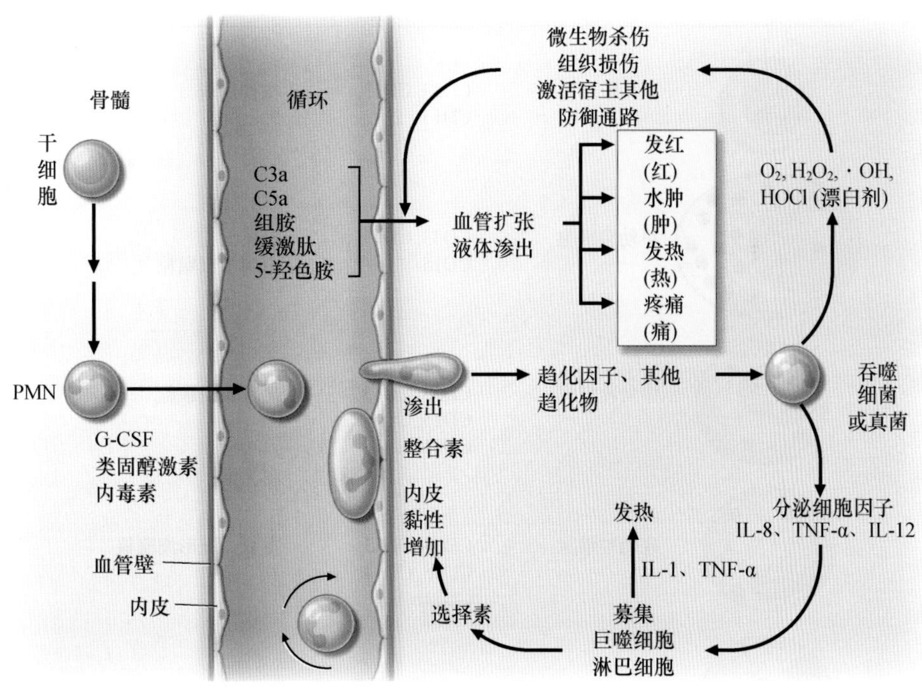

图 72-1　中性粒细胞生成、募集和炎症过程事件示意图。图中展示了炎症的 4 个主要特征（红肿热痛），中性粒细胞与其他细胞以及细胞因子的相互作用。G-CSF，粒细胞集落刺激因子；IL，白介素；PMN，多形核白细胞；TNF-α，肿瘤坏死因子 α

成生理功能（一个 80 kg 的人一天约 1.3×10^{11} 个），而且作为骨髓中巨大的储备库，在炎症或感染时可以被动员。外周血中性粒细胞数量的增多被称为中性粒细胞增多症，存在幼稚细胞被称为核左移，中性粒细胞数量减少被称为中性粒细胞减少症。

中性粒细胞和单核细胞由多能干细胞在 CSF 的影响下生成（图 72-2）。形成晚幼粒细胞的增殖期约为一周，从晚幼粒细胞到成熟中性粒细胞的成熟期还需一周。原始粒细胞是第一个可识别的前体细胞，其后是早幼粒细胞。早幼粒细胞开始生成一种典型溶酶体颗粒，称为嗜天青颗粒或初级颗粒。初级颗粒中包含水解酶、弹性蛋白酶、髓过氧化物酶、组织蛋白酶 G、阳离子蛋白和杀菌/通透性增加蛋白，这些物质对杀灭革兰氏阴性菌很重要。嗜天青颗粒中还含有防御素，它是具有广谱抗菌活性的富含半胱氨酸的多肽家族，能抵御细菌、真菌和一些包膜病毒感染。早幼粒细胞分裂可生成中幼粒细胞，中幼粒细胞负责生成特异性颗粒，也称次级颗粒，这种颗粒含有一些独特的组分，包括乳铁蛋白、维生素 B_{12} 结合蛋白、产过氧化氢所需的还原型烟酰胺腺嘌呤二核苷酸磷酸（NADPH）氧化酶的膜成分、一些趋化物和促黏附因子（CR3）的受体以及基膜组分层黏蛋白的受体。次级颗粒不含酸性水解酶，因此不是典型的溶酶体。骨髓造血过程中次级颗粒的装配受 CCAAT/增强子结合蛋白 ε 的调控，它们的动员对调控炎症反应有重要作用。在中性粒细胞成熟的最后时期不发生细胞分裂，细胞经过晚幼粒细胞，形成杆状核中性粒细胞，其具有一个香肠样细胞核（图 72-3）。在杆状核中性粒细胞继续发育成熟时，细胞核呈分叶状，通常最多分 4 叶（图 72-4）。分叶过多（>5 叶）可能是叶酸或维生素 B_{12} 缺乏的表现，或下述的 WHIM 综合征（疣、低丙种球蛋白血症、感染、先天性髓样粒细胞缺乏症）。Pelger-Hüet 畸形（图 72-5）是一种少见的显性遗传性状，导致中性粒细胞具有特征性的二叶核，需与杆状核相鉴别。后天获得的二叶核，即假性 Pelger-Hüet 畸形，可以在急性感染或骨髓增生异常综合征中出现。正常多分叶核的生理功能尚不清楚，但是它可能使白细胞在游出血管壁进入炎症组织时能够产生较大变形。

在严重的急性细菌感染中，间或可见明显的中性粒细胞胞质颗粒——中毒颗粒，中毒颗粒是不成熟或异常染色的嗜天青颗粒。在感染时可见的胞质内包涵体，也称杜勒小体（Döhle 小体），是富含核糖体的内质网碎片。大型中性粒细胞空泡常见于急性细菌感染，也可见于松环（内化）膜。

中性粒细胞有各种各样的功能，现有的单克隆抗体仅能识别一部分成熟中性粒细胞，中性粒细胞异质性的意义尚不明确。

嗜酸性粒细胞和嗜碱性粒细胞的形态见图 72-6。

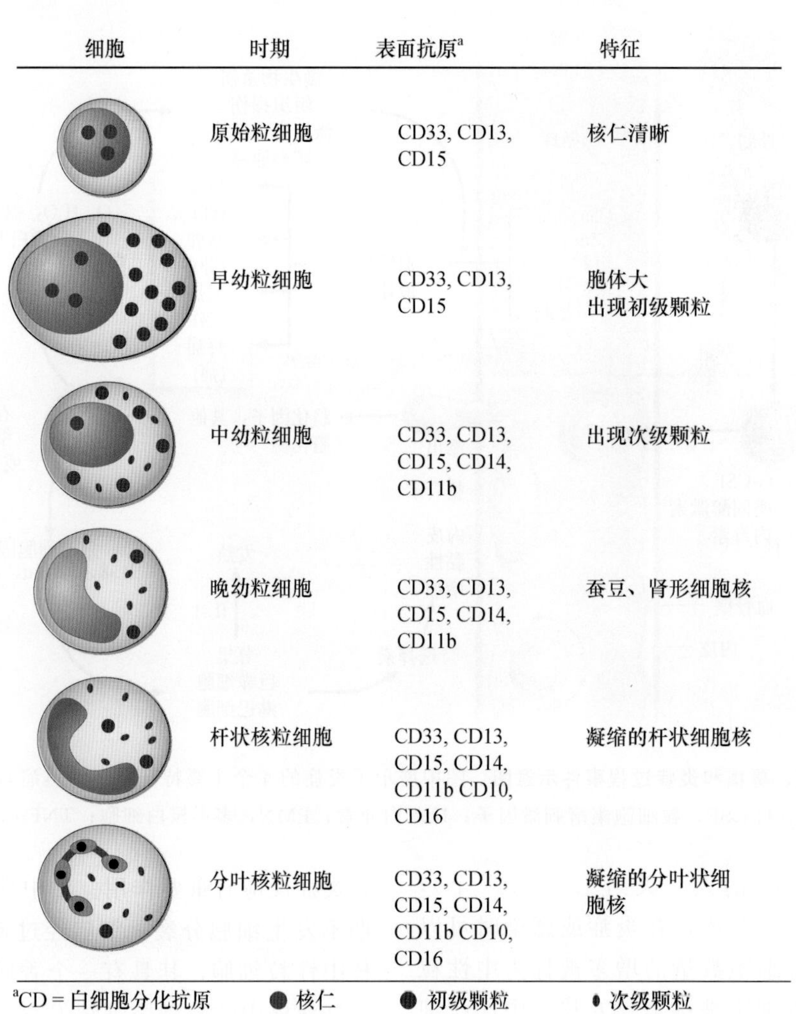

图 72-2 中性粒细胞发育阶段示意图。粒细胞集落刺激因子（G-CSF）和粒细胞-巨噬细胞集落刺激因子（GM-CSF）对这一过程十分重要。已列出每个阶段的细胞特征和特定的细胞表面标记

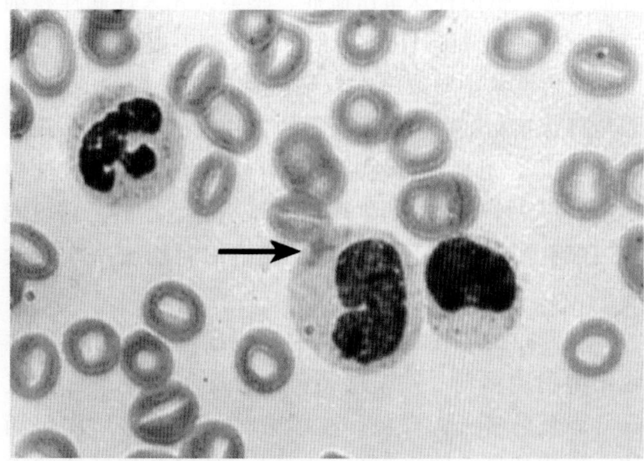

图 72-3 中性粒细胞杆状核和杜勒小体。在视野中心有一个香肠状核的中性粒细胞，是杆状核中性粒细胞。杜勒小体是离散的、蓝染的、非颗粒区域，在感染和其他中毒状态的中性粒细胞细胞质外围可见，由粗面内质网的聚集生成

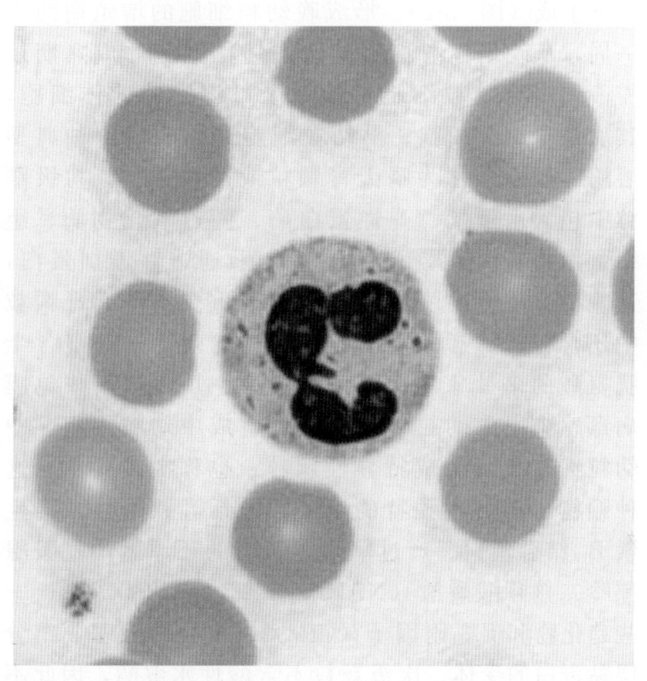

图 72-4 正常中性粒细胞。正常中性粒细胞粒细胞有一个染色质高度凝聚的分叶核；细小的嗜中性颗粒散布在细胞质中

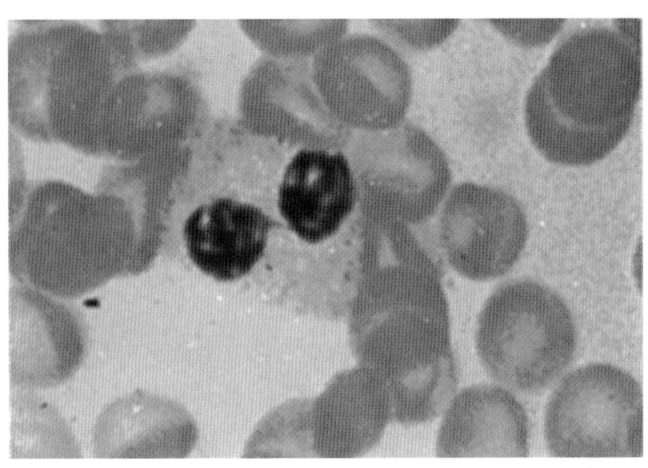

图 72-5 **Pelger-Hüet 畸形。**在这种良性疾病中，大多数中性粒细胞核分 2 叶，细胞核经常有一个像夹鼻眼镜一样的外观。

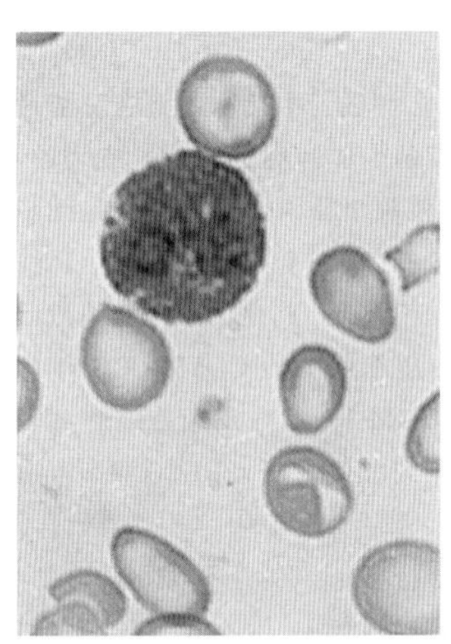
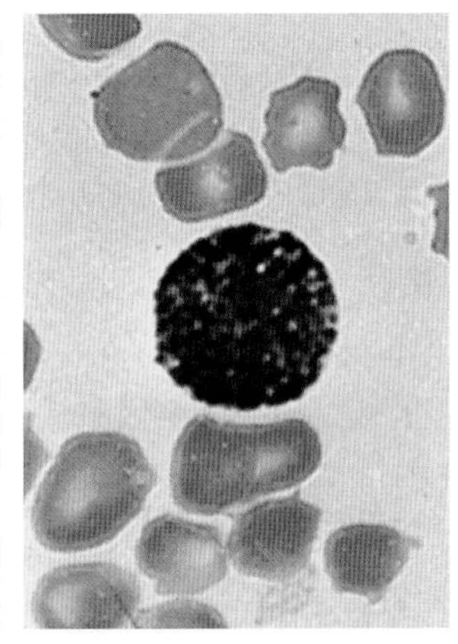

图 72-6 **正常嗜酸性粒细胞（左）和嗜碱性粒细胞（右）。**嗜酸性粒细胞含有大的、亮橙色颗粒，通常核分 2 叶。嗜碱性粒细胞含有大的紫黑色颗粒，这种颗粒充满细胞并遮挡住细胞核。

骨髓细胞释放和循环池

特定信号（包括 IL-1、TNF-α、CSFs、补体片段和趋化因子）可从骨髓中动员白细胞并将它们以非激活状态运送到血液中。在正常情况下，约 90%的中性粒细胞位于骨髓，2%～3%在循环中，剩下的在组织中（图 72-7）。

循环中性粒细胞以两种动态形式存在：自由流动和附壁。约 1/2 的中性粒细胞以基础状态自由流动，由在血液中但没有与内皮接触的细胞组成。附壁的白细胞是指与内皮产生紧密物理连接的细胞（图 72-8）。在肺循环中有大量的毛细血管床（每个肺泡约 1000 个毛细血管），附壁的发生是由于毛细血管内径和中性粒细胞几乎一样大。因此，中性粒细胞的流动性和可塑性对其通过肺毛细血管床至关重要。中性粒细胞僵化和可塑性减小将导致增大的中性粒细胞在肺部被困和

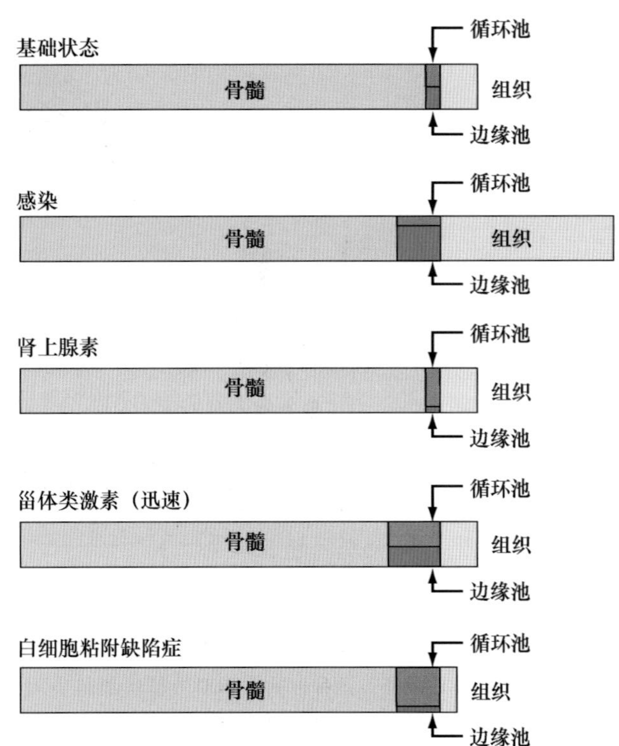

图 72-7 **中性粒细胞分布示意图。**不同解剖与功能池之间的动态变化

附壁。与之相反，在毛细血管后静脉，附壁由特殊细胞表面分子间相互作用所介导，这种分子称为选择素。选择素是一种表达在中性粒细胞、内皮细胞以及其他细胞表面的糖蛋白，产生弱亲和力的链接并导致中性粒细胞在内皮表面“滚动”。在中性粒细胞表面，L-选择素分子［决定簇（CD）62 L］与内皮细胞表面糖蛋白［如人糖基化依赖的细胞黏附分子（GlyCAM1）和 CD34］结合。中性粒细胞表面糖蛋白，最重要的是唾液酸化 $Lewis^x$（如 SLe^x、CD15），是内皮细胞［E-选择素（CD62E）和 P-选择素（CD62P）］及其他白细胞表达的选择素的结合靶点。在受损组织趋化物（补体产物 C5a、白三烯 B_4、IL-8）或细菌产物［趋化肽 fMLP（f-met-leu-phe）］作用下，中性粒细胞动员储存在特殊颗粒中的黏附蛋白至细胞表面，提高其黏性，使细胞通过整合素“黏”在内皮上。整合素是一种白细胞糖蛋白，其通用的 CD18 β 链可与 CD11a（LFA-1）、CD11b（称为 Mac-1、CR3 或 C3bi 受体）或 CD11c（称为 p150、p95 或 CR4）结合，以复合物状态存在。CD11a/CD18 和 CD11b/CD18 与特异性内皮受体（ICAM-1 和 2）结合。

在细胞被激活时，L-选择素从中性粒细胞表面脱落，且外周血中 E-选择素增多，推测其从内皮细胞表面脱落而来；趋化物和调理素的受体被动员；血管外吞噬细胞移向趋化物来源，它们的运动活性增高（化

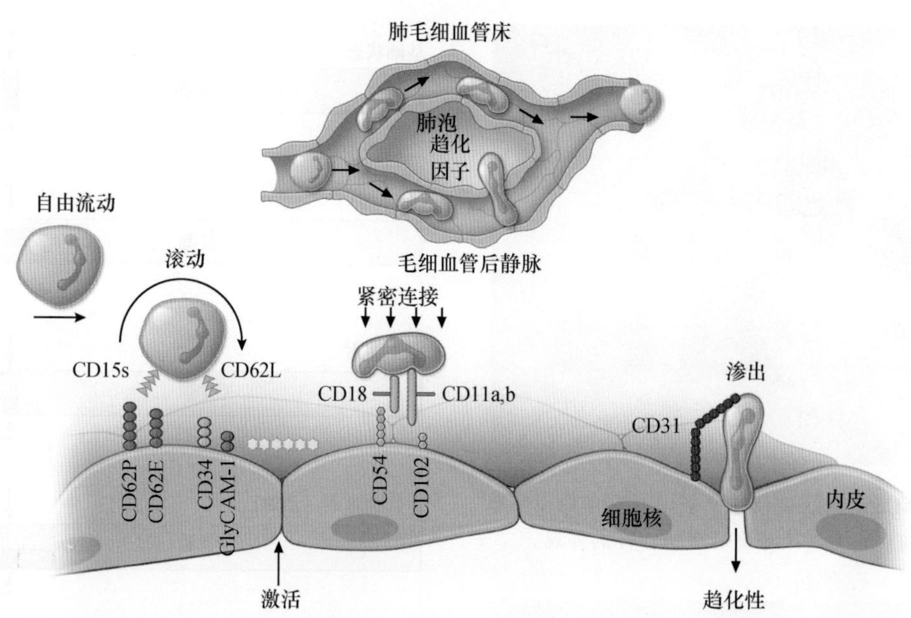

图 72-8 中性粒细胞通过肺毛细血管依赖于中性粒细胞的变形性。中性粒细胞僵化（如由 C5a 引起）增强了中性粒细胞在肺部被困和对肺部病原体的反应，这种方式并不时分依赖细胞表面的受体。肺泡内的趋化因子，如某些细菌（如肺炎链球菌）产生的，会导致中性粒细胞从肺毛细血管渗出到肺泡腔。中性粒细胞与毛细血管后静脉内皮细胞的相互作用依赖于黏附分子。中性粒细胞通过选择素沿着内皮“滚动”：中性粒细胞表面的 CD15（唾液酸化 Lewis^{X}）与内皮细胞上的 CD62E（E-选择素）和 CD62P（P-选择素）结合；中性粒细胞表面的 CD62L（L-选择素）与内皮表面的 CD34 和其他分子（如 GlyCAM-1）结合。趋化因子或其他激活因子刺激整合素介导的“紧密连接”：CD11a/CD18（LFA-1）和 Cd11b/CD18（Mac-1，CR3）与内皮细胞上的 CD54（ICAM-1）CD102（ICAM-2）结合。中性粒细胞从内皮细胞之间渗出：由渗出的中性粒细胞表达的 CD31（PECAM-1）与内皮细胞结合部表达的 CD31 相互作用。CD，白细胞分化抗原；GlyCAM，糖基化依赖性细胞黏附分子；ICAM，细胞间黏附分子；PECAM，血小板/内皮细胞黏附分子

学促活作用)，并向组织中定向运动（趋化性）。中性粒细胞游出血管进入组织的过程称为渗出，这一过程包括中性粒细胞从后毛细血管内皮细胞间游出，相邻内皮细胞为它打开细胞间连接，允许其通过。渗出过程涉及血小板/内皮细胞黏附分子（PECAM）1（CD31），这一分子在游出的白细胞和内皮细胞上都有表达。血管内皮的反应（因血管扩张和通透性增加导致血流量增加）受过敏毒素（如 C3a 和 C5a）调控，调控物质还包括扩血管物质，如组胺、缓激肽、5-羟色胺、一氧化氮、血管内皮生长因子（VEGF）、前列腺素 E 和 I。细胞因子也参与调控部分以上过程［如 TNF-α 诱导生成 VEGF、干扰素（IFN)-γ 抑制前列腺素 E］。

在健康成人中，大多数中性粒细胞通过穿过消化道黏膜离开人体。正常情况下，中性粒细胞在循环中仅存在很短时间（半衰期 6～7 h），衰老的中性粒细胞被肺和脾的巨噬细胞从循环中清除。一旦进入组织，中性粒细胞会释放多种酶，如胶原蛋白酶和弹性蛋白酶，这些酶可能促进脓腔的形成。中性粒细胞吞噬被 IgG 和 C3b 调理的致病物。纤连蛋白和四肽吞噬刺激素也促进吞噬作用。

吞噬作用产生爆发式氧气消耗，并激活磷酸己糖支路。一种膜相关的 NADPH 氧化酶，由细胞膜和胞质组分构成，组装好并催化氧分子化合价降低一价形成超氧化物阴离子，超氧化物阴离子在超氧化物歧化酶作用下生成过氧化氢和其他毒性氧化产物（如羟自由基)。过氧化氢＋氯化物＋中性粒细胞髓过氧化物酶生成次氯酸（漂白剂）、次氯酸盐和氯气，这些产物氧化和卤化微生物及肿瘤细胞，在失控时也会损伤人体组织。强阳离子蛋白、防御素、弹性蛋白酶和组织蛋白酶，可能还有一氧化氮，也参与杀菌过程。乳铁蛋白螯合铁离子，铁离子是微生物尤其是真菌重要的生长因子。其他酶类可帮助消化微生物碎片，如溶菌酶和酸性蛋白酶。中性粒细胞在组织中 1～4 天后死亡，其凋亡同样受细胞因子调控，G-CSF 和 IFN-γ 能够延长其生存期。在特定情况下，如迟发性超敏反应中，炎症反应开始后 6～12 h 会出现单核细胞聚集。中性粒细胞、单核细胞、被消化到不同状态的微生物和变性的局部组织细胞共同构成了炎症渗出物——脓。髓过氧物酶给予脓液特征性的绿色，并通过灭活趋化因子和阻止吞噬细胞移动参与结束炎症反应的过程。

中性粒细胞受一些细胞因子［IFN-γ、粒细胞-巨

噬细胞集落刺激因子（GM-CSF）、IL-8］影响并产生调节炎症反应的细胞因子和趋化信号［TNF-α、IL-8、巨噬细胞炎性蛋白（MIP）1］。在纤维蛋白原存在下，fMLP 或白三烯 B_4 诱导中性粒细胞合成 IL-8，通过自分泌作用增强炎症反应。趋化因子（产生趋化作用的细胞因子）是由多种细胞细胞合成的小蛋白质，合成它的细胞包括内皮细胞、成纤维细胞、表皮细胞、中性粒细胞、单核细胞，它们调控中性粒细胞、单核细胞、嗜酸性粒细胞、淋巴细胞和招募和激活。趋化因子可通过异三聚体 G 蛋白相关受体完成信号转导，这种受体有 7 次跨膜的结构域，和介导经典趋化因子 fMLP 和 C5a 信号转导的胞膜受体是同一类受体。基于 N 端含半胱氨酸结构的不同，可识别出四种主要的趋化因子：C、CC、CXC 和 CXXXC。CXC 因子（如 IL-8）主要吸引中性粒细胞；CC 因子（如 MIP-1）吸引淋巴细胞、单核细胞、嗜酸性粒细胞和嗜碱性粒细胞；淋巴细胞趋化因子 C 吸引 T 细胞；CXXXC 趋化因子 Fractalkine 吸引中性粒细胞、单核细胞和 T 细胞。这些分子和它们的受体不仅调节炎症细胞的运送和激活，还作为 HIV 感染的共受体，并且参与其他如西尼罗河病毒等病毒的感染和动脉粥样化的形成过程。

中性粒细胞异常

中性粒细胞生命周期中的缺陷将导致其功能障碍并损害宿主免疫防御功能。炎症反应常常受到抑制，并反复出现严重细菌和真菌感染。口腔黏膜溃疡（灰色且无脓液渗出）、牙龈炎和牙周疾病提示吞噬细胞缺陷。先天性吞噬细胞缺陷的患者在出生后前几天即可发生感染，常累及皮肤、耳部、上和下消化道以及骨组织，败血症和脑膜炎罕见。在一些中性粒细胞异常的患者中，感染发生的频率差异很大，患者可能几个月甚至几年都没有严重感染，积极治疗可使这些先天性疾病的生存期超过 30 年。

中性粒细胞减少 中性粒细胞缺失的后果将是灾难性的。当中性粒细胞计数低于 1000 个/μl 时，感染的风险急剧升高。当中性粒细胞绝对值（ANC，中性杆状核粒细胞和中性分叶核粒细胞总和）降至低于 500 个/μl 时，体内将出现微生物（如口腔、肠道）菌群失调；当 ANC＜200 个/μl 时，将出现局部炎症反应缺失。中性粒细胞减少可能由于生成不足、外周破坏增多或循环池内细胞过多引起。持续下降或显著减少至基础水平以下的中性粒细胞计数，以及感染或其他状况下中性粒细胞计数未能增加时，需要人为干预。与长期（数月至数年）中性粒细胞减少相比，急性中性粒细胞减少（如肿瘤化疗引发的）更会增加感染的风险；长期中性粒细胞减少的患者可以因感染或临床谨慎控制内毒素使其感染风险减低（见下文“实验室诊断和治疗”）。

一些遗传性和获得性中性粒细胞减少的病因见表 72-1。最常见的中性粒细胞减少的原因是医源性的，因为在恶性疾病或自身免疫性疾病时应用的细胞毒性药物或免疫抑制剂治疗时引起。这些药物抑制骨髓中快速生长的前体细胞（干细胞），导致中性粒细胞减少。一些抗生素（氯霉素、SMZ-TMP、氟胞嘧啶、阿糖腺苷和抗反转录病毒药物齐多夫定）通过抑制髓系前体细胞，可导致中性粒细胞减少。硫唑嘌呤和 6-巯基嘌呤被硫嘌呤甲基转移酶（TMPT）代谢，该酶功能低下可见于 11% 的白种人，并可导致 6-巯基鸟嘌呤聚积和严重的骨髓毒性。骨髓抑制通常和用药剂量相关，并且需要持续用药。停用该药物和应用重组人 G-CSF 通常能够逆转这些形式的骨髓抑制。

表 72-1 中性粒细胞减少的病因

生成减少
药物诱发
烷化剂（氮芥类、白消安、苯丁酸氮芥、环磷酰胺）
抗代谢类药物（甲氨蝶呤、6-巯基嘌呤、5-氟胞嘧啶）
非细胞毒性药物［抗生素（氯霉素、青霉素、磺胺类）、酚噻嗪类、镇静剂（地西泮），抗惊厥药物（卡马西平）、抗精神病药物（氯氮平）、部分利尿剂、抗炎药、抗甲状腺药物、其他药物］
血液系统疾病
先天性和周期性中性粒细胞减少
Chédiak-Higashi 综合征
再生障碍性贫血
婴儿遗传性疾病（见正文）
肿瘤侵犯、骨髓纤维化
营养缺乏
维生素 B_{12} 缺乏、叶酸缺乏（尤其是嗜酒者）
感染
结核、伤寒、布鲁氏菌病、兔热病、麻疹、传染性单核细胞增多症、疟疾、病毒性肝炎、利什曼病、AIDS
外周破坏增多
抗中性粒细胞抗体和（或）肺或脾捕获
自身免疫性疾病
Felty 综合征、类风湿性关节炎、系统性红斑狼疮
作为半抗原的药物
氨基比林、α-甲基多巴、保泰松、汞利尿剂、部分酚噻嗪
肉芽肿性多血管炎（Wegener 肉芽肿）
外周淤积（一过性中性粒细胞减少）
严重细菌感染（急性内毒素血症）
血液透析
体外循环

另一种医源性中性粒细胞减少的重要机制是药物作为免疫半抗原，增敏中性粒细胞或中性粒细胞前体细胞，诱发免疫介导的外周破坏。这种形式的药物诱发的中性粒细胞减少可以在应用药物7天内出现；如事先应用过这一药物并产生抗体，中性粒细胞可在用药后几小时内出现减少。尽管任何药物都可能导致这种形式的中性粒细胞减少，最常见的是广泛应用的抗生素，如含硫抗生素、青霉素和头孢菌素。发热和嗜酸粒细胞增多也是可能出现的药物反应，但不常见。药物诱发的中性粒细胞减少可以很严重，但通常停用该药物就可恢复，中性粒细胞计数通常在停药5～7天内开始恢复，并在约10天后完全恢复。应当避免对同一患者再次使用该药物，这往往导致突发的中性粒细胞减少，因此应避免诊断性用药。

由循环中抗中性粒细胞抗体引发的自身免疫性中性粒细胞减少是另一种导致中性粒细胞破坏增加的获得性中性粒细胞减少。获得性中性粒细胞减少也可见于病毒感染，包括HIV感染。获得性中性粒细胞减少可有周期性的特征，以几周为时间间隔出现。获得性周期性或持续性中性粒细胞减少可能与大颗粒淋巴细胞（LGL）过多相关，增多的细胞可能为T细胞、NK细胞或类NK细胞。大颗粒淋巴细胞增多的患者可有轻度外周血和骨髓淋巴细胞增多、中性粒细胞减少、多克隆高丙种球蛋白血症、脾大、类风湿性关节炎，但无淋巴结肿大。这种患者可能有慢性且稳定的诱因，常有反复细菌感染。这种综合征可呈现出良性和恶性形式，有的患者甚至可在发病11年后症状自然消退，这表明免疫调节缺陷是其中上述至少一种异常的发病基础。糖皮质激素、环孢素和甲氨蝶呤常用于治疗这些血细胞异常。

遗传性中性粒细胞减少症　遗传性中性粒细胞减少症很罕见，在幼儿时就可出现严重且持续的中性粒细胞减少或粒细胞缺乏。先天性中性粒细胞减少包括Kostmann综合征（中性粒细胞计数＜100/μl），病因为抗凋亡基因HAX-1突变，通常致命；重度慢性中性粒细胞减少（中性粒细胞计数300～1500/μl），病因为中性粒细胞弹性蛋白酶（*ELANE*）突变；遗传性周期性中性粒细胞减少，或称为周期性造血，也由于中性粒细胞弹性蛋白酶基因（*ELANE*）突变；软骨-头发发育不良综合征，病因为线粒体RNA内切核糖核酸酶*RMRP*突变；Shwachman-Diamond综合征还伴有胰腺功能不全，病因为Shwachman-Bodian-Diamond综合征基因SBDS突变；WHIM综合征［疣、低丙种球蛋白血症、感染、先天性髓样粒细胞缺乏症（白细胞滞留在骨髓）］，以中性粒细胞分叶过多和骨髓系造血受抑制为特征，病因是趋化因子受体*CXCR4*突变；和导致中性粒细胞减少的其他免疫缺陷，如X连锁无丙种球蛋白血症、Wiskott-Aldrich综合征和CD40配体缺乏。G-CSF受体突变可在重度先天性中性粒细胞减少中发生，并与白血病相关。髓系和淋巴系均缺失可见于网状组织发育不全，病因为核基因编码的线粒体酶腺苷酸激酶-2（*AK-2*）突变。

新生儿中性粒细胞减少可能与产妇因素相关，穿过胎盘的直接抗胎儿中性粒细胞IgG可致胎儿中性粒细胞在外周被破坏；孕期摄入的药物（如噻嗪类）可使胎儿中性粒细胞生成减少或外周破坏增加，导致新生儿中性粒细胞减少。

在Felty综合征——类风湿性关节炎、脾大、中性粒细胞减少三联征中，脾产生的抗体可缩短中性粒细胞的生存期，同时大颗粒淋巴细胞会攻击骨髓中中性粒细胞前体细胞。脾切除可能能够提升Felty综合征患者的中性粒细胞数量，并降低其血清中抗中性粒细胞的IgG。部分Felty综合征的患者可出现中性粒细胞减少和相关的LGL细胞数量增多。脾大伴中性粒细胞外周捕获及破坏也见于溶酶体贮积病和门脉高压。

中性粒细胞增多　中性粒细胞增多是中性粒细胞生成增多、骨髓释放增多或黏附缺陷的结果（表72-2）。

表72-2　中性粒细胞增多的病因

中性粒细胞增多的病因
生成增加
特发性
药物诱发
糖皮质激素、G-CSF
感染
细菌、真菌、偶见病毒
炎症
热损伤、组织坏死、心肌梗死和肺梗死、过敏状态、胶原血管病
骨髓增生性疾病
髓系白血病、髓样化生、真性红细胞增多症
黏附功能缺陷或减低
药物诱发
肾上腺素、糖皮质激素、非甾体抗炎药
应激、兴奋、剧烈运动
白细胞黏附缺陷症1型（CD18）；细胞黏附缺陷症2型（选择素配体，CD15s）；细胞黏附缺陷症3型（FERMT3）
其他因素
代谢疾病
酮症酸中毒、急性肾衰竭、子痫、急性中毒
药物
锂盐
其他
癌症转移、急性出血或溶血

G-CSF，粒细胞集落刺激因子

中性粒细胞增多最重要的急性病因是感染，急性感染所致的中性粒细胞增多包含生成增多和骨髓释放增多，生成增多也和慢性感染及部分骨髓增殖性疾病相关。骨髓释放增多和白细胞边缘池的动员由糖皮质激素诱发。肾上腺素的释放，如剧烈运动、情绪激动或应激时，会使脾和肺部附着在血管壁的中性粒细胞与血管壁脱离，在几分钟内使中性粒细胞计数翻倍。吸烟可使中性粒细胞计数高于平均水平。白细胞计数达 10 000～25 000/μl 的白细胞增多常在感染或其他形式的急性炎症中出现，是白细胞边缘池释放和骨髓动员的共同作用结果。持续性中性粒细胞增多伴中性粒细胞计数≥30 000～50 000/μl 称为类白血病反应，这一名词常用于区分这种程度的中性粒细胞增多和白血病。在类白血病反应中，循环内的中性粒细胞通常成熟，而非克隆增殖而来。

中性粒细胞功能异常 遗传性和获得性吞噬细胞功能异常见表 72-3，由此产生的疾病最好从黏附功能、趋化作用和杀菌活性缺陷这几方面考虑。遗传性吞噬细胞功能异常疾病的重要特征见表 72-4。

黏附功能缺陷 白细胞黏附缺陷症（LAD）的三种主要类型已被发现，它们都是常染色体隐性遗传疾病，都使中性粒细胞无法离开循环进入感染部位，导致白细胞增多和感染风险升高（图 72-8）。LAD1 的患者可有 *CD18* 突变，CD18 是整合素 LFA-1、Mac-1 和 p150、95 的通用组分，突变将导致中性粒细胞和内皮细胞间紧密连接发生缺陷。CD18/CD11b 形成的异二聚体（Mac-1）是补体驱动的调理素 C3bi（CR3）的受体。*CD18* 基因位于染色体 21q。这一缺陷的严重程度决定了疾病的严重程度，白细胞整合素表达完全缺失将导致严重的后果：炎症刺激不能提高白细胞整合素在中性粒细胞表面表达，且不能激活 T 细胞和 B 细胞。LAD1 患者的中性粒细胞（和单核细胞）对内皮细胞和蛋白包被的表面黏附不佳，且延伸、聚集和趋化运动都有缺陷。LAD1 患者有累及皮肤、口腔、生殖道黏膜、呼吸道和消化道的反复细菌感染，由于细胞不能附壁产生持续性白细胞增多（静息时白细胞计数 15 000～20 000/μl），一些病例出现脐带延迟脱落。感染尤其是皮肤感染常发展为坏疽，且范围逐渐扩张、愈合缓慢并留下增生性瘢痕。感染最常见病原菌为金黄色葡萄球菌和肠道革兰阴性菌。LAD2 为 SLe^x（CD15s）岩藻糖化异常，SLe^x 是中性粒细胞表面和内皮细胞上选择素相连的配体，负责中性粒细胞沿内皮表面的滚动。LAD2 的感染风险低于 LAD1，LAD2 也被称为先天性Ⅱc 糖基化异常（CDGⅡc），病因为 GTP-海藻糖转运蛋白（*SLC35C1*）突变。LAD3 的特征包括易发生感染、白细胞增高、点状皮下出血，病因为 *FERMT3* 基因突变导致整合素激活异常。

中性粒细胞颗粒异常 最常见的中性粒细胞缺陷是髓过氧化物酶缺乏，一种常染色体隐性遗传的中性粒细胞初级颗粒缺陷，发病率约 1/2000。单独的髓过氧化物酶缺乏不会产生免疫防御受损的临床表现，可能因为其他防御系统能够代偿，如过氧化氢的生成增多、中性粒细胞杀菌活性出现延迟但仍存在。髓过氧化物酶缺乏可能使宿主其他免疫防御缺陷更加严重，如伴髓过氧化物酶缺乏的糖尿病患者更易被白假丝酵母菌感染。慢性粒单核细胞白血病和急性髓系白血病可出现获得性髓过氧化物酶缺乏。

表 72-3 中性粒细胞和单核细胞异常分类

	相应功能障碍的病因		
受损功能	药物诱发	获得性	遗传性
黏附-聚集	阿司匹林、秋水仙碱、酒精、糖皮质激素、布洛芬、吡罗昔康	新生儿状态、血液透析	白细胞黏附缺陷症 1、2、3 型
可塑性		白血病、新生儿状态、糖尿病、未成熟中性粒细胞	
趋化作用-趋化性	糖皮质激素（高剂量）、金诺芬、秋水仙碱（弱效）、保泰松、萘普生、吲哚美辛、白介素 2	热损伤、恶性肿瘤、营养不良、牙周病、新生儿状态、系统性红斑狼疮、类风湿性关节炎、糖尿病、败血症、流感病毒感染、单纯疱疹病毒感染、肠病性肢端皮炎、艾滋病	Chédiak-Higashi 综合征、中性粒细胞特异性颗粒缺乏症、高 IgE-复发性感染（Job）综合征（部分患者）、唐氏综合征、α-甘露糖苷酶缺乏症、白细胞黏附缺陷症、Wiskott-Aldrich 综合征
杀菌活性	秋水仙碱、环磷酰胺、糖皮质激素（大剂量）、TNF-α 阻断抗体	白血病、再生障碍性贫血、某些中性粒细胞减少症、特夫素缺乏症、热损伤、败血症、新生儿状态、糖尿病、营养不良、艾滋病	Chédiak-Higashi 综合征、中性粒细胞特异性颗粒缺乏症、慢性肉芽肿性疾病、IFN-γ/IL-12 轴缺陷

IFN-γ，γ 干扰素；TNF-α，肿瘤坏死因子 α

表 72-4 遗传性吞噬细胞功能异常：鉴别要点

临床表现	细胞或分子缺陷	诊断
慢性肉芽肿性疾病（70% X 连锁遗传，30%常染色体隐性遗传）		
累及皮肤、耳部、肺部、肝和骨骼的过氧化氢酶阳性微生物的严重感染，如金黄色葡萄球菌、洋葱伯克氏菌复合体、曲霉菌、紫色色杆菌；往往难以培养病原菌；伴有肉芽肿的过度炎症反应；淋巴结化脓性炎频发；肉芽肿可阻塞消化道或泌尿生殖道；牙龈炎、口腔溃疡、脂溢性皮炎	无呼吸爆发，因为中性粒细胞、单核细胞和嗜酸性粒细胞中缺乏 NADPH 氧化酶 5 个亚基中的一个	DHR 或 NBT 试验；无中性粒细胞超氧化物和 H_2O_2 生成；免疫印迹检测 NADPH 氧化酶成分；基因检测
Chédiak-Higashi 综合征（常染色体隐性遗传）		
反复化脓性感染，尤指金黄色葡萄球菌；许多患者在青春期出现淋巴瘤样疾病；牙周病；部分患者出现部分性眼皮肤白化病、眼球震颤、进行性周围神经病变、智力发育迟滞	趋化作用和吞噬溶酶体融合减弱，呼吸爆发增强，细胞无法正常离开骨髓，皮肤窗口异常；CHS1 缺陷	中性粒细胞和其他含颗粒细胞中的巨大初级颗粒（Wright 染色）；基因检测
特异性颗粒缺乏（常染色体隐性和显性遗传）		
皮肤、耳部、鼻窦和肺部感染；伤口愈合延迟；炎症减弱；出血倾向	趋化作用异常，呼吸爆发和杀菌作用受损，刺激下无法上调趋化和黏附受体，颗粒蛋白转录缺陷；CEBPE 缺陷	中性粒细胞缺乏次级（特异性）颗粒（Wright 染色），无中性粒细胞特异性颗粒内容物（如乳铁蛋白），无防御素，血小板 α 颗粒异常；基因检测
髓过氧化物酶缺乏（常染色体隐性遗传）		
通常无临床表现，合并糖尿病等基础疾病患者除外；出现念珠菌病或其他真菌感染	髓过氧化物酶翻译过程的前和后出现缺陷，无髓过氧化物酶	中性粒细胞中无过氧化物酶；基因检测
白细胞黏附缺陷症		
1 型：脐带延迟脱落、持续中性粒细胞增多、反复皮肤和黏膜感染、牙龈炎、牙周病	吞噬细胞黏附、聚集、延伸、趋化、吞噬 C3bi 包覆颗粒障碍；白细胞整合素通用的 CD18 亚单位生成障碍	吞噬细胞表面含 CD18 整合素的表达减低，伴抗 LFA-1（CD18/CD11a）、Mac-1、CR3（CD18/CD11b）或 p150，95（CD18/CD11c）的单克隆抗体生成；基因检测
2 型：智力发育迟滞、身材矮小、孟买（hh）血型、反复感染、中性粒细胞增多	吞噬细胞在内皮细胞上滚动障碍；由于岩藻糖转运体的缺陷	吞噬细胞表面唾液酸化 Lewis^X 的表达减低，伴抗 CD15s 的单克隆抗体生成；基因检测
3 型：点状皮下出血、反复感染	因 *FERMT3* 突变导致的整合素激活信号通路障碍，因而黏附功能受损	通过整合素发生黏附的信号传导减低；基因检测
吞噬细胞活化障碍（X 连锁遗传和常染色体隐性遗传）		
NEMO 缺乏：轻度少汗性外胚层发育不良；广泛免疫缺陷：化脓性和荚膜细菌、病毒、肺孢子虫、分枝杆菌；X 连锁遗传	IL-1、IL-18、TLR、CD40L、TNF-α 激活吞噬细胞障碍，导致炎症反应和抗体生成障碍	内毒素的体外反应不良；NF-κB 激活障碍；基因检测
IRAK4 和 MyD88 缺乏：对葡萄球菌、链球菌、梭状芽孢杆菌等化脓性菌易感；对念珠菌具有抵抗力；常染色体隐性遗传	内毒素通过 TLR 和其他途径激活吞噬细胞障碍；TNF-α 信号通路未受累	内毒素的体外反应不良；内毒素对 NF-κB 的激活缺失；基因检测
高 IgE-复发性感染综合征（常染色体显性遗传）（Job 综合征）		
湿疹或瘙痒性皮炎、皮肤“冷”脓肿、复发性金黄色葡萄球菌肺炎伴支气管胸膜瘘和囊肿形成、轻度嗜酸性粒细胞增多症、黏膜皮肤念珠菌病、特殊面容、限制性肺疾病、脊柱侧弯、乳牙脱落延迟	一些患者的趋化性降低，记忆 T 和 B 细胞减少；*STAT3* 突变	累及肺、骨骼和免疫系统的躯体和免疫特征；血清 IgE>2000 IU/ml；基因检测
DOCK8 缺乏（常染色体隐性遗传）、严重湿疹、过敏性皮炎、皮肤脓肿、HSV、HPV 和软疣感染、严重过敏、癌症	T 细胞增殖障碍；*DOCK8* 突变	严重过敏、病毒感染、高 IgE、嗜酸性粒细胞增多、低 IgM、进行性淋巴细胞减少；基因检测

表 72-4 遗传性吞噬细胞功能异常：鉴别要点（续）

临床表现	细胞或分子缺陷	诊断
分枝杆菌易感性疾病（常染色体隐性和显性遗传）		
卡介苗（BCG）、非结核分枝杆菌、沙门菌、组织胞浆菌、球孢子菌可导致严重肺外或弥散性感染，肉芽肿形成不良	由于 IFN-γ 的产生或反应较低而无法杀死胞内微生物；IFN-γ 受体、IL-12 受体、IL-12 p40、STAT 1、NEMO、ISG15、GATA 2 突变	IFN-γ 受体 1 异常低或非常高；细胞因子的生成和反应功能测定；基因检测
GATA2 缺乏（常染色体显性遗传）		
顽固性或弥散性疣，弥散性分枝杆菌疾病，单核细胞、NK 细胞和 B 细胞减低；发育不全性骨髓发育不良，白血病，细胞遗传学异常，肺泡蛋白增多症	巨噬细胞活性受损，血细胞减少；GATA2 突变	严重循环中单核细胞、NK 细胞和 B 细胞减少；基因检测

C/EBPε，CCAAT/增强子结合蛋白 ε；DHR，二氢氯胺（氧化试验）；DOCK8，胞浆分裂促进剂 8；HPV，人乳头瘤病毒；HSV，单纯疱疹病毒；IFN，干扰素；IL，白介素；IRAK4，IL-1 受体-相关激酶 4；LFA-1，白细胞功能-相关抗原 1；MyD88，髓样分化因子 88；NADPH，还原型烟酰胺腺嘌呤二核苷酸磷酸；NBT，氯化硝基四氮唑蓝（染色试验）；NEMO，NF-κB 必须调节蛋白；NF-κB，核因子 κB；NK，自然杀伤；STAT1-3、信号传导及转录激活因子 1-3；TLR，Toll 样受体；TNF，肿瘤坏死因子

Chédiak-Higashi 综合征（CHS）是一种罕见的常染色体隐性遗传性疾病，病因为溶酶体转运蛋白 LYTS 异常，编码基因为位于 1q42 的 *CHS1* 基因。这种蛋白参与中性粒细胞颗粒的包装和运输。CHS 患者的中性粒细胞（和所有含溶酶体的细胞）内都有特征性的大颗粒（图 72-9），使其成为系统性疾病。CHS 患者有眼球震颤、部分眼皮肤白化病和多种细菌导致的多次感染。部分 CHS 患者在童年有一个"加速期"，出现噬血细胞综合征和需要骨髓移植的侵袭性淋巴瘤。CHS 中性粒细胞和单核细胞趋化作用缺陷，且因溶酶体颗粒融合速度变慢导致其杀菌速度异常，NK 细胞功能也会出现异常。CHS 患者成年期可能出现严重的致残性周围神经病变，导致患者需长期卧床。

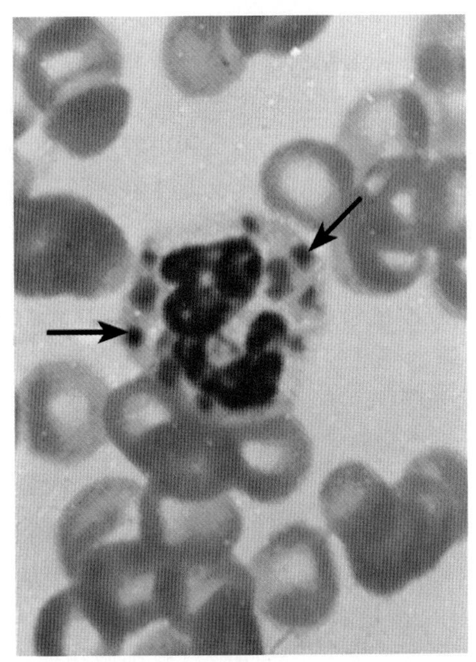

图 72-9 Chédiak-Higashi 综合征。粒细胞含有巨大的胞质颗粒，这些颗粒由嗜天青颗粒和特异性颗粒聚集和融合而形成。在全身其他含有颗粒的细胞中也可发现巨大的异常颗粒

中性粒细胞特异性颗粒缺乏是一种罕见的常染色体隐性遗传病，这种疾病出现次级颗粒和其内容物（包括初级颗粒内容物防御素）的合成缺陷，其带来的杀菌功能缺陷导致患者发生严重细菌感染。一种特异性颗粒缺乏是由于 CCAAT/增强子结合蛋白-ε 突变，它能够调节颗粒成分的表达，C/EBP-ε 的显性突变也有报道。

慢性肉芽肿性疾病 慢性肉芽肿性疾病（CGD）是一类粒细胞和单核细胞氧化代谢异常的疾病。尽管 CGD 十分罕见，发病率约 1/200 000，但它是中性粒细胞氧化代谢缺陷的重要模型。2/3 的 CGD 患者是 X 连锁隐性遗传，30% 是常染色体隐性遗传。在质膜聚合的五种蛋白的基因突变是所有 CGD 患者的病因。两种蛋白在质膜组成细胞色素 b-558 异二聚体（X 连锁隐性遗传 CGD 是一种 91 kDa 的蛋白质异常，常染色体隐性遗传的 CGD 是一种 22 kDa 的蛋白质异常），另外三种蛋白来源于胞质，在细胞被 NADPH 氧化酶激活后与细胞色素作用，是生成过氧化氢所需的蛋白。CGD 患者的白细胞过氧化氢生成严重减少。每种缺陷涉及的基因均被克隆和测序，并识别出其在染色体的位置。CGD 患者具有特征性的过氧化氢酶阳性微生物（能破坏其自己的过氧化氢的微生物）感染增多，如金黄色葡萄球菌、洋葱伯克霍尔德菌和曲霉菌。当 CGD 患者被感染，他们通常出现广泛的炎症反应，如尽管应用恰当的抗生素，仍常常出现淋巴结化脓；口腔溃疡和慢性鼻炎常常存在；患者常出现肉芽肿，可阻塞消化道或泌尿生殖道。出现广泛的炎症反应是由于其不能及时下调，提示趋化物或残余抗原的合成、降解

和对其的反应不能及时被抑制，导致中性粒细胞聚积。巨噬细胞杀伤胞内微生物的功能受损将导致持续的细胞免疫激活和肉芽肿的形成。CGD 患者自身免疫的并发症也同样会增加，如血小板减少性紫癜和幼年型类风湿性关节炎。此外，盘状红斑狼疮在 X 连锁隐性遗传的 CGD 患者中更常见，但机制尚不明确。晚期并发症在长期幸存的重症 CGD 患者中逐渐被发现，包括结节状再生性增生和门静脉高压。

吞噬细胞活化障碍 吞噬细胞依赖细胞表面的刺激，诱发不同层次的炎症反应相关信号，包括细胞因子合成、趋化作用和抗原呈递。包含 NF-κB 的主要信号通路突变已在患多种多样的感染综合征的患者中被发现。如果缺陷位于信号转导晚期，可出现在 NF-κB 激活中必要的蛋白——NF-κB 关键调节蛋白（NEMO），男性将会出现外胚层发育不良和严重的免疫缺陷，易受细菌、真菌、分枝杆菌和病毒感染。如果 NF-κB 激活缺陷位于接近细胞表面的受体处，可出现在传递 Toll 样受体信号的蛋白 IL-1 受体相关激酶 4（IRAK4）和髓样分化因子 88（MyD88），儿童将会在早年出现显著的化脓性感染，但后期会对感染产生抵抗力。

单核巨噬细胞

单核巨噬细胞系统的组成包括单核细胞、幼单核细胞、单核细胞和结构多样的组织巨噬细胞，巨噬细胞构成网状内皮系统。巨噬细胞是长寿的吞噬细胞，具有中性粒细胞的多种功能。与中性粒细胞不同的是，它们可同时作为分泌细胞参与免疫和炎症的过程。单核细胞可通过渗出离开循环，但速度比中性粒细胞慢，在血液中半衰期为 12～24 h。

血液中的单核细胞到达组织后可分化为巨噬细胞（“大食客”），在不同组织部位有不同的功能。巨噬细胞在肺、脾、肝和骨髓的毛细血管壁处尤为充足，在此处它们从血液中清除微生物和其他有毒物质。肺泡巨噬细胞、肝 Kupffer 细胞、脾巨噬细胞、腹膜巨噬细胞、骨髓巨噬细胞、淋巴巨噬细胞、脑小神经胶质细胞和树突状巨噬细胞都有其特定功能。巨噬细胞分泌的产物包括溶酶体、中性蛋白酶、酸性水解酶、精氨酸酶、补体成分、酶抑制物（纤溶酶、α2 巨球蛋白）、结合蛋白（转铁蛋白、纤连蛋白、钴胺传递蛋白Ⅱ）、核苷、细胞因子（TNF-α、IL-1、IL-8、IL-12、IL-18）。IL-1 有多种功能，包括在下丘脑引起发热、从骨髓动员白细胞以及激活淋巴细胞和中性粒细胞。TNF-α 是一种致热原，可复制 IL-1 的许多功能，在革兰氏阴性菌产生休克的致病过程中扮演重要角色。TNF-α 刺激巨噬细胞和中性粒细胞生成过氧化氢及相关毒性氧化物。此外，TNF-α 诱发分解代谢变化，导致机体发生严重消耗（恶病质），这与很多慢性疾病有关。

其他的巨噬细胞产物包括活性氧和氮代谢物、生物活性脂质（花生四烯酸代谢物和血小板活化因子）、趋化因子、CSF、纤维细胞和血管增殖刺激因子。巨噬细胞帮助调节淋巴细胞的复制，并参与肿瘤、病毒和某些细菌（结核分枝杆菌和李斯特菌）的杀伤。巨噬细胞是清除胞内微生物的关键效应细胞。在某些炎症刺激下，它们融合成巨细胞，这一能力对于清除胞内微生物很重要，该过程受 IFN-γ 调控。IFN-γ 诱导的一氧化氮生成对包括肺结核和利什曼病在内的胞内寄生虫具有重要作用。

巨噬细胞在免疫反应中发挥重要作用，它们处理抗原并向淋巴细胞呈递抗原，并分泌调节和指导淋巴细胞发育和功能的细胞因子。巨噬细胞通过从循环中清除免疫复合物和其他物质参与自身免疫。巨噬细胞免疫球蛋白受体（FcγRⅡ）的多态性决定了对某些感染和自身免疫性疾病的易感性。它们在伤口愈合的过程中处理衰老细胞，并参与动脉粥样斑块的形成。巨噬细胞弹性蛋白酶参与吸烟引发肺气肿的过程。

单核吞噬细胞系统异常

许多中性粒细胞的疾病也涉及单核吞噬细胞。单核细胞增多症与结核、布鲁氏菌病、亚急性细菌性心内膜炎、落基山斑疹热、疟疾和内脏利什曼病（黑热病）有关。单核细胞增多症也发生在恶性肿瘤、白血病、骨髓增殖性疾病、溶血性贫血、慢性特发性中性粒细胞减少症和肉芽肿性疾病（如结节病、局限性肠炎和一些胶原血管病）。LAD、高免疫球蛋白 E 综合征（Job 综合征）、CHS 和 CGD 患者均存在单核吞噬细胞系统缺陷。

在一些弥散性非结核分枝杆菌感染但未感染 HIV 的患者中，单核细胞细胞因子的生成或应答受到损害。IFN-γ 和 IL-12 调节通路的遗传缺陷，将导致细胞内细菌、分枝杆菌、沙门氏菌和某些病毒不能被杀灭（图 72-10）。

某些病毒感染会损害单核巨噬细胞功能，例如流感病毒感染会导致异常的单核细胞趋化作用异常。单核巨噬细胞可以被 HIV 经由 CCR5 感染，趋化因子受体作为 CD4 的共受体参与 HIV 感染过程。T 淋巴细

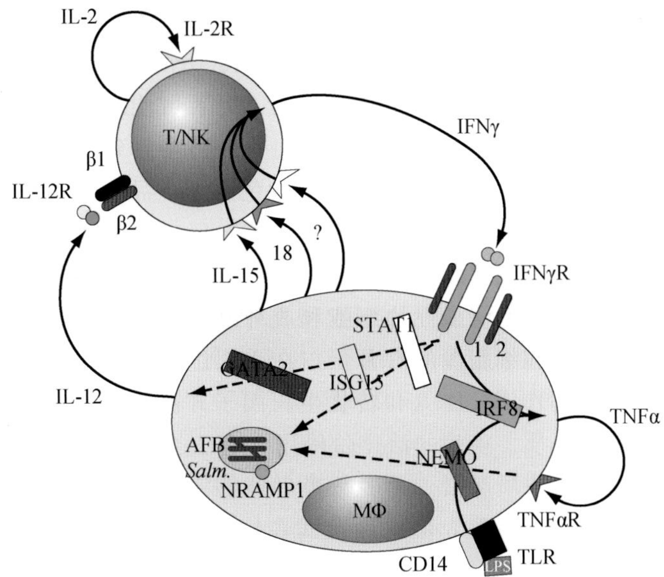

图 72-10 淋巴细胞-巨噬细胞相互作用是抗分枝杆菌的基础，以及其他细胞内病原体的抗菌基础，如沙门氏菌、组织胞浆和球孢子菌。分枝杆菌（和其他病原菌）感染巨噬细胞，生成 IL-12，通过其受体激活 T 或 NK 细胞，从而生成 IL-2 和 IFN-γ。IFN-γ 通过其在巨噬细胞上的受体作用上调 IL-12 和 IFN-γ，从而杀灭胞内的病原体。其他关键相互作用分子包括信号传导及转录激活因子 1（STAT1）、干扰素调控因子 8（IRF8）、GATA2 和 ISG15。在严重的非结核性分枝杆菌、沙门氏菌和其他细胞内病原体感染中发现了粗体标记的细胞因子和受体的突变。AFB，抗酸杆菌；IFN，干扰素；IL，白介素；NEMO，NF-κB 必须调节蛋白；NK，自然杀伤；TLR，Toll 样受体；TNF，肿瘤坏死因子

胞产生 IFN-γ，诱导 FcR 的表达和吞噬，并刺激单核巨噬细胞和中性粒细胞过氧化氢的生成。在某些疾病（如 HIV）中，IFN-γ 的生成可能出现障碍；而在其他疾病（如 T 细胞淋巴瘤）中，IFN-γ 的过度释放可能与脾脏巨噬细胞吞噬红细胞作用有关。

自身炎症性疾病的特点是细胞因子调节异常，导致在在没有感染的情况下发生过度的炎症反应。这些疾病可以模拟传染性或免疫缺陷综合征。TNF-α 受体的功能获得性突变会导致 TNF-α 受体相关性周期热综合征（TRAPS），其特征是在没有感染的情况下出现反复发热，病因为 TNF-α 受体收到持续的刺激。IL-1 调节异常导致发热的疾病包括 PYRIN 突变引起的家族性地中海热。寒冷型自身炎症综合征 1（CIAS1）的基因突变导致新生儿多系统性感染性疾病、家族性寒冷性荨麻疹和 Muckle-Wells 综合征。化脓性关节炎-坏疽性脓皮病-痤疮（PAPA 综合征）综合征是由 PSTPIP1 的突变引起的。与这些促炎性细胞因子过度表达的综合征相反，英利昔单抗、阿达木单抗、赛妥珠单抗、戈利木单抗或依那西普通过阻断 TNF-α 发挥作用，与结核菌、非结核性分枝杆菌和真菌引起的严重感染有关。

单核细胞减少症发生在急性感染、应激和糖皮质激素治疗后。抑制骨髓中性粒细胞生成的药物可导致单核细胞减少症。持续严重的循环中单核细胞减少见于 GATA2 缺乏，尽管在炎症部位可发现巨噬细胞。单核细胞减少症也见于再生障碍性贫血、毛细胞白血病和急性髓系白血病中，也可以是应用骨髓毒性药物的直接后果。

嗜酸性粒细胞

嗜酸性粒细胞和中性粒细胞具有相似的形态、较多溶酶体成分、吞噬能力和氧化代谢。嗜酸性粒细胞表达了特殊的趋化因子受体，并对特定的趋化因子——嗜酸性粒细胞趋化因子产生反应，但目前对其作用了解甚少。嗜酸性粒细胞比中性粒细胞寿命长得多，与中性粒细胞不同的是，组织中的嗜酸性粒细胞可以重新进入循环。在大多数感染期间，嗜酸性粒细胞显得不重要。然而在侵入性蠕虫感染（如钩虫病、血吸虫病、类圆线虫病、弓蛔虫病、旋毛虫病、丝虫病、棘球蚴病和囊尾幼虫病）中，嗜酸性粒细胞在宿主防御中发挥着核心作用。嗜酸性粒细胞与支气管哮喘、皮肤过敏反应和其他超敏反应状态有关。

嗜酸性粒细胞颗粒在美蓝-伊红染色（Wright 染色）下的显著特征，是其由富含精氨酸的蛋白质（主要碱性蛋白）构成的结晶核心，该蛋白具有组氨酸酶活性，这在宿主抵御寄生虫方面非常重要。嗜酸性粒细胞颗粒还含有一种独特的嗜酸性粒细胞过氧化物酶，可催化过氧化氢氧化多种物质，并可能促进微生物的杀灭。

嗜酸性粒细胞过氧化物酶，在过氧化氢和卤化物的存在下，在体外能够启动肥大细胞分泌，从而促进炎症。嗜酸性粒细胞含有阳离子蛋白，其中一些与肝素结合并降低其抗凝血活性。嗜酸性粒细胞来源神经毒素和嗜酸性粒细胞阳离子蛋白是能杀死呼吸道合胞病毒的核糖核酸酶。嗜酸性粒细胞细胞质含有 Charcot-Leyden 结晶蛋白，这是一种六角形双锥形晶体，首先在一位白血病患者中发现，随后在哮喘患者的痰中也观察到。这种蛋白质是溶血磷脂酶，可用于解毒某些溶血磷脂。

多个因素能够增强宿主防御中嗜酸性粒细胞的作用。T 细胞衍生因子可增强嗜酸性粒细胞杀伤寄生虫的能力。肥大细胞源的过敏性嗜酸细胞趋化因子（ECFa）可增加嗜酸性粒细胞补体受体的数量，并增

强嗜酸性粒细胞对寄生虫的杀灭。巨噬细胞产生的嗜酸性粒细胞 CSF（如 IL-5）可增加骨髓中嗜酸性粒细胞的生成，并激活嗜酸性粒细胞杀灭寄生虫。

嗜酸性粒细胞增多症

嗜酸性粒细胞增多症是指每微升血液中存在＞500 个嗜酸性粒细胞，除寄生虫感染外，在许多情况下都很常见。显著的组织中嗜酸性粒细胞增多可以在血象没有升高的情况下发生。嗜酸性粒细胞增多症的一个常见原因是对药物（碘化物、阿司匹林、磺胺类、呋喃妥因、青霉素和头孢菌素）的过敏反应。枯草热、哮喘、湿疹、血清病、过敏性血管炎和天疱疮等过敏性疾病与嗜酸性粒细胞增多症有关。嗜酸性粒细胞病也见于胶原血管病（如类风湿性关节炎、嗜酸细胞性筋膜炎、过敏性血管炎、结节性多动脉炎）和恶性肿瘤（如霍奇金病、真菌病、慢性髓系白血病和肺、胃、胰腺、卵巢或子宫的恶性肿瘤），以及 Job 综合征、DOCK8 缺乏症（见下文）和慢性肉芽肿性疾病。嗜酸性粒细胞增多症常存在于蠕虫感染中。IL-5 是主要的嗜酸性粒细胞生长因子。细胞因子 IL-2 或 GM-CSF 的治疗经常导致一过性的嗜酸性粒细胞增多症。最引人注目的高嗜酸细胞综合征是 Loeffler 综合征，热带性肺嗜酸性粒细胞增多症，Loeffler 心内膜炎，嗜酸性粒细胞白血病和特发性嗜酸性粒细胞增多症（50 000～100 000/μl）。IL-5 是主要的嗜酸性粒细胞生长因子，可被单克隆抗体美泊利单抗特异性抑制。

特发性嗜酸性粒细胞增多症是一组异质性的疾病，其共同特点是不明原因长期嗜酸性粒细胞增高和器官功能障碍，受累器官包括心脏、中枢神经系统、肾、肺、胃肠道和皮肤。每个患者均可出现骨髓受累，但最严重的并发症出现在心脏和中枢神经系统，其临床表现和器官功能障碍的个体差异很大。嗜酸性粒细胞存在于受累组织中，并可能通过局部沉积有毒的嗜酸性粒细胞蛋白（如嗜酸性钙蛋白）和主要碱性蛋白而导致组织损伤。心脏的病理改变将导致血栓形成、心内膜纤维化和限制性心肌病。其他器官系统的组织损害也是相似的。有些病例是由于血小板源性生长因子受体突变起病，这些病例对酪氨酸激酶抑制剂伊马替尼非常敏感。糖皮质激素、羟基脲和 IFN-α 也有治疗效果，IL-5 的单克隆抗体也已成功应用于临床。心血管并发症可得到有效的控制。

嗜酸性粒细胞增多-肌痛综合征是一种多系统疾病，有突出的皮肤、血液和内脏表现，经常演变为慢性病程，偶尔也会致命。这种综合征的特点是嗜酸性粒细胞增多（嗜酸性粒细胞计数＞1000/μl）和广泛的致残性的肌痛，无其他明显诱因。患者可能出现嗜酸性筋膜炎、肺炎和肌炎；神经病变最终会导致呼吸衰竭及脑病。这种疾病是由摄入 L-色氨酸产品中污染物引起的。嗜酸性粒细胞、淋巴细胞、巨噬细胞和成纤维细胞在受累组织中聚集，但它们在发病过程中的作用尚不清楚。嗜酸性粒细胞和成纤维细胞的活化，以及嗜酸性粒细胞源的有毒蛋白在受累组织的沉积可能起到致病作用。IL-5 和转化生长因子 β 被认为是潜在的传导介质。疾病的治疗是停用含有 L-色氨酸的产品和应用糖皮质激素。大多数患者能够完全康复、保持稳定或缓慢恢复，但这种疾病在约 5%的患者中可能致命。

嗜酸粒细胞减少

嗜酸性粒细胞减少可在应激时发生，如急性细菌感染，也可在糖皮质激素治疗后发生。急性细菌性感染时嗜酸性粒细胞减少的机制尚不清楚，但与内源性糖皮质激素无关，因为它能够肾上腺完全切除后的动物体内发生。嗜酸性粒细胞减少没有已知的不良影响。

高 IgE-复发性感染综合征

高 IgE-复发性感染综合征（也称 Job 综合征）是一种罕见的多系统疾病，其中免疫系统和躯体系统均受累，受影响的细胞包括中性粒细胞、单核细胞、T 细胞、B 细胞和破骨细胞。信号传导及转录激活因子 3（STAT3）的常染色体显性突变，导致正常 STAT 信号通路被抑制，产生广泛和严重的影响。患者有特征性宽鼻面容、脊柱侧弯和湿疹；乳牙正常萌出但不脱落，往往需要拔除；还会出现复发性的鼻窦、肺部和皮肤感染，这些感染的炎症反应往往远小于感染应有的程度，被称为“冷脓肿”。另一特征性表现是肺炎形成空洞并导致肺大泡；冠状动脉动脉瘤很常见，随年龄累积的脑部脱髓鞘斑块亦然。十分重要的是，产 IL-17 的 T 细胞在 Job 综合征中严重减少，这种细胞负责防御细胞外和黏膜的感染。尽管 IgE 水平很高，但这些患者过敏反应的程度并没有升高。与 STAT3 缺乏症有临床重叠的一个重要综合征是由于胞浆分裂促进剂 8（DOCK8）出现常染色体隐性突变导致的 DOCK8 缺乏症。在 DOCK8 缺乏症中，IgE 升高合并严重的过敏反应、病毒易感性和癌症发病率增加。

实验室诊断和治疗

对白细胞和其分化的初步检查通常需要行骨髓检查，随后可能会评估骨髓储备（类固醇激发试验）、循环中边缘池细胞（肾上腺素激发试验）和白细胞的附壁能力（内毒素激发试验）（图 72-7）。在体内可以通过 Rebuck 皮肤窗检查或皮肤水疱试验评估炎症反应，它们测定白细胞和炎症介质在皮肤中局部累积的能力。在体外测试吞噬细胞聚集、黏附、趋化、吞噬、脱颗粒和杀菌活性（如金黄色葡萄球菌）可能有助于确定细胞或体液病变。通过氯化硝基四氮唑蓝（NBT）染色试验或二氢氯胺（DHR）氧化试验可检测氧化代谢过程缺陷。这些测试是基于氧化代谢产物能够改变分子的氧化状态，使其可以通过显微镜（NBT）或流式细胞计数（DHR）被检测到。超氧化物和过氧化氢产物的定性研究可以进一步明确中性粒细胞的氧化功能。

白细胞减少或白细胞功能障碍的患者往往会出现炎症反应延迟。因此，尽管感染严重但临床表现可能较轻，必须始终警惕非常见病原体的感染。有感染迹象要迅速、积极地行微生物培养，使用抗生素，并对脓肿采取手术引流，并且通常需要延长抗生素的使用时间。在 CGD 患者中，预防性应用抗生素（如复方磺胺甲噁唑）和抗真菌药物（如伊曲康唑）可以显著降低危及生命的感染的发生率。糖皮质激素可缓解 CGD 患者肉芽肿阻塞胃肠道或泌尿生殖道的情况。虽然 TNF-α 阻滞剂可以显著缓解炎性肠病的症状，但它在 CGD 炎性肠病中使用时必须严密监测，因为它能显著增加这些患者已经高度增加的感染风险。重组人 IFN-γ 非特异地刺激吞噬细胞功能，能够减少 CGD 患者 70% 的感染的发生率并降低感染的严重程度。IFN-γ 在 CGD 中的应用是对预防性抗生素的补充，建议的剂量为 50 μg/m^2，皮下注射，每周 3 次。IFN-γ 也被成功地用于治疗麻风、非结核分枝杆菌和内脏利什曼病。

严格的口腔卫生可以减少但不能消除牙龈炎、牙周病和口腔溃疡的不适。氯己定漱口液和用过氧化氢-碳酸氢钠糊状物刷牙能过帮助许多患者。口服抗真菌药物（氟康唑、伊曲康唑、伏立康唑、泊沙康唑）可减少 Job 综合征患者的皮肤黏膜念珠菌病的发生。雄激素、糖皮质激素、锂盐和免疫抑制疗法已被用于恢复因生成不足引起的中性粒细胞减少症患者的造血。重组 G-CSF 对部分由于中性粒细胞生成不足引起的中性粒细胞减少有疗效，包括那些与癌症化疗相关的中性粒细胞减少。有良好骨髓储备的慢性中性粒细胞减少症患者不需要接受预防性抗生素治疗。慢性或周期性性粒细胞计数<500/μl 的患者可能在中性粒细胞减少期受益于预防性抗生素和 G-CSF 的使用。口服复方磺胺甲噁唑（160/800 mg），每日 2 次有助于预防感染。在这种治疗方案中，CGD 患者没有出现真菌感染的增多。口服喹诺酮类药物是替代方案，如左氧氟沙星和环丙沙星。

在接受细胞毒化疗伴严重、持续的淋巴细胞功能障碍时，应用复方磺胺甲噁唑可预防卡氏肺孢子菌肺炎。这些患者以及吞噬细胞功能障碍的患者，应避免大量接触空气中的土壤、灰尘或腐烂物质（化肥、粪肥），这些物质往往富含诺卡氏菌、曲霉菌孢子和其他真菌。限制患者活动或减少其社会交往在降低吞噬细胞缺陷的感染风险方面没有明显作用。

尽管对许多吞噬功能障碍患者的积极治疗可以让他们在数年内不出现危及生命的感染，但长期抗生素的应用和其他的炎症并发症仍然会带来不良后果。骨髓移植是大多数先天性吞噬细胞缺陷疾病的根治方法，成功率正在逐渐提高。LAD1、CGD 和其他免疫缺陷患者的特定基因缺陷的识别为许多遗传性白细胞疾病的基因治疗提供了可能。

第七十三章　血液系统图谱及外周血涂片分析

Atlas of Hematology and Analysis of Peripheral Blood Smears

Dan L. Longo　著
（梁会珠　宋子琪　译）

本章阐述在外周血、肿大的淋巴结及骨髓中的一些相关疾病征象。尽管对于一般医学教科书而言，骨髓和淋巴结的系统组织学检查属于超纲内容，但每个内科医生都应该知道如何进行外周血涂片检查。

外周血涂片是最能提供临床证据的检查之一，可由内科医生完成。虽然自动化技术的进步使由医生完成的外周血涂片检查显得不那么重要，但此技术并不能完全取代一名训练有素的专业医生，在了解患者病史、家族史、个人史及体格检查的情况下应对血涂片进行分析。此外，要求实验室对外周血涂片进行Wright染色也有临床意义。

对血细胞形态进行检查时，最好选取血涂片边缘呈羽状的薄层血膜，此处为单层红细胞且彼此相邻，仅相互紧靠而不重叠。可先观察最小的细胞、血小板，然后逐渐增大到红细胞，之后是白细胞。

使用可将细胞放大100倍的油镜，在5～6个视野内计算血小板的数量，再将其平均并乘以20 000，即可对血小板进行粗略计数。血小板的直径通常为1～2 μm，且外观可见蓝色颗粒。通常每20个左右的红细胞中就有1个血小板。当然，自动计数要精确得多，但是需要评估自动计数和人工计数之间的总差异。巨大的血小板可能是血小板迅速增殖的标志，因为新生血小板通常比成熟血小板大。此外，某些罕见的遗传综合征亦可以产生巨大血小板。血涂片上的血小板聚集可导致自动血小板计数时结果偏低。同样，中性粒细胞分裂可能是导致自动血小板计数结果偏高的原因之一。

下一步可对红细胞进行检查。临床医生可以通过比较红细胞与小淋巴细胞的细胞核来估计其大小。一般来说，两者的直径均约8 μm。比小淋巴细胞核小的红细胞可能是小红细胞，比小淋巴细胞核大的可能是大红细胞。大红细胞更像椭圆形而非球形，有时被称为巨卵形细胞。自动计算的平均红细胞体积（MCV）可协助对红细胞进行分类。然而，有些患者可能同时存在铁和维生素 B_{12} 缺乏，而使MCV在正常范围，但其红细胞大小的差异显著。当红细胞大小的变化很大时，即为红细胞大小不均。当红细胞的形状发生很大变化时，则称为异形红细胞症。电子细胞计数仪可单独评估红细胞大小的差异程度，其通过测量红细胞体积的范围，并以“红细胞分布宽度”（RDW）报告结果。RDW是根据MCV计算得出。因此，这一数值所测量的并非细胞的直径，而是其体积。根据各种体积的细胞出现的频率所绘制的曲线（即分布）可得出RDW。红细胞体积分布曲线的宽度决定了RDW值。RDW的计算方法如下：RDW＝(MCV标准差÷平均MCV)×100。当红细胞形态大小不均时，RDW（正常值为11%～14%）将增加至15%～18%。RDW至少在两种情况下具有临床意义。对于小细胞性贫血的患者，通常需要鉴别缺铁性贫血和地中海贫血。地中海贫血患者的小红细胞一般大小相同，故其RDW正常。缺铁性贫血患者的红细胞大小差异大，故其RDW增大。此外，慢性萎缩性胃炎患者常可出现维生素 B_{12} 吸收不良导致的大细胞性贫血合并失血引起的缺铁性贫血，此时RDW升高可提示患者存在以上两种贫血。还有其他导致RDW增大的情况。一项基于人群的研究显示RDW增大是全因死亡的危险因素之一，但目前还无法解释这一发现。

在评估红细胞的大小后，临床医生可检查红细胞的血红蛋白含量。红细胞可呈正常颜色（常色）或颜色苍白（低色），但不会出现“增色”。如果血红蛋白的生成量超过正常水平，红细胞会增大而非颜色加深。除血红蛋白含量外，还需检查红细胞内的其他成分。红细胞的成分如下：

1. 嗜碱性点彩——红细胞中散在的或细或粗的蓝点，通常代表RNA残留——常见于铅中毒。

2. Howell-Jolly小体——致密的蓝色圆形小体，代表残留的细胞核，提示存在脾功能障碍。

3. 细胞核——红细胞在去核之前过早地从骨髓中释放或排出，通常提示骨髓病态造血或因贫血（多为溶血性贫血）引起有限的骨髓增生活跃。

4. 寄生虫——红细胞内的寄生虫包括疟原虫和巴贝西虫。

5. 多染色性——红细胞胞质呈淡蓝色，提示新生红细胞中的核糖体仍活跃地合成血红蛋白。

沉淀的血红蛋白需通过关键的染色才能看到Heinz小体。

红细胞可以呈现不同的形状。所有形状异常的红细胞均为异形红细胞。没有中央苍白圈的小红细胞即为球形红细胞，可见于遗传性球形细胞增多症、其他原因引起的溶血性贫血和梭菌性脓毒症。泪滴红细胞是一种泪滴状的红细胞，可见于溶血性贫血、重度缺铁性贫血、地中海贫血、骨髓纤维化和骨髓增生异常综合征。裂红细胞是一种盔形红细胞，提示微血管病性溶血性贫血或人工心脏瓣膜破裂。锯齿状红细胞是一种带刺的红细胞，此细胞上均匀分布着针尖状突起，这类细胞既可见于人为造成异常干燥的血涂片，也可反映储存血的正常改变，还可见于肾功能不全和营养不良的患者，但这种红细胞改变通常是可逆的。棘形红细胞是另一种带刺的红细胞，其表面的尖刺样突起分布不均，这类红细胞改变往往不可逆，提示存在潜在的肾病、无β脂蛋白血症或脾切除。椭圆形红细胞反映了累及红细胞膜的遗传缺陷，也可见于缺铁性贫血、骨髓增生异常综合征、巨幼细胞性贫血和地中海贫血。口形红细胞是一种中央苍白圈呈裂隙状，而非正常圆形的红细胞。口形红细胞可见于遗传性红细胞膜缺陷和酒精中毒。靶形红细胞的中央苍白圈内存在致密中心，即靶心。这类细胞常见于地中海贫血，也可见于缺铁性贫血、胆汁淤积性肝病和部分血红蛋白病的患者。人工制片不当也可导致血涂片中出现靶形红细胞。

在开始对白细胞进行分析之前，临床医生还需对红细胞的最后一项特征进行评估，即红细胞在血涂片上的分布。多数患者的红细胞呈单层排列，彼此相邻。部分患者存在红细胞聚集（亦称凝集），即红细胞相互堆积，可见于一些副蛋白血症和自身免疫性溶血性贫血。另一种异常分布则为红细胞像一串硬币一样叠摞成一排，这被称为缗钱样排列，提示血清蛋白水平异常。

最后，临床医生可对白细胞进行分析。血涂片中通常可见 3 种类型的粒细胞：中性粒细胞、嗜酸性粒细胞和嗜碱性粒细胞，其数量依次减少。中性粒细胞一般是数量最多的白细胞。该细胞呈球形，直径为 10～14 μm，具有 2～5 个分叶核，叶间有染色质丝相连。杆状核中性粒细胞为未成熟中性粒细胞，其核固缩未完成，细胞核呈 U 形，提示中性粒细胞核左移，骨髓增生活跃以快速产生更多粒细胞。中性粒细胞可提供许多疾病的诊断线索，其内出现空泡提示可能存在细菌性脓毒症，而出现直径 1～2 μm 的蓝色细胞质内容物，即 Dohle 小体，则意味着机体处于感染、烧伤或其他炎症状态。如果中性粒细胞的颗粒比正常大且染色加深为深蓝色，即出现“中毒颗粒”，则提示存在全身炎症。中性粒细胞的核分叶超过 5 个，需考虑巨细胞性贫血。巨大的畸形颗粒可能意味着患者存在遗传性 Chédiak-Higashi 综合征。

嗜酸性粒细胞略大于中性粒细胞，有双叶核且包含较大的红色颗粒。嗜酸性粒细胞疾病与嗜酸性粒细胞过多有关，而与其形态或质量无关。此类细胞的总数通常不到中性粒细胞的 1/30。血液中的嗜碱性粒细胞比嗜酸性粒细胞还要罕见，嗜碱性粒细胞内可见大的深蓝色颗粒，慢性髓细胞性白血病患者的嗜碱性粒细胞数可升高。

淋巴细胞可呈不同形态。健康人以胞核小、核深染且胞质稀少的小淋巴细胞为主。当存在病毒感染时，多数淋巴细胞可增大，其大小与中性粒细胞类似，且胞质丰富而染色质较稀疏，这些细胞被称为反应性淋巴细胞。较大的淋巴细胞约占总淋巴细胞的 1%，淡蓝色细胞质内可见蓝色颗粒的细胞被称为大颗粒淋巴细胞。对于慢性淋巴细胞白血病的患者，其小淋巴细胞的数量增加，且在制备血涂片时，许多小淋巴细胞破裂，遗留无周围细胞质及细胞膜而仅有细胞核成分的污渍，又被称为污渍细胞，这种细胞在非慢性淋巴细胞白血病的患者中十分罕见。

单核细胞是最大的白细胞，直径为 15～22 μm。此类细胞的细胞核可呈各种形状，但通常是折叠状，其细胞质为灰色。

血液中还可能存在异常细胞。异常细胞大多来自骨髓原发性肿瘤的肿瘤细胞，包括淋巴细胞、髓细胞，偶尔也包括红细胞。极少数情况下，其他类型的肿瘤可进入血液系统，并可见罕见的上皮来源的癌细胞。对通过棕黄层涂片法制成的血涂片进行检查可增加发现这种异常细胞的概率。将血液置于试管中静置 1 h 后，可在沉淀的红细胞表面见到一层细胞，即棕黄层细胞。用手指进行血涂片的制备时，血涂片中可能存在罕见的内皮细胞。

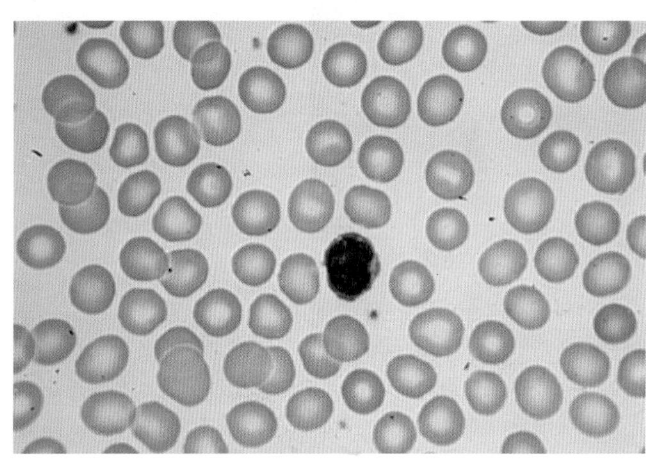

图 73-1　正常外周血涂片。视野中央为小淋巴细胞。可见红细胞与小淋巴细胞细胞核的直径相似

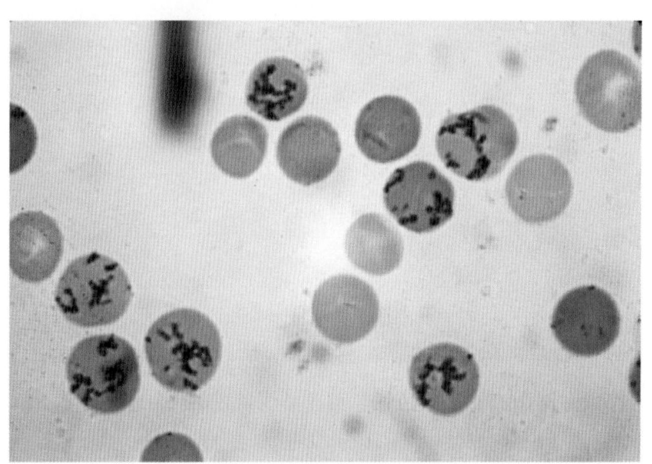

图 73-2　网织红细胞计数前准备。亚甲蓝新染的血涂片中可见大量深染的网织红细胞（含有被染成深蓝色的 RNA 沉淀）

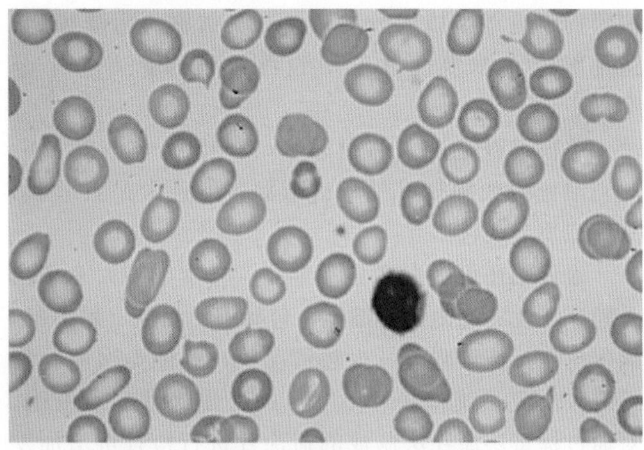

图 73-3　缺铁性小细胞低色素性贫血。视野中的小淋巴细胞有助于评估红细胞大小

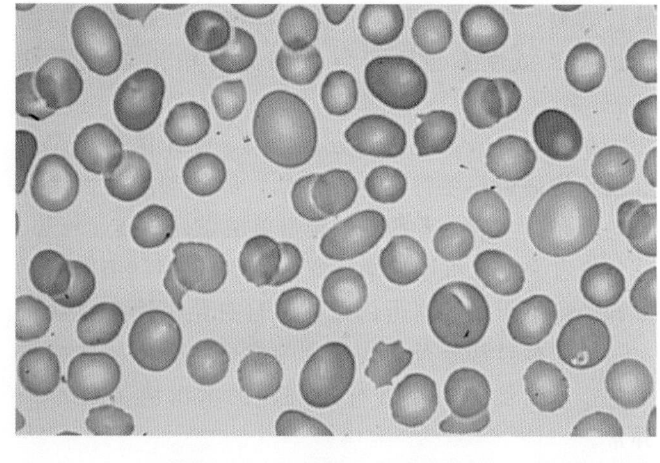

图 73-6　大红细胞症。这些细胞大于正常细胞（平均红细胞体积＞100 fl），呈椭圆形。一些形态学家称其为巨卵形细胞

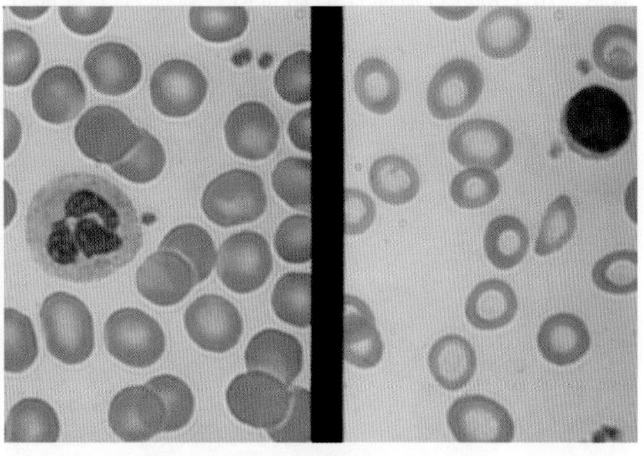

图 73-4　缺铁性贫血与正常的红细胞。小红细胞（右侧）小于正常血红细胞（细胞直径＜7 μm），伴或不伴血红蛋白降低（低色素性）

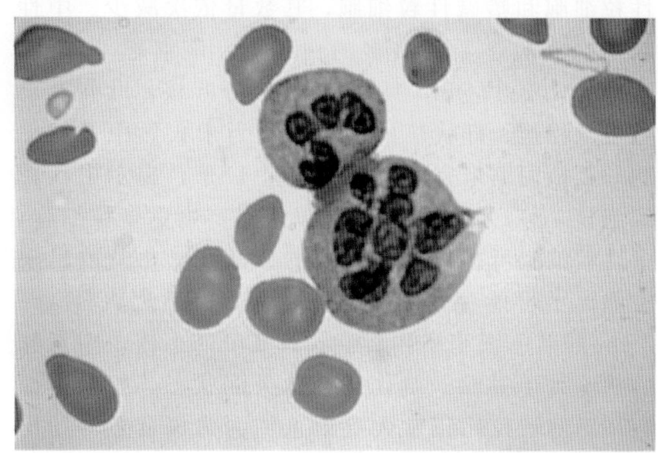

图 73-7　巨多分叶核中性粒细胞。巨多分叶核中性粒细胞（多叶型多形核白细胞），与有 5 分叶或更多分叶的正常中性粒细胞更大。此类细胞常见于叶酸或维生素 B_{12} 缺乏的患者

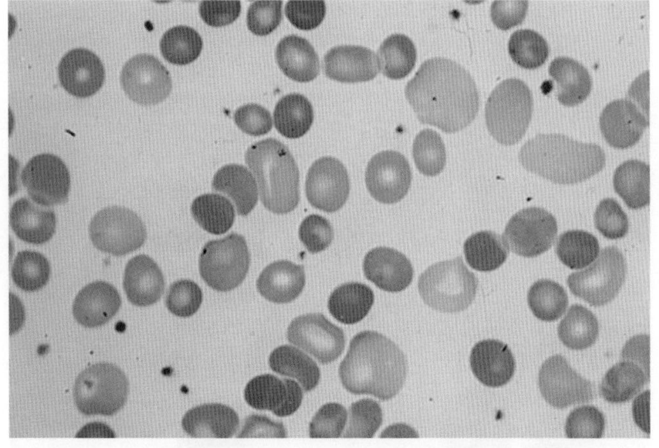

图 73-5　多染色性。可见呈浅紫色的大红细胞

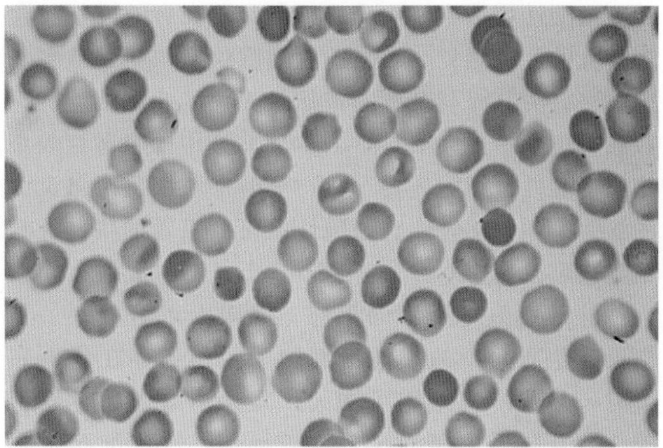

图 73-8　球形红细胞增多症。没有中央淡染区的小的深染细胞

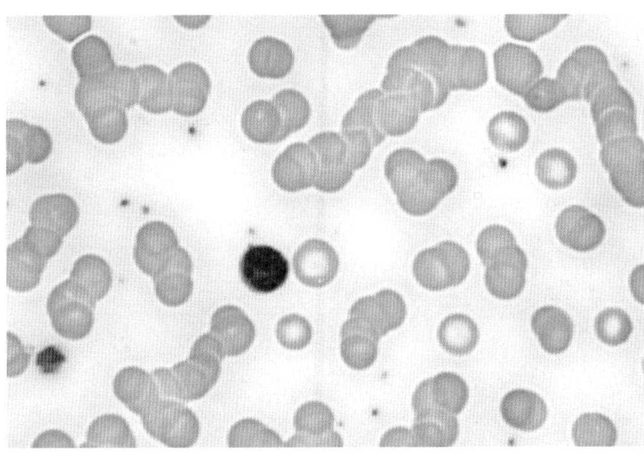

图 73-9　缗钱样排列。视野中央为小淋巴细胞。图中红细胞排列成行，常见于血清蛋白水平升高的患者

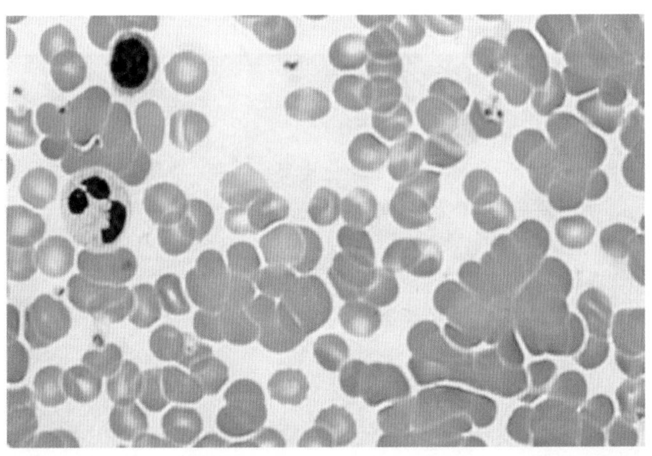

图 73-10　红细胞凝集。左上可见小淋巴细胞和分叶的中性粒细胞。图中为不规则聚集的红细胞

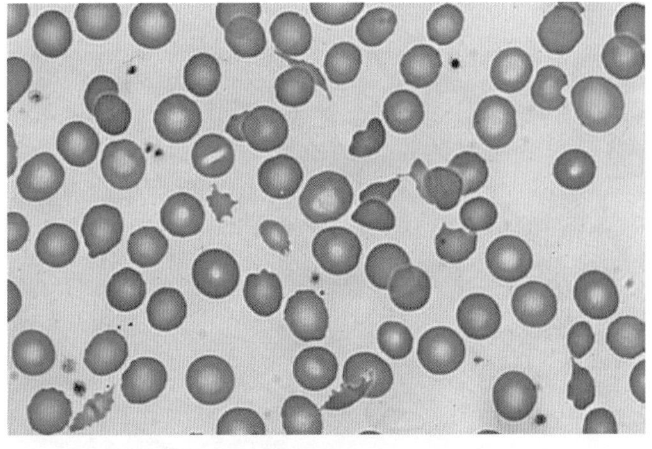

图 73-11　破碎红细胞。心脏瓣膜溶血

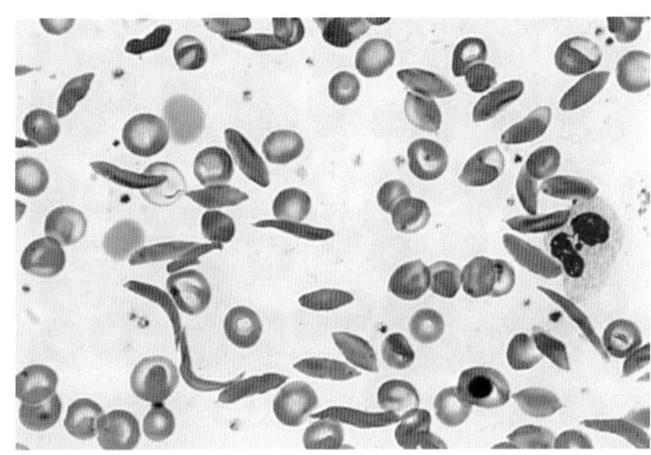

图 73-12　镰状细胞。纯合型镰状细胞病。视野内可见有核红细胞及中性粒细胞

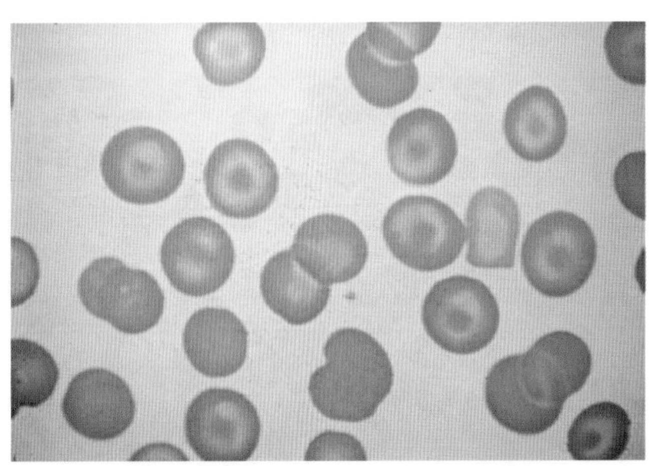

图 73-13　靶形红细胞。靶形红细胞可通过可见红细胞的靶心进行识别。少量靶形红细胞见于肝脏疾病和地中海贫血的患者。而大量靶形红细胞则见于典型的血红蛋白 C 病

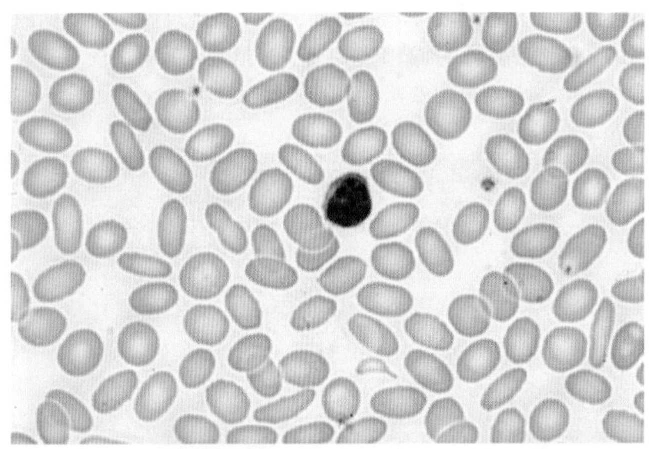

图 73-14　椭圆形红细胞增多症。视野中央可见小淋巴细胞。椭圆形红细胞的存在提示细胞膜结构脆弱，通常是由于血影蛋白突变所致

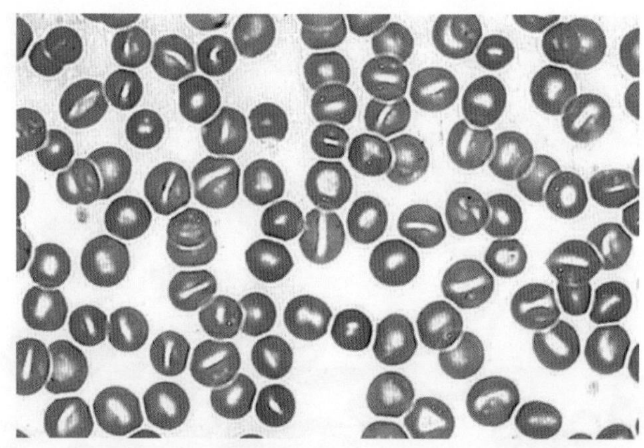

图 73-15　口形红细胞增多症。以宽裂隙状或口形中央淡染区为特征的红细胞。此类细胞通常被认为是制备过程中人为造成的血涂片过度干燥。也可见于溶血性贫血，以及其他引起红细胞水分过多或过度失水的情况

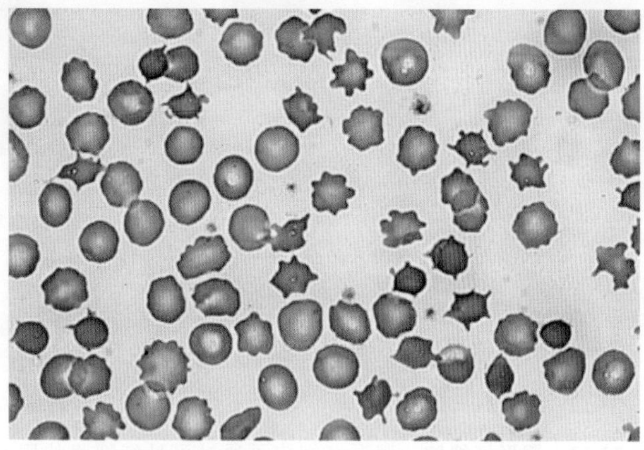

图 73-16　棘形红细胞增多症。尖刺状的红细胞有两种类型：棘形红细胞是细胞膜上存在长宽不等的突起、皱缩的致密细胞；锯齿状红细胞则表现为小且一致、均匀分布于细胞膜的突起。棘形红细胞可见于严重肝病、无β脂蛋白血症和罕见的 McLeod 血型患者。而严重尿毒症、红细胞糖酵解酶缺乏及微血管病溶血性贫血的患者，可存在锯齿状红细胞

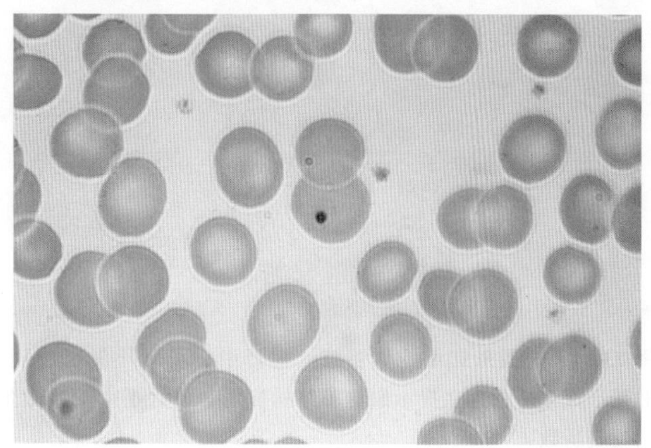

图 73-17　Howell-Jolly 小体。Howell-Jolly 小体是细胞核的微小残留，通常被脾清除。可出现在脾切除术（清除缺陷）后，或红细胞成熟/发育不良（生产过度）的患者

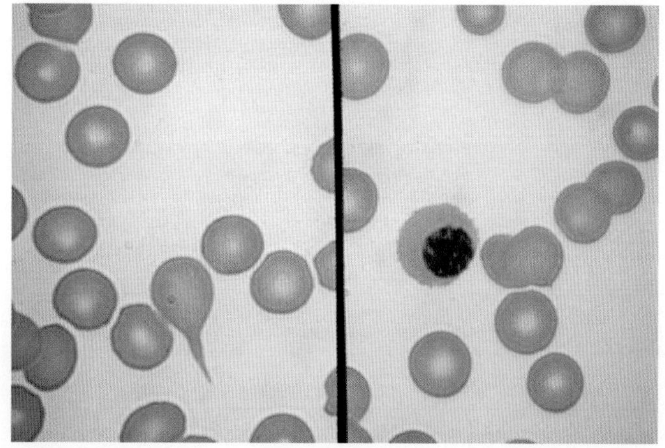

图 73-18　骨髓纤维化的特征性泪滴细胞及有核红细胞。泪滴状红细胞（左侧）和有核红细胞（右侧），通常见于骨髓纤维化和髓外造血的患者

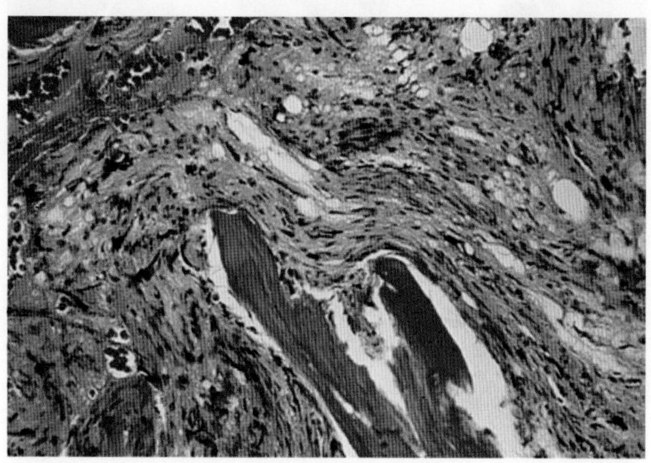

图 73-19　骨髓纤维化患者的骨髓涂片。致密的网状纤维和胶原蛋白浸润完全取代了骨髓前体及脂肪细胞（HE 染色）

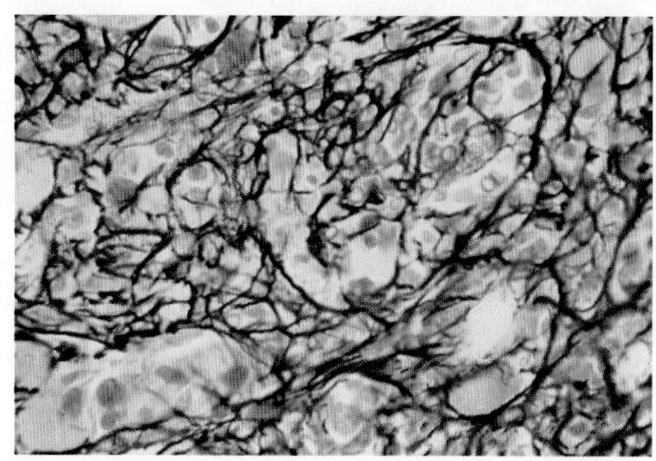

图 73-20　骨髓纤维化患者的网状纤维染色。对纤维化的骨髓进行银染色，可见网状纤维增多（黑染线）

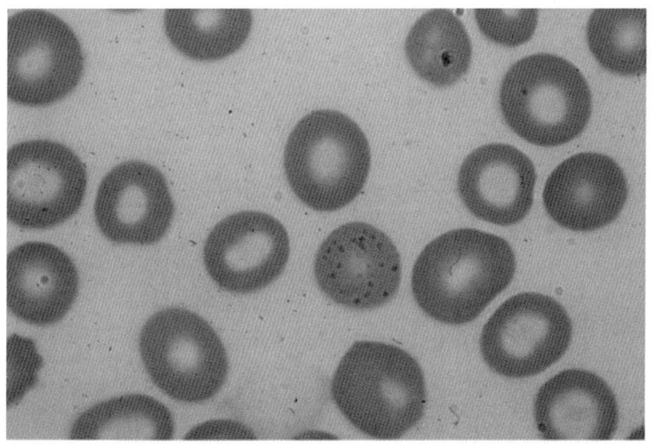

图 73-21　铅中毒时的点彩红细胞。轻度淡染。粗颗粒的点彩红细胞

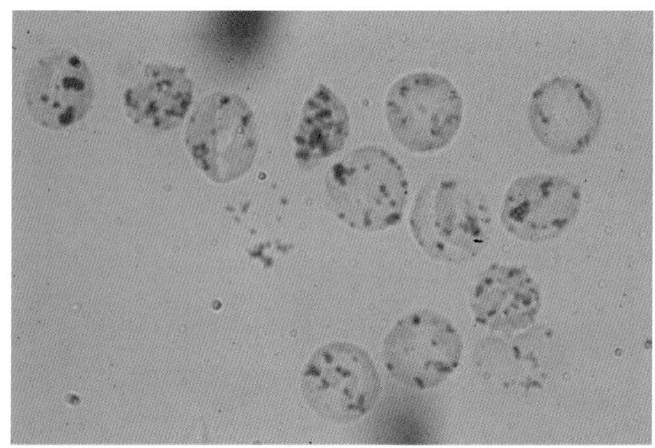

图 73-22　Heinz 小体。将血液与低渗的结晶紫混合。细胞内变性的血红蛋白即被染色

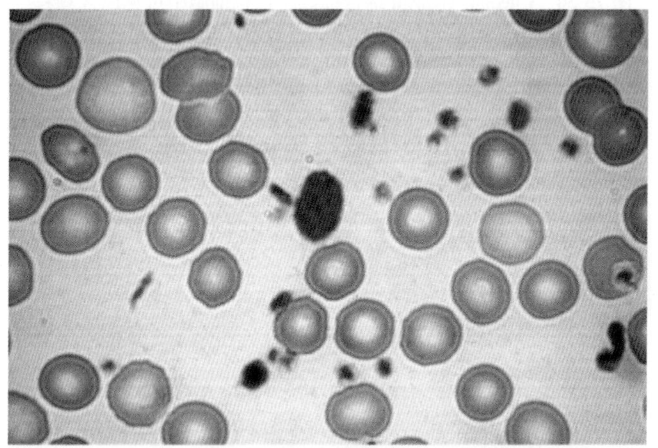

图 73-23　巨大血小板。在骨髓增生性疾病，尤其是原发性血小板增多症中，可见巨大血小板及血小板数量明显增加

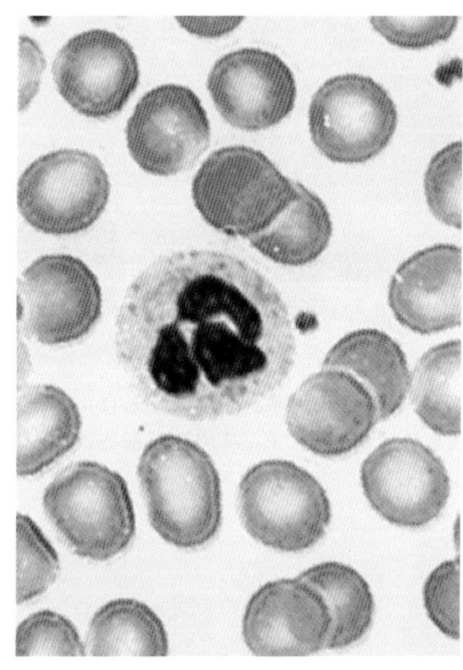

图 73-24　正常粒细胞。正常粒细胞有一个深染且染色质致密的分叶核，细胞质内散在小的中性粒细胞颗粒

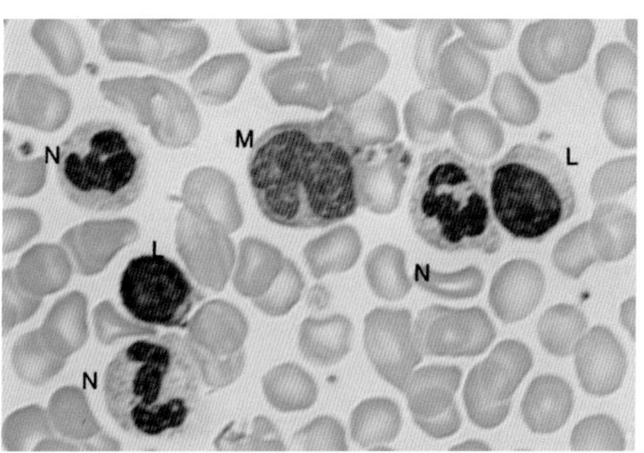

图 73-25　正常单核细胞。此血涂片来自正常捐献者的血样，经棕黄层涂片法制成。L，淋巴细胞；M，单核细胞；N，中性粒细胞

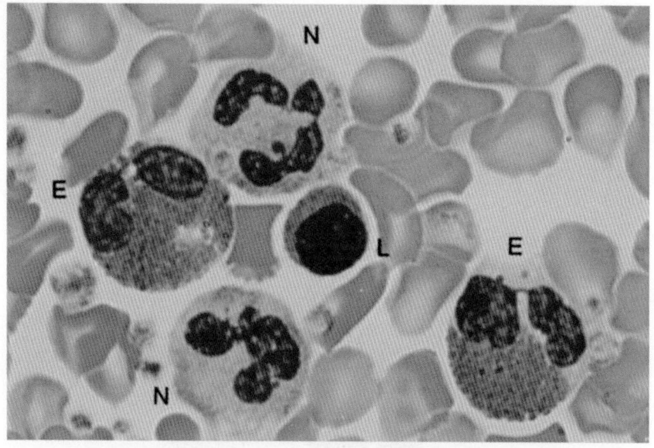

图 73-26　正常嗜酸性粒细胞。此血涂片来自正常捐献者的血样，经棕黄层涂片法制成。E，嗜酸性粒细胞；L，淋巴细胞；N，中性粒细胞

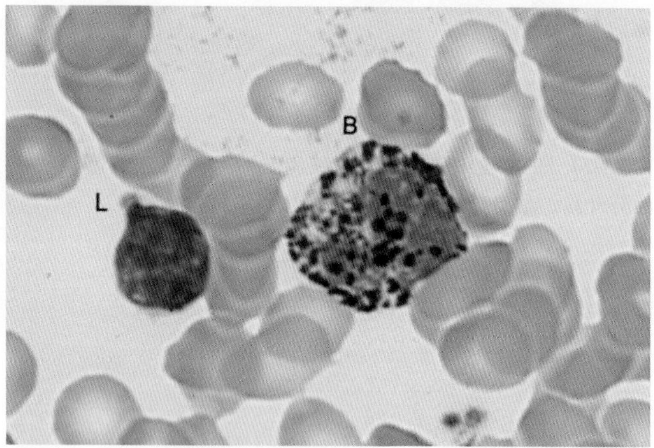

图 73-27　正常嗜碱性粒细胞。此血涂片来自正常捐献者的血样，经棕黄层涂片法制成。B，嗜碱性粒细胞；L，淋巴细胞

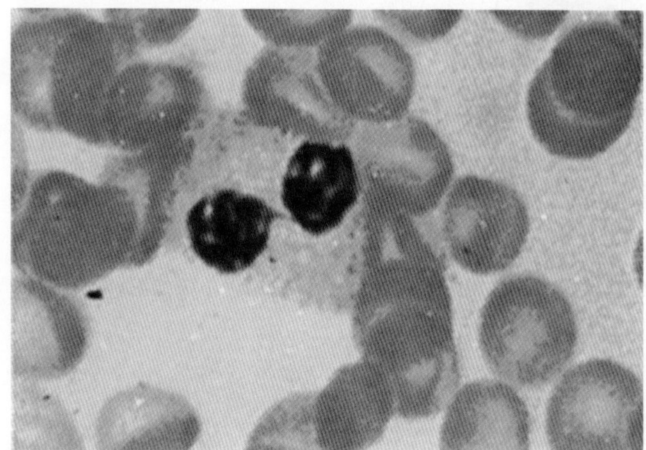

图 73-28　Pelger-Hüetanomaly 核异常。在这种良性疾病中，大多数粒细胞是双叶核。细胞核通常呈"眼镜状"或"夹鼻眼镜"

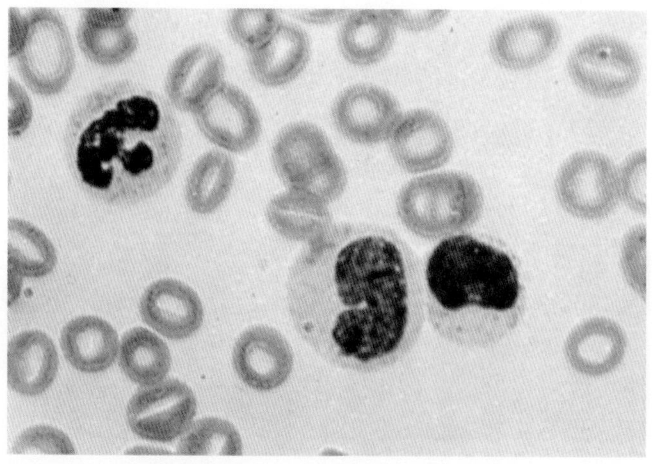

图 73-29　Dohle 小体。中性杆状核粒细胞内可见 Dohle 小体。视野中央可见中性杆状核粒细胞，其细胞核呈香肠状。在机体处于感染及其他中毒状态时，中性粒细胞周围核周胞质内可见散在的蓝染非颗粒区，即 Dohle 小体。这代表粗内质网的聚集

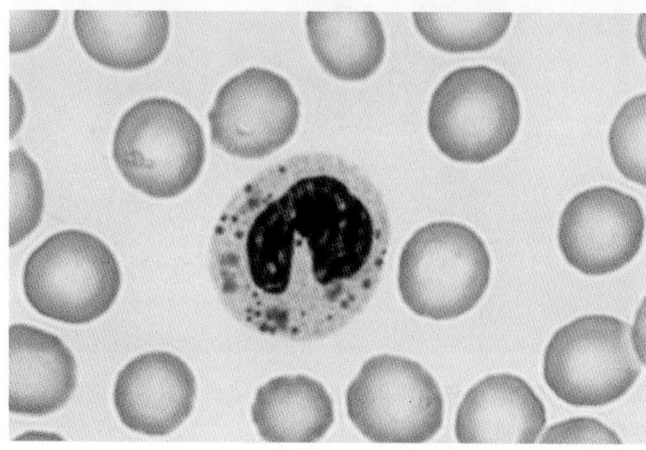

图 73-30　Chediak-Higashi 综合征。中性粒细胞中可见巨大颗粒

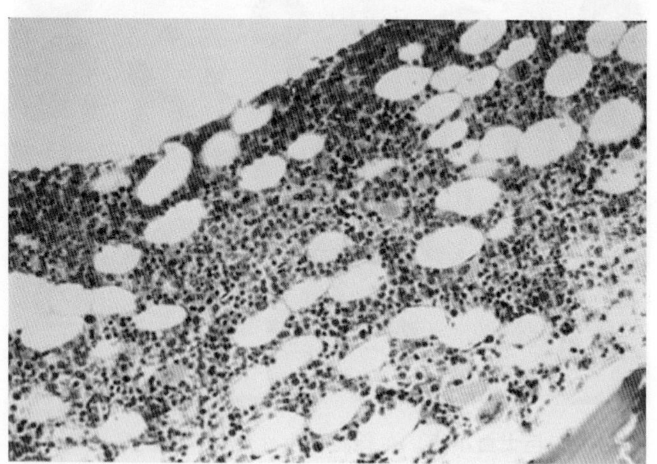

图 73-31　正常骨髓。在低倍镜下观察正常成人的骨髓［苏木精和伊红染色（HE 染色）］，可见脂肪细胞（空泡区）和造血细胞。成人骨髓腔中造血细胞占据空间的比值正常为 35％～40％。如果机体需要更多的骨髓细胞来生成，则这个比值会上调以满足需求。随年龄的增长，骨髓细胞占比下降，而骨髓中脂肪增加。70 岁以上患者，骨髓细胞比值只有 20％～30％

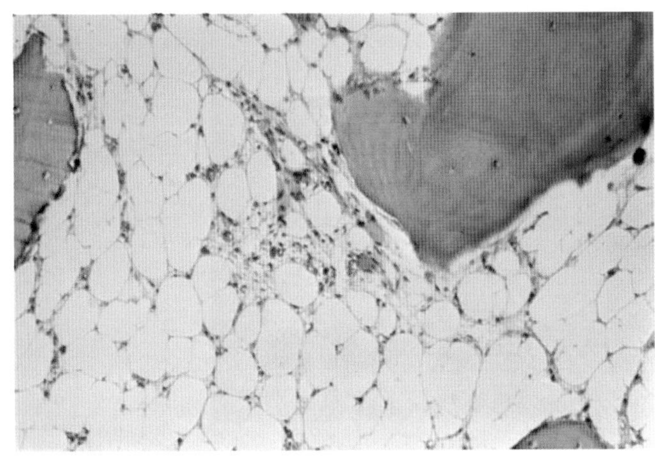

图 73-32　再生障碍性贫血的骨髓涂片。几乎没有正常的造血干细胞，只有脂肪细胞、网状内皮细胞和潜在的血窦结构

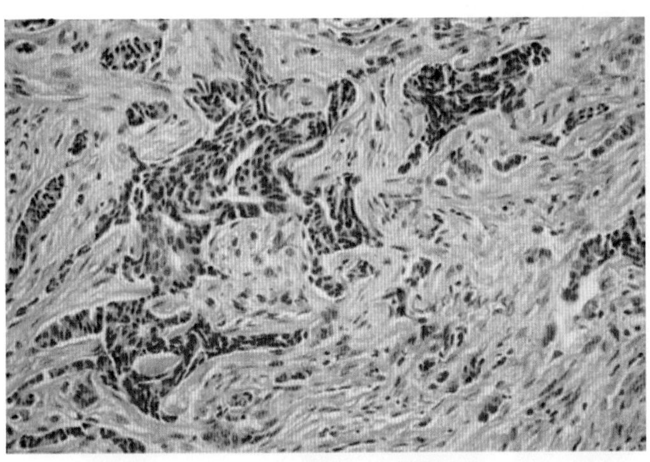

图 73-33　骨髓转移癌。骨髓活检标本显示乳腺癌转移和反应性纤维化（HE 染色）

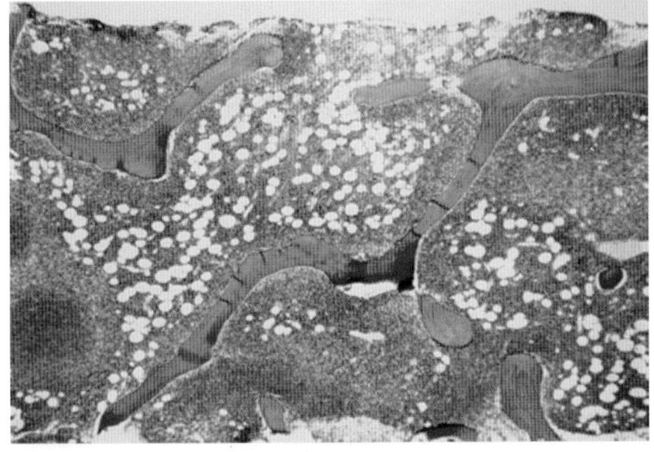

图 73-34　骨髓淋巴瘤。骨髓活检标本显示结节性（滤泡性）淋巴瘤浸润。注意淋巴瘤细胞特征性分布于骨小梁旁

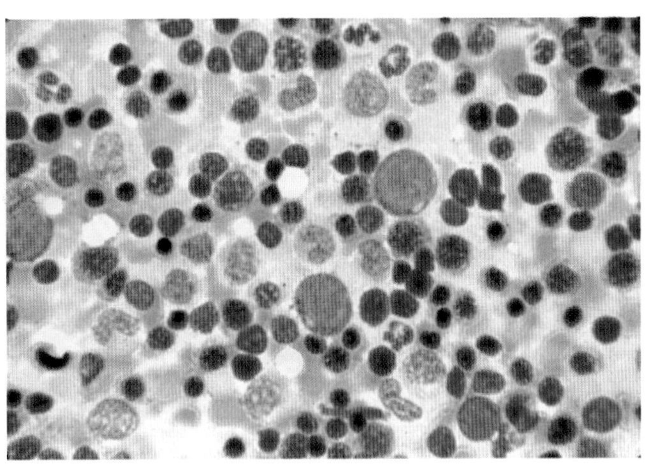

图 73-35　骨髓红系增生。此骨髓标本的 M/E 比值为 1∶1～2，是溶血性贫血或失血后恢复期患者的典型表现

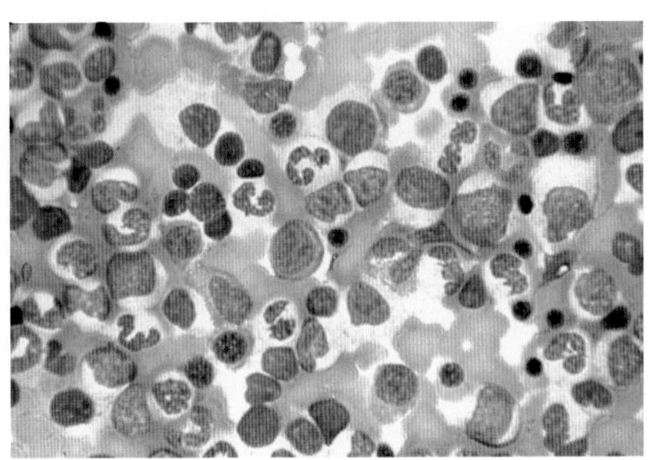

图 73-36　骨髓髓系增生。骨髓穿刺标本示其 M/E 比值≥3∶1，意味着存在红细胞前体细胞减少或髓系细胞增加

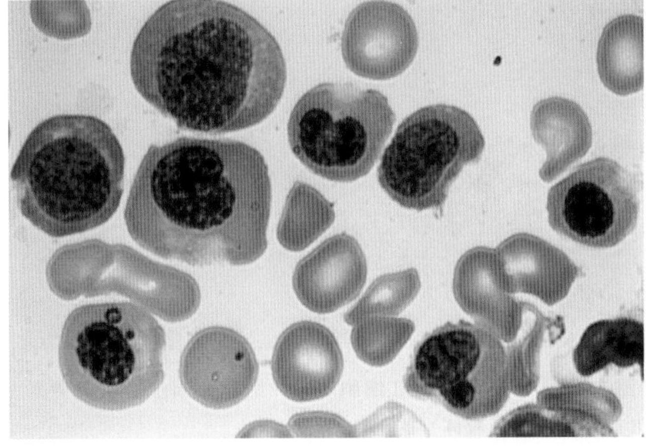

图 73-37　巨幼红细胞生成。高倍镜下可见大细胞性贫血患者的巨红细胞。红细胞成熟延迟，晚幼红细胞内可见不成熟的细胞核与正常成熟的网格状细胞质

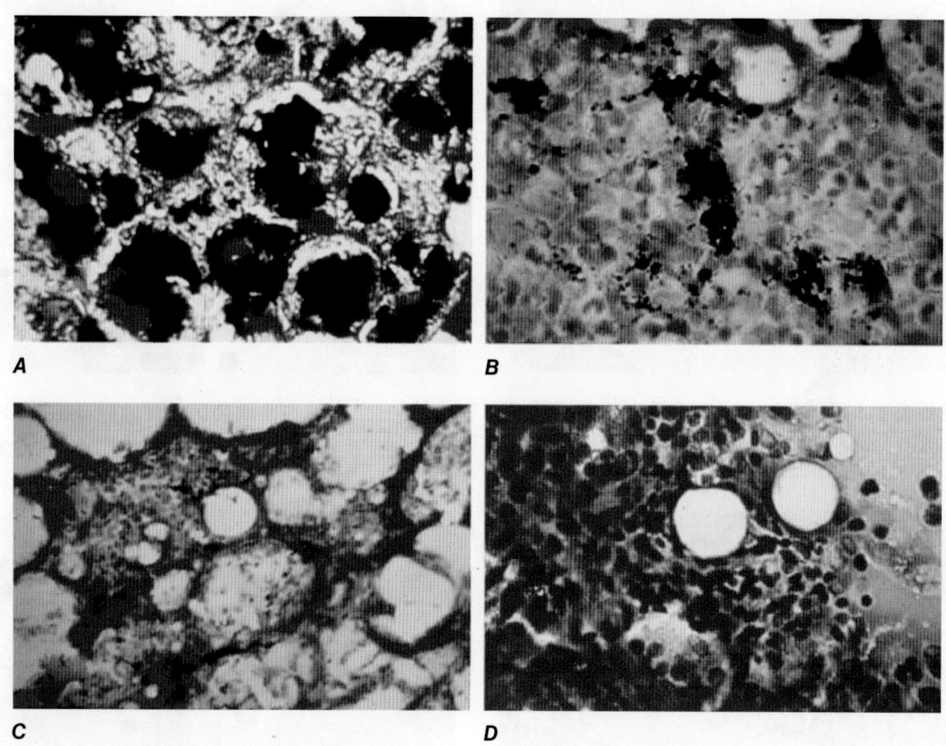

图 73-38　反映骨髓铁储备的普鲁士蓝染色。可以按－～＋＋＋＋对铁储备量分级。**A.** 含铁过量的骨髓（＞＋＋＋＋）。**B.** 正常储备量（＋＋～＋＋＋。**C.** 最小储备量（＋）；**D.** 铁储备不足（－）

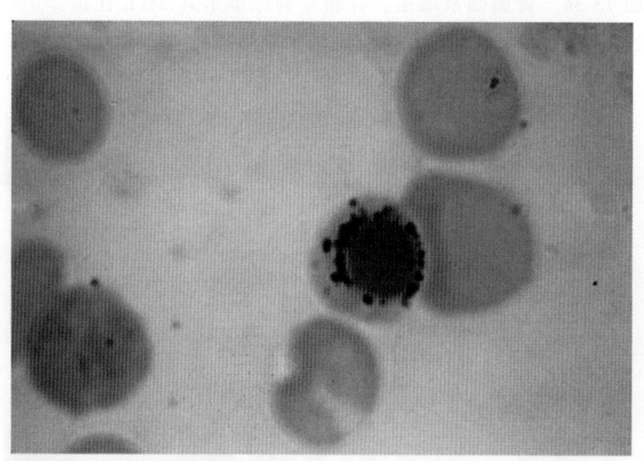

图 73-39　环形铁粒幼红细胞。一种细胞核周围有蓝色颗粒（被铁包裹的线粒体）的正色幼红细胞

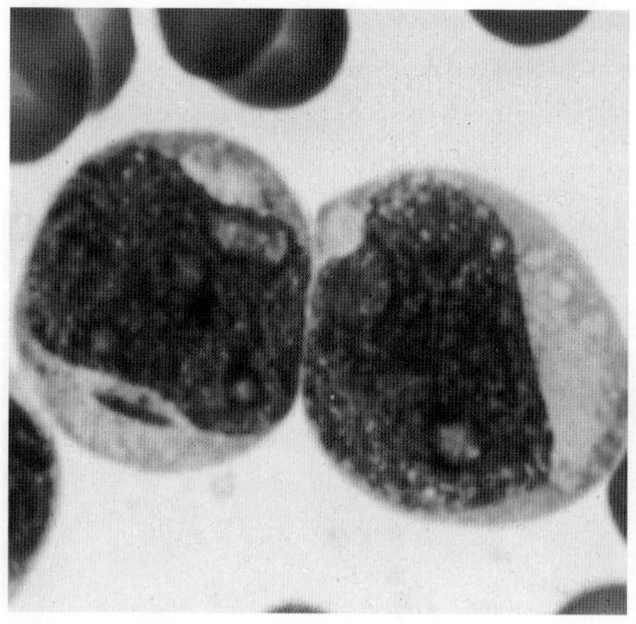

图 73-40　急性髓系白血病。含有 Auer 小体的白血病原始粒细胞。每个细胞中有 2～4 个巨大且明显的核仁

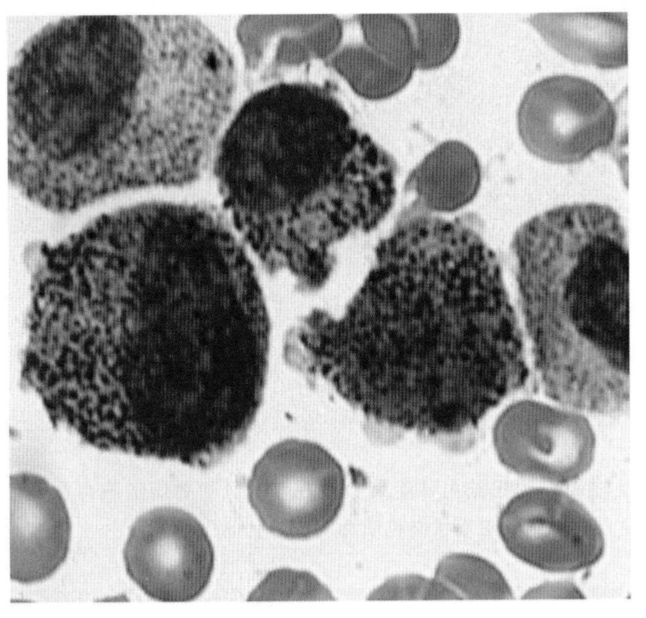

图 73-41　**急性早幼粒细胞白血病。**白血病细胞中可见明显的细胞质颗粒

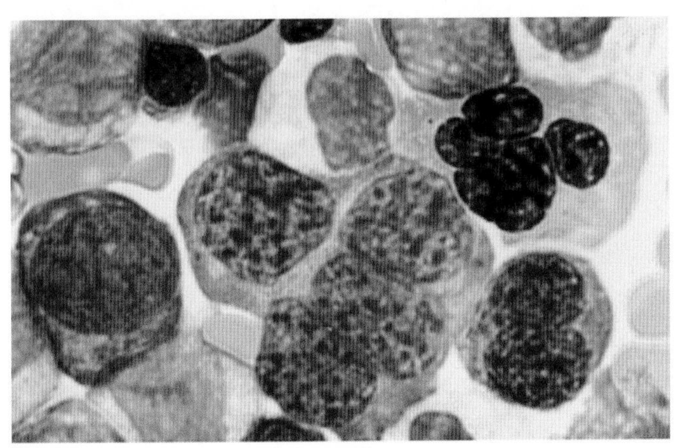

图 73-42　**急性红白血病。**巨大畸形红细胞；2 个是双核，1 个是多核

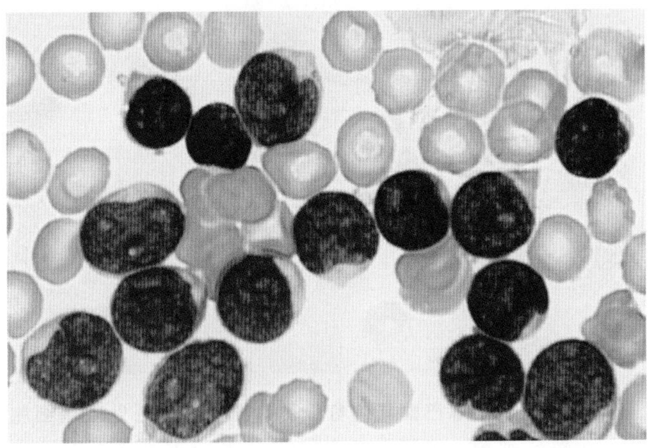

图 73-43　**急性淋巴细胞白血病**

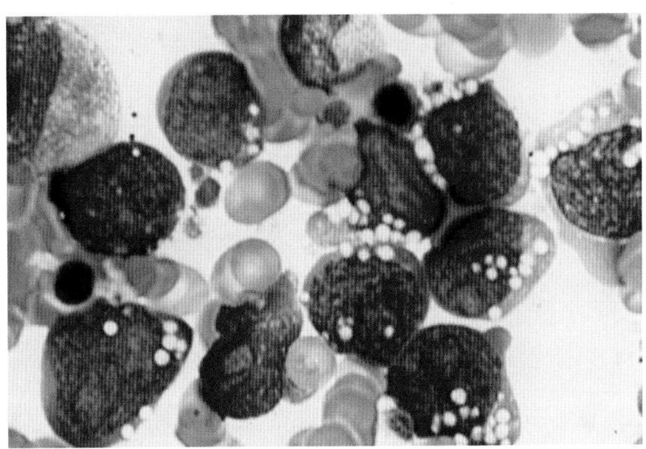

图 73-44　**Burkitt 白血病。**急性淋巴细胞白血病

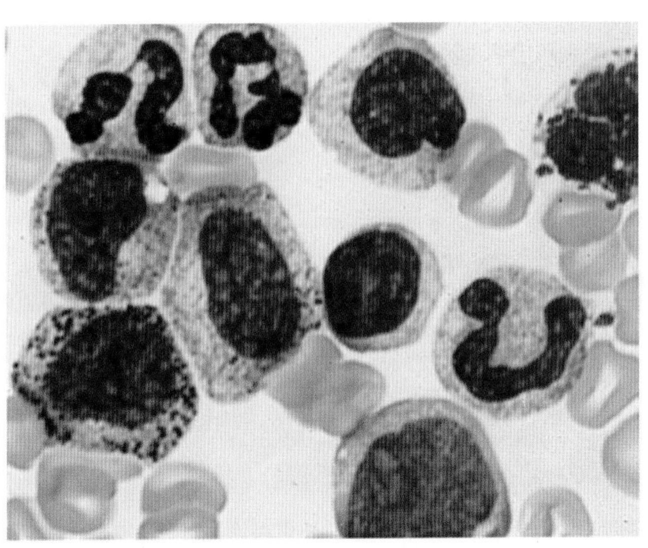

图 73-45　**慢性髓系白血病。**外周血涂片

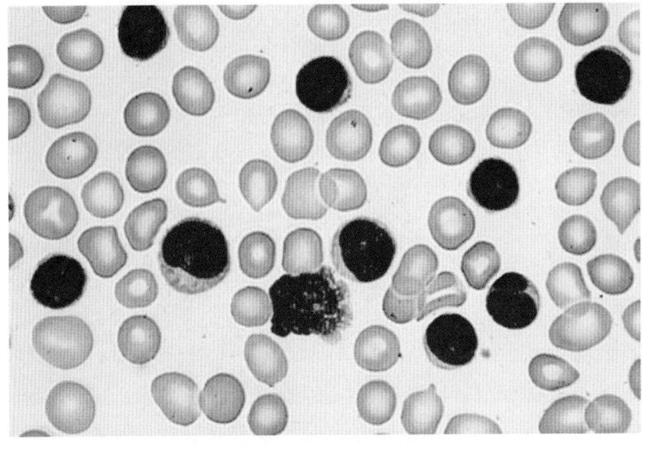

图 73-46　**慢性淋巴细胞白血病。**外周血涂片

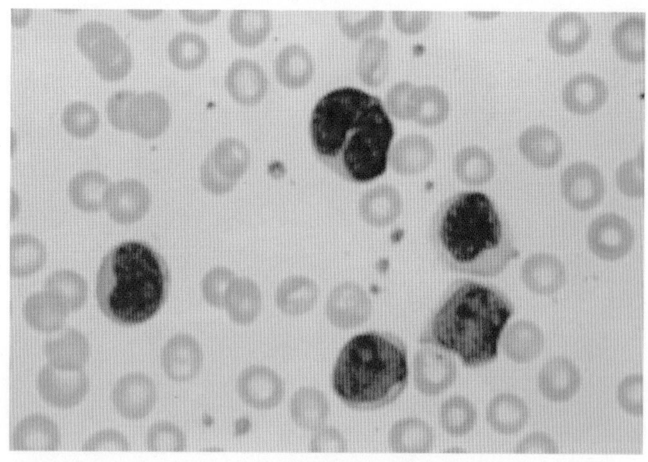

图 73-47　Sezary 综合征。晚期蕈样肉芽肿患者的淋巴细胞的细胞核通常呈脑回状（Sezary 细胞）

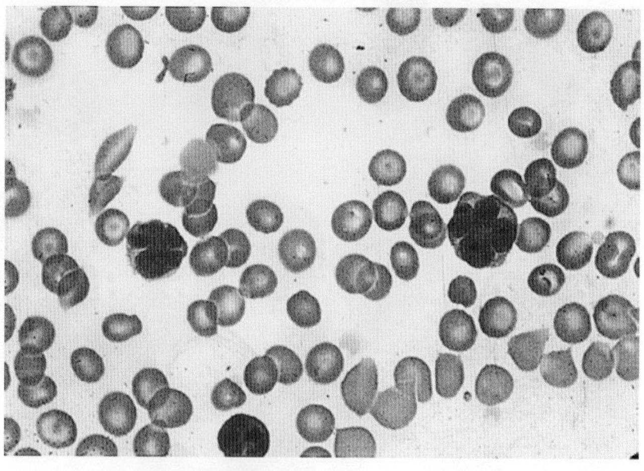

图 73-48　成人 T 细胞白血病。外周血涂片可见有典型的“花朵形”细胞核的白血病细胞

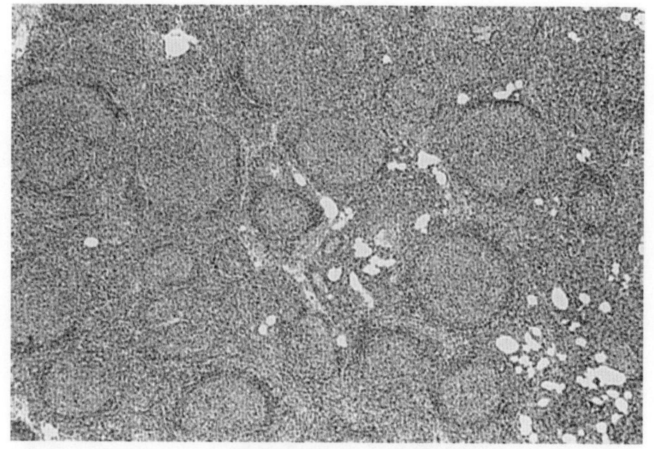

图 73-49　淋巴结内滤泡性淋巴瘤。正常的淋巴结结构被肿瘤细胞的结节性扩张取代。淋巴小结大小不一，主要由具有分裂核的小淋巴细胞和数量不等的较大淋巴细胞构成，后者具有空泡状染色质且核仁明显

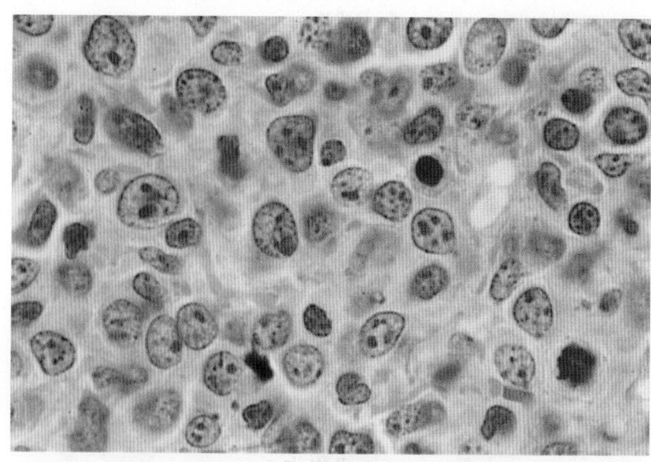

图 73-50　淋巴结内弥漫大 B 淋巴瘤。虽然肿瘤细胞存在异质性，但以具有空泡状染色质和明显核仁的大细胞为主

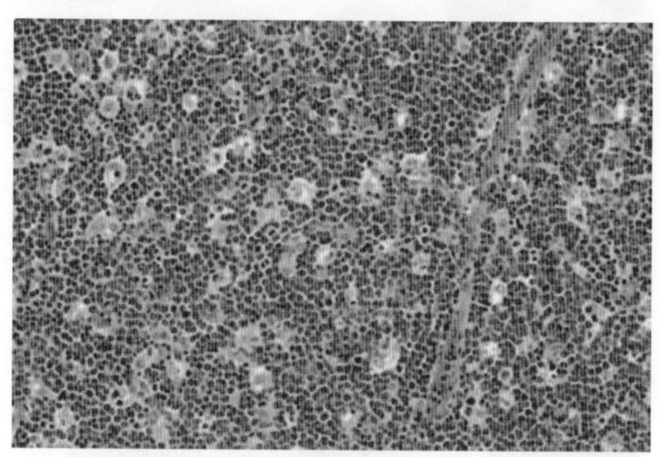

图 73-51　淋巴结内的 Burkitt 淋巴瘤。Burkitt 淋巴瘤镜下呈星空状外观。图中较亮的区域是正在清除死亡细胞的巨噬细胞

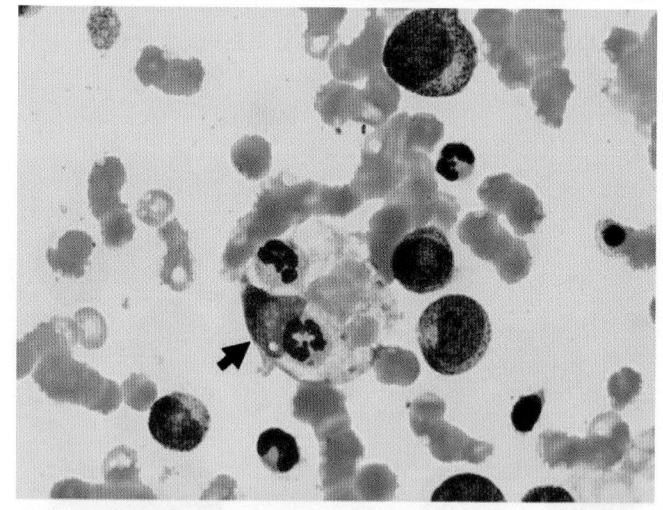

图 73-52　侵袭性淋巴瘤与噬红细胞。图片中央可见巨噬细胞正在吞噬红细胞、中性粒细胞和血小板（引自 Dr. Kiyomi Tsukimori，Kyushu University，Fukuoka，Japan.）

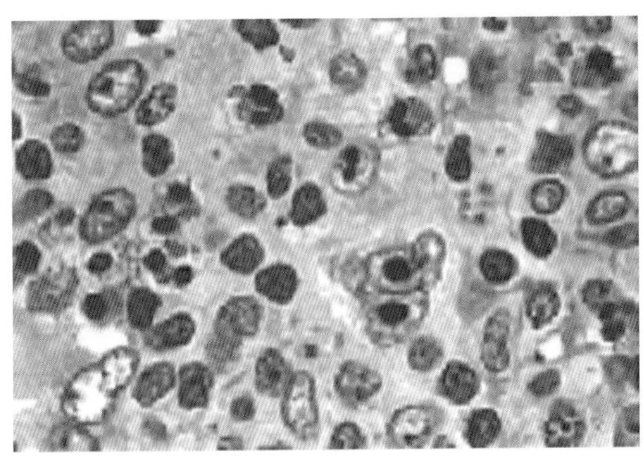

图 73-53 霍奇金病。视野中央附近可见 R-S 细胞；一种有双叶核和明显核仁的大细胞，外观似"猫头鹰眼"。图中多数细胞是正常的淋巴细胞、中性粒细胞和嗜酸性粒细胞，共同构成多形性细胞浸润

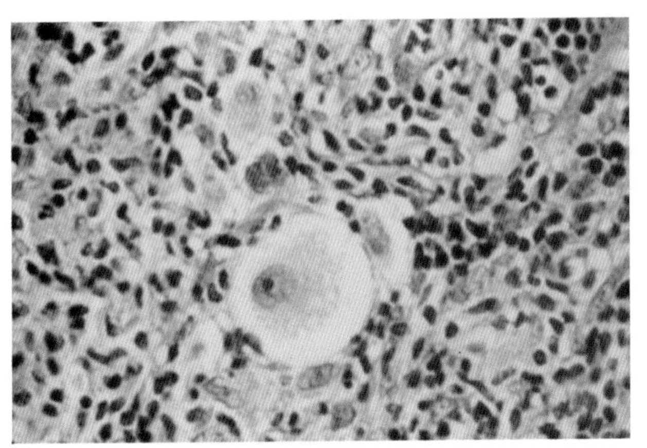

图 73-54 陷窝细胞。结节硬化型霍奇金病的 R-S 细胞变体。在高倍镜下，可见结节硬化型霍奇金病患者的单个单核陷窝细胞伴细胞质皱缩

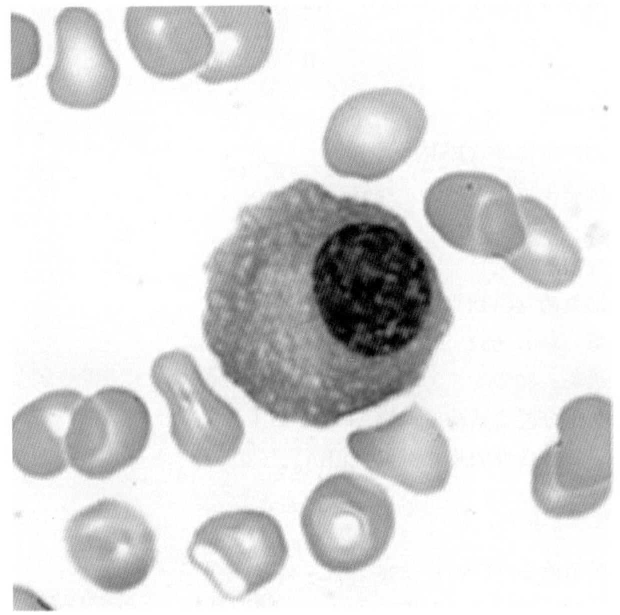

图 73-55 正常浆细胞

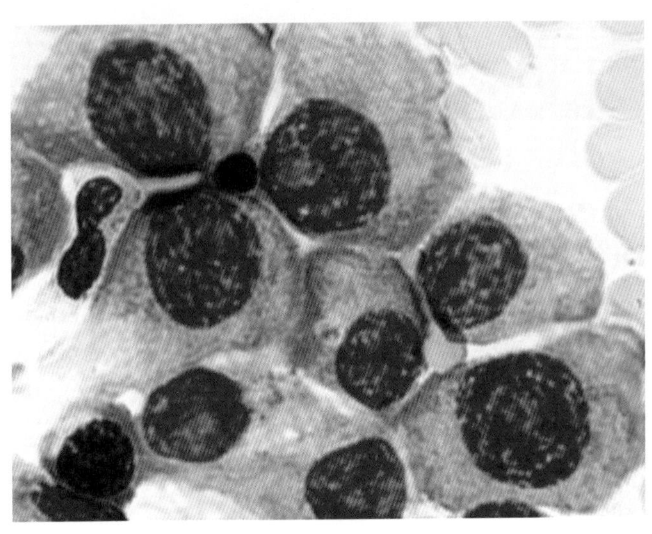

图 73-56 多发性骨髓瘤

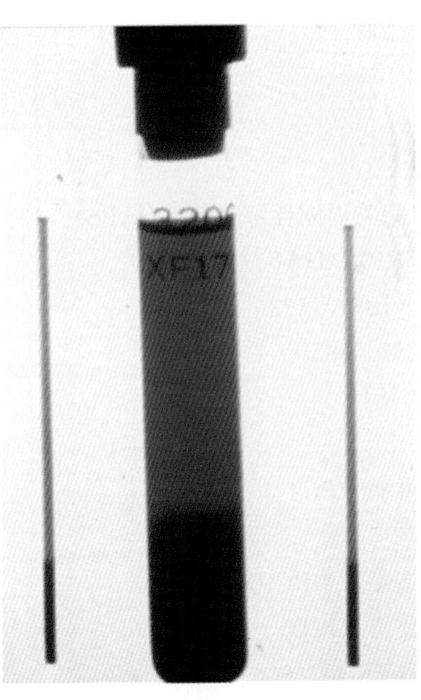

图 73-57 血红蛋白血症患者的血清颜色。血管内溶血患者的血样本，其血浆呈独特的红色（血红蛋白血症）

图片引自 Williams Hematology，7th edition，M Lichtman et al（eds）. New York，McGraw-Hill，2005；Hematology in General Practice，4th edition，RS Hillman，KA Ault，New York，McGraw-Hill，2005.

索　引

A

阿尔茨海默病（AD）　221
γ-氨基丁酸（GABA）　80

B

背部疼痛　136
扁平苔藓（LP）　492
便秘　361，371
勃起功能障碍（ED）　463
不明原因发热（FUO）　178
不宁腿综合征　247
步态障碍　210

C

Cryopyrin 蛋白相关周期性综合征（CAPS）　154
C 反应蛋白（CRP）　178
肠易激综合征（IBS）　128
超声内镜（EUS）　385
成人型 Still 病　510
痴呆　221
迟发性皮肤卟啉病（PCT）　542
出血　573
磁共振胰胆管造影（MRCP）　385
刺激性接触性皮炎（ICD）　488
促甲状腺激素（TSH）　60

D

单胺氧化酶（MAO）　80
氮质血症　396
低分子量肝素（LMWH）　59
低钙血症　447
低钾血症　427
低钠血症　419，423
毒性视神经病变　254
多形性日光疹（PMLE）　513

E

额颞叶痴呆（FTD）　221
恶心　354

F

发绀　334
发热　151
发作性睡病　243
非 ST 段抬高型心肌梗死（NSTEMI）　117
非传染性慢性疾病（NCD）　19
非感染性炎症性疾病（NIID）　178
非快速眼动（NREM）　238
非特异性慢性腰背痛（CLBP）　144
非 24 小时睡眠-觉醒周期障碍（N24SWRD）　249
非甾体抗炎药（NSAID）　53，75
非自愿的体重下降（IWL）　374
肥厚型梗阻性心肌病（HOCM）　342
肺水肿　325
粪便隐血试验（FOBT）　35
风湿性心脏病　19
副肿瘤性天疱疮（PNP）　521
腹部膨隆　387
腹水　387，389
腹痛　125
腹泻　361，363

G

Graves 眼病　265
高钙血症　447
高钾血症　431，435
高钠血症　424
功能性躯体综合征（FSS）　393
骨矿物质密度（BMD）　104
冠状动脉旁路移植术（CABG）　66
广泛耐药（XDR）　16
过敏性接触性皮炎（ACD）　485

H

亨廷顿病（HD）　221
红细胞沉降率（ESR）　178
红细胞生成素（EPO）　563
喉炎　304
呼吸困难　321
环加氧酶（COX）　110，154
黄疸　380，382
会厌炎　305
活化部分凝血活酶时间（APTT）　61
获得性大疱性表皮松解症（EBA）　523

J

肌酐清除率（CrCl）　396
肌萎缩侧索硬化（ALS）　224
急性鼻窦炎　295

急性冠脉综合征（ACS） 116
急性中耳炎 299
间质性膀胱炎/膀胱疼痛综合征 392，393
结核菌素皮肤试验（TST） 178
进行性家族性肝内胆汁淤积症（PFIC） 386
经颈静脉肝内门体分流术（TIPS） 377
经皮冠状动脉介入治疗（PCI） 66
经皮神经电刺激（TENS） 146
经皮椎体成形术（PVP） 143
颈静脉压（JVP） 419

K

Kjer 型视神经萎缩 254
抗表皮生长因子受体（EGFR） 51
抗利尿激素分泌失调综合征（SIAD） 421
快速眼动（REM） 238

L

Leber 遗传性视神经病变 260
Leber 遗传性视神经病变（LHON） 254
良性前列腺增生（BPH） 464
良性阵发性位置性眩晕 195
淋巴结肿大 581
硫嘌呤甲基转移酶（TPMT） 50

M

马尾综合征（CES） 140
慢性鼻窦炎 297
慢性粒细胞白血病（CML） 51
慢性每日头痛（CDH） 131
慢性严重倒夜班综合征（SWD） 250
慢性阻塞性肺疾病（COPD） 69

N

耐多药结核病（MDR-TB） 16
脑干听觉诱发反应（BAER） 291
脑钠肽（BNP） 336
内镜逆行胰胆管造影（ERCP） 385
尿痛 392
凝血酶原时间（PT） 61
女性性功能障碍（FSD） 469
疟疾 17

O

呕吐 354

P

帕金森病（PD） 221
膀胱疼痛 392
皮肤疾病 481
疲劳 197
脾大 584
贫血 563
平衡障碍 213
葡萄球菌烫伤样皮肤综合征（SSSS） 508
葡萄糖-6-磷酸脱氢酶（G6PD） 51

Q

前庭诱发的肌电位（VEMP） 291

R

人口老龄化 88
人类免疫缺陷病毒/艾滋病（HIV/AIDS） 9
认知行为疗法（CBT） 247
日常生活活动（ADL） 89，375
日间嗜睡 242
乳酸脱氢酶（LDH） 390

S

ST 段抬高型心肌梗死（STEMI） 117
三环类抗抑郁药（TCA） 114
伤残调整生命年（DALY） 11
上呼吸道感染（URI） 24，294
上消化道出血（UGIB） 376
神经源性乏力与瘫痪 200
肾小球滤过率（GFR） 396
失眠 245
视神经炎 254
受试者操作特征（ROC） 27
衰老 88
水肿 335
睡眠不足 243
睡眠呼吸暂停综合征 243
睡眠时相前移综合征（ASWPD） 249
睡眠障碍 238

T

弹性假黄色瘤（PXE） 513
疼痛 106
听觉障碍 284
吞咽障碍 350

W

味觉障碍 282
胃食管反流病（GERD） 358
稳态 43

X

细胞内液（ICF） 415

细胞色素 P450　42
细胞外液（ECF）415
下丘脑视交叉上核（SCN）241
下消化道出血（LGIB）376
消化不良　354，357
消化道出血　376
心房钠尿肽（ANP）336
心肺复苏（CPR）83
心肌梗死（MI）64
性功能障碍　463
胸部不适　116
嗅觉障碍　280
血管紧张素转化酶抑制剂（ACEI）25，44，67
血管内皮生长因子（VEGF）331
血管升压素（AVP）416
血容量不足　418
血栓性疾病　573
循证医学　3，31

Y

咽炎　302
眼底镜　269
药物代谢动力学　39
药物基因组学　40
药物效应动力学　39
药物遗传学　40
异态睡眠　247
阴离子间隙（AG）451
营养性视神经病变　254
原发性卵巢功能不全（POI）478
原发性硬化性胆管炎（PSC）385，386
晕厥　186

Z

谵妄　215
真空收缩装置（VCD）469
真性红细胞增多症　563，571
直立性低血压　189
质子泵抑制剂（PPI）377
中毒性表皮坏死松解症（TEN）508，529
周期性腿动综合征　247
周期性腿动综合征（PLMD）247
紫癜　515
自发性细菌性腹膜炎（SBP）391
左心室肥大（LVH）342